# 中华感染病学

U0225197

## 下　册

**主　审**　侯云德　马亦林

**主　编**　李兰娟

**副主编**　徐建国　程　京　郑树森　高　福

**编者名单**　（按姓氏汉语拼音排序）

| | | | |
|---|---|---|---|
| 陈　智 | 浙江大学医学院 | 汤灵玲 | 树兰（杭州）医院 |
| 陈鸿霖 | 香港大学李嘉诚医学院 | 唐　红 | 四川大学华西医院 |
| 程　京 | 清华大学 | 田志刚 | 中国科技大学 |
| 程翼宇 | 浙江大学药学院 | 万　钧 | 香港大学李嘉诚医学院 |
| 刁宏燕 | 浙江大学医学院附属第一医院 | 王福俤 | 浙江大学公共卫生学院 |
| 方向明 | 浙江大学医学院附属第一医院 | 王贵强 | 北京大学 |
| 高　福 | 中国疾病预防控制中心 | 王健伟 | 中国医学科学院病原生物学研究所 |
| 高志良 | 中山大学附属第三医院 | 王明海 | 浙江大学医学院附属第一医院 |
| 龚国忠 | 中南大学湘雅二医院 | 王宇明 | 中国人民解放军陆军军医大学 |
| 侯金林 | 南方医科大学南方医院 | 韦　嘉 | 云南大学附属医院 |
| 黄建荣 | 浙江大学医学院附属第一医院 | 魏　来 | 清华大学医学院 |
| 金　奇 | 中国医学科学院病原生物学研究所 | 吴南屏 | 浙江大学医学院附属第一医院 |
| 阚　飚 | 中国疾病预防控制中心 | 项春生 | 浙江大学医学院附属第一医院 |
| 李家斌 | 安徽医科大学第一附属医院 | 肖永红 | 浙江大学医学院附属第一医院 |
| 李兰娟 | 浙江大学医学院附属第一医院 | 邢婉丽 | 清华大学医学院 |
| 李明定 | 浙江大学医学院附属第一医院 | 徐建国 | 中国疾病预防控制中心 |
| 李用国 | 哈尔滨医科大学 | 严　杰 | 浙江大学医学院 |
| 李智伟 | 中国医科大学 | 杨益大 | 浙江大学医学院附属第一医院 |
| 厉　良 | 加拿大阿尔伯塔大学 | 于岩岩 | 北京大学第一医院 |
| 梁伟峰 | 浙江大学医学院附属第一医院 | 张建中 | 中国疾病预防控制中心 |
| 刘　沛 | 中国医科大学附属第一医院 | 张文宏 | 复旦大学附属华山医院 |
| 刘起勇 | 中国疾病预防控制中心 | 张欣欣 | 上海交通大学医学院附属瑞金医院 |
| 卢洪洲 | 复旦大学附属华山医院 | 张跃新 | 新疆医科大学第一附属医院 |
| 马伟杭 | 浙江大学医学院附属第一医院 | 赵英仁 | 西安交通大学第一附属医院 |
| 孟庆华 | 首都医科大学附属北京佑安医院 | 郑　敏 | 浙江大学医学院附属第一医院 |
| 裘云庆 | 浙江大学医学院附属第一医院 | 郑树森 | 浙江大学医学院附属第一医院 |
| 阮　冰 | 浙江大学医学院附属第一医院 | 钟健晖 | 浙江大学生物医学工程与仪器科学学院 |
| 尚　红 | 中国医科大学附属第一医院 | | |
| 邵一鸣 | 中国疾病预防控制中心 | 朱　彪 | 浙江大学医学院附属第一医院 |
| 盛吉芳 | 浙江大学医学院附属第一医院 | 朱宝利 | 中国科学院微生物研究所 |
| 舒跃龙 | 中国疾病预防控制中心病毒病预防控制所 | | |

人民卫生出版社

·北　京·

图书在版编目（CIP）数据

中华感染病学：全2册/李兰娟主编. —北京：
人民卫生出版社，2021.12
ISBN 978-7-117-32216-4

Ⅰ.①中… Ⅱ.①李… Ⅲ.①感染-疾病学 Ⅳ.
①R4

中国版本图书馆 CIP 数据核字（2021）第 204597 号

| 人卫智网 www.ipmph.com | 医学教育、学术、考试、健康，购书智慧智能综合服务平台 |
| --- | --- |
| 人卫官网 www.pmph.com | 人卫官方资讯发布平台 |

**中华感染病学**

Zhonghua Ganranbingxue

（上、下册）

主　　编：李兰娟
出版发行：人民卫生出版社（中继线 010-59780011）
地　　址：北京市朝阳区潘家园南里 19 号
邮　　编：100021
E - mail：pmph @ pmph. com
购书热线：010-59787592　010-59787584　010-65264830
印　　刷：北京华联印刷有限公司
经　　销：新华书店
开　　本：889×1194　1/16　总印张：97.5
总 字 数：3020 千字
版　　次：2021 年 12 月第 1 版
印　　次：2021 年 12 月第 1 次印刷
标准书号：ISBN 978-7-117-32216-4
定价（上、下册）：698.00 元
打击盗版举报电话：010-59787491　E-mail：WQ @ pmph. com
质量问题联系电话：010-59787234　E-mail：zhiliang @ pmph. com

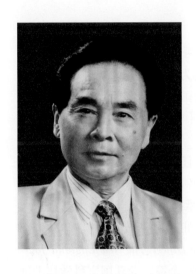

### 侯云德

1929年出生,研究员,博士生导师,中国工程院院士,我国杰出的战略科学家,卓越的科技工作者,著名的病毒学教育家。

侯云德院士从事医学病毒学研究60余年。20世纪80年代他把分子生物学带入我国病毒学研究领域,完成了当时我国最大生命体——痘苗病毒天坛株的全基因组测序。研发出国际独创的我国首个基因工程药物——重组人干扰素α1b,实现了我国基因工程药物"零"的突破,带领团队研制出国家Ⅰ类新药1种和Ⅱ类新药6种。1987—1996年任863计划生物和医药技术领域首席科学家,引领推动了我国生物技术产业发展。2008年任"艾滋病和病毒性肝炎等重大传染病防治"科技重大专项专职技术总师,领导全体专家组顶层设计了2008—2020年我国应对重大突发疫情和降低"三病两率"的总体规划,首次提出建立"五大症候群"的检测平台,使我国传染病防控自主创新能力达到了国际先进水平,成功应对了多次新发突发传染病疫情。

侯云德院士及其团队几十年的奋斗取得了辉煌成就,他荣膺2017年度国家最高科学技术奖。获得国家科学技术进步奖一等奖2项、二等奖6项,国家自然科学奖二等奖1项,国家技术发明奖三等奖1项,卫生部科技成果一等奖13项。培养了一大批我国病毒学研究及传染病预防控制工作高级人才。

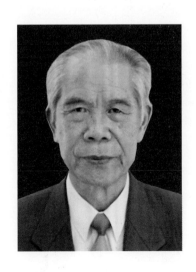

### 马亦林

1928年出生,浙江大学医学院教授、博士生导师,浙江大学医学院附属第一医院主任医师、终身教授。曾任中华医学会传染病与寄生虫病学分会(感染病学分会前身)常务委员、浙江省医学会主任委员多届,浙江省血吸虫病研究委员会副主任委员,国家自然科学基金委员会生命科学部学科评审组评委等。

曾获卫生部医药卫生科学技术进步奖二等奖(1980)、浙江省科学技术进步奖一等奖两项(1999、2003)及二等奖、三等奖多项。1992年开始享受国务院政府特殊津贴。主编《传染病学》第4版、第5版(分别于2005年、2011年出版,上海科学技术出版社)。2013年由浙江省医学会授予"终身成就奖"及"资深专家会员",2016年由中华医学会感染病学分会授予"终身贡献奖"。1959年被评为浙江省"先进工作者",荣获系统级及省级奖章各一枚,并享受每月省级劳模补贴;1987年被评为浙江省"优秀教师",荣获奖章一枚。"中国人民志愿军抗美援朝出国作战70周年"纪念章(2020年)及"光荣在党50年"纪念章(2021年)各一枚。曾发表学术论文40多篇。2007年以来,发表在《中华传染病杂志》《中华临床感染病杂志》综述论文23篇。在首个"中国医师节"(2018年8月19日)庆祝大会上被授予浙江省首届"医师终身荣誉奖"称号。

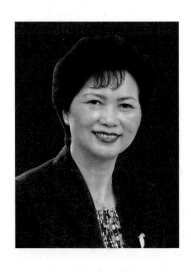

**李兰娟**

　　中国工程院院士,浙江大学教授、主任医师、博士生导师,长期从事传染病临床、科研和教学工作,主要研究方向为肝衰竭与人工肝、感染微生态以及新发突发传染病。现为传染病诊治国家重点实验室主任,国家感染性疾病临床医学研究中心主任,国家内科学(传染病)重点学科学术带头人。

　　担任中国医师协会感染科医师分会主任委员,全国人工肝培训基地主任,国际血液净化学会理事,《中华临床感染病杂志》、*Infectious Microbes & Diseases*、《中国微生态学杂志》主编等。承担了国家自然科学基金重大项目等课题,主编出版了我国首部《人工肝脏》《感染微生态学》和教育部规划教材《传染病学》等专著,在 *Nature*、*The Lancet*、*The New England Journal of Medicine*、*Cell* 等期刊发表 SCI 文章 300 余篇。荣获国家科学技术进步奖特等奖 1 项,国家科学技术进步奖一等奖和二等奖各 2 项,以及浙江科技大奖、光华工程科技奖、全国创新争先奖;并获得"全国优秀科技工作者""全国杰出专业技术人才""全国优秀共产党员""全国三八红旗手"和"全国抗击新冠肺炎疫情先进个人"等荣誉称号。

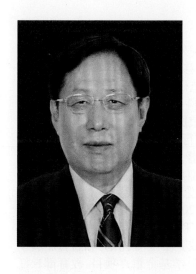

**徐建国**

中国工程院院士,中国疾病预防控制中心传染病预防控制国家重点实验室主任。"艾滋病和传染性肝炎等重大传染病防治"科技重大专项技术副总师,第二届国家病原微生物实验室生物安全专家委员会主任委员,国家认可委员会第三届实验室技术委员会生物安全专业委员会主任委员,国务院食品安全委员会专家委员会委员,第二届全国动物防疫专家委员会委员,中国微生物学会副理事长,中国卫生有害生物防制协会会长。

主持完成9起在我国有较大影响的新发、突发传染病疫情的病原学调查。所取得的科研成果提高了传染病疫情应急处置的科技水平和控制效果,也发表了多篇有影响力的论文。1996年获国家自然科学基金国家杰出青年科学基金项目资助,1997年获国家科学技术进步奖二等奖,2001年获何梁何利基金科学与技术进步奖,2013年被《健康报》等评为"生命之托·希望之诺——医药卫生界30年'生命英雄'"。发表SCI论文200余篇,包括 *JAMA*、*The Lancet*、*Clinical Infectious Disease* 等著名期刊。目前主要从事发现新细菌和反向病原学研究。

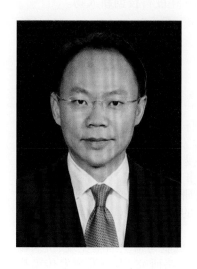

**程　京**

清华大学医学院讲席教授,生物芯片北京国家工程研究中心主任,中国工程院院士,国际欧亚科学院院士。

1992年在英国史查克莱大学纯粹及应用化学系获司法生物学博士学位。从事基础医学和临床医学相关生物技术研究,在生物芯片的研究中有重要建树和创新。站在国际生物芯片研究前沿,并结合国情,主持建立了国内急需的疾病预防、诊断和预后分子分型芯片技术体系,领导研制了基因、蛋白和细胞分析所需的多种生物芯片,其中部分芯片已通过原国家食品药品监督管理总局认证并进入临床应用,实现了生物芯片所需全线配套仪器的国产化,并打造了以中医现代化为核心的大健康管理平台。

在 *Nature Biotechnology* 等杂志上发表SCI论文160篇,出版中英文专著8部,获国内外发明专利共280余项。曾两次以第一完成人荣获国家技术发明奖二等奖等。

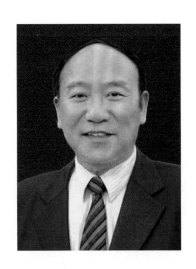

**郑树森**

中国工程院院士,法国国家医学科学院外籍院士,浙江大学外科学教授、博士生导师。现任中国医学科学院器官移植诊治重点实验室主任,浙江大学学术委员会副主任,浙江大学器官移植研究所所长,浙江大学医学院附属第一医院学术委员会主任、肝胆胰外科主任,中华医学会副会长,中国医师协会副会长,中国医师协会器官移植医师分会会长,美国外科医师协会会员(FACS),国际活体肝移植学会执行委员,国际肝胆胰协会委员。

在器官移植和肝胆胰外科领域成绩卓著,在国际上首次提出肝癌肝移植受者选择的"杭州标准"及肝移植后乙型肝炎复发防治新方案。截至2021年10月,成功施行肝移植3 600余例,受者生存率达国际先进水平;多年来致力于肝移植技术的创新和推广应用,2010年率中国肝移植团队跨出国门,远赴印度尼西亚成功开展5例活体肝移植,为国争光,被高度评价为器官移植外交的里程碑。担任器官移植领域2项"973计划"项目首席科学家,主持国家科技重大专项课题、国家自然科学基金重点项目、教育部长江学者和创新团队发展计划等。创建规范化的教学方法和理念,构建了国际化的外科教学体系和培训基地,主编出版和国际接轨的高水平医学教材,主导参与全国医学教育发展规划。发表论文600余篇,任《国际肝胆胰疾病杂志》(SCI收录)主编、《中华移植杂志(电子版)》总编辑。

荣获国家科学技术进步奖特等奖1项、一等奖(含创新团队奖)2项、二等奖2项,荣获2013年度何梁何利基金科学与技术进步奖,主持的"肝癌肝移植新型分子分层体系研究"这项创新性研究获得2016年度中国高等学校十大科技进展,荣获中央电视台2016年度科技创新人物。

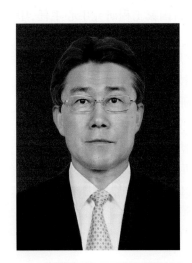

**高　福**

研究员、博士生导师,中国科学院院士,发展中国家科学院院士,美国国家科学院外籍院士,病原微生物与免疫学家,中国疾病预防控制中心主任,国家自然科学基金委员会副主任,中国科学院微生物研究所研究员,中国科学院病原微生物与免疫学重点实验室主任。牛津大学访问教授,浙江大学求是讲座教授,清华大学双聘教授,香港大学荣誉教授,香港城市大学高级研究员,中国生物工程学会理事长,中华医学会副会长,传染病防治国家科技重大专项技术总师。他是研发全球首个临床获批使用的新型冠状病毒中和抗体和第一个获批使用的重组新型冠状病毒疫苗的先锋者。

主要从事病原微生物跨宿主传播、感染机制与宿主细胞免疫、抗病毒手段等研究以及公共卫生政策与全球健康策略研究,为新发突发传染病防控提供重要科技支撑。先后主持多项国家重大科研项目,并担任国家重点基础研究发展计划(973计划)首席科学家,国家自然科学基金委员会创新研究群体项目负责人。曾荣获第三世界科学院基础医学奖、日本日经亚洲奖、树兰医学奖、俄罗斯Gamaleya奖章、求是杰出科技成就集体奖等荣誉。

# 前　言

　　据世界卫生组织(WHO)报告,感染病占人类全部死因的 25% 以上,依然被称为人类的"头号杀手"。时至今日,尽管各种经典传染病的发病率已经明显降低,但部分病毒感染病(如狂犬病、黄热病、登革出血热等)、细菌感染病(如鼠疫、霍乱、结核病、白喉等)和寄生虫感染病(如疟疾、血吸虫病等)"死灰复燃,卷土重来","逼迫"很多国家不得不重新采取监测、预防和控制措施。此外,自 20 世纪 70 年代开始,感染病以空前的、每年新增一种或多种的速度被发现,新型冠状病毒肺炎(COVID-19)、严重急性呼吸综合征(SARS)、中东呼吸综合征(MERS)、人感染甲型 H7N9 禽流感、甲型 H1N1 流感、埃博拉病毒病(EVD)、锥虫病、黄热病等新发、突发感染病不断出现,并随着现代交通工具在全球迅速蔓延、播散。严峻的感染病防治形势,给世界各国政府及从事感染病诊疗与防治工作的广大医务工作者和科技工作者,带来了新的艰巨的挑战。可喜的是,我国在感染病研究领域的投入不断加强,尤其是"十一五"以来,我国实施了"艾滋病和病毒性肝炎等重大传染病防治"科技重大专项,临床诊治、基础研究与技术转化等领域均取得显著进展。在感染病诊疗与防治水平得到大幅度提升的同时,感染病学科实力和国际学术影响力也得以显著提高。

　　为及时梳理和总结感染病基础、临床领域取得的新理论、新技术、新方法,以及近年来全球感染病诊疗与防治相关学科的新进展,受人民卫生出版社的委托,特邀请了一批长期从事感染病临床和基础研究的专家学者,其中不乏学会、学科领军人和中、青年学术精英,包括两院院士、长江学者和国家杰出青年科学基金获得者等共撰本书,博览全球权威部门公开发布的标准、指南、共识,以及感染病及相关学术领域的权威著作、常用工具书、教科书、认可度高的论文文献,旨在将本书编写成一部理论知识系统性、学术观点权威性、科研与临床实用性的感染病学大型参考书,既利于临床医生、疾控人员对感染病的诊治和防控,又益于从事基础研究与技术转化的科研人员的学术交流与协同,从而对进一步提升我国感染病诊治防控能力和水平有所裨益。

　　本书内容广泛,简明扼要,重点突出,条理清晰,图文并茂。共包括 31 章,分为基础、临床两篇。基础篇主要内容有:感染性疾病概论、抗感染免疫、感染微生态、感染病的遗传易感性、感染性疾病与肿瘤、感染病的流行病学、感染病的疫苗免疫策略、感染病的诊断技术和方法、感染病的营养支持、感染病的治疗原则、抗菌药物临床应用、抗真菌药物的药理基础、抗病毒药物的药理基础、抗寄生虫药物的药理基础、感染病的免疫调节治疗基础、感染病的干细胞治疗、微生态调节剂、生物恐怖,以及感染病学的研究新方法;临床篇主要包括感染病临床综合征、重要脏器及系统感染,以及病毒性疾病、衣原体病、立克次体病、支原体病、细菌性疾病、螺旋体病、深部真菌感染、寄生虫病、医院感染和特殊宿主的感染。

　　本书的目标读者群为从事临床工作的感染病科医生,从事感染病防控的疾控人员和从事感染病基础、转化等相关研究的科技工作者。同时,本书也是广大医学院校师生不可或缺的感染病学权威工具书。

　　由于精力和时间有限,不足之处在所难免,恳请读者朋友、道中同仁指正!

李兰娟

2021 年 10 月

# 目 录

## 上 册

### 基 础 篇

## 临　床　篇

# 下　册

# 第二十三章　衣原体病

## 第一节　衣原体病概述

衣原体病是由各种衣原体引起的一组感染性疾病,属人兽共患病(zoonosis)。衣原体既可以感染猪、牛、羊、马、狗、猫等多种哺乳动物及禽类,也可以感染人类。与人类疾病关系密切的主要是肺炎衣原体、沙眼衣原体和鹦鹉热衣原体,可导致发热、呼吸道感染、沙眼、泌尿生殖道感染、心肌炎等多种临床表现,并与动脉粥样硬化和冠心病有关。衣原体感染与反应性关节炎、赖特综合征(Reiter's syndrome)、未分化脊柱关节病等的关系逐渐受到重视。

### 一、病原学

衣原体是一类能通过细菌滤器、专性细胞内寄生、具有独特发育周期、可以在多种真核生物宿主中繁殖的微生物,含有 DNA 和 RNA 两类核酸,有核糖体和细胞壁,革兰氏染色阴性。我国科学家汤飞凡在世界范围内首次分离出沙眼衣原体。

1. 分类　衣原体按照细菌分类学,按界、门、纲、目、科、属、种进行具体划分。最新的第 9 版《伯杰氏系统细菌学手册》依据 16S rRNA 基因的同源性将衣原体归为独立的衣原体门(Chlamydiae)。与人或动物衣原体病相关的衣原体均被归类到衣原体纲、衣原体目、衣原体科、衣原体属(Chlamydia)。衣原体属包含 12 个衣原体种:肺炎衣原体(C. pueumoniae)、沙眼衣原体(C. trachomatis)、鹦鹉热衣原体(C. psittaci)、鼠衣原体、猪衣原体、流产衣原体、家畜衣原体、豚鼠衣原体、猫衣原体、朱鹭衣原体、鸟衣原体和家禽衣原体。其中后三者是新发现的衣原体种。与人类疾病关系密切的是前三者。根据细胞壁主要外膜蛋白(major outer membrane protein, MOMP)的抗原表位及空间构象差异,可将衣原体分为不同的血清型。

目前沙眼衣原体可分为 15 个血清型。MOMP 由 ompA 基因编码,在实际应用中血清分型已被 ompA 基因分型代替。

2. 形态和染色　衣原体为无动力的球形微生物,直径 200~1 500nm,大小介于细菌和病毒之间。按不同的发育阶段分两种形态:①原体(elementary body, EB),呈球形、椭圆形或梨形,直径 200~400nm,有胞壁,革兰氏染色阴性,吉姆萨(Giemsa)染色呈紫色,为衣原体的感染形式;②网状体(reticular body, RB),也叫始体(initial body, IB),直径 500~1 000nm,圆形或椭圆形,无胞壁,代谢活跃,以二分裂方式繁殖,为衣原体发育周期中的繁殖型,不具有感染性。

3. 发育周期　衣原体有独特的发育周期,EB 吸附于宿主细胞表面,经胞饮进入细胞胞质,在 EB 外形成空泡。空泡中 EB 分化成 RB 后,以二分裂方式繁殖发育成许多子代 EB,胞质内形成圆形包涵体(内含大量成熟的 EB,即衣原体菌落)。细胞破裂,释放出大量子代 EB 再感染新的易感细胞,开始新的发育周期。每个发育周期为 48~72 小时。

4. 生长特性　衣原体可在 5~7 日龄鸡胚卵黄囊内或 10~12 日龄绒毛膜尿囊腔内增殖,也能在 McCoy、Vero、BHK21、HeLa 等多种细胞内生长。上述特性有利于临床检测工作的开展。衣原体还可在动物体内接种进行分离。

5. 抵抗力　衣原体对外界抵抗力不强。干燥环境下,在外界最多存活 5 周,在室温和阳光下至多 6 日。对常用消毒剂敏感,0.5% 石炭酸或 0.1% 甲醛溶液能将其于 24 小时内灭活,70% 乙醇将其于数分钟内可灭活。对热敏感,56~60℃ 5~10 分钟可杀灭。耐低温干燥,在 4℃ 时能在小白鼠脾脏和肝脏中存活 2 个月,-70℃ 可保持数年,冰冻干燥可保存数十年。对青霉素、四环素类、氯霉素、红霉素、喹诺酮类等多种抗菌药物敏感。

## 二、流行病学

衣原体病的传染源主要为患者、携带病原体的人或动物。传播途径多样，包括性传播、母婴传播、呼吸道传播、直接接触传播、破损的皮肤黏膜传播。人类感染后可在人际传播，通过性途径（包括阴道性交、口交、肛交）传播。母亲分娩时可将病原体传播给新生儿。人类在打扫禽舍、清理鸟笼、宰杀禽类时，病原体可通过呼吸道、皮肤黏膜接触或眼结膜侵入体内。人类被携带病原体的禽类啄伤或抓伤也可感染。人群普遍易感，可重复感染。

近年来沙眼衣原体所致的泌尿生殖系统感染发病率逐渐上升，目前已经是美国报告最多的性传播疾病（sexually transmitted disease, STD），2013 年美国患病率为 443.5/10 万，据估计每年感染人数更高达 286 万。处于性活跃期的人群患病率较高，尤其以 20～24 岁人群为最高。男男性行为（men who have sex with men, MSM）人群是性活动活跃和性关系网非常复杂的群体，是 STD 的高危人群，亦是衣原体病高危人群。我国某市 MSM 人群调查显示，尿液 PCR 检测沙眼衣原体阳性率为 4.5%，高于一般男性。我国某省 MSM 人群调查显示，直肠沙眼衣原体的感染率为 11.59%。

## 三、临床表现

衣原体肺炎的潜伏期为 10～65 日，鹦鹉热的潜伏期为 3～65 日，而沙眼衣原体导致泌尿生殖系统感染的潜伏期难以准确测定，估计为数周。

肺炎衣原体主要引起肺炎，并可引起心肌炎、心内膜炎，并与动脉粥样硬化和冠心病有关。

沙眼衣原体可导致沙眼及泌尿生殖系统感染。前者可致盲，后者可导致不孕、异位妊娠等严重并发症。多数沙眼衣原体导致的泌尿生殖系统感染无症状，在实验室确诊病例中，仅有 10% 男性和 5%～30% 女性患者会呈现临床症状。需要重视的是，即使无症状，衣原体感染仍可以破坏生殖系统，导致女性的宫颈炎、盆腔炎（pelvic inflammatory disease, PID）、尿道炎、不孕症、异位妊娠等。妊娠女性感染衣原体可能导致早产。女性患者可能会出现的症状包括白带异常、腹痛、排尿时烧灼感、排尿困难、尿频。男性患者可能会出现尿道炎、附睾炎，其症状包括尿道分泌物增加、排尿时烧灼感、单侧或双侧睾丸疼痛肿胀。如果直肠被感染，无论男女，均可出现直肠炎，表现为直肠疼痛、分泌物、出血。母亲分娩时存在衣原体所致宫颈炎并且未治疗时，18%～44% 新生儿罹患结膜炎，3%～16% 新生儿罹患肺炎。成人被生殖道分泌物污染时也可出现结膜炎。衣原体除侵犯盆腔内的泌尿生殖器官外，并可侵犯腹部引起肝脏周围炎（perihepatitis, Fitz-Hugh-Curtis syndrome）。无论沙眼衣原体感染是否有症状，都可以出现反应性关节炎。如出现反应性关节炎、尿道炎和结膜炎三联征，即称为赖特综合征。

鹦鹉热衣原体主要导致鹦鹉热，症状轻重不等，多数表现为非典型肺炎。

## 四、实验室诊断

实验室诊断衣原体病的方法很多，主要针对核酸、抗原、抗体，并可直接镜检。

1. 核酸检测　美国疾病控制与预防中心（Centers for Disease Control and Prevention, CDC）推荐首选核酸扩增试验（nucleic acid amplification test, NAAT）进行沙眼衣原体检测，其敏感性和特异性均较高，结果与血清学检测具有一致性。NAAT 还具有标本易获得的优点（可采用患者自采或医护人员采集的阴道拭子，还可采用尿液标本）。NAAT 的具体方法包括聚合酶链反应（polymerase chain reaction, PCR）和连接酶链反应（ligase chain reaction, LCR）。另外，还可用原位 DNA 杂交法检测衣原体核酸，特异性强，但敏感性不太高。

2. 抗原检测　可采用直接荧光免疫（direct immunofluorescence, DIF）、酶联免疫吸附试验（enzyme linked immunosorbent assay, ELISA）、免疫层析法（immunochromatography）检测沙眼衣原体抗原。

DIF 法的原理是用异硫氰酸荧光素标记的已知衣原体特异的 IgG 和沙眼衣原体抗原反应，最后用荧光显微镜观察结果。DIF 法检测宫颈标本的敏感性为 68%～100%，特异性为 82%～100%。ELISA 检测衣原体抗原，特异性强，且快速、方便，缺点是有时与细菌有交叉反应。免疫层析法可快速、直接检测衣原体属特有脂多糖抗原，具有方便、迅速的优点。

3. 直接涂片镜检　可采用吉姆萨染色、碘液染色或荧光抗体染色镜检，检查上皮细胞内有无沙眼衣原体的包涵体。此法简易、迅速，但敏感性不够高。

4. 细胞培养　采用感染组织的刮取物或分泌物，接种于鸡胚卵黄囊，可在其囊膜中找到包涵体、原体、网状体颗粒。衣原体可在某些原代或传代细胞中生长，细胞培养敏感性显著高于鸡胚培养。最常用的是经放线菌酮处理的单层 McCoy 和 HeLa 细胞,细胞经孵育后,用荧光标记的抗体、酶结合的单克隆抗体、碘或吉姆萨染色,胞质中出现特征性的包涵体,即考虑存在衣原体。本法的敏感性和特异性都较高,但由于细胞培养方法复杂,费时费力,故临床上较少用。

5. 抗体检测 可采用微量间接免疫荧光法(MIF)、补体结合试验、ELISA 检测衣原体特异性抗体。但是由于抗体产生效价较低、不易获得双份血清等原因,除 MIF 在肺炎衣原体感染的诊断方面意义重大外,其余抗体检测方法在常规临床诊断中价值较小。

### 五、鉴别诊断

衣原体肺炎需与病毒性肺炎、支原体肺炎、其他原因所致非典型肺炎、细菌性肺炎相鉴别。沙眼衣原体引起的泌尿生殖系感染需与淋菌性尿道炎、细菌性和霉菌性生殖系统感染相鉴别。

### 六、治疗

早期及时给予抗菌治疗既可改善患者预后,还有助于终止疾病的传播。衣原体对多种抗菌药物敏感,包括四环素族(四环素、多西环素、米诺环素)、大环内酯类(红霉素、琥乙红霉素、阿奇霉素、克拉霉素、罗红霉素等)、喹诺酮类(左氧氟沙星、氧氟沙星)、利福平等。根据临床表现,确定具体药物的用法、用量和疗程。比如美国 CDC 推荐,治疗成人沙眼衣原体宫颈炎可选用单剂量顿服阿奇霉素 1g 或 7日疗程的多西环素(100mg/次,2 次/d)。

抗菌治疗虽可清除病原体,但无法修复已出现的器官损害,如沙眼衣原体导致的眼睑内翻倒睫和输卵管粘连扭曲。因此强调早期诊断和治疗,必要时需要手术治疗并发症。

### 七、预防

研究的热点。但是目前暂无衣原体疫苗。因此预防重点主要在于控制传染源和切断传播途径。不同衣原体病的疾病预防重点略有不同。

对于肺炎衣原体感染而言,预防重点为及时发现和治疗患者,避免呼吸道接触。

对于沙眼衣原体感染而言,预防重点为及时发现和治疗患者、避免与患者发生性接触、避免使用污染的毛巾等个人卫生用品、高危人群定期进行疾病监测。美国 CDC 建议所有妊娠妇女第一次产前检

查时都进行沙眼衣原体筛查,如果产妇年龄低于 25岁或者存在感染沙眼衣原体的高危因素,则需要在妊娠晚期重复检测。妊娠妇女完成沙眼衣原体病治疗后的 3 周和 3 个月时应该进行随访复查。CDC 同时建议以下女性每年一次筛查沙眼衣原体感染:25岁以下的性活跃期女性,25 岁以上存在感染高危因素(如多个性伴侣,性伴侣存在 STD)女性。MSM 人群应每年一次筛查衣原体感染,若伴人免疫缺陷病毒(human immunodeficiency virus,HIV)感染,筛查周期缩短至 3 个月。

对于鹦鹉热衣原体感染而言,预防重点为严格执行鸟类检疫制度、养鸟者注意个人防护和避免呼吸道传播。

(于岩岩　徐京杭)

## 第二节　肺炎衣原体感染

肺炎衣原体感染是由肺炎衣原体(*Chlamydia pneumoniae*)感染引起的感染性疾病,主要引起成人及青少年的非典型病原体肺炎、支气管炎、咽炎及扁桃体炎等急性呼吸道感染。调查显示,肺炎衣原体已是继肺炎链球菌和流感嗜血杆菌之后引起社区获得性肺炎的第三位主要病原体。目前研究还发现肺炎衣原体感染与冠心病、心肌梗死及扩张型心肌病等心血管疾病及脑血管疾病等的发生明显相关。

### 一、病原学

衣原体是专性细胞内寄生物,有沙眼、鹦鹉热、牲畜和肺炎衣原体 4 个属。肺炎衣原体是引起社区获得性肺炎的常见病原体,1965 年 Grayston 首次在 1 名儿童的结膜分泌物中,分离出一株与其他衣原体不同的病原体。1983 年又在美国西雅图 1 名急性呼吸道感染的大学生咽部分泌物分离出另一株衣原体而命名为 AR-39(acute respiratory-39),后研究证实此两株实为同一种衣原体,其包涵体形态与鹦鹉热衣原体类似,但其网状超微结构、单克隆抗体反应及 DNA 同源性均有别于沙眼及鹦鹉热衣原体,1989年正式命名为 TWAR,又称肺炎衣原体,为衣原体属中的第三种衣原体。衣原体有两种大小不同的颗粒,较小的称为原体(EB),具有感染的形态,较大的称为网状体(RB)或始体,具有增殖性的形态。肺炎衣原体在培养细胞的胞质内形成的包涵体呈致密卵圆形,不含糖原,碘染色阴性;电镜下原体典型为梨形,亦可呈多形性,平均直径 380nm,周围原浆区较

大;始体为球形,平均直径510nm。肺炎衣原体主要外膜蛋白(MOMP)为主要结构蛋白,其中最重要的是热休克蛋白(HSP),是其重要的致病物质,尤其与血管内皮损伤及动脉粥样硬化的形成密切相关。目前所知有两个血清型。肺炎衣原体的组织培养较其他衣原体困难,可在HeLa229细胞、HEP-2(人喉癌)细胞、McCoy细胞、HTED(人气管上皮)细胞培养,以HEP-2细胞最敏感。肺炎衣原体对热敏感,温度在56~60℃时5~10分钟即可使其灭活,常用消毒剂0.1%甲醛、0.5%苯酚、1:2 000L汞溶液及70%乙醇等均能在数分钟内杀灭衣原体。衣原体耐干冻,冰冻干燥能保存30年以上。加入10%的小牛血清可提高原体在培养基中的稳定性;对高渗有一定的抗性,在失水的高渗环境对原体吸附和被吞噬入宿主细胞的能力无影响。对红霉素及四环素等抗生素敏感,磺胺类药物无效。

## 二、发病机制

发病机制尚未完全明了。肺炎衣原体侵入人体后,主要引起单核巨噬细胞反应,肺泡巨噬细胞作为病原体储存和传播的载体,造成其在宿主体内的持续感染,肺炎衣原体感染能诱导单核细胞分泌白介素-1(IL-1)、肿瘤坏死因子α(TNF-α)、白介素-6(IL-6),诱导上皮细胞分泌粒细胞-巨噬细胞集落刺激因子(GM-CSF)、白介素-16(IL-16)等,触发瀑布式炎症链式反应,使上皮细胞丧失修复能力,从而导致上皮损伤、泡沫细胞形成、气管平滑肌细胞增殖及基质胶原成分改变,进而出现呼吸道重塑及动脉粥样硬化的形成,并可促进动脉粥样斑块的脱落。肺炎衣原体作为抗原物质如脂多糖(LPS)、热休克蛋白60(HSP60)及富含半胱氨酸的主要外膜蛋白等诱导机体产生抗体,并对气管及血管内皮细胞、动脉壁靶细胞进行免疫攻击,引起抗体依赖细胞毒作用。其感染后的抗原抗体反应引起的免疫复合物沉积于血管内皮、平滑肌细胞等,进一步损伤血管内皮。肺炎衣原体慢性感染可持续刺激机体产生IgE,特异性IgE抗体的免疫应答反应引起组胺、白三烯、前列腺素、白介素等化学递质的释放,导致支气管痉挛、呼吸道变态反应性炎性反应和呼吸道高反应性。

肺炎支原体感染引起呼吸道症状及肺炎已被大部分人所认同,近年来,诸多研究发现肺炎衣原体感染引起心脑血管疾病的发生及促进疾病进展,其机制可能如上述,也有部分研究发现通过治疗肺炎衣原体感染可减少哮喘、急性冠脉综合征、脑血管病等

发生发展。但需进一步的研究去证实肺炎衣原体感染与上述疾病的因果关系及潜在的发病机制。

## 三、流行病学

1. 传染源 患者及无症状病原携带者为本病的传染源。后者作为传染源的意义更大。

2. 传播途径 经呼吸道传播,人与人之间通过飞沫传播。

3. 人群易感性 人群普遍易感,隐性感染率高,在西班牙、芬兰、丹麦、巴拿马、日本、中国台湾和所罗门等国家和地区的人群血清学调查,成人肺炎衣原体抗体阳性率在50%左右,其中中国台湾、巴拿马及日本等地区和国家略高,新生儿脐带血抗体阳性率亦在50%左右。男高于女。感染后抗体滴度可迅速下降,但以后有可能出现高滴度抗体,故认为本病不仅感染十分普遍,且再感染及反复发作相当常见。

4. 流行特征 肺炎衣原体感染占社区获得性肺炎的20%~30%,热带地区国家的感染发病率高于北部发达国家。各个年龄阶段均可感染,5~15岁年龄组发病率高于成人,婴幼儿少见,感染性别无明显差异。一年四季均可发病,大多数报道集中在春夏交替季,每年发病高峰集中在4~6月。发病有散发和流行交替出现的周期性,散发发病3~4年后,可有2~3年的流行期,此间可发生短期暴发。

## 四、临床表现

肺炎衣原体感染的潜伏期为10~65日。缺乏特异性临床表现,无症状感染和轻症患者常见。

### (一)呼吸系统表现

呼吸道症状表现多样且轻重不一,主要引起咽炎、扁桃体炎、鼻窦炎、支气管炎、肺炎及胸膜炎等急性感染和慢性感染急性发作,与其他病原菌感染所致的呼吸道症状并无特异性。临床以无症状或轻度感染表现为主,亦可出现致命性肺炎等。衣原体肺炎以老年人多见,其次是20岁以下的青少年。常以发热、全身不适、咽痛及声音嘶哑起病,数日后出现咳嗽,此时体温多已正常。咳嗽多表现为干咳。如不积极治疗可持续数月,痰分泌很少或无痰,肺部可闻及干湿啰音。肺炎衣原体引起的肺炎常合并其他病原菌感染,主要的是肺炎链球菌,呼吸道合胞病毒在衣原体肺炎合并感染中亦常见。肺炎衣原体肺炎病死率较低,约为9%,如果感染发生在免疫缺陷者、慢性病患者及老年人,则可因原基础疾病或继发细

菌感染及其他并发症而死亡。

除衣原体肺炎外,肺炎衣原体感染亦可引起支气管炎、支气管哮喘,原有支气管哮喘的患者感染肺炎衣原体后,可加重病情。还可引起咽炎、鼻窦炎及中耳炎,此多与肺炎及支气管炎同时存在。病变及临床症状虽多表现较轻,但即使应用抗生素治疗,病情恢复亦较慢,咳嗽及全身不适等症状可持续数周甚至数月。

近年来,许多研究发现在慢性阻塞性肺疾病(COPD)及肺癌患者中,肺炎衣原体检出率明显高于正常人,且控制肺炎衣原体感染后,COPD 的进展可以得到延缓,考虑肺炎衣原体与这两类疾病有一定相关性。

**(二) 肺外表现**

1. 心血管系统　肺炎衣原体感染与动脉硬化、冠心病及急性心肌梗死等心血管疾病相关,研究发现 50% 的慢性冠心病及 68% 的急性心肌梗死患者血清中检出肺炎衣原体抗体,对照组仅为 17%。另有研究者用单克隆抗体免疫荧光法,分别在主动脉和冠状动脉硬化的标本中检出肺炎衣原体,检出率分别为 13% 和 79%,而在对照组(正常主动脉)中检出率仅为 4%。电镜下观察亦发现在硬化的冠状动脉壁上,有大小和形态与肺炎衣原体相似的梨状物,故认为肺炎衣原体感染是发生冠心病的危险因素,另有些研究发现肺炎衣原体感染与川崎病发生有关,具体机制不清。肺炎衣原体感染还可以引起急性心肌炎,其临床表现有轻有重,症状为胸闷、气短、乏力、心前区不适、心悸、心律失常、心肌酶增高等,重者可表现为致死性暴发性心肌炎,尤其是当合并鹦鹉热衣原体感染时;还可引起心包炎,国外有个例报道为大量出血性心包炎。

2. 神经系统　慢性肺炎衣原体感染可导致成人缺血及出血性脑血管病,还可累及脑实质、脑膜、脊髓、神经根,引起脑炎、脑膜炎、吉兰-巴雷综合征、阿尔茨海默病及多发性硬化病等疾病。文献报道多发性硬化病患者的脑脊液存在肺炎衣原体感染,在病程早期即出现并持续整个病程。

3. 关节表现　肺炎衣原体感染偶可引起反应性关节炎。肺炎衣原体感染后肺炎患者出现肺炎症状后 3 周发生不对称性和进行性加重的关节炎,血清学试验和 PCR 检测均证实为慢性肺炎衣原体感染。

4. 其他　可引起虹膜炎、肝炎、结节性红斑等,是艾滋病、恶性肿瘤或白血病等疾病发生继发感染的重要病原体之一。另发现,在一些疾病如恶性肿瘤、脑血管病、肾功能不全、帕金森综合征、肝硬化及糖尿病患者,均可检出较高阳性率的肺炎衣原体抗体,两者间的确切关系尚不明确。为数不多的报道提示,肺炎衣原体感染与抗中性细胞胞质抗体(AN-CA)相关性肾小球肾炎、IgA 肾病、成人 still 病、系统性红斑狼疮(SLE)也可能存在一定关联性。

## 五、实验室检查

**(一) 临床检查**

外周血白细胞计数多正常,血沉常增快。肺部 X 线检查常为单个浸润灶,多位于 1 个肺叶(中叶或下叶),严重者病变广泛甚至波及双肺,可伴有胸腔积液。病变多于第一次 X 线检查查出后 12～30 日才消失。

**(二) 病原学和血清学检查**

是确诊本病的可靠方法。

1. 直接涂片　用咽拭子或自患者下呼吸道采集标本,用特异性单克隆抗体染色,检查其特异性包涵体及原体,方法简便,但阳性率低。

2. 分离培养法　分离培养是肺炎衣原体的特异性诊断方法,可以选择鼻拭子、咽拭子、痰液、胸腔积液、支气管冲洗液及呼吸道活检组织进行培养,再用肺炎衣原体特异性单克隆抗体染色,检查其特异性包涵体。组织分离培养特异性虽高,但由于肺炎衣原体为胞内寄生,只能在活体细胞中存活,培养条件要求较高,技术也较复杂,且培养阳性率低,目前主要用于科研,临床应用有限。

3. 血清学检查　因涂片检测阳性率低,而组织培养较困难,因而肺炎衣原体血清学检查目前仍是临床上常用的诊断方法。

(1) 直接免疫荧光法:使用肺炎衣原体直接免疫荧光单克隆抗体试剂,可以直接检查临床涂片标本中的肺炎衣原体。

(2) 微量免疫荧光试验:微量免疫荧光试验被广泛用于衣原体的血清学诊断和沙眼衣原体的定型,微量免疫荧光试验检测特异性 IgG 及 IgM。微量免疫荧光的诊断标准为:①急性感染,双份血清抗体效价升高 4 倍以上,或单份血清 IgM>1∶16 或 IgG>1∶512;②既往感染,1∶16≤IgG<1∶512;③未感染过,IgG<1∶16;④慢性感染,IgG>1∶8。微量免疫荧光法是目前临床上应用最为广泛的监测方法,部分专家称它为衣原体检测的"金标准",也可以用来评估其他检测方法的敏感性和特异性。

（3）补体结合试验：该试验是一种特异性强、敏感性高的经典血清学方法，被广泛用于衣原体感染的诊断和衣原体抗原研究上。补体结合试验可用于诊断，但不能区分是哪种衣原体感染。

（4）琼脂免疫扩散试验：琼脂免疫扩散试验是将蛋白质抗原和相应的抗体分别加到琼脂板相对应的孔中，两者又相互扩散，在比例适宜处形成沉淀线，如果抗原和抗体无关，则不会产生沉淀线。

4. PCR 检测　该法检测肺炎衣原体的 DNA，具有敏感性高、快捷、迅速等特点，且可分辨不同型衣原体感染，其特异性和敏感性均高于其他方法。有报道 PCR-ELA 法是一种快速简便的酶免疫测定法，可提高 PCR 法对肺炎衣原体 DNA 的扩增检测效率，理论上是一种较为理想的诊断方法。

## 六、诊断

由于本病在临床表现及 X 线检查上均无特异性表现，无法与其他肺炎相区别，故应注意与流感嗜血杆菌肺炎、军团菌肺炎、支原体肺炎及病毒性肺炎相鉴别。特别是当 β-内酰胺类抗生素治疗无效时应考虑本病，进行相关的病原学或血清学检查。在出现反应性关节炎、结节性红斑等患者也应进行肺炎衣原体筛查。

## 七、治疗

肺炎衣原体对四环素、大环内酯类及喹诺酮类药物极敏感，对磺胺、β-内酰胺和氨基糖苷类耐药。成人肺炎衣原体肺炎首选米诺环素或多西环素等四环素类或阿奇霉素等，氟喹诺酮类亦有明显疗效。可用多西环素（doxycycline），每次 0.1g，每日 2 次，疗程为 10~14 日。孕妇、哺乳期妇女及儿童禁用四环素和喹诺酮类。儿童及婴幼儿可用克拉霉素（clarithromycin），有较好的疗效。部分停药后复发的病例，尤其用红霉素治疗者，再用四环素或多西环素仍有效。近年来发现新型大环内酯类抗生素的阿奇霉素（azithromycin），在体外药敏试验对肺炎衣原体呈高敏反应，易进入细胞内，细胞内浓度是血浓度的 200%，半衰期长，成人每次 1g，每日 1 次，顿服，具有高效和低胃肠道反应的优点。有报道认为，阿奇霉素联合利福平是本病的最佳治疗方案。另经多中心临床试验证实，对 3~12 岁儿童用克林霉素 15mg/（kg·d）、红霉素 50mg/（kg·d）或阿奇霉素 10mg/（kg·d）均有效。此外肺炎衣原体的感染通常也和肺炎链球菌合并存在，在治疗上必须覆盖肺炎链球

菌，如考虑大环内酯类药物对肺炎链球菌耐药，就应该加用 β-内酰胺类抗生素如头孢曲松或头孢噻肟。

对于肺炎衣原体感染后出现哮喘症状的患者，可以给予布地奈德等雾化吸入类激素。重症肺炎者还可以考虑使用人免疫球蛋白、糖皮质激素等治疗。目前虽有研究发现治疗肺炎衣原体感染或可减少心脑血管等的发病，但尚无指南推荐在此类人群中常规治疗肺炎衣原体感染。

目前尚无有效预防的肺炎衣原体感染的疫苗。

（于岩岩　朱明娇）

## 第三节　沙眼衣原体感染

沙眼衣原体感染（Chlamydia trachomatis infection）是由沙眼衣原体（*Chlamydia trachomatis*）感染人引起的感染性疾病，眼部感染可表现为沙眼及包涵体结膜炎。沙眼是世界范围流行的眼疾，是致盲的重要病因之一。更重要的是可引起泌尿生殖系感染，表现为尿道炎、子宫内膜炎、输卵管炎、附睾炎及性病淋巴肉芽肿等，是西方国家最流行的性传播疾病。该病危害面广，波及男女及婴幼儿。女性感染更为严重且危害重大，多数无明显症状，使感染长期存在并不断传播蔓延，造成宫颈炎、子宫内膜炎及输卵管炎，育龄女性可因输卵管粘连扭曲引起不孕、异位妊娠、流产、早产、死胎或低体重儿。围生期感染，并可引起新生儿结膜炎和肺炎，因而预防妊娠期沙眼衣原体感染是优生优育的重要措施。此外，沙眼衣原体还可引起性病淋巴肉芽肿、肛周炎及直肠炎等。

## 一、病原学

该病的病原体为沙眼衣原体，由我国学者汤飞凡于 1955 年首次分离培养成功。

1. 形态和染色　原体吉姆萨染色为红色，始体为深蓝色，在宿主细胞胞质内形成包涵体呈深紫色。基质中含糖原，碘染色呈棕褐色包块状，核质周围原浆区狭窄。

2. 培养　接种鸡胚卵黄囊或 McCoy 细胞或 HeLa229 细胞用来培养分离病原体。

3. 血清型和致病性　有沙眼生物变种、性病淋巴肉芽肿（lymphogranuloma venereum，LGV）生物变种及鼠生物变种 3 种，前 2 种对人类致病，分为 A~K（包括 Ba、Da）及 L1~L3（包括 La 及 L2a）共 18 个血清型，其中 A、B、Ba 及 C 型引起沙眼，故又称眼型

沙眼衣原体,但 B、Ba 及 C 型亦有时可从泌尿生殖系标本中检出。D~K 型主要引起泌尿生殖系感染,如尿道炎、宫颈炎、输卵管炎、子宫内膜炎及附睾炎,亦可引起直肠炎,其中又以 D、E、F 及 G 型多见,且可引起包涵体结膜炎,H、I、J 及 K 型可引起婴儿肺炎。L1~L3 型侵袭力最强,侵犯鳞状上皮组织引起性病淋巴肉芽肿及结肠直肠炎。

## 二、流行病学

1. 传染源　为患者及无症状病原携带者。

2. 传播途径　通过眼→手→眼传播;可通过共用毛巾、洗澡用品或游泳池水污染等接触传播;孕妇可能有宫内传播,产妇可经产道或产褥期传染给新生儿,以产道传播最多见。成人可通过性行为传播。

3. 人群易感性　人群普遍易感,人体对沙眼衣原体免疫力持续时间短,可出现反复感染。年龄小于 25 岁为该病危险因素,育龄期女性随年龄增长发病率有所下降。目前没有明显证据表明女性感染率大于男性,但同性恋者感染率升高。

生殖泌尿系感染危险因素包括:年龄(小于 25 岁,特别是小于 20 岁)、近 3 个月有新的性伴侣或多个性伴侣、既往感染史、未持续使用安全套避孕、其他性病史、收入低及教育程度低下、同性恋。

4. 流行特点　本病分布广泛,亚洲、非洲及中南美洲为高发地区,在美国,女性以 15~24 岁为高感染率人群,男性 20~24 岁为高感染率人群,孕妇沙眼衣原体抗体阳性率为 2%~44%,每年有 300 万~400 万新感染者,试行对性生活期妇女常规沙眼衣原体的检测及预防可降低沙眼衣原体的感染发病率。日本对 1 993 例孕妇调查,沙眼衣原体抗体阳性率为 5.6%~11.8%,2%~20% 的子宫内膜上可检测出沙眼衣原体包涵体。南斯拉夫在 1990—1995 年对 4 299 例妇女用直接免疫荧光法检测子宫内膜上沙眼衣原体抗原阳性率为 19.83%,认为子宫是性传播及围生期传播的主要场所。我国及东南亚地区为地方性流行区,中国沙眼衣原体感染率约为 2.1%,性病高危人群中沙眼衣原体感染率为 20%~50%。发病年龄以 18~30 岁性活跃期多发,且易和人型支原体及溶脲脲原体同时感染。

性病淋巴肉芽肿分布于全世界,在热带呈地方性流行,南美、非洲、印度和东南亚发病率较高,近年来在欧洲、美国有暴发流行,通过性接触直接传播,故青壮年多发,男性患者多发于女性,大多由 L2 血清型引起,多发生在抗 HIV 阳性的男性同性恋人群。

我国仅有少数疑似病例报道。

## 三、发病机制与病理

沙眼衣原体易侵及柱状上皮如尿道、子宫内膜、输卵管皱襞上皮、眼、鼻咽及直肠黏膜并引起病变,侵入细胞后形成包涵体,除衣原体本身引起病变外,机体免疫反应亦参与发病,衣原体膜上的脂多糖(LPS)可诱发机体免疫反应,其代谢产物亦可引起机体的变态反应,但由于病原体寄生于细胞内可逃避免疫防卫作用,使病原体在细胞内持续感染及繁殖,并不断感染新的细胞,造成人体内反复持续感染。急性感染时局部主要是中性多核细胞反应,慢性或再感染则引起单核细胞反应。长期反复的炎症病变,加之机体的免疫反应,可导致瘢痕形成。

## 四、临床表现

沙眼衣原体多感染表层细胞,故鼻、眼、宫颈、尿道及直肠黏膜易受染致病,局部症状明显易反复感染加重病变。多无明显全身症状。

1. 泌尿生殖系统感染　沙眼衣原体是男性患者中引起非淋菌性尿道炎的主要病原体,无症状人群在不同人群中比例不等(40%~90%),尿道炎以黏液样或水样分泌物、多尿为主要表现,与淋菌性尿道炎相比潜伏期更长,分泌物少且稀薄,两者可重叠感染。合并附睾炎有单侧阴囊肿痛、压痛、充血、水肿等,亦可有结肠直肠炎而引起腹痛、腹泻及血便。此外可有慢性前列腺炎而表现为尿频、排尿困难及会阴部疼痛。亦可为赖特综合征,表现为非对称性反应性多关节炎、滑膜炎、葡萄膜炎及尿道炎。

女性患者感染,其后果及危害更严重,大部分患者早期无明显症状。最常见的感染部位为宫颈,部分(约 25%)可伴尿路感染。子宫颈炎及宫颈糜烂表现为阴道黏膜脓性分泌物及性交后出血,如不及时治疗,感染可上行导致盆腔炎,可致宫外孕、不孕及慢性腹痛等。妊娠期感染可导致 32 周前早产率明显升高,并经产道传播给新生儿引起感染,流产、围生期死亡与感染相关性暂不明确。部分专家认为沙眼衣原体感染是宫颈癌的危险因素。尿道感染表现为尿频、尿急、尿痛尿路刺激症状,尿检及培养无细菌生长。

2. 性病淋巴肉芽肿　又称第四性病,是沙眼衣原体感染引起的急性或慢性性传播疾病,主要病变累及外生殖器、腹股沟、直肠和肛门引流部位的淋巴系统,引起局部溃疡和坏死,晚期可有象皮肿或直肠狭窄。本病潜伏期多为10~14日。

3. 临床表现

（1）初期（外生殖器早期损害）：生殖器部位如男性的包皮及冠状沟，或女性的子宫颈、阴道或阴唇，出现小丘疹或水疱（初疮），很快破溃形成溃疡，直径2~3mm，周围有红晕，单个及多个，1周后消退不留瘢痕，故患者尤其女性患者多因症状不明显而不被察觉。

（2）中期（腹股沟横痃期）：起病3~4周后腹股沟淋巴结肿大，并可融合形成与周围组织粘连的大团块，其中间有凹陷呈沟状，将其分为上下两部分，称为"沟槽征"，为本病的特征性表现，其表面皮肤发红并有压痛。病变多为单侧，约1/3为双侧。肿大的淋巴结可破溃流脓，皮肤表面形成多个瘘管，似喷水壶样亦为本病特征。经数月愈合留下凹陷性瘢痕。亦可有一侧横痃化脓穿孔，而另一侧出现的横痃不化脓，此称为顿挫型性病性淋巴肉芽肿横痃。女性外生殖器初疮部位多在阴道，其淋巴结引流至肛门直肠淋巴结和髂淋巴结，而出现直肠下段周围淋巴结炎，并可导致直肠壁脓肿及形成生殖器肛门直肠综合征，出现腹痛、腹泻、脓血便及腰背痛等症状，并可因瘢痕形成致直肠狭窄、排便困难或肛周瘘管。病变较轻者可无全身症状，重者可有发热、全身不适、头痛及关节疼痛，可有肝脾大，并可出现多形性或结节性红斑样皮肤损害。

（3）晚期（外生殖器象皮肿和直肠狭窄期）：出现在起病1~2年后，由于外生殖器周围淋巴结炎症及淋巴管阻塞，而出现外生殖器象皮肿，男性多在阴茎和阴囊，女性则常在大、小阴唇和阴蒂，且女性多更严重。此外，直肠及其周围炎症、溃疡及瘘管愈合后留下的瘢痕收缩，可致直肠狭窄，肛门指诊检查可发现肠壁增厚及肠腔狭窄，此更多见于男性同性恋者。

4. 沙眼和包涵体结膜炎

（1）沙眼：初期可无症状或仅感眼部干燥、发痒或异物感，待出现合并症后才有疼痛、畏光流泪或视力下降。有如下表现：

1）乳头增生及滤泡形成：眼结膜由于炎症刺激，引起结膜毛细血管扩张充盈，浆细胞、淋巴细胞浸润，结膜上皮细胞增生及结缔组织形成，结膜下由于淋巴细胞、肥大细胞、浆细胞及嗜酸性粒细胞的聚集而形成滤泡，临床表现为睑结膜充血，乳头增生、肿胀、增厚和表面粗糙不平，其上可有大小不一圆形、椭圆形或不规则形的滤泡，此为沙眼活动期病变，和一般结膜炎病变相似而非沙眼特异。

2）瘢痕形成：此时病变进入修复阶段，炎症逐渐消失，在上述病变的睑结膜上，有粗细不等、走行不一的灰白色或黄白色细线，多数细线连接成网状，甚至形成黄白色片状瘢痕，残余的乳头及滤泡变扁变小或全部纤维化。睑结膜连同睑板由于纤维化瘢痕形成及收缩导致变形、缩短、睑内翻及倒睫，引起角膜病变、视力下降，此为沙眼重要且典型的病变。穹窿部因瘢痕收缩而变浅，形成眼球后粘连。

3）角膜血管翳：是沙眼衣原体侵害角膜的原发损害，是具有诊断价值的特异性表现之一。沙眼衣原体感染早期，除结膜病变外，角膜亦受侵犯并出现病变，角膜上缘出现上皮下细胞浸润，结膜毛细血管终端出现新生血管，越过角膜缘并向角膜内生长形成血管翳，血管之间有细胞浸润，使角膜失去透明度。血管翳按其程度不同可分为：①稀薄血管翳，角膜上的血管翳充血轻且浸润少，需借助放大镜或裂隙镜才能看见；②血管性血管翳，角膜上血管翳侵入较多，血管扩张充血明显，肉眼即可看到；③肉样血管翳，血管翳充血扩张及浸润渗出重，隆起呈暗红色厚膜，多深入角膜瞳孔处，引起明显刺激症状及视力下降，多见于活动期且病变广泛的沙眼病变；④全角膜血管翳，角膜血管翳占据整个角膜，加之角膜浸润及混浊，对视力影响最大，常导致失明。重症血管翳不仅在角膜上皮层与前弹力层之间，且可破坏前弹力层并侵入实质浅层，故沙眼治愈后，仍留有永久性血管支及瘢痕。血管之间的散在滤泡常因瞬目动作被粗糙的上睑结膜摩擦破溃形成角膜溃疡。

4）沙眼的合并症及后遗症：①上睑下垂，因瘢痕形成，损伤米勒（Müller）肌丧失收缩功能所致。②睑内翻倒睫，是沙眼最常见合并症，是由于眼睑瘢痕挛缩牵拉使睫毛改变了正常生长方向而发生倒睫，可引起角膜溃疡及混浊，是沙眼致盲的主要原因。③角膜溃疡，可为角膜血管翳前端的新月形溃疡，患者可有明显刺激症状。亦可为角膜血管翳之间的小圆形溃疡，可单发或多发，常有局部充血或更明显刺激症状，愈合后可留下小圆形凹陷。亦可为发生在角膜中央部的浅层溃疡，局部刺激症状较轻，但病变顽固愈合较慢，多因睑内翻倒睫损伤所致。④慢性泪囊炎，由于沙眼病变如瘢痕侵犯泪道系统导致泪道阻塞所致。⑤睑球后粘连，由于穹窿部瘢痕挛缩，局部结膜缩短失去弹性所致。

（2）包涵体结膜炎：结膜充血、肿胀及分泌物增多，症状同上所述，严重者可发生化脓性结膜炎，如不治疗症状可自行消失或持续数月,一般不留有后遗症,但可成为局部病原体携带者,可长达 1~2 年。

5. 新生儿和婴幼儿感染 生殖泌尿系感染的孕妇经阴道分娩时可引起新生儿沙眼衣原体感染,常见表现为包涵体结膜炎,多在出生后 5~14 日出现,发生率 15%~50%。亦可有肺炎,发生率 5%~20%,多发生在出生后 4~12 周,2 周多出现症状,表现为咳、喘和肺部啰音,早产儿可出现呼吸困难及发绀,大多不发热。许多患儿有结膜炎史或与结膜炎同时存在。

6. 其他感染 沙眼衣原体也可引起直肠炎,1955 年报道 1 例匈牙利的直肠炎患者,病程已 10 年,抗生素及激素治疗均无效,后血清学检出沙眼衣原体特异性抗体,肠活检用直接免疫荧光法检出沙眼衣原体抗原而确诊为沙眼衣原体直肠炎,用红霉素及多西环素治愈。国内报道 151 例成人肺部疾病(包括感染、结核及肿瘤),纤维支气管镜下取标本分离沙眼衣原体,结果 11 例(7.3%)阳性而诊断为沙眼衣原体肺炎和支气管炎,有的与假单胞菌、绿色链球菌或真菌同时存在。

7. 复发与再感染 临床可出现二次发病,病原体为同一血清型,则多为复发,如相隔时间长,亦不能除外再感染。如二次发病为不同血清型则为再感染。

## 五、实验室检查

1. 病原学检查

(1) 涂片检测衣原体包涵体:取眼结膜刮片或宫颈拭子刮片,吉姆萨染色或碘染色检测沙眼衣原体包涵体。亦常用巴氏染色法(Papanicolaou stain)检验沙眼衣原体包涵体,敏感性 83%,方法简便,可用于高危人群的筛选。

(2) 细胞培养法:常用经放线菌酮处理的单层 McCoy 细胞或 HeLa 细胞进行细胞培养,再用单克隆荧光抗体染色检验其特异性包涵体,此法特异性接近 100%,敏感性达 60%~80%,认为是检测沙眼衣原体的"金标准",但费时,且要求一定的设备技术条件,难作为临床常规检测手段。

2. 血清学检查

(1) 检测特异性抗原:检测尿液及生殖器分泌物中特异性抗原,方法简便迅速,敏感性和特异性较高,为国内诊断沙眼衣原体感染主要方法,检测方法包括免疫层析法、免疫荧光法、酶联免疫法。

(2) 检测特异性抗体:由于全部衣原体具有共

同的属抗原,补体结合试验不能区分衣原体的种、型,同时与病情关联性差,不能区分是新近感染还是既往感染,故少用。

3. 衣原体核酸检测

(1) 原位杂交法检测:用 DNA 探针检测活检标本中的衣原体 DNA,具有很高的敏感性和特异性,可鉴定衣原体的种、型,目前主要用于流行病学调查。

(2) PCR 检测:用于检测衣原体 DNA,方法简便、快速,具有良好的敏感性及特异性,可广泛用于眼结膜、宫颈拭子及尿液的快速检查诊断。

## 六、诊断及鉴别诊断

1. 沙眼衣原体感染引起的结膜炎、肺炎及泌尿生殖系感染的临床表现缺乏特异性,故需经病原学或血清学方可确诊。目前认为分离培养为最可靠诊断标准。新生儿衣原体肺炎多发生在出生后 4~11 周,如合并包涵体结膜炎则高度提示为沙眼衣原体感染,应及时进行病原学检查,并除外其他细菌、病毒或支原体感染。

2. 沙眼衣原体泌尿生殖系统感染是重要的性传播疾病之一,有性乱史者应考虑本病,鉴别需做相应的病原学及血清学检查,并与淋菌性尿道炎鉴别,偶尔两者可并存发病。

性病淋巴肉芽肿需与单纯疱疹、梅毒、软下疳及其他下肢、下腹部、臀部、外生殖器、肛门区炎症所致的腹股沟淋巴结肿大相鉴别,诊断和鉴别诊断有赖于流行病学史、临床表现及实验室病原学检测。

## 七、治疗

治疗目的:减少感染相关并发症,包括盆腔炎、不孕、宫外孕等;控制人与人之间相互传染;缓解临床症状。

沙眼衣原体对四环素族、大环内酯类、喹诺酮类抗菌药物敏感。此外,对利福平、磺胺类及青霉素类等抗菌药物亦有效。四环素和喹诺酮类对于淋病也有效,尤其适用高度怀疑两者混合感染患者,其中喹诺酮类具有高效低毒特点,推荐使用,但禁用于孕妇、哺乳期妇女及儿童。

泌尿生殖系感染建议使用阿奇霉素 1 000mg 顿服,或多西环素 100mg,每日 2 次,疗程 7 日。此外,红霉素、克林霉素、氧氟沙星及利福平等药物也可使用。感染衣原体的妇女在人工流产前,需用四环素或红霉素治疗,似乎能有效地预防子宫内膜炎及输卵管炎的逆行性感染。新生儿沙眼衣原体感染可用红霉素 50mg/（kg·d），分 4 次口服，疗程 10~14 日。孕妇、哺乳期妇女及儿童禁用多西环素及喹诺酮类。

对沙眼衣原体引起的沙眼和包涵体结膜炎，可局部利用利福平、红霉素、四环素、磺胺滴眼液或软膏，每日 1~2 次，但局部用药不能抑制鼻咽部衣原体，也不能阻止发展为呼吸道感染，建议同时使用红霉素做全身性治疗。

男性直肠炎疑诊者，可行经验性抗沙眼衣原体及淋球菌联合治疗，推荐多西环素 100mg，每日 2 次联合头孢曲松 250mg 单次肌内注射，多西环素疗程在症状轻时 7 日，重症者 21 日。附睾炎疑诊者，建议多西环素 100mg，每日 2 次，疗程 10 日，联合头孢曲松 250mg 单次肌内注射。

新生儿沙眼衣原体感染首选大环内酯类，包涵体结膜炎及肺炎均推荐口服红霉素 50mg/（kg·d），分 4 次口服，疗程 14 日；也可选用阿奇霉素 20mg/（kg·d），顿服，疗程 3 日。

对于本病的合并症，如眼睑内翻倒睫、尿道狭窄、女性不孕等，多需外科手术或其他综合治疗措施。

## 八、预防

泌尿生殖系感染预防方法同其他性病。沙眼的预防是注意个人卫生，不共用毛巾及面盆等生活用具。患者个人卫生生活用具定期煮沸消毒以防再感染。高危人群可定期服药如多西环素。受染孕妇应及时治疗以防传给新生儿，并可减少围生期并发症。动物实验及人体研究发现，免疫球蛋白 A（IgA）诱生的疫苗对沙眼衣原体感染可能有保护作用。

（于岩岩　梁荣月）

## 第四节　鹦鹉热衣原体感染

鹦鹉热（psittacosis）又称鸟疫（ornithosis），是由鹦鹉热衣原体（Chlamydia psittaci）感染引起的急性传染病，主要通过接触患病动物（多见于鹦鹉或其他禽类动物）分泌物或排泄物感染，为鸟类和家禽的常见疾病。19 世纪时发现人因接触鹦鹉而出现急性发热，此后人观赏其他鸟类亦可被感染，并曾发生暴发流行，范围波及苏联、美国、英国、捷克、丹麦等 12 个国家，当时病原体未明确。禽类感染后多无症状，人与此类动物接触被感染后表现不一，多数表现为非典型病原体肺炎，临床表现肺部病变较重，肺部体征少，可反复发作及呈慢性，病程较长。

## 一、病原学

病原体为鹦鹉热衣原体，此病原体首先从鹦鹉体内分离出，具有原体（EB）和网状体（RB）2 个独特的发育周期。原体存在于细胞外，圆形，核质周围原浆区狭窄。原体不具有生物活性，但可以抵抗环境压力，可以在宿主体外存活。网状体呈圆形或不规则形，网状体由原体进入细胞质后发育增大形成，形成特异性包涵体，不含糖，碘染色阴性。在许多细胞培养系统中均能良好地生长发育，常用 McCoy 细胞、L 细胞、HeLa 细胞及绿猴肾细胞（Vero 细胞）。亦可在鸡胚卵黄囊中生长，易感动物较多，常用小白鼠接种。与沙眼衣原体有共同属抗原，用补体结合试验不能区分。鹦鹉热衣原体至少有 8 个血清型，但目前尚未用于临床分型。在外界抵抗力弱，37℃ 48 小时或 60℃ 10 分钟即可灭活，0.1% 甲醛、0.5% 石炭酸 24 小时，乙醚 30 分钟及紫外线照射均可灭活。但耐低温，−70℃ 储存多年仍保持感染性。

## 二、流行病学

本病分布世界各地，亦曾发生暴发流行，多与宠物市场、鸟类观赏、兽医院、饲养家禽等相关。但近年来患者不多，如美国曾统计 2005 年到 2012 年期间，平均每年有 10 例（2~21 例）。

1. 传染源　主要为病鸟和病原携带鸟。目前已发现 140 多种鸟类可发生感染并可携带病原体，如鹦鹉、家禽（鸡、鸭、火鸡、鸽、雀等）及野禽类（鸥、白鹭及海燕等），主要传染源是观赏的鹦鹉，尤其是南美、澳大利亚、远东及美国的鹦鹉。多在其排泄物、分泌物及羽毛上携带病原体，鸟类感染后多无症状或轻症，但可排出病原体长达数月，少数重症亦可死亡。既往也有孕期母羊引起孕妇严重感染报道。感染患者也可从痰中排出病原体成为传染源。

2. 传播途径　主要是呼吸道传播，可通过飞沫直接传播，亦可通过排泄物污染尘埃而间接传播。禽类间可经消化道传播，饲料严重污染可引起暴发流行。被鸟类咬伤而受染者极少见，人间传播极罕见。

3. 人群易感性　人群普遍易感，感染机会与禽类接触机会多少有关，饲养鸡、鸭、鸽者及禽类标本制作者易感染本病。隐性感染及轻症患者多见，养鸭场工作人员血清可检出高滴度抗体，但感染后免疫力不持久，易复发及再感染。

## 三、发病机制及病理

发病机制尚不清楚。鹦鹉热衣原体多由呼吸道侵入,进入血液循环后,主要侵入单核-巨噬细胞系统并在其内增殖。并可侵犯肺部,病变常始于肺门,向周围播散,引起小叶肺炎及间质性肺炎,显微镜检查见肺泡壁及间质有单核、淋巴细胞浸润,肺泡内有脱落的上皮细胞、淋巴细胞、少量中性粒细胞及纤维蛋白,严重者有肺组织坏死,肺泡渗出液的巨噬细胞胞质内可检出鹦鹉热衣原体包涵体或原体。病原体亦可侵犯肝、脾、肾、脑膜、心肌、心内膜及消化道等肺外器官,引起肝局部坏死、脾大等相应病变,但病变均较轻。

## 四、临床表现

潜伏期 1~2 周(3~45 日)。症状轻重不等,轻者无明显症状或轻微流感样表现,严重病例可致死亡。多数表现为非典型肺炎,缺少特异性临床表现。按临床表现之不同分两型。

1. 肺炎型

(1) 发热及流感样症状:起病急,体温于 1~2 日内可上升至 40℃,伴发冷寒战、乏力、头痛及全身关节肌肉疼痛,可有结膜炎、皮疹或鼻出血。高热持续 1~2 周后逐渐下降,热程 3~4 周,少数可达数月。

(2) 肺炎:发热同时或数日后出现咳嗽,多为干咳,可有少量黏液痰或血痰,胸闷、胸痛,严重者有呼吸困难及发绀,并可有心动过速、谵妄甚至昏迷。但肺部体征常较症状轻,可有肺实变征,湿性啰音,少数可有胸膜摩擦音或胸腔积液。

(3) 其他表现:可有食欲减退、恶心呕吐、腹痛腹泻等消化道症状,可有肝脾大甚至出现黄疸,可有心肌炎、心内膜炎及心包炎,严重病例可有循环衰竭及肺水肿,亦可有头痛、失眠、反应迟钝或易激动,重者有嗜睡、定向力障碍、谵妄及昏迷,有此种表现者,提示病情严重和预后不良。眼腺淋巴瘤(ocular adnexal lymphomas,OALs)特别是黏膜相关的淋巴样的眼腺淋巴瘤可能和鹦鹉热衣原体感染相关。

上述表现中缺乏特异性表现,肺炎及脾大对诊断本病最重要。

2. 伤寒样或中毒败血症型 高热、头痛、全身痛、相对缓脉及肝脾大,易发生心肌炎、心内膜炎及脑膜炎等并发症,严重者有昏迷及急性肾衰竭,可迅速死亡。

本病病程长,如不治疗,热程可达 3~4 周,甚至长达数月。肺部阴影消失慢,如治疗不彻底,可反复发作或转慢性,复发率达 20%。

## 五、实验室及其他检查

1. 实验室检查 外周血白细胞计数急性期多正常,也可见升高或核左移。血沉增快、C 反应蛋白常升高。约半数患者肝酶轻度升高,同时可伴有肌酐、尿素氮升高及低钠血症等表现。

2. 病原学检查 急性期取血、痰或咽拭子做衣原体分离。

(1) 涂片:吉姆萨染色,在其上皮细胞内可检出特异性包涵体。

(2) 组织培养:接种鸡胚卵黄囊,因步骤繁杂而不常用,目前已被细胞培养替代,可接种于 HeLa 细胞、幼年地鼠肾(BHK)细胞或 McCoy 细胞,检测特异性包涵体。HeLa 细胞先用二乙基氨基葡聚糖处理后再接种,或用经 5-碘-2 脱氧脲嘧啶核苷或放线菌酮处理的 McCoy 细胞,病原体能更快生长繁殖。

(3) 动物接种:标本接种于小鼠腹腔、鼻腔、颅内或皮下,数日后可在其肺、肝、脾及脑中检出特异性包涵体及原体。

(4) 聚合酶链反应(PCR):主要是针对鹦鹉热衣原体 MOMP、16S rRNA 和 23S rRNA 基因来设计引物。PCR 是一种快速、敏感的病原学检测,但特异性较培养法低,在普通 PCR 基础上出现的限制性片段长度多态性 PCR(RFLP-PCR)、实时 PCR(real-time PCR)、荧光法(SYBR green)、探针法(Taqman probe)等明显增加了诊断特异性。

3. 血清学检查

(1) 微量免疫荧光法:检测特异性 IgM 及 IgG 抗体,IgM 抗体可作早期诊断,阳性率 80%~95%。酶免疫法检测阳性率 67%~97%。

(2) 补体结合或血凝抑制试验:检测特异性抗体,滴度>1∶64 或双份血清效价 4 倍以上增高时有诊断价值。补体结合试验可检测各种衣原体的群抗原,多用于鹦鹉热肺炎及性病淋巴肉芽肿的诊断。鹦鹉热患者的抗体多于病程 12~14 日开始上升,1 个月达高峰可维持数月甚至数年,四环素治疗可延缓抗体的产生。军团病、布鲁氏菌病及 Q 热患者可出现假阳性。

4. 肺部 X 线检查 病变基础为血管周围炎反应并向周围扩散,引起小叶性和间质性肺炎。临床呈多样性变化,片状、云絮状、结节状或粟粒状阴影,由肺门部向外呈楔形或扇形扩大,小叶病变为主,亦可呈大叶炎症、弥漫性支气管肺炎或间质性肺炎,亦可有肺实变。肺部 X 线检查表现明显,但体征较少亦是本病的特征。

### 六、诊断及鉴别诊断

1. 诊断依据　①流行病学资料:当地有本病发生及流行,有观赏鸟类嗜好或有鸟类接触史,但据统计约 20%患者无此历史;②上述临床表现:其中肺炎表现伴脾大为重要表现;③肺部 X 线检查有肺炎表现。确诊本病则有赖于血清学检出本病特异体抗体和/或特异性包涵体。亦可对患者接触过的可疑鸟类进行病原学检测,有助于患者的诊断。

2. 鉴别诊断　由于本病缺乏特异性临床表现,故应与其他病原引起的肺炎鉴别,包括军团病、支原体肺炎、肺炎衣原体肺炎、病毒性肺炎及肺结核等。全身症状严重者还需与伤寒、败血症及粟粒性结核鉴别。

### 七、治疗

1. 病原治疗　对鹦鹉热衣原体的治疗首选四环素类。多西环素 100mg 口服,每日 2 次,或每日 4.4mg/kg 分 2 次静脉输注,92%的患者 48 小时内发热症状可缓解,热退后需坚持用药 10～14 日,否则易复发。孕妇及儿童可选用红霉素治疗。亦可用利福平、氧氟沙星或氯霉素治疗。

2. 对症治疗　针对高热及咳嗽等症状,予以解热镇痛及止咳药。全身症状严重者可予以肾上腺皮质激素治疗。

### 八、预后

如不经治疗,病死率高达 20%,抗菌药物治疗后可下降至 1%以下。

### 九、预防

应采用综合性预防措施。

1. 严格执行养禽场、鸟类贸易市场及运输过程的检疫制度,进口的鸟类尤其对南美、澳大利亚、远东及美国的鹦鹉,应严格检查及加强海关检疫。

2. 控制禽衣原体病及其他有关动物衣原体病的发生,发生感染的场所进行严格消毒、检疫和监督。

3. 开展卫生宣传,普及预防知识,禽类接触时及销售、运输过程中搞好个人防护。

4. 衣原体对常规消毒剂敏感,按消毒对象选择不同消毒剂。

5. 患者应住院隔离,注意对其他有病鸟接触史人员的医学观察。

（于岩岩　梁荣月）

### 参 考 文 献

[1] Noel RT, Daniel RB, Brian P. Bergey's Manual of Systematic Bacteriology[M]. New York: Springer, 2010: 843-878.

[2] 李鹏(综述), 端青, 宋立华(审校). 衣原体最新分类体系与分类鉴定方法研究进展[J]. 中国人兽共患病学报, 2014, 30(12): 1262-1266.

[3] Centers of Disease Control and Prevention. Chlamydia-CDC Fact Sheet[R/OL]. (2014/01/23)[2021/01/24]. http://www.cdc.gov/std/Chlamydia/STDFact-Chlamydia.html.

[4] Haggerty CL, Gottlieb SL, Taylor BD, et al. Risk of sequelae after Chlamydia trachomatis genital infection in women [J]. J Infec Dis, 2010, 201 Suppl 2: S134-S155.

[5] Cates W Jr, Wasserheit JN. Genital chlamydial infections: epidemiology and reproductive sequelae [J]. Am J Obstet Gynecol, 1991, 164(6 Pt 2): 1771-1781.

[6] Scholes D, Stergachis A, Heidrich FE, et al. Prevention of pelvic inflammatory disease by screening for cervical chlamydial infection [J]. N Engl J Med, 1996, 334(21): 1362-1366.

[7] Schachter J, Chernesky MA, Willis DE, et al. Vaginal swabs are the specimens of choice when screening for Chlamydia trachomatis and Neisseria gonorrhoeae: results from a multicenter evaluation of the APTIMA assays for both infections [J]. Sex Transm Dis, 2005, 32(12): 725-728.

[8] Bachmann LH, Johnson RE, Cheng H, et al. Nucleic acid amplification tests for diagnosis of Neisseria gonorrhoeae and Chlamydia trachomatis rectal infections [J]. J Clin Microbiol, 2010, 48(5): 1827-1832.

[9] Hosenfeld CB, Workowski KA, Berman S, et al. Repeat infection with Chlamydia and gonorrhea among females: a systematic review of the literature [J]. Sex Transm Dis, 2009, 36(8): 478-489.

[10] 于瑞星, 王冠群, 尹跃平, 等. 淋球菌和沙眼衣原体在男男性行为者不同解剖部位感染率的系统分析和 Meta 分析[J]. 中华皮肤科杂志, 2015, (5): 357-358.

[11] 卢红艳, 马小燕, 刘彦春, 等. 200 名男男性行为者 HIV/STD 现患率及影响因素调查[J]. 中国艾滋病性病, 2008, 14(5): 467-470.

[12] 还锡萍, 尹跃平, 傅更锋, 等. 江苏省男男性行为人群性传播疾病感染状况及危险因素[J]. 中华预防医学杂志, 2011, 45(11): 975-978.

[13] 田庚善, 贾辅忠, 李兰娟. 感染病学[M]. 江苏: 江苏科学技术出版社, 2010.

[14] 马亦林, 李兰娟. 传染病学[M]. 5 版. 上海: 上海科学技

术出版社,2011.

[15] 代继宏,符州.肺炎衣原体肺炎的发病机制及实验室诊断[J].实用儿科临床杂志,2009,24(16):1220-1222.

[16] 崔京涛,闫文娟,倪安平,等.五年间肺炎衣原体血清抗体检测及流行病学分析[J].中华医学杂志,2014,94(12):919-923.

[17] 肖红丽,衣恩通,阴赜宏,等.肺炎衣原体感染的流行病学现状[J].中国医刊,2010,45(7):13-15.

[18] 陈建惠,龚方戚,章毅英,等.肺炎衣原体肺炎54例临床分析[J].临床儿科杂志,2009,27(7):622-624.

[19] 汤志伟,石祥恩.肺炎衣原体与动脉粥样硬化关系的研究进展[J].中国脑血管病杂志,2011,8(7):384-387.

[20] Parish WL,Laumann EO,Cohen MS,et al. Population-based study of chlamydial infection in China:a hidden epidemic[J].JAMA,2003,289(10):1265.

[21] Kahn RH,Mosure DJ,Blank S,et al. Chlamydia trachomatis and Neisseria gonorrhoeae prevalence and coinfection in adolescents entering selected US juvenile detention centers,1997-2002[J].Sex Transm Dis,2005,32(4):255-259.

[22] 张树文,王千秋,潘丽.基层适宜的沙眼衣原体检验技术.中国计划生育学杂志,2013,21(8):574-576.

[23] Gaede W,Reckling KF,Dresenkamp B,et al. Chlamydophila psittaci infections in humans during an outbreak of psittacosis from poultry in Germany[J].Zoonoses Public Health,2008,55(4):184-188.

[24] Adams DA,Jajosky RA,Ajani U,et al. Summary of notifiable diseases--United States,2012[J].MMWR Morb Mortal Wkly Rep,2014,61(53):1-121.

[25] Kampinga GA,Schroder FP,Viss IJ,et al. Lambing ewes as a source of severe psittacosis in a pregnant woman[J].Ned Tijdschr Geneeskd,2000,144(52):2500-2504.

[26] 张郡,唐光健,王淑兰,等.鹦鹉热肺炎的影像学表现[J].中华放射学杂志,2005,31(11):1134-1137.

[27] Yung AP,Grayson ML. Psittacosis--a review of 135 cases[J].Med J Aust,1988,148(5):228-233.

# 第二十四章 立克次体病

## 第一节 立克次体病概述

立克次体病(rickettsiosis)是一组对人类有致病性的立克次体所致的疾病。绝大多数属自然疫源性疾病,呈世界性或地方性流行,我国主要有流行性斑疹伤寒、鼠型斑疹伤寒、恙虫病和Q热。病原体在自然界中主要在啮齿类动物(鼠类)和家畜(牛、羊、犬)等储存宿主内繁殖,虱、蚤、蜱、螨等吸血节肢动物为主要传播媒介。主要临床表现是发热、头痛和皮疹(Q热除外)。氯霉素、四环素和多西环素等广谱抗生素有效。病后可获持久免疫力。

### 一、病原学

#### (一)特点

立克次体是介于细菌与病毒之间的原核细胞型类微生物,具有以下特点:

1. 呈短小、多形性球杆状,大小为$(0.3\sim1)\mu m \times (0.3\sim0.4)\mu m$,革兰氏染色阴性,吉姆萨染色呈紫色,染色后光学显微镜可见。有与细菌相似的细胞壁结构,同时含有DNA和RNA。

2. 各种立克次体在节肢动物体内主要寄生于肠壁上皮细胞内,而在温血动物体内则主要在微血管内皮细胞中繁殖。

3. 除五日热(战壕热)立克次体(Rickettsia wol-hynica)外,均不能在人工培养基上生长繁殖,需在活细胞内生长,以二分裂法繁殖。培养可接种于豚鼠或小白鼠腹腔内或虱等吸虫昆虫的直肠内,亦可用鸡胚卵黄囊。在代谢作用降低(如降低温度或氧压)的细胞中生长最好。

4. 耐低温,对热、干燥、光照、脱水和一般消毒剂敏感,在室温放置数小时,56℃经30分钟或4℃水中24小时即失去活力。在0.5%苯酚或甲酚皂溶液(来苏儿)中5分钟内即被灭活;离开宿主仅能存活数小时至数日。但如随节肢动物粪便排出,在空气中自然干燥后,其抗性变得相当强。有的可在室温下保持毒力2年左右。

5. 除Q热、战壕热及立克次体痘症的立克次体外,均与某些变形杆菌($OX_{19}$、$OX_2$、$OX_K$株)有共同抗原,故可进行外斐反应(变形杆菌凝集反应)以协助诊断。

6. 立克次体毒素属内毒素性质,是主要致病物质。

7. 对广谱抗生素,如四环素族、氯霉素等敏感。

#### (二)分类

人类立克次体病(表24-1-1),进一步可分为五大组:①斑疹伤寒组(含流行性斑疹伤寒和地方性斑疹伤寒);②斑点热组(含落基山斑点热、马赛热、昆士兰蜱传斑疹伤寒、立克次体痘症);③恙虫热组(含恙虫病);④Q热组(含Q热);⑤阵发性立克次体病组(含战壕热)。

表24-1-1　人类的主要立克次体病

| 病原体 | 所致疾病 | 传染源 | 媒介 | 地区分布 | 外斐试验 | | |
|---|---|---|---|---|---|---|---|
| | | | | | $OX_{19}$ | $OX_2$ | $OX_K$ |
| 普氏立克次体(R. prowazekii) | 流行性斑疹伤寒 | 人、松鼠 | 人虱 | 世界性 | +++ | + | - |
| 莫氏立克次体(R. mooseri) | 地方性斑疹伤寒 | 鼠 | 鼠蚤 | 世界性 | ++ | + | - |
| 立氏立克次体(R. rickettsi) | 落基山斑点热 | 野生啮齿类、狗 | 蜱 | 美洲 | + | + | + |
| 西伯利亚立克次体(R. siberica) | 北亚蜱传斑疹伤寒 | 野生啮齿类、家畜、鸟 | 蜱 | 西伯利亚、中亚、蒙古国 | + | + | - |

| 病原体 | 所致疾病 | 传染源 | 媒介 | 地区分布 | 外斐试验 | | |
|---|---|---|---|---|---|---|---|
| | | | | | $OX_{19}$ | $OX_2$ | $OX_K$ |
| 澳大利亚立克次体（*R. australis*） | 昆士兰蜱传斑疹伤寒 | 野生啮齿类、袋鼠 | 蜱 | 澳大利亚 | + | ++ | - |
| 小蛛立克次体（*R. akari*） | 立克次体痘 | 家鼠、田鼠 | 螨 | 北美、非洲、东北亚 | ± | - | - |
| 康氏立克次体（*R. conorii*） | 南欧热（马赛热） | 野生啮齿类、狗 | 蜱 | 非洲、地中海沿岸、东南亚 | + | ++ | - |
| 东方立克次体（*R. orteintalis*） | 恙虫病 | 野生啮齿类 | 恙螨 | 亚洲、大洋洲 | + | - | +++ |
| 贝纳柯克斯体（*C. burnetii*） | Q热 | 牛、羊、小哺乳动物 | 蜱 | 世界性 | - | - | - |
| 五日热巴尔通体（*B. quintana*） | 战壕热 | 人 | 人虱 | 可能世界性 | - | - | - |
| 汉赛巴尔通体（*B. henselae*） | 猫抓病 | 猫、狗 | 蚤、蜱 | 可能世界性 | - | - | - |

+++:极强阳性;++:强阳性;+:阳性;±:可疑阳性;-:阴性

## 二、流行病学

### （一）传染源

主要为小哺乳动物（啮齿类）和家畜,而人是流行性斑疹伤寒和战壕热的唯一或主要传染源。

### （二）传播途径

人类感染立克次体主要通过节肢动物如人虱、鼠蚤、蜱或螨的叮咬而传播。各种立克次体以共生形式存在于节肢动物体内,随蜱、虱、蚤、螨等的粪便排出体外,蜱和螨体内的立克次体还可进入唾液腺和生殖道中。因此,人虱、鼠蚤在叮咬处排出含有立克次体的粪便而污染伤口侵入人体;蜱、螨在叮咬处立克次体直接进入人体;Q热立克次体的传播可经接触、呼吸道或消化道途径感染人类。

### （三）易感人群

人群普遍易感。不同立克次体病的好发人群有很大差别,人感染后多可获相当稳固的免疫力。但某些患者临床痊愈后,病原体可依然潜伏体内,当体内免疫力相对减弱时即可导致复发。一般发生于停药后1~2周内,可能与应用氯霉素、四环素类等停药时间过早、疗程过短等因素有关。特殊情况如复发性斑疹伤寒,又称 Brill-Zinsser 病,是指流行性斑疹伤寒患病后数月至数年,在无再感染的情况下复发。

## 三、发病机制和病理改变

### （一）发病机制

立克次体侵入皮肤后与宿主细胞膜上的特异受体结合,进入胞内开始增殖的过程。先在局部淋巴组织或小血管内皮细胞中增殖,产生初次立克次体血症。再经血流扩散至全身器官的小血管内皮细胞中繁殖后,大量立克次体释放入血导致第二次立克次体血症。而立克次体的主要致病物质内毒素和磷脂酶 A 也随血流波及全身,引起毒血症状。内毒素的主要成分为脂多糖,具有致热原性,损伤血管内皮细胞,组织坏死和血管通透性增高,导致血浆渗出,血容量降低以及凝血机制障碍、弥散性血管内凝血（DIC）等。磷脂酶 A 能溶解宿主的细胞膜或吞噬体膜,以利于立克次体穿入胞内并在其中生长繁殖。此外,立克次体表面的黏液层有利于其黏附到宿主细胞表面和抗吞噬作用,增强其对易感细胞的侵袭力。

### （二）病理改变

其基本病变部位在血管,主要病理改变是全身实质性脏器的血管及周围广泛性炎性病变,包括动脉、静脉和毛细血管。表现为血管内皮细胞大量增生、肿胀和退行性变,可伴有血栓形成以及血管壁节段性或圆形坏死等。最常见于皮肤、肌肉、心脏、肺和脑。肝脾因充血及单核吞噬细胞增生而肿大。可以采用免疫荧光技术识别组织标本中不同的立克次体。

感染立克次体后,患者可出现间质性心肌炎、立克次体肺炎,后者更是 Q 热的特征性病理改变。而体内形成的抗原抗体免疫复合物可进一步加重上述病变及临床表现。严重者可因心、肾衰竭而死亡。

## 四、临床表现

立克次体感染高发于春、夏两季。多数立克次体病潜伏期在 2~14 天内。询问病史,患者经常有近期到草地坐卧、野营或职业性(林业工人、畜牧业人员等)暴露史,有被蜱或螨等的叮咬。临床表现发热、头痛和皮疹(Q 热无皮疹)及肝、脾大,有的叮咬处见皮肤红肿、溃疡或焦痂(图 24-1-1)。

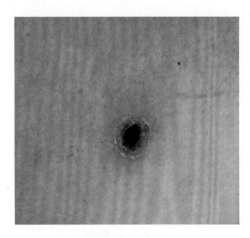

图 24-1-1 焦痂

## 五、实验室检查

### (一)血常规检查

多数立克次体病患者外周血白细胞计数正常,早期可出现中性粒细胞增多。流行性斑疹伤寒可出现嗜酸性细胞减少或消失,血小板减少,恙虫病白细胞计数多减少,亦可正常或增高。人粒细胞无形体病白细胞和血小板计数降低,异型淋巴细胞增多。

### (二)血清学检查

最常用为 Weil-Felix 试验(外斐试验,亦称变形杆菌凝集反应)(表 24-1-2)。变形杆菌属的 $X_{19}$、$X_2$、$X_k$ 菌株的菌体 O 抗原与斑疹伤寒立克次体和恙虫病东方体有共同抗原,故可用这些菌株的 O 抗原($OX_{19}$、$OX_2$、$OX_K$)代替立克次体抗原与患者血清进行非特异性凝集反应,检测患者血清中相应抗体。该抗体在发病后 5~12 天出现,至数月后基本消失,一般凝集价在 1:160 以上或病程中效价明显上升有诊断意义。

表 24-1-2 外斐反应试验结果分析

| 疾病 | OX$_{19}$ | OX$_2$ | OX$_K$ |
| --- | --- | --- | --- |
| 流行性斑疹伤寒 | ++ | + | - |
| 地方性斑疹伤寒 | ++ | + | - |
| 恙虫病 | - | - | ++ |
| Q 热 | - | - | - |

++:强阳性;+:阳性;-:阴性

此外,特异性补体结合反应,针对不同立克次体抗原的血清学反应形态不同。各种斑点热(如落基山斑点热、立克次体痘、纽扣热、北亚蜱传斑疹伤寒,昆士兰蜱斑疹伤寒、小蛛立克次体等)可用型特异性菌体抗原来鉴别。补体结合抗体在病程第 2、3 周出现并升高。发病后 3~5 天内使用抗生素治疗者出现较晚,在这种情况下,应在 4~6 周采集晚期恢复期血清。康氏立克次体、西伯利亚立克次体、澳大利亚立克次体、立氏立克次体和小蛛立克次体间有共同抗原,但也可通过补体结合试验、鼠毒素中和试验和豚鼠体内交叉免疫试验加以区别。Q 热抗原有特异性,2 相抗原抗体出现在急性感染,而 1 相抗体出现则表明为慢性感染(如肝炎,心内膜炎)。在复发性斑疹伤寒,病后几天就可迅速出现 7S 型抗体。补体结合试验和间接荧光抗体(IFA)有助于证实战壕热。

IFA 技术可从福尔马林固定组织中检测到立克次体。可应用免疫荧光技术从鸡胚组织、豚鼠和蜱中检测立氏立克次体和普氏立克次体,从病后 4~10 天落基山斑点热(RMSF)患者的皮损中检出立氏立克次体。应用 PCR 检测立克次体特异性核酸可进行早期诊断。

### (三)病原体分离和鉴定

目前除了流行病学调查,分离病原体已经很少在临床诊断中进行。

分离方法:对于斑点热或斑疹伤寒,应在抗生素使用前采集患者血液,接种豚鼠、小鼠或鸡胚卵黄囊,但也已逐渐被各种组织培养技术所取代。对于恙虫病,可取发热患者全血 0.5ml 接种小鼠腹腔,多在接种后 7~9 天鼠发病,取其脾、肝或腹膜涂片,吉姆萨染色后在单核细胞质内,靠近核旁见紫蓝色恙虫病东方体(东方立克次体)。需要注意的是:因为患者血液中立克次体量很少,接种和组织培养成功率低且可能导致实验室传播,所以不宜推广。

## 六、诊断

由于立克次体病分布具地方性,在流行区内,起病前有虱子、跳蚤的侵袭或蜱的叮咬史,有草地坐卧史、居住在林区附近或有相关职业暴露史者,出现原因不明发热、头痛和皮疹,都应怀疑本病。进一步做血常规、血清学试验,外斐试验宜取双份或三份血清标本,初入院、第 2 周和恢复期滴定效价在 1:160 以上者为阳性,有 4 倍以上增长者则更具诊断意义。必要时病原体分离和鉴定以明确诊断。同时注意与以下疾病间互相鉴别。

### (一)脑膜炎球菌败血症

皮疹在亚急性时为粉红色斑疹、斑丘疹或瘀点;

在暴发型时瘀点融合成瘀斑且急性期发展迅速;而RMSF或流行性斑疹伤寒疹常在发热第4天出现,几天内逐渐变成瘀斑。

### (二) 风疹

皮疹于发热后很快出现,出疹从颜面部开始,扩散到躯干和四肢并很快融合,呈散在性充血性斑丘疹并伴有耳后淋巴结肿大,皮疹经2~3天消退。患者多无全身中毒体征。

### (三) 鼠型斑疹伤寒

比较RMSF和流行性斑疹伤寒,患者病情轻且皮疹为非紫色、非融合且不广泛,肾和血管并发症不常见。但要鉴别三者依靠特异性血清学检查。

### (四) 流行性斑疹伤寒

临床表现与RMSF相似,包括发热、外周循环衰竭、休克、发绀,皮肤瘀斑,氮质血症,肾衰竭,谵妄和昏迷。但其于病后第4~5天开始出疹,首先见于躯干,随后扩散到四肢,很少出现于手掌、脚底和面部,无焦痂。

### (五) 恙虫病、立克次体痘、偶然斑点热会有局部焦痂

恙虫病常有伴焦痂附近的局部淋巴结肿大。立克次体痘患者通常病情轻微,在螨黏附处出现焦痂,随后出现稀疏的绕以红斑的水疱疹;蜱传斑疹伤寒常为斑丘疹。在Q热和战壕热,出疹少见。溃疡腺型兔热有焦痂但没有出疹。而莱姆病常出现的是游走性红斑。

## 七、治疗

多种抑制细菌蛋白合成的抗生素如氯霉素、多西环素(强力霉素)、四环素等对各种立克次体都有较强的抑制作用。可使发热和其他症状及早消退,明显缩短病程和降低病死率。需要注意的是:因为这些抗生素仅能抑制立克次体的繁殖,而不能将其全部杀灭,加之立克次体为细胞内寄生微生物,所以用抗生素必须坚持完成全疗程(至少7天,因立克次体不同株间可有明显差别)。这也解释了为何我们在临床上见某些立克次体病用药后,复发可见增多,与剂量、疗程不足等因素相关。此时再次使用上述药物仍有效。

对于确诊的危重患者,可采用短期(3天左右)大剂量肾上腺皮质激素联合抗生素治疗,同时对症支持疗法也很重要。

需要强调的是,青霉素类、头孢菌素类和氨基糖苷类抗生素对本病无治疗作用;有报道认为磺胺类药物可促进立克次体繁殖而加重病情,应禁用。

## 八、预防

预防立克次体病的重点是控制和消灭其中间宿主以及储存宿主。如灭鼠、杀灭媒介节肢动物和加强个人自身防护,能有效地防止地方性斑疹伤寒、恙虫病、斑点热的流行。早期隔离患者并给予灭虱处理,讲究个人卫生有望杜绝流行性斑疹伤寒。

保护易感者方面,目前多采用全细胞灭活疫苗,如鸡胚疫苗、幼虱疫苗、虱肠疫苗、预防流行性斑疹伤寒的鼠肺疫苗等,对减轻斑疹伤寒病情、缩短病程、降低病死率和控制当时的流行均有一定成效。Q热灭活疫苗和斑点热灭活疫苗接种也可取得较好效果。由于恙虫病东方体存在抗原类型多且抗原性弱、难以提纯等问题,目前尚无获得满意效果的疫苗。

(高志良　赖　菁)

## 第二节　斑 疹 伤 寒

## 一、流行性斑疹伤寒

流行性斑疹伤寒(epidemic typhus)又称虱传斑疹伤寒,是普氏立克次体(*Rickettsia prowazekii*)引起的,通过人虱传播的急性传染病。临床上全身感染症状比较严重,以急性起病、稽留型高热、剧烈头痛、皮疹与中枢神经系统症状为特征。病程2~3周。

### (一) 病原学

普氏立克次体为立克次体属,斑疹伤寒群,呈多形性球杆状,大小(0.3~1.0μm)×(0.3~0.4μm),最长达4μm。革兰氏染色阴性,但不易着色,通常吉姆萨染色呈紫红色。病原体的化学组成及其代谢产物包括蛋白质、内毒素样物质、糖、脂肪磷脂、DNA、RNA及各种酶类,但酶系统不完整,必须从寄生的真核细胞中获取辅酶A。普氏立克次体有两种抗原,一是可溶性耐热型特异性抗原,为群种特异性抗原,可用以与其他组的立克次体相鉴别;二是可溶性不耐热型颗粒性抗原,含有种特异性抗原,可与斑疹伤寒以外的立克次体相鉴别。

体外只能在活细胞培养基上生长,可在鸡胚卵黄囊及组织中繁殖。接种雄性豚鼠腹腔引起发热,但无明显阴囊红肿,以此可与地方性斑疹伤寒病原体相鉴别。

普氏立克次体对热、紫外线及一般消毒剂均敏

感。不耐热,56℃ 30 分钟或 37℃ 5~7 小时即可灭活,对紫外线及一般消毒剂均较敏感。但对干燥有抵抗力,干燥虱粪中可存活数月。

**(二)流行病学**

1. 传染源 患者是唯一的传染源。自潜伏期末至热退后数日均有传染性,病程第 1 周传染性最强,一般不超过 3 周。个别患者病后立克次体可长期隐存于单核巨噬细胞内,当机体免疫力降低时引起复发,称为复发性斑疹伤寒,亦称为 Brill-Zinsser 病。国外报道从东方鼩鼠及牛、羊、猪等家畜体内分离出普氏立克次体,表明哺乳动物可能成为储存宿主,但作为传染源尚待证实。

2. 传播途径 人虱是本病的传播媒介,以体虱为主,头虱次之。当虱叮咬患者时,病原体随血入虱肠,侵入肠壁上皮细胞内增殖,约 5 日后细胞胀破,大量立克次体溢入肠腔,随虱类排出,或因虱体被压碎而散出,可通过因瘙痒的抓痕侵入人体。虱粪中的立克次体偶可随尘埃经呼吸道、口腔或眼结膜感染人体。虱习惯生活于 29℃ 左右,当患者发热或死亡后,人虱即转移至新宿主而造成新的感染和传播。

3. 人群易感性 人对本病普遍易感。患病后可产生一定的免疫力。但少数因免疫力不足偶尔可再次感染或体内潜伏的立克次体再度增殖引起复发。流行性斑疹伤寒和地方性斑疹伤寒存在交叉免疫。

4. 流行特征 多发生于寒冷地区的冬春季节,因气候寒冷,衣着较厚,且少换洗,故有利于虱的寄生和繁殖。战争、灾荒、卫生条件差,增加人虱繁殖的机会,易引起流行。

**(三)发病机制和病理解剖**

1. 发病机制 主要为病原体所致的血管病变、毒素引起的毒血症及变态反应。立克次体侵入人体后,先在小血管和毛细血管内皮细胞内繁殖,引起血管内皮细胞病变,细胞破裂后,大量立克次体释放入血形成立克次体血症,进而侵袭全身小血管内皮细胞。立克次体对血管内皮的直接损伤以及病原体死亡后释放的大量内毒素样物质可引起微循环障碍和相应组织器官损伤的临床表现。病程第 2 周随着机体抗感染免疫的产生出现变态反应,使血管病变进一步加重。

2. 病理解剖 小血管炎是本病的基本病变,病理变化的特点是增生性、血栓性、坏死性血管炎及血管周围炎性细胞浸润所形成的斑疹伤寒结节。这种增生性血栓性坏死性血管炎可分布全身各组织器

官,多见于皮肤、心、脑及脑膜、骨骼肌、肺等部位。此时会产生相应的临床症状,包括皮疹、脑膜刺激征、心血管疾病、肝功能异常等。非特征性改变有支气管肺炎、间质性肺炎、间质性心肌炎、间质性肝炎。肾上腺有出血、水肿和实质细胞退行性改变。中枢神经系统以大脑皮质、延髓、基底核的损害最重。

**(四)临床表现**

流行性斑疹伤寒可以分为三种临床类型。

1. 典型斑疹伤寒 一般潜伏期为 10~14 日,部分患者会出现疲乏无力、头痛、嗜睡、寒战及低热等前驱症状,一般持续 2~3 日。大部分患者急性发病,伴随寒战、剧烈头痛、全身肌肉疼痛,以及面部和眼结膜充血。

(1)发热:体温在 1~2 日内迅速上升至 39℃ 以上,第 1 周呈稽留热,第 2 周起有弛张热趋势。高温持续 2~3 周后,于 3~4 日内降至正常。

(2)皮疹:为重要体征。90% 在病程第 4~5 日出现皮疹,初见于胸背部,1~2 日内遍及全身,一般不累及面部。开始为鲜红色充血性斑丘疹,压之褪色,继而变为暗红色或瘀点。多孤立存在,不融合。1 周左右消退,瘀点样疹可持续 2 周,常遗留色素沉着。

(3)中枢神经系统症状:较明显,且出现早,表现为剧烈头痛、头晕、耳鸣及听力减退,也可出现反应迟钝或惊恐,偶有脑膜刺激征,手、舌震颤,甚至大小便失禁、昏迷、吞咽困难。此时检查脑脊液,无明显变化,只出现蛋白和压力轻度升高。

(4)肝脾大:大约 90% 患者出现脾大,少数患者肝脏轻度增大。

(5)心血管系统症状:可有脉搏加快,合并中毒性心肌炎可有心音低钝、心律失常、奔马律、低血压甚至循环衰竭。

(6)其他:消化系统症状比较常见,如食欲减退、恶心、呕吐、腹胀、便秘等。

2. 轻型斑疹伤寒 近年国内少数散发的流行性斑疹伤寒多呈轻型。其特点为:①全身中毒症状轻,但全身酸痛和头痛仍较明显;②热程短,平均 8~9 日,体温一般 39℃ 以下,多呈弛张热;③皮疹少,胸腹部出现少量充血性皮疹,常于 1~2 日内消失;④意识障碍和神经系统症状不明显;⑤肝、脾大少见。

3. 复发性斑疹伤寒 亦称为 Brill-Zinsser 病。流行性斑疹伤寒初次感染病后可获得较牢固的免疫力,普氏立克次体在人体淋巴结中能存在多年,一旦机体免疫力下降,立克次体就能再次繁殖引发感染。其特点是:①病程短(7~10 日);②发热不规则,病

情轻;③皮疹稀少或无皮疹;④散发,无季节性。

**(五)实验室检查**

1. 血、尿常规检查 白细胞计数多正常。嗜酸性粒细胞减少或消失,血小板减少。尿蛋白常阳性。

2. 血清学检查

(1)外斐试验:过去流行性斑疹伤寒的诊断主要依靠外斐试验(Weil-Felix test,变形杆菌 $OX_{19}$ 凝聚试验),利用变形杆菌的某些菌株的菌体抗原代替立克次体抗原以检测相应抗体的凝集反应,当变形杆菌 $OX_{19}$ 凝集效价 1:160 以上有诊断价值,或病程中有 4 倍以上增高者有诊断价值。曾接种过斑疹伤寒疫苗或患复发性斑疹伤寒者,外斐反应常为阴性或低效价。但该试验特异性差,不能区分斑疹伤寒的型别,也不能排除变形杆菌感染。回归热、布鲁氏菌病、钩端螺旋体病等有时亦可发生阳性反应。

(2)立克次体凝集反应:以普氏立克次体颗粒抗原与患者血清作凝集反应,特异性强,阳性率高。效价 1:40 以上即为阳性。病程第 5 日阳性率达85%,第 16~20 日可达 100%;此方法虽然与莫氏立克次体有一定交叉,但后者效价较低,故仍可与莫氏立克次体相鉴别。

(3)补体结合试验:补体结合抗体在病程第 1 周内即可达到有意义的效价(≥1:32),第 1 周阳性率为 50%~70%,第 2 周可达 90% 以上。用普氏立克次体颗粒性抗原作补体结合试验,有组特异性和种特异性,可与地方性斑疹伤寒相鉴别。补体结合抗体持续时间长,低效价可维持 10~30 年,可用作流行病学调查。

(4)间接血凝试验:用斑疹伤寒立克次体可溶性抗原致敏绵羊或家兔的红细胞,进行微量间接血凝试验。其敏感性较外斐试验及补体结合试验高,特异性强,与其他群立克次体无交叉反应,便于流行病学调查及早期诊断。但不易区分普氏、莫氏立克次体和复发性斑疹伤寒。

(5)间接免疫荧光试验:用两种斑疹伤寒立克次体作抗原进行间接免疫荧光试验,检查抗体,特异性强,敏感性高,可鉴别流行性斑疹伤寒与地方性斑疹伤寒。检测特异性 IgM 及 IgG 抗体,IgM 抗体的检出有早期诊断价值。

3. 病原体分离 病原体分离一般不用于临床检查,取发热期(最好发病 5 日以内)患者血液 3~5ml 接种于雄性豚鼠腹腔,7~10 日豚鼠发热,阴囊仅有轻度发红而无明显肿胀,取其睾丸鞘膜和腹膜刮片或取脑、肾上腺、脾组织涂片染色镜检,可在细胞质内查见大量立克次体。亦可将豚鼠脑、肾上腺、脾等组织制成悬液接种于鸡胚卵黄囊分离立克次体。

4. 分子生物学检查 通过 DNA 探针或 PCR 技术检测血样中的病原体 DNA,具有高特异性和敏感性。有助于早期诊断。

**(六)并发症**

流行性斑疹伤寒可能并发支气管肺炎、中耳炎、心肌炎、脑膜炎、脊髓炎等。有些严重的患者会出现肾脏和呼吸衰竭。

**(七)诊断**

1. 流行病学史 当地有斑疹伤寒流行或 1 个月内去过流行区,有虱叮咬史及与带虱者接触史。

2. 临床表现 出现发热和皮疹,中枢神经系统症状,肝脾大,部分患者有心血管系统症状。

3. 实验室检查 外斐试验滴度较高(1:320),或者 4 倍以上升高可以诊断。

**(八)鉴别诊断**

1. 其他立克次体病 恙虫病患者有恙螨叮咬处可有焦痂和淋巴结肿大。Q 热除发热、头痛外无皮疹,主要表现为间质性肺炎,外斐试验阴性,贝纳柯克斯体的血清学试验阳性。与地方性斑疹伤寒鉴别见表 24-2-1。

表 24-2-1 流行性斑疹伤寒和地方性斑疹伤寒的鉴别

| 特点 | 流行性斑疹伤寒 | 地方性斑疹伤寒 |
| --- | --- | --- |
| 病原 | 普氏立克次体 | 莫氏立克次体 |
| 疾病性质 | 中度至重度,神经症状明显 | 轻度至中度 |
| 流行性 | 多发生于冬春季 | 地方散发性,一年四季都发生,多见于夏秋季 |
| 皮疹 | 斑丘疹,瘀斑常见;多遍及全身 | 斑丘疹;稀少 |
| 血小板减少 | 常见 | 不常见 |
| 外斐试验 | 强阳性,1:320~1:5 120 | 1:160~1:640 |
| 接种试验 | 病原体一般不引起豚鼠睾丸肿胀,偶可引起但甚轻 | 病原体引起豚鼠睾丸严重肿胀 |
| 病死率 | 6%~30% | <1% |

2. **伤寒** 夏秋季节发病较多，起病较缓慢，全身中毒症状较轻，头痛及全身痛不甚明显，皮疹出现较晚、淡红色、数量较少，多见于胸腹。可有相对缓脉。神经系统症状出现较晚、较轻。白细胞减少，肥达（Widal）反应阳性，伤寒杆菌凝集反应及血、尿、粪、骨髓培养可获阳性结果。

3. **钩端螺旋体病** 夏秋季节发病，有疫水接触史。无皮疹，多有腹股沟和/或腋窝淋巴结肿大，腓肠肌压痛明显。可有黄疸、出血或咯血。钩端螺旋体补体结合试验或钩端螺旋体病血清凝集溶解试验阳性。乳胶凝集试验检查抗原有助于早期诊断。

4. **回归热** 体虱传播，冬春发病，皮疹少见。发热时患者血液涂片可查见回归热螺旋体。

5. **流行性出血热** 有明显的区域性，以发热、出血、休克和肾损害为主要表现。典型患者有发热期、低血压休克期、少尿期、多尿期和恢复期 5 期经过。血清检测特异性 IgM 抗体而确诊。

**（九）治疗**

1. **一般治疗** 卧床休息、保持口腔、皮肤清洁、预防压疮。注意补充维生素 C 及维生素 B，进食营养丰富、易消化的流质软食，多饮开水，维持水电解质平衡。做好护理，防止并发症的发生。

2. **病原治疗** 病原体治疗是本病的基本措施，多西环素 0.1g，每日 2 次，连服 3 日；或第 1 日服 0.2g，第 2、3 日各服 0.1g。氯霉素、四环素族（四环素、土霉素、金霉素）对本病有特效，服药后 10 余小时症状减轻。24～48 小时后完全退热。成人每日 2g，小儿 25～50mg/（kg·d），分 4 次口服。热退后用量酌减，继续连服 3 日。如联合应用甲氧苄啶（又称甲氧苄氨嘧啶，TMP），每次 0.5mg，每日 3 次，疗效更好。

3. **对症治疗** 高热者予以物理降温或小剂量退热药，慎防大汗。中毒症状严重者可注射肾上腺皮质激素，输液补充血容量。头痛剧烈、兴奋不安者，可给予异丙嗪、地西泮、巴比妥、水化氯醛等。心功能不全者可静脉注射毒毛花苷 K 0.25mg 或毛花苷丙（西地兰）0.4mg。

**（十）预防**

1. **管理传染源** 早期隔离患者，灭虱治疗。灭虱、洗澡、更衣后可解除隔离。必要时可刮去全身毛发。女性可用药物灭虱，如 10% 的百部酒精擦湿头发裹以毛巾，1 小时后篦洗头发，头虱与虱卵均可被杀。或用百部 30g，加水 500ml 煮 30 分钟，取滤液擦湿发根部，然后包裹，次日清洗。对密切接触者，医学观察 21 日。

2. **切断传播途径** 发现患者后，同时对患者及接触者进行灭虱，并在 7～10 日重复一次。物理灭虱，用蒸、煮、洗、烫等方法。温度保持在 85℃ 以上 30 分钟。化学灭虱可用 10% DDT 粉、0.5% 666 粉或 1% 马拉硫磷等撒布在内衣里或床垫上。为防耐药性，以上几种药物可交替使用。

3. **预防接种** 疫苗有一定效果，但不能代替灭虱。疫苗仅适用于某些特殊情况，如准备进入疫区者、部队、研究人员等。灭活疫苗能减少发病率、减轻症状、缩短病程，降低病死率。常用灭活鼠肺疫苗皮下注射。第一年共 3 次，间隔 5～10 日。成人剂量分别为 0.5ml、1ml、1ml，以后每年加强注射 1ml。减毒 E 株活疫苗已被国外部分国家广泛应用，皮下注射一次即可，免疫效果维持 5 年，但因其较重的不良反应，现已较少使用。新一代的 DNA 疫苗有望控制流行性斑疹伤寒。

## 二、地方性斑疹伤寒

地方性斑疹伤寒（endemic typhus）也称鼠型斑疹伤寒（murine typhus）或蚤传斑疹伤寒（fleaborne typhus），乃鼠蚤媒介传播的急性传染病，其临床特征与流行型斑疹伤寒近似，但病情较轻、病程较短，皮疹很少呈出血性，病死率极低。

**（一）病原学**

病原体为莫氏立克次体（*Rickettsia mooseri*），其形态、染色、培养条件和对热、消毒剂的抵抗力与普氏立克次体相似。但在动物实验上可以区别：①莫氏立克次体接种于雄性豚鼠腹腔后，豚鼠除发热外，阴囊高度水肿，称之为豚鼠阴囊现象。莫氏立克次体在睾丸鞘膜的浆细胞中繁殖甚多，其鞘膜渗出液涂片可查见大量立克次体。普氏立克次体仅引起轻度阴囊反应。②莫氏立克次体可引起大白鼠发热或致死，并在其脑内存活数月，故可用之保存菌种或传代。而普氏立克次体仅使大白鼠形成隐性感染。③莫氏立克次体接种于小白鼠腹腔内可引起致死性腹膜炎及败血症。两者各含 3/4 种特异性颗粒性抗原和 1/4 组特异性可溶性抗原；后者耐热，为两者所共有，故可产生交叉反应。不耐热的颗粒性抗原则各具特异性，可由补体结合试验或立克次体凝集试验相互区别。

**（二）流行病学**

1. **传染源** 家鼠如褐家鼠、黄胸鼠等为本病的主要传染源，以鼠→鼠蚤→鼠的循环流行。鼠感染后大多并不死亡,而鼠蚤只在鼠死后才吮人血而使人受染。因曾在虱体内分离到莫氏立克次体,因此患者也有可能作为传染源而传播本病。

2. 传播途径 主要通过鼠虱的叮咬传播。鼠感染后,立克次体在其血液内循环,鼠蚤吮吸病鼠血时,病原体随血进入蚤肠繁殖,但蚤并不因感染而死亡,且病原体可在蚤体长期存在。当受染蚤吮吸入血时,可同时排出含病原体的蚤粪和呕吐物于皮肤上,立克次体可经抓破处进入人体;或蚤被打扁压碎后,其体内病原体也可经同一途径侵入。进食被病鼠排泄物污染的饮食也可得病,干蚤粪内的病原体偶可成为气溶胶,经呼吸道或眼结膜而使人受染。螨、蜱等节肢动物也可带有病原体,有成为传病媒介的可能。

3. 易感者 人群对本病有普遍易感性,某些报道中以小学生和青壮年发病者居多。得病后有较强而持久的免疫力,对普氏立克次体感染也具相当免疫性。

4. 流行特征 地方性斑疹伤寒散发于全球,多见于热带和亚热带,属自然疫源性疾病。本病以晚夏和秋季谷物收割时发生者较多,并可与流行性斑疹伤寒同时存在于某些地区。国内以河南、河北、云南、山东、北京市、辽宁等的病例较多。

**(三)发病机制和病理解剖**

与流行性斑疹伤寒者基本相似,但血管病变较轻,小血管中有血栓形成者少见。

**(四)临床表现**

1. 发热 起病急骤,发热多为稽留热或弛张热型,体温一般为38~40℃,持续9~14日,最短4日,最长25日,伴全身酸痛,显著头痛,结膜充血等。

2. 皮疹 50%~80%患者出现皮疹,多见于发病第4~7日。初发生于胸腹,24销售内遍布背、肩、臂、腿等处,脸、颈、足底、手掌一般无疹。开始为斑疹,粉红色,直径1~4mm,按之即退;继成斑丘疹,色暗红,按之不立即消失。疹于数日内消退。极少数病例的皮疹呈出血性。

3. 中枢神经系统症状 神经系统症状较轻,大多仅有头晕、头痛、部分可有失眠、听力减退等。但烦躁不安、谵妄或昏睡、昏迷、大小便失禁等少见。可有心动过缓或轻度低血压。

4. 其他 大多有便秘、恶心、呕吐、腹痛等。约50%患者伴脾脏轻度增大,肝大者较少,并发症少见,以支气管炎多见。

**(五)实验室检查**

1. 血常规检查 发病早期(7日以内),1/4~1/2的病例有轻度白细胞和血小板减少。随后,近1/3患者出现白细胞总数升高。凝血酶原时间可延长,但DIC少见。

2. 生化检查 90%患者的天冬氨酸氨基转移酶(AST)、丙氨酸氨基转移酶(ALT)、碱性磷酸酶(AKP)和乳酸脱氢酶(LDH)升高。严重病例可出现血肌酐和尿素氮升高。

3. 血清学检查 患者血清也可与变形杆菌OX$_{19}$株发生凝集反应,效价为1:160~1:640,较流行性斑疹伤寒为低;阳性反应出现于发病第5~17日,平均为第11~15日。外斐试验虽然敏感,但特异性差,不可用以与流行性斑疹伤寒相区别。较为敏感和特异的试验包括间接免疫荧光抗体检测、乳胶凝集试验、补体结合试验、固相免疫测定等,所用抗原为特异性莫氏立克次体抗原。间接荧光抗体效价在发病后1周内升高者达50%,15日内升高者几乎达100%。有条件单位可用PCR方法检测血标本中的莫氏立克次体特异性核酸。

4. 病原体分离 将发热期患者血液接种入雄性豚鼠腹腔内,接种后5~7日动物发热,阴囊因睾丸鞘膜炎而肿胀,鞘膜渗出液涂片可见肿胀的细胞质内有大量的病原体。一般实验室不宜进行豚鼠阴囊反应试验,以免感染在动物间扩散和实验室工作人员受染。

**(六)诊断**

本病的临床表现无特异性,病情较轻,容易漏诊。流行病学对诊断有帮助。对流行区发热患者或发病前1个月内去过疫区者,应警惕本病的可能。外斐反应有筛选价值,进一步诊断依赖于补体结合试验和立克次体凝集试验等。

**(七)鉴别诊断**

鉴别诊断见流行性斑疹伤寒。

**(八)治疗**

治疗与流行性斑疹伤寒基本相同。国内报道多西环素疗效优于四环素。近来使用氟喹诺酮类,如环丙沙星对本病也有疗效。患者的体温常于开始治疗后1~3日内降至正常;体温正常后再用药3~4日。

**(九)预防**

1. 从灭鼠、灭蚤着手,对患者及早隔离治疗。

2. 预防接种同流行性斑疹伤寒,对象为灭鼠工作人员及与莫氏立克次体有接触的实验室工作人员。

(梁伟峰)

## 第三节 恙 虫 病

恙虫病（tsutsugamushi disease）又名丛林斑疹伤寒（scrub typhus），是由恙虫病立克次体引起的自然疫源性疾病。临床特征为突然起病、发热、叮咬处有焦痂或溃疡、淋巴结肿大及皮疹。

早在公元313年，我国晋代医学家葛洪曾描述如"人行经草丛、沙地，被一种红色微小沙虱叮咬，即发生红疹，三日后发热，叮咬局部溃疡结痂"，颇似现代恙虫病。但直到1948年才于广州分离出恙虫病立克次体。

国外最早系日本人于1810年首先描述本病，1927年日本学者绪方规雄等用患者血液注射家兔睾丸内，经5~6次传代后，阴囊红肿，取其涂片染色发现立克次体，命名为东方立克次体（Rickettsia orteintalis）。1931年定名为恙虫病立克次体（Rickettsia tsutsugamushi）。

### 一、病原学

恙虫病立克次体呈双球或短杆状，多成对排列，大小不等，$(0.2 \sim 0.5)\ \mu m \times (0.3 \sim 1.5)\ \mu m$，寄生于细胞质内。用吉姆萨染色，细胞核呈紫红色，胞质为淡蓝色，立克次体为紫红色靠近胞核旁，成堆排列。患者的血液等标本接种在鸡胚卵黄囊、HeLa细胞中均可分离出病原体。小白鼠对其很敏感，常用来作病原分离。本立克次体株特异性抗原血清型较多，用中和试验、补体结合试验可分为5型：Karp、Gilliam、Kato、Fan及Chon。近又鉴定出3个抗原型，总共已发现8个抗原型。因不同地区、不同株间的抗原性与毒力均有差异，故病情及病死率的差异也较大，恙虫病立克次体另具有与变形杆菌$OX_K$共同抗原成分的耐热多糖抗原，临床上常用变形杆菌$OX_K$为抗原作凝集试验协助诊断。但与$OX_2$、$OX_{19}$不发生凝集反应。病原体耐寒不耐热，低温可长期保存，$-20℃$能存活5周，加热$56℃$10分钟即被杀灭；对一般消毒剂极为敏感。

### 二、流行病学

本病分布很广，横跨太平洋，以及印度洋的热带及亚热带地区，但东南亚、澳大利亚及远东地区常见。我国主要发生于浙江、福建、台湾、广东、云南、四川、贵州、江西、新疆、西藏等省、自治区、直辖市，以沿海岛屿为多发。近年江苏、山东、安徽和某些地区也有小流行或散发。

1. 传染源 鼠类是主要传染源和储存宿主，我国已在啮齿目和食虫目10个属21种动物中发现恙虫病东方体（Orientia tsutsugamushi，Ot）自然感染。恙螨幼虫在自然界的动物宿主主要是啮齿动物，食虫动物次之，主要宿主动物种类有：姬鼠属中的黑线姬鼠和朝鲜姬鼠，仓鼠属中的大仓鼠，小家鼠属中的小家鼠，鼠属中的黄毛鼠、黄胸鼠、褐家鼠、针毛鼠和北社鼠，板齿鼠属中的板齿鼠，田鼠属中的东方田鼠，绒鼠属中的黑腹绒鼠，食虫目中臭鼩鼱属中的臭鼩鼱，短尾鼩属中的四川短尾鼩以及麝鼩属中的大麝鼩等。云南以黄胸鼠为主，福建以黄毛鼠为主，广东城镇以褐家鼠而农村以北社鼠和黄毛鼠为主，浙江内陆山区以北社鼠及针毛鼠为主而沿海岛屿以黄毛鼠为主，四川、湖南以黑线姬鼠为主，江苏以黑线姬鼠、北社鼠褐家鼠为主，山东以黑线姬鼠、大仓鼠为主，山西以大仓鼠为主，辽宁以大林姬鼠、大仓鼠为主，吉林、黑龙江以黑线姬鼠、大林姬鼠为主。在广东、广西和福建，板齿鼠、臭鼩鼱也是重要的宿主动物。这些啮齿动物不仅是当地的优势鼠种，而且染螨率、染螨指数和恙虫病东方体分离阳性率都较高。野兔、家兔、家禽及某些鸟类也能感染本病。鼠类感染后多隐性感染，但体内保存立克次体时间很长，故传染期较长。

2. 传播途径 恙螨幼虫是本病传播媒介。恙螨种类3 000多种，但能传播本病者主要为地里恙螨、红恙螨与高湖恙螨。其生活史包括卵、幼虫、稚虫、蛹和成虫。仅幼虫营寄生生活需吸吮动物的体液，其余发育阶段皆为自营生活。由于幼虫一生中仅叮咬动物或人一次，所以由感染鼠类获得立克次体的恙螨幼虫，在当代无传播机会，经稚虫、蛹发育为成虫产卵。立克次体经卵传至下一代（第二代）幼虫，当第三代幼虫叮刺动物或人时，立克次体随唾液传入新的宿主，故称为隔代传播（图24-3-1）。

3. 人群易感性 恙虫病患者的性别、年龄、职业分布，因不同地区的劳动方式不同，与媒介滋生地及媒介接触机会多少有关，故存在较大的差别。各年龄均有发病，但以青壮年和儿童较多，男性稍多于女性。农民、野外作业人员（伐路工、筑路工、地质勘探人员）发病较多，这些都与受恙螨侵袭机会多少有关。在城郊或发达农村，男性青壮年多外出打工，农村劳动力以女性和老年人为主，故流行季节发病以女性多见；有的地区，恙虫病流行季节，中小学生有放秋假帮助秋收的习惯或有些农村儿童要担负割柴

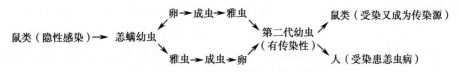

**图 24-3-1 恙螨幼虫传播恙虫病示意图**

草、拔兔草等工作接触草地较多,故 15 岁以下儿童发病较多。感染后免疫期仅持续数月,最长达 10 个月,且只能获得对原型株病原体的免疫力,故可再次感染不同株而发病。

4. 流行特征 由于鼠类及恙虫的滋生、繁殖受气候与地理因素影响较大,本病流行有明显季节性与地区性。北方以 10 月、11 月为高发季节,南方则以 6~8 月为流行高峰,11 月明显减少。根据地区性,我国恙虫病疫源地可分为南方疫源地、北方疫源地及其间的过渡型疫源地等。①南方疫源地:位于我国北纬 31° 以南地区,除贵州和江西两省情况不清外,其他省(区)均有存在。查出带菌动物有 20 多种,以黄毛鼠、黑线姬鼠和黄胸鼠(云南)为主。地里纤恙螨为主要传播媒介,主要流行于夏季,北纬 25° 以南的广东地区全年均有流行。②北方疫源地:位于北纬 40° 以北与俄罗斯和朝鲜半岛接壤的沿海地区和岛屿,是我国近年新发现的疫源地。带菌动物已经证实的有黑线姬鼠、大林姬鼠和大仓鼠。人群感染率在 10% 左右,个别地区达到 30%,发现少数病例。山西、河北发生流行,吉林、辽宁、黑龙江、新疆和甘肃发现疫源地。吉林从东方纤恙螨分离出 Ot。③过渡型疫源地:位于北纬 31°~40°,即南北两个疫源地中间地带,山东、江苏,可能还有天津属于此。近年来不管在南方的老疫区,还是在北方的新疫区,我国恙虫病的流行强度均呈现上升趋势。

## 三、发病原理和病理变化

受染的恙螨幼虫叮咬人体后,病原体先在局部繁殖,然后直接或经淋巴系统入血,在小血管内皮细胞及其他单核吞噬细胞系统内生长繁殖,不断释放立克次体及毒素,引起立克次体血症和毒血症。立克次体死亡后释放的毒素是致病的主要因素。本病的基本病变与斑疹伤寒相似,为弥漫性小血管炎和小血管周围炎。小血管扩张充血,内皮细胞肿胀、增生,血管周围单核细胞、淋巴细胞和浆细胞浸润。皮疹由立克次体在真皮小血管内皮细胞增殖,引起内皮细胞肿胀、血栓形成、血管炎性渗出及浸润所致。幼虫叮咬的局部,因毒素损害、小血管形成栓塞,出现丘疹、水疱、坏死出血后成焦痂,痂脱即成溃疡。

全身表浅淋巴结肿大,尤以焦痂附近的淋巴最为明显。体腔如胸腔、心包、腹腔可见草黄色浆液纤维蛋白渗出液,内脏普遍充血,肝脾可因网状内皮细胞增生而肿大,心脏呈局灶或弥漫性心肌炎;肺脏可有出血性肺炎或继发性支气管肺炎;脑可发生脑膜炎;肾脏可呈广泛急性炎症变化;胃肠道常广泛充血。

## 四、临床表现

1. 潜伏期 恙虫病潜伏期一般为 10~14 日。

2. 毒血症症状 起病急骤,先有畏寒或寒战,继而发热,体温迅速上升,1~2 日内可达 39~41℃,呈稽留型、弛张型或不规则型。伴有相对缓脉、头痛、全身酸痛、疲乏思睡、食欲减退、颜面潮红,结膜充血。个别患者有眼眶后痛。严重者出现谵语、烦躁、肌颤、听力下降、脑膜刺激征、血压下降,还可并发肺炎。发热多持续 1~3 周。

3. 焦痂及溃疡 为本病特征,见于 67.1%~98% 的患者。发病初期于被恙螨幼虫叮咬处出现红色丘疹,一般不痛不痒,不久形成水疱,破裂后呈新鲜红色小溃疡,边缘突起,周围红晕,1~2 日后中央坏死,成为褐色或黑色焦痂,呈圆形或椭圆形,直径 0.5~1cm,痂皮脱落后形成溃疡,其底面为淡红色肉芽组织,干燥或有血清样渗出物,偶有继发化脓现象。多数患者只有 1 个焦痂或溃疡,少数 2~3 个,个别多达 10 个以上,常见于腋窝、腹股沟、外阴、肛周、腰带压迫等处,也可见于颈、背、胸、足趾等部位。

4. 淋巴结肿大 全身表浅淋巴结常肿大,近焦痂的局部淋巴结肿大尤为显著。一般大小如蚕豆至鸽蛋大,可移动,有疼痛及压痛,无化脓倾向,消散较慢,在恢复期仍可扪及。

5. 皮疹 35%~100% 的患者在发病第 4~6 日出现暗红色斑丘疹。无痒感,大小不一,直径为 0.2~0.5cm,先见于躯干,后蔓延至四肢。轻症者无皮疹,重症者皮疹密集、融合或出血。皮疹持续 3~10 日消退,无脱屑,可留有色素沉着。有时在发病第 7~8 日发现软硬腭及颊黏膜上有黏膜疹。

6. 其他 50% 患者有脾大,10%~20% 患者肝大。部分患者可见眼底静脉曲张,视盘水肿或眼底出血。心肌炎较常见。亦可发生间质肺炎、睾丸炎、阴囊肿大、肾炎、消化道出血、全身感觉过敏、微循环障碍等。

7. 并发症  有支气管肺炎、脑炎或脑膜炎、中耳炎、腮腺炎、血栓性静脉炎、肝肾功能损害、心肌炎、心功能不全、DIC、感染性休克等，孕妇可发生流产。死亡病例多发生于病程的第 2~3 周。

### 五、实验室检查

1. 血常规检查  白细胞总数多减少，最低可达 $2 \times 10^9/L$，亦可正常或增高；分类常有核左移。

2. 血清学检查  目前血清学检测仍是最主要的恙虫病实验诊断方法，通过检测血液中的 Ot 抗原或抗体作出诊断。以往由于以传代培养来纯化制备抗原，过程烦琐，在一定程度上限制了此类方法的应用。随着分子生物学技术不断发展，重组抗原的产生和单克隆杂交瘤技术的出现，促进了传统血清学技术的发展。

（1）外斐试验（Weil-Felix test，WFT）：变形杆菌属 $OX_K$ 株与 Ot 存在交叉免疫原性，因此以 $OX_K$ 抗原与患者血清进行交叉凝集反应，可检测患者血清中 Ot 抗体，辅助诊断恙虫病，是我国医疗机构应用最广泛的恙虫病实验室诊断。患者单份血清对变形杆菌 $OX_K$ 凝集效价在 1∶160 以上或早晚期双份血清效价呈 4 倍及以上增长者有诊断意义。最早第 4 日出现阳性，3~4 周达高峰，5 周后下降。

（2）免疫荧光（immunofluorescence，IF）技术：免疫荧光试验分为间接法和直接法，其中间接免疫荧光试验（indirect immunofluorescence assay，IFA）最常用，该技术一直被认为是诊断恙虫病的"金标准"。以 IFA 检测双份血清，抗体效价呈 4 倍及以上升高即可确诊，具有较高的敏感性和特异性。由于此法属于回顾性诊断，难以达到指导临床治疗的目的。若以单份血清诊断，其诊断界值必须以基于当地流行病学研究的效价作为标准。Ot 抗原型别多样。现已在至少 9 个国家（地区）发现 30 种抗原性不同的 Ot 原型株，不同地域 Ot 基因型、表型分布差异很大。长期以来，以 Karp、Kato 和 Gilliam 3 种血清型为抗原，以通用的 IFA 抗原进行血清学检测易出现假阴性，造成漏诊。这就要求不同地区应以当地流行株型别作为检测抗原进行 IFA 测定，以减少漏诊的发生。此外，不同地区应予针对性的流行病学调查，以确定人群对 Ot 的正常免疫（IgM 和 IgG）水平，作为判定 IFA 阳性的抗体效价依据。IFA 需要免疫荧光显微镜和训练有素的专业人员，故很难在农村、基层单位和调查现场使用。但相对 WFT、

IFA 的特异性强、敏感性高，可用于早期恙虫病诊断，故值得在有条件的医疗机构推广使用。

（3）补体结合试验（complement fixation test，CF）：应用当地代表株或多价抗原，特异性高，抗体持续时间长，可达 5 年左右。效价 1∶10 为阳性。有较好的特异性和敏感性，但受抗原制备、操作复杂等诸多因素的影响，很难推广使用，不建议临床诊断使用。

（4）免疫过氧化物酶测定（immunoperoxidase assay，IP）：IP 分为直接法和间接法，基本原理与免疫荧光技术相似，不同的是使用酶染料代替荧光染料。间接免疫过氧化物酶测定（indirectimmunoperoxidase assay，IIP）不需要荧光显微镜，用普通显微镜即可观察；它具有良好的可重复性，较高的敏感性和特异性，在恙虫病诊断上有逐渐代替 IFA 的趋势，但存在标准化问题，目前在临床上还未推广使用。

（5）ELISA：ELISA 具有免疫反应的特异性和酶促反应的高敏感性，是一种简便灵敏的血清学诊断方法，可能会替代 IFA 和 IIP。Kim 等利用来自不同血清型的 Ot 嵌合抗原 cr56 与 r21、kr56 两个抗原重组，既增加诊断恙虫病的敏感性，又可降低与其他发热性疾病的交叉反应。ELISA 与套式 PCR 比较，特异性低，敏感性高。该方法适用于流行病学调查选用，具备酶联免疫检测仪的医院可用于临床诊断，但易受如酶标抗体质量等因素影响，且检测的血清型有限，易漏诊。

（6）免疫胶体金技术（immunocolloidal gold technique）：免疫胶体金技术是以胶体金作为示踪标志物的一种新型免疫标记技术。胶体金除可与蛋白静电结合外，还能与如葡萄球菌 A 蛋白等许多生物大分子结合，且不影响它们的生物学特性。常见技术有免疫胶体金银染色法、斑点免疫金电子显微镜染色法、斑点免疫金渗滤法和胶体金免疫层析法等。免疫胶体金技术检测快速、简便，15 分钟即可肉眼观察，不需要特殊仪器和专业人员指导，但不易定量；存在抗原过剩，标本需稀释测试，质控指标不一的缺陷。胶体金技术目前在临床上主要作为快速粗筛的检测手段，对阳性和可疑阳性的结果还需用其他更为可靠的技术检测。

3. 分子生物学诊断  恙虫病诊断的分子生物学技术，大都基于 PCR 检测方法，随着它和核酸杂交技术、基因芯片技术的发展，恙虫病的诊断取得很大的进步。

（1）PCR：1990 年后 PCR 技术就被广泛应用于检测 Ot。用于检测的基因主要有 16S rRNA、47 000

蛋白编码基因、56 000 编码基因、58 000 编码基因和 groEL 基因，其中对 56 000 编码基因研究最为多见。表面细胞抗原(sea)家族基因编码的转运蛋白可用于恙虫病的诊断。恙虫病 PCR 常用标本包括血、焦痂。在恙虫病急性发病期抗体浓度较低时，往往不适于血清学检测，此时可结合应用 PCR。PCR 可用多种引物来提高检测的敏感性，但提取 DNA 过程较烦琐，易发生交叉污染，假阳性率较高，受设备和技术的限制难以在基层医疗机构推广应用。在有条件的医院，可作为恙虫病确诊的方法。

（2）套式 PCR：自 1993 年 Furuya 等利用套式 PCR 对 Ot 进行血清型特异性扩增后，套式 PCR 成为常用的技术之一，可用于诊断恙虫病。2006 年 Kim 等用套式 PCR 法检测患者外周血，其敏感性为 82.2%，特异性为 100.0%。套式 PCR 可检测 200pg 的 DNA，敏感性是传统 PCR 的 100 倍，克服了恙虫病患者发病初期抗体效价太低，难以进行血清学诊断的问题。Kim 和 Byun 发现，套式 PCR 在抗菌药物使用前检出率为 90.5%，而在服用抗菌药物 3 日后检出率仅为 60.5%，第 4 日降到 10%，故建议临床医师在使用抗菌药物之前或发病 3 日内进行 PCR 检测。国内的研究学者也发现，套式 PCR 可用于 Ot 特异性基因的检测，且在 Ot 感染早期，较血清学试验更敏感。在临床上主要用于疑似患者的确诊和基因型别的鉴定。

（3）实时荧光定量 PCR(real time quantitative polymerase chain reaction,qPCR)：qPCR 包括荧光染料法和 TaqMan 探针法。2011 年 Kim 等应用发热<4 周患者的血标本比较 PCR、套式 PCR 和 qPCR，发现检测 Ot 的敏感性分别为 73.0%、85.4% 和 82.9%，特异性均为 100.0%。Watthanaworawit 等发现，qPCR 检测 Ot 的特异性为 99.4%，敏感性是双份血清 IgM IFA 检测的 2 倍。qPCR 检测 Ot 的 16S rRNA 基因，发现 Ot DNA 载荷与病情的严重程度呈正相关。利用 TaqMan 小沟聚合物探针(minor groove binder)优化后的 qPCR 可发现的检出浓度为 2 拷贝/$\mu$l 的 RNA，特异性、敏感性均优于 PCR，能更早检测到 Ot，且具有良好的重复性，能快速分析 Ot 基因型。结合检测的敏感性、特异性和速度，最适合诊断恙虫病的方法为 qPCR。由于 qPCR 不能检测扩增产物的大小、复合式检测(用多对引物同时扩增几条 DNA 片段)的应用能力不足、成本较高，且要求操作者有一定的技术水平，目前在临床上应用尚少。

4. 病原体分离　必要时取发热期患者血液 0.5ml，接种小白鼠腹腔，小白鼠于 1~3 周死亡，剖检取腹膜或脾脏作涂片，经吉姆萨染色或荧光抗体染色镜检，于单核细胞内可见立克次体。也可作鸡胚接种、组织培养分离病原体。

## 六、诊断及分类

1. 流行病学　夏秋季节，发病前 3 周内在流行地区有野外作业史。

2. 临床特点　有发热、焦痂、溃疡，局部淋巴结肿大，皮疹及肝脾大。

3. 疑似病例

（1）患者有明确的流行病学史，发热，淋巴结肿大或皮疹，并且明确排除其他疾病。

（2）无法获得明确的流行病学史，在流行季节同时伴发热、淋巴结肿大和皮疹，并明确排除其他疾病。

4. 临床诊断病例

（1）疑似病例加上特异性焦痂或溃疡。

（2）具备明确流行病学史，发热以及特异性焦痂或溃疡。

5. 实验室诊断病例

（1）疑似病例合并三者之一：①间接免疫荧光试验阳性；②PCR 核酸检测阳性；③分离到病原体。

（2）临床诊断病例合并四者之一：①间接免疫荧光试验阳性；②PCR 核酸检测阳性；③分离到病原体；④外斐试验阳性。

## 七、鉴别诊断

应与伤寒、斑疹伤寒、炭疽、疟疾、钩端螺旋体病等相鉴别。

1. 伤寒　起病徐缓，表情淡漠，有少数玫瑰疹，无焦痂、溃疡，血培养有伤寒杆菌生长，肥达反应阳性，外斐反应阴性。

2. 斑疹伤寒　多见于冬春季节，无焦痂和局部淋巴结肿大，外斐反应 $OX_{19}$ 阳性，$OX_K$ 阴性，普氏或莫氏立克次体为抗原作补体结合试验阳性。

3. 钩端螺旋体病　腓肠肌疼痛明显，无焦痂、溃疡及皮疹。血涂片中可找到钩端螺旋体。钩端螺旋体补体结合试验和乳胶凝集试验阳性。

4. 皮肤炭疽　有牲畜接触史，病变多见于外露部位，毒血症状轻，无皮疹。血常规见白细胞总数多增高，取分泌物可查及炭疽杆菌，外斐反应阴性。

5. 登革热　急性起病，有高热、头痛、皮疹。外周血白细胞和/或血小板明显减少，血清中登革热病毒抗体阳性。

6. 流行性出血热 起病急,典型表现有发热、出血、肾脏损害。外周白细胞增多或正常,血小板减少,蛋白尿。流行性出血热病毒阳性。

7. 疟疾 在流行季节有流行区居住或旅行史,出现间歇性或规律性发作的寒战、高热、大汗,伴有贫血和肝脾大,恶性疟热型不规则,可引起凶险发作。外周血或骨髓涂片疟原虫阳性。

## 八、治疗

1. 一般治疗 患者应卧床休息,多饮水,进流食或软食,注意口腔卫生,保持皮肤清洁。高热者可用解热镇痛剂,重症患者可予皮质激素以减轻毒血症状,有心力衰竭者应绝对卧床休息,用强心药、利尿剂控制心力衰竭。

2. 病原治疗

(1) 多西霉素:目前较常应用的是多西环素(强力霉素),成人 100mg,每 12 小时口服 1 次,退热后 100mg/d 顿服;8 岁以上小儿每日 2.2mg/kg,每 12 小时 1 次,退热后按体重 2.2mg/kg,每日口服 1 次。多西环素可引起恶心、呕吐、腹痛、腹泻等胃肠道反应,肝功能损害,肝脂肪变性,同时应注意过敏反应的发生。孕妇不宜服用多西环素,8 岁以下儿童禁止服用多西环素。

(2) 大环内酯类:常用的是罗红霉素、克拉霉素和阿奇霉素。罗红霉素,成人每次 150mg,每日 2 次,退热后 150mg/d 顿服;儿童每次 2.5~5mg/kg,每日 2 次,退热后剂量减半。克拉霉素,成人每次 500mg,每 12 小时 1 次,6 个月以上的儿童每次 7.5mg/kg,每 12 小时口服 1 次。阿奇霉素,成人每次 500mg 顿服,退热后 250mg/d 顿服,儿童 10mg/kg(一日量最大不超过 500mg)顿服,退热后剂量减半,亦可静脉滴注阿奇霉素。大环内酯类的主要不良反应为恶心、腹痛、腹泻、肝功能异常(ALT 及 AST 升高)、头晕和头痛等。孕妇及哺乳期妇女需慎用。

(3) 氯霉素:成人患者 2g/d,分 4 次口服,退热后 0.5g/d,分 2 次口服;危重患者亦可静脉滴注。儿童每日 25~50mg/kg,分 3~4 次服用;新生儿每日不超过 25mg/kg,分 4 次服用。氯霉素类可引起外周血白细胞和血小板减少,有可能诱发不可逆性再生障碍性贫血、溶血性贫血、过敏反应等。在泰国、缅甸和我国都曾发现对氯霉素耐药的恙虫病东方体株。

根据患者的情况选用上述 3 类药物,疗程均为 7~10 日,疗程短于 7 者,可出现复发。复发者疗程宜适当延长 3~4 日。

3. 在抢救危重患者时,常选用多西环素或氯霉素联合氟喹诺酮类治疗,热退后再单用其中一种抗菌药物治疗,效果良好。

## 九、预防

在目前对恙虫病尚无有效疫苗的情况下,预防本病应采取包括灭鼠、灭恙螨和个体防护的综合措施,可结合具体任务而有所侧重。例如在流行区进行野外作业时,应以个体防护为主。进驻流行区时,首先应做好卫生流行病学调查。

1. 卫生流行病学调查 在进入恙虫病流行区或可能存在本病的地区垦荒、生产、施工、行军、野营、训练等时,应做好流行病学调查。主要的内容和方法有:

(1) 查阅将进驻地区的流行病学资料。向当地卫生机关了解以往有无疑似病例发生,历年来的发病数、发病率和发病季节,可能受染地点和防治经验等。

(2) 实地观察当地的环境。特别是活动地区、休息场所、宿营地,判断有无可能存在微小疫源地的场所。

(3) 有条件时可作恙螨与野鼠调查。选择不同类型可能为微小疫源地的地方,用小黑板调查恙螨,同时捕捉野鼠,检查有无携带媒介恙螨。根据观察结果,如进驻地区为流行区,选择宿营地应尽量避开低洼、潮湿、遮阴、多鼠、多草的地点,而选择高燥、向阳的地区,并反复进行宣传,教育全体人员自觉遵守和贯彻各项措施。

2. 消灭传染源 主要是灭鼠。应发动群众,采用各种灭鼠器与药物相结合的综合措施灭鼠。主要使用毒饵灭鼠。灭家鼠主要使用缓效灭鼠药,如 0.02%~0.03% 敌鼠钠盐或杀鼠灵、0.03%~0.04% 杀鼠迷、0.005% 大隆或溴敌隆;灭野鼠可用 0.5%~1.0% 毒鼠磷、1%~2% 磷化锌、0.05%~1.0% 敌鼠钠盐或 0.03%~0.04% 杀鼠迷。药物应注意交替使用,防止鼠产生拒食性和耐药性。

3. 切断传播途径 铲除杂草、改造环境、消灭恙螨滋生地是最根本措施。流行区野外作业时,经常清除驻地、训练场所、道路两旁的杂草,填平坑洼,增加日照,降低湿度,使之不适于恙螨的生长繁殖,然后喷洒 1%~2% 敌敌畏,亦可用 40% 乐果乳剂或 5% 马拉硫磷乳剂配成 1‰ 溶液以 20~25ml/m² 计算渍洒地面。

4. 个人防护 避免在溪边草地上坐卧,避免在杂草灌丛上晾晒衣服。在流行区野外军事训练、生产劳动、工作活动时,应扎紧袖口、领口及裤脚口,不要在草地坐卧;避免在草丛、树枝上晾晒衣服和被褥。身体外露部位涂擦5%的邻苯二甲酸二甲脂(即避蚊剂)、邻苯二甲酸二苯酯、苯甲酸苄酯或硫化钾溶液,以防恙螨幼虫叮咬。衣服可用邻苯二甲酸二丁酯乳剂(以0.5%肥皂水作乳化剂)浸泡衣服(包括袜子)。每套约670ml,浸泡的衣服水洗5次后仍有一定的防护作用。回营区后及时沐浴、更衣,如发现恙螨幼虫叮咬,可立即用针挑去,涂以酒精或其他消毒剂。目前尚无可供使用的有效疫苗,进入重疫区的人员,可服多西环素0.1~0.2g或氯霉素1g,隔日1次,连用4周。

(梁伟峰)

## 第四节 人无形体病

人无形体病(human anaplasmosis)是由立克次体目、无形体科、无形体属中的一些病原体引起的一种人兽共患的自然疫源性疾病。硬蜱是主要传播媒介,人通过蜱叮咬而感染,通常侵犯宿主的靶细胞主要为血细胞,包括中性粒细胞、血小板,亦有一些病原体可侵犯宿主的肠上皮细胞、内皮细胞及肥大细胞等。临床以发热、白细胞及血小板减少、多脏器功能损害为特点。该病广泛流行于美洲、欧洲、亚洲的许多国家和地区,被认为是一类重要的人兽共患病。

根据2001年细菌16S rRNA和GroESL基因序列测定的结果,将立克次体目(Rickettsiales)下的各科、属、种作了重新划分组合,将其分为两科,分别为立克次体科(Rickettsiaceae)与无形体科(Anaplasmataceae),立克次体科只留立克次体属(Rickettsia)与东方体属(Orientia)。无形体科为四个属:①无形体属(Anaplasma),包括嗜吞噬细胞无形体(A. phagocytophilum)、扁平无形体(A. platys)、牛无形体(A. bovis)、马无形体(A. equi)、边缘无形体(A. marginale)及中央无形体(A. centrale)等;②埃立克体属(Ehrlichia),包括查菲埃立克体(E. chaffeensis)、犬埃立克体(E. canis)、尤因埃立克体(E. ewingii)、鼠埃立克体(E. muris)及E. ruminantium等;③新立克次体属(Neorickettsia),包括腺热新立克次体(N. sennetsu)、马热新立克次体(N. risticii)及蠕虫样新立克次体(N. helminthoeca)等;④沃尔巴体属(Wolbachia),仅W. pipientis一种。其主要致病的种名、所致疾病、有关感染宿主、靶细胞、传播媒介、地理分布等见表24-4-1。

表24-4-1 无形体科中主要种名、所致疾病、感染宿主、靶细胞及流行环节

| 属名 | 种名 | 感染宿主 | 主要靶细胞 | 传播媒介 | 地理分布 |
|---|---|---|---|---|---|
| 无形体属 | 嗜吞噬细胞无形体 | 人、犬、猫、马、羊、牛 | 中性粒细胞、嗜酸性粒细胞 | 肩突硬蜱、蓖籽硬蜱、全沟硬蜱、太平洋硬蜱 | 美国、欧洲(包括英国) |
| | 扁平无形体 | 犬 | 血小板 | 血红扇头蜱 | 美国南部、澳大利亚 |
| | 牛无形体 | 牛 | 单核/巨噬细胞,红细胞 | 璃眼蜱、牛蜱及扇头蜱属 | 中东、非洲 |
| 埃立克体属 | 查菲埃立克体 | 人、犬、山羊、狐、猴、鹿、狼 | 单核/巨噬细胞、淋巴细胞 | 美洲钝眼蜱、变异革蜱、血蜱属、全沟硬蜱(亚洲) | 美国(南部)、欧洲、亚洲 |
| | 犬埃立克体 | 犬类、人 | 单核/巨噬细胞 | 血红扇头蜱、变异革蜱 | 世界各地(热带地区) |
| | 尤因埃立克体 | 犬、鹿、人 | 中性粒细胞、嗜酸性粒细胞 | 美洲钝眼蜱、变异革蜱 | 美国南部 |
| | E. ruminantium | 牛、羊、犬 | 内皮细胞、单核细胞、中性粒细胞 | 希伯来纯眼蜱 | 次撒哈拉沙漠、非洲 |
| 新立克次体属 | 腺热新立克次体 | 人 | 单核/巨噬细胞 | 食入生鱼 | 日本西部、马来西亚 |
| | 马热新立克次体 | 马 | 单核细胞,肠上皮细胞 | 吸虫幼虫 | 美国、加拿大 |
| | 蠕虫样新立克次体 | 犬(鲑鱼肉中毒) | 单核/巨噬细胞 | 鲑隐孔吸虫(后囊蚴) | 美国西北部沿海 |
| 沃尔巴体属 | W. pipientis | 犬、猫(犬热病) | 昆虫共生体 | | 法国、美国 |

## 一、病原学

无形体是一种专性活细胞内寄生的革兰氏阴性的小球杆菌,体外培养要求非常苛刻的生长条件。无形体属中的病原体主要是嗜吞噬细胞无形体(*A. Phagocytophilum*),引起人无形体病(人粒细胞埃立克体病)。1992 年美国从明尼苏达州的 12 名急性发热患者中发现中性粒细胞胞质内埃立克体样的包涵体,不同于查菲埃立克体的靶细胞,当时称为人粒细胞埃立克体(human granulocytropic ehrlichiosis,HGE)。其胞质中的包涵体用吉姆萨染色呈紫色,形如桑葚状。经 16S rRNA 基因序列分析,发现此病原体基因序列与嗜吞噬细胞无形体、马埃立克体的序列几乎完全相同,故近来将其统一称为嗜吞噬细胞无形体。该病原体有 4 种抗原分子量,分别为 25、42、44、100kDa。

## 二、流行病学

1. 传染源　宿主动物主要分两大类:一类为小型兽类和啮齿类动物,如白足鼠(Peromyscusleucopus)、金花鼠(Tamias striatus)、宾州田鼠(Microtus pennsylvanicus)、大林姬鼠(Apodemus speciosus Thomas)、棕背䶄(Clethrionomys rufocanus)。它们既是幼蜱和若蜱的主要供血寄主,又是病原体储存宿主;另一类为大型鹿科动物以及牲畜,是成蜱的供血寄主。嗜吞噬细胞无形体的动物宿主是啮齿类动物,如牛、羊、马、鼠、鹿。

2. 传播途径　传播媒介为蜱,蜱通过吸食患病动物的血将无形体保存在体内,当蜱再次叮咬人时传染给人。嗜吞噬细胞无形体的传播媒介是肩突硬蜱(*Ixodes scapularis*)、全沟硬蜱(*I. persulcatus*)及蓖籽硬蜱(*I. ricinus*)等。

3. 易感人群　人群普遍易感,各年龄组均可感染发病,发病率随年龄上升而增加。高危人群主要为接触蜱等传播媒介的人群,如疫源地(主要为森林、丘陵地区)的居民、劳动者及旅游者等。与人粒细胞无形体病危重患者密切接触、直接接触患者血液等体液的医务人员或其陪护者,如不注意防护也有感染的可能。约 2/3 患者为男性,因其暴露于蜱叮咬的机会较女性大。

4. 流行特征　全年均可发病,发病高峰在 5~7 月份,可能与蜱的活动季节有关。本病广泛流行于美洲、欧洲、亚洲的许多国家和地区。在美国人单核细胞埃立克体病主要流行于南部和东南部。美国 30 个州已确诊了多例患者,英国、德国、瑞典、葡萄牙、比利时、瑞士、马里及非洲北部等国家也有关于此病的报道。2001 年报道,我国大兴安岭地区林场工人中有 6 例人埃立克体病患者,其中 2 例患者同时感染查菲埃立克体与嗜吞噬细胞无形体两种病原体。近年来我国新疆、内蒙古、广东、福建、云南均有病例报道。

## 三、发病机制和病理

无形体经蜱叮咬进入人体后,主要存在于肝、脾、骨髓和淋巴结等单核吞噬细胞系统,经内吞作用进入细胞内,形成含菌空泡,且不会被溶酶体融合消灭,进而在单核细胞或吞噬细胞内生长繁殖,致使其黏附、渗出、吞噬作用和杀菌能力降低,抗体形成和淋巴细胞有丝分裂减少,抑制宿主免疫功能。目前病原体如何逃避溶酶体的杀伤作用并不清楚。

嗜吞噬细胞无形体主要感染骨髓前体细胞,寄生在成熟的中性粒细胞中,导致中性粒细胞的黏附、趋化、吞噬及杀菌能力降低,同时使淋巴细胞有丝分裂及增殖减少,抗体产生减少,从而导致患者易发生继发性细菌、病毒或真菌感染。由于单核/巨噬细胞相对增加,外周血细胞在脾、肝、淋巴结等组织中破坏也会增多,导致患者白细胞及血小板减少。

## 四、临床表现

人无形体病常累及全身多个脏器,临床表现多样。潜伏期为 7~21 日。

人粒细胞埃立克体病又称人嗜粒细胞无形体病(human granulocytic anaplasmosis,HGA),其临床表现与人单核细胞埃立克体病(human monocytotropic ehrlichiosis,HME)相似。急性起病,主要症状为发热、寒战、头痛、肌痛、乏力、厌食、恶心、呕吐等,但皮疹较少见。重症患者因并发 DIC、急性肾衰竭或呼吸衰竭而死亡,病死率为 8% 左右。老年患者及免疫缺陷患者感染本病后,常并发机会性感染,如细菌性或真菌性肺炎,故本病死亡患者多见于继发感染的老年患者。

## 五、实验室检查

1. 血常规检查　白细胞总数轻度或中度减少,低至$(1.3~4.0)\times10^9$/L,常在发病后 5~7 日为最低,并有中性粒细胞或淋巴细胞减少。血小板减少,低至$(49\sim75)\times10^9$/L,尤以 HGA 白细胞及血小板更明显,半数患者有贫血症状。外周血涂片检查:可见异性淋巴细胞。光镜下有 20% ~ 80% HGA 中性粒细胞中可见到桑葚状包涵体,电镜下可观察到中性粒细胞内的包涵体。

2. 尿常规检查　可见蛋白尿、血尿、管型尿。

3. 血生化检查　可见肝肾功能损害,起病 1 周时,即可有肝功能中 ALT、AST 升高,血尿素氮、肌酐升高,心肌酶谱升高。少数患者出现血淀粉酶、尿淀粉酶和血糖升高。

4. 血清学检查　最常用的是间接免疫荧光试验(IFA)。可用人吞噬细胞无形体感染的中性粒细胞为抗原,作 IFA 检测 HGA 患者血液中特异性抗体。IgG 抗体效价>1:80 或呈 4 倍及以上可诊断。抗体效价的变化:第 1 周抗体效价>1:80 患者占 22%,第 2 周抗体效价>1:80 患者占 68%,第 6 周达高峰;85%患者抗体效价为 1:1 280。抗体效价在发病后 6 ~ 12 周开始下降,到 17 ~ 31 周平均效价<1:80。

5. 免疫组化检查　用无形体抗体作免疫组化染色,检查患者组织标本中中性粒细胞包涵体,有较高的特异性,但敏感性不高。

6. 分子生物学检查　根据无形体科 16S rRNA 基因序列设计引物,用 PCR 方法扩增血液中无形体的核酸序列,有较高的特异性与敏感性。

7. 病原体分离培养　包括细胞培养及动物接种。

(1)细胞培养:无形体为专性细胞内寄生菌,很难进行体外分离和培养。人吞噬细胞无形体多采用人粒细胞白血病细胞(HL60)来分离培养。无形体在这些细胞内生长缓慢,多在 1 周后才能观察到少数细胞内少量小包涵体,随后才逐渐增多增大,大约需 1 个月时间,因而无助于早期诊断价值。

(2)动物接种:取未使用抗生素患者急性期血样本接种于小鼠腹腔内,1 周后取鼠血或脾脏组织匀浆液接种 DH82 细胞单层,分离培养无形体。同时用 PCR 法检查无形体基因片段序列,或用制备好的抗原作 IFA 测定感染小鼠血清中相应抗体的滴度,以证实小鼠存在无形体感染。

## 六、诊断和鉴别诊断

诊断主要根据流行病学史、临床表现及实验室检查结果。若血涂片中见到白细胞中有包涵体、IFA 或 PCR 检查阳性,则可确诊。

本病应与斑疹伤寒、恙虫病、落基山斑点热、莱姆病等相鉴别。发热、出血症状需与肾综合征出血热、登革热鉴别。白细胞、血小板减少需与血小板减少性紫癜、粒细胞减少、骨髓异常增生综合征相鉴别。

## 七、治疗

1. 病原治疗　尽早使用抗生素,避免出现并发症。四环素类抗生素对人无形体病与人埃立克体病的治疗均有效,用药 24 ~ 48 小时后,大部分患者出现热退,症状明显改善。首选药物为多西环素,剂量为成人 100mg/次,2 次/d,儿童 3mg/(kg·d),分 2 次服用。也可使用多西环素和米诺环素,成人 100mg/次,2 次/d,连服 2 日;然后 100mg/次,1 次/d,连用至热退 3 日后停药。可选用四环素 500mg/次,4 次/d。疗程根据病情而定,一般不少于 7 日或热退后再继续用药 3 日或白细胞及血小板计数回升,各种酶学指标基本正常,症状完全改善。磺胺类药有促进病原体繁殖作用,不宜使用。

2. 对症治疗　对高热者可用物理降温,必要时使用药物退热。对肌痛、头痛者可适当应用解热镇痛剂。出现继发感染者,可应用相应敏感的抗菌药物。血小板明显减少者,可输注浓缩血小板悬液或血浆。对合并有 DIC 者,可早期使用肝素。对粒细胞严重低下患者,可用粒细胞集落刺激因子。对少尿患者,应碱化尿液,注意监测血压和血容量变化。对足量补液后仍少尿者,可用利尿剂。如出现急性肾衰竭时,可进行相应处理。心功能不全者,应绝对卧床休息,可用强心药、利尿剂控制心力衰竭,应慎用激素。国外有文献报道,人粒细胞无形体病患者使用糖皮质激素后可能会加重病情并增强疾病的传染性,故应慎用。对中毒症状明显的重症患者,在使用有效抗生素进行治疗的情况下,可适当使用糖皮质激素。

## 八、预后

绝大多数患者为隐性感染,预后良好。HGA 病死率为 7% ~ 10%。少数患者出现并发症如败血症、中毒性休克、中毒性心肌炎、急性肾衰竭、呼吸窘迫综合征、DIC 及多脏器功能衰竭等,预后差,易导致死亡。

## 九、预防

1. 个人防护 避免蜱叮咬是预防的主要措施。在流行地区露宿者及野外工作者应穿防护服装，并扎紧领口、袖口及裤脚，以防蜱叮咬。也可用0.5%二氯苯醚菊酯(permethrin)喷洒处理衣物，杀灭附着的蜱。蜱常附着在人体的头皮、腰部、腋窝、腹股沟及脚踝下方等部位。如发现蜱叮咬后，立即将其除去，因蜱体上可能含有传染性病原体，切忌用手捏碎，叮咬部位用碘酒消毒，并预防性服用抗生素3日。

2. 灭蜱 灭杀蜱、鼠，保障环境清洁。宿营地、旅游风景区、林间作业区可用氨基甲酸酯类杀虫剂，如5%西维因(sevin)粉剂(2g/m²)或0.5%林丹或2%马拉硫磷等喷洒。

3. 患者管理 对患者的血液、分泌物、排泄物及被其污染的环境和物品进行消毒处理。一般不需要对患者实施隔离。

（阮 冰）

## 第五节 斑 点 热

斑点热(spotted fever)是由斑点热群立克次体(spotted fever group rickettsia, SFGR)中病原性立克次体引起的以急性发热、皮疹、头痛和肌肉疼痛为主要症状的疾病总称。美国的落基山斑点热(Rocky mountain spotted fever)是最早发现的斑点热群立克次体感染症，陆续有纽扣热(boutonneuse fever，亦即Mediterranean spotted fever)、北亚蜱传立克次体病(North Asia tick rickettsiosis)、立克次体痘(rickettsial pox)、非洲蜱咬热(African tick-bite fever)、昆士兰蜱传斑疹伤寒(Queensland tick-borne typhus)、日本斑点热(Japanese spotted fever)等(表24-5-1)。尽管大部分的斑点热疾病抗生素应用相同，但是仍然在流行病学、临床特征和诊断方法上面存在差异。以下分别介绍4种疾病。

表24-5-1 斑点热疾病群地理特征

| 疾病名称 | 病原 | 媒介 | 分布 | 严重程度 |
|---|---|---|---|---|
| 北亚蜱传立克次体病 | *R. siberica*, *R. siberica mongolotimonae* | *Dermacentor ticks* | 中国,欧洲东部、南部 | 轻、中度 |
| 立克次体痘 | *R. akari* | *Allodermanyssus sanguineous*(mouse mites) | 巴尔干半岛、美国北部、朝鲜半岛 | 轻度 |
| 落基山斑点热 | *R. rickettsii* | *Dermacentor andersoni D. variabilis Rhipicephalus sanguineous ticks Ambylomma ticks* | 美国、加拿大南部、墨西哥、巴西 | 轻至重度 |
| 纽扣热 | *R. conorii* | *R. sanguineous Haemaphysalis ticks* | 非洲北部、肯尼亚、以色列、欧洲南部、巴基斯坦 | 轻至重度 |
| 弗林德斯岛斑点热 | *R. honei* | *Ticks of several genera* | 澳大利亚、东南亚、北美、泰国 | 轻、中度 |
| 昆士兰蜱传斑疹伤寒 | *R. australis* | *Ixodes ticks* | 澳大利亚东部 | 轻、中度 |
| 日本斑点热 | *R. japonica* | *Dermacentor Haemaphysalis Ixodes ticks* | 日本西南部 | 轻至重度 |
| 非洲蜱咬热 | *R. africae* | *Amblyomma ticks* | 撒哈拉以南非洲、加勒比海 | 轻度 |
| 淋巴管相关立克次体病 | *R. sibirica mongolotimonae* | *Hyaloma ticks* | 中国、撒哈拉以南非洲、法国 | 轻、中度 |

*R. siberica*:西伯利亚立克次体;*Rickettsia akari*:小株立克次体;*Dermacentor andersoni*:安得逊革蜱;*Rickettsia rickettsii*:立氏立克次体;*R. conorii*:康氏立克次体;*R. australis*:澳大利亚立克次体

## 一、北亚蜱传立克次体病

北亚蜱传立克次体病又称为北亚蜱传斑疹伤寒。北亚蜱传斑疹伤寒(North Asia tick-borne typhus)又名西伯利亚蜱传斑疹伤寒(Siberian tick-borne typhus),是由西伯利亚立克次体(Rickettsia siberica)所致的急性传染病。蜱和野生小动物为储存宿主,属于自然疫源性疾病。人因被受感染的蜱叮咬而感染该病,主要表现为急性起病、发热、全身不适,蜱叮咬部位病变和皮疹等。

### (一)病原学

西伯利亚立克次体呈多形态的杆状,也可成为线状或球状,容易与立氏立克次体和康氏立克次体混淆。西伯利亚立克次体在琼脂斜面鸡胚卵黄囊活组织培养中能大量繁殖。人胚肾细胞对它也很敏感,接种后容易繁殖。西伯利亚立克次体被人类最早认知是在20世纪30年代;分不同的亚种,西伯利亚立克次体亚种246是从俄罗斯(草原革蜱)分离得到的;而西伯利亚亚种BJ-90最初是在中国分离发现的,可追溯至1990年,并且随后也在俄罗斯检测到该立克次体。大部分哺乳动物均容易受到西伯利亚立克次体的感染,受感染的动物大部分可以自愈,同时产生同种和对其他斑点热立克次体的交叉免疫力,血清有特异性补体结合抗体并可与变性杆菌OX$_{19}$发生阳性凝集反应。

### (二)流行病学

本病主要流行在西伯利亚地区,蒙古国,以及我国的新疆、内蒙古和东北地区。蜱和野生小动物为储存宿主;传播媒介为各种蜱,其中包括纳氏革蜱、森林革蜱、边缘革蜱、施彩革蜱和长棘血蜱、嗜群血蜱2种血蜱。人群普遍易感。春季和夏初为多发季节,与该季节硬蜱活跃滋生有关。发病多为散发,以牧民及青壮年多见。

### (三)临床表现

潜伏期为3~6天;部分人有前驱症状,如全身不适、头痛、肌肉酸痛和食欲减退等。不少患者无前驱症状,起病急,有发热、头痛、全身酸痛、眼结膜和咽喉部充血、相对缓脉等。发热急骤,多为弛张热,少数为稽留热,体温可快速升至40.0℃,热程可持续为8~10天。

蜱叮咬处可出现原发病灶,局部先出现疼痛性的坚实小结节,随后疼痛减轻,结节周围有红晕,继而出现中心坏死,呈棕色,结节附近淋巴结肿大。原发病灶部位的不同与被叮咬的蜱类有关,纳氏革蜱叮咬引起者多在头上有毛发的部位、颈部和肩部;嗜群血蜱叮咬者多出现于腹部。

皮疹一般在病程第4~5天出现,呈淡红色多形态斑丘疹,压之褪色,间有出血性。皮疹主要分布在躯干部和四肢。少数患者皮疹较少,主要分布在胸、背和前臂内侧;可以出现在面部、手掌和足底。大部分3~4天开始消退,部分可以有色素沉着。少部分人可以出现血压降低、谵妄和眼结膜炎等。

### (四)实验室检查

血常规检查显示白细胞多数正常,中性粒细胞轻微增加;T淋巴细胞可以出现降低,血沉可增快。病程第3周可出现变形杆菌OX$_{19}$凝集反应阳性,但是OX$_K$则阴性,此点有助于与恙虫病的鉴别。血清补体结合试验阳性,但是其效价不高,在病程的第11天开始阳性,抗体可持续存在2年左右。患者感染10~14天后,采用微量免疫荧光抗体试验、ELISA和免疫印迹(Western blot)免疫方法可检测到IgM和IgG,但是对于急性感染患者无效,另不能区分立克次体不同分型。

### (五)诊断和鉴别诊断

在北亚蜱传立克次体病流行区,有被硬蜱叮咬史,出现发热、头痛及全身肌肉疼痛、初疮、皮疹和局部淋巴结肿大应考虑本病。外斐反应OX$_{19}$、OX$_2$阳性和免疫学反应阳性有特异性辅助诊断价值。组织培养和动物培养分离到西伯利亚立克次体有确诊意义。本病应与恙虫病、斑疹伤寒、流行性脑脊髓膜炎和药物疹等发热伴皮疹疾病相鉴别。

### (六)并发症

本病并发症少见。

### (七)治疗

本病的治疗主要是减少症状持续时间和并发症防治。本病有特效病原治疗,病原的治疗必须尽早给予实施。多西环素是治疗成人的首选药物(妊娠和非妊娠成人和儿童)。斑点热群立克次体感染使用多西环素治疗有丰富的临床经验支持。多西环素成人用法,100mg/次,2次/d,疗程5~7天;儿童体重小于45kg者,2.2mg/kg,2次/d,最大日剂量200mg;体重大于45kg者,按照成人剂量服用。另外,四环素和氯霉素也有特效,但是注意牙齿染色、骨髓抑制等副作用可能。

### (八)预后

多数患者预后良好。

### (九)预防

1. 控制传染源 田间灭鼠,或远离松鼠和野兔等野生动物。

2. 切断传播途径　必要时对人畜必须经过道路的植被、住宅和家畜用杀蜱剂进行杀蜱。

3. 保护易感人群　进入疫区工作可穿防护服，避免蜱叮咬。必要时可使用多西环素进行药物预防。

## 二、立克次体痘

立克次体痘(rickettsial pox)是由小株立克次体(*Rickettsia akari*)所致的水痘样感染性疾病。临床上以发热、头痛、背痛和全身性丘疹、水疱为特征。因其临床表现和水痘很相似，故称为立克次体痘。最早在纽约有报道，主要流行于美国和苏联地区，也有乌克兰、韩国、斯洛文尼亚的报道，近年来我国也有发现。

### (一) 病原学

小株立克次体多呈球状或短杆状，大小、形态和莫氏立克次体相似，也可见其他形态。与恙虫病立克次体一样在细胞内发育繁殖，繁殖速度比斑疹伤寒立克次体和立氏立克次体快。用姬母染色(Giemsa staining)或者马罗维基染色(Maroviki staining)均呈红色。它可在培养的鸡胚、单层细胞中繁殖。小鼠、豚鼠、大白鼠均可获得感染，近年来也有报道狗和其他野生啮齿类动物感染。

### (二) 流行病学

除美国、俄罗斯发现本病以外，在亚洲、非洲和北美洲均有报道本病的存在。1964年我国内蒙古草原地区立克次体流行病学调查显示，被检人群中，小株立克次体抗体阳性率高达26.6%，并且效价较高。因此从血清学推论，该地区居民具有患本病的可能性。小家鼠为本病的主要储存宿主。传播媒介主要为革螨(gamasides)中的血红异皮螨(*Allodermanyssus sanguineus*)。其生活史分为5期，即卵、幼虫、一龄稚虫、二龄稚虫和成虫，成虫可以多次吸血。受感染的血红异皮螨可经卵把小株立克次体传给下一代。

### (三) 临床表现

潜伏期为1~2周；起病急骤，发热伴寒战、头痛、腰背部和关节疼痛等，部分患者出现食欲减退和怕光等。发热2~3天达高峰，体温可达40℃左右，热程1周。病程第7~10天开始出现斑丘疹，疏散分布，数个至数百个，直径2~8mm，个别皮疹可达1~1.5cm，数天后变成疱疹，皮疹可出现在身体各个部位。水疱干后形成黑痂，脱落后不留瘢痕。

发热前1周，在蜱螨叮咬处可出现原发病灶，起初为一坚硬红色丘疹，数天后中央形成疱疹，疱疹中液体初清后浊，最后干枯形成黑痂。局部常有淋巴结肿大，有触痛。原发病灶多持续3~4周，多见于衣服覆盖部位，也可见于脸、颈部、手背等处，无痛痒感觉。

### (四) 实验室检查

取痘疱浆液涂片，进行免疫荧光染色，可作出快速诊断。外斐反应为阴性。白细胞计数常常减少。病理改变的认识还只限于皮肤，因为它不是致死性的感染。焦痂(螨叮咬处)组织学检查可见剧烈炎症和坏死。其他改变如血栓形成、毛细管坏死、水肿、单核细胞性管周浸润等。皮肤黑痂中也可分离出小株立克次体。

### (五) 诊断和鉴别诊断

主要根据有关流行病学资料；急性起病，发热伴寒战、头痛、腰背部和关节疼痛等全身不适，皮肤原发病灶和皮疹。皮疹特点为在上皮层形成疱疹。血清补体结合试验；必要时候可以做病原体分离，患者血液接种豚鼠后5~10天后可出现发热和阴囊水肿，鞘膜涂片可在细胞内找到小珠立克次体。患者皮肤黑痂中分离到小珠立克次体可确诊。

临床上主要与水痘和蜱媒斑疹伤寒鉴别。立克次体的水疱发生在丘疹之上，整批同时发生而不像水痘此起彼伏，数量较水痘少，发疹前在螨咬处有初疮。发病可见任何年龄。根据这些特点可与水痘区别而作出临床诊断。实验室检查可做补体结合试验，但须注意与斑疹伤寒立克次体抗原有一定的交叉反应。也可用豚鼠或小家鼠分离病毒。取痘疱浆液涂片，进行免疫荧光染色，可作出快速诊断。蜱媒斑疹伤寒的皮疹常常在手掌和足底多见，形成疱疹者少见。其病程后期变性杆菌$OX_{19}$凝集反应阳性，而立克次体痘的皮疹不会出现在手掌和足底，外斐试验多呈阴性或弱阳性。

### (六) 治疗

病原治疗药物有多西环素和四环素等，用法和用量同北亚蜱传斑疹伤寒，疗程5~7天，未见复发。早期病原治疗能缩短热程，促进痊愈。

### (七) 预后

本病预后良好，未见死亡病例报道。

### (八) 预防

1. 控制传染源，如灭鼠。

2. 切断传播途径，如家居做好灭螨工作。

3. 保护易感人群。

目前暂无疫苗应用。

### 三、落基山斑点热

落基山斑点热（Rocky mountain spotted fever, RMSF）是由立氏立克次体（Rickettsia rickettsii）经蜱传播引起的一种急性、地方性传染病，具有潜在致命性疾病。本病也称蜱传斑疹伤寒（tick-borne typhus）、美洲斑点热（American spotted fever）、墨西哥斑点热（Mexican spotted fever）等。临床为突然起病，头痛、寒战、发热和皮疹等，严重者可致死。最早发现于19世纪的爱达荷州。在抗生素应用前病死率较高，广泛使用抗生素后病死率较前明显下降。

#### （一）病原学

立氏立克次体的形态以球状和杆状为主，大小为(0.3~0.6)μm×(1.2~2.0)μm，革兰氏染色阴性，细胞壁含有肽聚糖和脂多糖，类似于革兰氏阴性菌。立氏立克次体表面有OmpA和OmpB两种表面蛋白，具有抗原表位，可以用于血清分型。对热和消毒剂敏感。耐低温，在受感染细胞内置-70℃以下可长期存活。在温度50℃或常用消毒剂作用下，只能存活数分钟；室温干燥条件下，可存活数小时。动物接种能使家兔、小白鼠、豚鼠和猴子发病。可用鸡胚和Vero细胞来分离立氏立克次体。

所有立克次体中，立氏立克次体的毒力最强，因而美国落基山斑点热被认为是最为严重的立克次体病。立氏立克次体可以释放出强烈的毒素和溶血素。根据不同的致病力，可以分成四种毒株：R、S、T和U。R株毒力最强，U株毒力最弱。目前在患者中仅仅分离出R株和T株，在蜱中四株均已分离出来。

豚鼠对立克次体敏感，是最常用的实验动物，因此常用作为立氏立克次体的初次分离和培养。由于不同株立克次体毒力不同，所以对豚鼠的致病性也有很大差异。

斑点热组立克次体的抗原由可溶性抗原和颗粒性抗原组成。前者由立克次体细胞壁降解而成，产生的抗原具有组的特异性，它可与斑疹伤寒、恙虫病、Q热和战壕热相鉴别。而颗粒抗原常常被可溶性抗原覆盖，除去可溶性抗原后才可以暴露出颗粒抗原。由颗粒抗原刺激产生的抗体具有型的特异性，可与北亚蜱传立克次体病、立克次体痘和纽扣热相鉴别。

#### （二）流行病学

1. 传染源 被立氏立克次体感染的啮齿类动物，例如兔、鼠、松鼠、鹿、熊、狗和鸟类等动物，硬蜱既能作为储存宿主又能作为传播媒介。硬蜱在其生活周期的任何阶段吮吸受感染的动物血后，可携带立克次体数年之久，体内的立克次体不但可以通过雌雄交配互相传递，还可以通过卵将立克次体传给下一代。

2. 传播途径 主要为硬蜱类，种类较多，各个地区不同。如安氏革蜱，又称森林蜱，主要分布在美国西部山区和加拿大西部地区。除此之外，还有美洲花蜱、变异革蜱、兔血蜱、兔革蜱、卡宴花蜱及血红扇头蜱等。立氏立克次体在某些蜱类和动物中维持循环，人进入本病流行区，经蜱叮咬而发生感染。另外，当碾碎蜱或接触蜱粪便时，立氏立克次体可通过破损的皮肤和眼结膜进入人体，也可通过误输被污染的血液或在实验室内吸入被污染的气溶胶而受感染。

3. 易感人群 人群普遍易感。发病较多的为年龄小于10岁的儿童和40岁以上的人群，可能与接触狗，居住在草木茂盛地有关。感染立氏立克次体斑疹热可产生保护性免疫。

4. 流行特征 不同地区本病的发病季节及患者的性别、年龄分布与各类蜱的生活习性有密切关系。本病主要流行于美洲，包括美国、加拿大、墨西哥、哥伦比亚、巴拿马和哥斯达黎加等。美国西部地区本病多发生于4~6月份，东部地区发病高峰季节为夏季。

#### （三）病理解剖

本病是一种广泛的周围小血管细胞内感染。立氏立克次体自皮肤侵入后，先在局部淋巴组织或小血管内皮细胞中生长繁殖，并产生初发立克次体血症，然后立克次体在全身各脏器小血管（毛细血管、小动脉、小静脉等）的内皮细胞内建立新感染灶，大量繁殖后，导致继发立克次体血症及临床表现，并引起血管内皮细胞肿胀、破裂，血管腔内不同程度阻塞、组织肉眼或显微坏死、有效循环血量减少、播散性血管内凝血、凝血机制障碍等，血栓形成较多见，常侵犯血管肌肉层，血管周围有单核细胞的浸润，为增生性或肉芽组织性血管病变。重症患者常出现水肿、循环衰竭或休克。

#### （四）临床表现

本病在许多方面与流行性斑疹伤寒非常相似，主要区别在发热期长短，疾病严重程度，皮疹发生的时间与部位。一般潜伏期平均为7~8天，短者2天，长者达12天，发病急骤，先有畏寒或寒战，继之高热，体温可达39~40℃，热程持续2~3周，第3周很快或逐渐恢复正常。热型早晚变动差异大，与流行性斑疹伤寒的热型早晚差异小的稽留热型不同。发热时伴全身不适、剧烈头痛、肌肉关节酸痛，特别是背部和小腿明显压痛。部分病例伴有恶心、呕吐。轻型患者可出现心动过缓；重症患者常有心肌炎。毒血症明显者可出现病情淡漠、神志痴呆、烦躁不安、谵妄和昏迷等。部分不典型患者可以出现肌肉抽搐、面神经麻痹、视力和听力障碍，甚至出现偏瘫和截瘫症状。

88%~90%患者在发病第3~15天出现皮疹，先于腕关节与踝关节附近，蔓延很快，数小时内向心性蔓延到躯干及四肢，而且可出现于面部，1~4mm大小。皮疹可较快出现于手掌和足底。但是腹部皮疹很少出现，这与流行性斑疹伤寒广泛性皮疹不同。皮疹初为玫瑰疹、斑丘疹，很快形成瘀斑。部分病例可以很快发展为出血性丘疹或瘀斑。严重病例，皮疹融合，呈暗红色或紫色，甚至部分坏死，常有明显的出血倾向。恢复期皮疹逐渐消退，在手掌、足底、踝周和腋窝的皱褶处皮疹变为瘀点，形成落基山斑点热皮疹的特征性分布。皮疹消退后可有短暂的色素沉着和糠皮样脱皮。没有得到有效治疗的患者，立氏立克次体可使血管内皮的损害加重，血栓形成和局部缺血性坏疽出现，在鼻尖、耳垂、阴囊和指（趾）处的皮肤容易发生。如果大动脉血栓形成，可发生肢体坏死和偏瘫。重型患者常因心肌炎和肺水肿而死亡。

起病早期，脉搏充实、规律，脉率随体温增高而增加，以后即趋增快而细弱，血压亦不同程度地降低。心电图可见 S-T 段稍有下降，P-R 间期延长。有些病例血压降低可致休克水平，手指、足趾、耳鼻或生殖器等处可能发生坏死。较大血管血栓形成可使肢体感觉部分丧失或致瘫痪。肝脾可增大，血清蛋白减低，可伴发黄疸。严重病例可有少尿和一定程度的氮质血症。病情危重者，可有无尿和尿毒症。

**（五）实验室检查**

1. 常规检查　白细胞计数一般为正常。随着疾病的进展，血小板减少更加常见，可作为疾病诊断的线索，但是血小板正常不能排除诊断。发病早期白细胞数可减少，或分类呈中性粒细胞减少。病程后期可继发性贫血，红细胞与血红蛋白降低。中枢神经系统受累时，脑脊液检查可显示单核细胞和中性粒细胞增多，个别患者发生昏迷或者木僵时脑脊液可见蛋白升高。氮质血症常见，主要是由血容量不足和急性肾小管坏死所致，也可由肝肾损伤所致。

2. 外斐试验　立氏立克次体与变形杆菌菌株 OX$_{19}$、OX$_2$ 有共同抗原，患者血清与变形杆菌菌体抗原混合后可发生肉眼可见的凝集反应，结果可作诊断参考。取双份或三份血清标本（初入院时/第2周和恢复期），滴定效价在 1：160 以上有参考意义，两次滴度 4 倍以上增长则更有诊断意义。

3. 补体结合试验　立克次体可溶性抗原（或颗粒性抗原）对本病特异性较高。相应抗体在发病1周即可在血中出现，滴度逐渐上升，2~3周达高峰，继之下降至较低水平，可维持低水平滴度数年不退。本试验可作为本病流行病学调查最常用的方法。抗体效价达 1：8 即为阳性，但也需于病程中采取多份血清标本，有 4 倍以上增长者有诊断意义。

4. 微量凝集试验　通常抗体效价在 1：8 或以上者为阳性。本试验出现阳性时间常比补体结合试验早，因本病初发时，在血中出现的抗体大多为 IgM。

5. 影像学检查　可见肺部间质水肿。心脏超声可显示心脏功能障碍。

**（六）并发症**

主要并发症包括脑炎、肺水肿、成人呼吸窘迫综合征、心律失常、凝血功能障碍、消化道出血和皮肤坏死等。其中神经系统的并发症与死亡率的升高有关。

**（七）诊断与鉴别诊断**

2周内到过蜱媒存在的地区，与携带硬蜱的动物有接触史，或有被硬蜱叮咬史。患者急性发热、剧烈头痛、畏光、眼球后痛以及手腕和踝部有粉红色皮疹，应高度怀疑本病。外斐反应和免疫学阳性结果有利于临床诊断。皮肤、皮疹活检特异性免疫荧光抗体阳性和动物病原体分离阳性有确诊意义。间接荧光抗体试验可诊断本病。IgM 和 IgG 抗体通常在发病后 7~10 天出现。本病的主要鉴别诊断为麻疹，可借助麻疹口腔黏膜科氏斑的特征进行鉴别。有中枢神经系统症状的患者应与流行性脑脊髓膜炎败血症型相鉴别，可借助流行性脑脊髓膜炎败血症型的瘀点和瘀斑出现早，脑脊液呈化脓性改变进行鉴别。

**（八）预后**

预后决定于感染的轻重、宿主情况（年龄、有无其他疾病存在等）以及起病后特异性抗立克次体化疗开始的时间。但及时给予有效抗立克次体药物，病死率仍在 5%~10%。死亡原因多因心功能不全、休克或肾功能不全等。

**（九）治疗**

影响细菌蛋白质合成的抗菌药物对立氏立克次

体有特效。多西环素作为首先药物,成人,100mg/次,1 次/12h,口服;儿童剂量,体重小于 45kg 者,2.2mg/kg,2 次/d,最大日剂量 200mg;体重大于 45kg 者,按照成人剂量服用。四环素,成人,250~500mg/次,3 次/d 或 4 次/d,口服;或者 1g/d,静脉滴注。氯霉素,成人,250~500mg/次,3 次/d 或 4 次/d,口服;或者 1~2g/d,静脉滴注。一般患者病原治疗 2~3 天体温下降,抗菌药物疗程为 6 天。尚未见有对四环素和氯霉素耐药的报道,复发罕见。喹诺酮类抗菌药物也有特效。由于立克次体缺乏细胞壁,青霉素和头孢霉素类抗菌药物无效。重型患者应给予积极的支持疗法,提供足够营养和热量,维持水、电解质和酸碱平衡,保护重要脏器功能。中毒症状明显或头痛剧烈时可酌情应用肾上腺皮质激素和抗生素,减少患者的病死率。

### (十)预防

尽量避开蜱侵袭地区。消灭家犬体外的寄生蜱,消灭鼠类,有蜱的地区可以应用药物喷洒杀蜱。疫苗接种不能完全防止感染,但是可以减轻感染后临床症状。

## 四、纽扣热

纽扣热(Boutonneuse fever)是由康氏立克次体(*Rickettsia conorii*)感染所致的感染性疾病,又称地中海斑疹热(Mediterranean spotted fever)、马赛热(Marseille fever,exanthematic fever of Marseille)。临床特征为发热、头痛、肌痛、皮疹和焦痂等。

### (一)病原学

纽扣热病原体是康氏立克次体,1909 年 Conor 和 Bruch 在突尼斯首先描述本病。康氏立克次体形态及染色性质均类似立氏立克次体,可同时在宿主细胞的胞质及胞核中生长繁殖,但在胞核中的数量较少。现已知存在抗原成分及生物学特性略有不同的变异株。康氏立克次体在宿主细胞内的相互作用,和西伯利亚立克次体相似,并不快速刺激细胞,在兔二倍体网状细胞培养 7~8 天,尚看不到细胞有中毒病变。康氏立克次体在秦氏-魏曦琼脂斜面活组织中很容易生长。接种大剂量于豚鼠腹腔内 3~6 天后可发现细胞病变,鸡胚培养的成功率不高。在鸡胚卵黄囊感染康氏立克次体后所见形态,一般呈杆状,(0.27~0.37)μm×(0.40~0.93)μm。其超微结构和染色体与斑点热群其他立克次体相似。动物实验感染可使豚鼠、大白鼠、小白鼠等发生明显的症状,而家兔、土拨鼠、鸟类则呈无症状感染,血清中抗

体效价升高。

### (二)流行病学

啮齿动物、狗、蜱既可作为储存宿主又能作为传播媒介;主要传播媒介为硬蜱,人被携带康氏立克次体的硬蜱叮咬而感染。人群普遍易感。患病后可获得保护免疫。纽扣热分布于地中海周围国家、非洲、印度次大陆和巴基斯坦等国家地区。亚洲主要见于东南亚的马来西亚、越南、泰国、缅甸,以及南亚的印度和巴基斯坦。在非洲本病分布甚广,许多国家都有病例报道。在有些流行区,犬的康氏立克次体抗体阳性率可高达 93%。本病与落基山斑点热和北亚蜱传斑战疹伤寒不同,除有野外型疫源地外,还有家院型疫源地,后者以犬为主要动物宿主。本病一般常见于城镇,发病季节随各地气温与各类蜱习性的不同而有所差别。

### (三)发病机制和病理

康氏立克次体经硬蜱叮咬进入人体,侵犯人体血管内皮细胞,引起血管炎。严重时导致血管内皮细胞坏死,造成重要脏器功能的损害。在病程的第 1 周,血浆纤维蛋白原水平升高,与内皮细胞病变损害的时间一致。在病程第 2 周,可溶性肿瘤坏死因子受体、可溶性白细胞介素-6、补体 C3、补体 C4、B 因子和 C 反应蛋白水平升高。皮疹皮肤活检可见 IgA、补体和纤维蛋白的沉着。

### (四)临床表现

潜伏期 5~7 天,偶可达 2 周余。典型患者突然发热、头痛、疲倦、肌肉关节疼痛和结膜充血。病程第 3~4 天出现皮疹,皮疹分布于面部、躯干、四肢、足底和手掌,皮疹形态为斑疹、斑丘疹,严重时发展成出血疹。蜱叮咬处常出现一直径 2~5mm 的焦痂,其中央为黑色坏死灶,四周有红晕,覆以深色焦痂,一般为 1 个,有时可同时看到 2~3 个。很少有水疱样皮疹的存在,这与其他立克次体病不同;局部淋巴结常肿大。焦痂可见于被衣服遮盖的胸、腹、背、臀及下肢等处。如蜱叮咬眼部,则可产生眼结膜炎或角膜结膜炎。于发热的第 4 天左右先自臂部出现浅红色斑丘疹,随即涉及躯干、面、手掌及足底以至于全身。重症者皮疹可转为出血性,呈 2~5mm 直径的丘疹,压之不退,有时可有少许色素沉着,脾脏常轻度增大,可有心动过缓、便秘,患者常诉头痛剧烈,但无阳性神经系统体征。

### (五)实验室检查

丙氨酸氨基转移酶和乳酸脱氢酶升高,血沉可增快。外斐试验 OX$_{19}$ 阳性。酶联免疫吸附试验检

测康氏立克次体抗体阳性率可达84.6%。必要时，免疫荧光抗体染色检测皮肤活检标本中的康氏立克次体有快速诊断意义。使用巢式聚合酶链反应检测急性期患者血清和组织活检标本，可检测到康氏立克次体的特异基因片段。

### （六）诊断和鉴别诊断

在流行季节，发病前有地中海盆地等纽扣热流行区居留史，有狗的接触史；患者出现发热、皮疹和焦痂等表现即可作出临床诊断。血清免疫学试验有助于病原诊断。动物培养分离到康氏立克次体有确诊意义。本病主要需与发热伴皮疹的急性传染病相鉴别。

### （七）并发症与后遗症

重型患者可并发肌炎、脑炎、肾衰竭、休克及弥散性血管内凝血等。并发脑炎时可有偏瘫、麻痹和癫痫发作等临床表现，如果及时用多西环素等病原治疗，可不留明显的神经系统后遗症。

### （八）治疗

四环素、多西环素、氯霉素、红霉素、阿奇霉素、克拉霉素和环丙沙星均有特效，及时病原治疗可缩短病程和减少并发症。一般在用药后1~2天内退热，退热后继续病原治疗2~3天。目前还没有治疗儿童纽扣热的"黄金标准"，推荐儿童纽扣热使用大环内酯类抗菌药物进行病原治疗。在纽扣热流行区发热合并皮疹原因未明的患者可使用多西环素进行诊断性治疗。

### （九）预后

经特效病原治疗，本病未见复发。本病与落基山斑点热相比死亡率较低，但是患者感染以色列斑点热将会具有较高的死亡率。并发脑炎等严重临床类型可引起患者死亡。

### （十）预防

流行区可进行灭蜱。到流行区工作应避免和狗及啮齿动物接触，做好防护，防止硬蜱叮咬，必要时可用多西环素或阿奇霉素药物预防。

（高志良　张　卡）

## 第六节　Q热

Q热（Q fever，又称为柯克斯体病）是由贝纳柯克斯体（*Coxiella burnetii*）所致的急性传染病，其流行呈世界性，是一种人兽共患的自然疫源性疾病。急性Q热可呈急起高热，多呈弛张热型，并伴寒战、严重头痛及全身肌肉酸痛。常伴有间质性肺炎、肝功

能损害，但无皮疹，外斐试验和血细菌培养阴性。部分病例呈慢性临床经过，表现为心内膜炎、肉芽肿性肝炎、脑膜炎等。由于临床表现形式多样而缺乏特异性，极易误诊漏诊，确诊依赖于病原学诊断。急性Q热治疗首选药物为多西环素，慢性者需要联合用药。

## 一、病原学

1935年由Derrick等在澳大利亚昆士兰地区一屠宰场的工人中首次发现了一种原因不明的发热性疾病，将其命名为Q热（"Q"是Query的第1个字母，意为疑问），1937年Burnett等证明其病原体是一种立克次体，并命名为贝纳柯克斯体，亦称Q热立克次体。以前将其归类于立克次体目、立克次体科、立克次体族。目前，按最新遗传分类法，已将其从立克次体目中分离出来，归类于军团菌目的柯克斯体科。

### （一）一般生物学特性

贝纳柯克斯体菌体为革兰氏阴性菌，大小为$(0.4\sim1.0)\mu m\times(0.2\sim0.4)\mu m$，形态为短杆状或球状，无鞭毛，无荚膜。多形性可能与该病原体在溶酶体内的不同发育周期有关，小细胞变异（small cell variation，SCV）形态多位于宿主细胞外，待SCV活化后转向大细胞变异（large cell variation，LCV）形态，从而进行繁殖。贝纳柯克斯体专性宿主细胞的吞噬溶酶体内增殖，因此不能在人工培养基上生长，可在鸡胚和鼠胚细胞、豚鼠和乳兔肾细胞、人胚成纤维细胞等多种人和动物培养基内繁殖，适宜pH为4.5~5.0。常成对排列，有时成堆，位于内皮细胞或浆膜细胞内，形成微小集落。革兰氏染色阴性，有的两端浓染或不着色。Gimenez、Macchiavello染色呈红色，吉姆萨染色呈紫红色。

对于大多数理化因素，Q热立克次体的抵抗力要强于立克次体及无芽孢细菌，在干燥沙土中4~6℃可存活7~9个月，−56℃能存活数年。耐热，需100℃至少10分钟才能杀死。10g/L石炭酸溶液或甲醛溶液灭活需24小时。在干燥蜱粪中可保持活性一年半左右。对脂溶剂和抗生素敏感。

### （二）基因组

其基因组分子量为$1.04\times10^6$kDa，含$1.6\times10^6$bp。近年来已分离其基因达13个之多：编码立克次体代谢酶有关的*PyrB*、*gitA*、*sdhCDAB*基因，编码表面抗原有关的*chtpA*、*tpB*、*ComI*基因，编码毒力因子有关的*Sod*、*Mucz*、*CbbE*、*Cbmip*、*dnaJ*、*qrsA*基因。急、慢性株之间在染色体DNA水平上存在差异。

### （三）脂多糖

贝纳柯克斯体脂多糖（LPS）与其他革兰氏阴性菌十分相似，也为水溶性，分子末端寡糖为主要抗原决定簇。该菌存在抗原相变异现象，主要原因是LPS结构发生改变，适应不同宿主而表现出两相的抗原性。从人、动物或蜱体内新分离的立克次体为Ⅰ相，含完整的抗原组分，具光滑脂多糖Ⅰ，毒力强。若经人工传代后成为含粗糙脂多糖Ⅱ的Ⅱ相弱毒株。Ⅰ相立克次体可在感染的早期诱发Ⅱ相抗体，晚期产生Ⅰ相抗体，因而Ⅱ相抗原可与早期及恢复期血清反应，Ⅰ相抗原只与晚期血清呈阳性反应，两相立克次体LPS的差异主要在糖类组成上。既往多项研究显示：贝纳柯克斯体的LPS的结构和功能变异，对其致病机制和免疫原性相关问题有很大的意义。贝纳柯克斯体的LPS改变与其导致急慢性感染之间有一定联系。目前尚未能确定LPS的SDS-PAGE图谱中每个条带的化学本质，但是比较株间或株内各相的化学组成和SDS-PAGE图谱之间的关系，我们仍能够发现：LPSⅠ中可检出主要糖有阿拉伯糖、甘露糖、D-甘油甘露糖，次要糖有葡萄糖；LPSⅡ缺少阿拉伯糖，另外LPSⅠ中含LPSⅡ所缺少的双糖结构——氨基酸半乳糖醛酸葡糖胺（GalNu-$\alpha$（1-6）-GluN）、3-6-支链醛糖（6-脱氧-3-C-甲基古洛糖和3-C羟甲基来苏糖）及其他一些未定成分。株间比较，有毒的LPSⅠ株和有毒的LPSⅡ株间以及无毒的LPSⅡ株之间，化学组成和SDS-PAGE图谱均有明显差异。Ⅱ相株间LPSⅡ的差异，可能因实验中各株适应于鸡胚的程度不同，或未经空斑纯化所致，与临床类型是否相关，尚需进一步研究。

### （四）质粒

此外，还发现贝纳柯克斯体是立克次体家族中目前已知唯一含有质粒的病原体，现已经发现4种质粒型（36kb QpHI、39kb QpRS、33.5kb QpDV和51kb QPDG）和无质粒型。每种质粒各有其特异序列，但DNA大部分是保守的。Samuel等提出了一个观点，质粒和它引起的临床类型也存在着相关性，含36kb QpHI的Q热立克次体株可能与急性Q热感染有关，而由慢性Q热患者分离得到的菌株则含39kb QpRS型质粒。

但是，通过聚合酶链反应技术对Q热立克次体国际标准急性株和我国四川、云南、内蒙古等地的分离株进行特定基因片段的扩增，结果发现，我国分离株所含质粒类型与其感染的临床表现并不完全吻合。Moos等为了研究含QpHI质粒分离株和QpRS

质粒分离株引起的动物实验性心内膜炎有无不同，用聚乙烯导管经家兔颈动脉穿主动脉达右心室，造成瓣膜损伤，再分别注入分离株和Priscilla株，建立心内膜炎动物模型。结果表明，Q热立克次体能否致病与瓣膜是否受损伤或是否存在机体免疫力低下有关，而与感染菌株的是否不同无明显联系。Stein、Raoult、Thiele等分别的研究结果均说明质粒不同非临床类型的决定因素。

通过不同株LPS、质粒类型和基因组DNA水平的比较，目前仍不能确认临床类型与病原学特征相关。因为贝纳柯克斯体有专性寄生于宿主细胞质空泡的独特生物学特性，很难实现常规构建突变株进行研究，很多结果都是在不同临床类型分离株的比较中获得的，分离株数量有限，病例搜集不够广泛，也是导致各家研究结果不一的原因。

## 二、流行病学

自从1937年发现Q热并证明其病原体为贝纳柯克斯体后，70余年来报道的Q热疫区已遍及全球各大洲几乎所有国家，成为分布最广泛的人兽共患病之一。我国Q热的发现和研究开始于50年代初。1950年发现首例患者并获得血清学证实。此后，从急、慢性Q热患者、家畜以及不同蜱种体内分离出多株病原体。本病在国内的分布也相当广泛，并有多次局部暴发流行的报道。

### （一）传染源

人类Q热的传染源主要是感染家畜，如牛、马、羊、驴等是主要传染源，所以我国Q热的暴发流行多发生在屠宰场、食品加工厂、皮革厂、农牧场等单位。资料表明骡、骆驼、犬、猪、啮齿动物和鸽、燕等家禽均可自然感染，作为传染源的可能性也应被重视。犬可能因吞食病畜胎盘或被野外蜱类叮咬而感染Q热。受染动物大多外观健康，但胎盘、乳汁和尿、粪等排泄物中长期带有病原体，形成的气溶胶可污染土壤、衣物、动物皮毛甚至可使数百米外的易感者受染。

患者通常不是传染源，但其痰中所含病原体，偶可感染周围人群。

1963年四川省雅安皮革厂发生一次Q热流行，73.7%发病人员是与家畜生皮有密切接触的刮皮毛工人和生皮仓库保管员。1966年3月在云南昆明西郊白花山农场人员因为密切接触山羊，引起一次Q热暴发，当时该场山羊血清Q热补体结合抗体阳性率高达92.5%。1998年有广东、广西两地军区警犬血清 Q 热抗体阳性率为 3.74% 的报道。

值得注意的是,有些动物可以携带多种立克次体,在河南省信阳地区鼠类感染调查中证实,同一只鼠可携带多种立克次体病原体,在传播条件成熟的情况下,可引起人与人之间混合感染。另外,内蒙古也曾在同一例患者体内分离出 Q 热立克次体和羊型布鲁氏菌。这种混合感染的传染源所造成的危害无疑更加严重。

### (二)传播途径

蜱是传播媒介。蜱没有吸血时较小,如米粒大小,吸血后膨大,圆滚滚的像长着脚的葡萄。蜱通过叮咬感染宿主的血液而获得病原体,并在体腔、消化道上皮细胞和唾液腺中繁殖。当其再次叮咬易感动物时传播本病。家畜与野生动物之间经相互啃咬或经破损的皮肤感染。Q 热病原体在蜱体内可存活很久并且经卵传代至下代幼虫、稚虫甚至成虫。感染蜱不仅可叮咬致动物发病,而且蜱粪中也含大量的病原体。

蜱螨类除四川的铃头血蜱外,还有新疆的亚洲璃眼蜱、内蒙古的亚东璃眼蜱、福建的毒刺厉螨,体内均能分离出贝纳柯克斯体。

1. 呼吸道传播 呼吸道是主要传播途径,10 个病原体即可引起疾病。病原体自动物体内排出后可成为气溶胶,干蜱粪也可污染尘埃,吸入污染尘埃或继发性气溶胶而暴发 Q 热者屡见不鲜。如 1965 年昆明食品加工厂的 Q 热暴发,就是因为屠宰严重感染的绵羊,其排泄物或处理内脏和胎盘等所产生的大量含贝纳柯克斯体气溶胶被现场工人吸入而发病率最高(37.5%),其次是羊群的饲养员(33.3%),与现场接触少的行政人员仅 7.6%。1979 年甘肃北部驻军某连因打扫一个牛、羊圈而致短期内出现 30 多人相继发病。四川和云南曾有数例汽车司机患病报道,有的是在运输家畜或其皮毛后发病,有的仅与运过家畜的卡车结伴同行而感染。

2. 接触传播 接触传播是另一种重要的传播途径。如兽医、牧民、屠宰场工人、皮革厂工人、实验室工作者等,以及乳肉品、皮毛加工厂工人与病畜(其羊水、胎盘、阴道分泌物等特别具传染性)、胎畜、污染脏器、畜产品、病原体培养物等的接触机会多,病原体可自皮肤破损处或黏膜进入体内。人被蜱叮咬,蜱粪中的病原体可通过搔破伤口而侵入。

3. 消化道传播 病畜的乳汁中常含病原体,巴氏消毒法不能将其全部杀灭,因此饮用奶类和奶制品也可能经口感染 Q 热,特别是生奶,也可因饮用生水而受染。1963—1965 年在内蒙古布鲁氏菌病流行区曾发现 Q 热和布鲁氏菌病混合感染病例,患者有饮生奶习惯且有与牲畜密切接触史。但也有不同观点,认为或许病原体其实不是从消化道侵入人体,而是人通过吸入在倾倒污染牛奶或水时形成的气溶胶而致病。

### (三)易感者

人群对 Q 热病原体普遍易感。人是否患病主要取决于暴露在病原体下的机会、程度和频度。因此青壮年及上述职业人群的发病率较一般人群为高。流行地区隐性感染者很多,病后有持久免疫力。

### (四)流行特征

1. 地区分布 据 20 世纪 60 年代以补体结合试验、80 年代后主要以间接免疫荧光试验(IFA)和酶联免疫吸附试验(ELISA)检测我国各地万余份健康人和不明原因发热患者的血清表面发现:Q 热抗体阳性者相对普遍。近 8 000 份家畜(主要为牛、羊)血清也有高低不等的 Q 热抗体阳性率。目前已经血清流行病学调查和病例证实,我国的 Q 热分布从北方的内蒙古、黑龙江到南方的海南省,从福建、安徽等东部地区到新疆、西藏等西部地区,几乎遍及全国。各地感染率随地区、对象、调查年代和季节的不同可有很大差异。1963—1965 年血清流行病学调查结果显示,我国贵州、四川、云南和西藏等西南省份的 12 个县市 58 个单位 1 933 份人血清 Q 热补体结合抗体(CF 抗体)阳性率为 1.6%~28.7%,有发热病史者高于健康人。对 1 705 头家畜牛和羊的血清进行免疫学检查,血清抗体阳性率分别为 43.4% 和 62.7%。

2. 季节性 我国 Q 热一年四季均有发病者,但在产羔、生犊的孕畜分娩、屠宰旺季等因素影响下表现出季节性上升或暴发流行。1963 年四川省雅安皮革厂和 1965 年云南省昆明食品加工厂的 Q 热流行均发生于 9~11 月,与当地屠宰场每年 8 月至次年 1 月(特别是 9、10 月)宰杀大量牛、羊以及有未经任何消毒的生皮进厂有关。1968 年西藏阿里地区的 Q 热集中在 3~4 月发病,与当地产羔季节相符。

3. 职业和年龄、性别 虽然 Q 热经常在牧区和半农半牧区发生,但是许多高度开发的农业区甚至城镇的人畜 Q 热感染率也高。一般 Q 热(散发病例)患者无明显职业特征,在年龄和性别分布上也无明显区别。在 Q 热流行中,男性病例多于女性,青壮年及从事兽医、牧民、屠宰场工人、乳肉品和皮毛加工厂工人的职业人群的发病率较一般人群为高,这主要取决于暴露于病原体的频率和程度。

### 三、发病机制和病理改变

#### （一）发病机制

人类或动物的单核-巨噬细胞是贝纳柯克斯体主要的靶细胞。病原体从不同途径侵入人体后，先在局部被单核-巨噬细胞吞噬，因其能抵抗溶酶体的水解作用，在吞噬溶酶体内定位和繁殖，并可由巨噬细胞运送至全身，侵入血液循环引起贝纳柯克斯体血症，扩散感染。主要波及小血管及心、肝、肺、肾等脏器。肺、脾和睾丸的巨噬细胞、脑神经胶质细胞和肾小管上皮细胞内可见大量病原体。如患者伴有免疫力缺陷，急性感染不能完全清除贝纳柯克斯体，此时虽然抗体水平很高，但病原体也可寄生于内皮细胞中继续繁殖，潜伏于人体内达 10 年甚至更久，转化至慢性感染。如患者原有心脏瓣膜病变，则易导致感染性心内膜炎。

#### （二）病理改变

主要是全身实质性脏器的血管及周围广泛性炎性病变。血管病变主要有内皮细胞肿胀，严重时可有血栓形成。本病的死者的肺部病变常呈弥漫性大叶分布，肺泡及支气管中有中性粒细胞、大单核细胞、淋巴细胞、浆细胞等组成的凝块。肺间质水肿，肺泡间隔因细胞浸润而增厚及出现坏死灶。肝内散在粟粒样肉芽肿，心脏可有心肌炎、心包炎和心内膜炎。

### 四、临床表现

Q 热的临床表现形式多样且缺乏特异性，主要取决于进入体内病原体的数量、株别、个体的免疫力以及基础疾病。潜伏期 9~30 天，平均 17~20 天。

目前，我国证实的 Q 热病例基本上都是回顾性的，临床漏诊误诊极高。多误诊为"流行性感冒""非典型病原体肺炎""传染性肝炎"等。除了可能由于目前我国 Q 热确实发病率低（除 2007 年有一宗急性 Q 热肺炎 44 例回顾性报道，慢性 Q 热均为个案），不能排除因临床医生对本病认识不足所致。

#### （一）自限性发热

自限性发热是 Q 热最常见的临床表现类型。患者呈自限性流感样症状，仅有发热、头痛、肌肉酸痛，但不出现肺炎。病程呈自限性，一般为 2~14 天。胸部 X 线检查正常，血清学检查显示抗贝纳柯克斯体抗体阳性。有些贝纳柯克斯体感染者无任何症状，仅血清学抗体阳转。

#### （二）Q 热肺炎

本型 Q 热病程一般为 10~14 天。临床表现分为不典型肺炎、快速进展型肺炎和无肺部症状型肺炎三种形式。起病大多较急，也有缓慢起病。几乎所有患者均有发热，伴有寒意或寒战，体温于 2~4 天内升高至 39~40℃，呈弛张型；75% 患者有明显的头痛；尚有肌肉疼痛（尤以腰肌、腓肠肌为著）、脸及眼结膜充血、腹泻、疲乏、大汗、衰竭等表现，偶有眼球后疼痛及关节痛，无皮疹。

患者呼吸道症状并不突出，仅 28% 患者于病程 3~4 天后出现干咳、胸痛，有少量黏痰或痰中带血。体检时可在肺底闻及少许湿啰音，快速进展型肺炎有肺实变的体征。胸部 X 线检查，约半数呈两肺下叶一个或多个、大小不等的圆形或锥形实变阴影，1/3 病例有少量胸腔积液。大多数患者甚至无呼吸道症状，仅胸部 X 线检查显示肺炎影像。

#### （三）慢性 Q 热

临床表现为不规则的弛张热、贫血、血沉增快、球蛋白升高等。该病为一种严重的慢性、消耗性疾病，长期不易康复，但病死率不高。妇女在怀孕期间感染该病会发生早产、流产、死胎及新生儿先天发育不良等现象，同时出现发热、类流感等症状。重者会出现血小板减少症及重度贫血。

近年来，此类型病例日益增多，临床值得重视。发热通常持续 6 个月以上，临床表现多样化，可有多系统受累，除易并发心内膜炎、肺炎、肝炎等外，也可伴有肺梗死、心肌梗死、间质性肾炎、关节炎和骨髓炎等，可单独或联合出现。

国外多篇报道显示 Q 热是血培养阴性的心内膜炎的主要原因之一，心内膜炎是慢性 Q 热最常见也是最严重的表现，不同研究报道的病死率在 5%~65%。有不少病例因抗感染治疗不充分而致心脏瓣膜置换术后复发。而国内仅有 5 例确诊病例报道，患者体检均有心脏杂音，超声心动图有明确异常发现，4 例发现心瓣膜赘生物。心内膜炎患者多存在细胞免疫缺陷或伴有心脏瓣膜病变等，常有明显的杵状指（趾）和高球蛋白血症，半数病例有肝脾大，1/5 患者出现紫癜性皮疹，1/3 患者合并肺栓塞，还可伴有贫血和血尿。心瓣膜赘生物显微镜下呈亚急性或慢性炎症改变，可见许多泡沫状巨噬细胞，电镜下见病原体。这些都有助于与细菌性心内膜炎相鉴别。

肝炎也是慢性 Q 热较常见的临床表现，可伴发于急性 Q 热肺炎，也可为长期不明原因发热伴肝功能异常。肝组织活检显示"肉芽肿性肝炎"，病理特征：肉芽肿中心为密集的纤维蛋白环，外周围以脂质空泡。需注意的是,这种改变也可见于霍奇金淋巴瘤和传染性单核细胞增多症。但本病可从肝组织中分离出贝纳柯克斯体。

### (四)其他

Q热患者可合并无菌性脑膜炎或/和脑炎,常有严重的头痛,但脑组织病变并不显著。Q热引起的脑膜炎或/和脑炎少见,脑脊液中可有白细胞计数升高,范围从数十到数百甚至上千不等,以单核细胞为主。蛋白质含量通常升高,葡萄糖含量正常。神经系统其他并发症还有肌无力、复发性脑膜炎、视物模糊、行为异常等。Q热患者偶可发生脊椎骨髓炎、骨髓坏死、溶血性贫血等。

## 五、实验室检查

### (一)血、尿常规检查

白细胞计数多正常,仅少部分(约 1/3)患者有白细胞计数升高。血沉常增快,慢性Q热者的血沉增快尤为显著,发热期可出现轻度蛋白尿,心内膜炎患者可出现显微镜下血尿。

### (二)血清免疫学试验

常用补体结核试验(CF)、微量凝集试验、毛细管凝集试验、IFA 和 ELISA 等。目前检测常用 IFA 和 ELISA 法,敏感性和特异性都很好,Q热急性期最早仅出现 II 相 IgM 和 IgG 抗体阳性,通常于起病 7～15 天后可检测到,90% 以上病例 3 周内阳性,8 周达峰值;发热数周后才出现低效价的 I 相抗体。Q热心内膜炎可出现高效价的 I 相 CF 抗体。外斐试验呈阴性。出现 II 相抗体向 I 相抗体的血清转换或呈 ≥4 倍增高均可确诊急性 Q热。慢性期 I 相抗体阳性,随着治疗起效,抗体滴度逐渐降低,IgG 抗体可持续数年。

### (三)分子生物学检测

目前已可用 DNA 探针技术和 PCR 技术检测标本中贝纳柯克斯体特异性 DNA,特异性强,敏感性高。对鉴别贝纳柯克斯体的急慢性感染有一定帮助。

### (四)动物接种和病原体分离

取发热期患者血液 2～3ml 接种于豚鼠腹腔内,动物发热后处死,做脾脏压印涂片检查,可见存在于胞质内的病原体,也可用鸡胚卵黄囊或组织培养分离病原体。由于病原体分离比较复杂,须在有条件实验室进行,以免引起实验室内感染。目前,以 PCR 为主要手段的分子生物学技术几乎已经取代了病原体分离,作为直接诊断依据。

### (五)其他

肝功能可有轻度异常,心电图可有 T 波、ST 段等的改变。发生 Q热心内膜炎时,超声心动图检查可发现赘生物。肝组织活检病理对诊断 Q热肉芽肿性肝炎相当有价值。

## 六、诊断及分类

Q热的诊断有赖于流行病学、临床表现和病原学诊断。特异性血清抗体检测是当前临床最主要的诊断手段。疫区居住史和职业对诊断有重要参考价值。细胞免疫功能低下、既往有心脏瓣膜病变史及心脏瓣膜置换术史者出现细菌培养阴性的心内膜炎时要考虑 Q热心内膜炎的可能。确诊要依靠血清学检查或/和分子生物学检查,后者常需一定的条件和设备。必要时(有条件单位)做动物接种和病原体分离。Q热的外斐试验阴性,有利于 Q热与其他立克次体病相区别。

## 七、治疗

急性 Q热的治疗相对简单,首选药物为口服多西环素(100mg,2 次/d),四环素与氯霉素对本病也具相当疗效。一般于 48 小时后退热,疗程 14 天。疗程不宜过短以防复发,复发再治仍有效。临床试验还证实大环内酯类、氟喹诺酮类、复方磺胺甲噁唑亦相当有效。一般治疗和对症治疗同流行性斑疹伤寒。

对慢性 Q热一般采用至少两种有效药物联合治疗,可选用多西环素联合利福平治疗,现已获得一定成效,疗程数年(一般至少为 3 年)。另一可供选择的治疗方案是多西环素(100mg,2 次/d)联合羟氯喹(200mg,3 次/d,然后调整至 1mg/ml 血清浓度)。后者是 Q热心内膜炎首选方案,疗程至少 18 个月。替代治疗可采用多西环素联合氧氟沙星、多西环素联合复方磺胺甲噁唑、多西环素联合大环内酯类等,疗程 3 年或 3 年以上。早期、充分的治疗可以避免手术或者减少术后复发。在抗菌药物治疗期间,每间隔 6 个月应做抗贝纳柯克斯体抗体测定。当 I 相 IgA 抗体效价 ≤1∶50 和 I 相 IgG 抗体效价 ≤1∶200 时可终止治疗。在终止治疗后头 2 年内,每 3 个月应复查抗体一次。治疗有效时,红细胞沉降率逐渐下降,贫血和高球蛋白血症可得到纠正。但是用抗菌药物治疗不满意时,需同时进行人工瓣膜置换术。

## 八、预防

### （一）管理传染源

患者应隔离，痰及大小便应消毒处理。注意家畜、家禽的管理，使孕畜与健畜隔离，并对家畜分娩期的排泄物、胎盘及其污染环境进行严格消毒处理。

### （二）切断传播途径

1. 屠宰场、肉类加工厂、皮毛制革厂等场所，与牲畜有密切接触的工作人员，必须按防护条例进行工作。

2. 灭鼠灭蜱，消灭传播媒介，包括消灭其他家畜体上的蜱。常用的灭蜱方法：①捕捉；②用 0.04% 二嗪农溶液或 0.032% 烯虫磷，或 1% 敌百虫水溶液喷洒或洗刷畜体。

3. 对疑有传染的牛羊奶必须煮沸 10 分钟方可饮用。

### （三）主动免疫

在疫区实施动物和人类免疫接种。对接触家畜机会较多的人员可予疫苗接种以防感染，牲畜也可通过接种以减少发病率。死疫苗局部反应大；弱毒活疫苗用于皮上划痕或糖丸口服，无不良反应，效果较好。我国采取人类用 QM-6801 株制成活疫苗，在皮肤上进行划痕接种或口服，效果较好。

（高志良 赖 菁）

第七节 巴尔通体病

巴尔通体病（bartonellosis）是由多种巴尔通体感染引起的一类人兽共患病，其常见的感染方式包括蜱、虱、恙螨和蚊等节肢动物叮咬、猫等动物抓伤等，巴尔通体是一种革兰氏阴性细胞内兼性细菌，呈世界性分布；目前已分离出 20 余种不同的巴尔通体，感染人体有 10 余种，主要有亨氏巴尔通体、通体巴尔通体和杆状巴尔通体。巴尔通体病临床表现多样，患者感染后可无明显临床表现，也可以表现为发热、咽痛、关节酸痛、淋巴结肿大、败血症、心内膜炎、视网膜炎等。整体预后较好。

## 一、病原学

1905 年，Alberto Barton 在患者身上发现奥罗亚热（Oroya fever）的致病因子，1919 年 Battistini 等分离出病原体，在 1990 年以前，人们仅知道杆菌状巴尔通体（Bartonella bacillitormis）引起的卡里翁病和五日热巴尔通体（Bartonella quintana）引起的战壕热。巴尔通体是一种革兰氏阴性细胞内兼性细菌，呈世界性分布；巴尔通体属目前有 20 余亚种，其中感染人体的有 10 余种，巴尔通体部分亚种、宿主及感染方式见表 24-7-1。

表 24-7-1 主要巴尔通体及其相关概况

| 巴通体种 | 自然宿主 | 传播媒介 | 巴通体引起的主要疾病 |
| --- | --- | --- | --- |
| 汉赛巴通体（B. henselae） | 猫、狗、马、人 | 跳蚤、虱子、蜱虫 | 猫抓病、血管瘤、菌血症、心内膜炎、肝病性紫癜、视网膜炎、脑病 |
| 五日热巴通体（B. quintana） | 人、猫、狗、猕猴 | 跳蚤、虱子、臭虫 | 战壕热、慢性菌血症、血管瘤、心内膜炎、猫抓病 |
| 杆菌样巴通体（B. bacilliformis） | 人 | 白蛉、跳蚤 | 卡里翁氏（Carrion）病（急性 Oroya 热和慢性秘鲁疣） |
| 伊丽莎白巴通体（B. elizabethae） | 大鼠、狗、人 | 跳蚤 | 心内膜炎 |
| B. koehlerae | 猫、狗、人 | 蝙蝠苍蝇 | 心内膜炎、猫抓病 |
| 多氏巴通体（B. doshiae） | 田鼠、人 | 跳蚤 | 猫爪病 |
| 文氏巴通体伯氏亚种（B. vinsonni-berkhoffi） | 犬、马、狐狸、人 | 跳蚤、蜱虫 | 心内膜炎、关节痛、疲劳 |
| 格氏巴通体（B. grahamii） | 小鼠、田鼠、人 | 跳蚤 | 视网膜炎 |
| 克氏巴通体（B. clarridgeiae） | 猫、狗、人 | 跳蚤、蜱虫 | 猫抓病、败血症、心内膜炎 |
| B. washoensis | 啮齿动物、人 | 跳蚤、蜱虫 | 心肌炎、发热 |
| B. rochalimae | 啮齿动物、人 | 跳蚤、蜱虫 | 心肌炎、菌血症 |
| B. alsatica | 兔、人 | 跳蚤、蜱虫 | 未知 |
| B. mayotimonensis | 蝙蝠、人 | 蝙蝠苍蝇、跳蚤、蜱虫 | 未知 |
| B. melophagi | 山羊、人 | 羊群 | 未知 |

续表

| 巴通体种 | 自然宿主 | 传播媒介 | 巴通体引起的主要疾病 |
|---|---|---|---|
| *B. vinsonni-arupensis* | 狗、人 | 跳蚤、蜱虫 | 未知 |
| *B. chomelii* | 反刍动物 | 苍蝇、蜱虫 | |
| *B. tribocorum* | 大鼠 | | 未知 |
| *B. birtlesi* | 小鼠 | 苍蝇 | 未知 |
| *B. tay lori* | 小鼠、田鼠 | | 未知 |
| *B. rousetii* | 蝙蝠 | 蝙蝠苍蝇 | 未知 |
| *B. schoenbuchensis* | 反刍动物 | 苍蝇、蜱虫 | 未知 |
| *B. weissii* | 牛 | | 未知 |
| *B. capreoli* | 反刍动物 | 跳蚤、蜱 | 未知 |

### （一）形态及培养

巴尔通体在分类上属变形菌纲、α 亚纲、根瘤菌目、巴尔通体科、巴尔通体属[《伯杰氏系统细菌学手册》,美国国家生物信息中心(NCBI)生物分类数据库(Taxonomy)],是一类兼性细胞内寄生的革兰氏阴性细小球状、杆状或环状的多形性微生物,球状菌直径 $0.2 \sim 0.7\mu m$,杆状菌大小 $(0.3 \sim 0.6)\mu m \times (0.8 \sim 2)\mu m$,多数不能通过细菌滤器。大多数无鞭毛,仅杆菌状巴尔通体和克氏巴尔通体有鞭毛。

杆菌状巴尔通体为一种细小的革兰氏阴性球杆菌,大小为 $(0.2 \sim 0.5)\mu m \times (1 \sim 2)\mu m$,能运动,多形性,可表现为球形、环形、卵圆形或颗粒状。有 $1 \sim 10$ 根单端鞭毛,长 $3 \sim 10\mu m$。在急性早期患者体内的病原体,形态更具球形,常在红细胞及内皮细胞的胞质内,吉姆萨染色呈紫红色。该菌要求高营养的培养基(含动物或人血的琼脂),最佳温度为 28℃,5% $CO_2$ 环境条件下生长缓慢,42℃ 不生长。生化反应极不活泼,不产生溶血素,对多种抗生素敏感。

五日热巴尔通体为多形性,呈弯曲的杆状小体,大小为 $(0.25 \sim 0.75)\mu m \times (1 \sim 3)\mu m$,革兰氏染色阴性。电镜下可见细胞壁,无鞭毛和荚膜。接种于含新鲜动物或人血的琼脂或其他富营养培养基,于 $35 \sim 37℃$,5% $CO_2$ 环境下培养,$12 \sim 14$ 天后在琼脂表面长出白色、圆形、半透明的黏稠菌落,有时呈菜花状,传代后培养 $3 \sim 5$ 天即可形成菌落。在液体培养基中生长常出现凝集现象,也能在鸡胚和细胞培养基中生长,多聚集于细胞窝泡内,不出现空斑。

导致猫抓病的汉赛巴尔通体,其生物性状、形态和培养与五日热巴尔通体相同。

### （二）生化特性

巴尔通体生化反应不活泼,缺少糖酵解酶,不分解葡萄糖等,能分解亮氨酰甘氨酸、甘氨酸、脯氨酸、苯丙氨酸、丙氨酸、缬氨酸、精氨酸和丝氨酸;氧化酶反应(Kovacs 法)呈弱阳性;能液化明胶;不产生靛基质和 $H_2S$,不分解尿素,鸟氨酸脱羧酶和硝酸盐还原反应均为阴性;可使马尿酸盐水解和核糖氧化。除伊丽莎白巴尔通体在兔血琼脂上培养后显示不完全清晰的溶血圈外,其他的不溶血,但能促使内皮细胞增殖。

### （三）细胞壁脂肪酸及巴尔通体的基因组

巴尔通体细胞壁脂肪酸大量是顺-11-十八(烷)酸(*cis*-11-octadecanoate,C18:1W7C),十六(烷)酸(hexadecanoate,C16:0)和十八(烷)酸(octadecanoate,C18:0),分别占总脂肪酸量的 57% ~ 59%、18% ~ 23% 和 16% ~ 21%。

巴尔通体基因组大小随测定方法不同而稍有差异。五日热巴尔通体基因组大小为 $1\,500 \sim 1\,700kb$,万森巴尔通体和伊丽莎白巴尔通体为 $200 \sim 2\,174kb$,汉赛巴尔通体约为 $2\,005kb$,而杆菌状巴尔通体基因组大小为 672kb,为大肠埃希菌($4.2 \times 10^3 kb$)的 16%。

### （四）侵袭性

不同种(株)巴尔通体的毒力也有差异,毒力强的感染后临床症状明显,容易进展为重症;毒力弱的感染后症状轻,多呈隐性感染。该菌侵入动物体后常寄生于单核吞噬细胞系统、血管内皮细胞和红细胞或紧贴在红细胞上,有时也会游离于血浆内,从而出现菌血症。鞭毛为杆菌状巴尔通体侵入宿主细胞的重要毒力因子,有人观察到运动的巴尔通体如钻孔器,同时结合其他因素而使红细胞膜改变,导致巴尔通体侵入红细胞内。

## 二、流行病学

### （一）宿主

巴尔通体可以从许多动物体内分离或者检测到,包括哺乳动物(猫、狗)、啮齿动物(鼠、兔)和反刍动物(牛、鹿、麋鹿)以及野生动物,如野生猫科动物(美洲野猫、美洲狮和山狮)、草原狼狐狸。新的巴尔通体被发现能感染多种温血(狗、啮齿动物)和冷血(爬行类、两栖类)脊椎动物。不同巴尔通体具有宿主特异性。既往认为,人是五日热巴通体(*B. quintana*)、杆菌样巴通体(*B. bacilliformis*)的唯一宿主。近年来,在猫、狗、猕猴体内也发现了五日热巴通体(*B. quintana*)。巴尔通体病传染源主要为含有病原体的宿主,包括患者、无症状病原体携带者和其他储存宿主。患者症状消失后,血中仍有少量带菌可持续数年。在流行区,无症状带病原体者可高达 10%~15%。

### (二) 媒介及传播途径

巴尔通体通常以某种昆虫媒介传播给人,吸血节肢动物起主要作用,可在同种动物间传播巴尔通体,也可在异种动物包括动物与人之间传播。作为人类感染的传播媒介主要有白蛉(sandfly, Phlebotomus)、跳蚤、体虱。蜱、恙螨等主要作为动物间传播媒介,但在特定条件下也可作为人类巴尔通体感染的传播媒介。

传播方式通常包括吸食血液与排泄粪便等污染物等方式。易感动物和人经巴尔通体宿主叮咬吸血、啃咬叮舐或瘙痒、抓擦等机械性损伤后接触污染物(粪便等)均能感染巴尔通体乃至引发病症。当然偶尔也可通过不消毒的注射器、针头等医疗器械途径感染。

巴尔通体的感染传播周期是:感染后巴尔通体在局部进行繁殖,如内皮细胞(endothelial cells)。大约每隔 5 天,在内皮细胞中的部分细菌释放进入血液,并感染红细胞。细菌在红细胞内的膜质细胞器(membranous rganelles)中进行复制。巴尔通体在红细胞内繁殖到一定数量以前,红细胞仍然维持正常的工作;当吸血节肢动物再次叮咬宿主时,在红细胞内寄生的巴尔通体随之进入传播媒介体内。如此反复,形成媒介和宿主间的传播链。传播媒介是吸血节肢动物,储存宿主(reservoir host)是哺乳动物。

### (三) 人群易感性

人和动物普遍易感,且病后无明显的持久免疫力。感染人的巴尔通体主要包括杆菌状巴尔通体(*B. bacillitormis*)、五日热巴尔通体(*B. quintana*)、汉赛巴尔通体(*B. henselae*),目前发现的还有伊丽莎白巴尔通体(*B. elizabethae*)、文氏巴尔通体阿氏亚种(*B. vinsonii arupensis*)、文氏巴尔通体格霍夫亚种

(*B. vinsonii subsp. berkhoffii*)、克氏巴尔通体(*B. clarridgeiae*)、格拉汉姆巴尔通体(*B. grahamii*)和文氏巴尔通体文森亚种(*B. vinsonni-vinsonni*)等十余种。人群分布以青少年及成年人居多。

### (四) 流行特征

巴尔通体病无明显的季节性,但在热带地域和温暖季节的啮齿动物、吸血节肢动物等活动频繁时期感染、传播、发病的较多。

动物巴尔通体病具有地方流行性,宿主动物常在地区、传染源动物污染地区的感染率与发病率明显高于其他地区;在年龄上,幼兽的易感性、感染率、带菌率和发病率均较高。动物巴尔通体病多呈散发,很少出现流行现象。存在宿主鼠类和吸血节肢动物的地域能成为巴尔通体病的自然疫源地,持续不断地向外传播和扩散病原,危害其他动物和人。

除秘鲁安第斯山奥罗亚热和第一、第二次世界大战期间的战壕热呈暴发流行外,人巴尔通体病多呈散发状态。但近年来,由于饲养宠物的兴起,猫抓病(cat-scratch disease, CSD)日见增多。在美国 80% 猫抓病病例为儿童,高峰年龄 2~14 岁,男性及白种人发病率较高,病例呈家庭集中分布。由此可见,影响巴尔通体病发生、暴发、流行的因素除了灾荒、战争、自然生态环境破坏和环境卫生恶劣外,与宿主动物频繁接触、宠物管理不力等均有重要关系。

## 三、发病机制

巴尔通体吸附细胞,致细胞膜损伤,侵入细胞、促细胞增生和新血管发生等作用与病原体结构、组分等密切相关。例如,杆菌状巴尔通体鞭毛可能对其侵入宿主细胞有重要作用。抗鞭毛蛋白血清与巴尔通体作用后可使后者侵袭人红细胞能力减弱41%~99.8%。有菌毛的汉赛巴尔通体株黏附和进入 Hep-2 细胞的能力大于无菌毛株近 5 倍和 100 倍,大于无菌毛的五日热巴尔通体近 50 倍和几千倍。杆菌状巴尔通体培养上清液中有一种称为变形素(deformin)或变形因子的蛋白质,可引起红细胞变形,细胞膜出现凹入,有些变形红细胞的空泡内有巴尔通体。变形素可能配合动力的作用,导致杆菌状巴尔通体在血管上皮增生,随后侵入红细胞内繁殖。严重患者几乎所有外周血液中的红细胞均被感染,一个红细胞可多达 20 个病原体,致使大量红细胞破坏,导致严重溶血性贫血。由于红细胞系的增生,致使外周血液出现有核红细胞、巨红细胞及大量网织

红细胞(可达 50%),白细胞变化不大,而血小板常有减少。并可见肝、脾和淋巴结的网状内皮细胞大量吞噬病原体、红细胞及含铁血黄素。肝大,有时可见小叶中心性细胞坏死;脾大并伴有感染。由于毛细血管内皮细胞损害和肿胀,可导致管腔阻塞和组织缺血坏死。脑脊液检查可有细胞数增加和找到病原体。临床表现与宿主的免疫状态密切相关。人感染汉赛巴尔通体后虽不侵入红细胞,但在汉赛巴尔通体培养上清液中也存在这种蛋白质。

汉赛巴尔通体、五日热巴尔通体、杆菌状巴尔通体或其裂解抽提物与人脐静脉内皮细胞一道孵育后,可增进内皮细胞增殖和移动或生成新血管。巴尔通体感染常与人体免疫状态有关。战壕热、猫抓病和卡里翁病为免疫功能正常者罹患,而杆菌性血管瘤-杆菌性紫癜多发生于有免疫损伤的宿主。宿主细胞的一种结构——侵袭体可介导汉赛巴尔通体侵入内皮细胞,其侵入过程为肌动蛋白依赖,而与微管无关,可能对巴尔通体引起的血管增生中内皮细胞的增殖和移动而导致细胞定居起重要作用。

在猫抓病中,病原体可直接经过机械损伤由猫传入人体,具体过程可能是猫蚤排泄出带有病原体的粪便污染了猫爪,通过机械损伤而进入。

## 四、临床表现

巴尔通体引起的疾病谱广泛,临床表现复杂。目前发现的巴尔通体感染主要有卡里翁病、战壕热、猫抓病、杆菌性血管瘤与杆菌性紫癜、心内膜炎,以及慢性巴尔通体菌血症等,巴尔通体引起的视网膜炎、脑炎、肾小球肾炎、肺炎等少见。

### (一)卡里翁病

卡里翁(Carrion)病为秘鲁的一种地方病,由杆菌状巴尔通体所致,传播媒介为秘鲁的一种疣肿罗蛉(Lutzomyia verrucarum)。卡里翁病包括奥罗亚(Oroya)热和秘鲁疣。奥罗亚热和秘鲁疣是卡里翁病的两个感染阶段,急性杆菌状巴尔通体感染引起的全身感染称为奥罗亚热,杆菌状巴尔通体感染发展到慢性阶段,引起的皮肤或皮下的血管瘤称为秘鲁疣。

1. 奥罗亚热 奥罗亚热非常特殊,其发生的过程有两个截然不同的阶段。

(1)菌血症阶段:发生于被带菌白蛉叮咬的 4 周内。初期的临床表现主要为发热,其后杆菌状巴尔通体感染红细胞,引起红细胞裂解,患者可出现溶

血和黄疸。溶血可引起急性贫血和免疫抑制,如不及时接受抗生素治疗,死亡率可高达 40%~88%。

(2)反复发作或迁延复发阶段:菌血症阶段消退 4 周时,由于细菌侵入,组织受损,表现为毛细血管壁内皮细胞产生细菌性泡,局部组织炎性细胞增生形成肉芽样病理改变,这个阶段病死率低。主要临床表现:潜伏期平均 60 天(10~210 天),前驱期症状为肌痛、发热、头痛、寒战、背及四肢疼痛及衰竭;病情发展迅速,表现为面部苍白、呼吸困难、黄疸,并发展至肝脾大和全身性淋巴结病,同时可伴有精神状态的改变,急性非心源性水肿。

2. 秘鲁疣 当奥罗亚热消退后,杆菌状巴尔通体引发皮肤血管增生性病变,患者的皮肤表面或皮下组织出现杆菌性血管瘤(秘鲁疣)。秘鲁疣可以持续数月甚至数年。

### (二)战壕热

战壕热为五日热巴尔通体所致,传播媒介为体虱,该病的流行与个人和群体的恶劣卫生条件密切相关。在第一次世界大战期间,该病在战壕里的士兵中流行,而当今的战壕热主要发生在无家可归的流浪人群中。战壕热潜伏期一般为 15~20 天,发病的早期患者有发热、寒战、全身不适、剧烈头痛等,随后有背痛、腿痛、颈部痛。战壕热有阵发型和类伤寒型。

1. 阵发型 先有 4~5 天的发热,随后有 4~8 天的无热期,可如此反复发作多次。

2. 类伤寒型 为不间断发热,持续 2~6 周,患者可出现脾大和皮疹,但该病白细胞为增多而不是下降。

### (三)猫抓病

猫抓病是巴尔通体感染最常见的疾病,呈世界性分布,病原体主要为汉赛巴尔通体,五日热巴尔通体、克氏巴尔通体、多氏巴通体(B. doshiae)、B. koehlerae 等也可引起猫抓病。该病多发生在儿童,患者多有被猫抓咬的病史。

潜伏期一般自抓伤至出现皮疹为 3~10 天,至局部淋巴结肿大约 2 周。猫抓病的整个病程多在 4 个月以内,但也有少数长达数年,目前有报道最长为 64 年,提示慢性猫抓病的存在。

1. 原发性皮肤损害 典型病例自抓伤后 3~10 天有 64%~96% 的患者会出现原发性皮肤损害,可见斑丘疹、结节性红斑、疱疹、瘀斑、荨麻疹、环形红斑及脓疱疹等,多见于手足、前臂、小腿及颜面等处,

一般持续 1~3 周,个别可在 1~2 个月后才愈合。皮肤留有短暂色素沉着或结痂,不留瘢痕。在 1~2 个月中会陆续发生血管瘤病变,表现为 0.5~2.0cm 大小的皮肤小结节,可持续数月。

2. 局部淋巴结肿大 抓伤感染后 10~15 天在引流区淋巴结出现肿大,多见于头、颈部淋巴结,其次为腋下和腹股沟淋巴结,耳前、耳后、颌下、锁骨上淋巴结亦可受累。大小 1~8cm,多有疼痛,中等硬度,有 10%~25% 化脓。常自限性,但可持续 2 个月,个别病例直至半年以上才消肿。

3. 全身表现 有 50% 病例出现发热,多数较轻,常在 39℃ 以下,约 9% 病例可出现高热。同时患者常有乏力、食欲缺乏、呕吐、咳嗽、头痛、体重减轻及咽喉痛等流感样症状。当淋巴结化脓时全身中毒症状明显,穿破流脓后症状消失。

4. 中枢性或周围性神经系统症状 约 2% 病例出现中枢神经系统受累症状,表现为脑炎、脑膜炎、脊神经根炎、视神经网膜炎、多发性神经炎或截瘫性脊髓炎等。多发生在淋巴结肿大后 4~6 周,脑脊液淋巴细胞增多,蛋白质增高。多数病例脑电图异常,完全恢复需数月不等。有免疫功能低下患者,病情往往较重。

5. 其他表现 近年来报道有些综合征与猫抓病相关,称为不典型猫抓病临床表现,多见于儿童患者。

(1) 帕里诺眼-腺综合征(Parinaud oculoglandular syndrome,POGS):在猫抓病中,少数儿童病例(约 6%)出现此综合征,即眼肉芽肿或耳前淋巴结病引起腮腺区域肿胀伴眼结膜炎。Carithers(1978 年)报道了 14 例不典型猫抓病伴此综合征患儿,并强调其肉芽肿损伤的特点,在眼睑结膜处可见到直径 2~3mm,甚至大于 1cm 的红色至黄色结节。眼部症状的出现可能由于汉赛巴尔通体直接或间接进入眼睑所致。此综合征是自限性感染病,预后较好。帕里诺眼-腺综合征也可能为结核病、兔热病、腹股沟淋巴肉芽肿和梅毒等引起,但近来通过血清学检测和 PCR 技术测定汉赛巴尔通体特异性 DNA,已证实此综合征是不典型猫抓病的最常见形式。

(2) 莱贝尔星状视网膜病(Leber stellate retinopathy):1916 年莱贝尔(Leber)报道了一种独特的视网膜炎疾病,称为特发性莱贝尔星状视网膜病(特发性莱贝尔星状视神经炎、特发性莱贝尔星状视网膜病),当时未明确其病因,直至 1970—1977 年才将其认为与猫抓病有关。本病常见于儿童和青年,多为不对称性,无痛性视力减退,视盘肿胀、星状斑形成。最后自发性溶解,1~3 个月内完全恢复视力。

(四) 杆菌性血管瘤与杆菌性紫癜

杆菌性血管瘤和杆菌性紫癜多见于艾滋病、肿瘤、接受器官移植等免疫缺陷或免疫低下的患者或老年人,主要由五日热巴尔通体和汉赛巴尔通体所致。患者可表现为发热、盗汗、不适、头痛、厌食等一般性感染的临床表现,特征性临床表现主要为皮肤血管增生性损伤和内脏紫癜。

早期皮肤表面出现单个或多个丘疹,丘疹逐渐增大,直径可达数厘米,并可发展为皮肤溃疡。深部皮肤损害表现为皮下出现可活动或固定于皮下组织的肉色结节。杆菌性血管瘤可发生在任何实质性器官,包括肺、心、脑、骨、阴道、子宫。杆菌性紫癜(由毛细血管扩张形成的血管瘤)主要发生在肝脏和脾脏,患者往往有发热、寒战、恶心、呕吐、腹胀(或腹痛)、肝和/或脾大、肝功能异常等肝脾受损的临床表现。杆菌性血管瘤和杆菌性紫癜可以同时存在。

(五) 心内膜炎

巴尔通体心内膜炎约占到所有感染性心内膜炎病例的 3%。巴尔通体心内膜炎主要由五日热巴尔通体和汉赛巴尔通体感染所引起,伊丽莎白巴尔通体、文氏巴尔通体、克氏巴通体、*B. koehlerae*、*B. clarridgeiae*、*B. elizabethae*、*B. alsatica* 和 *B. washoensis* 等也有引起心内膜炎的报告。巴尔通体心内膜炎患者多有心瓣膜基础疾病,其瓣膜破坏较一般细菌性心内膜炎损坏更明显,其病理特点是单核细胞炎症、广泛纤维化、大钙化和小赘生物,心脏听诊可闻收缩期和舒张期杂音和奔马律,超声心动图显示二尖瓣或主动脉瓣上出现赘生物和心脏血流障碍。患者有发热、盗汗、杵状指、下肢水肿,皮肤出血点和紫癜。但血标本的常规细菌培养结果多为阴性。

巴尔通体心内膜炎的临床诊断主要依据心内膜炎的临床特征和流行病学资料。巴尔通体心内膜炎最常发生在有心瓣膜基础疾病的中年男性流浪汉。患者身上有虱、蚤或与猫、狗的接触史,以及慢性猫抓病、杆菌性内脏紫癜、杆菌性血管瘤等病史均有助于明确诊断。

(六) 慢性巴尔通体菌血症

五日热巴尔通体和汉赛巴尔通体感染如不及时

彻底治疗,巴尔通体可在体内长期存在,引起慢性巴尔通体菌血症。

慢性巴尔通体菌血症可以从急性巴尔通体感染后的 2 周开始一直持续几年。慢性杆菌状巴尔通体菌血症可以合并秘鲁疣,猫抓病患者的持续发热与慢性汉赛巴尔通体菌血症同时存在。然而,许多慢性巴尔通体菌血症者可以无任何临床症状。

## 五、实验室检查

### (一) 血液检查

按常规采取血液进行检查,可见红细胞急速下降,常在 4~5 天内由正常值降至 $1.0×10^{12}/L$,白细胞总数增加,单核细胞绝对值增加,血红蛋白降至 70g/L 以下,血细胞比容多在 20% 以下。

按常规采血制成血涂片,镜检可见到典型的再生性贫血现象,即出现大量的弥散性嗜碱性粒细胞、有核红细胞和大小不一的红细胞及豪焦小体(Howell-Jolly 小体)、卡波环(Cabot 环)和嗜碱性点彩,白细胞计数可有轻度增加并伴核左移,网状细胞增多。血涂片染色镜检,可见到染色的吸附在红细胞上的巴尔通体,吉姆萨染色呈蓝紫色,Maechiavello 染色呈红色。

### (二) 病原体培养

按常规采血接种脑心浸液(BHI)培养基(BHI 粉 3.7g 加 90ml 双蒸水,121℃ 高压灭菌 15 分钟,再加入 5mg/ml 两性霉素溶液 10ml,即为 BHI 培养基);再加入 1.5% 琼脂和无菌的 5% 兔脱纤血制成 BHI 固体培养基,置 35℃、5% $CO_2$、90% 湿度下培养 4 周,逐日观察细菌生长情况,菌落经 1~3 次传代后进行涂片染色镜检、PCR 等鉴定。

### (三) 血清抗体检测

目前 IFA 是通用的血清巴尔通体抗体检测方法,≥1∶32 判为阳性,市场上已有诊断试剂盒供应。此外 ELISA 也普遍用于巴尔通体抗体的检测。

### (四) 核酸检测

通过 PCR 法对病原体进行核酸检测,阳性即为巴尔通体感染。

## 六、诊断

由于巴尔通体感染所致的各种疾病临床表现多缺乏特异性,确诊须借助于实验室检测。

### (一) 血清学诊断

目前最常用的血清学诊断方法是用巴尔通体菌体抗原作间接免疫荧光(IFA)检测患者血清中的巴尔通体抗体。单份血清巴尔通体 IgG 抗体效价≥1∶50(64),或恢复期的巴尔通体抗体效价比急性期增长至少 4 倍可作症巴尔通体感染的诊断。该方法简便易行且重复性好,敏感性可达 67%~97%,特异性也可高达 96%~97%。

汉赛巴尔通体 IgG 抗体效价≥1∶50 可作急性猫抓病诊断。心内膜炎患者的五日热巴尔通体或汉赛巴尔通体 IgG 抗体效价≥1∶800 可作巴尔通体性心内膜炎诊断。

用已知巴尔通体菌体抗原与患者血清作免疫印迹也是一种有效的巴尔通体感染的血清学诊断方法。虽然巴尔通体种之间的血清学交叉明显,但通过用不同种的巴尔通体对患者血清进行吸附处理后作免疫印迹可在种的水平上鉴定巴尔通体病原体。

### (二) 分子生物学诊断

依据巴尔通体属或种特异性的基因序列设计引物对血样本或组织样本的 DNA 作特异性的 PCR 扩增,可以快速有效地确认巴尔通体感染的病原体。目前用于巴尔通体感染诊断的 PCR 方法有套式 PCR 和荧光定量 PCR。法国立克次体实验室分析比较检测巴尔通体 ribC 基因的套式 PCR 和荧光定量 PCR,发现这两种方法的特异性均为 100%,但荧光定量 PCR 比套式 PCR 的敏感性有显著提高。

### (三) 病原学诊断

主要为巴尔通体病原分离与鉴定。尽可能在感染的早期收集患者的血、淋巴结组织(或淋巴结穿刺液)、皮肤或有关脏器的活检样本。巴尔通体培养可采用巧克力琼脂平板、5% 绵羊血琼脂平板、5% 兔血心浸液琼脂平板、胰酶解酪蛋白酱油琼脂平板等。可将新鲜血标本直接涂在琼脂平板上,如果将血标本进行溶血-离心处理后接种到琼脂平板上可显著提高巴尔通体分离的阳性率。淋巴结等组织样本研磨成匀浆后再接种到琼脂平板。

接种后的平板放入 35℃ 的 5% $CO_2$ 孵箱中培养,初次接种到人工培养基上的巴尔通体生长十分缓慢,需要 13~33 天才能在平板上观察到白色、干燥、陷于琼脂内的小菌落。将初次分离到的巴尔通体再接种到 5% 血琼脂平板上做进一步的亚培养,传代后巴尔通体生长加快,3~4 天可观察到白色、圆形、突起的小菌落。

对分离到的巴尔通体首先作涂片染色,在普通光学显微镜下观察巴尔通体。一般的革兰氏染色法对巴尔通体染色不佳,需采用强化革兰氏染色(革兰氏染液含坚固绿和酒石黄,沙黄染色延长至5分钟)、吖啶橙染色或Gimenez染色。显微镜下观察到巴尔通体为小球杆状或杆状菌(0.6μm×1.0μm),也可为多形性。

巴尔通体的最后确认需依据巴尔通体基因的序列分析。目前已将16S rRNA基因、23S rRNA基因、16S~23S基因间序列、柠檬酸合酶基因(*gltA*)、热休克蛋白基因(*groEL*)、核黄素合酶α链基因(*ribC*)、细胞分裂蛋白基因(*ftsZ*)作为鉴定巴尔通体的目的基因。选择以上巴尔通体基因设计引物作PCR,可直接从感染样本DNA或分离株DNA中扩增目的基因片段,然后测定扩增的目的基因片段序列,通过序列分析确认感染样本中的巴尔通体或分离的巴尔通体的种或亚种;近年来,宏基因检测也逐渐用于巴尔通体的诊断。

### (四)病理学诊断

汉赛巴尔通体和五日热巴尔通体引起的杆菌性血管瘤的诊断可采用皮肤活检样本作组织病理学检查。用光学显微镜观察苏木素和伊红染色的皮肤组织切片,血管小叶增生是杆菌性血管瘤的主要病理特征,而肉芽肿少见。用Warthin-Starry染色可发现病变组织中的中性粒细胞浸润和中性粒细胞胞质内被吞噬的细菌颗粒。对杆菌性血管瘤和猫抓病的病变淋巴结组织切片作Warthin-Starry染色,可观察到病变组织中的巴尔通体。采用巴尔通体种特异性抗体对活检样本作免疫组化能在种的水平上确认巴尔通体病原。卡波西(Kaposi)肉瘤的大体病变与杆菌性血管瘤相似,但是其组织中没有杆菌状病原体的存在,因此组织切片的Warthin-Starry染色和免疫组化检查可将它与巴尔通体感染明确鉴别。

其中,对猫抓病的诊断可以参考以下4个指标:①与猫(或犬)频繁接触和被抓伤,或有原发损害(皮肤或眼部);②特异性抗原皮试呈阳性;③从病变淋巴结中抽出脓液,并经培养和实验室检查,排除了其他病因引起的可能性;④淋巴结活检出现特征性病变,饱和银染色找到多形革兰氏阴性小杆菌。一般病例满足4个条件中3个即可确诊。

### 七、鉴别诊断

人巴尔通体病发热期间须与其他发热性疾病及溶血性贫血进行鉴别,尤其是与结核分枝杆菌、非结核分枝杆菌等病原菌相鉴别;皮肤病损须与寻常疣、化脓性肉芽肿等鉴别。

### 八、治疗

#### (一)药物治疗

体外实验证实对巴尔通体敏感的药物包括氯霉素、大多数β-内酰胺类抗生素、大环内酯类、四环素、磺胺类药物、氨基糖苷类及氟喹诺酮。药敏试验表明巴尔通体在体外对多种抗生素敏感,但临床治疗效果常常很差。

猫抓病患者的随机双盲试验结果表明,该病具有自限性,轻症且免疫功能正常的患者不需使用抗生素,一般只需对症处理,预后较好。重症猫抓病患者,可给予红霉素、克拉霉素、阿奇霉素、多西环素,联合或不联合左氧氟沙星,治疗周期4~6周,有些病例可给予适量激素治疗。

可考虑给予心内膜炎患者庆大霉素联合多西环素,具体方案为:庆大霉素3mg/(kg·d),疗程为2周;多西环素200mg/d,疗程为6周。美国心脏病协会建议,对于高度怀疑巴尔通体引起的感染性心内膜炎患者使用头孢曲松加庆大霉素,联合或不联合多西环素,对于确诊的患者使用多西环素联合庆大霉素治疗,疗程至少4周。

卡里翁病的首选药物是氯霉素,其推荐方案为前3天氯霉素剂量为50mg/(kg·d),随后的剂量为25mg/(kg·d),直到治疗完成14天;对于妊娠女性,治疗时药物调整为:氯霉素50~100mg/(kg·d)和青霉素G 50 000~100 000IU/(kg·d),持续14天。上述治疗3~5天体温仍不退,要考虑合并其他感染可能。治疗慢性阶段的皮疹可用利福平。对于卡里翁病伴溶血性贫血患者,若血细胞比容<20%,输注10~20ml/kg的红细胞可能临床获益。

对于菌血症患者,目前推荐使用庆大霉素联合多西环素,庆大霉素为3mg/kg,1次/d,疗程为2周;多西环素100mg/次,2次/d,疗程为4周。

对杆菌性血管瘤患者,多采用红霉素联合利福平治疗,其疗程据免疫状况的不同而长短不等。对免疫功能正常者,一般2~4周则可见效,而对免疫力低下者则需数月,如伴有复发则疗程更长。四环素及氯霉素对战壕热患者治疗有效。

#### (二)手术疗法

心内膜炎患者除接受必须的药物治疗外,约有90%的患者需手术治疗。淋巴结肿大1年以上未见缩小者可考虑进行手术摘除。淋巴结化脓时可穿刺吸脓以减轻症状,必要时 2~3 天后重复进行,不宜切开引流。

## 九、预后

人巴尔通体病易发生并发症,以沙门菌感染最为常见,其次为疟疾、布鲁氏菌病、细菌性肺炎、阿米巴痢疾等并发症,严重并发症可致死。

## 十、预防

目前尚无有效的免疫预防方法,只能采取综合性防控办法,控制传染源和传播媒介。因此需要对巴尔通体感染者进行彻底治疗和管理以控制疾病的传播。

加强城市流浪人员的管理,消灭巴尔通体传播媒介白蛉、虱或蚤,经常、全面地进行杀虫灭鼠和消毒灭菌工作,消除鼠类和吸血节肢动物滋生,保持清洁卫生的环境对于控制人巴尔通体感染至关重要。

从清净地区引进动物,并就地进行严格的检疫和兽体表消毒;一切兽用器械,特别是外科器械、输血器械和注射器械等必须经消毒后使用,以消除人为传播途径;对污染地区(场、户)的动物(特别是猫犬)进行全面检疫,扑杀患病的、带菌的、抗体阳性的和隐性感染的动物,以清除传染源。

(马伟杭　赵　宏)

## 参 考 文 献

[1] 李兰娟,王宇明.感染病学[M].3 版.北京:人民卫生出版社,2015:234-248.

[2] 李兰娟,任红.传染病学[M].8 版.北京:人民卫生出版社,2013.

[3] 宋贺超,齐文杰.立克次体病的诊治方法进展[J].临床和实验医学杂志,2014,13(20):1738-1741.

[4] Botelho-Nevers E,Socolovschi C,Raoult D,et al. Treatment of Rickettsia spp. infections:a review [J]. Expert Rev Anti Infect Ther,2012,10(12):1425-1437.

[5] Walker DH. Rickettsiae and rickettsial infections:the current state of knowledge [J]. Clin Infect Dis,2007,45(Suppl 1):S39-S44.

[6] 陈灏珠,林果为.实用内科学[M].13 版.北京:人民卫生出版社,2013.

[7] 苏静静,王莹,周娟,等.近年来我国恙虫病流行病学研究进展[J].中华卫生杀虫药械,2012,18(2):160-163.

[8] 中国疾病预防控制中心关于印发《恙虫病预防控制技术指南(试行)》的通知[EB/OL].(2009-01-05)[2020-04-12]. http://www. chinacdc. cn/tzgg/200901/t20090105_40316. htm.

[9] 杨丽,毕振旺,赵仲堂,等.恙虫病诊断技术及其新进展[J].中华传染病杂志,2014,32(2):124-128.

[10] 彭琳,张亮,黄文权,等.恙虫病临床抗病原的药物治疗研究[J].山西医药杂志,2014,43(14):1615-1617.

[11] 马亦林.人无形体病与人埃立克体病[M]//马亦林,李兰娟.传染病学.5 版.上海:上海科技出版社.2011:331-335.

[12] Neer TM,Greig B,Lappin MR,et al. Ehrlichiosis,neorickettsiosis, anaplasmosis and wolbachia infection [ M ]// GREENE CE. Infectious diseases of the dog and cat. 3rd ed. Saunders,Elsevier,2006:203-232.

[13] 宝福凯,柳爱华.立克次体目微生物的系统分类进展[J].中国人兽共患病学报.2007,23(12),1262-1264.

[14] 中华人民共和国卫生部办公厅.人粒细胞无形体病预防控制技术指南(试行)[EB/OL].(2008-02-26)[2020-04-10]. http://www. nhc. gov. cn/yjb/s3577/200804/c419dbb1a2a8447d85f63e483719bf98. shtml.

[15] Wormser GP,Dattwyler RG,Shapiro ED,et al. The clinical assessment,treatment, and prevention of lyme disease,human granulocytic anaplasmosis and babesiosis:clinical practice guidelines by the Infectious Diseases Society of America[J]. Clin Infect Dis,2006,43:1089-1134.

[16] 陈敏章.中华内科学[M].北京:人民卫生出版社,1999.

[17] Sentausa E,El Karkouri K,Robert C,et al. Sequence and annotation of rickettsia sibirica sibirica genome[J]. J Bacteriol,2012,194(9):2377.

[18] Samoylenko IE,Kumpan LV,Shpynov SN,et al. Methods of isolation and cultivation of new rickettsiae from the nosoarea of the north asian tick typhus in siberia[J]. Ann N Y Acad Sci,2006,1078:613-616.

[19] Lewin MR,Bouyer DH,Walker DH,et al. Rickettsia sibirica infection in members of scientific expeditions to northern asia[J]. Lancet,2003,362(9391):1201-1202.

[20] 马亦林,李兰娟.传染病学[M].4 版.上海:上海科学技术出版社,2005.

[21] Koval′skii AG. Clinico-epidemiological characteristics of north asian tick-borne exanthematous typhus[J]. Klin Med (Mosk),1990,68(3):75-78.

[22] Shpynov SN,Fournier PE,Rudakov NV,et al. Molecular identification of a collection of spotted fever group rickettsiae obtained from patients and ticks from russia[J]. Am J Trop Med Hyg,2006,74(3):440-443.

[23] 陈敏,范明远.北亚蜱传斑点热的研究进展[J].中国公共卫生,1997.

[24] Biggs HM,Behravesh CB,Bradley KK,et al. Diagnosis and Management of Tickborne Rickettsial Diseases:Rocky Mountain Spotted Fever and Other Spotted Fever Group Rickettsioses, Ehrlichioses, and Anaplasmosis-United States[J]. MMWR Recomm Rep,2016,65:1.

[25] Todd SR,Dahlgren FS,Traeger MS,et al. No visible dental

staining in children treated with doxycycline for suspected Rocky Mountain Spotted Fever[J]. J Pediatr 2015; 166: 1246.

[26] Zavala-Castro JE, Zavala-Velazquez JE, del Rosario Garcia M, et al. A dog naturally infected with rickettsia akari in yucatan, mexico[J]. Vector Borne Zoonotic Dis, 2009, 9 (3):345-347.

[27] Quevedo-Diaz MA, Song C, Xiong Y, et al. Involvement of tlr2 and tlr4 in cell responses to rickettsia akari[J]. J Leukoc Biol, 2010, 88(4):675-685.

[28] Paddock CD, Koss T, Eremeeva ME, et al. Isolation of rickettsia akari from eschars of patients with rickettsialpox. Am J Trop Med Hyg, 2006, 75(4):732-738.

[29] Bennett SG, Comer JA, Smith HM, et al. Serologic evidence of a rickettsia akari-like infection among wild-caught rodents in orange county and humans in los angeles county, california[J]. J Vector Ecol, 2007, 32(2):198-201.

[30] Woods CR. Rocky mountain spotted fever in children[J]. Pediatr Clin North Am, 2013, 60(2):455-470.

[31] Lin L, Decker CF. Rocky mountain spotted fever[J]. Dis Mon, 2012, 58(6):361-369.

[32] Labruna MB, Kamakura O, Moraes-Filho J, et al. Rocky mountain spotted fever in dogs, brazil[J]. Emerg Infect Dis, 2009, 15(3):458-460.

[33] Minniear TD, Buckingham SC. Managing rocky mountain spotted fever[J]. Expert Rev Anti Infect Ther, 2009, 7 (9):1131-1137.

[34] Dantas-Torres F. Rocky mountain spotted fever[J]. Lancet Infect Dis, 2007, 7(11):724-732.

[35] Paddock CD, Zaki SR, Koss T, et al. Rickettsialpox in new york city: a persistent urban zoonosis[J]. Ann N Y Acad Sci, 2003, 990:36-44.

[36] Boyd AS. Rickettsialpox[J]. Dermatol Clin, 1997, 15(2): 313-318.

[37] Comer JA, Tzianabos T, Flynn C, et al. Serologic evidence of rickettsialpox (rickettsia akari) infection among intravenous drug users in inner-city baltimore, maryland[J]. Am J Trop Med Hyg, 1999, 60(6):894-898.

[38] Díaz-Montero CM, Feng HM, Crocquet-Valdes PA, Walker DH. Identification of protective components of two major outer membrane proteins of spotted fever group Rickettsiae [J]. Am J Trop Med Hyg, 2001, 65:371.

[39] Todd SR, Dahlgren FS, Traeger MS, et al. No visible dental staining in children treated with doxycycline for suspected Rocky Mountain Spotted Fever[J]. J Pediatr, 2015, 166: 1246.

[40] Lecronier M, Prendki V, Gerin M, et al. Q fever and mediterranean spotted fever associated with hemophagocytic syndrome: case study and literature review[J]. Int J Infect Dis, 2013, 17(8):e629- e633.

[41] Baltadjiev IG. Clinical, epidemiological and pathogenetic aspects of tick-borne rickettsiosis--mediterranean spotted fever[J]. Folia Med (Plovdiv), 2013, 55(2):94-96.

[42] Duque V, Ventura C, Seixas D, et al. Mediterranean spotted fever and encephalitis: a case report and review of the literature[J]. J Infect Chemother, 2012, 18(1):105-108.

[43] 林瑞炮, 林冰影. 人畜(兽)共患性疾病. 浙江: 浙江大学出版社, 2007.

[44] Rovery C, Raoult D. Mediterranean spotted fever[J]. Infect Dis Clin North Am, 2008, 22(3):515-30, ix.

[45] Hassler D, Braun R, Kimmig P. Mediterranean spotted fever[J]. Dtsch Med Wochenschr, 2000, 125(27):A11.

[46] Rovery C, Brouqui P, Raoult D. Questions on Mediterranean spotted fever a century after its discovery[J]. Emerg Infect Dis, 2008, 14:1360.

[47] Million M, Raoult D. Recent advances in the study of Q fever epidemiology, diagnosis and management. J Infect, 2015, 71 (Suppl 1):S2-S9.

[48] Hartzell JD, Wood-Morris RN, et al. Q Fever: Epidemiology, Diagnosis, and Treatment[J]. Mayo Clinic Proceedings, 2008, 83 (5):574-579.

[49] 俞树荣. 中国Q热研究进展[J]. 中华流行病学杂志, 2000, 21(6):456-459.

[50] 刘怡芳, 张颖. Q热、埃立克体病的研究进展[J]. 医学综述, 2008, 14(6):864-867.

[51] 亚红祥, 张丽娟, 白丽. 贝氏柯克斯体的分子生物学进展[J]. 疾病监测, 2008, 23(12):792-795.

[52] 周宝桐, 王焕玲, 范洪伟, 等. Q热心内膜炎四例并文献复习[J]. 中华内科杂志, 2014, 53(4):184-187.

[53] 复旦大学上海医学院《实用内科学》编委会, 陈灏珠. 实用内科学[M]. 12版. 北京: 人民卫生出版社, 2006: 431-434.

[54] 李小丽, 阴赪宏. 对巴尔通体感染的临床认识[J]. 中国病原生物学杂志, 2012, 7(11):872-875.

[55] Scoazec JY. Bartonellosis. Infectious Disease and Parasites, 2016:55-60.

[56] 叶曦, 姚美琳, 李国伟. 巴尔通体的流行病学[J]. 中国病原生物学杂志, 2008, 3(6):467-470.

[57] 张振兴, 李玉峰. 巴尔通体病研究进展[J]. 畜牧与兽医, 2012, 44(11):91-95.

[58] Breitschwerdt EB. Bartonellosis: one health perspectives for an emerging infectious disease. [J]. ILAR, 2014, 55(1): 46-58.

[59] Prutsky G, Domecq JP, Mori L, et al. Treatment outcomes of human bartonellosis: a systematic review and meta-analysis[J]. International Journal of Infectious Diseases, 2013, 17(10):e811-e819.

[60] Wolf LA, Cherry NA, Maggi RG, et al. In pursuit of a stealth pathogen: laboratory diagnosis of Bartonellosis[J]. Clinical Microbiology Newsletter, 2014, 36(5):33-39.

[61] Pultorak EL, Maggi RG, Breitschwerdt EB. Bartonellosis: A One Health Perspective[M]//Confronting Emerging Zoo-

noses. Springer Japan,2014,113-149.

［62］ Biancardi AL, Curi ALL. Cat-scratch disease. Ocular immunology and inflammation［J］. 2014,22（2）:148-154.

［63］ Velho P, Cintra M, Uthida-Tanaka A, et al. What do we （not） know about the human bartonelloses［J］. BJ ID, 2003,7:1-6.

［64］ Zeaiter Z, Fournier P, Greub G, et al. Diagnosis of Bartonella endocarditis by a real-time nested PC R assay using serum［J］. J Clin Microbiol,2003,41:919-925.

［65］ 栗冬梅,张建中,刘起勇. 中国巴尔通体与相关疾病的研究进展［J］. 中国人兽共患病学报,2008,24（8）:762-770.

# 第二十五章　支原体病

## 第一节　支原体病概述

　　支原体（mycoplasma）是一类介于病毒和细菌之间的原核细胞微生物。法国 Nocard 和 Roux 于 1898 年首先从牛传染性胸膜肺炎病灶中发现,命名为胸膜肺炎微生物（pleuropneumonia organism,PPO）,其后从多种禽类与家畜中分离出类似微生物。1961 年 Chanock 和 Hayflick 在人工培养基上分离出伊藤（Eaton）因子后命名为肺炎支原体（M. pneumoniae,Mp）。支原体属于柔膜体纲（Molicute）、支原体目（Mycoplasmatales）,其下分为支原体科（Mycoplasmataceae）、无胆甾原体科（Acholeplasmataceae）及螺原体科（Spiroplasmataceae）3 个科。支原体科分为 4 个属:①支原体属（Mycoplasma）,包括 119 种,近年根据 DNA 测序、PCR 扩增和 16S rRNA 分析将附红细胞体（eperythrozoon）也归入此属;②脲原体属（Ureaplasma）,包括 7 个种;③血虫体属,有 5 个种;④血巴尔通体属,有 3 个种。

　　支原体广泛存在于自然界,从人体、牛、羊、禽类及啮齿类等动物,植物,昆虫和组织培养物中分离到寄生性支原体,从污水和土壤中能分离到腐生性支原体。已发现支原体 190 多种,其中 15 个种可对人致病,如肺炎支原体（Mp）、人型支原体（M. hominis,Mh）、生殖支原体（M. genitalium,Mg）、发酵支原体（M. fermentans,Mf）和解脲脲原体（Ureaplasma urealyticum,Uu）、唾液支原体（M. salivarium）、口腔支原体（M. orale）等。近年电镜及分子微生物学技术确定了某些难以培养分离的支原体,如穿透支原体（M. penetrans,Mpe）、梨支原体（M. pirum,Mpi）等。

### 一、结构与染色特点

　　支原体大小为 0.2~0.3μm。结构简单,无细胞壁,形态高度多形性,基本形态为球形、双球形

及丝状,有时呈棒状、星状、环状、哑铃状等,以二分裂法繁殖为主,也可经出芽、分枝、丝状体断裂等方式繁殖。支原体超微结构简单,细胞膜为 3 层结构,内、外层由蛋白质和多糖复合物组成,中层为脂质。外膜厚约 7.5~10nm,外层蛋白质是型特性抗原,很少有交叉反应,对鉴定支原体有重要价值。中层脂质内含有核糖体、双链 DNA 及 RNA。部分支原体细胞膜外尚有一层由多糖或肽聚糖组成的荚膜,常与毒力有关。有的支原体膜蛋白与红细胞表面神经氨酸酶结合,有血细胞吸附（hemadsorption）现象。不易被革兰氏染料着色;吉姆萨染色法染色 3 小时以上着色较好,呈淡紫色（图 25-1-1）。

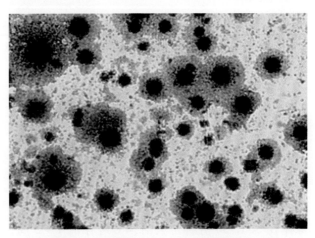

**图 25-1-1　吉姆萨染色法染色的支原体集落（光镜 ×1 000）**
（引自:贾文祥. 医学微生物学[M]. 2 版. 北京:人民卫生出版社,2010.）

### 二、培养与生化特征

　　支原体多数为需氧或兼性厌氧。生长慢,常在含 5%~10% $CO_2$、80%~90% 湿度条件下生长良好。其细胞中主要成分需从外界摄取。液体培养基中可见有滑行、旋转、屈伸等运动方式。在固体培养基上常形成"荷包蛋"或"油煎蛋状"集落（图

25-1-2)。部分集落直径仅为数十微米,称为"T株"。支原体营养要求高,培养基常以牛心浸液为基础,需加入10%~20%动物血清和10%鲜酵母浸液,动物血清提供胆固醇、长链饱和及不饱和脂肪酸、磷脂酸和蛋白质,酵母浸液提供核苷前体、维生素和刺激生长的某些成分。胎牛血清对培养难度大的支原体培养效果好。适宜生长温度为35℃。生长最佳pH为7.6~8.0。多数可利用葡萄糖、精氨酸为主要能源,溶脲脲原体能源可能是尿素。以支原体对糖酵解作用将其分为发酵葡萄糖型和非发酵型两类。引起人类疾病的主要支原体的生化反应特点见表25-1-1。

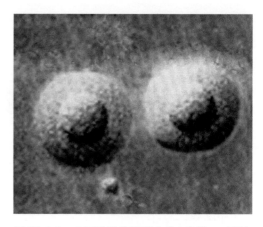

图25-1-2　支原体油煎蛋状集落(光镜　×100)
(引自:贾文祥.医学微生物学[M].2版.北京:人民卫生出版社,2010.)

表25-1-1　人体常见支原体的生化反应特点

| 生化反应 | 发酵葡萄糖 | 分解精氨酸 | 分解尿素 | 吸附细胞 |
| --- | --- | --- | --- | --- |
| 人型支原体 | - | + | - | 红细胞 |
| 唾液支原体 | - | + | - | - |
| 口腔支原体 | - | + | - | - |
| 发酵支原体 | + | + | - | - |
| 肺炎支原体 | + | - | - | - |
| 生殖支原体 | + | - | - | - |
| 解脲脲原体 | - | - | + | - |
| 穿透支原体 | + | + | - | CD4+T 细胞、红细胞、吞噬细胞 |

+分别表示可发酵葡萄糖、分解精氨酸、分解尿素;-分别表示不能发酵葡萄糖、分解精氨酸、分解尿素、吸附红细胞

### 三、抵抗力

支原体易被脂溶剂、消毒剂(如甲醛等)灭活,能被乙醇、特异性抗体及补体溶解。对紫外线敏感,对低渗透压、干燥敏感,对铊、亚硫酸铊、亚碲酸盐和结晶紫的抵抗力强于细菌,因此培养基中加入醋酸铊可抑制细菌生长。但解脲脲原体对铊很敏感。支原体在56℃ 30分钟可灭活,4℃可存活1~2周,-20℃可存活24周。-70℃或冷冻干燥可长期保留菌种。对干扰蛋白质合成的抗菌药物(如大环酯类等)敏感,对作用于细胞壁的抗菌药物(如青霉素等)不敏感。

### 四、致病作用

致病性由感染者细胞的破坏与感染者免疫反应过程中的组织损伤所决定。支原体为细胞膜表面寄生物,牢固吸附于细胞表面,可避免纤毛的清除而逃避巨噬细胞的吞噬。机体免疫功能下降时,支原体借助于其黏附作用将毒性代谢产物释放至宿主细胞内,导致病理变化。机体免疫应答机制较为复杂,抗原成分主要有蛋白及糖脂两类,蛋白质抗原成分主要引起体液免疫,而糖脂类抗原成分主要诱导细胞免疫。宿主组织中存在与支原体相似的抗原成分,宿主产生抗体后可导致病理损害,支原体也可改变某些组织的细胞膜抗原成分,导致机体产生自身抗体,引起组织损害。支原体可激活T细胞、B细胞、巨噬细胞及NK细胞,产生细胞因子,造成病理损害。

### 五、支原体病的临床特点

支原体感染在人群中广泛存在。在性乱者、同性恋、妓女、淋病和其他性病患者中发病率较高。临床可出现2种支原体混合感染,如溶脲脲原体可与人型支原体混合引起泌尿系统感染。支原体也可与病毒或细菌混合感染,如肺炎支原体与呼吸道病毒混合感染;艾滋病患者中支原体的检出率也高于健

康人;混合感染时常因一种病原体对另一种病原体具有活化作用,故病情较重。肺炎支原体主要引起非典型肺炎,人型支原体、生殖支原体及解脲脲原体可引起泌尿生殖系统感染,解脲脲原体感染与女性不孕、男性不育、尿路结石形成有关。

(唐 红)

## 第二节 支原体肺炎

支原体肺炎(mycoplasmal pneumonia)是由肺炎支原体(*Mycoplasma pneumoniae*,Mp)引起的一种急性呼吸道传染病,既往因其细菌学检查阴性而曾称为冷凝集素阳性肺炎或非典型肺炎(atypical pneumonia)或原发性非典型肺炎等。本病约占非细菌性肺炎的 1/3,占成人肺炎的 15%~18%,仅次于链球菌肺炎。好发于青少年,约 20% 为隐性感染。可散发,也可流行。临床表现为缓慢起病,发热、头痛、乏力,阵发性刺激性咳嗽,肺部体征不明显,病情常较轻,可表现为气管炎及鼻咽炎。可引起肺外多种病变。一般预后良好,如出现严重并发症,尤其是呼吸衰竭可致患者死亡。

### 一、病原学

肺炎支原体是对人有致病作用的五种支原体(mycoplasma)之一。支原体是一类介于病毒与细菌之间、能自行繁殖的最小原核细胞微生物。无细胞壁,能在细胞外无生命培养基中复制和生存。不易被革兰氏染色着色,有可塑性,形态高度多形性,基本形态为球形、双球形和丝状,有时呈棒状、星状、环状、哑铃状等。肺炎支原体为非专性厌氧,呈短细丝状,大小为 10nm×200nm,能活动。丝状体尖端膨大(图 25-2-1),肺炎支原体的黏附蛋白(P1)是尖端结构的膜蛋白,呈簇状排列,以此吸附于呼吸道上皮细胞。其吸附借助于黏附因子 $P_1$ 蛋白(分子量 170kDa)与黏附因子 $P_{32}$ 蛋白(32kDa)附着于细胞膜表面的神经氨酸酶受体(neuraminic acid receptor),其核酸酶借助于该受体位点中的微管注入宿主细胞内,再将酶分解获得的核苷酸等物质吸回支原体利用,并可影响宿主的糖代谢及大分子物质的合成。在有氧和无氧环境中均能生长,可以发酵葡萄糖并产酸,生长速度缓慢,一般需 7~10 天。反复传代后生长加快。在培养基中加入含 1% 醋酸铊和 20 万 U/ml 的青霉素,可抑制标本中的细菌及真菌,提高支原体阳性率,目前这种培养基已少用。可吸附豚鼠红细胞,产生溶血素,可迅速溶解哺乳动物红细胞,在液体培养基中常呈极浅淡的混浊,有时可呈丝状或小圆球体黏附于玻璃表面,在半固体培养基中呈肉眼可见的细小砂粒状集落(也有称“菌落”),平皿上集落呈草莓状,经反复传代后呈“荷包状”集落。

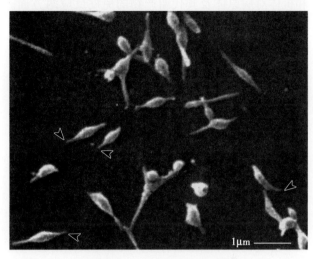

图 25-2-1 肺炎支原体的形态

(引自马亦林,李兰娟. 传染病学[M]. 5 版. 上海:上海科学技术出版社,2011:344)

肺炎支原体的抗原物质主要来源于细胞膜,如糖脂抗原和蛋白抗原。糖脂抗原是主要抗原成分。这些糖脂也存在于许多细菌和宿主细胞,因而可导致补体结合试验呈假阳性反应,也可使机体产生多种自身抗体,导致自身免疫性损伤。自身抗体是冷凝集反应的基础,可出现各种交叉反应,如肺炎链球菌 23 和 32 型刺激金田鼠产生的抗体可对抗肺炎支原体的攻击,肺炎支原体肺炎患者血清可与链球菌发生凝集,支原体的磷脂可与梅毒患者的血清发生交叉反应。

### 二、流行病学

1. 传染源 患者及肺炎支原体携带者为主要的传染源,鼻、咽、喉、气管分泌均可排出肺炎支原体,病初 4~6 天传染性最强,3~5 周后消失。

2. 传播途径 主要经口、鼻分泌物与痰的飞沫而传播,长期密切直接接触也可以被感染发病。

3. 人群易感性 普遍易感,5~30 岁人群发病较多,以 10~19 岁青少年最多见。免疫力低下者较易受染,病后免疫力不充分,可再次感染,50 岁以上人群大多有抗体。婴幼儿感染并不少见。

4. 流行特征 本病呈世界性分布,四季均可发病,以夏秋季较多见,可散发,也可间隔 4~5 年呈周期性、地区性小流行。流行年发病数增加 3~5 倍,主要在家庭、学校及军营,传播缓慢,持续时间数月至1年。

### 三、发病机制及病理改变

1. 发病机制  包括病原体对宿主细胞的破坏和机体对病原体及其代谢产物的免疫反应两方面。肺炎支原体主要侵犯呼吸系统,吸附于黏膜上皮细胞膜,借助于滑行运动穿过上皮细胞纤毛屏障,隐藏在细胞间隐窝内,一方面逃避吞噬细胞对其的吞噬,另一方面通过黏附因子($P_1$蛋白、$P_{32}$蛋白)黏附于上皮细胞神经氨酸受体,但一般不侵入肺实质。黏附后吸取宿主细胞的养料以生长、繁殖,并抑制纤毛活动、破坏上皮细胞,释放毒性代谢产物进一步引起局部组织细胞膜损伤。也可穿透支气管黏膜,吸引多形核粒细胞至纤毛损伤处,白细胞产物很可能是黏膜表面炎症延续的重要原因。

肺炎支原体感染后有多种因素对人体气道产生影响,涉及气道的炎症与IgE介导的变态反应及其相互作用。主要由免疫机制致病,尽管可引起任何器官、组织、黏膜或浆膜的病变,但很难从非呼吸道部位分离出。严重病变几乎均发生在免疫功能正常者;而免疫功能低下者感染很少引起严重病变。肺炎支原体可刺激T淋巴细胞,并激活B淋巴细胞,近半数感染者出现循环免疫复合物。由于其抗原与人体角蛋白、肌凝蛋白和其他组织蛋白存在同源性,这些免疫复合物及感染产生的多种自身组织抗体(如肺、心、脑、肝、脾、肾、平滑肌等)可引起相应靶器官、靶组织的损伤和炎症反应,引起肺内外多种病变。宿主免疫反应强烈可能为肺炎支原体感染容易引起肺炎(而非单纯支气管炎)及肺外损害的主要原因。重复的亚临床感染及随之的免疫效应细胞的致敏,可能是发生严重病变的重要因素之一。许多细胞因子,如IL-6、IL-8、IL-18、IL-17等均参与其发病,且与疾病的严重程度有关,辅助性T细胞(Th细胞)、CD8$^+$细胞也在发病中起一定作用。近年通过共聚焦激光扫描显微镜及电镜观察到细胞内的支原体,认为肺炎支原体可能具有细胞内侵袭力。感染者血中可出现具有保护作用的抗体,如特异性的IgG、IgA等,抵抗肺炎支原体感染及其后的恢复均与这些抗体的产生有关。IgG在补体参与下可溶解或有利于单核吞噬细胞、多形核粒细胞的黏附及破坏肺炎支原体。IgA可阻止肺炎支原体附着于呼吸道上皮细胞并抑制其生长,循环抗体可增加宿主对感染的抵抗力。但感染后机体免疫力并不牢固持久;有的感染已愈但血清中仍可出现抗体,并可继续排出肺炎支原体。

2. 病理改变  本病主要病变是气管、支气管、毛细支气管黏膜充血,镜检可见支气管、细支气管周围、肺泡间隔水肿及单核细胞浸润,上皮细胞脱落,肺泡内可含少量渗液。肺部病变有片状融合性支气管肺炎、间质性肺炎或大叶性肺炎,以下叶为常见。可发生灶性肺不张,部分可见胸膜炎并少量胸腔积液。肺外器官、组织损害时可见相应的炎症性病理改变。

### 四、临床表现

1. 主要症状体征  潜伏期为2~3周。75%表现为气管、支气管炎,5%为非典型肺炎,20%可无任何症状,典型肺炎约占10%。

(1) 缓慢起病:病初有乏力、发热、咽痛、头痛、鼻塞、流涕、肌肉酸痛等全身不适及咳嗽等症状,2~3天后症状加重。多为中等程度发热,少数高达39℃,常为弛张热型。

(2) 剧烈干咳:顽固性剧烈干咳为本病的重要特征。常于起病后2~3天出现阵发性刺激性呛咳,无痰或有少量黏液痰或痰中带血,很少出现呼吸急促及发绀。肺部体征多不明显,肺实变体征少见,约半数患者可有哮鸣音、湿性啰音及偶有胸膜摩擦音。

(3) 耳鼻症状:部分年幼患者可有明显耳痛,或鼻咽炎、耳鼓膜炎表现,可伴局部疱疹并可引起咽痛及淋巴结肿大。

(4) 病程不一:病程长短不一,一般发热持续2~3周,但体温恢复正常后可持续咳嗽长达4~6周。可伴胸骨下疼痛,但胸痛少见。病情还可于数周后复发。

(5) 少数病情重:少数患者病情可相当严重,可发生呼吸困难、缺氧,甚至急性呼吸窘迫综合征(ARDS)等。继发细菌感染时可咳黄色脓痰,发生肺脓肿时可有大量脓痰等。

2. 肺外表现

(1) 皮肤黏膜:约25%出现多发性皮肤黏膜损害,常有斑疹、出血点、麻疹样和丘疹样皮疹、结节性红斑和荨麻疹,可有疱疹性皮炎、溃疡性口腔炎、结膜炎、尿道炎(Stevens-Johnson综合征),眼角膜受损可致失明。约5%患者指、趾远端对冷刺激发生苍白、疼痛,甚至坏疽,高滴度冷凝集素对远端微循环中微血栓可能起一定作用。

(2) 血液系统:病程2~3周时约5%可发生暂

时性溶血性贫血。可能因产生单克隆 IgM 型抗体(在 4℃以下可凝集红细胞),当红细胞运送到身体较冷部位(如四肢、鼻、耳等)时,红细胞表面与这些抗体结合便可导致溶血。约 80% 患者库姆斯(Coombs)试验呈阳性,常有轻症亚临床溶血,50% 以上患者网织红细胞增高,严重溶血者少见。少数可出现血小板减少性紫癜等。

(3) 消化系统:可出现恶心、呕吐、腹泻等消化道症状,但多可较快恢复。食欲下降可持续数周,个别可发生急性胰腺炎等。

(4) 肌肉骨骼:约 40% 可发生非特异性肌痛和关节痛。肺炎支原体肺炎起病 2 周内可出现游走性关节炎或多关节疼痛,类似于急性风湿性关节炎表现,常累及大关节,滑膜渗出,晨僵明显。关节症状缓解常较慢。

(5) 心血管系统:发生心包炎或心肌炎并不少见。心脏症状常较轻微,临床隐匿,可仅表现为心电图异常(如完全性房室传导阻滞等)。少数可出现大量心包积液、心功能不全、充血性心力衰竭,发展为慢性心肌病者罕见。

(6) 神经系统:少数可于呼吸系统症状出现 2 周后,有神经系统损害表现。如无菌性脑膜炎、脑膜脑炎、多发性神经炎、周围神经炎、脑神经麻痹、视神经萎缩、横贯性脊髓炎及吉兰-巴雷综合征等,症状恢复缓慢,常持续数月。

(7) 其他:个别患者可有全身淋巴结长大、脾大、输卵管卵巢脓肿、肝功能异常、免疫复合物性间质性肾炎、肾小球肾炎、阵发性血红蛋白尿及过敏性血管炎等。

## 五、并发症

严重病例可出现肺脓肿、气胸、肺气肿、支气管扩张、闭塞性细支气管炎、脑膜炎、心功能不全、ARDS、DIC 等并发症。

## 六、实验室及其他检查

1. 常规检查　血白细胞总数多正常,约 1/4 患者超过 $10.0 \times 10^9$/L,偶可高达$(25.0 \sim 56.0) \times 10^9$/L。分类可见淋巴细胞增高,也可为中性粒细胞或单核细胞增多,或嗜酸性粒细胞轻度升高,白细胞减少者罕见。血沉增快。尿常规可见蛋白尿。

2. 病原学检查

(1) 肺炎支原体培养:培养分离出肺炎支原体对诊断和鉴别诊断有决定性意义。采集痰、咽拭子、鼻咽洗液、气管分泌物、支气管肺泡灌洗液(bronchoalveolar lavage fluid,BALF)、胸腔积液、皮肤病变、受累组织、脓液、脑脊液等标本培养,10 天左右可获阳性结果,并做红细胞溶解试验或特异性抗体抑制生长试验确定。目前多采用 Hayflied 培养基,其主要成分是脑心浸液、马血清、酵母浸膏、青霉素和亚甲蓝。由于检出率低,技术条件要求高,所需时间长,尚不能作为临床常规诊断方法。

(2) 血清学检查:为常用的诊断方法。主要有冷凝集试验(CAT)、免疫荧光试验、间接血凝试验(IHA)、ELISA 等。

1) 冷凝集试验:患者血清中含有的非特异性冷凝集素属于 IgM 抗体,于病程第 1 周末第 2 周初产生,能在 0 ~ 4℃时凝集人红细胞,50% ~ 70% 患者 CAT 阳性,其阳性率及效价与病情严重程度成正比。因 CAT 操作较繁,敏感性和特异性均不理想,已趋于淘汰。

2) 抗体检测

Ⅰ. 特异性 IgM 抗体:感染后 1 周开始上升,4 ~ 5 周达高峰,可用于早期诊断,但此抗体可持续较长时间,且重症及再感染者可呈阴性。常用间接免疫荧光法(IFA)检测 IgM 效价 ≥ 1:16 或双份血清抗体 4 倍以上增高者均有诊断意义,此法较灵敏;ELISA 检测 IgM 抗体,敏感性及特异性均较高,发病后 1 周即可检出,10 ~ 30 天达高峰,12 ~ 26 周消失;间接血凝试验检测 IgM 抗体,敏感性及特异性分别为 89% 和 93%。

Ⅱ. 特异性 IgG 抗体:除上述方法检测外,补体结合试验急性期单份血清抗体滴度 ≥ 1:32 为阳性,双份血清抗体滴度 4 倍以上增高提示近期感染,敏感性及特异性分别为 90% 和 94%,但因可与其他支原体或军团菌有交叉反应,且操作烦琐,临床不常用。

3) 抗原检测

Ⅰ. 固相酶免疫技术可用于肺炎支原体抗原检测。以醋酸纤维膜为固相的抗原-酶免疫技术(Ag-EIA)可于 3 ~ 4 小时内快速鉴定支原体。以聚苯乙烯反应板为固相建立抗体夹心 ELISA 法,直接检测鼻咽部分泌物或痰标本中的肺炎支原体,检出下限为 $10^4 \sim 10^5$ 菌落形成单位(CFU)/ml,而对生殖支原体的反应性较低,并与其他支原体、衣原体及细菌的抗原无反应。对培养阳性肺炎支原体感染者的标本检出率可达 90%,对培养阴性而血清学阳性标本的检出率约为 40%。该法与补体结合试验、特异性

IgM 检测及分离培养符合率较高,检出率超过分离培养,且操作比较简便。

Ⅱ. 特异性多克隆抗体(polyclonal antibody, PcAb)法直接检测支原体感染者呼吸道分泌物中的特异性抗原,80% 以上可获阳性结果。并可观察到两种荧光抗原,一种是存在于黏膜中的大小不等的荧光颗粒;另一种为存在于少量上皮细胞整个表面上散在的微小荧光颗粒。应用乳胶凝集试验,用肺炎支原体 PcAb 检测呼吸道分泌物中的肺炎支原体,其检测范围为 $2 \times 10^5 CFU/ml$。而积聚于患者咽部被检靶分子的半衰期长,肺炎支原体阳性效价可达 1 : 256,操作步骤简单,只需 20 分钟。肺炎支原体的主要抗原之一是一种膜蛋白(分子量为 43kDa),其相应的单克隆抗体具有种特异性,在此基础上建立的单克隆抗体免疫印迹法(monoclonal antibody immu-noblot assay,MAIA)可直接检测患者的痰和咽拭子标本中的 43kD 的肺炎支原体蛋白抗原,检出下限为 3 200 变色单位(CCU/ml),相当于 $10^4 \sim 10^6 CFU/ml$,或标本中病原体的量为 $10\mu g/ml$。此法虽敏感性和特异性均较强,但需要经过标本液化、蛋白转印、显色等多个步骤,操作比较复杂,并需制备高度特异的单克隆抗体。此外,须注意该单克隆抗体与生殖支原体同分子量的蛋白抗原有交叉反应,但呼吸道中很少分离到生殖支原体。

(3)特异性核酸检测

1)核酸杂交技术:根据两条互补的核酸单链可以杂交结合为双链的特点,用一段已知的核酸,经过杂交可探知受检标本中有无与之互补的目标核酸;采用放射性或同位素探针,检测特异性核酸具有快速、特异和灵敏的特点。如一种 $^{125}I$ 标记的 DNA 探针与肺炎支原体的 rRNA 杂交,2 小时即可获得结果;其敏感性可达 95% 以上,特异性达 90% 左右,阳性预测值为 70%~80%,阴性预测值为 93%~95%;但因其放射危害性、设备要求高而使广泛应用尚受到一定的限制。

2)聚合酶链反应(PCR):利用肺炎支原体特有的一个含 144bp 的 cDNA 片段作为目标基因,再人工合成 3 个寡核苷酸,后者分别与其两个末端和中端 3 个区域互补,以此为引物对待测标本进行 PCR 扩增,然后直接用溴化乙锭染色,一天内可获得检测结果,敏感性(为 $10^2 \sim 10^3 CFU$)较放射性同位素标记探针($10^4 \sim 10^5 CFU$)还高。如增加 PCR 循环次数,其敏感性还可以再提高。PCR 法扩增后再检测可以大大提高敏感性,是一种肺炎支原体感染简便、

快速、敏感和特异的诊断方法。但须结合其他检查,如抗体滴度分析以证实感染是否为现症,或以前感染后肺炎支原体在体内持续存在,或是再感染过程中的短暂肺炎支原体携带状态。另有一种基于核酸序列的扩增技术(nucleic acid sequence-based ampli-fication,NASBA)用于检测肺炎支原体 RNA,敏感性高,操作简便。

3. 影像学检查  X 线或 CT 等影像检查,可显示肺部病变多样化,早期为肺纹理增多及网织状阴影,其后发展为斑点或片状,均匀或不规则模糊阴影,肺门部较致密,向外逐渐变浅而呈扇形分布。多为一叶受累,左下叶最多见,少数呈多叶病变。可有少量胸腔积液。小儿可伴肺门淋巴结肿大。肺部 X 线检查表现较体征变化明显,但缺乏特异性。肺部影像显示的阴影一般 2~3 周消退,偶可 4~6 周消退,长期存在异常病变者罕见。

4. 其他检查  可有肝功能异常,如 ALT 水平升高等。有胸膜炎时,胸腔积液特征为渗出性,葡萄糖正常、蛋白增高,多核细胞、单核细胞可增高或不高。约 70% 的肺炎支原体肺炎患者有肺功能异常,主要表现为通气功能下降,可持续 2 周左右,部分可持续异常 1~6 个月,其中 2/3 患者为轻至中度阻塞性通气功能障碍,1/3 为限制性通气功能障碍。

## 七、诊断和鉴别诊断

1. 诊断依据

(1)流行病学:与肺炎支原体肺炎患者接触史,在家庭或集体中出现呼吸道感染伴肺炎流行史,对本病的诊断有参考意义。

(2)临床特征:发病缓慢,发热、乏力、阵发性刺激性咳嗽,无痰或有少量黏液痰,肺部体征不明显,偶有湿啰音,而肺部 X 线检查所见病变显著。或在上述表现基础上出现出血性疱疹性耳鼓膜炎,可疑诊为肺炎支原体肺炎。

(3)病原学检查:血清冷凝集试验阳性对诊断有参考意义。病程 10 天后血清补体结合试验或其他血清学试验阳性是诊断的较重要依据。鼻咽洗液和痰培养分离出肺炎支原体即可确诊。MAIA 检测痰或咽拭子中肺炎支原体蛋白抗原,或 PCR 检测肺炎支原体核酸阳性可作为确诊的重要参考。

2. 鉴别诊断  本病早期表现并无特异性,合并细菌、真菌或病毒感染时表现更为复杂,应注意与下列疾病相鉴别。

(1)葡萄球菌肺炎:多见于老年、体弱、免疫功

能降低患者,尤其是糖尿病、肝脏疾病、慢性支气管-肺部疾病、乙醇中毒及慢性肾功能不全等患者。临床某些表现可与肺炎支原体肺炎相似,但与后者不同的是:起病常较急,病程长,病情较重,黏液脓痰或脓血痰;部分可发生末梢循环衰竭;肺部常出现多个化脓性病灶,X线影像学检查可发现片状阴影伴空洞或液平,可并发气胸、脓胸、脓气胸等;外周血白细胞常显著增高。痰培养等病原学检查,发现金黄色葡萄球菌即可确诊。如为金黄色葡萄球菌与支原体肺部混合感染,确诊依赖于两种病原体检测均为阳性。

(2)肺炎链球菌肺炎:早期表现与肺炎支原体肺炎相似。但与肺炎支原体肺炎不同之处是:多以寒战突然起病,继而高热,常为稽留热型;临床症状常较重;可有唇疱疹、铁锈色痰,白细胞总数及中性粒细胞比例明显增高,核左移与中毒颗粒;痰涂片及培养可查见肺炎球菌;青霉素及头孢菌素等治疗有效。血清学检查也有助于鉴别。

(3)肺炎杆菌肺炎:某些表现可相似于肺炎支原体肺炎。与肺炎支原体肺炎不同之处主要是:常见于老年体弱、心肺慢性疾病、艾滋病等免疫功能缺损患者;常起病较急,多有呼吸困难与发绀;砖红色痰最具有特征性,可有血样或胶冻状类似果酱样痰,或黏痰;全身中毒症状较重,严重患者可迅速出现脓毒性休克、肺水肿、呼吸衰竭等;X线影像学显示可有肺叶实变,或多发性蜂窝状肺脓肿,叶间隙下坠等。外周血白细胞中等程度升高。痰培养细菌学阳性为确诊的依据。

(4)军团菌肺炎:临床无特征性表现。军团菌肺炎患者在出现咳嗽、发热、肌肉疼痛等症状的同时,可出现呕吐等消化道症状,甚至出现神经精神症状等,均相似于肺炎支原体肺炎。但前者,尤其严重病例发生呼吸衰竭、DIC或多器官功能障碍综合征(MODS)较常见。确诊有赖于痰培养,或支气管分泌物、胸腔积液、肺活检组织病原学检查阳性,血清学检测军团菌抗体有诊断的参考意义。

(5)厌氧菌肺炎:肺炎支原体肺炎继发细菌感染尤其是咳脓痰时,与厌氧菌肺炎表现相似。但后者主要是具有坏死性肺炎、肺脓肿和脓胸的基本特点。常有发热、咳嗽、咳痰、胸痛等表现,以及相应的肺、胸部体征。常有吸入口腔内容物史,咳恶臭脓性痰液,同时患肠道或女性生殖尿路感染或口咽部感染,痰涂片可见大量细菌而普通培养阴性,厌氧培养获得病原菌有助于诊断。

(6)其他:还应注意与病毒性肺炎,如流感病毒、副流感病毒、严重急性呼吸综合征(SRAS)冠状病毒、EB病毒(EBV)、巨细胞病毒(CMV)、呼吸道合胞病毒、腺病毒、单纯疱疹病毒、麻疹病毒,以及鹦鹉热、Q热、百日咳、肺结核、肺梗死、过敏性肺炎、风湿免疫性肺炎等疾病相鉴别。

## 八、治疗

1. 病原治疗 肺炎支原体无一般细菌所具有的细胞壁,故对影响细胞壁合成的青霉素、头孢菌素、万古霉素、磺胺等抗菌药物均耐药,而对干扰膜蛋白和胞质蛋白合成的四环素、红霉素、阿奇霉素、克拉霉素、氟喹诺酮类等药物敏感。阿奇霉素和克拉霉素对肺炎支原体的疗效较好,但近年有报道大环内酯类耐药肺炎支原体,与肺炎支原体的23S rRNA基因突变有关。国内研究发现肺炎支原体对红霉素耐药率较高。氯霉素、克林霉素、氨基糖苷类抗菌药物体外试验虽有抑制作用,但临床应用显示作用很弱或无效。目前常用多西环素口服,0.1g,2次/d,或环丙沙星(200~400mg/d),或左氧氟沙星(200~400mg/d),或洛美沙星(lomefloxacin)(400mg/d),或加替沙星(gatifloxacin)(400mg/d),或阿奇霉素(250mg/d,疗程3~5天),孕妇及8岁以下儿童禁用四环素和氟喹诺酮类药物。也可口服红霉素,0.5g,3次/d,小儿30~50mg/(kg·d),分3~4次。一般疗程为7~10天。治疗过程中注意防治抗菌药物不良反应。常于治疗后24小时体温下降,临床症状好转,影像学表现须1~2周后才可恢复。但呼吸道分泌物中的肺炎支原体可较长期存在。

2. 一般及对症治疗 患者宜休息。病情严重者可酌情短期用肾上腺糖皮质激素治疗。明显咳嗽患者可用止咳、祛痰药物,剧烈咳嗽者可口服可待因等。

## 九、预防

1. 控制传染源 早期诊断、及时治疗患者。家庭成员中有肺炎支原体肺炎患者,应注意呼吸道隔离,对患者所用物品可用常用消毒剂进行消毒。

2. 切断传播途径 避免密切接触肺炎支原体肺炎患者,尤其病初传染性强时避免接触患者,可减少被感染的机会。保持良好个人卫生习惯,不随地吐痰,避免在人前喷嚏、咳嗽、清洁鼻子,并勤洗手。

3. 保护易感人群 在学校或军营等集体人群中有本病流行时,易感者用大环内酯类(红霉素、阿奇霉素等)抗菌药物预防虽不能有效阻止肺炎支原体的传染,但可减轻发病的严重程度。肺炎支原体疫苗的预防效果尚无定论。鼻内接种减毒活疫苗可能有一定的预防作用。

（唐　红）

# 第三节　泌尿生殖系统支原体感染

泌尿生殖系支原体感染(urogenital mycoplasma infection)是由解脲支原体(Ureaplasma urealyticum,也称解脲脲原体)、人型支原体(M. hominis)及生殖支原体(M. genitalium)等多种支原体引起的泌尿生殖道炎症。成人泌尿生殖道支原体感染与性生活有关,国外将其归为性传播疾病。其中人型支原体和生殖支原体主要引起盆腔炎;也可引起胎儿宫内感染。解脲脲原体主要引起非淋菌性尿道炎(nongono-coccal urethritis,NGU)、前列腺炎、附睾炎等。艾滋病及免疫功能缺陷患者对发酵支原体(M. fermentans)、穿透支原体(M. penetrans)等易感性增加。本类感染可以病程较长,易反复发作成为慢性感染。可引起男性不育及女性不孕症等。

## 一、病原学

支原体结构较简单,无细胞壁,仅有细胞膜,共外、中、内三层结构。内、外两层为蛋白质和多糖的复合物,中层为脂质。基因组为双股环状 DNA。引起泌尿生殖道感染的支原体主要有下列几种:

1. 解脲脲原体　又称溶脲脲原体,隶属于脲原体属(Ureaplasma)中的一种。目前已知有 14 个血清型,其中 2 型和 5 型有共同抗原成分,各血清型间的致病力有差异,以 4 型致病频率最高。解脲脲原体以球形(图 25-3-1)为主,直径 50~300nm,单个或成双排列,丝状体少见。无动力,吉姆萨染色法(Giemsa stain)呈紫蓝色。外膜蛋白中有主要表面抗原MB,是宿主细胞识别的主要靶位。不同菌株中的MB 抗原 N 端长短不一、C 端有数目不等的重复序列,与人唾液腺管和输精管上皮、IgA 的 Fc 受体、DNA 结合蛋白有不同程度的序列相似性。解脲脲原体 ATCC3699 株染色体为一个 874 478bp 的环状DNA。

解脲脲原体微需氧,营养要求较高。在厌氧条件下生长良好,在马丁培养基中形成的集落微小,直径仅数十微米,故曾称为支原体微小株(T 株)。因

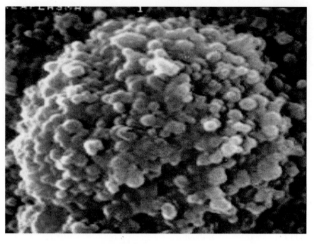

**图 25-3-1　解脲脲原体(扫描电镜　×5 500)**
(引自:贾文祥.医学微生物学[M].2 版.北京:人民卫生出版社,2010.)

能分解尿素而被命名为解脲脲原体。在含 95% 氮和 5% $CO_2$ 环境中生长快,一般为 16~48 小时,能耐酸,生长最适 pH 6.0,最适培养温度为 37℃。液体培养物在相差显微镜下多呈单个或双个短链状,可出芽生长。营养条件较好固体培养基上呈 15~60μm 颗粒状或油煎蛋状或呈"荷包状",营养差时周边变窄。生长需要胆固醇和尿素。其尿素酶可分解尿素产生氨和 $CO_2$,提供自身代谢的能源,所产生的氨可使培养基中酚红变红。不分解葡萄糖和精氨酸。

解脲脲原体耐低温,不耐热,冷冻干燥后可长期保存。对铊盐敏感,0.05%醋酸铊即可抑制其生长。

2. 人型支原体　是条件致病或协同其他微生物致病的支原体,至少有 7 个血清型。人型支原体在有氧环境中均能生长,其生长除需要胆固醇外还需要精氨酸,生长最适 pH 7.0。液体培养基中 2~3 天即可生长。液体培养物在相差显微镜下可见球形、双球形或丝状体。在电镜下观察多呈单个、成双或成串排列。有吸附红细胞作用。不含尿素酶,不能分解尿素,不产氨,缺乏自身代谢的能源。

3. 发酵支原体　发酵支原体可以发酵葡萄糖、分解精氨酸作为主要的自身能源。但一般不能分解尿素,不吸附红细胞。在人体的下段生殖道、口腔和下呼吸道等部位常处于共生状态,即发酵支原体与宿主及其他寄生菌之间相互适应、互不损害,一般不导致感染发病。但对白血病、艾滋病、接受化学药物或放射治疗的恶性肿瘤等免疫抑制患者可发生感染,其中包括泌尿生殖道感染。严重者可使病情急剧恶化,常因伴有急性呼吸窘迫综合征(ARDS)、多器官功能障碍综合征(MODS)或多脏器功能衰竭

（MOF）而死亡。

4. 生殖支原体 具有条件致病性特点；能发酵葡萄糖，分解精氨酸，为自身提供能源；可以产酸，不分解尿素，也不吸附红细胞。生殖支原体常存在于女性子宫颈和尿道中，是 NGU 的重要致病因子，从女性 NGU 患者子宫颈和尿道中检出率约为 40%。非衣原体性 NGU 患者中，生殖支原体检出率 18.4%~45.5%。

5. 其他支原体 另有两种支原体也可引起泌尿生殖道感染。一种为穿透支原体，于 1991 年自艾滋病患者尿液中分离出，以后又反复从艾滋病同性恋者尿液中分离到。另一种称为梨支原体（M. pirum），自艾滋病患者淋巴细胞培养物和血液中分离出。这两种支原体均可能是人类免疫缺陷病毒（HIV）的协同因子。正常人群或性病患者中检出率很低，艾滋病患者免疫缺陷使机体对穿透支原体的易感性增加，而穿透支原体感染又促进 HIV 的复制，加速 HIV 感染进程，但相互协同的机制尚未明确。穿透支原体一端的尖形顶端结构具有黏附和穿入宿主细胞的功能，能吸附 $CD4^+T$ 细胞、红细胞、吞噬细胞。能发酵葡萄糖、分解精氨酸，不能分解尿素。

## 二、流行病学

1. 传染源 泌尿生殖道支原体感染患者及病原携带者是主要的传染源。人型支原体寄居于人体生殖道。解脲脲原体寄生于尿路与生殖道。新生儿经产道感染后可成为带"菌"状态，约 1/3 经阴道产出的女婴生殖器中可分离出解脲脲原体，新生儿带"菌"可持续 2 年左右。生殖支原体主要存在于女性的子宫和尿道。发酵支原体在人体的下段生殖道常处于共生状态，在生殖道损伤或局部免疫功能下降时，可成为重要的传染源。

2. 传播途径 成年人主要经性接触传播。新生儿可经感染的产道获得解脲脲原体和人型支原体等支原体感染。孕妇生产造成生殖道创伤时，人型支原体可侵入血液循环引起"菌血症"。生殖支原体、解脲脲原体等还可通过胎盘感染胎儿，导致早产，宫内生长迟缓和新生儿呼吸道感染引起的肺炎等。

3. 易感人群 人群对支原体具有普遍易感性。人群中解脲脲原体感染非常广泛，性传播疾病中感染率高达 67% 以上，一般人群中无性传播疾病的泌尿生殖道感染率 46%，健康人群中感染率 10%~

20%。感染好发于 20~40 岁年龄段。约 20% 患者为解脲脲原体与人型支原体混合感染。免疫功能降低或免疫性疾病，如艾滋病、系统性红斑狼疮患者，生殖尿路感染有增加趋势；并可有人型支原体"败血症"或腹膜炎等。

## 三、发病机制与病理改变

1. 发病机制 多种支原体均可侵犯人体的泌尿生殖器官。一般不侵入细胞内和血液，常黏附于泌尿生殖道上皮细胞膜的受体，具有特殊的宿主组织细胞亲嗜性，通过与宿主细胞膜间的相互作用，引起细胞损伤。但发病机制尚未完全明确。

解脲脲原体不同株 MB 抗原分子的异质性，如 N 端长短不一、C 端数目不等的重复序列，与 IgA 的 Fc 受体、DNA 结合蛋白序列不同程度的相似性，均可能与致病性有关。现已知其吸附宿主细胞后产生的多种侵袭性酶（invasive enzyme）和毒性代谢产物具有致病作用。存在于质膜上的磷脂酶可以分解宿主细胞膜中的磷脂，磷脂酶 A1 和 A2 水解宿主细胞膜上的磷脂后，产生溶血磷脂和游离脂肪酸，磷脂酶 C 作用于质膜上的磷脂成分，分解磷酰基，并释放甘油酸；分解宿主细胞膜上的卵磷脂产生的代谢产物主要影响生物合成；各种血清型解脲脲原体均可产生 IgA 蛋白酶，以降解分泌性免疫球蛋白 A（sIgA），削弱泌尿生殖道黏膜的特异性抗感染免疫力。解脲脲原体含的尿素酶分解尿素而产生大量的氨类物质，对宿主的红细胞等有毒性作用；在其代谢过程中产生或诱导吞噬细胞产生毒素，如过氧化氢（$H_2O_2$）、超氧化物自由基可致宿主细胞膜的蛋白质、酶类及磷脂交联，蛋白质变性，遗传信息突变，使细胞质膜和细胞器膜损害，从而引起膜通透性、流动性及抗原性发生改变，直接影响细胞结构和功能等。解脲脲原体利用宿主细胞膜中的脂类和胆固醇为养料，结果也可致宿主细胞损伤。解脲脲原体可致不孕不育，其机制可能为：侵入精曲小管，干扰精子正常发生；吸附于精子表面，掩盖精子识别卵细胞的部位，影响精子通过卵细胞的能力；影响精子的代谢，减少精子数量，使畸形精子增多；解脲脲原体 MB 抗原分子的异质性可能引起输精管上皮损害，抑制精子运动；诱导机体产生抗精子抗体；启动凋亡信号，诱导精子凋亡；干扰精子与卵细胞相结合；子宫内膜不能为着床孕卵提供足够营养；女性阴道携带解脲脲原体能影响精子的穿透力，干扰妊娠和早期胚胎发育；解脲脲原体产生的磷脂酶 A、C，可促进细胞膜中游离的花生四烯酸释放,启动分娩,可致早产。还可形成磷酸盐性尿路结石。

其他支原体的致病机制与解脲脲原体相似。组织培养显示人型支原体可引起输卵管纤毛肿胀。猴体内试验证明,人型支原体可引起自限性输卵管炎、子宫内膜炎及子宫旁炎。生殖支原体可以引起输卵管炎、瘢痕形成并导致不育,还可引起急性子宫内膜炎。穿透支原体感染 2 小时不仅可以黏附并侵入人或动物的红细胞、单核-吞噬细胞和淋巴细胞(如 CD4$^+$T 细胞),还可以在胞质中大量繁殖形成空泡,细胞出现肿胀、融合、裂解等病变,导致宿主细胞损伤与死亡。

**2. 病理改变** 主要病理变化是肾盂肾盏、输尿管、附睾、睾丸、子宫、输卵管、卵巢等器官充血、发红、水肿、肿大或灶性坏死区等炎症表现。附睾可呈结节状;睾丸表面可有出血点,病程长者睾丸可缩小;输卵管管腔变窄,输卵管可卷曲、伞端封闭。并发盆腔腹膜炎者,子宫、附件、肠管可广泛粘连成团,形成包裹性炎性肿块。

显微镜检主要可见:各种细胞变性、肿胀,红细胞、白细胞或浆细胞浸润;肾小管、间质病灶轻者愈合后可形成微小瘢痕;附睾管周围纤维化、瘢痕组织形成;睾丸炎后期有生精小管萎缩,睾丸间质可正常;子宫内膜炎症时间较长者有成纤维细胞及毛细血管增生;输卵管淋巴管和毛细血管扩张并充满多形核白细胞及血栓等。

## 四、临床表现

临床表现随感染部位不同而异。不同支原体可引起相同的器官炎症,一种支原体可引起多个器官感染。解脲脲原体及人型支原体与泌尿生殖系疾病的关系见表 25-3-1。

**表 25-3-1 与解脲脲原体及人型支原体相关的疾病**

| 疾病 | 解脲脲原体 | 人型支原体 |
|---|---|---|
| 非淋菌性尿道炎 | ++++ | + |
| 前列腺炎 | +++ | + |
| 附睾炎 | +++ | − |
| 肾盂肾炎 | + | ++++ |
| 赖特综合征 | + | − |
| 盆腔炎 | + | ++++ |
| 流产后发热 | − | ++++ |
| 产后热 | ++ | ++++ |
| 不孕不育、流产、死胎 | ++ | − |
| 羊膜炎 | ++ | |

−表示通常不引起相关的疾病或症状;+表示可引起相关的疾病或症状,++、+++、++++表示引起相关疾病或症状的机会不同程度增加

**1. 尿道炎** 解脲脲原体是尿道炎(urethritis)的重要致病因子,NGU 中约 30% 由人型支原体引起,其他支原体也可能引起尿道炎。急性下尿道炎主要表现为尿频、尿急、尿痛、尿道烧灼感、排尿困难及尿道出现分泌物。查体可见尿道外口红肿,沿尿道可有压痛。尿道炎可因病原体逆行引起膀胱炎或肾盂肾炎等,出现腰痛等相应的临床症状。

**2. 前列腺炎** 解脲脲原体和人型支原体等均可引起前列腺炎(prostatitis)。急性发作期可出现脓尿或终末期血尿。若炎症累及尿道或膀胱三角区,可出现膀胱刺激症状。常伴会阴部、腰骶部及直肠内胀痛及剧痛(大便时加重),并发精囊炎时可因邻近器官伴发感染而引起腹部疼痛。直肠指检(急性期)可扪及前列腺肿胀、压痛,前列腺液检查:白细胞显著增高或成堆分布(正常时白细胞<10 个/高倍镜),而卵磷脂小体减少(正常有多量卵磷脂小体)。可呈慢性经过,反复急性发作。

**3. 附睾-睾丸炎** 附睾和睾丸同时遭受病原感染或其他因素损伤而发炎即为附睾-睾丸炎。附睾炎(epididymitis)可由人型支原体等感染引起的前列腺炎和睾丸炎(orchitis)沿输精管蔓延至附睾,也可由淋巴系统侵入附睾而引起。急性附睾炎多为突然发病,患侧阴囊胀痛,伴有下坠感、下腹痛,常在站立或行走时加重,疼痛可向精索、同侧腹股沟和下腹部放射,可伴有全身不适感,附睾及睾丸肿胀,局部硬肿明显,界限不清。患侧精索也可变粗变硬。白细胞也可增高。如未及时控制可发展为慢性附睾炎。此时虽常无症状,但附睾不同程度涨大、变硬,病侧输精管变粗。睾丸炎可表现为突发性睾丸疼痛,可有发热等症状。睾丸可迅速肿大,柔软,阴囊红肿,若伴有附睾与精索急性炎症,数日后可继发睾丸鞘膜积液等。

**4. 肾盂肾炎** 人型支原体、解脲脲原体等均可引起肾盂肾炎。人型支原体还可引起慢性肾盂肾炎急性发作。急性肾盂肾炎病程不超过 6 个月,主要表现为明显的腰酸痛、尿急、尿痛等尿路症状;可有急性畏寒或发热。肾区可有压痛或叩击痛,也有不同程度的脓尿或白细胞管型、蛋白尿等。

**5. 盆腔炎** 女性盆腔炎包括子宫炎、输卵管炎、卵巢炎、盆腔结缔组织炎及盆腔腹膜炎。人型支原体是引起急性盆腔炎的常见支原体。急性盆腔炎主要表现为发热、下腹疼痛和白带增多。体温可明显升高或低热。起病时即可有下腹痛,疼痛常较剧烈,多由输卵管卵巢急性炎性肿胀及盆腔腹膜炎所

致。输卵管炎常扩展至卵巢引起卵巢炎(常为双侧受累,可能一侧病变较轻)。输卵管炎与卵巢炎合并发生者即为输卵管卵巢炎或附件炎。如有宫颈炎及阴道炎时可有外阴瘙痒、阴道分泌物增多。体检可发现双侧下腹部有明显压痛与肌紧张,部分患者可肌紧张不明显。盆腔可扪及肿块。阴道及宫颈黏膜可见充血。肛门指检有压痛,移动子宫颈时引起疼痛。白细胞及中性粒细胞常明显增高。

6. 流产及产后热 人型支原体感染可引起流产后发热和产后发热或产褥热。主要与人型支原体引起的急性子宫内膜炎有关。典型的产后发热,起病较急,常于生产后即发热,可以高热或中度发热,也可低热,多为持续发热。下腹疼痛、坠胀、腰酸,水样或脓性白带。下腹部可有压痛。常有白细胞及中性粒细胞增高。内镜检查可见子宫口有分泌物外溢。

7. 生育影响 解脲脲原体等支原体感染是不育不孕症的重要病因之一。支原体感染对精子生成、游动及精子与卵子的结合均有影响,可导致男性不育及女性不孕。女性急性或慢性输卵管炎还可因输卵管管腔狭窄而异位妊娠,也可致流产、死胎等。孕妇感染后可导致羊水过多、妊娠中毒症、早产、胎膜早破、绒毛膜炎等。可经血源性感染或宫内感染胎儿,可致胎儿畸形、先天性心脏病,可发生围生期感染,也可引起新生儿死亡等。

8. 其他 解脲脲原体等感染可引起赖特综合征。表现为非淋菌性尿道炎、结膜炎及关节炎三联征。低蛋白血症患者持续人型支原体感染可引起膀胱炎,也可感染关节、移植器官及伤口。免疫缺陷者可发生人型支原体"败血症"和腹膜炎,新生儿经产道感染可引起脑膜炎、脑脓肿等。有发现在肾小球肾炎患者中支原体分离率达90%以上。解脲脲原体感染也可在尿路结石形成中起一定的作用。

## 五、实验室及其他检查

1. 常规检查 泌尿生殖道支原体急性感染时,外周血白细胞可以增高或正常,合并细菌感染时白细胞及中性粒细胞比例均可明显增高;慢性感染时白细胞多在正常范围。尿道炎明显时,尿镜检有多数白细胞、红细胞等。

2. 病原学检查

(1) 分离培养:为确诊的重要方法。可根据不同的泌尿生殖器官炎症表现,相应采集尿道分泌物,或阴道分泌物或宫颈分泌物等标本进行培养分离,

但实验条件要求较高。如解脲脲原体,采用加尿素和血清的支原体肉汤培养基。解脲脲原体因分解尿素产氨而使培养基中的酚红变红,培养基可因解脲脲原体生长数量少而无混浊现象。固体培养基上解脲脲原体形成微小集落可用低倍显微镜观察,用特异性免疫血清斑点试验对可凝菌落进行鉴定。

(2) 血清学检查:目前仍缺少特异性的诊断试剂。可采用培养分离的解脲脲原体为抗原,用ELISA法检测患者血清中的抗体,由于解脲脲原体一般为浅表感染,免疫应答较微弱,血清抗体效价低且不稳定,因而较少采用。

(3) 特异性核酸检测:可采用基因探针法及PCR法检测解脲脲原体、人型支原体、穿透支原体等的特异性核酸。按解脲脲原体等支原体的两条互补核酸单链可以杂交相结合为双链的基本原理,用一段已知核酸经杂交可探知受检标本中有无与之互补的目标核酸。如以尿素酶基因为靶基因,用特异性核酸探针检测宫颈分泌物或阴道分泌物中的解脲脲原体DNA等。也可采用PCR荧光定量检测法检测宫颈分泌物中解脲脲原体DNA。这些检测方法虽然快速、敏感,但可出现假阳性,故常作为初筛的手段。

3. 内镜检查 可直接观察泌尿生殖系统炎症病变的器官、病变部位与范围,亦可自子宫内膜及输卵管取标本进行支原体分离与培养,如鉴定为解脲脲原体、人型支原体等即可确诊。

## 六、诊断与鉴别诊断

1. 诊断要点

(1) 流行病学:发病前数周与泌尿生殖道支原体感染患者或带支原体者有密切的接触史,尤其是性接触史,对诊断具有重要的参考意义。

(2) 临床依据:具有尿道炎、前列腺炎、附睾炎或盆腔炎等泌尿生殖道急性感染的临床症状,或有相应器官炎症反应的体征,无论是否伴有发热,多次采集尿道分泌物、阴道分泌物或宫颈分泌物等标本培养,均无细菌、真菌生长者,应高度疑诊泌尿生殖道支原体感染。

(3) 实验室诊断:从阴道等分泌物中培养分离出人型支原体、解脲脲原体或穿透支原体等,并有相应的抗体反应即可确诊。采用基因探针法或PCR法检测出特异性核酸,不仅可以作为确诊支原体感染的参考依据,还有助于确定支原体的种类。

2. 鉴别诊断

(1) 淋菌性尿道炎:由淋球菌经性交传播引起

的淋菌性尿道炎(GU)即淋病,与泌尿生殖道支原体感染临床表现相似。但根据其急性化脓性尿道炎症状,特别是尿道口流脓,结合冶游史,脓性分泌物涂片革兰氏染色查见革兰氏阴性双球菌或培养出淋球菌,即可与支原体感染相鉴别。荧光抗体染色或PCR检查发现淋球菌抗原或特异性核酸也可作为鉴别诊断的重要参考。

(2)泌尿生殖道衣原体感染:沙眼衣原体所致的泌尿生殖器官感染,同样可表现为尿道炎、盆腔炎及赖特综合征等,与泌尿生殖道支原体感染相似,鉴别诊断的关键是分泌物接种于鸡胚卵黄囊或细胞培养分离衣原体。采用单克隆抗体、免疫荧光染色或ELISA检测子宫颈、子宫内膜等标本中衣原体抗原阳性,或连接酶链反应(LCR)检测出特异性核酸,或补体结合(CF)试验双份血清效价升高4倍以上,均可作为鉴别诊断的参考。

(3)泌尿生殖道结核病:肾脏、输尿管、膀胱、男性睾丸与副睾结核,女性输卵管、卵巢或盆腔结核病的临床表现与泌尿生殖系统支原体感染相似。但生殖尿路结核患者常有结核病史,或体内有结核活跃性病灶,可有低热或微热、盗汗等。尿或生殖道分泌物结核分枝杆菌培养阳性,或尿抗酸染色阳性,或血清结核分枝杆菌γ干扰素释放试验(interferon-gamma release assay,IGRA)阳性,以及尿结核分枝杆菌DNA检测阳性等有助于与泌尿生殖系统支原体感染相鉴别。

(4)其他:泌尿生殖道支原体感染应注意与真菌感染、L型细菌感染、寄生虫感染相鉴别。泌尿生殖道支原体感染出现盆腔包裹性炎性肿块时,应与细菌性或结核性等所致肿块相区别;出现明显关节炎症状时须与风湿性关节炎相鉴别;解脲脲原体感染引起的羊膜炎应与细菌性羊膜炎进行鉴别诊断等。

## 七、治疗

1. 病原治疗 泌尿生殖道感染的支原体对影响细胞壁合成的抗菌药物均耐药,对干扰膜蛋白和胞质蛋白合成的药物多有效。人型支原体常对红霉素耐药,可用四环素或克林霉素类等治疗。解脲脲原体对红霉素、四环素、多西环素等常有效。人型支原体和解脲脲原体对米诺环素、多西环素、交沙霉素、克拉霉素均有效,少数对这类药物耐药者可用氟喹诺酮类药物(儿童、孕妇禁用)。发酵支原体常对红霉素耐药,可用四环素或氟喹诺酮类等治疗。生殖支原体虽对多数广谱抗菌药物敏感,但仍有主张首选阿奇霉素1.0g,单次口服。穿透支原体对克拉霉素、阿奇霉素、克林霉素、吉米沙星(gemifloxacin)均敏感(MIC均≤0.008μg/ml),对左氧氟沙星、司帕沙星(sparfloxacin)也敏感,均可选用。用法、用量及疗程见表25-3-2。治疗过程中注意抗菌药物的不良反应,并酌情给予相应处理。

**表 25-3-2 泌尿生殖道支原体感染病原治疗常用药物用法**

| 药物 | 用法用量 | 疗程/d | 备注 |
|---|---|---|---|
| 四环素 | 0.5g/次,4 次/d | 7~10 | 孕妇及 8 岁以下儿童禁用 |
| 克林霉素 | 0.5~1.8g/d,分 3~4 次服 | 5~7 | 小儿:15~40mg/(kg·d) |
| 米诺环素 | 100mg,2 次/d | 7 | 孕妇及 8 岁以下儿童禁用 |
| 红霉素 | 0.5g/次,3 次/d | 7~10 | 小儿:30~50mg/(kg·d) |
| 多西环素 | 0.1g,2 次/d | 7~10 | 孕妇及 8 岁以下儿童禁用 |
| 左氧氟沙星 | 0.5g/次,4 次/d | 5~7 | 儿童、孕妇禁用 |
| 交沙霉素 | 0.8~1.2g/d,分 3~4 次服 | 7~10 | 儿童:10mg/(kg·d),分 3 次服 |
| 克拉霉素 | 0.25~0.5g,2 次/d | 7~14 | 儿童:7.5mg/d,分 2 次服 |
| 阿奇霉素 | 1.0g(顿服),或 0.3g | 3 | 儿童:首日 10mg/(kg·d),其后为 5mg/kg 顿服,用 4 日 |
| 司帕沙星 | 0.1~0.4g,顿服 | 4~7 | 18 岁以下患者及孕妇禁用 |

2. 一般及对症治疗 急性期患者宜休息,接触隔离。根据泌尿生殖道不同器官感染及其症状严重程度,酌情予以相应对症治疗。急性期禁止性交,做好外阴清洁。解脲脲原体等支原体可被脂溶剂和常用消毒剂灭活,用一般消毒剂消毒内衣裤及便器,方便有效。

3. 治愈标准 症状体征消失,尿液涂片检查无白细胞或高倍镜下少于 10 个。治疗结束后 1~3 周尿道或宫颈管涂片或培养阴性。

## 八、预防

1. 控制传染源 彻底治疗泌尿生殖道支原体

感染患者,并对患者配偶或性伴同时治疗。解脲脲原体等支原体可被脂溶剂和常用消毒剂灭活,因此用一般消毒剂消毒内衣裤及便器,方便有效。

2. 切断传播途径　强化道德观教育,加强泌尿生殖道支原体感染等性传播疾病的卫生宣传。注意性卫生,严禁性混乱。

3. 保护易感人群　密切接触的体弱或免疫功能降低者或有其他严重疾病者,可用四环素、红霉素、氟喹诺酮类药物预防。疫苗预防尚未用于临床。在深入研究支原体诱导宿主免疫应答的分子机制基础上,采用新型疫苗研制技术,有可能研制出安全、有效的支原体疫苗。

（唐　红）

## 第四节　人附红细胞体病

人附红细胞体病(eperythrozoonosis)又名人嗜血支原体病(hemotrophic mycoplasmosis, hemoplasmosis)是由嗜血支原体属中附红细胞体寄生于多种动物和人的红细胞表面、血浆及骨髓液等部位所引起的人兽共患性疾病。虽然在畜牧业地区人群中的附红细胞体感染率相当高,但大多表现为亚临床感染。以发热、贫血、黄疸及淋巴结肿大等症状为主要临床表现。

早在 1928 年,Schilling 和 Dingen 几乎同时从啮齿类动物血液中查到这种血营养菌。传统分类方法,把从不同动物体内发现的血营养菌归类为立克次体目的附红细胞体属(Eperythrozoon)和血巴尔通体属(Haemobartonella)。直至 Puntarie 于 1986 年报道了世界上首例人附红细胞体病才对该病有了进一步的认识。在 1997 年 Neimark 等采用 DNA 测序、PCR 扩增和 16S rRNA 序列分析发现附红细胞体核酸序列与柔膜体纲支原体属高度同源,认为附红细胞体应属于柔膜体科的支原体属。近年来通过 16S rRNA 测序分析也证实它们与支原体的亲缘关系更近,故 2002 年重新将其归类于支原体目,并变更了名称。将一系列寄生于红细胞的支原体统称为嗜血支原体。如附红细胞体属中的猪嗜血支原体(M. haemosuis)、类球状嗜血支原体(M. haemococcoides)、绵羊嗜血支原体(M. haemoovis)等,血巴尔通体属中的犬嗜血支原体(M. haemocanis)、猫嗜血支原体(M. haemofelis)及鼠嗜血支原体(M. haemomuris)等,随着病原体名称的改变,疾病也相应改称为"人嗜血支原体病"。引起人感染的主要病原体为嗜血支原体属中的附红细胞体。

目前,鉴于特加诺附红细胞体(E. teganodes)、图米附红细胞体(E. tuomii)及短小附红细胞体(E. parvum)等仍未划入支原体目,以及国内各种文献报道仍习用附红细胞体的名称。因此,本章节仍以"人附红细胞体病"名称加以阐述。我国对该病认识较晚,1980 年首次在家兔中发现附红细胞体,然后在牛、羊、猪等家畜中也检测到此病原体。1993 年,我国卫生部组成了附红细胞体病调查组,对此病进行了一系列的流行病学研究,并证实了附红细胞体在人群中的感染。

## 一、病原学

附红细胞体(eperythrozoon)是一种非常简单、多形态的单细胞类微生物,扫描电镜下观察呈球状,直径 350～700nm,仅有单层膜包裹,无细胞壁、细胞器和细胞核,胞质内有小颗粒成分及一些丝状结构。该病原体是主要寄生于人、畜红细胞表面、血浆和骨髓中的一群微生物,含 DNA 和 RNA 两种核酸,呈双分裂复制,在宿主体外无法培养。光镜下瑞特(Wright)染色呈浅蓝色,吉姆萨(Giemsa)染色呈紫红褐色,革兰氏(Gram)染色阴性。一般血涂片标本光镜下观察,其形态为多形性,如球形、环形、卵圆形、盘形、哑铃形、球拍形及逗号形等。直径大小波动较大,寄生在人、牛、绵羊及啮齿类动物体内的附红细胞体较小,直径为 0.3～0.8μm,而寄生在猪体内的附红细胞体较大,直径为 0.8～1.5μm,最大可达 2.5μm。该病原体在红细胞表面单个或成团存在,少则 3～5 个,多则 15～25 个,呈链状或鳞片状,也可游离于血浆中。悬液中的单个附红细胞体运动活跃,呈翻滚或扭转运动。骨髓悬液中运动远不如在血液中活跃,仅有小幅度的摆动和扭动。到目前为止已发现 14 种附红细胞体,其中引起人感染的主要有 4 个种:①球状附红细胞体,感染鼠类及兔类等啮齿类动物;②绵羊附红细胞体,感染绵羊、山羊及鹿类;③猪附红细胞体,感染猪;④温氏附红细胞体(E. wenyoni),感染牛。

附红细胞体的抵抗力不强,对干燥和化学消毒剂敏感,在 60℃ 水浴中 1 分钟后即停止运动,30 分钟即可失去致病活性。100℃ 水浴中 1 分钟全部灭活。但对低温抵抗力较强,在 4℃ 血液中可存活 1 个月,低温冷冻条件下可存活数年之久。

## 二、流行病学

附红细胞体在各种脊椎动物中寄生,宿主包括人、啮齿类、鸟类、禽类、反刍动物、猪、羊、牛、猫、犬、马、驴等,这些宿主被感染的同时也是重要传染源。传播方式尚不清楚,可能存在接触传播、血源性传播、垂直传播及昆虫媒介传播等。被疑为昆虫媒介的有鳞虱、蚊虫、疥螨、吸血蝇、蟏等。人类可能对附红细胞体普遍易感,但常呈明显的地区性分布,在畜牧业地区高发,其感染率可高达87%。具有家庭聚集性和一定的职业分布特点,兽医、家畜饲养员、屠宰工人、肉类加工人员等人群的感染率通常高于其他职业人群。

附红细胞体感染人畜分布很广,全球近30个国家和地区均有报道。我国尚德秋等曾对9省区16个地区的人群进行流行病学调查,证明附红细胞体感染存在。随后调查发现我国人群平均感染率为43.89%。证实被病原体感染后有生理变化(如孕妇),而且患有慢性疾病者其感染率明显高于健康人群。根据山东省泰安市区内331名学生的血涂片检查,发现总感染率为15.40%,小学生感染率最高达28.28%,一般无临床症状。重症感染者(100个红细胞中有60个以上寄生病原体)仅有轻微症状表现。

据调查发现家畜一年四季均可被附红细胞体感染,但也有一定的季节高发期,以5~8月份为主。

## 三、发病机制和病理

附红细胞体感染人体后,多数情况下呈隐性感染,只在某些情况下如机体免疫力下降或某些应激状态或有慢性基础性疾病,才引起患者发病。这说明附红细胞体毒力较低,致病性较弱。

电镜下观察,附红细胞体主要寄生在成熟红细胞膜表面,不进入细胞内,少量游离在血浆中。其寄生机制尚不明确,但发现大型的附红细胞体上有纤丝,可能借助此纤丝与红细胞膜接触、结合,然后贴附在红细胞膜上,红细胞膜上可能存在与纤丝相结合的受体。从电镜下可见被附红细胞体感染的红细胞表面出现皱褶、突起,少数可见膜表面形成洞。由于红细胞膜通透性及脆性发生改变,血浆成分会通过红细胞表面的凹陷与洞口进入红细胞内,使红细胞肿胀、破裂而发生溶血。从活体标本中观察被寄生的红细胞,可见其可塑性、变形性功能消失,在通过单核巨噬细胞系统时也易被破坏而溶血。上述两点证据提示本病既存在血管内溶血,又存在血管外溶血。还有人认为溶血可能与红细胞膜结构改变,或隐蔽性抗原的暴露等诱导产生 IgM 自体抗体有关,即Ⅱ型变态反应导致红细胞破坏溶血。

目前尚无人体病理资料。

## 四、临床表现

人和动物多呈亚临床感染是附红细胞体病容易被忽视的原因,被感染者往往因为健康状况下降或其他疾病而症状突显。出现临床症状和体征可诊断为附红细胞体病者常见于重度感染,多发生在有慢性基础性疾病及免疫功能低下者。主要临床表现如下:

1. 发热  体温一般在 37.5~40℃,可伴有心跳和呼吸频率加快,精神、食欲差,多汗,关节酸痛等。

2. 贫血  贫血为本病最常见的症状,严重患者可出现黄疸,并有全身乏力、精神萎靡及嗜睡等症状。

3. 淋巴结肿大  部分患者出现浅表淋巴结肿大,常见于颈部。

4. 其他  部分患者可出现皮肤瘙痒、肝脾大、腹泻(小儿多见)、脱发等。

## 五、实验室检查

1. 血常规检查  红细胞和血红蛋白降低,网织红细胞增高,红细胞脆性试验及糖水试验均阳性。白细胞和血小板多正常,可出现异常淋巴细胞。

2. 微生物学检验  常用压片镜检和染色镜检,镜下见到附红细胞体是确诊本病的主要依据。

(1)鲜血压片法:取1滴待检新鲜血样本,滴加在载玻片上,加1滴等量的生理盐水或抗凝液,混匀后加盖玻片,在普通显微镜下观察。首先在400~600倍镜下找到附红细胞体,然后观察其形态及大小。可见附红细胞体呈现闪光性小体,在血浆中做扭转、翻滚、伸屈等运动,每当靠近红细胞时就停止运动。

(2)涂片染色检查:取1滴鲜血置于玻片上,推片制成薄血膜片,固定后用吉姆萨或瑞特染色,用1000倍的油镜观察可见许多椭圆形、圆形、短杆状蓝色小体附着在红细胞上,1个红细胞可附着1个或数个不等的附红体,直径 0.15~1.5μm,被附红细胞体寄生的红细胞着色较正常红细胞浅,中央淡染区扩大,特别严重时可见红细胞变成空泡状,视野下可见到大量染色红细胞及红细胞碎片。在血浆中及红细胞表面皆可查到附红细胞体,二者比例为 1:1~1:2。

附红细胞体感染程度可分为轻、中、重度感染。

轻度感染:100 个红细胞中有 30 个以下红细胞被寄生;中度感染:100 个红细胞中有 30~60 个红细胞被寄生;重度感染:100 个红细胞中有 60 个以上红细胞被寄生。

3. 血生化检查 总胆红素增高,以非结合胆红素为主,氨基转移酶轻到中度升高,总蛋白及白蛋白正常。血糖及血镁均较低。

## 六、诊断和鉴别诊断

血涂片检出附红细胞体,结合流行病学、典型临床症状及其他实验室检查可确诊。畜牧业地区出现原发疾病不能解释的发热、贫血、黄疸、皮肤瘙痒、脱发及淋巴结肿大等,要怀疑本病的可能,及时做血液涂片检查,找到附红细胞体可确诊。本病应与疟疾、巴尔通体病等相鉴别。

通过血涂片直接镜检,嗜血支原体属与疟原虫一般较易鉴别。而嗜血支原体属中附红细胞体与血巴尔通体二者很难区分,只能凭借二者血涂片中病原体形态及病原体寄生在血浆与红细胞上的比例加以鉴别,附红细胞体在镜下常呈环状,在血浆及红细胞表面皆有分布;而血巴尔通体罕见环状,寄生在血浆中,极少在红细胞上。

## 七、治疗和预防

1. 治疗 确诊后,及时选用四环素类(四环素、多西环素)或氨基糖苷类(庆大霉素、阿米卡星)抗生素进行抗感染治疗。其中以多西环素和阿米卡星治疗人附红细胞体病效果最佳。多西环素用法:口服,0.1g/次,2 次/d。必要时首次剂量可加倍。8 岁以上儿童:首剂 4mg/kg,以后每次 2mg/kg,2 次/d。阿米卡星的用法与用量:0.4g~0.8g/d,每日 1 次肌内注射或静脉滴注。一般可以选用其中一种治疗,7 日为一疗程。因附红细胞体缺乏细胞壁,故青霉素类及链霉素等作用于细菌细胞壁的药物无效。

2. 预防 目前对本病流行环节尚不清楚,故无良好预防手段,也没有预防附红细胞体的疫苗。

(阮 冰)

## 参 考 文 献

[1] 张瑞祺. 支原体感染[M]//李梦东,王宇明. 实用传染病学. 3 版. 北京:人民卫生出版社,2004:664-672.

[2] 李华茵. 肺炎支原体肺炎[M]//陈灏珠,林果为,王吉耀. 实用内科学. 14 版. 北京:人民卫生出版社,2013:1733-1735.

[3] Loens K, Goossens H, Ieven M. Acute respiratory infection due to Mycoplasma pneumoniae:current status of diagnostic methods [J]. Eur J Clin Microbiol Infect Dis,2010,29(9):1055-1069.

[4] Kurai D, Nakagaki K, Wada H. Mycoplasma pneumoniae extract induces an IL-17-associated inflammatory reaction in murine lung:implication for mycoplasmal pneumonia [J]. Inflammation,2013,32(6):285-293.

[5] Rao M, Agrawal A, Parikh M, et al. Mycoplasmal upper respiratory infection presenting as leukocytoclastic vasculitis [J]. Infect Dis Rep,2015,7(1):5605.

[6] Ma LD, Chen B, Dong Y, et al. Rapid mycoplasma culture for the early diagnosis of Mycoplasma pneumoniae infection [J]. J Clin Lab Anal,2010,24(4):224-229.

[7] Takei T, Morozumi M, Ozaki H, et al. Clinical features of Mycoplasma pneumoniae infections in the 2010 epidemic season:report of two cases with unusual presentations [J]. Pediatr Neonatol,2013,54(6):402-405.

[8] Hancock EB, Manhart LE, Nelson SJ, et al. Comprehensive assessment of sociodemographic and behavioral risk factors for Mycoplasma genitalium infection in women [J]. Sex Transm Dis,2010,37(12):777-783.

[9] Chiu CY, Chen CJ, Wong KS. et al. Impact of bacterial and viral coinfection on mycoplasmal pneumonia in childhood community-acquired pneumonia [J]. J Microbiol Immunol Infect,2015,48(1):51-56.

[10] Bosnic D, Baresic M, Anic B, et al. Rare zoonosis (hemotrophic mycoplasma infection) in a newly diagnosed systemic lupus erythematosus patient followed by a Nocardia asteroides pneumonia [J]. Braz J Infect Dis,2010,14(1):92-95.

[11] Al-Momani W, Abo-Shehada MN, Nicholas RA. Seroprevalence of and risk factors for Mycoplasma mycoides subspecies capri infection in small ruminants in Northern Jordan [J]. Trop Anim Health Prod,2011,43(2):463-469.

[12] Wu HM, Wong KS, Huang YC. Macrolide-resistant Mycoplasma pneumoniae in children in Taiwan [J]. J Infect Chemother,2013,19(4):782-786.

[13] Izumikawa K, Takazono T, Kosai K, et al. Clinical features, risk factors and treatment of fulminant Mycoplasma pneumoniae pneumonia: A review of the Japanese literature [J]. J Infect Chemother,2014,20(3):181-185.

[14] 董慧慧,韩宁林. 人附红细胞体病的治疗进展[J]. 中医药临床杂志,2014,26(7):756-758.

[15] 张天庆. 附红细胞体病研究进展[J]. 国外畜牧学(猪与禽),2010,30(3):87-88.

［16］小沼操,明石博臣,菊池直哉,等.动物感染症［M］.2版.朴范泽,何伟勇,罗廷荣,译.北京:中国农业出版社,2008:138-139.

［17］庄庆均,张浩吉,梁祥解,等.犬血巴尔通氏体与血巴尔通氏体病［J］.中国人兽共患病学报,2008,24(9):878-881.

［18］韩子强,赵晓辉,于爱莲,等.泰安市在校学生附红细胞体感染情况调查［J］.疾病控制,2009,30(1):94.

［19］Harvey JW, Hemotrophic mycoplasmosis(Hemobartonellosis)［M］// Greene CE. Infectious diseases of the dog and cat. 3rd ed. Amsterdam:Saunders, Elsevier Znc, 2006:252-260.

［20］马杏宝,王龙英,魏梅雄.中国附红细胞体与附红细胞体病研究近况［J］.上海预防医学杂志,2005,17(11):516-519.

# 第二十六章　细菌性疾病

## 第一节　细菌性疾病概论

细菌是古老的微生物,是地球上最早出现的微生物,远在人类诞生前就存在于地球上。人类进化的过程本身就是和细菌共同成长的过程。在人类进化的过程中,细菌始终包围在人的周围环境中,进入人体,逐渐与人体形成各种相互作用的关系。定植、致病或共生是细菌与人类相互作用的常见类型。大多数情况下细菌和人类和平相处并不致病,如寄生在肠道和皮肤的拟杆菌、乳酸菌以及棒酸杆菌等;但是也可以侵犯人体造成疾病,如肺炎球菌、结核分枝杆菌等;某些感染可以致死,如霍乱弧菌和炭疽杆菌等引起的感染。因此识别细菌并且熟知细菌的感染类型非常重要。

随着人类的进化,细菌感染的类型又出现了很多新特点,如宿主免疫缺陷可以造成某些定植或者寄生在人体的细菌可以突破免疫系统进入血液或者无菌部位造成特殊类型的侵袭性感染。此外,随着抗菌药物的广泛使用,细菌耐药性的泛滥更加剧了细菌性感染的疾病扩大。本章叙述由各种细菌引起的传染病或感染性疾病。

### 一、细菌的分类

通常根据细菌的表型,包括其形态、大小、革兰氏染色及生化反应特点等进行分类,而现代细菌学则主要根据基因型,即分析细菌 DNA 和 RNA 基因成分的同源性进行分类,尤其基于细菌分子结构中的保守部分 16S rRNA 进行分类,有助于流行病研究中确定重要细菌不同菌株间的相互关系。病原菌表面常存在荚膜多糖、菌体 O 抗原或菌毛、鞭毛等,这些结构在同种细菌不同菌株中的免疫性不同,可用于同种细菌的血清分型。但上述分类法尚不能涵盖所有病原菌,包括分枝杆菌属、螺旋体、支原体、衣原体、立克次体及放线菌等。随着分子生物学、生态学等学科的发展,关于细菌的起源及演化也不断出现新的概念,这些新的认识对于我们理解细菌与人类的关系以及在哪些特定情况下出现感染性疾病具有很重要的启发性价值。

### 二、细菌的致病机制

各种细菌致病的机制是不同的,例如肺炎链球菌肺炎、金黄色葡萄球菌脓肿是一种化脓性感染;肺结核、布鲁氏菌、梅毒引起肉芽肿感染;霍乱弧菌毒素破坏细胞的细胞器结构和引起过度的生理反应;气性坏疽、白喉外毒素引起组织破坏;幽门螺杆菌在胃中持续存在可引起炎症和癌症。

细菌在宿主体内环境中生长和生存,最终以定植、致病或共生的形式存在,是细菌和宿主相互适应和作用的过程。某些致病菌在宿主体内的适应性不强,一般只能以低水平复制的形式存在,可以称之为定植。只有在宿主免疫功能减低时才具有致病力,例如艾滋病患者进行大手术后或者风湿病患者接受大剂量糖皮质激素治疗后,定植的细菌和真菌会大量复制而致病,此类病原微生物称为机会致病原。而皮肤和肠道中有大量细菌存在,构成人体的微生态,这部分细菌在体内大量存在且可能对人体有利,一般称之为共生。定植的细菌在宿主免疫功能低下时大量复制,或者环境中的菌,如肺炎球菌和结核分枝杆菌,进入人体大量复制,则是细菌致病的方式。可见细菌和人之间的相互作用非常复杂,是否致病以及致病的结局取决于环境、宿主以及细菌三者博弈的结果,而抗菌药物的诞生则为宿主在与病原菌博弈的过程中增加了一个强有力的工具,应该是人类文明进化的结果,所以当前的细菌性疾病,既是人类长期免疫功能与细菌共进化的结果,也有人类文明进化的影响因素。当前细菌对抗菌药物产生的耐药性则对人类-细菌-环境三方博弈的结局增加了新的不确定性。

近年的研究发现,某些已知疾病的病因与细菌感染有关,例如人体内幽门螺杆菌可导致消化性溃疡和胃癌;感染空肠弯曲菌后可能引发吉兰-巴雷综合征;肠出血性大肠埃希菌感染后可发生溶血性尿毒症综合征。以上说明某些急性自限性呼吸道或胃肠道感染可能引发远处部位(如肾脏、周围神经系统、心脏等)的疾病;也提示许多目前病因不明的疾病,如结节病、溃疡性结肠炎、克罗恩(Crohn)病、韦格纳(Wegener)肉芽肿病、甲状腺炎等慢性炎症性疾病,不能排除可能与细菌有关。

### 三、细菌感染的临床类型

细菌感染的类型有多种,可从不同维度了解细菌感染的特性。根据感染的来源可以分为外源性感染和内源性感染。由外界致病菌侵入而致病的,如细菌性痢疾和肺结核等称之为外源性感染。病原菌来自自身的体表或体内定植细菌,因为医源性操作,如免疫功能低下时出现过度繁殖并移位至无菌部位时候则可引起内源性感染,如口腔常驻菌群可引起咽喉壁脓肿甚至发展至纵隔脓肿,肠道中的大肠埃希菌可以通过移位引起细菌性腹膜炎或者尿路感染等。

根据细菌进入人体后与宿主的相互作用进行细菌感染的分类。细菌侵入人体后可以被宿主清除,也可以表现为定植,或者进行复制和繁殖。细菌得以清除或者定植均不致病,而细菌的繁殖与复制则可引起组织损伤、炎症和其他病理变化。根据这些不同的状态可将感染类型分为以下几种情况:隐性感染(有时亦称之为潜伏性感染)、显性感染(指有明显临床症状的状态)、带菌状态(亦可称之为共生状态)等不同表现,这些表现并非一成不变,可以随感染双方力量的增减而移行、转化或交替出现。①隐性感染,是指病原体侵入人体后,机体特异性免疫应答(如潜伏性结核感染出现 γ 干扰素释放试验阳性),并不出现临床症状与体征,甚至生化改变,视为隐性感染或者潜伏性感染,有时也称之为亚临床感染,一般只能通过免疫学检查才能发现,细菌的繁殖非常弱或者不复制,通过临床微生物的技术不能检测到。在大多数流行性传染病中,隐性感染者的数量远远超过显性感染(10 倍以上),麻疹、结核、伤寒等常有隐性感染。②显性感染,即引起临床症状。指病原体侵入人体后,由于毒力强、入侵数量多,加之机体的免疫病理反应,导致组织损伤,生理功能发生改变,并出现一系列临床症状和体征。按其发病快慢和病程长短,可分为急性感染和慢性感染。急性感染发病急骤,病程短,一般数日至数周,如肺炎链球菌性肺炎、化脓性扁桃体炎等;慢性感染病程缓慢,常持续数日至数年,如结核、诺卡菌感染等。介于急性和慢性之间者为亚急性感染,如亚急性心内膜炎、细菌性牙龈炎等。③定植或带菌状态,指细菌在体内存在一定程度的繁殖,但是并未对宿主造成伤害,肠道正常菌群的存在则是特殊类型的带菌状态,对人体有益,故也可称之为共生。而在免疫功能正常的人群中,口腔内常有乳糖奈瑟球菌、小韦荣球菌、产黑素普雷沃菌(Prevotella melaninogenica)、血链球菌、唾液链球菌等人体咽部正常定植菌群,只有在特殊情况下,这些细菌可作为机会致病菌引起肺炎、败血症等显性感染。

细菌感染与宿主的关系错综复杂,各种状态之间也存在关联。如带菌状态常发生在隐性或显性感染后,病原体未被机体排出,仍在体内继续存在并不断向体外排菌,称为带菌状态;处于带菌状态的人称为带菌者。在显性感染临床症状出现之前称潜伏性感染或者隐性感染,这种带菌也常被称为健康带菌者;显性感染之后称恢复期带菌,病原携带者的共同特征是没有临床症状但能不断排出病原体。显性感染后的持续带菌也可演变为定植状态。

显性感染按感染部位及性质可分为局部感染和全身感染。局灶性感染以不同部位的脓肿最为常见,而全身感染则以败血症为主要类型。败血症系指病原菌侵入血流,在血流中大量繁殖,血流感染可引起机体严重损害并出现全身中毒症状,即称为败血症。有时候病原菌在局部组织生长繁殖,不侵入血流,但细菌产生的毒素进入血流,亦可引起全身症状,则称之为毒血症。近年来临床上最多讨论的则是脓毒血症,一般是指化脓性细菌(目前也有延伸为其他病原体)引起败血症时,细菌通过血流扩散到全身其他脏器或组织,出现多脏器的累及和宿主的全身性炎症反应综合征,该定义与败血症存在着内涵上的交叉。脓毒血症的定义着重于宿主的炎症反应与多脏器功能的受损。

### 四、细菌感染的实验室诊断

细菌感染的检测最为重要和可靠的"金标准"是培养,而涂片则是最为便捷的基层诊断方法。此外,实验室诊断主要包括以检测致病菌及其抗原、产物或核酸为目的的细菌学诊断,近年来分子生物学的进步也逐渐成为重要的细菌学辅助性检测手段。而通过检测患者血清中特异性抗体则为血清学诊断，可作为不易培养或者高度传染性病原体感染的重要辅助性检测手段。

### （一）细菌学诊断

细菌感染性疾病的实验室检查结果主要取决于临床标本的质量、采集时间及方法，实验人员的技术熟练程度及经验。在进行无菌部位的标本采集时，应该尽量避免患者正常菌群或外界环境中杂菌污染标本。从呼吸道、消化道、泌尿生殖道、伤口或体表分离可疑致病菌时，应与其特定部位的正常菌群及临床表现一并加以考虑，由于当前的医源性操作增多，内源性感染与细菌定植常常难以区分。采集标本的时机非常重要，应在疾病早期和使用抗菌药物之前采集标本，否则可能需停药数日后采集，当前临床滥用抗生素现象普遍，多数患者在第一次采样前都曾有过抗菌药物使用病史，这也是当前血培养阳性率低的主要原因。

细菌检测的方法主要包括直接涂片染色镜检、分离培养、生化试验、血清学试验等，部分未能鉴定的病原体有时尚需做动物试验以明确其致病性。

分离培养仍然是细菌感染实验室和临床诊断和获取最佳治疗方案最为重要的依据。有很多种类的细菌在形态、排列方式和染色性上不能区分，需进行细菌的分离培养，这是确诊细菌感染性疾病最可靠的方法（"金标准"），并有助于选用抗菌药物及评价疗效。

现代临床细菌学已普遍采用微量、快速、半自动化或自动化的细菌生化鉴定和细菌药敏分析系统，使细菌检出水平明显提高，所需时间大为缩短，推进了相关标本鉴定的准确性与时效性。其中，VITEK-AMS 系统可鉴定 200～300 种细菌和真菌及近 100 种不同抗菌药物的敏感性测试。

### （二）血清学与免疫学诊断

在许多情况下，难以从患者的临床标本中分离出致病菌，特别是在发病早期已用抗生素等药物治疗过的患者，因致病菌的生长被抑制或杀死，可明显影响致病菌的检出率。但是，采用血清学试验（serological testing），即用含有已知的特异性抗体的免疫血清，可快速、准确地检出临床标本中极微量的致病菌特异抗原，亦可鉴定分离培养出的未知纯种细菌，并可确定致病菌的种或型，有助于确定病因。常用方法有凝集试验（如玻片凝集试验、协同凝集试验、乳胶凝集试验、反向间接血凝试验）、免疫荧光技术、酶联免疫吸附（ELISA）等。这些技术目前还常用于布鲁氏菌病、百日咳、梅毒等细菌性感染的诊断。

细胞免疫学诊断不常用于细菌感染的诊断，但是当培养的阳性率低，而血清学诊断不可靠的时候则可以利用细胞免疫学技术来检测特异性 T 淋巴细胞来获得细菌感染的证据。当前使用最多的乃是结核感染的 γ 干扰素释放试验，通过结核抗体的检测，可作为结核感染的依据，但是不能区分显性感染与隐性感染。

### （三）分子生物学诊断

核酸杂交和 PCR 技术不需分离培养，只需检测标本中致病菌的特异性核酸片段，即可鉴定出致病菌，具有特异性强、敏感性高、快速等特点，尤其适用于检测难以或不能培养的致病菌（如梅毒螺旋体），以及培养时间较长或培养条件苛刻的致病菌（如立克次体、衣原体、结核分枝杆菌、幽门螺杆菌、空肠弯曲菌、嗜肺军团菌和无芽孢厌氧菌等）。当前分子生物学技术取得了突飞猛进的进展，细菌学快速诊断新技术可以在很短的时间（如 1～2 小时内）获得特定病原体的检测结果。如通过自动化实时聚合酶链反应（real-time polymerase chain reaction，RT-PCR）技术可以检测出呼吸道的结核分枝杆菌感染，甚至同时获得主要抗菌药物的耐药基因检测结果。此外，二代甚至三代测序技术的进步，在同一个标本中可以同时检出多种同时存在的微生物，为进一步鉴定致病性病原菌提供了依据。

## 五、细菌感染的预防与治疗

随着病原菌的不断进化和临床上抗菌药物的大量应用，许多病原菌和人体自身菌群对于抗菌药物的耐药性不断增加。临床医师需要研究和了解耐药细菌的生物学特点、流行病学和耐药机制，以便采取措施限制和防止细菌耐药性的产生和传播。对于细菌体内各部分功能的了解和对宿主-细菌相互作用的深入研究，也促进临床对细菌性疾病的治疗及预防。

当前有部分细菌感染可以通过疫苗来预防，比如肺炎链球菌肺炎、结核病、百日咳、白喉等疾病均已经有疫苗可用。但临床上更为常见的还是抗菌药物的预防性使用。然而预防性抗菌药物的使用一定要有明确的适应证，否则会带来不必要的抗菌药物相关性损害，包括不良反应和耐药性的产生。

临床上应用抗菌药分为治疗性和预防性两种。对于治疗性用药,诊断为细菌性感染者或由真菌、结核分枝杆菌、非结核分枝杆菌、支原体、衣原体、螺旋体、立克次体及部分原虫等病原微生物所致的感染为应用抗菌药的指征。临床上随意预防性应用抗菌药的现象很普遍,这不仅浪费卫生资源,而且抑制正常菌群,易选择出耐药菌株和真菌成为以后感染的致病原。

抗菌药物的临床应用主要还是针对细菌、支原体、衣原体、立克次体、螺旋体以及真菌、病毒与寄生虫等病原微生物侵入人体可引起的感染性疾病。用于治疗病原微生物所致感染性疾病的药物称为抗微生物药物。临床上通常将治疗细菌、支原体、衣原体、立克次体、螺旋体以及真菌等病原微生物所致感染的抗微生物药物称之为抗菌药物,治疗结核病、寄生虫病和各种病毒感染所致感染性疾病的其他抗微生物药物因其特殊性而被作为单独分类的抗微生物药物进行讲述。抗菌药物分为抗生素与化学合成抗菌药物。抗生素(antibiotics)系指由微生物(包括细菌、真菌、放线菌属)所产生的具有抑制其他类微生物生长、生存的一类次级代谢产物或其半合成产品,在低浓度下具有确切抗菌作用并且可供全身性应用的药品。随着制药技术的进步,通过化学合成得到和抗生素具有类似抗菌作用的药品,如磺胺类、氟喹诺酮类等药品,称之为化学合成抗菌药物。

抗菌药物一旦广泛使用,细菌就具备了逐渐在抗菌药物选择性压力下的适应性进化的能力,从而产生细菌耐药性。细菌耐药性机制极为复杂,在许多情况下并非一种耐药机制所致,可能由两种或两种以上机制形成多重耐药菌。无论质粒或染色体介导的耐药性,一般只发生于少数细菌中,难于与占压倒优势的敏感菌竞争,故其危害性不大;只有当广泛使用抗菌药后,敏感菌因抗菌药物的选择性作用而被大量杀灭后,耐药菌才得以大量繁殖而成为优势菌,并导致各种感染的发生。因此,抗菌药广泛应用,特别是无指征滥用,使细菌对许多抗生素产生耐药性。当前细菌耐药,特别是耐多药菌的感染已经成为全球性的挑战。

**(一) 抗菌药物应用的基本原则**

诊断为细菌感染者有指征应用抗菌药,由真菌、结核和非结核分枝杆菌、支原体、衣原体、螺旋体及部分原虫所致感染亦有指征应用抗菌药,缺乏细菌及上述病原微生物感染的证据者以及病毒性感染者均无指征应用抗菌药。

尽早明确感染病病原,以根据病原种类及细菌药物敏感试验(简称细菌药敏)结果选用抗菌药,在未获知病原前或无法获知病原时可根据患者的发病情况、发病场所、原发病灶等分析其最可能的病原菌,并结合当地细菌耐药状况先给予抗菌药物经验治疗,获知细菌培养和药敏结果后,对治疗反应不佳者再予以调整抗菌治疗方案。

根据抗菌药物的抗菌作用及其体内过程,即药物在人体内吸收、分布、代谢、清除的药代动力学特点选择用药。

按照患者的生理、病理状态合理用药。老年人、新生儿、妊娠期、哺乳期的感染患者应用抗菌药时,其体内过程各不相同,需按照其生理、病理特点合理用药。例如肾功能减退者,应用主要经肾清除的青霉素类、头孢菌素类药物时需减量,具有肾毒性的抗菌药则应避免应用。

抗菌药物的预防应用应有明确的指征,皮肤和黏膜等局部应用抗菌药物应尽量避免,病毒性感染及不明原因的发热,除并发细菌感染者外,均不宜应用抗菌药物;联合应用抗菌药物必须有明确的指征。

**(二) 抗菌药物的针对性应用**

1. 需氧革兰氏阳性菌　目前以葡萄球菌属、链球菌属、肠球菌属等革兰氏阳性球菌所致感染为多见,破伤风梭菌、白喉棒状杆菌、炭疽芽孢杆菌等革兰氏阳性杆菌感染已少见。金黄色葡萄球菌仍为常见病原菌,该菌主要在血流感染及皮肤软组织感染中常见,近年来凝固酶阴性葡萄球菌(表皮葡萄球菌等)所致感染,尤其是血流感染呈上升趋势。由于对青霉素敏感的葡萄球菌菌株甚少,除药敏结果显示系青霉素敏感株可选用青霉素外,治疗葡萄球菌感染时已不宜选用青霉素作为经验治疗药物。甲氧西林敏感葡萄球菌(MS-S)感染宜选用耐酶青霉素类,如苯唑西林、氯唑西林以及第一、二代头孢菌素类等。甲氧西林耐药金黄色葡萄球菌感染可依病情严重程度而采用万古霉素或去甲万古霉素、替考拉宁、利奈唑胺、达托霉素、头孢洛林、替加环素、利福平、磷霉素、夫西地酸等药物。

2. 需氧革兰氏阴性菌　如流感嗜血杆菌主要引起呼吸道感染,其首选药物为氨苄西林。治疗脑膜炎奈瑟菌感染,青霉素仍为首选。军团菌属引起的肺炎可选用氟喹诺酮类(左氧氟沙星、莫西沙星)。肠杆菌科细菌众多,包括大肠埃希菌、克雷伯菌属、阴沟肠杆菌、产气肠杆菌等肠杆菌属、变形杆菌属、沙雷菌属、枸橼酸菌属、沙门菌属和志贺菌属等。治疗药物的选用宜参照药敏结果为准。在未获药敏结果前根据感染情况可选用的药物有：第三、四代头孢菌素类；哌拉西林、氨苄西林等广谱青霉素类；其他β-内酰胺类，如单环类的氨曲南，碳青霉烯类的亚胺培南/西司他丁、美罗培南、帕尼培南/倍他米隆；β-内酰胺类抗生素与β-内酰胺酶抑制剂合剂，如氨苄西林/舒巴坦、阿莫西林/克拉维酸、哌拉西林/他唑巴坦、替卡西林/克拉维酸、头孢哌酮/舒巴坦等；庆大霉素、阿米卡星、异帕米星等氨基糖苷类；环丙沙星、氧氟沙星、左氧氟沙星、诺氟沙星等氟喹诺酮类药物。细菌产β-内酰胺酶是导致肠杆菌科细菌对β-内酰胺类抗生素耐药的主要原因，值得注意的是近期出现了少数（<5%）肠杆菌目细菌对碳青霉烯类抗菌药物耐药，该类菌常呈多重耐药或泛耐药。因此治疗肠杆菌科细菌感染时应依据病原菌产酶情况选用抗菌药，产超广谱β-内酰胺酶（ESBL）者可根据药敏结果选用β-内酰胺类抗生素与β-内酰胺酶抑制剂合剂、碳青霉烯类、头霉素类等。对碳青霉烯类药物耐药者，多需选用多黏菌素类、替加环素与相关药物联合。假单胞菌属可引起尿路感染、烧伤创面及压疮感染、血流感染、肺部感染、脑膜炎等。铜绿假单胞菌及其他假单胞菌属细菌对多种抗菌药物耐药率高。哌拉西林、头孢哌酮、头孢他啶、头孢吡肟、环丙沙星等为可选药，严重感染者上述药物常需与氨基糖苷类联合应用，也可根据药敏结果选用β-内酰胺类及酶抑制剂合剂或碳青霉烯类抗生素。不动杆菌属在医院内感染中多见，近年来该菌对常用抗菌药物的耐药率增加，尤其对碳青霉烯类耐药率已经较高。目前治疗该菌引起的感染可根据药敏结果选用氨苄西林/舒巴坦、头孢哌酮/舒巴坦或碳青霉烯类，对于碳青霉烯类耐药株感染宜选用头孢哌酮/舒巴坦、氨苄西林/舒巴坦或替加环素，多黏菌素类也可选用。嗜麦芽窄食单胞菌，其耐药程度高，可根据药敏选用磺胺甲噁唑（SMZ）/甲氧苄啶（TMP）、替卡西林/克拉维酸、头孢哌酮/舒巴坦、哌拉西林/他唑巴坦、氟喹诺酮类和氯霉素等。

3. 厌氧菌 临床上常见的厌氧菌包括拟杆菌属、梭杆菌属、消化链球菌属等，其中脆弱拟杆菌为重要病原菌。根据病情宜选用甲硝唑，也可选用克林霉素、头孢西丁、氯霉素等。脆弱拟杆菌与需氧革兰氏阴性杆菌混合感染的重症感染亦可选用碳青霉烯类，或β-内酰胺类与酶抑制剂合剂。艰难梭菌肠炎近年来引起广泛重视，此与广谱抗生素应用密切相关，停用抗生素是最主要的治疗措施，此外可选用甲硝唑，治疗无效时可改用万古霉素口服。

4. 其他病原体感染 肺炎支原体及肺炎衣原体感染宜选多西环素、红霉素及其他大环内酯类、氟喹诺酮类。放线菌属宜选氨苄西林或青霉素，替代选用多西环素、头孢曲松，克林霉素、红霉素也有治疗有效的报道。诺卡菌属宜选 SMZ/TMP 等磺胺类药，也可选用米诺环素、阿米卡星等。结核病等分枝杆菌感染则需要选用抗结核药物，真菌感染则根据不同的真菌种类选用敏感的抗真菌药物。

在许多情况下，抗菌治疗早于明确病原学之前。药物的选择根据感染部位或感染场所常见病原体的研究结果进行指导，兼顾药代动力学因素及某一特定医院或地域疑似病原体的耐药情况。

（张文宏）

## 第二节 葡萄球菌感染

葡萄球菌感染是临床中常见的细菌感染性疾病，大多仅表现为局部皮肤软组织感染，也可出现败血症等严重感染甚至危及生命。金黄色葡萄球菌（*Staphylococcus aureus*）作为葡萄球菌属中毒力最强的成员，至今仍是导致人类严重感染甚至死亡的重要病原菌。金黄色葡萄球菌致病机制复杂，可通过侵袭感染以及毒素介导双重机制致病。众多院内以及社区获得性感染疾病与金黄色葡萄球菌相关，具体症状及严重程度与感染部位和患者健康状况有关。近 20 年来，耐甲氧西林金黄色葡萄球菌（methicillin resistant Staphylococcus aureus，MRSA）广泛流行对人类健康造成重大威胁。另一类致病性葡萄球菌称为凝固酶阴性葡萄球菌（coagulase-negative staphylococcus，CNS）包括表皮葡萄球菌、腐生葡萄球菌等，致病能力较弱，尤其多见于人工装置（prosthetic devices）相关感染。

### 一、病原学

葡萄球菌属细菌为革兰氏阳性球菌，归于微球菌科，因革兰氏染色后显微镜下细菌呈成串样葡萄状而得名。葡萄球菌属下病原体特征表现为过氧化物酶阳性、无动力、需氧或兼性厌氧、不产孢子且大多无荚膜。葡萄球菌生存能力较强，在各种环境条件下均可存活较长时间，可在血平板和液态培养基（如 Mueller-Hinton 肉汤）中生长良好。目前已知葡萄球菌属下有超过 40 种不同细菌，其中 16 种为人类感染常见病原体。大多数人感染葡萄球菌为机会性感染,通常合并其他基础疾病或异物植入等。仅有少数种类葡萄球菌可感染机体功能状态正常的人体并致病,其中以金黄葡萄球菌以及里昂葡萄球菌(Staphylococcus lugdunensis)致病能力最强。

金黄色葡萄球菌有别于葡萄球菌属其他致病性细菌,其拥有独特的生物学特征即表达血清凝固酶和纤维蛋白原结合蛋白,两者具有重要诊断意义,可快速区分凝固酶阳性或阴性葡萄球菌。此外金黄葡萄球菌基因组中包含超过 20 个黏附素编码基因及超过 30 个毒素编码基因,而凝固酶阴性葡萄球菌则通常只有少于 10 个黏附素编码基因且无毒素基因。目前已完成多个金黄色葡萄球菌株全基因测序,进行相关分析后有如下发现:不同菌株之间核心区域基因编码高度相似;基因组中包含大量通过从其他种属细菌水平转移而来的遗传信息;基因组中存在与致病相关基因岛(可移动的基因序列),其中包含有编码肠毒素、外毒素以及耐药等相关遗传信息。基因岛中重要序列包括与甲氧西林耐药相关基因 mecA,长度为 20~60kb。mecA 基因编码青霉素结合蛋白(penicillin-binding protein,PBP)2a,导致 β-内酰胺类药物对葡萄球菌亲和力下降并耐药。目前已知 mecA 可分为 11 种亚型,其中 1~3 型多见于院内耐甲氧西林金黄色葡萄球菌感染菌株,4~6 型则多见于社区 MRSA 感染。目前认为 mecA 基因可在葡萄球菌属细菌中水平传递。vanA 基因与万古霉素耐药相关,该基因可改变细菌相关蛋白质序列,导致病原体不能与万古霉素结合而产生耐药。vanA 基因同样存在于耐万古霉素肠球菌基因组中,目前认为葡萄球菌 vanA 基因可通过水平传递从肠球菌中获得。

## 二、流行病学

葡萄球菌可定植于宿主表皮及黏膜部位,不同种类葡萄球菌常见定植部位有所区别,例如表皮葡萄球菌因其常定植于宿主皮肤表面而得名。金黄色葡萄球菌多定植于鼻前庭黏膜、腋窝及腹股沟皮肤等,成人鼻黏膜出现金黄色葡萄球菌定植尤为普遍,社区及医院流行病学调查结果表明鼻腔中金黄色葡萄球菌携带率为 10%~40%。在某些人群中如胰岛素依赖性糖尿病、HIV 感染、血液透析患者、静脉药瘾或者伴有明显皮肤损伤者,金黄色葡萄球菌定植率更高。宿主体内定植细菌是引发感染的重要病原体储存库,流行病学分析发现,金黄色葡萄球菌持续定植于鼻腔是导致宿主感染的高危因素,且与 MR-

SA 等耐药菌株传播相关。

葡萄球菌多通过直接接触传播,皮肤或者黏膜破损是金黄色葡萄球菌感染的必要条件。此外也有报道在感染者带菌量较大的情况下,葡萄球菌可通过气溶胶或鼻腔分泌物进行传播。研究显示合并基础疾病患者感染金黄色葡萄球菌风险上升,例如糖尿病患者金黄色葡萄球菌定植率高且注射胰岛素治疗影响白细胞功能更增加感染风险。此外,先天或获得性多核细胞功能障碍(接受化疗人群、慢性肉芽肿疾病)、HIV 感染、皮肤黏膜异常及植入人工装置均为葡萄球菌感染高风险因素。社区获得性金黄色葡萄球菌感染多见于皮肤及软组织、呼吸道感染及细菌性心内膜炎。金黄色葡萄球菌也是院内感染的重要致病菌,常见于手术切口感染等。通常情况下院内感染所分离的金黄色葡萄球菌菌株为多重耐药菌株,治疗手段有限。

在过去 20 年间,MRSA 广泛流行成为世界性公共卫生问题,我国单中心研究报道该医院 2005—2010 年所确诊金黄色葡萄球菌感染住院患者中超过 70% 为 MRSA 感染。此外,MRSA 感染呈现出医院向社区扩散趋势。迄今为止,国外多次报道社区 MRSA(community-associated MRSA,CA-MRSA)暴发流行,地点遍及城市乡村,感染人群包括儿童、囚犯、运动员以及静脉药瘾者等。CA-MRSA 感染暴发中大多感染者表现为皮肤软组织感染,有 5%~10% 患者可进展为严重侵袭性感染并危及生命。当前我国尚未有 CA-MRSA 暴发相关报道,但相关研究显示 MRSA 感染者中社区获得性感染所占比例逐年升高。

## 三、致病机制

### (一) 金黄色葡萄球菌致病机制

金黄色葡萄球菌感染后可形成局部或播散型脓肿病灶,因而归于化脓性病原体。人体感染后可出现特征性炎症病理变化:首先感染灶内大量中性粒细胞聚集浸润,随后出现巨噬细胞及成纤维细胞浸润,最终结局为病灶局限于感染部位并消散或感染扩散至邻近组织甚至通过血液循环播散到多个器官。此外,金黄色葡萄球菌可通过其所分泌的毒素致病。在该致病过程中,患者感染表现不一,例如毒素可通过污染食物进入体内致病仅表现为毒素中毒而无细菌感染。

金黄色葡萄球菌致病过程中,毒力因子表达受多个调节基因如附属基因调节子(accessory gene

regulator,*agr*)、葡萄球菌辅助调节子(staphylococcal accessory regulator,*sar*)调控。调节基因 *agr* 参与细菌群体感应调节系统,该系统可感知周围细菌密度并作出相应调节。在体外实验研究中,与葡萄球菌表面蛋白多表达于指数增长期所不同,受到 *agr* 表达产物调控的 α 毒素、肠毒素以及多种酶蛋白等均在指数生长期后表达释放。目前认为葡萄球菌调节因子在体内也发挥相似调节作用,在金黄色葡萄球菌感染动物模型研究中观察到调节因子失活后菌株毒力下降。

1. 感染 金黄色葡萄球菌通常通过皮肤黏膜破损处进入宿主体内感染并致病。与大多机会感染病原体相似,葡萄球菌感染致病通常分步进行,大致过程如下:病原体定植于宿主皮肤及黏膜组织表面;皮肤黏膜屏障破坏形成局部感染;侵袭并躲避宿主免疫应答造成感染播散。

(1)定植:鼻前庭是金黄色葡萄球菌常见体表定植部位,细菌通常黏附于鼻前庭角质上皮细胞。影响病原体定植的因素包括鼻腔定植菌群组成以及菌落密度、宿主免疫因素以及鼻黏膜完整性等。躯体表面其他定植部位如皮肤损伤部位、腋窝以及口咽部等可能是 CA-MRSA 菌株重要的病原储存库。

定植于体表的金黄色葡萄球菌可通过皮肤黏膜损伤、皮下或静脉注射以及静脉置管等途径进入体内定植于组织表面并大量繁殖。金黄色葡萄球菌体内组织定植过程中,一组称为微生物表面识别黏附基质分子(microbial surface components recognizing adhesive matrix molecules,MSCRAMMs)的表面结构蛋白起到关键作用,该蛋白可作为丛集因子及胶原结合蛋白作用于定植过程参与心内膜炎、化脓性关节炎等发病。此外金黄色葡萄球菌也可形成菌膜附着于人工器械表面,导致人工生物医疗器械相关感染。

(2)侵袭:金黄色葡萄球菌定植完成后开始大量增殖造成局部感染,该期间细菌表达多种蛋白酶包括丝氨酸激酶、透明质酸酶、耐热核酸酶以及脂酶等。尽管上述酶具体作用尚不明确,但其在维持细菌生长以及组织表面扩散过程中具有重要作用,例如脂酶在毛囊等皮脂分泌旺盛区域对维持金黄色葡萄球菌生长起到关键作用。金黄色葡萄球菌所分泌 Panton-Valentine 杀白细胞素(Panton-Valentine leucocidin,PVL)可对中性粒细胞、巨噬细胞及单核细胞等免疫细胞产生溶细胞毒性,该类毒素多见于 CA-MRSA 相关感染。此外有证据表明在细菌播散致病过程中,MSCRAMMs 也起到重要作用。

金黄色葡萄球菌局部及系统感染研究发现,病原体组成物质参与发病。葡萄球菌细胞壁主要成分包括 N-乙酰胞壁酸(N-acetylmuramic acid)、N-乙酰葡糖胺(N-acetylglucosamine)及脂磷壁酸(lipoteichoic acid)等,其中脂磷壁酸参与包括败血症在内的多种炎症反应。葡萄球菌所分泌释放 α 毒素除破坏细胞膜形成孔道外,也参与败血症相关免疫反应。

(3)躲避宿主防御反应:金黄色葡萄球菌感染机体后感染灶内首先出现中性粒细胞聚集,菌体成分如甲酰肽(formylated peptides)、肽聚糖以及巨噬细胞和内皮细胞激活后所分泌细胞因子如肿瘤坏死因子(tumor necrosis factor,TNF)、白介素-1(IL-1)、白介素-6(IL-6)等参与中性粒细胞趋化过程。大多数葡萄球菌感染者体内出现特异性抗体,但尚不明确该类抗体是否具备保护作用。在体外及动物研究中荚膜抗体以及 MSCRAMM 抗体可增强免疫调理作用,但目前临床试验尚未证实上述抗体有预防葡萄球菌感染作用。

成功逃避宿主免疫清除是葡萄球菌重要感染机制。葡萄球菌表面存在抗吞噬功能的多糖微荚膜(polysaccharide microcapsule),可根据荚膜多糖进行血清分型,大多数人感染金黄色葡萄球菌表面为 5 或 8 型荚膜多糖。金黄色葡萄球菌细胞壁特有 A 蛋白可作为受体结合 IgG1、2、4 亚型 Fc 端,抵抗中性粒细胞调理吞噬作用;此外葡萄球菌所分泌的趋化抑制蛋白(chemotaxis inhibitory protein of staphylococci,CHIPS)及细胞外黏附蛋白(extracellular adherence protein,EAP)可干扰中性粒细胞向感染部位迁徙。金黄色葡萄球菌另一重要免疫逃逸机制在于其可进入细胞内存活,其可被吞噬细胞吞噬但并不灭活来逃避机体免疫清除。金黄色葡萄球菌在细胞内环境中生存易出现小菌落表型变异,尤其多见于接受抗感染治疗以及合并囊性纤维化或骨髓炎的患者中,上述细菌变异株可延长组织内病原体生存周期以增加感染复发的可能性。此外中性粒细胞内病原体可随血流播散到其他组织器官。

2. 毒素 金黄色葡萄球菌表达细胞毒素(cytotoxin)、致热毒素超抗原(pyrogenic toxin superantigen,SAgs)及表皮剥脱毒素(exfoliative toxin)三种不同类型毒素。流行病学研究及动物实验证明抗毒素抗体可对机体产生保护作用,可用于治疗相关疾病。

(1)细胞毒素:金黄色葡萄球菌分泌型的毒素有溶血素、杀白细胞素、血浆凝固酶、脱氧核糖核酸酶、肠毒素等,这些毒力因子参与细菌的炎症反应、组织损伤、细胞毒性等致病过程。

（2）致热毒素超抗原：SAgs 为一组结构相似的小分子量蛋白质，包括肠毒素和中毒休克综合征毒素-1（toxic shock syndrome toxin-1，TSST-1），可导致葡萄球菌中毒休克综合征（toxic shock syndrome，TSS）及食物中毒发生。TSS 通常由定植区细菌分泌 SAgs 大量吸收入血而引发全身中毒休克症状。SAgs 进入体内后并不通过常规途径被抗原呈递细胞摄取并处理后提呈抗原激活 T 淋巴细胞，而是直接结合于 MHC 并被 T 淋巴细胞识别。T 淋巴细胞激活后出现过度增殖并释放大量炎症因子如 γ 干扰素、IL-1、IL-6、TNF-α 及 TNF-β 等形成细胞因子风暴，最终导致炎症性休克。此外，肠毒素通过食用被其污染的食物进入肠道被吸收后可刺激迷走神经及呕吐中枢，表现为肠道蠕动增强的食物中毒症状。

（3）表皮剥脱毒素：表皮剥脱毒素中毒可引起葡萄球菌烫伤样皮肤综合征（staphylococcal scalded-skin syndrome，SSSS）又称葡萄球菌中毒性表皮坏死松解症，人类致病相关表皮剥脱毒素分为 A、B 两型。该毒素为丝氨酸激酶作用于皮肤表面细胞桥粒钙黏蛋白（desmosomal cadherins）导致皮肤剥脱，由于毒素作用于皮肤组织颗粒细胞层，SSSS 特征性表现为表面皮肤剥离。

### （二）凝固酶阴性葡萄球菌致病机制

表皮葡萄球菌是人工器械感染最常见病原体，相关感染过程分为两步：首先细菌黏附于器械表面，其后随器械植入在体内繁殖并致病。当器械植入人体后其表面迅速被受体血清以及纤维组织覆盖并形成菌膜，其可有效保护定植细菌免于宿主免疫及抗菌药物清除并维护适宜细菌生存的环境。表皮葡萄球菌所分泌细胞外多糖成分对菌膜形成及细菌定植有重要作用。此外，葡萄球菌表面蛋白如自溶素（autolysin）、纤维蛋白原结合蛋白（fibrinogen-binding protein）等在细菌黏附过程中也起到重要作用。

与大多凝固酶阴性葡萄球菌（CNS）致病能力较弱所不同，里昂葡萄球菌（Staphylococcus lugdunensis）和施氏葡萄球菌（Staphylococcus schleiferi）可导致自体瓣膜心内膜炎及骨髓炎等严重感染。研究发现该两种葡萄球菌所表达毒力因子与金黄色葡萄球菌较为相似，具体机制尚不明确。

### 四、诊断

葡萄球菌感染疾病诊断需结合患者临床表现和病原学检查结果进行综合评估。皮肤软组织感染如疖、痈、脓疱等病变较为典型，易于诊断。葡萄球菌血流感染诊断依赖于患者高热、寒战等全身感染症状及持续血培养阳性，需在治疗开始前留取 2~3 次血液样本用于培养。由于金黄色葡萄球菌血培养阳性率高，且不易出现污染所致假阳性，单次血培养阳性结果即可开始治疗，48~96 小时血培养持续阳性可确诊。血培养 CNS 阳性结果需谨慎对待，70%~80% 血培养假阳性结果由 CNS 污染所致，仅 10%~25% 血培养 CNS 结果为真阳性。呼吸系统、骨关节以及尿路等葡萄球菌感染诊断也需建立在痰液等标本及组织培养获得病原学阳性结果之上。

### （一）细菌培养鉴定

葡萄球菌培养多采用血琼脂平板或液态培养基如 Mueller-Hinton 肉汤等，通常培养 18~24 小时后出现菌落生长，因小菌落突变株（small colony variants，SCVs）生长较慢，菌落形态变异鉴定通常需额外培养 2~3 天方能进行，特别需要注意的是 SCVs 菌落较小难以辨认而可能被误认为污染物。完整病原学鉴定应当包括革兰氏染色镜检、传代培养、属种识别以及抗菌药物敏感性检测。凝固酶及凝集试验检测细菌表面丛集因子（clumping factor）、A 蛋白（protein A）、多糖（polysaccharides）可进行表型鉴定，若表型仍无法明确可使用 PCR 方法检测 16S 或 23S 核糖体 RNA（ribosomal RNA，rRNA）进一步鉴定。基质辅助激光解吸电离时间飞行质谱（matrix-assisted laser desorption ionization-time of flight，MALDI-TOF）可用于细菌快速识别鉴定。细菌耐药性检测方法包括传统琼脂扩散法（agar-diffusion method）等和通过自动检测细菌代谢活性及生长速率变化反映细菌对检测药物的敏感性。

SCVs 多见于如骨髓炎、骨科假体相关感染以及囊性纤维化等难治感染培养结果。典型的 SCVs 变异多与氨基糖苷类药物治疗相关，变异株呼吸链功能改变且膜通透性障碍影响药物摄取。有实验研究证实在无药物选择压力下正常菌落与 SCVs 可相互转换，因此目前学者认为 SCVs 为细菌自身生存策略而非偶然突变而成。除了生长较慢特性外，SCVs 感染及致病能力并未减弱且可侵犯真核细胞并在细胞内生存导致潜伏感染。SCVs 多交叉耐药，清除需要依靠长疗程包括利福平的抗菌药物联合治疗。

### （二）分子诊断技术

分子诊断技术在微生物病原快速检测及耐药鉴定占有日渐重要的地位，相关结果通常数小时即可获得。目前采用肽核酸探针检测 16S 核糖体 RNA（16S ribosomal RNA，16S rRNA）可在 4 小时内从血样本中检出金黄色葡萄球菌，并可与其他葡萄球菌相鉴别,敏感性和特异性均达 100%。多通道实时 PCR 检测(multiplex real-time PCR assay)可用于临床样本中病原体定量检测。PCR 检测中编码细菌属种信息和耐药机制的基因同时被扩增,有助于避免其他共生菌对结果的干扰。随着医学科学进步,大量新技术如高通量基因组测序、RNA 组学及蛋白质组学应用于葡萄球菌快速鉴定及耐药机制研究。

## 五、临床表现

### (一)皮肤软组织感染

金黄色葡萄球菌是皮肤软组织感染最为常见病原菌之一,感染多发于合并慢性皮肤疾病及皮肤损伤、频繁注射药物(糖尿病患者、静脉药瘾者)以及个人卫生状况较差的人群。皮肤感染金黄色葡萄球菌特征性表现为脓疱等,初发于毛囊,随后向周围组织扩散。毛囊炎(folliculitis)为皮肤浅表部位感染,病理表现为红色硬结内含脓性分泌物。疖(furuncles)多见于躯体多毛潮湿部位,脓肿病变范围扩大并不局限于毛囊并伴有疼痛。痈(carbuncles)多见于头颈下段,病变范围扩散至皮下组织,临床症状更加严重。金黄色葡萄球菌感染所导致乳腺炎(mastitis)在哺乳妇女中的发病率为 1%~3%,多发于产后 2~3 周,临床表现多样包括脓肿或蜂窝织炎等,病情较为严重情况下可出现系统症状如发热、寒战等。

### (二)骨、关节及肌肉感染

金黄色葡萄球菌可通过血液播散或周围软组织感染直接波及骨、关节及肌肉组织。儿童血源性骨髓炎(hematogenous osteomyelitis)多见于长骨,临床表现为发热、骨痛及因避免负重而拒绝站立,实验室检查多有白细胞及红细胞沉降率上升,血培养阳性率约有 50%。该病发病早期(14 天内)X 线检查多无异常发现,使用核素扫描可发现早期感染病灶,所有放射检查方法中 MRI 诊断敏感性最高。当常规诊断方法无法确诊时,可考虑进行骨骼活检用于培养及组织病理学检查。成人血源性骨髓炎较少累及长骨而多发于椎骨,多见于合并其他疾病如心内膜炎、糖尿病、需要血液透析及注射药物患者。感染症状包括背部剧烈疼痛及发热,部分患者症状不典型,仅表现为背部慢性疼痛和低热。椎骨感染还与硬膜外脓肿(epidural abscess)发生相关,患者可有神经功能损伤如排泄、行走困难及神经根疼痛等,多数情况下 MRI 检查可确诊,病情危重时需手术治疗干预。周围软组织感染金黄色葡萄球菌波及骨关节,多见于合并基础疾病患者如糖尿病、血管溃疡以及手术

外伤等。骨骼感染病灶、周围软组织感染病灶常出现持久不愈、窦道以及持续液体渗出等,确诊通常需要骨骼活检进行病原体培养及组织病理检查。

成人及儿童脓毒性关节炎(septic arthritis)首要致病病原体为金黄色葡萄球菌,临床表现为发热、受累关节肿胀并伴有活动时剧烈疼痛,病情进展迅速,若不及时治疗可导致严重关节损坏。受累关节腔穿刺可见混浊液体,穿刺液革兰氏染色后显微镜下观察可见阳性球菌,血细胞检查中性粒细胞计数升高。成人化脓性关节炎多发生于手术外伤后直接感染所致,部分可由血源性播散所致,最常受累部位包括膝关节、肩关节、髋关节以及指关节等。受累关节既往多有骨关节炎或风湿性关节炎病史,关节内注射药物也可引发医源性金黄色葡萄球菌感染。

化脓性肌炎(suppurative myositis)较为罕见,多见于热带地区,也可发生于 HIV 感染及其他原因导致免疫缺陷患者。化脓性肌炎临床表现为发热、感染部位肿胀疼痛,感染组织穿刺可见脓液。目前该病发病机制尚不明确,既往外伤可能与感染相关。

### (三)呼吸系统感染

呼吸系统金黄色葡萄球菌感染多见于新生儿等特殊人群。新生儿或婴儿呼吸道金黄色葡萄球菌感染病情危重,临床表现为发热、气急甚至呼吸衰竭,可并发气胸及肺部积脓,胸部 X 线检查可见肺部明显膨胀、胸壁变薄。成人肺部金黄色葡萄球菌感染多见于院内气管插管患者,鼻腔定植细菌可增高相关感染风险。成人呼吸道感染金黄色葡萄球菌相关临床症状与其他细菌所致肺部感染相似,患者出现发热、咳大量脓痰以及其他肺部浸润表现。在重病患者中进行病原学诊断较为困难,通常需要根据临床表现、影像学检查及实验室检查结果进行综合分析。社区获得性呼吸道感染金黄色葡萄球菌多继发于病毒感染,其中流感最为常见。患者可出现发热、咳痰且痰中带血、肺部膨大及肺部多处片状渗出,诊断多建立在痰液病原学检查包括革兰氏染色及培养基础上,血培养结果对诊断意义重大但阳性率低。

### (四)菌血症、败血症及感染性心内膜炎

金黄色葡萄球菌入血形成菌血症后可进一步导致败血症、心内膜炎、血管炎甚至可出现远处组织器官播散并形成脓性病灶。菌血症多见于合并其他基础疾病患者如糖尿病、HIV 感染及肾功能不全等,其他相关宿主因素包括感染早期缺乏有效抗感染治疗及植入人工假体或材料等。部分金黄色葡萄球菌菌血症患者可出现器官及组织播散病灶,最常见累及

部位包括骨及关节、肾脏、肺部等。金黄色葡萄球菌败血症典型临床表现为发热、呼吸性碱中毒及血流动力学变化致血压降低，通常需要进行血培养明确诊断。

过去20年间金黄色葡萄球菌导致心内膜炎发病率有所升高，从世界范围来看金黄色葡萄球菌是目前感染性心内膜炎最常见的病原体之一，占所有病原体的16%～34%。感染性心内膜炎发病上升趋势主要是由于血管内器械使用增多所造成，有研究表明植入血管内导管并出现金黄色葡萄球菌菌血症的患者进行经食管超声心动检查，约有25%可检出感染性心内膜炎表现。其他与感染性心内膜炎发生相关因素包括静脉注射药物、血液透析以及免疫功能异常等，此外患者植入人工心脏设备如心脏起搏器可增加器械相关感染性心内膜炎发生的风险。尽管目前抗菌药物治疗手段较多，但金黄色葡萄球菌感染性心内膜炎病死率高达20%～40%，具体根据感染严重程度及宿主健康状态不同而有所差异。金黄色葡萄球菌感染性心内膜炎并发症包括心脏瓣膜损害、外周血管栓塞、病灶播散以及中枢神经系统受累等。

金黄色葡萄球菌感染性心内膜炎临床可分为四型：右侧心内膜炎、左侧心内膜炎、人工瓣膜相关心内膜炎及医源性心内膜炎。患者发病前多有金黄色葡萄球菌菌血症，体格检查可发现心脏杂音、特殊皮肤损害如奥斯勒结节（Osler nodes）或詹韦损害（Janeway lesions）等阳性体征。普通超声心动图检查尽管较经食管超声心动图检查敏感性差，但其优点在于创伤小且可发现瓣膜赘生物而推荐用于初步检查。急性右侧及三尖瓣金黄色葡萄球菌感染性心内膜炎多见于常使用静脉注射药物者，临床典型症状为胸痛、咳脓痰、高热及感染中毒症状，胸部X线检查及CT检查可见感染性肺栓塞表现。该疾病初期可仅表现为发热症状而无心脏或其他局部体征且大多患者无既往瓣膜损伤病史，因此诊断较为困难。左侧心内膜炎多见于既往有心脏瓣膜损伤病史患者，感染多累及既往损伤瓣膜。相较于右侧心内膜炎，左侧心内膜炎患者年龄较大、预后差且出现并发症概率高。

## （五）尿路感染

腐生葡萄球菌与尿道上皮细胞结合能力较强，故常导致尿路感染，多见于年轻女性，细菌所表达血凝素可能与病原体黏附功能增强相关。金黄色葡萄球菌导致尿路感染较为罕见，多为血源播散及泌尿生殖道器械操作后逆行感染所致，患者尿中可检出金黄色葡萄球菌。

## （六）人工器械相关感染

凝固酶阴性葡萄球菌多见于人工器械装置相关感染，包括有人工心脏瓣膜、人工关节以及血管内支架等。感染后局部症状通常隐匿，时有感染部位出现疼痛、脓性分泌物或者植入人工器械松脱等感染征象。疾病进展较为缓慢，发热是常见系统症状但有时并不明显，白细胞可有轻度升高。感染急性期可出现红细胞沉降率及C反应蛋白升高。

金黄色葡萄球菌也可导致人工器械相关感染，感染可发生于血管内导管、人工瓣膜、整形器械、腹膜透析导管、心脏起搏器等植入部位。与凝固酶阴性葡萄球菌感染症状较为隐匿不同，金黄色葡萄球菌引起人工器械相关感染起病急进展迅速，全身和局部症状可同时出现，感染部位通常形成脓肿，同时进行感染分泌物和血液培养可明确诊断。

## （七）毒素介导疾病

1. 食物中毒　金黄色葡萄球菌是食源性感染中毒暴发的重要病原体，葡萄球菌食物中毒多在食品制作过程中被金黄色葡萄球菌及毒素污染所致。葡萄球菌毒素热稳定性强，即使食物经过加热细菌被杀灭后毒素仍然存在并可致病。金黄色葡萄球菌毒素所致食物中毒发病急，多在进食后1～6小时内发病，患者中毒后出现恶心呕吐及腹泻，严重者可出现血压降低及脱水等休克症状，通常在8～10小时内缓解。葡萄球菌食物中毒确诊需要食物中检出金黄色葡萄球菌或毒素，临床诊断时应注意与其他原因引起的腹泻相鉴别。

2. 中毒性休克综合征　20世纪80年代国外曾出现中毒性休克综合征（toxic shock syndrome，TSS）暴发，其后流行病学调查结果证明金黄色葡萄球菌所分泌肠毒素和TSST-1是引发TSS的元凶，且金黄色葡萄球菌感染并非TSS发病的先决条件。TSS发病早期仅有非特异流感样症状如发热等，其后患者病情进展迅速，可出现恶心、呕吐、意识不清、肌痛及腹痛等，疾病症状多样，可累及包括肝脏、肾脏、消化道甚至中枢神经系统多个器官。发病后1～2周进入恢复期，可出现皮肤脱落表现。实验室检查可发现氮质血症、白细胞升高、白蛋白降低、血小板减少及肝功能异常等。TSS诊断结合临床表现与实验室检查综合分析，需与药物中毒、败血症等鉴别。

3. 葡萄球菌烫伤样皮肤综合征　葡萄球菌烫伤样皮肤综合征（staphylococcal scalded skin syn-

drome,SSSS)多发于新生儿及儿童,成人发病少见。疾病临床表现多样,从局部皮肤水疱到全身皮肤大面积脱落均可能发生。SSSS多继发于局部感染之后,病灶部位皮肤脆弱并有水疱,轻微触碰即可导致破损脱落暴露皮下组织,但该病变多不累及黏膜。此外患者常有全身躯体症状包括发热、嗜睡及食欲下降等,病情严重者丢失大量体液而有脱水症状。

## 六、治疗

### (一)治疗原则

手术切开并引流感染灶内脓性分泌物是葡萄球菌感染首要治疗措施。由于MRSA感染广泛流行,建议抗感染治疗前应留取样本进行病原学及药敏鉴定,从而选择合适抗菌药物治疗方案。一般而言,对于普通皮肤软组织葡萄球菌感染,口服抗菌药物即可取得满意疗效。但对于葡萄球菌严重感染疾病如败血症等,通常需要通过静脉给予抗感染药物治疗。人工装置及器械相关葡萄球菌感染治疗应当及时进行手术取出感染相关器械,当无法取出受感染的植入物时应当保证给予患者最为有效的抗感染及支持治疗。金黄色葡萄球菌血症可引起一系列严重并发症如心内膜炎、播散性脓肿等,在上述并发症发生高风险患者中抗感染治疗疗程应当延长至4~6周。

### (二)抗感染治疗

抗菌药物治疗选择:由于葡萄球菌耐药问题日趋严重,尤其院内葡萄球菌感染菌株多为耐药,选择合适抗菌药物治疗成为迫切临床问题。目前金黄色葡萄球菌及凝固酶阴性葡萄球菌感染的抗菌药物治疗根据所分离菌株药敏情况推荐的治疗方案可见表26-2-1。

表 26-2-1　葡萄球菌感染抗菌药物治疗推荐

| 分离菌株药敏结果 | 推荐药物 | 可选药物 |
| --- | --- | --- |
| **严重感染静脉给药治疗** | | |
| 青霉素敏感 | 青霉素 G(4mU q4h) | 萘夫西林(2g q4h)<br>苯唑西林(2g q4h)<br>头孢唑林(2g q8h)<br>万古霉素(1g q12h) |
| 甲氧西林敏感 | 萘夫西林(2g q4h)<br>苯唑西林(2g q4h) | 头孢唑林(2g q8h)<br>万古霉素(15~20mg/kg q8~12h) |
| 甲氧西林耐药 | 万古霉素(15~20mg/kg q8~12h)<br>达托霉素(6mg/kg qd) | 利奈唑胺(600mg q12h)<br>头孢洛林(600mg q12h) |
| 甲氧西林耐药且万古霉素敏感性下降或完全耐药 | 达托霉素(6mg/kg qd) | 利奈唑胺(600mg q12h)<br>头孢洛林(600mg q12h)<br>泰地唑胺(200mg qd) |
| 不明需经验治疗 | 万古霉素(15~20mg/kg q8~12h)<br>达托霉素(6mg/kg qd) | |
| **皮肤软组织感染口服药物治疗** | | |
| 甲氧西林敏感 | 双氯西林(500mg qid)<br>头孢氨苄(500mg qid) | 米诺环素或多西环素(100mg q12h)<br>复方磺胺甲噁唑(480mg~960mg bid)<br>克林霉素(300~450mg/kg tid)<br>利奈唑胺(600mg q12h)<br>泰地唑胺(200mg qd) |
| 甲氧西林耐药 | 克林霉素(300~450mg/kg tid)<br>复方磺胺甲噁唑(480mg~960mg bid) | 利奈唑胺(600mg q12h)<br>泰地唑胺(200mg qd) |

q4h:每4小时1次;q8h:每8小时1次;q12h:每12小时1次;q8~12h:每8~12小时1次;qd:每日1次;qid:每日4次;tid:每日3次;bid:每日2次

(1)甲氧西林敏感葡萄球菌感染推荐治疗:目前只有约不到5%葡萄球菌菌株对青霉素敏感。当可靠的实验室检查确定所感染菌株对青霉素敏感时,可选用青霉素进行治疗。头孢菌素也可用于青霉素敏感葡萄球菌相关感染治疗,但第二、三代头孢菌素较第一代并无疗效优势。青霉素耐药的甲氧西林敏感葡萄球菌感染可使用半合成耐酶青霉素(semi-synthetic penicillinase-resistant penicillins,SPRPs)如苯唑西林及萘夫西林等进行治疗。此外，碳青霉烯类抗菌药物也可用于甲氧西林敏感金黄色葡萄球菌感染治疗。由于万古霉素治疗甲氧西林敏感葡萄球菌疗效不及 SPRPs，故不推荐，其仅可用于 β-内酰胺类药物严重过敏患者。

（2）甲氧西林耐药葡萄球菌感染治疗：甲氧西林作为第一个 SPRPs 药物应用于临床治疗 1 年后即首次分离出 MRSA，之后 MRSA 感染率逐年升高。目前院内金黄色葡萄球菌约半数为 MRSA，且 MRSA 菌株感染使用其他 SPRPs 及头孢菌素药物（除头孢洛林外）治疗无效。MRSA 感染治疗推荐使用万古霉素或去甲万古霉素。由于国外近年来 MRSA 对万古霉素敏感性下降，达托霉素可用于万古霉素治疗效果不佳的 MRSA 感染治疗。达托霉素作为近年来新上市抗菌药物，其抗菌机制作用于细胞质膜，目前被批准用于葡萄球菌血症包括右侧心内膜炎以及复杂性皮肤感染。但值得注意的是，呼吸系统感染使用达托霉素治疗无效。

（3）其他葡萄球菌感染治疗药物：利奈唑胺（linezolid）为首个上市的噁唑烷酮类抗菌药物，其抑制葡萄球菌作用强且生物利用度高，可用于包括 MRSA 在内的葡萄球菌感染治疗。利奈唑胺治疗中常见严重不良事件包括中性粒细胞和血小板降低，外周及视神经病变较为罕见。泰地唑胺（tedizolid）为继利奈唑胺之后第二个上市的噁唑烷酮类抗菌药物，2014 年被批准用于包括葡萄球菌在内的革兰氏染色阳性耐药菌感染治疗，其优势在于每日仅需一次给药即可。目前已有噁唑烷酮类药物耐药葡萄球菌报道，但尚未发现与蛋白合成抑制剂交叉耐药菌株。头孢洛林（ceftaroline）是第五代头孢菌素药物，具有抗 MRSA（包括万古霉素及达托霉素敏感性下降菌株）活性，国外被批准用于院内感染肺炎及皮肤软组织葡萄球菌感染。奎奴普丁/达福普汀（quinupristin/dalfopristin）为非口服链阳霉素类（streptogramin）抗菌药物，具有抑制葡萄球菌包括万古霉素中度耐药金黄色葡萄球菌（vancomycin intermediate Staphylococcus aureus，VISA）活性。该药物可应用于严重 MRSA 感染并有良好的疗效，但对于感染性心内膜炎治疗仍欠缺相关依据。特拉万星（telavancin）为万古霉素衍生脂糖肽类抗菌药物，目前被批准用于复杂性皮肤软组织感染以及医院获得性肺炎。该药物作用靶点为细菌胞壁及胞膜合成，对于 VISA 菌株感染有效。特拉万星使用可出现明显肾毒性，避免使用于合并慢性肾病患者。达巴万星（dalbavan-

cin）属于长效脂糖肽类抗菌药物，用于治疗皮肤软组织葡萄球菌感染，由于该药物半衰期长，可每周给药。目前尚缺乏达巴万星用于侵袭性葡萄球菌感染数据。喹诺酮类（quinolones）药物在体外研究中对于葡萄球菌感染有效，但临床实践中葡萄球菌尤其是甲氧西林耐药菌株对该类药物耐药率逐渐增加。此外喹诺酮类药物治疗过程中所出现耐药与 MRSA 菌株变异相关，因此临床并不推荐喹诺酮类药物用于 MRSA 感染。替加环素（tigecycline）是米诺环素（minocycline）类似物，具有广谱抗菌作用，用于 MRSA 治疗有效，可用于不能耐受万古霉素类药物患者。

（4）抗菌药物联合治疗：抗菌药物联合治疗常用于心内膜炎或骨髓炎等严重葡萄球菌感染患者可增强抗感染治疗效果，且在特定临床疾病中（如右侧心内膜炎）进行联合治疗可缩短疗程。常用联合治疗药物包括利福平、氨基糖苷类药物以及夫西地酸（fusidic acid）等。但迄今为止尚未有可信的临床研究报道联合治疗相关疗效改善，而联合治疗中出现严重不良反应得到广泛关注。目前已不再推荐 β-内酰胺类及其他抗菌药物联合庆大霉素常规用于葡萄球菌感染心内膜炎治疗，利福平联合其他抗菌药物仍推荐用于人工器械相关感染以及骨髓炎等葡萄球菌感染治疗。此外对于持续 MRSA 菌血症患者达托霉素敏感性下降情况，联合使用 β-内酰胺类药物可降低细菌表面电荷，从而增加与达托霉素结合可增强抗菌效果。

**（三）葡萄球菌严重感染疾病治疗**

金黄色葡萄球菌感染性心内膜炎发病较急且常有生命危险，因此留取血液样本进行血培养后应立即开始经验性抗菌药物治疗。金黄色葡萄球菌感染自体瓣膜心内膜炎推荐使用 β-内酰胺类药物治疗，若分离出 MRSA 菌株则建议换用万古霉素或达托霉素治疗。万古霉素剂量应当根据血浆万古霉素谷浓度进行调整，通常治疗 4~6 周，具体疗程可根据是否存在并发症等进行调整。人工瓣膜相关心内膜炎推荐 β-内酰胺类药物联合氨基糖苷类药物及利福平进行治疗 ≥6 周，若分离菌株出现 β-内酰胺类药物耐药则使用万古霉素或达托霉素替换。人工瓣膜心内膜炎除抗菌药物治疗外，通常需要进行手术取出植入瓣膜。儿童发生血源性骨髓炎及化脓性关节炎通常给予敏感抗菌药物治疗四周即可，成人患者所需疗程更长。慢性骨髓炎患者需手术清创并结合抗菌药物治疗，尤其化脓性关节炎需多次关节镜手术进行清除脓性病灶以避免持续炎症损伤。人工关节感染应当取出植入物,当不能进行手术的情况下可使用利福平联合环丙沙星进行治疗,上述联合治疗可增强菌膜中葡萄球菌治疗效果并有助于保持细菌胞内有效抗菌药物浓度。

#### (四) 毒素介导疾病治疗

TSS 治疗的关键在于维持血压及支持治疗,应当积极给予补液及血管活性药物,尽快移除可疑被毒素污染。抗菌药物治疗 TSS 作用尚不明确,体外实验证实克林霉素作为蛋白合成抑制剂可以减少毒素合成,有研究者建议可使用克林霉素联合耐酶青霉素或万古霉素(耐甲氧西林菌株感染)进行治疗。SSSS 及葡萄球菌毒素食物中毒患者应当给予对症支持治疗,合并原发感染灶患者可使用抗菌药物治疗。

(卢洪洲)

## 第三节 猩红热

猩红热(scarlet fever)是 A 群乙型溶血性链球菌感染人引起的急性呼吸道传染病。其临床特征为发热、咽峡炎、全身弥漫性鲜红色皮疹和疹后明显脱屑。少数患者病后可出现变态反应性心、肾、关节损害。

### 一、病原学

A 群乙型溶血性链球菌(group A β-hemolytic streptococcus,GAS),也称化脓性链球菌(*Streptococcus pyogenes*),直径为 0.5~2.0μm,革兰氏染色阳性。刚从人体内检出时常常有荚膜,无鞭毛、芽孢,易在含血的培养基上生长,并产生完全(乙型)溶血。按该细菌细胞壁表面所含抗原不同,可分为 A~U(无 I、J)19 组,猩红热主要由 A 群链球菌感染引起。已知该细菌有 M、R、T、S 四种表面抗原,M 蛋白是细菌的菌体成分,由 GAS *emm* 基因编码的 M 蛋白是 GAS 的主要致病因子,对中性粒细胞和血小板都有免疫毒性作用。M 蛋白抗原变异是 M 分型的基础。到目前为止,根据 M 蛋白抗原特异性可将 GAS 分为 100 多个型别,不同的型别其致病性不同,部分菌株感染可引起严重并发症如风湿热/风湿性瓣膜性心脏病(RF/RnD)及急性肾小球肾炎等。而脂磷壁酸(lipoteichoic acid,LTA)对生物膜有较高的亲和力,有助于链球菌黏附于人的上皮细胞。

GAS 的致病力来源于细菌本身及产生的毒素和蛋白酶类。细菌产生的毒素有:①致热外毒素(pyrogenic exotoxin),即红疹毒素(erythrogenic toxins),链球菌能产生 A、B、C、D 4 种抗原性不同的致热外毒素,其抗体无交叉保护力,均能致发热和猩红热皮疹,并能影响吞噬系统和 T 细胞的功能,触发 Schwartzaman 反应;②链球菌溶血素(streptolysin)有溶解红细胞、杀伤白细胞、血小板以及损伤心脏的作用,可分为 O 和 S 两种溶血素。

GAS 产生的蛋白酶有:①链激酶(溶纤维蛋白酶,streptokinase),可溶解血块并阻止血浆凝固;②透明质酸酶(扩散因子,hyaluronidase),能溶解组织间的透明质酸,最终有利于细菌在组织内扩散;③链球菌 DNA 酶,又称链道酶、脱氧核糖核酸酶(DNase),能裂解具有高黏稠度的 DNA,从而破坏宿主的组织和细胞;④烟酰胺腺嘌呤二核苷酸激酶,可损害含有这种成分的组织和细胞;⑤血清浑浊因子(opacity factor,OF)是一种α脂蛋白酶,可使马血清混浊,对机体产生特异性和非特异性免疫反应有抑制作用,有利于细菌的感染和扩散。

该菌对热及干燥抵抗力不强,56℃ 30 分钟及一般消毒剂均能将其杀灭,但在痰和脓液中可生存数周。

### 二、流行病学

1. 流行特征 本病多见于温带地区,寒带和热带少见。全年均可发生,但冬、春季多,夏、秋季少。可发生于任何年龄,但以儿童最为多见。中华人民共和国成立后,该病发病率下降,病死率已下降到 1% 以下,重型者已很少见。但 1986—1987 年江苏如东地区猩红热流行时 100 例住院患者中,中毒型占 44 例。本病流行轻重的演变,除与机体免疫力及社会因素有关外,菌种及其毒力变化也起着很大的作用。2011 年,我国香港地区暴发猩红热,导致两名儿童死亡,发现当年流行的菌株发生变异,导致传染性、致病性增强,以及对多种抗生素耐药。同时引起上海猩红热暴发的 GAS 菌株也显示出对大环内酯和克林霉素耐药。

2. 传染源 患者和带菌者是主要传染源,GAS 引起的咽峡炎患者,排菌量大且不易被重视,是重要的传染源。

3. 传播途径 主要经空气飞沫传播,也可经皮肤创伤处或产妇产道而引起"外科型猩红热"或"产科型猩红热"。

4. 易感人群 普遍易感。感染后抗体可产生抗菌免疫和抗毒素免疫。抗菌免疫主要来自抗 M 蛋白的抗体,具有型特异性,可抵抗同型菌的侵犯,但对不同型的链球菌感染无保护作用。抗红疹毒素的免疫力较持久,但由于红疹毒素有 5 种血清型,其间无交叉免疫,若感染另一种红疹毒素的 A 群链球菌仍可再发病。

### 三、发病机制与病理解剖

1. 化脓性病变 GAS 黏附于黏膜上皮细胞,然后侵入组织引起炎症,通过 M 蛋白和细菌荚膜抵抗机体吞噬细胞的作用,在链激酶、透明质酸酶的作用下,使炎症扩散并引起组织坏死。

2. 中毒性病变 链球菌产生的毒素进入血液循环后,引起全身毒血症表现,如发热、头晕、头痛等。红疹毒素使皮肤血管充血、水肿,上皮细胞增殖,白细胞浸润,以毛囊周围最为明显,形成典型的猩红热样皮疹。最后表皮死亡而脱落,形成"脱屑"。黏膜亦可充血,有时呈点状出血,形成"内疹"。肝、脾、淋巴结等间质血管周围有单核细胞浸润,并有不同程度的充血及脂肪变性。心肌可有混浊肿胀和变性,严重者可坏死。肾脏呈间质性炎症。中毒型患者的中枢神经系统可见营养不良变性。

3. 变态反应性病变 个别病例于病程第 2、3 周时,可出现变态反应性变化,主要见于心、肾及关节滑囊浆液性炎症。其原因可能是 A 群链球菌某些型与受感染者心肌、肾小球基底膜或关节滑囊的抗原产生交叉免疫反应,也可能是形成了抗原抗体复合物沉积在上述部位而致免疫损伤。

### 四、临床表现

潜伏期为 1~7 天,一般为 2~4 天。其临床表现可分为以下类型:

1. 普通型 在流行期间大多数患者属于此型。典型临床表现为:

(1) 发热:多为持续性,体温可达 39℃ 左右,可伴有头痛、全身不适等全身中毒症状。

(2) 咽峡炎:表现为咽痛、吞咽痛,局部充血并可有脓性渗出液,颌下及颈淋巴结呈非化脓性炎症改变。

(3) 皮疹:发热后 24 小时内开始出现皮疹,始于耳后、颈部及上胸部,然后迅速蔓延及全身;典型的皮疹为在皮肤上出现均匀分布的弥漫充血针尖大小的丘疹,压之褪色,伴有痒感。部分患者可见带白色脓头且不易破溃的皮疹,称为"粟粒疹"。严重的患者出现出血性皮疹。在皮肤皱褶,皮疹密集或由于摩擦出血呈紫色线状,称为"线状疹"(又称 Pastia 疹,帕氏线)。如颜面部仅有充血而无皮疹,口鼻周围充血不明显,相比之下显得发白,称为"口周苍白圈",腭部可见有充血或出血性黏膜内疹。病程初期舌覆白苔,红肿的乳头凸出于白苔之外,称为"草莓舌"。2~3 天后白苔开始脱落,舌面光滑呈肉红色,乳头仍凸起,称为"杨梅舌"。多数情况下,皮疹于 48 小时达高峰,然后按出疹顺序开始消退,2~3 天退尽,但重者可持续 1 周左右。疹退后开始皮肤脱屑,皮疹密集处脱屑更为明显,尤以粟粒疹为重,可呈片状脱皮,手、足掌、指(趾)处可呈套状,而面部、躯干常为糠屑状。近年来以轻症患者较多,常常仅有发热、轻度咽痛等症状;皮疹稀少,消退较快,脱屑较轻,但仍可引起变态反应性并发症。

2. 脓毒型 咽峡炎中的化脓性炎症,渗出物多,往往形成脓性假膜,局部黏膜可坏死而形成溃疡。细菌扩散到附近组织,形成化脓性中耳炎、鼻窦炎、乳突炎及颈淋巴结炎,甚至颈部软组织炎,还可以引起败血症。目前已罕见。

3. 中毒型 中毒型主要临床表现为明显毒血症。高热、头痛、剧烈呕吐,甚至神志不清、中毒性心肌炎及感染性休克。咽峡炎不重但皮疹很明显,可为出血性。但若发生休克,则皮疹常变为隐约可见。病死率高,目前亦很少见。

4. 外科型 外科型包括产科型,病原菌从伤口或产道侵入而致病,故没有咽峡炎。皮疹首先出现在伤口周围,然后向全身蔓延。一般症状较轻,预后也较好。可从伤口分泌物中培养出病原菌。

### 五、实验室检查

1. 一般检查

(1) 血常规检查:白细胞总数升高可达(10~20)×10$^9$/L,中性粒细胞比例在 80% 以上,严重患者可出现中毒颗粒。出疹后嗜酸性粒细胞增多,占 5%~10%。

(2) 尿液检查:常规检查一般无明显异常。如果发生肾脏变态反应并发症,则可出现尿蛋白、红细胞、白细胞和管型。

2. 血清学检查 可用免疫荧光法检测咽拭子涂片进行快速诊断。

3. 病原学检查 可用咽拭子或其他病灶的分泌物培养溶血性链球菌。

## 六、诊断

临床上具有猩红热特征性表现，实验室检查白细胞数高达（10~20）×10⁹/L，中性粒细胞占 80% 以上，胞质内可见中毒颗粒。出疹后嗜酸性粒细胞增多，可占 5% 甚至 10%。咽拭子、脓液培养获得 A 群链球菌为确诊依据。结合病史中有与猩红热或咽峡炎患者接触者或当地有流行的流行病学史，有助于诊断。

## 七、鉴别诊断

1. 其他咽峡炎　在出疹前咽峡炎与一般急性咽峡炎较难鉴别。白喉患者的咽峡炎比猩红热患者轻，假膜较坚韧且不易抹掉，猩红热患者咽部脓性分泌物容易被抹掉。但有时猩红热与白喉可合并存在，细菌学检查有助于诊断。

2. 其他皮疹性疾病

（1）麻疹：有明显的上呼吸道卡他症状。皮疹一般在发热后第 4 天出现，大小不等，形状不一，呈暗红色斑丘疹，皮疹之间有正常皮肤，面部皮疹特别多。

（2）风疹：起病第 1 天即出皮疹。开始呈麻疹样，第 2 天躯干部增多且可融合成片，类似猩红热，但无弥漫性皮肤潮红，此时四肢皮疹仍为麻疹样，面部皮疹与身上一样多。皮疹于发病 3 天后消退，无脱屑。咽部无炎症，耳后淋巴结常肿大。

（3）药疹：有用药史。皮疹有时可呈多样化表现，既有猩红热样皮疹，同时也有荨麻疹样皮疹。皮疹分布不均匀，出疹顺序也不像猩红热那样由上而下，由躯干到四肢。无杨梅舌，除因患有咽峡炎而服药引起的药疹者外，一般无咽峡炎症状。

（4）金黄色葡萄球菌感染：有些金黄色葡萄球菌能产生红疹毒素，也可以引起猩红热样的皮疹。鉴别主要靠细菌培养。由于此病进展快，预后差，故应提高警惕。应根据药敏试验给予抗生素治疗。

## 八、治疗

1. 一般治疗　急性期卧床休息，呼吸道隔离。

2. 病原治疗　如果临床症状或流行病学指向 A 群链球菌的诊断，而实验室检查未归，建议早期开始抗病毒治疗，如随后的实验室检查结果不符合 A 群链球菌的诊断，应该暂停抗菌治疗。在开始抗菌治疗 24 小时后认为患者不再有传染性。

治疗 A 群链球菌可选择的抗菌药物包括青霉素（也可以选择氨苄西林和阿莫西林）、头孢类抗生素、大环内酯类抗生素、林可霉素。因为耐药率较高，对咽峡炎患者不推荐使用磺胺类抗生素、喹诺酮类抗生素、四环素。

目前多数 A 群链球菌对青霉素仍敏感。GAS 咽峡炎患者可口服青霉素 V，每次 500mg，2~3 次/d，连用 10 天。或者青霉素每次 80 万 U，2~3 次/d，肌内注射，连用 5~7 天。80% 左右的患者 24 小时内即可退热，4 天左右咽炎消失，皮疹消退。脓毒型患者应加大剂量到 800 万~2 000 万 U/d，分 2~3 次静脉滴入，连用 10 天，或热退后 3 天。对带菌者可用常规治疗剂量青霉素连续用药 7 天，一般均可转阴。

头孢类抗生素对 A 群链球菌感染有效，但在国际指南中并不推荐作为一线选择，尤其是二代、三代头孢类药物，因为其可能增加细菌耐药率发生。

对青霉素过敏者，可选用大环内酯类药物。红霉素成人剂量为 1.5~2g/d，分 4 次静脉滴入，儿童剂量为 30~50mg/（kg·d），分 4 次静脉滴入。对红霉素耐药者可选择林可霉素。如青霉素耐药可选择头孢类抗生素、大环内酯类抗生素、林可霉素。

3. 对症治疗　若发生感染中毒性休克，要积极补充血容量，纠正酸中毒，给予血管活性药等。对已化脓的病灶，必要时给予切开引流或手术治疗。

## 九、预防

1. 隔离患者　住院或家庭隔离至咽拭子培养 3 次阴性，且无化脓性并发症出现，可解除隔离（自治疗日起不少于 7 天）。收患者时，应按入院先后进行隔离。咽拭子培养持续阳性者应延长隔离期。

2. 接触者的处理　儿童机构出现猩红热时，应严密观察接触者（包括儿童及工作人员）7 天。认真进行晨间检查，有条件可做咽拭子培养。对可疑猩红热、咽峡炎及带菌者，都应给予隔离治疗。疾病流行期间，儿童应避免到公共场所活动。

（于岩岩　牛丽洁）

## 第四节　链球菌感染

链球菌属是链球菌科的成员之一，因其在培养基中表现为成对或呈链状排列的球菌，因此而得名。链球菌在自然界中广泛分布，分为致病性和非致病性两大类。大多数不致病，在皮肤、鼻咽部、肠道、阴道等处均可正常带菌，致病性链球菌感染后，主要引起两大类疾病表现：一类是直接感染性疾病，如急性扁桃体炎、咽峡炎、肺炎、败血症等；另一类为变态反应性疾病，如急性肾小球肾炎、风湿性心脏病等。链球菌感染所致的猩红热、肺炎、丹毒等疾病已被大家熟知；除此之外的其他链球菌感染的发病率在近几年有升高趋势，引起广大学者的重视。

## 一、病原学

链球菌为球形或椭圆形，直径 $0.5 \sim 1.0\mu m$，革兰氏染色呈阳性，成对或呈链状排列，链的长短不一，短的由 $4 \sim 8$ 个细菌组成，长的可达上百个细菌。链的长短与细菌种类和生长条件密切相关，液体培养基中易形成长链，固体培养基中则呈短链。不产芽孢，多无动力，过氧化氢酶阴性。适宜生长温度 $25 \sim 45℃$，最适温度 $37℃$；最适 pH 为 $7.4 \sim 7.6$。多数链球菌对热抵抗力不强，$55 \sim 60℃$ 加热 30 分钟即可被杀死，煮沸可立即死亡；易被各种常用消毒剂杀灭；但对自然因素却有较强的抵抗力，痰、渗出物及动物排泄物中链球菌可存活数周，在无日光照射的尘埃中可生存数日。

链球菌的抗原性主要来自细胞壁的成分：多糖成分是群（group）特异性抗原，简称"C"抗原，可将链球菌分为不同的群；蛋白质是型（type）特异性抗原，也称表面抗原，依此可分不同的血清型。已知 A 群链球菌有 M、S、T 和 R 共 4 种蛋白质成分，致病性最强的是 M 蛋白。

## 二、分类方法

链球菌分类较为混乱，尚无统一的分类方法，常用的有以下五种。

### （一）溶血分类法

依据链球菌在含有绵羊红细胞的培养基上培养 24 小时后菌落周围是否产生溶血环分类。

1. 甲型（α）溶血性链球菌　菌落周围可见 $1 \sim 2mm$ 宽的草绿色溶血环，因此也称为草绿色链球菌（Viridans Streptococci, VS），致病力弱，包括寄居于口腔的轻型链球菌（*S. mitis*）和血链球菌（*S. sanguis*）等。

2. 乙型（β）溶血性链球菌　菌落周围可见 $2 \sim 4mm$ 宽、界限分明、无色透明的溶血环，致病力强，包括化脓链球菌（*S. pyogenes*）和无乳链球菌（*S. agalactiae*）等。

3. 丙型（γ）溶血性链球菌　此类细菌不产生溶血素，故菌落周围不形成溶血环，因此也称非溶血性链球菌。丙型链球菌为口腔、鼻咽部及肠道的正常菌群，通常无致病性；但某些细菌也可致病，例如牛链球菌（*S. bovis*）。

### （二）血清学免疫分类法

根据细胞壁 C 抗原的不同，1933 年 Lancefield 用血清沉淀法，将链球菌分为 A、B、C、D、E、F、G、H、K、L、M、N、O、P、Q、R、S、T、U、V 共 20 个群。其中对人类产生致病性的 90% 来源于 A 群，偶可为 B、C、D、G 群链球菌，进而根据表面抗原的不同，又可分不同的血清型。

### （三）生化分类法

根据生长需求的不同（如温度、pH 等）以及生化反应的不同（如各种发酵反应），将链球菌分为 21 个不同的种（species），包括：化脓链球菌（*S. pyogenes*）、类马链球菌（*S. equisimilies*）、兽疫链球菌（*S. zooepidemicus*）、马链球菌（*S. equisimilis*）、泌乳障碍链球菌（*S. dysgalactia*）、血链球菌、肺炎链球菌（*S. pneumoniae*）、咽峡炎链球菌（*S. anginosus*）、无乳链球菌、少酸链球菌（*S. acidominimus*）、唾液链球菌（*S. salivarius*）、轻型链球菌（*S. mitis*）、牛链球菌、马肠链球菌（*S. equinus*）、嗜热链球菌（*S. thermopiles*）、粪链球菌（*S. faecalis*）、屎链球菌（*S. faecium*）、鸟链球菌（*S. avium*）、乳房链球菌（*S. uberis*）、乳链球菌（*S. lactis*）、乳酪链球菌（*S. cremoris*）。近年来依据基因分类法，将粪链球菌、屎链球菌、鸟链球菌等归入肠球菌属，不属于链球菌。

### （四）基因分类法

近年来，随着分子生物学的发展，通过对链球菌进行基因序列同源性分析，部分改变了以前的分类结果。Bentley 等（1991 年）和 Kawamura 等（1995 年）依据 16S rRNA 序列比较，将链球菌分为 7 个群。

1. 化脓性菌群（pyogenic group）　包括血清分类法中 A、B、C、G、L、M、P、U、V 群链球菌和一些不能分群的链球菌。

2. 牛链球菌群（S. bovis group）　包括牛链球菌、马肠链球菌等。

3. 轻型链球菌群（S. mitis group）　包括轻型链球菌、肺炎链球菌、血链球菌等。

4. 变异链球菌群（S. mutans group）　包括变异链球菌、茸毛链球菌（*S. sobrinus*）、仓鼠链球菌（*S. cricetus*）等。

5. 唾液链球菌群（S. Salivarius group）　包括唾液链球菌、嗜热链球菌等。

6. 米勒链球菌群（S. milleri group）　包括中间链球菌、咽峡炎链球菌、星座链球菌等。

7. 非属种群(unaffiliated species group) 包括少酸链球菌、猪链球菌(*S. suis*)(血清分类法中的 R、S、T 群)。

### （五）需氧与否分类法

根据对氧需要与否分为需氧、厌氧以及兼性厌氧链球菌。多数呈兼性厌氧,某些呈专性厌氧。厌氧链球菌常寄居于口腔、肠道及阴道中,细菌型别繁多。

以上分类法依据的原理和方法不同,具有各自的独立性,彼此之间并无从属关系。

## 三、A 群链球菌感染

### （一）病原学

A 群链球菌(group A streptococcus,GAS)呈乙型溶血反应,生化分类法为化脓链球菌。根据表面 M 蛋白抗原性的不同,分 100 余种血清型,不同型别致病性不同。M 蛋白可抵抗机体白细胞的吞噬作用,是 A 群菌致病力的重要因素。机体感染 A 群链球菌后可产生抗 M 蛋白的抗体,并维持多年,但只对同型菌株免疫。

A 群链球菌的细胞壁有脂磷壁酸(lipoteichoic acid,LTA),可使细菌附着于宿主的细胞膜上,进而进行破坏作用。另外 A 群菌的致病力还来源于其产生的毒素和细胞外酶。毒素主要包括:致热外毒素(pyrogenic exotoxin)和链球菌溶血素(streptolysin)。

同时链球菌还产生细胞外酶包括:透明质酸酶(hyaluronidase),链激酶(streptokinase,SK),链球菌 DNA 酶(streptodornase,SD),烟酰胺腺嘌呤二核苷酸激酶(nicotinamide adenine dinucleotide kinase,NADase),血清浑浊因子(opacity factor,OF)。

### （二）流行病学

1. 传染源 患者和带菌者。健康人皮肤、鼻咽部为常见带菌部位,阴道及肛门带菌也有报道。

2. 传播途径 主要经呼吸道传播;或在损伤基础上(如皮肤破损、手术创伤等)直接接触传播。

3. 人群易感性 普遍易感,以儿童和老年人多见。流行病学显示,GAS 是导致 5~15 岁学龄儿童咽炎最主要的病原菌,感染后可获特异性免疫力。

### （三）发病机制

A 群链球菌侵入机体后可引起感染性、中毒性及变态反应性三种变化。

1. 感染性病变 细菌侵入呼吸道黏膜、皮肤等部位后,通过细胞壁上的 LTA 附着到宿主细胞膜上,借助 M 蛋白抵抗机体白细胞的吞噬作用,不断增殖并产生溶血素,使宿主细胞溶解、死亡;透明质酸酶、链激酶等可破坏宿主的细胞屏障,使感染扩散,同时链球菌 DNA 酶(链道酶)降解宿主细胞的核酸,使之成为炎性病灶中利于细菌生长的营养成分,加之机体的炎症渗出反应,最终形成局部组织的化脓病变,如脓肿、蜂窝织炎等。如宿主的防御屏障被细菌完全破坏,则细菌入血可引起菌血症或败血症。

2. 中毒性病变 GAS 产生的致热外毒素可引起发热、头痛等全身毒血症表现,并可使皮肤出现典型的猩红热样皮疹。近年来认为致热外毒素具有超抗原作用,刺激 T 细胞增殖,进而产生细胞因子,增强内毒素休克作用,减轻机体吞噬细胞功能,从而引起链球菌中毒性休克综合征(streptococcal toxic shock syndrome,STSS)。

3. 变态反应性病变 由于细胞壁上的 M 蛋白、细胞多糖与心肌细胞、平滑肌细胞和心脏瓣膜糖蛋白有交叉抗原,因此在感染后 2~4 周,可引起风湿性心脏病、急性肾小球肾炎、关节炎等疾病。

### （四）临床表现

1. 猩红热和丹毒 详见本章第三节及第二十一章第一节。

2. 急性咽峡炎、扁桃体炎 儿童多发,多见于冬季和春季,以发热、咽痛、头痛等为主要症状。查体可见咽部及扁桃体充血、水肿,脓性分泌物点、片状分布。婴幼儿还可出现化脓性鼻炎、流脓性涕等。在恢复期部分患者可合并肾小球肾炎或风湿病。

3. 皮肤及软组织感染 皮肤和软组织破损后感染可出现伤口局部感染,甚至形成脓疱,如处理不当,可破溃或扩散为蜂窝织炎。新生儿可发生脐部感染,表现为脐部皮肤初始发红,继而化脓、溃烂。严重创伤的伤口,如感染大量链球菌后,可继发为急性坏死性筋膜炎(acute necrotizing fasciitis,ANF),极易引起菌血症和败血症,甚至中毒性休克。

4. 链球菌中毒性休克综合征 链球菌中毒性休克综合征(streptococcus toxic shock syndrome,STSS)是 A 组溶血性链球菌感染相关的严重疾病。STSS 呈散发,多数由局部感染引起。其原发感染的部位皮肤软组织占 58%,咽喉鼻旁窦占 20%,腹部占 20%,也可接触或经呼吸道传播。主要表现为皮疹、高热、休克、急进性多器官功能障碍,病死率极高,预后不良。

5. 其他部位的感染 A 群菌广泛分布于多个部位,故可引起鼻窦炎、阴道炎、子宫内膜炎和肺炎等。近年来可见 A 群链球菌性脑膜炎的报道。

6. 感染后变态反应性疾病 如风湿性心肌炎、心包炎等，数年后出现心脏瓣膜损害。风湿性关节炎常表现为关节滑囊渗出性炎症。急性肾小球肾炎多可痊愈，部分迁延为慢性肾小球肾炎。

### （五）实验室检查

1. 血常规检查 白细胞升高达 $(10\sim20)\times10^9$/L，中性粒细胞比例在 80% 以上。

2. 细菌培养 将脓液、脑脊液、尿液及血等送检培养及药敏试验。

3. 抗链球菌溶血素 O 抗体（ASO）检查 对疾病诊断有一定帮助。

### （六）诊断及鉴别诊断

GAS 的诊断及鉴别诊断主要依据细菌培养，通过溶血反应、血清生化学检查，以确定溶血型及群别。此外检测血清中 ASO 的效价，可协助判断是否存在活动性感染。

### （七）治疗

抗生素是治疗 GAS 的有效手段。青霉素是为首选药物，大环内酯类是对 β-内酰胺类过敏患者首选的替代药物。随着抗生素的广泛应用，耐药菌株相继出现，最好能根据细菌的药敏试验结果选用抗生素。国内、外报道 GAS 始终保持着对青霉素及头孢菌素的高度敏感，尚未发现耐药菌株，因此二者仍是治疗 GAS 的首选药物。随着大环内酯类的应用，耐药率明显增加：90 年代 GAS 对红霉素的耐药率为 43.3%，2008 年大环内酯类耐药率高达 96.8%，其中对四环素的耐药率高达 92.0%。GAS 对大环内酯类耐药率高，耐药水平高，是长期滥用抗生素干扰与自然选择的结合所导致，因此合理使用抗生素是减少耐药菌株产生的有效途径。

青霉素使用剂量及用法视病情而定。轻症患者每日肌内注射 80 万~160 万 U 即可，重症患者则加量至每日 400 万~600 万 U 静脉输注。对于对 β-内酰胺类过敏患者，如为大环内酯类的耐药菌株，需根据药敏结果选取敏感抗生素。如进展为中毒性休克，应积极给予抗休克治疗，同时予新鲜血浆、抗血清或高效价免疫球蛋白，尽快中和 A 群菌外毒素；早期适当应用肾上腺皮质激素，可对抗毒素的作用。严重的皮肤和软组织感染，应行脓肿切开引流。

### （八）预防

据世界卫生组织报道，全球每年约有 517 000 人死于链球菌感染所致的各种疾病，因此疫苗的应用成为减少感染的有效途径，但由于 GAS 存在多个血清型，各血清型之间缺乏交叉，同时 GAS 与人类组织蛋白存在共同抗原，无法排除所有的与人类组织蛋白有交叉反应的表位，因此目前尚无成熟的商品菌苗上市。

## 四、B 群链球菌感染

B 群链球菌（group B streptococcus，GBS）也称无乳链球菌。2009 年中国细菌耐药监测网（CHINET）链球菌属耐药性监测显示 GBS 占全部链球菌属感染的 14.4%，较 2007 年（8%）略增加。GBS 是条件致病菌，寄生于人类鼻咽部和泌尿生殖道。据报道咽部带菌率达 6.2%；泌尿生殖道的带菌率随人种、地域、年龄的不同而不同：以美国及北欧为首的发达国家，围生期孕妇 GBS 的感染率为 5%~35%；我国北京地区孕妇 GBS 带菌率为 10.12%，可见 GBS 是围生期感染的首要致病菌。同时阴道定植是新生儿 GBS 疾病的危险因子，新生儿宫内感染或分娩过程从母体垂直传播，成为新生儿严重感染的第一位病原菌。据统计新生儿带菌率为 6.67%。B 群菌较 A 群菌致病力弱。

### （一）病原学

GBS 是革兰氏阳性球菌，根据细胞壁上特异性的 S 物质，分为 Ⅰa、Ⅰb、Ⅱ、Ⅲ、Ⅳ、Ⅴ、Ⅵ、Ⅶ、Ⅷ 9 个血清型。有甲、乙和丙型不同的溶血反应。

### （二）流行病学

1. 传染源 为患者或带菌者。新生儿感染的细菌主要来自携带 GBS 的产妇。

2. 传播途径 新生儿被污染的羊水经呼吸道而感染，亦可在经过产道时被感染；还可因吸入呼吸道飞沫而被感染。

3. 易感人群 本菌常见报道多集中在新生儿及孕产妇感染。近几年成年人非孕产妇 GBS 感染率呈上升趋势，尤其 60 岁以上合并糖尿病、血液病、恶性肿瘤等免疫低下患者。

### （三）临床表现

感染 GBS 带菌者多，发病者少。

1. 新生儿感染 发达国家中 GBS 感染是新生儿间接死因的第一位。新生儿感染 GBS 后，依发病时间、菌型及临床特征，分为早发型和晚发型：出生 7 日内发病者为早发型，占新生儿 GBS 感染的 80%，而且 2/3 是在产后 6 小时出现，主要表现为肺炎、脑膜炎和败血症。早发型常见菌型为 Ⅰ、Ⅱ、Ⅲ 型，尤以 Ⅰa 型为主，病死率高达 25%~80%；如在 7 日以后，3 个月以内发病为晚发病。母婴垂直传播是新生儿感染的主要传播途径。另外通过带菌的医护人员而受染也是传染途径之一，以 Ⅲ 型为多，占 90% 以上,主要表现为脑膜炎,病死率约为 14%,如合并败血症,预后极为凶险,据统计存活婴儿中 15%~30% 留有严重后遗症,如脑积水、语言障碍等。

2. 成人感染 孕期 GBS 感染与阴道炎可能存在相关性。研究发现孕前阴道炎患者,尤其是霉菌性阴道炎,其 GBS 感染率显著升高;糖尿病或其他恶性肿瘤等患者,GBS 易进入泌尿生殖道繁殖,成为条件致病菌,引起感染;另外感染本群菌,还可表现为皮肤、软组织炎、肺炎、脑膜炎、关节炎、心内膜炎及败血症等,甚至 STSS。

### (四) 实验室检查

1. 血常规检查 白细胞和中性粒细胞明显升高。

2. 细菌培养 取感染部位分泌物送检细菌培养。

3. 尿液检查 检测尿中的 GBS 抗原,阳性率较高。

4. 脑脊液常规、生化检查 表现为细胞数、蛋白质增多、糖减少,可检出病原菌及抗原。

### (五) 诊断

主要依据细菌培养进行确诊和鉴别。

### (六) 治疗

青霉素、氨苄西林、头孢菌素等药物对 GBS 尚有一定的抗菌活性,但敏感性较 A 群链球菌差,因此治疗应加量或用中等剂量的青霉素同时并用氨基糖苷类抗生素可取得协同治疗作用;但近几年发现 GBS 对青霉素、一代和二代头孢的耐药率有上升趋势,而三代头孢和三代头孢加酶抑制剂药物耐药率低,所以三代头孢可作为治疗 GBS 的首选药物之一。

### (七) 预防

妊娠期 GBS 感染,一方面可导致母亲和新生儿感染的发生,另一方面有学者认为会造成流产以及胎膜早破,刺激子宫收缩导致早产的发生,因此采取积极有效的措施,对降低围生期感染及预防早产、流产有重要意义。美国 CDC 认为,所有孕妇应于妊娠 35~37 周行 GBS 培养,如为阳性,则需要应用抗生素进行预防性治疗。同时还有人提出用氯己定冲洗阴道,以防细菌感染婴儿。Pettersson 等认为,围生期 GBS 筛查阳性者预防应用抗生素仅能降低新生儿早发型 GBS 感染,无法降低晚发型。由此提出疫苗是有效防治新生儿 GBS 感染的有效方法。目前已经有人研制出本菌 Ⅰa、Ⅱ 及 Ⅲ 多糖抗原,建议给带菌孕妇使用,产生特异性的 IgG 抗体,通过胎盘保护婴儿,使新生儿早期发病率明显下降。

## 五、C 群链球菌感染

### (一) 病原学

C 群链球菌(group C streptococcus,GCS)感染是人兽共患传染病,人群暴发流行较罕见。包含类马链球菌、兽疫链球菌、马链球菌和泌乳障碍链球菌四个不同的种,其溶血反应、亚型数量及致病性见表 26-4-1。2009 年 CHINET 链球菌属耐药监测显示 GCS 占链球菌感染的 10.0%,主要来自呼吸道分泌物、伤口脓液等。对外界环境抵抗力较弱,60℃加热 30 分钟即可被灭活。

表 26-4-1 不同 C 群链球菌溶血反应、亚型数量及致病性比较

| 种类 | 溶血反应 | 亚型数量 | 致病性 |
| --- | --- | --- | --- |
| 类马链球菌 | 乙型 | 有 8 个 | 对人有致病力,可引起暴发流行 |
| 兽疫链球菌 | 乙型 | 有 8 个 | 引起家畜呼吸道感染、化脓性病变,甚至败血症,人类感染少见 |
| 马链球菌 | 乙型 | 无 | 对人、动物均有致病力 |
| 泌乳障碍链球菌 | 甲型 | 有 3 个 | 对牛、羊等家畜存在致病力 |

### (二) 流行病学

1. 传染源 人类感染多来源于动物或动物源性产品(例如未经消毒的牛奶及奶制品)。类马链球菌是从人体分离到的典型链球菌,正常人的咽部、皮肤、阴道等处带菌率为 3%~12.2%。

2. 传播途径 进食被污染的动物或动物源性产品。

3. 人群易感性 人群普遍易感。

### (三) 临床表现

C 群与 A 群链球菌感染后的临床表现相似,可累及多个系统,包括急性咽峡炎、支气管炎、肺炎、化脓性关节炎、泌尿系感染、子宫内膜炎及败血症等。感染此群菌后也可引起变态反应性疾病。

### (四) 治疗

既往报道青霉素是首选药物,但近几年出现耐青霉素的菌株,且国内外发现对大环内酯类及克林霉素存

在较高的耐药率,因此应结合药敏结果进行选择。

## 六、D 群链球菌感染

### (一)病原学

目前 D 群链球菌包括牛链球菌及马肠链球菌,表现甲型或丙型溶血反应,虽然溶血能力差,但是感染人类的重要致病菌。D 群链球菌与 A、B、C 群的区别见表 26-4-2。

### (二)临床表现

研究发现,牛链球菌可引起菌血症、败血症,当附着在心瓣膜上,还可引起感染性心内膜炎(infective endocarditis,IE)。此群链球菌引起的心内膜炎占细菌性心内膜炎的 5%~15%。另外牛链球菌血症与结肠癌有关,因为常可从肿瘤患者的粪便和血液中分离到此菌,尤其以粪便更有意义。结肠癌患者的粪便细菌检出率是 56%,而其他疾病仅为 10%。分析可能为肠道疾病导致肠道屏障受损,牛链球菌不断增殖、入血所致。泌尿生殖道以及胃肠道的器械检查也是感染牛链球菌的诱因。

表 26-4-2 D 群链球菌与 A、B、C 群的区别

| 链球菌群别 | 能生长在 | | 能生长在下列培养基 | | | | 能耐受60℃ |
| --- | --- | --- | --- | --- | --- | --- | --- |
| | 10℃ | 45℃ | 0.1%亚甲蓝 | 6.5%NaCl | 40%胆汁 | pH 9.6 | 30 分钟 |
| A 群 | - | - | - | - | - | - | - |
| B 群 | - | - | - | + | - | - | - |
| C 群 | - | - | - | - | - | - | - |
| D 群 | | | | | | | |
| 　牛链球菌 | - | + | - | - | + | - | + |
| 　马肠链球菌 | - | + | - | - | + | - | - |

-:否;+:是

### (三)治疗

大部分牛链球菌对青霉素、头孢菌素和万古霉素都很敏感,偶有耐青霉素的菌株。感染性心内膜炎治疗时剂量应充足,每天 1 000 万 U,疗程至少 6 周。

## 七、F 群链球菌感染

### (一)病原学

F 群链球菌有五个血清型,为生化分类中的咽峡炎链球菌,还有中间链球菌和星座链球菌。2009 年 CHINET 链球菌监测显示乙型溶血性链球菌中,F 群占 2.3%。

### (二)临床表现

正常人鼻咽部、会阴部以及婴儿脐部可带菌。文献报道,当患有慢性疾病,特别是恶性肿瘤等免疫力下降的疾病时,皮肤感染多见,其次为菌血症及败血症,也可致多脏器脓肿,泌尿系感染亦多见。

### (三)治疗

青霉素为首选药物,但对红霉素、克林霉素存在较高耐药率。脓肿形成者须切开引流。

## 八、G 群链球菌感染

G 群链球菌有三个血清型,均为乙型溶血反应,Ⅰ型与 F 群同为咽峡炎链球疾病,Ⅱ及Ⅲ型无生化分类名称。G 群链球菌是人呼吸道、胃肠道和泌尿生殖道的共生菌,当患糖尿病、心血管疾病、恶性肿瘤等疾病时,可引起相应部位的感染,表现为肺炎、腹膜炎、脑膜炎、心内膜炎、化脓性关节炎以及败血症等。另外产妇阴道带菌率约为 5%,因此易引起子宫内膜炎、产褥热等,同时也是新生儿败血症的重要病原菌。

G 群链球菌对青霉素敏感,对红霉素、克林霉素存在较高耐药率。

## 九、H 群链球菌感染

H 群链球菌即为生化分类中的血链球菌,呈现甲型溶血反应。此群菌主要引起心内膜炎,而其他部位的感染报道不多。曾经有一名患者进行食管狭窄扩张手术后出现 H 群链球菌感染引起的败血症和脑膜炎。在基因分类法中本菌群属于缓症链球菌群。

## 十、人类猪链球菌感染

猪链球菌感染(Streptococcus suis infection)是指由猪链球菌(Streptococcus suis)引起的一种人兽共患病。人类猪链球菌感染以高热伴有全身中毒症状为

主要表现,可引起败血症、心内膜炎、关节炎和肺炎等,重者出现链球菌中毒性休克综合征(streptococcal toxic shock syndrome,STSS)、脑膜炎等,病情重、病死率高。

### (一)病原学

猪链球菌属于链球菌属,菌体呈球形或卵圆形,直径 0.6~1.0μm,呈单个、成对或数个排列的短链,也可排列成串珠样长链,革兰氏染色呈阳性。有荚膜,无芽孢,无鞭毛,不能运动。猪链球菌的抵抗力不强,在 60℃水中可存活 10 分钟,50℃为 2 小时,在 4℃的动物尸体中可存活 6 周,0℃时灰尘中的细菌可存活 1 个月,粪便中 3 个月;对一般消毒剂敏感。

猪链球菌毒力因子比较复杂,目前已知的有溶菌酶释放蛋白(lysozyme released protein,MRP)、细胞外因子(extracellular factor,EF)、猪溶血素(suilysin,SLY)及荚膜多糖(capsular polysaccharide,CPS)等,其中溶菌酶释放蛋白及细胞外因子是两种重要的毒力因子。

### (二)流行病学

1. 传染源 主要是感染或携带病原体的猪。其他动物如羊等也可能是本病的传染源。未见人作为传染源的报道。

2. 传播途径 上呼吸道是猪链球菌的主要入侵门户,母猪可将本菌传给哺乳仔猪,易通过污染物传播,苍蝇可在猪场内或不同场之间传播。人类主要通过直接接触(喂养、运输、屠宰、销售、洗切加工、食用、埋葬等)病猪、死猪等而感染,特别是在接触时有皮肤破损时更易感染。感染方式主要是有伤口的皮肤接触,但也不能排除食用未熟的猪肉经消化道感染的可能性,尚没有经呼吸道传播的证据。

3. 易感人群 人类对本病普遍易感。病后免疫力尚不清楚。感染率的高低取决于接触病原体的机会和数量。

### (三)临床表现

潜伏期一般为 2~3 天,最短仅数小时,最长 7 天。潜伏期长短与感染猪链球菌的毒力、数量及机体免疫力(包括有无皮肤破损及其程度)有关。起病急,多为高热,伴有畏寒、头痛、全身不适、乏力、腹痛、腹泻等全身中毒症状。轻者经治疗后可迅速好转,部分重症病例病情进展迅速,可表现为 STSS 或/和脑膜炎,病死率较高。根据临床表现可分为 4 型。

1. 普通型 起病较急,表现为畏寒、发热、头痛、全身不适、乏力、腹痛、腹泻,但无休克、昏迷和脑膜炎表现。

2. 休克型 起病急骤,多为突然高热,体温达 40℃以上,伴有寒战、头痛、头晕、全身不适、乏力,部分患者出现恶心、呕吐、腹痛、腹泻,四肢湿冷、面色青紫、口唇发绀、血压下降,脉压缩小、少尿等表现,部分患者可出现皮肤出血点、瘀点、瘀斑,即 STSS。病情进展快,可迅速转为多器官功能衰竭,如急性呼吸窘迫综合征、心力衰竭、急性肾衰竭、弥散性血管内凝血(DIC)等。预后较差,病死率极高。

3. 脑膜炎型 起病急,除起病时一般症状外,头痛剧烈,恶心、呕吐明显,可有喷射性呕吐,重者出现意识障碍或昏迷,也可发生感知性耳聋及运动功能失调。脑膜刺激征呈阳性,脑脊液呈化脓性改变。皮肤无出血点、瘀点、瘀斑,无休克表现。

4. 混合型 同时具有休克型和脑膜炎型表现。往往见于在 STSS 基础上,出现化脓性脑膜炎表现。

### (四)实验室检查

1. 常规实验室检查

(1)血常规检查:白细胞计数升高(病情严重者发病早期可以降低或正常),中性粒细胞比例升高、出现中毒颗粒及核左移。继发 DIC 的患者血小板下降明显。

(2)尿常规检查:蛋白阳性,部分患者酮体阳性。

(3)肝功能检查:ALT 及 AST 升高,白蛋白降低,部分患者总胆红素升高。

(4)肾功能检查:部分患者血肌酐、尿素氮升高。

(5)脑脊液检查:为化脓性脑膜炎表现,脑脊液外观混浊,白细胞升高,多核细胞为主,蛋白升高,糖和氯化物降低。

2. 病原学检查 采全血、脑脊液或尸检标本等无菌部位的标本培养可确诊本病。ELSA 法和 PCR 法检测以及猪链球菌特有的毒力基因(*cps2A*、*mrp*、*gapdh*、*sly*、*ef*)鉴定,对诊断猪链球菌有重要意义。

### (五)诊断

综合病例的流行病学史、临床表现和实验室检查结果,排除其他明确病因后可进行诊断。诊断要点包括:

1. 流行病学史 当地一般有猪等家畜疫情存在,病例发病前 7 天内有与病(死)猪等家畜的接触史,如宰杀、洗切、销售等。

2. 疑似病例 流行病学史结合急起畏寒、发热,外周血白细胞计数升高,中性粒细胞比例升高。

3. 临床诊断 流行病学史结合 STSS 和/或脑

膜炎。

4. 确诊病例　全血或尸检标本等无菌部位的标本纯培养后,经鉴定为猪链球菌。

### (六) 鉴别诊断

根据流行病学史、临床表现、实验室检查尤其是病原学鉴别并不困难。主要鉴别的疾病有:

1. 其他病原菌所致的化脓性脑膜炎　以高热、头痛、呕吐等脑膜炎症状为主,脑膜刺激征显著,脑脊液涂片和培养易找到细菌。

2. 流行性乙型脑炎　有严格的季节性,以小儿多见,起病即以高热、头痛、呕吐为特征,可有明显意识障碍及抽搐表现,无休克过程。

3. 肾综合征出血热　以发热、出血、低血压休克和肾损害为主,临床上“三红”“三痛”表现较突出,如面红、酒醉貌、球结膜水肿。病程中典型者可表现为发热、低血压、少尿、多尿和恢复期5期。

### (七) 治疗

治疗原则:早发现、早诊断、早治疗;入住传染病房,隔离治疗;临床治疗包括一般治疗、病原治疗、抗休克治疗、DIC治疗等。

1. 一般治疗　缺氧者吸氧治疗,注意饮食营养及时补液,保证水、电解质及能量供应。发热患者以物理降温为主,慎用解热镇痛剂,并注意预防应激性溃疡。

2. 病原治疗　早期、足量使用抗生素,建议经验性使用三代头孢菌素治疗。对有病原培养报告的患者,根据药敏报告结果调整治疗。治疗2天效果不佳者,考虑调整抗生素,治疗3天效果不佳者,必须调整治疗。

3. 抗休克治疗　首先进行扩容治疗,在扩容基础上强心、利尿、扩血管,并及时纠正酸中毒,必要时可使用糖皮质激素。

4. 脑膜炎的处理　使用20%甘露醇降低颅内高压,严重者可在注射甘露醇的间歇使用呋塞米;对抽搐惊厥患者,可以使用苯巴比妥钠,也可使用地西泮,但要注意患者呼吸,必要时使用10%水合氯醛口服或灌肠。

### (八) 预防

目前尚没有人用猪链球菌疫苗。预防人感染猪链球菌病疫情的发生与蔓延,须采取综合防控措施。严格疫情监测和报告制度,提高疫情预警预报和早期应急反应能力;防止生猪疫情的发生与蔓延,改善生猪饲养条件,改良卫生条件;必要时接种猪链球菌疫苗;对病死家畜实行无害化处理;采取多种形式开展健康宣传教育;对密切接触病死猪的人员,可以在接触后投放抗生素预防。

## 十一、草绿色链球菌感染

### (一) 病原学

本群菌为在血平板上呈甲型溶血反应的数种链球菌的统称,与人类疾病相关的包括以下5种:①缓症链球菌;②血链球菌;③包括咽峡炎链球菌和米勒链球菌中呈α溶血反应的链球菌;④唾液链球菌;⑤变异链球菌。此类菌大多需要$CO_2$才能生长,多不产生外毒素,但有蛋白溶解酶。多寄居于口腔、上呼吸道、肠道及阴道等处。

### (二) 临床表现

近几年,草绿色链球菌(VS)占链球菌属的比率呈逐渐下降趋势,2007年为17.8%,2009年仅为8.2%。不同的人群、不同的菌种,可引起不同表现。

VS主要寄居于人的口腔、呼吸道、泌尿生殖道等处,可引起相应部位的感染,以米勒链球菌为主,占60%以上。另外VS还可引起化脓性病变,如化脓性脑膜炎、肝脓肿等。

原有基础心脏病患者感染后易引起感染性心内膜炎(IE)。据统计VS是IE最普遍的病原菌,占各种细菌性心内膜炎的45%~80%,在IE患者中,最容易分离出来的链球菌依序为血链球菌、牛链球菌、变异链球菌、缓症链球菌和口腔链球菌。

### (三) 治疗

既往VS对β-内酰胺类、大环内酯类及四环素类抗菌药均较敏感,但近年来VS耐药发生的药物种类以及耐药率均有所升高,红霉素、克林霉素的耐药率超过50%,2007年青霉素耐药率为20.0%、2009年为27.3%,明显高于其他链球菌的耐药率,由此可见,VS对青霉素的耐药率逐渐增加,与国外同期数据相比略高,尚未发现对万古霉素、利奈唑胺、替考拉宁耐药菌株。

## 十二、肺炎链球菌感染

肺炎链球菌是链球菌属中一个重要的致病菌,常引起大叶性肺炎,另外也可引起败血症、腹膜炎、脑膜炎、心内膜炎、关节炎、骨髓炎、脓胸等多个部位的化脓性感染。

### (一) 病原学

本菌为革兰氏染色阳性菌,呈矛头状,常成对排列、钝端相对,故也被称为肺炎双球菌。在痰液或脓液培养中可呈短链状,在固体培养基上菌落周围可出现草绿色环。该菌无鞭毛和芽孢,不产生毒素。本菌的毒力因子是细菌的荚膜,可抵抗宿主吞噬,是决定肺炎链球菌致病的主要因素。本菌具有多种抗原成分,如荚膜多糖抗原、表面蛋白型特异性抗原、菌体 C 反应蛋白共同抗原等。

肺炎链球菌为兼性厌氧菌,对营养要求较高。对外界理化因素抵抗力较弱,一般消毒剂 3% 石炭酸中 1~2 分钟,或 56℃ 加热 15~20 分钟,或太阳直射 1 小时即可将其杀灭。但在无阳光的干燥痰中可存活 1~2 个月。

**（二）流行病学**

1. 传染源　患者和带菌者为主要传染源,肺炎链球菌可以寄生于正常人的鼻咽部,健康人群带菌率为 5%~40%,冬春季节带菌率最高,但仅部分有致病率。

2. 传播途径　主要经呼吸道和密切接触传播。生活拥挤的环境容易发生流行。

3. 易感人群　儿童和老年人以及慢性基础疾病者更易罹患本病。

**（三）发病机制和病理**

肺炎链球菌是正常人上呼吸道常驻菌群。气管黏膜的纤毛运动、体液及细胞免疫系统等多种保护机制可防止肺部感染,但当机体防卫功能下降、防御系统遭到破坏时,肺炎链球菌对组织的侵袭作用产生致病力,引起机体组织炎症反应。在发病过程中最主要的机制是本菌在宿主组织中大量繁殖并引起强烈的化脓性炎症反应,而且病情的轻重与炎症反应的程度是密切相关的。

**（四）临床表现**

1. 肺炎　多数患者在发病前有酗酒、淋雨、劳累、受凉或上呼吸道感染史,潜伏期 1~2 天,起病急、寒战、高热,并伴有头痛、肌肉酸痛、恶心呕吐、食欲下降和腹胀等。起病数小时内即可出现咳嗽、咳痰、胸痛、呼吸困难等呼吸道症状。初咳为小量黏痰,渐呈黏液脓性带血痰,然后呈典型铁锈色泡沫样痰。炎症累及胸膜时出现胸痛。病变广泛时患者出现呼吸急促、口唇发绀、烦躁、谵妄、意识模糊等缺氧及中毒性脑病的表达。肺部体征早期不明显,可有呼吸音减弱或湿啰音。肺大片实变时则出现典型的体征,患侧语音震颤增强、呼吸运动减弱、叩诊浊音,并可闻及支气管呼吸音、干湿啰音,累及胸膜时可出现摩擦音。近年来由于患者大多数可以得到早期抗生素治疗,已少见典型大叶性肺炎,且病情多较之前轻。

2. 脑膜炎　本病多见于婴幼儿和老年人。大多急性起病,表现为高热、呕吐、头痛,进而出现意识障碍、昏迷、抽搐,颈强直、脑膜刺激征明显。严重的颅内高压可致脑疝形成,引起患者死亡。由于颅内炎症反应,有些患者在急性期出现脑水肿或脑神经损害。

3. 败血症　当全身免疫功能受到严重损伤时容易发生肺炎链球菌败血症。表现为严重的中毒症状,起病急、寒战、高热、头痛、恶心呕吐、全身酸痛、乏力、肝脾大、烦躁、谵妄、昏迷,甚至出现脉细弱、血压下降、心率快等循环系统衰竭表现。

**（五）实验室检查**

1. 血常规检查　血白细胞明显升高达（20~30）×10⁹/L,中性粒细胞约占 90%。年老体弱、免疫功能低下者白细胞常不增高,但中性粒细胞仍>80%。

2. 细菌学检查　患者脓液、痰液、脑脊液等化脓病灶处分泌物涂片进行革兰氏染色,并做细菌培养,获得肺炎链球菌即可确诊。

3. 脑脊液检查　脑膜炎患者脑脊液呈化脓样改变,呈米汤样外观,白细胞>500×10⁶/L,糖和氯化物减低,蛋白质>1g/L。

4. X 线检查　肺部感染者应进行 X 线检查。病变早期仅有肺纹理增粗及局部淡薄浸润影像,肺叶实变期后可见大叶或节段性片状致密影。消散期则肺野透亮度增加。

**（六）诊断及鉴别诊断**

根据肺炎链球菌感染引起的临床表现、血常规变化、脑脊液检查及胸部 X 线检查表现,可对其进行诊断,但是本病与其他化脓菌引起的疾病无特异性差别,故需依据细菌学检查结果尤其是细菌培养结果来进行诊断及鉴别诊断。

**（七）治疗**

1. 一般治疗　密切监护患者生命体征,注意饮食营养,精心护理。

2. 对症治疗　高热者可进行物理降温,咳嗽严重者给予祛痰止咳药,缺氧者予以吸氧治疗,针对感染性休克患者积极补充血容量、纠正酸中毒、维持电解质平衡,脑膜炎者注意防治脑水肿。

3. 抗生素治疗　多年来青霉素被广泛应用于抗肺炎链球菌的治疗,目前已出现不同程度的耐药。我国青霉素耐药率在 30% 以上,还可以作为首选药物使用,但需要加大剂量。病情严重者可以与氯霉素联合应用。如果联合应用的情况下疗效仍不理想,可用第三代头孢。

**（八）预防**

1. 主动免疫　目前有 2 种用于预防接种的疫苗,其中含有 23 个血清型的荚膜多糖疫苗应用最为广泛。

2. 被动免疫　对于恶性肿瘤患者或 HIV 感染者等免疫功能低下的人群以及接种疫苗不产生抗体者,可以定期注射免疫球蛋白进行被动免疫。

（孟庆华）

# 第五节　肠球菌感染

肠球菌属（*Enterococcus*）是种类众多的革兰氏阳性菌,存在于环境、正常人和动物肠道等部位,人体感染常见的致病菌为粪肠球菌（*Enterococcus feacalis*）和屎肠球菌（*Enterococcus feacium*）,近年来肠球菌感染的发生率逐渐升高,细菌耐药程度日趋加重,需要引起临床重视。

## 一、病原学与发病机制

肠球菌为革兰氏阳性,需氧及兼性厌氧菌。单个、成双或短链状排列的球菌,卵圆形,无芽孢,无荚膜,部分肠球菌有稀疏鞭毛。最适生长温度35℃;在胰蛋白胨和5%绵羊血琼脂表现为 α 或 γ 溶血现象。肠球菌能在高盐（6.5% NaCl）、高碱（pH 9.6）、40%胆汁培养基上和 10~45℃ 环境下生长,并对许多抗菌药物表现为固有耐药。过氧化氢酶试验阴性,在胆汁七叶苷和含 6.5% NaCl 培养基中可以生长,此点可与链球菌鉴别。肠球菌通常为 Lancefield 血清D 群,包括 19 个种,临床常见为菌种为粪肠球菌和屎肠球菌,也可见到酪黄肠球菌（*E. casseliflavus*）、坚韧肠球菌（*E. durans*）和鸡肠球菌（*E. galinarum*）等少见菌种。

肠球菌的致病性尚不清楚,有关研究主要在于溶细胞素（cytolysin）、明胶酶（gelatinase）和丝氨酸蛋白酶等。溶细胞素是一种由两个亚单位组成的细菌外毒素,通过质粒传播,具有细胞毒性,能溶解真核细胞和原核细胞,使细胞凋亡,刺激产生炎症因子。明胶酶 E 是一种金属蛋白酶,促进炎症发展及过氧化物的产生,激活肠球菌属自溶素使肠球菌链的长度缩短,降解宿主细胞的胶原蛋白或组织蛋白有利于肠球菌属及其致病物质向组织周围扩散,也可以间接促进潜在供体菌与受体菌接合,有利于致病质粒播散。肠球菌属表面蛋白能促进细菌对宿主细胞的黏附,小分子肠球菌属表面蛋白有利于肠球菌属

逃避宿主免疫系统的清除作用。肠球菌属菌毛、多糖抗原、胶原蛋白黏附素、聚集物质、粪肠球菌心内膜炎抗原等也与细菌致病有关。

## 二、流行病学

肠球菌属是一种肠道菌群,当发生细菌移位后可导致感染。肠球菌属可以导致多部位感染,主要以泌尿系感染多见,腹腔感染、手术部位感染、血流感染、神经系统感染等也不少见。肠球菌属感染患者中,医院感染病例占 2/3 以上,主要分布在重症监护病房、呼吸科、神经内科、血液科、老年病房、肿瘤科等。

在美国,肠球菌属引起医院感染为第二位,在血流感染中占细菌感染的第三位。医院感染最常见肠球菌属为粪肠球菌和屎肠球菌,其中 80% 为粪肠球菌,而对万古霉素耐药者则多数为屎肠球菌。特别近几年来,国外报道耐万古霉素肠球菌（vancomycin-resistant enterococcus, VRE）感染有所上升,美国感染率最高,约为 30%,由屎肠球菌引起的导管相关性血流感染中耐万古霉素屎肠球菌的比例占 78.9%。

我国临床分离肠球菌仍然主要为粪肠球菌、屎肠球菌,近年来两者检出率几乎各占 50%。VRE 检出率较低,屎肠球菌中 VRE 大致在 3% 以下,粪肠球菌则大多在 1% 以下。

VRE 是医院感染主要耐药菌,这种细菌一旦在医院感染中暴发,常可以在医院环境和多种物品表面检出,如扶手、床单、马桶、听诊器等。VRE 主要感染危险因素包括免疫抑制个体、长期住院、危重症患者、VRE 定植、使用广谱抗菌药物、手术或侵袭性操作等。医护人员污染的手可能成为其主要传播途径。

## 三、临床表现

### （一）血流感染和心内膜炎

血流感染是肠球菌常见感染类型,包括社区感染与医院获得性感染,其中一部分患者可能并发心内膜炎（1% ~ 32%）。肠球菌社区血流感染的主要感染来源为泌尿生殖道和胃肠道,医院感染的来源较为复杂,血管内和尿路插管为主要原因,腹腔、胆道与伤口感染也可能是感染来源。肠球菌血流感染多见于病情危重患者,屎肠球菌感染者病死率更高。在肠球菌血流感染中有较高的复数菌感染率,也可能是类圆线虫病的重叠感染状况。

肠球菌是心内膜炎主要病原菌,据报道占心内

膜炎病原菌第二或第三位,其中粪肠球菌更常见。既可发生在天然瓣膜也可发生在人工瓣膜,主要累及二尖瓣和主动脉瓣。多发生在各种肠道、尿路侵入性操作之后,肿瘤和肠道炎症也可能成为细菌入侵部位。肠球菌心内膜炎患者大多表现为亚急性发病,以发热、身痛、全身不适为主,各种外周小血管和免疫性病灶少见,可见多关节炎、脊柱炎、迁徙脓肿等少见表现。心力衰竭、脑梗死较为常见。肠球菌心内膜炎病死率较高。

### (二)尿路感染

肠球菌尿路感染(包括下尿路感染、肾盂肾炎和肾周脓肿)多发生在各种有基础疾病和老年患者,如尿道插管、操作、畸形等。美国医院感染监测发现,肠球菌是导管相关尿路感染的第三位病原菌,其中屎肠球菌较多,占所有肠球菌的40%。有时尿路插管者肠球菌感染和定植难以区分,定植者拔除导管后细菌即清除。

### (三)腹腔感染

肠球菌是肠道正常菌群,在腹腔感染中,肠球菌常常和各种革兰氏阴性肠杆菌科细菌和厌氧菌同时存在,其在腹腔感染中的地位尚不完全清楚。部分临床研究发现,在可能存在肠球菌的腹腔感染中,抗感染治疗不覆盖肠球菌,对感染控制没有影响;有动物实验也发现,单纯给动物腹腔注射肠球菌不会导致感染,只有和其他细菌共同注射才会导致腹腔感染。但也有研究临床发现,不覆盖肠球菌的抗感染治疗方案,会影响腹腔感染的治疗效果,也会导致相关感染并发症增加。但在肝硬化、肾功能不全以及腹膜透析者发生的腹膜炎中,肠球菌确能单独致病。一般在化脓性腹膜炎中,免疫功能不全患者、危重患者以及人工心脏瓣膜者建议使用具有抗肠球菌活性的抗菌药物。

### (四)脑膜炎

肠球菌所致脑膜炎比较少见,占0.3%~4%,主要致病菌为粪肠球菌。肠球菌脑膜炎分原发性和术后两类,原发性肠球菌脑膜炎多发生在社区,患者大多有严重基础疾病,如糖尿病、心肺肾疾病、器官移植、免疫抑制个体、肿瘤、脾切除术后患者等,儿童则见于先天神经系统畸形、早产、先天性心脏病等。术后肠球菌脑膜炎多见于脑室腹腔转瘤术后,个别患者也发生于腰椎穿刺术后。肠球菌脑膜炎临床表现并无特殊,如发热、神志改变、脑膜刺激征等,脑脊液大多细胞数增加、葡萄糖降低等,细胞数大多低于$1\,000\times10^6$/L。

### (五)新生儿感染

肠球菌也属于阴道正常菌群,生产过程中可能感染新生儿,导致新生儿晚发血流感染、脑膜炎、肺炎、尿路感染等,低体重儿、早产儿、侵入性操作、广谱抗菌药物使用等为其感染危险因素。

### (六)皮肤软组织感染和其他感染

肠球菌可在压疮、糖尿病足患者中和其他细菌混合感染。肠球菌导致的浅表脓肿、肺炎、肺脓肿少见。

## 四、抗感染治疗

### (一)常用肠球菌感染治疗药物与细菌耐药

肠球菌先天对多种抗菌药物耐药,同时随着临床药物广泛使用,肠球菌对多种既往有效的药物也逐步产生耐药性,这给临床治疗肠球菌感染造成困难。

β-内酰胺类抗菌药物(第一至第四代头孢菌素除外)具有抗肠球菌活性,抗菌机制在于通过与细菌细胞膜青霉素结合蛋白(penicillin-binding protein,PBP)结合影响细菌细胞壁合成,氨基青霉素(氨苄西林、阿莫西林)抗菌活性最强,脲基青霉素、青霉素G次之,碳青霉烯类有较弱活性。治疗肠球菌感染常常需要杀菌剂量药物,同时还需要联合用药,大多与氨基糖苷类联合使用。肠球菌PBP改变使药物不能与靶位PBP结合,从而产生耐药。粪肠球菌和屎肠球菌均有5个PBP,大多数β-内酰胺类抗菌药物与PBP1、PBP3结合发挥抗菌效果,一旦细菌PBP发生变异或过表达,抗菌药物无法与之结合或结合所需浓度增加则导致耐药。有关细菌产生β-内酰胺酶和PBP依赖所导致耐药的报道较少。

常规浓度氨基糖苷类对肠球菌抗菌活性较弱,一般与β-内酰胺联合使用,特别是心内膜炎治疗,但需要肠球菌对氨基糖苷类高浓度敏感。对氨基糖苷类抗菌药物高浓度耐药(high level resistance,HLR)指细菌在脑心浸液培养基中对链霉素和庆大霉素的最低抑菌浓度(minimum inhibitory concentration,MIC)超过$2\,000$mg/L或$500$mg/L,β-内酰胺抗菌药物联合氨基糖苷类对该类肠球菌缺乏协同抗菌效果。细菌对大多氨基糖苷类耐药,主要是因其产生的质粒介导的氨基糖苷类钝化酶,使氨基糖苷类抗菌药物的氨基乙酰化、羟基磷酸化和羟基核苷化,该类抗菌药物不能再与细菌核糖体结合,也使细菌细胞壁联合抗菌药物的作用消失。主要耐药钝化酶是AAC(6′)-1e-APH(2′)-1a双功能酶。而耐链霉素肠球菌是由于肠球菌属核糖体蛋白突变所引起。

糖肽类(万古霉素、替考拉宁,以及我国独有的去甲万古霉素)是治疗 β-内酰胺耐药肠球菌感染药物,通过抑制细菌细胞壁合成的最后交联过程发挥抗菌作用。但糖肽类耐药肠球菌的出现,导致这类药物治疗失败。肠球菌属对糖肽类耐药机制是细菌细胞壁肽聚糖羧基末端 D-Ala-D-Ala 被 D-Ala-D-Lac 替代,使药物与细菌的亲和力下降,不能阻止细菌细胞壁合成,从而产生耐药。具体耐药机制请参见第十一章。近年,国外有开发出对 VRE 具有抗菌活性的糖肽类药物,包括奥利万星、多巴万星,但在我国尚未上市。

利奈唑胺(linezolid)是新型抗阳性菌药物,对肠球菌也具有抗菌活性,但由于其本身抑菌剂特点,临床主要用于皮肤软组织感染和呼吸道感染治疗,一般不用于肠球菌血流感染和心内膜炎,脑膜炎治疗也缺乏研究。对血流感染或心内膜炎治疗限用于 β-内酰胺、达托霉素不能使用的患者。利奈唑胺耐药菌株在临床已经出现并呈上升趋势,主要耐药机制在于 23S rRNA 变异,导致药物与靶点亲和力降低,细菌一般有 4~5 个该位点等位基因,其耐药水平与靶点变异部位和数量有关。此外细菌获得 cfr 基因,导致核糖体修饰也是耐药机制之一。

达托霉素(daptomycin)是环脂肽类抗阳性菌药物,对肠球菌具有杀菌活性,美国 FDA 批准该药用于治疗葡萄球菌和粪肠球菌皮肤软组织感染和右侧心内膜炎及血流感染。达托霉素用于血流感染和心内膜炎需要较大剂量[8~10mg/(kg·d)],如果治疗效果不佳可联合使用氨基糖苷类、利福平等。达托霉素耐药肠球菌已经在临床中发现,耐药机制不清。

替加环素(tigecycline)为广谱抗菌药物,具有抗肠球菌活性,但该药物对治疗肠球菌血流感染效果不确定。耐药菌已经出现。喹诺酮类药物(左氧氟沙星、莫西沙星等)体外具有抗肠球菌活性,但临床研究有限,可用于敏感细菌导致的尿路感染;氯霉素体外抗肠球菌活性明确,既往曾用于肠球菌感染治疗,包括脑膜炎和心内膜炎,由于其他更有效的药物的出现,氯霉素治疗严重肠球菌感染已经少用,但可以作为治疗肠球菌感染的备选药物,特别是其对神经系统良好的穿透性值得关注。呋喃类(呋喃妥因)和磺胺药物可作为肠球菌尿路感染治疗药物。

**(二)肠球菌感染的抗菌治疗**

肠球菌由于先天对多种抗菌药物耐药,临床有

效的治疗药物较少;对尿路感染一般可选择青霉素类、呋喃类、磺胺类、磷霉素等药物治疗。对肠球菌所致各种严重感染,如血流感染和脑膜炎常常需要选择具有杀菌活性的抗菌药物,并且采用联合用药的方式进行治疗,且需要足够的药物剂量。

对青霉素敏感肠球菌血流感染和脑膜炎,一般推荐选择氨苄西林(9~20g/d,4 次/d,静脉滴注)或大剂量青霉素 G(2 000 万~3 000 万 U/d,4~6 次/d,静脉滴注),联合庆大霉素(对高剂量庆大霉素敏感菌株,8 万 U,3 次/d,静脉滴注);对青霉素耐药细菌感染可选择万古霉素(1g,2~3 次/d,静脉滴注)或达托霉素,利奈唑胺体外具有抗肠球菌活性,但临床研究发现在血流感染治疗中效果不确定,一般不作为治疗血流感染的主要药物。

(肖永红)

## 第六节 白 喉

白喉(diphtheria)是由白喉棒状杆菌(*Corynebacterium diphtheriae*)引起的急性呼吸道传染病。致病因素主要是白喉棒状杆菌产生的外毒素(exotoxin)。在广泛开展疫苗预防和有效治疗之前,是全球儿童患病和病死的主要原因之一。目前病例数已显著下降,我国近年来无病例报道。临床特点为咽、喉、鼻等处发生灰白色假膜(pseudomembrane)和全身中毒症状,重者可并发心肌炎及神经炎。

### 一、病原学

白喉棒状杆菌是革兰氏阳性需氧菌,无荚膜、鞭毛,不产生芽孢,由 Klebs 在 1883 首次发现,并由 Löffler 在 1884 年培养成功。菌体宽 0.5~1μm,长约 2~3μm,形态细长微弯,菌体一端有不规则膨大呈棒状。菌体顶端常不规则分布着苯胺染料深染的颗粒,即异染颗粒(metachromatic granules),是本菌形态特征之一。在涂片上菌体常平行排列或与其他菌呈 L、V、T 等形排列。奈瑟(Neisser)染色时菌体呈黄褐色,异染颗粒蓝黑色;庞氏(Ponder)染色时菌体呈淡蓝色,异染颗粒呈深蓝色;阿氏(Albert)染色时菌体呈绿色,异染颗粒呈蓝黑色。利用这些特点可与其他细菌相鉴别。白喉棒状杆菌在吕氏(Löffler)血清斜面培养基上比其他呼吸道病原体易生长,因此可以先将咽拭子等标本接种于此培养基 18~24 小时,生长的菌落再进一步接种于含有亚碲酸钾的选择性培养基。亚碲酸钾能抑制标本中其他细菌的

生长,而白喉棒状杆菌在含有亚碲酸钾血清培养基上生长繁殖能吸收碲盐,并将其还原为金属碲,使菌落呈黑色。一旦培养出菌株,需进一步鉴定,以将其与一些正常定植于鼻咽部和皮肤的棒状杆菌(如类白喉棒状杆菌)区分开。根据在此培养基上菌落的特点及生化反应,可将白喉棒状杆菌分为重型(gravis)、中间型(intermedius)、轻型(mitis)和 belfanti 型。此分型与临床表现的轻重无关,各型都可导致严重的临床表现。所有白喉棒状杆菌分离株都要进行产毒能力鉴定。

白喉棒状杆菌侵袭力较弱,但其生长繁殖过程中产生的外毒素毒性强,是致病的主要因素。不产毒素的白喉棒状杆菌被携带毒素基因(tox gene)的 β 棒状杆菌噬菌体侵染而发生溶原性转换(lysogenic conversion)时,会变成产毒素的致病菌株。*Tox* 基因的表达与菌体无机铁含量密切相关,铁适量时 tox 基因表达,否则不表达。

白喉外毒素经 0.4% 的甲醛处理后可制成无毒性而保持其抗原性的类毒素(toxoid),这种类毒素制备的疫苗可刺激机体产生抗毒素,可中和外毒素,起到预防作用。20 世纪 20 年代类毒素研制成功。白喉棒状杆菌在外界抵抗力较强,耐寒冷、干燥、在干燥的假膜中可生存 3 个月,玩具及衣物上可生存数天,不耐湿热,60℃ 10 分钟即可杀死。对各类化学消毒剂均敏感。

## 二、流行病学

### (一)流行情况

白喉流行于全世界,多发生于温带地区。在开展有效的疫苗接种前,发病率较高,是儿童患病和致死的主要原因之一。20 世纪 40 年代白喉类毒素被广泛应用后病例数已经明显下降。以美国为例,20 世纪 20 年代每年报告病例数为 10 万~20 万[(140~150)例/10 万人],病死 13 000~15 000 例。如 1921 年就报告了 206 000 例,病死 15 520 例。而在 1980 年至 2011 年,共报告 55 例,其中 2000 年以后仅 5 例,2004 年至 2011 年无一例报告;这些病例多数为成年人,其体内的循环白喉抗毒素水平存在不足。20 世纪 90 年代时原本疾病控制较好的苏联曾发生大流行,病例数达 125 000 例,病死约 4 000 例。分析其疾病再次流行的原因是人口流动性增加、儿童免疫率下降。

2012 年全球向世界卫生组织报告病例数为 4 490 例,多分布于东南亚地区,以中低收入国家为主。其中印度居首位(2 525 例),印度尼西亚 1 192 例,其余病例数较多的国家包括孟加拉国、伊朗、老挝、尼泊尔、泰国、索马里等。

我国既往曾有局部地区的疾病流行,一年四季均可发病,秋冬季多见,实行计划免疫后发病年龄后移,近年来明显减少。据中国疾病预防控制中心报告,2006 年以后我国无白喉报告病例。

### (二)传染源

为患者和带菌者。患者在潜伏末期就有传染性。白喉流行时无症状的带菌者是重要传染源。传染性持续时间多不超过 4 周,但也有部分慢性带菌者可持续带菌超过半年。有效的抗菌治疗可迅速清除细菌,阻断疾病传播。

### (三)传染途径

主要通过呼吸道传播,亦可通过污染的手、玩具、衣物、用具等间接传播。偶可通过破损皮肤和黏膜感染。

### (四)人群易感性

人群普遍易感,感染后可获相对持久的免疫力。新生儿经胎盘及母乳获得免疫,极少患病。6 个月以后抗体水平渐降低,发病率上升。多年来我国白喉发病甚少,成人隐性感染少,若未进行人工主动免疫,对白喉缺乏免疫力,易感染而发病。人体对白喉有无免疫力可经锡克试验(Schick test)判断:阴性反应者有免疫力,阳性反应者无免疫力。锡克试验可用于调查人群的免疫水平,但此试验因观察时间长,已少用。近年应用间接血凝或 ELISA 法测定血清中抗毒素水平,以替代锡克试验。

## 三、发病机制和病理变化

白喉棒状杆菌侵入上呼吸道后,在局部黏膜表层上皮细胞内迅速生长繁殖,引起局部炎症,出现咽部充血、疼痛及扁桃体肿大。非产毒白喉棒状杆菌可导致轻中度咽炎,但不会产生假膜。而产毒白喉棒状杆菌产生主要的致病因素——白喉毒素,不仅加重了局部的炎症,产生假膜,还会导致多种并发症。白喉毒素是一种不耐热的多肽,分子量约为 62kDa,可分为 A 和 B 两个片段,中间由二硫键连接。B 片段无酶活性,可与宿主易感细胞表面特异性受体结合,并通过易位作用使 A 片段进入细胞。A 片段具有酶活性,通过灭活肽链合成中必需的延伸因子-2(elongation factor-2,EF-2)而抑制细胞蛋白质的合成,从而使细胞坏死、功能障碍。白喉棒状杆菌表面的一种毒性糖脂可破坏宿主细胞的线粒体膜,导致呼吸和氧化磷酸化作用受到抑制,称为索状因子(cord factor)。

白喉毒素被吸收入黏膜,导致局部黏膜上皮细胞坏死和表面炎症反应。大量纤维蛋白渗出与坏死的上皮细胞、白细胞、红细胞及细菌等凝聚成纤维蛋白膜,形成本病特有的假膜,多为灰白色,继发其他细菌感染时可为黄色或黄绿色,伴有出血时可为黑色。假膜常覆盖在扁桃体、咽、喉、气管、支气管等处。扁桃体和咽部的假膜与组织粘连紧密不易拭去,强行剥离易导致出血。喉、气管、支气管形成的假膜易脱落引起窒息。假膜范围越大,毒素吸收越多,病情越重。假膜周围组织可出现充血、红斑。尚未进入细胞内的毒素可被抗毒素中和,而一旦进入细胞内即无法被中和,因此强调早期应用抗毒素的治疗。

白喉毒素吸收入血后迅速与易感细胞结合,引起全身性损害,主要以心肌、周围神经及肾脏等为主。心肌可见脂肪变性、玻璃样变、坏死、单核细胞浸润,心肌纤维断裂或传导束病变,导致心肌炎、心脏扩大、心律失常、心力衰竭。周围神经受累以运动神经为主,偶有感觉神经受累。表现为髓鞘变性,神经轴肿胀,而坏死少见,因此多可恢复,导致可恢复的软腭麻痹等表现。此外,可有间质性肾炎、血小板减少等。

## 四、临床表现

潜伏期1~10天,多为2~5天。

白喉可累及几乎所有黏膜,主要累及呼吸道,也可累及皮肤、眼等其他部位。按病变部位不同分为以下几种临床类型。

### (一)咽白喉

最常见,占白喉患者的80%,根据假膜范围大小及中毒症状轻重又可分为四型。

1. 轻型 全身及咽部症状均很轻,可有轻微发热和咽痛,扁桃体轻度红肿,假膜呈点状或小片状,局限于扁桃体上,个别可无假膜。白喉棒状杆菌培养阳性,此型易漏诊或误诊,应注意。

2. 普通型(典型) 起病隐袭,早期表现包括轻或中度发热、咽痛、全身不适、食欲下降。查体可见咽部充血,扁桃体中度红肿,片状灰白色假膜局限于扁桃体或软腭,表面光滑、边界清楚、不易剥脱,强行剥脱可致出血,同时可伴有颌下淋巴结肿大及压痛。婴儿可有烦躁,哭闹及流涎等。

3. 重型 全身中毒症状重,有高热、乏力、面色苍白、恶心、呕吐等。咽痛明显,假膜范围广,可延及鼻咽部及喉部,颜色可呈灰白色、黄色、黄绿色或黑色,假膜周围黏膜可见红斑。扁桃体明显肿大,颈淋巴结肿大伴周围组织水肿,多数可并发心肌炎和周围神经麻痹。

4. 极重型 局部及全身中毒症状极为严重。全身中毒症状为高热、烦躁、面色苍白、脉搏细数、昏迷、血压下降、呼吸困难。假膜范围更广,出血明显使假膜多呈黑色,口腔具有腐臭味,咽部及扁桃体明显肿胀,颌下和颈前淋巴结肿大,周围软组织高度水肿,形成特征性的所谓"牛颈"征("bullneck" appearance)。病程中可出现心脏扩大、心律失常、心力衰竭等,治疗不及时病死率极高,可在数天内死亡。

### (二)喉白喉

约占白喉患者20%,多由咽白喉向下蔓延所致,仅少数为原发性。可出现发热、犬吠样咳嗽(barking cough)、声音嘶哑、不同程度的呼吸困难。假膜可向下蔓延至气管、支气管,患者呼吸困难进一步加重,或因假膜脱落而窒息。

### (三)鼻白喉

原发性少见,多由咽、喉白喉发展而来。原发性鼻白喉全身中毒症状轻微,可有低热、鼻塞,起病时较难与普通感冒鉴别。相对特征性表现是黏液脓性鼻分泌物,有时为血性鼻分泌物,鼻中隔可见假膜。上唇和鼻孔周围皮肤可出现潮红或溃疡。继发性者全身中毒症状重。

### (四)皮肤白喉

皮肤白喉多见于热带地区,可能与当地人群较高的天然免疫水平有关。多由不产毒的白喉棒状杆菌感染所致,因此全身症状较轻,以局部症状为主。表现为剥脱性皮疹,或边界清晰的溃疡,上覆有黄色或灰色假膜。需注意慢性病灶内可继发其他病原体感染。周围淋巴结可肿大。

### (五)其他部位白喉

极少见。白喉棒状杆菌可侵入眼结膜、耳、新生儿脐部、女孩外阴等部位形成假膜。

## 五、并发症

大多数并发症由白喉毒素所致,一旦吸收入血,毒素即可影响远处器官组织的功能。最常见并发症为心肌炎和神经炎。

### (一)中毒性心肌炎

最常见,多发生在病程第2~3周,也可发生在更早或更晚期,早期发生者病情较重常致死。临床表现为乏力、面色苍白、心音低钝、心律失常、心脏扩大等。心电图示 S-T 段和 T 波改变,可见传导阻滞,重者心力衰竭,是病死的主要原因。

### (二)神经炎

神经炎最常累及运动神经,出现麻痹,偶有累及感觉神经出现感觉异常。临床上以软腭麻痹最多见,多发于病程第 3 周,表现为鼻音重、进食呛咳。此外还可发生眼肌、面肌麻痹,个别可有四肢肌肉及膈肌麻痹等。一般可在数周或数天内完全缓解,不留后遗症。膈肌麻痹者可继发肺炎和呼吸衰竭。

### (三)支气管肺炎

多见于幼儿,多为继发感染。假膜向气管和支气管延伸者更易继发。膈肌麻痹者也可继发。

### (四)其他

可并发肾脏损害,出现蛋白尿、血尿、管型尿。此外还可并发其他细菌所致的化脓性咽峡炎、中耳炎乃至败血症等。

## 六、实验室检查

### (一)血常规检查

白细胞总数升高,多在(10~20)×10⁹/L,中性粒细胞比例增高,重者可有中毒颗粒。

### (二)尿常规检查

肾脏受累者可有蛋白尿、血尿、管型尿。

### (三)细菌相关检查

1. 涂片镜检　棉拭子取假膜与黏膜交界处分泌物直接涂片,革兰氏染色镜检可见革兰氏阳性排列不规则的细长微弯的棒状杆菌,并可进一步行奈瑟染色、庞氏染色或阿氏染色以鉴别。非典型患者需进一步做细菌培养。分泌物中的白喉棒状杆菌可与荧光素标记的特异性抗体相结合,在荧光显微镜下白喉棒状杆菌呈现荧光染色。荧光抗体染色法特异性强,阳性率高,可作早期诊断。

2. 细菌培养　取假膜边缘组织或分泌物在吕氏(Löffler)或 Pai 血清培养基上培养 18~24 小时后,再接种于含有亚碲酸钾的血清培养基上。取菌落涂片、镜检,并进一步做毒力试验。

3. 分子生物学方法　可用 PCR 法检测白喉 *tox* 基因,其阳性结果有助于诊断早期应用过抗菌药物难以获得阳性细菌培养结果的患者。

4. 血清学　可在给予抗毒素治疗前检测可疑患者的血清,如果存在低水平无保护作用的白喉抗体(低于 0.1IU/ml)有助于诊断早期应用过抗菌药物难以获得阳性细菌培养结果的患者。

## 七、诊断

应强调早期诊断、早期治疗,不仅有利于改善患者预后,也有利于降低患者的传染性。诊断主要从流行病学资料、临床表现和实验室检查三方面进行综合判断。

### (一)流行病学资料

要明确潜伏期内是否有白喉流行区居住或旅游史,是否处于流行季节,是否与白喉患者有密切接触史,尤其后者有较强的诊断意义。要详细了解既往的白喉疫苗接种史,其中既往未进行规律接种者患病风险高。

### (二)临床表现

发热、咽痛、扁桃体肿大、声音嘶哑等上呼吸道症状,伴有鼻、咽、扁桃体或喉部有不易剥脱的假膜者即可诊断为疑似病例。婴幼儿鼻塞要警惕鼻白喉。经久不愈的皮肤病变要考虑皮肤白喉的可能。

### (三)实验室检查

外周血白细胞总数增高,中性粒细胞比例升高。涂片镜检有助于诊断。细菌培养阳性且毒力试验阳性可确诊。当可疑患者已接受了抗菌药物治疗难以获得阳性的细菌培养结果时,以下三条可能有助于诊断:白喉 *tox* 基因的 PCR 阳性结果;密切接触者的标本中分离出白喉棒状杆菌;接受抗毒素治疗前血清内即存在低水平的白喉抗体(低于 0.1IU/ml)。

总之,按照诊断的确定程度分为疑似(probable)和确诊(confirmed)病例。疑似病例诊断标准为:上呼吸道症状伴鼻、咽部、扁桃体或喉部的白膜,缺乏实验室确诊依据或缺乏与实验室确诊病例的流行病学关联依据。确诊病例的诊断标准为:上呼吸道症状伴鼻、咽部、扁桃体或喉部的白膜,以及以下几条中任何一条——从鼻或咽喉分离出白喉棒状杆菌,组织病理学诊断白喉,或与实验室确诊病例存在流行病学关联依据。

## 八、鉴别诊断

咽白喉主要应与以下疾病鉴别。

1. 急性化脓性扁桃体炎　多由链球菌感染所致,临床表现主要包括发热、咽痛,扁桃体上覆脓苔,其脓性分泌物较假膜容易拭去。分泌物细菌培养可供鉴别。

2. 鹅口疮　由白念珠菌感染所致,多见于婴幼儿和免疫功能低下者,临床表现为口腔黏膜上豆腐渣样白色膜,较易拭去,较少发热或仅仅低热。涂片和培养可供鉴别。

3. 传染性单核细胞增多症 由 EB 病毒（Epstein-Barr virus，EBV）感染所致，多见于青少年，临床表现为发热、咽峡炎，咽部和扁桃体上也可出现白色膜样物，鉴别之处在于传染性单核细胞增多症患者虽然颈部淋巴结肿大明显但是不会出现周围软组织水肿，外周血常规可见白细胞增多，以淋巴细胞升高为主，异型淋巴细胞增多，另外病原学检查可提示 EBV-IgM 阳性，EBV DNA 阳性。

4. 其他病原体 如由梭形杆菌及樊尚螺旋体感染所致的樊尚咽峡炎。主要症状是咽痛，多为单侧，可伴有低热、全身酸痛等不适。病变多局限于一侧扁桃体，也可累及腭弓、牙龈及咽壁。病变处覆有黄色或灰白色假膜，易于拭去。分泌物涂片可供鉴别。喉白喉应与急性喉炎、气管异物鉴别。鼻白喉与鼻腔异物、慢性鼻炎鉴别。

## 九、治疗

### （一）一般治疗

卧床休息 2~4 周，重症患者 4~6 周。合并心肌炎者即使局部症状好转也应卧床休息，过早活动易引起猝死。给予足够热量，注意水、电解质平衡，做好口腔护理防止继发细菌感染。

### （二）病原治疗

抗毒素与抗生素合用，抗毒素是关键。

1. 白喉抗毒素（diphtheria antitoxin，DAT） 为本病特异的疗法。由于抗毒素只能中和血中游离的外毒素，对已进入细胞的外毒素无效。因此，作出临床诊断后，应立即给予足量抗毒素治疗，不要等病原学确诊后再进行治疗，以免延误治疗时机。用量与年龄、体重无关，主要根据假膜范围、中毒症状、治疗开始早晚而定。轻型和普通型 3 万~5 万 U；重型、极重型 6 万~10 万 U。一般静脉滴注效果较好。轻型患者可半量静脉滴注，半量肌内注射。

抗毒素来源于马血清，为异体蛋白，有过敏风险，并不用于一般密切接触者的预防。注射前要做皮肤试验，皮试阴性者一次足量给予，皮试阳性者应严格按照说明书进行脱敏注射：小量多次注射直至完成总量。一般注射 12 小时后，可见病情好转，假膜变薄脱落。喉白喉要密切注意假膜脱落堵塞气道造成窒息的危险。若 24 小时后假膜仍有发展，可重复一次抗毒素。抗毒素的不良反应主要包括 I 型变态反应（表现为过敏性休克）和 III 型变态反应（表现为血清病）。一旦发生过敏性休克，立即停用抗毒

素，并应用肾上腺皮质激素和肾上腺素；抗毒素治疗 2~3 周后有时可出现血清病，表现为发热、皮疹、淋巴结肿大、关节痛等，可给予肾上腺皮质激素、抗组胺药等治疗。

2. 抗菌药物 有利于清除白喉棒状杆菌，缩短病程和带菌时间。按美国疾病控制和预防中心（CDC）建议，可应用红霉素或青霉素，疗程均为 14 日。红霉素每日 40mg/kg（不超过 2g），分次口服或静脉注射。普鲁卡因青霉素 G 每日 30 万 U（体重不超过 10kg）或 60 万 U（体重超过 10kg）肌内注射。连续 2 次细菌培养阴性才能被认为病原体已经被清除。

### （三）对症治疗

有并发中毒性心肌炎者绝对卧床休息，营养心肌细胞，可用肾上腺皮质激素减轻毒血症。出现心力衰竭者抗心力衰竭治疗。软腭麻痹者给予鼻饲营养，呼吸肌麻痹时可用人工呼吸机。呼吸道梗阻者应及早发现，及时清理呼吸道分泌物及脱落的假膜，必要时气管插管、气管切开或喉镜取膜。

## 十、预防

应采取以预防接种为主的综合性预防措施。

### （一）管理传染源，隔离治疗患者及带菌者

患者症状消失后连续 2 次鼻咽部拭子培养阴性方可解除隔离。带菌者可用青霉素或红霉素治疗 7 日，至细菌培养连续 3 次阴性可解除隔离。密切接触者应做鼻咽部拭子培养，并检疫 7 日。按照美国 CDC 建议，密切接触者（尤其是家庭内密切接触者）需根据年龄接受不同剂量的白喉类毒素加强针并接受抗生素治疗：苄星青霉素 G（6 岁以下儿童 60 万 U，6 岁及以上者 120 万 U）或口服 7~10 日红霉素（儿童每日 40mg/kg，成人每日 1g）。应密切监测接触者，一旦接触者出现症状，马上给予抗毒素治疗。

### （二）切断传播途径

按呼吸道传染病隔离，患者居室应常通风和紫外线照射。患者用物及鼻咽分泌物应进行彻底消毒。

### （三）保护易感人群

免疫预防是最关键的措施，主要是主动免疫，即接种白喉类毒素疫苗。我国计划免疫接种程序规定婴儿期接受三剂（3、4、5 月龄）"白百破"（白喉类毒素、百日咳菌苗、破伤风类毒素）三联疫苗，2 岁前再加强一剂，7 岁时可加强一次白喉类毒素或"白破"制剂。由于保护性抗体的滴度随时间而下降，美国

CDC 建议成年人每 10 年加强一次白喉类毒素疫苗。白喉类毒素在孕妇中的安全性也良好。密切接触的易感者可立即应用抗毒素被动免疫，成人 1 000~2 000U，儿童 1 000U，有效期 2~3 周。1 个月后再行类毒素全程免疫。

## 十一、预后

白喉总体病死率 5%~10%，5 岁以下患儿及 40 岁以上成人的病死率相对较高（超过 20%）。缺乏有效治疗的白喉患者超过半数会病死。病死率与年龄、治疗早晚、临床类型、并发症及预防接种史有关。年龄越小预后越差，全身中毒症状重、有并发症者预后差。治疗越晚预后越差。有预防接种史者病情轻，预后好。

（于岩岩　徐京杭）

## 第七节　李斯特菌感染

李斯特菌病（listeriosis）是由单核细胞性李斯特菌（*Listeria monocytogenes*，LM）所致的食源性感染。多数患者都有细胞免疫缺陷，以危及生命的菌血症或脑膜炎出现，而健康者可以表现为轻型自限性发热性胃肠炎。

### 一、病原学

根据《伯杰氏系统细菌学手册》（第 9 版）李斯特菌属（*Listeria*）分为 2 个群 7 个种，单核细胞性李斯特菌是其中 1 个菌种，并且是唯一有致病性的。

该菌为短小的革兰氏阳性杆菌，无芽孢和荚膜，有鞭毛，常成对排列，过氧化氢酶试验阳性、氧化酶试验阴性、不耐酸。单核细胞性李斯特菌对低温有较强的耐受性，可以在低温下繁殖且不影响食物的口味，因此长期放置在冰箱内的食物容易查出此菌并可致病。单核细胞性李斯特菌对营养要求不高，能在普通培养基上生长，在血平板上能形成狭窄透明的溶血环。幼龄培养基呈革兰氏阳性，48 小时后多转成革兰氏阴性，在旧培养基中可能完全呈革兰氏阴性。在 20~25℃ 时形成周身鞭毛，有动力，在 37℃ 时鞭毛很少或无，运动基本消失。最适宜的酸碱度为中性至弱碱性，需氧或兼性厌氧，营养要求不高。菌落最初极小，水滴样，经培育后，直径可达 2mm。菌落初呈光滑、透明，后变成灰暗。常因脱色过度或着色不匀而误认为流感嗜血杆菌、革兰氏阴性杆菌或脑膜炎球菌。菌体短小，常呈链状或丝状排列，两端稍浓染，易与肺炎链球菌混淆。该菌因颇似类白喉棒状杆菌而常被视为污染菌，动力试验可鉴别。

依据菌体和鞭毛的抗原性，该菌可分成至少 16 种血清型，包括 1/2a、1/2b、1/2c、3a、3b、3c、4a、4ab、4b、4c、4d、4e、5、6a、6b、7。其中以 1/2a、1/2b 型和 4b 型最常见，约占全球该病病例数的 90%。

单核细胞增生李斯特菌对人类致病性强，可产生一种溶血性的外毒素，不产生内毒素。侵犯宿主，被宿主细胞吞噬后，不但不被消灭，且可在吞噬细胞内长期生存、繁殖，随血流扩散至全身，故属细胞内寄生菌。人体被感染后，血液中单核细胞增多。该菌的溶血作用具重要致病意义，其脂类可溶性物质有分解脂类作用。

### 二、流行病学

单核细胞性李斯特菌为人兽共患病的重要病原，特别是家养动物。该菌广泛存在于自然界，主要存在于土壤、烂菜及多数哺乳动物的粪便中。5% 的健康人群粪便中可分离出该菌，与感染患者接触人群中检出率更高。许多食物可被单核细胞性李斯特菌污染，包括生菜、生奶、鱼、禽类和肉类。人类感染大多为吃进污染食物所致。一旦引起人兽共患病的发生，其病死率高达 20%~30%。美国食品药品管理局（FDA）规定即食食品中不得检出单核细胞性李斯特菌，而世界卫生组织将其列为 20 世纪 90 年代四大食源性致病菌之一。

新生儿和 50 岁以上成人感染率最高。在所有病例中，约 30% 是孕妇。成人发生侵袭性李斯特菌病风险增加的情况包括：血液恶性肿瘤、晚期艾滋病、实体器官移植、糖皮质激素治疗等。在所有侵袭性李斯特菌病患者中，约 1/4 发生在看来是健康的人，特别是 60 岁以上老年人。

经口感染是最常见而重要的传播途径，使用污染的食物，甚至可引起该病的暴发流行。吸入含有该菌的灰尘为另一重要途径。第 3 条传播途径为直接接触，兽医、屠宰工人和农民的发病可为直接接触病畜所致，病菌经眼及破损皮肤、黏膜入侵，但直接接触并非重要途径。

### 三、发病机制与病理

单核细胞性李斯特菌进入人体，最常见的情况是因吃污染食品而由肠道入侵，促使胃肠细胞和巨噬细胞对它自身的摄取。在宿主细胞内，它被封包在吞噬溶酶体（phagolysosome）内，但因能产生一种名为李斯特菌溶血素O（listeriolysin O）的外毒素，破坏吞噬溶酶体膜，进入胞质。单核细胞性李斯特菌所有致病菌株，都能产生此溶血素，是它的主要毒力因子。李斯特菌在胞质内活跃分裂，利用宿主细胞肌动蛋白多聚化，向细胞周边部分移动，挑起胞膜而成伪足（pseudopodium），遂被邻近宿主细胞所摄取，就这样从一个细胞转入另一细胞，重复自己的生活周期。从胃肠道进入人体后，在人体细胞免疫缺陷的情况下，李斯特菌即可通过血流，向人体任何部位播散，但主要是表现为对中枢神经系统的趋向性。对李斯特菌的免疫，是由细胞免疫介导的，因此体液免疫降低的人，发生李斯特菌感染的风险不致增加。

李斯特菌是一种既可引起脑膜炎，也可引起脑炎的病原菌，尚可引起肝、脾、肺等脏器感染灶。病灶周围粒细胞增加，形成播散性小脓肿，在T细胞调节下，形成肉芽肿，肉芽肿可呈粟粒样。

## 四、临床表现

单核细胞性李斯特菌大多呈短暂带菌状态，显性感染的临床表现视累及部位不同而异。在健康成人中可引起自限性、发热性腹泻，也可以为无症状性的。在免疫缺陷人群，可引起侵袭性李斯特菌病的临床发作。

侵袭性李斯特菌病的潜伏期（从吃进污染食品到发病）平均约30天。其潜伏期因其感染部位不同而存在差异，消化道感染潜伏期最短，平均18～36小时，菌血症平均潜伏期为2天（1～7天），中枢系统感染平均潜伏期为7天（1～14天），妊娠期平均潜伏期则为27.5天（17～67天），后者可能与李斯特菌需要首先感染胎盘，引起胎盘炎症改变，再感染胎儿有关。

1. 孕期感染　孕期感染包括孕妇和胎儿感染。孕妇感染可发生在整个孕期内，以早期3个月内者居多。病者可有畏寒、发热、腰背酸痛等症状，尚可流产。阳性体征较少，血培养阳性可确立诊断。感染若发生在孕期的最后3个月内，症状大多轻微，呈流感样表现，病程具自限性，可致早产和死胎。孕妇的侵袭性李斯特菌病可以菌血症出现，但中枢神经系统感染则极少见于无其他危险因素时。妊娠期间李斯特菌病可能引起自发性流产或致新生儿脓毒症，但早期抗菌治疗，仍能产出健康婴儿。足月分娩经产道感染的新生儿，常在产后1～4周内出现症状，以脑膜炎最为多见。

2. 新生儿化脓性肉芽肿　新生儿感染可呈播散性脓肿或多脏器肉芽肿性病变，有粟粒样肉芽肿之称，病变可累及肝、脾、肾、脑等重要脏器。此型多在宫腔内感染，分娩后发病。新生儿有明显症状，少数仅表现为虚弱，咽部黏膜疹，躯体和四肢可见斑丘疹，肝、脾大，嗜睡、惊厥、昏迷，囟门饱满及脑膜刺激征，甚至发生呼吸衰竭。

3. 中枢神经系统感染　和常见的引起细菌性脑膜炎的病原体（肺炎链球菌、脑膜炎双球菌、流感嗜血杆菌等）不同，李斯特菌对脑实质（特别是脑干）有趋向性。因此李斯特菌侵犯脑膜的同时，还易感染脑细胞，常常引起脑炎和脑脓肿。单核细胞性李斯特菌所致脑脓肿，与其他细菌的表现也不同，患者几乎都伴有菌血症，约1/4有脑膜炎。单核细胞性李斯特菌是淋巴瘤、器官移植受体和因任何原因接受皮质激素治疗者发生细菌性脑膜炎时的最常见病原。患者常以急性脑膜炎的典型症状出现，但也可能为亚急性经过，更像结核性脑膜炎。多数患者颈项强直，但也有15%～20%病例不是这样。局灶性神经病征如共济失调、震颤、肌阵挛、癫痫发作等，亦可见到，符合李斯特菌对脑实质的趋向性。60%病例的脑脊液葡萄糖量正常。脑脊液革兰氏染色检出单核细胞性李斯特菌的则只见于约40%病例，不过即使见到，也可能误作肺炎球菌。

李斯特菌菱脑炎（Listerial rhombencephalitis）又称脑干脑炎，是李斯特菌脑炎的罕见形式，与称为羊绕圈病（circling disease of sheep）的独特动物源性李斯特菌感染相似。但与其他李斯特菌中枢神经感染不同，李斯特菌菱脑炎一般见于健康成人，仅10%病例为免疫缺陷者。临床典型症候为双相性病程，前驱症候如发热、头痛、恶心呕吐等，持续约4天后，突发非对称性脑神经缺陷、小脑病征、偏瘫或一侧感觉缺失等。约40%病例呼吸衰竭。约半数病例颈项强直，脑脊液改变轻微，脑脊液培养阳性的只约40%。约2/3病例有菌血症。检查菱脑炎，磁共振成像（MRI）优于CT。此病死亡率高，幸存者常有严重后遗症。

4. 菌血症和败血症　免疫缺损成人的侵袭性李斯特菌病最常见的表现是无明显病灶的菌血症。这样的病例即以发热、不适、肌痛、背痛等非特异性症候出现。血行播散可能发生局限性感染（如肝脓肿，脓毒性关节炎），直接接种亦偶见（如结膜炎，蜂窝织炎）。

5. 心内膜炎　李斯特菌心内膜炎发生率大约

占所有李斯特菌病的 7.5%。自身和人造瓣膜都可发生单核细胞性李斯特菌性心内膜炎，并易发生脓毒性并发症。心内膜炎（不是菌血症本身）可能是潜含结肠癌的提示线索，因此一切李斯特菌性心内膜炎患者都应考虑结肠镜检查。儿童中李斯特菌性心内膜炎很罕见。

6. 局灶性感染 该菌可引起各种局灶性感染，如直接接触后引起皮肤感染、结膜炎和淋巴结炎。菌血症可引起肝炎、肝脓肿、胆囊炎、腹膜炎、脾脓肿、胸膜肺感染、关节感染、骨髓炎、心包炎、动脉炎和眼内炎等。许多局灶性感染表现并无特殊，但多见于有发生李斯特菌感染危险因素者。

7. 发热性胃肠炎 已有充分证实的食物源性突发事件证明：吃进足够量的单核细胞性李斯特菌，能引起自限性胃肠炎，表现如发热、发冷、腹泻（多水样泻）、痉挛性腹痛等，有时恶心呕吐。接触 1~2 天（6 小时至 10 天）后症状出现，持续约 2 天（1~3 天）。

## 五、实验室检查

外周血白细胞和中性粒细胞数增高。取脓性分泌物、穿刺液、脑脊液等做革兰氏染色涂片可找到病原菌并行细菌培养确认。细菌培养送检时应注明"疑李斯特菌病"，以防误认为污染菌。只在突发性胃肠炎事件时常规粪培养阴性的情况下，才会进一步推荐粪培养，因为很多人肠道都有此菌移生，而并未发生侵袭性病变。还要把疑为李斯特菌感染一事，通知实验室，因为以常规粪培养基是难以鉴定李斯特菌的。血清学试验（抗李斯特菌溶血素 O 抗体）无助于侵袭性疾病的诊断，但突发发热性胃肠炎事件时如常规培养阴性，血清学试验可能有助于病原的回顾性鉴定。

## 六、诊断与鉴别诊断

李斯特菌的诊断主要依靠各种不同部位感染的临床表现和有关标本（血、脑脊液、分泌物和穿刺液等）的涂片或培养找到病原菌。

临床须考虑李斯特菌病的情况是：①新生儿脓毒症或脑膜炎；②血液恶性病、艾滋病、器官移植、皮质激素免疫抑制使用等患者发生的脑膜炎或脑实质感染；③50 岁以上成人发生的脑膜炎或脑实质感染；④脑膜和脑实质同遭感染；⑤皮质下脑脓肿；⑥孕妇发热（特别是妊娠末 3 个月发热）；⑦血液、脑脊液或其他正常无菌标本革兰氏染色或培养回报有"类白喉菌"；⑧突发食物源性发热性胃肠炎而常规培养未鉴定到病原菌。

李斯特菌中枢神经系统感染的鉴别诊断须包括细菌性脑膜炎和脑脓肿的常见病原；低活性李斯特菌性脑膜炎（indolent Listerial meningitis）和菱脑炎可能类似中枢神经系统结核病。诊断李斯特菌病，最好是由通常无菌部位取样（如血液或脑脊液）做常规细菌培养。实验室工作人员也须注意，因为单核细胞性李斯特菌可能误作类白喉菌、链球菌、肠球菌、流感嗜血杆菌等。

## 七、并发症

侵袭性李斯特菌病的并发症包括弥散性血管内凝血、成人呼吸窘迫综合征、横纹肌溶解合并急性肾衰竭等。孕妇受感染者可发生早产、流产和死胎。

## 八、治疗

李斯特菌对多种抗菌药物敏感，耐药菌很少见。许多抗菌药物对单核细胞性李斯特菌有抗菌活性，体外敏感试验证明对青霉素 G、氨苄西林、红霉素、复方磺胺甲噁唑、氯霉素、利福平、四环素及氨基糖苷类抗生素敏感。其中氨苄西林和青霉素是治疗李斯特菌感染的最佳首选药物，治疗失败见于未及时用药及严重新生儿败血性肉芽肿和脑炎患者。青霉素和氨苄西林联合氨基糖苷类抗生素对李斯特菌有协同作用，对青霉素过敏者可换用其他有效药物。存活率取决于感染程度及早期诊断。

尽管氨苄西林是已确诊李斯特菌病的首选治疗药物，但对脑膜炎和心内膜炎以及 T 细胞功能严重缺陷的患者，多数主张在氨苄西林之外，加用庆大霉素，以发挥协同作用。对青霉素过敏的患者，可考虑 TMP-SMZ。有报道万古霉素可用于单核细胞性李斯特菌败血症的治疗；其他抗生素的使用可选用美罗培南和利福平；第四代喹诺酮类药物（如左氧氟沙星和莫西沙星）对单核细胞性李斯特菌具有很强的抗菌活性。需要注意的是，因李斯特菌缺乏头孢类抗生素结合蛋白，所有头孢类抗生素对李斯特菌治疗无效。

脑膜炎治疗至少须持续 3 周，菌血症患者如未累及中枢神经系统，可治疗 2 周。心内膜炎和脑脓肿，至少须治疗 6 周。侵袭性李斯特菌患者即使无中枢神经系统累及及脑脊液改变，治疗用药剂量也要与脑膜炎时相同。

自1988年检测到第一个临床多重耐药单核细胞性李斯特菌株以来,陆续报道从不同样品中分离到对1种或多种抗菌药物耐受的李斯特菌。在李斯特菌感染的常用药物中,已先后发现对链霉素、红霉素甚至青霉素的耐药性。接合性质粒和转座子在李斯特菌耐药性的获得和转移中起到了决定性作用。

## 九、预防

预防李斯特菌病的原则与其他食物源性疾病的预防相似。美国CDC对一般人群推荐降低单核细胞性李斯特菌病风险的5条措施包括:①生的动物性食品如牛肉、猪肉和家禽肉,食前要彻底加热;②生食蔬菜食前要彻底清洗;③未加工的肉类与蔬菜与已加工的食品和即食食品要分开;④不吃生奶和未经巴氏消毒的或用生奶加工的食品;⑤加工生食后的手、刀具和砧板要洗净。随着生活节奏的不断加快,快餐食品和各种即食食品不断增加,单核细胞性李斯特菌对人民的健康具有潜在的危险,应引起卫生部门的高度警惕。因此,在食品上市和消费前开展单核细胞性李斯特菌的相关检测非常必要。卫生监督部门应加强对生产企业、宾馆、超市等食品生产和流通企业的管理,减少其对食品的污染。除孕妇感染对胎儿传染外,李斯特菌病不在人际间传播。因此患者不需隔离。

临床医生对高危人群(孕妇和免疫缺陷患者等)出现败血症及脑膜炎症状者需考虑单核细胞性李斯特菌感染的可能。

## 十、预后

该菌感染预后较差,主要由于它为胞内菌,药物进入吞噬细胞并破坏细菌的能力有限。原有基础的免疫低下或使用免疫抑制剂者病死率较高。即使治疗正确,免疫缺陷者的中枢神经系统感染者病死率仍达20%~30%,未经治疗者均死亡。幸存者常有明显神经系统后遗症。

(张文宏)

## 第八节　卡他莫拉菌感染

卡他莫拉菌(*Moraxella catarrhalis*)为人类呼吸道定植细菌,过去相当长时间内其致病作用被低估。近30年来人们逐渐认识到卡他莫拉菌感染与儿童中耳炎及成人慢性阻塞性肺疾病(chronic obstructive pulmonary disease,COPD)急性发作等密切相关。据国外报道,随着肺炎链球菌疫苗广泛使用,近年来卡他莫拉菌引起的呼吸道感染比重上升,其已成为目前呼吸道感染最为重要且常见的病原体之一。

## 一、病原学

卡他莫拉菌20世纪被首次发现并被命名为卡他微球菌,其后由于该细菌表型特征与奈瑟菌属相近而更名为卡他奈瑟菌。20世纪70年代学者进一步进行基因相关分析后发现卡他莫拉菌与奈瑟菌遗传相似度极低,而将其归入新设立的布兰汉球菌属,最终归入莫拉菌属命名为卡他莫拉菌沿用至今。卡他莫拉菌自被发现以来很长时间内都被认为是人类上呼吸道内常见的定植菌而其致病作用被低估,近30年间不断有证据表明卡他莫拉菌是导致人类呼吸道感染疾病的常见且重要病原体而受到广泛关注。

卡他莫拉菌为革兰氏染色阴性双球菌,无荚膜结构。卡他莫拉菌外膜表达有多种抗原及黏附素(表26-8-1),这些抗原分子和特异性细胞受体结合可介导一系列宿主反应。根据细菌表面脂寡糖(lipooligosaccharide,LOS)分子末端所连接糖不同,可将95%卡他莫拉菌株分为三种血清型。此外LOS分子抗原性强,去毒处理后的可用于制备疫苗。

表 26-8-1　卡他莫拉菌表达黏附素及抗原

| 抗原 | 分子量/kDa | 生物活性及功能 |
| --- | --- | --- |
| MID/Hag | 200 | 黏附素;血细胞凝集素;可与IgD结合 |
| MchA1,MchA2 | 184,201 | 丝状血凝素样黏附素 |
| McmA | 110 | 金属肽酶样黏附素 |
| TbpB | 80~85 | 可结合转铁蛋白 |
| UspA1 | 88 | 黏附素;可结合层粘连蛋白 |
| UspA2 | 62 | 可与补体、玻连蛋白及层粘连蛋白结合 |
| Msp 75 | 75 | 琥珀酸脱氢酶类似物 |
| McaP | 66 | 黏附素、磷脂酶B |
| OMP E | 50 | 疑似脂肪酸转运体 |
| OMP CD | 45 | OmpA样蛋白;可作为疫苗抗原 |
| M35 | 36.1 | 孔蛋白 |
| OMP G1a | 29 | 脂蛋白;可与转运蛋白结合 |

续表

| 抗原 | 分子量/kDa | 生物活性及功能 |
| --- | --- | --- |
| OMP G1b | 29 | 细菌表面分子,功能未知 |
| OlpA | 24 | 奈瑟菌 Opa 黏附素类似物 |
| Msp 22 | 22 | 表面脂蛋白;二价离子转运体 |
| TypeⅣ pili | 16 | 黏附素;菌膜形成物质 |
| OMP J | 19/16 | 奈瑟菌 Opa 黏附素类似物 |
| 脂寡糖 | 2.5~4 | 脱毒后可作为疫苗抗原 |

卡他莫拉菌可在血琼脂平板、巧克力琼脂平板等多种培养介质上生长良好,隔夜培养后单从菌落形态很难将其与奈瑟菌区别开来。通常培养 48 小时后与奈瑟菌进行比较,可发现卡他莫拉菌菌落稍大呈粉色且移动平板可见菌落滑动现象称之为冰球征。从生化特征来看,卡他莫拉菌产氧化酶、过氧化氢酶以及脱氧核酸酶。

## 二、流行病学

目前为止卡他莫拉菌仅从人体分离成功。根据国外报道,1%~5%健康成人上呼吸道中存在卡他莫拉菌定植。婴幼儿鼻咽部卡他莫拉菌定植普遍,世界各地流行病学报道结果不一。美国纽约 1 岁以内婴儿卡他莫拉菌定植率约为 66%,而在瑞典哥德堡进行类似流行病学调查显示该地流行率仅为前者一半左右,而在澳大利亚达尔文附近的 3 个月内土著婴儿定植率为 100%。造成上述差异的具体原因尚不得知,可能与研究对象所处环境的生活条件、人群密度、卫生状况以及遗传等宿主因素等相关。

鼻咽部定植菌群受多种因素影响,其构成处于动态变化之中。冬季时呼吸道病毒感染增多,人群中鼻咽部卡他莫拉菌定植率也随之升高。此外随着肺炎球菌疫苗在世界范围内被广泛使用,卡他莫拉菌等非疫苗免疫病原体在鼻咽部定植菌群中占有更为重要地位,进一步可导致相关感染性疾病病原谱发生变化。

目前卡他莫拉菌仅次于流感嗜血杆菌和肺炎链球菌,成为呼吸道感染的第三位重要病原菌。鼻咽部定植卡他莫拉菌还与儿童中耳炎(otitis media)发病相关,与健康儿童相比中耳炎易发儿童卡他莫拉菌定植率较高,幼年早期出现该病原体定植是中耳炎反复发作的重要危险因素。此外,有研究表明约半数 COPD 急性加重发生与细菌感染相关,其中卡他莫拉菌感染约占 10%。

## 三、致病机制

卡他莫拉菌感染可导致成人及儿童黏膜感染疾病。卡他莫拉菌在上呼吸道等部位定植是引发感染重要的第一步,然而仅仅完成定植并不足以致病。最终感染疾病发生有赖于病毒感染等诱因作用下,定植区域病原菌迁移至感染部位黏膜组织。有研究对比中耳炎患者感染灶中所分离卡他莫拉菌株与鼻咽部定植菌株,结果显示两者为同一菌株,证实鼻咽部位定植细菌可通过咽鼓管扩散至中耳部位引起感染发生。

卡他莫拉菌进入体内首先通过外膜表面特异性黏附素(表 26-8-1)与呼吸道上皮细胞受体结合,黏附于细胞表面。此外,细菌表面抗原物质与宿主细胞受体之间相互作用可介导宿主产生重要特异性反应。例如,MID/Hag 可促进 B 宿主淋巴细胞分裂;表面蛋白 UspA2 可上调 NF-κB 增强宿主呼吸道上皮细胞 IL-8 释放;LOP 可通过 TLR-4 以及 CD14 途径激活单核细胞释放炎症因子。此外与其他革兰氏阴性菌相似,卡他莫拉菌可释放囊泡传播耐药或被宿主呼吸道上皮细胞摄取诱导免疫炎症反应。

## 四、临床表现

### (一)中耳炎

急性中耳炎(acute otitis media)是儿科最为常见的细菌感染性疾病之一,患者出现发热、耳痛症状,国外统计表明约 80% 儿童在 3 岁前会经历至少一次急性中耳炎发作。鼓膜穿刺术采集患者中耳分泌物进行病原学鉴定是中耳炎最为可靠的病原学诊断方法,但由于操作风险较高,并不推荐作为常规检查手段。国外相关研究表明,急性中耳炎常见三大病原体为肺炎链球菌、流感嗜血杆菌及卡他莫拉菌,15%~20% 急性中耳炎发作与卡他莫拉菌感染相关。卡他莫拉菌膜形成可导致中耳炎反复发作以及分泌性中耳炎,后者仅表现为中耳分泌物流出但无发热等其他症状体征。中耳炎反复发作的儿童可能出现患者语言功能发育迟缓。

### (二)呼吸系统感染

卡他莫拉菌可导致成人呼吸系统感染,尤其多见于 COPD 患者。据统计,约一半 COPD 急性加重与呼吸系统细菌感染相关,其中卡他莫拉菌感染约占 10%,仅次于流感嗜血杆菌,居第二位。卡他莫拉菌感染引起COPD急性发作临床表现与其他病原体感染相似,患者咳嗽症状加重、呼吸困难、痰量增加以及咳脓痰等症状。采集患者痰液进行革兰氏染色检查可发现细胞内外革兰氏染色阴性双球菌,痰培养鉴定可作为确诊依据。卡他莫拉菌感染导致肺炎并不常见,但老年人卡他莫拉菌致肺炎时有发生。大多老年患者感染卡他莫拉菌导致肺炎多合并有其他基础疾病如COPD、充血性心力衰竭以及糖尿病等。尽管老年患者卡他莫拉菌感染肺炎病情较重,但暴发性肺炎罕见。

### (三) 鼻窦炎

细菌性鼻窦炎多继发于上呼吸道病毒感染。卡他莫拉菌是导致成人和儿童鼻窦炎的重要病原体,仅次于流感嗜血杆菌及肺炎链球菌,约20%儿童急性细菌性鼻窦炎发生与卡他莫拉菌感染相关。鼻窦炎的病原学诊断依靠鼻窦穿刺取感染灶分泌物进行培养,由于该方法有一定风险在临床实践中并不作为常规检查项目。

### (四) 菌血症

卡他莫拉菌血症并不常见,但从新生儿到老年人不同年龄人群中均有报道,其中大多患者发病前有呼吸道感染症状。卡他莫拉菌血症成人患者多合并其他基础疾病如肺源性心脏病、恶性肿瘤及免疫功能缺陷等。卡他莫拉菌血症患者临床症状表现个体差异较大,严重者可有生命危险,是否合并基础疾病是决定患者预后的重要预测因素。

## 五、实验室检查

患者出现呼吸道感染症状,若考虑卡他莫拉菌感染,通常建议取痰液标本进行病原学检查。卡他莫拉菌阳性痰涂片并通过革兰氏染色后在显微镜下观察可见阴性双球菌,且部分病原体出现在中性粒细胞内。痰培养是发现卡他莫拉菌感染的重要方法,需注意与奈瑟菌进行鉴别。卡他莫拉菌分泌氧化酶、过氧化氢酶、DNA酶,可降解硝酸盐及亚硝酸盐并水解三丁酸甘油酯,但无法酵解糖类。目前已有多个商用试剂盒利用上述生化反应特征对卡他莫拉菌进行鉴定。目前已有报道使用分子生物学方法如PCR等在呼吸道分泌物等样本中鉴定卡他莫拉菌,但该项技术目前仅用于流行病学调查等研究中,尚未有商业化试剂盒上市用于临床诊断。此外与其他细菌感染相似,卡他莫拉菌感染患者血常规检查可见白细胞及中性粒细胞增高,肺部感染、鼻窦炎等所形成的局部病灶可使用影像学检查方法诊断。

## 六、诊断及鉴别诊断

卡他莫拉菌感染诊断需依据患者临床表现、感染部位组织或分泌物病原学检查并结合血常规、影像学等辅助检查进行综合评估。老年人、合并基础疾病或免疫功能低下患者可不出现典型临床表现。由于卡他莫拉菌与其他奈瑟菌科细菌易于混淆,进行病原学检查时需注意与之鉴别。

## 七、治疗

近数十年来,产β-内酰胺酶卡他莫拉菌株不断增多,欧美国家报道绝大多数卡他莫拉菌株均表达β-内酰胺酶,我国2010年报道产β-内酰胺酶菌株比例也高达96.7%。卡他莫拉菌需要在体内细胞诱导条件下表达β-内酰胺酶,即使体外药敏试验结果敏感,氨苄西林(氨苄青霉素)也不能用于临床治疗。此外,卡他莫拉菌对万古霉素和克林霉素等耐药。除上述药物外,卡他莫拉菌对其他抗生素治疗敏感性相对比较稳定,但值得注意的是近年来在亚洲国家陆续新发现大环内酯及四环素耐药菌株。

卡他莫拉菌感染大多情况下使用口服抗生素治疗即可,常用抗生素药物包括阿莫西林/克拉维酸、复方磺胺甲噁唑、四环素、二代头孢菌素、大环内酯类以及氟喹诺酮类药物等。目前常规推荐头孢唑林和氨基糖苷类抗生素用于卡他莫拉菌感染治疗,氨基糖苷类药物应注意避免用于肾功能不全等特殊人群中。此外对于合并其他基础疾病患者,应当给予对症支持治疗。

## 八、疫苗开发

卡他莫拉菌疫苗开发成功后可有效用于儿童、成人COPD患者等其他卡他莫拉菌感染高风险人群,具有重大的公共卫生及社会经济意义。有研究表明COPD患者体内卡他莫拉菌被免疫清除后机体可获得菌株特异性免疫保护,证实相关疫苗开发存在可行性,目前已有学者利用相关抗原进行疫苗开发研究。目前卡他莫拉菌疫苗研究中常用的动物模型为小鼠肺部清除模型,但该模型能在短时间内清除细菌且并无感染相关症状表现,因此并不能完全模拟人类呼吸道感染过程。由于尚未建立理想卡他莫拉菌感染动物模型,当前疫苗开发受阻。

(卢洪洲)

# 第九节 炭 疽

炭疽(anthrax)是由炭疽杆菌(*Bacillus anthracis*)感染引起的人兽共患急性传染病,人因接触羊、牛、马等病畜或其皮毛,或吸入带芽孢的尘埃,食用受污染的食物感染。因炭疽杆菌感染可导致皮肤等组织发生黑炭样坏死,故称为"炭疽"。接触、吸入、食入炭疽杆菌可分别导致皮肤炭疽、肺炭疽、肠炭疽,严重者可出现继发性炭疽败血症,病死率高。

炭疽病历史悠久。公元前 300 年,希波克拉底就已描述过本病;1780 年,Chabert 首次记录了动物炭疽病;1836 年,Eilert 证实炭疽病畜的血液具有传染性;1849 年,德国兽医 Pollender 首次在病畜体内发现炭疽杆菌;1876 年,R. Koch 成功培养炭疽杆菌,并于 2 年后发现炭疽杆菌芽孢;1881 年,L. Pasteur 和他的学生成功制备炭疽菌苗,用于预防家畜炭疽。

炭疽曾在北美、西欧和大洋洲流行,经大力防治现已少见。目前在亚洲、非洲以及拉丁美洲的一些发展中国家仍有流行,历史上炭疽曾经严重威胁人类健康和畜牧业的发展。随着卫生条件改善和动物疫苗接种,人类炭疽的发病率大大降低。我们仍然需要重视的是炭疽杆菌作为生物武器的潜在威胁性,因为局部地区存在此类事件的发生。

## 一、病原学

炭疽杆菌为革兰氏染色阳性,需氧或兼性厌氧的芽孢杆菌,长 4.0~10.0μm,宽 1.0~1.5μm,没有鞭毛,不能运动,镜下呈竹节状、短链状排列。本菌在人和动物体内,以及在含血清和碳酸氢钠的培养基中能形成荚膜,是其毒力的标志。炭疽杆菌培养要求低,在普通培养基上即可生长,35~37℃含氧条件下,生长更好。日光、加热及一般化学消毒剂可将其灭活。在体外环境中可形成芽孢,卵圆形,位于菌体中央,直径 1.0~1.2μm,有很强的抵抗力,普通消毒剂效果差,沸水 1 小时或干热140℃ 3 小时可将其杀灭。常温下土壤和皮毛中的炭疽杆菌可存活数年,因此牧场感染炭疽杆菌后,传染性可保持很久,达数十年,对人畜有极大危害。

炭疽杆菌抗原可分为 4 类:①保护性抗原,具有免疫原性,可诱导宿主表达保护性抗体;②菌体多糖抗原,具有种的特异性,诊断价值较大;③荚膜多肽抗原,阻挡吞噬细胞吞噬,与毒力有关;④芽孢抗原,属特异性抗原,具有血清学诊断意义。

炭疽杆菌 DNA 高度保守,可能是由于炭疽杆菌芽孢长期存在于土壤、草木或动物骨骼中,降低了其进化的频率。应用分子分型技术可变数目串联重复序列(variable number of tandem repeat, VNTR)位点和多位点 VNTR 技术分析,揭示炭疽杆菌 DNA 中存在核苷酸短重复序列的变异。Keim 等将 426 株来自世界各地的炭疽杆菌按照 8 个 VNTR 位点分为 89 种 VNTR 基因型,根据遗传学的距离划分为 A、B 两个群,包含 6 个组(A1、A2、A3、A4、B1、B2),并提出炭疽杆菌的基因克隆具有地区差异性。田国忠等应用 VNTR 技术分析了我国 88 株炭疽杆菌,获得 45 个基因型,归纳为三大群。基因型有地区差异性,其中 A16R 疫苗株为我国代表性疫苗株。

## 二、流行病学

炭疽呈全球性分布,在欧美等发达国家普遍的疫苗接种和广泛的动物医疗工作几乎消灭了人类及动物的炭疽病。但在发展中国家本病在一定范围内仍有流行,牧区呈地方性流行,全球每年发病人数为 1 万~20 万。炭疽在我国仍有流行,每年仍有散发病例,高发省区相对固定,如 2015 年陕西、辽宁两省出现炭疽疫情。近两年我国的年发病人数为 600 人次左右,局部地区由于动物管理不规范呈点状暴发。由于炭疽杆菌在外界环境中抵抗力强,释放后可造成环境持续污染,并且可通过多种途径感染人体,并多次被作为生物武器使用,使该病有卷土重来的迹象。

1. 传染源 病畜(牛、羊、马、骆驼等)是人类炭疽的主要传染源。猪和狗可因吞食炭疽杆菌污染的食物而感染得病,成为次要传染源。炭疽患者的分泌物和排泄物也具有传染性。人群之间的传播尚不明确,通常认为护理及探望炭疽患者不会引起炭疽的传播。

2. 传播途径

(1)皮肤黏膜直接接触:为主要传播途径,强毒力病菌可直接侵袭完整皮肤。

(2)呼吸道传播:吸入含有炭疽芽孢的尘埃、飞沫等可致病。

(3)消化道传播:食用炭疽杆菌污染的食物或饮水也可致病。

3. 人群易感性 人群普遍易感,主要发生于与病原体接触频率高的人群,如农牧民、屠宰场工人、兽医、皮毛加工及实验室人员等,与病畜及其皮毛、排泄物、携带芽孢的尘埃等接触机会多,发病率高。

病后免疫力持续时间尚不确定,有再感染病例的报道。

## 三、发病机制和病理

炭疽杆菌的外毒素和荚膜与其毒力和侵袭性密切相关。荚膜和外毒素分别由 pXO1 和 pXO2 质粒编码,两者共同维持其毒力。去除其中一个毒性质粒后,其致病性明显降低,可作为减毒活疫苗进行预防接种。炭疽杆菌不能直接入侵正常的皮肤。炭疽杆菌可产生三种外毒素蛋白,即分别由结构基因 *pag*、*lef*、*cya* 编码的保护性抗原(protective antigen,PA,83kDa)、致死因子(lethal factor,LF,90kDa)、水肿因子(edema factor,EF,89kDa)。这三种因子单独存在时无毒性作用,它们构成的复合物为有活性的外毒素。炭疽毒素是经典的 AB 毒素,PA 是三个组分的核心成分,相当于 B 亚单位,LF 和 PA 结合成为致死外毒素(LT),EF 和 PA 结合成为水肿毒素(ET)。PA 结合到细胞膜表面 PA 受体,细胞膜表面的蛋白酶可切割、释放其 PA20 亚单位,残留的 PA63 亚单位以七聚体形式分别和 LF、EF 组装成 LT、ET,并进入细胞内。LF 是一种金属蛋白酶,可导致吞噬细胞死亡。EF 蛋白是钙依赖的腺苷酸环化酶,可引起细胞生理学改变,是引起广泛水肿的原因之一,同时对中性粒细胞、单核细胞的氧化呼吸和吞噬功能有抑制作用。炭疽发病早期低剂量 LF 能抑制宿主免疫反应,导致病情进展。随着 LF 浓度增高,巨噬细胞死亡,大量细胞因子释放,可诱发感染性休克。

炭疽杆菌经伤口或破损的皮肤侵入人体并被吞噬细胞吞噬,在吞噬细胞内,芽孢发芽成繁殖体,产生外毒素及荚膜。外毒素引起局部组织水肿、出血、坏死及全身毒血症状。荚膜的抗吞噬作用使其易于扩散,引起局部淋巴炎。严重者侵入血流诱发败血症,引起各组织器官的炎症,如脑膜炎、出血性肺炎、出血性心包炎及胸膜炎等,可并发感染性休克。

病理改变主要为多脏器、组织的浸润性出血、水肿和坏死。皮肤炭疽为中央特征性炭状坏死,四周为凝固性坏死区,皮肤上可见界限分明的红色浸润。由于炭疽毒素导致末梢神经的敏感性下降,无明显局部疼痛。吸入的炭疽可见出血性气管炎、支气管炎、小叶性肺炎或梗死区,支气管及纵隔淋巴结肿大,均为出血性浸润,亦可累及胸膜与心包。肠炭疽病变多于回盲部,肠壁呈弥漫出血性浸润,高度水肿,肠系膜淋巴结肿大,腹膜也有血性渗出,腹腔内有浆液性血性渗出液,内有大量致病菌。炭疽性脑膜脑炎可见脑膜及脑实质明显充血、出血及坏死,蛛网膜下腔有炎症细胞浸润和大量炭疽杆菌。炭疽杆菌败血症患者全身各组织及脏器均有广泛出血性浸润、水肿及坏死。

## 四、临床表现

潜伏期为 12 小时至 60 天,一般为 1~5 天,肠道炭疽可在进食污染食物后 24 小时内发病。

1. 皮肤炭疽 最多见,占炭疽总发病例数的 95% 以上。有炭疽病畜及皮毛制品接触史,也可因接触炭疽杆菌污染的衣物、日常用品等感染。多见于皮肤的暴露部位,如面、颈、肩、手及前臂等处。潜伏期 1~7 天,首先在 48~72 小时之间出现昆虫叮咬样的红斑、丘疹,继而形成水疱,含清亮浆液,水疱继续增大,疱液变为血性、混浊,水疱破溃后形成溃疡,其特征为无明显疼痛、不化脓,溃疡直径 2~3cm,中心有少量血性渗出物,周围有浸润和明显水肿,数日后结痂,逐渐形成焦炭样黑痂,1~2 周内脱落,留下肉芽组织创面,愈合后多留瘢痕。发生于面、颈部的水肿可环绕颈部压迫气管或出现喉头水肿,导致呼吸困难甚至窒息。水肿广泛时,可因组织大量水分渗入而出现低血容量表现。发病过程中常伴有发热、头痛、肌肉酸痛等全身表现。由于荚膜具有抗吞噬能力,病菌易于扩散而引起邻近淋巴结炎,也可沿淋巴管以及血液循环全身扩散,重症病例可发生败血症,甚至感染性休克。皮肤炭疽预后良好,在适当治疗下病死率<1%。若未及时治疗,出现严重并发症,病死率可达 20%。

2. 肺炭疽 又称吸入性炭疽或呼吸道炭疽。主要为原发性,少数继发于皮肤炭疽。起病多急骤。发病初期主要为低热、干咳、乏力、肌痛等非特异性症状,少数病例有胸痛或上腹痛。2~3 天后,出现高热,急性呼吸困难,并可有发绀、咯血,部分患者因纵隔淋巴结增大压迫气管而出现喘鸣,上胸部以及颈部皮下水肿。该期病情进展迅速,很快发生休克,多在出现呼吸困难后 3 天内死亡。肺部听诊有细湿啰音、捻发音。胸部 X 线检查可见纵隔增宽、胸腔积液、肺部浸润灶。肺炭疽易并发败血症、感染性休克或脑膜炎,即使抗菌药物治疗,病死率仍较高。

3. 肠道炭疽 潜伏期一般为 1~7 天,常在摄入炭疽芽孢污染的食物后 12~18 小时起病,表现不一,轻者如食物中毒,有发热、恶心、呕吐、全身不适等,重者剧烈腹痛、呕吐,伴腹泻,水样便或血便,常因伴发肠穿孔、败血症或感染性休克而危及患者生命。肠炭疽病变主要表现为回盲部溃疡,肠系膜出血性淋巴结炎也是其特征性之一,常伴有大量血性腹水。病死率在50%以上。

若炭疽芽孢停留在口咽部并在该处发芽,可导致口咽部炭疽,表现为发热、严重咽喉痛、吞咽困难、口咽部溃疡等,可有假膜覆盖,部分患者由于淋巴结炎所致淋巴结肿大和局部水肿可引起呼吸窘迫。

4. 炭疽性脑膜炎  原发性脑膜炎罕见,在极少数炭疽病例,炭疽杆菌可通过血液或淋巴系统侵入中枢神经系统,引起炭疽性脑膜炎。表现为发热、疲乏无力、头痛、肌肉酸痛、恶心、呕吐、癫痫发作和谵妄等,查体脑膜刺激征阳性。症状出现后神经系统损害会迅速恶化而导致患者死亡。病理表现为出血性脑膜炎,广泛水肿和炎症细胞浸润,软脑膜可见大量的革兰氏阳性杆菌。脑脊液为血性,涂片有大量革兰氏染色阳性杆菌。

5. 炭疽杆菌败血症  一般继发于肺炭疽和肠炭疽,有严重的全身毒血症状,高热、寒战、嗜睡、昏迷等,重者出现感染性休克、DIC和多脏器迁徙性病灶,病死率很高。

近期,有报道另一种炭疽感染,主要在北欧海洛因注射吸毒者中发现。其症状与皮肤炭疽类似,但是感染会深入药物注射的皮肤深层甚至肌肉层。该类型炭疽传播至全身的速度更快,并且更难判定和治疗。

## 五、实验室检查

1. 血常规检查  炭疽患者外周血白细胞明显升高,一般为$(10\sim20)\times10^9/L$,可高达$(60\sim80)\times10^9/L$,以中性粒细胞为主。

2. 病原学检查  从伤口分泌液、皮肤焦痂、痰液、血液、呕吐物、粪便以及脑脊液中涂片检查或分离出炭疽杆菌为确诊该病的依据。涂片可见革兰氏染色阳性、竹节样排列的粗大杆菌。

3. 血清学检查  血清学检查诊断意义不大,多用于流行病学调查,如针对炭疽芽孢抗原的 ELISA 检测,若抗体滴度增高4倍以上,提示近期曾感染或接种过疫苗。也可检测针对炭疽杆菌的保护性抗体协助诊断。

4. 分子生物学检查  聚合酶链反应(PCR)扩增炭疽杆菌或其芽孢的特异性标记物,可用于诊断、分型,并为传染来源提供依据。PCR 诊断的靶基因主要是编码毒力因子的基因序列。毒力质粒 pXO1 和 pXO2 分别编码毒素基因($pagA$,$lef$,$cya$)和荚膜基因($capA$,$capB$,$capC$),这些基因区域是炭疽杆菌特有的,因此基于该位点的检测特异性很高。减毒活疫苗多为其中一个毒力质粒缺失,少数两者均缺失,自然界中也存在少量毒力质粒缺失的突变株。因此,以质粒基因为模板设计引物时,两对以上针对不同质粒基因的引物可以降低漏检率。

## 六、诊断和鉴别诊断

1. 诊断  诊断可依据流行病学、临床表现和实验室检查三方面。

(1)流行病学资料:有病畜或其皮毛密切接触史、进食可疑肉食史。注意询问患者职业以及近期有无去过畜牧区。

(2)临床表现:皮肤焦炭样黑痂为重要诊断依据。肺炭疽和肠炭疽临床表现缺乏特异性,如临床表现有纵隔增宽,血性胸腔积液,出血性肺炎或剧烈腹痛、腹泻,并伴血性水样便、血性腹水者,应注意询问病史以协助诊断。

(3)实验室检查:外周血白细胞和中性粒细胞分类明显升高。病原学检查如直接涂片检查或培养分离出炭疽杆菌可确诊。

2. 鉴别诊断  皮肤炭疽根据其临床表现结合流行病学资料诊断并不困难,需与痈、蜂窝织炎、恙虫病等相鉴别。肺炭疽需与高致病性禽流感、钩端螺旋体病、肺鼠疫等相鉴别。肠炭疽需与痢疾、伤寒或耶尔森肠炎鉴别,根据其毒血症状明显,粪便或呕吐物病原学检查可协助鉴别。诊断炭疽性脑膜炎必须排除脑血管意外及其他病原所致的脑膜炎,脑脊液涂片见到竹节状的粗大炭疽杆菌可确诊。炭疽败血症应和其他细菌所致的败血症相区别,病原学检查可帮助确诊。

## 七、治疗

1. 对症支持治疗  患者应卧床休息,隔离治疗。排泄物及污染物严格消毒灭菌。多饮水,流质或半流质饮食。严重呕吐、腹泻患者应给予补液,注意维持水、电解质平衡。出现感染性休克者,应积极液体复苏。毒血症状明显者,可用糖皮质激素缓解其症状,常用氢化可的松 $100\sim300mg$ 静脉滴注。有呼吸困难者给予吸氧,并保持呼吸道通畅,必要时行气管切开。皮肤炭疽,尽量避免挤压、抚摸,以免引起病原菌扩散,毒品注射导致的炭疽患者的治疗,需要先清创,再进行药物治疗。

2. 病原治疗  有效的抗菌治疗是抢救患者的

关键。用药前应采集标本做药敏试验及细菌培养。本病抗菌治疗的原则是早期、足量。

针对自然感染的炭疽，青霉素 G 为首选的炭疽治疗药物，皮肤型炭疽可以口服给药，其他型炭疽须静脉给药，病情稳定后可序贯口服给药。目前治疗炭疽，美罗培南应用较多。皮肤炭疽疗程 7~10 天，肺炭疽和肠炭疽的疗程应延长至 2~3 周。青霉素过敏者，可选用喹诺酮类、四环素类、大环内酯类、氨基糖苷类等抗生素。重症者可联合其他如亚胺培南、克拉霉素、林可霉素、万古霉素、阿奇霉素、替考拉宁、多黏菌素 B 等，可按药敏结果选药。

（1）皮肤炭疽及轻症胃肠型炭疽：青霉素 G，每天 240 万~320 万 U，分 3~4 次，肌内注射，疗程 7~10 天。青霉素过敏者可用左氧氟沙星 400mg 或环丙沙星 500mg，每天 2 次；也可用多西环素 100mg，每天分 2 次静脉滴注。局部可用 1:2 000 的高锰酸钾溶液湿敷，涂 1% 甲紫溶液，但不可清创，严禁挤压、切开伤口，以免感染扩散，应用消毒纱布包扎。

（2）吸入性炭疽、重症胃肠型炭疽、炭疽败血症及炭疽性脑膜炎：由于病情危重，病死率高，建议联合应用两种或两种以上抗生素治疗。青霉素 G 每天 1 000 万~2 000 万 U，分 4 次，静脉滴注，疗程可延长至 2~3 周。喹诺酮类如环丙沙星，400mg，静脉滴注，每天 2 次，同时联合应用氨基糖苷类阿米卡星，每天 0.2~0.4g，静脉滴注。脑膜炎患者则必须选用能透过血脑屏障的药物如青霉素、头孢曲松钠、左氧氟沙星等静脉滴注治疗。

3. 抗毒治疗　由于炭疽杆菌感染后产生大量毒素，其中炭疽毒素 LT（PA+LF）与疾病进展有密切关系，因此，即使抗生素治疗消灭炭疽杆菌，毒素仍可能威胁患者生命。目前可以中和炭疽毒素的抗体类药物是炭疽特异性治疗的研究热点。在人源化的抗 PA 单克隆抗体中，瑞西巴库单抗（raxibacumab）及奥托萨昔单抗（obiltoxaximab）已获美国 FDA 批准，与抗生素联合治疗吸入性炭疽。针对 LF 和细菌荚膜的单克隆抗体（简称单抗）也具有一定的保护作用，在研的有 LF8、10G3、LF10E、LF11H、IQNLF 等，其中 IQNLF 是全人源化的单抗，LF10E 则为黑猩猩来源的单抗，两种抗体在动物实验中显示出了很好的应用前景。目前临床用炭疽抗毒素血清缓解患者症状，原则应是早期给予大剂量，第 1 天 2mg/kg，第 2、3 天 1mg/kg，应用 3 天，应用前必须先做过敏试验。

## 八、预防

1. 管理传染源　病畜、怀疑受芽孢污染的皮毛等物品应及时焚毁、深埋，禁止食用或剥皮，疫区应做好管理工作，定期消毒。对患者、疑似患者和带菌者要在有污水处理、污物处理和消毒设施的传染病院隔离治疗直至临床痊愈，病死尸体应火化。炭疽在我国属于乙类传染病，医护人员应及时上报疫情。

2. 切断传播途径　对怀疑受污染的皮毛原料应消毒后再加工。畜产品在收购、运输、屠宰加工过程中应做好检疫工作。加强卫生宣教、饮食、饮水监督，防止水源污染。

3. 保护易感人群　频繁接触家畜及畜产品者要做好个人防护工作。在流行区给工作人员和动物接种炭疽菌苗是最好的预防措施，每半年到一年接种一次。我国多采用"人用皮上划痕炭疽减毒活菌苗"接种，接种两天后可产生免疫性，保护性维持一年。我国卫生部自 2008 年将炭疽疫苗接种纳入国家计划免疫，对高危人群实行免费接种。美国批准的唯一人用疫苗主要为吸附型炭疽疫苗或 AVA 疫苗，由氢氧化铝吸附的上清液、保护性抗原（PA）组成。

4. 暴露后人群的处理和预防用药　对暴露后的人群应立即进行流行病学调查，鼻、咽拭子培养阳性是感染的直接证据，而阴性者仍不能排除感染。预防用药的主要目的是预防吸入性肺炎。使用的首选药物为口服氟喹诺酮如左氧氟沙星 0.4g，每天 2 次，或环丙沙星 500mg，每天 3 次，连服 3 天。最近美国 FDA 批准炭疽疫苗 BioTrax 预防性应用于疑似或确定已接触炭疽杆菌的 18~65 岁人群，可联合抗生素治疗，防止接触炭疽孢子后的发病。

（郑　敏）

## 第十节　流行性脑脊髓膜炎

流行性脑脊髓膜炎（epidemic cerebrospinal meningtis）简称流脑，是由脑膜炎球菌引起的化脓性脑膜炎（purulent meningitis）。致病菌由鼻咽部侵入血液循环，形成败血症，最后局限于脑膜及脊髓膜，形成化脓性脑脊髓膜病变。主要临床表现有发热、头痛、呕吐、皮肤瘀点及颈项强直等脑膜刺激征，脑脊液呈脓性改变。此外，脑膜炎奈瑟菌可不侵犯脑膜，严重者可有败血症休克和脑实质损害，可危及生命。部分患者暴发起病，可迅速致死。

## 一、病原学

脑膜炎球菌归属奈瑟群属（Neisseria meningo-coccus，Nm），为革兰氏阴性球菌，呈肾形双球菌，0.6~0.8μm大小。常呈凹面相对成对排列或者呈四联菌排列。有荚膜，无芽孢，新分离的脑膜炎球菌含有菌毛。这对其附着在人类鼻咽部柱状细胞上有重要作用。该菌仅存在于人体。可从带菌者鼻咽部，患者的血液、脑脊液和皮肤瘀点中检出。脑脊液中的细菌多见于中性粒细胞内，仅少数在细胞外。为专性需氧菌，普通培养基上不易生长。但在含有血液、血清、渗出液及卵黄液培养基上生长良好，一般于5%~10%的二氧化碳环境中生长更好；最适宜温度为35~37℃，超过41℃或者低于30℃均不能生长。本菌对寒冷、干燥、光照、紫外线及消毒剂极为敏感，在体外极易死亡，病菌含自身溶解酶，故采集标本后必须立即送检接种。糖发酵反应是鉴定奈瑟菌种别的重要方法。脑膜炎奈瑟菌发酵葡萄糖、麦芽糖，但不发酵乳糖、果糖和蔗糖，可和奈瑟菌属中的淋球菌、乳糖发酵奈瑟菌等鉴别。

脑膜炎球菌的荚膜多糖是分群的依据，可用血清凝集试验加以分群，可分为A、B、C、D、X、Y、Z、29E、W135、H、I、K、L等13个血清群。尚有部分菌株不能被上述菌群抗血清所凝集，称之为未定群，在带菌者分离的脑膜炎奈瑟菌中占20%~50%，脑膜炎球菌在不同地区存在型的差异，在多数发达国家以血清B和C群为主。而在中国和非洲撒哈拉周边国家以A群占优势。国内除A、B、C、D群与国外相同外，另列了1889、1890、1892、319、1916、1486、1811血清群，相当于国外的Y、H、29E、W135、X、I、K血清群，但90%以上病例由A、B、C三群引起，以往大流行均由A群引起，B群和C群仅引起散发和小流行，但随着A群多糖疫苗的广泛接种，近年来我国大陆地区的流行虽然仍以A群为主，但C群检出增多；健康人群带菌者以B群为主，C群抗体阳性率明显低于A群。2006年重点监测省报告病例中检出A群脑膜炎球菌占44.83%，C群占41.38%；健康人群中A群占17.76%，B群占48.68%，C群占58.67%；健康人群A群抗体阳性率平均为78.36%，C群为58.67%。国外流脑的主要血清群为：B群占50%~55%，C群占20%~25%，W135占15%，Y群占10%，A群仅占1%~2%。2015年尼日利亚小流行为C群。

## 二、流行病学

本病流行或散发于世界各国，平均年发病率为2.5/10万，以非洲中部流行地带为最高。我国于1896年首次在武昌有检验证实的病例报道，此后于1938年、1949年、1959年、1967年和1977年先后发生5次全国性流脑大流行，其中以1967年春季最为严重，发病率高达403/10万，病死率为5.49%，流行范围波及全国城乡。但自1985年开展大规模流脑A群疫苗接种之后，流脑的发病率持续下降，2000年以来一直稳定在0.2/10万左右，未再出现全国性大流行。2006年则降至<0.2/10万。2011年全国发病数降至228例，死亡25例。目前的问题是病原菌对常用抗菌药物的耐药性有上升趋势。自20世纪80年代以来，欧洲和非洲一些国家均有脑膜炎球菌对青霉素、磺胺类和喹诺酮类耐药的报道。2015年1月至3月，世界卫生组织报道尼日利亚发现652例脑膜炎球菌病疑似病例，包括50例死亡。

### （一）传染源

人为本病的唯一传染源，病原菌存在于带菌者或者患者的鼻咽部，借飞沫传播。在流行期间人群带菌率可高达50%，人群带菌率若超过20%时提示有发生流行的可能。非流行期的带菌菌群以B群为主，流行期间则以A群和C群为主。病后带菌者占10%~20%，其排菌时间可达数周至2年。带菌时间超过3个月以上者，称慢性带菌者。所带多为耐药菌株，常存在于带菌者鼻咽部深层淋巴组织内。本病隐性感染率高，感染后细菌寄生于正常人鼻咽部，无症状不易被发现，而患者经治疗后细菌很快消失，因此，带菌者是重要的传染源。

### （二）传染途径

病原菌借飞沫由空气传播。因病原菌在体外的抵抗力极弱，故通过日常用品间接传播的机会极少。密切接触对2岁以下婴儿的发病有重要意义。无论散发或流行，一般从11月份开始上升，至2~4月份为高峰，5月起下降。室内空气流通不畅、人口流动、居住拥挤及上呼吸道病毒感染，均有利于疾病的传播。

### （三）人群易感性

人群普遍易感，本病隐性感染率高。人群感染后仅约1%出现典型临床表现。新生儿出生时有来自母体的抗体，故很少发病，在6~24个月时抗体水平下降至最低点，其发病率最高，以后又逐渐增高，人群的易感性与抗体水平密切相关。大城市发病分散，以2岁以下发病率最高；中小城市则以2~4岁或5~9岁的发病率最高。根据全国内地（大陆）2009—

2010 年流脑监测数据（未包括港澳台地区统计数据）显示，病例相对集中的 5 个省发病数占病例总数的 45.10%，0~14 岁病例占病例总数的 62.61%，以 2 岁婴幼儿发病率最高，故应加强 2 岁儿童的流脑基础免疫工作。而在免疫接种存在盲区的偏僻山区，一旦有传染源介入，常导致暴发流行，15 岁以上发病者可占总发病率的一半以上。男女发病率大致相等。平均每隔 10 年有一次流行高峰，这是由于人群免疫力下降，易感者逐渐累加的原因。人感染后产生持久免疫力。各群间有交叉免疫，但不持久。

## 三、发病机制与病理解剖

### （一）发病机制

病原菌自鼻咽部侵入人体，如人体免疫力强，病原菌在鼻咽部则可被迅速杀灭，或呈带菌状态，一般 1 000~5 000 人次感染可产生一次临床感染；免疫力不强，体内缺乏特异性杀菌抗体及细菌毒力较强，是引起临床发病的主要因素。细菌毒力亦是一个重要因素。脑膜炎奈瑟菌的主要毒力因子有荚膜、菌毛和内毒素。荚膜能抗吞噬作用，菌毛可黏附至咽部黏膜上皮细胞表面，有利于进一步侵入。病菌侵入机体繁殖后，因自溶或死亡而释放内毒素。内毒素作用于小血管和毛细血管，引起坏死、出血，因大量内毒素释放可造成 DIC 及中毒性休克。A、B、C 群的致病力较其他群更强。研究表明，先天性或获得性 IgM 缺乏或者减少，补体 C5~C8 的单个先天性缺乏均是引起临床发病，甚至是反复发作或暴发型的主要原因。由于其他疾病，如系统性红斑狼疮、多发性骨髓瘤、肾炎和后期肝病时补体减少，脑膜炎奈瑟菌致病亦有所增多。备解素的先天性缺乏亦可以导致暴发型流脑。但这些因素仅在个别病例的发病中起作用。此外，特异性 IgA 的异常增多可以和大量病原菌抗原结合，由于 IgA 不能激活补体系统，故对 IgM 的补体介导溶解杀菌作用起了阻滞抗体的作用，亦可能是引起临床发病的一个因素。上呼吸道感染时亦易于发病。

在败血症期，细菌侵袭皮肤血管内壁引起栓塞、坏死、出血及细胞浸润，从而出现瘀点或瘀斑。由于血栓形成，血小板减少及内毒素作用，内脏有不同程度的出血。同时其他脏器亦可以发生迁徙性化脓病灶，如心内膜炎、心包炎、化脓性关节炎等。暴发休克型是一种特殊类型，过去称为华-弗综合征（Waterhouse-Friderichsen syndrome），现已证明患者的肾上腺皮质功能多数并未衰竭，因为暴发休克型患者在肾上腺皮质无出血时亦时有发生；血清皮质醇的水平通常显著升高而并非减低；暴发休克型患者恢复后不会发生艾迪生（Addison）病。而脑膜炎球菌的内毒素引起微循环障碍和内毒素性休克，继而导致 DIC 才是其主要病理生理基础。

### （二）病理解剖

败血症期的主要病变为血管内皮损害，同时血管周围有出血，皮下、黏膜及浆膜也可有局灶性出血。

暴发休克型流脑的解剖所见皮肤血管内皮细胞及腔内均可发现大量革兰氏阴性双球菌。皮肤及内脏血管损坏更为严重和广泛，有内皮细胞坏死和脱落，血管腔内有纤维蛋白-白细胞-血小板血栓。皮肤及心、肺、胃肠道和肾上腺等内脏均有广泛出血。心肌炎和肺水肿亦颇为常见。心肌炎的存在和休克的产生有一定的因果关系。

脑膜炎期的病变以软脑膜为主，早期有充血，少量浆液性渗出及局灶性小出血点，后期则有大量纤维蛋白、中性粒细胞及细菌出现。病变累及大脑半球表面及颅底。颅底部由于脓性粘连压迫及化脓性改变的直接侵袭，可引起视神经、展神经、动眼神经、面神经、听神经等脑神经损害，甚至为永久性。脑组织表层由于毒素影响而有退行性变。此外，炎症可沿着血管侵入脑组织，引起充血、水肿、局灶性中性粒细胞浸润及出血。

暴发脑膜脑炎型流脑的脑组织病变严重，有明显充血和水肿，颅内压明显增高，部分患者有天幕裂孔疝及枕骨大孔疝。少数慢性患者由于脑室孔阻塞和脑脊液循环障碍而发生脑积水。

## 四、临床表现

流脑的病情复杂多变，轻重不一，一般临床上可分为普通型、暴发型、慢性脑膜炎球菌败血症型，以及非典型型等 4 型。潜伏期 1~7 日，一般为 2~3 日。

### （一）普通型

占全部患者的 90% 左右，按其发展过程可分为上呼吸道感染期、败血症期及脑膜炎期 3 个阶段，但各期之间并无明确界线。

1. 上呼吸道感染期　为 1~2 日，大多数患者无症状，部分患者有咽喉疼痛，鼻咽部黏膜充血及分泌物增多。除非鼻咽拭子培养发现病原菌，一般情况下很难确诊。

2. 败血症期　患者常无前驱症状，突然畏寒、寒战、高热,伴头痛、食欲减退及神志淡漠等毒性症状。幼儿则有啼哭吵闹,烦躁不安,皮肤感觉过敏及惊厥等。70%的患者皮肤黏膜有瘀点(或瘀斑),见于全身皮肤及黏膜,大小为1~2mm至1cm。病情严重者的瘀点、瘀斑可迅速扩大,其中央因血栓形成而发生皮肤大片坏死。约10%患者的唇周等处可见单纯疱疹,多发生于病后2日左右。少数患者有关节痛或关节炎,可发生单个或多个关节积液。少数患者有脾大。多数患者于1~2日内发展为脑膜炎。

3. 脑膜炎期 脑膜炎症状可以和败血症同时出现,多数于发病后24小时左右较明显。患者高热及毒血症持续,全身仍有瘀点、瘀斑,但中枢神经系统症状加重。因颅内压增高而使患者头痛欲裂、呕吐频繁、血压可增高而脉搏减慢。常有皮肤过敏、怕光、狂躁及惊厥等表现。脑膜的炎症表现为颈后疼痛,颈项强直,角弓反张,克尼格(Kernig)征及布鲁津斯基(Brudzinski)征阳性。1~2日后患者进入谵妄昏迷状态,可出现呼吸或循环衰竭。

婴儿发作多不典型,除高热、拒食、烦躁及啼哭不安外,惊厥、腹泻及咳嗽较成人为多见。而脑膜刺激征可能缺如,前囟未闭者大多突出,对诊断极有帮助,但有时因频繁呕吐、失水反可出现前囟下陷,易造成诊断的困难。

**(二)暴发型**

起病急骤,病情凶险,若不及时抢救,常于24小时内死亡。

1. 暴发休克型 多见于儿童,成人病例亦非罕见。以高热、头痛、呕吐为始发症状,中毒症状严重。精神极度萎靡,可有轻重不等的意识障碍,时有惊厥。常于12小时内出现遍及全身的广泛瘀点、瘀斑,且迅速扩大融合成大片瘀斑伴皮下坏死。循环衰竭是本型的主要表现,面色苍白、四肢冰冷、唇及指端发绀、皮肤花斑、脉搏细速、血压明显下降、脉压缩小,不少患者血压可降至零,尿量减少或无尿,脑膜刺激征大都缺如。脑脊液大多澄清,仅细胞数轻度增加。血培养多为阳性,实验室检查可证实有DIC存在。血小板减少、白细胞总数在$10×10^9$/L以下者常提示预后不良。

2. 暴发脑膜脑炎型 此型亦多见于儿童。脑实质损害的临床表现明显。患者迅速进入昏迷、惊厥频繁,锥体束征常阳性,两侧反射不等,血压持续升高,眼底可见视盘水肿。部分患者发展为脑疝,天幕裂孔疝为颞叶的钩回或海马回疝入天幕裂口所致,能压迫间脑及动眼神经,致使同侧瞳孔扩大,光

反应消失,眼球固定或外展,对侧肢体轻瘫,继而出现呼吸衰竭。枕骨大孔疝时小脑扁桃体疝入枕骨大孔内,压迫延髓,此时患者昏迷加深,瞳孔明显缩小或散大,或忽大忽小,瞳孔边缘亦不整齐,双侧肢体肌张力增高或强直,上肢多内旋,下肢呈伸展性强直,呼吸不规则,或快、慢、深、浅不等,或呼吸暂停,或为抽泣样、点头样呼吸,或为潮式呼吸,常提示呼吸突然停止。呼吸衰竭出现前患者可有下列预兆:①面色苍白、呕吐频繁、头痛剧烈、烦躁不安;②突然发生昏迷、惊厥不止、肌张力持续升高;③瞳孔大小不等、明显缩小或扩大、对光反应迟钝或消失、眼球固定;④呼吸节律改变;⑤血压上升。

3. 混合型 兼有上述二型的临床表现,常同时或先后出现,是本病最严重的一型。

**(三)慢性脑膜炎球菌败血症型**

不多见,成年患者较多。病程常迁延数月。患者常有间歇性畏冷、寒战、发热发作,每次历时12小时后即可缓解,相隔1~4日后再次发作。无热期一般情况良好,在发热后常成批出现皮疹,以红色斑丘疹最为常见,瘀点、皮下出血、脓疱亦可见到,有时出现结节性红斑样皮疹,中心可有出血。皮疹多见于四肢,发热下降后皮疹亦消退。关节疼痛较常见,发热时加重,可为游走性,常累及多数关节,但关节腔积液少见。诊断主要依据发热期的血培养,常需多次检查才得阳性结果。瘀点涂片阳性率不高。病程中有时可发展为化脓性脑膜炎或者心内膜炎而使病情急剧恶化。

**(四)非典型型**

原发性脑膜炎球菌肺炎近年来屡有报道,以Y群引起为主。临床表现除发热外,主要为呼吸道症状和体征,如咳嗽、咳痰、啰音等。X线检查可见阶段性或者大叶性炎症阴影,部分患者有少量胸腔积液,皮肤常无瘀点,血培养亦常阴性。痰培养或经气管吸引的分泌物培养可得脑膜炎奈瑟菌。

## 五、并发症

并发症包括继发感染,在败血症期播散至其他脏器而造成的化脓性病变,脑膜炎本身对脑及周围组织造成的损害,以及变态反应性疾病。继发感染以肺炎最为常见。多见于老年和婴幼儿。其他有压疮、角膜溃疡、尿道感染等。化脓性迁徙性病变有全眼炎、中耳炎、化脓性关节炎(常为单关节炎)、肺炎、脓胸、心内膜炎、心肌炎、睾丸炎、附睾炎。

脑及周围组织因炎症或粘连而引起的损害包括动眼肌麻痹、视神经炎、听神经及面神经损害、肢体

运动障碍、失语、大脑功能不全、癫痫、脑脓肿等。慢性患者尤其是婴幼儿,因脑室间孔或蛛网膜下腔粘连以及脑膜间的桥静脉发生栓塞性静脉炎,可分别发生脑积水或硬膜下积液。

在病程后期可出现血管炎、关节炎及心包炎等变态反应疾病。关节炎分为早期与后期。早期(2～3日)变态反应性关节炎常见,为多关节性,关节有急性炎症,但关节腔渗液较少或缺如。后期(4～10日)常表现为亚急性单关节炎,且有关节腔渗液,伴发热再起,渗液为浆液性。后遗症可由任何并发症引起,其中常见者为耳聋(小儿发展为聋哑)、失明、动眼神经麻痹、瘫痪、智力或性情改变、精神异常和脑积水。

## 六、实验室检查

### (一)血常规检查

白细胞总数明显增加。一般在 $20×10^9/L$ 左右,高者达 $40×10^9/L$ 或以上,中性粒细胞占 80%～90%。并发 DIC 者,可出现血小板减少。

### (二)脑脊液检查

病程初期仅有压力增高,外观正常。典型脑膜炎期,压力高达 $200mmH_2O(1mmH_2O=9.8Pa)$ 以上,外观呈混浊或脓样。白细胞数可达 $1\ 000×10^6/L$ 以上,以中性粒细胞为主。蛋白含量显著增高,而糖及氯化物明显减少,有时可完全测不出。若临床有脑膜炎症状及体征而早期脑脊液检查正常,应于 12～24 小时后复验。流脑经抗菌药物治疗后,脑脊液可呈不典型的改变。必须强调的是临床上表现为脑膜炎时,脑脊液检查应在影像学检查之前完成。

### (三)细菌学检查

1. 涂片检查 用针尖刺破皮肤瘀点,挤出少许血液及组织液,涂片染色后镜检,阳性率高达 80% 以上。脑脊液沉淀涂片的阳性率为 60%～70%,脑脊液不宜搁置太久,否则病原菌易自溶而影响检出,瘀点涂片简便易行,应用抗生素早期亦可获得阳性结果,是早期诊断的重要方法。

2. 细菌培养 血培养阳性率为 50%～75%。但血培养对普通型流脑败血症、暴发休克型及慢性脑膜炎球菌败血症的诊断尤为重要,因此必须注意在应用抗菌药物前采血做细菌培养,并多次采血送检。脑脊液应于无菌试管内离心,取沉渣直接接种于巧克力琼脂上,同时注入葡萄糖肉汤,在含 5%～10% 二氧化碳环境中培养。无论血或者脑脊液培养,如得到阳性结果,应进一步做药物敏感性试验协助治

疗、生化和血清凝集分群分型以鉴定菌株。

### (四)免疫学试验

近年来开展了流脑快速诊断方法。脑脊液中抗原的检测有利于早期诊断,其敏感性高,特异性强。目前临床常用的有对流免疫电泳、乳胶凝集、反向间接血凝试验、菌体协同凝集试验、放射免疫法等。对流免疫电泳快速检测脑膜炎奈瑟球菌(血清型 A、C、Y 和 W135)的敏感性达 50%～90%,特异性亦高。乳胶凝集试验阳性率为 85%～93%。协同凝集试验的阳性率亦较高。反向间接血凝试验的阳性率为 94.2%(脑脊液)及 78.8%(血液)。采用对流免疫电泳法、放射免疫测定法、间接血凝试验,如恢复期血清效价大于急性期 4 倍以上,则有诊断价值。

### (五)分子诊断

分子诊断方法近年来发展较快,具有迅速、简便、准确的特点。利用 PCR 方法或实时 PCR 方法对标本中脑膜炎球菌特异性的序列(如 IS1006、ctrA 等)进行扩增并进行测序。可以较为快速和准确地检出脑膜炎球菌,特别是在患者已接受抗生素治疗后。通过 PCR 方法对多个位点序列进行分析,可以对脑膜炎球菌进行分型,有益于对流行和传播进行监测。此外,脉冲场凝胶电泳、MALDI-TOF 质谱、基因芯片等方法也被应用于脑膜炎球菌的检测。

### (六)影像学检查

CT、MRI 等对细菌性脑膜炎的诊断价值并不大。需要排除肿瘤、脓肿形成、脑血管意外等疾病时可酌情采用。

## 七、诊断与鉴别诊断

### (一)诊断

凡在流行季突起高热、头痛、呕吐,伴神志改变,皮肤和黏膜发现有瘀点、瘀斑,以及脑膜刺激征阳性者,临床诊断即可初步成立。确诊有赖于脑脊液生化常规检查及病原菌的涂片和培养,免疫学及分子生物学检查亦有利于及早确立诊断。

### (二)鉴别诊断

1. 其他化脓性脑膜炎 应与肺炎链球菌、金黄色葡萄糖球菌、流感嗜血杆菌、铜绿假单胞菌、其他革兰氏阴性杆菌等所致的化脓性脑膜炎鉴别。

(1)肺炎链球菌感染多见于成年人,大多继发于肺炎、中耳炎和颅脑外伤。

(2)流感嗜血杆菌感染多见于婴幼儿。

(3)金黄色葡萄球菌引起的多继发于皮肤感染。

（4）铜绿假单胞菌脑膜炎常继发于腰椎穿刺、麻醉、造影或手术后。

（5）革兰氏阴性杆菌感染易发生于颅脑手术后。

2. 流行性乙型脑炎 患者以儿童多见，但有严格季节性，在7～8月间流行。突起高热、惊厥、昏迷，无皮肤黏膜瘀点及口角疱疹。脑脊液澄清，白细胞数很少超过$1\ 000×10^6/L$。分类以淋巴细胞为主，但早期中性粒细胞可稍多于淋巴细胞，糖含量正常或者稍高。血液补体结合试验有诊断价值，血液中特异性IgM抗体阳性亦可诊断。

3. 结核性脑膜炎 多有结核病史或密切接触史，起病缓慢，病程较长，有低热、盗汗、消瘦等症状，神经系统症状出现晚，无瘀点、瘀斑，脑脊液以单核细胞为主，蛋白质增加，糖和氯化物减少；脑脊液涂片可检查抗酸染色阳性杆菌。

4. 虚性脑膜炎 败血症、伤寒、大叶性肺炎等急性感染患者有严重毒血症时，可出现脑膜刺激征，但除脑脊液压力稍增高外，脑脊液生化常规及细菌学检查均正常。

5. 中毒型细菌性痢疾 主要见于儿童，发病季节在秋季，病初可无腹泻，短期内有高热、惊厥、昏迷、休克、呼吸衰竭等症状，但无瘀点，脑脊液检查正常。确诊依靠肛拭子细菌培养。

6. 蛛网膜下腔出血 成人多见，起病突然，以剧烈头痛为主，重者继以昏迷，体温常不升高，脑膜刺激征明显，但皮肤黏膜无瘀点、瘀斑，无明显中毒症状，脑脊液为血性，脑血管造影可发现动脉瘤、血管畸形等改变。

## 八、预后

本病普通型如及时诊断，合理治疗则预后良好，大部分能治愈，并发症和后遗症少见。在使用磺胺药、青霉素等抗菌药物以来，病死率降至5%～15%，甚至低于5%。预后与以下因素有关：①暴发型患者的病程凶险，预后较差；②年龄2岁以下及高龄者预后差；③在流行高峰时发病者预后差，流行末期较佳；④有反复惊厥、持续昏迷者预后差；⑤治疗较晚或治疗不彻底者预后不良，并且易有并发症及后遗症发生。如能早期诊断，及时予以综合治疗，可显著降低病死率。

## 九、治疗

中枢神经系统是人体免疫防御功能的薄弱区域，因此，抗菌药物的选用原则是早期选用易透过血脑屏障的杀菌剂、可联合用药。应大剂量静脉给药，间断或持续静脉滴注，务必使脑脊液中药物浓度保持在超过药物对感染菌的最低杀菌浓度（MBC），这是治疗成功的关键。

### （一）普通型流脑的治疗

1. 病原治疗 一旦高度怀疑流脑，应在30分钟内给予抗菌治疗。尽早、足量应用敏感并能透过血脑屏障的抗菌药物。常选用以下抗菌药物：

（1）青霉素：青霉素的脑脊液浓度一般为血浓度的10%～30%，因此必须投予较大剂量才能达到治疗作用。成人剂量为每日20万～40万U/kg，儿童为每日10万～30万U/kg，分次静脉滴注。注意过大剂量可致青霉素脑病，不能误认为病情加重。也可选用氨苄西林，透入脑脊液中的浓度会更高。

（2）头孢菌素类：第一代头孢菌素因不易透过血脑屏障，故不宜应用。第三代头孢菌素如头孢噻肟和头孢曲松疗效良好。这类药物毒性低，抗菌谱广，且脑脊液内浓度较高。头孢噻肟成人剂量为每日4～6g，儿童剂量为每日150mg/kg，分3～4次静脉快速滴注。头孢曲松成人剂量为每日2～4g，儿童为每日100mg/kg，分1～2次静脉滴注。

（3）氯霉素：氯霉素的脑脊液一般为血浓度的35%～65%。因此对青霉素过敏者或为耐青霉素菌株所致时可改用氯霉素，成人剂量每日50mg/kg，儿童剂量为每日50～75mg/kg，根据病情分次肌内注射或静脉滴注。但应密切注意其副作用，尤其对骨髓造血功能的抑制，一般作为二线用药。

（4）磺胺药：由于我国流行的A群菌株对磺胺药大多敏感，成人宜采用复方磺胺甲噁唑（SMZ）针剂或片剂，每次3支或3片，每日2次，儿童按SMZ每日50mg/kg分2次静脉滴注或者口服，亦可采用磺胺嘧啶，每日50mg/kg，分4次静脉滴注或口服，同时补等量硫酸氢钠及足量水分，有肝肾功能损害、对磺胺药过敏者均不宜使用。

（5）其他：脑膜炎球菌对碳青霉烯类美罗培南、环丙沙星以及喹诺酮类的莫西沙星或者加替沙星大多敏感，但通常不选用。

2. 对症治疗 强调早期诊断，就地住院隔离治疗，密切监护，是本病治疗的基础。做好护理，预防并发症。保证足够液体量、热量及电解质。高热时可用酒精擦浴，安乃近肌内注射。颅内高压时予20%甘露醇1～2g/kg快速静脉滴注，根据病情4～6小时1次，可重复使用，应用过程中应注意对肾脏的损害。头痛可酌情用可待因、阿司匹林或者高渗葡萄糖液静注。惊厥时可用副醛0.2ml/kg肌内注射，或用 10% 水合氯醛灌肠,成人每次 10~15ml,镇静剂剂量不宜过大,以免影响病情的观察。

**（二）暴发休克型流脑的治疗**

1. 病原治疗　以青霉素为主,每日剂量为 20 万~40 万 U/kg,成人每日 2 000 万 U。分次静脉滴注。

2. 抗休克治疗

（1）扩充血容量及纠正酸中毒治疗:最初 1 小时内成年人 1 000ml,儿童 10~20ml/kg,快速静脉滴注,输注液体为 5% 碳酸氢钠液 5ml/kg 和低分子右旋糖酐液,此后酌情使用晶体液和胶体液。24 小时输入液量 2 000~3 000ml,儿童为 50~80ml/kg,其中含钠液体应占 1/2 左右,补液量应视具体情况。原则上"先盐后糖、先快后慢"。用 5% 碳酸氢钠液纠正酸中毒。

（2）血管活性药物的应用:在扩充血容量和纠正酸中毒后,如休克仍未纠正,可应用血管活性药物。患者面色苍白、皮肤呈花斑及眼底动脉痉挛者,应选用血管扩张药物,首选副作用较小的山莨菪碱(654-2),因其有抗交感、直接舒张血管的作用,此外,尚有稳定神经细胞膜、解除支气管痉挛、减少支气管分泌等作用,而极少引起中枢兴奋。山莨菪碱的每次剂量为 0.3~0.5mg/kg,重症患者可增至 1~2mg/kg,静脉注射,每 10~20 分钟 1 次。如无山莨菪碱,也可用东莨菪碱代替(剂量每次 0.3~0.6mg),一般经数次注射后,如面色红润、微循环改善、尿量增多、血压回升,即可延长给药时间、减少剂量并逐渐停用。如应用山莨菪碱无效,可改用异丙肾上腺素、间羟胺与多巴胺联合或酚妥拉明与去甲肾上腺素联合。

3. 肾上腺皮质激素的应用　适应证为毒血症症状明显的患者。地塞米松,成人每日 10~20mg,儿童 0.2~0.5mg/kg,分 1~2 次静脉滴注,一般不超过 3 日。

4. 抗 DIC 的治疗　若休克经综合治疗后不见好转,即使出血点未见增加,也应考虑有 DIC 存在,应做有关凝血及纤溶的检查,并开始肝素治疗。若皮肤瘀点不断增多,且有融合成瘀斑的趋势,不论有无休克,均可应用肝素。

**（三）暴发脑膜脑炎型流脑的治疗**

1. 抗生素的选用　同暴发休克型流脑。

2. 脱水剂的应用　以 20% 甘露醇为主,每次 1~2g/kg,酌情每 4~6 小时或 8 小时静脉快速滴注或推注 1 次,直至呼吸、血压恢复正常,瞳孔等大及其他颅内高压症状好转为止。脱水时应适当补充液体、钾盐等,以保持轻度脱水状态为宜。甘露醇可与呋塞米 10~100mg 合用,亦可与 50% 葡萄糖液交替使用,每次 40~60ml。

3. 呼吸衰竭的处理　须加强脱水治疗,给予吸氧、吸痰、头部降温以防治脑水肿、防止脑疝及呼吸衰竭的发生。如已发生,可给予洛贝林、尼可刹米、二甲弗林(回苏灵)、哌甲酯(利他林)等呼吸中枢兴奋剂。大剂量山莨菪碱(每次 2~3mg/kg)静注可改善微循环,减轻脑水肿。肾上腺皮质激素也有降低颅内压的作用,疗程不宜超过 3 日。高热和频繁惊厥可采用亚冬眠疗法,氯丙嗪和异丙嗪各 1~2mg/kg 肌内注射或静注。安静后放冰袋子于枕后、颈部、腋下及腹股沟区,使体温迅速下降至 36℃ 左右,第一次注射后,隔 4~6 小时再肌内注射 1 次,共 3~4 次。呼吸停止时应立即气管插管或气管切开,进行间歇正压呼吸。

**（四）暴发型混合型流脑的治疗**

结合暴发休克型及暴发脑膜脑炎型的治疗,在积极抗感染的前提下,进行及时抗休克,抗脑水肿治疗。

**（五）慢性脑膜炎球菌败血症型和非典型型流脑的治疗**

与普通型流脑相同。

# 十、预防

**（一）管理传染源**

早期发现患者,就地隔离治疗,隔离至症状消失后 3 日,一般不少于病后 7 日。密切观察接触者,应医学观察 7 日。

**（二）切断传播途径**

搞好环境卫生,保持室内通风。流行期间加强卫生宣教,应避免大型集会或集体活动,不要携带婴儿到公共场所,外出应戴口罩。

**（三）保护易感人群**

1. 药物预防　流脑暴发流行时国外主张对密切接触者予以预防性治疗,并且应当尽快进行。用于预防性治疗的药物包括利福平、环丙沙星以及头孢曲松等,以迅速杀灭鼻咽部携带的脑膜炎球菌。鉴于国内细菌敏感情况与国外确有差异,国内仍采用复方磺胺甲噁唑,成人每日 2 次,每次 2 片;或环丙沙星,成人单剂 750mg;或利福平成人每次 400~600mg,儿童每次 10mg/kg,每 12 小时 1 次,共服 4 次。流脑流行时,凡具有①发热伴头痛,②精神萎靡,③急性咽炎,④皮肤、口腔黏膜出血等四项中两项者,可给予足量、全程的磺胺药治疗,能有效地降低发病率和防止流行。

2. 疫苗预防　国内外已广泛应用 A 群和 C 群脑膜多糖菌苗,保护率高达 90% 以上。我国已研制成功并推广应用 A 群多糖菌苗,接种后保护率达 90% 左右,副作用亦极小,注射后 2 周左右大多数可测出杀菌抗体,且持续 2 年以上,剂量为 30μg。我国研究认为最佳免疫方案是在预测流行到来之前,对易感人群进行一次普种,要求覆盖率达 85% 以上(有条件建议 90% 以上),以后对 6 个月至 2 岁的婴幼儿每年基础免疫 1 针,共 2 针,间隔 1 年,可以降低低年龄组的发病率,提高人群的免疫反应性,起到延长流行间歇期的作用。

（龚国忠）

# 第十一节 其他细菌性脑膜炎

本节主要介绍除脑膜炎球菌和结核分枝杆菌之外的细菌引起的脑脊髓膜炎,常见的致病菌包括肺炎链球菌、B 群链球菌、流感嗜血杆菌、金黄色葡萄球菌、铜绿假单胞菌、革兰氏阴性杆菌等,少数情况是多种致病菌的混合感染。多无明显季节性,以散发为主,确诊依赖病原学检查。

由于细菌谱的变化、细菌耐药性的增加以及诊治不及时,细菌性脑膜炎(bacterial meningitis)可引起较高的病死率和神经系统后遗症发生率,特别是新生儿。发达国家新生儿中该病发病率约 3%,死亡率约 10%~15%,25% 的脑膜炎患儿存在严重的功能障碍后遗症。发展中国家新生儿细菌性脑膜炎发病率为 0.8%~6.1%,死亡率高达 40%~58%。国内报道,112 例新生儿细菌性脑膜炎患儿中,47 例(42%)预后不好,18 例链球菌感染的患儿中 13 例死亡。

## 一、病原学

在不同国家或地区、不同人群中,引起细菌性脑膜炎的细菌谱不同。美国 2006—2011 年数据显示引起细菌性脑膜炎的主要致病菌包括肺炎链球菌(7 268 例)、葡萄球菌(7 047 例)、革兰氏阴性菌(5 527 例)、脑膜炎球菌(3 625 例)和流感嗜血杆菌(1 340 例)。肺炎链球菌混合疫苗使用后,肺炎球菌脑膜炎发病率下降 30.1%,但是总的细菌性脑膜炎例数并无明显下降趋势。英国 2004—2011 年数据显示,引起细菌性脑膜炎的病原体依次是脑膜炎球菌(22%)、肺炎链球菌(18%)、金黄色葡萄球菌(10%)、B 群链球菌(5%)和大肠埃希菌(5%)。3 个月以下的婴儿以 B 群链球菌和革兰氏阴性杆菌为主,65 岁以上的老年患者以大肠埃希菌为主。国内报道,112 例新生儿细菌性脑膜炎致病菌中,55.4%

为革兰氏阳性,44.6% 为革兰氏阴性,最常见的 5 种致病菌分别是大肠埃希菌(28.6%)、凝固酶阴性葡萄球菌(17.9%)、链球菌(16.1%)、肠球菌(11.6%)和金黄色葡萄球菌(8.0%)。与足月儿相比,早产儿中肺炎克雷伯菌更常见,低出生体重新生儿感染以大肠埃希菌最常见。

### (一)肺炎链球菌脑膜炎

肺炎链球菌脑膜炎是由肺炎链球菌(*Streptococcus pneumoniae*)引起的脑膜炎,占我国细菌性脑膜炎的 13%~32%。多于冬春季节散发,多继发于肺炎或肺炎链球菌败血症,少数继发于中耳炎、鼻窦炎、乳突炎、颅脑外伤或手术等。正常人口腔和鼻咽部带菌率可达 40%~70%,随着季节、年龄和机体免疫状态变化而波动,仅有少数菌株对人有致病力。呼吸道病毒感染者、婴幼儿、老年人、吸烟者、慢性支气管炎、支气管扩张、充血性心力衰竭、糖尿病等慢性疾病患者,或使用免疫抑制剂等导致机体免疫功能下降者,呼吸道正常防御能力下降,易发生肺炎球菌感染。

肺炎链球菌俗称肺炎球菌,为革兰氏染色阳性球菌,多成双排列或短链排列。肺炎球菌在干燥痰中能存活数月,阳光直晒下存活 1 小时,加热至 52℃ 10 分钟即可灭菌,对石炭酸敏感。致病物质包括荚膜、链球菌溶素、磷壁酸和神经氨酸酶。荚膜为主要致病物质,具有黏附和保护菌体作用,还可以抵抗宿主吞噬细胞。有荚膜的光滑(S)或黏液(M)型菌失去荚膜成为粗糙(R)型菌时,可以存活更久,但是致病力明显减弱。荚膜中多糖的结构和含量与细菌毒力有关。根据荚膜多糖的抗原特性,将该菌分为 86 个血清型。

### (二)流感嗜血杆菌脑膜炎

正常人的鼻咽部流感嗜血杆菌(*Haemophilus influenzae*)的无荚膜菌株带菌率为 25%~80%,有荚膜的菌株少见。2 个月以内的婴儿体内有来自母体的杀菌抗体,随着年龄增长,来自母体的杀菌抗体滴度下降,而自身不能产生足够的抗体,故 3 月龄至 3 岁婴幼儿易感染流感嗜血杆菌,5 岁以上的儿童和成人很少发病。由于人群对流感嗜血杆菌普遍产生免疫力,流感嗜血杆菌脑膜炎发病率由 45%(1986 年)降低到 6.7%(2003 年至 2007 年)。

该菌为需氧或兼性厌氧的革兰氏阴性小杆菌,在急性感染标本中多为短小杆菌,在恢复期病灶或经长期人工传代培养后常呈球杆状、长杆状或丝状等。生长需要 X 因子和 V 因子。X 因子是血红蛋白及其衍生物,是细菌合成过氧化氢酶、细胞色素氧化酶等呼吸酶的辅基,V因子是辅酶Ⅰ或Ⅱ,在细胞呼吸中起递氢作用,在血液中V因子处于抑制状态,当血液被加热至80~90℃10分钟时,红细胞膜上抑制物被破坏,V因子释放,有利于该菌生长,所以该菌适合在巧克力色平板上生长。金黄色葡萄球菌能合成V因子,当流感嗜血杆菌和金黄色葡萄球菌在血平板上共同孵育时,金黄色葡萄球菌菌落周围生长的流感嗜血杆菌菌落较大,远离金黄色葡萄球菌菌落的流感嗜血杆菌菌落较小,称为卫星现象(satellite phenomenon),有利于对该菌的鉴定。用型特异性免疫血清做荚膜肿胀试验,按照荚膜多糖抗原成分的不同将该菌分为a~f六个血清型,以b型致病性最强。该菌主要的致病物质是荚膜、菌毛和内毒素,其中荚膜是主要的毒力因子,具有抗吞噬作用。

### (三)链球菌性脑膜炎

引起脑膜炎的链球菌主要是B群链球菌,草绿色链球菌和A群链球菌少见。B群链球菌是新生儿细菌性脑膜炎中最常见的病原体,小于2月龄的患儿中,86.1%为B群链球菌,通常散发,无明显季节性。分娩过程中采用针对B群链球菌的抗生素预防使新生儿早发型感染的发生率由18%(1990年)降低为2.6%(2010年),但是对晚发型感染的发生率无显著影响。

链球菌为球形或卵圆形,呈链状排列,链的长短与菌种及生长环境有关,在液体培养基中形成的链比在固体培养基上的长。培养2~4小时的幼龄菌有透明质酸荚膜,随着培养时间延长,荚膜可被细菌自身产生的透明质酸酶分解消失。革兰氏染色阳性,但培养时间较长或被中性粒细胞吞噬后可成为革兰氏阴性。兼性厌氧,少数厌氧。在血琼脂平板上形成灰白色、光滑、直径0.5~0.75mm的细小菌落。加热60℃30分钟可以杀菌。不同种类细菌产生不同的溶血现象,按照血平板上的溶血程度分为以下三类:

(1)甲型溶血性链球菌又称草绿色链球菌,在菌落周围形成较窄的草绿色溶血环,称甲型(α型)溶血,红细胞未完全溶解。

(2)乙型溶血性链球菌又称溶血性链球菌,在菌落周围形成完全透明、界限清楚的溶血环,称乙型(β型)溶血,红细胞完全溶解。

(3)丙型链球菌又称不溶血链球菌,菌落周围无溶血环,一般不致病。

根据细胞壁多糖抗原不同分为A~H、K~T和U、V共20个群,对人类致病的有A~D、F、G群。A群链球菌又称化脓链球菌(Streptococcus pyogenes)是链球菌属中致病力最强的细菌。B群链球菌(group B Streptococcus)又称无乳链球菌(S. agalactiae),正常寄生于上呼吸道、阴道和直肠,人群带菌率达30%,草绿色链球菌是人类口腔和鼻咽部的正常菌群。与细菌黏附有关的细胞壁成分、与细菌扩散有关的侵袭性酶类及外毒素是其主要的致病物质。

### (四)李斯特菌脑膜炎

单核细胞性李斯特菌(Listeria monocytogenes),简称李斯特菌,广泛存在于自然界,常通过污染的食物感染人体。虽然不是常见的致病菌,但是相关脑膜炎的死亡率高达17.0%~28.0%。主要在2月龄以下婴儿、老年人或免疫力低下人群。

该菌为需氧或兼性厌氧的革兰氏阳性短小杆菌,常成双排列。不产生芽孢,一般无荚膜,在含血清的葡萄糖蛋白胨水中能形成荚膜。在普通培养基上3~45℃均能生长,最适温度为30~37℃。在血琼脂平板上35℃经20小时能形成圆形灰白色菌落,直径1~2mm,有β溶血环,而在营养琼脂平板上形成光滑透明的菌落。50℃加热10分钟可杀菌。按照菌体和鞭毛抗原不同,分为4个血清型,以Ⅰa和Ⅰb最常见。

### (五)金黄色葡萄球菌脑膜炎

金黄色葡萄球菌脑膜炎是金黄色葡萄球菌引起的急性化脓性脑膜炎,多继发于败血症,常合并有心内膜炎。面部疖痈并发海绵窦血栓性静脉炎、颅脑外伤或手术后、脑膜附近有中耳炎或鼻窦炎等感染灶,均可引起金黄色葡萄球菌脑膜炎。发病无季节性。常发生于有基础疾病的患者,如糖尿病、艾滋病、血液病、营养不良等,静脉吸毒者也可发生。

金黄色葡萄球菌为革兰氏染色阳性球菌,分为凝固酶阳性葡萄球菌(金黄色葡萄球菌、中间型葡萄球菌和家畜葡萄球菌)和凝固酶阴性葡萄球菌(表皮葡萄球菌和腐生葡萄球菌等)。在干燥脓汁、痰液中可存活2~3个月,加热至60℃1小时或80℃30分钟可灭菌,在10%~15%氯化钠溶液培养基中可生长繁殖,1:200万~1:20万的甲紫溶液可抑制其生长。致病物质主要是毒素和酶,如溶血素、杀白细胞素、表皮剥脱毒素、毒性休克综合征毒素-1和肠毒素、血浆凝固酶等,血浆凝固酶阳性细菌毒力强。另外,细菌表面结构也参与致病,如黏附素、荚膜多糖和肽聚糖。荚膜多糖有利于细菌黏附到细胞或生物合成材料(导管、生物性瓣膜等)表面。随着医院内感染的增多,凝固酶阴性葡萄球菌和耐甲氧西林金黄色葡萄球菌的感染也在增加。

### (六)革兰氏阴性杆菌脑膜炎

革兰氏阴性杆菌脑膜炎主要是由肠杆菌科细菌引起的脑膜炎。以大肠埃希菌脑膜炎最多,多见于65岁以上老年人及新生儿,尤其是低出生体重患儿。

肠道杆菌是一大群生物学特性相似的革兰氏阴性杆菌,常寄居在人和动物肠道内,随粪便排出,在水、土壤和腐物中广泛存在。多数为条件致病菌,少数如伤寒沙门菌属、志贺菌属和少量大肠埃希菌为病原菌。埃希菌属有6个种,大肠埃希菌最常见,它是宿主肠道重要的正常菌群,为宿主提供一些营养物质,当宿主免疫力下降或细菌移位到肠道外组织时,可成为致病菌,主要引起化脓性感染和尿路感染。大肠埃希菌为兼性厌氧的革兰氏阴性杆菌,有周身鞭毛和菌毛,肠外感染菌株可形成多糖类微荚膜。在普通琼脂平板上37℃培养24小时可形成直径2~3mm的圆形灰白色光滑菌落。在自然界的水中可存活数周至数月。有些大肠埃希菌在加热55℃60分钟或60℃15分钟仍可部分存活。致病物质包括黏附素、外毒素、脂多糖和K抗原等。

### (七)铜绿假单胞菌脑膜炎

铜绿假单胞菌(*Pseudomonas aeruginosa*)广泛存在于水、空气、土壤和医院环境中。在正常人的皮肤、肠道和口鼻中也有该菌存在。该菌为一种常见的条件致病菌,在医源性感染中占10%,包括手术器械污染、留置导管等,还见于开放性颅脑外伤、大面积烧伤患者的创面感染,患有严重基础疾病、使用免疫抑制剂或长期使用抗生素的患者也易发生铜绿假单胞菌感染。

铜绿假单胞菌为专性需氧的革兰氏阴性小杆菌,无芽孢,有荚膜。该菌具有2个特点:

(1)在4℃不生长,而在42℃能生长。

(2)在普通培养基上形成扁平菌落,大小不一,边缘不整齐,能产生带荧光的水溶性青脓素和绿脓素,而使菌落和培养基呈亮绿色。在血琼脂平板上可形成透明的溶血环。

该菌最适温度为35℃。抵抗力强,对许多化学消毒剂如醛类、汞类和表面活性剂有一定抵抗力。56℃加热1小时才能杀菌。主要致病物质是内毒素、外毒素A、荚膜、菌毛和多种胞外酶。

### 二、发病机制

细菌性脑膜炎的发病机制十分复杂。脑膜由硬脑膜、蛛网膜和软脑膜组成。蛛网膜和软脑膜之间由蛛网膜下腔隔开,蛛网膜下腔由脉络膜产生的脑脊液填充。由中枢神经系统微血管内皮细胞组成的血脑屏障(blood-brain barrier,BBB)和由脉络层上皮细胞组成的血-脑脊液屏障(blood-cerebrospinal fluid barrier,BCSFB)保护中枢神经系统免受动态变化的血流成分、细菌和毒素的侵害,从而维持中枢神经系统内环境的稳定。细胞之间的紧密连接(tight junction,TJ)和黏附连接(adherens junction,AJ)起着重要作用。紧密连接包括4种整合膜蛋白,即紧密连接蛋白5(claudin-5)、闭合蛋白(occludin)、连接黏附分子和细胞选择黏附分子,它们通过胞质蛋白(如zonala-occludine-1,-2,-3,cingulin等)连接到肌动蛋白细胞骨架上。中枢神经系统发生炎症时伴随BBB和BCSFB功能受损,细胞之间连接被破坏,BCSFB相关机制研究较少。当有局部感染灶、败血症、颅脑外伤、神经手术或存在先天性缺陷时,病原菌通过直接侵袭或经血流引起颅内感染。细菌黏附在脑部微血管或脉络层,通过跨细胞间紧密连接(如B群链球菌)或跨细胞(如大肠埃希菌),或通过吞噬细胞跨BBB或BCSFB(如李斯特菌),完成侵袭过程。脑脊液中补体浓度不足,免疫球蛋白含量极少,缺乏杀菌抗体和药物,细菌在脑脊液中繁殖,而抗生素在杀菌的过程中,细菌死亡释放菌体成分或内毒素,细胞产生的炎症因子均可介导更强烈的炎症反应。新生儿免疫系统发育不完善,中性粒细胞和单核细胞吞噬功能不成熟,来自母体的抗体水平下降,均增加新生儿患细菌性脑膜炎的风险。

B群链球菌、肺炎链球菌、大肠埃希菌、脑膜炎奈瑟球菌和流感嗜血杆菌均可以通过其毒力成分,如脂磷壁酸(lipoteichoic acid,LTA)、β-溶血素(β-hemolysin/cytolysin)、内毒素、菌毛蛋白、丝氨酸重复蛋白等和宿主胞外基质成分相互作用,促进脑膜炎的发生。B群链球菌通过其细胞壁成分和ERK1/2/MAPK信号通路,使宿主转录因子Snail1表达增加,进一步使人脑微血管内皮细胞产生紧密连接成分zonala-occludine-1、紧密连接蛋白5和闭合蛋白减少,从而导致BBB通透性增加,而大肠埃希菌侵犯下层人脑微血管内皮细胞(human brain microvascular endothelial cell,HBMEC)通过跨细胞机制,可能不影响微血管壁的通透性。最近研究显示,$\beta_1$整合素介导的内皮细胞和细胞外基质黏附,对维持血管壁完整性起关键作用。毒素会导致脑内特定区域星形胶质细胞的消失,内皮细胞之间紧密连接蛋白5

移位和闭合蛋白磷酸化改变。血管外血小板源性生长因子 A 通过活化 p38 丝裂原活化蛋白激酶,使紧密连接蛋白 5 移位,导致 BBB 通透性增加。星形胶质细胞极性消失会使内皮细胞连接分子的表达和定位减少,不利于 BBB 的修复。另外,脑脊液中促炎和抗炎细胞因子和基质金属蛋白酶类因致病菌不同而异。炎症时中枢神经系统内促炎细胞因子白介素-1β、趋化因子 CCL2 表达增加,均增加 BBB 的通透性。

### (一) 肺炎链球菌脑膜炎

肺炎球菌通过血行到达脑膜,或通过中耳炎、乳突炎等局部病灶蔓延至脑膜,或通过神经鞘侵入,或通过先天性解剖异常部位(如脑脊髓膜膨出),或外伤后脑脊液鼻漏通道侵入脑膜。肺炎链球菌通过胆碱结合蛋白 A 和层粘连蛋白受体黏附到微血管内皮细胞上,通过受体介导的胞吞作用侵入 HBMEC。神经氨酸酶 A 也参与黏附和胞吞过程。黏附后,神经氨酸酶 A 的层粘连蛋白 G 样结构域启动内皮细胞活化,导致血小板活化因子(platelet activating factor, PAF)受体表达增加。PAF 受体也是肺炎球菌细胞壁成分磷脂酰胆碱的受体,它和 β-抑制蛋白相互作用促进肺炎球菌侵入 HBMEC。肺炎球菌可引起脑部毛细血管扩张和充血,通透性增加,大量纤维蛋白渗出和炎症细胞浸润。如果脑脊液循环受阻,可出现脑室扩张、脑积水或颅内压增高。

### (二) 流感嗜血杆菌脑膜炎

流感嗜血杆菌通过呼吸道侵入机体,可以形成鼻咽炎、鼻窦炎或中耳炎等局部感染灶,由局部感染灶直接侵犯脑膜,或通过血流引起败血症,然后引起蛛网膜和软脑膜炎症。

### (三) 链球菌性脑膜炎

母亲可以经产道或呼吸道将 B 群链球菌传染给新生儿。草绿色链球菌属于条件致病菌,当拔牙或扁桃体摘除时侵入血流。当机体全身或局部防御力下降时,链球菌经血流感染脑膜,或细菌通过脑膜附近感染灶直接进入脑膜。高致病力 B 群链球菌黏附因子(hyper-virulent group B streptococcus adhesion, HvgA)是序列分型 17 型(sequence type 17, ST-17)链球菌的一种特异性毒力因子,通过转肽酶 A 结合在 B 群链球菌细胞壁上,为 B 群链球菌荚膜血清型 Ⅲ 型特有。80% 以上的新生儿脑膜炎与 ST-17 有关。菌毛末端黏附因子(pilus tip adhesion, PilA)和纤连蛋白结合蛋白(fibronectin-binding protein A, SfbA)与细胞外基质成分(如胶原和纤连蛋白)结合,再通过

整合素连接到 HBMEC。电镜扫描显示 B 群链球菌与 HBMEC 连接紧密,且被微绒毛覆盖。血清型 Ⅲ 型细菌比 Ⅰa、Ⅰb、Ⅱ 和 Ⅳ 型更容易进入细胞。链球菌可以增加脑微血管通透性,破坏血脑屏障和脑血流的自身调节,还可以诱导产生肿瘤坏死因子等细胞因子进一步加重炎症反应。

### (四) 李斯特菌脑膜炎

发病多与不洁饮食有关,病原菌可能通过胃肠道侵入血流。孕妇感染后通过胎盘或产道感染胎儿或新生儿。用脐静脉血内皮细胞和 HBMEC 证实,李斯特菌可以直接侵犯内皮细胞或通过细胞之间的连接扩散。该菌黏附到脐静脉血内皮细胞表面,引起细胞膜皱缩,然后细菌入胞,该菌侵入 HBMEC 需要细菌和细胞表面微绒毛之间密切相互作用。细菌进入细胞后,通过穿孔毒素(李斯特菌溶血素)和磷脂酶(PlcA 和 PlcB)降解吞噬体,然后利用肌动蛋白组装诱导蛋白(actin assembly-inducing protein, ActA)介导的运动活力逃逸到胞质中开始繁殖,并利用 ActA 介导的运动活力侵犯相邻的细胞,李斯特菌缺少一个胞外的生活周期。李斯特菌侵犯细胞还需要内化素 B(internalin B, InlB)参与,InlB 缺陷的细菌可以黏附到 HBMEC,但是侵入能力较野毒株下降 100 倍。其他的毒力因子包括 Vip 和自溶素 IspC。Vip 是一种细菌表面蛋白,只存在于致病菌株,它可以结合宿主细胞热休克蛋白 gp96。蛋白质组学分析显示,IspC 可以调节 ActA、InlC2 和 FlaA 等多种毒力因子的表达。李斯特菌可以在吞噬细胞内繁殖,随血流扩散至全身,在内脏器官形成细小的化脓性病灶。该病与机体的免疫状态有关,细胞免疫缺陷是发病的重要因素。

### (五) 金黄色葡萄球菌脑膜炎

通过呼吸道或破损皮肤黏膜侵入机体,可以形成鼻窦炎、乳突炎或中耳炎等局部感染灶,由局部感染灶直接侵犯脑膜,还可以通过血流引起败血症和脑膜炎。新生儿脐带和皮肤感染也可通过血流引起脑膜炎。

### (六) 革兰氏阴性杆菌脑膜炎

新生儿分娩过程中接触到来自母亲产道或直肠的革兰氏阴性杆菌,由于缺乏杀菌性抗体,容易感染,细菌经过血流或先天性解剖缺损处到达脑膜。老年人、患有慢性基础疾病、使用免疫抑制剂或留置导管的患者存在全身或局部防御功能下降,增加了细菌进入血流的风险,出现败血症和脑膜炎。颅脑外伤或手术、急性或慢性鼻窦炎、化脓性中耳炎或乳

突炎患者,细菌可直接进入脑膜。存在慢性胆脂瘤性中耳炎的患者,细菌进入软脑膜及蛛网膜引起颅内弥漫性化脓性感染,称为耳源性脑膜炎。体外实验显示大肠埃希菌侵犯下层 HBMEC 通过跨细胞机制。电镜显示该菌侵犯 HBMEC 通过一种拉链式受体介导的内吞机制。该菌黏附到 HBMEC 后导致黏着斑激酶(focal adhesion kinase,FAK)和细胞骨架蛋白桩蛋白(cytoskeletal protein paxillin)先聚集到层粘连蛋白受体上,再发生酪氨酸磷酸化,最后引起宿主细胞骨架结构重组和肌动蛋白凝结。这个过程还需要磷脂酰肌醇 3 激酶和胞质磷脂酶 A2 的参与。另有研究显示,大肠埃希菌通过诱导脑膜内皮细胞 β连环蛋白和钙黏蛋白解离,破坏细胞间的紧密连接。

### (七)铜绿假单胞菌脑膜炎

内毒素可致发热、休克、DIC 等,外毒素 A 可抑制蛋白质合成,引起组织坏死和实验动物死亡;弹性蛋白酶可降解弹性蛋白而损伤血管,抑制中性粒细胞功能,与细菌扩散有关;神经氨酸酶分解细胞表面神经氨酸而促进细菌侵入;另外,杀白细胞素和碱性蛋白酶也可抑制中性粒细胞的吞噬功能,不利于感染的控制。当全身或局部正常防御功能受损,细菌几乎可以感染机体任何组织和部位,形成化脓性病灶,再侵入血流,引起败血症和脑膜炎。

## 三、临床表现

细菌性脑膜炎一般起病较急,主要的临床表现包括畏寒、发热、头痛、呕吐、神志改变、惊厥或抽搐等,检查时多有脑膜刺激征,如颈项强直、Kernig 征和 Brudzinski 征阳性。发热、颈项强直和精神状态改变此 3 种经典表现只见于 44% 的患者。颈项强直的诊断敏感性约 51%,Kernig 征为 53%,Brudzinski 征为 66%。这些体征与脑脊液白细胞数量增多相关性不大。病情危重者会出现脑疝或休克表现,如谵妄、昏迷、呼吸不规则、瞳孔不等大、对光反射迟钝或消失、血压下降、脉搏细弱等。脑实质或颅内血管受累时可出现失语、感觉运动功能障碍、视盘水肿等。炎症累及颅底时可出现脑神经受累表现,如听力或视力下降、嗅觉障碍、吞咽困难、声音嘶哑等。新生儿囟门和骨缝未闭合,颈部肌肉松弛,神经系统发育不成熟,所以颅内高压和脑膜刺激征不明显。婴幼儿及体弱的老年患者可以表现不典型,而烦躁易激惹、嗜睡、反应迟钝等精神意识状态改变可为首发症状。

### (一)肺炎链球菌脑膜炎

该病多于原发病后 1 周内发生,继发于颅脑外

伤者,可在 10 天甚至 1 个月以上发生。起病急,发热、剧烈头痛、喷射性呕吐和意识障碍,脑膜刺激征明显,有时皮肤或黏膜上出现小出血点,不同于流行性脑脊髓膜炎的瘀点瘀斑。继发于肺炎和败血症的患者可伴有心内膜炎、肺脓肿或其他脏器脓肿等。继发于中耳炎、乳突炎、鼻窦炎的患者,病情进展迅速,可很快出现意识障碍。约半数患者有动眼神经、面神经等脑神经损害的表现。婴幼儿表现为烦躁易激惹、喷射性呕吐、惊厥或抽搐、囟门隆起等。老年人发热和脑膜刺激征可以不明显。本病可并发脑积水、脑脓肿、脑神经损害、癫痫等。

本病容易迁延和反复发作,主要见于以下情况:①先天性解剖缺陷,如脑膜或脊髓膜膨出、先天性筛板裂等;②头部外伤,如筛板骨折,细菌从鼻咽部直接进入蛛网膜下腔;③存在慢性乳突炎、中耳炎或鼻窦炎等感染灶;④大量纤维蛋白和渗出物在蛛网膜下腔沉积,造成粘连和包裹性脓肿,不利于抗生素的渗入,这也是治疗困难和复发的主要原因之一;⑤宿主免疫缺陷,如儿童时期脾切除术后、先天性丙种球蛋白缺乏症或使用免疫抑制剂的患者。

### (二)流感嗜血杆菌脑膜炎

在上呼吸道感染、肺炎、鼻窦炎或中耳炎之后 1~2 周出现脑膜炎表现,如发热、拒食、呕吐、嗜睡、烦躁易激惹、昏迷、惊厥、颈项强直和前囟隆起等。并发症包括硬膜下积液、脑积水和脑脓肿等,以硬膜下积液为多,可出现高热持续数天不退或体温下降后再上升,脑膜炎症状好转后再加重。部分患儿可以出现瘫痪、失明、耳聋、共济失调等后遗症。

### (三)链球菌性脑膜炎

与其他细菌性脑膜炎的临床表现相似,包括发热、头痛、呕吐、意识障碍、癫痫和明显的脑膜刺激征等,如果累及脑血管,可出现脑梗死的表现。另外,B群链球菌脑膜炎多伴有远处感染,如子宫内膜炎、心内膜炎、扁桃体炎、肺炎等。新生儿细菌性脑膜炎临床表现不典型,包括发热或体温低于正常、易激惹或嗜睡、拒食和呕吐、呼吸窘迫或暂停、心动过缓、低血压、低灌注、惊厥、前囟隆起、颈项强直、黄疸、血糖升高或降低、腹泻等,其中,抽搐、易激惹、囟门隆起和颈项强直通常出现较晚,预后差。约半数患者会出现神经系统后遗症,如听力和视力障碍、反应迟钝、癫痫等。

新生儿感染 B 群链球菌可分为早发型(early-onset infection)和迟发型(late-onset infection)两种类型。早发型细菌性脑膜炎常见于 1 周内的婴儿,死

亡率高达 50%~70%。此型感染的病原菌多来自带菌的孕妇。婴儿可以通过吸入污染的羊水或经产道感染。迟发型细菌性脑膜炎发病年龄在 1 周至 3 个月,常伴发败血症,可通过不洁接触传染或经侵袭性器械如心室、血管、气管、食管或尿道内导管感染,病死率约 15%,存活者 30%~50% 有神经系统后遗症。危险因素包括早产、母体阴道内链球菌定植、绒毛膜羊膜炎、分娩前发热、胎膜早破、胎膜破裂>18 小时、侵入性胎儿监测、低出生体重儿(<1 500g)、住院时间长、医源性导管的放置和长时间使用抗生素等。早期开始母乳喂养会把母体的免疫球蛋白 A 传递给新生儿,可能降低感染的风险。

**(四)李斯特菌脑膜炎**

该病临床表现与其他细菌性脑膜炎无明显差别,包括发热、头痛、呕吐、意识障碍、抽搐和明显脑膜刺激征等,可伴随脑炎、脑脓肿等,发热常为首发症状。

**(五)金黄色葡萄球菌脑膜炎**

原发感染后数天至数周后出现全身感染中毒症状,然后出现持续剧烈的头痛、颈项强直等脑膜炎的表现。有时可以出现多处迁徙性病灶。皮肤可出现荨麻疹样或猩红热样皮疹、脓疱疹、散在出血点等。病变以蛛网膜下腔为主,可出现硬膜下积液或脑脓肿,颅底粘连可出现脑神经损害表现。

**(六)革兰氏阴性杆菌脑膜炎**

与其他细菌性脑膜炎相似。由于本病好发于新生儿尤其是低出生体重儿、早产儿,其临床表现不典型,可以不发热,早期仅表现为精神萎靡、吮乳无力、拒食、嗜睡、烦躁等症状,病情重者出现惊厥或抽搐、昏迷甚至感染性休克。耳源性脑膜炎还可以伴有血栓性静脉窦炎和脑脓肿。另外,本病易并发脑室膜炎,预后不良。

**(七)铜绿假单胞菌脑膜炎**

病情进展迅速,病死率可高达 80%。高热、寒战等感染中毒症状明显,常高热不退,出现脑膜刺激征和颅内压增高,常伴有感染性休克。皮肤坏疽性脓疱为其特征性表现,周围有红斑,48~72 小时后中心出现坏疽、溃疡,呈灰黑色,伴有明显中毒症状。晚期肿瘤或免疫缺陷患者可出现起病缓慢,临床表现不典型。

## 四、实验室检查

脑脊液检测对于明确是否为细菌感染、细菌的种类、细菌药物敏感试验都很关键。正常脑脊液中白蛋白占 70%,球蛋白占 10%~15%,两者之比约为 5:1,血清和脑脊液中蛋白之比约为 250:1,脑脊液中糖浓度为血糖的 50%~60%。细菌性脑膜炎脑脊液检测的典型特征是压力升高,外观混浊或脓性,潘氏反应阳性,细胞数达数百或数千,多形核细胞增多,糖下降和蛋白增加。90% 的急性细菌性脑膜炎患者出现脑脊液白细胞计数>$100 \times 10^6$/L 和蛋白增加。病毒和结核分枝杆菌也可引起多形核细胞增多,但是比例一般不会超过白细胞总数的 80%。有效地抗感染治疗 48~72 小时,脑脊液白细胞计数显著下降,单核细胞比例和糖浓度上升。脑脊液中蛋白浓度<0.6g/L,白细胞计数<$90 \times 10^6$/L 不支持细菌性脑膜炎。但是,在疾病早期脑脊液变化轻微,脑脊液中白细胞被纤维蛋白吸附以及不规则使用抗生素等原因,可以出现脑脊液常规检测正常而细菌培养阳性,所以临床上怀疑细菌性脑膜炎必要时隔 12~24 小时复查,动态观察脑脊液变化。脑脊液分子诊断技术,如 PCR,可以获得比革兰氏染色和细菌培养更高的阳性率,尤其是对于抽血前已经使用了抗生素的患者。腰椎穿刺前已使用了抗生素的患者,脑脊液 PCR 法和培养法诊断阳性率分别为 58% 和 29%。免疫色谱法可用于脑脊液中肺炎链球菌的诊断,敏感性和特异性可达 100%。

脑脊液培养目前仍是诊断细菌性脑膜炎的"金标准"。使用抗生素之前阳性率可达 80%~90%。革兰氏染色快速、经济、准确,对于儿童和成人患者,肺炎球菌阳性率可达 69%~93%,脑膜炎球菌为 30%~89%,特异性可达 97%。通常脑脊液培养和血培养同时进行,尤其是在腰椎穿刺之前已经使用了抗生素的患者,血培养阳性率在儿童约为 50%,在成人为 80%,如果已经使用了抗生素治疗,阳性率会下降 20%。对于新生儿,脑脊液培养证实的细菌性脑膜炎血培养可为阴性,脑脊液检测参数可以无异常。另外,凝血功能障碍(如 DIC、正在使用抗凝药、严重血小板减少)或有出血性疾病的患者不宜行腰椎穿刺,感染性休克和呼吸衰竭在病情稳定前不宜行腰椎穿刺术。

血清 C 反应蛋白和降钙素原浓度、脑脊液乳酸浓度、肿瘤坏死因子 α、乳酸脱氢酶、补体成分 3 等在鉴别细菌性和无菌性脑膜炎方面均有报道。血清 C 反应蛋白和降钙素原浓度对小儿细菌性脑膜炎有很好的辅助诊断价值。C 反应蛋白>40mg/L 诊断特异性达 100%,敏感性达 93%。荟萃分析显示脑脊液中乳酸浓度测定比白细胞计数、糖和蛋白浓度检测更有价值,而且快速和经济,但是对于腰椎穿刺之前已经使用过抗生素的患者,或者合并休克和颅脑创伤的患者,其诊断价值有限。

检测脑脊液中细菌特异性抗原的方法简便、快速、特异性较好,且不受抗生素使用的干扰,如对流电泳、乳胶凝集试验、免疫荧光抗体试验、酶联免疫吸附试验、斑点-酶联免疫吸附试验等,可以用于检测 B 群链球菌、脑膜炎球菌、肺炎链球菌、流感嗜血杆菌、大肠埃希菌等多种病原体。另外,鲎溶解物试验可以检测脑脊液中微量的内毒素,简单、快速且灵敏,可用于革兰氏阴性菌感染的辅助诊断。

头颅 CT 或 MRI 检查对该病的诊断、鉴别诊断和判断预后很重要。病程早期可无影像学异常改变,疾病进展时 CT 可表现为基底池、侧裂池内密度增高,脑室尤其是两侧脑室颞角对称性扩大,增强扫描示脑池内强化,基底池和侧裂池闭塞,如果大脑皮质区有不规则低密度区,提示可能累及脑实质;MRI 可表现为蛛网膜下腔异常信号,$T_1$ 加权像信号略高,脑底池模糊,$T_2$ 加权像呈高信号,长 $T_1$ 和 $T_2$ 异常信号常提示病变累及脑实质,增强扫描示蛛网膜下腔不规则强化或脑膜线状强化。如果有脑积水,提示病情重,预后差,有后遗症的患者可显示出脑软化或脑萎缩。另外,影像学检查还可以发现脑脓肿、脑梗死、颅内占位的情况。国内报道头颅影像学异常的细菌性脑膜炎新生儿,多存在严重并发症,预后不好。

在腰椎穿刺之前先行头颅 CT 检查,降低腰椎穿刺后脑疝的风险,但可能会耽误抗生素的使用。一项前瞻性研究显示,301 例怀疑是急性细菌性脑膜炎的成人患者,235 例在腰椎穿刺前行 CT 检查,52 例(22%)结果不正常,11 例(5%)出现脑中线移位。瑞典的研究显示,抗生素推迟 1 小时使用会使死亡率增加 12.6%。2009 年瑞典的细菌性脑膜炎诊治指南作了修订,强调尽早行腰椎穿刺和抗生素治疗。2009 以前的观念是腰椎穿刺前先行 CT 检查,按照修订后的指南,入院后立即腰椎穿刺可使抗感染治疗平均提前 1.18 小时,使从入院后 2 小时内接受抗生素治疗的患者比例明显增加。与 2005—2009 年相比,修订指南后 2010—2012 年细菌性脑膜炎死亡率明显下降(6.9% *vs.*11.7%),后遗症发生率明显下降(38% *vs.*49%)。对于免疫功能障碍(HIV/AIDS、器官移植后、使用免疫抑制剂)、既往有中枢神经系统损害史、存在颅内占位性病变征象(视盘水肿、局灶神经功能缺损、脑组织移位)以及中到重度

认知功能障碍的患者,在腰椎穿刺前行头颅影像学检查。

## 五、诊断与鉴别诊断

### (一)诊断

根据病史、临床症状和体征、实验室检查综合考虑来诊断细菌性脑膜炎。再根据脑脊液涂片或培养结果、细菌特异性抗原或基因检测,明确病原体的种类。

详细的病史询问和体格检查争取发现原发感染灶,有助于本病的诊断。40%的肺炎球菌脑膜炎患者之前有过耳、鼻窦或肺部感染,金黄色葡萄球菌或肺炎链球菌脑膜炎可以和心内膜炎同时存在。10%~25%的细菌性脑膜炎患者有感染性休克的表现,容易忽视脑膜炎的诊断。

评估模型对于诊断细菌性脑膜炎有一定作用,但近年来相关研究较少。Oostenbrink 等报道了针对29 天至 15 岁患儿的评估模型,包含病史、体格检查、血清 C 反应蛋白三个方面的变量,风险评分在 9.5 分以下的儿童中没有发现细菌性脑膜炎,而且该模型可以使 35%的儿童免行腰椎穿刺。尽管没有确定一个阈值可以排除急性细菌性脑膜炎,但是评分越高,患细菌性脑膜炎的可能性越大。另有报道,脑脊液糖浓度低于 1.9mmol/L,脑脊液/血糖浓度比值低于 0.23,脑脊液中蛋白浓度高于 2.2g/L,脑脊液白细胞>2 000×$10^6$/L 或者脑脊液中性粒细胞>1 180×$10^6$/L 均支持细菌性脑膜炎。这些预测模型主要用于鉴别细菌性和病毒性脑膜炎,对于临床上真菌性、结核性脑膜炎的应用价值较小。

1. 肺炎链球菌脑膜炎 患者有肺炎、败血症、鼻窦炎、中耳炎、乳突炎等原发感染性疾病,或在颅脑外伤、手术后,出现发热、颅内压增高(如头痛、喷射性呕吐等)和脑膜刺激征的表现(如颈项强直、Kernig 征和 Brudzinski 征阳性等),要考虑本病的可能。再结合脑脊液涂片、常规和培养结果进一步明确诊断。脑脊液呈混浊或脓性,细胞数及蛋白含量增加,糖和氯化物减少,涂片可找到革兰氏阳性双球菌或短链状球菌。可采用混合的肺炎球菌抗血清做荚膜肿胀试验或采用对流电泳、乳胶凝集试验等快速诊断方法,或 PCR 法检测肺炎球菌基因。胸部、鼻窦、乳突或筛板 X 线或 CT 检查有助于发现原发病灶。对于婴幼儿,硬脑膜下积液是化脓性脑膜炎的最常见并发症,可以通过颅骨 X 线检查及硬膜下穿刺抽液早期发现。

2. 流感嗜血杆菌脑膜炎 在上呼吸道感染、肺炎、鼻窦炎或中耳炎之后 1~2 周出现脑膜炎表现。脑脊液常规符合细菌性脑膜炎,涂片可见革兰氏阴性短小杆菌。采用对流电泳、乳胶凝集试验、酶联免疫吸附试验检测脑脊液中特异性的细菌抗原具有较高的阳性率。

3. 链球菌性脑膜炎 该病临床表现与其他细菌性脑膜炎的临床表现相似,可出现脑梗死的表现。伴有远处感染灶有利于诊断。脑脊液涂片和培养的阳性率较高,脑脊液培养阳性的患儿中 15%~38% 血培养阴性。使用抗生素的患者脑脊液培养阳性率可降至 25%。使用免疫学方法检测脑脊液中链球菌特异性抗原,简单、快速、灵敏,且不受使用抗生素的影响。

4. 李斯特菌脑膜炎 该病临床表现与其他细菌性脑膜炎无明显差别。少数患者起病缓慢,病程长且反复。李斯特菌脑膜炎患者的脑脊液中蛋白质增多,糖和氯化物降低,白细胞计数明显升高,以多核细胞为主;少数以单核细胞为主,类似于结核性或真菌性脑膜炎。病情轻者脑脊液表现不典型,细胞数增高不明显。血液和脑脊液涂片和培养有助于确诊,脑脊液涂片和培养阴性者可行脑脊液 PCR 法检测细菌特异性基因。由于该菌与葡萄球菌、肺炎球菌、链球菌有共同抗原,可发生交叉反应,故血清学检测要慎重。

5. 金黄色葡萄球菌脑膜炎 结合全身感染中毒症状,持续剧烈的头痛、颈项强直等脑膜炎的表现,有时可以出现多处迁徙性病灶、荨麻疹样或猩红热样皮疹、皮肤脓疱疹或散在出血点。脑脊液检测符合细菌性脑膜炎的特征,涂片和培养的阳性率均较高。

6. 革兰氏阴性杆菌脑膜炎 多见于新生儿,尤其是低体重者,临床表现不典型。伴有血栓性静脉窦炎和脑脓肿有利于诊断。

7. 铜绿假单胞菌脑膜炎 高热、寒战等感染中毒症状明显,病情进展迅速,常伴有感染性休克。伴有皮肤坏疽性脓疱利于诊断。

**(二) 鉴别诊断**

鉴别诊断包括感染性(病毒、真菌、寄生虫、结核和其他细菌等)脑膜脑炎、颅内肿瘤、系统性红斑狼疮性脑病、白塞病、脑脓肿、蛛网膜下腔出血和细菌学痢疾(简称菌痢)等。详细询问诊治史、近期旅行史、疫苗接种史、免疫抑制剂和药物滥用史、HIV 感染或性传播疾病史。有免疫抑制基础疾病的患者患

肺炎链球菌、结核分枝杆菌和隐球菌脑膜炎的风险增加。

1. 病毒性脑炎 包括乙型脑炎病毒、肠道病毒、单纯疱疹病毒、腮腺炎病毒等引起的脑炎。常见的是乙型脑炎病毒引起的流行性乙型脑炎,以脑实质炎症为主,常流行于夏、秋季,以高热、意识障碍、抽搐、呼吸衰竭和脑膜刺激征为特征,病死率高,部分患者可留有后遗症。脑脊液无色透明或微混浊,压力增高,白细胞多在 $(50~500)\times10^6/L$,少数可达 $1\,000\times10^6/L$ 以上。早期以中性粒细胞为主,随后以淋巴细胞为主,蛋白轻度增高,糖正常或偏高,氯化物正常。其他病毒性脑炎病原体包括由肠道病毒(主要是 EV71 和柯萨奇病毒)、单纯疱疹病毒和腮腺炎病毒等,临床表现相似,确诊有赖于血清学检查和病毒分离。

2. 结核性脑膜炎 多有结核病史或者结核病患者密切接触史,起病缓慢,病程长,有低热、盗汗、消瘦等表现,头痛、呕吐、意识障碍等神经系统症状出现晚,脑膜刺激征较明显,脑实质病变相对较轻,分为亚急性和慢性非化脓性脑膜炎。脑脊液以单核细胞为主,蛋白明显增加,糖降低,氯化物明显减少,脑脊液薄膜涂片或培养可查到抗酸染色阳性杆菌,必要时配合胸部 X 线检查和眼底检查以发现结核病灶。

3. 流行性脑膜炎 是由脑膜炎奈瑟球菌引起的流行性化脓性脑膜炎,多见于冬、春季,大多有皮肤、黏膜瘀点瘀斑,脑脊液呈细菌性脑膜炎改变,涂片或培养可找到细菌。

4. 中毒性菌痢 多见于夏、秋季,以 10 岁以下儿童为主,发病急,常于发病 24 小时内出现高热、抽搐、昏迷或感染性休克,无脑膜刺激征,脑脊液多正常,做肛拭子或生理盐水灌肠镜检粪便,可见大量脓细胞。

5. 隐球菌脑膜炎 多见于免疫缺陷人群,表现为发热、明显头痛,可持续数周至数月,伴有精神状态和性格改变,印度墨汁染色将背景而非荚膜染蓝,呈现"繁星点点"的特征性表现,可以通过细菌培养出厚荚膜酵母菌或查找血液、脑脊液中隐球菌抗原而诊断。

## 六、治疗

尽早进行抗感染治疗是关键。抗生素的使用原则:①使用抗生素前行血涂片、血培养和药敏试验,根据药敏试验的结果调整抗生素治疗方案;②选用

易透过血脑屏障的杀菌药物,并根据药物的代谢动力学和药效学制定给药方案;③最短抗生素疗程因病情和病原体不同而异。在不能明确病毒性还是细菌性的时候,在病毒学检测结果或细菌培养结果出来之前可以使用抗生素治疗。

对于所有疑似败血症合并脑膜炎的患儿应立即进行经验性抗感染治疗。对于疑似早发型患儿,推荐使用氨苄西林和庆大霉素或头孢噻肟抗感染,对于疑似迟发型患儿,推荐万古霉素联合氨苄西林或庆大霉素或头孢噻肟(证据级别1A)抗感染。使用庆大霉素应监测血药浓度,并根据肌酐清除率调整剂量。英国国家健康和保健卓越研究所(National Institute for Health and Care Excellence,NICE)在2010年发布的《儿童和幼年患者细菌性脑膜炎和脑膜炎球菌败血症的管理指南》推荐,小于3个月的患儿使用头孢噻肟联合氨苄西林或羟氨苄西林,兼顾产单核细胞李斯特菌;大于3个月的患者使用头孢曲松;对于近3个月使用过抗生素或入境的患儿建议使用万古霉素联合氨苄西林或头孢噻肟。对于抗感染治疗24~48小时病情无改善的患者,推荐复查脑脊液生化和细菌学检查。如果为B群链球菌、产单核细胞李斯特菌或肺炎球菌,通常推荐最短疗程为14天;如果为假单胞菌或革兰氏阴性肠杆菌,如大肠埃希菌,最短疗程为21天。如果抗感染开始阶段效果改善不明显或有并发症,如脑脓肿、脑室炎或脑梗死,要延长疗程。静脉使用免疫球蛋白、粒细胞集落刺激因子、地塞米松作为辅助疗法均有报道,不作为常规疗法。所有患细菌性脑膜炎的患者均应给予长期的随访以观察神经系统后遗症。

细菌性脑膜炎的病原菌耐药问题需要引起关注。2005—2006年全国监测资料显示,肺炎链球菌对青霉素耐药率在成人为35.5%,在儿童中高达69.4%。存在交叉耐药和多重耐药,对头孢菌素的耐药率在上升,对非β-内酰胺类抗生素也有很高的耐药率,对红霉素耐药率高达91.3%。另有报道,从呼吸道和血液中分离的81株肺炎链球菌对青霉素敏感率为97.5%,但是引起中枢神经系统感染的5株肺炎链球菌对青霉素的敏感率仅为20%。国内针对新生儿细菌性脑膜炎的研究显示,革兰氏阳性菌对利奈唑胺敏感,葡萄球菌对青霉素耐药,而且大多数对红霉素、苯唑西林、头孢唑林也耐药。77.8%的凝固酶阴性葡萄球菌为耐甲氧西林葡萄球菌。没有链球菌和粪肠球菌对青霉素耐药,没有肠球菌对万古霉素耐药。40%的大肠埃希菌对常用头孢菌素如头孢呋辛、头孢噻肟、头孢他啶耐药,没有发现对阿米卡星、头孢哌酮/舒巴坦和亚胺培南耐药的菌株。分离的肺炎克雷伯菌全部对氨苄西林、头孢呋辛、头孢噻肟和头孢他啶耐药,没有发现对哌拉西林/他唑巴坦和亚胺培南耐药的菌株。

## (一)肺炎链球菌脑膜炎

一旦诊断细菌性脑膜炎,尽早抗感染治疗。积极寻找和治疗原发病,防止复发。

(1)抗感染治疗:目前肺炎球菌对青霉素有较高的耐药率,对万古霉素仍敏感。对青霉素敏感的菌株可采用青霉素G,成人20万U/(kg·d),儿童20万~40万U/(kg·d),分4~6次静脉滴注;或选用氨苄西林8~12g/d,分4~6次静脉滴注。对青霉素耐药的肺炎球菌,建议使用万古霉素[成人2g/d,儿童40mg/(kg·d),分2~4次静脉滴注]联合头孢噻肟[成人8~12g/d,儿童200~300mg/(kg·d),分4次静脉滴注]或头孢曲松[成人4g/d,儿童100~200mg/(kg·d),分2次静脉滴注]治疗;对β-内酰胺类过敏者可选用万古霉素联合利福平(每次5mg/kg,每12小时服用1次),也可用美罗培南(成人每次2g,3个月至12岁儿童每次40mg/kg,每8小时静脉滴注1次)和氯霉素[成人2~3g/d,分2次静脉滴注;3月龄以上25~50mg/(kg·d),分3~4次静脉滴注]。对有免疫缺陷的重症患者初始可用万古霉素联合头孢噻肟或头孢曲松。

(2)糖皮质激素:短期内使用糖皮质激素能抑制肿瘤坏死因子等炎症介质的释放,具有抗炎作用,可减轻颅内高压,提高应激能力,作为辅助治疗可改善疾病预后。如地塞米松剂量0.8mg/(kg·d),分2次静脉滴注。

(3)非甾体抗炎药:通过对环氧合酶的抑制而减少前列腺素的合成,抑制白细胞的趋化性和溶酶体酶的释放,抑制炎症反应,且具有解热作用。

肺炎球菌的耐药受到抗生素的广泛应用、耐药克隆的传播和肺炎球菌结合疫苗(PCV)的影响。确定肺炎球菌的耐药情况和血清型对其防治很关键。随着PCV7(4,6B,9V,14,18C,19F,23F)的接种,肺炎球菌脑膜炎发病率和肺炎球菌耐药率显著下降,但是非疫苗血清型肺炎球菌的感染增多,如血清型19A,且该血清型细菌常常与多药耐药相关。PCV23增加了PCV7之外的16种血清型,包括1、2、3、5、7F、8、9N、10A、11A、12F、15B、17F、19A、20、22F和33F,覆盖了90%的耐药菌株和85%~90%的流行株,减少肺炎球菌脑膜炎的发生率和多药耐药肺炎球菌菌株的克隆传播。7 价疫苗由多糖抗原和白喉类毒素载体蛋白结合组成，为 T 细胞依赖性抗原，能有效刺激小儿免疫系统，产生抗体，且具有免疫记忆。2 岁以下幼儿只能使用 PCV7。PCV23 只有荚膜多糖抗原，不含载体蛋白，为 T 细胞非依赖性抗原，用于 2 岁以上高危人群和老年人。接种后 2~3 周产生抗体，8 周抗体达到高峰，6~12 个月下降至 1/3~1/2 水平，可维持 5~8 年或更长。

### （二）流感嗜血杆菌脑膜炎

对非产 β-内酰胺酶的流感嗜血杆菌，氨苄西林首选。成人 8~12g/d，儿童 150~200mg/(kg·d)，分 4 次静脉滴注，疗程 10 天以上或体温正常后 7 天。对于产 β-内酰胺酶的流感嗜血杆菌株，目前主张使用头孢曲松［成人 4g/d，儿童 100~200mg/(kg·d)，分 2 次静脉滴注］或头孢噻肟［成人 8~12g/d，儿童 200~300mg/(kg·d)，分 4 次静脉滴注］治疗。

b 血清型流感嗜血杆菌的荚膜多糖疫苗对 1 岁半以上的儿童有较好的预防作用，1 年内保护率在 90% 以上。

### （三）链球菌性脑膜炎

尽早抗感染治疗可以降低病死率和后遗症发生率。链球菌对青霉素、氨苄西林、阿莫西林、氯霉素和磺胺类药物均敏感，应早期、足量使用，使脑脊液中药物浓度超过最小抑菌浓度（MIC）10 倍以上才能达到有效杀菌浓度。对青霉素耐药菌株可选用万古霉素治疗。

### （四）李斯特菌脑膜炎

李斯特菌一般对青霉素、氨苄西林、喹诺酮类、氨基糖苷类、利福平或复方磺胺甲噁唑均敏感，而头孢菌素无效。病情较重者，可以氨苄西林与氨基糖苷类抗生素联合治疗，而后者不易透过血脑屏障，不宜单独选用。

### （五）金黄色葡萄球菌脑膜炎

全国细菌耐药监测网对我国城市三级甲等医院住院患者的细菌耐药情况进行监测。定点收集全国医院临床分离细菌，按照美国临床实验室标准协会的指南，由中心实验室统一用琼脂二倍稀释法测定抗菌药物 MIC。2011—2012 年革兰氏阳性菌耐药监测报告显示，18 家医院 2 087 株革兰氏阳性菌中，葡萄球菌共 966 株，耐甲氧西林金黄色葡萄球菌（MRSA）和耐甲氧西林表皮葡萄球菌（MRSE）的检出率分别为 45.0% 和 81.4%。MRSA 的检出率较 2009—2010 年降低 6.6%，与印度和拉美国家相似，高于欧洲（约 30%）和大洋洲（约 20%）。MRSE 的检出率近 10 年维持在 80% 左右。未发现对万古霉素、利奈唑胺不敏感的葡萄球菌。凝固酶阴性葡萄球菌对替考拉宁有 7.5% 的中介率和 4.7% 的耐药率。ICU 菌株耐药率高于非 ICU 菌株。成人和老年人群分离菌株的耐药性差异不大。儿童的金黄色葡萄球菌耐药率低于成人和老年人，但是对青霉素、第一至三代头孢菌素及大环内酯类药物的总体细菌耐药率高于成人，提示对于儿童常用的抗菌药物，细菌耐药问题也很严重。葡萄球菌脑膜炎的治疗多采用耐酶青霉素，如苯唑西林或氯唑西林静脉滴注。青霉素过敏或耐甲氧西林菌株感染时采用万古霉素，成人 2g/d，儿童 40mg/(kg·d)，分 2~4 次静脉滴注。高剂量使用时，或有效血容量不足时，或肌酐清除率<50ml/min 时最好监测血药浓度，警惕出现肾损害。万古霉素有效谷浓度至少在 10μg/ml，复杂性和重症感染需为 15~20μg/ml。另外，也可选用利福平或磷霉素。为避免复发，抗生素疗程宜长，一般建议体温下降后继续使用 2 周。

### （六）革兰氏阴性杆菌脑膜炎

第三代头孢菌素对革兰氏阴性杆菌杀菌作用强，在脑脊液中浓度高，且较安全。常用的有头孢曲松［成人 4g/d，儿童 100~200mg/(kg·d)，分 2 次静脉滴注］、头孢噻肟［成人 8~12g/d，儿童 200~300mg/(kg·d)，分 4 次静脉滴注］或头孢他啶［成人 4~6g/d，2 月龄以上婴幼儿 30~100mg/(kg·d)，分 2~3 次静脉滴注］。也可以选择氨基糖苷类或哌拉西林。如病原菌为产超广谱酶的菌株，选择美罗培南（每次 2g，3 个月至 12 岁儿童每次 40mg/kg，每 8 小时静脉滴注 1 次）等碳青霉烯类抗生素或含有 β-内酰胺酶抑制剂的复合制剂。革兰氏阴性杆菌对抗生素的耐药问题日益严重，应根据脑脊液和血液涂片、培养结果以及药物敏感试验结果调整抗生素的使用。

### （七）铜绿假单胞菌脑膜炎

针对铜绿假单胞菌脑膜炎，头孢他啶［成人 4~6g/d，2 月龄以上婴幼儿 30~100mg/(kg·d)，分 2~3 次静脉滴注］和头孢哌酮/舒巴坦钠［成人 4~8g/d，每 12 小时静脉滴注 1 次；儿童 80~160mg/(kg·d)，每 6~12 小时静脉滴注 1 次］抗菌活性强，对 β-内酰胺酶稳定。注意舒巴坦的最高剂量成人 4g/d，儿童 80mg/(kg·d)。对于多重耐药的铜绿假单胞菌，还可以选择妥布霉素联合阿米卡星。该菌对青霉素 G、红霉素、多种头孢菌素、部分氨基糖苷类抗生素有耐药性，因此需要尽快完善脑脊液和血液涂片、培养和药物敏感试验，根据药物敏感试验调整抗生素的使用。

（张欣欣 薛 源）

## 第十二节 淋球菌感染

淋病在中国被列为乙类传染病，根据中国疾病预防控制中心的数据显示，2012 年淋病发病率居乙类传染病中第五位、居我国性传播疾病中第二位。淋球菌感染（gonococcal infection，GI）主要是指淋病奈瑟球菌（*Neisseria gonorrhoeae*，NG）所引起的泌尿生殖系统的化脓性感染，属于常见的一种性传播疾病，俗称淋病。

### 一、病原学

淋病奈瑟球菌，又称为淋病双球菌或者淋球菌，属奈瑟球菌科，奈瑟球菌属。淋球菌为卵圆形或球形，常成双排列，相邻面扁平或略微凹陷，像两颗豆子对在一起。大小 $0.5\mu m \times 0.7\mu m$，革兰氏染色呈阴性。急性感染期淋球菌多位于白细胞胞质中，慢性期则在细胞外。此菌无鞭毛，无荚膜，也不形成芽孢，因此对外界理化因素的抵抗能力较低，不耐干燥和冷热。加热至 55℃ 时 5 分钟便可将其灭活，在干燥环境中 1~2 小时死亡，室温下可存活 1~2 天，对一般消毒剂和抗生素均敏感，1% 石炭酸 1~3 分钟或 1:4 000 硝酸银液 2~7 分钟即可将此菌灭活。淋球菌对培养要求较高，普通培养基不易培养成功，而在含有动物蛋白质的培养基上生长繁殖良好，生长的最适温度为 35~36℃，最适 pH 为 7.4，5%~10% $CO_2$ 的环境对其生长有益。淋球菌能够分解葡萄糖、产酸不产气，不分解麦芽糖和蔗糖，也不产生靛基质和硫化氢，在生长过程中可以产生氧化酶。淋球菌的致病主要与菌体外部结构有关，该菌外部结构为外膜，而外膜的主要成分包括外膜蛋白、脂多糖和菌毛，其中与淋球菌生理代谢、黏附和毒力相关的是外膜蛋白，外膜蛋白又分为蛋白 I、II、III。因此外膜蛋白在致病过程中起了很大的作用。淋球菌虽然具有内毒素，但与其毒力关系并不密切。与淋球菌侵袭力有关的是菌毛。淋球菌的菌落，光滑、湿润、半透明，呈圆形凸起状，灰白色菌落边缘呈花瓣状。根据菌落的大小、光泽可将淋球菌分为五类，分别为菌体表面有菌毛的毒性菌株，即 T1 和 T2 型。

菌体表面无菌毛的无毒菌株，即 T3~T5 型。调节淋球菌与宿主之间关系的是其表面抗原，即外膜蛋白抗原、脂多糖抗原、菌毛抗原，表面抗原是致病性与免疫性的重要组成部分。

### 二、流行病学

患者和无症状的带菌者都是淋病的传染源，其中无症状女性带菌者尤为突出。传播途径为性传播和非性接触传播，其中非性接触传播主要是通过接触受污染的内衣内裤、浴巾、浴缸等。新生儿结膜炎多由产道感染导致，可经血液播散至全身。

### 三、发病机制

淋球菌对单层柱状上皮细胞和移行上皮细胞有高度亲和力，该菌的菌毛容易黏附于上述细胞，因此淋球菌容易在尿道、宫颈、膀胱黏膜等部位寄生。当淋球菌进入尿道时，菌毛和外膜蛋白会帮助淋球菌黏附于柱状上皮细胞上，并增殖形成微小菌落，该微小菌落被细胞的纤毛所覆盖、包埋进而侵入细胞，在宿主细胞的基底处形成囊包并于其中大量增殖，直至侵入黏膜下层，最终导致细胞破裂和炎症。此时局部出现大量多形核白细胞浸润、黏膜红肿、破溃、最终导致上皮细胞脱落，并渗出大量组织液，形成了尿道脓性分泌物，出现尿道流脓。由于炎症反应，造成大量多核粒细胞聚集、吞噬淋球菌，但由于淋球菌内毒素的作用，多核粒细胞死亡并随脓液排出。当排尿时，由于尿道黏膜扩张、破坏，尿液直接刺激神经末梢，引起疼痛。由于炎症的刺激使尿道括约肌痉挛收缩，出现尿频尿急的症状。若此时伴有黏膜小血管破裂，则会出现终末血尿。在这过程中，机体从各方面发挥其对淋球菌的免疫作用，局部及全身产生抗体来抵御淋球菌的感染，主要依赖于 IgG、IgM 和 IgA，其中 IgA 主要是在黏膜表面起预防感染的作用。炎症一般不会造成全身扩散，及时合理足量的用药，可以限制炎症进展并最终至炎症消退。炎症消退后，坏死的黏膜由鳞状上皮细胞和结缔组织修复，如反复或严重感染，则会造成结缔组织纤维化，最终形成尿道狭窄。若未能得到及时有效的治疗，淋球菌则会由尿道蔓延至附近器官，严重者甚至可经血液播散至全身。淋球菌可长期潜伏于腺体组织深部，因此慢性淋病可以反复发作。

### 四、临床表现

#### （一）无并发症淋病

1. 男性淋菌性尿道炎　多发生于性交后 3~5

939

天,起初表现为尿道口红肿,轻微刺痒、刺痛感,并伴有稀薄黏性分泌物流出。1~2天后,分泌物变为黏稠脓液,排尿时疼痛感、灼烧感明显增强,并出现尿频、尿急、排尿困难等症状。夜间阴茎会出现痛性勃起,晨起时会有脓液阻塞尿道口,为"糊口"现象。如未治疗,1~2周后症状虽会渐渐缓解,但"糊口"现象依然存在。

2. 女性泌尿生殖系统淋病

(1) 女性淋病性尿道炎:女性感染淋球菌后大多症状不明显,潜伏期不定,可有尿频、尿急、尿痛等症状。尿道口多红肿,并伴有黏稠脓性分泌物排出。

(2) 淋菌性宫颈炎:宫颈常为女性受淋球菌感染后的初发部位。淋球菌感染宫颈多症状轻微,甚至有时可不表现任何症状,即便如此,无症状感染也仍具有传染性。淋菌性宫颈炎患者可出现白带增多或异常,并伴有外阴瘙痒和灼烧感。宫颈充血、红肿,触之有痛感,宫颈口可有黏稠脓性分泌物溢出。

**(二) 有并发症淋病**

1. 男性有并发症淋病

(1) 淋菌性前列腺炎:淋球菌感染前列腺可引发急性前列腺炎。患者会出现发热、寒战、会阴疼痛和排尿困难等一系列尿路感染症状,肛诊发现前列腺肿大,压痛,按摩前列腺获取前列腺液后,在显微镜下可观察到淋球菌。慢性前列腺炎症状减轻,肛诊发现前列腺质地较硬或伴有小结节,压痛,按摩前列腺获取前列腺液后,在显微镜下可观察到淋球菌、上皮细胞和少量脓细胞。

(2) 淋菌性精囊炎:淋球菌感染精囊可引起急性精囊炎。患者会出现发热、尿频、尿急、尿痛等症状。直肠指诊发现精囊肿大,痛感明显,可伴有精液潴留。慢性精囊炎可无明显自觉症状,直肠指诊发现精囊质地较硬。

(3) 淋菌性附睾炎:淋球菌引起的附睾炎多发生于急性淋菌性尿道炎之后,常为单侧发病。患者会出现发热、附睾肿大、触之痛感强烈。

2. 女性有并发症淋病

(1) 淋菌性盆腔炎:淋菌性盆腔炎是女性淋病的主要并发症,它包括了急性输卵管炎,子宫内膜炎,输卵管、卵巢脓肿及其破裂所致的盆腔脓肿、腹膜炎。此病多发生于月经后,可突然出现高热、寒战、头疼剧烈、恶心呕吐、下腹疼痛、脓性白带增多,检查发现腹膜炎刺激征明显,双侧附件均增厚、压痛。

(2) 淋菌性肝周炎:淋球菌播散至上腹部,引起腹膜炎,继而到达肝周围,引起肝周围炎。肝脏与腹壁粘连,患者可出现右上腹突然疼痛,并于咳嗽、打喷嚏、深呼吸时更为强烈。除此之外,还可出现发热、恶心、呕吐等症状。检查时,右上腹压痛明显。

3. 播散性淋球菌感染 当淋球菌经血液上行播散至全身时,出现严重的全身感染,即播散性淋球菌感染。该病多发生于月经期、妊娠中期或妊娠晚期的女性患者。临床表现多为高热寒战、全身不适、关节处可出现皮疹。严重者可引发淋菌性败血症,若治疗不及时常有生命危险。大多数患者可出现多发关节炎、骨膜炎或者腱鞘炎,更有患者病情严重,可引发淋菌性心内膜炎、心肌炎、心包炎甚至淋菌性脑膜炎等。

4. 其他部位淋病

(1) 淋菌性结膜炎:淋菌性结膜炎多发生于出生2~3天后的新生儿,病因为经过淋病孕妇产道感染。患儿双侧结膜受累,眼睑红肿、有脓性分泌物。成人病例多因自身感染,起初单侧结膜受累,进而感染至另一侧,临床表现同新生儿。若感染波及角膜,可引起角膜炎,表现为角膜混浊,若不及时治疗,可致角膜穿孔,最终失明。见图26-12-1、图26-12-2。

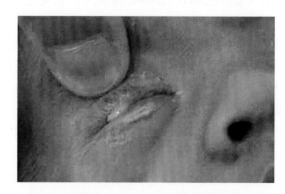

**图 26-12-1 新生儿淋菌性结膜炎**

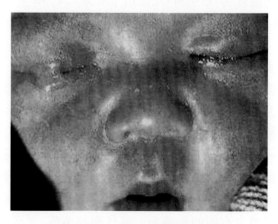

**图 26-12-2 新生儿淋菌性结膜炎**

(2) 淋菌性咽炎:口交常为此病病因,大多患者无症状,有症状者表现为急性咽炎或急性扁桃体炎症状。

（3）淋菌性直肠炎：此病多见于男性同性恋者。女性患者少见，可由阴道分泌物的自身感染引起。临床症状多较轻微，可有肛门瘙痒和灼烧感，严重者可有里急后重，脓血便，检查肛管及直肠，可发现黏膜充血水肿，有脓性分泌物产生。

（4）淋菌性皮炎：一般由淋菌性尿道炎所产生的分泌物污染其附近皮肤或其他部位皮肤所导致，常发生于女性大小阴唇、男性阴茎龟头等部位。起病时可见红斑、丘疹，继而发展为水疱、脓疱或糜烂，常有红晕围绕在病变四周。

## 五、实验室检查

实验室检查的重点在于对标本的正确采集。不同类型的淋球菌感染，标本的获取也不尽相同。淋球菌主要侵袭对象为柱状上皮细胞，因此，对于男性患者，通常于尿道内 3~4cm 处用拭子获取标本，女性患者的标本获取部位则为宫颈管内 1~1.5cm 处。淋菌性咽炎患者，一般于扁桃体或扁桃体窝中获取标本。而淋菌性直肠炎患者，取材部位位于肛门内 2.5cm 直肠隐窝处。

### （一）涂片镜检

首先应用无菌生理盐水清洗尿道口，清洗后，操作者可由后向前挤出脓液，并用棉拭子将脓液均匀涂于载玻片上，进行加热固定，但需要注意，应先将涂有标本的玻片在酒精灯上预热，并在加热时，前后左右移动玻片，使标本受热均匀而不至于太烫导致淋球菌收缩，干扰检验。固定完毕可进行革兰氏染色，并最后在显微镜下观察染色结果。急性期镜下可观察到大量呈红色的脓细胞，其中有些脓细胞内吞噬有淋球菌。淋球菌呈革兰氏阴性，圆或卵圆形，多并排成对排列，相邻面扁平或凹陷。此方法是男性患者诊断最佳方法，但女性患者宫颈分泌物杂菌过多，因此，敏感性和特异性较男性患者稍差，可采用培养法进行检查诊断。慢性期由于淋球菌数量减少，阳性检出率下降，因此男性患者需采用按摩前列腺的方法获取前列腺液，以便提高检出率。值得注意的是，有些淋菌性咽炎患者咽部涂片发现革兰氏阴性双球菌，但它不能作为诊断淋病的依据，因为部分奈瑟球菌属是以正常菌群身份存在于咽部的，如若发现此类不典型的阳性涂片，应进行进一步检查。见图 26-12-3。

### （二）淋球菌培养

培养可以进一步确诊症状不明显，或症状相似

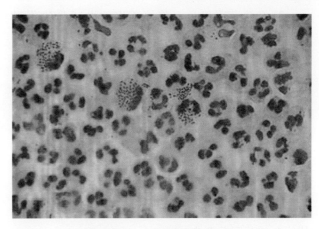

**图 26-12-3　淋球菌革兰氏染色**

但涂片呈阴性的患者。也可以用培养法来对已确诊的患者进行药物敏感试验。淋球菌对培养基要求高，所用培养基应含有动物蛋白及其他淋球菌生长所必需的生长因子。也可在培养基中加入少量抗菌物质来抑制杂菌生长。国外普遍采用改良的 Thayer-Martin（TM）培养基、Martin-Lewis（ML）培养基和 New York City（NYC）培养基，其中 TM 培养基是在 GC 培养基中添加了抗生素、淋球菌增菌剂和 1% 血红蛋白，这不仅抑制了杂菌的生长，也使淋球菌菌落增大，使宫颈，尤其是咽部和直肠的淋球菌分离检出率大大提高了。国内常采用巧克力琼脂或血琼脂培养基，值得一提的是，培养基中加入血液可任意选择羊血、兔血等，但应避免血液中加入抗凝剂，并保持血液浓度在 8%~10%。淋球菌对外界环境非常敏感，因此，获取标本后应及时接种，若不能马上进行细菌培养，可将标本先接种于 Amies 或 Stuart 等其他运送培养基中，尽快运至实验室。淋球菌的培养应在温度 36℃，湿度 70%，并含有 5%~10% $CO_2$ 的环境中进行，菌落形成后，可刮取涂片检查。

### （三）菌种鉴定

1. 氧化酶试验　由于淋球菌在生长过程中可产生氧化酶，因此向生长 24 小时后的淋球菌菌落上加入氧化酶试剂（盐酸二甲基对苯二胺），菌落颜色可变为紫红乃至黑色。此试验的关键在于氧化酶试剂的活性，正常氧化酶试剂颜色呈粉红色，若变为灰黑色说明试剂失效。保存时应注意，该试剂需放置于棕色试剂瓶中避光保存，有效期常为 1 周，因此配置好后应尽快使用。

2. 糖发酵实验　将淋球菌接种到含有糖类和指示剂的培养基中，可进行糖发酵实验。淋球菌含有分解葡萄糖的酶类，分解葡萄糖的同时产酸，会降低培养基的 pH，从而导致培养基中指示剂颜色的改变。

3. 免疫荧光染色　将培养出的淋球菌菌落制成菌悬液,并涂于载玻片上,待菌液干燥后,加热固定。将荧光素标记的抗淋菌血清涂于已固定的菌液膜上,放置湿盒内 5 分钟。之后用磷酸缓冲液冲洗下未结合的血清,于室温中干燥。此时将已涂有荧光素的菌膜上加一滴甘油封闭,并盖上盖玻片,于荧光显微镜下观察,可看到带有苹果绿色荧光的双球菌。

4. 酶反应　淋球菌含有某些能使产色底物显色的酶类,因此可根据底物颜色变化来将淋球菌与其他奈瑟菌区分开来。

## 六、诊断

### (一) 接触史

配偶感染史、冶游史、与淋病患者分泌物的密切接触史或新生儿母亲有淋病史。

### (二) 临床表现

男性为尿频、尿急、尿痛,尿道口有脓性分泌物等症状,女性为宫颈口或阴道口流脓等症状。其他部位淋病可根据其不同的临床表现加以区分,最终确定其临床分类。

### (三) 实验室检查

男性患者,处于急性感染期时获取脓性分泌物涂片做革兰氏染色,一经查出典型的革兰氏阴性双球菌即可诊断。其他男性患者和女性患者的脓性分泌物涂片仅供参考,若想确诊,需得到淋球菌培养阳性结果。

## 七、鉴别诊断

### (一) 非淋菌性尿道炎

1~3 周或之前有不洁性交史,临床症状不明显,尿道口有少量稀薄脓性分泌物。实验室检查为衣原体感染,也可有少数检查为滴虫感染等,淋球菌检查为阴性。

### (二) 非特异性尿道炎

常有机械性刺激、机械损伤等诱因,检查多为大肠埃希菌、葡萄球菌、变形杆菌等感染,淋球菌检查为阴性。

### (三) 非特异性阴道炎

常有损伤、异物等诱因,检查多为大肠埃希菌、葡萄球菌、链球菌、变形杆菌等感染。临床表现为阴道脓性或浆液性分泌物增多,灼烧感,坠胀感。淋球菌检查为阴性。

### (四) 细菌性阴道炎

白带增多呈灰白色,气味腥,pH 增高,阴道分泌物涂片镜下可见,乳酸杆菌数量减少,革兰氏阴性短杆菌数量增加。可于盐水湿片中寻找到线索细胞。

### (五) 念珠菌阴道炎

白带黏稠增多,呈豆渣样或凝乳样。临床表现为外阴瘙痒,灼烧痛感。阴道黏膜红肿、有白膜附着,白膜脱落可见黏膜轻微糜烂,阴道分泌物涂片,镜下可观察到假菌丝和孢子。

### (六) 滴虫性阴道炎

临床表现为外阴瘙痒,白带增多呈泡沫状,颜色灰黄或乳白色。阴道黏膜红肿有出血点,呈草莓状凸起,阴道分泌物涂片镜下可观察到滴虫。

### (七) 沙眼衣原体感染

有性交史,症状多不明显。宫颈红肿,易出血,有脓性分泌物产生,病原体检查为沙眼衣原体。

## 八、治疗

根据世界卫生组织(WHO)统计资料显示,每年全球有 6 000 余万新增淋病患者。因此,淋球菌感染仍然是严重威胁公共卫生安全的一种重要的性传播疾病。近年来,淋病患者的数量一直处于上升趋势,并且随着淋球菌对抗菌药物的耐药性不断增加,淋病治疗也面临了更加严峻的挑战。由于淋球菌的感染情况及耐药情况均有地域差异和人群差异的特点,因此有必要定期对某一区域内淋球菌感染及耐药情况进行监测,才能有效掌握该地区淋病的发病情况。

淋球菌耐药原因有很多,主要由三种原因引起,首先是抗生素剂量不足,使淋球菌长期处于亚治疗剂量的作用下,长此以往产生对青霉素类的耐药性;其次是滥用抗生素进行预防、随意使用青霉素预防淋球菌感染,很容易促进青霉素耐药菌株的产生;再有抗生素多剂量治疗,也容易在体内选择出氟喹诺酮类耐药性增高的淋球菌菌株。因此,淋病的治疗应本着早诊断、早治疗、及时、规律、足量用药、配偶与性伴侣共同治疗的原则。还应引起注意的是,患者是否还存在其他性病衣原体的感染,所以治疗时应积极进行药物敏感试验,使治疗效率提高。

### (一) 一般处理

患者应避免激烈运动,卧床休息。避免酒精、辛辣、浓茶和咖啡等一系列刺激性食物,清淡饮食。用药期间停止性生活,注意个人清洁卫生及隔离消毒。禁止与婴儿同床、同浴,避免淋病继续传播。

### (二) 治疗方案

1. 无并发症淋病

(1) 淋菌性尿道炎、子宫颈炎、直肠炎推荐方案:头孢曲松 250mg,单次肌内注射;或大观霉素 2g(宫颈炎 4g),单次肌内注射。替代方案:头孢噻肟 1g,单次肌内注射;或其他第三代头孢菌素类,如已证明其疗效较好,亦可选作替代药物。如果衣原体感染不能排除,加抗沙眼衣原体感染药物。

（2）儿童淋病:体重 ≥45kg 者按成人方案治疗,体重<45kg 者按以下方案治疗,即头孢曲松 25~50mg/kg(最大不超过成人剂量),单次肌内注射;或大观霉素 40mg/kg(最大剂量 2g),单次肌内注射。如果衣原体感染不能排除,加抗沙眼衣原体感染药物。

2. 有并发症淋病

（1）淋菌性附睾炎、前列腺炎、精囊炎推荐方案:头孢曲松 250mg,每日 1 次肌内注射,共 10 日;或大观霉素 2g,每日 1 次肌内注射,共 10 日。替代方案:头孢噻肟 1g,每日 1 次肌内注射,共 10 日。如果衣原体感染不能排除,加抗沙眼衣原体感染药物。

（2）淋菌性盆腔炎门诊治疗方案:头孢曲松 250mg,每日 1 次肌内注射,共 10 日;加口服多西环素 100mg,每日 2 次,共 14 日;加口服甲硝唑 400mg,每日 2 次,共 14 日。①住院治疗推荐方案 A:头孢替坦 2g,静脉滴注,每 12 小时 1 次;或头孢西丁 2g,静脉滴注,每 6 小时 1 次,加多西环素 100mg,静脉滴注或口服,每 12 小时 1 次。注意:如果患者能够耐受,多西环素尽可能口服。在患者情况允许的情况下,头孢替坦或头孢西丁的治疗不应<1 周。对治疗 72 小时内临床症状改善者,在治疗 1 周时酌情考虑停止肠道外治疗,并继以口服多西环素 100mg,每日 2 次,加口服甲硝唑 500mg,每日 2 次,总疗程 14 日。②住院治疗推荐方案 B:克林霉素 900mg,静脉滴注,每 8 小时 1 次,加庆大霉素负荷量(2mg/kg),静脉滴注或肌内注射,随后给予维持量(1.5mg/kg),每 8 小时 1 次,也可每日 1 次给药。注意:患者临床症状改善后 24 小时可停止肠道外治疗,继以口服多西环素 100mg,每日 2 次;或克林霉素 450mg,每日 4 次,连续 14 日为 1 个疗程。多西环素静脉给药疼痛明显,与口服途径相比没有任何优越性;孕期或哺乳期妇女禁用四环素、多西环素。妊娠头 3 个月内应避免使用甲硝唑。

3. 其他部位淋病

（1）淋菌性眼结膜炎推荐方案:新生儿,头孢曲松 25~50mg/kg(总量不超过 125mg),静脉或肌内注射,每日 1 次,连续 3 日。体重 ≥45kg 的儿童按成人方案治疗;体重<45kg 的儿童,头孢曲松 50mg/kg(最大剂量 1g),单次肌内注射或静脉滴注。成人,头孢曲松 1g,单次肌内注射;或大观霉素 2g,每日 1 次肌内注射,共 3 日。应同时应用温生理氯化钠溶液冲洗眼部,每小时 1 次,至分泌物消失。新生儿不宜应用大观霉素。新生儿的母亲应进行检查,如患有淋病,同时治疗。新生儿应住院治疗,并检查有无播散性感染。

（2）淋菌性咽炎推荐方案:头孢曲松 250mg,单次肌内注射;或头孢噻肟 1g,单次肌内注射。如果衣原体感染不能排除,加抗沙眼衣原体感染药物。注意:因大观霉素对淋菌性咽炎的疗效欠佳,不推荐使用。

4. 播散性淋病

（1）新生儿播散性淋病推荐方案:头孢曲松 25~50mg/(kg·d),每日 1 次静脉滴注或肌内注射,共 7~10 日;如有脑膜炎疗程延长至 14 日。

（2）儿童播散性淋病:体重>45kg 者按成人方案治疗,体重<45kg 的儿童按如下方案治疗,即淋菌性关节炎者,头孢曲松 50mg/kg,每日 1 次肌内注射或静脉滴注,共 7~10 日;脑膜炎或心内膜炎者,头孢曲松 25mg/kg,肌内注射或静脉滴注,每日 2 次,共 14 日(脑膜炎),或 28 日(心内膜炎)。

（3）成人播散性淋病:推荐住院治疗。需检查有无心内膜炎或脑膜炎。如果衣原体感染不能排除,应加抗沙眼衣原体感染药物。①推荐方案:头孢曲松 1g,每日 1 次肌内注射或静脉滴注,共 ≥10 日;②替代方案:大观霉素 2g,肌内注射,每日 2 次,共 ≥10 日。淋菌性关节炎者,除髋关节外,不宜实行开放性引流,但可以反复抽吸,禁止关节腔内注射抗生素。淋菌性脑膜炎经上述治疗的疗程约 2 周,心内膜炎疗程>4 周。

5. 妊娠期感染推荐方案 头孢曲松 250mg,单次肌内注射;或大观霉素 4g,单次肌内注射。如果衣原体感染不能排除,加抗沙眼衣原体感染药物,禁用四环素类和喹诺酮类药物。

**（三）预后标准**

首先,结束治疗 2 周内无性接触史。其次,全部症状和体征消失。最终,在结束治疗之后的 4~7 日内于患部取材进行接种培养,结果呈阴性。

## 九、预防

积极开展宣传教育工作,避免非婚性关系。提倡安全性行为,使用安全套。落实孕妇性病检查和新生儿抗生素滴眼制度。注意个人卫生,避免与他人共用毛巾等生活用品。

（孟庆华）

## 第十三节 霍 乱

霍乱(cholera)是由霍乱弧菌引起的急性肠道传染病,为法定甲类传染病,亦是国际检疫疾病。该病起病急、传播迅速,典型患者表现为剧烈的腹泻和呕吐,可引起脱水、肌肉痉挛,严重者可导致外周循环衰竭和急性肾衰竭,重症及典型患者如治疗不及时可致死亡。霍乱感染以轻症和带菌者占多数。霍乱弧菌经污染水和食物感染人体,是饮水卫生和食品卫生条件较差地区重要的腹泻病因。

### 一、病原学

1. 形态及染色　霍乱弧菌(Vibrio cholerae)是导致霍乱的病原体,为革兰氏染色阴性,呈弧形或逗号状杆菌。菌体长 $1.5\sim3\mu m$,宽 $0.3\sim0.4\mu m$,尾端有鞭毛,运动活跃,含霍乱弧菌的悬滴液在暗视野显微镜下可见穿梭状运动。患者粪便直接涂片可见弧菌纵列呈"鱼群"样。霍乱弧菌有菌毛结构,A 型菌毛又称为毒素共调节菌毛 A(toxin coregulated pilus A,TcpA),TcpA 在霍乱弧菌定居人类肠道过程中起重要作用,亦称为"定居因子"。

2. 抗原结构与分类　霍乱弧菌有耐热的菌体(O)抗原和不耐热的鞭毛(H)抗原。H 抗原为霍乱弧菌属所共有;O 抗原特异性高,有群特异性和型特异性 2 种抗原,是霍乱弧菌分群和分型的基础。群的特异性抗原已达 200 余种。引起霍乱流行仅 O1 与 O139 群。O1 群弧菌型的特异性抗原有 A、B、C 3 种,其中 A 抗原为 O1 群弧菌所共有,A 抗原与其他 B 或 C 抗原组合则可分为 3 型。小川型(异型,Ogawa)含 A、B 抗原;稻叶型(原型,Inaba)含 A、C 抗原;彦岛型(中间型,Hikojima)含 A、B、C 3 种抗原。霍乱弧菌所含的 B、C 抗原可以因弧菌的变异而互相转化,如小川型和稻叶型之间可以互相转化。WHO 腹泻控制中心根据弧菌的生化性状、O 抗原的特异性和致病性等不同,将霍乱弧菌分为 3 群。

（1）O1 群霍乱弧菌:O1 群霍乱弧菌是引起霍乱流行的主要病原菌,包括 19 世纪从患者粪便中分离出来的古典生物型霍乱弧菌(Vibrio cholerae classical biotype,CVC)和 20 世纪初从埃及西奈半岛埃尔托检疫站所发现的溶血弧菌。

（2）非 O1 群霍乱弧菌:包括 O2～O138 及 O140 以上 200 多个血清群和 O139 1 个血清群。O2～O138 及 O140 以上群弧菌鞭毛抗原与 O1 群相同,但菌体(O)抗原不同,不能被 O1 群霍乱弧菌多价血清所凝集,故又称为不凝集弧菌(non-agglutinable vibrio,NAG vibrio)。O2～O138 及 O140 以上群弧菌中一部分能产生类似大肠埃希菌耐热肠毒素,另一部分则产生类霍乱毒素的毒素,因此 O2～O138 及 O140 以上的少数血清群能引起胃肠炎。该群霍乱弧菌仅引起散发的胃肠炎性腹泻,因此 O2～O138 弧菌感染不作霍乱处理。1992 年在印度和孟加拉国等地发生霍乱暴发流行,但此流行菌群不与 O1 群霍乱弧菌和 O2～O138 群霍乱弧菌的多价诊断血清发生交叉凝集,与 O1 群霍乱弧菌特异性的 A、B 及 C 因子单克隆抗体也不发生反应,进而确定为一种新的血清群。Shimada 等命名为 O139 群霍乱弧菌,O139 群霍乱弧菌至今只有 1 个血清型,由于所分离的新菌株来自沿着孟加拉湾的城市,故又称为 Benga Ⅰ型。O139 群是否会取代 O1 群霍乱弧菌蔓延到世界各国,引起新的霍乱大流行需要给予高度重视。对非 O1 及非 O139 血清群研究发现 O27、O37、O53 及 O65 血清群均有 O1 的基因主链,他们各自拥有不同的致病基因,O53 和 O65 具有埃尔托弧菌致病基因簇,其潜在致病性以及这些血清群将来导致新的霍乱暴发流行可能性值得关注。

（3）不典型 O1 群霍乱弧菌:本群霍乱弧菌可被多价 O1 群血清所凝集,但本群弧菌在体内外均不产生肠毒素,因此没有致病性。

3. 培养及生化反应　霍乱弧菌兼性厌氧,在普通培养基中生长良好。在碱性环境中生长繁殖快,故增菌培养可用 1% 碱性蛋白胨水使 pH 为 $8.4\sim8.6$。O1 群霍乱弧菌和非典型 O1 群霍乱弧菌均能发酵蔗糖和甘露糖,不发酵阿拉伯糖。埃尔托生物型能分解葡萄糖产生乙酰甲基甲醇(即 VP 试验)。O139 霍乱弧菌能发酵葡萄糖、麦芽糖、蔗糖和甘露糖,产酸不产气,不发酵肌醇和阿拉伯糖。O139 霍乱弧菌可以在无氯化钠和 30g/L 氯化钠蛋白胨水中生长,但不能在 80g/L 氯化钠浓度下生长。对多黏菌素、复方磺胺甲噁唑和 DADP(对氨苯)(50g 和 150g)不敏感,对 O1 群霍乱弧菌 Murkherjee 的 Ⅳ 和 Ⅴ 型噬菌体不敏感。对四环素、氨苄西林、红霉素、环丙沙星敏感。

4. 霍乱弧菌产生的毒素　霍乱弧菌产生的毒素包括肠毒素、神经氨酸酶、血凝素,菌体裂解后能释放出内毒素等。

（1）霍乱毒素（cholera toxin，CT）：是由 2 个亚单位非共价结合的多聚体活性蛋白质。在细菌生长对数期合成并释放于菌体外。古典生物型、埃尔托生物型和 O1 群霍乱弧菌均能产生。CT 的 A 亚单位分子量为 27.2kDa，由 240 个氨基酸组成，含 18 个氨基酸信号肽，在成熟过程中由蛋白水解酶裂解为 A1（分子量为 21.8kDa，由 194 个氨基酸组成）和 A2（分子量为 500Da，由 53 个氨基酸组成），A1、A2 以二硫键相连。B 亚单位分子量为 11.6kDa，由 103 个氨基酸组成，其分泌信号肽为 21 个氨基酸。CT-B 由 5 个寡聚体组成，含 6 个肽段（CTP1~CTP6，其中 CTP3 有重要的生物活性）。CT 是一种不耐热的毒素，56℃ 30 分钟即被破坏。O1 群霍乱弧菌和非 O1 群霍乱弧菌肠毒素的抗原特异性大致相同。霍乱毒素具有免疫原性，经甲醛处理后所获得的无毒性霍乱毒素称为类霍乱原（choleragenoid），人体免疫后其所产生的抗体，能对抗 CT 的攻击。O139 血清群霍乱弧菌可产生与 O1 群霍乱弧菌产生的 CT 相似的毒素，O139 血清群霍乱弧菌产生的霍乱样毒素可以被特异性 IgG 抗体和抗 CT 多克隆抗体中和，这种霍乱样毒素对 YI 肾上腺细胞的作用与 CT 一致。霍乱样毒素在家兔肠段结扎试验中可引起肠段积液，产生和 O1 群霍乱弧菌相似的水性腹泻。

（2）神经氨酸酶：是霍乱弧菌分泌多糖复合物中的一种酶，神经氨酸酶结构基因产物是分子量为 76kDa 蛋白质，其活性可被神经氨酸酶抗体 IgG 所中和，N 端有 24 个氨基酸分泌信号肽，可能有促进 CT 与受体结合的作用，进而增加细菌毒力。

（3）血凝素：包括两种，一种是可溶性血凝素（SHA），为含锌离子的金属肽链内切酶。SHA 在电镜下呈长丝状多聚体。SHA 活性可被螯合物 zincor（抑制含锌蛋白酶活性的氧酸衍生物）抑制，恢复期患者 SHA 滴度可升高，其相应的抗体可特异性抑制霍乱弧菌的血凝及黏附，但对动物未显示保护作用，也不影响弧菌活性。另一种血凝素与细胞相连。

（4）霍乱弧菌可产生溶血素，埃尔托生物型产生不耐热溶血素，是分子量为 20kDa 的单体蛋白质，除有溶血活性外，尚有细胞毒、心脏毒及致死毒。

5. 抵抗力　一般煮沸 1~2 分钟可杀灭。0.2%~0.5% 的过氧乙酸溶液可立即杀死。正常胃酸中仅能存活 5 分钟。但在自然环境中存活时间较长，在自然界淡水或海水中埃尔托生物型霍乱弧菌能生存 1~3 周，在鱼、虾和甲壳类生物中可存活 1~

2 周。O139 霍乱弧菌在水中存活时间可能较 O1 群霍乱弧菌长。

## 二、流行病学

1817 年以来，霍乱曾发生 7 次世界性大流行。霍乱在人群中流行已达 2 个世纪，直到 1883 年第 5 次大流行时，Koch 从患者粪便中发现霍乱弧菌，才确定了霍乱的病原体。目前认为第 6 次大流行，是由古典生物型霍乱弧菌所引起。1961 年的第 7 次世界大流行，则主要是由埃尔托生物型霍乱弧菌引起。1992 年，印度、孟加拉国等地发生霍乱暴发流行，后经证实是由非 O1 群的一个新型霍乱弧菌，即 O139 群霍乱弧菌所引起，到目前为止，O139 群霍乱弧菌所引起的霍乱，已在巴基斯坦、泰国、斯里兰卡、尼泊尔、美国、日本、德国等国家，以及英国英格兰、我国香港等地区发生，有形成第 8 次世界大流行趋势。目前，霍乱仍是全球公共卫生的一大问题。

霍乱在中国的流行状况：霍乱大约在 1820 年传入中国，以后每次世界性大流行均受波及。1949 年以后，政府采取积极防治措施，古典生物型霍乱得到控制。20 世纪 60 年代，随着国际间交往频繁，埃尔托生物型霍乱传入沿海一带。1993 年 5 月首先在新疆发现 O139 群霍乱弧菌引起的霍乱病例。2019 年全国霍乱报告发病 16 例，无死亡。

1. 传染源　患者和带菌者是霍乱的传染源，轻型患者和隐性感染者因病情轻或无典型症状不能确诊，未能及时隔离和治疗，在霍乱的传播上起着重要作用。

2. 传播途径　霍乱主要通过胃肠道传播，患者及带菌者的粪便和排泄物含有霍乱弧菌，污染水源和食物后可引起霍乱传播。日常生活接触和苍蝇亦起传播作用。埃尔托生物型或 O139 群霍乱弧菌均能通过污染鱼、虾等水产品引起传播。

3. 人群易感性　人群对霍乱弧菌普遍易感，有临床症状的显性感染较少，隐性感染较多。患病或感染后可获一定免疫力，能产生抗菌抗体和抗肠毒素抗体，可利用研发疫苗，但亦有再感染的报告。

4. 流行季节与地区　在我国，霍乱流行季节为夏秋季，以 7~10 月为多。沿海地区（广东、广西、浙江、江苏、上海等）为主要流行地区。

5. O139 群霍乱的流行特征　人群普遍易感，病例以成人为主（74%），男性多于女性。发病无家庭聚集性，主要经水和食物传播，在霍乱地方性流行区人群或对 O1 群霍乱弧菌有免疫力者，也不能保护免受 O139 的感染。现有的霍乱弧菌苗不能对 O139 产生保护作用。

## 三、发病机制和病理解剖

1. 发病机制　人感染（食入）霍乱弧菌后，机体的免疫力和感染弧菌的数量决定是否发病。在人体胃酸分泌正常，且未被稀释的情况下，胃酸可杀灭一定数量的霍乱弧菌而不发病。口服活菌苗者，肠道分泌特异性 IgM、IgG 和 IgA 抗体，亦能阻止弧菌黏附于肠壁而免于发病。如被感染者进行过胃大部分切除致使胃酸分泌减少，或因大量饮水、大量进食导致胃酸稀释，或食入霍乱弧菌的量超过 $10^8$，均能引起发病。

霍乱弧菌进入人体，经胃抵达肠道后，通过鞭毛运动以及弧菌产生的蛋白酶作用，穿过肠黏膜上的黏液层，在 Tcp A 和霍乱弧菌血凝素（HA）的作用下，黏附于小肠上段肠黏膜上皮细胞刷状缘上。在小肠碱性环境中霍乱弧菌大量繁殖，并产生 CT。当 CT 与肠黏膜接触后，其 B 亚单位识别肠黏膜上皮细胞上的神经节苷脂（ganglioside）受体并与之结合，继之具有酶活性的 A 亚单位进入肠黏膜细胞内，A 亚单位能从烟酰胺腺嘌呤二核苷酸（NAD）中将 ADP（腺苷二磷酸）一核糖转移至靶蛋白鸟苷三磷酸酶（GTP 酶）中，并与之结合，使 GTP 酶活性受抑制，导致腺苷酸环化酶（adenyl cyclase）持续活化，使 ATP 不断转变为环腺苷酸（cAMP）。当细胞内 cAMP 浓度升高时，可刺激肠黏膜隐窝细胞过度分泌水、氯化物及碳酸盐。同时抑制肠绒毛细胞对钠离子和氯离子的吸收，使水和氯化钠等在肠腔积累，引起严重水样腹泻。

CT 还能促使肠黏膜杯状细胞黏液分泌增加，使腹泻水样便中含大量黏液。由于腹泻导致的失水，使胆汁分泌减少，因而腹泻粪便可呈"米泔水"样。

除 CT 主要导致霍乱弧菌致腹泻外，霍乱弧菌在其致病过程中还依赖于其他一些毒力因子的协同作用。如内毒素及霍乱弧菌产生的溶血素、酶类及其他代谢产物，亦有一定的致病作用。

2. 霍乱患者因腹泻而导致的病理生理变化

（1）水和电解质紊乱：由于剧烈的呕吐与腹泻，霍乱患者体内水和电解质大量丧失，进而导致脱水和电解质紊乱。严重脱水患者可出现循环衰竭。若纠正失水不及时，休克时间过长，将进一步引起急性肾衰竭。霍乱患者丢失的液体为等渗液体，但其中钾含量为血清钾的 4~6 倍，而钠和氯则稍低于血清。为防止严重低血钾导致心律失常，故补液治疗时，在有尿的情况下应及时补钾。低钾亦能引起肾小管上皮细胞变性，进一步加重肾衰竭。

（2）代谢性酸中毒：严重腹泻使机体丢失了大量碳酸氢根。而失水导致外周循环衰竭，组织因缺氧进行无氧代谢，因而乳酸产生过多，可加重代谢性酸中毒。发生急性肾衰竭时，代谢的酸性物质不能排泄，也是引起酸中毒的原因。

3. 病理解剖　主要病理变化为严重脱水引起的相应组织器官变化，可见皮肤干燥，皮下组织和肌肉脱水，心、肝、脾等脏器因脱水而缩小。肾小球和肾间质毛细血管可见扩张。肾小管可有变性和坏死。小肠黏膜仅见非特异性浸润。脏器实质性损害不重。

## 四、临床表现

1. 潜伏期　数小时至 6 天，一般为 1~3 天。少数患者发病前 1~2 天可有头昏、乏力或轻度腹泻等前驱症状。典型患者多突然发病。古典生物型和 O139 群霍乱弧菌引起的疾病，症状较严重；埃尔托生物型霍乱弧菌引起的症状较轻，无症状的病原携带者亦较多。

2. 典型病例临床表现　典型病例临床经过可分 3 期。

（1）吐泻期：以剧烈的腹泻为主，继而出现呕吐。一般不发热，仅少数有低热。

1）腹泻：腹泻特点为无里急后重感，多数不伴腹痛，少数患者有腹部隐痛，个别病例可有阵发性腹部绞痛。排便后自觉轻快感。腹泻次数由每天数次至数十次不等，重者则大便失禁。排出的粪便初为黄色稀便，后为水样便，以黄色水样便多见。腹泻严重者排出白色混浊的"米泔水"样大便。有肠道出血者排出洗肉水样大便。出血多者则呈柏油样便，以埃尔托生物型霍乱弧菌引起者多见。

2）呕吐：一般发生在腹泻之后，多为喷射性呕吐，不伴恶心。呕吐物初为胃内食物，继而为水样，严重者亦可呕吐"米泔水"样物，与粪便性质相似。轻者可无呕吐。

（2）脱水期：剧烈的呕吐与腹泻，使患者体内大量水分和电解质丧失，患者可出现脱水、电解质紊乱和代谢性酸中毒，严重者出现循环衰竭。持续时间一般为数小时至 2~3 天。脱水期病程长短主要取决于治疗是否及时和正确与否。

1）脱水：可分轻、中、重三度。轻度脱水，约失水 1 000ml, 儿童 70~80ml/kg, 可见皮肤黏膜干燥、皮肤弹性差。中度脱水, 丧失水分 3 000~3 500ml, 儿童 81~100ml/kg, 可见皮肤弹性差, 眼窝凹陷, 声音轻度嘶哑, 血压下降和尿量减少。重度脱水, 约脱水 4 000ml, 儿童 101~120ml/kg, 表现为皮肤干瘪、没有弹性, 声音嘶哑, 可呈现眼眶下陷、两颊深凹、神志淡漠或不清的 "霍乱面容"。出现循环衰竭和酸中毒者, 若不积极抢救, 可危及生命。

2) 循环衰竭: 由严重失水所致的失水性休克。临床表现为四肢厥冷, 脉搏细速, 甚至不能触及, 血压下降或不能测出, 为血容量明显减少所致。继而由于脑部供血不足、脑缺氧而出现意识障碍, 开始表现为烦躁不安, 随后出现呆滞、嗜睡甚至昏迷。

3) 尿毒症酸中毒: 临床表现为呼吸增快, 严重者除出现 Kussmaul 呼吸外, 可有嗜睡、感觉迟钝甚至昏迷等意识障碍的表现。

4) 肌肉痉挛: 呕吐、腹泻使大量的电解质丢失, 严重的低血钠引起腓肠肌和腹直肌痉挛。临床表现为痉挛部位的疼痛和肌肉呈强直状态。

5) 低血钾: 严重腹泻使钾盐大量丢失, 血钾显著降低。临床表现为肌张力减弱, 膝反射减弱或消失, 腹胀, 亦可出现心律失常。心电图示 Q-T 延长, T 波平坦或倒置和出现 U 波。

(3) 恢复期: 腹泻停止, 脱水纠正后多数患者症状消失, 尿量增加, 体力逐步恢复。有少数病例由于血液循环的改善, 残留于肠腔的内毒素被吸收进入血流, 可引起轻重不一的发热, 一般患者体温高达 38~39℃, 持续 1~3 天后自行消退, 这种变化也称反应期。

3. 临床类型 根据失水程度、血压和尿量情况分为轻、中、重三型:

(1) 轻型: 起病缓慢, 腹泻不超过 10 次/d, 为稀便或稀水样便, 一般不伴呕吐, 持续腹泻 3~5 天后恢复。无明显脱水表现。

(2) 中型(典型): 有典型的腹泻和呕吐症状, 腹泻达 10~20 次/d, 为水样或 "米泔水" 样便, 量多。有明显脱水体征。血压下降, 收缩压 9.31~12kPa (70~90mmHg)。尿量为 500ml/24h 以下。

(3) 重型: 患者有典型腹泻和呕吐症状, 脱水严重, 出现循环衰竭。表现为脉搏细速或不能触及, 血压明显下降, 收缩压低于 70mmHg 甚至不能测出。尿量为 50ml/24h 以下。

除上述 3 种临床类型外, 尚有一种罕见的暴发型或称中毒型, 又称 "干性霍乱(cholera sicca)"。本型起病急骤, 尚未出现腹泻和呕吐症状, 即迅速进入中毒性休克而死亡。

## 五、实验室检查

1. 血常规及生化检查 红细胞计数升高, 血红蛋白和血细胞比容增高(由于失水引起血液浓缩所致)。白细胞总数升高可达 10×10^9/L 以上。分类计数中性粒细胞和单核细胞增多。脱水期间血生化显示血清钠、钾、氯均可见降低, 尿素氮、肌酐升高, 而碳酸氢根离子下降。

2. 尿常规检查 可有少量蛋白质, 镜检有少许红细胞、白细胞和管型。

3. 粪便检查

(1) 常规镜检: 可见黏液和少许红细胞、白细胞。

(2) 涂片染色: 取粪便或早期培养物涂片做革兰氏染色镜检, 可见革兰氏阴性稍弯曲的弧菌, 无芽孢, 无荚膜。而 O139 群霍乱弧菌除可产生荚膜外, 其他与 O1 群霍乱弧菌同。

(3) 悬滴检查: 将新鲜粪便做成悬滴或暗视野显微镜下观察, 可见运动活跃呈穿梭状的弧菌。

(4) 制动试验: 取急性期患者的水样粪便或碱性蛋白胨水增菌培养 6 小时左右的表层生长物, 先做暗视野显微镜检查, 观察动力。如有穿梭样运动物时, 则加入 O1 亚群多价血清 1 滴, 若是 O1 群霍乱弧菌, 因抗原抗体反应, 弧菌凝集成块, 运动停止。如加 O1 群霍乱弧菌血清后, 不能制止运动, 可再用 O139 群霍乱弧菌血清重新进行试验。

(5) 增菌培养: 凡是疑似霍乱患者的粪便, 除做显微镜检查外, 均应做增菌培养。应在使用抗菌药物之前留取粪便待检, 并尽快送样进行培养。增菌培养基一般用 pH 8.4 的碱性蛋白胨水, 36~37℃ 培养 6~8 小时后表面能形成菌膜。此时应进一步做分离培养, 并进行动力观察和制动试验, 可提高检出率, 有助于早期诊断。

(6) 分离培养: 常用强选择性庆大霉素琼脂平皿, 36~37℃ 培养 8~10 小时霍乱弧菌即可生成小菌落。亦可用碱性琼脂平板, 培养 10~20 小时。选择可疑或典型菌落, 应用霍乱弧菌 O 抗原的抗血清做玻片凝集试验。近年来国外亦有应用霍乱毒素基因的 DNA 探针做菌落杂交, 可迅速鉴定出产毒 O1 群霍乱弧菌。

4. PCR 检测 通过识别 PCR 产物中的霍乱弧菌毒素基因亚单位 *CTXA* 和毒素协同菌毛基因(*TC-*

PA)来区别霍乱菌株和非霍乱弧菌。然后根据 TC-PA 基因的不同 DNA 序列来区别古典生物型和埃尔托生物型霍乱弧菌。4 小时内可获结果,敏感性能检出每毫升碱性蛋白胨水中<10 个菌体。

5. ELISA 霍乱的快速诊断法　该法应用纯化的抗弧菌外膜蛋白的血清检测粪便中的弧菌抗原,可快速诊断霍乱,不需增菌培养。

6. 血清免疫学检查　血清免疫学检查主要用于流行病学的追溯诊断和粪便培养阴性可疑患者的诊断。霍乱弧菌的感染者,能产生抗菌抗体和抗肠毒素抗体。抗菌抗体中的抗凝集抗体,一般在发病第 5 天出现,病程 8~21 天达高峰,若抗凝集素抗体双份血清滴度 4 倍以上升高,有诊断意义。

## 六、诊断和鉴别诊断

在霍乱流行地区,流行季节任何有腹泻和呕吐的患者,均应按疑似霍乱处理,均需进行排除霍乱的粪便细菌学检查。凡有典型症状者,应先按霍乱进行临床处置。

1. 诊断标准　有下列之一者,可诊断为霍乱:

(1) 有腹泻症状,粪便培养霍乱弧菌阳性。

(2) 霍乱流行期间,在疫区内有典型的霍乱腹泻和呕吐症状,迅速出现严重脱水、循环衰竭和肌肉痉挛者。虽然粪便培养未发现霍乱弧菌,但并无其他原因可查者。如有条件可做双份血清凝集素试验,滴度 4 倍上升者可诊断。

(3) 疫源检索中发现粪便培养阳性前 5 天内有腹泻症状者,可诊断为轻型霍乱。

2. 疑似诊断　具有以下之一者:

(1) 具有典型霍乱症状的首发病例,病原学检查尚未肯定前。

(2) 霍乱流行期间与霍乱患者有明确接触史,并发生腹泻、呕吐症状,而无其他原因可查者。

疑似患者应进行隔离、消毒,做疑似霍乱的疫情报告,并每天做粪便培养,若连续 2 次粪便培养阴性,可作否定诊断,并作疫情订正报告。

3. 鉴别诊断

(1) 非 O1 群霍乱弧菌性肠炎:临床症状较典型霍乱轻,主要依靠粪便细菌学检查鉴别。

(2) 急性细菌性胃肠炎:由副溶血弧菌、金黄色葡萄球菌、变形杆菌、蜡样芽孢杆菌、致病性和产肠毒素性大肠埃希菌等引起。由于细菌在食物中产生肠毒素,人进食后即发病。本病起病急骤,同食者常集体发病。且往往是先吐后泻,排便前有阵发性腹

痛。粪便常为黄色水样便或偶带脓血。

(3) 病毒性胃肠炎:常由人轮状病毒、诺沃克病毒等引起。患者一般有发热,除腹泻、呕吐外可伴有腹痛、头痛和肌痛。少数有上呼吸道症状。大便为黄色水样便。粪便中能检出病毒抗原。

(4) 急性细菌性痢疾:典型患者有发热、腹痛、里急后重和脓血便,易与霍乱鉴别。轻型患者仅腹泻黏液稀便,需与轻型霍乱鉴别,主要依靠粪便细菌学检查鉴别。

## 七、并发症

1. 急性肾衰竭　发病初期由于剧烈呕吐、腹泻导致脱水,可出现少尿,此时为肾前性少尿,若补液不及时,脱水加重引起休克,导致肾脏供血不足,进而引起肾小管缺血性坏死,出现少尿、无尿和氮质血症,发生急性肾衰竭。

2. 急性肺水肿　霍乱患者脱水严重,在快速补液的同时,若未能纠正酸中毒,则代谢性酸中毒可导致肺循环高压,继而发生肺水肿。

## 八、治疗

治疗原则:严格隔离,及时补液,辅以抗菌和对症治疗。

1. 严格隔离　按甲类传染病要求对患者进行严格隔离。确诊患者和疑似病例应分别隔离,患者排泄物应彻底消毒。患者症状消失后,连续 2 次粪便培养阴性方可解除隔离。

2. 及时补液　霍乱早期病理生理变化主要是水和电解质丢失,及时补充液体和电解质是治疗本病的关键。

(1) 口服补液:霍乱毒素虽然能抑制肠黏膜对钠离子和氯离子的吸收,但未抑制钠离子和葡萄糖的配对吸收和钾离子的吸收,而且葡萄糖还能增进水的吸收。口服补液治疗可有效纠正霍乱脱水。一般应用葡萄糖 20g、氯化钠 2.5g、碳酸氢钠 2.5g、氯化钾 1.5g,加水 1 000ml,适用于轻型患者(包括儿童轻型患者)。为减少静脉输液量,亦可用于中、重型经静脉补液后已纠正休克的患者。口服量可按成人 750ml/h,小儿 15~20ml/kg。5~6 小时后根据腹泻和脱水情况再调整。

(2) 静脉补液:通常选择与患者丧失电解质浓度相似的 541 溶液(每升含氯化钠 5g、碳酸氢钠 4g、氯化钾 1g),另加 50%葡萄糖注射液 20ml,以防低血糖。可按照 0.9% 氯化钠 550ml、1.4% 碳酸氢钠

300ml、10%氯化钾 10ml 和 10%葡萄糖注射液 140ml 的比例配制。幼儿由于肾脏排钠功能较差,为避免高血钠,其比例改为每升液体含氯化钠 2.65g、碳酸氢钠 3.75g、氯化钾 1g、葡萄糖 10g。

补液的量和速度根据脱水程度而定,轻度失水患者以口服补液为主。如有呕吐不能口服者给予静脉补液 3 000~4 000ml/d,最初 1~2 小时宜快速,滴入速度为 5~10ml/min。中度失水补液 4 000~8 000ml/d,最初 1~2 小时宜快速滴入,待血压、脉搏恢复正常后,再减慢速度为 5~10ml/min。重型脱水补液 8 000~12 000ml/d,一般以 2 条静脉管道,开始按 40~80ml/min 的速度输入,以后按 20~30ml/min 快速滴入,直至休克纠正后相应减慢输液速度,直至脱水纠正。若患者没有呕吐,部分液体可经口服途径补充。

儿童轻型患者不能采用口服补液者 24 小时内补液 100~150ml/kg。中、重型患儿 24 小时静脉补液各自为 150~200ml/kg 和 200~250ml/kg,可用 541 溶液。若应用 2:1 溶液(即 2 份生理盐水,1 份 1.4%碳酸氢钠注射液)则应注意补钾。

补液过程中应根据患者症状和体征变化,如血压是否恢复、皮肤弹性是否好转、尿量是否正常,及时调整补液量、补液速度及补液成分。

3. 抗菌治疗    仅作为液体疗法的辅助治疗。抗菌药物的应用可缩短病程,减少腹泻次数和迅速从粪便中清除病原菌,近年来已发现四环素的耐药菌株,但对多西环素仍敏感。目前常用药物:复方磺胺甲噁唑,每片含甲氧苄啶 80mg、磺胺甲噁唑 400mg,成人 2 片/次,2 次/d;小儿 30mg/kg,分 2 次口服。多西环素成人 200mg/次,2 次/d;小儿 6mg/(kg·d),分 2 次口服。诺氟沙星成人 200mg/次,3 次/d。环丙沙星 250~500mg/次,2 次/d,口服。以上药物任选一种,连服 3 天。不能口服者可应用氨苄西林肌内或静脉注射。O139 群霍乱弧菌对常用抗生素四环素、氨苄西林、氯霉素、红霉素、萘啶酸、头孢唑林、环丙沙星敏感,而对复方磺胺甲噁唑、链霉素、呋喃唑酮有不同程度的耐药,耐药率分别为 98%、92%、96%。

4. 对症治疗

(1)纠正酸中毒:重型患者在输注 541 溶液的基础上,可根据二氧化碳结合力情况,应用 5%碳酸氢钠溶液酌情纠正酸中毒。

(2)纠正休克和心力衰竭:经补液后血容量基本恢复,皮肤黏膜脱水表现已逐渐消失,但血压仍低的患者,可应用地塞米松 20~40mg 或氢化可的松 100~300mg 静脉滴注,并可加用血管活性药物多巴胺和间羟胺静脉滴注。如出现心力衰竭、肺水肿,应暂停或减慢输液速度,应用强心药物去乙酰毛花苷 0.4mg 或毒毛花苷 K 0.25mg 加葡萄糖注射液 20ml,缓慢静脉注射。必要时应用呋塞米 20~40mg 静脉注射。

(3)纠正低血钾:补液过程中出现低血钾者应静脉滴入氯化钾,浓度一般不宜超过 0.3%。轻度低血钾者可口服补钾。

(4)抗肠毒素治疗:氯丙嗪可能对小肠上皮细胞的腺苷酸环化酶有抑制作用,临床应用能减轻腹泻,剂量为 1~2mg/kg,口服或肌内注射。小檗碱亦有抑制肠毒素,减少分泌和抗菌作用,成人 0.3g/次,3 次/d,口服;小儿 50mg/kg 体重,分 3 次口服。

(5)其他:镇静可应用哌替啶 50mg 肌内注射。严重氮质血症者可进行血液透析。

## 九、预后

本病的预后与所感染霍乱弧菌生物型的不同、临床病型轻重、治疗是否及时和正确有关。此外年老体弱或有并发症者预后差;病死率为 3%~6%,治疗不及时者预后差。死亡原因早期主要是循环衰竭,脱水期多为急性肾衰竭或其他感染等并发症。

## 十、预防

1. 控制传染源    及时发现患者和疑似患者,进行隔离治疗,通过流行病学调查及时追溯疫源是控制霍乱流行的重要环节。

(1)设立腹泻肠道门诊:所有城镇医院均应建立肠道门诊,接诊所有腹泻患者。以便及时发现患者和疑似患者,进行隔离治疗和做好疫情报告,以防传染源扩散。

(2)对密切接触者进行粪检和预防性服药:密切接触者应进行粪便培养检查,1 次/d,连续 2 天。第 1 次粪检后给予服药可减少带菌者,一般应用多西环素 200mg 顿服,次日口服 100mg。儿童 6mg/(kg·d),连服 2 天。亦可应用诺氟沙星,每次 200mg,3 次/d,连服 2 天。

(3)做好国境卫生检疫和国内交通检疫:一旦发现患者或疑似患者,应立即进行隔离治疗,并对交通工具进行彻底消毒。

2. 切断传播途径    加强饮水消毒和食品管理,确保用水安全,有良好的卫生设施可以明显减少霍乱传播的危险性。改善水的供应和卫生设施是预防霍乱的最好方法。对患者和带菌者的排泄物进行彻底消毒。加强消灭苍蝇等传播媒介。

3. 特异性免疫预防　目前国外应用基因工程技术制成并试用的有多种菌苗,现仍在扩大试用。

（1）B 亚单位-全菌体菌苗（BS-WC）:由灭活的霍乱弧菌全菌体细胞（WC）和纯化的霍乱毒素 B 亚单位（BS）组成的菌苗。此菌苗保护率为 65% ~ 85%,对古典生物型霍乱弧菌的预防作用优于埃尔托生物型霍乱弧菌。

（2）减毒口服活菌苗（CVD103-HgR）:应用 DNA 重组技术将除去 94% 的 *CTXA* 基因,重组于古典生物型霍乱弧菌的 569B 株中,获得减毒株 CVD103,然后导入一个抗汞（Hg）的编码基因成为 CVD103-HgR 减毒株。此菌苗能明显对抗 O1 群古典生物型和埃尔托生物型霍乱弧菌的感染。

（3）O139 疫苗的研究:O139 的荚膜脂多糖是重要的毒力因子,也是重要的保护性抗原,以血清清蛋白为载体蛋白制作 O139 荚膜脂多糖疫苗,应用 EDC 或 CDAP 为激活因子注射于小鼠,可使小鼠产生杀弧菌抗体。将 O139 荚膜脂多糖与白喉毒素共价结合可使小鼠产生针对荚膜多糖的 IgG,具有杀弧菌作用,同时也可产生针对白喉毒素的抗体,此研究还处于动物实验阶段。

（韦　嘉）

## 第十四节　志贺菌感染

志贺菌感染（shigella infection）是由志贺菌引起的一种常见肠道传染病,以往称细菌性痢疾（bacillary dysentery）,简称菌痢。主要通过消化道传播,终年散发,夏秋季可流行。其主要病理变化为直肠、乙状结肠的炎症与溃疡,主要表现为腹痛、腹泻、排黏液脓血便以及里急后重等,可伴有发热及全身毒血症状,严重者可出现感染性休克和/或中毒性脑病。由于痢疾杆菌各组及各血清型之间无交叉免疫,但有交叉耐药性,且病后免疫力差,故可反复感染。一般为急性,少数迁延成慢性。

痢疾为一古老传染病,我国医学书籍中,周朝（公元前 11 世纪后）即有本病的记载。远在 2 600 多年以前的《黄帝内经·至真要大论》中记载:"民病注泄赤白。"晋代已能识别多种痢疾,葛洪的《肘后方》中有"天行诸痢"的描述,更认为与夏季饮食不调、风冷入胃肠有关。国外 Hippocrates（公元前 4

世纪）将腹痛、腹泻及脓血便患者称为"痢疾"。1896—1897 年日本学者志贺洁（Kiyoshi Shiga）从患者排泄物中分离出痢疾杆菌,为纪念志贺洁首先发现"菌痢是由痢疾杆菌所引起的"作出的贡献,1899 年正式将痢疾杆菌称为志贺菌属。1900 年 Flexner、1915 年 Sonne、1917 年 Schmitz、1938 年 Boyd 等学者相继发现了志贺菌属不同群并命名。2001 年,我国科学家在国际上率先完成福氏志贺菌全基因测序,对促进相关疾病致病机制的认识及药物疫苗的研发意义重大。

到目前为止,菌痢仍是发展中国家的常见病,严重危害人们的健康,尤其是儿童的生长发育。全世界每年死于志贺菌感染的人数约为 60 万。志贺菌致病性强,10 ~ 100 个细菌就可使人发病,并且临床分离出的菌株很多为多重耐药菌。

## 一、病原学

志贺菌属（*Shigella*）俗称痢疾杆菌（dysentery bacterium）,属于肠杆菌科,革兰氏阴性杆菌,有菌毛,无鞭毛,荚膜及芽孢,无动力,兼性厌氧,但最适宜于需氧生长。培养 24 小时后,成为凸起圆形的透明菌落,直径约为 2mm,边缘整齐。

志贺菌对营养要求不高,在普通琼脂平板上生长形成中等大小、半透明的光滑型菌落。志贺菌属中的宋氏志贺菌常出现扁平的粗糙型菌落。所有志贺菌均能分解葡萄糖,产酸;除宋氏志贺菌个别菌株迟缓发酵乳糖（一般需 3 ~ 4 天）外,均不分解乳糖;除痢疾志贺菌外,均可分解甘露醇。

### （一）抗原结构

志贺菌属有 O 和 K 两种抗原。O 抗原是分类的依据,根据生化反应和 O 抗原的不同,将志贺菌属分为 4 群（即痢疾志贺菌、福氏志贺菌、鲍氏志贺菌、宋氏志贺菌,又依次称为 A、B、C、D 群）,共 40 余个血清型（包括亚型）。从生化特性看,除 A 群外,B、C、D 群志贺菌均能发酵甘露醇;除 D 群外,A、B、C 群志贺菌均无鸟氨酸脱羧酶(表 26-14-1)。

志贺菌属菌型较多,菌群分布与变迁随国家、地区、年份不同而异。20 世纪 40 年代以前,痢疾志贺菌是主要的流行菌,在 60 年代初期几乎销声匿迹,但 1969—1970 年突然在中美地区暴发,1972—1978 年在南亚的孟加拉国连年发生流行。继之,印度南部、斯里兰卡、马尔代夫、印度东部、尼泊尔、不丹、缅甸、泰国等地区和国家受侵。福氏志贺菌在 50 年代以后在发展中国家占优势。宋氏志贺菌从 60 年代

表 26-14-1　志贺菌属的抗原分类

| 菌种 | 群 | 型 | 亚型 | 甘露醇 | 鸟氨酸脱羧酶 |
|---|---|---|---|---|---|
| 痢疾志贺菌（S. dysenteriae） | A | 1~10 | 8a,8b,8c | − | − |
| 福氏志贺菌（S. flexneri） | B | 1~6,x,y 变型 | 1a,1b,2a,2b,3a,3b,4a,4b | + | − |
| 鲍氏志贺菌（S. boydii） | C | 1~18 | | + | − |
| 宋氏志贺菌（S. sonnei） | D | 1 | | + | + |

起在许多工业发达国家中跃居首位。目前,许多工业发达国家的菌痢病原菌中,宋氏志贺菌占 95% 以上。我国的优势血清型为福氏 2a、宋氏、痢疾 I 型志贺菌,其他血清型相对比较少见。福氏志贺菌感染易转为慢性;宋氏志贺菌感染引起症状轻,多呈不典型发作;痢疾志贺菌的毒力最强,可引起严重症状。志贺菌属各菌群随不同国家、地区和时期而变迁的原因,至今仍不十分清楚。志贺菌属的分群分型对菌痢的流行动态、调查传染源、传播途径、判定复发与再感染以及开展菌痢防治工作具有实际指导意义。

### （二）抵抗力

志贺菌存在于患者与带菌者的粪便中,抵抗力比其他肠道杆菌弱,加热 60℃ 10 分钟可被杀死,阳光直射 30 分钟死亡,在水中(37℃)可存活 20 天,室温通常可存活 10 天。对酸和一般消毒剂敏感,在粪便中,由于其他肠道菌产酸或噬菌体的作用常使本菌在数小时内死亡,故粪便标本应迅速送检。在污染物品及瓜果、蔬菜上可存活 10~20 天。在适宜的温度下,可在水及食物中繁殖,引起水型或食物型的暴发流行。D 群宋氏志贺菌抵抗力最强,A 群痢疾志贺菌抵抗力最弱。

### （三）毒素

志贺菌的致病力与其侵袭过程有关,当其侵入上皮细胞后,可在细胞内繁殖并播散到邻近细胞,由毒素作用引起细胞死亡。志贺菌有菌毛,不是黏附于分化的黏膜细胞,而是先黏附并侵入位于派尔集合淋巴结(Peyer's patch)的 M 细胞。细菌黏附后,通过 III 型分泌系统向上皮细胞和巨噬细胞分泌 4 种蛋白(IpaA、IpaB、IpaC、IpaD),这些蛋白诱导细胞膜凹陷,导致细菌的内吞,促进了侵入的过程。志贺菌能溶解吞噬小泡,进入细胞质内生长繁殖。通过宿主细胞内肌动纤维的重排,推进细菌进入邻近细胞,开始细胞到细胞的传播。这样,细菌逃避了免疫清除作用而得到了自身保护,并通过诱导细胞程序性死亡从吞噬中得到了存活。在这个过程中,引起白细胞介素-1β 的释放,吸引多形核白细胞到感染组

织,致使肠壁的完整性遭到破坏,细菌从而得以到达较深层的上皮细胞,加速了细菌的扩散。坏死的黏膜、死亡的白细胞、细胞碎片、纤维蛋白和血液构成黏液脓血便。细菌侵入血流罕见。志贺菌的黏附、侵袭、胞内繁殖、细胞间扩散等活性编码基因均存在于一个相对分子量为 $140×10^6$ 的大质粒上。这个大质粒一旦丢失,有毒株就变为无毒株。

志贺菌可以产生内毒素和外毒素。内毒素作用于肠黏膜,使其通透性增加,进一步促进对内毒素的吸收,引起发热、意识障碍,甚至中毒性休克等一系列症状;内毒素破坏肠黏膜,可形成炎症、溃疡,呈现典型的黏液脓血便;内毒素还能作用于肠壁自主神经系统,使肠功能发生紊乱,肠蠕动失调和痉挛,尤其是直肠括约肌痉挛最明显,因而出现腹痛、里急后重等。内毒素是引起全身反应如发热、毒血症及休克的重要因素。外毒素又称为志贺毒素(shiga toxin,Stx),有肠毒性、细胞毒性和神经毒性,分别导致相应的临床症状。

1. 肠毒性　具有类似大肠埃希菌、霍乱弧菌肠毒素的作用,将其外毒素注入家兔的游离肠段内,可引起肠毒素样反应,局部产生大量液体,其电解质含量和霍乱毒素引起的肠液相似,但蛋白含量较高,而且出现渗出液时间较迟。

2. 细胞毒性　对人肝细胞、HeLa 细胞和 Vero 细胞均有毒性,其中以 HeLa 细胞最为敏感。

3. 神经毒性　将其外毒素注射入家兔体内,48 小时即可引起动物麻痹。严重的痢疾志贺菌感染可引起中枢神经系统病变,并可能致命。

志贺毒素由位于染色体上的 *StxA* 和 *StxB* 基因编码,由 1 个 A 亚单位和 5 个 B 亚单位组成。B 亚单位与宿主细胞糖脂 Gb3 结合,导入细胞内的 A 亚单位可以作用于 60S 核糖体亚单位的 28S rRNA,阻止与氨酰 tRNA 的结合,导致蛋白质合成中断。毒素作用的基本表现是上皮细胞的损伤,在少数患者可介导肾小球内皮细胞的损伤,导致溶血性尿毒症综合征(hemolytic uremic syndrome,HUS)。有研究表明,志贺毒素除了见于痢疾志贺菌 1 型、2 型(施密

茨型），还可见于福氏志贺菌 2a 型。

## 二、流行病学

无论国内外，至今菌痢在传染病中仍占重要地位。它在一些国家和地区有时有较大流行，发病率变化波动较大。根据 2014 年我国国家卫生和计划生育委员会公布的法定报告传染病排序，痢疾发病总数在第四位。我国目前菌痢的发病率仍显著高于发达国家，但总体看发病率有逐年下降的趋势。我国各地区菌痢发生率差异不大，终年散发，但有明显的季节性，一般从 5 月开始上升，8~9 月达高峰，10 月以后逐渐下降。本病夏秋季发病率升高可能和降雨量大、苍蝇多，以及进食生冷瓜果食品的机会增加有关。若在环境卫生差的地区，更易引起菌痢的暴发流行。

### （一）传染源

包括急、慢性菌痢患者和带菌者。急性典型菌痢患者有黏液脓血便，排菌量大，非典型患者仅有轻度腹泻，往往诊断为肠炎，容易误诊。在流行期间典型和非典型菌痢的比例约为 1:1，急慢性菌痢患者粪便内均可分离出志贺菌，由于慢性菌痢患者发现和管理比较困难，在流行中起着不容忽视的作用。慢性菌痢病情迁延不愈，排菌量虽然较少，但持续时间长，提示慢性菌痢患者有长期储存病原体的作用，而且在春季复发较多，对这个阶段维持流行过程起了重要作用。

### （二）传播途径

本病主要经消化道传播。志贺菌随患者粪便排出后，通过手、苍蝇、食物和水，经口感染。另外，还可通过生活接触传播，即接触患者或带菌者的生活用具而感染。

食物型传播与水型传播均可引起暴发流行。食物型传播多于夏季进食受污染的食物后发生；水型暴发不受当地流行季节特点的限制，凡有构成粪便污染水源的条件（如降雨、化雪后）均可造成水型暴发。

### （三）人群易感性

人群普遍易感。年龄分布有两个高峰，第一个高峰为学龄前儿童，第二个高峰为青壮年期。病后可获得一定的免疫力，但持续时间短，不同菌群及血清型间无交叉保护性免疫，易反复感染。

### （四）流行特征

菌痢主要集中发生在发展中国家，尤其是医疗条件差且水源不安全的地区。在志贺菌感染者中，约70%的患者和60%的死亡患者为 5 岁以下儿童。

## 三、发病机制与病理解剖

### （一）发病机制

志贺菌的主要致病特点是能够侵袭肠上皮细胞并在其中繁殖。志贺菌进入机体后的发展过程取决于病菌的数量、致病力和人体免疫状况。目前认为志贺菌致病必须具备 3 个条件：①具有光滑型脂多糖（LPS）O 抗原；②具有能侵袭上皮细胞并在其中繁殖的基因编码；③侵袭后能产生毒素。

志贺菌经口进入胃肠道，胃酸可将大部分细菌杀死，少数进入下消化道的志贺菌也可因肠道正常菌群的拮抗作用、肠道分泌型 IgA 的阻断作用而不能致病。致病力强的志贺菌即使 10~100 个细菌进入人体也可引起发病。当各种因素导致人体抵抗力下降时，少量细菌即可致病。起病时常先有水样腹泻，然后出现痢疾样大便。志贺菌如何引起水样腹泻的机制尚不完全清楚。有人认为志贺菌在小肠及大肠中均可增殖，但在小肠内可不引起侵袭性病变，由所产生的肠毒素引起分泌性腹泻。志贺菌可以侵袭结肠黏膜，并产生毒素抑制蛋白质合成从而引起细胞死亡。结肠黏膜上皮细胞的广泛侵袭及坏死可以引起脓血便。但也有人发现出现水样腹泻症状的患者空肠中多数并无致病菌，从而提出由侵入结肠上皮细胞的细菌产生毒素进入血流，由毒素或通过前列腺素间接引起小肠分泌增多。但有人直接将致病菌注入结肠，并未引起水样腹泻，因此否定了毒素入血的学说。

志贺菌侵袭结肠黏膜上皮细胞后，经基底膜进入固有层，并在其中繁殖、释放毒素，引起炎症反应和小血管循环障碍，炎性介质的释放使志贺菌进一步侵入并加重炎症反应，结果导致肠黏膜炎症、坏死及溃疡，但很少进入黏膜下层，一般不侵入血液循环引起败血症。感染痢疾志贺菌产生大量志贺毒素可引起 HUS，福氏志贺菌则罕见。有人发现引起 HUS 的患者有内毒素血症及循环免疫复合物，肾小球内有纤维性血栓沉积，可引起肾皮质坏死，提示由志贺菌严重结肠炎引起的内毒素血症，导致凝血机制障碍、肾性微血管病变及溶血性贫血。

中毒性菌痢主要见于儿童，发病机制尚不十分清楚，可能和机体产生强烈的过敏反应有关。志贺菌内毒素从肠壁吸收入血后，引起发热、毒血症及急性微循环障碍。内毒素作用于肾上腺髓质及兴奋交感神经系统，释放肾上腺素、去甲肾上腺素等，使小动脉和小静脉发生痉挛性收缩。内毒素直接作用或通过刺激单核吞噬细胞系统，使组氨酸脱羧酶活性增加，或通过溶酶体释放，导致大量血管扩张物质释放，使血浆外渗，血液浓缩；还可使血小板聚集，释放血小板因子 3，促进血管内凝血，加重微循环障碍，可出现休克、心功能不全、ARDS 等，而以脑组织严重病变最为常见，可发生脑水肿、颅内高压，甚至脑疝，出现昏迷、抽搐及呼吸衰竭，是中毒性菌痢导致死亡的主要原因。

慢性菌痢的发病机制尚不清楚，部分患者与急性菌痢治疗不及时、不彻底或耐药菌株的感染有关，也与伴发其他慢性疾病有关，如原有胃肠道疾病或肠道寄生虫感染。

### （二）病理解剖

菌痢的肠道病变主要发生于大肠，以乙状结肠与直肠为主，严重者可以波及整个结肠及回肠末端。少数病例回肠部的损害可以较结肠明显，甚至直肠病变轻微或接近正常。

急性菌痢的典型病变过程为初期的急性卡他性炎，随后出现特征性假膜性炎和溃疡，最后愈合。肠黏膜的基本病理变化是弥漫性纤维蛋白渗出性炎症。早期黏液分泌亢进，黏膜充血、水肿，中性粒细胞和巨噬细胞浸润，可见点状出血。病变进一步发展，肠黏膜浅表坏死，表面有大量纤维素，与坏死组织、炎症细胞、红细胞及细菌一起形成特征性的假膜。假膜首先出现于黏膜皱襞的顶部，呈糠皮状，随着病变的扩大可融合成片。1 周左右，假膜脱落，形成大小不等、形状不一的"地图状"溃疡，溃疡多浅表。病变趋向愈合时，缺损得以修复。轻症病例肠道仅见弥漫性充血水肿，肠腔内含有黏液血性渗出液。肠道严重感染可引起肠系膜淋巴结肿大，肝、肾等实质脏器损伤。

中毒性菌痢肠道病变轻微，多数仅见充血水肿，个别病例结肠有浅表溃疡，突出的病理改变为大脑及脑干水肿、神经细胞变性。部分病例肾上腺充血，肾上腺皮质萎缩，肝脏有脂肪变性。

慢性菌痢肠道病变此起彼伏，新旧病灶同时存在。由于组织的损伤修复反复进行，慢性溃疡边缘不规则，黏膜常过度增生而形成息肉。肠壁各层有慢性炎症细胞浸润和纤维组织增生，乃至瘢痕形成，从而使肠壁不规则增厚、变硬，严重的病例可致肠腔狭窄。有的肠黏膜溃疡愈合不完全，在黏膜上可形成肠腺黏液囊肿，可不断地排出痢疾杆菌，使病情反复发作、迁延不愈。

## 四、临床表现

潜伏期数小时至 7 天，多数为 1~4 天。菌痢患者潜伏期长短和临床症状的轻重主要取决于患者的年龄、抵抗力、感染细菌的数量、毒力及菌型等因素。所以任何一个菌型，均有轻、中、重型。大量病例分析显示，痢疾志贺菌引起的症状较重，而宋氏痢疾症状较轻，非典型病例多，易被漏诊和误诊，以儿童病例较多。福氏菌痢介于两者之间，但排菌时间较长，易转为慢性。根据病程长短和病情轻重可以分为下列各型。

### （一）急性菌痢

根据毒血症及肠道症状轻重，可以分为 4 型。

1. 普通型（典型）　急起畏寒、高热，体温可达 39℃ 以上，伴头痛、乏力、食欲减退，并出现腹痛、腹泻，先为稀水样便，1~2 天后转为黏液脓血便，每天 10 余次至数十次，大便量少，此时里急后重明显，严重者可导致肛门或直肠脱出。部分病例开始并无稀水样便，以脓血便开始。患者常伴肠鸣音亢进，左下腹压痛。自然病程为 1~2 周，多数可自行恢复，少数转为慢性。

2. 轻型（非典型）　全身毒血症状轻微，可无发热或仅低热。表现为急性腹泻，每天便 10 次以内，稀便有黏液，可无脓血。有轻微腹痛及左下腹压痛，里急后重较轻或缺如。1 周左右可自愈，少数转为慢性。

3. 重型　多见于老年、体弱、营养不良患者，急起发热，腹泻每天 30 次以上，为稀水脓血便，偶可排出假膜，甚至大便失禁，腹痛、里急后重明显。后期可出现严重腹胀及中毒性肠麻痹，常伴呕吐，严重失水可引起外周循环衰竭。部分病例表现为中毒性休克，体温不升，常合并有酸中毒及水、电解质紊乱，少数患者可出现心、肾功能不全。由于肠道病变严重，偶见志贺菌侵入血液循环，引起败血症。

4. 中毒性菌痢　以 2~7 岁儿童为多见，多数患儿体质较好，成人偶有发生。起病急骤，病势凶险，突起畏寒、高热，体温 39~41℃ 或更高，同时出现烦躁、谵妄、反复惊厥，继可出现面色苍白、四肢厥冷，迅速发生中毒性休克。惊厥持续时间较长者可导致昏迷，甚至呼吸衰竭。临床以严重毒血症状、休克和/或中毒性脑病为主，而局部肠道症状很轻或缺如。开始时可无腹痛及腹泻症状，常于发病数小时后才出现痢疾样大便，部分病例肠道症状不明显，往往需经灌肠或肛拭子检查发现大便中白细胞、红细胞方得以确诊。按临床表现可分为三型。

（1）休克型（周围循环衰竭型）：较为常见，以感染性休克为主要表现。表现为面色苍白、四肢厥冷、皮肤出现花斑、发绀、心率加快、脉细速甚至不能触及，血压逐渐下降甚至测不出，并可出现心、肾功能不全及意识障碍等症状。重型病例休克不易逆转，可并发 DIC、肺水肿等，可致外周性呼吸衰竭或多器官功能障碍综合征（MODS）而危及生命。个别病例起病呈急性典型表现，可于 24～48 小时内转化为中毒性菌痢。

（2）脑型（呼吸衰竭型）：以中枢神经系统症状为主要临床表现。由于脑血管痉挛，引起脑缺血、缺氧，导致脑水肿、颅内压增高，甚至脑疝。患者可出现剧烈头痛、频繁呕吐，典型者呈喷射性呕吐；面色苍白、口唇发绀；血压可略升高，呼吸与脉搏可略减慢；伴嗜睡或烦躁等不同程度意识障碍，为颅内压增高、脑水肿早期表现。严重者可出现中枢性呼吸衰竭。由于频繁或持续性惊厥引起昏迷，开始表现为呼吸节律不齐、深浅不均，进而出现双吸气、叹息样呼吸、下颌呼吸及呼吸暂停等；开始时瞳孔忽大忽小，以后两侧瞳孔不等大，对光反射消失，有时在 1～2 次惊厥后突然呼吸停止。此型较为严重，病死率高。

（3）混合型：此型兼有上两型的表现，病情最为凶险，病死率很高（90% 以上）。该型实质上包括循环系统、呼吸系统及中枢神经系统等多脏器功能损害与衰竭。惊厥、呼吸衰竭和循环衰竭是中毒性痢疾的三种严重表现。一般先出现惊厥，如未能及时抢救，则迅速发展为呼吸衰竭和循环衰竭。

**（二）慢性菌痢**

菌痢反复发作或迁延不愈达 2 个月以上者，即为慢性菌痢。菌痢慢性化的原因大致包括以下两方面：①各种原因导致患者抵抗力低下，如原有营养不良、胃肠道疾病、肠道分泌性 IgA 减少等，或急性期未得到有效治疗；②细菌菌型，如福氏志贺菌感染易发展为慢性；有些耐药性菌株感染也可引起慢性菌痢。根据临床表现可以分为 3 型。

1. 慢性迁延型　急性菌痢发作后，迁延不愈，时轻时重。长期出现腹痛、腹泻、黏液便或脓血便，或便秘与腹泻交替。常有左下腹压痛，可扪及增粗的乙状结肠，呈条索状。长期腹泻可导致营养不良、贫血、乏力等。大便常间歇排菌，大便培养志贺菌有时阴性有时阳性。

2. 急性发作型　有慢性菌痢病史，间隔一段时间又出现急性菌痢的表现，但发热等全身毒血症状不明显。常因进食生冷食物或受凉、受累等因素诱发。

3. 慢性隐匿型　有急性菌痢史，无明显临床症状，但大便培养可检出志贺菌，结肠镜检可发现黏膜炎症或溃疡等病变。

慢性菌痢中以慢性迁延型最为多见，急性发作型次之，慢性隐匿型较少见。

## 五、实验室及其他检查

**（一）一般检查**

1. 血常规检查　急性菌痢白细胞总数可轻至中度增多，可达（10～20）×10$^9$/L，以中性粒细胞为主。慢性患者可有贫血表现。

2. 粪便常规检查　粪便外观多为黏液脓血便，镜检可见白细胞（≥15 个/高倍视野）、脓细胞和少数红细胞，如有巨噬细胞则有助于诊断。

**（二）病原学检查**

1. 细菌培养　粪便培养出志贺菌对诊断及指导治疗都有重要价值。在抗菌药物使用前采集新鲜标本，取黏液脓血部分及时送检和早期多次送检均有助于提高细菌培养阳性率。留取标本的病期也可影响结果的阳性率，发病第 1 天阳性率最高，可达 50%，第 6 天降至 35%，第 10 天为 14.8%。为便于分离致病菌，常采用选择培养基，过去常用 SS 琼脂平板，近年发现对志贺菌属有抑制作用，采用木糖-赖氨酸去氧胆酸盐琼脂平板可以提高阳性率，国内采用 HE（Hektoen Enteric）培养基及 MacConkey 琼脂平板，取得较好效果。

2. 特异性核酸检测　采用核酸杂交或聚合酶链反应（PCR）可直接检查粪便中的痢疾杆菌核酸，具有敏感性高、特异性强、快速简便、对标本要求低等优点，是较有发展前途的方法。

**（三）免疫学检查**

采用免疫学方法检测抗原具有早期、快速的优点，对菌痢的早期诊断有一定帮助，但由于粪便中抗原成分复杂，易出现假阳性。荧光抗体染色技术为快速检查方法之一，较细胞培养灵敏。国内采用免疫荧光菌球法，方法简便，敏感性及特异性均高，采样后 8 小时即可作出诊断，且细菌可继续培养并做药敏试验。

**（四）其他检查**

乙状结肠镜检查可见：急性期肠黏膜弥漫性充血、水肿，大量渗出，有浅表溃疡，有时有假膜形成；

慢性期肠黏膜呈颗粒状,可见溃疡或息肉形成,自病变部位刮取分泌物做培养,可提高检出率。

另外,X线钡剂检查在慢性期患者可见肠道痉挛、动力改变、袋形消失、肠腔狭窄、肠黏膜增厚或呈节段状。

## 六、并发症

菌痢的肠外并发症并不多见。

### (一)志贺菌败血症

发病率为0.4%~7.5%,主要见于婴幼儿,有营养不良及免疫功能低下者。福氏志贺菌引起者多见。其主要临床表现是持续高热、腹痛、腹泻、恶心及呕吐,大便为黏液水样便或黏液血性便,多有严重脱水,少数患者无腹泻。可有嗜睡、昏迷及惊厥,亦可有麻疹样、紫癜样皮疹,部分患者肝脾大,严重病例可有溶血性贫血、感染性休克、HUS、肾衰竭及DIC。其病死率远远高于普通菌痢。死亡原因主要是感染性休克及HUS。血培养志贺菌阳性可确诊。

### (二)溶血性尿毒症综合征(HUS)

主要见于痢疾志贺菌感染,有些病例开始时有类白血病反应,继而出现溶血性贫血及DIC。部分病例出现急性肾衰竭,肾脏大小动脉均有血栓,肾皮质坏死,肾小球及动脉壁有纤维蛋白沉积,约半数病例鲎试验阳性,多数病例血清中免疫复合物阳性。内毒素血症可能和发病有关,但其他细菌引起的内毒素血症并无类似表现。本病预后差。

### (三)关节炎

急性期或恢复期偶可并发大关节的渗出性关节炎,局部肿胀疼痛,无后遗症,与菌痢严重程度关系不大,可能是变态反应所致。用激素治疗可以迅速缓解。

### (四)赖特(Reiter)综合征

以关节炎、尿道炎和结膜炎三联征为特征的一种特殊临床类型反应性关节炎,常表现为突发性急性关节炎并且伴有独特的关节外皮肤黏膜症状,一般在痢疾消失后1~3周,已无活志贺菌存在时发生。眼部炎症及尿道炎于数天至数周内消失,关节炎症状可长达数月至数年。

后遗症主要是神经系统后遗症,可产生耳聋、失语及肢体瘫痪等症状。

## 七、诊断

通常根据流行病学史、症状体征及实验室检查进行综合诊断,确诊有赖于病原学的检查。菌痢多发于夏秋季,常有不洁饮食或与菌痢患者接触史。急性期临床表现为发热、腹痛、腹泻、里急后重及黏液脓血便,左下腹有明显压痛。慢性菌痢患者则有急性痢疾史,病程超过2个月而迁延不愈。中毒性菌痢以儿童多见,有高热、惊厥、意识障碍及呼吸、循环衰竭,起病时胃肠道症状轻微,甚至无腹痛、腹泻,易造成误诊,常需盐水灌肠或肛拭子行粪便检查方可诊断。粪便镜检有大量白细胞(≥15个/高倍视野)、脓细胞及红细胞即可诊断。确诊有赖于粪便培养出志贺菌。

## 八、鉴别诊断

轻型及普通型细菌性痢疾应与多种腹泻性疾病相鉴别,中毒性菌痢则应与夏秋季急性中枢神经系统感染或其他病因所致的感染性休克相鉴别。

### (一)急性菌痢

与下列疾病相鉴别:

1. 急性阿米巴痢疾　鉴别要点参见表26-14-2。

表26-14-2　急性细菌性痢疾与急性阿米巴痢疾的鉴别

| 鉴别要点 | 急性细菌性痢疾 | 急性阿米巴痢疾 |
|---|---|---|
| 病原体 | 志贺菌 | 溶组织内阿米巴 |
| 流行病学 | 散发性,可流行 | 散发性 |
| 潜伏期 | 数小时至7天 | 数周至数月 |
| 临床表现 | 多有发热及毒血症状,腹痛重,有里急后重,腹泻每天十多次或数十次,多为左下腹压痛 | 多不发热,少有毒血症状,腹痛轻,无里急后重,腹泻每天数次,多为右下腹压痛 |
| 粪便检查 | 便量少,黏液脓血便,镜检有大量白细胞及红细胞,可见吞噬细胞。粪便培养有志贺菌生长 | 便量多,暗红色果酱样便,腥臭味浓,镜检白细胞少,红细胞多,有夏科-莱登晶体。可找到溶组织内阿米巴滋养体 |
| 血白细胞 | 总数及中性粒细胞明显增多 | 早期略增多 |
| 结肠镜检查 | 肠黏膜弥漫性充血、水肿及浅表溃疡,病变以直肠、乙状结肠为主 | 肠黏膜大多正常,其中有散在深切溃疡,其周围有红晕,病变主要在盲肠、升结肠,其次为乙状结肠和直肠 |

2. 其他细菌性肠道感染

(1)侵袭性大肠埃希菌(entero-invasive Escherichia coli,EIEC)肠炎:本病发病季节与临床症状极似菌痢,也表现为发热、腹泻、脓血便,重者类似中毒性菌痢的表现。鉴别需依据粪便培养出致病菌。

（2）空肠弯曲菌肠炎:发达国家的发病率超过菌痢。有发热、腹痛、腹泻或有黏液脓血便。少数人可有家禽或家畜接触史,依靠临床表现和粪便镜检常难鉴别。需采用特殊培养基在微需氧环境中分离病菌。

3. 细菌性胃肠型食物中毒　因进食被沙门菌、金黄色葡萄球菌、副溶血弧菌、大肠埃希菌等病原菌或其产生的毒素污染的食物引起。有进食同一食物集体发病病史,大便镜检通常白细胞不超过 5 个/高倍视野。确诊有赖于从可疑食物及患者呕吐物、粪便中检出同一细菌或毒素。

4. 急性出血性坏死性肠炎　与 C 型产气荚膜芽孢杆菌感染有关的一种急性肠炎,病变以小肠为主,以肠壁出血坏死为特征。多见于青少年,有发热、腹痛、腹泻及血便,常有全腹压痛及严重腹胀。毒血症状严重,短期内可出现休克。大便镜检以红细胞为主,大便培养无志贺菌生长。

5. 急性肠套叠　多见于小儿。婴儿肠套叠早期无发热,因腹痛而阵阵啼哭,发病数小时后可排出黏液血便,镜检以红细胞为主,腹部可扪及包块。

**（二）中毒性菌痢**

1. 休克型　其他细菌亦可引起感染性休克（例如金黄色葡萄球菌或革兰氏阴性杆菌）,需与本型鉴别。血及大便培养检出不同致病菌有助于鉴别。

2. 脑型

（1）流行性乙型脑炎（简称乙脑）:也多发于夏秋季,且有高热、惊厥、昏迷等症状。乙脑起病后进展相对较缓,循环衰竭少见,意识障碍及脑膜刺激征明显,脑脊液可有蛋白及白细胞增高,乙脑病毒特异性 IgM 抗体阳性可资鉴别。

（2）流行性脑脊髓膜炎（简称流脑）:二者均为急起高热,都有内毒素所致微循环障碍表现,可合并惊厥。但流脑多发于冬末春初,多可见皮肤黏膜瘀点瘀斑,且常有头痛、颈强等中枢神经系统感染症状。

**（三）慢性菌痢**

慢性菌痢需与下列疾病相鉴别,确诊依赖于特异性病原学检查、病理和结肠镜检。

1. 直肠癌与结肠癌　直肠癌或结肠癌常合并有肠道感染,当有继发感染时可出现腹泻和脓血便。所以凡是遇到慢性腹泻患者,不论何种年龄,都应该

常规肛门指检和乙状结肠镜检查,对疑有高位肿瘤应行钡剂 X 线检查或纤维结肠镜检查。

2. 血吸虫病　可有腹泻与脓血便。有流行区疫水接触史,常伴肝大及外周血嗜酸性粒细胞增多,粪便孵化与直肠黏膜活检压片可获得阳性结果。

3. 非特异性溃疡性结肠炎　病程长,有脓血便或伴发热,乙状结肠镜检查肠黏膜充血、水肿及溃疡形成,黏膜松脆易出血。常伴有其他自身免疫性疾病,便培养阴性,抗菌痢治疗无效。

## 九、预后

大部分急性菌痢患者于 1~2 周内痊愈,只有少数患者转为慢性或带菌者。中毒性菌痢预后差,病死率较高。预后和下列因素有关:年老体弱、婴幼儿及免疫功能低下患者并发症多,预后相对差;中毒性菌痢病死率较高;痢疾志贺菌引起症状较为严重,而福氏志贺菌易致慢性,耐药性菌株则影响疗效;治疗及时、合理者预后好。

## 十、治疗

**（一）急性菌痢**

1. 一般治疗　消化道隔离至临床症状消失,大便培养连续 2 次阴性。毒血症状重者必须卧床休息。饮食以流食为主,忌食生冷、油腻及刺激性食物。

2. 抗菌治疗　轻型菌痢患者可不用抗菌药物,严重病例则需应用抗生素。目前用药根据 2005 年世界卫生组织（WHO）推荐的方案,但近年来志贺菌对多种抗生素的耐药性逐年增长,并呈多重耐药性,其中包括 WHO 方案中的环丙沙星和头孢曲松。因此,应根据当地流行菌株药敏试验或大便培养的结果进行选择,并且在一定地区内应注意轮换用药。抗生素治疗的疗程一般为 3~5 天。

常用药物包括以下几种:

（1）喹诺酮类药物:抗菌谱广,口服吸收好,副作用小,耐药菌株相对较少,可作为首选药物。首选环丙沙星,其他喹诺酮类也可酌情选用。不能口服者也可静脉滴注。儿童、孕妇及哺乳期妇女如非必要不宜使用。

（2）其他:WHO 推荐的二线用药有头孢曲松（ceftriaxone）、匹美西林（pivmecillinam）可应用于任何年龄组,同时对多重耐药菌株有效。阿奇霉素（azithromycin）也可用于成人治疗。

（3）小檗碱（黄连素）:因其有减少肠道分泌的

作用,故在使用抗生素时可同时使用,每次 0.1~0.3g,每天 3 次,7 天为一疗程。

3. 对症治疗 只要有水和电解质丢失,无论有无脱水表现,均应口服补液,只有严重脱水或反复呕吐者,才考虑先静脉补液,然后尽快改为口服补液。可采用 WHO 推荐的口服补液盐溶液(ORS 液)含 Na$^+$ 75mmol/L、Cl$^-$ 65mmol/L、K$^+$ 20mmol/L、枸橼酸根 10mmol/L、葡萄糖 75mmol/L,总渗透压为 245mOsm/L。高热可物理降温为主,必要时适当使用退热药;毒血症状严重者,可以给予小剂量肾上腺皮质激素。腹痛剧烈者可用颠茄片或阿托品。

### (二)中毒性菌痢

本型病势凶险,应采取综合急救措施,力争早期治疗。

1. 对症治疗

(1)降温止惊:高热者物理降温,必要时给予退热药;高热伴烦躁、惊厥者,可采用亚冬眠疗法。

(2)休克型

1)迅速扩充血容量纠正酸中毒:快速给予葡萄糖盐水、5%碳酸氢钠及低分子右旋糖酐等液体,补液量及成分视脱水情况而定,休克好转后则继续静脉输液维持。

2)改善微循环障碍:可予山莨菪碱(654-2)、酚妥拉明、多巴胺等药物,以改善重要脏器血流灌注。

3)保护重要脏器功能:主要是心、脑、肾等重要脏器的功能。

4)其他:可使用肾上腺皮质激素,有早期 DIC 表现者可给予肝素抗凝等治疗。

(3)脑型:可给予 20%甘露醇每次 1~2g/kg 快速静脉滴注,每 4~6 小时注射 1 次,以减轻脑水肿。应用血管活性药物以改善脑部微循环,同时给予肾上腺皮质激素有助于改善病情。防治呼吸衰竭需保持呼吸道通畅、吸氧,如出现呼吸衰竭可使用洛贝林等药物,必要时可应用人工呼吸机。

2. 抗菌治疗 药物选择基本与急性菌痢相同,但应先采用静脉给药,可采用环丙沙星、左旋氧氟沙星等喹诺酮类或三代头孢菌素类抗生素。病情好转后改为口服,剂量和疗程同急性菌痢。

### (三)慢性菌痢

由于慢性菌痢病因复杂,可采用全身与局部治疗相结合的原则。

1. 一般治疗 注意生活规律,进食易消化、吸收的食物,忌食生冷、油腻及刺激性食物,积极治疗可能并存的慢性消化道疾病或肠道寄生虫病。

2. 病原治疗 根据病原菌药敏结果选用有效抗菌药物,通常联用 2 种不同类型药物,疗程需适当延长,必要时可予多个疗程治疗。也可药物保留灌肠,选用 0.3%小檗碱液、5%大蒜素液或 2%磺胺嘧啶银悬液等灌肠液 1 种,每次 100~200ml,每晚 1 次,10~14 天为一疗程,灌肠液中添加小剂量肾上腺皮质激素可提高疗效。

3. 免疫治疗 有研究者应用自身菌苗或混合菌苗进行治疗。菌苗注入后可引起全身反应,并导致局部充血,促进局部血流,增强白细胞吞噬作用,也可使抗生素易于进入病变部位而发挥效能。

4. 调整肠道菌群 慢性菌痢由于长期使用抗菌药物,常有菌群失调,可采用微生态制剂,如乳酸杆菌或双歧杆菌制剂治疗。

5. 对症治疗 有肠道功能紊乱者可采用镇静或解痉药物。

## 十一、预防

应以切断传播途径为主,同时加强对传染源管理的综合性防治措施。对重点人群、集体单位应特别注意预防暴发或流行。

### (一)管理传染源

急、慢性菌痢患者和带菌者应隔离或定期进行访视管理,并给予彻底治疗,隔天 1 次大便培养,连续 2 次阴性才可解除隔离。从事饮食业、保育及水厂工作的人员,必须定期进行大便培养,必要时暂调离工作岗位。各级医疗部门应加强疫情报告,早期发现患者,特别对轻症的不典型病例,进行详细登记以便及时治疗。

### (二)切断传播途径

养成良好的卫生习惯,特别注意饮食和饮水卫生。抓好"三管一灭",即饮水、饮食、粪便的管理,消灭苍蝇。灭蝇要防止滋生地形成,根据苍蝇消长规律,制定全年的灭蝇措施。特别注意儿童机构及集体单位中菌痢的传播。必须严格贯彻各种卫生制度,如对食具、食物、居室、活动场所及儿童玩具的卫生制度。经常检查集中供水的水质是否合乎卫生要求。

### (三)保护易感人群

WHO 目前尚无获准生产的可有效预防志贺菌感染的疫苗。近年主要采用口服减毒活菌苗,一般采用三种菌苗:自然无毒株,有毒或无毒痢疾杆菌与大肠埃希菌杂交的菌株,变异菌株。减毒活菌苗能刺激肠黏膜产生特异性分泌型 IgA 及细胞免疫,从而达到保护作用。目前国内主要采用变异菌株,如F2a型依链株。活菌苗对同型志贺菌保护率约为80%,而对其他型别菌痢的流行可能无保护作用。

(李用国)

## 第十五节　沙门菌属感染

沙门菌(*Salmonella*)是肠杆菌科中的一个属,该属菌是一群抗原构造和生物学性状相似的革兰氏阴性杆菌。菌型繁多,已发现有2 000种以上的血清型。根据致病对象,可将其分为三类:①人为致病对象,例如伤寒、副伤寒沙门菌;②动物为致病对象;③人和动物均为致病对象,例如鼠霍乱沙门菌、猪霍乱沙门菌。

沙门菌为革兰氏染色阴性杆菌,无芽孢,无荚膜,除少数沙门菌(鸡沙门菌)外,大多周身遍布鞭毛,多数有菌毛。对营养要求不高,普通培养基即可生长繁殖,常可用肠道选择鉴别培养基进行分离培养。由于沙门菌属各亚属间生化反应不同,因此可通过生化反应进行鉴别,可分为生化反应典型的亚属Ⅰ、不典型的亚属Ⅱ和Ⅳ以及亚利桑那沙门菌即亚属Ⅲ。沙门菌能发酵葡萄糖、甘露醇、麦芽糖,不能发酵乳糖、蔗糖。不液化明胶,不分解尿素,不产生吲哚。大多沙门菌可产酸产气,只有伤寒杆菌产酸不产气。VP试验阴性,赖氨酸脱羧酶试验多阳性。沙门菌对外界理化因素抵抗力强,在水中可存活2~3周,粪便中可存活1~2个月。抗寒但不耐热,因此在60℃环境中15~20分钟沙门菌便失活,但在寒冷环境中,该菌可存活长达数月。

沙门菌按抗原分为菌体抗原(O抗原)、鞭毛抗原(H抗原)、表面抗原(Vi抗原)、纤毛抗原。

O抗原存在于菌体细胞壁最外层,化学成分为脂多糖,由多糖决定其特异性。因此不同血清型其多糖侧链位置亦不同。目前沙门菌的O抗原共有60余种,以阿拉伯数字1、2、3……表示,一种沙门菌可有多种不同的O抗原。其中该菌群特有而其他菌群不具有的,称为主要抗原,几个菌群共有称为次要抗原。若将拥有共同O抗原的沙门菌归为一群,则可分为50群,其中人致病的常为A~E群。O抗原耐热,100~121℃加热2.5小时,抗原性不变。O抗原耐酸,用乙醇或盐酸处理也不会失去抗原性,因此菌体抗原已经被认为是沙门菌血清型分型的基础。

H抗原存在于鞭毛中,化学成分为蛋白质,特异性取决于肽链中氨基酸的排列顺序及空间结构。H

抗原不耐热,加热至60℃ 15分钟即可使其失去活性,对化学物质敏感,用乙醇及碱处理可造成变性。

Vi抗原存在于荚膜。当机体内有沙门菌入侵时,即产生Vi抗体,但随着细菌消失,抗体也消失殆尽。该抗原可以阻止O抗原与抗体结合,因此不发生凝集。Vi抗原不能稳定存在,当受到外界理化因素刺激时,抗原虽没有灭活,但从菌体表面脱落下来,使O抗原暴露,可被O抗体凝集。因此想要凝集O抗原和血清,必须去掉Vi抗原。

据美国农业经济研究部门的最新数据统计,沙门菌每年在美国导致的医疗花费达到37亿美元,这个数据将沙门菌排在了美国食源性疾病花费最高的十五大致病菌之首。另外,一系列沙门菌引起的食物中毒事件也向我们表明,沙门菌早已成为全球最常见的食源性致病菌之一。2013年春季发生在美国Foster Farms农场的生鸡肉事件,涉及29个州,导致634人患病,住院率达到38%。根据流行病学的相关研究表明,此次污染事件与该农场鸡肉中海德尔堡沙门菌污染有关。另外,2010年加利福尼亚州卫生部门宣布,加州多个地区暴发沙门菌疫情,曾收集到266例患病报告,初步调查显示,多数患者因食用鸡蛋后染病,这些鸡蛋也疑遭沙门菌污染。

沙门菌不分泌外毒素,而依靠侵袭力、内毒素和肠毒素致病。侵袭力是指沙门菌可附着并侵入肠黏膜上皮细胞中,进而到达黏膜下组织。巨噬细胞发挥免疫作用,吞噬入侵机体的沙门菌,若该菌没能被杀灭,即可在巨噬细胞中继续繁殖,并随血液流经全身。沙门菌裂解时可产生大量的内毒素,并继而引发毒血症。严重时可造成中毒性休克,损伤全身各器官。有些沙门菌因产生肠毒素,导致严重腹泻。沙门菌属感染系指各种沙门菌所致的急性传染病。临床上可表现为急性胃肠炎、肠热症(即伤寒与副伤寒)及败血症三种类型。

## 一、伤寒

伤寒(typhoid fever)又名肠伤寒,是由伤寒沙门菌(*Salmonella typhi*)引起的急性消化道传染病。伤寒不止局限于肠道,而是一种全身性疾病,以菌血症和毒血症引发全身单核-巨噬细胞增生为主要病变特征,临床主要表现为持续发热、相对缓脉、肝脾大、玫瑰疹、白细胞减少症。以回肠末端淋巴组织病变最为突出,该组织肿胀坏死,形成溃疡,有时可出现肠出血、肠穿孔等严重并发症。

### (一)病原学

伤寒沙门菌(又称伤寒杆菌)属于沙门菌属中的

D群,是一种革兰氏染色阴性短杆菌(图 26-15-1),长 $1 \sim 3.5 \mu m$,宽 $0.5 \sim 0.8 \mu m$,菌体周围有鞭毛、有动力,无荚膜,也不形成芽孢。在含胆汁的碱性培养基有助其生长繁殖。伤寒杆菌在自然界中的生活力较强,在水中可存活 $2 \sim 3$ 周,在粪便中能维持 $1 \sim 2$ 个月,在牛奶中可生存和繁殖,耐低温,在冰冻环境中可持续数月,但对光、热、干燥及消毒剂的抵抗力较弱,日光直射数小时死亡,加热至60℃经30分钟或煮沸后立即死亡,在3%石炭酸中5分钟可被杀死,含氯水中氯达 $0.2 \sim 0.4 mg/L$ 可致死。伤寒沙门菌的O抗原和H抗原可刺激机体产生特异性、非保护性IgM和IgG抗体,由于O及H抗原性较强,故常用于血清凝集试验(肥达反应)以辅助临床诊断,亦可用以制作伤寒菌苗供预防接种。Vi抗原的抗原性较弱,Vi抗体持续时间短,对疾病诊断帮助不大,但90%的带菌者Vi抗体阳性,常用于流行病学调查。含有Vi抗原的伤寒杆菌可被特异的噬菌体裂解。利用ViⅡ型噬菌体可分为约100个噬菌体型,对追踪传染源有帮助。

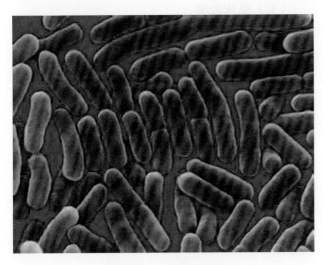

图 26-15-1 伤寒沙门菌

**(二)流行病学**

1. 传染源 为患者及带菌者。伤寒杆菌只感染人类,一般不感染动物,因此本病的传染源多为患者和细菌携带者。患者在病程中可通过粪便、尿排出大量伤寒杆菌,也可经呕吐物、呼吸道分泌物中排出致病菌,从潜伏期到恢复期整个病程中持续排菌,均有传染性。恢复期带菌者、慢性带菌者、健康带菌者可长时间持续排菌。恢复期带菌者是在临床症状消失后仍可排菌。慢性带菌者以胆囊、胆管带菌居多,排菌期大于3个月,可以持续多年甚至终身排菌,此类人群排菌量很大,成人多见,婴幼儿及学龄期儿童少见。没有伤寒病史,但能不断排出伤寒杆菌,称健康带菌者。此类人群,多见于流行地区,与伤寒患者生活接触较多,对伤寒的传播起着非常重要的作用。

2. 传播途径 消化道传播是本病的主要传播途径。

(1)水源:水源是伤寒杆菌传播的最主要途径,常可造成大范围流行。被污染的疫水给水利系统尚未完善的地区带来极大威胁。因此,控制传染源的扩散、切断传播途径、加强水源管理力度,可以有效减少该病的传播。

(2)食物:伤寒杆菌可在食物中存活一段时间,甚至可以在其中生长繁殖。被污染的牛奶常可作为一条传播途径,导致人饮用后患病。其他食品例如肉类、蛋类以及豆制品等,也可以帮助伤寒杆菌进行传播。

(3)接触:在日常生活中与患者或带菌者密切接触,便有发病的可能性。因此养成良好的个人卫生习惯极其重要,以减少感染的可能性。

(4)媒介:苍蝇和蟑螂可作为传播媒介,由粪便或其他污染源中携带病原菌,接触食品,从而导致人感染伤寒。

3. 易感人群 人对伤寒杆菌普遍易感,大多发病对象为儿童或青少年,患病后获得良好的持久免疫,很少发生再次感染,二次发病者约占2%。伤寒和副伤寒之间没有交叉免疫。

4. 流行特征

(1)地域:世界各地均可发生伤寒沙门菌的感染,以热带和亚热带地区多见。尤以经济水平落后、基础设施发展不完善的发展中国家居多。发达国家相对少见。农村发病率明显高于城市。

(2)季节:各个季节均有发病,但多以夏季和秋季为主要发病季节。

(3)形式:伤寒的流行主要以散发病例和流行为主。散发病例多发生于带菌者周围人群,原因是日常生活中频繁接触污染源。此类型多发生在生活水平相对较高地区。而流行经常是通过水源污染导致。

**(三)发病机制**

与其他感染性疾病相似,感染的发生过程就是宿主与细菌进行激烈的较量的过程。伤寒的发病与伤寒沙门菌的摄入数量、伤寒沙门菌的毒力及机体自身的免疫力密切相关。长期患有慢性疾病等免疫力低下的患者,患伤寒的概率明显高于健康人群。人体摄入伤寒沙门菌数量达 $10^5$ 以上才能发病,且

pH 与伤寒沙门菌生存密切相关,当 pH>4 时,该菌可正常生长,而当 pH<1.5 时,该菌即被杀灭。因此当伤寒沙门菌进入人体消化道后,大部分都被胃酸所消灭殆尽。但若菌量过大或胃酸分泌不足时,伤寒杆菌便可进入小肠,在小肠中生长繁殖。

1. 潜伏期 进入小肠的伤寒沙门菌附着于小肠黏膜上皮细胞,继而侵入到肠壁固有层。此时一部分伤寒沙门菌被单核-巨噬细胞所吞噬,并在细胞内进行繁殖。另一部分则经淋巴管到达回肠末端淋巴结,并在淋巴结中生长繁殖,后经胸导管进入血液,随血流播散到全身各器官。此时伤寒沙门菌第一次进入血液,即"第一次菌血症"。由于发病时患者多无症状,且发病时间短暂,因此,常称此期为潜伏期。

2. 病程 1～2 周 被单核-巨噬细胞吞噬的伤寒沙门菌大量繁殖后进入血液,此时为该菌第二次入血,即"第二次菌血症"。此期可持续数日到数周,进入血液的伤寒沙门菌可因菌体裂解释放内毒素,患者产生明显的临床症状,如发热、肝脾大、玫瑰疹等。

3. 病程 2～3 周 由于伤寒沙门菌在胆汁环境中生长良好,因此它能在胆道内大量繁殖,并随胆汁排入肠道,进而随粪便排出体外,成为重要的污染源。一些伤寒沙门菌还可以经肠黏膜再次进入原先已致敏的肠壁淋巴组织,引发炎症反应,造成肿胀坏死,继而脱落形成溃疡。病变可进而深及血管导致出血,严重者侵及肌层、浆膜层,造成肠穿孔等严重并发症。

4. 病程 4 周 随着免疫力增强,以细胞免疫最为突出。伤寒沙门菌逐渐被清除,溃疡愈合而不留瘢痕,疾病趋于痊愈。

**(四) 病理变化**

病理变化以全身单核巨噬细胞系统反应性增生为主。单核巨噬细胞系统包括肝、脾、骨髓和淋巴组织等。其中以回肠末端集合淋巴小结和孤立淋巴小结最为突出。肠道内整个病理变化发生于 4 周内并包含有 4 个阶段,即增生、坏死、溃疡、愈合。

1. 增生 多发生于病程第 1 周。肠道淋巴组织增生、肿胀,于肠黏膜处呈髓样隆起,以回肠末端的集合淋巴小结和孤立淋巴小结最为典型,其他部位淋巴组织,例如肝、脾、骨髓等均有不同程度增生。此时于光镜下观察,可看到伤寒细胞,即吞噬有伤寒沙门菌、红细胞和细胞碎片的巨噬细胞。并可观察到具有重要病理诊断价值的"伤寒小结"或"伤寒肉

芽肿",即聚集成团状的伤寒细胞,具有病理诊断意义。

2. 坏死 多发生于病程第 2 周。肿胀的肠道淋巴组织有局灶性坏死。

3. 溃疡 多发生于病程第 3 周。肠道淋巴组织中坏死细胞脱落,形成长轴与肠平行、小而圆的溃疡。该溃疡若深及血管可引起肠出血,若波及肌层、浆膜层,可造成肠穿孔。

4. 愈合 多发生于病程第 4 周。溃疡处由于肉芽组织填充及边缘上皮细胞的再生而趋于平复,完全愈合,不留瘢痕,也不形成狭窄。

病程 1～3 周相当于临床的初期和极期,肠道病变范围与病情严重程度非正相关,部分患者临床症状轻,仍可发生肠出血、肠穿孔等严重并发症。

肠道外病变多以肝、脾最为严重。脾脏红肿,肝脏混浊肿大。还可连累其他脏器,例如心脏和肾亦可受累,皮肤遍布玫瑰疹等。镜下可见器官局部灶状坏死,大量巨噬细胞增生活跃,伤寒细胞浸润或伤寒结节。

**(五) 临床表现**

潜伏期长短与感染沙门菌数量及机体免疫力相关,多为 3～60 天,大多 1～2 周。

1. 典型伤寒(普通型)临床表现

(1) 初期:病程第 1 周。起病缓慢,发热最早发现,可伴有畏寒,但寒战少见,体温呈阶梯状逐日上升,3～7 天后可达高峰,一般为 39～40℃,临床表现为乏力、食欲减退、头痛、咳嗽、腹痛、腹泻或便秘、全身不适等。此期末可触及增大的肝脏和脾脏,血培养常阳性。

(2) 极期:病程第 2～3 周。出现伤寒特征性临床表现。

1) 持续发热:多呈稽留热,也可有少数患者呈弛张热甚至出现不规则热型。未经治疗者,发热可持续到 2 周,体温也可上升至 40℃ 或以上。

2) 相对缓脉:正常人体温度每升高 1℃,脉搏相应增加 15～20 次/min,伤寒寒战体温上升与脉搏增快不一致,称相对缓脉,中毒性心肌炎时可不明显,部分因血管末梢受内毒素影响扩张可出现重脉。

3) 消化系统症状:舌苔厚,食欲下降,明显腹胀、腹部隐痛,且部位常位于右下腹回盲部。可出现便秘也可出现腹泻,但多以便秘为主。

4) 神经系统症状:内毒素是引起神经系统症状的主要原因,患者常表现为表情淡漠,呆滞,反应迟

钝、精神恍惚,甚至严重者可出现谵妄、昏迷,病理反射阳性等。听力可受影响,出现耳鸣,重听等。此症状与病情变化有关,随病情好转而逐步减轻。

5)肝、脾大:病程1周末,60%~70%患者可触及脾大,质地柔软伴轻度压痛,30%~40%可伴肝大、压痛,脾大较肝大更为多见。并发中毒性肝炎时,可出现肝功能异常,严重者可出现黄疸。

6)玫瑰疹:病程第7~14天,约50%患者在胸、腹部、肩背部出现隆起于皮肤的小斑丘疹,四肢少见,丘疹呈淡红色,直径2~4mm,压之褪色,数量多在10个以内,分批出现,2~4天色淡消退,甚至消失,称"玫瑰疹"。

(3)缓解期:病程第3~4周。体温下降,神经、消化症状减轻,脾脏可回缩,无明显压痛,食欲逐渐恢复,腹胀有所缓解,但因肠道溃疡尚未完全愈合,需注意饮食不当所造成的肠出血、肠穿孔。

(4)恢复期:病程第4~5周。体温恢复正常,各症状和体征均趋于正常,但还需约1个月康复。

大多数患者可于发病早期得到准确诊断和有效抗菌治疗,因此有典型临床表现者少见。

2.不典型伤寒　由于发病年龄、机体抵抗能力、自身身体状况各不相同,所感染伤寒杆菌数量及毒力、用药及时性和有效性各不相同,因此疾病表现出的临床类型也不尽相同。

(1)轻型:体温在38℃左右,全身中毒症状轻,病程较短,2周左右即可痊愈。多发生于儿童、接受过伤寒疫苗和及时应用抗菌药物的患者。但由于症状不典型,易造成误诊、漏诊,需多加注意。

(2)重型(暴发型):起病急、进展快、病情险。全身毒血症状严重,可表现为超高热、畏寒,或体温不升,循环衰竭,可引起中毒性脑病、中毒性心肌炎、中毒性肝炎等,更有患者可并发DIC,若病情未及时控制1~2周内死亡。

(3)逍遥型:症状轻微不自觉,可因突发肠出血、肠穿孔而才被诊断。

(4)迁延型:起病症状如普通型,持续发热不退,长达2个月之久,多见于免疫力低下者,也多见于合并血吸虫病患者。

(5)顿挫型:起病急,症状明显,但短期内症状消失,患者痊愈。

3.小儿伤寒　婴幼儿症状多不典型,学龄期儿童症状多接近成人。婴幼儿起病急,病情重。呈不规则热型,可伴有惊厥。消化道症状明显,腹胀、腹泻、肝脾大明显,中毒症状轻,玫瑰疹少见,部分患者

外周白细胞计数早期可升高,之后常有减少。易并发支气管炎或肺炎,肠出血及肠穿孔少见。学龄期儿童多为轻型或顿挫型,病情较轻、病程较短。

4.老年伤寒　体温通常不高,症状多不典型,低热、体虚,病程迁延不愈,恢复期长。多并发支气管肺炎和心力衰竭,病死率较高。

5.伤寒的复发和再燃

(1)复发:伤寒易复发。主要原因是抗菌药物治疗不充分,使潜伏于巨噬细胞中的伤寒沙门菌再次生长繁殖,进入血液引发菌血症所导致。患者常在退热后1~3周又再次发热,出现皮疹、脾大等临床表现。此时进行血培养,可得到阳性结果。多数患者症状较初发轻,病程短。

(2)再燃:即少数用氯霉素治疗的患者退热1~3周后临床表现又继而出现,大多表现为病程进入恢复期后,体温下降但尚未降至正常时又再次回升。此时血培养结果可呈阳性。多由细菌未完全控制便停药导致。少数患者可发生2次以上的复发。

(六)实验室检查

1.常规检查

(1)血常规检查:白细胞常减低,一般在(3~5)×10⁹/L,中性粒细胞减少,多由骨髓的粒细胞系受细菌毒素抑制,使粒细胞破坏增多、分布异常引起。嗜酸性粒细胞减少甚至消失,病情恢复后逐渐上升。单核细胞相对增多。值得注意的是,婴幼儿患者可出现白细胞数增高。病情变化与血常规检查结果相关,因此可以对疾病情况起到提示作用。嗜酸性粒细胞计数对诊断和评估病情有重要参考意义。若出现血小板突发下降,需警惕溶血性尿毒症综合征和弥散性血管内凝血等并发症。

(2)尿常规检查:第2周可有轻度蛋白尿或少量管型。

(3)粪便常规检查:部分腹泻患者粪便中可见少许白细胞,肠出血患者便隐血试验常呈阳性,甚至出现肉眼可见血便。

2.细菌学检查

(1)血培养:可作为本病的诊断依据,病程1~2周阳性率最高,可达80%~90%,随病程进展阳性率逐渐下降,第3周血培养阳性率可降至50%左右。再燃和复发时可出现阳性。由于血液中含菌量少,因此取材应充分,以免造成假阴性结果。抗菌药物会影响检查结果,应于使用抗生素之前取样。若已用药,可用血凝块进行培养,原因在于,血液的杀菌因子主要集中在血清中,用血清做凝集反应,余下的

血凝块进行细菌培养,可大大提高培养的阳性率。

(2)骨髓培养:各期均可获较高阳性率,骨髓中含有丰富的单核-巨噬细胞,因此吞噬伤寒杆菌较多且致病菌存在时间也较长,受药物影响较小。故培养阳性率高于血培养,血培养阴性如做骨髓培养可能呈阳性,可用来诊断疑似伤寒但血培养结果为阴性的患者。但相对于血培养,取材较复杂。

(3)尿培养:病程初期尿培养多为阴性,病程3~4周时尿培养阳性率较病程前期升高但仅为25%左右,尿液标本取材时应避免受到粪便的污染。由于肾脏没有病灶,肾脏仅为细菌排出器官。

(4)粪便培养:伤寒病程中任意阶段都有可能出现粪便培养阳性结果。病程第2周阳性率逐渐升高,第3~4周达到高峰。该阳性结果只说明携带致病菌,具有传染性,而不能作为确诊患有伤寒的诊断。

(5)胆汁培养:胆汁中所含有大量伤寒杆菌,数量甚至高于大便。由于大便中含杂菌很多,大大超过伤寒杆菌的数量。因此,十二指肠引流胆汁,得到伤寒杆菌量较多,且杂菌量较少,可减少杂菌干扰结果,培养后,阳性率高,诊断价值大。

(6)玫瑰疹刮取液:需要时也可进行培养。

3. 免疫学检查

(1)伤寒血清凝集试验:肥达试验(Widal test)是用伤寒杆菌的O抗原和H抗原以及副伤寒甲、乙、丙特异性抗原A、B、C与患者血清反应,根据凝集效价判断血清中有无伤寒杆菌的抗体。伤寒发病后,约于第5天出现O抗体,10~12天出现H抗体。

1)由于在疾病流行区,正常人群中少部分个体有低效价的凝集抗体存在,因此抗体效价O抗体>1:80,H抗体>1:160,或两份标本之间抗O抗体、抗H抗体滴度升高4倍及以上,才具有诊断意义。

2)伤寒杆菌的O抗原与A群、B群沙门菌有部分相同抗原,因此与甲、乙两种副伤寒杆菌有交叉反应,故肥达反应诊断伤寒杆菌可出现假阳性,存在低特异性、低敏感性的特点。

3)由于伤寒、副伤寒甲、乙、丙各自H抗原不同,因此产生抗体不同。在没有接种过伤寒、副伤寒疫苗的情况下,上述任何一种H抗体增高呈阳性效价,均提示患有伤寒或副伤寒的可能。

4)伤寒或副伤寒疫苗接种后,O抗体仅有轻度升高,且持续3~6个月便消失,而H抗体产生后则可明显升高并持续数年,在患有其他疾病时,也可使H抗体出现回忆反应而升高,但O抗体则不受此影响,故仅仅出现H抗体升高,不能作为伤寒的诊断依据。

5)血清学检测应动态观察,于5~7天复查一次,效价逐渐增高,诊断价值也逐渐升高。

6)已服用抗菌药物的患者,由于致病菌被及时清除,免疫应答低下,可出现肥达反应效价不高或呈阴性的结果,但患有结核病、结缔组织病等疾病时,可出现肥达反应阳性结果,因此肥达反应阴性不能排除伤寒的可能,阳性也不能诊断为伤寒,则应紧密联系临床表现等以便获得更多支持诊断的依据。

7)伤寒、副伤寒的患者一般不会出现Vi抗体效价增高,但带菌者则有较高的Vi抗体效价,并可持续一段时间,因此可用Vi抗体效价水平来确认慢性带菌者。

(2)免疫学检查:酶联免疫吸附试验(ELISA)将已知的抗原或抗体结合在固相载体上,辣根过氧化酶作为指示剂,标记在另一种抗原或抗体上及二抗上,加入底物,酶与底物发生反应后,底物显色,可由底物显色情况定性或定量地检测样本中的抗体或抗原。这种方法可用来检测伤寒杆菌各种抗原,以及IgM、IgG抗体。

(3)伤寒菌特异性核酸检查:运用分子杂交或PCR检测标本中与伤寒菌同源的核苷酸序列,此种方法有较高的特异性和敏感性,快速、高效。

(七)诊断

1. 流行病学资料 患者是否有伤寒病史、疫苗接种史、与伤寒患者密切接触史。所在地区是否为流行高发区域,是否正流行该病等。

2. 临床表现 持续发热伴有食欲减退、精神不佳、乏力、全身不适等症状。

(1)持续发热:持续高热,或体温不断上升1周以上而原因未明。

(2)特殊的中毒状态:表情淡漠,呆滞,反应迟钝,精神恍惚,耳鸣,重听等,尤以病程第2周为主。

(3)典型的消化道症状:腹胀、腹痛,右下腹按压痛,便秘或腹泻。

(4)相对缓脉。

(5)肝脾大肋下1cm左右触及增大的肝脾,柔软伴轻度压痛。

(6)玫瑰疹。

3. 实验室检查 血常规检查示白细胞明显减少,嗜酸性粒细胞减少或缺如;肥达反应阳性;确诊需培养出沙门菌,早期可行血培养,阴性可行骨髓培养;便培养阳性提示患者仍排菌。

## （八）鉴别诊断

1. 病毒感染　临床常表现为持续发热、白细胞不高，且病程多在 1 周内。不出现相对缓脉、无肝脾大及玫瑰疹，可进行血清学检查加以区分。

2. 疟疾　寒战、大汗和发热呈周期性，脾大质硬，抗菌药物无效，经血涂片查疟原虫可帮助诊断。

3. 斑疹伤寒　多发病于春季和冬季。外斐反应阳性，疾病急，高热、寒战，皮疹量多且分布广泛，颜色暗红，压之不褪色。

4. 粟粒性结核　一般有盗汗等结核病症状，咳嗽、发绀、呼吸急促等呼吸道疾病症状，有结核病史或与结核患者密切接触史。胸部 X 线检查可见粟粒状阴影。

5. 布鲁氏菌病　患者有与牛、羊、猪接触史，或饮用未经消毒的乳制品史。热型不规则，且持续发热，伴关节肌肉疼痛。可经血清布鲁氏菌凝集试验阳性或分离培养出布鲁氏菌诊断。

6. 革兰氏阴性杆菌败血症　常有肠道、泌尿系统、胆道等原发感染病灶，临床表现为发热、寒战、大汗，伴出血倾向。白细胞计数减少，核左移。细菌分离培养可帮助确诊。

7. 急性病毒性肝炎　伤寒并发中毒性肝炎肝损伤情况较病毒性肝炎好，两者鉴别可通过病毒性肝炎血清学检测。

8. 钩端螺旋体病　起病急，腓肠肌压痛、浅表淋巴结肿大是其特征性表现。进行血清学和病原学检验可帮助诊断。

9. 结核性脑膜炎　结核性脑膜炎除剧烈头痛、谵妄、颈抵抗等脑膜炎症状外，还伴有其他脏器结核、无玫瑰疹、无脾大等特征表现，可用来与伤寒引起的毒血症症状相区分。如不给予抗结核药物治疗则病情加重，可提示结核性脑膜炎。进行脑脊液检查常发现结核分枝杆菌。

10. 恶性组织细胞增生症　患者出现发热，肝脾大，白细胞减少，组织细胞增生，全血细胞减少，患者常可出现贫血症状，抗菌药物无效。骨髓检查发现恶性组织细胞即可确诊。

## （九）并发症

1. 肠出血　肠出血是伤寒的常见并发症，由于肠黏膜溃疡深及血管引起，病期饮食不当等诱使其发生。此并发症常出现于病程 2~3 周。出血量不定，量少时可无明显症状，仅表现为头晕，脉搏增快，便隐血呈阳性。出血量大时，肉眼可见黑色或暗红色便，患者表现为体温下降、脉搏细速、贫血貌。

2. 肠穿孔　是伤寒最为严重的并发症。常出现于病程 2~3 周，以回肠末段最为多见，亦可出现于其他部位。穿孔部位多唯一，不一定伴有出血。临床表现为突发腹部剧烈疼痛，伴恶心呕吐，脉搏细速、呼吸急促及休克表现，继而体温上升，白细胞数量增加并核左移，出现腹膜炎征象，腹部持续疼痛，腹胀明显，腹壁肌紧张，检查肠鸣音消失，肝浊音界消失，X 线检查显示膈下有游离气体。

3. 中毒性心肌炎　常出现于病程 2~3 周。病情轻微者，可无明显临床症状。病情严重者，临床多表现为面色苍白、呼吸急促、心率加快、心律不齐，第一心音减弱等，随病情好转，症状随之消失。

4. 支气管炎、支气管肺炎　支气管炎多发生于感染初期，肺炎多发生于感染后期，且常继发于其他细菌感染。

5. 中毒性肝炎　常发生于病程 1~3 周，肝大伴压痛，肝功能异常，可表现为 ALT 升高，严重者出现黄疸，症状随病情好转而改善。

6. 溶血性尿毒症综合征　常发生于病程 1~3 周，多由伤寒杆菌内毒素诱发肾小球微血管内凝血造成，表现为溶血性贫血和肾衰竭。

7. 急性胆囊炎　患者可表现为发热，右上腹压痛，呕吐，黄疸，白细胞计数升高。胆囊原有病变者，有助于携带致病菌，因此，伤寒并发急性胆囊炎的患者由于极易发生胆囊结石，故易导致带菌状态。

8. 溶血性贫血　红细胞缺乏葡萄糖-6-磷酸脱氢酶或血红蛋白异常的患者，常在患伤寒时并发急性血管内溶血，临床表现为急进性贫血，网织红细胞计数增加，白细胞计数升高且出现核左移。少部分患者有血红蛋白尿或黄疸的出现。

9. DIC　伤寒患者患病期间可出现 DIC，但随病情好转，凝血功能障碍可逐渐恢复。若严重者发生全身广泛性出血，则会危及生命，需立即抢救。

10. 精神神经系统疾病　精神神经系统的改变多发生于发热期及发热前后的一段时间。可有中毒性脑病或感染性精神病两种表现。患者出现感染性精神病症状，可为意识障碍，伴情绪、行为失常。患者出现中毒性脑病症状，则除精神异常外，还伴有病理性反射阳性、脑神经麻痹等。极少数发生急性多发性神经根炎，球后视神经炎。精神神经系统疾病随病情好转而恢复。

## （十）治疗

1. 一般治疗

（1）隔离与休息：患者应予以隔离，在临床症状消失后,5~7天进行粪便伤寒杆菌分离培养,连续两次阴性,即可解除隔离。发热期间需卧床休息,至体温恢复正常2~3天可于床上稍坐,1周后方可增加活动量,由轻度活动过渡为正常活动。

(2)饮食与营养:应予以患者高热量、易消化且营养充分的饮食,以补充热量的消耗。发热期间宜进流食并少食多餐,体温恢复后,可适当增加食量,但切忌食入坚硬多渣食物,以防肠道出血及穿孔。饮水量要大,不能进食者可由静脉补液。

(3)护理:卧床患者需保持皮肤干燥清洁,并时常更改体位,以免继发肺部感染或压疮。注意口腔清洁卫生,需每天进行口腔清理,以免继发口腔感染。密切观察患者病情变化,以便及时发现并发症。

2. 对症治疗

(1)降温措施:高热时以物理降温为主,包括冰袋、冰毯、25%~30%酒精擦浴等,慎用解热镇痛药物,因易引起低血压,故禁用阿司匹林、吲哚美辛等。

(2)烦躁不安:可适当应用地西泮或苯巴比妥等镇静药物。

(3)腹胀:可于腹部使用松节油擦拭,或肛管排气。采用少渣易消化饮食,减少牛奶、豆类易产气食品,禁用新斯的明促进肠管蠕动药物。

(4)腹泻:采用低糖低脂食物,酌情予以小檗碱(黄连素)0.3g,口服,每天3次,不选用鸦片制剂,以免造成肠蠕动减慢,产生腹胀。

(5)便秘:切忌使用泻药,可选择生理盐水灌肠和开塞露塞肛。

(6)肾上腺皮质激素:明显毒血症患者,可将激素与足量抗菌药物合用,可选用地塞米松,5mg,静脉滴注,每天1次,或者氢化可的松,50~100mg,静脉滴注,每天,1次,疗程一般为3天。需要注意的是,对于腹泻及鼓肠明显的患者,慎重使用激素,以免造成肠出血及穿孔。

3. 病原治疗 根据文献所述,分析2008—2013年北京市17株伤寒、副伤寒沙门菌耐药及分子分型,结果显示17株伤寒、副伤寒沙门菌对三代头孢菌素类药物头孢他啶敏感率达100%,头孢噻肟和头孢曲松敏感率均为93.75%,对氟喹诺酮类药物环丙沙星敏感率为93.75%,萘啶酸耐药率达31.25%。目前推荐使用氟喹诺酮类、第三代头孢菌素类,伤寒经验首选药物为第三代喹诺酮类,儿童和孕妇伤寒寒战首选第三代头孢菌素。氧氟沙星与哌拉西林均为治疗伤寒的有效药物,均有治愈率高、退热快的特

点,但哌拉西林的不良反应明显低于氧氟沙星。阿莫西林也可以用于伤寒沙门菌感染的治疗,用法用量多为:口服,成人一次0.5g,每6~8小时1次,一天剂量不超过4g;儿童一天剂量按体重20~40mg/kg,每8小时1次;3个月以下婴儿一天剂量按体重30mg/kg,每12小时1次;肾功能严重损害患者需调整给药剂量,其中内生肌酐清除率为10~30ml/min的患者每12小时0.25~0.5g,内生肌酐清除率小于10ml/min的患者每天0.25~0.5g。带菌者治疗:根据药敏试验选择氧氟沙星、左氧氟沙星或环丙沙星。复发治疗:根据药敏试验选择,但要注意足量、足疗程。

4. 并发症的治疗

(1)肠出血

1)患者需卧床休息,并严密观察血压、脉搏、神志及便血情况。

2)暂禁食,补充血容量,注意维持水、电解质的酸碱平衡。

3)止血药物,可用维生素K、云南白药、酚磺乙胺等。

4)严重失血者可进行输血治疗。

5)内科治疗无效,应考虑外科手术治疗。

(2)肠穿孔

1)患者需禁食并进行胃肠减压。静脉补液维持水电解质平衡与供能。

2)若肠穿孔伴发腹膜炎,应及早进行手术,同时应用足量有效的抗生素,控制腹膜炎。

(3)中毒性心肌炎:患者需要严格卧床休息,给予足量抗菌药物并加用肾上腺皮质激素,以及维生素C、维生素B₁、ATP等心肌营养药。如出现心力衰竭,可使用洋地黄维持至临床症状好转,注意洋地黄用药禁忌证。

(4)溶血性尿毒症综合征:积极应用抗沙门菌药物控制感染,必要时加用肾上腺皮质激素,输血、碱化尿液,抗凝治疗,必要时行血液透析治疗。

(5)中毒性肝炎、肺炎、胆囊炎、DIC:可应用积极对症治疗,在抗沙门菌药物治疗基础上内科积极治疗,必要时可加肾上腺皮质激素。

(十一)预后

伤寒预后与多种因素有关,例如年龄、是否存在并发症、是否及时有效地治疗等。

(十二)预防

伤寒的预防应从控制传染源、切断传播途径、保护易感人群三方面来进行。

1. 控制传染源

（1）对于患者：应按肠道传染病隔离。尽早准确地对患者进行诊断、隔离，并开展治疗。待全部症状消失，体温恢复正常并维持 15 天后才可结束隔离期。也可以对患者粪便进行培养，每周 1 次，连续 2 次检查结果为阴性即可结束隔离期。

（2）对于带菌者：对特定人群，应定期进行大便培养，以便筛查出是否携带病原菌。

（3）对于慢性带菌者：若涉及餐饮、水利等工作的慢性带菌者应及时调离岗位，进行治疗。

（4）对于密切接触者：常规进行医学观察 23 天，若出现可疑人员，应尽早隔离治疗。

2. 切断传播途径　预防伤寒的主要环节在于控制疾病的传播。认真执行《食品卫生法》，切实落实对餐饮行业卫生监督，加强对水源卫生的管理力度，注重个人卫生。

3. 保护易感人群　对易感人群进行伤寒和副伤寒甲、乙三联菌苗预防接种，接种疫苗可达到一定的保护效果。但疫苗仅部分有免疫保护作用，仍需要注意个人饮食卫生。

## 二、副伤寒

副伤寒（paratyphoid fever）是由甲、乙、丙三种沙门菌经消化道传播而引起的急性传染病。副伤寒甲、乙的临床表现与伤寒相似，但病情更轻、病程较短，病死率也较低。副伤寒丙的临床症状较为特殊，可表现为轻型伤寒、急性胃肠炎或脓毒血症。

**（一）病原学**

副伤寒有三种病原体，分别为：①副伤寒甲杆菌或副伤寒甲沙门菌，属沙门菌属中的 A 群；②副伤寒乙杆菌或副伤寒乙沙门菌，属沙门菌属中的 B 群；③副伤寒丙杆菌或副伤寒丙沙门菌，属沙门菌属中的 C 群。以上三种细菌都含有 O 抗原和特异性的鞭毛抗原 A、B 和 C，副伤寒丙杆菌还具有 Vi 抗原。感染该致病菌的患者可分别产生 O 和 H（A、B、C）抗体。

**（二）流行病学**

传染源为患者和带菌者。传播方式类似于伤寒，经消化道传播。但由于副伤寒杆菌可在食物中存活时间较长，因此以经食物传播最多见。男女老幼均可发病。儿童副伤寒的发病率相对较高，且以副伤寒乙多发。成年人的副伤寒以副伤寒甲多见。

**（三）发病机制**

副伤寒杆菌经口入胃，如未被胃酸灭活，则可进入小肠，于肠黏膜处附着，并侵入集合淋巴结、孤立淋巴结及肠系膜淋巴结中生长繁殖，后经门静脉或胸导管进入血液循环，形成第一次菌血症。如机体抵抗力差，则细菌可随血液循环扩散至骨髓、肝、脾及淋巴结等组织，并进行大量繁殖，直至潜伏期末再次进入血流，形成第二次菌血症，此时开始出现发热、皮疹及肝脾大等临床症状。同时细菌可随血液循环扩散至全身其他器官及组织引起病变，如进入骨髓，造成急性化脓性骨髓炎；流经肾脏，引发肾脓肿；随血液入脑，引发脑膜炎；进入胆囊，引发急性胆囊炎等。最终细菌可经胆道回到肠道随粪便排出，或经肾脏随尿液排出。

**（四）病理**

甲、乙副伤寒杆菌病理变化与伤寒基本相同，但胃肠炎性患者肠道病变更为显著、广泛，多侵袭结肠。

**（五）临床表现**

潜伏期较伤寒短，多为 8～10 天，也可为 3～6 天。

1. 副伤寒甲及副伤寒乙　与伤寒的表现极为相似。但相对于伤寒而言，病情相对轻微，病程短。由于胃肠炎症状尤为显著，因此被称为胃肠炎性副伤寒。其临床过程同伤寒，也可分为初期、极期、缓解期和恢复期。大多起病急骤，可先出现急性胃肠炎症状，如腹痛、腹泻、呕吐，后出现发热等伤寒临床表现。临床表现如下：

（1）发热：迅速高热，但持续时间较短，且体温波动较大，以弛张热和不规则热型多见。

（2）消化系统症状：食欲减退，舌苔厚腻，腹胀，腹部压痛，可有便秘或腹泻。

（3）心血管系统症状：相对缓脉。

（4）肝脾大：多数患者有脾大，质软有压痛。部分有肝大，并发中毒性肝炎时，可出现肝功能异常或黄疸。

（5）皮疹：较伤寒大且颜色深，副伤寒乙可呈丘疹状。

2. 副伤寒丙　临床表现较为复杂，可分为三种类型。

（1）伤寒型：临床表现与副伤寒甲、副伤寒乙相似。起病急、体温上升迅速，呈不规则热型，常伴寒战。儿童可出现惊厥甚至昏迷。

（2）急性胃肠炎型：以胃肠炎症状为主，病程短。

（3）脓毒血症型：常见于体弱的儿童。起病急，寒战、高热，半数以上患者可出现迁徙性化脓性并发症。

## （六）实验室检查

1. 血常规检查　外周血白细胞计数偏低或正常,嗜酸性粒细胞减少或消失对诊断及观察病情有价值,其变化情况与病情相一致。

2. 尿常规检查　极期可出现尿蛋白及管型。

3. 粪便常规检查　在肠出血时有血便或隐血试验阳性。当病变侵及结肠时可出现黏液便甚至脓血便。

4. 血培养　病程第 1 周阳性率最高,之后逐渐下降,同粪便培养,于病程的任何阶段都可获得阳性结果。对已用抗菌药物的患者,可取血凝块做培养,以便提高其阳性检出率。化脓性病灶中抽取的脓液亦可检出病原菌。

5. 骨髓培养　相对血培养阳性率更高,且阳性率受病程及使用抗菌药物的影响较小。

6. 粪便培养　整个病程中均可阳性,且于第 3~4 周阳性率最高,但需排除胆道带菌而患其他疾病者。

7. 尿培养　病程第 2 周后约半数患者出现阳性。

8. 胆汁培养　用十二指肠引流的胆汁进行培养,对发现带菌者有意义。

9. 肥达反应　采用伤寒杆菌的 O 抗原、H 抗原、副伤寒甲、乙、丙的鞭毛抗原 5 种。测定患者血清中相应抗体的凝集效价,对伤寒及副伤寒有辅助诊断价值。常于病程第 1 周末出现阳性,其效价随病程的进展而升高,并于第 4~5 周达高峰,至恢复期应有 4 倍以上升高。

10. 其他免疫学实验　检测尿中副伤寒抗原,血清中副伤寒抗原及特异性抗体 IgM,可对副伤寒进行早期诊断。

## （七）诊断

细菌分离培养和伤寒凝集试验可以帮助确诊副伤寒。

分离培养:血液和骨髓均可进行细菌培养,在发热期间,阳性率显著增高。胃肠炎性患者可取粪便进行培养。患者产生局部化脓灶可抽取脓液进行检查。

伤寒凝集试验:相对于副伤寒丙的效价,副伤寒甲、乙效价均较高。

## （八）鉴别诊断

病毒感染起病急,病程短,且有自愈性,多伴有上呼吸道症状,无缓脉、脾大或玫瑰疹。利用副伤寒的病原与血清学检查得到阴性结果帮助诊断。

斑疹伤寒:流行性斑疹伤寒多见于冬春季,地方性斑疹伤寒多见夏秋季。起病急,脉搏快,多伴有严重头痛。可出现出血性皮疹,且数量多。外斐反应阳性。经治疗体温恢复快。

钩端螺旋体病:本病有疫水接触史,主要的临床表现是眼结膜充血,全身肌肉酸痛,尤以腓肠肌为主,且压痛明显。可有腹股沟淋巴结肿大,外周血白细胞计数升高。相关的病原学及血清学检查可帮助确诊。

急性病毒性肝炎:副伤寒并发中毒性肝炎时肝功能轻度异常,体温不因黄疸发生而恢复正常,有副伤寒的特征性表现,且肝炎病原学及血清学检查均为阳性,有助于将两者区分开。

布鲁氏菌病:患者有与患病牛、羊、猪接触史,或饮用未消毒的乳制品史。起病缓慢,多为波浪型发热,退热时可伴有大汗,并有关节、肌疼痛等症状。病程迁延不愈,且易复发。血液或骨髓分离培养出病原体、布鲁氏菌凝集试验阳性则可确诊。

急性血行播散性肺结核患者多有结核病史或与结核病患者密切接触史。发热且热型不规则,常伴盗汗、脉搏加快、呼吸急促等。胸部 X 线检查可见双肺有弥漫的细小粟粒状病灶。

败血症多有原发病灶,热型不规则,常呈弛张热,伴寒战,无相对缓脉。白细胞计数减少,但中性粒细胞升高,血培养可分离出致病菌。

## （九）治疗

对并发脓肿者,可行外科手术切开排脓。其他治疗同伤寒,具体方法如下:

1. 一般治疗

（1）隔离与休息:患者应予以隔离,在临床症状消失后连续 2 次,之间间隔 1 周进行粪便细菌分离培养,如结果阴性可解除隔离。发热期间需卧床休息,至体温恢复正常,方可增加活动量。

（2）饮食与营养:应予以患者高热量、易消化且营养充分的饮食,以补充热量的消耗。发热期间宜进流食,少食多餐,体温恢复后,可适当增加食量,但切忌食入坚硬多渣食物,以防肠道出血及穿孔。饮水量要大,不能进食者可由静脉补液。

（3）护理:卧床患者需保持皮肤干燥清洁,并时常更改体位,以免继发肺部感染或压疮。注意口腔清洁卫生,需每天进行口腔清理,以免继发口腔感染。密切观察患者病情变化,以便及时发现并发症。

2. 对症治疗

（1）激素:明显毒血症患者,可将激素与足量抗菌药物合用,需要注意的是,对于腹泻及鼓肠明显的患者,慎重使用激素,以免造成肠出血及穿孔。

(2)发热:高热患者可使用物理方法降温。

(3)烦躁不安:可适当应用镇静药物。

(4)便秘:切忌使用泻药,可选择生理盐水灌肠和开塞露塞肛通便。

3. 病原治疗　目前推荐使用氟喹诺酮类、氯霉素、第三代头孢菌素类。

### 三、其他沙门菌感染

沙门菌感染(salmonella infections)是一种由不同沙门菌(*Salmonella*)引起的急性传染病。其他沙门菌感染,即非伤寒沙门菌引起的沙门菌病(non-typhoidal salmonellosis)。沙门菌病主要通过食入被污染的肉类、蛋类和乳制品而得以致病。根据临床表现的不同,可将其主要分为胃肠炎型、伤寒型、败血症型、局部化脓感染型。

**(一)病原学**

非伤寒沙门菌,为一种动物致病菌,主要感染家畜家禽,但其中一些可以使人致病,包括:猪霍乱沙门菌(*Salmonella choleraesuis*)、鼠伤寒沙门菌(*S. typhimurium*)、肠炎沙门菌(*S. enteritidis*)、病牛沙门菌(*Salmonel-la bois-morbificans*)和鸭沙门菌(*S. anatis*)等。沙门菌是革兰氏阴性杆菌,菌体周身鞭毛,活跃运动,无荚膜,也不产生芽孢。对营养要求不高,大多数沙门菌都能在普通培养基上生长繁殖良好。在37℃环境中培养18~24小时后,生成光滑湿润、半透明状圆形菌落,且边缘整齐。但有些沙门菌,如猪霍乱沙门菌、鸡白痢沙门菌等在普通培养基上不能正常生长。还有一些来自疫水、食品中分离出来的沙门菌,菌落干燥和无光泽,且边缘不整齐。大多沙门菌可发酵葡萄糖、麦芽糖,产酸产气。极个别可发酵乳糖。培养最适温度为37℃,最适pH 6.8~7.8。沙门菌对外界理化因素抵抗力较强,在水、肉类、乳制品食物中可生存数月。抗寒不抗热,于55℃环境中1小时或60℃中15~30分钟即被杀灭。对生化试剂敏感,5%石炭酸或0.2%氯化汞溶液作用15分钟使其灭活。

沙门菌具有菌体抗原(O抗原),其化学成分是脂多糖。鞭毛抗原(H抗原),其化学成分为蛋白质和表面抗原(Vi抗原),与其他肠杆菌科细菌抗原结构类似。其中主要根据O抗原对沙门菌进行血清学分型。沙门菌的O抗原可在生长繁殖中发生量的改变。根据H抗原的特点,可将其分为Ⅰ相菌和Ⅱ相菌。Ⅰ相菌,即可与抗H抗原血清发生凝集反应;Ⅱ相菌,即可在含有抗H抗原血清的培养基中生存,它们缺乏与抗H抗原血清发生凝集反应的能力。因此,可以看出Ⅰ相菌的H抗原特异性相对于Ⅱ相菌的H抗原特异性来说较强。在一些沙门菌中,可缺乏Vi抗原。在沙门菌中,对人类有致病性的沙门菌,大多为伤寒沙门菌、副伤寒甲和丙沙门菌等;对动物和人类都有致病性的沙门菌,例如副伤寒乙沙门菌、鼠伤寒沙门菌和猪霍乱沙门菌等,还有仅对动物致病,对人不致病。致病性能力可因血清型不同或同一血清型菌株的不同而有所区别。

**(二)流行病学**

1. 传染源　该病的主要传染源为患病的鸡、鸭、猪、牛等动物。也可以是鼠等非家禽家畜的野生动物。带菌人群大多临床表现不明显,或仅表现轻微症状,致病菌可经粪便进行传播,因此也可视为传染源。

2. 传播途径

食物传播:是人类感染沙门菌的主要途径。沙门菌常污染肉类、蛋类及乳制品,并在此类食物中大量繁殖,使得食入被该菌污染且未煮透的食物致病。2010年8月,美国暴发全国性"鸡蛋危机",数百名患者由于吃了被污染的鸡蛋而感染沙门菌,全美召回3.8亿只鸡蛋,这不仅造成了严重经济损失,也一度引起短暂的社会恐慌。因此食品生产加工环节都应严格把控,加强卫生管理,避免污染,肉类加工时要生熟分开,烹调时要尽量熟透,需特别注意的是,腌制食物中亦可有沙门菌的存活,使用该类食物,也会有患病的风险。

水源传播:沙门菌可通过患病动物和人的粪便污染水源,正常人饮用疫水即可发生感染。一旦供水系统中某一环节被污染,即可引起广泛大范围流行。

直接接触或通过污染用具传播:此种传播方式可见于医院中,医务人员经携带病菌手或污染的医疗用具将病菌传播至育婴室、儿科病房造成院内感染。

媒介传播:老鼠、苍蝇和蟑螂等均可携带致病菌,通过接触造成食品污染,人食入污染食物继而被感染。

药物传播:一些来源于动物源性的药物也可以致病。

3. 易感人群　对沙门菌普遍易感,感染严重程度多与菌种毒力及宿主免疫状态有关。婴幼儿尤其以1岁以内儿童多见,由于免疫系统尚不完善、免疫力低下,因此感染此病概率最高,且感染严重。老年人由于抵抗能力差,多伴有慢性疾病,故发病率高,症状严重。

4. 流行特征　本病呈全球性分布,全年均可发病,多发生于夏秋季,起病急、潜伏期短、集体发病等流行特征,多因食入被污染的食物患病,因此近年来发病率明显上升。病后免疫力不强,可反复感染。并出现例如鼠伤寒杆菌对多种抗生素耐药,因此在流行病学中应给予高度重视。

### (三) 发病机制

沙门菌随食物进入消化道,未被胃酸消化的致病菌,在肠道黏膜附着、生长繁殖,进而引起肠道黏膜炎症,肠黏膜充血水肿,伴炎性渗出,严重者可深及血管造成肠出血,或使肠壁出现糜烂、溃疡。临床表现为胃肠炎症状。侵袭力强。沙门菌可进入黏膜下固有层,若宿主固有层防御系统功能相对不完善,则沙门菌可进入血液循环,产生菌血症并可形成局部感染病灶。沙门菌进入人体后,细菌的种类、数量、毒力与人体的免疫状态进行激烈较量。沙门菌所表现出来的临床症状可分为无症状感染、急性胃肠炎、菌血症或败血症、局部化脓性感染病灶、类似伤寒等。但不同沙门菌可有表现为某种临床类型的倾向,如鸭沙门菌常引起无症状感染或胃肠炎,但很少侵入血液循环,猪霍乱沙门菌常引起败血症或局部化脓感染灶,很少表现为胃肠炎或无症状感染。不同菌种、不同的菌株甚至不同血清型都可有致病性的差异。与正常成人不同,婴儿、老年人、患有慢性疾病者即使摄入致病菌量很少,也可引起发病。宿主免疫状况对是否发病关系密切。对本身有肝硬化基础病的患者,沙门菌感染发生概率更高。患者的胃肠道血液循环障碍、功能紊乱,对致病菌抵抗力低,因此当肝脏功能受损时,血液未经滤过直接进入体循环,便易引起菌血症。肝硬化时门静脉高压,也帮助来自肠道的血液通过侧支循环绕过肝脏而进入体循环,从而导致菌血症。因此有肝硬化患者可发生包括沙门菌菌血症在内的多种肠道细菌菌血症,可见肝脏滤过作用至关重要。很多需要应用肾上腺皮质激素治疗的疾病,如淋巴瘤、恶性组织细胞增生、系统性红斑狼疮等,由于机体对各种病原微生物的抵抗力下降,因此易发生沙门菌感染。胃部手术,如胃大部切除、胃肠吻合术等由于胃酸产生量少,对沙门菌灭活力度小,食物过快进入小肠,容易发生沙门菌胃肠炎。

### (四) 病理

病理变化与沙门菌的菌种、疾病的临床类型有关。胃肠炎型病理表现为胃肠充血、水肿,可有出血点,以集合淋巴结病变尤为突出。败血症型则与其他细菌引起的败血症病理变化相似。沙门菌可经血液循环到达全身各种器官与组织,产生单个或多个化脓性病灶。

### (五) 临床表现

潜伏期的长短与感染沙门菌的数量、菌株毒力及临床类型有关。进食被沙门菌污染的食物后,一般常于8~48小时发生胃肠炎症状。若食物中含菌量大,可在12小时内发病。若食物中含菌量少,则会因病原体繁殖需要较长时间,潜伏期延长至48小时。1~2周后,会出现败血症与伤寒型。

1. 胃肠炎型　为沙门菌感染最常见的临床类型,亦称为沙门菌食物中毒。潜伏期一般为6~48小时,也可出现在2小时至3天之间发病。起病急,初为恶心呕吐,继而出现腹痛、腹泻。起初多为黄色稀水样便,量多,且常带黏液和血。每天腹泻数次,多者可高达数十次。高热伴有畏寒或寒战。不同患者沙门菌性胃肠炎的病情严重程度不同。少数患者只表现为腹泻,严重者则可伴有迅速脱水,进而引起休克和肾衰竭,甚至死亡。死者多见于早产儿和营养不良的婴儿、老年人和慢性疾病患者。治疗2~3天后沙门菌性胃肠炎的症状多有缓解,少有病程迁延至2周以上的情况。患者的白细胞计数正常,其中中性粒细胞出现核左移。血液培养大多呈阴性,大便培养可分离出病原菌。引起沙门菌性食物中毒中,大多数来源于鼠伤寒沙门菌的感染,其次是猪霍乱沙门菌。鼠伤寒沙门菌食物中毒的潜伏期短,多为2~24小时,起病急,高热,畏寒,伴头痛、食欲缺乏、恶心呕吐、腹痛腹泻,每天大便十余次,黄色稀水样便,带黏液和血,伴恶臭气味。

2. 伤寒型　多由猪霍乱沙门菌感染引起。临床症状与轻型伤寒相似,但潜伏期相对较短,为3~10天。病程1~2周,病情轻。患者可出现持续性发热,热型呈弛张热或稽留热,腹泻,表情淡漠、相对缓脉,偶可发现玫瑰疹。基本不发生肠出血与肠穿孔。实验室检查可见白细胞计数减少,血液、大便可分离培养出病原菌。

3. 败血症　此型常见于儿童和有慢性疾病的患者。起病可急骤,也可缓慢。临床表现为持续高热,且热型不定,可呈不规则型、弛张热型或间歇热型。寒战、出汗及胃肠道症状。合并化脓性病灶等并发症时,则发热可迁延更长时间,可达数月余,或反复急性发作。常出现肝、脾大,少数可见黄疸、谵妄及脑膜刺激征。白细胞计数多处于正常范围。血液分离培养常呈阳性结果,但大便培养常呈阴性结果。病原菌间歇进入血液循环,而非伤寒的持续菌血症。

4. 局部化脓性感染型　多出现于菌血症阶段的患者,在发热期间或退热之后,出现一个或多个局部化脓性病灶。可由症状轻微的病例所并发而来,或一直存在,但患者不自觉,发病前没有症状。身体任何部位均可发生化脓性病灶,例如支气管肺炎、肺脓肿、胸膜炎、心内膜炎、心包炎、肾脏出现肾盂肾炎,还有关节炎、肋骨骨髓炎和脑膜炎等。除此之外,腮腺炎、脾脓肿、腹膜腔内脓肿、乳腺脓肿和皮下脓肿等也都有发生。患者的临床表现有较大差异,但大多都出现一过性体温升高和外周血白细胞计数增多现象。已存在某些基础病的患者易发生局部化脓性病灶,如镰状细胞贫血等患者。化脓性病灶易发生于已有病变的部位,如血肿、梗死、囊肿和动脉瘤等。沙门菌性脑膜炎多见于婴儿,以新生儿最为突出。临床表现与其他细菌性脑膜炎相似,不易区分,但病程相对较长,而且易复发。沙门菌性肺炎多发生于老年人,尤其是已有糖尿病、肿瘤、心血管病和慢性肺部疾病的患者,可形成肺脓肿,病死率较高。沙门菌感染的四种临床类型可同时存在,互相重叠,并无明确划分。例如以胃肠炎型发病可同时伴发或继发菌血症,败血症型常与局部化脓性病灶并发,原因在于患病的家禽、家畜及野生动物可同时感染多种沙门菌,且在加工、贮存、运输和销售等过程中被污染的食物还可以互相接触,造成交叉污染,因此患者可同时被多种沙门菌感染。

### (六) 实验室检查

1. 血常规检查　胃肠炎型患者,外周血液白细胞数多在正常,伤寒型可出现降低者。当发生化脓性感染或败血症时,白细胞计数迅速上升。

2. 分离　胃肠炎型患者呕吐物、粪便、可疑食物中均可分离培养出病原菌,其中以鼠伤寒、猪霍乱、病牛沙门菌、鸭沙门菌和肠炎沙门菌感染多见。伤寒型、败血症型可从血液中分离培养得到病原体。局部化脓性感染型可从局部化脓性病灶或分泌物中分离培养出病原菌。对急性胃肠炎患者,可将其粪便标本同时接种于强选择性的 SS 琼脂培养基和弱选择性的 MAC 培养基上进行分离培养,置 37℃环境中培养 12 小时,取不发酵乳糖的菌落,接种于三糖铁琼脂培养基上继续培养,并进行血清学分型。由于已使用抗菌药物治疗或疾病后期的患者,粪便中的沙门菌数量已经很少,直接培养法会出现假阴性结果,因此为了提高培养的阳性率,可采用四硫磺酸盐肉汤作为增菌剂,操作方法是,将 1g 左右的大便标本接种于 10ml 四硫磺酸盐肉汤培养基中,置于 37℃环境中 12 小时,然后再转种于 SS 琼脂培养基和 MAC 培养基中进行培养。不同血清型的沙门菌在不同增菌培养基中的生长力不同,没有一种理想的增菌培养基可以使所有沙门菌在其中都能达到增菌的效果。如 0.5%亚硒酸肉汤对鼠伤寒沙门菌、副伤寒乙等有增菌效果良好,而对猪霍乱沙门菌等有抑制其生长的作用。在选择性增菌培养时,将培养温度由 37℃提高到 43℃,培养 18~24 小时,除伤寒沙门菌外,其他沙门菌也能明显达到增菌培养基的选择效果,对大肠埃希菌、变形杆菌、假单胞菌等都有较强的抑制作用,可以在培养平板上出现较纯的菌落,有利于作进一步菌种分离与鉴定。若想从血液、尿液和脓液等标本中分离沙门菌,也可以用粪便标本分离培养沙门菌的方法。从血液中分离沙门菌需抽取 5ml 患者的静脉血,立即接种于 50~100ml 0.5%~1%葡萄糖胆汁肉汤或葡萄糖肉汤增菌液中,置于 37℃环境中培养,每天用接种环挑取增菌液接种于选择性培养基或血液琼脂培养基上,多为连续接种 3 天,也可连续接种 2 周。若标本取自尿液、痰液、浆膜腔液、脓液中,则应先将标本 3 000r/min,15 分钟离心,再取沉淀作直接分离培养或经增菌培养后再作分离培养。沙门菌的鉴定较为复杂。常先用抗血清作"O"抗原鉴定,再用抗血清作"H"抗原鉴定。近年来,沙门菌的血清型鉴定还应用了噬菌体裂解试验、DNA 杂交和聚合酶链反应(PCR)等技术。

3. 血清学检查　利用凝集试验或酶联免疫吸附试验(ELISA),来检测患者血清中是否含有与沙门菌菌体抗原或亚单位抗原相对应的特异性抗体。发病 1~2 周后抗体效价较高。明确诊断本病,可收集双份血清进行检查,若第 2 次效价增高 4 倍以上,证明沙门菌感染。但是,这种诊断方法,受制于有限的抗原种类,因此可能出现漏检现象。若用制备的单克隆抗体作 ELISA,检测标本中的肠炎沙门菌,则可提高检验结果的特异性和敏感性。

4. 分子生物学检测　近年来,已有用 DNA 探针和 PCR 检测沙门菌 DNA 的报道。而且,初步显示 PCR 检测有较高的特异性和敏感性。

### （七）诊断

流行病学资料常有进食被污染的食物或未煮熟的家禽家畜史。

临床表现起病急，多于进食被污染食物1~2小时后，出现急性胃肠炎。疾病初期可有腹痛，恶心呕吐，继而出现高热、寒战，并伴有腹泻。便稀呈黄色水样，味臭。

实验室检查同上所述。

### （八）鉴别诊断

1. 胃肠炎型的鉴别诊断

（1）金黄色葡萄球菌食物中毒：金黄色葡萄球菌可产生外毒素。潜伏期短，一般为1~5小时，多为2~3小时后，临床表现为恶心、头痛，继而出现剧烈腹痛、呕吐，体温多正常或低热。每天排便多次，每次量少，且大便呈黄色水样，有恶臭气味，可有里急后重，严重者可因频繁腹泻而导致脱水。对大便和剩余食物进行细菌培养可有金黄色葡萄球菌生长。

（2）副溶血弧菌食物中毒：好发于沿海地区的居民或旅游者。潜伏期多为6~12小时，先有腹痛、发热，继而出现呕吐、剧烈腹泻，呈黄色水样或血水样，带有黏液与脓血，有腥臭气味。每天排便多次，每次量多，易脱水，有里急后重。大便和剩余食物进行细菌分离培养可有副溶血弧菌生长。

（3）大肠埃希菌食物中毒：病原体可分为产毒素性或侵袭性大肠埃希菌。潜伏期为2~20小时，多在4~6小时。先表现为食欲下降、腹痛、恶心，继而出现腹泻，大便呈黄色水样，可带黏液、脓血，有恶臭气味，每天数次且量多，多无里急后重。严重时可脱水。对大便和剩余食物进行细菌分离培养可有大肠埃希菌生长。

（4）肉毒芽孢梭菌食物中毒：一般为进食了被肉毒芽孢梭菌污染的肉类而导致的食物中毒。潜伏期短，多为12~36小时。常起病急，先出现全身乏力、头痛头昏，继而出现视物模糊、复视，严重者继而出现发音、吞咽及呼吸困难。仅表现轻微胃肠道症状，如恶心、便秘、腹胀等。剩余食物进行分离培养可有肉毒芽孢梭菌生长。

（5）变形杆菌中毒：潜伏期短，多为4~12小时。起病初有腹痛、恶心、发热等症状，继而出现呕吐、腹泻，大便呈黄色水样，每天数次且量多，因此可致脱水，常无里急后重。将大便和剩余食物进行细菌培养可有变形杆菌生长。

（6）细菌性痢疾：潜伏期一般为1~2天，全身中毒症状明显，表现为发热、头痛、腹痛、腹泻等全身不适症状。排便次数达10余次，但排便量少，呈黏液脓血样，常有里急后重。粪便分离培养可得到志贺菌，即痢疾杆菌。

（7）霍乱：霍乱弧菌感染常有疫水接触史。潜伏期在1~3天，临床表现为腹泻后出现呕吐，腹泻、呕吐物为米泔样，且分离培养可有霍乱弧菌生长，患者有严重脱水。由O1群霍乱弧菌所致者，多无发热、腹痛；由非O1群霍乱弧菌所致者，常有发热、腹痛，且可引发菌血症，造成胃肠外器官损害。

（8）化学毒物或生物毒素性胃肠炎：由化学毒物和生物毒素引起的胃肠炎潜伏期短。常起病迅速，病情严重，除胃肠炎症状外，多伴心、肝、肾、神经等多器官受累的临床表现。患者常有相应的食物进食史。例如砷、汞、有机磷毒蕈、鱼胆、河豚等，可于吐泻物与剩余食物检出毒物，确定诊断。

2. 伤寒型与败血症型的鉴别诊断　伤寒、副伤寒呈持续发热，病情重，有相对缓脉、玫瑰疹，亦可发生肠出血、肠穿孔等并发症，而其他沙门菌感染则不出现以上临床表现。伤寒、副伤寒可经血清肥达反应阳性，血液、骨髓、大便分离培养结果呈阳性，据此与非伤寒杆菌感染进行鉴别。败血症型，常可找到原发病灶，于此病灶取脓液进行分离培养，多可得到阳性结果。

3. 局部化脓性感染型需于病灶处取脓液进行分离培养得到病原菌才能进行鉴别。

### （九）治疗

1. 一般治疗　患者需卧床休息，避免剧烈活动。饮食以流质食物为主，严重恶心呕吐患者，需短期禁食。

2. 胃肠炎型　对症治疗为主，一般除持续高热者应进行抗菌治疗，其余无须应用抗菌药物。密切关注患者是否出现严重脱水或休克，以便及时补液纠正水、电解质、酸碱平衡紊乱。

3. 伤寒型、败血症型和局部化脓性感染型　抗菌药物应足量，直至体温恢复，症状消失，病原体分离培养呈阴性，方可停药。

4. 病原学治疗

（1）喹诺酮类：可选用诺氟沙星，成人0.4g/次，3次/d，口服；氧氟沙星，成人0.2g/次，3次/d，口服；环丙沙星，成人0.25g/次，2次/d，口服；亦可选用培氟沙星（pefloxacin）、氟罗沙星（fleroxacin）、洛美沙星（lomefloxacin）和依诺沙星（enoxacin）等。对病情较重、呕吐症状明显者，可静脉滴注给药。疗程一般为 5~7 天。由于在动物实验中发现喹诺酮类对幼年的动物可引起骨、关节损害。因此,应强调在儿童和孕妇患者中,一般不宜应用该类药物治疗,以免产生骨、关节损害。

(2) 磺胺甲噁唑/甲氧苄啶(复方磺胺甲噁唑):每片复方磺胺甲噁唑含磺胺甲噁唑(SMZ)0.4g,甲氧苄啶(TMP)0.08g。成人 2 片/次,2 次/d,口服,疗程一般为 5~7 天。

(3) 氨苄西林及其衍生物:氨苄西林,成人 4~6g/d,静脉滴注;或哌拉西林,成人 4~8g/d,静脉滴注;或阿莫西林,成人 0.5g/次,4 次/d,口服。疗程一般为 5~7 天。若患者出现较明显的肝功能损害,则不宜应用阿莫西林,否则可加重肝功能损害,甚至出现黄疸。

(4) 氨基糖苷类:庆大霉素(gentamycin),成人 8 万~24 万 U/d,静脉滴注或肌内注射;或阿米卡星,成人 0.4~0.8g/d,静脉滴注或肌内注射。

(5) 第三代头孢菌素:头孢哌酮,成人 2~4g/d,静脉注射或静脉滴注;或头孢曲松,成人 2~4g/d,静脉注射或静脉滴注;或头孢噻肟,成人 2~6g/d,静脉注射或静脉滴注;或头孢他啶,成人 2~6g/d,静脉注射或静脉滴注。疗程一般为 5~7 天。

**(十) 预后**

本病的预后根据临床类型、患者状况及菌种的不同而有所区别。胃肠炎型的预后良好。发生于婴幼儿、老年人和患有严重慢性疾病者由于自身抵抗弱、全身状况差,因此死亡率相对较高。当患者出现严重的全身感染时病死率有所升高。在婴幼儿患者中,沙门菌性脑膜炎致死率较高。

**(十一) 预防**

加强对食品安全的管理力度,牲畜屠宰过程须严格遵守卫生制度。尤其是肉类、蛋类、乳制品等。在餐饮服务业开展卫生教育课程,确保食品操作间干净卫生,及时消毒,生熟食物分开处理。增强公众的卫生意识,协助卫生监察部门对餐饮行业及相关人员尽心监督。注意个人卫生,主动接种疫苗。

(孟庆华)

## 第十六节 耶尔森菌感染

耶尔森菌属(*Yersinia*)细菌是一类革兰氏阴性小杆菌,已发现有 11 个菌种,其中鼠疫耶尔森菌、小肠结肠炎耶尔森菌和假结核耶尔森菌对人类致病。本属细菌常先引起啮齿类动物、鸟类或家畜感染,人类通过接触动物、食入污染的食物和被节肢动物叮咬而感染,所以属于动物源性人兽共患病(zoonosis),多发生在畜牧区或自然疫源地。

## 一、鼠疫

鼠疫是由鼠疫耶尔森菌(*Y. pestis*)引起的烈性传染病,起病急剧,病情严重,传染性强,病死率高,在我国《传染病防治法》中属于甲类传染病。鼠为其主要传染源,鼠蚤是其传播媒介。在一定条件下通过疫鼠、鼠蚤传染给人造成人间鼠疫,故属于自然疫源性疾病。其主要临床特点是发热、严重毒血症症状、淋巴结肿大、肺炎及出血倾向。按病变部位和病理变化的不同,临床主要分为腺鼠疫、肺鼠疫和败血症型鼠疫,此外还有脑膜型、眼型、皮肤型和肠型鼠疫等。

**(一) 病原学**

1894 年由日本学者北里和法国学者耶尔森同时发现鼠疫耶尔森菌,1970 年国际微生物命名委员会将其归属于肠杆菌科耶尔森菌属。该菌为革兰氏阴性短杆菌,两极浓染,有荚膜,无芽孢和鞭毛。用患者或动物尸体制备的新鲜标本中,可见到该菌的典型形态;而在化脓性陈旧病灶或腐败材料中,菌体可呈膨大,可呈着色不良的球形。在陈旧培养物或生长在含高盐(30g/L 氯化钠)的培养基上呈球形、杆形或哑铃状等多种形态,或仅见到淡淡的细菌轮廓。在脏器压印标本中,部分鼠疫耶尔森菌被吞噬细胞吞噬,而污染菌不被吞噬,有利于鉴别是否为污染菌。该菌为兼性厌氧菌,最适生长温度为 27~30℃,pH 为 6.9~7.2,在含有血液和组织液的培养基上 1~2 天形成细小、黏稠的粗糙型菌落。在肉汤培养基中 24 小时后出现沉淀,48 小时形成菌膜,稍摇晃菌膜呈"钟乳石"状下沉,这是鼠疫耶尔森菌培养的一个特征。野生菌株的菌落为粗糙型,毒力强,经人工传代培养后菌落变为光滑型,毒力减弱。鼠疫耶尔森菌的基因可发生自发性或诱发性突变,或发生基因转移,其毒力、耐药性、抗原结构和生化特性均可变化。湿热 70~80℃经 10 分钟或 100℃经 1 分钟即可杀灭该菌,5%甲酚皂溶液或 1%苯酚溶液经 20 分钟可杀灭痰液中病菌;在自然条件下在痰液中能存活 1 个月,在蚤粪及土壤中可存活长达 1 年。

鼠疫耶尔森菌的型别特征,可以帮助了解细菌遗传进化关系,追溯感染的源头,理解其在自然界中的存在条件及生态学特征,判断其致病能力、免疫学及流行病学特征,有利于防控疫情。以往根据甘油、硝酸盐、阿拉伯糖的代谢能力,鼠疫耶尔森菌分为古典型、中世纪型、东方型和田鼠型4种生物型。根据8种生化指标,结合宿主、传播媒介及地形地貌等环境因素,将我国鼠疫耶尔森菌分为5群18个生态型;生物型和生态型均属于表现型;此分型方法存在弊端,不能用于快速分型,且不同的细菌因为基因变异可以出现一致的表现型,目前多采用基因型分型方法。

**(二)流行病学**

历史上曾发生三次有文字记载的世界性大流行,分别在公元6世纪(520—565年)、12—17世纪(1346—1665年)和19世纪末至20世纪中叶,死亡人数达数千万。第三次大流行之后该病自然疫源地在全世界的分布面积未减少,有时为局部地区的暴发流行,主要是亚洲、非洲的发展中国家。中华人民共和国成立以后至1959年,我国云南、广西、广东、福建、浙江、吉林、黑龙江,以及内蒙古东部等地的鼠疫得到全面控制,人间鼠疫多见于青海、甘肃和新疆等地。1960—1979年鼠疫被持续控制。1986年云南重新暴发鼠疫;四川西部、青海、西藏、甘肃、新疆、内蒙古、贵州、广西等地也有报道。目前在西北和西南地区偶有散发病例,鼠间鼠疫仍有流行,所以仍需重视防控工作。

1. **传染源** 鼠为主要的储存宿主和传染源。啮齿类动物中鼠类、旱獭、长爪沙鼠、狼、狐狸、猫、狗、羊、猪、家兔和骆驼均可被感染而成为传染源,以黄鼠属和旱獭属最重要。人间鼠疫以家鼠为主,主要是黄胸鼠和褐家鼠。在青藏高原,通过蚤类使鼠疫在旱獭中流行,人类在猎取旱獭时被感染。各型患者均为传染源,尤其是肺鼠疫患者。病原菌存在于患者的组织、痰液、血液、粪便中;肺鼠疫患者痰液中有大量鼠疫耶尔森菌,通过呼吸道传播而形成流行。腺鼠疫患者脓肿破溃后或被蚤叮咬时传播病菌。早期败血症型鼠疫患者可经血传播病菌。

2. **传播途径** 鼠疫的主要传播途径是鼠蚤叮咬。主要以鼠蚤为媒介,通过"啮齿类动物(主要是鼠)-鼠蚤-人"的传播路径。鼠疫耶尔森菌可随蚤粪通过抓痕皮损进入体内。多引起腺鼠疫,少数为败血症和皮肤鼠疫,可继发肺鼠疫和脑膜型鼠疫。也可通过接触患者的痰液和渗出液、受染动物的皮肉和血液而感染。含菌的痰液、飞沫、尘埃可经呼吸道引起"人-人"之间传播,主要为肺鼠疫,可造成人间大流行。被鼠疫耶尔森菌污染的食物可引起消化道感染。

3. **易感人群** 人群普遍易感,存在一定数量隐性感染。病后可获得持久免疫力。预防接种可降低易感性,具有部分保护作用。

4. **流行特征** 人间鼠疫流行发生在动物间鼠疫流行之后;鼠疫耶尔森菌多由野鼠传给家鼠,再由家鼠传给人。可通过交通工具向外传播,形成外源性鼠疫,引起大范围流行。在以家鼠和患者为传染源的疫区,患者的年龄、性别无差异;在旱獭疫区,男性多于女性。农牧人员及其家属因接触传染源的机会较多,发病率相对高。该病具有地区性和季节性;旱獭疫区人间鼠疫多在7~11月,为狩猎季节。南方温热地带多在春夏季,北方地区及肺鼠疫多在秋冬季节流行,可能与鼠类活动和鼠蚤繁殖旺盛有关。农牧地区卫生条件差,家鼠密集,且家鼠与野鼠接触机会多,容易出现鼠间流行,再进一步引起人类感染。

**(三)发病机制**

细菌质粒DNA编码F1抗原、V-W抗原和外膜蛋白抗原等,与该菌的致病性有关。F1分为两种,F-1抗原为荚膜成分的一种糖蛋白,F-1B为蛋白质,两者抗原性强,特异性高,具有抗吞噬作用,是该菌重要的毒力成分。W抗原一种脂蛋白,位于菌体表面,不能使机体产生保护性抗体;V抗原为可溶性蛋白,位于细胞质中,可以使机体产生保护性抗体;V抗原和W抗原常同时存在,形成复合物,促使荚膜形成,具有抗吞噬作用,与细菌的侵袭力有关。外膜蛋白具有抗吞噬细胞的移动和抗吞噬作用,还具有抑制血小板聚集作用。细菌自溶时可释放一种可溶性蛋白,即鼠毒素,鼠毒素具有外毒素的化学和免疫特性;对小鼠和大鼠的毒性都很强,但是对豚鼠和家兔的毒性作用很低,经甲醛处理后制成类毒素。另外,该菌还可以产生内毒素,有促进发热、休克、DIC、组织器官内溶血、局部和全身施瓦茨曼(Schwartzman)反应的作用。

细菌质粒毒力基因编码Ⅲ型分泌系统(type Ⅲ secretion system,T3SS),分泌Yop蛋白亚基,有利于建立感染。T3SS转运6种毒力蛋白Yop(YopE、YopJ、YopH、YopO、YopT和YopM)进入宿主细胞,并且抑制吞噬细胞和阻断促炎信号通路。6种Yop蛋白通过参与破坏细胞骨架、诱导细胞凋亡、抑制细胞因子分泌、抗吞噬、破坏细胞肌动蛋白微丝等作用干扰宿主免疫功能,逃避宿主免疫攻击并导致持续感染。在侵袭的早期阶段,鼠疫耶尔森菌被巨噬细胞和中性粒细胞吞噬,在中性粒细胞中被杀灭,但是在巨噬细胞内可以存活,然后从巨噬细胞中释放出来,此时已具有抵抗巨噬细胞和中性粒细胞吞噬的能力,并且能够在细胞外存活。通过对肺鼠疫患者的尸体解剖发现大量的细菌存在于细胞外,而吞噬现象少见,说明在感染的晚期阶段,鼠疫耶尔森菌主要存在于细胞外。该菌还可以进入非专职吞噬细胞,如上皮细胞,可能是通过菌体表面的 Ail、Pla 和 Psa 等黏附因子与宿主细胞膜上的受体结合,具体机制不清。

鼠疫先在鼠间流行,大批病鼠死亡后,鼠蚤转向人类或旱獭、绵羊等动物。病原菌多在鼠蚤叮咬时经过皮肤侵入人体,有时引起局部皮肤病变,细菌被吞噬细胞吞噬后在细胞内生长繁殖,再经淋巴管至淋巴结,引起原发性淋巴结炎,周围组织水肿、出血和坏死(腺鼠疫);病原菌释放毒素可引起全身毒血症症状。人患鼠疫后,可通过人蚤或呼吸道途径在人群间流行。病原菌亦可从呼吸道侵入引起肺部病变(原发性肺鼠疫),也可由腺型或败血症型鼠疫继发而成。重症腺型和肺型鼠疫其病原菌可进入血液循环,并大量繁殖引起继发性败血症型鼠疫,或病原菌侵入人体后直接进入血液循环,引起原发性败血症型鼠疫;均呈严重的全身中毒表现,如高热、感染性休克、广泛出血、DIC,并可致多发性病灶,如继发性肺鼠疫或脑膜型鼠疫等,多迅速恶化死亡。病原菌还可从口或眼入侵,引起扁桃体、肠或眼鼠疫。

淋巴管、血管内皮细胞损害和急性出血坏死性炎症是该病的基本病理变化。淋巴结出现化脓性炎症、出血和凝固性坏死,相邻的淋巴结融合,周围组织水肿和出血。全身皮肤黏膜瘀点瘀斑,胸膜、腹膜、胃肠黏膜、肠系膜及心包膜广泛充血和出血,多浆膜腔出现血性积液;肺鼠疫常为支气管炎或大叶性肺炎,气管支气管黏膜充血水肿,管腔内充满泡沫样血性渗出液,肺部有水肿、充血、出血和坏死病灶,肺门淋巴结肿大。如肺部病变靠近胸膜,引起纤维性出血性胸膜炎。还可累及多个脏器,如肝、脾、肾及胃肠道等,出现水肿、充血、出血和坏死。

### (四)临床表现

潜伏期短,平均为 3~5 天。原发性肺鼠疫及败血症鼠疫潜伏期可仅为数小时,腺鼠疫 2~8 天,接受过预防接种者潜伏期可延长至 12 天。起病急骤,全身毒血症症状明显,如高热、寒战、乏力、头痛等,

出血表现有皮肤黏膜瘀点瘀斑、鼻出血、呕血、咯血、血便或血尿;严重者呼吸困难、发绀、血压下降及全身衰竭。按病变部位不同可分为以下各型:

1. 腺鼠疫  此型最多见。急性起病,除发热及全身中毒症状外,受侵部位所属淋巴结肿大为其主要特点。体温骤升至 39℃ 以上,呈稽留热型。发病 1~2 天时,鼠蚤叮咬处引流区淋巴结迅速肿大,可以肿大至 10cm,坚硬,有明显的触痛,单个或成串,与周围组织粘连,活动差,周围组织充血、水肿、出血及疼痛。由于疼痛明显,患者常呈被动体位。病变多为单侧,以腹股沟淋巴结肿大最为多见,约占 70%,其他如腋下、颈部和颌下淋巴结。第 2~4 天病变最重,肿大的淋巴结很快化脓、破溃,此时局部症状可略减轻。严重者可于 3~5 天死于继发性败血症、肺炎或休克。如及时治疗,病程 1 周可恢复。

2. 肺鼠疫  根据传播途径的不同可分为原发性和继发性肺鼠疫。原发性肺鼠疫起病急骤,寒战、高热及全身严重中毒症状,数小时后出现剧烈咳嗽、胸痛、呼吸困难及发绀,开始有少量黏液痰,很快转为大量粉红色或鲜红色泡沫状痰。较轻的肺部体征与严重的全身症状、病情严重程度均不一致,可以仅有少量散在的湿性啰音及轻微的胸膜摩擦音。胸部 X 线检查呈支气管肺炎改变。如不及时治疗,可很快出现意识障碍、休克及呼吸衰竭,病死率达 70% 以上。继发性肺鼠疫是在腺鼠疫或败血症型鼠疫基础上,病情突然加剧,出现胸痛、咳嗽、呼吸困难和咳血性泡沫痰等肺部受累的表现。

3. 败血症型鼠疫  又称暴发型鼠疫,病情最为凶险,死亡率极高。原发性少见,多继发于肺鼠疫或腺鼠疫。起病急骤,高热、寒战及全身严重中毒症状,或体温不升,面色苍白、皮肤黏膜和脏器广泛出血、神志不清、呼吸急促、血压下降,出现感染性休克。进展迅速,多于发病数小时至 3 天死于感染性休克、出血或 DIC。严重的肺鼠疫和败血症鼠疫患者存在循环衰竭,全身皮肤广泛出血、瘀斑、发绀和坏死,尸体呈黑紫色,又称"黑死病"。

4. 轻型鼠疫  又称小鼠疫,低到中等度发热,局部淋巴结肿大伴压痛,可见化脓,血培养阳性。多见于预防接种者或流行初、末期。

5. 其他少见类型

(1)皮肤鼠疫:蚤叮咬处出现红斑,数小时后形成水疱、脓疱、疖肿和痈,可形成溃疡,表面有黄色渗出物及黑痂,底部偏硬并有红晕;亦可见紫癜,并可

发生坏死。附近淋巴结炎症反应和全身毒血症症状不重。

（2）脑膜炎型鼠疫：多继发于败血症型鼠疫或未治疗的腺鼠疫；出现发热、全身毒血症症状和中枢神经系统感染表现，如剧烈头痛、呕吐、嗜睡或烦躁、颈项强直、Kernig 征阳性；病死率高。腰椎穿刺检查显示颅内压增高，脑脊液呈化脓性或血性，涂片或培养可检出鼠疫耶尔森菌。

（3）肠鼠疫：出现急性出血性肠炎的表现，如剧烈腹痛、黏液血便，可有恶心、呕吐或腹腔淋巴结炎，伴有发热、肌肉酸痛等全身毒血症症状。

（4）眼鼠疫：表现为急性化脓性结膜炎，出现眼部剧烈疼痛、流泪、结膜充血，并有脓性分泌物，而发热及全身毒血症状不明显。

（5）扁桃体鼠疫：引起急性扁桃体炎，咽部充血，扁桃体肿大并有渗出物，可有颈部淋巴结肿大。与眼鼠疫类似，主要是局部症状为主，而无明显的全身毒血症症状。

**（五）实验室检查**

1. 常规检查　外周血白细胞计数明显升高，可高达 $(20\sim30)\times10^9$/L，初为淋巴细胞增高，以后为中性粒细胞比例显著升高；可有轻至中度贫血及血小板降低。尿常规可见血尿和蛋白尿，尿沉渣中可见白细胞、红细胞和细胞管型。粪便隐血试验可为阳性。出现 DIC 时，凝血功能显示纤维蛋白原浓度小于 200mg/dl，凝血酶原时间（PT）和活化部分凝血活酶时间（APTT）明显延长，D-二聚体和纤维蛋白原降解产物增加。发生脑膜炎时，脑脊液检查表现为压力升高，外观混浊，白细胞常 $>4\,000\times10^6$/L，以中性粒细胞为主，蛋白明显增加，糖和氯化物明显下降。

2. 细菌学检查　是确诊本病的依据。按不同病型采集标本，如淋巴结穿刺液、痰、血液或脑脊液等，或取人或动物尸体的肝、脾、肺、肿大的淋巴结等。涂片、压片或印片染色镜检，也可做细菌培养或动物接种。本病传染性极强，需要将标本送到具有严格防护措施的专门实验室检测。

（1）涂片、压片或印片：进行革兰氏染色或亚甲蓝染色，镜检观察革兰氏阴性两端浓染的短杆菌，检出阳性率为 50%～80%；或进行免疫荧光染色进行快速诊断。

（2）培养和鉴定：新鲜标本直接涂布溶血赫氏平板，腐败组织划种于 1:100 000 甲紫溶血赫氏平板，28～30℃培养 14～96 小时。如有细菌生长再做

涂片镜检、生化反应、免疫荧光检查或噬菌体裂解试验（接种于溶血赫氏平板，将鼠疫噬菌体加在可疑的鼠疫杆菌菌落上，可观察到菌落溶解现象）进一步鉴定。

（3）动物接种：取患者的血、脓或痰液标本，稀释后注射到豚鼠或小白鼠腹腔，动物可在 2～3 天内死亡，检测动物血液、淋巴结、肝、脾及肺组织中有无致病菌；如被接种的动物至第 10 天仍存活，将动物处死，用其脾脏细胞悬液重新接种动物，继续观察 10 天。

3. 血清学检查

（1）检测特异性 F1 抗体：为常用诊断方法；荚膜 F1 抗原的特异性和抗原性均较强，产生的抗体可用间接血凝试验（IHA）、凝集试验、补体结合试验、酶联免疫吸附试验（ELISA）等检测。急性期抗体滴度≥1:100，或恢复期（间隔 2 周后）血清抗体滴度呈 4 倍以上升高，有诊断价值。F1 抗体持续 1～4 年，常用于流行病学调查和回顾性诊断。ELISA 比 IHA 更敏感，适合大规模流行病学调查。

（2）检测特异性抗原：可用反向间接血凝抑制试验、ELISA 双抗体夹心法或荧光抗体法（FA），可用于早期快速诊断。

4. 分子生物学检测　聚合酶链反应（PCR）、DNA 探针、环介导等温扩增技术检测鼠疫特异性基因，具有快速、敏感和特异性高的优点。

**（六）诊断和鉴别诊断**

本病先作出疑似诊断，尽早治疗，提高治愈率。

1. 流行病学资料　发病前 10 天内到过鼠疫流行区，接触过可疑鼠疫动物、动物制品或鼠疫患者，或接触过鼠疫实验用品。

2. 临床表现　发病急，高热及全身毒血症症状；伴有急性淋巴结炎，淋巴结肿胀，局部剧烈疼痛，强迫体位；或有胸痛、咳血性痰及呼吸困难等；或出现重度毒血症、休克综合征而无明显淋巴结肿胀，均应怀疑为鼠疫。合并有重症结膜炎伴有严重眼睑水肿，怀疑眼鼠疫；如出现剧烈头痛、意识障碍、颈项强直、谵妄、颅内压增高、脑脊液混浊，怀疑脑膜炎型鼠疫。未使用抗生素的情况下，病情迅速恶化，在 24～48 小时内出现休克。

3. 实验室检查　血常规检查表现为白细胞剧增。从患者的淋巴结穿刺液、血液、痰液，咽部和眼分泌物以及尸体脏器或管状骨骨髓取材标本中分离出鼠疫耶尔森菌或血清特异性 F1 抗体呈现 4 倍以

上增长,即可确诊。未接种过鼠疫菌苗,F1 抗体效价在 1:20 以上者,有诊断价值。

4. 鉴别诊断

(1) 淋巴结炎:急性淋巴结炎多继发于其他感染病灶,淋巴结及其周围组织炎症相对较轻,可有淋巴管炎,多无明显全身毒血症症状;鼠疫的病原学及血清学检查阴性。丝虫病的急性期会出现淋巴结炎和淋巴管炎,发作时可见皮下一条红线离心性地发展,俗称"流火"或"红线",上下肢均可发生,但以下肢为多见;当炎症波及皮肤浅表微细淋巴管时,局部皮肤出现弥漫性红肿,表面光亮,有压痛及灼热感,即为丹毒样皮炎,病变部位多见于小腿中下部。数天后自行消退,无明显全身中毒症状,夜间血涂片检查找到微丝蚴可以确诊。

(2) 其他病原体引起的肺炎:如大叶性肺炎、肺炭疽、钩端螺旋体病肺出血型、严重急性呼吸综合征(SARS)等。大叶性肺炎多有铁锈色痰及肺实变体征,痰培养可获得相应的病原体;肺炭疽患者可出现低热、疲劳和心前区压迫等,持续 2 天后突然加重,而肺鼠疫临床表现重,病情进展更快。钩端螺旋体病有疫水接触史,早期有发热、乏力、腓肠肌疼痛、眼结膜充血及淋巴结肿大。SARS 的特点是:①与发病者有密切接触史,或有确定传染他人的证据,发病前 2 周曾到过或居住于疫区;②发病急,以发热为首发症状,体温多高于 38℃,伴有头痛、肌肉关节酸痛、干咳、胸闷,严重者出现呼吸困难,肺部体征不明显,可有少许湿啰音或肺实变体征;③外周血白细胞及中性粒细胞可降低;④肺部有斑片状阴影或呈网状改变,且进展迅速。细菌学和血清免疫学检测有助于鉴别。

(3) 其他病原体引起的败血症:多有原发感染灶,血中检出不同病原菌可助鉴别。

(4) 其他:皮肤鼠疫须与皮肤炭疽鉴别,肠鼠疫须与肠炭疽及一般急性出血性肠炎鉴别;有出血的表现须与流行性出血热鉴别;有脑膜炎的表现须与流行性脑脊髓膜炎相鉴别。

**(七) 治疗**

本病发病急,进展迅速,病情严重,病死率高,且传染性强,可迅速传播造成流行,因此必须做到早发现、早诊断、早隔离、早治疗及疫区早处理。根据《中华人民共和国传染病防治法》和《突发公共卫生事件与传染病疫情监测信息报告管理办法》,发现患者或疑似患者,应于 2 小时内上报有关部门。腺鼠疫

病死率曾为 30%~70%,肺鼠疫曾高达 70%~100%,败血症型鼠疫为 100%,应用链霉素治疗后,病死率已下降到约 10%。

1. 严格隔离 对于确诊或疑似的患者,均应迅速严格隔离,做好更衣、灭蚤。患者分泌物和排泄物要用含氯石灰或甲酚皂液消毒。病室要灭鼠、灭蚤。患者要就地治疗,不宜转送。肺鼠疫患者治疗后症状、体征均恢复正常,停止治疗后,痰及咽部分泌物连续培养 6 次(每次间隔 3 天)病原菌均阴性者,方可解除隔离。腺鼠疫未破溃者,体温正常,症状消失,肿大的淋巴结完全消散后再观察 7 天可解除隔离。皮肤鼠疫或肿大淋巴结破溃者,则须创面基本愈合,局部病原菌检查 3 次阴性,可解除隔离。

2. 一般治疗 急性期绝对卧床休息;给予流质饮食,补液,维持水、电解质平衡,必要时予以吸氧、强心、抗休克及应用肝素钠治疗。体温>38.5℃,全身酸痛明显者需要物理和药物退热;疼痛及烦躁不安者用止痛及镇静剂。有 DIC 者输血小板、新鲜血浆、纤维蛋白原等,并应用肝素抗凝治疗。在有效抗感染的同时,短期应用肾上腺糖皮质激素可缓解毒血症症状。腺鼠疫的淋巴结肿,局部应用 5%~10% 的鱼石脂乙醇或 0.1% 依沙吖啶外敷,避免挤压以免引起感染扩散及形成败血症。一旦脓肿形成可切开排脓。皮肤鼠疫除全身治疗外,局部可用磺胺或抗生素软膏、药液涂擦,必要时可局部注射链霉素。眼鼠疫局部可用生理盐水冲洗,氯霉素眼药水滴眼。

3. 病原治疗 早期、联合、足量应用敏感抗菌药物是治疗本病的关键。及时诊断和尽早使用有效抗菌药物与预后密切有关,所以怀疑鼠疫时无须等待实验室确诊,尽早使用抗菌药物。常用药物是链霉素、庆大霉素、环丙沙星、左氧氟沙星、氯霉素等。

(1) 氨基糖苷类:链霉素仍是推荐的首选药物。腺鼠疫患者首次肌内注射 1g,后改为 0.5~0.75g/次,每 4~6 小时 1 次,每天总量 2~4g;小儿 30mg/(kg·d),分 2~4 次肌内注射。多于 3 天体温下降至 37.5℃ 以下,全身症状和局部症状好转后逐渐减量,患者体温恢复正常、症状消失后继续用药 3~5 天,疗程一般为 10~15 天,链霉素总量一般不超过 60g。肺鼠疫、败血型鼠疫及其他严重鼠疫患者,首次肌内注射 2g,之后每次 1g,每 4~6 小时 1 次,每天总量 4~6g;全身症状和呼吸道症状明显好转后逐渐减量,疗程 10~15 天,链霉素总量一般不超过 90g。另外,庆大霉素疗效与链霉素相当,推荐剂量为每次

2.5mg/kg，每12小时1次肌内注射。

（2）喹诺酮类：环丙沙星推荐剂量为400mg静脉滴注，或500mg口服，每天2次。左氧氟沙星在非洲绿猴试验中取得较好疗效，被美国FDA批准用于治疗人感染鼠疫耶尔森菌。其他喹诺酮类药物如加替沙星和莫西沙星，在动物实验中疗效较好，但是目前在患者中应用较少。

（3）氯霉素：脑膜炎型鼠疫在链霉素治疗的基础上，联合氯霉素治疗，成人及>1岁儿童剂量为50mg/（kg·d），分3~4次静脉滴注，病情好转后减量，疗程同上。疗程一般为10天。注意监测血常规变化。

**（八）预防**

鼠疫属于甲类传染病，一旦发生危害极大。鼠疫耶尔森菌曾被用作生物武器，也是恐怖分子用于制造生物恐怖的细菌之一，对鼠疫的预防和控制必须提高警惕。采取灭鼠、灭蚤及预防接种为主的综合预防措施。目标是降低发病率，防止人间鼠疫传入人口密集地区，严防肺鼠疫暴发流行。加强鼠疫监测、早期发现和及时有效处理鼠间流行，是防止人间鼠疫发生的重要措施。

1. 严格管理传染源及疫区 发现疑似或确诊患者，必须按甲类传染病的规定及时向防疫机构报告。对不同类型的患者应分别严格隔离，彻底治疗。腺鼠疫隔离至肿大的淋巴结完全消失后7天，肺鼠疫隔离至痰培养6次阴性。患者分泌物、排泄物采用含氯石灰或甲酚皂液彻底消毒，用具要彻底消毒或焚毁。尸体用尸袋严密包扎后立即焚化。接触者严格医学观察9天，曾接受过预防接种者应观察12天。灭鼠包括疫区各类鼠类及其他疫源动物。根据《国家鼠疫控制应急预案》，成立疫情处理领导小组，做好疫区封锁、隔离、消毒和检疫工作。

2. 切断传播途径 灭蚤是切断传播途径、控制流行和消灭鼠疫的重要措施。加强国境和国内卫生检疫，对出入国境或来自疫区的船舶、飞机、列车及装载物品，进行严格卫生检疫，并灭鼠灭蚤。

3. 保护易感者

（1）个人防护

1）进入疫区工作的医护防疫人员，必须穿防疫服和长筒胶靴，戴面罩和厚纱布口罩、橡皮手套及防护眼镜，做好对啮齿类动物和跳蚤的防护。

2）接触者应预防用药7天。口服环丙沙星500mg，每天2次；或左氧氟沙星200mg，每天2次；

或复方磺胺甲噁唑1.0g，每天2次；或链霉素每天肌内注射1g，共用7天。

（2）预防接种：疫区和周围人群及在疫区工作的医疗防疫人员，均应在流行前1~2个月接种鼠疫菌苗，目前常用的是EV76鼠疫冻干活菌苗，每年1次，采取皮上划痕法接种。上臂外侧划痕法：1滴（<7岁），2滴（7~14岁），3滴（>15岁）。接种后10天，开始产生免疫力，1个月达高峰，6个月后下降，1年消失；继续暴露者6个月加强注射1次。由重组的保护性抗原构成的F1/V亚单位疫苗主要通过增强体液免疫，在动物实验中取得很好的保护作用，但是还需要在人群中进行严格验证。利用腺病毒或植物为载体的新型DNA疫苗仍在研发中。

# 二、耶尔森菌胃肠炎

耶尔森菌胃肠炎，又称耶尔森菌小肠结肠炎（Yersinia enterocolitis），是由小肠结肠炎耶尔森菌（*Y. enterocolitica*）引起的严重的小肠结肠炎，临床表现为发热、腹痛和腹泻，多为稀黏便，还可出现肠外表现，如结节性红斑、关节炎等，甚至发生败血症。小肠结肠炎耶尔森菌可寄居在鼠、兔、羊、牛、猪、狗等多种动物体内，人类通过消化道摄入被该菌污染的饮食或接触染疫动物而感染。

**（一）病原学**

1934年Mclver和Pike分离到小肠结肠炎耶尔森菌致病株，但是将其错误地归入类鼻疽产黄杆菌属（*Flavobacterium pseudomallei*）；1939年由美国学者Schleifstein和Coleman第一次描述小肠结肠炎耶尔森菌的特征。该菌为革兰氏阴性短杆菌，偶见两端浓染，常单个存在或呈短链排列，无芽孢，无荚膜，25℃生长的培养物有周身鞭毛，37℃培养时很少或无鞭毛。兼性厌氧。最适宜培养温度为25~30℃。在普通琼脂培养基上生长良好。某些菌株在血琼脂平板上形成溶血环，在肠道菌选择培养基上形成不发酵乳糖的无色半透明、扁平的光滑菌落。生化反应显示不分解乳糖、鼠李糖、水杨酸，能分解葡萄糖和蔗糖；硫化氢阴性，尿素分解试验多数阳性，吲哚试验阴性，少数阳性；鸟氨酸脱羧酶阳性，苯丙氨酸脱氨酶阴性。根据生化试验可以将菌属内相关菌种予以鉴别。本菌抗原结构较复杂，含有O抗原、H抗原和K抗原。根据表型特征，分为6个生物群，1B和2~5群具有致病性；根据O抗原不同，分为50多个血清型，与致病有关的有几个血清型，且各地区分布不同。按噬菌体裂解性可分为 14 个噬菌体型。所有毒力株均含有热稳定性肠毒素、V 和 W 抗原等。最近报道,细菌 Ysa Ⅲ型分泌系统、Yts2 Ⅱ型分泌系统和微菌毛与细菌的胞内毒力有关,编码这些部分的基因变异,会出现该菌感染巨噬细胞的能力下降。采用煮沸、干燥及各种消毒剂均可杀灭该菌。

### (二)流行病学

本病在全球广泛分布,在寒冷和温带地区发病率更高。在欧洲是引起腹泻的第三位肠道细菌,仅次于弯曲菌属和沙门菌属。全球流行的菌株包括 4/O∶3、3/O∶5、2/O∶5、27(2 群和 3 群)、1B/O∶8 和 2/O∶9 型,欧洲和日本流行的菌株为 4/O∶3 型和 2/O∶9 型,美国为 1B/O∶8 型。我国流行的菌株血清型主要为 O∶3(4 群)、O∶5(2 群和 3 群)、O∶8(1B 群)、O∶9(2 群)。

1. 传染源 患者可以作为传染源。储存宿主包括猪、狗、羊和其他野生啮齿类动物,其中以猪盲肠中的阳性率最高(8.4%~15.3%),而且为 O∶3 型,所以猪作为传染源的可能性较大。鼠类盲肠内容物的阳性率为 35.2%,也有可能成为传染源。

2. 传播途径

(1)消化道传播:人类主要通过进食被污染的食物如肉类、牛奶、蔬菜、豆芽、豆腐、海鲜等而感染,可引起暴发流行。被污染的冷藏包装食品可引起范围较广的传播。还可以通过直接或间接地接触污染物,如患者的粪、尿或分泌物,或动物的粪、尿,造成感染,甚至引起医院内流行。日本有因为水源污染引起暴发流行的报道。

(2)虫媒传播:跳蚤的带菌率在某些地区可以高达 100%,提示有可能通过吸血传播。苍蝇可能为本病的重要传播媒介。

(3)其他:有因为输血感染引起小肠结肠炎耶尔森菌败血症的报道,病死率高达 54.5%。

3. 人群易感性 普遍易感。发病年龄自数月至 85 岁均有报道,但是有 1~4 岁和 10~29 岁两个发病年龄高峰,可能和接触机会有关。饲养宠物、吃未加工的肉类或接触带菌的动物易于发病。患者性别无显著差异。一般人群中的带菌率<1%。

### (三)发病机制

小肠结肠炎耶尔森菌是肠道致病菌,具有侵袭性和产毒素性。V-W 抗原具有抗吞噬作用。有侵袭力菌株主要为 O∶1、O∶3、O∶4、O∶5、O∶8、O∶9、O∶15、O∶18、O∶20、O∶21 及 O∶22。O∶3、O∶8、O∶9

等菌株可以产生热稳定性肠毒素,与大肠埃希菌 ST 肠毒素相似,可引起渗出性腹泻、肠系膜淋巴结炎、集合淋巴结脓肿、败血症及其他器官迁徙性脓肿等。该菌易侵犯肠道集合淋巴结(Peyer's patches,PP)的 M 细胞;在感染的早期阶段,细菌内化进入吞噬细胞,在吞噬细胞内繁殖,并随吞噬细胞到达肠系膜淋巴结,并可随血流到达肝脏和脾脏,形成小脓肿病灶。在这些病灶中,细菌形成微克隆,可以抵抗吞噬细胞和中性粒细胞的清除作用。

本病主要累及回肠及结肠,引起肠黏膜弥漫性充血和多发性浅表溃疡,大小不等,可深达固有层。回肠溃疡呈椭圆形,局部中性粒细胞及单核细胞浸润,淋淋巴细胞及浆细胞较少,严重者可见肠出血或穿孔。黏液及坏死组织形成假膜覆盖结肠溃疡面。溃疡底部可见大量炎症细胞浸润和坏死的肠腺窝上皮细胞。细菌随吞噬细胞到达肠系膜淋巴结,引起炎症,可形成多个小脓肿,表现为腹痛;还可侵犯阑尾,形成溃疡、坏死及阑尾周围炎。

某些小肠结肠炎耶尔森菌菌株的 O 抗原成分与患者的自身组织成分有交叉反应,诱导产生自身抗体,可在感染后 1~2 周发生自身免疫反应,常引起结节性红斑、反应性关节炎、肾炎、淋巴瘤性甲状腺肿和自身免疫性肝炎等。多见于 HLA-B27 型阳性者。

### (四)临床表现

潜伏期一般 3~10 天。常以轻型胃肠炎型最为常见。该菌适合在富铁环境中生长,有报道口服补铁制剂增加小肠结肠炎耶尔森菌败血症的发生风险。其他危险因素包括脏器硬化、酗酒、营养不良、关节退行性疾病。

1. 小肠结肠炎 多见于婴幼儿。主要为发热和急性肠炎的表现,如腹痛、腹泻、恶心等。腹痛以下腹为主,偶有呈绞痛者。腹泻为黏液或水样便,血便少见。大便每天 3~10 次,持续 3~28 天。偶见中毒性肠麻痹、肠套叠、肠静脉血栓形成、肠穿孔和腹膜炎等。

2. 末端回肠炎和肠系膜淋巴结炎 年轻人多见;临床表现除发热、腹泻外,还以腹痛为主要表现,常以右下腹为主,同时有白细胞增高,颇似阑尾炎,故又称为假性阑尾炎。通常持续 1~2 周。如未及时诊治,可发生危及生命的坏死性肠炎和化脓性肠系膜淋巴结炎。

3. 肠道外感染 小肠结肠炎耶尔森菌败血症

多见于免疫功能低下、反复输血的血液病患者，或存在铁负荷过大疾病的患者，也可见于正常人。这类患者多有寒战、高热、皮疹及多系统功能损害等，病死率很高。部分患者可发生迁徙性病灶，如化脓性关节炎、肝脓肿、脾脓肿、胰腺炎、咽炎、骨髓炎、肺炎、脑膜炎、蜂窝织炎、尿路感染等，甚至心内膜炎；累及大血管可形成细菌性动脉瘤。婴幼儿发生败血症时，症状不典型，可无发热或仅见低热。

4. 变态反应表现　多见于年轻人。在急性胃肠道感染期间或其后1~2周出现大量皮疹，如结节性红斑、斑丘疹及多形性红斑等，随着病情好转而自然消退，也可出现反应性关节炎、肾小球肾炎、心肌炎、巩膜睫状体炎、溶血性贫血、淋巴瘤性甲状腺肿、自身免疫性肝炎等。反应性关节炎需要和该菌引起的化脓性关节炎相鉴别，前者通常在急性肠道感染后数周发生，为无菌性炎症，多为外周单个关节，伴随肌腱炎、指（趾）炎等。

**（五）实验室检查**

1. 常规检查　血常规检查可见白细胞及中性粒细胞轻度增高，重症者可有明显增高。血沉轻度增快。粪便常规可见稀黏液状便，镜检有白细胞和红细胞。

2. 病原学检查

（1）细菌培养：可用肛拭子采集粪便，置于半固体运送培养基（Cary-Blair）中，再于48小时内转种于蛋白肉汤液或磷酸盐缓冲液中，置于4℃培养3~7天，然后于25℃在SS琼脂平板培养基上培养48小时，挑出毛玻璃样菌落，再于25℃用肠系综合鉴别培养基或三糖铁琼脂培养24~48小时，观察结果。在综合鉴别培养基上：24小时内上下层均为黄绿色，不产气；48小时上下层均为红色。在三糖铁琼脂上显示为上下层均为黄色。然后进行生化试验及血清学鉴定。25℃培养时动力阳性、嗜冷性、脲酶阳性、$H_2S$阳性等有助于鉴别。培养时选择MacConkey平板会出现肠道杂菌的生长，不利于鉴别，而耶尔森菌选择培养基（CIN琼脂）含新生霉素等，可抑制正常肠道微生物生长，有利于耶尔森菌生长和鉴定。用抗血清进行血清型鉴定，在37℃有自身凝集反应和钙依赖生长特性，这些有助于判断是否为致病菌株。局部脓液、病理标本（切除的阑尾肠系膜淋巴结等）作细菌培养；血培养也偶可获阳性。合并化脓性关节炎时，大多数脓液中可以培养到该菌，其中约半数患者血培养阳性。

（2）血清学检查

1）检测细菌的抗体：包括玻片凝集试验和血清凝集试验，前者可以测定患者血清中抗体；常用 O：3 及 O：9 菌株为抗原，1：160 以上为阳性；抗体高峰多在病程3~4周出现，可持续数月。后者与伤寒凝集试验相同；取本菌抗原检测患者血清抗体凝集效价，于病程8~10天可呈阳性反应，持续8~18个月。取病初及恢复期双份血清检测，若抗体效价呈4倍或以上增长者，可确诊。

2）检测细菌的抗原：用细菌特异性抗体包被乳胶微粒，检测标本中细菌特异性抗原，即乳胶凝集试验，具有简单、快速而且准确的优点。免疫磁珠分选（immunomagnetic separation, IMS）法较乳胶凝集法更快速、简便，且准确。ELISA法可以检测毒力基因 pYV 编码的蛋白，可用于检测 O：3、O：5、O：8、O：9、27血清型细菌，且与非致病菌之间无交叉反应，缺点是不能检测不带 pYV 基因的致病菌株。利用光学物理传感技术建立表面等离子共振方法检测标本中细菌抗原，敏感性更高，可以检测到 102 ~ 107CFU/ml 小肠结肠炎耶尔森菌。这些技术均具有快速、特异性好的优点，但是都会受到抗体质量的限制。

（3）分子生物学检查：采用PCR方法可快速检测出耶尔森菌，可选用 yst 基因（与耶尔森菌稳定毒素有关）、ail 基因（与黏附和侵袭有关）及 inv 基因（与侵袭有关）设计引物，同时检测小肠结肠炎耶尔森菌及假结核耶尔森菌，可用于临床早期诊断及流行病学调查。针对耶尔森菌毒力基因设计的菌落杂交法比传统的细菌培养法可获得更高的阳性率，缺点是受到竞争菌群的干扰。近年来三步多重PCR法已有报道。第一步多重PCR利用16S rRNA检测 inv、ail、ystB 将细菌进行分群和亚群；第二步巢式PCR用血清型特异性引物检测 rfbC/wbbU/wbcA/wzt，确定与人类致病有关细菌血清型；第三步将致病和非致病的 O：5 菌株区分开。针对 ail 基因的实时荧光定量PCR法检测范围广，精确度高，出错率低，且容易规范化操作，也是很好的选择。非致病性的1A血清型小肠结肠炎耶尔森菌也携带 ail、myf、ystB 基因，导致PCR法存在假阳性率，因此进行PCR检测时应当有充足的阴性对照，且严格操作以避免污染。基于PCR技术的微阵列芯片已经用于检测临床标本，可以同时检测多种病原体。一种新型核酸扩增方法环介导等温扩增技术（loop mediated isothermal amplification, LAMP）已经用于检测食物中小肠结肠炎耶尔森菌的基因,准确率达100%。

（4）傅里叶变换红外光谱分析（Fourier transform infrared spectroscopy,FT-IR）和基质辅助激光解吸/电离飞行时间质谱（matrix-assisted laser desorption/ionization time-of-flight mass spectrometry,MALDI-TOF）：通过分析细菌特异性蛋白谱进行鉴定,对细菌的分群和分型准确率分别高达98%和92%以上,有直接、快速,精确的优点,具有很好的应用前景。

3. X线检查　X线钡透可见回肠末端黏膜增厚,有时可见多个溃疡灶、纤维性狭窄、息肉或瘘管形成等。

4. 乙状结肠镜检查　可见黏膜充血、水肿,可见多个浅黄色小溃疡。

### （六）诊断和鉴别诊断

结合不洁饮食史及流行病学资料,在冬春季出现发热、腹痛、腹泻,或伴有恶心呕吐,粪便为水样黏液便或血便,腹痛酷似阑尾炎时,应高度怀疑本病,可及时送粪便标本进行细菌学检查,以明确诊断。

本病应与假结核耶尔森菌感染、急性阑尾炎、细菌性痢疾、致病性大肠埃希菌性肠炎、病毒性肠炎及阿米巴痢疾等相鉴别。有变态反应性病变者应与化脓性关节炎、风湿性关节炎等相鉴别。假结核耶尔森菌存在于多种动物的肠道中,人类通过进食污染的食物感染;该菌能在患病动物的脏器中形成粟粒状结核结节,在人的感染部位形成结核样肉芽肿,故称假结核耶尔森菌。假结核耶尔森菌形态与培养特性与小肠结肠炎耶尔森菌相似。生化反应接近鼠疫耶尔森菌(尿素、鼠李糖及动力除外),但其引起的疾病却与耶尔森菌小肠结肠炎类似。根据其耐热的菌体O抗原可将其分为6个血清型,引起人类感染的主要是O1血清型。毒力菌株大部分具有V和W抗原。该菌对豚鼠、家兔和鼠类有很强的致病性,而人类感染该菌很少见。主要发生于5~15岁的学龄儿童,表现为胃肠炎、肠系膜淋巴结肉芽肿或回肠末端炎等。回肠末端炎与阑尾炎的症状相似,可发展为败血症。少数可出现高热,紫癜或结节性红斑,并伴有肝、脾大,类似伤寒症状。该菌的微生物学检查方法同耶尔森菌小肠结肠炎相似,取粪便或血液标本和可疑食物等用肠道选择性鉴别培养基进行分离培养,25℃培养48小时,根据生化反应及动力,作出初步诊断,最后可用血清学试验进行鉴定。治疗与预防同耶尔森菌肠炎。末端回肠炎和肠系膜淋巴结炎和阑尾炎很难鉴别,5%的患者因诊断为阑尾炎而行阑尾切除术,术后发现阑尾无明显炎症,而是末端回肠炎,所以应仔细询问饮食史,并注意流行病学情况和腹泻表现。

### （七）治疗

1. 一般治疗　有胃肠炎症状患者应予以隔离。粪便及排泄物应予消毒处理。进食流质饮食,维持水、电解质平衡。

2. 病原治疗　轻症患者多为自限性,病变局限于肠道,不必采用抗菌药物。在免疫缺陷人群,患有小肠结肠炎耶尔森菌败血症或侵袭性感染的患者,尽早抗感染治疗可以显著提高治愈率,降低败血症患者死亡率。可以根据药物敏感试验,选择恰当的抗菌药物。尽管不同血清型细菌对抗生素的敏感性有差异,多数菌株对氨基糖苷类、复方磺胺甲噁唑、氯霉素、四环素、第三代头孢菌素和氟喹诺酮类抗生素敏感。该菌的多数致病菌株携带编码β-内酰胺酶的基因 blaA 和 blaB,可以产生 β-内酰胺酶,从而对青霉素、氨苄西林、大多数第一代头孢菌素耐药。WHO推荐使用四环素、氯霉素、庆大霉素和磺胺甲噁唑。第三代头孢菌素和氟喹诺酮类抗生素有较强的抗菌作用,成为一线药物。氨基糖苷类(阿米卡星、奈替米星等)可作为二线药物,对于不适用氟喹诺酮和第三代头孢菌素的患者可以选用,并监测药物不良反应。对于败血症患者,可将氟喹诺酮类药物和第三代头孢菌素药物联合应用。尽管没有发现对头孢曲松等第三代头孢菌素耐药的菌株,但是已有第三代头孢菌素治疗失败或应答不佳的临床报道。氟喹诺酮类抗生素具有很好的组织渗透性和细胞内活性,可以治疗败血症合并的肝脓肿和心包炎;伴有反应性关节炎的患者使用环丙沙星可以改善关节疼痛症状和缩短病程;因此氟喹诺酮类抗生素可作为治疗小肠结肠炎耶尔森菌侵袭性感染的一线药物。针对第一代氟喹诺酮类药物的细菌耐药性逐渐增加,需要引起关注。一般疗程为2~3周,出现关节炎等肠外表现者可延长疗程至6周。该菌引起的化脓性关节炎对抗生素治疗反应好,多数需要配合关节灌洗和清创。

### （八）预防

主要做好传染源的管理,患者应及时隔离治疗。避免进食可疑污染的饮食,养成良好的个人卫生习惯,冷藏食品进食前经过加热处理。禁食未煮熟的肉类或未消毒的乳制品。加强对狗、猫等宠物的带菌检测。卫生防疫部门加强水源管理,灭蝇、灭蚤、灭鼠,加强对冷藏食物的监管。

（薛　源　张欣欣）

## 第十七节　大肠埃希菌感染

大肠埃希菌（*Escherichia coli, E. coli*）是正常人或动物结肠内常见兼性厌氧菌，但在一定条件下也可引起肠道疾病，主要表现为腹泻。根据大肠埃希菌的基因型和毒力的不同，大肠埃希菌所引起的腹泻可以是水样、黏液样、血性。此外，大肠埃希菌可侵犯肠道外组织导致相应的感染中毒症状。大肠埃希菌可以分为 6 个不同的亚型：肠产毒素性大肠埃希菌（enterotoxigenic E. coli，ETEC），肠侵袭性大肠埃希菌（enteroinvasive E. coli，EIEC），肠出血性大肠埃希菌（enterohemorrhagic E. coli，EHEC），肠致病性大肠埃希菌（enteropathogenic E. coli，EPEC），肠集聚性大肠埃希菌（enteroaggregative E. coli，EAEC）和弥散黏附性大肠埃希菌（diffusely adherent E. coli，DAEC），前 5 个亚型各自特点见表 26-17-1。

表 26-17-1　不同大肠埃希菌比较

| 菌种 | 流行病学 | 临床症状 | 主要致病因素 | 调控基因 |
|---|---|---|---|---|
| EHEC | 食物，水，人与人之间传播；全部年龄，工业化国家 | 出血性结肠炎，溶血性尿毒症综合征 | 志贺样毒素 | *Stx1*-或 *Stx2*-样编码噬菌体 |
| ETEC | 食物，水；居住于或旅游至发展中国家的儿童 | 旅游者腹泻 | 热稳定肠毒素（ST）和热不稳定肠毒素（LT），定植因素 | 毒力质粒 |
| EPEC | 人与人之间传播；发展中国家的新生儿和儿童 | 水样腹泻，持续性腹泻 | 局部黏附，黏附-抹平作用 | 肠细胞脱落位点（LEE）毒力岛 |
| EIEC | 食物，水；居住于或旅游至发展中国家的儿童 | 痢疾样腹泻 | 侵入肠上皮细胞，细胞内繁殖，细胞间传播 | 多基因控制，主要为一个大的毒力质粒 |
| EAEC | 食物，水；居住于或旅游至发展中国家的儿童；全部年龄；工业化国家 | 旅游者腹泻，急性腹泻，持续性腹泻 | 聚集/弥漫黏附；毒力由 *AggR* 调控 | 与黏附作用有关的染色体或质粒；毒力基因 |

### 一、病原学

大肠埃希菌是一种革兰氏阴性短肠杆菌，大小（0.4~0.7）$\mu$m×（1.0~3.0）$\mu$m，多数菌株有鞭毛、菌毛，无芽孢，可分解葡萄糖并产生酸和气体，还可发酵乳糖和分解硝酸盐，但不能分解蔗糖。对于吲哚、甲基红、VP 和枸橼酸盐（IMViC）试验分别呈（+）（+）（-）（-），尿素酶阴性，不产生 $H_2S$。大肠埃希菌有 O、H、K 三种抗原，已知的 O 抗原血清型至少有173 种，H 抗原血清型至少有 56 种，荚膜抗原（K 抗原）血清型有 100 多种。O 抗原位于细胞壁脂多糖的最外层，具有属特异性，对热稳定，100℃时不被破坏。H 抗原存在于鞭毛蛋白，不耐热，60℃ 30 分钟即可被破坏。K 抗原为酸性的多糖荚膜抗原，由质粒编码而成，可分为 L、B 和 A 三型，具有型特异性，易发生变异，位于 O 抗原外围，不耐热，60℃ 30 分钟即可除去。K 抗原发生变异可改变大肠埃希菌的增殖速度和致病性。在正常人结肠中只有少数 O 血清组占主导地位（如 1,2,4,6,7,8,18,25,45,75 和81），而其他的血清型多与特定的毒性有关。其中O157：H7 血清型 EHEC 是最具代表性的肠道致病菌株。

大肠埃希菌对各种理化因素抵抗力不强，60℃30 分钟即死亡，在含氯的水中不能生存，胆盐、煌绿等对其生长有抑制作用，在土壤和水中可生存数月，在温度较低的粪便中存活更久。对很多常用抗生素（如磺胺类、链霉素、氯霉素等）耐药，多数为自然耐药，少数由质粒介导获得。ST131 型大肠埃希菌近些年来在全世界范围内广泛流行，该菌种可产生CTX-M-15 和 ESBL，对大多数抗生素耐药。

### 二、流行病学

大肠埃希菌广泛存在于正常人和动物肠道内，并可通过粪便排出体外，污染食物和水。对于大多数已知的 EPEC 和 ETEC，人类感染者是其主要的传染源。EHEC 在家畜体内繁殖，但并不引起家畜发病，而是通过家畜的排泄物感染人类发病。EAEC的自然宿主至今未发现。

大肠埃希菌主要通过粪-口途径传播。ETEC、EAEC、EIEC 的致病细菌量为 $10^6 \sim 10^{10}$，通过食物或饮用水传播致病时则需更多的细菌量,且多在温暖潮湿的季节暴发流行。EHEC O157：H7在全球30多个国家都有流行,且在欧、美和日本等发达国家的流行呈上升趋势。

大肠埃希菌可通过血液系统和淋巴系统下行感染肾脏。大肠埃希菌还可经门静脉系统入肝,如肝脏不能完全清除,细菌可随胆汁排出而感染胆囊。胆道蛔虫也可将大肠埃希菌带入胆囊及胆管,造成上行感染。在医院内,大肠埃希菌可通过患者之间的接触,患者与医务人员之间的接触或各种医疗操作引起感染。大肠埃希菌还是新生儿脑膜炎的常见病原体,并可引起肺部等其他部位感染。

### 三、发病机制

大肠埃希菌肠道内感染多由摄入被其污染的食物或水引起,致病性主要与黏附作用、外毒素、内毒素、侵袭性、T3SS 等有关。大肠埃希菌的黏附作用由质粒所编码菌毛介导,可使细菌与宿主细胞表面受体特异性结合,从而使细菌黏附于相应细胞表面,并大量繁殖。某些特定血清型的大肠埃希菌可产生多种肠毒素,其中最重要的是 ETEC 可产生耐热肠毒素(heat stable enterotoxin, ST)和不耐热肠毒素(heat labile enterotoxin, LT)。LT 为相对分子质量为 86 000 的蛋白质,可与宿主细胞的特异性受体神经节苷脂 GM1 和糖蛋白(GP)结合。LT 与霍乱毒素相似,可活化腺苷酸环化酶,引起宿主小肠细胞分泌氯化物同时减少钠离子吸收,导致严重等渗性脱水和低血压。ST 的作用与志贺毒素相似,可激活鸟苷酸环化酶,使细胞内环鸟苷酸(cGMP)浓度升高,胞质内蛋白激酶激活,引起氯离子大量分泌,最终导致分泌性腹泻。T3SS 是大肠埃希菌的一个重要致病因素,细菌毒素可通过该系统直接注入宿主细胞内。

EPEC 不表达肠毒素或浸润宿主细胞,但可黏附于宿主细胞表面并破坏肠上皮细胞表面的刷状缘,多引起新生儿腹泻。O55 和 O111 血清型是 EPEC 中最具代表性的菌株,可表达一种黏附-抹平因子(attaching and effacing lesion, A/E 因子),使 EPEC 紧密黏附肠上皮黏膜,导致刷状缘破坏、绒毛萎缩、上皮细胞排列紊乱和功能受损。EPEC 还可产生致密素和 VT 毒素。致密素可介导 EPEC 与肠上皮细胞紧密黏附,刺激黏膜免疫和黏膜腺窝增生,进而导致黏膜刷状缘酶减少、吸收功能受损和腹泻。VT 毒素被肠道吸收后,通过血液循环进入肾脏组织,与肾内皮细胞表面的 Gb3 受体特异性结合,诱导产生多

种化学因子和细胞因子,导致出血性腹泻、结肠炎、肠黏膜坏死甚至穿孔,其毒性可被志贺毒素的抗体中和。

EHEC 的致病菌株血清型主要包括 O157：H7,O6,O26,O55,O91,O103,O111,O113 和 OX3 等,其中 O157：H7血清型最具有代表性。EHEC O157：H7 的致病机制主要与 A/E 因子、Vero 毒素以及大质粒(pO157)上的 *hly*、*katP*、*espP*、*toxB* 和 *stcE* 基因有关。Vero 毒素的生物学特性、物理学性状和抗原性均与志贺毒素十分相似,故又称志贺样毒素(verotoxin, VT),可分为 VT1 和 VT2。EHEC O175：H7通过产生志贺样毒素可导致盲肠、阑尾和升结肠的黏膜上皮细胞坏死,黏膜充血、出血和水肿,从而引起炎症性出血性腹泻。所有的志贺样毒素均由 1 个活性亚基 A 和 5 个相同的非活性亚基 B 组成。VT1 A 亚基可清除宿主细胞内 28S 核糖体 RNA 上的腺嘌呤,从而不可逆地抑制核糖体功能,VT2 A 亚基可抑制 *Bcl2* 基因的表达,引起宿主细胞凋亡。此外,T3SS 也与 EHEC 的毒力有关。

EIEC 与志贺菌具有相似的发病机制,可侵入肠上皮细胞并在细胞内增殖,然后侵入感染周围细胞,引起侵袭性结肠炎和痢疾样或血性腹泻。EAEC 致病主要通过以集聚黏附菌毛为主的黏附因子黏附并刺激肠黏膜,引起腹泻。ETEC 主要通过产生 ST 和 LT 致病,且感染具有一定的宿主特异性。DAEC 可产生一种叫 F1845 的菌毛,可与一种糖化磷脂酰肌醇受体特异性结合,加强细菌黏附作用。

大肠埃希菌也可引起全身各个部位感染。如该菌可通过污染尿道上行感染泌尿系统引起膀胱炎甚至肾盂肾炎,也可经血液系统和淋巴系统下行感染引起肾脏感染。大肠埃希菌可自血液达到胆囊,或经门静脉感染肝脏,还可透过肠壁感染腹腔引起腹膜炎。

### 四、临床表现

大肠埃希菌感染根据感染部位不同可以分为肠道内感染和肠道外感染,肠道外感染又可以进一步分为尿路感染、腹腔感染、胆道感染、肺部感染、血流感染、脑部感染,以及结缔组织骨骼肌肉感染。

#### (一)肠道内感染

大肠埃希菌肠道内感染的临床表现因感染菌株的不同而不同。ETEC 主要表现为水样腹泻,多见于儿童和至热带发展中地区旅游的人。对于婴幼儿和老年人腹泻症状易加重,出现巧克力样排泄物,还易由

腹泻引起脱水、营养不良、水电解质平衡紊乱,特别易引起酸中毒和低钾血症。ETEC 肠道内感染还可引起焦躁不安、厌食,有时还可引起恶心、呕吐甚至低热,但多有自限性,可在 1~5 天内自愈,病程很少超过 2 周。EIEC 主要表现为结肠炎,可并发腹痛、高热、血性或痢疾样腹泻,伴里急后重感。EPEC 肠道内感染多发生在新生儿,其症状主要表现为腹泻且腹泻症状往往很快由较轻的腹泻发展为严重腹泻,甚至可引起患者死亡。EHEC 主要引起结肠炎,其临床症状主要为血性腹泻,有时可伴有低热或排泄物中含有脓性分泌物,具有自限性。3%~7% 的患者,尤其是儿童和老年人,感染 EHEC O157:H7 后可引起致命性的溶血性尿毒症综合征。溶血性尿毒症综合征多发生在首次腹泻后的 5~13 天,病情较凶险,病死率为 3%~5%,主要表现为急性肾衰竭、微血管性溶血性贫血和血小板减少,其中 25% 的患者还可出现如癫痫、嗜睡和昏迷等中枢神经系统并发症,此外约半数患者治愈后可留有慢性肾病。EAEC 感染主要表现为持续性腹泻和营养失调,多发生于儿童和艾滋病患者。DAEC 感染往往仅表现为腹泻。

### (二) 尿路感染

泌尿系统是大肠埃希菌肠道外感染最常发生的部位,其发生与年龄、性别和生殖泌尿系畸形等因素有关,表现为急性尿道炎、膀胱炎、肾盂肾炎甚至脓毒血症。大多数的膀胱炎表现为尿急、尿频、尿痛等膀胱刺激症状,如感染菌株为产 ESBL 菌株还可出现遗尿症状。肾盂肾炎除表现为膀胱炎外还可出现发热和腰痛。发热症状一般在正规治疗 5~7 天后消失。如患者出现持续性的高热和中性粒细胞增多,则需怀疑并发肾内或肾周脓肿,伴或不伴有尿路梗阻。此外,肾盂肾炎可导致肾实质损害及肾功能不全。孕妇的尿路感染易发展为肾盂肾炎,还可引起流产、早产和胎儿发育不良等问题。

### (三) 腹腔感染

大肠埃希菌是肝硬化患者自发性腹膜炎最常见的致病菌。致病菌的来源主要包括腹腔内排泄物污染、腹腔或腹腔内脏(如肝脏、胰腺、脾脏)脓肿、胰腺假性囊肿,阑尾炎、小肠憩室炎症穿孔及全身感染等。此外腹腔内感染多合并厌氧链球菌、梭状芽孢杆菌、拟杆菌属等厌氧菌感染,脓液多有臭味。另有研究称,大肠埃希菌也是腹部外科手术后并发 2、3 级腹膜炎最常见的致病菌,过度肥胖、严重基础疾病、高龄、营养不良、糖尿病、恶性肿瘤以及败血症等

均可导致其发病率增高。该研究还指出腹部外科手术后并发 2、3 级腹膜炎可导致患者住院时间延长,但对于患者病死率并无明显影响。

### (四) 胆道感染

大肠埃希菌胆道感染多见于胆石症患者,主要由胆石梗阻胆囊管或胆管引起。其主要临床表现为发热、右上腹痛或绞痛,可向右肩放射,局部有压痛、肌紧张等,可伴有全身毒血症状,部分严重感染患者还可并发中毒性休克、黄疸、胆管炎、肝脓肿及门静脉血栓性静脉炎等。肝脏胆道蛔虫也可将大肠埃希菌带入胆囊及胆管,造成上行感染。

### (五) 肺部感染

大肠埃希菌在正常人口咽部只能生存很短的时间,因此很少引起肺部感染。但是,大肠埃希菌在患有严重基础疾病或长期使用广谱抗生素和免疫抑制剂患者的口咽部可生存较长时间,从而增加了该类患者发生大肠埃希菌肺部感染的概率。因此,大肠埃希菌肺炎多为医院获得性感染,尤其多见于手术后和重症监护病房(ICU)内的患者。大肠埃希菌肺炎的主要表现为累及肺下叶的支气管肺炎,部分患者可伴发脓胸、血流感染。又因大肠埃希菌能产生细胞毒素,引起肺部组织的坏死,因而大肠埃希菌肺炎预后差、病死率高。

### (六) 血流感染

大肠埃希菌肠道外感染均可引起菌血症。新生儿、中性粒细胞减少患者、外伤患者和烧伤患者等也可经皮肤毛细血管、前列腺黏膜、肠道黏膜等部位的定植菌直接弥漫扩散引起菌血症。大肠埃希菌血流感染主要临床表现为急性起病,高热,细菌内毒素引起的全身毒血症状,神志淡漠,反应迟钝,部分患者还可出现中毒性休克、DIC 等。此外大肠埃希菌败血症新生儿易并发脑膜炎。

### (七) 脑部感染

大肠埃希菌脑膜炎多见于新生儿,尤其多见于早产儿(发病率为足月新生儿的 7 倍),且绝大多数的新生儿在出生后的第 0~3 天和第 11~15 天发生大肠埃希菌脑膜炎。新生儿大肠埃希菌脑膜炎的临床表现缺乏特异性,表现为发热、少吃或拒乳、反应差、惊厥等,约有一半的患儿还可出现低钠血症。大肠埃希菌中枢神经系统感染还可表现为硬膜下积脓,但其发病率低,多由慢性中耳炎、鼻旁窦炎、乳突炎、手术、外伤、脑膜炎等引起。此外,还有报道称极少数情况下,硬膜下血肿也可引起硬膜下积脓。大肠埃希菌感染引起的硬膜下积脓的临床表现缺乏特

异性,主要表现为感觉改变、发热、局灶性运动障碍等。

#### (八)结缔组织骨骼肌肉感染

大肠埃希菌感染常引起压疮,多发生于糖尿病患者和神经血管疾病患者的溃疡创口,甚至还可通过感染的创口浸润引起骨髓炎。有研究表明,大肠埃希菌还是慢性骨髓炎的常见致病菌,其发生率仅次于金黄色葡萄球菌和铜绿假单胞菌。此外大肠埃希菌还可引起结缔组织蜂窝织炎、烧伤伤口感染或者手术创口感染,且当创口靠近会阴部时感染的概率将大大增加。据统计所有的手术创口感染中约有10%是由大肠埃希菌引起的。大肠埃希菌还可引起整形相关性感染和关节炎,很少感染肌肉组织引起肌炎。如发生上肢肌肉大肠埃希菌感染,应考虑由腹腔大肠埃希菌感染播散引起。有报道称,肾移植后患者出现由大肠埃希菌引起的坏死性筋膜炎。

### 五、实验室检查

#### (一)血常规检查

白细胞总数可以升高、减少或正常,中性粒细胞增多或伴核左移。

#### (二)粪便常规检查

如为肠道感染,则可取大便送检。不同血清型大肠埃希菌感染后粪便可呈水样、黏液样、血性等性状。

#### (三)细菌学检查

取血、尿、粪便、脓液、痰等标本可分离得到大肠埃希菌。腹泻暴发流行时多数患者可分离得到相同血清型的大肠埃希菌,且与从食物中分离得到细菌血清型相同。

#### (四)免疫学检查

常用方法有乳胶凝集试验、酶联免疫吸附试验(ELISA)、被动血凝集试验(PHA)、免疫荧光法(IFA)、免疫磁球法、酶免疫荧光法等,用于粪便中细菌及毒素、血清中特异性抗原的检测。

#### (五)核酸检测

核酸检测主要用于大肠埃希菌的分型,有基因探针技术和聚合酶链反应技术,该法简便、迅速、灵敏。

### 六、诊断与鉴别诊断

大肠埃希菌感染的确诊依赖细菌学分离培养和通过免疫学检查进一步确定其血清型。根据流行病学资料,结合发病症状、体征等可考虑大肠埃希菌肠

内感染。大肠埃希菌肠内感染需与沙门菌属、志贺菌属、弯曲菌属等细菌感染引起的腹泻相鉴别;还需与病毒、真菌、寄生虫等感染引起的腹泻鉴别,此外还需与溃疡性结肠炎、克罗恩病、急性坏死性肠炎及功能性腹泻等非感染性腹泻鉴别。

大肠埃希菌肠外感染诊断及鉴别有赖于细菌学分离培养。如尿路感染需取患者清洁中段尿,菌落计数≥$10^5$/ml时,即可确诊尿路感染;若菌落计数<$10^5$/ml,但患者有明显的尿路感染症状,则也可诊断为尿路感染;若菌落计数<$10^4$/ml,多表示标本污染。耻骨上膀胱穿刺取尿培养,只要出现阳性结果则无论细菌量多少均可确诊。此外,直接镜检也有助于诊断。如未离心的尿液涂片染色后,油镜视野可见1个以上细菌,或离心尿沉淀涂片中每高倍镜视野细菌超过20个,均可初步诊断为大肠埃希菌感染。此外,新生儿血液培养出大肠埃希菌需警惕并发脑膜炎的可能。

### 七、预后

大肠埃希菌的肠内感染多为自限性疾病,预后良好,但EIEC感染病死率较高,此外婴幼儿、老年人或合并其他严重基础疾病的患者病死率也较高。大肠埃希菌发生肠外感染时患者自身状况一般较差,因而死亡率较高。

### 八、治疗

#### (一)肠道内感染的治疗

对于大肠埃希菌肠内感染,补充水分和电解质是最重要的治疗措施。患者一般无禁食,可流质或半流质饮食,但忌多渣油腻和刺激性食物,暂不可食用牛奶及其他乳制品,以免引起高渗性腹泻。对于频繁腹泻,伴呕吐、高热患者,可通过静脉补液,必要时还可予阿托品等药物治疗,但需注意不适当地使用阿托品可诱发中毒性巨结肠。一般来说,腹泻症状较轻的患者予以口服补液方案即可获得较好的疗效。WHO推荐的口服补液配方(ORS液)含$Na^+$ 75mmol/L、$Cl^-$ 65mmol/L、$K^+$ 20mmol/L、枸橼酸根10mmol/L、葡萄糖75mmol/L,渗透压245mOsm/L。对于正在母乳喂养婴儿,可继续母乳喂养以弥补腹泻导致的营养损失。此外,还需注意及时补充钾、钙。对于腹泻症状较重或严重呕吐的患者可予以静脉补液,但当患者脱水纠正、腹泻症状减轻和呕吐好转后即改用口服补液法。大肠埃希菌引起的腹泻具有自限性,一般轻度的腹泻可不使用抗生素,但重

度肠炎需加用抗生素。对于 EIEC、EPEC 或 ETEC 引起的腹泻一般可选用喹诺酮类或磺胺类药物口服治疗 3~5 天。对于 EHEC 感染引起的腹泻,使用抗生素可促使大肠埃希菌 O157：H7 菌株释放 VT 毒素,诱发溶血性尿毒症综合征。因此,EHEC O157：H7 菌株感染患者或疑似患者禁止使用抗生素。

### (二) 肠道外感染的治疗

大肠埃希菌为条件致病菌,患者大部分患有其他基础疾病,从而降低了抗感染治疗的疗效。因此,在抗感染治疗的同时要积极治疗基础疾病。对于侵入性医疗器械引起的感染需尽早移除,如导尿管、中心静脉置管。

抗菌治疗是大肠埃希菌肠道外感染最主要的治疗措施。然而,由于抗生素的广泛应用,许多抗生素对大肠埃希菌并没有很好的疗效,抗菌药物的选择应尽可能以药物敏感试验结果为依据。对于严重感染者在药物敏感试验结果出来前可先开始经验性治疗。近些年来,大肠埃希菌的耐药性发生了显著变化,一项国内大肠埃希菌耐药性的研究表明,大肠埃希菌对于哌拉西林、磺胺甲噁唑/甲氧苄啶、头孢曲松、环丙沙星、头孢噻肟、四环素等的耐药率均＞75.0%,而敏感率较高的药物有亚胺培南、美罗培南、阿米卡星、哌拉西林/他唑巴坦、头孢哌酮/舒巴坦等,耐药率均＜20.0%,特别是美罗培南和亚胺培南的敏感率均＞98%,而院内大肠埃希菌感染对左氧氟沙星和环丙沙星的耐药率已高达 69.5% 和 81.7%。因此,临床一般感染的治疗可经验性选用酶抑制剂复合制剂如头孢哌酮/舒巴坦或哌拉西林/他唑巴坦,并可联合阿米卡星,重症感染可考虑美罗培南和亚胺培南等碳青霉烯类抗生素或替加环素进行治疗。呋喃妥因、磷霉素和非那沙星对于大肠埃希菌尿路感染有较好的疗效。有研究显示阿莫西林-克拉维酸钾具有良好的组织穿透,主要从尿液排出,对产 ESBL 菌株感染引起的尿路感染有较好的疗效,且对妊娠期感染者具有较好的安全性,有助于减少碳青霉烯类抗生素的使用,从而减少对碳青霉烯类抗生素耐药菌株的产生。此外,大肠埃希菌尿路感染易慢性化,使用 10 天抗菌治疗有助于减少其发生率。新型抗菌药物头孢洛扎他唑巴坦和头孢他啶阿维巴坦钠对于产 ESBL 菌株也有较好的疗效。对于耐多药菌株感染的治疗可使用替加环素和多黏菌素。对于心内膜、肝、肺、脑等部位的感染可根据药物在相应部位的通透性和浓度以及药物敏感性选用合适的抗生素。对于大肠埃希菌耐药性的这种变

化,在治疗期感染时需增加使用广谱抗生素以及使用合适的窄谱抗生素。此外,对于有大肠埃希菌定植但并没有发生感染的患者应避免使用抗感染治疗。还有报道称绿茶含有的一种儿茶素物质具有抗菌效果,可与多种抗生素如环丙沙星、氯霉素、磺胺甲噁唑、阿莫西林、阿奇霉素、左氧氟沙星、庆大霉素、甲氧西林、萘啶酮酸等产生协同作用增强其抗菌效果且可随尿液排出,可用于大肠埃希菌尿路感染的治疗。

除予以适当的抗菌治疗外,外科手术治疗也是大肠埃希菌肠道外感染的重要治疗措施,如硬膜下积脓需手术引流脓液、慢性骨髓炎需手术清除感染组织。目前,对于硬膜下积脓的手术治疗方案主要有头颅钻孔术、颅骨切开术和颅骨切除术 3 种。许多人认为,颅骨钻孔术即可充分引流硬膜下积脓。但也有人认为,与颅骨钻孔术相比,颅骨切开术和颅骨切除术可有效降低患者病死率和复发率。

## 九、预防

切断大肠埃希菌传播途径是预防和控制大肠埃希菌肠道感染的重要措施,包括养成良好个人卫生习惯,加强饮食、饮水卫生管理,以及对媒介昆虫的控制。处理好污物、污水,对患者粪便等排泄物需经妥善处理后,方可倒入便池。对于医源性的大肠埃希菌感染的预防,应当隔离患者,严格执行消毒隔离措施,如医务人员严格洗手,接触患者时戴手套,使用一次性医疗器械,以防止交叉污染。还有研究指出,家畜注射大肠埃希菌疫苗可减少其暴发流行。

(卢洪洲)

## 第十八节　克雷伯菌感染

克雷伯菌(*Klebsiella*)是一类有荚膜的革兰氏阴性肠杆菌,呼吸道是其最主要的感染部位,主要表现为重症肺炎,还可引起尿路、腹腔、血流等部位感染。感染多见于老年、营养不良、慢性酒精中毒、慢性支气管-肺疾病或全身衰竭的患者,且感染患者预后差,病死率高。

## 一、病原学

克雷伯菌属肠杆菌科,共有 7 个种,其中肺炎克雷伯菌与人关系最为密切,致病性较强,是最常见的菌种。臭鼻克雷伯菌(*Klebsiella ozaenae*)和鼻硬结克雷伯菌(*Klebsiella rhinoscleromatis*)是另外 2 种与人

关系密切的菌种。臭鼻克雷伯菌，引起慢性萎缩性鼻炎，伴有恶臭。鼻硬结克雷伯菌，引起慢性肉芽肿性病变，病程可达数月至数年，多侵犯鼻咽部，引起组织发生坏死，还可导致鼻通气功能障碍。克雷伯菌兼性厌氧，革兰氏染色阴性，大小为 $(0.5\sim0.8)\mu m\times(1.0\sim2.0)\mu m$，单独、成双或短链状排列，无芽孢，无鞭毛，多数有菌毛，与其他肠杆菌科细菌相比有较厚的荚膜，对外界抵抗力强，55℃ 30 分钟可被杀死，在培养基上可存活较长时间。与吲哚、甲基红、VP 和枸橼酸盐（IMVC）试验结果呈（-）（-）（+）（+）。克雷伯菌具有 O 抗原与 K 抗原，根据 K 抗原可以分为 82 种不同的血清型。

部分肺炎克雷伯菌产生超广谱 β-内酰胺酶（ESBL），产 ESBL 菌株存在由质粒介导的头孢噻肟 β-内酰胺酶（cefotaxime-beta lactamases，*CTX-M*）耐药基因，并可同时携带 Amp C 酶、氨基糖苷类钝化酶和喹诺酮类耐药基因等，表现为多重耐药。此外，耐药基因质粒还可在细菌间传播，使得产 ESBL 克雷伯菌的感染率逐年提高。长期使用广谱抗生素可以诱导克雷伯菌产 ESBL 菌的产生。抗碳青霉烯克雷伯菌（carbapenem-resistant Klebsiella pneumoniae，CR-KP）的发病率近些年来逐渐升高。该菌可产生新德里金属-β-内酰胺酶（New Delhi metallo-beta-lacta-mase-1，NDM-1），肺炎克雷伯菌碳青霉烯酶（Klebsiella pneumoniae carbapenemases，KPCs）或苯唑西林酶-48 型细菌（Oxacillinase，OXA-48）等碳青霉烯酶以及 ESBL 或 Amp C。其中 NDM-1 是新发现的一种碳青霉烯酶，携带该酶基因的细菌可对目前已知的大多数抗生素（包括碳青霉烯抗生素）产生耐药，这种耐药性还通过质粒传播给其他非耐药菌株。KPCs 属于一种 β-内酰胺酶，可水解青霉素、全部的头孢菌素、单环 β-内酰胺类抗生素、碳青霉烯类抗生素和 β-内酰胺酶抑制剂，从而使菌株对这些抗生素耐药，仅保持对黏菌素、替加环素和几种氨基糖苷类抗生素敏感。近期发现了一种新型的多耐药克雷伯菌种——高毒力的肺炎克雷伯菌（hypervirulent variant of Klebsiella pneumoniae，hvKP）自发现以来，其发病率逐年升高。但是这种新型的克雷伯菌种多感染健康的年轻人且感染多发生于社区，引起严重的临床表现及高病死率，可表现为肝脓肿、肺炎、脑膜炎等。

## 二、流行病学

克雷伯菌为条件致病菌，一般情况下并不致病，广泛存在于人体和自然界中。感染多发生于医院内，可污染静脉输液而造成血流感染暴发流行，还可通过患者间传播或经人工呼吸器等医疗用具而传播。其易感人群主要为糖尿病患者、全身麻醉者、抗生素应用者、老年人及婴幼儿。其中新生儿因免疫力低下有更高的危险性，其来源可以是产道，也可以是外源性。

## 三、发病机制及病理

克雷伯菌的发病机制尚未完全阐明，可能与荚膜有关。荚膜主要由荚膜多糖、脂多糖和少量蛋白质组成。荚膜多糖可抑制宿主巨噬细胞的趋化、吞噬作用；脂多糖可刺激机体产生炎症反应。有些菌株还可产生耐热肠毒素和不耐热肠毒素。克雷伯菌生长繁殖速度快，可在各脏器形成单个或多发脓腔，脓液中含有大量带荚膜的革兰氏阴性杆菌。肺部感染患者可表现为肺脓肿、支气管扩张和肺纤维化。克雷伯菌还可引起宫内感染，导致胎儿死亡，胎盘呈急性绒毛膜羊膜炎。

## 四、临床表现

### （一）呼吸道感染

克雷伯菌呼吸道感染多发生于医院内，主要引起医院获得性肺炎，患者多有糖尿病、酗酒或慢性疾病等潜在因素。长期住院患者口咽部定植细菌下行导致的支气管及肺部感染是克雷伯菌肺部感染的重要原因，机械通气是引起克雷伯菌肺炎的另一个重要原因。克雷伯菌肺炎的临床表现与大多数革兰氏阴性菌感染引起的肺炎相似，表现为急性起病，常有高热、寒战、胸痛，部分患者可有呼吸困难及发绀，甚至休克，特征性表现为砖红色或深棕色黏稠痰液且不易咳出，有时也可有血丝痰和铁锈色痰。X 线检查可表现为肺大叶性实变、小叶性浸润或脓肿等，可伴有空洞形成、脓胸，肺大叶实变患者还可出现叶间裂弧形下坠。克雷伯菌呼吸道感染患者早期即可出现全身衰竭症状，预后较差，病死率高，如伴发广泛坏疽则其预后更差。克雷伯菌肺部感染也可表现为慢性感染或由急性感染迁延为慢性，主要表现为支气管扩张、肺脓肿和肺纤维化。

### （二）尿路感染

肺炎克雷伯菌引起的尿路感染在正常人在发病率仅为 1%～2%，对于患者存在膀胱癌、前列腺肥大、膀胱无力、尿道狭窄、尿路结石等泌尿系统异常，恶性肿瘤或其他全身疾病的患者其发病率可增大为 5%～17%。导尿、留置导尿管或尿路器械检查等是其常见的诱因。临床表现与其他细菌的尿路感染症状相似，表现为尿急、尿频、尿痛等膀胱刺激症状，累及肾脏时还可出现发热、腰痛等。

### （三）腹腔感染

克雷伯菌腹腔内感染的临床表现与大肠埃希菌感染相似，但其发病率相对较低。肝脏是腹腔内克雷伯菌感染最常见感染部位，主要由 K1 和 K2 血清型克雷伯菌引起，其临床表现包括发热、寒战和右上腹痛，少数患者可出现恶心、呕吐。血常规检查可见中性粒细胞数增多、血小板减少、血糖和 C 反应蛋白水平升高，肝功能检查提示异常，影像学检查可发现肝内脓肿病灶，脓肿多位于肝右叶。克雷伯菌引起的脾脏脓肿极其罕见，患者多存在基础疾病（主要为糖尿病），常见的临床表现包括发热、左上腹痛、弥漫性腹痛、左胸壁疼痛和呼吸困难，体检可发现脾大、左上腹压痛、全腹压痛和左肺底湿啰音。

### （四）血流感染

血流感染可由任何部位的克雷伯菌感染引起，手术是克雷伯菌感染最常见的诱因。15%～30%的克雷伯菌尿路感染、呼吸道感染、腹腔感染（特别是肝脓肿）患者可并发血流感染，如患者血管内曾放置支架则可使血流感染的发病率提高 5%～15%。克雷伯菌血流感染病情凶险，表现为畏寒、发热，甚至可出现休克、黄疸。发热多呈弛张热，也可呈双峰热型。

### （五）其他

克雷伯菌可引起蜂窝织炎或疏松结缔组织感染，主要发生在压疮、糖尿病溃疡和烧伤部位等抵抗力减弱的组织和免疫功能减低的患者。有报道称克雷伯菌可导致糖尿病患者发生坏死性筋膜炎。克雷伯菌还引起手术后伤口感染、心内膜炎、骨髓炎、关节炎、新生儿脑膜炎等。

## 五、实验室检查

### （一）血常规检查

一般白细胞总数升高，中性粒细胞增多或伴核左移，但血液病患者或使用抗代谢药物者白细胞数可不增多甚至减少。

### （二）细菌涂片

取标本染色后显微镜下观察，发现革兰氏染色阴性及有较厚荚膜的粗短杆菌。

### （三）细菌培养

细菌培养是诊断克雷伯菌感染的"金标准"。取中段尿、血液、脓液或脑脊液等接种在血琼脂培养基上培养，可出现圆形、灰白色的黏液样菌落，接种环挑之易拉成丝。

### （四）免疫学检查

常用方法有乳胶凝集试验、被动血凝集试验（PHA）、酶免疫荧光法、免疫荧光法（IFA）、免疫磁球法、酶联免疫吸附试验（ELISA）等，用于粪便中细菌及毒素、血清中特异性抗原的检测。

## 六、诊断

典型的克雷伯菌肺炎可有较典型的临床表现和 X 线检查表现，再结合细菌学检查不难诊断。但对于患有严重基础疾病的患者，其临床表现多不典型，较难诊断。因此，在原有疾病的基础上出现克雷伯菌肺炎的临床表现或 X 线检查表现，且青霉素治疗无效即可考虑该病。连续 2 次或 2 次以上痰培养阳性或胸腔积液、血培养阳性即可确诊。败血症的确诊有赖于血液中检出克雷伯菌，多数患者可有白细胞总数增多，中性粒细胞比例增加。其他部位的感染可出现相应的临床表现，确诊依赖受累组织器官的脓液或分泌物培养出该菌。

## 七、治疗

### （一）一般及对症支持治疗

嘱患者卧床休息，给予足量的水和各种营养物质，做好护理工作，预防压疮、继发感染等并发症。对于高热患者要慎用退热剂，以防大汗脱水，可予以物理降温；对于剧烈头痛患者可予以止痛镇静剂；对于咳嗽咳痰患者可予以化痰止咳治疗。

### （二）抗菌治疗

积极、有效的抗生素治疗是治疗克雷伯菌感染的关键。但克雷伯菌易产生耐药性，且其不同菌株对抗生素的敏感性差异悬殊，故应根据药敏试验结果来选用适宜的抗生素。而在获知药敏试验结果前可根据当地的克雷伯菌耐药情况先进行经验性治疗，待获知药敏试验结果后再调整治疗用抗生素。克雷伯菌对氨苄西林和替卡西林天然耐药且对呋喃妥因的敏感性不高，故对其感染进行经验性治疗时应避免使用这些抗生素。在我国，克雷伯菌对亚胺培南、美罗培南和厄他培南最为敏感（耐药率分别为8.9%、10.8%和12.9%），其次是哌拉西林-他唑巴坦和头孢哌酮-舒巴坦（耐药率分别为 14.1% 和 17.0%），对头孢唑林和氨苄西林的耐药率分别达43.0%和94.7%。不恰当的抗菌治疗可诱导耐药菌株的产生，经验性抗菌治疗宜选用阿米卡星或碳青霉烯类抗生素。此外，有研究显示，阿莫西林-克拉维酸钾对克雷伯菌尿路感染治疗有较好的疗效，且对妊娠期妇女具有较好的安全性，可用于治疗妊娠妇女的克雷伯菌尿路感染。

不过，随着碳青霉烯类抗生素的广泛使用，对其耐药菌株感染的发病率正逐年升高。该菌株几乎对所有目前已知的抗生素耐药，给其感染治疗带来了极大的困难，至今仍没有特别有效的治疗方案。目前，对这种耐多药菌株感染的可行治疗方案主要有以下3种：①使用大剂量碳青霉烯类抗生素治疗，但可能导致毒性反应增加。②使用多黏菌素、替加环素、庆大霉素和磷霉素等存在较大毒副反应或明显药代动力学缺陷的抗生素治疗，但这些抗生素在使用过程中也易产生耐药，特别是在使用单药治疗时。③目前认可度最高的治疗方案，即联合使用碳青霉烯类抗生素和多黏菌素、替加环素、庆大霉素以及磷霉素等抗生素，通过多种抗生素的协同作用来减少各抗生素的用药剂量，进而减少产生耐药的概率。有研究显示，耐多药克雷伯菌血流感染患者抗真菌治疗30天的平均病死率为42%，其中使用单药治疗的病死率为54%，使用多药联合治疗方案治疗的病死率为34%，联合使用碳青霉烯类抗生素、多黏菌素和替加环素治疗的病死率最低（12.5%）。

### （三）手术治疗

对于并发脓肿形成或坏疽的患者，需在抗菌治疗的基础上予以手术治疗。例如肝脓肿患者，需在抗生素治疗的基础上再施行经皮肝穿刺引流术以排出脓液；脾脓肿患者，可在抗生素治疗的基础上再施行脾切除术或经皮脾穿刺引流术。

## 八、预防

克雷伯菌属条件致病菌很少感染健康人群，提高人体免疫力可以有效减少其感染的发生。克雷伯菌感染主要发生于院内，为预防其感染应尽量使用一次性医疗器械，对于重复使用的医疗器械应严格消毒，各种医疗操作应严格遵守其操作规范，接触患者时戴手套，以防止交叉污染。此外，听诊器也是引起院内交叉感染的一个重要因素，接触患者前需做好消毒工作。

（卢洪洲）

## 第十九节　细菌性食物中毒及阿米巴病

### 一、细菌性食物中毒

细菌性食物中毒（bacterial food poisoning）是指由于进食被细菌或细菌毒素所污染的食物而引起的急性感染中毒性疾病。依据国内外统计，各种类型的食物中毒中，以细菌性食物中毒最多见。其根据临床表现的不同，分为胃肠型和神经型。

细菌性食物中毒的特点是多呈暴发起病，发病与饮食有密切关系，未进食污染食品者不发病，污染食品去除后不再有新病例出现。其全年均可发生，潜伏期短，突然发病，对人类健康可造成广泛影响。

胃肠型食物中毒临床上最为常见，多发生于夏、秋两季，以恶心、呕吐、腹痛、腹泻等急性胃肠炎症状为主要表现。

神经型食物中毒（neural type food poisoning），亦称肉毒中毒（botulism），是因进食含有肉毒梭菌外毒素的食物而引起的中毒性疾病。临床上以恶心、呕吐及中枢神经系统症状如眼肌及咽肌瘫痪为主要表现；如抢救不及时，病死率较高。

### （一）副溶血性弧菌（嗜盐菌）

副溶血性弧菌（*Vibrio parahaemolyticus*）为革兰氏阴性、椭圆形、荚膜球杆菌。菌体两端浓染，一端有鞭毛，运动活泼。本菌嗜盐生长，广泛存在于海水中，偶亦见于淡水。在海水中能存活47天以上，淡水中生存1~2天。在37℃、pH 7.7、含3%~4%氯化钠的环境中生长最好。对酸敏感，食醋中3分钟即死。不耐热，56℃、5分钟即可杀死，90℃、1分钟灭活。对低温及高浓度氯代钠抵抗力甚强。根据其菌体抗原（O抗原）及鞭毛抗原（H抗原）的不同可分为25个血清型，B、E、H是引起食物中毒的主要血清型。致病性菌株能溶解人及家兔红细胞，称为"神奈川"试验（kanagawa test）阳性。其致病力与其溶血能力平行，这是由一种不耐热的溶血素（分子量42kDa）所致。本菌能否产生肠毒素尚待证明。带鱼、黄鱼、乌贼、梭子蟹等海产品带菌率极高，被海水污染的食物、某些地区的淡水产品如鲫鱼、鲤鱼等及被污染的其他含盐量较高的食物如咸菜、咸肉、咸蛋亦可带菌。

### （二）变形杆菌

变形杆菌（*Bacillus proteus*）为革兰氏阴性、无芽孢、多形性小杆菌。其抗原结构有O抗原及H抗原2种。依生化反应的不同，可分为普通、奇异、莫根、雷极及不定变形杆菌5种。其中可引起食物中毒的主要是前3种。主要存在于土壤、水源等以及人和家禽包括家禽的肠道中。本类细菌在外界环境中适应力强，营养要求低，极易生长繁殖，即便在蔬菜中亦可大量繁殖。此菌在食物中能产生肠毒素。莫根变形杆菌可使蛋白质中的组氨酸脱羧成组胺，从而引起过敏反应。致病食物以鱼蟹类为多，尤其以赤身青皮鱼最多见。近年来，变形杆菌食物中毒有相对增多趋势。

### （三）蜡样芽孢杆菌

蜡样芽孢杆菌（*Bacillus cereus*）为需氧、有芽孢、革兰氏阳性粗大杆菌。常单独、成双或短链状排列，芽孢常位于次极端；在体内形成荚膜，无鞭毛，不活动。芽孢体外抵抗力极强，能在110℃存活1~4天，可分泌强烈的外毒素，依毒素性质可分为六型（A、B、C、D、E、F），引起食物中毒者主要是A和F型。此菌广泛存在于自然界中，土壤、尘埃、水、草和腐物中均可检出，也可存在于人、畜肠道中，随粪便排出污染食物、炊具等。

1. 流行病学

（1）传染源：带菌的动物如家畜、家禽及其蛋品、鱼类及野生动物为本病主要传染源，患者带菌时间较短，作为传染源意义不大。

（2）传播途径：被细菌及其毒素污染的食物经口进入消化道而得病。食品本身带菌，或在加工、贮存过程中污染。苍蝇、蟑螂亦可作为致病菌污染食物的媒介。

（3）人群易感性：普遍易感，病后无明显免疫力，且致病菌血清型多，可反复感染发病。

（4）流行因素：本病在5~10月较多，7~9月尤易发生，此与夏季气温高、细菌易于大量繁殖密切相关。常因食物采购疏忽（食物不新鲜或病死牲畜肉）、保存不好（各类食品混合存放或贮存条件差）、烹调不当（肉块过大、加热不够、或凉拌菜）、生熟刀板不分或剩余物处理不当而引起。节日会餐时、饮食卫生监督不严，尤易发生食物中毒。

2. 发病机制与病理变化 病原菌在污染的食物中大量繁殖，并产生肠毒素类物质，或菌体裂解释放内毒素。进入体内的细菌和毒素，可引起人体剧烈的胃肠道反应。

（1）肠毒素：上述细菌中大多数能产生肠毒素或类似的毒素，致病作用基本相似。肠毒素通过刺激肠壁上皮细胞，激活腺苷酸环化酶，从而催化胞质中的三磷酸腺苷成为环腺苷酸，它的浓度增高可促进胞质内蛋白质磷酸化，促进液体及氯离子的分泌，引起腹泻。而耐热肠毒素则使肠黏膜细胞的鸟苷酸环化酶激活，使环鸟苷酸浓度增高，肠隐窝细胞会增强分泌，绒毛顶部细胞减低吸收能力，从而导致腹泻。

（2）侵袭性损害：上述菌群可通过对肠黏膜上皮细胞的侵袭性损害，导致黏膜充血、水肿、溃疡。侵袭性细菌性食物中毒潜伏期较长，多见黏液脓血便。

（3）内毒素：菌体裂解后可释放内毒素，其具有较强的致病性，症状主要表现为发热、胃炎、呕吐、腹泻等。

（4）过敏反应：变形杆菌会使蛋白质中的组氨酸成为组胺，导致过敏反应。但是因为细菌不侵入组织，所以其病理改变较轻，一般无炎症改变。

3. 临床表现 潜伏期短，超过72小时的病例可基本排除食物中毒。蜡样芽孢杆菌引起的食物中毒潜伏期为1~2小时。侵袭性细菌如副溶血弧菌、变形杆菌等引起的食物中毒，潜伏期一般为16~48小时。

临床表现以急性胃肠炎为主，如恶心、呕吐、腹痛、腹泻等。蜡样芽孢杆菌食物中毒呕吐较明显，呕吐物含胆汁，有时带血和黏液。腹痛以上腹部及脐周多见。腹泻频繁，多为黄色稀便和水样便。侵袭性细菌引起的食物中毒，可有发热、腹部阵发性绞痛和黏液脓血便。副溶血弧菌食物中毒的部分病例大便呈血水样。变形杆菌会导致颜面潮红，并且出现头痛、荨麻疹等过敏表现。严重腹泻时会脱水、酸中毒、休克。

4. 实验室检查

（1）一般检查

1）血常规检查：副溶血弧菌感染者，白细胞数可增高达$10×10^9/L$以上，中性粒细胞比例增高。

2）粪便常规检查：粪便呈稀水样，镜检可见少量白细胞。血水样便镜检可见多数红细胞，少量白细胞；血性黏液便则可见到多数红细胞及白细胞，与痢疾样便无异。

（2）血清学检查：患者患病早期及病后2周的双份血清特异性抗体4倍升高可明确诊断。由于患病数天即可痊愈，血清学检查较少应用。但确诊变形杆菌感染应采患者血清，进行对$OX_{19}$及$OX_K$的凝集反应，效价在1：80以上有诊断意义。因为变形杆菌极易污染食物及患者的吐泻物，培养阳性亦不足以证明为真正的病原。患者血清凝集效价增高，则可认为由于变形杆菌感染引起。

（3）病原学检查

1）细菌培养：将患者的吐泻物及进食的可疑食物做细菌培养，如能获得相同病原菌有利于确诊。

2）特异性核酸检查：近年有采用特异性核酸探

针进行核酸杂交和特异性引物进行聚合酶链反应以检查病原菌,同时可做分型。

5. 诊断 根据集体伙食单位短期内暴发大批急性胃肠炎患者,结合季节及饮食情况(厨房卫生情况、食物质量、保管及烹调方法的缺点)即可作出临床诊断。

有条件时,应取患者吐泻物及可疑的残存食物进行细菌培养,重症患者血培养,首先留取发病初期及发病后2周的血清,将其培养分离的细菌进行血清凝集试验,双份试验效价递增者具诊断价值。近年来采用琼脂扩散沉淀试验检测污染食物中毒的肠毒素,效果良好。动物实验:条件致病菌培养阳性者,可取纯培养滤液加热后喂猴或小猫,或行腹腔注射。副溶血型弧菌可用鼠或猫做实验,观察是否发病。

6. 鉴别诊断

(1) 非细菌性食物中毒:食用了有毒的植物、动物、化学物品或重金属类物质,例如有机磷农药、桐油、野毒蕈、亚硝酸盐等。多表现为频繁呕吐,较少出现腹痛、腹泻等,且有明显的神经症状,病死率较高。

(2) 霍乱及副霍乱:是一种急性腹泻疾病,病发高峰期在夏季,可在数小时内造成腹泻脱水甚至死亡。多有典型的米泔水样大便,粪便荧光染色剂培养可确诊。

(3) 急性菌痢偶见食物中毒型暴发:多表现为发热、腹泻、里急后重,可见黏液脓血便。查体下腹部压痛阳性。粪便镜检可见红白细胞及巨噬细胞。约50%会培养出痢疾杆菌生长。

(4) 病毒性胃肠炎:是一组由多种病毒引起的急性肠道传染病,潜伏期24~72小时,临床特点为起病急、恶心、呕吐、腹痛、腹泻,排水样便或稀便,严重者可脱水、电解质及酸碱平衡紊乱。

7. 治疗

(1) 暴发流行时应先将患者按轻重分类,轻者在原就诊处集中治理,重症患者送往医院治疗,并进行流行病学调查及检验检疫工作,从而有助于明确病因。

(2) 对症治疗:卧床休息,流食或半流食,宜清淡,多饮盐糖水。吐泻、腹痛剧者暂禁食,给复方颠茄片口服或注射山莨菪碱,腹部放热水袋。及时纠正水与电解质紊乱及酸中毒。血压下降者予升压药。高热者用物理降温或退热药。变形杆菌食物中毒过敏型以抗组胺药物治疗为主,如苯海拉明等,必

要时加用肾上腺皮质激素,精神紧张不安时应给镇静剂。

(3) 抗菌治疗:通常无须应用抗菌药物,可以经对症疗法治愈。症状较重考虑为感染性食物中毒或侵袭性腹泻者,应及时选用抗菌药物,如呋喃唑酮、诺氟沙星、环丙沙星、左氧氟沙星、复方磺胺甲噁唑等,但抗菌药物不能缩短排菌期。

8. 预防 做好饮食卫生监督,认真贯彻《中华人民共和国食品安全法》。

(1) 管理传染源:一旦发生可疑食物中毒,立即报告当地卫生防疫部门,进行调查,制定防疫措施,控制疫情。

(2) 切断传播途径:加强食品卫生管理,进行卫生宣传教育,要求人民群众不吃腐败、变质、未熟透食物。

**(四) 肉毒梭菌**

肉毒梭菌(*Clostridium botulinum*)属革兰氏阳性厌氧梭状芽孢杆菌,次极端有大形芽孢,有周鞭毛,能运动。本菌芽孢体外抵抗力极强,干热180℃、15分钟,湿热100℃、5小时,高压灭菌120℃、20分钟则可消灭。5%苯酚、20%甲醛,24小时才能将其杀灭。其广泛存在于自然界,以芽孢形式存在于土壤或海水沉渣中,亦可存在于牛、羊、猪等动物粪便中,还可附着在蔬菜、水果及各种谷物上,故极易污染食物及食物原料。

本菌按抗原性不同,可分A、B、C、D、E、F、G 7种血清型,对人致病者以A、B、E 3型为主,F型较少见,C、D型主要见于禽畜感染。各型均能产生外毒素,是一种嗜神经毒素,剧毒,对人的致死量为0.01mg左右,毒素对胃酸有抵抗力,但不耐热。A型毒素80℃、5分钟即可破坏,B型毒素88℃、15分钟可破坏。毒素在干燥、密封和阴暗的条件下,可保存多年。由于此毒素的毒性强,且无色、无臭、无味、不易被察觉,必须注意防范。

1. 流行病学

(1) 传染源:家畜、家禽及鱼类为传染源。本菌芽孢广布于自然界,病菌由动物(主要是食草动物)肠道排出,污染土壤及岸沙土,由此污染发酵的豆麦制品、牛羊肉与罐头制品,如加热不足,则其所产芽孢不被消灭,加之缺氧环境,造成肉毒梭菌大量繁殖,产生大量外毒素。

(2) 传播途径:主要通过食物传播,多见于腌肉、腊肉、猪肉及制作不良的罐头食品,也可通过使用不新鲜的鱼、猪肉等发病。即使没有严格的厌氧

环境及温度,肉毒梭菌仍可繁殖,A 型、B 型菌可产生蛋白水解酶,使食物变质,但 E 型菌不产生该酶,其在 6℃ 低温繁殖并产生毒素。在战争环境中,敌方可利用肉毒毒素经气溶胶方式传播,广泛污染饮水、粮食及器物,如不及时处理,可造成集体中毒。

（3）易感性:普遍易感,不引起人与人之间传染,亦不产生病后免疫力。

2. 发病机制与病理变化　肉毒毒素是一种嗜神经毒素,主要由上消化道吸收,毒素进入小肠和结肠后,则吸收缓慢,胃酸及消化酶均不能将其破坏,故多数患者起病缓慢,病程较长。肉毒毒素吸收后主要作用于脑神经核、外周神经、肌肉接头处及自主神经末梢,阻断胆碱能神经纤维的传导,神经冲动在神经末梢突触前被阻断,从而抑制神经传导介质——乙酰胆碱的释放,使肌肉收缩运动障碍,发生软瘫,但肌肉仍能保持对乙酰胆碱的反应性,静脉注射乙酰胆碱能使瘫痪的肌肉恢复功能。

病理变化主要是脑神经核及脊髓前角产生退行性变,使其所支配的相应肌群发生瘫痪,脑干神经核也可受损。脑及脑膜显著充血、水肿,并有广泛的点状出血和血栓形成。显微镜下可见神经节细胞变性。

3. 临床表现　潜伏期一般为 12~36 小时,最短为 2~6 小时,长者可达 8~10 天。中毒剂量愈大则潜伏期愈短,病情亦愈重。但也可先轻型起病,后发展成重型。

临床表现轻重不一,轻者仅轻微不适,不需治疗,重者可于 24 小时内致死。起病突然,病初可有头痛、头晕、乏力、恶心、呕吐(E 型菌恶心呕吐重,A 型菌及 B 型菌较轻);随后出现眼内外肌瘫痪,表现为视物模糊、复视、眼睑下垂、瞳孔散大,对光反射消失。口腔及咽部潮红,伴有咽痛,如咽肌瘫痪,则致呼吸困难。肌力低下主要见于颈部及肢体近端。由于颈肌无力,头向前倾或倾向一侧。腱反射可呈对称性减弱。

自主神经末梢先兴奋后抑制,故泪腺、汗腺及涎腺等先分泌增多而后减少。血压先正常而后升高。脉搏先慢后快。常有顽固性便秘、腹胀、尿潴留。病程中神志清楚,感觉正常,不发热。血、尿与脑脊液常规检查无异常改变。轻者 5~9 天内逐渐恢复,但全身乏力及眼肌瘫痪持续较久。重症患者抢救不及时多数死亡,病死率 30%~60%,死亡原因多为延髓麻痹所致呼吸衰竭、心功能不全及误吸肺炎所致继发性的感染。

患者不发热。可于 5~9 天内逐渐恢复,但全身乏力及眼肌瘫痪持续较久,有时视觉恢复需数月之久。重症患者抢救不及时多数死亡,病死率 30%~60%。

婴儿偶尔吞入少量肉毒梭菌芽孢,在肠内繁殖,产生神经毒素,吸收后可因骤发呼吸麻痹而猝死[婴儿猝死综合征(the sudden infant death syndrome, SIDS)]。

4. 实验室检查

（1）病原学检查:将可疑食物、呕吐物或排泄物加热煮沸 20 分钟后,接种至血琼脂做厌氧培养,检出致病菌。

（2）毒素检查

1）动物实验:将检查标本浸出液饲喂动物,或给豚鼠、小白鼠腹腔内注射,同时设对照组,以加热 80℃、30 分钟处理的标本或加注混合型肉毒抗毒素于标本中,如实验组动物发生肢体麻痹死亡,而对照组无,则本病的诊断即可成立。

2）中和试验:将个性抗毒素血清 0.5ml 注射小白鼠腹腔内,随后接种标本 0.5ml,同时设对照组,从而判断有无毒素并进行型别鉴定。

3）禽眼接种试验:将标本液 0.1~0.5ml 注射于鸡、麻雀或鸽子等一侧下眼睑皮下,另一侧注射稀释用液作对照。如眼睑闭合,可判定标本中含有肉毒毒素。根据标本中毒素量不同,检出时间从十几分钟到 48 小时不等。如将不同型别的抗毒素分别加入标本液,则可借以判定毒素的型别。

5. 诊断　有进食可疑食物,特别是火腿、腊肠、罐头或瓶装食品史,同餐者集体发病。

有复视、斜视、眼睑下垂、吞咽及呼吸困难等特殊的神经系统症状及体征。

确诊可用动物实验查患者血清及可疑食物中的肉毒毒素,亦可用可疑食物进行厌氧菌培养,分离病原菌。在战争环境中,须警惕敌人释放含肉毒素的气溶胶;如有可疑,可将气溶胶从附着处洗下,进行动物实验。

6. 鉴别诊断　与脊髓灰质炎、白喉后神经麻痹、流行性乙型脑炎、急性多发性神经根炎、毒蕈及葡萄球菌肠毒素中毒等相鉴别。

7. 治疗

（1）对症治疗:患者应严格卧床休息,并予适当镇静剂,以避免瘫痪加重。患者于食后 4 小时内可用 5% 碳酸氢钠或 1:4 000 高锰酸钾溶液洗胃及灌肠,以破坏胃肠内尚未吸收的毒素。咽肌麻痹宜用鼻饲及输液。呼吸困难者吸氧，及早气管切开，呼吸麻痹者用人工呼吸器。为消灭肠道内的肉毒梭菌，以防其继续产生肠毒素，可给予大剂量青霉素。还应根据病情给予强心剂及防治继发性细菌感染等措施。出院后 10~15 天内应避免体力劳动。

（2）抗毒素治疗：多价肉毒素（A、B、E 型）对本病有特效，必须及早应用，有效用药时间为起病后 24 小时内或出现瘫痪前，使用肉毒素 10 万单位静脉或肌内注射，必要时可 6 小时后重复一次。在病菌型别已确定者，应注射同型抗毒素，每次 1 万~2 万单位。病程已过 2 天者，抗毒素效果较差，但应继续注射，以中和血中残存毒素。

（3）化学疗法：近年有人采用盐酸胍（guanidine hydrochloride）35~50ml/（kg·d），分 4~6 次口服。据报道有促进末梢神经纤维释放乙酰胆碱的作用，因而能改善神经肌肉传递功能，增加肌张力，缓解中毒症状。

8. 预防

（1）管理传染源：一旦发生可疑中毒，立即报告当地卫生防疫部门。

（2）切断传播途径：严格管理与检查食品，尤应注意罐头食品、火腿、腌腊食品的制作和保存。食品罐头的两端若有膨隆现象，或内容物色香味改变者，应禁止出售和禁止食用，即使煮沸也不宜食用。谷类及豆类亦有被肉毒梭菌污染的可能，因此禁止食用发酵或腐败的食物。

（3）保护易感人群：遇有同食者发生肉毒素中毒时，其余人员应立即给予多价精制肉毒抗毒血清预防，1 000~2 000U 皮下注射，每周 1 次，共 3 次。经常食用罐头者，可考虑注射肉毒梭菌类毒素。

## 二、阿米巴病

阿米巴病（amebiasis）主要是由溶组织内阿米巴（*Entamoeba histolytica*）侵入人体所引起的疾病。根据临床表现及病变部位的不同可分为肠阿米巴病（intestinal amebiasis）和肠外阿米巴病（extraintestinal amebiasis）。临床上最常见的是肠阿米巴病，主要病变部位在结肠；当虫体侵入肠外组织则产生相应脏器的阿米巴病，最常见为阿米巴肝脓肿。

现已发现营自生生活（free living existence）的瓦氏阿米巴科（Vahlkampfiidae）中的耐格里属（*Naeglergia spp.*）和棘阿米巴科中的棘阿米巴属（*Acanthamoeba spp.*）的某些种可引起原发性阿米巴脑膜脑炎（primary amoebic meningoencephalitis，PAM），棘

阿米巴属（*Balamuthia*）可引起肉芽肿性阿米巴脑炎（granulomatous amoebic encephalitis，GAE）、棘阿米巴角膜炎（acanthamoeba keratitis，AK）及皮肤、耳部等部位的感染，当人体防御功能减弱时，可侵入人体引起不同程度的组织损伤与功能紊乱。

### （一）溶组织内肠阿米巴病

阿米巴痢疾（amebic dysentery），是由溶组织内阿米巴寄生于结肠壁所致的肠道传染病，病变部位主要在近端结肠和盲肠，典型临床表现有果酱样大便等痢疾症状，也可引起肠外并发症，易复发转变为慢性。

1. 病原学　溶组织内阿米巴在生活周期中有滋养体（trophozoite）和包囊（cyst）两种形态。

（1）滋养体：滋养体可分大小两型。大滋养体是溶组织内阿米巴的致病形态，直径大小 20~60μm，胞质分内外两层，内外质分明，依靠由外质伸出的伪足做定向移动，其寄生于肠壁及其他器官组织中，具有致病力，可吞噬组织和红细胞，故又称肠腔型滋养体；小滋养体直径大小 10~20μm，内外质分界不清，伪足短小，运动较为缓慢，寄生于肠腔中，以宿主肠液、细菌、真菌为食，不吞噬红细胞，亦称组织型滋养体。溶组织内阿米巴的滋养体无论大小，均具有侵袭性，随时可吞噬红细胞，故将这种吞噬红细胞或不吞噬红细胞的溶组织内阿米巴的滋养体均称为滋养体。小滋养体为大滋养体和包囊的中间型，当宿主免疫力强、肠道环境不利于其生长时，伪足消失，活动停止，进入包囊前期，再团缩形成包囊。大滋养体在体内以二分裂的方式繁殖，若脱离组织进入肠腔，可随粪便排出体外，或在肠腔中演变为包囊后再排出体外。滋养体在体内抵抗力薄弱，易被胃酸杀死。

（2）包囊：是溶组织内阿米巴的感染形态，多见于隐性感染者及慢性患者粪便中，呈无色透明的类圆形，直径大小 5~20μm，成熟包囊内有 4 个细胞核。包囊对外界抵抗力较强，能耐受胃酸的作用，于粪便中存活至少 2 周，在潮湿的环境中能存活数周至数月，对常用的化学消毒剂、寒冷、干燥耐受力亦较强。

2. 流行病学

（1）传染源：慢性患者、恢复期患者及无症状排包囊者是本病的主要传染源。急性期患者仅排出对外界抵抗力弱的滋养体，故此类患者对传播疾病的作用不大；但从事餐饮工作的人员，如属于排包囊者，具有十分重要的传播作用。溶组织内阿米巴虽

可以寄生于野鼠、犬、猪、猴等，但传播至人的概率极小，作为储存宿主依据不充分。苍蝇、蟑螂可以携带包囊，仅仅起到传播媒介作用，不是中间宿主。

（2）传播途径：经口传播是主要的传播途径，通过摄入被溶组织内阿米巴包囊污染的水源、蔬菜、瓜果食物等消化道传播，亦可通过污染的手、苍蝇、蟑螂等间接经口传播。在卫生环境极差并且人员密集的地方，如幼托机构、监狱等处，亦可出现人与人的直接传播的可能。近期在西方国家中，有男性间发生性接触者（口-肛性接触）引起传播的报道。

（3）人群易感性：人群普遍易感，但婴儿与儿童的发病机会相对较少，营养不良、免疫力低下的人群发病机会较多，且病情较重。人体感染后产生的特异性抗体并无保护作用，故可重复感染。

（4）流行特征：本病分布遍及全球，多见于热带及亚热带地区，以秋季为多，其次是夏季。感染率的高低与当地的经济水平、生活习惯和卫生状况密切相关，一般发病率农村高于城市，成人多于儿童，男性多于女性，大多为散发，偶因水源污染等因素而暴发流行。

3. 发病机制与病理解剖

（1）发病机制：溶组织内阿米巴包囊被人体摄入进入消化道后，于小肠下段被胃液、胰蛋白酶等消化液作用后囊膜变薄，虫体脱囊逸出，寄居于回盲肠、结肠等部位，继续以二分裂方式繁殖。健康宿主中小滋养体随粪便下移，至乙状结肠以下则变为包囊排出体外，并不致病。在适宜条件下，如被感染者免疫力低下或饮酒等原因导致胃肠功能降低，小滋养体可发育成大滋养体，在多种因素的作用下侵袭肠黏膜，破坏组织形成小脓肿及潜行溃疡，溃疡表面可见深黄色或灰黑色坏死组织，造成广泛组织破坏可深达肌层，大滋养体随坏死物质及血液由肠道排出，呈现痢疾样症状。

滋养体黏附于靶细胞上，然后借助其伪足的机械运动、酶的溶组织作用及毒素的综合作用侵入靶细胞，靶细胞溶解后被原虫吞噬降解。溶组织内阿米巴含有蛋白溶解酶，有助于其侵入组织。还有半胱氨酸蛋白酶、半乳糖/乙酰氨基半乳糖结合凝集素（Gal/GalNAc-binding lectin）和阿米巴穿孔素（amoeba pores）等毒性因子，半胱氨酸蛋白酶可降解宿主蛋白促进虫体的黏附和侵入；半乳糖特异性黏附素可与靶细胞膜上的结合，从而使滋养体吸附于肠上皮细胞，还有接触依赖性细胞毒性、抵抗补体等作用。阿米巴穿孔素存在于胞质颗粒中，当滋养体与靶细胞接触时释放出来，在真核细胞和被吞噬的细胞膜上形成离子通道使细胞裂解。滋养体亦可分泌具有肠毒素样活性物质，引起肠蠕动增快、肠痉挛而出现腹痛、腹泻。

（2）病理解剖：病变依次多见于盲肠、升结肠、直肠、乙状结肠、阑尾和回肠末段。病变初期为细小、潜在的浅表糜烂，周围略上翻；继而形成较多孤立而色泽较浅的小脓肿，破溃后形成边缘不整、口小底大的烧瓶样溃疡，基底为结肠肌层，腔内充满棕黄色坏死物，内含溶解的细胞碎片、黏液和滋养体。溃疡由针帽大小至直径3～4cm，溃疡间黏膜正常。继发细菌感染时可呈急性弥漫性炎症改变，更多炎细胞浸润及水肿、坏死改变。溃疡不断深入累及肌层和浆膜层时可并发肠穿孔。溃疡底部的血管可以有血栓形成，有时病变累及血管并发肠出血。滋养体亦可直接蔓延及周围组织，形成直肠阴道瘘或皮肤与黏膜溃疡等各种病变，或以栓子形式流入肺、脑等部位，形成迁徙性脓肿。在慢性病变中，溃疡底部形成肉芽组织，溃疡周围见纤维组织增生肥大，可出现肠息肉、肉芽肿或瘢痕性狭窄，多见于盲肠、横结肠、肛门直肠交界处。

4. 临床表现　潜伏期一般为7～14日，亦可短至数日或长达数年。临床类型如下：

（1）无症状型（包囊携带者）：此型临床常不出现症状，多次粪检时发现阿米巴包囊。当机体免疫力低下时可转变为急性阿米巴痢疾。

（2）急性阿米巴痢疾

1）轻型：临床症状轻，仅感下腹不适或隐痛，每日排稀糊样便或稀水便3～5次以内，或无腹泻，粪便中可找到溶组织内滋养体和包囊。

2）普通型：起病多缓慢，全身中毒症状轻，常无发热或表现为低热；有食欲减退、轻中度腹痛、腹胀、腹泻。典型表现为黏液血便，呈果酱样，有腐败腥臭味，每日3～10次，量中等，腹部压痛以右侧为主，病变部位累及直肠时可有里急后重感。粪便镜检可见滋养体。病程数日或数周后可自行缓解，未经治疗或治疗不彻底者易复发或转为慢性。

3）暴发型：极少见，多发生于营养不良、体质虚弱、感染严重、孕妇或使用激素治疗者。起病急骤、中毒症状重、高热、剧烈的肠绞痛，随之排出黏液血性或血水样大便，每日十余次，伴里急后重，粪便量多，甚至肛门失禁；伴恶心呕吐，常因脱水致外周循环障碍或伴意识障碍，甚至出现肠出血、肠穿孔、腹膜炎等并发症，如不积极抢救，可在1～2周内因毒

（3）慢性阿米巴痢疾：急性阿米巴痢疾患者的临床表现若持续存在 2 个月以上，则转为慢性。常因急性期治疗不当致胃肠功能紊乱，出现排便规律的改变，有时排便正常，有时腹泻与便秘交替出现。表现为食欲减退、乏力、贫血、腹胀，查体肠鸣音亢进，可触及增厚的结肠，右下腹轻度压痛。粪便中多可发现滋养体，发作期亦可见包囊。间歇期可以无任何症状，常因疲劳、饮食不当、暴饮暴食及情绪变化等复发。久病者常伴有贫血、乏力、消瘦、肝大及神经衰弱。

5. 实验室检查

（1）血常规检查：暴发型与普通型阿米巴痢疾伴细菌感染时，周围血白细胞总数和中性粒细胞比例增高，其他型患者周围血白细胞总数和中性粒细胞比例多在正常范围。

（2）粪便检查：典型的粪便呈暗红色果酱样，腥臭、粪质多，含血及脓液，粪便中可检出滋养体和包囊。因滋养体排出体外半小时后即丧失活动能力，发生形态改变，故粪便标本送检要及时。粪便做生理盐水涂片可见大量红细胞、少量白细胞和夏科-莱登（Charcot-Leyden）结晶。若检出伪足运动、吞噬红细胞的阿米巴滋养体则具有确诊意义。成形粪便可以直接涂片找包囊，也可经苏木素或碘液染色后观察包囊结构。慢性患者或成形粪便中一般仅能检出包囊。

（3）免疫学检查

1）检测特异性抗体：常用酶联免疫吸附试验（ELISA）、间接免疫荧光抗体试验（IFAT）、放射免疫测定（RIA）等方法检测血清中抗溶组织内阿米巴滋养体的 IgG 与 IgM 抗体。若血清中特异性 IgG 抗体阳性有助于诊断本病，阴性者一般可排除本病。特异性 IgM 抗体阳性提示近期或现症感染，阴性者不能排除本病。

2）检测特异性抗原：以溶组织内阿米巴滋养体作为抗原免疫动物制备多克隆或单克隆抗体，检测患者粪便中溶组织内阿米巴滋养体抗原，其敏感性高、特异性强，检测结果阳性可作为本病明确诊断的依据。

（4）分子生物学检查：可采用 DNA 探针杂交技术、聚合酶链反应（PCR）检测患者粪便、脓液或血液中溶组织内阿米巴滋养体 DNA，若为阳性可作为本病的诊断依据。

（5）结肠镜检查：必要时做肠镜检查，可见肠壁有大小不等、散在分布的溃疡，边缘整齐，周围有红晕，溃疡间黏膜正常，取溃疡口或边缘部分涂片及活检可查到滋养体，对粪检阴性、临床不能确诊的患者很有诊断价值。

6. 并发症

（1）肠内并发症

1）肠出血：当肠黏膜溃疡深达肌层并侵及血管，可引起不同程度的肠出血。侵及浅表溃疡时渗血，可出现血便。当溃疡达黏膜下层侵及大血管或肉芽肿破坏时出血量大，排暗红色或鲜红色稀便，严重者可出现失血性休克。

2）肠穿孔：多见于暴发型及有深溃疡的患者，是最严重的并发症。穿孔部位多见于盲肠、阑尾和升结肠，肠腔内容物进入腹腔可引起局限性或弥漫性腹膜炎、腹腔脓肿，腹部 X 线检查见膈下游离气体可确诊。慢性穿孔则先形成粘连，后形成局部脓肿或穿入邻近器官形成内瘘。

3）阿米巴性阑尾炎：盲肠部位的病变易蔓延至阑尾，临床表现与一般阑尾炎相似，但易发生穿孔。

4）结肠病变：由结肠壁慢性炎性增生引起，包括阿米巴瘤、结肠肉芽肿及纤维性狭窄，多见于盲肠、乙状结肠及直肠，溃疡底部肉芽组织过度增生，形成大肿块，极似肿瘤，称为阿米巴瘤；可致肠套叠或肠梗阻，极易误诊为肠道肿瘤。活检有助于明确诊断。

5）瘘管：溶组织内阿米巴滋养体自直肠侵入，形成直肠-肛周瘘管或直肠-阴道瘘管，管口常有粪臭味的脓液流出。

（2）肠外并发症：溶组织内阿米巴滋养体可自肠壁静脉、淋巴管迁移或直接蔓延，播散至肝、腹腔、肺、胸膜、纵隔、心包、脑、泌尿生殖系统或邻近皮肤，引起相应部位的炎症、脓肿或溃疡，其中以阿米巴肝脓肿最为常见。

7. 诊断

（1）流行病学资料：询问发病前是否有不洁饮食史或与慢性腹泻患者密切接触史。

（2）临床表现：起病缓慢，主要表现为食欲减退、疲乏、腹痛、腹泻，排暗红色果酱样便，粪质多，有腥臭味应考虑本病。患者常无发热或仅有低热，常无里急后重感，肠鸣音亢进。

（3）实验室检查：粪便镜检检出溶组织内阿米巴滋养体或包囊，为确诊的重要依据。免疫学检查可在血清中检出抗溶组织内阿米巴滋养体的抗体。粪便中可检出溶组织内阿米巴滋养体抗原与特异性 DNA。

8. 鉴别诊断

（1）细菌性痢疾：急性阿米巴痢疾与急性细菌性痢疾的鉴别诊断见表 26-19-1。

表 26-19-1　急性阿米巴痢疾与急性细菌性
痢疾的鉴别诊断

| 鉴别要点 | 急性阿米巴痢疾 | 急性细菌性痢疾 |
|---|---|---|
| 流行病学 | 常散发 | 可流行 |
| 发热、毒血症状 | 轻 | 较重 |
| 腹痛 | 轻 | 较重 |
| 里急后重感 | 无 | 有 |
| 压痛部位 | 右下腹 | 左下腹 |
| 粪便检查 | 便量多，暗红色果酱样便，腥臭味，镜检红细胞多、白细胞少，有夏科-莱登结晶。可找到溶组织内阿米巴滋养体 | 便量少，黏液脓血便，镜检有大量白细胞及红细胞，可见吞噬细胞。粪便培养有志贺菌生长 |
| 血白细胞 | 伴细菌感染时高 | 明显增高 |
| 肠镜检查 | 溃疡边缘整齐，周围有红晕，溃疡间黏膜正常，病变主要在盲肠、升结肠 | 肠黏膜弥漫性充血、水肿及浅表性溃疡，病变主要在直肠、乙状结肠 |

（2）细菌性食物中毒：发病前多有不洁饮食史，同食者同时或先后发病，潜伏期短，急性起病，伴呕吐，有脐周压痛，中毒症状重。剩余食物、呕吐物或排泄物培养可有致病菌生长。

（3）血吸虫病：有疫水接触史，急性血吸虫常有发热、肝大、腹痛腹泻、尾蚴皮炎，每日排便在 10 次以下，粪质稀薄，黏液血性便。血中白细胞总数与嗜酸性粒细胞显著增多。慢性与晚期患者，长期腹痛腹泻、便血、肝脾大，粪便镜检可查出血吸虫卵，孵出血吸虫毛蚴。免疫学检测可在血清中检出血吸虫抗体。

（4）肠结核：多有原发病灶存在，常有长期低热、盗汗、消瘦及其他肺结核症状如胸痛、咳嗽、咯血等，粪便多呈黄色稀糊状，腹泻与便秘交替。

（5）直肠癌、结肠癌：直肠癌患者每日腹泻可达十余次，量少，带黏液、血液。成形的粪便呈进行性变细，肛门指检或直肠镜检查可发现肿物，活检可明确诊断。结肠癌患者常有不规则发热，排便不畅，进行性贫血，粪便呈糊状伴黏液，隐血试验阳性，晚期患者可在腹部扪及包块。结肠镜检查或钡剂灌肠 X 线检查有助于诊断，活检可明确诊断。

（6）慢性非特异性溃疡性结肠炎：临床表现与慢性阿米巴痢疾相似，但粪便镜检、血清学检查阴性，病原治疗无效时常考虑此病。结肠镜检查有助于诊断。

9. 预后　无并发症且接受有效病原治疗的患者预后良好。暴发型患者、有严重的肠外并发症者且治疗不彻底者预后较差。

10. 治疗

（1）一般治疗：急性期应卧床休息，加强营养，避免刺激性饮食，肠道隔离至症状消失、大便连续 3 次查不到滋养体和包囊。

（2）对症治疗：腹泻严重时可适当补液，维持体内水、电解质平衡。

（3）病原治疗：目前常用的抗溶组织内阿米巴药物有硝基咪唑类衍生物如甲硝唑（metronidazole）、替硝唑（tinidazole）、奥硝唑（ornidazole）、二氯尼特（diloxanide furoate）、依米丁类、双碘喹啉、硝唑尼特等。

1）硝基咪唑类衍生物：目前治疗肠内、外各型阿米巴病的首选药物。使用时需注意本药副作用：偶有白细胞一过性减少、头晕、共济失调等神经系统障碍。妊娠、哺乳期及有血液病史和神经系统疾病者禁用。

甲硝唑：又称灭滴灵，成人口服每次 0.4g，每日 3 次，10 日为一疗程。儿童每日 35mg/kg，分 3 次服，10 日为一疗程。暴发型阿米巴痢疾患者可选择静脉滴注，成人每次 0.5g，每 8 小时一次，病情好转后每 12 小时一次，或改为口服，疗程仍为 10 日。

替硝唑：成人口服每日 2.0g，清晨顿服，5 日为一疗程。必要时也可静脉滴注。

其他硝基咪唑类衍生物：成人口服奥硝唑 0.5g，每日 2 次，10 日为一疗程。成人口服塞克硝唑 2g，每日 1 次口服，5 日为一疗程。

2）二氯尼特：又称糠酯酰胺（furamide），对轻型和包囊携带者疗效好，是目前最有效的杀包囊药物，口服每次 0.5g，每日 3 次，10 日为一疗程。

3）依米丁类：依米丁对阿米巴滋养体有直接杀灭作用，对组织内阿米巴滋养体有极高的疗效，但对肠腔阿米巴效果不显著。该药毒性较大，治疗剂量与中毒剂量接近。

4）双碘喹啉：双碘喹啉主要作用于肠腔内阿米巴。该药口服后吸收小于 10%，故肠腔内浓度高。本药物毒性较低，偶有头痛、恶心、肛门瘙痒、皮疹等。

5）硝唑尼特：硝唑尼特是一种有效抗肠道原虫

药物。不良反应较轻。

6）抗菌药：对于重型阿米巴痢疾患者，尤其合并细菌感染时，在应用抗阿米巴药物基础上，还需使用抗菌药物。巴龙霉素口服后吸收率低，有助于清除肠腔中溶组织内阿米巴包囊，成人口服每次 0.5g，每日 2~3 次，7 日为一疗程。

（4）并发症治疗：在积极有效抗阿米巴原虫药物治疗后，一切肠道并发症均可获得缓解。暴发型患者常并发细菌感染，应当给予有效的抗菌药物。如出现肠穿孔伴腹膜炎并发症，在有效抗原虫和抗细菌基础上，进行手术治疗。

11. 预防

（1）管理传染源：早期发现和治疗无症状溶组织内阿米巴包囊携带者和阿米巴病患者，其中从事餐饮业工作者应调离岗位。

（2）切断传播途径：消灭苍蝇和蟑螂的滋生地，注意食品卫生。加强水源的管理，进行粪便、垃圾、污水的无害化处理。在流行地区对群众加强卫生宣教，养成饭前便后洗手、生吃水果和蔬菜要洗净的良好个人卫生习惯。

（3）提高人群免疫力：合理饮食，锻炼身体，增强体质。

**（二）阿米巴肝脓肿**

阿米巴肝脓肿（amebic liver abscess）由溶组织内阿米巴通过门静脉、淋巴管或直接蔓延至肝脏，引起细胞溶化坏死，形成脓肿，又称阿米巴肝病，是阿米巴肠病最常见的并发症。部分阿米巴肝脓肿患者可无阿米巴痢疾病史。

1. 发病机制与病理解剖

（1）发病机制：阿米巴肝脓肿可发生在溶组织内阿米巴感染数月或数年后，常因机体免疫力下降而诱发。在肠黏膜下层或肌层的溶组织内阿米巴滋养体，可经门静脉、淋巴管或直接蔓延侵入肝脏。大多数原虫抵达肝脏后即被消灭，当机体免疫力下降，并有肝组织营养障碍、淤血及细菌感染时，少数存活的原虫在肝内继续繁殖，引起小静脉炎和静脉周围炎。在门静脉分支内原虫引起栓塞，致该部分肝组织循环障碍、缺血、缺氧坏死，大滋养体从被破坏的血管内逸出，借助溶组织及原虫的分裂作用引起肝组织灶状坏死，液化成小脓肿并互相融合成肝脓肿。慢性脓肿可继发细菌感染，临床表现为毒血症状。脓肿可因不断扩大，逐渐浅表化，向邻近体腔或脏器穿破造成脓液外泄，引起腹膜炎。

（2）病理解剖：因肝脏右叶大，且肠道病变多位于盲肠及升结肠，该处大部血液循环经肠系膜上静脉汇集于肝右叶，故肝脓肿大多位于肝右叶顶部。肝脓肿为局限性占位性病变，其中央为坏死灶，肝穿刺可见巧克力色、腥臭气味的脓汁，内含溶解坏死的肝细胞、红细胞、脂肪、夏科-莱登结晶等。有活力的滋养体都附着于壁上组织中，由于在肝脓腔中缺乏形成包囊的条件，故没有包囊。若继发细菌感染，脓液从典型的巧克力色变为黄绿色或黄白色且伴恶臭，脓液细菌培养可得阳性结果。慢性脓肿易并发细菌感染，细菌感染后，脓液失去原来典型的特征，有臭味，呈现为黄色或黄绿色，镜检可以出现大量脓细胞，临床可出现严重毒血症状。

2. 临床表现　临床表现的轻重与脓肿的位置、大小及是否继发细菌感染等有关。起病大多缓慢，体温逐渐升高，热型以间歇热或弛张热居多，体温大多早晨低、午后上升、傍晚达高峰、夜间热退后可伴有盗汗症状。常伴食欲减退、恶心、呕吐、肝区疼痛、腹泻及体重下降等。肝区疼痛为本病的重要症状，深吸气或咳嗽时可使疼痛加重。脓肿所在位置，肝右叶占绝大多数，约为 87%，左叶约为 8%，左右两叶同时受累约为 5%。当肝脓肿向肝脏顶部发展时，刺激右侧膈肌，疼痛向右肩部放射；脓肿位于右肝下部时可出现右上腹痛或腰痛，查体右下胸部或上腹部饱满，边缘较钝，肝区有叩击痛，覆盖于肝脏表面的腹肌可紧张、强直，脓肿压迫右肺下部发生肺炎、反应性胸膜炎时，可表现为气急、咳嗽、右侧胸腔积液；脓肿位于肝的中央部位时症状较轻；脓肿靠近包膜时较疼痛，且易穿破。少数患者因脓肿压迫胆管或肝脏受损范围较大而出现轻度黄疸。

3. 并发症　肝脓肿穿破可引起多种并发症，通常与病程较长、脓肿靠近肝脏包膜、穿刺次数多及腹压增高等因素有关。脓肿向右侧胸腔溃破可致脓胸；向腹腔溃破可致急性腹膜炎；向心包破溃可发生心脏压塞和休克，是最严重的并发症；穿破至胃、胆等处可引起膈下脓肿、肾周脓肿和肝-肺-支气管瘘。

合并细菌感染时全身中毒症状重，大肠埃希菌和金黄色葡萄球菌为最常见致病菌，其次为变形杆菌、产气荚膜杆菌等，主要表现为寒战、高热、烦躁不安，外周血白细胞总数及中性粒细胞显著增多，单用抗阿米巴药物治疗无效，必须加用有效抗菌药物方可奏效。

4. 诊断

（1）流行病学资料：询问患者居住环境，有无疫区旅居史。

（2）症状和体征：发病前有腹泻或不规则大便史、发热、食欲下降、贫血、右上腹痛、肝大伴压痛及叩痛。

（3）实验室检查及辅助检查

1）血常规检查：阿米巴肝脓肿患者的血白细胞总数和中性粒细胞数增高，以急性期增高明显，有细菌继发感染时白细胞总数高于单纯的阿米巴肝脓肿，慢性期则白细胞总数接近正常或减少。贫血明显，血沉增快。

2）肝功能检查：大部分病例伴有轻度肝功能损害，个别病例可出现血清胆红素的升高。

3）溶组织内阿米巴的检查：从粪便、肝脓肿穿刺液或十二指肠引流液中能找到溶组织内阿米巴滋养体或包囊，在穿刺排脓的末端脓液中找到滋养体的可能性较大。由于虫体在受到尿液、水等作用后会迅速死亡，故应注意快速检测、保持 25～30℃的温度和防止尿液等污染。同时需注意某些抗菌药物、灌肠液等均可影响虫体的生存和活动，从而影响检出率。

4）免疫学血清试验：分为抗原检测和抗体检测。检测到血清中溶组织内阿米巴滋养体的 IgG 和 IgM 抗体阳性，有助于本病的诊断。血清中抗溶组织内阿米巴滋养体的 IgG 抗体阴性者，一般可排除本病。

5）影像学检查

X 线检查：肝脓肿典型者多位于肝脏右叶，脓肿较大时，X 线检查可见到右侧膈肌抬高，呼吸运动受限，若有粘连、胸膜渗出或右肺底肺炎，则肋膈角及心膈角消失。当肝脓肿向肺或支气管穿破后，肺内可有浸润性阴影。如脓肿位于左叶，X 线钡餐检查可见胃小弯受压呈新月形和胃体左移。

超声检查：肝脓肿超声检查，可见液平反射，在其前后进出脓肿的高反射波。超声检查对肝脓肿的诊断很有价值，可以确定较大脓肿是否存在，了解脓肿的数目、部位、大小及深浅，指导临床医师做肝穿刺排脓或手术治疗，并在治疗过程中可观察脓肿消失情况和判断疗效。

6）肝脏穿刺抽脓：肝脏试验穿刺，从脓腔中抽出典型巧克力样脓液，是诊断阿米巴肝脓肿的主要根据。但若有细菌混合感染，则脓汁可呈黄白或黄绿色并有恶臭，培养可有细菌生长。

5. 鉴别诊断

（1）细菌性肝脓肿：阿米巴肝脓肿与细菌性肝脓肿的鉴别诊断见表 26-19-2。

表 26-19-2　阿米巴肝脓肿与细菌性肝脓肿的鉴别

| 鉴别要点 | 阿米巴肝脓肿 | 细菌性肝脓肿 |
| --- | --- | --- |
| 病史 | 大部分有阿米巴痢疾史 | 常发生于败血症或腹部化脓性疾病之后 |
| 临床表现 | 起病较慢，毒血症状轻 | 起病急骤，毒血症状明显 |
| 肝脏 | 脓肿多位于右叶，肝大、压痛明显，可有局部隆起 | 脓肿以小型、多个常见，肝大、压痛不明显，一般无局部隆起 |
| 肝脏穿刺 | 典型巧克力样脓液，可找到阿米巴滋养体 | 脓液少，呈黄白或黄绿色并有恶臭，细菌培养可为阳性 |
| 血常规检查 | 血白细胞总数和中性粒细胞数中度增高 | 血白细胞总数和中性粒细胞数明显增高 |
| 阿米巴抗体 | 阳性 | 阴性 |
| 治疗反应 | 硝基咪唑类衍生物治疗有效 | 抗菌药物治疗有效 |

（2）原发性肝癌：发热、消瘦、右上腹痛、肝大等临床表现酷似阿米巴肝脓肿，但肝脏边缘不整或呈结节状。血清甲胎蛋白的测定、影像学检查可鉴别。

（3）血吸虫病：在血吸虫病流行区，易将肝阿米巴病误诊为急性血吸虫病。两者均有发热、腹泻、肝大等表现，但后者肝痛较轻，脾大较显著，血常规检查中嗜酸性粒细胞显著增加、乙状结肠镜检查、虫卵可溶性抗原检测有助于鉴别。

（4）其他：肝血管瘤、肝囊肿、继发性肝癌与肝棘球蚴病等肝内占位性病变的疾病。

6. 预后　早期诊治者预后较好，有并发症或合并细菌感染者预后差，治疗不彻底者易复发。通常在阿米巴肝脓肿治愈后，在解剖上和功能上一般能达到完全恢复。

7. 治疗

（1）对症及支持治疗：患者应卧床休息，加强营养支持治疗。

（2）抗阿米巴药物治疗：可选用硝基咪唑类衍生物，如甲硝唑，成人口服每次 0.4g，每日 3 次，10日为一疗程。或替硝唑，成人口服每日 2.0g，清晨顿服,5日为一疗程。必要时也可静脉滴注。肝脓肿较大者可重复治疗1~2个疗程,两个疗程的时间间隔为5~7日。同时可口服二氯尼特,每次0.5g,每日3次,10日为一疗程,以清除肠道内的溶组织内阿米巴包囊。

(3)抗菌药物治疗:对继发细菌感染者应根据抗菌谱广、杀菌作用强的抗菌药物,如第三代头孢菌素类、广谱青霉素类或喹诺酮类等,并细菌培养及药物敏感性试验结果作出调整。

(4)外科治疗:经皮肝脓肿穿刺引流术。

1)对于以下情况的患者均应行脓腔穿刺引流术:①脓腔较大,经抗阿米巴治疗脓腔无明显缩小,全身症状明显者;②怀疑合并细菌感染者;③左叶肝脓肿,穿刺引流有损伤邻近脏器危险或脓肿位置过深,穿刺危险较大者;④穿破入腹腔或邻近内脏,引流不畅者;⑤多发性脓肿者。在B超或CT的定位引导下,经皮肝脓肿穿刺,尽量抽净脓液后,用生理盐水反复冲洗脓腔,对合并细菌感染者可注入有效抗菌药物,术后应用沙袋或腹带作局部加压包扎。此法简便、安全,可重复操作。

2)手术治疗:对于位置较为表浅或药物及穿刺引流疗效不良的脓肿可行腹腔镜引流,必要时还可行肝脓肿切开引流术或肝部分切除术。

**(三)其他阿米巴病**

1. 肺阿米巴病 肺阿米巴病,发病率仅次于肝脏,常在阿米巴肝脓肿时累及肺。大多数患者由阿米巴肝脓肿穿越膈肌蔓延而来,少数为阿米巴滋养体经血流播散至肺和胸膜感染所致。肺阿米巴病以右肺下叶多见,常为单发病灶,易形成阿米巴肺脓肿;脓腔内含有大量咖啡色坏死物质,若脓腔溃破入支气管,坏死物质排出后可以在肺部形成空洞。患者可以出现发热、咳嗽、胸痛、咳大量咖啡色浓痰;体检可发现患者右侧胸部呼吸运动减弱,叩诊可出现浊音或实音,听诊右侧呼吸音减弱或存在湿啰音。若肺部脓肿溃破入胸腔,可形成液气胸;患者可以出现剧烈胸痛、呼吸困难,甚至胸膜性休克。主要治疗措施为抗阿米巴原虫,辅以对症支持治疗,必要时肺部或胸腔穿刺引流与请外科手术治疗。

2. 阿米巴脑脓肿 阿米巴脑脓肿极少见,约占肠外阿米巴病3%。通常由肠阿米巴病、阿米巴肝脓肿或肺脓肿内的滋养体经血流进入脑部感染所致,脓肿多位于额叶,其次额顶叶,小脑少见。临床表现与急性化脓性脑膜炎类似,可以出现发热、头痛、恶心、呕吐、颈项强直等脑膜刺激征,病情危重。患者

发病初期可以无明显前驱症状,常突然出现癫痫大发作,或者出现躯体瘫痪;其出现的局灶性的症状与体征,与脓肿所在的位置密切相关;如果脓肿位于大脑皮质,除出现相应的症状与体征外,还可出现各类型的癫痫发作。如果脓肿破入脑室或蛛网膜下腔,患者可以出现高热、头痛、昏迷等症状,患者通常于短时间内死亡。

3. 皮肤阿米巴病 本病极其少见,仅在极度营养不良或衰弱患者中见到,多为继发性病变。多因阿米巴肝脓肿穿破胸腹壁,或直肠病变延伸至肛门周围,或者是阿米巴肝脓肿引流口周围皮肤感染。肛门周围皮肤的阿米巴原虫感染,可以累及男性阴茎、女性外阴(甚至阴道)等处。采用抗阿米巴原虫治疗,一般疗效较好。

4. 泌尿、生殖系统阿米巴病 泌尿系阿米巴病包括尿道炎、前列腺炎,多继发于阿米巴痢疾。临床表现为不同程度的寒战、发热、尿频、尿急、尿痛、血尿症状。

生殖系统阿米巴病多见于阴道炎,多继发于阿米巴痢疾,多由于肛周-外阴-阴道蔓延所致。常以白带多起病,甚至出现脓血性分泌物,腥臭;外阴灼热,外阴皮肤可见浅表性溃疡,并可累及宫颈。阿米巴龟头炎多由于不洁性交引起,多见于同性恋者。

5. 阿米巴心包炎 非常少见,常由阿米巴左叶肝脓肿穿破所致,死亡率极高。

**(四)自生生活阿米巴感染**

1. 原发性阿米巴脑膜脑炎 原发性阿米巴脑膜脑炎(primary amebic meningoencephalitis,PAM),由福氏耐格里阿米巴原虫(*Naegleria fowleri*)导致的一种中枢神经系统感染。大脑皮质与髓质、小脑呈现严重充血水肿;形成出血性坏死和脓肿,并且可伴有第Ⅲ、Ⅳ、Ⅵ对脑神经功能受损;嗅球明显充血水肿,甚至坏死;眼眶的骨质组成部分也可出现充血水肿、坏死脓肿。该病起病急,进展快,病情重,预后差。

(1)病原学:耐格里属原虫包括七个虫株,目前仅福氏耐格里阿米巴原虫可以引起脑膜脑炎。福氏耐格里阿米巴是一种营自生生活的阿米巴原虫,存在于淡水水体、淤泥、尘土和腐败植物中。病原体生活史为两个时期:包囊、滋养体;滋养体又有阿米巴型和双鞭毛体型两种。滋养体具有嗜热性,适宜在热带地区和40~45℃时生长繁殖;从空气尘埃、土壤、温泉、游泳池与热电厂排放出的水均可以分离出。过氧化氢消毒、含氯消毒剂、热消毒等,对福氏

耐格里阿米巴原虫有一定的抑制作用。

（2）流行病学

1）流行特征：本病常发生在热带地区和其他地区夏季湿热季节。可通过接触被污染的水源而侵入机体，特别是在夏季游泳、潜水或冲浴时较易被感染。

2）传染源：原发性阿米巴脑膜脑炎患者为主要传染源。

3）传播途径：福氏耐格里阿米巴原虫感染途径通常为，首先病原体通过污染的水进入鼻腔，嗅神经上皮的支持细胞通过吞噬的方式将其摄入，而后沿着无髓鞘的嗅神经终丝轴系膜，穿过筛板以后，到达含有脑脊液的蛛网膜下腔进行增殖，引起中枢神经系统感染。也有少数病例没有游泳史，只有与尘埃接触史，因此可能存在其他感染人体的途径。

4）易感人群：人群普遍易感。

（3）临床表现

1）潜伏期：潜伏期短，通常为 3~5 日，最长 1~2 周。

2）临床表现：原发性阿米巴脑膜脑炎，发病早期患者可以出现嗅觉与味觉异常，随后可出现发热、头痛、恶心、呕吐等症状，并可出现全身或局灶的癫痫发作；患者颈强直，Kernig 征和/或 Brudzins 征阳性。由于该疾病进展迅速，可在数日内进展至谵妄、昏迷，出现呼吸、循环衰竭，导致患者死亡。

（4）实验室检查

1）血常规检查：白细胞总数增高，以中性粒细胞为主，可以出现核左移现象。

2）脑脊液检查：颅内压明显增加，脑脊液中红细胞计数平均为 $2.78 \times 10^9/L$，白细胞计数增加，糖含量下降，蛋白含量增加。脑脊液涂片镜检或培养发现福氏耐格里阿米巴原虫，故而明确诊断。

3）至目前为止，无合适的免疫学方法用于诊断该疾病。

4）影像学检查：头颅 CT 扫描发现脑部显示有弥漫性密度增高区域，并可以累及灰质。脑部与脑脚间处的脑池间隙闭塞，大脑半球上部环绕中脑和蛛网膜空间的亚显微结构均消失。

（5）诊断：主要结合流行病学史、临床表现和病原学检查，早发现、早诊断是防控与有效治疗的关键。

（6）治疗：由于该疾病凶险，死亡率高，因此早期诊断与及时治疗非常必要，但目前尚无疗效确切的治疗药物。根据已有的文献报道，采用静脉使用

与鞘内注射两性霉素 B 联合静脉使用咪康唑治疗，可能有效。在治疗过程中，由于两性霉素 B 使用剂量较大，应注意检测该药物可能导致的不良反应（如严重肝肾功能损害、严重低钾血症、心律失常，神经系统毒性，血液系统毒性反应等）。联合使用利福平或磺胺异噁唑可能增加疗效，但一般的抗阿米巴原虫药物无效。

（7）预防：目前，本病尚无疫苗，避免在静止的湖塘水或温热水中游泳嬉戏，尽量做到不要潜入水中或避免水溅入鼻腔内。近年来认为对游泳池内的水使用氯气消毒的效果是确切的。

2. 肉芽肿性阿米巴脑炎 肉芽肿性阿米巴脑炎（granulomatous amoebic encephalitis, GAE）是由棘阿米巴原虫（Acanthamoeba）感染引起的一种中枢神经系统感染，其损害多为慢性或亚急性肉芽肿性病变，严重的可出现脑组织局灶性坏死和水肿；有的病例可见显著的血管炎改变，病变血管壁可见纤维素样坏死，血管周围可见浆细胞和淋巴细胞呈套袖样浸润及棘阿米巴原虫滋养体和包囊。

侵入脑部的原虫，大量繁殖而扩散，常聚集于大脑皮质、小脑和其他部位，尤其以基底部为甚。病理解剖可见大脑半球水肿，软脑膜有脓性渗出物。在中脑、丘脑、脑干、胼胝体、小脑等处出现多病灶的损伤，伴有多核巨细胞的慢性肉芽肿性炎症反应。

（1）病原学：棘阿米巴原虫是小的可致病的自由生活原虫，有滋养体、包囊两个时相。滋养体分布非常广泛，普遍栖息在土壤、空气、淡水、海水、污水、灰尘、腐败物及人畜粪便等自然环境中。在适当外界环境中，它以包囊形式生存并繁殖。当环境不利时，则有外囊包绕。因此对寒冷、干燥及各类抗菌药物有较强的耐受性；一旦环境适宜，滋养体便可破囊而出。包囊体轻，随空气播散或经尘沙、昆虫等携带到适宜环境时，原虫自包囊逸出又成为滋养体繁衍滋生；在脑组织出血坏死的区域内可见到棘阿米巴原虫滋养体和包囊。可以使人致病的棘阿米巴原虫有卡氏棘阿米巴和多食性棘阿米巴，其次为 Rhysodes 棘阿米巴、Culbertsoni 棘阿米巴及 Hatcheffi 棘阿米巴。过氧化氢消毒、含氯消毒剂、热消毒等，对棘阿米巴原虫有一定的抑制作用。

（2）流行病学

1）流行特征：棘阿米巴原虫和人经常接触，通常不致病，但在一定条件下可以致病。该病常伴发在慢性消耗性疾病、使用免疫抑制剂或艾滋病等基础上，感染前常有头或眼部受伤史或其他诱因（如戴

接触镜、尘沙迷眼、植物伤眼、海水溅眼或井水洗眼史等)。至今报道的肉芽肿性阿米巴脑炎大部分发生在霍奇金淋巴瘤、6-磷酸葡萄糖脱氢酶缺乏症、系统性红斑狼疮、糖尿病、酒精中毒、肝脏疾病、脑梗死及肾移植的基础上,少数健康人也可感染发病,发病无明显季节性。

2)传染源:肉芽肿性阿米巴脑炎患者为主要传染源。

3)传播途径:当宿主自身免疫功能下降或被抑制时,可通过血流途径播散至中枢神经系统。

4)易感人群:人群普遍易感。

(3)临床表现

1)潜伏期:本病潜伏期较长,可达18~120日;少数患者感染后表现为急性病程,可在10~14日内死亡。

2)临床表现:患者感染发病后可出现发热、头痛、呕吐、眩晕、癫痫发作、颈强直、嗜睡、精神错乱、共济失调甚至昏迷、死亡。神经系统体征显示局灶性单侧损害,如偏瘫。

(4)实验室检查

1)脑脊液检查:脑脊液压力轻度增高,可见淋巴细胞和中性粒细胞,糖的含量降低,蛋白中度增高。

2)由于脑脊液中未发现棘阿米巴原虫的滋养体,因此肉芽肿性阿米巴脑炎诊断困难,必要时行脑组织活检以明确诊断。

(5)诊断:主要结合流行病学史、临床表现和病原学检查,早发现、早诊断是防控与有效治疗的关键。

(6)治疗:目前尚缺乏理想的治疗药物;两性霉素B、酮康唑、四环素、磺胺嘧啶和利福平等药物可能有一定疗效;少数患者可自愈。治疗过程中应注意检测两性霉素B可能导致的不良反应(如严重肝肾功能损害、严重低钾血症、心律失常,神经系统毒性,血液系统毒性反应等)。

(7)预防:应当加强水源监测,进行水体消毒,避免接触疫水(30℃以上疫水更需注意)可以防止感染;此外加强锻炼,注意营养,增强机体免疫力。

3. 棘阿米巴角膜炎　棘阿米巴角膜炎(acanthamoeba keratitis, AK)是由棘阿米巴原虫(*Acanthamoeba*)感染引起的一种角膜感染性疾病。Nagington等自1974年报道了首例棘阿米巴角膜炎以来,全世界已有数百病例相继被报道。棘阿米巴角膜炎是一种严重的致盲性眼病,其主要临床特点为

眼部剧烈疼痛、环形角膜基质炎和角膜放射状神经炎。目前,随着角膜接触镜的普遍使用,其发病率有逐渐增多的趋势。

(1)病原学:详见"肉芽肿性阿米巴脑炎"病原学。

(2)流行病学

1)流行特征:棘阿米巴原虫虽然与人类有较多的接触机会,但要引起角膜感染仍需要一些其他条件:①存在受损伤的角膜上皮,致病性棘阿米巴容易黏附于此,因种的差异,其黏附性、致病力及病程亦有不同;②机体免疫力降低,如使用免疫抑制剂、类固醇皮质激素,棘阿米巴容易侵入角膜;③结膜囊微环境改变,如菌群失调,pH变化,增强棘阿米巴原虫的侵袭力,即使没有角膜损伤或佩戴接触镜者亦可能发病;④接触镜的影响,国外文献报道约75%棘阿米巴角膜炎患者与佩戴接触镜相关,而在国内则没有如此高的感染率。

2)传染源:棘阿米巴角膜炎患者为主要传染源。

3)传播途径:角膜损伤以后或接触污染水源均可引起棘阿米巴角膜炎,故长时间佩戴,不能严格遵守消毒要求者,棘阿米巴角膜炎的发病率相对较高。

4)易感人群:人群普遍易感。

(3)临床表现:通常急性发病,缓慢病程,多为单眼发病。患眼红肿、畏光、流泪、视力减退、剧烈眼痛。初期表现为上皮混浊、光泽差、表面粗糙不平;裂隙灯下可见上皮层内淡灰色细微点线状微隆起病灶,簇集或假树枝形排列,荧光素不着染或淡染,另见点状上皮剥脱。随上皮下出现斑、片状浸润,刺激症状明显,混合充血重。角膜旁中心区基质见向周边放射走行的纤细混浊,并沿神经分布的放射状浸润,进一步形成基质浸润环,环周伴有卫星灶。角膜中央部基质弧、环形浸润、溃疡,角膜缘肿胀、充血,视力锐减。角膜盘状浸润,中心浓密斑状混浊,进展为盘状溃疡。虹膜充血、肿胀、粘连,重度前房反应,反复积血、积脓,并且多继发青光眼,并发晶状体混浊;甚至出现上皮反复剥脱形成不规则形溃疡。病程中,患者症状可以短暂缓解,随即出现进行性加重;随着疾病逐渐进展,最后可能出现全角膜混浊、溃疡、脓疡或者后弹力层膨出、穿孔。

1)表层点状角膜炎:初期表现为表层点状角膜炎或上皮下浸润,此类似于单纯疱疹性角膜炎,表现为粗点状、树枝状浸润,或小水疱样病变和地图样上皮缺损。

2）角膜基质炎：表现为中心旁的盘状或环形角膜基质浸润，其相应的角膜上皮保持完整，易与单纯疱疹性角膜炎所致的盘状角膜基质炎相混淆。鉴别要点为，单纯疱疹性角膜炎患者角膜光感觉全部降低，而棘阿米巴角膜炎患者仅中央部分光感觉降低，而周围部分增高。

3）化脓性角膜溃疡：病变进一步恶化时，可以形成化脓性角膜溃疡或角膜基质脓疡（上皮完整），可导致后弹力膜膨出或角膜穿孔发生；但棘阿米巴角膜炎很少伴有角膜新生血管形成。

4）放射状角膜神经炎：部分患者可出现放射状角膜神经炎，是棘阿米巴角膜炎的特征性临床表现。表现为由角膜边缘部向角膜中央部位，沿角膜神经走行方向的放射状细胞浸润，但相应的角膜上皮保持完整。

5）巩膜炎：本病可伴发弥漫性或结节性巩膜炎。

当遇到患者有佩戴接触镜经历，角膜发生进行性上皮性角膜炎和上皮缺损，而培养细菌、真菌及病毒检测结果均为阴性，或呈现慢性顽固性进行性角膜葡萄膜炎者，应当考虑该病的可能性。

（4）实验室检查

1）角膜刮片检查：革兰氏染色和吉姆萨染色，或 10% 氢氧化钾封片可见包囊。

2）培养法：25℃或37℃的温度下，在血琼脂培养基、巧克力琼脂培养基、Sabourud 培养基和 Lowenstein 培养基中生长。

3）间接免疫荧光抗体染色法：将角膜刮片用甲醛固定后，再用此法染色，可作出快速诊断。

4）病理学检查：光学显微镜下可见在溃疡区周围及基质层内有大而不规则多角形包囊，并有不同程度的中性粒细胞浸润；一些包囊含有哑铃样结构。共聚焦显微镜在诊断棘阿米巴原虫感染方面具有优势，在棘阿米巴感染的早期特别是感染部位仅位于角膜上皮下时，共聚焦显微镜较易发现阳性结果。

（5）治疗

1）病变区清创及局部治疗：清创以后溃疡面用 5% 碘酊烧灼或涂 1% 甲紫后生理盐水冲洗，每日 1 次，连续 3~5 日。0.2% 氯己定与 0.02% 聚六亚甲双胍为目前公认治疗该病最适宜滴眼液。氯己定为双胍类阳离子消毒剂，能络合棘阿米巴细胞内磷分子如 ATP、核酸阻断 DNA 功能；吸附细胞膜的磷分子致胞质漏出，改变包囊壁渗透性，破坏孔膜完整性促药物通透，氯己定体外药物实验可迅速使棘阿米巴

失活。还可以选用芳香二脒类：0.1% 羟乙磺酸丙氧苯脒滴眼液，0.2% 甲硝唑葡萄糖滴眼液，0.4% 替硝唑滴眼液，0.5%~1% 新霉素，1% 巴龙霉毒。这些滴眼液每 0.5~1 小时频繁滴眼冲击治疗。5~7 日后依病情逐渐减滴药次数，由于原虫可移行至基质层，包囊存活较久，急性炎症消退后仍需长时间局部用药随诊，总诊程不少于 6 个月，必要时可考虑结膜下注射 0.2%~0.5% 甲硝唑治疗。0.2% 伊曲康唑滴眼液、1% 克霉唑、0.2% 氟康唑等作用，仅作为支持疗法，临床疗效尚待进一步验证。

2）抗阿米巴药物：原则上联合用药冲击治疗。

3）非特异性抗炎药物：非甾体抗炎药物可缓解局部症状，在原虫感染未控制之前严禁使用糖皮质激素，以免加重感染。

4）扩瞳：阿托品治疗虹膜睫状体炎，乙酰唑胺降低眼压。

5）手术治疗：急性炎症期应首先以药物控制感染，安静眼手术效果优于炎症眼。如药物治疗不能有效控制感染，病变面积继续扩大或溃疡达基质深层行将穿孔时，应在药物治疗基础上行治疗性角膜移植，根据病变范围、深度以决定穿透性或板层角膜移植。该病角膜移植的常见原因是残留的棘阿米巴原虫活化导致感染复发，术后继续口服抗阿米巴药物，随诊半年以上。

（6）预防：注意用眼卫生，接触镜镜片与镜盒必须热消毒。

**（五）阿米巴内共生菌感染**

自然界中存在着多种自由生活的阿米巴，是指广泛地分布于自然界环境当中，包括在泥土或水中细小的自由生活的单核细胞生活的原生生物，其中有些是潜在的致病原。主要包括以耐格里原虫为主要病原体的原发性阿米巴性脑膜脑炎、棘阿米巴原虫所引起的肉芽肿性阿米巴脑炎和棘阿米巴角膜炎。该病原体通常以细菌和腐生生物为食，生活史具有两个生活期：活动时期的滋养体和静止状态的包囊，滋养体与包囊两种形态之间可以互相转化。

自 20 世纪 80 年代初起，不断有学者从阿米巴原虫内发现胞内寄生菌，并且能在自然界中持续生存循环不息；随后又从临床标本中分离出的阿米巴原虫内相继发现了多种共生的专性胞内菌。因此，其潜在的病原性受到越来越多的临床工作者关注。它可作为人类致病菌传播的媒介和多种专性胞内寄生菌的宿主，因此越来越受到关注。

自由生活阿米巴原虫具有很强的吞噬能力，参

与了自然界营养与能量的转化与代谢,对维持环境中微生物的数量与种类的动态平衡发挥着非常重要的作用。经过长期的生物进化选择,对于一些无毒力的病原体,被自由生活阿米巴原虫内吞噬后,被宿主作为"食物"能量消耗掉;但是一些毒力强的微生物被吞噬入宿主内,细菌繁殖后,宿主被细菌杀灭;而一些毒力不强的微生物虽然被吞噬入宿主内,却能够长期存活于原虫体细胞内,从而建立起一种寄生或共生关系。军团菌属是首先被证实能在阿米巴内寄生和增殖的病原菌。除此之外,迄今发现能与自由生活阿米巴原虫共生的微生物还有衣原体、副衣原体、单核细胞性李斯特菌、假单胞菌属、O157大肠埃希菌、鸟分枝杆菌、霍乱弧菌、新型隐球菌,甚至还有巨病毒。军团菌与假单胞菌是引起院内获得性肺炎常见的病原体,供水系统和空调通风系统中易分离出。越来越多的证据显示:由于自由生活阿米巴原虫的存在,可以增强军团菌在水中的生存能力,并且其分布和流行与自由生活阿米巴原虫密切相关。

1. 副衣原体科各种细胞内共生菌 副衣原体科与衣原体科有相似的复制周期和80%～90%的rRNA同源序列。根据常见的寄生宿主暂分2个属,即棘阿米巴副衣原体和小哈门属新衣原体。目前已发现9种副衣原体,分别是BN9、UWE25、UWC22、TUME1、AIHSP和CorvenA4,分别来源于鼻拭子、支气管肺泡灌洗液、感染的角膜以及污水、土壤等。

2. 军团菌样的阿米巴病原体 目前发现与军团菌属在种系上相关的细菌只能在阿米巴内生长,这类细菌称为军团菌样的阿米巴病原菌,通常与其他病原体混合成为引起社区获得性肺炎的病原体,目前已经鉴定出的有12种,具体如下:LLAP1、LLAP2、LLAP3、LLAP4、LLAP6、LLAP7、LLAP8、LLAP9、LLAP10、LLAP11、LLAP12、L. lyticaL2。

3. 拟菌病毒 2003年于布拉德福德(Bradford)市一座冷却塔的水中,发现拟菌病毒,经电镜检查,病原体在宿主棘阿米巴原虫体内呈现为规则的二十面体结构,外面无包膜,但环绕着一圈80nm长的纤毛,完整病毒颗粒直径约为600nm。该病毒不能通过除菌滤器,是目前已知的最大也是最复杂的病毒。该病毒生命力极强,主要在棘阿米巴细胞中复制与装配,主要引起医院内ICU中呼吸机相关性肺炎。

分子生物学方法如PCR等是目前对该病原体最简单的诊断方法,血清学的检测主要用于流行病学调查,与阿米巴共同培养作为病原体分离耗时长,可用于细菌传代。

胞内菌感染首选大环内酯类药物治疗,如阿奇霉素,也可以与利福平、喹诺酮类药物合用。拟菌病毒感染目前尚无特异治疗方法。预防重点是避免自由生活的阿米巴感染,最主要是强调水源管理,包括供水系统、空调系统、冷却循环系统等管道消毒处理,防止院内感染。

(李家斌)

## 第二十节 变形杆菌感染

变形杆菌(*Bacillus proteus*)是一种较常见的食品污染菌,在我国,该菌引起的食物中毒十分常见,主要是普通变形杆菌(*Proteus vulgaris*)和奇异变形杆菌(*Proteus mirabilis*)。近年来,变形杆菌属食物中毒在细菌性食物中毒中占有较大的比重,甚至占据首位,并呈逐年上升趋势,因此该菌也受到了普遍关注。变形杆菌是广泛分布在自然界中的一种腐生条件致病菌,革兰氏染色阴性杆菌,形态多样。常引起食物中毒、尿路感染、肺炎、心内膜炎、乳突炎、脑膜炎、创伤及烧伤感染等。在发达国家以泌尿系统感染最常见,而在发展中国家则以食物中毒多见。临床表现以胃肠型和过敏型为主,尤其以胃肠型最为多见。

### 一、病原学

变形杆菌属包含在肠杆菌科内,在1885年,Hauser第一次分离并描述了变形杆菌在培养时可以在培养基表面爬行扩展的基本特性。在此之后,新的类似细菌被不断分离出来,到目前为止,已形成了三个菌属,即变形杆菌属(*Proteus*)、摩根菌属(*Morganella*)、普通变形杆菌属(*P. vulgaris*)。变形杆菌大小在$(0.5～0.6)\mu m×(1～3)\mu m$,多形性,常呈球状或丝状,在一定条件下可变形为长而弯曲的丝状或球杆状。无芽孢和荚膜,周身有鞭毛,运动活跃,有菌毛。该菌对热比较敏感,55℃水浴1小时可被杀死。变形杆菌需氧或兼性厌氧,最适温度34～37℃,对营养要求不高,在普通琼脂糖培养基中培养,生长迅速,呈扩散状遍布培养基,形成以接种部位为中心的同心圆样层层交替菌苔,即"迁徙"现象。若向培养基中加入0.1%苯酚、0.4%硼酸、0.2mmol/L对硝基苯甘油,可使迁徙现象消失,从而形成单个菌落。在血平板上培养变形杆菌,可出现溶血现象。

在 SS 平板上培养,则菌落呈扁平圆形半透明状,并产生特殊臭味。由于该菌产生尿素酶,因此可分解尿素,这是变形杆菌有别于其他菌属的重要特征。变形杆菌可发酵葡萄糖,产酸产气。可以使苯丙氨酸迅速脱氨。可以产生硫化氢。除奇异变形杆菌外,其他变形杆菌均可产生吲哚。变形杆菌有两种抗原,分别为菌体抗原(O 抗原)和鞭毛抗原(H 抗原)。普通变形杆菌抗原组成和奇异变形杆菌抗原组成相似,血清型可分为 100 多个。由于此菌 $OX_2$、$OX_{19}$ 和 $OX_K$ 的菌体抗原与某些立克次体部分抗原具有相同的抗原决定簇,能产生交叉凝集反应,因此可用变形杆菌抗原代替立克次体抗原与患者血清进行凝集反应,来辅助诊断立克次体病,该反应称为外斐反应(Weil-Felix reaction)。变形杆菌属(*Proteus*)主要包括普通变形杆菌(*P. vulgaris*)、奇异变形杆菌(*P. mirabilis*)、产黏变形杆菌(*P. myxofaciens*)和潘氏变形杆菌(*P. penneri*)。奇异和普通变形杆菌是仅次于大肠埃希菌引起的尿路感染的主要病原菌,潘氏变形杆菌常引起医院感染。

## 二、流行病学

变形杆菌广泛存在于泥土、污水、腐败食物、垃圾中,也存在于正常人和动物的肠道内,因此该菌属于粪便正常菌群。动物带菌率 0.9%~62.7%,其中带菌率最高的动物是犬。变形杆菌对外界的适应能力强,营养要求低,生长繁殖迅速,不抗热,为低温菌,因此,变形杆菌可以在低温储存的食品中繁殖,尤其在肉类和海鲜食物中污染率较高,在蔬菜中也可以大量繁殖。食品污染率与食品新鲜度、运输和保藏时的卫生状况密切相关。近年来由变形杆菌造成的食物中毒呈上升趋势,这就要求在食品的保鲜方面需要给予高度的关注,在食品运输、加工和储存等任何一环节都需要把控好卫生状况。在炎热的夏季,凉拌菜或放久的饭菜已被污染,放置数小时后即可滋生足量细菌,导致人们食物中毒。由于苍蝇、蟑螂、餐具等都可以作为该菌的传播中介,这也是本病多发生于夏季 7~9 月份的原因。易感人群多是儿童和青年。变形杆菌食物中毒的主要地点分布在学校食堂、职工食堂、饮食服务单位、非经营性场所等,其中餐饮服务单位引起食物中毒病例最多,其次为职工食堂、学生食堂,由此可见,若不能保证良好的卫生状况,可引发集体暴发流行。

## 三、发病机制

变形杆菌的致病性与其生化特征及形态结构关系密切,感染变形杆菌后是否发病及病情轻重与摄入的菌量、产生的毒素及人体对其抵抗防御能力有关。变形杆菌的菌毛、鞭毛以及产生的酶类、毒素都是致病因素。在变形杆菌感染过程中,菌毛促进变形杆菌与细胞黏附,鞭毛促进细菌活动,为变形杆菌感染扩散提供动力。变形杆菌产生的 IgA 蛋白酶,降解 IgA,削弱黏膜免疫。变形杆菌产生的组氨酸脱羧酶可使肉类中的组氨酸脱羧成为组胺,可以致人体过敏。该菌产生的尿素酶可以升高细菌周围 pH 值,从而导致尿结石的形成,同时尿毒素对细胞也有一定毒性。肠毒素是变形杆菌的主要致病因子,可引发炎症反应。此外该菌还可以产生一种细胞结合溶血因子,对人类移行细胞具有较强的侵袭力及很好的黏附力,它可以帮助细菌进入细胞。该菌还可以产生 α 溶血素,起到细胞毒作用。该菌根据变形杆菌分类的不同,所引发的疾病也不尽相同。例如奇异变形杆菌可引发骨髓炎、肺气肿、新生儿脑炎等,而潘氏变形杆菌则可使已患有急性淋巴细胞白血病和中性粒细胞减少症的患者发生败血症。机体自身状况与发生感染密切相关,抵抗力低,例如患有恶性肿瘤反复放化疗的患者、长期患有慢性疾病的患者都易受变形杆菌的侵袭。

## 四、临床表现

变形杆菌主要引发泌尿系统感染和食物中毒,还可导致菌血症、伤口感染,皮肤、眼、耳、鼻、喉及呼吸道等的感染。变形杆菌引起的食物中毒会因食物中所含的细菌类型、细菌数量、代谢产物的不同而出现不同的症状。其中食物中毒常见的临床类型有胃肠型及过敏型,也有两者同时出现即混合型。

### (一)泌尿系统感染

变形杆菌是引起泌尿系统感染的常见致病菌,感染可分为逆行性感染及血源性感染。其中血源性感染是在系统感染的基础上形成的泌尿系统感染。而逆行性感染是指变形杆菌通过尿道开口进入泌尿系统,经尿道、膀胱及输尿管,最后到达肾脏所形成的泌尿系统感染。逆行性感染以奇异变形杆菌多见,并常在留置导尿管或尿路结构异常的基础上发生。变形杆菌引起的泌尿系统感染常表现为慢性感染,治疗比较困难,严重感染者甚至会引起死亡。而且泌尿系统感染可发生尿路梗阻、尿路结石、细菌尿及导尿管不通等并发症。其中以尿路结石较为常见,包括肾结石和膀胱结石。变形杆菌感染波及肾脏时,可严重损伤肾组织,引发急性肾盂肾炎等。

（二）食物中毒

1. 急性胃肠炎型　潜伏期多在3~120小时,临床表现为起病急骤、畏寒发热、恶心呕吐、头晕头痛、乏力、剧烈腹痛、严重腹泻、恶臭水样便伴黏液,但无脓血,每天高达10余次,有30%~50%的患者在胃肠道症状出现后,出现畏寒、发热,持续数小时后体温下降,1~2天内病情缓解,预后多良好。但严重者可引起脱水甚至休克。

2. 过敏型　潜伏期多在0.5~2小时,临床表现为全身充血、皮肤潮红,醉酒貌,周身瘙痒,也有患者上半身皮肤出现荨麻疹或者头痛等表现,1~2天内病情缓解,预后多良好。

3. 混合型　以上两种类型的临床症状同时出现。

（三）败血症

病原菌多来自尿路,也可来自胃肠道、耳、乳突窦等部位。可继发于尿路感染,或经尿路的机械性检查。临床表现为高热、寒战,甚至感染性休克,也可出现转移性脓肿。

（四）中耳炎和乳突炎

奇异变形杆菌可引起中耳炎和乳突炎,导致中耳和乳突小房广泛性破坏,继而排出带有恶臭气味的分泌物,之后形成慢性感染,最终导致传音性耳聋。若感染向颅内扩散,可引发脑膜炎、脑脓肿等一系列严重的并发症。

（五）皮肤感染

皮肤感染可为混合感染,即变形杆菌伴葡萄球菌和其他革兰氏阴性菌感染。常发生在已有皮肤破损的基础上,例如静脉曲张引起的皮肤溃疡、烧灼伤、压疮等。

（六）腹膜炎

变形杆菌引起的腹膜炎常为继发感染,发生于内脏穿孔或肠系膜动脉栓塞后。

（七）眼部感染

眼部创伤后感染变形杆菌,可导致角膜溃疡,感染进一步加重导致全眼球炎,眼球破坏后可最终造成失明。

## 五、实验室检查

（一）分离培养

变形杆菌的检验需要获取血液、尿液、脑脊液、粪便或食物残渣等标本,将不同标本分别接种于不同培养基,进行分离培养。血液标本需要先接种于肉汤培养基中进行增菌培养。体液和分泌物标本可

直接接种在血平板上。粪便和食物残渣则需磨碎后接种于SS平板或MAC平板上。接种后将平板置于35~37℃环境中培养18~24小时。若菌落出现迁徙现象,则可很快被识别。SS平板上因变形杆菌产生硫化氢,故出现黑色中心,而MAC平板上乳糖则不被发酵。

（二）鉴定

经过分离培养后,可采用生化反应加以进一步鉴定。氧化酶呈阴性反应,尿素酶呈阳性反应。奇异变形杆菌吲哚阴性,而普通变形杆菌吲哚阳性。还有诸如某些普通变形杆菌七叶苷水解阳性、水杨苷发酵阳性。奇异变形杆菌鸟氨酸脱羧酶阳性、麦芽糖发酵阴性。产黏变形杆菌木糖发酵阴性。某些药敏试验不仅可以指导用药,也可起到鉴定作用,例如潘氏变形杆菌对氯霉素耐药,而其他变形杆菌则敏感。

## 六、诊断

凡有机体抵抗力下降的因素或接受创伤性检查与治疗以及有不洁饮食史者,出现相应部位及系统的感染症状,送检分泌物、排泄物或者血液中病原学检查阳性,即可确诊。诊断本病须结合病史、临床表现、实验室检查结果综合考虑分析,抽丝剥茧,仔细鉴别。

## 七、治疗

近年来,随着变形杆菌属在临床标本中的分离率不断增高,耐药性呈逐渐上升趋势,给临床治疗带来了越来越严峻的挑战。变形杆菌也因此受到普遍关注,根据众多针对变形杆菌属耐药性及耐药机制的研究发现,该菌耐药性存在一定的地域差异。在临床工作中,分离培养出结果阳性的变形杆菌菌株,需要进一步做药敏试验,以达到合理应用抗生素来进行准确有效的治疗目的。文献显示奇异变形杆菌和普通变形杆菌对于氨苄西林、头孢唑林和复方磺胺甲噁唑的敏感率均<50%,因此临床不宜首选这些药物治疗奇异变形杆菌和普通变形杆菌所引起的感染,但对于青霉素类/β-内酰胺酶抑制剂复合剂的敏感性较高,对哌拉西林/他唑巴坦、头孢噻肟、头孢他啶、头孢吡肟、碳青霉烯类、阿米卡星的耐药率均<20%,敏感率均>75%,因此,在药敏结果出来之前,临床上可以予以此类患者上述药物。由于变形杆菌耐药性存在地域差异性,因此需要各地区定期监测变形杆菌属的临床分布和耐药性变化,这对于指导

临床合理用药和延缓耐药菌株的产生有一定的意义。

**（一）严重的全身感染**

推荐使用第二代、第三代头孢菌素加用氨基糖苷类抗生素。

**（二）食物中毒**

1. 急性胃肠炎型　对症治疗,此病多为自限性,一般不需治疗,可自行恢复。病情严重者可选用喹诺酮类药物抗菌治疗。

2. 过敏型　多采用抗组胺疗法,严重者可采用氢化可的松、地塞米松。

**（三）泌尿系统感染**

奇异变形杆菌引起的泌尿系统感染,推荐使用氨苄西林。其他菌种引起的泌尿系统感染,推荐使用氟喹诺酮类药物。

## 八、预防

随着我国经济的飞速发展,各式各样的餐饮服务单位都有可能带来食品安全风险,因此,应引起相关卫生防疫及监督部门足够的关注。加强公共卫生管理,提高公众免疫力。从源头治理,禁止出售腐败变质的食品,确保到达餐桌前在每一个环节食品都安全卫生,养成良好的饮食卫生习惯。

（孟庆华）

## 第二十一节　兔　热　病

兔热病(rabbit fever)又称土拉菌病(tularemia),是由土拉热弗朗西丝菌(Francisella tularensis)所致的急性传染病,为人兽共患的自然疫源性传染病。其临床症状多样,主要有发热,局部淋巴结肿大,皮肤溃疡,眼结膜充血、溃疡,呼吸道和消化道炎症及毒血症等。

## 一、病原学

本病的病原是土拉热弗朗西丝菌,该菌是一种多形、微小(0.2~0.7μm)、无芽孢、无动力的革兰氏阴性球杆菌,在组织内可形成荚膜。在一般培养基中不易生长,常用血清-葡萄糖-半胱氨酸培养基及血清-卵黄培养基需氧生长。普通染色难着色,荧光抗体染色较好。

该菌具有内毒素,对实验动物均具有致病力,根据基因型、对家兔的毒力和分解甘油的性能等,将该菌分为 4 个亚种:①美洲亚种(*Fr. t. nearctic*),又称

A 型,能分解甘油,对家兔毒力强;②欧洲亚种(*Fr. t. holarctica*),又称 B 型,不分解甘油,对家兔毒力弱;③中亚亚种(*Fr. t. mediasiatica*),其与欧洲亚种具有相似的毒力,但其地理分布仅限于中亚和苏联;④新凶手亚种(*Fr. t. novicida*),即先前的新凶手弗朗西斯菌,主要对免疫力低下人群引起感染。本菌具有 3 种抗原:①多糖抗原,可使恢复期患者发生速发型变态反应;②细胞壁及胞膜抗原,有免疫性和内毒素作用;③蛋白抗原则可产生迟发型变态反应。土拉热弗朗西丝菌,在自然界生存力较强,但对理化因素抵抗力不强,加热 55~60℃、10 分钟即死亡,普通消毒剂可灭活,但对低温、干燥的抵抗力较强,在水和潮湿土壤中能保存活力及毒力 4 个月以上,在尸体中能生存 133 天,在蜱类和昆虫淋巴组织中能存活约 240 天,在冻肉中能存活数年。

## 二、流行病学

**（一）传染源**

自然界百余种野生动物均曾分离出土拉热弗朗西丝菌,如野兔、鼠类、河狸、鹿、羊、牛、鸟和鱼类等,但主要传染源是野兔,其次是鼠类(如田鼠)和羊。本菌传染力强,其可以被用作生物战中的致病菌。

**（二）传播途径**

1. 直接接触病死动物的血、肉、排泄物、被污染的物品,病菌通过皮肤、黏膜等侵入人体。

2. 吸血昆虫叮咬,或昆虫压碎后体液沾染皮肤及黏膜而感染,作为媒介的吸血昆虫有蜱(主要为矩头蜱)、蚊(伊蚊)、苍蝇、蚋、斑虻等。

3. 进食未煮熟的含菌兔肉或被鼠粪污染的食物和饮水而经消化道传染。

**（三）易感人群**

人群普遍易感,男性成人的发病率较高,猎民、屠宰、肉类皮毛加工、鹿鼠饲养、实验室工作人员及农牧民因接触机会较多,为易感人群。本病的流行区隐性感染者较多,血清免疫学或皮内试验证明,感染率平均为 10%。本病病后可有持久免疫力。

**（四）流行特点**

本病全世界均有流行,一年四季均可流行,较多病例发生在夏季。

## 三、发病机制与病理解剖

**（一）发病机制**

病原菌经不同途径侵入人体后即循淋巴管进入附近淋巴结,引起淋巴结炎,在局部繁殖的细菌部分

被吞噬细胞消灭,部分则从淋巴结进入血液循环,侵入全身各组织,可致局部组织坏死,其中肝、脾、淋巴结、骨髓等单核吞噬细胞系统摄菌较多。土拉热弗朗西丝菌在组织中大量生长繁殖,并释放出内毒素,导致临床症状的发生。机体通过多种机制抵抗病原菌,如中性粒细胞、T淋巴细胞、分泌的细胞因子如肿瘤坏死因子、γ干扰素(IFN-γ)及单核吞噬细胞系统等。临床症状恢复后,还有部分患者淋巴结或骨髓中长期携带病菌。

### (二)病理变化

病原体由呼吸道吸入后,可被肺泡内的巨噬细胞吞噬,若病原体在肺泡内未被杀灭,则继续繁殖,致周围组织炎症反应,甚至肺泡壁坏死,纵隔淋巴结肿大。肉眼可见散在的斑片状支气管肺炎。病原体也经其他途径侵入机体,繁殖后可见局部淋巴结充血、肿胀,镜检可发现浆液性浸润和淋巴组织增生,病灶中心有坏死和化脓,称为原发溃疡。随着病情进展或慢性化,肝、脾和淋巴结发生继发性炎症,表现为结核样肉芽肿形成,肺内结核样肉芽肿的形成较其他部位少。肉芽肿由上皮细胞构成,周围有淋巴细胞、浆细胞和中性粒细胞浸润,中心往往发生坏死和化脓,但无出血现象,是区别于鼠疫的重要特征。

## 四、临床表现

潜伏期1~10天,平均3~5天。大多急剧起病,寒战,继以高热,体温达39~40℃,伴剧烈头痛,乏力,肌肉疼痛,盗汗,肝、脾、淋巴结肿大压痛。热程可持续1~2周,甚至数月。因细菌入侵部位不同,患者表现为不同的临床类型。

1. **溃疡型** 占75%~80%,多见于节肢动物叮咬或处理染菌动物皮毛而得病。主要特点是皮肤溃疡和痛性淋巴结肿大。病原体由皮肤侵入,与兔有关的患者皮损多在手指和手掌。蜱传播的患者皮损多在下肢与会阴。1~2天后侵入部位发生肿胀疼痛,继而出现丘疹、水疱、脓疱、坏死,中心脱落而形成溃疡,溃疡呈圆形或椭圆形,边缘隆起;可覆以黑痂。依溃疡部位不同,发生相应处的淋巴结肿大压痛,常见于肱骨内上髁、腋下及腹股沟淋巴结肿大,半数患者淋巴结1~2个月内逐步消退,部分可因化脓而破溃,排出乳白色无臭脓液。

2. **腺型** 占5%~10%,仅表现为上述局部淋巴结肿大,而无皮肤损害。

3. **肺型** 轻者表现为上呼吸道卡他症状,咳嗽、咳痰、气促及胸骨后钝痛,重者伴有严重毒血症状、感染性休克及呼吸衰竭。肺部阳性体征少,胸部X线检查示支气管肺炎,偶见肺脓肿、肺坏疽和肺空洞,肺门淋巴结及胸膜常受累,轻症患者的病程可长达1个月以上。

4. **胃肠型** 病菌由消化道感染,主要表现为阵发性腹部钝痛,伴恶心、呕吐和腹泻,重者可引起小肠溃疡、呕血、黑便、腹膜炎等,可有肠系膜淋巴结肿大。本型毒血症症状较明显。

5. **中毒型** 占5%~15%,可能为大量毒力较强的菌株入侵所致,起病急,剧烈头痛,寒战、高热,体温可达40℃以上,热程1~2周,伴大汗、肌肉及关节疼痛、呕吐、肝脾大及触痛等,偶有瘀点、斑丘疹和脓疱疹。可继发肺炎,偶可并发脑膜炎、骨髓炎、心包炎、心内膜炎、腹膜炎等。

6. **眼型** 少见,表现为眼结膜充血、流泪、畏光、疼痛、发痒、眼睑水肿、周围淋巴结肿大或化脓、结膜或角膜溃疡、角膜穿孔、瘢痕形成甚至失明,重者出现全身毒血症状,病程3周至3个月不等。

7. **咽型** 约占5%,病原菌经口侵入,多为进食染菌的水或食物引起,可致扁桃体及周围淋巴及组织炎症水肿,并有小溃疡形成,偶见灰白色坏死膜。

另外本病可感染哺乳类、鸟类、爬虫类、鱼类、啮齿类动物。家畜中主要宿主为绵羊。壁虱是常见的媒介昆虫。在家兔引起兔热病,动物感染呈高热、僵硬、咳嗽、下痢、败血症。

## 五、实验室检查

### (一)血液检查

白细胞多数正常,少数可升达(12~15)×10⁹/L,血沉增快。

### (二)细菌培养

以痰、脓液、血、支气管灌洗液等标本接种于特殊培养基上,可分离出致病菌,但阳性率较低。

### (三)动物接种

将上述标本接种于鼠、兔、猪的皮下、肌肉、腹腔或静脉,亦可通过呼吸道、消化道、结膜等接种,接种动物一般于2~10天内死亡,解剖可发现肝、脾中有肉芽肿病变,从脾中可分离出病原菌。

### (四)血清学试验

1. **凝集试验** 应用普遍,凝集抗体一般于病后10~14天内出现,可持续多年,效价≥1:160提示近期感染,急性期和恢复期双份血清的抗体滴度升高4倍及以上有诊断意义。

2. 反向间接血凝试验 具有早期快速诊断特点。

3. 免疫荧光抗体法 特异性及敏感性较好,亦可用于早期快速诊断。

**（五）分子生物学检测**

PCR 可早期快速诊断,如 LR-REP-PCR 及 ERIC-PCR。

**（六）皮肤试验**

用稀释的死菌悬液或经提纯抗原制备的土拉热弗朗西丝菌菌素,接种 0.1ml 于前臂皮内,观察 12 ~ 24 分钟,呈现红肿即为阳性反应。主要用于流行病学调查,亦可作临床诊断的参考。

## 六、诊断和鉴别诊断

**（一）诊断**

2 周内曾接触过病兽或进食染菌兔肉者,有上述临床表现,应怀疑本病。细菌培养或血清学阳性可确诊。

**（二）鉴别诊断**

本病应与鼠疫炭疽等病的皮肤病变和腺肿进行鉴别,鼠疫溃疡的疼痛远较兔热病为剧,鼠疫的腺肿疼痛最著,易破溃。炭疽溃疡则有突出的黑色焦痂,周围组织水肿显著,而疼痛则极轻微,炭疽的腺肿较轻。此外,本病还应与恙虫、伤寒、副伤寒、鼠伤寒、布鲁氏菌病、粟粒性肺结核、类鼻疽、皮肤型孢子丝菌病、传染性单核细胞增多症等鉴别。

## 七、治疗

**（一）一般治疗和对症治疗**

饮食应有足够热量和适当蛋白质,肺炎患者宜给氧,肿大淋巴结不可挤压,无脓肿形成应避免切开引流,可用饱和硫酸镁溶液局部湿敷。脓肿较大则须外科切开引流,溃疡处湿敷。眼型患者可在眼部用温热纱布湿敷,剧烈头痛者,必要时用镇静剂对症处理。

**（二）抗菌治疗**

首选链霉素,成人 1g/d,分 2 次肌内注射,疗程 7 ~ 10 天。链霉素过敏者可采用四环素类,亦可用于复发再治疗,成人 2g/d,分 4 次口服,疗程 10 ~ 14 天。合并脑膜炎者可选用氯霉素,成人 1.5 ~ 2.0g/d,静脉给药,疗程 10 ~ 14 天。庆大霉素、阿米卡星及妥布霉素必要时可以采用,临床常用的 β-内酰胺类抗生素对本病无效。目前尚未发现耐药菌株,联合用药似无必要。抗菌药物广泛应用后,本病病死

率已由 30% 降至 1%。

## 八、预防

患者的溃疡渗液、眼部分泌物、痰和粪便等须消毒处理,对受到污染的环境和物体实施卫生防疫措施。加强个人防护,高危人群可行疫苗接种。

（朱 彪 解奕瑞）

# 第二十二节 军团菌感染

军团菌感染是由军团菌( legionellosis )所致感染。病原菌主要来自污染的水源,自呼吸道侵入。可散发呈局部流行。军团菌系需氧革兰氏阴性杆菌,以嗜肺军团菌最易致病。临床有两种类型:①庞蒂亚克热(Pontiac fever),为轻型,症状似感冒,无肺炎,多在短期内恢复。②军团菌肺炎( legionella pneumonia ),病情较重,病初有乏力、肌痛、干咳和发热,1 ~ 2 天后症状加重,有高热、反复寒战、胸痛、相对缓脉等。肺部可有湿啰音和实变体征,可有胃肠道症状和肝肾功能异常,严重者可伴休克、呼吸困难及神志不清等,死亡率较高。

## 一、病因及发病机制

1. 病因 根据细胞壁组成、生化反应和 DNA 杂交研究,军团菌和过去已知的病原菌无关,故构成单独一个科。军团菌科( Legionellaceae )仅有一个属,即军团菌属( Legionella )。该属至目前已确认的菌属有 50 多种,70 多个血清型,其中约 24 种已被证实与人类疾病发生有关,与人类疾病关系最为密切的嗜肺军团菌( L. pneumophila,Lp ),目前已发现其有 16 个血清型。国内报道以 LP1、LP6 为主。军团菌为革兰氏阴性杆菌,$(0.3 ~ 0.9)$ μm×$(2 ~ 4)$ μm,偶见丝状体,有鞭毛,多数为一根,位于顶端,需氧,有动力。该病菌在普通培养基上不生长。最适宜的培养基为药用炭-酵母浸出液琼脂(BCYE)。菌落于 2 ~ 4 天后生长,直径 1 ~ 2mm,平或微凸,边缘整齐。在 F-G( Feeley-Gorman )琼脂培养基中,3 ~ 5 天培养可见针尖大小菌落,在紫外线照射下可发出黄色荧光。多数菌种过氧化氢酶弱阳性,硝酸盐酶和尿素酶阴性,仅利用淀粉而不利用其他糖类。生化鉴定一般对鉴定本菌用处不大,常以生长和形态为基础,最后进行血清学鉴定。本菌的细胞壁含有 14 ~ 17 个碳的支链脂肪酸,和其他细菌不同,可用气相色谱仪检测。军团菌可产生多种酶和毒素,包括蛋白酶、磷酸

酯酶、脱氧核糖核酸酶、β-内酰胺酶以及细胞毒素，可能与毒力有关。本菌有内、外两种毒素，其结构和其他革兰氏阴性杆菌略有不同，不含羟基脂肪酸，而含2-酮-3-脱氧辛酸和特殊支链脂肪酸。细菌在自然环境中生活在淡水中，生物膜上，在蒸馏水中可存活2~4个月，河水中3个月，在自来水中存活1年左右。军团菌的生长可得到一些自由生活的原虫的支持，或在其体内寄生，如阿米巴。原虫和军团菌相互作用，且原虫可改变军团菌毒力。

2. 发病机制　嗜肺军团菌（Lp）对人体的损害可分为间接损害作用和直接损害作用。间接损害作用是从对肺泡巨噬细胞（Mφ）的作用开始的，研究发现，Lp被Mφ吞噬后，能抑制吞噬体和溶酶体融合，并能调节单核吞噬细胞内的pH，以适宜其生存和繁衍；Lp通过干扰细胞的除极变化而俘虏Mφ，成功地完成免疫逃逸，并利用Mφ的营养因素继续生存繁衍，进而裂解Mφ，导致肺泡上皮和内皮的急性损害，并伴水肿和纤维渗出。军团菌亦可通过诱导细胞凋亡的方式产生损害作用。Lp的直接损害作用主要是其产生的溶血素、细胞毒素和酶类等作用。吸入的病菌由巨噬细胞所吞噬，并在其吞噬泡内繁殖，产生细胞毒素，杀死巨噬细胞，并侵入其他巨噬细胞。抗体的存在似不能阻止病菌的繁殖，而细胞介导免疫则起重要的抗感染作用。淋巴细胞受抗原刺激而产生的细胞因子可抑制细菌在巨噬细胞内繁殖。此后抗体、补体和多核粒细胞可将病菌消灭。多数患者病变局限于肺部。实变病灶多呈大叶性分布，小部分为局灶性或斑块性分布。死亡病例一般双肺均被累及，上叶和下叶受累的机会无显著差异。实变区肺组织有充血、水肿和局灶性出血，常伴有少量纤维素性胸膜炎。显微镜检查主要为纤维素性化脓性肺炎，肺泡内有大量中性粒细胞浸润，同时有大量吞噬细胞、纤维蛋白和中等量的红细胞及蛋白碎屑。部分患者有急性弥漫性肺泡损害，表现为透明膜形成，肺泡上皮坏死、脱落和再生，血管内皮细胞肿胀和变性，以及间质有少量炎性细胞浸润。电镜观察毛细血管及上皮细胞基膜仍完整，提示正常的结构和功能可以恢复。支气管常无明显累及，故患者咳脓痰者不多。采用改良Dieterle饱和银染色、吉姆萨染色，病原菌可于吞噬细胞、中性粒细胞内及细胞外见到，但非特异性。直接荧光抗体染色阳性细菌则为特异性者。胸腔以外的脓肿罕有见到。庞蒂亚克热的发病机制尚不明了。根据流行病学和细菌学资料，在同一建筑单位受空调系统的气溶胶吸入的人群中，多数人发病。空调系统的水受军团菌和其他多种细菌污染。本病的潜伏期为12~36小时。此时期太短，难以用细菌的侵入及繁殖解释。可能为水内多种细菌毒素所引起，或对水中多种微生物的一种免疫反应。

## 二、流行病学

1. 流行特征　本病广泛传播，多数人感染后产生抗体而不发病。军团菌病首次暴发是在1976年美国费城（221人发病，34人死亡），随后欧洲、大洋洲等不同地区和国家相继发现军团菌病病例报道，我国于1982年在南京地区首次发现了军团菌病病例；1989年北京郊区发生3次军团菌肺炎的暴发流行；1994年上海也出现了军团菌病病例。我国的北京、天津、河北、山东、辽宁、哈尔滨、陕西、上海、江苏、福建、浙江、四川、广东、新疆等地均报道过军团菌病病例。其中仅北京就曾出现多起军团菌病暴发：1997年某写字楼暴发军团菌病，污染源为集中空调系统；2000年某新兵训练营暴发博杰曼军团菌病，感染率达33%；2003年通州某工厂再次暴发军团菌病，罹患率为13.3%，由淋浴水军团菌污染引起；2005年发生一起由热水淋浴系统军团菌污染引起的庞蒂亚克热暴发。军团菌病已成为我国亟须面对的重要公共卫生问题之一。在欧洲地区及澳大利亚、美国，每百万人口中的发现病例为10~15例。不同于美国、欧洲等国家将军团菌病纳入常规监测系统，军团菌病不是我国的法定传染病，且我国尚无军团菌病监测报告系统，军团菌病的发病情况并不清楚。近年来，军团菌病在世界各地时有局部暴发及散发病例。国内报道多数为散发病例，一年四季均可发生，但暴发流行多见于夏秋季。

2. 传染源　受感染的人和动物排出的军团菌污染环境、土壤和水源，成为本病的传染源。军团菌污染的各种水源为主要的传染源。天然水体中军团菌浓度通常较低，人们不会因为饮用了含有军团菌的水而感染。但军团菌一旦进入水管系统如城市自来水网，便会在管壁定植，环境合适时形成军团菌生物膜，逃避消毒剂的抑杀作用，并大量生长和繁殖。目前已经从空调系统、冷却水塔、蒸气冷凝器、淋浴水龙头以及河水、溪水、泥浆分离到军团菌，此外，流行病学资料也证明本病暴发与水受到污染有关。军团病患者咳嗽咳痰所产生的飞沫含有军团菌，但由于这种飞沫颗粒较大而无法定位于人类肺泡，军团菌至今未见人传染人的报道。

3. 传播途径　军团菌感染的主要途径是经呼吸道感染。军团菌的菌体微小，人在正常呼吸时，会将空气中含有军团菌的气溶胶同时吸入呼吸道内，导致军团菌病。气溶胶是军团菌传播、传染的重要载体。另外，土壤-空气是另一种传播方式，其传播机制尚不明确。

4. 易感人群　各年龄段的人群普遍易感，以40岁以上中年和老年人多见，婴幼儿亦可发生。男性明显多于女性。其感染的高危因素有近期的旅游史、慢性肺部和心脏疾病、肾或肝衰竭、糖尿病及恶性肿瘤等，其他如高龄、吸烟、酗酒、免疫抑制状态也增加了感染此病的风险，特别是在艾滋病、长期使用糖皮质激素、血液系统肿瘤以及终末期肾脏疾病或接受透析的患者中，军团菌感染率明显增加。因此本病常为一种机会性感染。根据传播特点可将军团菌病分为以下几种：

（1）医院获得性感染：多数院内军团菌病患者是由于其他疾病而住院治疗的患者，这些患者在自身免疫力低下的情况下受到军团菌感染而并发军团菌病。医院获得性感染的污染源多为供水系统、呼吸治疗器、超声波加湿器等。

（2）社区获得性感染：是指在日常生活环境和公共场所中受到军团菌感染而引起致病。军团菌所致社区获得性肺炎（community acquired pneumonia，CAP）死亡率约为10%，远远高于其他原因所引起CAP的死亡率，且在未接受抗生素治疗的患者中死亡率高达27%。近年来美国、以色列、澳大利亚等国家的研究表明，0.5%~10%的CAP入院患者是由军团菌感染引起的，而老年人CAP患者中军团菌肺炎更是高达4%~12%。据报道，国内军团菌肺炎约占CAP的5.1%，在重症获得性肺炎中仅次于肺炎链球菌肺炎，居第二位。

（3）旅行获得性感染：患者患病前10天内离家至少一个晚上，可能是在宾馆、饭店、车船、营地等环境中获得感染。此类感染目前日渐增多，欧洲旅行获得性军团菌病检测网1996年报告旅行获得性军团菌病占军团菌病的16%。

（4）职业获得性感染：某些特殊职业使得工作人员在作业中接触军团菌污染的机会较高，而逐渐感染军团菌病，此类报道虽少，但涉及特殊职业及其特殊的劳动保护。

（5）办公室获得性感染：此类感染近年在城市中越来越普遍，与职业无关，感染者通常为在密闭、通风不良的空调办公室中工作的员工。办公室获得

性感染的污染源多为冷却塔和空调系统。

## 三、临床表现

军团菌感染主要表现为两种临床类型，即军团菌肺炎和庞蒂亚克热。

1. 军团菌肺炎　以肺部感染为主同时伴全身多系统损害。

（1）一般症状：典型病例前驱期可有疲劳、全身不适、淡漠、肌痛、头痛等。90%以上者有骤起的发热，常达39.5~40℃，半数以上患者持续高热≥40℃。3/4患者同时伴有寒战。

（2）呼吸道症状：患者上呼吸道症状一般不明显，有时早期可有轻度干咳，3~4天后出现少量非脓性痰，痰可为浆液性，亦可以呈明显血性，稠厚黄脓痰很少见。1/3患者有胸痛，症状进展很快，可出现进行性呼吸困难。

（3）消化道症状：军团菌肺炎患者早期常有无痛性腹泻，水样便，无脓血及污秽气味。1/4的患者有恶心、呕吐等症状。

（4）神经系统症状：有精神状态异常者约占30%，主要表现为精神错乱、谵妄、情绪不稳、幻觉、定向力丧失、嗜睡等，其他有共济失调、构音障碍、震颤与眼球震颤。头痛是常见症状，多位于前额部，程度较重，且不常与其他中枢神经系统症状同在。另外，尚可有定向力障碍、小脑功能障碍等，亦可引起周围神经、脑神经病变。

（5）其他系统：病变亦可侵及心血管系统，引起心内膜炎、心肌炎、心包炎，并可引起低血压、休克、弥散性血管内凝血（DIC）。皮肤改变罕见，表现多形红斑等皮损。米克戴德军团菌有导致皮肤脓肿的报道。

（6）体格检查早期常有中毒性面容、高热、呼吸增快、相对缓脉、肺部啰音，少数患者有胸膜摩擦音，病情进展后可有肺部实变体征。

2. 庞蒂亚克热　潜伏期24~48小时。起病急，患者有发冷、寒战、发热、乏力、肌痛和头痛。部分患者有干咳、喉部和胸骨后不适感、恶心、腹泻和眩晕。个别患者有意识朦胧、记忆力减退、噩梦、失眠等。体格检查除体温升高和心率加速外，余无异常。患者无肺部炎症表现，胸部X线检查亦为阴性。病程2~5天，病情恢复顺利，属自限性疾病。

## 四、并发症

可并发腹膜炎和胰腺炎，肺梗死，脑水肿等。

## 五、检查

### （一）实验室检查

军团病患者白细胞总数在$(10\sim20)\times10^9/L$,中性粒细胞比例增多,有核左移现象,淋巴细胞减少。严重者可有白细胞及血小板减少,血沉增快。尿检约10%有蛋白和显微镜血尿。少数患者有血肌酐和尿素氮升高。肝功能检查可有丙氨酸氨基转移酶（ALT）、天冬氨酸氨基转移酶（AST）、碱性磷酸酶、胆红素升高。肌酸激酶升高亦不少见。低钠血症、低磷血症亦可见。个别患者有肌球尿蛋白、肾衰竭或DIC。脑脊液检查常为阴性,少数有压力增高、单核细胞升高至$(25\sim100)\times10^6/L$。

### （二）病原学检测

1. 呼吸道分泌物涂片染色检查  痰革兰氏染色军团菌常不着色,或呈革兰氏阴性小而细长杆菌。吉姆萨染色可见到细胞内或细胞外淡紫色细长细菌。通常痰涂片革兰氏染色具有较多中性粒细胞而无细菌时要考虑军团菌感染存在的可能。

2. 细菌培养  是实验室诊断和流行病学调查中确定军团菌感染的"金标准",特异性为100%,敏感性为50%~80%。军团菌在普通血平板等培养基上不生长。在最佳培养基BCYE琼脂上也生长缓慢,2天后才能见到菌落,多数需要5天,观察10天无生长方可报告培养阴性。应用含军团菌抗体的琼脂培养基及免疫放射自显影技术或克隆杂交技术,可更好地检测和计数军团菌菌落。

3. 血清学检查  25%~40%的军团菌患者在首次症状1周后产生抗体,早期主要是特异性IgM抗体,为早期诊断的指标;而血清IgG抗体出现晚,持续存在时间长,不能用于对疾病的早期诊断,可用于回顾性诊断和军团菌病的流行病学回顾性调查。检测患者血清中抗军团菌IgM及IgG抗体是检测军团菌感染的临床常用手段,可以作出特异性诊断,敏感性为70%~80%。常用的检测方法有:间接免疫荧光检测（IFA）、间接血凝试验（IHA）、试管凝集试验（TAT）、微量凝集试验（MAT）、酶联免疫吸附试验（ELISA）、放射免疫法（RIA）等。军团菌抗体检测中,双份血清抗体效价呈4倍及以上增长;实测血清效价时,间接荧光法达1:128或以上,微量凝集试验达1:32或以上,试管凝集试验达1:320或以上才有诊断意义。

4. 细菌抗原检测  尿中军团菌抗原检测早已成为早期诊断军团菌病的常用方法。尿中军团菌抗原在有症状后1天就可检出,并持续几天或几周。其特异性>99%,尿样经浓缩后敏感性可达80.4%。但其主要用于测试嗜肺军团菌血清1型,对其他血清型的检测敏感性很低。且尿抗原排出时间长,无法确定是新近感染还是既往感染。另外直接免疫荧光检测（DFA）法可直接检测标本中的军团菌,具有快速、特异性高的优点,但阳性结果常需要标本中有大量军团菌存在,故敏感性低,X线检查呈多叶病变时阳性机会较大。

5. 核酸检查  包括核酸探针技术及核酸扩增技术。有更高的敏感性和特异性。与培养技术联合使用可以达到更高的敏感性。检测各种类型的标本如下呼吸道分泌物、支气管肺泡灌洗液、尿液和血液都有较高的敏感性（30%~86%）,因此更适合干咳无痰军团菌肺炎患者的病原学诊断。目前PCR检测的最大问题在于可能产生假阳性,仍须进一步建立标准化的方法,并进行质量控制。

### （三）其他辅助检查

胸部X线检查大都先累及单侧,表现为边缘的圆形阴影或片状支气管肺炎,进而可增大并延至对侧。X线检查改变一般迟于临床表现。

## 六、诊断

庞蒂亚克热的诊断依据临床表现、流行病学等特点和血清学检查。

军团病由于很难和其他病因引起的肺炎鉴别,故临床诊断困难,确诊有赖于病原学和免疫学检查。

### （一）流行病学资料

夏秋季节发病,环境中有建筑施工、空调系统及淋浴喷头设施,老年人、小儿及烟酒嗜好者,特别是免疫功能低下而有可能发生医院内感染的患者,可供诊断参考。

### （二）临床资料

有肺炎而首发症状为腹泻者,虽全身症状严重而呼吸道症状不明显,肺炎而伴有神经系统症状或肝、肾功能异常;肺炎患者呼吸道分泌物、血或胸腔积液普通培养基阴性者;对β-内酰胺或氨基糖苷类抗生素治疗无效的肺炎患者,应高度怀疑本病的可能。

### （三）胸部X线检查

军团菌肺炎的胸部X线检查主要表现为肺实质性浸润阴影,常为肺单侧段或叶发生,进而可增大并延至对侧。

### （四）实验室检查

临床疑为军团菌感染,即进行病原体的特异性检测,由于军团菌感染的临床表现、胸部 X 线检查等改变均无特异性,故这是确诊军团菌感染的必备条件。

## 七、鉴别诊断

本病早期除与肺炎球菌及其他细菌性肺炎相鉴别外,更应与痰培养阴性而不典型的肺炎相鉴别,后者包括支原体肺炎、鹦鹉热、Q 热、兔热病、病毒性肺炎和组织胞浆菌病等。后期应与慢性肺气肿,肝肾等器质性疾病和某些神经系统感染等相鉴别。

## 八、治疗

### (一)对症支持治疗

注意休息,合理饮食,补充足够的营养,维持水、电解质、酸碱平衡。对高热病例可采取降温措施,颅内压增高时采取脱水降颅内压治疗,咳嗽咳痰明显可予以止咳化痰治疗,心力衰竭时强心治疗,休克时补液、扩容、改善微循环等。

### (二)病原治疗

军团菌是兼性胞内病原体,能耐受多种难以透过宿主细胞膜的抗菌药物,普通的体外药敏试验不能有效预测体内结果,青霉素类和头孢菌素类、氨基糖苷类药物由于难以进入巨噬细胞内,即使在胞外药敏结果显示有抗菌活性,用于临床治疗仍无效。据 2007 年美国感染病协会对社区获得性肺炎管理指南推荐首选大环内酯类或喹诺酮类。

1. 大环内酯类　多年来,红霉素一直作为治疗军团菌肺炎的首选药物。临床应用红霉素有较高的静脉炎和胃肠道不良反应发生率,在使用较高的推荐剂量时可能出现可逆性的耳毒性。新一代大环内酯类抗生素以及喹诺酮类抗生素出现而逐渐取代红霉素。新大环内酯类抗生素常用的有阿奇霉素、克拉霉素以及罗红霉素。与红霉素相比较,新大环内酯类抗生素口服后吸收迅速,生物利用度较高,体内组织分布广泛,药效维持时间长,不良反应发生率降低。在抑制和杀灭军团菌方面,新大环内酯类抗生素优于红霉素。

2. 喹诺酮类　喹诺酮类药物如莫西沙星和左氧氟沙星等,口服吸收迅速而完全,血药峰浓度相对较高,组织和体液中分布广泛,药效强,副作用小,体外和胞内药敏试验均显示比大环内酯类具有更好的抗菌活性。在各种胞内药物模型中均显示不可逆抑制嗜肺军团菌的生长。临床研究显示,与大环内酯类相比,治疗军团菌肺炎时左氧氟沙星组退热时间、临床症状改善的时间更早,所需的住院时间较短。

3. 联合治疗　实体肿瘤、血液系统肿瘤正进行免疫抑制治疗及合并 HIV 感染的患者,单药治疗出现临床症状进一步恶化者常需要联合治疗。已有研究证实联合使用克拉霉素及左氧氟沙星,阿奇霉素及左氧氟沙星具有协同或部分协同作用。两项非对照研究显示联合治疗优于单药治疗。

4. 疗程　初始治疗应通过静脉给药。通常 3～5 天出现临床治疗的反应,而后给予口服序贯治疗。整个治疗疗程对免疫力正常的患者 10～14 天,对于免疫缺陷者和晚期病例应延长至 3 周。对于阿奇霉素和氟喹诺酮类药物,疗程可缩短至 7～10 天。

## 九、预后

未经适当治疗的病例,本病病死率一般为15%～20%,多死于呼吸衰竭。并发急性肾衰竭时,病死率上升为 53%。医院内感染的病死率 60%。经特殊治疗者,病死率为 5% 左右。有效的早期治疗预后良好。痊愈者除少数神经系统症状严重的可遗留轻微失语和遗忘外,可完全恢复。

## 十、预防

至今尚无有效的军团菌疫苗。空气传播的特性使得切断传播途径的预防措施难以实现,因此,加强对军团菌重要传染源的管理,是预防军团菌发生和流行的关键。其主要预防策略是控制军团菌在水体中的增殖,减少气溶胶的产生。主要从以下几方面进行预防:

1. 饮水消毒,加氯或煮沸可杀灭本菌。

2. 对于空调系统应予以关闭,进行消毒清洗,对于供水系统,湿润器材,喷雾器等进行卫生管理,以控制暴发流行。

3. 通过预防措施处理军团病造成的公共卫生威胁,虽然不可能根除感染,但可以显著减少风险,对可能感染源的良好管理,包括定期清洗和消毒以及采用其他物理(温度)或化学措施(生物杀灭剂)尽量减少生长,例如,可对冷却塔定期进行清洗和消毒,并经常或不断添加生物杀灭剂;在温泉池中保持足够水平的氯等生物杀灭剂,并至少每周完全排水一次,清洗整个系统;使冷热水系统保持清洁,并使热水保持在 60℃ 以上,冷水保持在 20℃ 以下,或者使用适当的生物杀灭剂进行处理以限制生长,尤其在医院、工业场所、旅馆、休闲中心等采用这些控制措施,将极大地减少军团菌污染的可能性并预防散发病例的发生。目前采用的方法多为氯化法($1×10^{-6}$)或间歇性高氯化法($50×10^{-6}$)。但该法易腐蚀管道,一旦将氯化程度降低,军团菌又可重新被检出,故理想的消毒措施,尚有待进一步研究。

（龚国忠 戴容娟）

## 第二十三节 创伤弧菌感染

创伤弧菌(vibrio vulnificus)又名海洋弧菌,具有噬盐性,主要生长在20℃海水中。创伤弧菌感染临床多表现为局部软组织红肿、渗出、大疱、坏疽,进而可引起败血症、骨筋膜室综合征等,严重时可引起死亡。

### 一、病原学

创伤弧菌为革兰氏阴性弯曲棒状菌,属于噬盐弧菌属,长度为 1.4～2.6μm,单极端有鞭毛,无芽孢,需氧和厌氧均能生长。主要存在于温暖海水中,于海水(盐度 0.7%～1.6%,温度 20℃)中可存活约5周。本菌抵抗力不强,温度大于 52℃、盐度大于8%或低于 0.004%、12%胆汁或 pH 低于 3.2 环境下不生长,煮沸 3 分钟或烘烤 10 分钟即死亡;海水温度低于 13℃,创伤弧菌难以繁殖。分离培养可应用选择性增菌液(10%蛋白胨、1% NaCl、pH 8.0～8.5 的碱性蛋白胨水)。在 5%羊血琼脂平板 37℃,5% $CO_2$ 培养,菌落典型。可在麦康凯培养基上生长,但不能在 SS 培养基上生长。目前采用 PCR 技术检测,其特异性与敏感性均较高。

### 二、流行病学

本病常年散发,具有明显的季节性和区域性,大多数致死性创伤弧菌感染发生在西太平洋及大西洋沿岸的亚热带地区。Roland 等 1970 年首次报道海水接触患者腿部坏疽可能有本病原体感染,1976 年 Hollis 等首次从患者血液分离出该病原体,1979 年 Blake 等报道该类患者的临床特征和流行病学特征,同年 Farmer 等将该病原体正式命名为创伤弧菌。

此后在美国、加拿大、澳大利亚、西班牙、瑞士、德国、日本及韩国等国家均有病例报道。目前该病在美国住院率为 80%,死亡率为 30%,而我国东南沿海也存在此类疾病报道,目前我国死亡率为 18%～56%。以夏秋季节(5～10 月)多见。

我国东南沿海具有本菌生长的良好环境,人群可通过破损的皮肤黏膜感染或食用被本菌污染的海产品而引起感染。接触感染是临床常见感染途径,含有创伤弧菌的海水通过破损的皮肤、黏膜创口进入人体引起感染,或含有该病原体的海产品(虾、蟹、鱼、贝壳等)刺伤皮肤等感染本菌。该类感染途径患者多表现为坏死性筋膜炎、败血症等。

人群对本菌普遍易感,但慢性肝病、重度饮酒、糖尿病、恶性肿瘤、慢性肾病等慢性基础病或免疫功能低下患者更易感染本病。

### 三、临床表现

创伤弧菌进入机体后部分可潜伏于胆囊,无明显临床表现,而大部分可表现为发热、局部疼痛、肿胀、局部软组织感染、消化道症状等,部分患者可进展为坏死性筋膜炎、骨筋膜室综合征、坏疽、败血症、休克、多器官衰竭等。本病潜伏期一般为 16～48 小时。

1. 软组织感染 软组织感染是本病的主要临床表现,约占 76.2%,主要为病原菌经破损皮肤进入体内引起本病,以四肢多见,早期感染部位出现红色丘疹(直径 0.2～0.5cm),质硬,继则皮肤周围出现瘀斑、水肿及疼痛,附近淋巴结也肿大压痛,局部肿胀部位可出现小水疱,水疱液为清亮透明,随后水疱逐渐融合,24 小时内局部皮肤出现张力性水疱,同时水疱内出血,开始为鲜红色,逐渐变成黑褐色,扩大融合成大血疱(直径 2～5cm),不久溃烂破裂,呈片状烫伤样皮损,软组织呈蜂窝织炎或急性坏死性筋膜炎,若肿胀组织压迫局部血管可引起远端缺血,导致骨筋膜室综合征,严重时可出现坏疽(图 26-23-1)。病程

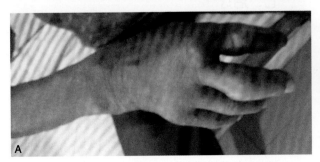
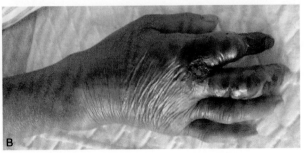

**图 26-23-1 上肢创伤弧菌感染**

患者男,72 岁。A. 右上肢创伤弧菌感染,局部形成张力性大水疱,示指远端血供减弱,出现骨筋膜室综合征;B. 入院后 12 小时,水疱内液体呈褐色,远端呈坏疽样表现

进展迅速,从脚趾末端蔓延至大腿只需 1~2 天,并可向躯干发展。最后患者常因蛋白消耗性下降,呈严重低蛋白血症而导致多器官功能衰竭。有报道出血性大疱(hemorrhagic bulla)多提示预后不佳。

2. 急性胃肠炎　通过进食含有活的创伤弧菌的海产品而感染,如牡蛎、虾、蟹、蚝及蛤等。常在进食 16 小时后出现腹泻、痉挛性腹痛、恶心呕吐等症状。大便开始常呈黄绿色水样,后来出现黑色血便。此临床表现占创伤弧菌感染的 7%~11%。Zhao 等发现少部分患者(2/21)可为创伤弧菌携带状态,创伤弧菌可存在于胆囊内,长期携带而无相关临床表现,一旦抵抗力低下可引起典型临床表现。

3. 败血症　有原发性和继发性之分。原发性创伤弧菌败血症(primary vibrio vulnificus sepsis)主要指食用含有活的创伤弧菌的海产品后,致病菌经破损的肠黏膜入血。患者常表现为毒血症状,如畏寒、寒战、高热、神志模糊,低血压或休克,可伴有巩膜黄染、视物模糊及昏迷等。如不及时抢救可在短期内死亡,同时这类患者也容易误诊、漏诊,多数追问病史有不洁饮食经历。继发性败血症多继发于急性筋膜炎或急性胃肠炎而出现继发败血症引发死亡。败血症和多器官衰竭患者多提示预后不佳,及时经过积极抗感染等治疗,死亡率仍高达 50% 以上。

### 四、检查

本病一般检查主要表现为败血症血液浓缩表现,同时累及其他系统可出现相应表现。

1. 一般实验室检查

(1) 血常规检查:红细胞、血红蛋白、血小板均下降,若出现休克、浓缩表现可增高。血红蛋白一旦低于 90g/L,血小板低于 $2.0 \times 10^9$/L 多提示预后不良。凝血功能改变,表现为凝血酶原时间(PT)、活化部分凝血活酶时间(APTT)、凝血酶时间(TT)明显延长。若凝血酶原活动度小于 20% 可能提示预后不良。

(2) 粪常规检查:表现为胃肠炎者,早期黄绿色稀便,镜检可见白细胞、脓细胞等,后期呈黑色血便,镜检可见大量红细胞。

(3) 尿常规检查:常有血尿与蛋白尿。

2. 血生化检查　肝功能中有 ALT、AST 增高,胆红素增高,白蛋白低下;乳酸脱氢酶、肌酸激酶和同工酶增高。肾功能异常,若肌酐水平升高、尿素氮水平升高等均可能提示预后不良。

3. 病原学检查　血液、伤口分泌物、胆汁、粪便均可培养到创伤弧菌,尤其是局部坏死组织或者大疱液创伤弧菌阳性培养率较高。而 PCR 法可快速检测创伤弧菌感染,但要注意其既往感染或隐性携带等假阳性可能。

4. 心电图及影像学检查　严重者可出现心肌损害的心电图改变,晚期可发生室性心动过速或心室颤动。也可出现特发性 Osborn 波(J 波)。如合并有肺、胰等组织坏死者可进行 CT 或 MRI 等检查。

### 五、诊断和鉴别诊断

对本病诊断主要依靠流行病史、典型临床表现和实验室检测。大部分患者存在海洋相关事件(如接触海水、清洗或进食海产品等),临床以发热、局部软组织红肿、疼痛、水疱形成、急性筋膜炎、坏疽或消化道症状,伴多器官受累等,实验室检查可出现相应改变,但血培养、组织液培养或胆汁培养阳性有助于确诊本病。

本病要注意与金黄色葡萄球菌感染引起局部蜂窝织炎等鉴别。尤其是 MSSA 或 MRSA 等引起局部蜂窝织炎可逐渐累及多脏器,有时难以鉴别。同时近年肺炎克雷伯菌感染引起播散性脓肿临床有时也难与本病鉴别。

### 六、预后

本病为一种具致命性及致残性疾病,预后与临床类型相关。胃肠炎预后较好,败血症及急性坏死性筋膜炎病死率较高,后者即使治愈,仍有部分需要截肢。该病目前我国死亡率为 18%~56%,美国目前报道死亡率为 30%。患者既往有酗酒史,临床出现蜂窝织炎、休克、多器官衰竭,实验室检测出现贫血(血红蛋白小于 90g/L)、血小板低于 $2.0 \times 10^9$/L、凝血酶原活动度小于 20%、肌酐水平升高、尿素氮水平升高等均可能提示预后不良。

### 七、治疗

包括抗病原体治疗和局部对症支持治疗以及并发症的治疗。

1. 抗菌药物治疗　及时应用强效抗菌药物,对坏死性筋膜炎及败血症应两种药物联合应用,一般推荐头孢哌酮加左氧氟沙星或加奈替米星,或奈替米星加多西环素。其他如头孢曲松钠、哌拉西林/三唑巴坦、碳青霉烯类、替硝唑等也可选用联合。

2. 局部处理　早期患肢应置于可忍受的温度热水(>45℃)中浸泡或热敷,也可用红外线照射。

有水疱形成尚未破溃者可局部消毒后抽吸疱液,对坏死性筋膜炎应及早进行扩创手术,切除坏死组织或浅筋膜(可保留皮肤),切口可应用3%过氧化氢溶液或1:5 000高锰酸钾溶液冲洗创口,造成不利于厌氧菌生长的环境。术后勤换药,并同时每天1~2次冲洗。

3. 对症支持治疗　加强营养支持,适当补充输液、血浆或白蛋白等,积极抗休克治疗。若出现肝肾功能损害、多器官不全者对应处理。同时该类患者可能合并慢性肝病或肝硬化基础,多伴有凝血功能异常,若PT不超过21秒可适当补充维生素 $K_1$。

## 八、预防

加强海产品食物监督管理,在夏秋季节告诫高危人群勿食用生的或半生的海产品(如牡蛎、蚝、蛤等);对被海洋动物或海产品刺破皮肤者,及时消毒处理,并密切观察;已有皮肤破损者不宜到海水中游泳。

(盛吉芳　赵　宏)

## 第二十四节　嗜血杆菌感染

嗜血杆菌属(Hemophilus)属巴斯德菌目(Pasteurellales)巴斯德菌科(Pasteurellaceae),是一类需氧革兰氏阴性小杆菌,球杆状,有时呈丝状或多形态,无鞭毛,无芽孢。属苛养菌,因其大部分菌株在人工培养时需加血液才能生长而得名,这是因为需要血液中含有的X因子和V因子。X因子是一组耐热的四吡咯化合物,包括氯高铁血红素(hemin)、羟高铁血红素(hematin),存在于红细胞中,是合成过氧化氢酶、过氧化物酶、细胞色素氧化酶和细胞色素的辅基,供细胞氧化还原时进行电子传递。V因子是辅酶 I (烟酰胺腺嘌呤二核苷酸,nicotinamide adenine dinucleotide,NAD)或辅酶 II (烟酰胺腺嘌呤二核苷酸磷酸,nicotinamide adenine dinucleotide phosphate,NADP),在细胞呼吸中起到递氢作用,与生物氧化有密切关系,也存在于血液中。血液被缓慢加热过程中可释放出V因子,因此巧克力培养基适于嗜血杆菌生长。根据对X因子和V因子的需求不同,将本属分为17个种。

有些嗜血杆菌主要对人致病,有些主要对动物致病。主要对人致病的嗜血杆菌是流感嗜血杆菌(H. influenzae)、埃及嗜血杆菌(H. aegyptius)和杜克雷嗜血杆菌(H. ducreyi),其他嗜血杆菌还包括副流感嗜血杆菌(H. parainfluenzae)、溶血性嗜血杆菌(H. haemolyticus)、副溶血性嗜血杆菌(H. parahaemolyticus)等。需要注意的是,嗜沫嗜血杆菌(H. aphrophilus)和副嗜沫嗜血杆菌(H. paraphrophilus)目前已被重新分类,归入凝聚杆菌属(Aggregatibacter),统称为嗜沫凝聚杆菌(Aggregatibacter aphrophilus),该菌为咽部正常菌群和牙菌斑中常见菌,可致感染性心内膜炎、脑脓肿。

嗜血杆菌可导致人体多个部位感染,可局限,也可扩散至全身。如,流感嗜血杆菌可导致肺炎、脑膜炎、血流感染等,而埃及嗜血杆菌(流感嗜血杆菌埃及生物型)可导致巴西紫癜热,杜克雷嗜血杆菌可引起性传播疾病(sxually transmitted diseases,STD)软下疳。近年来,嗜血杆菌感染的患病人群分布、疾病谱发生了改变。如,既往流感嗜血杆菌主要感染小儿,近年来成人患者增多;既往埃及嗜血杆菌只引起化脓性结膜炎,而近些年出现了病情凶险的巴西紫癜热病例。

## 一、流感嗜血杆菌和副流感嗜血杆菌感染

流感嗜血杆菌是婴幼儿肺炎、脑膜炎和血流感染的重要病原菌。据世界卫生组织(WHO)统计,2008年全球约有20.3万5岁以下儿童死于b型流感嗜血杆菌(Hib)感染,其中死于脑膜炎者16.1万,死于肺炎者4.21万。近年来随着Hib菌苗的广泛应用,Hib相关侵袭性疾病在婴幼儿中发病率已经下降,但既往少见的成人病例明显增多,尤其在免疫功能受损人群中。耐药菌株的出现给治疗带来了新的挑战。副流感嗜血杆菌的致病力较弱,多引起免疫功能受损者的呼吸道感染。

### (一) 病原学

流感嗜血杆菌广泛存在于正常人的上呼吸道,是对人致病的嗜血杆菌属中最常见的细菌,因曾被误认为是1892年流感大流行的病原体而得名。1933年流感病毒分离成功被确认为流感的病原体后,流感嗜血杆菌这一错名仍沿用至今。

根据不同的生化反应(吲哚、尿素分解、鸟氨酸脱羧试验)将流感嗜血杆菌分为8个生物型,即 I、II、III、IV、V、VI、VII和VIII型,致病者多为前4型。依据荚膜多糖抗原的不同,可分为a、b、c、d、e、f六个血清型和无荚膜不定型(NTHi)。b型毒力最强,在Hib菌苗应用前是最主要的致病菌,95%侵袭性疾病由其引起,其次为f和e型。

流感嗜血杆菌菌体表面的菌毛可使菌体黏附于宿主的黏膜上皮细胞,起到黏附、定植作用。部分菌株有荚膜,可起到抗吞噬作用,荚膜的主要成分是多核糖基核糖醇磷酸酯(polyribosyl-ribitol-phosphate,PRP),具有免疫原性。致病力强的菌株具有 IgA 蛋白酶,可水解黏膜表面的 sIgA,有利于菌体侵入。能引起重症感染的菌株可产生内毒素,内毒素可直接导致实验动物死亡。典型流感嗜血杆菌可产生自溶酶,因此临床标本应及时送检。

流感嗜血杆菌为需氧或兼性厌氧菌,最适温度为 35~37℃。人工培养时需 X 因子和 V 因子,标准培养基为巧克力琼脂平皿。流感嗜血杆菌与金黄色葡萄球菌共同培养时可出现"卫星现象"(satellite phenomenon),其原因是金黄色葡萄球菌能合成 V 因子,越靠近金黄色葡萄球菌菌落的流感嗜血杆菌可得到越多 V 因子,生长得较好,形成菌落较大;而离金黄色葡萄球菌越远者,得到的 V 因子越少,菌落越小。这有助于流感嗜血杆菌的鉴定。

副流感嗜血杆菌也分 8 个生物型,生长时不需 X 因子,只需 V 因子,因此在巧克力平皿(含 X 因子)和 M-H 平皿(不含 X 因子)上均可见"卫星现象"。

针对流感嗜血杆菌的人体免疫反应以体液免疫为主,能产生抗荚膜特异性抗体和外膜蛋白的抗体,从而获得保护性的免疫力。荚膜 PRP 是目前所应用疫苗的主要成分,应用外膜蛋白抗原制备疫苗正在研究中。

流感嗜血杆菌抵抗力弱,对多种消毒剂敏感,对热和干燥均敏感,在干燥痰中存活时间不超过 48 小时。尽管对多种抗菌药物敏感,但是近年来流感嗜血杆菌对复方磺胺甲噁唑、氨苄西林、四环素、氯霉素的耐药率正以较快的速度上升。2010 年 CHINET 监测结果显示,734 株临床分离流感嗜血杆菌对复方磺胺甲噁唑和氨苄西林的耐药率分别高达 64.5% 和 31.7%,β-内酰胺酶总检出率 28.1%。儿童分离株对氨苄西林的耐药率和产酶率均高于成人分离株,但是与 2007 年数据比较发现,成年患者对氨苄西林的耐药率上升尤其明显。

流感嗜血杆菌对氨苄西林的主要耐药机制是产 β-内酰胺酶,其编码基因主要存在于质粒 DNA 上,少数位于染色体 DNA 上。目前已证实的基因有 *TEM-1* 和 *ROB-1*,其中 90% 以上为 *TEM-1* 型。β-内酰胺酶阴性耐药(beta lactamase-negative ampicillin-resistance,BLANAR)株主要由染色体介导的青霉素结合蛋白(penicillin binding protein,PBP)改变和细胞膜对抗菌药物通透性的改变引起。流感嗜血杆菌对复方磺胺甲噁唑的耐药机制主要是二氢叶酸还原酶的产生;对四环素的耐药机制主要与 *tet*(B)基因编码产生四环素泵出系统,其次为产生核糖体保护蛋白或染色体突变导致外膜通透性下降;对氯霉素的耐药机制是由 *cat* 基因编码的质粒介导的氯霉素乙酰转移酶引起,少数菌株是由于细胞膜通透性下降;对大环内酯类的耐药机制主要是获得性或内在性外排泵,核糖体甲基化酶和核糖体蛋白或 RNA 的改变。

### (二)流行病学

本病遍布世界各国,冬季发病较多。在广泛开展 Hib 菌苗接种之前,以 4~18 月龄儿童发病率最高,脑膜炎多见。广泛开展 Hib 菌苗接种之后,患者中婴幼儿构成比明显下降,以成年人为主,以肺炎居多。

1. 传染源　传染源主要为患者和带菌者。流感嗜血杆菌和副流感嗜血杆菌是上呼吸道正常菌群,尤其是鼻咽部的带菌率很高。宿主年龄越小,带菌率越高。我国张玉妥等报道,学龄前儿童口咽部流感嗜血杆菌带菌率高达 39.81%,学龄儿童则为 20.72%。国外报道,婴幼儿鼻咽部 Hib 带菌率为 0.5%~3%。另有报道,本菌可占成年人上呼吸道带菌的 10%~32%,甚至可高达 85% 者,多为无荚膜毒株。

2. 传播途径　呼吸道传播为主要传播途径。还可通过直接接触引起皮肤和软组织的化脓性感染。新生儿可通过吸入污染的羊水感染,还可在分娩时接触产道分泌物感染。

3. 易感人群　广泛开展 Hib 菌苗注射前,6~11 月龄婴幼儿为最易感人群。2 月龄以内婴儿有来自母体的保护性抗体,因此很少被感染。以 5 岁以下,尤其 2 岁以下幼儿患病为主。成年人多有一定的免疫力,故发病者较少。但是近年来,放射治疗、化学治疗、介入性诊断和治疗措施等原因增加了本菌机会性感染及侵袭性感染的发生机会,成年人的发病率有所增加,特别是免疫功能受损者,如糖尿病、恶性肿瘤、肝硬化、慢性阻塞性肺疾病、艾滋病者。

### (三)临床表现

流感嗜血杆菌可引起多部位感染,呈现多种临床表现。有荚膜的流感嗜血杆菌强毒株如 b 型菌株,常引起外源性原发性急性化脓性感染,并可侵入血流引起血流感染,因此临床表现除呼吸道感染外,还可有脑膜炎、心包炎、心内膜炎、骨髓炎、化脓性骨关节炎等;而无荚膜的流感嗜血杆菌弱毒株及副流感嗜血杆菌是条件致病菌,主要引起内源性感染、呼吸道继发感染,如在流行性感冒、百日咳、麻疹、支气管炎的基础上继发本菌感染,还可在免疫功能受损的成人中引起慢性呼吸道感染。总之,流感嗜血杆菌感染病情既可凶险(如急性会厌炎和坏死性筋膜炎),也可进展较慢。副流感嗜血杆菌多引起慢性呼吸道感染。

1. 脑膜炎(meningitis) 婴幼儿和成人均可出现。广泛应用 Hib 菌苗以前,脑膜炎在所有 Hib 所致侵袭性疾病中占 50%~65%,约半数婴幼儿化脓性脑膜炎由 Hib 感染引起。患儿多在 5 岁以下,以 6~12 月龄婴儿最多。诱发因素包括咽部带菌、病毒性上呼吸道感染、中耳炎等。近年来研究显示约 20%成人化脓性脑膜炎由本菌所致。患者多有原发感染病灶,如鼻窦炎、中耳炎、肺炎、会厌炎等,化脓性脑膜炎特别容易继发于颅脑创伤,或有脑脊液漏者。临床表现与其他病原所致的化脓性脑膜炎类似,主要为发热、头痛、喷射样呕吐、脑膜刺激征阳性等,需要注意的是,婴幼儿因囟门未完全闭合等原因,神经系统症状可能不典型。5 岁以下儿童病死率可达 5%~10%,后遗症(如听力丧失)发生率高达 30%~40%。

2. 肺炎(pneumonia) 多发于冬春季,儿童和成人均可发病,急性肺炎多由有荚膜强毒株引起,可呈支气管肺炎、大叶性肺炎、节段性肺炎等,临床表现与其他化脓菌所致者无显著差别,主要为发热、胸痛、咳嗽、咳痰,半数患者可出现胸腔积液,偶有脓胸。存在呼吸系统基础病(如慢性支气管炎、肺气肿、支气管扩张等)患者中,无荚膜菌也可导致急性肺炎。肺炎常可引起血流感染。毒力不强的流感嗜血杆菌和副流感嗜血杆菌可引起慢性气管炎和慢性支气管炎。

3. 急性会厌炎(acute epiglottitis) 本菌是急性会厌炎的主要致病菌之一,首例患者于 1936 年在美国确诊。亚洲地区该病患病率很低。患者多见于 2~7 岁儿童,但成人也有患病。发病常为急性和暴发性,既往体健者突然出现咽痛和吞咽疼痛,可有高热,数小时后迅速加剧,病情轻重不一,可仅有轻微呼吸障碍,也可出现明显呼吸道阻塞而危及生命。患者可能出现吞咽困难、流涎、呼吸频率快、吸气性哮鸣为特征的呼吸窘迫。体格检查可见三凹征,双侧肺部呼吸音降低,可闻及干啰音。

4. 化脓性关节炎 流感嗜血杆菌是 2 岁以下儿童化脓性关节炎的常见致病菌,常累及单个承重关节,表现为活动受限、关节肿痛。

5. 蜂窝织炎 主要见于 2 岁以下儿童,常累及脸部、头颈部,表现为发热、局部红肿热痛,进展迅速,常合并血流感染。

6. 血流感染 各年龄层都可发生。新生儿血流感染可来源于产妇的产道感染。成人的血流感染多来源于肺炎,亦可来自严重的蜂窝织炎。静脉药瘾者的注射器被污染亦是血流感染的来源。细菌以侵袭力强的 b 型菌多见。口腔介入性操作或炎症时,作为口腔正常菌群的副流感嗜血杆菌可入血形成血流感染。血流感染可发展为感染性心内膜炎,约半数患者心脏瓣膜结构存在基础病变。血流感染也可发展成各组织器官的化脓性病变,如骨关节炎、骨髓炎、脑膜炎、筋膜炎等。如未能及时诊治,可发生感染性休克。

7. 泌尿生殖道感染 副流感嗜血杆菌比流感嗜血杆菌常见,男性可出现前列腺炎和尿道炎,女性可发生前庭大腺炎及脓肿、阴道炎、子宫颈炎、子宫内膜炎、输卵管炎和脓肿,还可引起产褥热和新生儿血流感染等。多发生于妇科器械性检查、人工流产后。致病菌多为 NTHi,生物型多为Ⅱ、Ⅲ和Ⅳ型。

8. 本菌造成的其他感染 可引起结膜炎、鼻窦炎、中耳炎、乳突炎、坏死性筋膜炎、阑尾炎等。

**(四)实验室检查**

1. 血常规检查 轻症患者白细胞可在正常范围,但有核左移现象。重症患者白细胞升高,中性粒细胞比例升高。

2. 脑脊液检查 与其他化脓性脑膜炎类似,白细胞增多,以多核细胞为主,蛋白增多,糖和氯化物减少。

3. 微生物学检查

(1)涂片染色镜检:有助于快速诊断,可采用的标本包括脑脊液、血液、尿液、鼻咽分泌物、痰液和脓液,采后立即送检,可检出革兰氏阴性的短小杆菌或多形性杆菌。

(2)分离培养和鉴定:可采用的标本同上,无菌标本获得阳性结果有确诊意义。为满足感染管理的需求,须鉴定菌株型别。标准培养基为巧克力琼脂平皿,混有杂菌的临床标本(痰、咽拭、耳部脓液等)宜接种加有万古霉素或杆菌肽的巧克力琼脂,以抑制革兰氏阳性细菌,提高检出率。<5% $CO_2$、35~37℃培养 18~24 小时,可见较大、圆形、光滑、凸起、无色或灰色、不透明菌落,有荚膜菌株多为黏液型。

鉴于标准培养基尚不够敏感,国内外均有学者报道改良培养基可能有更高的检出率,如改良 GCYSB 培养基、改良哥伦比亚巧克力培养基。挑选可疑菌落进行生物型和血清型鉴定,并根据菌落特征、菌体形态、"卫星现象"、X 和 V 因子需求试验作出报告。

(3) 其他鉴定方法:对于难以应用常规方法鉴定的菌种,可利用基质辅助激光解吸/电离飞行时间质谱(matrix-assisted laser desorption ionization-time of flight mass spectrometry,MALDI-TOF-MS)技术、管家基因片段测序或 16S rRNA 全长测序进行鉴定。

4. 荚膜抗原检测　可应用乳胶凝集试验、酶联免疫检测等方法检测血液、脑脊液等标本中的荚膜抗原。

5. 荚膜抗体 IgG 检测　多用于流行病学调查。

6. PCR 法　检测流感嗜血杆菌的特定核酸片段,可弥补细菌培养阳性率低的不足。如,基于外膜蛋白 ompP6 基因的 PCR 法。

**(五) 诊断和鉴别诊断**

1. 诊断　根据流行病学资料、临床表现和实验室检查结果进行综合判断。

(1) 流行病学资料:正常人鼻咽部带菌率虽然高,但患病者主要见于易感人群,如未及时接种 Hib 菌苗的婴幼儿、免疫功能受损的成年人。此外,介入性妇科检查或治疗者,容易发生泌尿生殖道感染。

(2) 临床表现多样:局限或全身性感染均可发生,病情既可凶险,也可进展较慢。

(3) 实验室检查:关键是病原学检查。涂片染色检出革兰氏阴性的短小杆菌或多形性杆菌,怀疑本菌感染时尽快接种于巧克力琼脂平皿。对可疑菌落及时进行鉴定、分型。还可进行抗原检测、核酸检测。

2. 鉴别诊断　本菌所致的各组织器官的感染与其他菌所致者在临床表现上无显著区别,因此鉴别诊断主要依赖于病原学检查。需要注意的是,同一患者可能出现本菌与其他病原体同时感染。

**(六) 治疗**

1. 抗菌治疗　及时有效的抗菌治疗是关键。经验性选择抗菌药物时要综合考虑当地近期细菌耐药情况、药物的组织分布情况等因素,获得细菌培养结果后再根据药敏情况调整方案。

近年来我国多个地区数据显示,流感嗜血杆菌对氨苄西林、复方磺胺甲噁唑的耐药率高,对氧氟沙星的耐药率也较高,已不宜再作为临床治疗的首选药物。而二代头孢菌素、三代头孢菌素、β-内酰胺/

β-内酰胺酶抑制剂、新大环内酯类、碳青霉烯类、左氧氟沙星则比较敏感。2010 年 CHINET 监测结果显示,734 株临床分离流感嗜血杆菌对头孢呋辛、头孢噻肟、阿莫西林/克拉维酸、阿奇霉素的耐药率均低于 10%。

脑膜炎患者可给予头孢曲松、头孢噻肟等易通过血脑屏障的抗菌药物。肺炎患者可选用阿莫西林/克拉维酸、二代或三代头孢菌素、阿奇霉素、碳青霉烯类、左氧氟沙星等。疗程一般为 7~14 天,合并心内膜炎、骨髓炎等情况时疗程需 3~6 周。

2. 其他对症支持等治疗　某些特殊部位的感染可能需要外科处理。如近年来报道,f 型流感嗜血杆菌可致坏死性筋膜炎,其进展迅速,除抗菌治疗外,还需要积极外科清创治疗。

**(七) 预防**

预防措施包括管理传染源、切断传播途径和保护易感人群。其中以保护易感人群最为重要。

1. 管理传染源　对健康带菌者的管理难以普遍实行。有条件的托幼机构,可以开展检查并治疗带菌者的工作。对患者应进行呼吸道隔离,直至治疗后细菌阴转。

2. 切断传播途径　高危人群(婴幼儿)减少到人多、空气污浊的场合活动,避免呼吸道传播和直接接触传播。

3. 保护易感人群　主要通过主动免疫,即注射 Hib 菌苗。Hib 菌苗的成果显著,可明显降低各年龄层人群 Hib 相关侵袭性疾病的发病率。以英格兰和威尔士地区为例,开展常规 Hib 菌苗接种前,5 岁以下儿童的发病率为 35.5/10 万,开展常规接种 10 年后,发病率降至 0.06/10 万。Thumburu 等对 9 项前瞻性研究进行了荟萃分析,结果显示:一剂、二剂和三剂 Hib 疫苗预防 Hib 相关侵袭性疾病的有效率分别为 65%、79% 和 82%。该分析同时提出二剂和三剂方案的有效性相当,需考虑成本-效益比的低收入国家可考虑采取两剂的免疫方案。

首支 Hib 菌苗产生于 20 世纪 70 年代,截至 2014 年已在全球 190 多个国家被应用,覆盖率逐渐提高,但尚不理想,直至 2014 年全球婴儿仅有 56% 完成三剂疫苗注射。初期的菌苗为纯化的荚膜多糖菌苗,其效果欠佳。此后发展出了结合于蛋白载体的荚膜多糖菌苗,其免疫原性明显增加。迄今为止共有 4 种结合菌苗:

(1) 结合于白喉类毒素(diphtheria toxoid)的白喉类毒素结合疫苗(PRP-D),因其在 18 月龄以下儿童免疫效果差,很多国家已经不再使用。

（2）结合于脑膜炎奈瑟菌 B 群外膜蛋白的脑膜炎球菌结合疫苗（PRP-OMP）。

（3）结合于变异白喉类毒素的白喉 CRM₁₉₇ 蛋白结合疫苗（HbOC）。

（4）结合于破伤风类毒素（tetanus toxoid）的破伤风类毒素结合疫苗（PRP-T）。在基础免疫程序中,PRP-OMP 只需 2 针,分别在 2、4 月龄时接种。其他结合疫苗则需在 6 月龄时再接种 1 针。所有结合疫苗均需在 12~15 月龄时加强注射 1 针。

目前,我国所用的为 PRP-T,每人每次接种剂量为 0.5ml,通过肌内注射。6 月龄以下婴儿,从 2 月龄开始,每隔 1 或 2 个月接种 1 次,共 3 次,15~18 月龄时可再强化接种 1 次;6~12 月龄婴儿,隔 1 或 2 个月接种 1 次,共 2 次,15~18 月龄时可再强化免疫接种 1 次;1~5 岁儿童,接种 1 次。值得注意的是,Hib 荚膜多糖疫苗对无荚膜的 NTHi 引起的感染无免疫保护作用,而临床菌株中 NTHi 菌株占比逐年增高,制备预防 NTHi 感染的疫苗势在必行。针对高度保守的外膜蛋白 OmpP6 的疫苗正在研究中。

## 二、巴西紫癜热

巴西紫癜热（Brazilian purpuric fever, BPF）为 1984 年首先发现于巴西圣保罗州的小儿急性暴发性传染病。其病原体是流感嗜血杆菌埃及生物型（haemophilus influenzae biogroup aegyptius, HIBA）,发病者为不到 10 岁的幼儿,90% 以上的患者病前 7~10 天患过化脓性结膜炎。临床表现为急性起病、高热、腹痛、呕吐,随后很快出现紫癜、休克乃至死亡,病死率高。及早给予抗菌治疗可改善预后。我国目前尚无感染该病的病例报道。

### （一）病原学

1883 年及 1886 年 Koch 和 Weeks 分别从化脓性结膜炎患者中分离出本菌,因此得名 Koch-Weeks 杆菌。1950 年 Pittman 等将本菌命名为埃及嗜血杆菌（H. aegyptius）。1976 年 Killa 报道本菌表型与流感嗜血杆菌生物Ⅲ型极相似,即命名为 HIBA。从典型巴西紫癜热患者中获得的 HIBA 称为 BPF 株,与仅引起结膜炎的 HIBA 对照株比较,两者在全菌蛋白十二烷基硫酸钠-聚丙烯酰胺凝胶电泳（sodium dodecyl sulfate-polyacrylamide gelelectrophoresis, SDS-PAGE）分型、以大肠埃希菌 rRNA 为探针的杂交相、细胞外蛋白、细胞毒作用等方面均有明显的不同。最初的研究发现,含有相对分子量为 24×10⁶ 的质粒

和流感嗜血杆菌插入序列 IS1016 是 BPF 株的特征。但是这些序列并不编码目前明确已知的细菌毒力因子,而且 1986 年从澳大利亚及 1987 年从巴西圣保罗州 Pradopolis 市分离的 BPF 菌株并不具有相对分子量为 24×10⁶ 的质粒。因此,目前认为 BPF 菌株之间存在差别,将最初分离的 BPF 株称为第一克隆,1986 年从澳大利亚患者中分离的称为第二克隆,1987 年从巴西 Pradopolis 州分离的称为第三克隆。

基因组学研究显示,与对照株比较,BPF 株的基因组变异性大,细菌毒力（黏附、侵袭）相关基因（如 bpf001）丰富,而细胞内物质运输、能量代谢（尤其是产能过程）的一些基因缺失。后者意味着 BPF 株更依赖于宿主进行代谢。另有研究认为,高毒力的 HIBA 脑膜炎表型可能是脑膜炎奈瑟菌基因转移的结果,因为流感嗜血杆菌和脑膜炎奈瑟菌之间存在着自然的基因交换,比如脑膜炎奈瑟菌保守序列 NMB0419 可见于 HIBA。

与典型的流感嗜血杆菌类似,本菌为需氧或兼性厌氧菌,最适温度为 35~37℃,人工培养时需 X 因子和 V 因子;主要不同之处为 BPF 菌株缺乏发酵木糖的能力。

目前认为 BPF 可由三株不完全相同的 HIBA 引起。

### （二）流行病学

1. 流行情况　HIBA 引起的化脓性结膜炎在全世界各地均可流行,患者多为儿童。BPF 首次暴发于 1984 至 1990 年,从巴西圣保罗州向外扩散,至少累及 4 个州。1986 年澳大利亚的西部和中部地区出现过散发病例。1998 年美国的 Connecticut 州出现 1 例可疑病例。2007 年巴西 Pará 州发生了 7 例可疑病例。在巴西,本病多发生于温暖季节和农业小镇,可能与卫生条件及经济水平有关。

2. 传染源　结膜炎患者为主要传染源,其脓性分泌物中有细菌存在。但是 BPF 患者作为传染源的意义尚不明确。

3. 传播途径　直接或间接接触含菌物可引起结膜炎。侵袭力和毒力强的菌株可由结膜进入血流引起 BPF。少数无结膜炎史患者的细菌侵入途径尚不明确,不除外呼吸道传播的可能。

4. 易感人群　多为 10 岁以下小儿,30~36 月龄的婴儿易感性最高。

### （三）发病机制和病理

HIBA 在眼部增殖,引起局部炎症,形成脓性分泌物。侵袭力较强者进入血流,引起血流感染,导致

BPF。体外研究发现，菌毛蛋白和脂多糖可能是细菌毒力因子，本菌还有细胞毒作用。临床研究发现，患儿血中内毒素水平明显高于健康儿童，内毒素可能为多脏器损害的重要原因。

尸解发现皮肤、黏膜有广泛的瘀斑和紫癜，各组织小血管中可见微血栓形成，有出血及坏死灶；脑有水肿但无炎症；肺有充血、水肿及出血；肾上腺有出血；脾和淋巴结内的淋巴细胞显著减少；有些肢体远端及耳、鼻等处有缺血性坏死，但未见血管炎。

### （四）临床表现

90%以上患儿在病前 7~10 天患过化脓性结膜炎。结膜炎消退后，患儿突发高热、呕吐、腹痛，可有腹泻。发热 12~48 小时后皮肤和黏膜出现紫癜，迅速扩散到躯干、四肢及面部，伴有血压下降、休克、消化道出血、少尿，手、足、耳、鼻可出现坏疽，还可伴有 DIC、酸中毒。患儿神志不清，多在 1~2 天内死亡，病死率约 70%。尽早应用足量有效抗菌药物可降低病死率。

有些患儿血培养 BPF 株阳性，但未出现紫癜和休克则预后较好，可能与细菌毒力不强以及早期抗菌治疗有关。

### （五）实验室检查

1. 血常规检查　白细胞增高，杆状及中性粒细胞比例升高，血小板可减少。

2. 病原学检查　无菌标本（如血液、脑脊液）及紫癜处培养阳性可为确诊依据。眼部或鼻部分泌物中培养出 HIBA 后，应进一步鉴定是否为 BPF 株，其具体方法包括酶免疫试验（EIA）、玻片凝集试验（slide agglutination test）、乳胶凝集试验（latex agglutination test，LIA）、斑点免疫检测法。

3. 其他检查　氨基转移酶、尿素氮可升高，凝血酶原时间可延长，可出现低氧血症、DIC 和代谢性酸中毒。虽无脑膜炎的病理变化，但脑脊液检查白细胞可轻度增多，平均为 $26 \times 10^6/L$，多核细胞占多数，糖和氯化物多在正常范围。

### （六）诊断和鉴别诊断

1. 诊断　目前本病的流行地区有巴西和澳大利亚，美国也有可疑病例报道。多发生于化脓性结膜炎流行地区的温暖季节。10 岁以下儿童在化脓性结膜炎痊愈后数天急性起病，出现高热、腹痛、紫癜、休克、多脏器功能不全时要考虑本病。本病确诊基于病原学证据。

2. 鉴别诊断　本病最初易被误诊为细菌学阴性的暴发型流行性脑脊髓膜炎，但脑脊液无明显的

化脓性改变。还要与其他原因所致血流感染、感染性休克鉴别。最主要的鉴别依据是细菌培养。

### （七）治疗

关键为尽早开始有效的抗菌治疗，紫癜出现前给药可明显改善预后。可选的抗菌药物包括氨苄西林、头孢菌素、氯霉素、庆大霉素、利福平、氟喹诺酮类。出现休克者及时给予抗休克、纠正酸中毒等治疗。在有效抗菌药物应用的基础上可应用肾上腺皮质激素。

### （八）预防

治愈结膜炎仍不能防止 BPF 发生，故有人建议除抗菌药物滴眼外，还应口服抗菌药物以清除体内的病菌。避免与化脓性结膜炎患者的接触。尚无预防性疫苗，密切接触者可口服利福平化学预防。流行地区进行疫情监测，以便于采取适当的措施。目前 BPF 是巴西强制报告的传染病。

## 三、软性下疳

软性下疳（chancroid）是由杜克雷嗜血杆菌（H. Ducreyi）引起的一种性传播疾病。近年来全球发病率已经逐渐下降，流行区主要为非洲和加勒比地区。临床特点为外生殖器局部皮肤黏膜出现丘疹、脓疱，破溃后形成溃疡，疼痛明显并伴有腹股沟淋巴结肿大。

### （一）病原学

本菌于 1889 年由 Ducrey 发现，因而得名。本菌生长时需要 X 因子，不需要 V 因子。无荚膜，侵袭力不强，主要引起皮肤黏膜的局部感染，不引起血流感染和其他严重感染。

### （二）流行病学

1. 流行情况　本病主要发生于热带和亚热带地区，近年来全球发病率已经逐渐下降，目前流行区主要为非洲和加勒比地区。本病是非洲生殖器溃疡最常见的原因。东南亚一些国家也较常见。目前我国并不常见本病，其部分原因可能是检测能力不足导致漏诊。

2. 传染源　患者为传染源，在皮疹尚未破溃成溃疡前即可有传染性。

3. 传播途径　主要为性接触或其他直接接触。

4. 易感人群　近期有不洁性接触者为高危人群，HIV 感染亦为高危因素。

### （三）临床表现

潜伏期多在 3~7 天（范围为 1~35 天）。

1. 病变部位　男性好发于包皮、包皮系带、冠

状沟、龟头及阴茎体部。女性好发于大小阴唇、前庭和阴蒂，少数发生于宫颈，可并发直肠阴道瘘。偶发于乳房、手、眼、舌唇部。

2. 典型病变 外生殖器皮肤黏膜出现红色斑丘疹，经1~2天后变成脓疱，继而发展成糜烂和溃疡。溃疡直径数毫米至2cm，边缘不规则，呈深浅不一的挖掘状，境界清楚溃疡面上覆盖坏死组织，可继发其他细菌感染。男性多疼痛明显而女性较轻，因而有些女性患者不能自觉患病。

不典型病变可为类似于单纯疱疹的多发性表浅溃疡、皮损始终表现为脓疱样、毛囊炎样改变等。

半数患者出现腹股沟淋巴结炎。多为单侧性，早期为淋巴结肿大，疼痛明显，表面皮肤发红可化脓破溃形成瘘道和鱼口状溃疡，脓液黏稠呈奶油色。

患者自觉病变部位疼痛及触痛，可伴有轻微全身不适但未发现本菌引起远距离播散或全身感染。若不治疗，自然病程可持续数周。

**（四）实验室检查**

1. 涂片镜检 分泌物涂片是病原学检查的重要方法。可从溃疡基底的脓性分泌物或淋巴结脓液取材立即送检。可见多形性革兰氏阴性杆菌典型者呈"鱼群"样排列。由于常有其他菌丛的干扰，有时仅靠涂片难以诊断。

2. 细菌培养 细菌培养是最可靠的确诊方法。但需要较高的生长条件，即便应用特殊培养基，其敏感性仍低于80%。

3. 核酸检测 可用PCR法检测16S rRNA保守序列，弥补细菌培养敏感性低的不足，是值得期待的方法，但目前美国FDA尚未批准。

4. 血清学检测 可用胶体金免疫层析法、免疫荧光法检测特异性抗原，酶免疫法检测特异性抗体。尚处于研究阶段。

**（五）诊断和鉴别诊断**

诊断：可疑不洁的性接触史后10天内，出现外生殖器红色斑丘疹、脓疱、溃疡，伴有疼痛和压痛，尤其合并腹股沟淋巴结肿痛化脓时，要考虑本病。若无梅毒和单纯疱疹病毒（HSV）的证据，则考虑为疑诊病例。确诊依赖于细菌培养阳性。

鉴别诊断：主要与可致外生殖皮疹和溃疡的疾病鉴别。

1. 硬下疳（chancre） 苍白螺旋体所致，见于梅毒早期。多单发于生殖器，无痛无痒，边界清晰的溃疡，高出皮面，创面较清洁，触之较硬，如软骨样。溃疡渗出物暗视野显微镜检查，或血清学试验可供鉴别。需注意有两种疾病同时感染的可能。

2. 生殖器疱疹 主要由HSV-2型所致，少数由HSV-1型所致。典型病变为多发性小水疱或浅溃疡，伴疼痛感。溃疡渗出物HSV PCR核酸检测或HSV培养可供鉴别。

3. 腹股沟肉芽肿（granuloma inguinale，GI） 也称为杜诺凡病，由肉芽肿荚膜杆菌所致，慢性病程，典型病变为外生殖器结节、特异性的边缘隆起以及无痛性肉芽肿溃疡。病理组织切片中找到杜诺凡小体可确诊。

4. 性病淋巴肉芽肿（lymphogranuloma venereum，LGV） 又称第四性病，由沙眼衣原体（*Chlamydia trachomatis*）L1、L2或L3血清型所致，主要表现为腹股沟肿痛，也可导致外生殖器的疱疹、溃疡或糜烂。特异性抗体、核酸检测可供鉴别。

**（六）治疗**

关键是抗菌治疗。美国CDC推荐方案如下：①阿奇霉素1g，顿服，1次/d；②头孢曲松250mg静脉用药，1次/d；③环丙沙星500mg，2次/d，持续3天；④红霉素500mg，3次/d，持续7天，也可用罗红霉素。HIV感染者可能需要更长疗程的抗菌治疗。需注意，目前已经有对环丙沙星、红霉素、氨苄西林、四环素、复方磺胺甲噁唑等药物耐药菌株。

治疗开始3~7天后需随访患者。治疗有效者，治疗开始3天内主观症状会减轻，7天内客观体征会减轻。若治疗无效，要考虑是否诊断错误、合并其他STD、患者感染了HIV、服药依从性不佳、抗菌药物耐药等可能性。痊愈所需时间取决于病灶大小，大型溃疡可能需要超过2周时间才能愈合。淋巴结病灶的缓解一般晚于溃疡病灶，可能需要针刺抽吸或切开引流。

本病易合并其他STD，因此确诊本病者需同时检测HIV，若结果阴性，则应于3个月后复查梅毒、HIV感染标志物。

**（七）预防**

尚无特殊预防措施。早期诊断并治愈患者可减少传染。患者治疗期间应避免性生活。患者起病10天内性接触过的性伴侣，无论是否出现本病表现，都应接受检查和治疗。避免可疑不洁性接触。

## 四、其他嗜血杆菌感染

嗜血杆菌属中的其他细菌，如溶血嗜血杆菌和副溶血嗜血杆菌，致病力较弱，引起疾病的报道较少。溶血嗜血杆菌为鼻咽部正常菌群，可致儿童上呼吸道感染。

副溶血嗜血杆菌为口腔和咽部正常菌群，偶可引起咽炎、化脓性口腔炎和心内膜炎。

（于岩岩　徐京杭）

## 第二十五节　百　日　咳

百日咳（whooping cough，pertussis）是由百日咳杆菌引起的急性呼吸道传染病。临床表现为阵发性痉挛性咳嗽，鸡鸣样吸气声。如未治疗，咳嗽可迁延2~3个月，故有"百日咳"之称。成人患百日咳主要表现为干咳，无明显阵发性痉挛性咳嗽。百日咳患者外周血液中淋巴细胞增多。

### 一、病原学

1. 生物学特性　百日咳杆菌是鲍特菌属（Bordetella）中的百日咳鲍特菌（B. pertussis）。百日咳杆菌长 $1 ~ 1.5 \mu m$，宽 $0.3 ~ 0.5 \mu m$，有荚膜，不能运动，革兰氏染色阴性，需氧，无芽孢，无鞭毛，甲苯胺蓝染色两端着色较深。在含有 15%~25% 鲜血的培养基中繁殖良好，故常以鲍-金（Border-Gengous）培养基（即血液、甘油、马铃薯）分离菌落。百日咳杆菌生长缓慢，在35~37℃潮湿的环境中3~7天后，生成细小的、不透明的菌落。初次菌落隆起而光滑，为光滑（S）型，又称 Ⅰ 相菌落，形态高低一致，有荚膜和较强的毒力及抗原性，致病力强。分离菌落在普通培养基中继续培养，菌落由光滑变为粗糙（R），称 Ⅳ 相细菌，无荚膜，毒力及抗原性丢失，并失去致病力。此外还有 Ⅱ 相、Ⅲ 相为中间过渡型。

已知的鲍特菌属有 4 种杆菌，除百日咳鲍特菌外还有副百日咳鲍特菌（B. parapertussis）、支气管败血鲍特菌（B. bronchiseptica）和鸟型鲍特菌（B. avium）。鸟型鲍特菌一般不引起人类致病，仅引起鸟类感染。

2. 细菌毒素　百日咳杆菌能产生许多毒性因子，已知有 5 种毒素。

（1）百日咳外毒素（PT）：为百日咳细胞壁中的一种蛋白质，百日咳外毒素由 5 种非共价键链亚单位（S1~S5）所组成。亚单位（S2~S5）为无毒性单位，能与宿主细胞膜结合，通过具有酶活力的亚单位 S1 介导毒性作用。S1 能通过腺苷二磷酸（ADP）-核糖转移酶的活力，催化部分 ADP-核糖从烟酰胺腺嘌呤二核苷酸（NAD）中分离出来，转移至细胞膜，抑制鸟苷三磷酸（GTP）结合，即抑制 G 蛋白合成，导致细胞变性。同时还能促使淋巴细胞增高，活化胰岛细胞及增强免疫应答。

（2）耐热的内毒素（endotoxin，ET）：180℃才能灭活。该毒素主要引起机体发热及痉挛。

（3）不耐热毒素（HLT）：该毒素加热 55℃ 30分钟后能破坏其毒性作用，此毒素抗体对百日咳感染无保护作用。

（4）气管细胞毒素（TCT）：损害宿主呼吸道纤毛上皮细胞，使之变性、坏死。

（5）腺苷酸环化酶毒素（ACT）：为百日咳杆菌细胞表面的一种酶，该毒素干扰吞噬细胞的吞噬作用，并抑制中性粒细胞的趋化和吞噬细胞杀菌能力，使其能持续感染。ACT 也是一种溶血素，有溶血作用。

近年有研究认为百日咳鲍特菌能够表达一种功能性的 Ⅲ 型分泌系统（包括 Bsp22、BopN、BopD 三种效应器），可能会破坏保护性的先天性和适应性免疫应答反应。

3. 细菌抗原

（1）丝状血凝素（filamentous hemagglutinin，FHA）：又称菌毛抗原。FHA 在百日咳杆菌黏附于呼吸道上皮细胞的过程中起决定作用，为致病的主要原因。FHA 免疫小鼠能对抗百日咳杆菌的致死性攻击，抗-FHA 可能是保护性抗体。

（2）凝集原（agglutinogens，AGGs）：为百日咳杆菌外膜及菌毛中的一种蛋白质成分，主要含 1、2、3 三种血清型凝血因子。AGG-1 具有种特异性，AGG-2、AGG-3 具有型特异性。通过检测凝集原的型别可了解当地流行情况。目前认为上述两种血凝素抗原相应抗体是保护性抗体。

（3）根据百日咳杆菌不耐热凝集原抗原性不同分为七型凝集原。1 型凝集原为所有百日咳杆菌均具备，7 型凝集原为鲍特菌属（包括副百日咳杆菌、支气管败血性杆菌）所共有，2~6 型以不同的组合将百日咳杆菌分为不同血清型。测定血清型主要是研究流行时菌株的血清型和选择特殊血清型菌株生产菌苗。

4. 理化特点　百日咳杆菌对外界理化因素抵抗力弱，55℃经 30 分钟即被破坏，干燥数小时即可杀灭。对一般消毒剂敏感，对紫外线抵抗力弱。但在 0~10℃存活较长。

### 二、流行病学

1. 传染源　人类是百日咳杆菌的唯一宿主。

患者或感染者是主要的传染源,从潜伏期开始至发病后 6 周,均有传染性,以病后 1~3 周卡他期传染性最强。

2. 传播途径　通过飞沫传播,咳嗽、说话、打喷嚏时形成气溶胶,通过呼吸传染给他人。污染的物品和手也有传播的可能。

3. 人群易感性和免疫力　人群对百日咳普遍易感。5 岁以下婴儿易感性最高,易感者接触后发病率达 88% 以上。由于其保护作用的抗体可能属于 IgM 型,不易通过胎盘传给胎儿,导致新生儿及 3 个月内幼婴发病率高。

4. 流行特征　本病在全世界范围内流行,本病四季都可以发生,但以冬春两季为多。世界卫生组织近年统计每年约有 4 500 万人患病,40 多万人死亡。百日咳疫苗的应用对控制百日咳的流行起到了显著效果,但百日咳患病率近年来仍呈现出明显的上升趋势,出现了所谓的“复燃”现象。一般菌苗接种者超过 12 年后免疫力下降,有报道这类人群百日咳的发生率超过 50%。美国报道 1932—1989 年曾发生 18 次流行,平均每 2~3 年 1 次。由此提示免疫接种可以控制疾病发生,但不能控制百日咳杆菌在人群中的循环。

### 三、发病机制和病理

1. 发病机制　细菌侵入易感者的呼吸道后,凭借其丝状血凝素黏附于咽喉至细支气管黏膜的纤毛上皮细胞表面并在局部繁殖,产生百日咳外毒素、腺苷酸环化酶等多种毒素引起上皮细胞纤毛麻痹和细胞变性,蛋白质合成降低,上皮细胞坏死脱落,进而引起局部损伤和全身症状。上皮细胞的病变发生和纤毛麻痹使小支气管中黏液及坏死上皮堆聚贮留,分泌物排出受阻,不断刺激呼吸道的周围神经,传入大脑皮质及延髓咳嗽中枢,反射性引起痉挛性咳嗽。由于长期刺激使咳嗽中枢形成兴奋灶,以致非特异性刺激,如进食、咽部检查、冷风、烟雾及注射疼痛等,均可引起反射性的痉挛。

百日咳杆菌产生的腺苷酸环化酶毒素和百日咳毒素在免疫病理机制中可能起着重要作用。腺苷酸环化酶毒素可进入中性粒细胞进而催化 cAMP 的生成,从而降低中性粒细胞对细菌的吞噬能力。百日咳毒素主要通过抑制淋巴细胞和巨噬细胞向感染部位的迁移来阻止或降低这些细胞对细菌的吞噬和杀灭。体液免疫在早期对百日咳杆菌的清除发挥了重要作用,但并不能彻底清除细菌,而 $CD4^+$ T 细胞和

Th1 细胞分泌的细胞因子介导的免疫反应,在百日咳杆菌感染后期起重要作用。

2. 病理解剖　百日咳杆菌侵犯鼻咽、喉、气管、支气管黏膜,引起黏膜充血、多形核白细胞及单核细胞浸润上皮细胞的基底核、部分细胞坏死。支气管及肺泡周围间质除炎症浸润外,上皮细胞胞质有空泡形成,甚至核膜破裂溶解、坏死、脱落,但极少波及肺泡。分泌物阻塞则可引起肺不张、支气管扩张。有继发感染者,易发生支气管肺炎,有时可有间质性肺炎。若发生百日咳脑病,镜检或肉眼可见脑组织充血水肿、点状出血、皮质萎缩、神经细胞变性、脑水肿等改变。

### 四、临床表现

潜伏期 3~21 天,平均 7~10 天,典型临床过程可分为三期。

1. 卡他期　起病时有咳嗽、打喷嚏、流涕、流泪,伴低热或中度发热。3~4 天后症状消失,热退,但咳嗽逐渐加重,尤以夜间为重。此期传染性最强,可持续 7~10 天,若及时治疗,能有效地控制本病的发展。

2. 痉挛期　卡他期未能控制,患者出现阵发性痉挛性咳嗽,其特点是频繁不间断地短咳十余声,如呼气状态,最后深长呼气。此时由于咳嗽而造成胸腔内负压,加之吸气时,声带仍处于紧张状态,空气气流快速地通过狭窄的声门而发出一种鸡鸣样的高音调的吸气声,接着又是一连串阵咳。如此反复发作,一次比一次加剧,直至咳出大量黏稠痰液和呕吐胃内容物而止。痉挛发作前有诱因,发作时常有喉痒、胸闷等不适预兆。患儿预感痉挛来临时,表现恐惧,痉挛发作时表情痛苦。痉挛时由于胸腔内压力增加,上腔静脉回流受阻,颈静脉怒张,眼睑及颜面充血水肿,口唇发绀,眼结膜充血,如毛细血管破裂可引起球结膜下出血及鼻出血。因阵咳、腹压增高有大小便失禁及出现疝气。此期如无并发症发生,一般持续 2~6 周,也有长达 2 个月或以上。

婴幼儿和新生儿百日咳症状比较特殊,无典型痉挛。由于声门较小,可因声带痉挛和黏稠分泌物的堵塞而发生呼吸暂停,因缺氧而出现发绀,严重者发生抽搐,可因窒息而死亡。

成人或年长儿童百日咳症状轻,而且不典型,主要表现为干咳,无阵发性痉挛,白细胞和淋巴细胞增加不明显,大多被误诊为支气管炎或上呼吸道感染。

3. 恢复期　阵发性痉挛性咳嗽次数逐渐减少至消失,持续 2~3 周好转痊愈。若并发肺炎、肺不张等常迁延不愈,可长达数周之久。

## 五、实验室检查

1. 血液检查　在卡他末期及痉咳早期白细胞计数高达$(20~40)×10^9/L$,最高可达 $100×10^9/L$,分类淋巴细胞在 60% 以上,亦有高达 90% 以上者。

2. 细菌培养　常用鼻咽拭培养法。培养越早则阳性率越高,卡他期培养阳性率可达 90%,发病第 3~4 周阳性率仅 50%。在阵咳时或阵咳后采样阳性率较高。

3. 血清学检查

(1) ELISA:目前多采用百日咳杆菌毒素和丝状血凝素作抗原来检测百日咳特异性 IgM 型抗体,可作为早期诊断,阳性率达 70%。恢复期血清阳性率增高。

(2) 酶联斑点免疫印迹法:采用抗百日咳毒素单克隆抗体进行酶联斑点免疫印迹法检测百日咳患者鼻咽分泌物中百日咳毒素,特异性高,可作为早期诊断。

(3) 单克隆抗体菌落印迹法:抗百日咳杆菌脂多糖和丝状血凝素单克隆抗体菌落印迹 ELISA 检测百日咳杆菌,48 小时即可在硝化纤维素膜上出现清晰蓝色斑点阳性印迹反应,可作为早期诊断。

(4) 荧光抗体法:应用鼻咽拭分泌物涂片,然后加上吸附荧光的高价百日咳抗血清,30 分钟后在荧光显微镜下观察病原菌,适用于快速诊断,早期患者 75%~80% 阳性。该抗体的滴度比其他抗体更具有特异性,假阳性率低于 10%,但不能代替培养法。

4. 聚合酶链反应(PCR)检查　应用鼻咽吸出物进行 PCR 检查,是一种快速、敏感性和特异性均很高的检查百日咳抗原的方法。

## 六、诊断和鉴别诊断

1. 诊断依据　根据流行病学史提供的资料,结合临床表现如患儿曾有发热,但热退后咳嗽症状反而加重,特别在晚间咳嗽剧烈,且无明显肺部阳性体征,应作为疑似诊断。若有明显痉挛,外周血白细胞计数及淋巴细胞分类均明显增高则根据这些特点可给予百日咳临床诊断。加之细菌培养阳性或血清学免疫学、PCR 检查阳性可以确诊百日咳。

2. 鉴别诊断

(1) 感冒等:卡他期应与感冒、流行性感冒等相鉴别。

(2) 痉挛性支气管炎:肺部听诊发现明显哮鸣音,白细胞分类无淋巴细胞增高。

(3) 肺门淋巴结核:支气管旁淋巴结肿大,胸腺肥大均可压迫气管、支气管而引起阵咳,可根据肺部 X 线检查、结核菌素试验加以鉴定。

(4) 百日咳综合征:副百日咳杆菌,腺病毒 1、2、3、5 型以及呼吸道合胞病毒等感染亦可引起类似百日咳症状,但一般中毒症状较百日咳重,咳喘较明显,淋巴细胞增高不如百日咳明显。胸部 X 线检查可见"心缘毛糙征",即心缘两侧附近密集、不规则线状或锯齿状阴影,其形成可能与支气管阻塞或间质性肺炎有关。其鉴别主要依靠细菌培养、病毒分离及血清学检查。

(5) 其他喉、气管异物:亦可引起阵发性咳嗽。如患儿无前驱卡他症状而突然发生阵咳,需注意鉴别。

## 七、并发症

1. 支气管肺炎　为最常见的并发症,多为继发感染所致,可发生在病程中任何时期,但以痉咳期多见。发生支气管肺炎时,阵发性痉咳可暂时消失,而体温突然升高,呼吸浅而快,口唇发绀,肺部出现湿性啰音,外周血白细胞升高,以中性粒细胞升高为主,胸部 X 线检查可见肺炎病变。

2. 肺不张　肺不张是由支气管或细支气管被黏稠分泌物部分阻塞所致,多见于肺中叶和下叶。

3. 肺气肿及皮下气肿　由于痉挛及分泌物阻塞,可导致肺气肿,当肺泡高压,肺泡破裂而引起肺间质气肿,通过气管筋膜下产生颈部皮下气肿,通过肺门可引起纵隔气肿,通过胸膜脏层可产生气胸。

4. 百日咳脑病　这是最严重的并发症,发生率 2%~3%,主要发生于痉挛期,表现为反复抽搐、意识障碍、感染,甚至出现脑水肿、脑疝而危及生命。发生机制是由于痉咳而引起脑血管痉挛,导致脑缺氧、脑出血所致。

5. 其他　原有较严重心血管疾病可引起心力衰竭,原有结核病可致潜伏结核病复发为活动性结核病。此外,由于长期经常性呕吐、厌食造成营养不良。

## 八、治疗

1. 一般治疗　按呼吸道传染病隔离,保持室内安静,空气新鲜和适当温度、湿度,避免嘈杂和刺激。

为保持呼吸道通畅和利于分泌物的排出,婴幼儿痉咳时注意低头体位,拍背,痰多者要及时吸痰。为防止婴儿突然窒息,尤其在夜间易发生,应有专人守护。一旦发生窒息及时做人工呼吸、吸痰、给氧,必要时进行口对口呼吸。对呼吸暂停或抽搐的婴儿进行气管插管和呼吸道持续正压给氧治疗,可以改善呼吸功能或减低缺氧状态,对抗存在的肺不张,减轻喉和支气管痉挛。沙丁胺醇(salbutamol)0.3mg/(kg·d),分 3 次口服,能解除痉挛症状,可以减轻婴幼儿呼吸困难。如应用效果不好,可选用镇静剂,苯巴比妥每次 2~3mg/kg,或选用氯丙嗪每次 0.5~1.0mg/kg,2 次/d 或 3 次/d,口服。

2. 抗生素治疗 发病早期即卡他期应用抗生素治疗,效果较好,痉挛期疗效欠佳,但可以缩短排菌时间。首选红霉素 30~50mg/(kg·d),用药 7~14 天。其次可选用氯霉素 30~50mg/(kg·d),此外还可选用氨苄西林、庆大霉素静脉滴注或肌内注射。复方磺胺甲噁唑亦有效。

3. 肾上腺皮质激素 能减轻症状和缩短疗程,但要注意激素的不良反应。6~9 月龄以内婴儿可选用倍他米松(betamethasone)0.075mg/(kg·d),或氢化可的松 30mg/(kg·d),肌内注射,2 天后逐渐减量,用药 7~8 天停药。

4. 百日咳免疫球蛋白(P-IVIG) 2.5ml(400μg/ml),肌内注射,1 次/d,连用 3~5 天,适用于重症患儿,幼婴剂量减半。

5. 中医中药治疗 采用中西医结合治疗百日咳可达到缩短病程、减轻症状的疗效。痉咳期以清肺止咳、化痰为主,可选用杏仁、冬瓜仁、芦根、桃仁、紫菀、百部、甘草、白茅根、葶苈子等加减。

6. 并发症治疗

(1)合并肺部感染:给予抗生素,选用青霉素及头孢菌素类,静脉滴注。

(2)百日咳脑病:除给予有效抗生素治疗外,还可应用镇静剂,可选用苯巴比妥钠每次 5mg/kg 肌内注射,或地西泮每次 0.1~0.3mg/kg 肌内注射或静脉注射。难以控制的惊厥可用异戊巴比妥钠每次 5mg/kg,稀释后静脉注射或采用冬眠疗法。有脑水肿者应用甘露醇或山梨醇每次 1~2g/kg,静脉注射。此外,应用肾上腺皮质激素有减轻脑水肿的作用。

## 九、预后

与年龄、原有健康情况及有无并发症等有关。年龄越小,预后越差,婴幼儿患病预后不良,并发有

百日咳脑病及支气管肺炎者预后不良。

## 十、预防

1. 控制传染源 在流行季节,凡确诊的患者应立即隔离至病后 40 天,或隔离至痉咳后 30 天。对接触者应密切观察至少 3 周,若有前驱症状应及早抗生素治疗。

2. 切断传播途径 由于百日咳杆菌对外界抵抗力较弱,不需消毒处理,但应保持室内通风,衣物在阳光下暴晒,对痰液及口鼻分泌物则应进行消毒处理。

3. 提高人群免疫力 常用的常规菌苗为全细胞菌苗,即百日咳、白喉、破伤风(DTP)制剂,每 0.5ml 用量内含百日咳 4 个保护单位。3~6 月龄婴儿进行基础免疫,皮下注射 0.5ml、1.0ml、1.0ml,共 3 次,每次间隔 4 周。流行期时 1 月龄婴儿即可接受疫苗,1~2 岁时再加强肌内注射。亦有提倡 DTP 菌苗正常婴儿和儿童 2 月龄进行第 1 次,4 月龄第 2 次,6 月龄第 3 次,15 个月第 4 次,4~6 岁第 5 次。由于年长儿或成人免疫力降低仍可感染百日咳,7 岁以后每 10 年进行 1 次。该菌苗对出生时有外伤史、过敏史、家族中有精神神经病史、本人有惊厥史、进行性神经系统疾病及存在急性感染的患者禁忌接种。一般接种后在局部注射处有疼痛、轻度或中度发热等症状,极少者在接种后数日至数周后出现惊厥等脑部症状。以日本为代表的一些国家先后成功研制了无细胞百日咳疫苗,意大利研制出新型 DNA 重组百日咳菌苗,我国于 1985 年后对无细胞百日咳菌苗进行了系统试验,已获得有效的百日咳菌苗制剂。现正在开发新一代基因工程疫苗,研究最多的是亚单位疫苗和 DNA 疫苗。

4. 药物预防 对婴幼儿及体弱小儿及未经预防接种而与百日咳患者密切接触者,可选用百日咳免疫球蛋白 2.5ml 肌内注射,或恢复期血清 10~20ml 肌内注射,5~7 天重复注射 1 次,连续 3 次,可使其暂不发病。近来证实红霉素对百日咳接触者进行预防可降低百日咳的感染率,剂量 30~50mg/kg,分 4 次口服,连服 5~7 天,有助于控制百日咳传播。

(韦 嘉)

## 第二十六节 巴斯德菌感染

巴斯德菌感染引起的疾病称为巴斯德菌病(pasteurellosis)。巴斯德菌家族包括出血败血性巴

斯德菌、溶血性巴斯德菌、嗜肺性巴斯德菌及尿素酶巴斯德菌等。巴斯德菌在动物体内可以为共生菌和/或机会性感染菌及致病菌，是动物感染性疾病的重要致病菌。通过动物咬伤、与动物密切接触等途径也可引起人类疾病。在这类疾病中，以出血败血性巴斯德菌所致者较多见，可引起软组织感染、呼吸道感染及败血症等临床特征。诊断主要依据流行病学史、临床特征及细菌学检验。从伤口部位、痰液、脓液及血液中分离出病原体，可确立诊断。青霉素等抗生素治疗有较好效果。

## 一、病原学

巴斯德菌属（Pasteurella）归于巴斯德菌科。为革兰氏阴性杆菌，无芽孢和鞭毛。巴斯德菌可在血平板培养基上生长，在麦康凯培养基上不能生长。菌落呈白色透明，微隆起，边缘整齐，不溶血。巴斯德菌属内各个种之间的主要鉴别依据是否溶血，在麦康凯琼脂上是否生长，以及吲哚、脲酶、葡萄糖产气、乳糖和甘露醇等试验。巴斯德菌有多杀巴斯德菌（*Pasteurella multocida*）、败血巴斯德菌（*Pasteurella septica*）、鸡巴斯德菌（*Pasteurella gallicida*）、*Pasteurella granulomatis*、溶血巴斯德菌（*Pasteurella haemolytica*）和犬巴斯德菌（*Pasteurella canis*）等亚种。*Pasteurella septica* 和 *Pasteurella gallicida* 均可引起禽霍乱，应用 PCR 指纹和 A-Glu（糖苷酶）活性可确切区分 *Pasteurella multocida* 亚种和 *Pasteurella septica* 亚种。*Pasteurella multocida* 亚种可从狗猫中分离，*Pasteurella septica* 亚种常从猫接触者中分离，该亚种对中枢神经系统有较高的亲和性。不同亚种感染不同宿主时的毒力强弱等特性尚不明了，但感染的严重性和发生范围与种属、感染的年龄、环境和菌株种类等因素有关。确定亚种在流行病学和临床诊疗方面均有重要意义。

巴斯德菌主要毒力因子包括多杀巴斯德菌外毒素（*Pasteurella multocida* exotoxin, PMT）、脂多糖（LPS）、外膜蛋白（outer membrane protein, OMP），巴斯德菌毒力因素可能还包括病毒外壳、内毒素、离子结合转运系统、热休克蛋白、神经氨酸酶、抗体裂解酶和磷脂酶活性等。

## 二、流行病学

巴斯德菌分布广泛，亚洲、北美和地中海等国家和地区均有病例报道。传染源主要是携带了巴斯德菌的狗、猫等家养宠物和患者，巴斯德菌可在许多动物（猫、狗常见）的鼻咽部和胃肠道繁殖，猫携带病菌率为 70%~90%。人类感染通常在与动物接触尤其是被狗、猫咬伤或抓伤后或皮肤有破损时，经动物（宠物）舔舐引起感染。接触患者的分泌物或排泄物亦可导致感染。老年人或免疫力低下者还可由于吸入污染的分泌物而引起感染。有职业暴露和/或宠物暴露的人群其抗血清流行率是非暴露对照人群的 2 倍。近 30 年来的文献提示，全球每年有 20~30 例因巴斯德菌感染引起死亡的报道。死亡病例大多因严重的并发症死亡。巴斯德菌中，*Pasteurella multocida* 是人感染的主要种类，也是重症病例的主要病原。犬咬所致的感染中 *Pasteurella canis* 亚种更为常见。

## 三、发病机制和病理

巴斯德菌进入人体后在入侵部位繁殖，造成局部组织的炎性细胞浸润和损伤，可导致白细胞和中性细胞计数升高。大量繁殖的细菌可侵入血流，引起菌血症，细菌随血流可播散至全身各个器官和系统，引起相应组织的损伤和全身炎症反应。

## 四、临床表现

巴斯德菌是动物咬伤后最常见的引起局部感染的病原。巴斯德菌感染的临床表现由于细菌入侵部位不同而表现各异。常见感染部位有软组织、呼吸道、结膜、头部邻近组织。巴斯德菌是动物咬伤后最常见的引起局部感染的病原。感染后的临床表现可有急性感染和慢性感染，有广泛分布的化脓灶，包括呼吸道、结膜。可引起人类肺部感染、菌血症、脑膜炎、眼部感染、骨髓炎、化脓性关节炎、心内膜炎、胸膜炎、腹膜炎和尿路感染等。*Pasteurella multocida* 亚种可引起暴发性败血症。

肺部感染巴斯德菌者年龄较大，往往有基础性肺病（如 COPD、支气管扩张或恶性肿瘤），可表现为肺炎、气管及支气管炎、肺脓肿、脓胸，临床表现与其他病原菌引起的呼吸道感染不易区分。

巴斯德菌引起的脑膜炎患者有典型的细菌性脑膜炎的临床表现，如发热、头痛、颈项强直、意识改变等，脑脊液呈典型的细菌性脑膜炎的改变。17% 有神经系统的并发症，病死率高达 25%。有的患者与家养宠物有非创伤性接触后感染，主要是通过呼吸道气溶胶方式传播。

巴斯德菌引起眼部感染，临床上可出现眼周脓肿和眶周蜂窝织炎，伴明显疼痛和红肿。

肝硬化患者、腹膜透析患者可发生巴斯德菌感染性腹膜炎。即使在有效的抗生素治疗下,病死率仍然很高。

巴斯德菌还可引起关节炎,伴急性痛风、鼻炎、鼻窦炎、结膜炎、泪囊炎、会厌炎等。

### 五、实验室检查

外周血中白细胞计数明显升高,中性粒细胞比例升高。通过属特异性寡核苷酸设计靶向基因为16S rRNA的探针pmhyb449,可用于特异性鉴定巴斯德菌。感染伤口、胸腔积液、尿液、中耳炎患者耳道分泌物、痰、脑脊液中均可分离培养细菌菌株。

### 六、诊断

根据流行病学史、宠物接触史,结合临床症状和体征作出临床诊断。确证需依据分离的病原菌,亚临床感染者的检测推荐用口腔分泌物为标本,也可用PCR或在固相选择性培养基上分离细菌。

### 七、治疗

抗菌治疗是控制本病发生发展最为有效的措施,有流行病学依据者均应积极治疗(包括无临床症状者的预防性治疗)。青霉素G、氨苄西林、四环素、链霉素是最常见的治疗措施,第三代头孢菌素对巴斯德菌显示出强有力的抗菌活性,平均治疗时间为14天。考虑到耐药问题,推荐采用抗生素联合用药方案,如阿莫西林加克拉维酸钾,青霉素过敏者可用多西环素加甲硝唑,或克林霉素加氟喹诺酮,或复方磺胺甲噁唑,孕妇可联合头孢曲松钠。在给予强有力的抗菌治疗下,对不同的感染给予相应的对症治疗,如关节炎时可进行关节液抽吸和关节内注射激素治疗,眼周脓肿和眶周蜂窝织炎可切开引流等,可迅速改善临床症状,明显提高治愈率。

近年发现一些菌株含有耐药质粒和转座子。特别是对磺胺、链霉素的耐药性高达90%。

### 八、预防

减少和限制与动物接触及疫苗接种是预防巴斯德菌感染的最有效的方法,但目前尚无安全有效的活疫苗,仅有细菌毒素疫苗、菌苗。PMT是巴斯德菌的重要致病毒素,用灭活的PMT作为免疫原,接种后可检测到PMT抗体、血清特异性IgG和鼻引流物中特异性IgA。疫苗每年接种2次,每次免疫效果可达4~6个月。

(韦　嘉)

## 第二十七节　不动杆菌感染

不动杆菌属(Acinetobacter)细菌是条件致病菌,当机体抵抗力降低时易引起机体感染,是引起医院内感染的重要机会致病菌之一。本菌可引起呼吸道感染、败血症、脑膜炎、心内膜炎、伤口及皮肤感染、泌尿生殖道感染等,重症者可导致死亡。不动杆菌感染多见于老年人及婴幼儿。近年来本菌在医院内暴发流行和耐药性不断增加,并呈多重耐药,故引起临床重视。

### 一、病原学

不动杆菌属隶属于细菌域,变形菌门,变形菌纲,假单胞目,莫拉菌科,是一类不发酵糖类的革兰氏阴性杆菌,本菌属的分类经过多次变迁,如醋酸钙微球菌、黏球菌、阴道海尔菌、硝酸盐阴性杆菌硝酸盐无色杆菌、多形模仿菌、洛菲莫拉菌等。1984年《伯杰氏系统细菌学手册》记载,该菌归属于奈瑟科,仅有一个种,即醋酸钙不动杆菌(A. calcoaceticus)。其中又分两个亚种,是醋酸钙不动杆菌硝酸盐阴性亚种(A. calcoaceticus subsp. anitratum)和洛菲亚种(A. calcoaceticus subsp. lwoffii);后者旧称为多形模仿菌(mima polymotha)。两个亚种的主要区别是前者可氧化分解葡萄糖、木糖、乳糖等,产酸不产气,而后者则不分解任何糖类。近年来通过DNA杂交技术可以更准确地区分基因种,目前不动杆菌属至少包含34个已正式命名的基因种。在不动杆菌属中,鲍曼不动杆菌、基因3型不动杆菌、基因13TU型不动杆菌密切相关,一起组成鲍曼不动杆菌复合群,是重要的院内感染致病菌,常导致严重感染。临床实验室很难通过生化表型把不动杆菌鉴定到基因型水平,特别鲍曼不动杆菌复合群和乙酸钙不动杆菌表型十分接近,所以这部分细菌又统称为乙酸钙-鲍曼不动杆菌复合群。不动杆菌形态多为球杆菌,可单个存在,但常成对排列,有时形成链状。在固体培养基内以双球菌为主,液体培养基内则多呈短杆状,偶呈丝状,革兰氏染色时常不易脱色,故易造成假阳性菌。本菌为专性需氧菌,对营养物无特殊要求,在普通培养基上生长良好。最适宜温度为37℃。24小时后,菌落呈圆形突起,表面光滑,边缘整齐,灰白色,不透明,有黏液,无动力,有荚膜。溶血性不动杆菌在血琼脂干板上可呈β溶血。一般不产生色素,少数菌株产生黄褐色色素。本菌氧化酶试验阴性,过氧化氢酶试验不定,吲哚、硫化氢、甲基红、伏-波(Voges-Proskauer,VP)反应均阴性,不产生苯丙氨酸脱氨酶、赖氨酸脱羧酶、鸟氨酸脱羧酶和精氨酸双水解酶,均不能还原硝酸盐。对湿热、紫外线、各种化学消毒剂有较强的抵抗力,常规消毒只能抑制其生长而无法彻底杀灭。大多数菌株能利用枸橼酸盐。鲍曼不动杆菌具有强大的获得耐药性和克隆传播的能力,多重耐药、广泛耐药、全耐药鲍曼不动杆菌呈世界性流行,已成为我国院内感染最重要的病原菌之一。多重耐药鲍曼不动杆菌(multidrug-resistant Acinetobacter baumannii,MDRAB)是指对下列五类抗菌药物中至少三类抗菌药物耐药的菌株,包括:抗假单胞菌头孢菌素,抗假单胞菌碳青霉烯类抗生素,含有β-内酰胺酶抑制剂的复合制剂(包括哌拉西林/他唑巴坦、头孢哌酮/舒巴坦、氨苄西林/舒巴坦),氟喹诺酮类抗菌药物,氨基糖苷类抗生素;广泛耐药鲍曼不动杆菌(extensively drug resistant Acinetobacter baumannii,XDRAB)是指仅对1~2种对其感染治疗有效的抗菌药物(主要是替加环素和/或多黏菌素)敏感的菌株;全耐药鲍曼不动杆菌(pan drug resistant Acinetobacter baumannii,PDRAB)则指对目前所能获得的潜在有抗不动杆菌活性的抗菌药物(包括多黏菌素、替加环素)均耐药的菌株。

## 二、流行病学

1. 传染源　可以是患者自身,亦可以是不动杆菌感染者或者带菌者,尤其是双手带菌的医务人员。不动杆菌广泛分布于外界环境中,主要在水体和土壤中,易在潮湿的环境中生存。该菌黏附力极强,易在各类医用材料上黏附,而成为可能的贮菌源。医院内非生物贮菌所包括医疗器械、室内空调机、机械通气装置、氧气湿化瓶、面罩、气管插管、腹膜透析、保留导管等。病房设备的细菌污染如床罩、浸湿的床褥等均可传播本菌。此外,本菌可寄植于人体的结膜、口腔、鼻咽、胃肠道及泌尿生殖道等部位。25%正常人皮肤携带此菌,尤其是潮湿部位:腋窝、腹股沟、趾蹼等处。院内患者携带率明显增高,尤其是不动杆菌属感染的暴发时期。住院患者咽拭子阳性率为7%~18%,气管切开者咽拭子阳性率可达45%。目前临床感染的不动杆菌中,鲍曼不动杆菌和醋酸不动杆菌占绝大多数,达80%以上。

2. 传播途径　接触传播和空气传播。在医院内接触患者的护士的手上携带流行株概率可高达29%,感染的患者皮肤经常带菌,患者在病房之间移动极易造成医院内感染。此外,此菌通过医务人员带菌的手在治疗操作中传播为一重要传播途径。还可通过污染的医疗器械传播。由于该菌在环境中存活时间长,干燥滤纸上可存活6天,在干燥手指上存活36~72小时,易形成气溶胶,由空气传播。

3. 易感人群　不动杆菌属细菌是条件致病菌,当机体抵抗力降低时易引起机体感染,多见于老年人和婴幼儿。

高危因素:不动杆菌感染的高危因素有恶性肿瘤、烧伤、腹膜透析、接受皮质激素治疗、放疗、化疗和免疫抑制剂治疗。重症监护病房、肾脏科病房、烧伤科病房、新生儿病房等为高危病区。

## 三、发病机制与病理

不动杆菌最初被认为是低毒力的微生物,对其致病机制及引起的宿主反应所知甚少。目前已确定其致病与对上皮细胞的黏附、繁殖及侵袭相关。但具体的发病机制仍不明确。其致病因素包括菌毛介导形成的生物膜,与细胞凋亡相关的外膜蛋白A,产生脂溶性和细胞毒性的细胞外酶、脂多糖、铁采集系统、群体感应系统等。其中生物膜的形成被认为是主要的致病因子,细菌通过形成生物膜黏附在生物或非生物表面,可以抵御宿主免疫防御机制、抗生素等,从而伺机致病。移位及黏附于肺泡上皮细胞的鲍曼不动杆菌主要通过产生毒力因子如外膜蛋白A、磷酸酯酶、脂多糖、青霉素结合蛋白、外膜囊泡等攻击宿主细胞,通过一系列的跨膜信号传导激活NF-κB信号通路,后者通过对多种基因表达的调控,调控多种炎症介质和细胞因子的表达,如IL-1、IL-6、IL-8诱导肺部炎症。

## 四、临床表现

临床表现主要根据感染部位不同和病情轻重不一而症状差异很大。

1. 呼吸道感染　较为常见,多发生在有严重基础疾病的患者,如原有肺部疾病、长期卧床不起、接受大量广谱抗菌药物、气管切开、气管插管、人工辅助呼吸等。我国ICU患者呼吸道标本分离菌中,鲍曼不动杆菌排名第三(11%)。临床表现多为轻度或中度不规则发热,咳嗽,胸痛,气急,严重者有发绀表现。肺部可有中细湿啰音。胸部X线检查常表现为支气管炎,亦可为大叶性或片状浸润阴影,偶有脓肿或渗出性胸膜炎。可并发败血症及脑膜炎。痰培养和气管抽吸物培养有大量细菌生长。菌血症少见,如不及时治疗，病死率较高（40%~64%）。其发病的高危因素有：高龄、慢性肺部疾病、免疫力低下、不合理的抗生素应用、侵袭性装置的应用，如气管插管、胃管及呼吸机的应用。

2. 败血症 不动杆菌败血症主要发生于医院内感染，主要致病菌为鲍曼不动杆菌，通常发生在住院的第2周。在2 576株败血症病原菌中，医院内感染的不动杆菌在革兰氏阴性杆菌中仅次于大肠埃希菌、假单胞菌属，与肺炎杆菌分离株几乎相等，约占8%。而在医院外感染的9种革兰氏阴性杆菌败血症中，不动杆菌的发生率最少。不动杆菌败血症多发生在使用留置的动静脉导管、导尿管或外科手术的患者，或患有严重基础疾病、长期应用肾上腺皮质激素或细胞毒等药物的患者，常与呼吸道感染合并发生。患者有发热、毒血症症状、皮肤瘀点、肝脾大等，严重者可发生休克。本病的病死率颇高（17%~46%），其中重要的原因是与该菌耐药和多种细菌合并感染有关。鲍曼不动杆菌感染的病情通常较重，病死率也较高。

3. 伤口及皮肤感染 创口感染占该菌感染总数的17.5%，发病率依次为外伤性感染、手术后感染、烧伤后创面感染。近年来烧伤后创面不动杆菌感染有增多趋势。创口感染也可由本菌和其他细菌构成混合感染。如肠杆菌属、铜绿假单胞菌、肠球菌属、葡萄球菌属或化脓链球菌造成混合感染。静脉导管污染本菌可引起严重的皮肤蜂窝织炎。严重的创口感染常合并败血症。

4. 泌尿生殖道感染 该菌在泌尿生殖系统的检出率较高，仅次于呼吸系统。国内有学者报道，该菌属引起的尿道感染占28.6%。原发病有前列腺肥大、尿道结石、尿道狭窄，诱因多为留置导尿管、膀胱造瘘等。常发生于年老体弱的患者，特别是ICU长期卧床的患者，以男性居多。临床表现为尿道炎、肾盂肾炎、阴道炎等，大多以该菌属单独感染为主，部分可混合其他细菌感染，尚有部分为无症状带菌者。

5. 脑膜炎 大多发生于颅脑手术后，也可为原发性感染，尤其在小儿中。诱发因素有颅脑外科手术、颅咽管瘤穿刺抽吸、腰椎穿刺以及长期应用广谱抗菌药物等。临床表现有发热、头痛、呕吐、颈强直、凯尔尼格（Kernig）征阳性等化脓性脑膜炎改变。婴幼儿则有凝视、尖叫、惊厥、眼球震颤、前囟饱满紧张、骨缝增宽、四肢肌张力增高，皮肤亦可出现瘀点、瘀斑等表现。临床上易误诊为流行性脑脊髓膜炎，应加以注意。同时还可以并发脑室炎、脑脓肿、脑积水等。脑脊液检查表现为外观混浊，细胞总数及中性粒细胞增高，蛋白质增高，糖和氯化物含量降低。脑脊液涂片、皮疹刮取物及血培养均可检出不动杆菌。

6. 心内膜炎 在临床上较为少见，主要是引起瓣膜病变，特别是主动脉瓣和左房室瓣。多由鲍曼不动杆菌引起，也可由洛菲不动杆菌引起。患者多有先天性心脏病、风湿性心脏病等心脏疾病，可因拔牙、流产、静脉吸毒、急性中耳炎、皮肤伤口、心脏手术等引起感染。患者可有脾大和皮疹等体征。不动杆菌心内膜炎也可以神经系统征象为主要表现。不动杆菌易侵犯主动脉瓣，患者有发热、寒战、意识改变、肢体瘫痪、继发心脏改变以及血培养阳性等表现。因此，年轻患者出现偏瘫或蛛网膜下腔出血、细菌性脑膜炎、脑脓肿伴有心脏器质性杂音，应怀疑感染性心内膜炎。

7. 腹膜炎 不动杆菌可引起腹膜炎，在持续性非卧床腹膜透析患者中发生率较高。糖尿病未得到有效控制或透析操作不当为直接诱因，多发生在腹膜透析后2~13个月。临床上主要表现为腹痛，部分患者腹部有压痛。腹膜透析患者的腹透液混浊，少数患者可出现发热，一般无腹腔脓肿形成。预后大多良好。

8. 其他 本菌尚可引起其他部位的感染，且形成化脓性炎症，如化脓性关节炎、骨髓炎、眼部感染和口腔脓肿等。其他如经皮肝穿刺胆道造影剂胆汁引流引起的不动杆菌胆管炎也有报道。

## 五、检查

1. 血常规检查 白细胞总数明显增高，中性粒细胞达80%以上。

2. 病原学检查 本菌与莫拉菌和奈瑟菌在形态上很相似，但也有一定区别。一般奈瑟菌为肾形，相对排列；莫拉菌则为短杆菌，成双排列，两端相连。不动杆菌的形态可因使用培养基不同而异。如用18~24小时培养的琼脂平板作涂片，则常为$1.0\mu m \times 0.7\mu m$的双球菌；而用肉汤培养物涂片则呈典型的$2.0\mu m \times 1.2\mu m$的杆菌，根据生化反应不同可以鉴别。但是在判定结果时，应考虑到本菌特点，即不动杆菌分布广泛、营养条件要求低、易于生长繁殖等特点，致容易出现标本污染而发生假阳性，故应在严格消毒后采集标本。一般认为培养阳性2次以上方有诊断价值，如仅培养1次阳性，应结合临床，考虑有无上述易感因素，药物敏感试验结果是否与临床疗效一致等情况进行综合判断。此外,尚需注意尿、痰或咽部培养阳性并不一定是致病菌,须多次阳性或纯培养方可判断为致病菌。例如尿培养阳性者细菌计数应>10 万/ml;痰培养阳性者,每个平板的不动杆菌菌落数应在 30 个以上。

3. 其他辅助检查 肺部 X 线检查可表现为多叶性气管支气管肺炎,偶有脓肿形成及渗出性胸膜炎。脑脊液检查外观混浊,细胞总数及中性粒细胞增高。

## 六、并发症

可并发脑室炎、脑脓肿、脑积水、化脓性关节炎、骨髓炎、腹膜炎、腹腔脓肿、眼部感染和口腔脓肿。

## 七、诊断

本病临床表现并无特征性,不动杆菌感染诊断有赖于细菌培养。如有引起本病感染的诱因则利于诊断。医院内感染、发生于有严重原发疾病患者的感染均要考虑本菌感染。机体抵抗力下降,免疫功能低下,老年和早产儿,气管切开插管,久置动静脉导管、导尿管,广谱抗生素应用及监护室环境等均为重要易感因素。当分离到不动杆菌时,应根据临床情况进行判断。首先应考虑是带菌者,分离出的细菌约 10% 有肯定的临床诊断意义。一般认为培养阳性 2 次以上方有诊断价值。如果仅有 1 次培养阳性,则应结合突出的临床表现和导致免疫力低下的因素、药物敏感试验结果与临床疗效是否一致等情况进行综合判断。尿、痰或咽拭子培养阳性并不一定是致病菌,须多次培养阳性或纯培养方可判断为致病菌。血培养阳性不能轻易认为是细菌的污染,要客观评价其诊断价值,并应反复进行培养和密切观察病情变化。

## 八、鉴别诊断

本菌与莫拉菌和奈瑟菌在形态上很相似,但也有一定区别。一般奈瑟菌为肾形,相对排列;莫拉菌则为短杆菌,成双排列,两端相连。

## 九、耐药性

不动杆菌有较强的生存能力及产生和传播其耐药性的能力,尤其是鲍曼不动杆菌。加之临床上大量使用广谱抗菌药物,为细菌耐药性的产生和发展创造了有利的环境。目前鲍曼不动杆菌几乎对所有临床使用的抗菌药物(β-内酰胺类、氨基糖苷类、氟喹诺酮类药、碳青霉烯类)耐药。不动杆菌的耐药机制复杂,主要有:产生 β-内酰胺酶、外排泵激活、外膜蛋白缺失导致对 β-内酰胺类抗生素耐药;产生氨基糖苷修饰酶(AME)或 16S rRNA 甲基化酶对氨基糖苷类耐药;细菌 gryA 和 parC 基因的点突变引起对喹诺酮类耐药;产苯唑西林酶(OXA-23,OXA-24,OXA-40 等)产金属 β-内酰胺酶、外排泵过度表达导致对碳青霉烯类耐药。而产生 β-内酰胺酶是几种耐药机制中最普遍的,也是不动杆菌属耐药的主要机制。本菌能携带多种耐药基因,还能传递、接受耐药基因而获得多种耐药谱,近年来本菌对临床常用抗生素普遍耐药,且出现多重耐药菌株(MDR)、广泛耐药(XDR)、全耐药菌株(PDR)、耐碳青霉烯类鲍曼不动杆菌(CRAB),给治疗带来许多困难。临床治疗可选择的抗菌药物比较少,常常导致临床抗菌药物治疗失败或病程延长。

2012 年 CHINET 不动杆菌属细菌耐药性监测的调查结果显示:2012 年 1 月至 12 月中国不同地区 15 所医院临床分离的不动杆菌属 8 739 株,居前 3 位的依次为鲍曼不动杆菌 7 827 株(89.6%),洛菲不动杆菌 301 株(3.4%),居尼不动杆菌 195 株(2.2%)。7 827 株鲍曼不动杆菌对米诺环素和头孢哌酮/舒巴坦耐药率较低,分别为 35.2% 和 35.7%,其次为阿米卡星(43.4%)和左氧氟沙星(49.5%),对亚胺培南和美罗培南的耐药率分别为 63.5% 和 68.2%。1 952 株受测试的鲍曼不动杆菌对替加环素的耐药率较低,为 10.9%。301 株洛菲不动杆菌对所有受测试抗菌药物的耐药率均低于鲍曼不动杆菌,除对头孢噻肟的耐药率为 63.8% 外,对其余药物的耐药率均低于 40.0%。另外,在 7 827 株鲍曼不动杆菌中,MDR 和 PDR 菌株的平均检出率分别为 45.0% 和 20.0%,但不同医院的检出率也有很大差异。其中,MDR 检出率最高的医院为 73.0%,最低为 12.9%,其他的医院为 20.5% ~ 72.7%。而 PDR 检出率最高为 44.1%,最低为 0.6%,其他医院为 2.3% ~ 40.5%,3 521 株 MDR 的不动杆菌和 1 567 株 PDR 鲍曼不动杆菌中,分离来自 ICU 的最多,分别占 39.1% 和 32.4%;其次为外科,分别占 17.6% 和 17.9%。

在不同科室中,ICU 分离的鲍曼不动杆菌对大多数抗菌药物的耐药率均高于其他科室,其次为急诊科。各科室分离的鲍曼不动杆菌对头孢哌酮/舒巴坦和米诺环素耐药率较低,分别为 29.1% ~ 51.8% 和 25.3% ~ 50.2%。在 ICU 和急诊分离的鲍曼不动杆菌中,除对头孢哌酮/舒巴坦和米诺环素耐药率较低外,对其他抗菌药物如哌拉西林、氨苄西林/舒巴坦、哌拉西林/他唑巴坦、头孢噻肟、亚胺培南、美罗培南、阿米卡星、庆大霉素、环丙沙星、左氧氟沙星的耐药率较高,哌拉西林、氨苄西林/舒巴坦分别为76.0%~99.0%和72.3%~97.5%。

## 十、治疗

### (一) 鲍曼不动杆菌感染的抗菌治疗原则

应综合考虑感染病原菌的敏感性、感染部位及严重程度、患者病理生理状况和抗菌药物的作用特点。主要原则有:

1. 根据药敏试验结果选用抗菌药物。鲍曼不动杆菌对多数抗菌药物耐药率达50%或以上,经验性选用抗菌药物困难,故应尽量根据药敏结果选用敏感药物。

2. 联合用药,特别是对于 XDRAB 或 PDRAB 感染常需联合用药。

3. 通常需用较大剂量。

4. 疗程常需较长。

5. 根据不同感染部位选择组织浓度高的药物,并根据 PK/PD 理论制定合适的给药方案。

6. 肝、肾功能异常者及老年人,抗菌药物的剂量应根据血清肌酐清除率及肝功能情况进行适当调整。

7. 混合感染比例高,常需结合临床覆盖其他感染菌。

8. 常需结合临床给予支持治疗和良好的护理。

### (二) 治疗鲍曼不动杆菌感染的常用抗菌药物

1. 舒巴坦及含舒巴坦的 β-内酰胺酶抑制剂与 β-内酰胺类抗生素的复合制剂　因 β-内酰胺酶抑制剂舒巴坦对不动杆菌属细菌具抗菌作用,故含舒巴坦的复合制剂对不动杆菌具良好的抗菌活性,国际上常使用氨苄西林/舒巴坦,国内多使用头孢哌酮/舒巴坦治疗鲍曼不动杆菌感染。对于一般感染,舒巴坦的常用剂量不超过 4.0g/d;对于 MDRAB、XDRAB、PDRAB 感染,国外推荐可增加至 6.0g/d,甚至 8.0g/d,分 3~4 次给药。对于肾功能减退患者,需调整给药剂量。

(1) 头孢哌酮/舒巴坦:常用剂量为 3.0g(头孢哌酮 2.0g+舒巴坦 1.0g),每 6~8 小时 1 次,静脉滴注。对于严重感染者可根据药敏结果与米诺环素、阿米卡星等药物联合用药。

(2) 氨苄西林/舒巴坦:给药剂量为 3.0g,每 6 小时 1 次,静脉滴注。严重感染患者与其他抗菌药物联合。

(3) 舒巴坦:可与其他类别药物联合用于治疗 XDRAB、PDRAB 引起的感染。

2. 碳青霉烯类抗生素　临床应用的品种有亚胺培南、美罗培南、帕尼培南及比阿培南,可用于敏感菌所致的各类感染,或与其他药物联合治疗 XDRAB 或 PDRAB 感染。亚胺培南和美罗培南的剂量常需 1.0g,每 8 小时或 6 小时 1 次,静脉滴注。用于中枢神经系统感染治疗时,美罗培南剂量可增至 2.0g,每 8 小时 1 次。PK/PD 研究显示,对于一些敏感性下降的菌株(MIC 4~16mg/L),通过增加给药次数、加大给药剂量、延长碳青霉烯类抗生素的静脉滴注时间如每次静脉滴注时间延长至 2~3 小时,可使血药浓度高于 MIC 的时间(T>MIC)延长。这对部分感染病例有效,但目前尚缺乏大规模临床研究。

3. 多黏菌素类抗生素　分为多黏菌素 B 及多黏菌素 E(colistin,黏菌素),临床应用的多为多黏菌素 E。对黏菌素类抗生素可用于 XDRAB、PDRAB 感染的治疗。国际上推荐的多黏菌素 E 的剂量为每天 2.5~5mg/kg 或每天 200 万~400 万 U(100 万 U 相当于多黏菌素 E 甲磺酸盐 80mg),分 2~4 次静脉滴注。该类药物的肾毒性及神经系统不良反应发生率高,对于老年人、肾功能下降等患者特别需要注意肾功能的监测。另外,多黏菌素 E 存在明显的异质性耐药,常需联合应用其他抗菌药物。国内该类药物的临床应用经验少。

4. 替加环素(tigecycline)　为甘氨酰环素类抗菌药物的第一个品种,甘氨酰环素类为四环素类抗菌药物米诺环素的衍生物。对 MDRAB、XDRAB 有一定抗菌活性,早期研究发现其对全球分离的碳青霉烯类抗生素耐药鲍曼不动杆菌的 90% 最小抑菌浓度(MIC90)为 2mg/L。近期各地报道的敏感性差异大,耐药菌株呈增加趋势,常需根据药敏结果选用。由于其组织分布广泛,血药浓度、脑脊液浓度低,常需与其他抗菌药物联合应用。美国 FDA 批准该药的适应证为复杂性腹腔及皮肤软组织感染和社区获得性肺炎。常用给药方案为首剂 100mg,之后 50mg,每 12 小时一次,静脉滴注。主要不良反应为胃肠道反应。

5. 四环素类抗菌药物　美国 FDA 批准米诺环素针剂用于敏感鲍曼不动杆菌感染的治疗,给药方案为米诺环素 100mg,每 12 小时一次,静脉滴注,但临床资料不多。国内目前无米诺环素针剂,可使用口服片剂或多西环素针剂(100mg,每12小时一次)与其他抗菌药物联合治疗鲍曼不动杆菌感染。

6. 氨基糖苷类抗生素 这类药物多与其他抗菌药物联合治疗敏感鲍曼不动杆菌感染。国外推荐剂量阿米卡星或异帕米星每天15~20mg/kg,国内常用0.6g每天1次静脉滴注给药,对于严重感染且肾功能正常者,可加量至0.8g每天1次给药。用药期间应监测肾功能及尿常规,有条件的最好监测血药浓度。

7. 其他 对鲍曼不动杆菌具抗菌活性的其他抗菌药物尚有:喹诺酮类抗菌药物如环丙沙星、左氧氟沙星、莫西沙星,第三及第四代头孢菌素如头孢他啶、头孢吡肟,其他β-内酰胺酶抑制剂的复合制剂如哌拉西林/他唑巴坦,但耐药率高,达64.1%~68.3%,故应根据药敏结果选用。体外及动物体内研究显示,利福平与其他抗菌药联合对不动杆菌有协同杀菌作用,因其为治疗结核病的主要药物之一,不推荐常规用于鲍曼不动杆菌感染的治疗。

**(三)鲍曼不动杆菌感染的抗菌药物选择**

1. 非多重耐药鲍曼不动杆菌感染 可根据药敏结果选用β-内酰胺类抗生素等抗菌药物。

2. MDRAB 感染 根据药敏结果选用头孢哌酮/舒巴坦、氨苄西林/舒巴坦或碳青霉烯类抗生素,可联合应用氨基糖苷类抗生素或氟喹诺酮类抗菌药物等。

3. XDRAB 感染 常采用两药联合方案,甚至三药联合方案。两药联合用药方案有:①以舒巴坦或含舒巴坦的复合制剂为基础的联合,联合以下一种——米诺环素(或多西环素)、多黏菌素 E、氨基糖苷类抗生素、碳青霉烯类抗生素等;②以多黏菌素 E 为基础的联合,联合以下一种——含舒巴坦的复合制剂(或舒巴坦)、碳青霉烯类抗生素;③以替加环素为基础的联合,联合以下一种——含舒巴坦的复合制剂(或舒巴坦)、碳青霉烯类抗生素、多黏菌素 E、喹诺酮类抗菌药物、氨基糖苷类抗生素。三药联合方案有:含舒巴坦的复合制剂(或舒巴坦)+多西环素+碳青霉烯类抗生素、亚胺培南+利福平+多黏菌素或妥布霉素等。

在上述方案中,国内目前较多采用以头孢哌酮/舒巴坦为基础的联合方案如头孢哌酮/舒巴坦+多西环素(静脉滴注)/米诺环素(口服),临床有治疗成功报道,但缺乏大规模临床研究;另外含碳青霉烯类抗生素的联合方案主要用于同时合并多重耐药肠杆菌科细菌感染的患者。

4. PDRAB 感染 常需通过联合药敏试验筛选有效的抗菌药物联合治疗方案。国外研究发现,鲍曼不动杆菌易对多黏菌素异质性耐药,但异质性耐药菌株可部分恢复对其他抗菌药物的敏感性,因此多黏菌素联合 β-内酰胺类抗生素或替加环素是可供选择的方案,但尚缺少大规模临床研究。也可结合抗菌药物 PK/PD 参数要求,尝试通过增加给药剂量、增加给药次数、延长给药时间等方法设计给药方案。

## 十一、预后

预后与感染轻重和感染部位有明显关系,有难治性基础疾病或引起免疫功能下降的诱因未得以纠正,耐药菌株感染及未及时应用有效的抗生素,是否发生败血症、心内膜炎、脑膜炎,有昏迷、抽搐、谵妄等情况的患者一般提示预后较差。

## 十二、预防

做好保护性隔离:严格病房管理,缩短探视时间和减少探视人员,进入 ICU 人员必须更换隔离衣、换鞋、戴帽子和口罩,加强工作人员、患者及家属对预防不动杆菌尤其是鲍曼不动杆菌感染知识的普及,消毒液清洗双手。

严格气道管理:各种吸痰、吸氧、雾化吸入装置尽量使用一次性用品,呼吸机管道应定期更换消毒及仪器终端环氧乙烷消毒,操作要严格遵守无菌操作,加强患者的口咽护理及气囊管理,防止昏迷患者口咽分泌物进入气道。定期行痰细菌培养检查,加强医护人员的手部消毒及效果检测。

提高易感人群的抵抗力和保护易感人群的措施:积极治疗高危人群的基础疾病的同时,尽早去除诱因,如各种导管,及时停用激素、广谱抗生素等,加强营养,增强自身抵抗力、免疫力,尽可能缩短住院时间和置管时间,预防感染。免疫抑制、晚期肿瘤、长期卧床的未感染危重患者,采取保护性隔离措施,同样放置隔离衣,执行隔离措施。

限制广谱抗菌药物长期应用,尽可能地选用对人体正常菌群影响不大的药物治疗其他细菌性感染,注重不动杆菌感染与耐药性变迁情况监测,为临床合理应用抗生素提供依据。针对长时间住 ICU 的,必然产生耐药菌的患者,尽可能早日脱离 ICU 环境,在患者生命体征平稳的情况下应及时转送到普通科室,回归正常生物环境,利用正常生物环境中的非致病微生物的强大繁殖能力消灭这些生存能力弱的条件致病菌。

对医护人员进行滥用抗生素的危害等知识教育,使抗生素的使用更加合理化、科学化。控制MDR、PDR 播散。

切断传播途径:不动杆菌可广泛存在于院内环境,如水池、地面、床头柜、床上用品、电话筒、门把手、桌面等,存留时间可达 2~3 周,不易死亡。这些细菌有可能通过医护人员的手造成患者之间的交叉感染。因此,作为医护人员应按照规范消毒及无菌操作,尤其注重手的消毒。医院工作人员接触患者后均应洗手并用苯扎溴铵等消毒剂泡手。原来感染的人一旦离开,对病室进行认真清洗、消毒,对患者用过的导管、气管插管等应专门清洗、消毒。每日定时开窗强制通风,清洗全部空气净化器并保证 24 小时运转。

(龚国忠)

## 第二十八节 铜绿假单胞菌感染

铜绿假单胞菌(Pseudomonas aeruginosa)是一种常见的条件致病菌,在自然界中广泛存在,在生长过程中可产生绿色水溶性色素,使感染病灶呈绿色。其感染预后差,病死率高。近年来随着抗生素、肿瘤化疗、免疫抑制剂等药物的广泛应用,铜绿假单胞菌感染的发病率正逐年升高,医院感染日益严重。

### 一、病原学

铜绿假单胞菌为革兰氏阴性菌,大小为(1.0~3.0)μm×(0.5~1)μm,细长且长短不一。菌体的一端有单鞭毛,无荚膜,无芽孢,用暗视野显微镜或相差显微镜观察细菌可见其运动活跃。铜绿假单胞菌为专性需氧菌,生长温度范围 25~42℃,在生长的过程中可产生绿色的水溶性色素,使其培养基呈亮绿色。铜绿假单胞菌的生化特性为氧化酶阳性,能氧化分解葡萄糖,产酸不产气,但不分解麦芽糖、乳糖和蔗糖。可分解尿素,还原硝酸盐为亚硝酸盐并产生氮气,利用枸橼酸盐。铜绿假单胞菌有菌体抗原(O 抗原)和鞭毛抗原(H 抗原)两种抗原。O 抗原具有强免疫原性,对多种血清型的细菌具有共同保护作用。

铜绿假单胞菌具有极强的环境适应能力,对多种抗生素耐药。

### 二、流行病学

铜绿假单胞菌对营养要求不高,在潮湿的环境

中即可生存。铜绿假单胞菌常在人体的腋窝、耳朵、会阴等温暖潮湿处繁殖,还可在如土壤、蔬菜、自来水和工作台等潮湿物体表面繁殖。铜绿假单胞菌在医院内可通过接触存在于拖把、呼吸机、清洗剂、食物和食物加工过程中的水传播。临床和实验表明铜绿假单胞菌感染多发生在免疫功能低下、皮肤黏膜破损、生理功能紊乱和长期应用免疫抑制剂等人身上。因此,铜绿假单胞菌感染多见于 ICU 的患者,感染可以是从外界环境中直接感染,也可以通过人际接触感染。

铜绿假单胞菌感染的发生率在最近的 30~40年保持相对稳定,其感染所致医院获得性肺炎和呼吸机相关性肺炎(ventilator-associated pneumonia,VAP)发生在不同医疗水平的国家有很大不同。据统计,在 2003 年美国 ICU 患者由于铜绿假单胞菌感染引起的医院获得性肺炎发生率为 18.1%、泌尿系统感染为 16.3%、手术切口感染为 9.5% 和血流感染为 3.4%。此外,随着耐多药菌株的增多,对于其感染治疗将越发困难,而其感染引起的病死率将增高。

过去烧伤患者极易感染铜绿假单胞菌。根据美国军人协会相关调查在 1959—1963 年,60% 烧伤患者死亡与烧伤伤口铜绿假单胞菌感染引起的败血症相关。然而近数十年来铜绿假单胞菌感染不再是烧伤患者死亡的主要原因。相似的情况还出现在 20世纪 60 年代的美国,铜绿假单胞菌曾是接受细胞毒物化学疗法患者细菌感染的常见病原体,但其后下降很快。尽管目前铜绿假单胞菌感染发生减少,但感染病死率居高不下,因此铜绿假单胞菌仍是最可怕的病原菌之一。

虽然铜绿假单胞菌的社区获得性感染的发生较医院获得性感染少,但是仍时有发生。社区获得性铜绿假单胞菌感染与使用热的浴缸、浴池、游泳池和其他的洗澡用品有关。网球鞋引起的穿刺伤能引起严重的铜绿假单胞菌感染。眼睛创伤或眼部手术引起的铜绿假单胞菌眼内感染可以导致严重的视力障碍。铜绿假单胞菌心内膜炎常发生在使用静脉注射毒品的人,且如果反复使用已被铜绿假单胞菌污染的针头或毒品,则其感染常可复发。

### 三、发病机制

铜绿假单胞菌的毒力主要与鞭毛和菌毛、Ⅲ型分泌系统(T3SS)、群体感应系统(QS)和菌膜、蛋白酶、脂多糖等因素有关(图 26-28-1)。

1. 鞭毛和 4 型菌毛 铜绿假单胞菌都具有一根

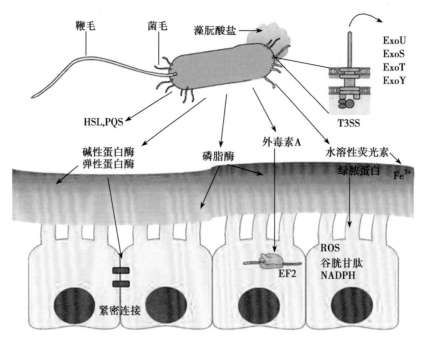

图 26-28-1　铜绿假单胞菌发病机制

鞭毛和多根菌毛,鞭毛位于菌体长轴一端,菌毛分布于细菌长轴两端。鞭毛和菌毛共同构成了铜绿假单胞菌的协调运动能力。菌体可通过鞭毛和菌毛黏附于宿主细胞表面,还可引起机体炎症反应。鞭毛还可诱导细菌聚集于感染部位。此外,菌毛还可能与保护菌体免受宿主免疫系统和抗生素损害有关。

2. Ⅲ型分泌系统(T3SS)　T3SS 是铜绿假单胞菌毒力重要影响因素,可将菌体产生的细胞毒素直接注入宿主细胞内,其表达与急性感染和感染患者的病死率有密切关系。目前已知的细胞毒素有四种:分别为 ExoY、ExoS、ExoT 和 ExoU。不同菌株表达的细胞毒素的种类不同。几乎所有的铜绿假单胞菌都会表达 ExoU 或 ExoS 中的一种。大部分的铜绿假单胞菌株可以表达 ExoY、ExoT,但其对细胞的毒性不强。ExoS 有两种不同的活性中心,其中一种为 N 端 GTP 酶活性,另一种为 C 端 ADP 转移酶(ADP-ribosyltransferase,ADPRT)活性。这两种活性中心均作用于细胞骨架,其中 ADPRT 发挥着更重要的作用。ExoU 是一种磷脂酶,其细胞毒性是 ExoS 的 100 倍,可破坏细胞膜的完整性从而造成宿主细胞死亡。

3. 群体感应系统(QS)和生物膜　QS 系统与细菌的生存、毒力和生物膜结构都有关联,可通过特定信号分子监测周围环境中细菌浓度的变化,调节菌体相关基因表达,从而使菌体适应环境的变化。QS 系统由 4 种信号机制共同调节,包括 2 种酰化高丝氨酸内酯类(acyl-homoserine lactones,AHL)依赖系

统——LAS 和 RHL,以及 2 种非 AHL 依赖系统——假单胞菌喹诺酮信号(Pseudomonas quinolone signal,PQS)和整合群体感应系统(integrated quorum sensing,IQS)。铜绿假单胞菌大约有 10% 的基因组和 20% 的蛋白质组由 QS 系统控制。

生物膜主要由细胞外聚合物(extracellular polymeric substances,EPS)组成,其主要成分为多糖、核酸和蛋白质,位于细菌菌落表面,对细菌具有保护作用,可提高细菌对外界各种理化因素的抵抗力和降低人体免疫监视的敏感性,与细菌的耐药性形成密切相关,其结构与 QS 系统有关。生物膜的蛋白质成分包括胞外分泌蛋白,细胞表面的黏附素和细胞附属物如鞭毛和菌毛蛋白亚基。生物膜蛋白质在生物膜的形成和溶解中起着不同的作用。细菌生物膜主要有 3 个特点:①生物膜外周的多糖聚合物阻止宿主免疫细胞与生物膜内细菌接触,减少了机体对细菌的免疫清除作用;②生物膜内细菌处于低代谢状态,外周多糖聚合物可阻止抗生素通过,降低生物膜内细菌对抗生素的敏感性;③生物膜能够自发性解体,释放细菌,并在其他部位形成新的生物膜,引起感染迁延。生物膜的形成多发生在侵入性医疗器械如导尿管和气管内导管,还有报道显示生物膜的形成还可发生在慢性感染宿主组织上皮细胞表面,如肺囊性纤维变性。

4. 蛋白酶　铜绿假单胞菌可以产生多种蛋白酶,可降解宿主的免疫球蛋白、纤维蛋白和肺表面活性物质,还可破坏上皮细胞间的紧密连接。碱性蛋

白酶是由铜绿假单胞菌产生的一类含锌金属蛋白，可降解宿主的补体蛋白和纤维连接蛋白。铜绿假单胞菌还可产生两种弹性蛋白酶，即 LasA 和 LasB。LasA 是一种丝氨酸蛋白酶，能降解保持细菌细胞壁肽聚糖稳定性的 5-甘氨酸桥。LasB 的功能为降解肺表面蛋白 A 和 D。蛋白酶Ⅳ是一种丝氨酸蛋白酶，可降解补体蛋白、免疫球蛋白和纤维蛋白原。

**5. 脂多糖** 脂多糖为一系列复杂的糖脂，位于细胞膜外表面，参与铜绿假单胞菌的抗原性、炎症反应、外部分子排斥以及对抗生素的耐药。铜绿假单胞菌的脂多糖由膜结合型脂质 A、多糖核心和高度多变的 O-多聚糖（O-抗原或 O-多聚糖）组成。其中脂质 A 和 O-多聚糖在铜绿假单胞菌的感染中发挥着重要的作用。脂质 A 以氨基葡萄糖双糖磷酸盐为骨架，通过 O-基和 N-基连接一元脂肪酸和二元脂肪酸构成。此外，脂质 A 连接酰基的数量、位置和性质以及磷酸基上取代基的类型可有多种不同的变化，还可因生长条件而产生改变。脂质 A 可与宿主细胞表面受体 MD2 和 CD14 结合，活化 TLR4 对 NF-κB 信号传导通路，引起促炎性细胞因子和化学因子的产生及炎症的发生，最终可导致内毒素休克。脂质 A 还与铜绿假单胞菌对多黏菌素和阳离子多肽抗素的敏感性有关。O-抗原约占铜绿假单胞菌脂多糖分子的 15%。同一铜绿假单胞菌可出现两种不同结构和血清型的 O-抗原。O-抗原在链长度以及多糖种类上易发生变化，可引起宿主强烈的抗原抗体反应，还是细菌血清学分型的化学基础。但并非所有的铜绿假单胞菌都会表达 O-抗原，许多引起慢性铜绿假单胞菌感染的菌株并无 O-抗原表达。

**6. 其他** 外毒素 A 是一种二磷酸腺苷核糖转移酶，其表达可使铜绿假单胞菌的毒性增强 20 倍。外毒素 A 通过抑制宿主细胞延伸因子 2（Elongation factor-2，EF2）来抑制宿主细胞蛋白合成，从而引起宿主细胞死亡，还可通过减少宿主细胞释放细胞因子以抑制宿主的免疫功能。由于外毒素 A 还可诱导细胞凋亡，根据这一特性可用于研发新一代的抗肿瘤药物。磷脂酶可降解宿主细胞膜的脂质使细胞膜张力增大。溶血性磷脂可直接溶解人和羊红细胞。

绿脓蛋白是铜绿假单胞菌的特征性产物，可干扰宿主细胞的过氧化氢酶以及线粒体的电子转移。绿脓蛋白引起中性粒细胞凋亡同时还可抑制巨噬细胞对凋亡小体的吞噬作用。绿脓蛋白还可调节呼吸道上皮细胞表达 IL-8 和 RANTES 以及抑制上皮细胞纤毛运动。

由于人体大量乳铁蛋白和转铁蛋白的存在使人体内游离铁的数量极为稀少，铁螯合剂是铜绿假单胞菌感染宿主的另一个重要因素。水溶性荧光素不仅是铜绿假单胞菌主要的铁螯合剂，还是一种重要的信号分子，可与铜绿假单胞菌受体 FpvA 结合，激活抗 σ 因子 FpvR 进而促进菌体产生外毒素 A、内切蛋白酶和水溶性荧光素。

凝集素 LecA 和 LecB 分别是由 121 和 115 个氨基酸组成的小分子蛋白，也是影响铜绿假单胞菌毒力的因素之一。其作用机制尚未完全阐明，可能与细菌黏附能力、生物膜的形成以及抑制宿主纤毛运动和干扰宿主上皮细胞的屏障功能有关。

铜绿假单胞菌极易产生耐药，耐药机制复杂，而即使是初次分离敏感的菌株在使用各种抗菌药物治疗 3~4 天后均可能发生耐药。目前已知的铜绿假单胞菌耐药机制主要包括 4 种。①产酶：铜绿假单胞菌可产生超广谱 β-内酰胺酶（extend-spectrum β-lactamase，ESBL）、金属 β-内酰胺酶（metallo-β-lactamases，MBLs）、苯唑西林酶（oxacillinase，OXA）和 Amp C 酶等多种失活酶或钝化酶。ESBL 可灭活几乎所有的青霉素类抗生素、单环 β-内酰胺类抗生素和绝大多数头孢菌素，但其活性可被克拉维酸和他唑巴坦等 β-内酰胺酶抑制剂抑制；MBLs 可水解碳青霉烯类抗生素和除单环 β-内酰胺类抗生素以外的 β-内酰胺类抗生素，且其活性不被 β-内酰胺酶抑制剂抑制；OXA 是另一种 β-内酰胺酶，可水解绝大多数的广谱头孢菌素，且其活性不被克拉维酸抑制；Amp C 酶，又称头孢菌素酶，可导致细菌对头孢菌素、替卡西林和哌拉西林耐药。②膜通透性：铜绿假单胞菌由于先天性或基因突变导致菌体细胞膜缺乏 OprF、OprD、OprB 等多种能够让抗菌药物进入菌体的膜通道蛋白，使相应抗菌药物在菌体内无法达到有效抗菌浓度。如 *OprD* 突变可导致碳青霉烯类抗生素耐药，而 OprM 产生减少可加快 *OprD* 突变。③生物膜：生物膜可限制膜内外物质交流，使膜内细菌处于低代谢状态，还可阻止抗生素通过，从而降低生物膜内细菌对抗生素的敏感性。④外排泵：铜绿假单胞菌可通过外排泵将抗菌药物排出菌体，从而产生对该种药物的耐药性，铜绿假单胞菌最常见的外排泵为 MexAB-OprM。该外排泵可导致铜绿假单胞菌对喹诺酮类抗生素、青霉素和头孢菌素耐药。另一种少见的外排泵 MexXY-OprN 与膜蛋白 OprD 密切相关，可导致铜绿假单胞菌对喹诺酮类抗生素、青霉素、头孢菌素、亚胺培南和美罗培南耐药。

## 四、临床表现

1. 血流感染 铜绿假单胞菌血流感染的临床表现十分危急,据不完全统计铜绿假单胞菌血流感染的病死率超过50%,即使给予充分治疗其病死率仍为28%~44%。与大多数血流细菌感染相似,铜绿假单胞菌血流感染患者多有发热,严重感染者还可发生感染性休克或低体温。其特征性表现多发生在中性粒细胞减少患者或艾滋病患者上,表现为皮肤坏疽性深脓疱,周围环以大小不一、触之有疼痛感的红色斑丘疹。斑丘疹一开始为粉红色,随后变暗变为紫色,最后变成黑色坏疽。病理性研究显示这种皮肤损害是由于铜绿假单胞菌侵犯并充满血管所造成。

2. 肺部感染 铜绿假单胞菌是引起肺部感染的常见细菌,在呼吸机相关性肺炎的病因中占第一或第二。一般认为铜绿假单胞菌肺炎的暴发感染表现为发绀、呼吸急促、大量痰液和全身中毒症状,大部分患者病情进展迅速。典型的铜绿假单胞菌肺炎患者的胸部X线检查表现为双肺炎症性表现伴结节性高密度影,伴或不伴空洞。铜绿假单胞菌引起的坏死性肺炎除了是医院内获得性肺炎外还可以是社区获得性肺炎,如吸入被铜绿假单胞菌污染的浴缸内热水。典型的铜绿假单胞菌社区获得性肺炎患者表现为发热、白细胞增多和脓痰,胸部X线检查显示一个新的浸润性病灶或浸润范围扩大的新旧共存的病灶。胸部体检可以发现听诊湿啰音和叩诊浊音。痰液革兰氏染色显示主要为多形核白细胞同时细菌培养铜绿假单胞菌阳性可以确诊为急性铜绿假单胞菌肺炎。

铜绿假单胞菌慢性呼吸道感染多为潜伏感染或感染倾向者,如患有囊性纤维化(cystic fibrosis,CF)的白种人。许多患有慢性或弥漫性细支气管炎的亚洲人群在儿童时期就可有铜绿假单胞菌定植。铜绿假单胞菌还可以定植于支气管扩张患者受损的支气管壁。

3. 血管内感染 铜绿假单胞菌血管内感染主要表现为感染性心内膜炎,常发生在药物成瘾者。在心瓣膜置换术后,铜绿假单胞菌还可定植于伤口缝线或补缀物上。铜绿假单胞菌引起的感染性心内膜炎的临床表现与其他病原菌感染并无明显区别,仅为其胸痛较金黄色葡萄球菌轻。铜绿假单胞菌多感染右心,但有时也可感染左心甚至全心。铜绿假单胞菌心内膜炎的菌栓可脱落随血流至肺引起肺部感染。发热是其肺部感染最常见的临床表现,此外还可出现胸痛、咯血。左心感染可引起心力衰竭、体循环栓塞、心脏脓肿和传导阻滞。铜绿假单胞菌心内膜炎很少侵犯皮肤并出现相应的脓疱坏疽。确诊主要通过感染性心内膜炎的临床表现再加上血培养铜绿假单胞菌阳性。

4. 骨、关节感染 铜绿假单胞菌引起的骨、关节感染较为罕见,其发生多由于血流感染的血行迁徙、邻近组织感染病灶迁徙、药物成瘾者使用被污染的药物引起感染性心内膜炎病灶迁徙等。铜绿假单胞菌引起的椎体骨髓炎疼痛症状较金黄色葡萄球菌感染轻。静脉药物成瘾者发生铜绿假单胞菌椎体骨髓炎症状可持续从数周至数月不等。铜绿假单胞菌椎体骨髓炎患者并不一定出现发热,如出现发热多表示其感染正在好转。铜绿假单胞菌引起的胸锁关节炎几乎都发生在静脉药物成瘾者。胸部平片可以发现关节或骨头受到侵犯。铜绿假单胞菌引起的骨、关节炎预后较好。

足部的铜绿假单胞菌骨髓炎多发生在儿童,主要通过足底的穿刺伤口感染。其主要的临床表现为足部疼痛,有时还可伴有伤口附近皮肤蜂窝织炎和触诊伤口深部柔软感。足部铜绿假单胞菌感染可累及多个关节和骨头。足部的铜绿假单胞菌骨髓炎一般无全身中毒症状,放射线检查可为正常,但MRI可显示致病菌累及骨、关节。足部的铜绿假单胞菌骨髓炎确诊需穿刺取感染组织培养发现铜绿假单胞菌。

5. 中枢神经系统感染 铜绿假单胞菌的中枢神经系统感染很少发生,常继发于颅脑外伤、头脑手术后、腰椎穿刺术或脑室引流后感染,也可由耳、乳突、鼻窦等处感染病灶扩散蔓延。硬膜下或硬膜外感染多由铜绿假单胞菌污染引起。感染性心内膜炎细菌栓子脱落可随血流栓塞脑动脉并可引起脑脓肿。临床表现和脑脊液检查与其他化脓性细菌引起的中枢神经系统感染相似,但预后差,病死率大于60%。

6. 眼部感染 铜绿假单胞菌眼部感染多表现为角膜炎或角膜溃疡,常继发于眼外伤或接触镜引起的角膜擦伤,病情进展多迅速,48小时即可累及整个角膜,造成角膜混浊甚至穿孔。铜绿假单胞菌感染引起的角膜炎应予以紧急处理,否则易造成失明。铜绿假单胞菌眼内感染多继发于血流感染,表现为剧烈疼痛、球结膜水肿、急性视力下降、前葡萄膜炎、玻璃体混浊和全眼球炎,其预后较差。

7. 耳部感染　铜绿假单胞菌耳部感染又可称为恶性外耳道炎或坏死性外耳道炎，多发生于艾滋病患者及老年人，最常发生于老年糖尿病患者，主要临床表现为听力减退、剧烈的耳部刺痛以及耳道分泌物增多并出现颗粒样组织等。恶性外耳道炎可向邻近组织浸润，侵犯颞下颌关节和乳突。少数患者还可出现全身中毒症状。如患者不能及时诊断及治疗，则可出现头面部神经麻痹甚至引起血栓性静脉窦炎，此时血沉常≥100mm/h。诊断的"金标准"为铜绿假单胞菌耳部感染患者的锝-99核素扫描提示颅内浸润。预后较差，其治愈后常有神经系统后遗症。

8. 尿路感染　铜绿假单胞菌尿路感染多由结石、支架、导尿管等尿路异物或泌尿系统梗阻或尿路侵入性检查或手术引起。截瘫患者是感染的高危人群，长期使用抗生素会增加其感染率，留置导尿管为其主要诱因。此外，虽然结石和梗阻是铜绿假单胞菌尿路感染的高危因素，但是在儿科门诊中偶可发现无尿路结石或梗阻的患者发生感染。约40%的铜绿假单胞菌血流感染的原发病灶为尿路感染。

9. 皮肤软组织感染　铜绿假单胞菌皮肤软组织感染主要表现为红斑坏疽性皮疹、毛囊炎、皮下结节、深部脓肿、蜂窝织炎等，多发生于中性粒细胞减少的患者。其暴发流行多与浴池、温泉和游泳池等设施铜绿假单胞菌污染有关。大多数的毛囊炎为自限性，患者只需避免再次感染即可自愈，预后好。此外，铜绿假单胞菌还可感染手术切口，且病程易慢性化，可达数十年。

趾蹼铜绿假单胞菌感染多发生于热带地区。铜绿假单胞菌甲沟炎还可通过产生的绿脓素弥漫扩散至甲床引起"绿甲综合征"。

## 五、实验室诊断

取感染部位标本，如脓液、痰液、血、尿、皮疹、穿刺物或渗出液等进行细菌培养，根据微生物特性进行鉴别，再根据其临床表现即可确诊。

## 六、治疗

卧床休息，给予足量的水和各种营养物质，成年人每天摄入水约300ml，做好护理工作，预防压疮、继发感染等并发症。

抗菌治疗是铜绿假单胞菌感染最主要的治疗措施（表26-28-1）。但是不同地区、不同医院甚至同一医院不同科室以及不同患者，铜绿假单胞菌耐药性的变化仍较大。据2012年CHINET统计，铜绿假单胞菌对阿米卡星的敏感性最高（82.3%），其次为环丙沙星（75.2%），在β-内酰胺类药物中对头孢他啶最为敏感（74.0%）。该报告还指出ICU患者铜绿假单胞菌的耐药率普遍高于门诊和内、外科患者；除氟喹诺酮类和碳青霉烯类药物外，分离自门诊患者的铜绿假单胞菌耐药性均远低于内、外科和ICU住院患者；内、外科住院患者分离的铜绿假单胞菌对氟喹诺酮类药物的敏感性较门诊患者高；儿童分离菌株对抗菌药物的敏感性普遍高于成人。铜绿假单胞菌易发生多重耐药，感染者多为老年人，而呼吸道是该多重耐药菌最常见的感染部位。此外，铜绿假单胞菌对氨苄西林、阿莫西林/克拉维酸、氨苄西林/舒巴坦、头孢唑林、头孢噻肟、氯霉素、复方磺胺甲噁唑、四环素天然耐药，临床治疗其感染用药时应避免使用这些抗生素。

表26-28-1　铜绿假单胞菌治疗药物

| 感染部位 | 抗生素及剂量 | 备注 |
| --- | --- | --- |
| **菌血症** | | |
| 非中性粒细胞减少患者 | 单药治疗：头孢他啶（2g q8h IV）或头孢吡肟（2g q12h IV）<br>多药治疗：哌拉西林/他唑巴坦（3.375g q4h IV）或亚胺培南（500mg q6h IV）或美罗培南（1g q8h IV）或多利培南（500mg q8h IV），加上阿米卡星（7.5mg/kg q12h或15mg/kg q24h IV） | 对于休克患者和对β-内酰胺类抗生素耐药率高的地区或医院加用氨基糖苷类抗生素。如对妥布霉素敏感可以使用阿米卡星 |
| 中性粒细胞减少患者 | 头孢吡肟（2g q8h IV）或剂量增高的其他方案除了使用多利培南 | |
| **心内膜炎** | 与菌血症的治疗方案相同，疗程为6~8周 | 常发生耐药，对于复发患者应手术治疗 |
| **肺炎** | 药物和剂量与菌血症的治疗相同，但由于碳青霉烯类抗生素的高耐药率，不作为首选 | IDSA指南推荐加用氨基糖苷类抗生素或环丙沙星，疗程为10~14天 |

| 感染部位 | 抗生素及剂量 | 备注 |
|---|---|---|
| **骨感染,恶性外耳道炎** | 予头孢吡肟或头孢他啶剂量与菌血症的治疗相同;不需要联合氨基糖苷类抗生素;可使用环丙沙星(500~750mg q12h PO) | 治疗疗程根据药物的不同而不同,例如:β-内酰胺类抗生素需持续用药6周;除了骨髓穿刺伤口需2~4周治疗外,其余大多数用药方案至少需要3个月 |
| 中枢神经系统感染 | 头孢他啶或头孢吡肟(2g q8h IV)或美罗培南(1g q8h IV) | 脓肿或其他封闭性感染需要引流排脓,治疗需≥2周 |
| 眼部感染 | | |
| 角膜炎/溃疡 | 予妥布霉素/环丙沙星/左氧氟沙星眼药水局部用药 | 眼内感染使用最大剂量的抗生素 |
| 眼内感染 | 头孢他啶或头孢吡肟剂量与治疗中枢神经系统相同,加上局部用药 | |
| 尿路感染 | 环丙沙星(500mg q12h PO)或左氧氟沙星(750mg/d)或氨基糖苷类抗生素 | 如尿路梗阻或异物未解除则易复发 |
| 多耐药铜绿假单胞菌感染 | 多黏菌素(100mg q12h IV)最短时间内得到临床应答 | 剂量根据肾功能调整。对于肺部感染加用吸入多黏菌素(100mg q12h) |

q4h:每4小时1次;q6h:每6小时1次;q8h:每8小时1次;q12h:每12小时1次;q24h:每24小时1次;IV:静脉滴注;PO:口服;IDSA:美国感染病学会(Infectious Diseases Society of America)

对于急性肺部感染并无高效治疗方法,其病死率高达40%~80%。由于氨基糖苷类抗生素难以达到气管及其分泌物,一般不推荐使用。部分专家推荐联合使用β-内酰胺类抗生素和喹诺酮类抗生素。对于慢性肺部感染,目前尚无特效药物可以完全清除病原菌,对其治疗的目的主要是预防其急性发作,其治疗方案可与急性肺部感染的治疗方案相同,但是由于慢性感染长期使用抗生素易产生耐药,推荐加用氨基糖苷类抗生素并通过吸入给药使药物在肺部组织达到较高的血药浓度。另有报道指出可吸入使用多黏菌素治疗慢性铜绿假单胞菌肺部感染。

对于感染性心内膜炎推荐使用多种抗铜绿假单胞菌药物联合使用。因为如果单一使用β-内酰胺类抗生素,一旦发生耐药再使用联合疗法将无法控制感染。如感染性心内膜炎治愈后复发多重耐药菌感染需使用手术治疗。

对于骨关节感染的治疗需在联合应用抗生素的基础上,予以手术扩大并充分暴露感染伤口和清创清除病变骨及软骨组织。耳部感染多侵犯乳突或岩部时其治疗方法与骨髓炎相同。

中枢神经系统感染者由于血脑屏障的存在,抗菌药物难以在病灶达到有效浓度,其治疗多困难。对于脑膜炎推荐大剂量使用抗生素如头孢他啶以提高脑脊液中的血药浓度,其他β-内酰胺类抗生素如头孢吡肟、美罗培南也能在脑脊液中达到较高的血药浓度。对于其他类型的中枢神经系统感染如脑脓肿、硬膜外和硬膜下积脓需要在应用抗生素的基础上予以手术治疗。

眼部感染表现为角膜炎者推荐局部使用抗生素,眼内感染者推荐局部和全身同时应用抗生素,必要时行玻璃体切除。

泌尿系统感染一般经7~10天的抗菌治疗可以好转,如发生肾盂肾炎则需2周的治疗。复杂性尿路感染的治疗时间要比非复杂性尿路感染长。如患者有尿路结石、导尿管或尿路支架等需移除。

对于中性粒细胞减少发热患者、艾滋病患者等特殊患者其铜绿假单胞菌感染的治疗又有些许不同。研究表明在过去的30年中,中性粒细胞发热患者铜绿假单胞菌感染的病死率已从71%下降至25%。因为中性粒细胞减少、发热患者较正常人其免疫力低下,所以需使用最大剂量的β-内酰胺类抗生素治疗感染。对于艾滋病患者如CD4$^+$T细胞数≤50个/μl或不长期使用抗菌药物,则其感染极易复发。为治愈且预防其复发,治疗时间较一般人要长。

## 七、预防

铜绿假单胞菌可通过多种途径传播,主要通过污染医疗器械及带菌医务人员引起的医源性感染。应对医院感染予以重视,加强洗手、接触隔离、物体表面消毒和限制抗菌药物的使用等医院感染控制措施。此外,还需注意饮用水的消毒以及公共区域如游泳池的细菌污染。目前已研制出多种铜绿假单胞菌疫苗,其中通用抗原(common antigen)疫苗具有不受菌型限制、保护范围广、毒性低等特点。

(卢洪洲)

## 第二十九节 伯克霍尔德菌感染

伯克霍尔德菌(Burkholderia)是一类广泛分布于自然界水、土壤和植物中的微生物,是非葡萄糖发酵需氧革兰阴性杆菌。1992 年由 Yabuuchi 等正式将这些菌种归为一属,即伯克霍尔德菌属,迄今至少已有 50 个菌种,是医院感染的重要条件致病菌之一,临床最常见的是洋葱伯克霍尔德菌,其他还包括类鼻疽伯克霍尔德菌、唐菖蒲伯克霍尔德菌、皮氏伯克霍尔德菌和鼻疽伯克霍尔德菌等。

### 一、洋葱伯克霍尔德菌

#### (一)病原学

洋葱伯克霍尔德菌(Burkholderia cepacia,BC)由康奈尔大学植物学家伯克霍尔德(Burkholderai)教授 1949 年在轻度腐败的洋葱中首次发现,称为洋葱假单胞菌(pseudomonas cepacia)。1950 年发现该菌对人体致病;该菌有 7 个基因群,故临床所指的洋葱伯克霍尔德菌,通常为洋葱伯克霍尔德菌复合群(Burkholderia cepacia complex,BCC)。

BC 可引起多种医院感染,包括败血症、心内膜炎、肺炎、伤口感染、脓肿、眼结膜炎和尿道感染等,尤其是老年患者、肿瘤患者、免疫功能低下患者、接受创伤性治疗的患者更容易感染此菌,且能导致该菌在同室患者间或整个医院的暴发流行。BC 常定植于囊性纤维化(cystic fibrosis,CF)和慢性肉芽肿病(chronic granulom atous disease,CGD)患者的肺部,是 CF 患者的高毒力、高致死性病原菌。

1. 形态及培养  BC 为非发酵革兰氏阴性杆菌,两端染色深而中间染色浅,无芽孢、无荚膜,有鞭毛。基因组可达 7~8M。对营养要求不高,一般在普通培养基生长良好,绝大多数菌株能在麦康凯培养基上生长。最适合生长温度为 30~37℃,在 4℃不生长,2℃生长不定。血平板 37℃ 24h 菌落呈正圆形,光滑、凸起,湿润透明菌落,直径 1mm 以下;48 小时后菌落逐渐增多,形成不透明灰色黏液状菌落;多种培养平板上菌落中心因氧化乳糖而变成淡红色或红色,某些菌株还可以产生溶于水和氯仿的黄色色素,然后形成黄红色的吩嗪类色素,一个菌株可

产生一种或几种色素。色素的产生与培养基的组成和培养的温度有关,如黄色色素可在含铁离子的培养基中产生。从临床新分离的菌株常无色素产生。

2. 生化特性  BC 氧化酶呈弱阳性或阴性,其氧化酶阳性结果相对较慢且消失也快,过氧化氢酶延迟反应,动力强;能氧化利用多种碳源,如蔗糖、麦芽糖、赖氨酸、枸橼酸盐、吲哚、$H_2S$ 阳性,不还原硝酸盐。能抵抗氯己定葡萄糖酸盐(CHX)、氯化十六烷基吡啶、三氯生、苯扎氯铵(BZK)和聚维酮等多种化学杀菌剂。

#### (二)流行病学

1. 传染源  洋葱伯克霍尔德菌是引起各种医院感染较重要的条件致病菌,特别在由于潜在严重的呼吸道感染导致的 CF 患者中有较强的传播能力,在非 CF 免疫功能低下患者之间亦可传播。由于洋葱伯克霍尔德菌可以利用多种碳源,抵抗多种化学消毒剂,因此既可以集中暴发感染,又可以散发性感染。

2. 传播途径  主要是接触传播和近距离飞沫传播。根据美国囊性纤维化基金会的数据,由于严格的感染预防措施,囊性纤维化受试者中 Bcc 呼吸道感染的患病率从 2006 年的 3.6% 下降到 2016 年的 2.7%,我国目前缺乏该菌的流行病学数据。该菌在自来水、体温计、喷雾器、血管导管、导尿管、静脉输液器、内镜表面、气管导管等表面长期存在,且常规含氯消毒剂不敏感,因此,医院内主要通过医疗器械接触传播。

3. 易感人群  CF 患者最容易感染,非 CF 患者,若存在长期入住重症监护室、血透维持及其他侵入性操作患者(如静脉置管、长期留置导尿管、留置气管导管等)、免疫功能低下、老人、婴儿等也容易感染该菌。数据显示,在 ICU 患者中洋葱伯克霍尔德菌的分离率为 48%~85%。这是由于 ICU 患者大多有严重的基础疾病,免疫力低下,使用机械通气、气管切开、留置导管等介入性操作多见,且长期大量使用激素和头孢菌素、碳青霉烯类抗生素等,故易感染此菌。Loukil 等曾报道,洋葱伯克霍尔德菌在新生儿监护病房暴发流行与治疗中呼吸装置被污染关系密切。其他采用机械通气者、患有 CF 和 CGD 者、做过肺移植者、有慢性呼吸道感染患者、免疫低下的患者中洋葱伯克霍尔德菌的分离率明显高于无上述情况患者。

4. 流行特征  近年来由于接受大量广谱抗生素治疗、免疫抑制剂使用、介入性医疗操作、消毒措

施不严、洋葱伯克霍尔德菌鉴定准确率提高和临床医生意识增强、送检率提高等,使该菌所致感染呈明显上升趋势,已排在非发酵菌的第三位。该菌报道逐渐增多,日渐受到关注,成为医院感染的重要条件致病菌之一。

在 CF 人群中,GⅢ感染的比率占明显优势,如加拿大 83%、美国 50%、英国 76%、意大利 61.1%,葡萄牙的布拉格和里斯本分别为 90% 和 52%;GⅠ在澳大利亚为 28.6%;GⅡ在法国为 51.6%、美国为 38%;而 GⅣ在斯洛伐克为 54%。可见,在 CF 患者中,GⅢ是 BCC 中分布最广泛、交叉感染最常见的菌种,但不是唯一引起交叉感染的菌种。

### (三)发病机制

BC 由于基因组较大,含有强大的有机化合物代谢功能,含有众多潜在的毒力因子,同时因为自身结构特征,对外界多种有机化学试剂抵抗力强,同时对囊性纤维化和慢性肉芽肿患者具有重复感染的能力,更易引起暴发性感染。迄今,已经鉴定的 BC 致病因子有耐药性、电缆式菌毛和鞭毛、胞外多糖、脂多糖、嗜铁素、胞外蛋白、蛋白分泌系统、群体感应系统、Hfq 调控因子、调控蛋白 Pbr 和其他一些致病因子。CF 患者被 BC 感染后,只有极少数病例转为无症状携带者,大多数患者肺功能逐渐减弱并伴发慢性感染,病情不断加剧,引起的重症肺炎往往导致呼吸衰竭,国外因为这种由 BC 引起的严重感染常常导致快速进展的肺炎称为洋葱综合征,该病被认为是致命而且难以治愈的。

1. 电缆式菌毛(cable pili)和 22kDa 黏附素(22-kDa adhesin) 菌毛(Pili)的作用是黏附寄主细胞。BC 菌毛有五种类型,但只有电缆式菌毛与流行性菌株有关。电缆式菌毛具有周生表达的附属结构,可能起固定大团细胞聚合物的作用。该菌毛及 22kDa 黏附素调控的粘蛋白和细胞角蛋白 CK13(一种中间丝蛋白)对于细菌毒性和激发 IL-8 诱导炎症反应是必须的。

2. 胞外多糖(exopolysaccharide,EPS) 胞外多糖是一种重要致病因子和生物膜的组分,有助于细菌在恶劣条件下生存。BC 菌株能产生一种名为 Cepacian 的菌表多糖。Cepacian 在启动生物膜形成中不是必需的,但在生物膜形成中起作用。最近证明 Cepacian 是一种致病因子,能抑制嗜中性粒细胞的趋化性和活性氧的产生。此外,Cepacian 对 BC 在干旱条件下的生存和对毒性金属离子的耐性是必需的,这表明它对 BC 菌在恶劣环境下的生存很重要。

3. 脂多糖(lipopolysaccharide,LPS) 由脂质 A、核心寡聚糖、O 抗原构成,很多革兰氏阴性杆菌都有脂多糖,但 BC 的磷酸盐含量偏少,有一半 4-氨基-4 脱氧阿糖在脂质 A 中枢与磷酸盐结合,导致了 BC 对阳离子抗生素肽类和多黏菌素的耐药。O 抗原是细菌表面形成免疫物质的主要成分,也是形成血清型的基础。BC 菌表面至少有 16 个血清型。O 抗原位于 1 号染色体中,是构成新的基因岛的一部分,可能通过基因横向转移获得。BC 的脂质与 CF 其他的病原体如铜绿假单胞菌有显著不同,内毒素的含量是后者的 4~5 倍,这诱导增加了嗜中性粒细胞的破坏活动,使上皮细胞中的 IL-8 的活动大大增强。

4. 生物膜(biofilm) 细菌都有生物膜,它可以保护细菌免遭环境的损伤。BC 在体外可形成生物膜,产生一种参与机体应急感应的信号分子——酰基-高丝氨酸内酯(acyl-homoserine lactones,AHLs),增加对宿主免疫清除的逃逸,从而对外界、多种抗生素和机体自身免疫清除作用抵抗力增加,不利于细菌杀灭。BC 还可与铜绿假单胞菌形成混合生物膜,引起持续感染。

5. 蛋白分泌系统(protein secretion) 蛋白分泌也是一种重要毒性机制,它对细菌毒力和生存是至关重要的。目前,在 BC 中已经鉴定了 6 种蛋白分泌系统,可转运各种细菌毒力因子,如蛋白酶、溶血素和黏附素。同时蛋白激活受体 1(PAR1,属于 G 蛋白偶联受体的亚家族)可以促进类鼻疽在宿主体内的侵袭、生长和传播。

6. 群体效应(quorumsensing) 人们首先在费希尔弧菌中观察到细菌细胞间信息交流,AHLs 作为细胞间信号分子被释放出来调节邻近细胞间的基因表达。这些自由播散的分子由酶合成,信使核糖核酸可探测它的存在。AHLs 的调节依赖密度,只有当细菌的密度达到临界水平时才会发生。群体效应就是细菌细胞间依赖密度的信息交流系统,用以调剂某些基因的表达,为细菌提供了适应环境的机制,在细菌的毒力相互作用方面显得非常重要。很多不同 BC 细菌间的毒力显型都是被细菌与包括毒素、蛋白酶、脂肪酶、含铁细胞产物等的细胞间信息所调节。最近在生物膜的研究中发现,某些 BC 菌拥有两套细胞间信息交流系统,其中的一套编码细菌的致病岛(pathogenicity island,PAI),这对细菌的完整毒力来说是必需的,这两套系统间的相互作用包括如何调节基因毒力的表达,对铜绿假单胞菌的群体效应作出反应。

7. 洋葱伯克霍尔德菌流行株标记（Burkholderia cepacia epidemic strain market，BCESM） BCESM 是一个含有保守片段的 1.4kb 开放读码框架（open reading frame，ORF）的片段，是新的基因岛的一部分，它编码的基因与毒力和新陈代谢有关，编码的产物与群体效应，脂肪酸的生物合成，氨基酸的新陈代谢有关，含有 BCESM 的菌株可在 CF 患者之间传播，引起死亡率增加。具有 ET-12 血统的菌株可产生 TNF1，可以引起持续的炎症反应。

8. 嗜铁素（siderophore） 在 BC 致病过程中嗜铁素如螯铁蛋白、水杨酸、洋葱伯克菌素和 ornibactin 也起作用。除了铁元素吸收作用，螯铁蛋白在组织损伤中也起作用。现已证明螯铁蛋白结合的离子是一种有效的羟基自由基（OH）形成催化剂，这些离子被周围的超氧化物和过氧化氢氧化后可增加 BC 对肺动脉、血管内皮细胞和肺上皮细胞的损伤。

**（四）临床表现**

BC 可引起多种医院感染，以下呼吸道为主，特别是呼吸机相关性肺炎，其次是尿路感染、菌血症、烧伤创面感染、手术切口感染等。

1. 下呼吸道感染 洋葱伯克霍尔德菌感染中，以呼吸道标本的检出率最高，且呈上升趋势。主要病例来自 ICU 病房且多数病例建立了人工气道（气管切开或气管插管），表明 BC 易引起呼吸机相关性肺炎，且感染与患者免疫力低下、基础疾患、医疗器械侵入、住院时间长、大量使用抗生素有关。

2. 泌尿系感染 有监测结果显示，在泌尿系感染中，非发酵菌的比例明显上升，其中 BC 的检出占非发酵菌的首位，BC 的感染仅次于大肠埃希菌，居第二位。BC 常于患者接受尿路器械检查或导尿处置后，引发尿路感染。该菌容易潜伏在泌尿系统长期存在，很多患者经治疗好转一段时间后，又出现原病原菌的复发感染，甚至迁延发展为慢性感染，给临床选药、用药带来很大困难。

3. 菌血症 BC 引起的菌血症多为污染静脉内装置或液体直接进入血流所致，常呈暴发式发病，但预后较好。研究显示洋葱伯克霍尔德菌等的非发酵菌在血液标本中的检出率已比阳性菌如葡萄球菌的高，在考虑污染的同时，应进一步考虑医院感染的可能，临床上应引起高度重视。

4. 烧伤创面感染 在烧伤创面感染中，近几年非发酵菌的感染率已超过肠杆菌科细菌。烧伤创面感染与医疗器械、各种插管、敷料的细菌污染直接相关。该菌的分离率在不断增加，分离部位在不断扩展。

**（五）实验室检查**

临床微生物实验室对 BC 进行鉴定是困难的。目前，尚缺乏一种应用简单的实验过程能实现对 BC 正确鉴定的方法。

1. 表型试验 在常规临床实验室，通常用选择培养基、常规生化试验和/或商品鉴定系统对 BC 菌株进行推测鉴定。常用的选择培养基有 PCA（P. cepacia agar）、OFPBL（Oxidation fermentation polymyxin bacitracin lactose agar）和 BCSA（B. cepacia selective agar）等。BCSA 在从 CF 患者呼吸道标本分离 BC 和抑制其他菌过程中，在速度（培养 72h，100%）和质量（培养 72h，70%的分离菌生长良好）方面优于 PF-PBL 和 PCA。但某些不属于 BC 的细菌，如唐菖蒲伯克霍尔德菌（Burkholderia gladioli）和罗尔斯顿菌（Ralstonia）也能在 BCSA 上生长，因此有人推荐使用 PCAT 或 TBT 培养基（trypan bluete tracyc line）。但 Vermis 等研究发现，BCSA 和 Mast B. cepacia medium 是支持 BC 生长最有效的培养基，而 GⅥ在 PCAT 培养基上不生长。2006 年，Vanlaere 等对 Stewarts 培养基进行了评价，在该培养基上，91.7%的 BC 参考菌株显示黄色斜面绿色底部的颜色反应（提示氧化葡萄糖和缺乏精氨酸双水解酶）。虽然唐菖蒲伯克霍尔德菌和一些罗尔斯顿菌显示相同的颜色反应，但铜绿假单胞菌、窄食单胞菌、无色杆菌、潘多拉菌（Pandoraea）和其他革兰氏阴性非发酵菌不出现此反应。因此认为，Stewarts 培养基是一种简便、快速、廉价的 BC 筛选试验。

应用商品鉴定系统对 BC 的鉴定往往失败，常被错误地鉴定为唐菖蒲伯克霍尔德菌、皮克特罗尔斯顿菌（Ralstonia pickettii）、产碱菌、假单胞菌、嗜麦芽窄食单胞菌、黄杆菌、华丽杆菌，而这些菌株也同样可被错误地识别为 BCC。商品系统有相对高的预测值，但据此鉴定为 BC 的菌株应该进一步测试在 BCSA 上的生长，蔗糖和侧金盏花醇的氧化，氧化酶的存在与否，是否溶血、有无色素产生以及 42℃生长等情况。有一些表型试验可以将 BC 的成员、唐菖蒲伯克霍尔德菌、潘多拉菌、皮克特罗尔斯顿菌、木糖氧化产碱杆菌和嗜麦芽窄食单胞菌鉴别至种或基因种的水平。但菌种内的表型特征具有明显的异质性，且不同的方法获得的结果之间可能存在一定差异，因此，仅依靠表型鉴定的 BC 应送参考实验室进行更全面地分析。

2. 分子生物学试验

（1）全细胞蛋白电泳法：《伯杰氏系统细菌学

手册》介绍运用全细胞蛋白电泳法的方法,建立了包括所有已知的伯克霍尔德菌、基因型、Ralastonia 属及铜绿假单胞菌的数据库,从而证实了以前命名的洋葱假单胞菌实际是彼此基因型不同但表型相近的一组复杂菌群。

(2) PCR/RFLP 法:限制性片段长度多态性分析(restriction length polymorohism, RFLP)是将孵育后的菌株用蛋白酶 K 和 10%SDS-PAGE 蛋白上样缓冲液处理提取 DNA,然后经 94℃ 30s 预变性,68℃ 30s,72℃ 1min,30 个循环 PCR 放大。加入限制性内切酶 AluI、CfoI、DdeI、MspI 对扩增的 16S rDNA 基因进行酶切分析,依据图谱鉴定不同的伯克霍尔德菌。运用此项技术可以将 BC 分为 9 种基因型。

(3) 其他方法:特异性随机扩增多态 DNA 图谱、脉冲凝胶电泳分析、cblA 基因序列分析以及 BC 流行株标志物检测,广泛应用于流行病学研究,也是 BC 鉴定的常用分子生物学方法。

**(六) 诊断**

由于 BC 对多种抗生素天然耐药且多重耐药,因此准确及时的鉴定显得尤为重要。

1. 传统方法的诊断 BC 在血平板上形成湿润、凸起、不透明、不溶血的中等大小菌落,并产生黄色、红色或紫色等多种色素,在麦康凯平板上形成乳糖不发酵湿润的菌落,菌落细小而清晰。

BC 主要生化特性为氧化葡萄糖及甘露醇产酸;在三糖铁上不利用葡萄糖,为非发酵菌;动力、氧化酶、赖氨酸、枸橼酸盐阳性;吲哚、$H_2S$ 阴性,对多黏菌素耐药,42℃ 不生长。特别注意的是该菌的氧化酶试验与假单胞菌属等其他非发酵菌相比,出现阳性结果相对较慢且消失也快,观察结果时应注意。

但临床上常因下述几个方面使 BC 的检出率低:①没有选择 BC 筛选琼脂;②菌落生长缓慢易被其他细菌覆盖;③传统生化反应发生改变;④缺乏标准化鉴定方法。准确鉴定菌株是困难的,这也是临床微生物实验室不能满足临床需要的主要原因。

2. 全细胞蛋白电泳法 1997 年《伯杰氏系统细菌学手册》运用全细胞蛋白电泳的方法,建立了所有已知的伯克霍尔德菌的数据库,较传统的方法诊断 BC 更为准确。用 SDS-PAGE 进行全细胞蛋白质分析,对 BC 成员的鉴定是一项稳定的技术。但该法获得的鉴定结果与其他方法相比存在一定差异,尤其是在 G I 与 G III、G IV 与 G VII)之间缺乏鉴别力。该方法在对蛋白质谱富有经验的研究机构中是鉴定 BC 有价值的工具,但由于全细胞蛋白电泳法费力、

技术要求高,因此不适合大多数临床微生物实验室用于该菌株的鉴定。

3. 全细胞脂肪酸分析 该法以高度自动化、相对简便、成本较低为优点,是临床实验室对细菌进行鉴定的一项有价值的技术。

4. PCR 法 PCR/RFLP 法:限制性片段长度多态性分析(restriction length polymorohism, RFLP)是将孵育后的菌株用蛋白酶 K 和 10%SDS-PAGE 蛋白上样缓冲液处理提取 DNA,然后经 94℃ 30s 预变性,68℃ 30s,72℃ 1min,30 个循环 PCR 放大。加入限制性内切酶 AluI、CfoI、DdeI、MspI 对扩增的 16SrDNA 基因进行酶切分析,依据图谱鉴定不同的伯克霍尔德菌。运用此项技术可以将 BC 分为 9 种基因型。

**(七) 治疗**

1. 抗菌治疗 亚胺培南在治疗非发酵菌感染中有着非常好的效果,但对本菌则显示高度耐药,在经验用药上不宜选用。洋葱伯克霍尔德菌某些菌株尽管在体外药敏试验显示对氨基糖苷类药物敏感,但由于该菌对氨基糖苷类药物天然耐药,故临床上也不宜选用。局部感染可用四环素、氯霉素。关于此菌医院感染患者抗菌治疗的成熟经验尚不多,但近年来在治疗革兰氏阴性杆菌的基本观点逐步取得共识,其中包括:临床诊断一旦建立甚至仅属于高度可疑感染时应及早开始经验性治疗;经验性治疗抗菌谱要求覆盖该类感染的所有可能的病原体;病原学确诊后应立即改经验性治疗为靶向治疗,缩窄抗菌谱;经验性治疗和靶向治疗抗生素的选择应依据对临床病情的全面评价、抗生素的药理学基本知识。根据体外药敏试验可考虑甲氧苄氨嘧啶-磺胺甲噁唑、头孢他啶、美罗培南和多利培南,多西环素和米诺环素是经验性治疗的口服替代品。但上述药物单用临床疗效欠佳。黏菌素抗生素耐药。根据目前荟萃分析表明推荐联合治疗方案可能让患者临床获益,治疗方案可考虑 β-内酰胺-环丙沙星-妥布霉素联用,其次是美罗培南和环丙沙星联用。

2. 耐药现状 尽管洋葱伯克霍尔德菌对临床常用抗菌药的耐药率国内外报道不一,但该菌普遍耐药却已是不争的事实。

(1) 对 β-内酰胺类抗生素的耐药情况:在中国报道中,对半合成青霉素中阿莫西林、阿莫西林+克拉维酸、氨苄西林、替卡西林;一、二代头孢菌素中头孢噻吩、头孢呋辛及单环 β-内酰胺类氨曲南的耐药率高(>50%);对哌拉西林、哌拉西林+三唑巴坦、第三代头孢菌素头孢他啶、头孢吡肟、头孢哌酮+舒巴

坦的耐药率低(<30%),这与国外报道基本一致,而对碳青霉烯类中的亚胺培南耐药率的报道,国内外差异较大,国内普遍报道其耐药率>90%,而国外报道<20%。

(2) 对合成抗菌药的耐药情况:国内外报道均显示,洋葱伯克霍尔德菌对常用合成抗菌药复方磺胺甲噁唑的耐药率低(<20%),而对喹诺酮类中常用的环丙沙星的耐药率,国内外报道差异大,国外报道耐药率<20%,而国内在 20%~50%,近年国内也有耐药率<10%的报道。

(3) 对氨基糖苷类抗生素、多黏菌素、氯霉素、四环素类的耐药情况:国内外报道均显示,洋葱伯克霍尔德菌对氨基糖苷类抗生素、多黏菌素耐药率普遍>98%,呈现高度耐药,对氯霉素也有较高耐药率(>60%)。国外报道该菌对半合成四环素米诺环素的耐药率<10%,而国内未见相关报道。

综上,尽管国内外关于洋葱伯克霍尔德菌对临床常用抗菌药的耐药率报道存在差异,但是我们却能得知:①该菌是一个具有多重耐药特性的细菌,临床医生应根据细菌培养和药敏试验合理选择抗菌药;②所有报道均显示该菌对氨基糖苷类抗生素、多黏菌素高度耐药,故治疗该菌感染不宜选此类药物;③多数文献显示该菌对半合成青霉素阿莫西林和替卡西林耐药率高(>85%),对抗菌活性强的亚胺培南也有较高耐药率(>90%),治疗中不宜选用;④文献提示,该菌对环丙沙星、哌拉西林、哌拉西林+三唑巴坦、头孢他啶、头孢噻肟、头孢哌酮+舒巴坦、磺胺甲噁唑+甲氧苄啶耐药率较低,可根据药敏及患者的全身状况选择应用。但仍应警惕上述药物的耐药率也呈上升趋势,另有报道,联合用药治疗此菌感染可提高成功率,应引起临床抗感染治疗的重视。

3. 耐药机制　BC 耐药基因种类较多,已报道的包括 β-内酰胺酶相关基因、氨基糖苷类修饰酶基因、消毒剂/磺胺耐药基因、喹诺酮类耐药基因、整合子及插入序列共同区携带的耐药基因等。BC 耐药基因的复杂性使其耐药机制亦非常复杂。

(1) 抗菌药物渗透障碍:细菌细胞膜的渗透性屏障具有脂质双层结构,其中镶嵌有通道蛋白,一些 β-内酰胺类、氨基糖苷类药物很容易通过通道蛋白进入菌体内而发挥作用。BC 细胞膜通透性差,造成细菌对大多数抗生素的耐药。

(2) 药物的主动转运系统亢进:又称外排泵系统,BC 具有与铜绿假单胞菌泵出系统类似的外膜脂蛋白,可以把进入菌体的抗菌药物泵出菌体外,表现

出对喹诺酮类和氯霉素抗菌药物的高度耐药。

(3) 被诱导产生灭活抗生素的酶:如 β-内酰胺酶、质粒头孢菌素酶等使其多重耐药。位于 2 号染色体上的 *penA* 基因编码的 A 类 β-内酰胺酶导致该菌对 β-内酰胺类抗菌素耐药的重要机制,是 BC 对头孢他啶、美罗培南、氯霉素、左氧氟沙星和甲氧苄啶-磺胺甲噁唑耐药的一个重要因素。该酶可通过质粒或整合子在不同细菌间水平扩散,造成耐药性广泛性播散。

(4) 生物膜形成的耐药机制:生物膜形式生存的细菌对抗菌药物、外界环境压力和宿主免疫系统的抵抗力明显增强。生物膜可对其内部细菌有保护作用,使抗菌药物难以发挥作用从而造成感染慢性化或反复发作。

(5) 可移动遗传元件介导的耐药机制:BC 可以通过质粒或整合子等可移动耐药元件的转移而产生耐药性。整合子(integron)是细菌中的一种可移动性基因元件,一方面整合子可通过对基因盒(gene-cassettes)的捕获和剪切使基因盒发生移动,另一方面整合子自身可位于转座子、质粒等可移动基因元件上使整合子发生移动,使耐药基因发生播散;质粒介导的耐药,质粒介导的喹诺酮耐药,由 qnr 后来更名为 qnr A 的参与。

4. 防治现状　首先,常规的生化检测不能区分 BC,必须通过其他的方法来鉴定 BC,这给临床诊断和治疗带来了一定的困难。其次,BC 对多种抗菌药物高度耐药,缺乏单一有效的药物。

**(八) 预防**

为了有效地控制该菌及其导致的感染,必做好以下几点:①严格无菌操作规程,加强医用水、器械、管路的消毒灭菌,并定期做微生物学检查,以控制感染源;②改善技术及设备,提高该菌的分离率,以便及时采取措施隔离患者,防止其传播;③一旦发现该菌感染,应根据药敏试验结果合理选用抗菌药物治疗,减少耐药性的发生;④加强洋葱伯克霍尔德菌耐药性监测和耐药机制的研究,减少和控制该菌给人类带来的危害。

## 二、鼻疽

本病病原体为鼻疽伯克霍尔德菌(Burkholderia mallei),既往曾命名为鼻疽费氏杆菌(1918 年)、鼻疽放线杆菌(1933 年)、鼻疽不动杆菌(1964 年)、鼻疽假单胞菌(1966 年)等。1993 年,国际上根据新发现的本菌的生物学特性,将其列入伯克霍尔德菌属

（Burkholderia）。鼻疽原系马、骡及驴等单蹄兽类较为多发的一种传染病，人因接触病畜或染有致病菌的物品而受感染。临床表现主要为急性发热，呼吸道、皮肤、肌肉等处出现蜂窝织炎、坏死、脓肿和肉芽肿。有些感染呈慢性紧张，间歇性发作，病程迁延可达数年之久。公元前 330 年 Aristotle 对本病初次记载，并用拉丁语"Malleus"（恶性之意）命名本病；Apeyrtos（公元 375）对马类发生鼻疽作了观察；Royer（1837 年）首先描述了人类鼻疽；Loffer 和 Schütz（1882）首次从死于鼻疽的马体中检出致病菌；1985 年将此菌定名为鼻疽杆菌（Pseudomonas mallei）。

**（一）病原学**

鼻疽杆菌为微弯棒状杆菌，大小不一，长为 $2\sim5\mu m$，宽 $0.5\sim1.0\mu m$，多孤立，有时可成对排列，无鞭毛不能运动，无荚膜，不产生芽孢，革兰氏染色阴性。在脓汁中大部分游离于细胞外，有时在细胞内见到。本菌为需氧性，温度在 $37\sim38℃$，$pH\ 6.8\sim7.0$ 生长最适宜。在普通培养基上本菌生长不佳，但在 $1\%\sim5\%$ 的甘油肉汤中发育良好，在马铃薯培养基上能产生一层淡黄色蜂蜜样菌苔，以后逐渐变为棕红色。本菌生长较缓慢，一般需 48h。正常菌落为光滑型（S），变异后的菌落可出现粗糙型（R）、皱襞型（C）、矮小型（D）、黏液型（M）或假膜型（P）等。

鼻疽杆菌能产生两种抗原，即特异性多糖抗原和共同抗原（蛋白质成分），后者与类鼻疽杆菌在凝集试验和皮肤试验均有交叉。本菌不产生外毒素，其菌体内毒素的蛋白质部分即鼻疽菌素（mallein）能使感染动物产生变态反应，可作皮试抗原用于诊断。

本菌抵抗力较强，在粪、尿中可生存 4 小时，水中生存 70 天，灭菌的自来水中生存 6 个月。但在干燥环境中仅生存 $10\sim15$ 天，日光直接照射 24 小时或加热 56℃ 15 分钟均可死亡，煮沸立即死亡。在 3% 甲酚皂溶液、10% 石灰乳、2% 甲醛中 1 小时即可杀死。

**（二）流行病学**

20 世纪以前，鼻疽病在人和动物中流行很广泛，遍及世界各国。第一次世界大战期间，马的鼻疽病曾严重流行于欧洲及巴尔干半岛，当时曾将大量患病的马匹处死，疫情才得以控制。近来许多国家已基本消灭本病，但有些使用马从事生产的国家或地区（亚洲和南美洲），由于防治措施不力，马的鼻疽病感染率仍较高（10% 以上），因人的感染机会亦存在，危害仍十分严重。目前国内的鼻疽病不同程度地分布于各养马地区，主要在内蒙古、新疆、黑龙江、吉林、青海、宁夏等地。

1. 传染源　主要为患病的单足动物，如马、骡和驴。羊、猫、犬、骆驼、家兔、雪貂等也能感染鼻疽杆菌。牛、猪和家禽对鼻疽病则无自然感染。患者亦有作为传染源的可能。实验室工作者因不慎亦可感染此病。

2. 传播途径　鼻疽病的传播途径可能有 3 种。

（1）接触传播：直接接触传播是人感染的主要途径。由于皮肤外露或损伤部分直接接触到病马的分泌物或排泄物而受感染，尤其是饲料、医疗或屠宰病畜、处理病畜尸体时，鼻疽病杆菌经皮肤或黏膜破损处侵入人体。

（2）呼吸道传播：这是最主要的感染方法。当病畜咳嗽或打喷嚏时，可通过气溶胶使健康的家畜、实验人员、兽医及饲养员感染。也可因清理病畜排泄物或打扫马厩时吸入含病菌的尘埃而感染。新分离的病菌，致病力较强，可使吸入的实验室工作人员感染。

（3）消化道传播：这是家畜间鼻疽病传播的主要方式。因家畜吃了被污染的水、饲料或牧场的草而感染。人经饮水或进食被污染的食物受感染者较为少见，但有因吃病马的肉而受感染的报道。

3. 人群易感性　人鼻疽病常为散发，往往与人的职业有明显关系。本病多发生于兽医、饲养员、骑兵及屠宰工人中，多数为男性，年龄多在 $20\sim40$ 岁。

**（三）临床表现**

人鼻疽潜伏期差异较大，一般为数小时至 3 周，平均为 4 天，甚至延迟至 10 年之久。临床上可有急性和慢性两种类型。

1. 急性鼻疽　起病急骤，皮肤感染部位出现急性蜂窝织炎，局部肿胀，继则坏死及溃破，形成边缘不整、底部灰白的溃疡，并覆有灰黄色的渗出物。感染部位附近淋巴结肿大，沿淋巴管出现多处肌肉及皮下结节性脓肿，脓肿溃破后排出红色或灰白色脓液，其口甚难愈合，可形成瘘管。如致病菌由上呼吸道侵入，可使鼻部出现蜂窝织炎，鼻腔、口腔黏膜溃疡及坏死，鼻中隔穿孔，腭和咽部亦有溃疡形成，常先排出血性分泌物，继而流出脓性分泌物。致病菌亦可侵犯下呼吸道，造成的常见症状有全身违和、头痛、发冷及不规则发热、周身酸痛、食欲缺乏、呕吐、腹泻及脾大等。患者常极度衰竭，临床上酷似伤寒或播散性结核。后来由于面、颈、躯干及四肢均可出现脓肿，常因脓毒血症发生循环衰竭而死亡。

2. 慢性鼻疽　开始全身症状可不明显，仅有低热或长期不规则发热、出汗及四肢、关节酸痛。之后,间有败血症或脓毒血症发作,皮肤或软组织出现脓肿,附近淋巴结肿大,有时脓肿溃破流出多量脓液,亦可形成长期不愈的瘘管。关节、骨髓、肝、脾、肺、眼和中枢神经系统均可累及。病情发展缓慢,时好时发,病程持续数月至数年以上。患者渐见羸瘦,呈恶病质状,常因逐渐衰竭或突然恶化而死亡,亦有自行痊愈的病例。

**(四) 实验室检查**

1. 脓液或分泌物涂片检查及培养　涂片后可作亚甲蓝、吉姆萨、瑞特等染色,可见两极浓染的杆菌,但不易与类鼻疽伯克霍尔德菌相鉴别。近来以荧光抗体染色法检测该菌,其特异性最高。培养亦有获得阳性的可能。对于污染杂菌较多的样品,直接分离培养有时不易成功,则常进行 Strauss 反应,即将样品用生理盐水研磨制成 5～10 倍乳制,每毫升加 1 000U 青霉素于室温下作用 3 小时后,取上清液给体重约 250g 雄性豚鼠腹腔注射 0.5ml,3～5 天后豚鼠发生阴囊红肿、睾丸鞘膜炎和睾丸炎,而后化脓、破溃,多于 2～3 周死亡,必要时豚鼠死后可剖检,采取脓汁作细菌培养分离,进一步证实。

2. 血培养　伴有败血症者,血培养可获阳性结果,一般患者阳性率不高,临床建议反复多次送检血培养,提高阳性检出率。

3. 免疫学检查　血清可作血凝及补体结合试验,前者敏感性较高,效价在 1:640 以上才有诊断价值,后者特异性较强,但操作麻烦,效价>1:20 才有参考意义。现已建立了较简便的固相补体结合试验,对照孔与试验孔溶血环直径差在 6mm 以上者,判为阳性。乳胶凝集试验成本较低,可用于鼻疽病的初步筛查。

鼻疽菌素皮内试验:将鼻疽菌素作 1:1 000 稀释后,取 0.1ml 注入前臂皮内,经 24～48 小时,于局部出现红肿现象为阳性反应。患者常在病程 4 周内呈阳性反应,可持续数年。

4. 分子诊断　定量 PCR 方法可用于鼻疽杆菌检测。临床上也可用 16S DNA 和二代宏基因测序检测,但其成本相对较高。

**(五) 诊断与鉴别诊断**

接触病畜者皮肤出现特征性损害应考虑本病的可能,取患者鼻腔分泌物或皮肤溃疡处的脓液涂片检查出革兰氏阴性鼻疽病杆菌,也可用吕氏碱性亚甲蓝染色检出形似白喉棒状杆菌的细菌可以确诊。

临床上鼻疽需与孢子丝菌病、急性化脓性感染、坏疽性脓皮病相鉴别。

**(六) 治疗**

患者须隔离,分泌物、排泄物及换药的敷料纱布等均应彻底消毒。以往人类鼻疽多采用磺胺类和氨基糖苷类抗生素,一般采用链霉素(1～1.5g)或庆大霉素(16 万～24 万 U/d)与磺胺嘧啶(4～6g/d)或四环素类(2g/d)联合应用,直至症状消失。近来体外药敏试验表明,鼻疽杆菌对喹诺酮类(环丙沙星、氧氟沙星等)、头孢他啶和亚胺培南等均高度敏感,因此选用喹诺酮类或第三代头孢菌素类抗菌药物治疗也会有效。单个大的肝脓肿、肾脓肿和前列腺脓肿等必须切开引流,但要小心谨慎,以免感染扩散,其他对症及支持疗法亦甚重要。

**(七) 预后**

鼻疽的急性型预后极差,若不治疗其病死率在 90% 以上。慢性或亚临床型其治愈率可达 30%～50%。近年来应用有效抗生素或化学药物治疗后,病死率有明显下降。

**(八) 预防**

首先要消灭马类间鼻疽的流行。应用鼻疽菌素滴眼试验,可以鉴别出感染和未感染的马匹。即将鼻疽菌素滴入马眼结膜囊内,于滴眼后的第 3、6、9、24 小时观察反应,如发生结膜炎,并分泌脓性眼眵者为阳性反应。已证明受感染的马类,不论其症状有无,都应立即处死,并深埋。对污染的马厩杂物应用含氯石灰等彻底消毒。曾与病畜接触的马匹,即使其眼试验阴性者,亦应隔离 3 周观察。

对从事马匹工作的人,进行预防知识的教育,对患者应特别注意排泄物及污染物的消毒。对从事鼻疽杆菌检验的实验室工作者,必须注意无菌操作与消毒。对可疑受染者进行医学观察 3 周。

## 三、类鼻疽

类鼻疽是由类鼻疽伯克霍尔德菌所致的地方性传染病,流行于赤道附近区域,如东南亚和澳大利亚北部等热带地区。人主要是通过接触含有致病菌的水和土壤,经破损的皮肤而受感染。本病急性感染时潜伏期一般为 1～21 天,平均潜伏期 9 天,但也有感染后数月、数年,甚至有长达 20 年后发病,即所谓"潜伏型类鼻疽",此类病例常因外伤或其他疾病而诱发。

**(一) 病原学**

本病病原体为类鼻疽伯克霍尔德菌(Burkholderia pseudomallei)。本菌于 1912 年首先被 Whitmori

和 Krishnaswami 在缅甸仰光确定。因其形态与培养特性类似鼻疽杆菌，血清学上又有明显交叉，当时将其命名为类鼻疽杆菌（Pseudomonas psedomallei），1921 年又将其改名为惠特莫尔杆菌（Whitmore's baciilus），于 1957 年易属，改名为类鼻疽假单胞菌。1993 年国际上根据其新发现的生物学特性，将其定名为类鼻疽伯克霍尔德菌。因国内广泛使用类鼻疽杆菌，所以本节仍用此简称。

类鼻疽杆菌为短而直的中等大革兰氏阴性球杆菌，长 1~2μm，宽 0.5~0.8μm，多单在，偶成对或丛集，不形成荚膜及芽孢。一端有 3 根以上的鞭毛，故运动活泼。普通染色常见两极浓染，用感染脏器样品制备的压印片染色时，可见菌体周围有不着色的白圈，即所谓伪荚膜。本菌为需氧菌，能在普通培养基上生长良好，加入甘油可促进生长。在 4% 甘油营养琼脂上培养 24 小时，形成正圆形，中央微隆起，呈光滑型菌落，48~72 小时后变为粗糙型，表面出现蜂窝状皱褶，并呈同心圆状，培养物有强烈的霉臭味。

本菌生化反应特性活泼，能分解葡萄糖、乳糖、麦芽糖、甘露醇、左旋核糖及蔗糖等，产酸不产气，但不分解左旋木糖。本菌含有两种主要抗原，一种为特异性耐热多糖抗原，另一种为与鼻疽杆菌相同的不耐热蛋白质共同抗原；其次还有鞭毛抗原。根据其不耐热抗原的有无，又可分为两个血清型：Ⅰ型菌具有耐热和不耐热两种抗原，主要分布于亚洲地区；Ⅱ型菌只有耐热抗原，主要分布于澳大利亚和非洲地区。

类鼻疽杆菌在外界环境中的抵抗力较强，在粪便中存活 27 天，尿液中 17 天，腐败尸体中 8 天，在水和土壤中可存活 1 年以上。在自来水中也可存活 28~44 天，据国内广州观察该菌在约含 40% 水的土壤中经 726 天仍存活。加热 56℃ 10 分钟可将其杀死，各种消毒剂常用浓度迅速杀灭本菌，但苯酚和甲酚皂溶液的杀菌效果不理想。一般选用 5% 的氯胺 T（chloramines-T）作为常规的消毒剂。

### （二）流行病学

类鼻疽大多发生在北纬 20° 至南纬 20° 之间的热带地区，继后的研究工作进一步证明了从美洲的巴西、秘鲁、加勒比地区、非洲中部及马达加斯加岛到亚洲的南亚、东南亚均为类鼻疽疫区。近来报道澳大利亚西南部和伊朗等地也有本病暴发流行。本病一般散发，无明显季节性。我国类鼻疽疫源地主要分布在海南、广东、广西南部的边缘热带和南亚热带地区，已超出北纬 20° 范围。2016 年数据模型分析提示全世界每年约有 165 000 例类鼻疽，其中 54% 是致命的；但据 WHO 数据显示自 2010 年来全世界每年报道仅仅 1 300 例左右，因此目前对类鼻疽的诊断和报道严重不足，尤其是印度次大陆地区。

1. **传染源** 以往认为本病的传染源与野生动物有关，特别是鼠类曾被认为是主要带菌者和病原体在外环境中的播散者，但迄今尚无足够的证据。羊、马、猪、猴和啮齿类动物都可能感染本病，但它们与人一样，都是偶然的宿主，虽然均能排菌，但在地方性流行区，维持本病流行的连续性作用不大。已有报道，进口动物能将本病引入新的疫区造成暴发流行，因而动物在扩大本病疫区范围的作用亦不能忽视。患者作为本病的传染源意义较少。近年来大量的调查证明，本病的感染来源主要是流行区的水和土壤，类鼻疽杆菌在流行区的水或土壤中是一种常居菌，可以在外界环境中生长，不需要任何动物作为它的储存宿主。水土的性状可能与类鼻疽杆菌生存更密切，据报道，在马来西亚采集的 5 621 份水样中，类鼻疽杆菌阳性率为 7.6%，其中稻田水最高（14.6%~33%），这可能与水中有机质的含量有关。土壤也以稻田泥土为最高。Thomas 调查发现地表下 25~45cm 的黏土层适合本菌生存，而在沙土层未分离出细菌。

2. **传播途径** 可能有 5 条途径：①直接接触含有致病菌的水或土壤，经破损的皮肤而受感染，这是本病传播的主要途径。②吸入含有致病菌的尘土或气溶胶，经呼吸道感染。③食用被污染的食物，经消化道感染。④被吸血昆虫（蚤、蚊等）叮咬而造成感染。动物实验证明，类鼻疽杆菌能在印度客蚤和埃及伊蚊的消化道内繁殖，并保持传染性达 50 天之久。⑤人与人间传播，已有报道称类鼻疽杆菌可通过家庭密切接触、性接触等途径传播。

3. **人群易感性** 人群对类鼻疽杆菌普遍易感。流行区的患者主要与接触含有本菌的水和土壤有关，所以长期在稻田中作业的农民感染率最高。在流行区人群隐性感染率为 7%~10%。全球报道病例中，50% 患者伴有糖尿病，其他风险因素包括接触土壤或水（尤其是在雨季）、年龄 >45 岁、过量饮酒和肝病、慢性肺病、慢性肾脏疾病和地中海贫血等。

### （三）发病机制

类鼻疽杆菌具有几种毒力：一为不耐热的外毒素，包括坏死性毒素与致死性毒素；二为耐热的内毒素及几种组织溶解酶，这些毒力在发病中的真正作用尚不明。现已查明约70%发展为败血型者,病前多有糖尿病、肾病、结核病、吸毒或酗酒情况,这些消耗性疾病患者多伴有中性粒细胞功能障碍,能使亚临床型感染者转为败血型。

急性败血型类鼻疽的致病菌可以扩散至全身各器官,尤以肺、肝、脾和淋巴结最严重。肺部损害通常由于血行播散所致,有时亦可由于肺部吸入含致病菌的气溶胶而直接感染。病变主要为多发性小脓肿形成,脓肿内有坏死组织、中性粒细胞和大量致病菌,有时小脓肿融合成空洞可造成肺出血。慢性类鼻疽以肺部及淋巴结病变最突出,病灶呈现由中性粒细胞组成的中心坏死及周围肉芽肿混合而成,并可见巨细胞。类鼻疽杆菌可以在吞噬细胞和非吞噬细胞内增殖而不被清除,因此容易引起感染的扩散。类鼻疽杆菌的细胞间扩散可以导致细胞融合和多核巨细胞(MNGC)形成,而MNGC死亡后可以形成被融合细胞环包围的清晰斑块区域,该区域类鼻疽可以潜伏存在引起持续感染。

### (四)临床表现

本病潜伏期一般为3~5天,但也有感染后数月、数年,甚至有长达20年后发病,即所谓"潜伏型类鼻疽",此类病例常因外伤或其他疾病而诱发。临床上可有急性败血型、亚急性型、慢性型及亚临床型4种。

1. 急性败血型 为最严重类型,约占60%。起病较急,寒战、高热,并有气急、肌痛等,同时出现肺、肝、脾及淋巴结炎症与脓肿形成的症状和体征。特别以肺脓肿最为多见,好发于肺上叶并可累及胸膜,此时患者多有咳嗽、胸痛、咯血性和脓性痰,胸部可闻及干、湿性啰音及胸膜摩擦音,并有肺实变及胸腔积液(脓胸)的体征。肺部病灶可融合成空洞。其他尚有腹痛、腹泻、黄疸、肝脾大及皮肤脓疱等症状和体征。

2. 亚急性型 病程数星期至数月。多数是急性感染消退后而形成多处化脓性病灶的症状与体征。

3. 慢性型 病程达数年。常由于脓肿溃破后造成瘘管,长期不愈。典型病例以肺上叶空洞性病变(肺化脓症)为主,常被临床误诊为肺结核病。曾有报道一例骨类鼻疽脓肿患者病程长达18年。此型患者在漫长的病程中,常有间歇性发热、咳嗽、咯血性或脓性痰,体质逐渐消瘦、营养不良及衰竭等。

4. 亚临床型 流行区中有相当数量的人群,受类鼻疽杆菌感染后临床症状不明显,但血清中可测出特异性抗体。这种现象在东南亚国家(泰国、越南、马来西亚)人群中占6%~8%。亚临床型患者一般不会发展为显性类鼻疽,但当有糖尿病等诱因存在时,仍有机会发病。据报道,在20世纪60年代越南战争美军中有9%的亚临床型病例回国后相继发病,其中潜伏期最长者为26年,故有"越南定时炸弹(Vietnamese time bomb)"之称。

### (五)实验室检查

1. 血常规检查 大多有贫血。急性期白细胞总数增加,以中性粒细胞增加为主。

2. 病原学检查 取患者的血液、痰、脑脊液、尿、粪便、局部病灶及脓性渗出物作细菌培养或动物接种,以分离类鼻疽杆菌。未污染的临床标本可直接接种于营养琼脂或营养肉汤,37℃培养24~48小时,可获纯培养阳性结果。在未使用抗菌药物者,血与培养基的比例为1:4;若已应用抗菌药物者其比例为1:10。已污染的标本需改用选择培养基,常用麦康凯培养基的基础上按每10ml加入多黏菌素2mg。对培养所获疑似菌苔用生理盐水稀释成5 000个/ml细菌左右的浓度,取0.5ml菌液注射入幼龄雄性地鼠(或体重200~250g豚鼠)腹腔,动物死亡后剖视,如见到睾丸红肿、化脓、溃烂,阴囊穿刺有白色干酪样渗出液,即为Straus反应阳性,必要时对渗出液或脓汁再作细菌培养分离,进一步证实。由于普通培养阳性率只有50%~60%,因此需要多次反复送检培养以提高阳性率。同时除去污染后任何临床标本培养出类鼻疽杆菌,均要考虑感染可能(几乎不存在携带状态)。

3. 血清学检查

(1)间接血凝试验:国内外均以效价1:40以上为诊断的临界值,目前整体有效率偏低,存在假阳性和假阴性,由于疫区本底较高,血凝抗体出现较晚等缺点,因而临床实用性较差,只能作为流行病学调查应用。近来将类鼻疽杆菌的外毒素连接于细胞,测其外毒素抗体作为现症感染的标志,提高此试验的临床价值。

(2)补体结合试验:要求效价在1:8以上才有诊断意义。虽然补体结合抗体出现较早,并可保持2年以上,其敏感性优于血凝试验,但特异性较差,交叉反应较高,实用价值不大。

(3)酶联免疫试验:Dharakul在包被抗原方面作了改进,使用DNA片段分子量为30kDa、19kDa,作抗原和抗抗原IgG和IgM等单克隆方面的提纯,其诊断有效率为85%以下,误诊率和漏诊率均在15%。国内陈光远等对此又作了改进,采用2 000bp特异抗原作间接ELISA包被抗原的研究,结果其诊断有效率提高到98%,漏诊率为3.9%,误诊率仅为

1%。并认为以前后 2 次抗体呈 4 倍以上升高者为现症感染，下降者为既往感染。

（4）PCR 技术：16S rDNA 测序、二代宏基因测序（NGS）和特定的 PCR 一方面可以提高诊断的敏感性，另方面可以做类鼻疽杆菌的亚种分析，但其成本较高。

4. 其他辅助检查　胸部 X 线或 CT 检查可示肺炎、肺化脓症（空洞）、化脓性胸膜炎等征象。

**（六）诊断与鉴别诊断**

本病的分布有较严格的地区性，患者大多有接触受染史，对于任何不能解释的化脓性疾病（特别是空洞性肺部疾病）或发热性疾病，都应考虑有类鼻疽的可能。病原学检查及血清学反应对本病有确诊意义。本病在急性期应与伤寒、疟疾、葡萄球菌败血症和葡萄球菌肺炎相鉴别。在亚急性型或慢性型应与结核病相鉴别。

**（七）治疗**

患者应立即进行隔离，对急性败血型病例必须采取强有力的治疗措施。即使积极抗感染治疗，部分流行区域患者死亡率仍在 30%~40%。针对类鼻疽不同亚种，耐药情况有差异。类鼻疽对青霉素、氨苄西林、第一代和第二代头孢菌素、庆大霉素、妥布霉素、链霉素、大环内酯类和多黏菌素（BOX 3）具有抗性，对哌拉西林、头孢曲松和头孢噻肟体外药敏试验敏感，但临床效果较差。整体而言，对多西环素、氯霉素、甲氧苄啶-磺胺甲噁唑、头孢他啶、美罗培南、亚胺培南等敏感。

药物治疗方面包括静脉初始强化治疗和后续根除治疗，其中静脉初始强化治疗首先美罗培南或者头孢他啶，疗程至少 10~14 天；头孢他啶 2g[50mg/kg，儿童（<15 岁）最多 2g]静脉注射，每 6 小时 1 次；美罗培南 1g（25mg/kg，儿童最多 1g）静脉注射，每 8 小时 1 次。其中美罗培南是中枢神经系统类鼻疽感染的首选治疗药物，剂量应加倍。根除治疗疗程至少 3 个月。药物首选甲氧苄啶-磺胺甲噁唑，部分可予以多西环素替代。具体为甲氧苄啶-磺胺甲噁唑（儿童 6~30mg/kg，不超过 240~1 200mg，每 12 小时 1 次；成人 240~1 600mg，每 12 小时 1 次）。加用叶酸 5mg（儿童 0.1mg/kg，不超过 5mg），每天口服。对于神经类类鼻疽和骨髓炎，推荐更长时间的根除治疗（≥6 个月）。

免疫功能在类鼻疽致病中起重要作用，类鼻疽相关脓毒症或脓毒性休克患者可加用免疫调节治疗，如 IL-7、粒细胞-巨噬细胞集落刺激因子、抗 PD1

抗体等。

对于肝脏、肌肉的单个大脓肿、前列腺脓肿通常需要手术穿刺引流，化脓性关节炎（感染引起的关节发炎）需要多次引流和冲洗；但肝、脾、肾脏的多个小脓肿或者其他部位脓肿很少需要引流，多通过药物治疗即可。对于类鼻疽杆菌浸润动脉壁引起的真菌性动脉瘤需要紧急手术，通常需要插入人工血管移植物，若是有假体植入，可能需要终身服用甲氧苄啶-磺胺甲噁唑治疗。

**（八）预后**

未作治疗的急性败血型类鼻疽，其病死率在 90% 以上，随着近来诊断技术和抗菌药物的不断改进，病死率已下降到 30% 左右。亚急性型或慢性型类鼻疽病死率较低，治疗后可下降至 10% 或更低。

**（九）预防**

尚无特效的预防方法。主要防止污染类鼻疽杆菌的水和土壤经皮肤、黏膜感染。在可疑染菌的尘土条件下工作，应戴好防护口罩。患者及病畜的排泄物和脓性渗出物应彻底消毒。接触患者及病畜时应注意个人防护，接触后应作皮肤消毒。疫源地应进行终末消毒，并须采取杀虫和灭鼠措施。对可疑受染者应进行医学观察 2 周。从疫源地进口的动物应予以严格疫检。变态反应检查可适用于马属动物检疫重要措施，即采用粗制类鼻疽菌素经亲和层析法提纯制品，给动物点眼后分泌脓性眼眵者，判为阳性反应。如果发生高危实验室接触类鼻疽杆菌，建议进行暴露后预防（PEP），包括穿透伤、嘴巴或眼睛暴露于受假鼻疽芽孢杆菌污染的材料以及在生物安全柜外产生气溶胶，预防治疗方案为甲氧苄氨嘧啶-磺胺甲噁唑口服抗菌治疗，疗程 21 天；如果微生物具有耐药性或患者不耐受，改多西环素或阿莫西拉夫治疗，疗程 21 天。

对于类鼻疽的疫苗预防方面，目前针对小鼠的疫苗有部分保护作用，但对于灵长类和人无明显有效疫苗。减毒活疫苗、亚单位的疫苗可能有前景的疫苗。

（马伟杭　赵　宏）

# 第三十节　类志贺邻单胞菌与气单胞菌感染

## 一、类志贺邻单胞菌感染

类志贺邻单胞菌（*Plesiomonas shigelloides*）是属于邻单胞菌属，主要存在于水体和动物体表。它与志贺菌有共同的抗原,可以引起人体消化道系统疾病。类志贺邻单胞菌肠炎是一种急性肠道传染病,临床表现以发热、腹痛、腹泻、恶心、呕吐、水样便或黏液脓血便为特征。

**（一）病原学**

类志贺邻单胞菌于 1974 年由 Ferguson 等从一名腹泻患者大便中分离出,根据该菌具有宋氏志贺菌Ⅰ相抗原以及与腹泻病有关而命名。本菌几经易属归为一个新的"邻单胞菌属",并与气单胞菌属、弧菌属同归于弧菌科。近年来由于分子生物学和分子遗传学技术的发展应用,使细菌的分类从表型特征进入分子水平。按照 Kimura 对肠杆菌科、弧菌科和气单胞菌科所作用的 5S rRNA 碱基序列分析结果,本菌应该独立于弧菌科和气单胞菌科之外,而与肠杆菌科有密切亲缘关系。

邻单胞菌为革兰氏染色阴性杆菌,长约 3.0μm,宽 0.8~1.0μm,两端钝圆,呈单、双或短链状,偏端有 2~7 根鞭毛,有动力,无芽孢,无荚膜,最适生长温度 37℃,4℃不能生长。pH 生长范围 5.0~7.7,不嗜盐,能耐受 3%~6% 的 NaCl,在 SS 及麦康凯琼脂平皿上培养呈圆形隆起、无色、半透明小菌落,直径约 2mm,在 TCBS(硫化硫酸柠檬胆盐蔗糖)琼脂上不生长,此点可与霍乱弧菌和副溶血弧菌区别。本菌为需氧兼性厌氧菌。发酵葡萄糖、麦芽糖、肌醇,产酸不产气,氧化酶试验阳性。

类志贺邻单胞菌具有耐热菌体抗原(O 抗原)和鞭毛抗原(H 抗原),目前已建立 50 个 O 抗原和 17 个 H 抗原以及两个无动力的菌株组成的一个抗原表。有国外研究者对 102 株本菌的 O 抗原进行血清分型,发现其中一些 O 抗原和 D 群宋氏志贺菌的脂多糖抗血清发生直接的交叉凝集反应,部分与 A 群痢疾志贺菌(1、7、8 血清型)、B 群福氏志贺菌(6 血清型)和 C 群鲍氏志贺菌(2、9、13 血清型)有交叉反应,发现两株本菌菌株的 O 抗原与 A 群及 B 群志贺菌的 O 抗原有共同结构。也有报道本菌与霍乱弧菌存在共同抗原,与霍乱诊断血清发生凝集,必须借助生化反应的不同鉴别两菌。

**（二）流行病学**

类志贺邻单胞菌感染引起的腹泻,在东南亚等地区是常见的。据泰国的调查结果,从 3.8% 患者的粪便中检出本菌;在日本的和歌山地区曾发生因误食被类志贺邻单胞菌污染的咸鱼引起食物中毒的病例;在美国的北卡罗来纳州,也曾出现因食用未煮熟牡蛎而造成肠炎的病例。

1. 传染源 本菌在河水、海水、泥土、鱼类和动物粪便中,淡水鱼和猫狗等动物是本菌自然宿主,是主要传染源,患者和带菌者也可成为传染源。

2. 传播途径 通过食用污染的水或食物而传播,通过接触污染水造成伤口软组织感染的情况远比亲水气单胞菌少见。

3. 人群易感性 人群对本菌普遍易感,免疫低下者和婴儿的感染率大于正常成年人。

4. 流行特征 本病常年散发,夏秋季多见,热带和亚热带地区发病较多(在日本为旅游者腹泻病病原第三位),集体进食受本菌污染的鱼类、牡蛎等贝类可引起暴发流行。

**（三）发病机制和病理**

发病机制尚不清楚,有文献报道,体外细胞实验发现该菌能通过胞吞作用侵入肠起源细胞并在其内存活和分裂繁殖,并在实验细胞内找到该菌外包被膜,以空泡形式存在,所用实验细胞为 CACO-2 细胞,和体内类似的肠起源细胞一样是非吞噬细胞,因此推测细菌通过信号机制操纵正常宿主细胞的病理过程。

本菌能产生霍乱样肠毒素(cholera-like enterotoxin),可激活腺苷酸环化酶,使小肠分泌增加引起腹泻。可产生耐热肠毒素,但不代表侵袭力或毒力因子。本菌对肠上皮有侵袭力,部分病例结肠黏膜有糜烂、出血点、黏液脓性分泌物,产生痢疾样大便,甚至可突破黏膜屏障进入血液发生菌血症。此外,偶可引起外伤后软组织感染,但本菌不产生蛋白酶,组织坏死机制不明。

**（四）临床表现**

成人和儿童感染类志贺邻单胞菌后主要表现为胃肠道症状,可由无热轻度腹泻至高热重度腹泻不等,病程数日到 1 周,健康人患本病多为轻症,新生儿等免疫功能低下者则病情较重,病程可迁延较久。

1. 潜伏期 一般 1~2 日,可短至几小时,也可长达 1 周。

2. 症状和体征 该菌感染后可有 3 种胃肠道表现。

（1）分泌性胃肠炎型:多为轻度腹泻,无热或低热,粪便稀水样,每日 2~3 次。

（2）类似霍乱样腹泻型:重度腹泻似霍乱样水泻,有脱水征。

（3）类似痢疾的腹泻型:高热、腹痛、里急后重、恶心、呕吐、黏液便或脓血样便。

也有该菌感染引起脑膜炎、骨髓炎、脓毒症、关节炎等非胃肠道疾病的报道,但比较少见。

**（五）实验室检查**

粪便常规可有红细胞及白细胞，大便培养该菌生长，一般认为 DS 琼脂比 SS 琼脂培养基效果更好，似菌痢样症状者末梢血白细胞增加，大便镜检有较多脓细胞和红细胞。

目前诊断方法首先是培养细菌，然后进行生化鉴定，再作血清学分群。培养基一般采用 pH 8.4 碱性陈水，也有报道采用 GN 肉汤增菌。经过系列生化试验鉴定为本菌后，如要作血清学分群，可将菌株经分离接种于普通琼脂平面，37℃培养 15~18 小时，取斜面培养物直接与 10 个多价血清进行玻片凝集试验，然后分别用单价血清进行定群。

**（六）诊断和鉴别诊断**

根据临床有腹痛、腹泻或发热等症状，结合流行病学资料，粪便或其他部位标本培养出本菌可确定诊断。

类志贺邻单胞菌已列入腹泻病原菌之一，实验室检测时的显著特点是赖氨酸脱羧酶、鸟氨酸脱羧酶、精氨酸双水解酶和肌醇阳性。可根据氧化酶阳性和发酵葡萄糖与肠杆菌科以及非发酵菌属假单胞菌区别，根据嗜盐性、精氨酸双水解酶、甘露醇试验与弧菌属及气单胞菌属区别；本菌因仅有 1 个菌种，当与其他菌种鉴别后即可定种。

应注意本菌与弧菌属、亲水气单胞菌属、假单胞菌属和肠杆菌科的成员进行区别，此外，本菌引起的腹泻应与急性菌痢、沙门菌肠炎、空肠弯曲菌肠炎、耶尔森菌肠炎、病毒性肠炎相鉴别，症状类似霍乱水泻的应与霍乱鉴别，应根据不同临床表现和培养菌的不同生化特性鉴别之。

**（七）预后**

大多数患者可自愈，预后良好，如原有消化道基础疾病，如肿瘤、非特异性慢性炎症性肠病、其他感染性腹泻，则病情较重，病程可迁延较久，偶可引起全身感染。

**（八）治疗**

轻症者不治而愈；腹泻次数多且伴失水者可予口服或静脉补液和对症治疗；老年人或有原发病者，病情较重时应根据药敏试验选用抗生素。本菌产生 β-内酰胺酶，所有菌株大多对氨苄西林和多数 β-内酰胺类药物耐药，可选用喹诺酮类如诺氟沙星、氧氟沙星或环丙沙星治疗，也可选用复方磺胺甲噁唑、庆大霉素或第三代头孢菌素治疗。

**（九）预防**

内陆地区水体及水生动物是本菌储存场所，注意鱼类食品的加工、贮藏和交叉污染，改变生食鱼虾的习惯，不饮生水以防止本菌感染。

## 二、气单胞菌感染

气单胞菌感染是由气单胞菌属（Aeromonas）致病菌感染引起的一类消化系统疾病，临床多表现为腹痛、腹泻，可伴有中低度发热，严重时可引起肠外症状。常可引起人霍乱样腹泻，有时还有创伤感染、脑膜炎、肺炎、扁桃体炎、肌肉多样转移性坏死和软组织感染，直至某种临床条件下免疫损伤机体的败血症。近年来此菌引起感染性腹泻的报道正在全世界增多，值得重视。

**（一）病原学**

气单胞菌属（Aeromonas）常见的有亲水气单胞菌（A. hydrophila）、温和气单胞菌（A. sobria）、豚鼠气单胞菌（A. caviae）、斑点气单胞菌（A. punctate）、杀鲑气单胞菌（A. salmonicida）及易损气单胞菌（A. trota）等三十多种。本菌是鱼类和冷血动物的致病菌，其中前三种也可引起人类腹泻和肠道外感染。

气单胞菌属为水生菌，分为有动力的中温菌和无动力的低温菌，与人类疾病有关的是前者。气单胞菌是革兰氏染色阴性杆菌，长 1~4μm，宽 0.6μm，单极鞭毛，有动力，无荚膜，无芽孢，普通琼脂平板上生长形成直径 1~3mm 微白半透明菌落，圆形，光滑，隆起，易与大肠埃希菌混淆，借氧化酶试验阳性与之鉴别，血平板培养 24 小时有较宽 β-溶血环，2~3 日后变暗绿色，碱性平板上不生长，盐浓度达 5% 不生长，8~38℃生长良好，30℃为最佳。

亲水气单胞菌的生化反应以 30℃ 条件下的试验结果最具特征性。在葡萄糖、麦芽糖、甘露醇和海藻糖中产酸，通常伴之以产气；还在山梨醇、阿拉伯糖、蔗糖和水杨苷中产酸产气。乳糖可发酵、迟发酵或不发酵。靛基质、$H_2S$（半胱氨酸肉汤）、七叶苷水解、明胶液化、核酸酶等试验均为阳性反应。大多数菌株 V-P、KCN 和枸橼酸盐试验均为阳性。肌醇和鼠李糖为阴性反应。

对有动力的气单胞菌（主要为亲水气单胞菌）的血清学研究发现，有 40 个以上的 O 抗原和 3 个 H 抗原，O 抗原中 O1、O8、O10 和 O18 抗血清与 O13、O14、O15 与 O34 抗原之间存在交叉抗原关系，并与近缘菌如霍乱弧菌、河弧菌和类志贺邻单胞菌的某些 O 抗原之间有相同或密切的抗原关系。

根据脂肪酸分析，得出对本菌的树状聚类图，以欧氏距离（Enclidean distance）的大小反映菌株间的亲缘关系（图 26-30-1）。

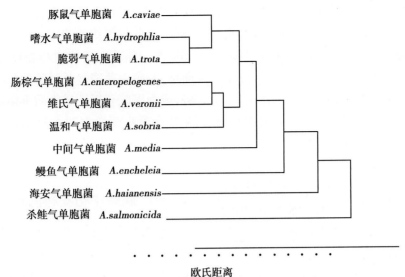

**欧氏距离**

图 26-30-1　气单胞菌脂肪酸分析树状聚类图
后三种菌分别为杀鲑气单胞菌不产色亚种,杀鲑气单胞菌日本鲑亚种,杀鲑气
单胞菌杀鲑亚种

**（二）流行病学**

1. 传染源　本菌为广泛分布于淡水和海水的腐物寄生菌,鱼及蛙等冷血动物为本菌自然宿主,是人类感染主要来源,患者也可作为传染源,具有广泛宿主和生存外环境,在水生动物和家畜中都能检出,在蔬菜中分布也广泛,说明该菌在自然界可形成生态循环,条件适宜时造成人间暴发流行。

2. 传播途径　进食被本菌污染的饮料或食物;创口被污染水沾湿;被鱼刺伤或咬伤;在污染水中游泳等方式传播。

3. 人群易感性　人群肠道带菌率在 1% 以下,有血液病、肾病、肿瘤、肝硬化等慢性基础病者易致本菌感染,肠道内该菌可进入血流、腹腔或胆道,也可感染伤口或尿道口,发生内源性感染,任何年龄均可发病,部分地区 2 岁以下儿童发病率为高。

4. 流行特征　全年发病,夏秋发病率高,夏季饮用未消毒水可能造成胃肠炎暴发流行,现证实是旅游者腹泻的重要病原菌。

**（三）发病机制和病理**

本菌产生的肠毒素耐热不耐酸,作用于肠道上皮细胞引起腹泻,菌体黏附力强及产肠毒素高者致病性强。近年报道本菌可产生与霍乱毒素抗原相关的毒素。

本菌对冷血动物和温血动物均有致病性,其致病因子主要为溶血素（H）、肠毒素（E）和细胞毒素（C）,其中肠毒素可分为耐热肠毒素（ST）和不耐热肠毒素（LT）,溶血素包括 α-溶血素和 β-溶血素。研究表明这三种毒素可能是同一种物质,简称 HEC 毒素,具有溶血毒性、肠毒性和细胞毒性。其他尚有杀白细胞素、上皮细胞黏附因子、细胞原缩因子等毒力因子,还可产生多种胞外酶。该菌对上皮细胞有黏附性和侵袭性,其中 HEC 毒素是重要致病因素,用灭活的该毒素免疫小鼠可完全保护小鼠,证实它是亲水气单胞菌重要抗原。实验发现蛙、金鱼等注射本菌后局部可发生红肿、强直性抽搐以致死亡。解剖时发现注射处和全身的肌肉呈广泛坏死;内脏充血伴腹水;在心血、腹水和肝中分离到本菌。

**（四）临床表现**

1. 急性胃肠炎　潜伏期 1~2 日。大多低热或不发热,腹泻呈水样稀便,有腹痛,无里急后重,个别呈霍乱样重度腹泻,30%~50% 为黏液便,少数为脓血便伴里急后重,大部分 2~5 日自愈,无并发症,2岁以下儿童可表现为痢疾样症状。与霍乱弧菌的区别在于本菌不能利用赖氨酸和鸟氨酸。

2. 外伤感染　游泳、钓鱼时受伤或骨折后,创口接触污染的河水、污泥、鱼类后发生局部感染,偶见外科切口医院感染,轻者只是皮肤感染局部溃疡,重者可发生蜂窝组炎、骨感染,病原菌偶尔迁徙体内造成深部组织感染。

3. 败血症　细菌由创口或肠道进入血流引起败血症,是常见的机会感染病原菌之一,可并发感染性心内膜炎、坏死性肌炎、迁徙性脓肿、腹膜炎等。

4. 其他类型感染　可见术后感染、尿路感染、压疮感染、骨髓炎、脑膜脑炎、肺炎、肾炎、内眼病变、胆囊炎等,常继发于有慢性严重疾患者,可为单纯该菌感染,也可与其他菌混合感染。有报道 1 例非霍奇金淋巴瘤患儿化疗期间该菌感染而导致双下肢大面积溃烂,本菌也可引起肝炎患者败血症、腹膜炎,以亲水气单胞菌和温和气单胞菌为主,豚鼠气单胞菌也可引起。

### (五) 实验室检查

急性胃肠炎型粪便常规镜检可见少量白细胞和红细胞,少数可满视野有白细胞,大便培养亲水气单胞菌阳性,其他类型血或分泌物等培养也可阳性。亲水气单胞菌的分离培养采用 XDCA(木糖-脱氧胆酸盐-枸橼酸盐琼脂)和氨苄西林血琼脂较好,因 SS 和 TCBS 琼脂对气单胞菌的抑制性太强。

### (六) 诊断和鉴别诊断

根据腹痛、腹泻、低热等,参考流行病学资料,结合粪便培养阳性可诊断本病,其他类型根据血液或分泌物等培养阳性可作出诊断。

本病的胃肠炎型需与其他病原引起的腹泻鉴别,败血症型需与伤寒和基础疾病本身引起的发热相鉴别,可根据培养细菌的生化特性作出鉴别。

### (七) 预后

一般预后良好,但有严重慢性疾病发生肠道外病变者预后较差。

### (八) 治疗

本病多为自限性,一般除对症补液支持治疗外不需用抗生素,重症腹泻或有基础疾病及肠道外感染者需用抗生素治疗,可选用氟喹诺酮、多西环素、复方磺胺甲噁唑、氨基糖苷类(除外链霉素)或第三代头孢菌素治疗,所有菌株大都对青霉素(类如氨苄西林)耐药,对多数头孢菌素类(如头孢唑林)耐药,故不宜选用,治疗时根据病情加以选用;对于局部脓肿患者,除了有效抗感染治疗外还需要局部清创引流。

### (九) 预防

气单胞菌主要经水传播,应避免接触污水和饮用未煮沸或消毒的水,受天然水污染的伤口及时清洁消毒,游泳时切勿呛咳,因本菌也存在于瓜果蔬菜中,食用之前要洗净,一旦发生流行要立即改水改厕,防止病原菌的进一步扩散。

(盛吉芳  相代荣)

## 第三十一节  嗜麦芽窄食单胞菌感染

嗜麦芽窄食单胞菌(*Stenotrophomonas maltophilia*)是一种广泛存在于自然界和医院环境的革兰氏阴性条件致病菌,其致病力弱,其感染常出现在免疫力低下、病情危重的患者,可引起肺部感染、血流感染、皮肤软组织感染、腹腔感染、颅内感染、尿路感染等。随着广谱抗菌药物以及侵袭性操作的不断增加,嗜麦芽窄食单胞菌的分离率呈逐年上升趋势,成为医院获得性感染的重要病原菌之一。嗜麦芽窄食单胞菌通常对多种抗菌药物固有耐药,感染治疗药物选择有限,治疗效果差,患者预后多较差。

### 一、病原学和发病机制

嗜麦芽窄食单胞菌属于窄食单胞菌属之代表菌种,曾被命名为嗜麦芽假单胞菌、嗜麦芽黄单胞菌,1993 年正式命名为嗜麦芽窄食单胞菌,该菌是临床上较常见的条件致病菌。

嗜麦芽窄食单胞菌为革兰氏阴性杆菌,单个或呈对排列,有极端丛鞭毛,有动力,无芽孢。需氧生长,但可以在营养差的水性环境中长期生存;最佳生长温度为 35℃,在 4℃ 或 41℃ 不生长;血平板培养 18~24 小时,菌落呈圆形、光滑、湿润;孵育 48 小时后菌落增大,呈黄色、绿色或灰白色,菌落周围血琼脂变为绿色;不溶血,有氨味。在麦康凯培养基呈淡黄色菌落。该菌主要生化反应特征为:氧化酶阴性、水解七叶苷、氧化葡萄糖、强氧化麦芽糖、液化明胶、赖氨酸脱羧酶阳性、DNA 酶阳性、精氨酸双水解酶阴性、鸟氨酸水解酶阴性、吲哚阴性、部分解尿素。DNA 酶阳性与其他葡萄糖非水解细菌相区别。

广泛存在于水、土壤、动物体内,特别是广泛存在或污染医院内各种给排水系统、患者引流管道、透析系统等,为条件致病菌,随着临床抗生素和免疫抑制的广泛和大剂量应用,其分离率在非发酵菌属中呈上升趋势,因该菌对多种抗生素耐药,因而给临床治疗带来很大困难。

形成生物膜(biofilm)是嗜麦芽窄食单胞菌主要生物特点,细菌在各种材料(特富龙、玻璃、塑料等)与人体器官表面容易黏附形成生物膜,在聚丙乙烯材料表面,细菌能在 2 小时内形成生物膜。细菌 I 型菌毛蛋白(SMF-1)是细菌黏附形成生物膜的重要因子,鞭毛也参与细菌的侵入与黏附。

嗜麦芽窄食单胞菌可产生多种酶,包括蛋白酶、DNA 酶、RNA 酶、酯酶、纤维溶解素等与致病性有关,临床分离菌株尚有溶血和细胞毒性,可能与治病也有关联。细菌脂多糖与其致病密切相关,脂多糖还参与细菌黏附、生物膜形成以及细菌耐药等。

## 二、流行病学

嗜麦芽窄食单胞菌是广泛存在于土壤、植物、人和动物体表及医院环境的条件致病菌。在牙科吸引器、内镜以及自来水中可以检出，成为粒细胞减少患者皮肤感染来源；透析患者也可能因为管道污染导致感染。研究显示，慢性呼吸道疾病、免疫功能低下、重度营养不良、低蛋白血症、肿瘤化疗、重症监护病房（ICU）入住时间长、气管插管或气管切开、留置中心静脉导管、长期接受广谱抗菌药物尤其是碳青霉烯类抗生素治疗是嗜麦芽窄食单胞菌感染的易患因素。国外近期文献报道，该菌所致的血流感染病死率达14%~69%，呼吸机相关肺炎病死率为10%~30%。脓毒性休克、肿瘤及器官衰竭是嗜麦芽窄食单胞菌感染相关死亡的危险因素。

中国细菌耐药监测网（CHINET）2005—2011年资料显示，大型医疗机构该菌分离率居于所有革兰氏阴性菌的第5~6位，非发酵菌的第3位。由于所研究的人群的免疫缺陷程度和潜在疾病的差异，嗜麦芽窄食单胞菌的感染率为7.1例/10 000~37.7例/10 000出院人群。由嗜麦芽窄食单胞菌所引起的感染以下呼吸道感染最为常见，特别是结构性肺病如慢性阻塞性肺疾病（COPD）、囊性纤维化患者的慢性感染、院内获得性肺炎、呼吸机相关性肺炎（VAP）。另外还可引起血流、泌尿系、腹腔、皮肤和软组织等部位的感染。

嗜麦芽窄食单胞菌感染呈上升趋势，需要密切注意感染扩散、传播、社区感染以及耐药流行状况，采取必要感染控制措施，减少其流行进一步扩大。

## 三、临床表现

嗜麦芽窄食单胞菌可以导致多种感染，包括呼吸道、血流、腹腔、颅内感染等，临床对具有免疫功能缺陷、长期使用广谱抗菌药物、留置导管、肿瘤（特别是血液病患者）、结构性肺病等感染危险因素患者需要加以关注。

### （一）呼吸道感染

呼吸系统是培养分离出嗜麦芽窄食单胞菌最常见的部位。嗜麦芽窄食单胞菌可引起下呼吸道感染，主要表现为医院获得性肺炎，常见于晚发VAP；但社区获得性嗜麦芽窄食单胞菌肺部感染亦已见报道，主要见于有基础结构性肺病的慢性感染如COPD、支气管扩张等的患者，需引起重视。

嗜麦芽窄食单胞菌下呼吸道感染主要危险因素包括：结构性肺病（尤其是支气管扩张、囊性肺纤维化、COPD等慢性肺部感染的患者），呼吸衰竭和气管插管或气管切开、长期机械通气（超过1~2周）的患者，长期应用广谱抗生素尤其是碳青霉烯类抗生素的患者。

嗜麦芽窄食单胞菌下呼吸道感染以肺炎最为常见，多数发生于住院2周以上者，临床和影像学改变与其他革兰氏阴性菌引起的肺部感染相似，不具有特异临床特征。肺出血为暴发性嗜麦芽窄食单胞菌肺炎的致命性并发症，并且多在伴有血液系统恶性肿瘤的患者中出现。

嗜麦芽窄食单胞菌呼吸道感染诊断较为困难，痰或者经气管吸引标本分离到的嗜麦芽窄食单胞菌存在定植可能，同时一般合并多种其他细菌存在；诊断嗜麦芽窄食单胞菌呼吸道感染必须从感染危险因素（宿主因素、医疗操作、广谱抗菌药物使用等）、临床症状和体征、影像学改变，同时注意细菌培养的质量加以考虑。呼吸道分泌物中培养到嗜麦芽窄食单胞菌，在决定是否治疗前应该判断究竟是定植还是感染，如果仅有培养结果而没有临床症状或者影像学依据可以暂不治疗；病情允许应该尽早拔除气管插管，控制肺部基础疾病，减少广谱抗菌药物的应用。应避免只要呼吸道分泌物嗜麦芽窄食单胞菌培养阳性就开始治疗的做法，必须结合临床认真进行甄别。

### （二）血流感染

血流感染是嗜麦芽窄食单胞菌感染的主要类型之一，大致占院内血流感染的1%。美国休斯敦一家儿童医院的研究显示，嗜麦芽窄食单胞菌血流感染发生率仅次于呼吸道感染。嗜麦芽窄食单胞菌血流感染常为混合感染，铜绿假单胞菌、不动杆菌和肠球菌是常合并存在的病原菌。有研究显示发生嗜麦芽窄食单胞菌血流感染后总的病死率和归因病死率分别为12.5%、6.3%。去除病灶是影响嗜麦芽窄食单胞菌血流感染疗效及预后的重要环节。对于嗜麦芽窄食单胞菌血流感染，应及时明确病灶来源。如为导管源性，且为非隧道式中心静脉导管，应尽早拔除导管。关于血液肿瘤患者中心静脉导管相关的嗜麦芽窄食单胞菌血流感染的研究显示，1999—2003年期间的24例感染患者，即使没有合适的抗菌药物治疗，如拔除导管，绝大部分也可痊愈。如果延迟拔管，1/3的患者可能会复发。对于隧道式长期中心静脉导管，若出现严重感染和感染性休克、迁徙性感染或敏感药物治疗72小时以上仍存在全身性感染表现时,应立即拔除导管。

嗜麦芽窄食单胞菌心内膜炎并不少见,大多发生在存在病变的心内膜或人工瓣膜,即便及时抗菌治疗,病死率仍可高达 30% 以上。

### (三)腹腔感染

多发生于糖尿病患者及免疫缺陷人群。临床上可表现为胆道感染、腹腔脓肿、肝脓肿等。常见症状为腹痛、发热,伴有混浊的腹水。嗜麦芽窄食单胞菌置管部位感染表现为导管周围红斑,有渗出,渗出液培养到嗜麦芽窄食单胞菌。嗜麦芽窄食单胞菌腹膜炎是长期腹膜透析的少见并发症,多继发于置管部位感染,可导致较高的病死率及导管丢失。腹腔感染患者需尽早拔除或更换腹腔置管;胆道感染有梗阻的,需解除梗阻;腹腔脓肿、肝脓肿需进行有效的穿刺引流,联合有效的抗菌药物治疗。

### (四)皮肤软组织感染

主要发生在血液系统恶性肿瘤和化疗、粒细胞缺乏、留置中心静脉导管患者。感染主要有血源播散和皮肤、黏膜表面直接接种两种类型,后者又分为原发性蜂窝组炎和黏膜感染。临床以血源播散更常见,原发性蜂窝织炎主要表现为导管或留置装置周围出现红肿、渗出等;黏膜感染主要累及牙龈、口唇、颊部,以感染性溃疡最多见。

### (五)其他感染

泌尿系感染往往由逆行性感染引起,多发生于泌尿系肿瘤、糖尿病、尿路梗阻及插管、先天性结构异常、免疫缺陷人群,主要为院内感染,极少数可以是社区获得性感染。可引起急性单纯性或者复杂性尿路感染,包括肾盂肾炎、急性膀胱炎、附睾炎、前列腺炎等,并可继发菌血症。

嗜麦芽窄食单胞菌颅内感染(脑膜炎和脑脓肿)也有报道,多发生于伴有危险因素的人群,危险因素包括颅脑手术(尤其是分流术或引流术)、颅内出血、恶性肿瘤和早产儿。

嗜麦芽窄食单胞菌极少引起骨关节感染,已报道的病例包括骨髓炎、关节炎和髋前的滑囊炎、脊柱炎等。感染的高危因素包括先前广谱抗菌药物的使用、严重的基础疾病、免疫抑制治疗、住院时间长、ICU 居住史和手术史。

嗜麦芽窄食单胞菌引起眼部感染并不多见,常见为结膜炎、角膜炎、泪囊炎、眼眶蜂窝织炎和眼内炎,多发于眼部手术后或外伤后,常合并有恶性肿瘤、糖尿病、HIV 感染等基础疾病。嗜麦芽窄食单胞菌社区获得性眼部感染也有报道。

另外,有免疫功能缺陷患者嗜麦芽窄食单胞菌鼻炎、鼻窦炎、外耳炎、会厌炎、齿龈炎等报道。

## 四、抗感染治疗

嗜麦芽窄食单胞菌对多种抗菌药物天然耐药,同时由于临床感染者大多具有使用抗菌药物历史,细菌也可产生获得性耐药。嗜麦芽窄食单胞菌对碳青霉烯类抗生素天然耐药,对青霉素、头孢菌素、氨基糖苷类抗生素耐药率高。我国耐药监测结果表明嗜麦芽窄食单胞菌对米诺环素、左氧氟沙星、复方磺胺甲噁唑/甲氧苄啶(SMZ/TMP)的耐药率较低,头孢哌酮/舒巴坦具有一定抗菌活性。全球细菌耐药监测研究显示嗜麦芽窄食单胞菌对替卡西林/克拉维酸耐药率为 54.7%。

嗜麦芽窄食单胞菌耐药机制比较复杂。主要机制有产生抗菌药物水解酶、细菌膜通透性下降、药物的主动外排系统和生物被膜屏障。嗜麦芽窄食单胞菌天然产 L1 型金属 $\beta$-内酰胺酶和 L2 型头孢菌素酶,能水解包括头孢菌素类、碳青霉烯类抗生素在内的几乎所有 $\beta$-内酰胺类抗生素以及某些酶抑制剂的复合制剂。主动外排系统 SmeABC、SmeDEF 可介导对 $\beta$-内酰胺类、氨基糖苷类、四环素、氯霉素和喹诺酮类抗菌药物耐药。少量嗜麦芽窄食单胞菌野生株在染色体上还带有 qnr 基因,与拓扑异构酶 gyrA 变异、smeDEF 高表达共同介导喹诺酮类耐药。SMZ/TMP 耐药与 I 类整合子的 sul 基因和插入元件 ISCR 相关的 sul2 基因介导有关。生物被膜的形成是嗜麦芽窄食单胞菌耐药性的又一重要因素,嗜麦芽窄食单胞菌借助生物被膜不仅可以黏附于医用材料(如气管插管),也可黏附于组织细胞上,长期定植于体内,是慢性感染反复发作的主要原因。常用治疗嗜麦芽窄食单胞菌感染的抗菌药物见表 26-31-1。

嗜麦芽窄食单胞菌感染大多发生在具有各种高危感染因素患者,感染治疗药物有限,常需要综合考虑细菌的敏感性、感染部位及严重程度、患者病理生理状况和抗菌药物的作用特点选用抗菌药物。一般选用对嗜麦芽窄食单胞菌有较好抗菌活性的药物,并根据 PK/PD 理论制订恰当的给药方案;严重感染、广泛耐药或全耐药菌感染等情况可联合用药;抗菌治疗同时采用其他综合性治疗措施,如血流感染与尿路感染者及时拔除导管、粒细胞缺乏者及时纠正等对感染治疗十分重要。

表 26-31-1　常用治疗嗜麦芽窄食单胞菌感染的抗菌药物

| 药物 | 特点 | 剂量 & 用法 |
|---|---|---|
| 复方磺胺甲噁唑/甲氧苄啶（SMZ/TMP） | 临床敏感率较高,但耐药率逐渐上升;属于抑菌剂,常需要较大剂量;注意药物不良反应(肝肾毒性、骨髓抑制等);治疗中可能出现耐药 | 按 TMP 计,15mg/(kg·d);或 2~3 片,tid |
| 替卡西林/克拉维酸 | 杀菌剂,耐药增加明显 | 3.2g iv q4~6h |
| 氟喹诺酮类 | 主要为莫西沙星、左氧氟沙星、西塔沙星等;杀菌剂;但耐药率已经逐渐上升;具有抗生物膜作用;单药使用容易出现耐药 | 左氧氟沙星 0.5~0.75g iv/po qd;莫西沙星 0.4 iv/po qd |
| 四环素类(米诺环素、替加环素) | 体外有抗菌活性,抑菌剂;但临床效果尚未确定;胃肠道反应比较明显 | 替加环素 100mg iv 后,50mg iv q12h(可能剂量不足) |
| 多黏菌素 | 体外具有抗菌活性,但与测定方法有关;大多联合用药;肾毒性明显 | 剂量不确定 |
| 头孢菌素(头孢他啶、头孢吡肟) | 体外可能有抗菌活性,但可能先天耐药,不单独使用 | 头孢他啶 2g iv q8h |
| 头孢哌酮/舒巴坦 | 缺乏系统研究,效果不确定 | |

tid:每日 3 次;iv:静脉滴注;q4~6h:每 4~6 小时 1 次;po:口服;qd:每日 1 次;q12h:每 12 小时 1 次;q8h:每 8 小时 1 次

## 五、预防

嗜麦芽窄食单胞菌是常见医院感染类型,感染途径包括内源性和外源性两种途径;抗菌药物选择压力筛选出的耐药菌是医院感染的重要病因,抗菌药物的临床合理使用工作在医院感染的预防控制中占有重要地位。对于外源性感染预防,医务人员需严格遵守无菌操作和感染控制规范,特别是防止各种留置管、换药、吸痰等医疗护理操作中的交叉感染。强化手卫生、实施接触隔离、加强环境清洁与消毒等对感染预防具有重要价值。

（肖永红）

## 第三十二节　布鲁氏菌病

布鲁氏菌病(Brucellosis)是由布鲁氏菌属(Brucellas)引起的人兽共患传染病(anthropo zoonosis),又称为地中海弛张热、马尔他热(Malta fever)、波状热或波浪热(undulant fever)。一般将 Brucellosis 译为布鲁氏杆菌病,但因其病原体呈球杆状,不宜称为杆菌,故建议称为布鲁氏菌病。

1814 年 Burnet 首先描述"地中海弛张热",并与疟疾进行了鉴别。其后(1860 年)Marston 对本病进行了系统描述,并把"地中海弛张热"与伤寒区别开。1886 年由英国军医 Bruce 在马尔他岛从死于"马尔他热"的士兵脾脏中分离出布鲁氏菌,并首次明确其

病原体。Hughes(1897 年)依据热型特点,建议称为"波浪热";其后为了纪念 Bruce 命名为"布鲁氏菌病"。1897 年 Wright 与其同事发现本病患者的血清与布鲁氏菌(Brucella)的培养物可以发生凝集反应,称为 Wright 凝集反应,从而建立了至今仍使用的血清学诊断方法。1904 年马耳他医生 Zammit 确定羊为布鲁氏菌的自然宿主,并同时发现新鲜羊奶可以作为载体将布鲁氏菌从动物传给人。中国古代医籍对本病有描述,直到 1905 年才对本病进行正式报道。

布鲁氏菌病流行于世界各地,主要是畜牧区,各大洲 170 多个国家和地区有本病报道。中国多见于内蒙古自治区、东北及西北等牧区。1993 年以来,在近 10 个省内本病疫情出现明显回升。布鲁氏菌病属于中国传染病防治法规定的乙类传染病。人主要经接触患病的羊、牛等牲畜和野生动物,以及其排泄物而感染。急性期表现为轻重不一的发热、多汗、关节痛、肝脾大等,慢性期症状多不明显或不典型,常伴有神经官能症等表现。预后大多良好,病死率为 3% 左右。慢性患者可遗留关节病变、肌腱挛缩等。

## 一、病原学

1. 形态与染色　布鲁氏菌属是一组革兰氏阴性短小杆菌或小球杆菌。用柯兹罗夫斯基(Kozlowsky)染色呈沙黄色。长约 1.2μm,宽 0.4~

0.8μm,常出现着色不规则,光滑型菌,在涂片上常单个存在,极少数呈两个相连或短链状、串状排列。菌体初次分离时多为球状、球杆状与卵圆状,传代培养后逐渐呈短小杆状,菌体无鞭毛,不形成芽孢,无天然质粒,但毒力菌株可以有菲薄的荚膜。

2. 菌种与分类 布鲁氏菌属分为6个生物种19个生物型(biotype)。但经DNA杂交研究证明本属只有1个生物种,其他均为生物变种。大多数布鲁氏菌DNA中鸟嘌呤+胞嘧啶(G+C)含量的摩尔百分比为56~58mol%。各种型菌株DNA的同源性均大于90%。各种布鲁氏菌的毒力、生物学性状、人畜感染后的表现等均有较大的差异。能使人、畜感染的是羊种布鲁氏菌(马尔他布鲁氏菌,B. melitensis)有生物型1~3个、牛种布鲁氏菌(流产布鲁氏菌,B. abortus)有生物型1~7、9个、猪种布鲁氏菌(B. suis)有生物型1~5个、犬种布鲁氏菌(B. canis)有生物型1个。绵羊型附睾种布鲁氏菌(B. ovis)和沙林鼠种布鲁氏菌(B. neotomae)(各有1个生物型),前者只感染羊,后者对人、畜均不感染。中国已分离到15个生物型,即羊种(1~3型)、牛种(1~7、9型)、猪种(1、3型)以及绵羊型附睾种、犬种(各1型)。羊种布鲁氏菌的致病力最强,牛种布鲁氏菌感染容易表现为慢性,羊种及猪种布鲁氏菌感染者病情较重,且并发症较多。具有多种生物型,可能与同一菌型可在不同宿主体内繁殖,为适应不同宿主而发生遗传变异较多有关。我国流行的主要是羊布鲁氏菌病,其次是牛布鲁氏菌病。布鲁氏菌病中优势菌种在流行严重程度不同阶段有一些变化。20世纪80年代布鲁氏菌病流行严重期间,羊种占60%~70%,牛种20%~25%,猪种低于10%;20世纪80年代过后,流行严重趋势减缓,羊种占30%,牛种40%以上,猪种为20%;90年代后流行又趋严重时,羊种又上升至70%以上。

3. 培养特点 布鲁氏菌属在宿主细胞内寄生,称为胞内寄生菌(intracellular bacteria),需氧,在厌氧条件下不生长。只有牛布鲁氏菌在初分离时需要5%~10% $CO_2$。对营养要求较高,部分菌株在含氨基酸、维生素、盐和葡萄糖的培养基上可以生长。在普通培养基上生长缓慢,多用牛或羊新鲜胎盘加10%兔血清制作培养基,或肝浸液可促进其生长。布鲁氏菌在血琼脂平板上不溶血,在液体培养基中可形成轻度混浊并有沉淀。最适生长温度为35~37℃,最适pH为6.6~6.8。用富集培养基,经37℃培养2~5天可长出微小、透明、无色的光滑型(S)菌落,人工传代培养后可转变成为粗糙型(R)菌落。在抗菌药物影响等不良环境下,容易发生变异。在细菌的胞壁脂多糖受损害时,菌落也可由S型变为R型。在细胞壁的肽聚糖受损时,细菌失去细胞壁或形成胞壁不完整的L型布鲁氏菌。这种表型变异菌可在机体内长期存在,当生长环境或条件改善后可再恢复原有的特征。

4. 生化反应 多数菌均能分解脲素及产生硫化氢($H_2S$)。可根据产$H_2S$的多少和含碱性染料培养基中的生长情况,进行菌种鉴别。布鲁氏菌属菌株能利用碳水化合物,不产生酸或气,也是鉴别的重要依据。使人致病的四种布鲁氏菌,氧化酶(oxidase)和过氧化氢酶(catalase)活性为阳性。

5. 抗原结构 布鲁氏菌有A、G、M三种抗原成分,其中G抗原为共同抗原。A(abortus)抗原、M(melitensis)抗原比例在不同菌种有区别。羊种菌以M抗原为主,M与A之比为20:1;牛种菌以A抗原为主,A与M之比为20:1;猪种菌A与M之比为2:1。用A与M因子血清进行凝集试验可鉴别菌种(表26-32-1)。布鲁氏菌的抗原具有与霍乱弧菌、伤寒与副伤寒杆菌、沙门菌、变形杆菌$OX_{19}$等的某些共同成分。布鲁氏菌的致病力,与其新陈代谢过程中的透明质酸酶、过氧化氢酶、琥珀酸脱氢酶、尿毒酶(urease)、细胞色素氧化酶(cytochrome oxidase)等酶系统有密切关系。细菌死亡或裂解后释放的内毒素是致病的重要物质。

表26-32-1 主要布鲁氏菌的特性与鉴别

| 菌种 | $CO_2$需要 | 脲酶试验 | $H_2S$试验 | 在含燃料培养中生长 | | 凝集试验 | |
| --- | --- | --- | --- | --- | --- | --- | --- |
| | | | | 复红(1:5 000) | 硫堇(1:2 000) | 抗A血清 | 抗M血清 |
| 羊种布鲁氏菌 | − | 不定 | − | + | + | − | + |
| 牛种布鲁氏菌 | + | + | + | + | − | + | − |
| 猪种布鲁氏菌 | − | + | +/− | − | + | + | + |

−:分别表示不需要$CO_2$、$H_2S$试验阴性、复红(1:5 000)培养基中不生长、硫堇(1:2 000)培养基中不生长、抗A血清凝集试验阴性、抗M血清凝集试验阴性;+:分别表示需要$CO_2$、$H_2S$试验阳性、复红(1:5 000)培养基中可以生长、硫堇(1:2 000)培养基中可以生长、抗A血清凝集试验阳性、抗M血清凝集试验阳性;+/−表示$H_2S$试验阳性或阴性

6. 抵抗力 布鲁氏菌在自然环境中具有较强的生活能力。在干燥土壤、毛皮、病畜的脏器及分泌物、排泄物和肉、乳制品中可存活 16 周左右,在食品中可生存 8 周左右,在水中可生存 5 天至 16 周。对常用化学消毒剂较敏感,如用 3% 甲酚皂溶液作用数分钟,或加热 60℃ 或日光下暴晒 10~20 分钟即可被杀死。对酸中度敏感。

## 二、流行病学

1. 传染源 布鲁氏菌的宿主有 60 多种家禽、家畜及野生动物,与人类有关的传染源主要是家畜。

(1)家禽家畜:中国以羊种布鲁氏菌为主,其次是牛种,猪种仅在个别地区有意义。病畜的分泌物、排泄物、流产物及乳类含大量病菌,如羊种布鲁氏菌病流产后每毫升乳汁内可含菌 3 万个以上,带菌可长达 1.5~2 年,是人类最危险的传染源。布鲁氏菌可先在染菌的同种动物间传播,导致带菌或发病,随后波及人类。各型布鲁氏菌可在各种动物间转移,如羊种菌可转移至猪、牛,或相反转移。其中羊种布鲁氏菌转移到牛的意义最大,这是因为羊种菌的致病力较强,而牛奶及其制品比羊奶及其制品应用更为广泛,故对人的威胁更大。鹿、马、骆驼、猫、犬等动物也可患布鲁氏菌病,但除在特定条件下,一般作为传染源的意义较小。

(2)野生动物:狩猎等许多野生动物也可感染布鲁氏菌,并在自然界独立循环流行,但只在特定情况下才可能传给人。羊、牛及猪都是重要的经济动物,人类与家畜和畜产品的接触十分密切,因此感染机会相当多。

(3)患者:患者也可从大便、尿液、乳汁排出布鲁氏菌,也有感染者将布鲁氏菌传给配偶的报道,但是十分少见,故作为传染源的意义很小。

2. 传播途径

(1)皮肤黏膜传染:人直接接触病畜或其排泄物、阴道分泌物及其娩出物,如病畜流产或死胎时的畜胎、羊水、产后恶露中含大量布鲁氏菌,若接羔及处理流产时防护措施缺乏则极容易受染。这些含菌物质及病畜尿、粪中的布鲁氏菌也可污染皮毛,在饲养、剪毛、挤奶、屠宰及加工皮、毛、肉等过程中,均可经轻微损伤的皮肤或眼结膜受染布鲁氏菌,也可经接触病畜污染的环境和物品而染菌。

(2)呼吸道传染:含菌物质及病畜的尿、粪污染土壤或环境后可形成气溶胶,经吸入发生呼吸道感染。

(3)消化道传染:含菌物质及病畜的尿、粪也可污染水源,或食入被布鲁氏菌污染的食品、生乳,以及未熟透的肉与内脏等均可致病。

(4)其他途径:苍蝇及蟑螂虽可因机械携带布鲁氏菌或蜱叮咬也可引起传播,但意义不大。在布鲁氏菌病的流行区,可以同时发生皮肤黏膜、呼吸道和消化道 3 种途径传播。

3. 人群易感性 人普遍易感。青壮年男性因职业关系,其发病多于女性。近年老年、青少年甚至儿童的发病率有增高的趋势。有报道,12 岁男童患布鲁氏菌病,病后可获得一定免疫力。疫区居民也可因隐性感染而获得免疫力。不同种布鲁氏菌间有交叉免疫,因此再次感染发病率较低,一般为 2%~7%。

4. 流行特征 可全年发病,但常以家畜流产季节为多。流行区发病高峰季节以春末夏初(家畜流产高峰后 1~2 月)为主,有时可出现点状暴发流行。有报道,某些地区发病率有增高的趋势。以牧区最高,其次为半农半牧区,农区较少,城市最低。布鲁氏菌感染率高低主要取决于与病畜接触的机会多少。患病者与职业关系密切,兽医、畜牧者、屠宰及皮毛加工者明显高于一般人群。在牧区存在自然疫源地,疫区流行强度与布鲁氏菌种、型,以及气候、生活水平,对牧业、牧场的管理状况等多种因素有关。流行形式可呈大规模暴发流行,但近年有呈多发、分散的点状流行趋势。随着社会及经济的发展,此特征在不断发生变化。

## 三、发病机制与病理改变

1. 发病机制 布鲁氏菌的主要致病物质有内毒素(endotoxin)、荚膜及其透明质酸酶、过氧化氢酶等侵袭性酶(invasive enzyme)。荚膜和侵袭性酶增强了细菌的侵袭力,使该菌能通过完整的皮肤、黏膜进入宿主体内。布鲁氏菌经皮肤黏膜侵入人体后,沿着淋巴液到达淋巴结,被吞噬细胞所吞噬。如在吞噬细胞内未被消灭,布鲁氏菌在细胞内生长繁殖,形成局部原发性病灶;研究提示,亚铁螯合剂(ferrochelatase)是布鲁氏菌在细胞内生长繁殖以及形成慢性感染的基础。此阶段即称为淋巴源性迁徙阶段,相当于布鲁氏菌感染的潜伏期。布鲁氏菌在吞噬细胞内大量繁殖,可导致吞噬细胞破裂,随后大量布鲁氏菌进入淋巴液与血液循环形成菌血症。布鲁氏菌在血液内又被血流中的吞噬细胞吞噬,随血流到达全身,在肝脏、脾脏、淋巴结、骨髓等处的单核巨噬细胞系统内繁殖,形成多发性病灶。如病灶内释放出的布鲁氏菌超过了巨噬细胞的吞噬能力,则在细胞外血流中生长、繁殖,导致明显的临床败血症表现。在机体多种因素作用下,有的菌体被破坏死亡,释放出内毒素及其他菌体成分,引起毒血症症状。内毒素在导致细胞及组织损伤方面起着重要作用。布鲁氏菌感染者机体的细胞免疫与体液免疫可以清除病菌使疾病痊愈。如部分细菌逃脱免疫,又可被巨噬细胞吞噬而带入各种组织器官形成新的病灶,此即可称为多发性病灶阶段。经过一定时期后,感染病灶内的布鲁氏菌生长繁殖再次进入血液循环,可导致疾病复发,出现反复发热,形成波浪热。这也是慢性布鲁氏菌感染、临床表现多样化的重要机制。

布鲁氏菌患者的各种组织器官可不断发生变态反应性改变。在布鲁氏菌病的发病机制中,Ⅰ~Ⅳ型变态反应均可能具有一定的作用。有报道认为,CD4$^+$T 及 CD8$^+$T 淋巴细胞在布鲁氏菌病免疫反应中起决定性作用。发病早期,机体的巨噬细胞、T 细胞、体液免疫功能正常,发挥联合作用即可清除病菌而获痊愈。如不能彻底清除布鲁氏菌,则细菌及其毒性产物在局部反复或进入血流刺激,使致敏的 T 淋巴细胞再次受抗原作用,释放淋巴通透因子、趋化因子、巨噬细胞移动抑制因子与巨噬细胞活化因子等各种淋巴因子(lymphokine),导致以单核细胞浸润为主要特征的变态反应性炎症,形成肉芽肿、纤维组织增生等慢性病变。

2. 病理改变 布鲁氏菌病的病理变化极为广泛,几乎所在的器官、组织均可被累及。主要有肝脏、脾脏、骨髓、淋巴结、骨、关节、血管、神经、内分泌与生殖系统等。不仅损伤间质细胞,还损害脏器的实质细胞,尤其单核巨噬细胞系统病变最为显著。病灶的主要病理改变包括:①渗出、变性坏死,多见于肝、脾、淋巴结、心及肾等,常以浆液性炎性渗出夹杂少许坏死细胞;②增生性改变,淋巴、单核-巨噬细胞弥漫性增生,多以疾病早期为显著,其后常伴有纤维细胞增殖;③肉芽肿形成,慢性期病灶内可见由上皮细胞、巨噬细胞、淋巴细胞及浆细胞组成的肉芽肿,肉芽肿进一步发生纤维化,最后可导致组织器官硬化;这种肉芽肿与人类结节病的病变相似,但无干酪样坏死,是布鲁氏菌病的典型病变。以上三种病变可循急性期向慢性期依次交替发生与发展,如在急性期肝脏内可见浆液性炎症,同时伴有肝实质细胞变性、坏死;其后可转变为增殖性炎症,在肝小叶内形成类上皮样肉芽肿(epithelioid granuloma),进而纤维组织增生,可出现混合型或萎缩型肝硬化改变。有报道,临床及实验室证实的 20 例急性布鲁氏菌病,肝组织改变情况:20 例均有显微镜可见的肝损伤,其中 16 例肝小叶及门管区有淋巴细胞性炎症,4 例有肉芽肿形成。

## 四、临床表现

布鲁氏菌病的潜伏期为 1~3 周,平均 2 周,少数可达数月或 1 年以上。临床表现复杂多样,症状各异,轻重不一,病变呈多器官或限于某一局部,因此临床分型较难。1977 年我国北方防治地方病领导小组办公室颁发的《人布氏菌病的诊断和治疗效果判定试行标准》,临床分为急性期、慢性期活动型和慢性期相对稳定型。国外按鲁德涅夫分期法分为:急性期,指患病不超过 3 个月;亚急性期,指 3~12 个月;慢性期,指 1 年以上。国内有作者将布鲁氏菌病分为亚临床感染、急性感染(2~3 个月)与亚急性感染(1~12 个月)、慢性感染、局限性感染,以及复发感染(表 26-32-2)。此处重点介绍急性感染、慢性感染和复发感染的主要临床表现。

表 26-32-2 布鲁氏菌病的临床分类

| 临床分类 | 诊断前症状持续时间 | 主要症状及持续时间 | 实验室诊断 | 其他 |
| --- | --- | --- | --- | --- |
| 亚临床感染 | | 无症状 | 血清学(+)低滴度 | 多见于屠宰人、畜牧、兽医 |
| 急性感染与亚急性感染 | 2~3 个月(急性)1~12 个月(亚急性) | 出汗、关节痛、发热、肝、脾、淋巴结长大,疲劳、食欲下降,头痛 | 血清学(+),骨髓培养(+) | 羊种布鲁氏菌感染伴严重并发症 |
| 慢性感染 | 大于 1 年 | 以神经精神症状及低热为主 | 血清学阴性或低滴度,培养(-) | |
| 局限性感染 | 未治疗的急性亚急性病例 | 骨、关节、泌尿生殖器、肝脾等易受累 | 血清学(+),特殊培养基培养(+) | |
| 复发感染 | 2~3 个月 | 类似急性期,但发热较高,出汗,疲劳,衰弱 | 血清学(+),培养(+) | 需与再感染鉴别 |

1. 急性感染 80%以上患者缓慢起病,常出现类似重感冒的前驱症状,持续 3~5 天,如疲劳、乏力、食欲下降、头痛、肌肉疼痛,烦躁,以及抑郁等。其后进入发病期,以寒战、高热、多汗、游走性关节痛、肝脾增大为主要表现。

(1) 发热:75%以上患者有发热,典型的热型为波浪状,起病初体温逐日升高,达到高峰后再缓慢下降,一般热程为 2~3 周,间歇数天至 2 周左右,再继续发热,如此反复数次。典型波状热及不规则热均各占 15%左右,低热约占 40%,间歇热占 12%,其他还有弛张热型及稽留热型等。发热前常伴有寒战及畏寒。发热时中毒症状多不明显。高热时患者常意识清楚,部分患者尚能下床活动,但热退后症状恶化、软弱无力、抑郁寡言。

(2) 多汗:布鲁氏菌突出表现之一是多汗,多于夜间或凌晨热退时大汗淋漓。部分患者发热程度不高或处于发热的间歇期仍然多汗。常于盛汗后感软弱乏力。

(3) 关节痛:75%以上患者有关节痛,常与发热伴随。关节疼痛呈锥刺样或钝痛,痛剧烈者可辗转呻吟不止。但关节疼痛的程度与病理改变可不平行。类似风湿性关节炎,关节常见病变是滑膜炎(synovitis)、关节周围炎、关节旁软组织炎及骨关节炎,主要累及骶髂、肩、膝、腕、肘等大关节,单个或多个,呈非对称性,局部红肿。关节肿痛的时间较长,常持续 10~60 天后转移到另一关节,且病变关节有症状减轻与恶化交替现象。有的表现为肌腱炎、腱鞘炎等。还有少数可表现为化脓性关节炎。

(4) 泌尿生殖系统症状:男性患者常因睾丸炎(orchitis)、附睾炎导致睾丸肿胀与疼痛,占男性患者的 20%~40%,多为单侧,少数可有鞘膜积液、肾盂肾炎。女性患者可有卵巢炎(ovaritis)、子宫内膜炎(endometritis)与乳房肿痛等,但很少引起人类流产。

(5) 神经损害:坐骨神经、腰神经、肋间神经和三叉神经等均可因神经根受累而出现疼痛。也可因脑膜与脑脊髓膜受累,出现剧烈的头痛与脑膜刺激征等。

(6) 肝脏损害:布鲁氏菌病患者肝脏多有肝小叶及门管区炎症,少数有肉芽肿形成,临床可因肝脏受累而出现肝功能异常,但很少出现明显的黄疸。有报道 325 例患者,284 例(87.4%)有肝功能异常,215 例(66.2%)有胆汁淤积。

(7) 其他:脾大较常见,还有淋巴结肿大、皮疹、心内膜炎等。部分患者可发生顽固性咳嗽,咳白色泡沫痰、鼻出血、便血等。

近年来发现非典型病例增多,可能与预防接种和抗菌药物的普遍使用有关,本病有逐渐轻化的趋势。其主要特点是:病程短(或长期低热)、病情轻,肝、脾、淋巴结肿大及骨关节变形强直者明显减少,主要症状为低热、乏力、关节痛等。有的患者还可出现以往少见的临床症状,如食欲减退、恶心、呕吐、腹痛等消化道症状,可能与摄入受染肉类与奶制品等有关。此外,肺部并发症、中枢神经脱髓鞘病变及第Ⅵ~Ⅷ对脑神经麻痹等发生率明显增多。

2. 慢性感染 慢性感染可由急性感染发展而来;或无急性感染过程,而是布鲁氏菌(如牛种布鲁氏菌)感染后直接表现为慢性感染。慢性感染相对稳定型患者,可无明显炎症表现,如体温正常、症状体征或功能障碍较固定,仅于气候变化、劳累过度时才出现加重。但病久后可出现体力衰竭、营养不良与贫血等。慢性期活动型可有急性期的表现,也可长期低热或无发热,神经痛,精神抑郁,关节疼痛限于某一局部,但重者可出现关节强直、变形。部分患者自述症状较多,但缺乏体征,另一部分患者表现器官系统损害。慢性感染现基本可以分为全身性非特异性症状和器质性损害两种类型。非特异性症状主要是患者常伴失眠,疲乏无力,反应迟钝,神萎、注意力分散等类似于神经功能紊乱的表现;也可表现为慢性疲劳综合征。

器官系统损害在慢性感染因病变已呈定局而疼痛固定于某些部位。骨骼-肌肉系统症状最为明显,关节、肌肉疼痛,主要是下肢肌肉及臀部肌肉痛,严重者可呈痉挛疼痛。常呈持续不定的钝痛,反复迁延不愈,晚期有的发展为关节强直,肌肉或肌腱挛缩,关节僵硬或畸形等。神经系统病损表现也较常见,如周围神经炎、神经根炎(radiculitis)、脑脊髓膜炎、瘫痪等。泌尿生殖系统损害引起相应的炎症表现。可有支气管炎、支气管肺炎等呼吸系统受累表现。还可出现明显的淋巴结肿大,视网膜血栓性静脉炎、视神经炎(optic neuritis),乳突炎、听神经损伤、硬膜下积脓等。

3. 复发感染 布鲁氏菌病常在 3 个月内出现复发,即经治疗后病情已进入恢复期或痊愈初期,体温已降至正常一段时间,由于残存于机体感染病灶内的布鲁氏菌生长繁殖再次进入血流,导致疾病复发,出现波浪热及其他症状(基本同急性感染或慢性感染)。细胞壁不完整的 L 型布鲁氏菌可在机体内长期存在,可能因患者机体免疫状态或其他变化,利于其生长繁殖时，即可恢复原有的致病特征，导致临床症状复发。布鲁氏菌主要寄生于细胞内，抗菌药物不容易进入而发挥治疗作用，是本病难以根治的原因之一。如药物的疗程不足，则其复发率可达10%～40%，高于未接受特效药物治疗的患者（6%～10%）。本病治疗痊愈后，经过3年间隙期再次感染布鲁氏菌即为再感染（reinfection）。

## 五、辅助检查

1. 血常规检查　外周血白细胞正常或偏低。淋巴细胞相对或绝对增高，少数可出现变异淋巴细胞。急性期血沉增快，慢性期正常或偏高。慢性患者可有血红蛋白降低。

2. 病原菌检查

（1）病原菌培养：可采集血液、骨髓、脑脊液、尿液、脓液、乳汁、子宫分泌物标本进行培养分离。牛种布鲁氏菌初分离时不容易生长，需要有适当的二氧化碳环境。培养需孵育2～4周后仍无细菌生长，才可判断为阴性。含5%～10%血清的高营养培养基培养10天可生长。有采用BACTEC 9240血培养系统，93%可在5天或97.6%可在2～6天内检出。如先将标本，特别慢性布鲁氏菌病患者的血液注入鸡卵黄内，37℃培养5天后，再将卵黄液转种至琼脂斜面上，37℃ 2～3天后观察结果，可提高阳性率。血培养阳性率急性期高，而慢性期低；骨髓培养阳性率高于血培养。

（2）动物接种：可将标本接种于豚鼠分离布鲁氏菌。采集未污染标本接种2只豚鼠（1～2ml）或小白鼠（0.5ml），皮下或腹腔注射；污染标本皮上划痕，3～4周及6～8周各解剖一只，观察细胞病变，再作培养或血清免疫检查。

3. 免疫学检查

（1）血清凝集试验（Wright试验）：常用试管法与平板法凝集试验。试管法较灵敏，操作较简单，特异性较强，故较常用。平板法操作更简单，敏感性更高，如布鲁氏菌酸化平板凝集试验（BCT）等，但有时可出现假阳性，故一般适用于筛选。平板法中以虎红缓冲液玻璃片凝集试验（RBTP）效果最佳。凝集试验阳性常于病程第1周即可出现，第2～3周可呈强阳性。

试管法凝集试验1:100以上有临床意义；病程中效价有4倍以上增高意义更大。但是，接种过布鲁氏菌菌苗、霍乱菌苗、兔热病菌苗或做过布鲁氏菌素（brucellin）皮试者均可使凝集效价增高。凝集反应在急性期患者阳性率很高，可达80%～90%；慢性期较低，仅30%左右。

（2）酶联免疫吸附试验（ELISA）：1:320为阳性。敏感性较凝集试验为高，血清效价比试管凝集试验可高100倍，特异性也强。且ELISA法可分别测定IgM、IgG、IgA抗体，其中IgM抗体出现较早，约于感染后4周达到高峰。IgG抗体出现较迟，至6个月达到高峰，10个月后开始下降。IgA抗体消长规律相似于IgG抗体，且不易被巯基化合物所破坏。

（3）补体结合试验：补体结合抗体主要是IgG，出现较晚，持续时间较久，常以1:16以上为阳性。对慢性患者特异性较高。

（4）库姆斯试验（Coombs test）：用于测定患者血清中的不完全抗体。认为不完全抗体可阻断完全抗体与抗原的凝集反应，使凝集试验呈现假阴性。库姆斯试验使不完全抗体与不可见抗原的复合物经过抗人球蛋白血清结合成凝块，直接可见。因此，凝集试验阴性者可进行此试验，1:160以上为阳性。

（5）其他试验：琼脂扩散试验、协同凝集试验、对流电泳、被动血凝试验、放射免疫和免疫荧光抗体试验、斑点免疫试验（用银标记的布鲁氏菌特性抗原）等技术均可采用。有报道用蛋白结合法以单克隆抗体（monoclonal antibody）检测布鲁氏菌抗原试验有一定意义。用已知抗体测血中抗原的方法是反相单克隆抗体斑点酶联免疫法，快速、安全、特异。有用2-巯基乙醇试验鉴别自然感染与菌苗免疫，但尚待研究。

（6）皮肤试验：用抗原作皮内试验为迟发型超敏反应试验。发病后2～3周开始出现阳性，疾病痊愈后仍能持续数月至20年。因此，阳性不能鉴别是现症患者还是既往感染，也不能区别是否接种布鲁氏菌疫苗后。但如皮肤试验阴性有助于排除布鲁氏菌。

4. 分子生物学检测

（1）分子杂交试验：用生物素标记的布鲁氏菌DNA片段为探针进行分子杂交，检查组织中的病原体，1g组织中含有 $10^6$ 个以上细菌即呈阳性反应。

（2）基因扩增试验：用PCR技术大量扩增布鲁氏菌基因，可检测标本中数量极少的细菌。可以根据牛种布鲁氏菌43kDa外膜蛋白的基因序列设计并合成各含28个碱基的引物，扩增产物为123个碱基，对6种布鲁氏菌的扩增结果均为阳性，但对10种与布鲁氏菌同源性较高的革兰氏阴性菌进行扩增，结果均为阴性。提示这种方法的敏感性强，可检测出 100 个以下的布鲁氏菌,如对 PCR 产物进行 DNA 印迹法(Southern-blotting),还可进一步提高其敏感性。最近有用套式 PCR(nest-PCR)对标本中 30 个细菌即可检测阳性,且无交叉反应。

5. 其他检查 关节损害者可行 X 线片或 CT 检查。X 线检查与化脓性感染相似,发病 1~2 个月后逐渐出现 X 线检查可见的骨改变,其特点为以骨质修复为主,破坏少;脊柱关节模糊变窄,受累椎体常为 2~3 个,椎体前后韧带钙化,椎体边缘有骨质破坏,椎间隙变窄,骨质明显增生,骨赘形成,骶髂关节常为双侧发病。CT 检查可显示骨质疏松、关节间隙变窄或不规则破坏,周围硬化,可最终融合。胸部 X 线检查可发现肺门淋巴结肿大,肺门周围浸润性阴影、结节样病变、肺脓肿、胸膜炎、气胸等。超声检查可发现肝大、脾大、肝脓肿、脾脓肿等。有心脏损害患者可进行心电图或超声心动图检查,合并肝脏损害时可作肝功检查,有脑膜或脑病变患者可进行脑脊液和脑电图检查。对于肿大的淋巴结可进行活检,镜下可见有无肉芽肿病变等。有报道用正电子发射断层显像术(positron-emission tomography,PET)与 CT 相结合(PET/CT)检查,以 $^{18}$F-氟代脱氧葡萄糖($^{18}$F-FDG)为示踪,发现肺部、纵隔及肺门淋巴结糖代谢活动增高,布鲁氏菌抗体 IgM 阳性、排除其他疾病后,经抗布鲁氏菌治疗迅速好转。提示 PET/CT 检查也可有助于发现布鲁氏菌感染引起的深部淋巴结肿大。

## 六、诊断与鉴别诊断

1. 诊断依据

(1)流行病学:流行地区居留并有密切接触病羊、牛或猪等病畜史,或进食带活菌的乳制品或畜肉史,或兽医、畜牧者、屠宰及皮毛加工过程中有个人防护措施缺陷者,对本病的诊断均有重要的参考意义。

(2)临床表现:反复出现的发热、显著多汗、游走性关节痛、神经痛、睾丸痛,以及肝、脾、淋巴结肿大等,如具有流行病学史,潜伏期也符合则临床诊断基本可以成立。

(3)实验室检查:血液、骨髓、脑脊液、子宫分泌物等标本培养分离出布鲁氏菌是确诊的依据。血清 PCR 法检测布鲁氏菌 DNA 阳性有助于诊断。免疫学检查阳性,如 ELISA 法(≥1:320),或血清凝集法(1:100)、补体结合试验(≥1:16 主用于慢性期)等对诊断也有重要参考价值。

2. 鉴别诊断

(1)革兰氏阴性杆菌败血症:布鲁氏菌病早期尚未出现波浪热表现时,其发热、肝脾大、白细胞数不高等相似于某些革兰氏阴性杆菌败血症。但革兰杆阴性杆菌败血症多数患者病前一般情况较差,常有严重原发疾病,或伴有影响免疫功能的药物干预;原发感染包括尿路感染、腹膜炎及胆道感染等;容易发生感染性休克,且休克发生早、持续时间长;临床常以寒战开始,中毒症状较重。鉴别诊断的关键在于病原菌培养与鉴定。

(2)伤寒:布鲁氏菌病早期,发热、肝脾大、白细胞数不高等表现与伤寒表现相似。但伤寒患者常有相对缓脉、反应迟钝、表情淡漠、病程第 6 天胸或腹部皮肤可出现玫瑰疹、嗜酸性粒细胞减少等。确诊有待于血液或骨髓病原菌培养与分离鉴定。

(3)血行播散性肺结核:布鲁氏菌病伴有呼吸道症状,出现肺部炎症,或肺部结节样病变时,应与血行播散性肺结核相鉴别。血行播散性肺结核常有结核病史或家族史,毒血症状不重,发热不规则、盗汗、潮热等。胸部影像学可显示双肺弥漫性大小、密度基本一致的粟粒状(直径 1~3mm)致密阴影,在肺门以上、中肺野分布较密,但早期常阴性,重复照片可获阳性结果。结核抗体或结核分枝杆菌 γ 干扰素释放试验(interferon-gamma release assay,IGRA)阳性有助于结核病的诊断。

(4)急性风湿性关节炎:布鲁氏菌病出现急性游走性关节炎症,侵犯大关节等表现,相似于急性风湿性关节炎。但急性风湿性关节炎发病前 1~4 周常有溶血性链球菌感染史;常伴有风湿热的其他病征,如心脏炎、皮下结节、环形红斑等;血清中抗链球菌溶血素"O"滴度常明显增高,达 1:500 或以上;对水杨酸制剂有显著疗效;炎症消退后罹患关节不遗留强直或变形。患者无密切接触病羊、牛或猪等病畜史,有助于与布鲁氏菌病鉴别。

(5)急性类风湿关节炎:布鲁氏菌病反复出现游走性关节疼痛,对水杨酸制剂反应差;与急性类风湿关节炎表现相似。但急性类风湿关节炎患者关节肿胀持续时间较长;逐渐出现手足的小关节肿痛或骶髂关节受累;类风湿因子阳性,以及影像学可发现早期关节周围软组织肿胀,关节附近可有轻度骨质疏松;稍晚期由于关节面软骨破坏,关节面呈不规则及关节间隙变窄,关节边缘有凿状骨质破损,关节附近骨骼骨质疏松。无病畜密切接触史,布鲁氏菌血清抗体及培养均阴性,即可与布鲁氏菌病鉴别。

（6）淋巴瘤：布鲁氏菌病患者反复发热、贫血、肝脾大、淋巴结肿大等，与淋巴瘤（如大 B 淋巴细胞瘤）等血液系统恶性疾病在临床表现上相似，或布鲁氏菌与淋巴瘤同时存在时，需要通过骨髓涂片、骨髓活检，以及细菌培养、淋巴结或其他组织活检、细胞免疫组化等进行鉴别。

（7）其他：还应注意与神经官能症、慢性骨关节病、慢性疲劳综合征等疾病相鉴别。

## 七、并发症与后遗症

慢性期部分患者可出现病变组织纤维硬化病变，也可能出现关节功能障碍。并发症的发生率自 1% 到 30% 不等，可累及全身各个系统，牛种及猪种所致者低于 1%。

1. 血液系统　较常见的是贫血、白细胞减少，血小板减少。严重的全血细胞减少主要由细胞吞噬作用（cytophagocytesis）所致，骨髓中的布鲁氏菌性肉芽肿也可能起一定作用。血小板减少性紫癜的发生率为 1%~4%，对严重并持续时间很长的本并发症需采用皮质激素或切除脾脏治疗。

2. 眼部　可有视神经炎、葡萄膜炎、视盘水肿及角膜损害等。葡萄膜炎的发生多与免疫复合物有关，常见于慢性布鲁氏菌病患者。

3. 神经系统　发生率为 2%~5%。可有脑膜炎、脑膜脑炎、脊髓炎及多发性神经根病、轻瘫与感觉异常等。并发脑膜炎时的脑脊液变化相似于结核性脑膜炎，脑脊液中淋巴细胞、蛋白质增多、葡萄糖轻度减少，细菌培养和特异性抗体检测均可阳性。

4. 心血管系统　以心内膜炎为主要并发症，病变常侵犯主动脉瓣。约半数患者主动脉瓣原来就有病变基础者，病死率较高。偶尔可有心肌炎、心包炎与主动脉炎等。

5. 骨骼　脊柱炎发病率约为 7%。多见于年龄较大的患者，疼痛常见于颈及肩等处，其中有 10%~20% 同时合并有椎旁脓肿。

6. 泌尿生殖系统　可发生肾小球肾炎与肾盂肾炎，但发生率低。肾脏可形成肉芽肿，也可钙化，容易与肾结核病相混。前列腺炎与膀胱炎也时有报道。妊娠期妇女患布鲁氏菌病，如未及时有效抗菌治疗，可能引起妊娠自然终止，流产、早产、死胎均可发生。

7. 消化系统　30%~60% 的患者有肝功能异常。牛种所致者可并发肉芽肿性肝炎，羊种布鲁氏菌可引起弥漫性肝脏损害，也可引起肝脓肿、胆囊炎等。

8. 呼吸系统　可发生肺门淋巴肿大，肺部炎症，肺部结节样病变，气胸、胸膜炎等。胸腔积液变化与结核性胸膜炎相似等。

9. 其他　可并发脾脓肿，有时很难与脾结核病、脾型淋巴瘤相区别。还可并发耳聋、听力减退等。

## 八、治疗

1. 急性感染治疗　以抗菌治疗为主。因布鲁氏菌在细胞内寄生，故抗菌药物须易穿过细胞膜才能发挥治疗作用。体外药物敏感试验与临床治疗效果有时并非一致。为了防止细菌耐药和病情复发，一般常需联合用药，且疗程须较长；若疗程过短，则包括联合用药在内的任何药物治疗复发率均很高。

（1）一般治疗

1）休息：恰当休息，急性期发热患者应卧床休息；间歇期可在室内活动，但不宜活动过多。

2）饮食：宜加强营养，给予高热量、多种维生素、易消化的饮食，并补充足够的水与电解质。

3）物理降温：高热患者宜用物理方法降温，持续高热者可适当使用非甾体类退热药物，中毒症状重者可短期用皮质激素。

4）保持皮肤干燥：出汗后要及时擦干，避免风吹，每天热水擦浴，勤换衣裤等。

（2）抗菌治疗

1）成人普通布鲁氏菌病常用方案

Ⅰ. 四环素联合链霉素：布鲁氏菌对四环素（tetracycline）高度敏感。因此，四环素与链霉素联合是最有效的治疗方法之一。四环素 2g/d，分 4 次口服，疗程 6 周。链霉素 1g/d，肌内注射，共 2~3 周。此方案复发率低于 5%。应注意防治四环素的主要不良反应，如胃肠道症状、肝脏毒性及肾毒性等。有建议用多西环素（doxycycline）代替四环素，因多西环素的半衰期较长，用药量较小。由于链霉素具有潜在的神经毒性，可用庆大霉素代替链霉素。但值得注意的是庆大霉素也有神经毒性和肾毒性。

Ⅱ. 利福平联合多西环素：利福平（rifampin）是广谱抗菌药物，因其脂溶性较易透过细胞膜而进入细胞内，也可透过血脑屏障，口服吸收好，容易达到抑制布鲁氏菌的有效浓度。1986 年世界食品与农业组织（Food and agricultural Organization）和 WHO 布鲁氏菌病专家委员会建议应用多西环素（200mg/d）联合利福平（600~900mg/d），两种药均为每天口服

1次,疗程6周。对比研究显示,多西环素/链霉素方案与多西环素/利福平方案,如均用6周疗程,两者的疗效基本一致。但前者对脊椎炎等某些合并症的疗效似乎更好一些。同样应注意利福平的毒副作用。应用利福平治疗后偶可出现耐利福平的布鲁氏菌株。

Ⅲ. 氧氟沙星联合利福平:氟喹诺酮类(fluoroquinolones)药物,特别是左氧氟沙星(levofloxacin),在体外对布鲁氏菌的抗菌作用较强,但单用于人布鲁氏菌病治疗的复发率极高。有用左氧氟沙星400mg/d、利福平600mg/d,6周疗程,可取得与多西环素(200mg/d)联合利福平(600mg/d)相同的疗效。

有报道用3种药物治疗方案治疗无并发症的布鲁氏菌病,即用多西环素/利福平治疗8周,第1周同时用链霉素,复发率为9.7%,而多西环素/利福平治疗6周的复发率为13.9%,提示3种药物(第1周加链霉素)联合疗效优于两联,但尚需更多观察证实。

2) 8岁以下儿童和孕妇布鲁氏菌病的治疗:因四环素不能用于儿童和孕妇,一般采用利福平45天联合复方磺胺甲噁唑(compound sulfamethoxazole,TMP-SMZ)45天或联合庆大霉素7天或奈替米星(netilmicin,乙基西梭霉素)7天。有学者认为,应用复方磺胺甲噁唑或复方磺胺甲噁唑/利福平治疗孕妇布鲁氏菌病可减少妊娠中断的发生率。

3) 短程疗法:短疗程复发率较高。有用庆大霉素5天、多西环素3周治疗10名儿童,结果2例复发。有用庆大霉素7天、多西环素30天治疗35例患者,复发率22.9%。

4) 合并中枢神经系统病变的治疗:布鲁氏菌脑膜炎的治疗也可采用上述方案,但须用易透过血脑屏障的抗菌药物,疗程也应适当延长。可用多西环素100mg,2次/d,联合利福平900mg/d,共6~8周,疗程初2周加肌内注射链霉素0.75~1.0g/d,认为对神经性布鲁氏菌病(neurobrucellosis)疗效较好。

5) 布鲁氏菌心内膜炎的治疗:也可采用上述方案治疗,但须同时进行心脏瓣膜置换术(cardiac valve replacement),抗菌药物疗程也应适当延长。有采用下列方案连续治疗7例布鲁氏菌心内膜炎,获得全部治愈的效果。患者住院后1周内进行瓣膜转换术,术前联合应用TMP-SMZ、四环素、链霉素,术后应用TMP-SMZ及四环素12(3~5)个月,直至试管凝集反应由术前的≥1:320,降至≤1:160。

(3) 对症治疗:对严重毒血症、睾丸明显肿痛、全血细胞减少,以及心、脑等重要器官有并发症的患者,也可使用肾上腺糖皮质激素等。关节痛严重者可用5%~10%硫酸镁湿敷;头痛失眠者可阿司匹林、苯巴比妥等。

2. 慢性感染治疗 慢性活动型一般采用抗菌联合菌苗疗法。相对静止型患者一般不再抗菌治疗,而以菌苗疗法(vaccinotherapy)和对症治疗为主。酌情处理局限性器质性病变等。

(1) 菌苗疗法:治疗机制是使敏感性增高的机体脱敏,以减轻变态反应。菌苗使用的方法很多,如静脉、肌内、皮下和皮内注射等均可采用,以静脉疗法较好;根据患者身体状况、接受程度而定。每次注射的剂量依次为40万、60万、80万、200万、350万、1 050万、2 550万、6 050万菌体,每天、隔天或间隔3~5天注射1次。以7~10次有效注射量为一疗程。菌苗疗法的效果较好,一般有效率可达72%~75%,远期疗效较差,仅20%~33%。菌苗疗法可引起强烈的全身反应,如发热、发冷以及原有的症状加重,部分注射者可出现休克、呼吸困难等。因此,肾功能不全、心血管疾病、肺结核病患者及孕妇均忌用。

(2) 水解素或溶菌素疗法:有以布鲁氏菌弱毒株经水解或溶解制成的水解素或溶菌素用于机体脱敏。此类疗法一般反应较菌苗疗法为轻,偶可引起肝脏损害,黄疸发生率溶菌素为1.5%,水解素为5.5%,个别可出现神经性耳聋。但其疗效不如菌苗疗法。

(3) 其他治疗:因慢性病例常具有局限性器质性病变,为消除或减轻病变,减少痛苦、恢复功能,可采用理疗、针灸、中医药治疗,必要时腱鞘切除术等手术治疗。

## 九、预后

经积极治疗者预后大多良好,常于3~6个月内康复,仅10%~15%的患者病程超过半年,未经抗菌药物治疗的病死率为2%~3%。主要死亡原因是心内膜炎、严重中枢神经系统并发症、全血细胞减少等。慢性患者可遗留关节病变、肌腱挛缩,使肢体活动受限。

## 十、预防

1. 管理传染源 定期对畜牧场进行卫生检疫。健康畜分群放牧。病畜应隔离治疗或宰杀,病畜产品、肉类须经高温灭菌等严格消毒处理,或焚烧销毁。外地输入的牲畜须经血清学与细菌学检测,证实无病后才可放牧。虽患者作为传染源的意义不大,但急性患者仍应隔离治疗,直至症状消失,血、尿培养阴性。患者的尿液等排泄物应予消毒。

2. 切断传播途径

(1)处理牲畜流产物:对所有牲畜的流产物,如胎羔等,均应加生石灰后深埋。污染场地也应用石炭酸、漂白粉等进行严格消毒处理。

(2)处理畜产品:乳类及乳制品须经消毒(如煮沸等)处理。来自疫区的毛皮须自然放置1个月(牛皮)、4个月(羊皮)、3~5个月(带毛生皮)后,布鲁氏菌可自然死亡。也可日晒、化学消毒(如环氧乙烷、甲醛、甲酚皂等)、γ射线照射等。肉类要煮熟。

(3)处理家畜粪便等排泄物:家畜粪便应经无害化处理后才能用作肥料或燃料。加强水源、粪便管理,防止被患者及病畜的粪、尿等排泄物以及分泌物污染。

(4)个人防护:特别应做好职业人员,如屠宰人员、皮毛、乳品、肉类加工厂工人,以及兽医等的个人防护工作,接触病畜时应着防护装备(如工作服、口罩、帽子、围裙、手套、胶鞋等),工作后用消毒水或肥皂水洗手,工作期间不吃东西,饭前洗手等。防护用具宜用石炭酸、漂白粉等进行严格消毒。

3. 保护易感人畜　布鲁氏菌病的主要传染源是家畜,因此须由卫生部门、兽医部门及牧业生产管理部门密切协作,统一规划,加强宣传,发动群众,因地制宜采取有效措施,才能取得对易感者较好的预防效果。

(1)易感人群免疫:牧民、兽医及实验室工作人员等均须接受菌苗接种(bacterination),常采用减毒活菌苗皮上划痕法,不可用注射法。以70%乙醇(不用碘酒)消毒上臂外侧三角肌附着处,划1~1.5cm长的“井”字,滴菌苗2滴(儿童1滴),接种完毕后暴露5分钟,有效期为1年。每年须加强复种1次。疫区人群应在产羔季节前1~4个月接种菌苗。

(2)家畜免疫:健康牲畜的预防接种应做到连续性(连续3~5年)与连片性,一般采用减毒活疫苗,一年一次皮下注射或气溶吸入。应用溶解于酚的菌体成分免疫人群,预防效果需进一步验证。用菌苗免疫效果好,免疫方法较多。其中牛型19号($S_{19}$)菌苗注射对预防羊、牛均有较好预防效果,但孕畜注射后易引起流产,因此应在配种前注射。猪型2号($S_2$)菌苗饮水免疫的效果也较好;对预防羊、

牛、猪均有效,并且简便易行,也不会引起孕畜流产;但在水源多的地方,牲畜不习惯喝水槽内的水,需要抓牲畜定量灌服,牲畜自行饮水接种量多少不等,也会影响免疫效果。如给羔羊及犊牛进行口服或注射免疫,其免疫效果可持续较长时间,可减少接种次数,还可节约大量菌苗。有认为用羊5号($M_5$)菌苗气雾免疫,具有免疫效果好、速度快、省人力等优点,尤其是适用于水源丰富,难以推行饮水免疫的地区。值得注意的是,对家畜免疫时也应做好个人防护。疫苗免疫所产生的血清学反应与自然感染的血清反应不易区别,会给布鲁氏菌病的诊断带来困难。最近有报道,对耐利福平的牛流产布鲁氏菌($B. abortus$)变异株($RB_5$)则不干扰血清学诊断,尚在进一步研究中。

(唐　红)

## 第三十三节　弯曲菌感染

弯曲菌属(*Campylobacter*)是一类人兽共患病原菌,对人致病的弯曲菌有空肠弯曲菌(*Campylobacter jejuni*)、大肠弯曲菌(*Campylobacter coli*)、唾液弯曲菌等13个菌种,由弯曲菌感染所致的疾病称为弯曲菌病。人感染弯曲菌后可引起一系列疾病,其中最常见的是感染该菌所致的腹泻,绝大多数弯曲菌肠炎是由空肠弯曲菌引起的;还可以引起吉兰-巴雷综合征(GBS)、反应性关节炎、赖特综合征和肝炎等,最严重的并发症是GBS,可以导致呼吸肌麻痹而死亡。世界卫生组织(WHO)已将弯曲菌列为最常见的食源性病原菌之一,中国国家食源性疾病监测网在2003年也已将弯曲菌病列入监测体系中。

### 一、病原学

弯曲菌属细菌是一类呈逗点或S形的革兰氏阴性杆菌,现有21个菌种。它们长0.5~5μm,宽0.2~0.9μm,形态细长,呈弧形、螺旋形、S形或海鸥状;一端或两端有单鞭毛,呈螺旋性滚动,陈旧培养基中菌形变球状,丧失动力。无芽孢,无荚膜。属微需氧菌,需在5% $O_2$或10% $CO_2$和85% $N_2$的环境中生长,有些菌株可在厌氧环境生长。最适温度42℃,营养要求高。在水、牛奶中存活较久,如温度在4℃可存活3~4周;在鸡粪中保持活力可达96小时,人粪中如每克含菌数$10^8$,则保持活力达7天以上。细菌对酸碱有较大耐受力,故易在胃肠道生存,对物理和化学消毒剂均敏感。

## 二、流行病学

### （一）传染源和传播途径

弯曲菌广泛分布于自然界，野生动物、家畜及宠物都是弯曲菌的重要宿主，许多国家已经从猪、牛、绵羊、鸡、鸭、鸽子的肠道中检出较高的带菌率。感染的动物通常无明显病症，但可长期向外界排菌，从而引起人类感染。无症状带菌者和恢复期患者也可成为传染源。在发达国家，食用生的或未熟透的禽肉是弯曲菌最常见的感染原因。发展中国家由于卫生条件有限，水源性传播最多见，河水、溪水、山泉、井水中均可分离出弯曲菌。饮用未消毒的牛奶也是重要的感染原因。此外，直接与带菌动物、宠物接触常是屠宰场工人和儿童的感染原因。

### （二）易感人群及流行特点

弯曲菌感染可发生于任何年龄，是发达国家最常见的肠道致病菌，易感年龄呈二态分布，0~4 岁和 15~44 岁是两大发病高峰。成年人中，男性比女性更易感，前者是后者的 1.5 倍。在发展中国家，患者多集中于 5 岁以下儿童，且以 2 岁以下的幼儿居多。发展中国家成人患者相对较少，可能与经常低水平暴露于病原，从而获得一定免疫力有关。免疫功能低下者，如艾滋病患者，比一般人群更易被感染，且一旦感染，症状更加严重。弯曲菌感染多为散发，较少有暴发，是夏秋季腹泻主要病原。

## 三、致病机制

以空肠弯曲菌为代表的弯曲菌的致病机制至今尚未完全明了，目前的研究主要集中在侵袭、黏附、定植、产生毒素、分子模拟等过程。该菌通过食物和饮水的污染，进入宿主体内，通过胃酸屏障进入宿主小肠，小的、螺旋形的形态加上鞭毛介导的运动使它能穿透肠黏液，黏附并侵入肠道上皮细胞。空肠弯曲菌还可以通过破坏上皮的紧密连接或脂筏跨膜等转运机制实现在肠上皮细胞上的易位，它还可以产生多种毒素引起细胞毒作用。

### （一）与黏附、定植、侵入有关的毒力因子

1. 鞭毛蛋白（flagellin） 鞭毛不仅是空肠弯曲菌菌体运动器官，更是一个重要的毒力因子，在空肠弯曲菌吸附、定植、侵袭的感染致病的过程中起着重要作用，同时，空肠弯曲菌缺乏其他病原菌典型的 III 型分泌细胞器，因此，鞭毛还在分泌外输毒力蛋白过程中起到重要作用，如 Cia、FlaC、FspA 等蛋白。由鞭毛分泌的侵入抗原蛋白 CiaB 是空肠弯曲菌最大限度入侵组织细胞所必需的侵入抗原蛋白，它能够帮助空肠弯曲菌穿透上皮细胞的细胞膜，使该菌进入细胞内并进行繁殖和扩散。据统计，鞭毛蛋白几乎存在于所有弯曲菌属当中。

2. 外膜蛋白

（1）趋化蛋白（chemotaxis protein，CheY）：趋化蛋白负责将感觉信号从菌体的化学感受器传送到鞭毛，能调节鞭毛的顺时针旋转。趋化性对于细菌在宿主肠道细胞内的定植毒力作用的发挥非常重要。

（2）黏附蛋白（Peb1）：黏附蛋白是营养素 ABC 转运系统的一个主要接合蛋白，存在于所有空肠弯曲菌的表面，由 peb1A 基因编码，且在各个菌株中具有相对的保守性。大量研究表明，黏附蛋白直接参与空肠弯曲菌的黏附入侵，在致病过程中起到至关重要的作用，是该菌主要的黏附因子。此外，黏附蛋白运输系统在利用天冬氨酸和谷氨酸方面还起着至关重要的作用，这可能是病原体在宿主体内获得碳源的重要方式。

（3）纤连结合蛋白（CadF）：是 cadF 基因编码表达的一种外膜蛋白，广泛存在于弯曲菌中，各菌株之间有细微的区别。主要负责与宿主肠道细胞外基质成分纤连蛋白结合，在空肠弯曲菌与宿主细胞的黏附与侵袭过程中起重要作用，同时可启动信号通路有利于细菌的内化。

（4）空肠弯曲菌脂蛋白（JlpA）：也是一种外膜蛋白，负责与宿主细胞热休克蛋白 90α 结合，可激活 MAPK 及 NF-κB 信号通路，引起细胞的炎症反应及炎症因子的释放。

### （二）空肠弯曲菌的外毒素

1. 细胞致死性膨胀毒素（cytolethal distending toxin，Cdt） 属于细胞蛋白毒素家族，是由 CdtA、CdtB、CdtC 3 种多肽组成的一种 AB 型的毒素。能切断宿主 DNA 双链、中断细胞分裂而导致细胞死亡。还可以刺激宿主黏膜细胞 IL-8 的分泌，可能与导致炎症性腹泻有关。

2. 细胞紧张性肠毒素（cytotonic enterotoxin，CE） 或称霍乱样肠毒素，主要通过与细胞膜上的 GM1 神经节苷脂结合，引起细胞内 cAMP 浓度升高而发生水样腹泻。如果将产该毒素菌株培养液灌入鼠的空肠，会引起水和电解质的分泌。

### （三）空肠弯曲菌的内毒素

内毒素是革兰氏阴性菌裂解后释放到体外的脂多糖（LPS），是空肠弯曲菌重要的表面抗原，分子结构由类脂 A、核心多糖和 O 抗原 3 个部分组成，其中

类脂 A 是内毒素的主要毒性成分。近年来的遗传学和生物化学研究表明,更多的空肠弯曲菌只合成缺乏 O 抗原的 LPS,即脂寡糖(LOS)。唾液酸(sialic acid,SA)是 LPS 的组成部分,是诱导引发 GBS 的主要抗原表位。

LOS 的核心寡糖末端或侧链糖基,与人类和哺乳动物的某些神经节苷脂表位的分子结构相似,感染后会刺激机体产生抗 LOS 抗体,与神经节苷脂产生交叉免疫反应而致使周围神经损伤,即是空肠弯曲菌感染并发 GBS 的分子模拟机制。

## 四、临床表现

### (一) 肠内表现

典型弯曲菌感染大多为急性、自限性肠炎,潜伏期数小时到数天,平均 2~5 天。食物中毒型潜伏期可仅 20 小时。主要表现为整个腹部或右下腹疼挛性疼痛,有时难以与急性阑尾炎区分;腹泻可从水样便到血便或脓血黏液便,最多时每天腹泻 8~10 次,可伴有发热、头痛、呕吐。症状一般持续 3~7 天,预后与菌株的毒力及宿主的免疫力有关。婴幼儿中发生的弯曲菌肠炎多不典型,全身症状轻微,多数无发热和腹痛表现,仅有间断性轻度腹泻,或有血便,持续较久,少数会因为腹泻致使发育停滞。有中度发热或高热,大便多为脓血便,6 个月以下特别是新生儿发病率最高。弯曲菌感染的局部并发症是由该菌在胃肠道的直接播散所致,包括胆囊炎、胰腺炎、腹膜炎和胃肠道大出血。最常见的感染后遗症为肠易激综合征(IBS),主要表现为腹痛及大便习惯的改变。

### (二) 肠外表现

弯曲菌引起肠道外感染的发生率显著降低,但可能是致命的。研究得最广泛的是弯曲菌感染可引起外周神经及脑神经的病变,导致 GBS,以肌无力、瘫痪为特征,甚至可以导致死亡。目前认为弯曲菌是导致 GBS 最主要的病原体。肠道外感染多见于老龄患者或免疫功能低下者,其他常见症状有发热、咽痛、干咳、颈淋巴结肿大或肝脾大、黄疸及神经症状。部分血行感染,还能并发脑炎、心内膜炎、关节炎、骨髓炎、心肌心包炎等,十分少见。孕妇感染,会引发上呼吸道症状、肺炎及菌血症,引起早产、死胎、新生儿败血症及新生儿脑膜炎等。

## 五、诊断

### (一) 临床诊断

临床诊断主要根据病史与流行特点相结合。常有不洁食物史、喝生水及旅游史,临床症状主要为发热、腹痛、腹泻,发热多为 38℃ 左右,或无热;腹痛为脐周及全腹疼挛性疼痛,多伴里急后重;腹泻次数一般不多,且可间歇性血便。确诊主要依据于实验室的病原分离培养或 PCR 检测结果。

### (二) 实验室诊断

1. 病原体的分离培养　直接采集患者的新鲜粪便样品或粪便拭子,通常每个患者采集 2 份标本。分离培养是空肠弯曲菌感染确诊的"金标准"。取服用抗生素前的腹泻粪便,2 小时之内接种于具有高度选择性的平板培养,置 42℃ 孵箱内(气体环境为 85% $N_2$,10% $CO_2$,5% $O_2$)培养 48 小时,挑选可疑菌落,经涂片镜检、生化反应和血清学鉴定判断。

2. 血清学检查　血清学检查通常作为空肠弯曲菌感染的流行病学调查。由于血清抗体效价不高,须采取双份血清检测,以效价增高 4 倍及以上作为诊断依据。空肠弯曲菌感染后血清中 IgM、IgG、IgA 水平升高。IgA 在感染后血清及粪便中含量升高,数周后迅速下降,对于临床诊断意义有限,但对于帮助确定空肠弯曲菌的感染与 GBS 的关系有一定价值。

3. 分子生物学检查　最常采用的诊断方法是诊断空肠弯曲菌特异基因的 PCR 或实时 PCR 技术,一旦获得特异性扩增结果,有利于支持诊断;近来发展的肠道病原菌诊断 DNA 芯片技术中,对常见病原菌的诊断内容中已包含多个空肠弯曲菌特异性基因位点的检测,同时具有 PCR 的敏感性和基因杂交的特异性,有利于今后空肠弯曲菌感染的快速、准确诊断。

## 六、鉴别诊断

胃肠道感染既要注意不同病原体感染之间的鉴别,也要注意与非感染性疾病的鉴别,还应注意两种或多种病原体共同感染的情况。

病毒性胃肠炎临床表现无特异性,其鉴别诊断主要取决于病原学相关检查。

弯曲菌肠炎应与细菌性痢疾、大肠埃希菌、沙门菌感染相鉴别,也应与急性阑尾炎、输卵管炎、克罗恩病等相鉴别。

## 七、治疗

大多数弯曲菌肠炎均可自愈,对轻型病例可不予治疗。但对婴幼儿、年老体弱者、病情重者、有肠道外表现、败血症等应予及时治疗。治疗采用对症和抗菌治疗相结合。常用抗生素为庆大霉素、红霉素、卡那霉素、新霉素、四环素族、林可霉素。所致细菌性心内膜炎者首选庆大霉素。所引起的脑膜炎首选氯霉素。重症感染疗程应延至 3~4 周,以免复发。一旦出现 GBS 等空肠弯曲菌感染的肠道外症状或相关疾病,应及时进行抢救和相关治疗。

以往的认识是空肠弯曲菌对青霉素和头孢菌素有耐药,但随着近二三十年饲料中抗生素的添加及抗生素在人类的广泛运用,世界各地均监测到空肠弯曲菌耐药性的增加,各地均出现了对喹诺酮类、四环素类、大环内酯类等以往敏感抗菌药耐药的情况,且多种耐药现象增加。因而应该对耐药菌株的暴发、流行采取合理的预防控制措施,主动进行病原的抗生素敏感性检测和监测,及时通报监测结果是空肠弯曲菌感染的预防、控制及有效治疗的重要措施。

## 八、预防

目前特异性疫苗正在试验当中,热点研究微囊化的结合疫苗目前已准备进入临床 I 期试验。现阶段预防仍主要是注意饮水和食品的保护,尤其对肉类食品的深加工,切断病原的传播,加强人、畜、禽类的粪便管理。

（龚国忠）

# 第三十四节　幽门螺杆菌感染

幽门螺杆菌(*Helicobacter pylori*,Hp)是螺杆菌属的代表菌种,是一种专门寄生于胃黏膜的革兰氏阴性菌,而感染胃黏膜的其他种类螺杆菌少见。幽门螺杆菌感染不仅与胃炎、消化性溃疡、胃癌等消化道疾病的发生关系密切,且与消化系统以外的疾病相关,包括心血管、呼吸、血液等系统疾病。1994 年世界卫生组织/国际癌症研究机构(WHO/IARC)将幽门螺杆菌定为 I 类致癌原。

## 一、病原学

Hp 于 1982 年由澳大利亚学者发现,是一种单极、多鞭毛、末端钝圆、螺旋形弯曲的细菌,有 1~2 个微小弯曲,长 2~4μm,宽 0.5~1.0μm,只有一条环状染色体。细菌常排列成 S 形或海鸥状,革兰氏染色阴性,用 Warthin-Starry 银染色呈黑色且清晰可见。电子显微镜下菌体一端或两端可有多根带鞘鞭毛,运动活泼,通常在黏液层下面、黏膜上皮表面,在胃小凹内及腺腔内呈不均匀的集团状分布。

Hp 为微需氧菌,生长时需 5%~10% 的 $CO_2$ 和 5% 的 $O_2$,营养要求高,培养时需动物血清或血液,最适生长温度为 37℃,另外还需一定湿度(相对湿度 98%),培养 3~6 天可见针尖状无色透明菌落。传代培养后可变成杆状或圆球体形。Hp 可产生丰富的尿素酶,迅速分解尿素释放氨,是鉴定该菌的主要依据之一。该菌抵抗力不强,但对酸性环境有特殊的耐受性,对抗生素易产生耐药性。人感染后可刺激机体产生 IgM、IgG 和 IgA 型抗体,但是否对机体有保护作用尚不清楚。

## 二、流行病学

1. 传染源和传播途径　只有人和少数动物如猴是 Hp 的自然宿主。该菌能在人胃内生长和繁殖,并可排出体外,人粪便、唾液、牙垢、牙周袋、呕吐物中均可检测或培养出该菌。Hp 主要经口-口途径或粪-口途径传播。

2. 流行情况和发病率　人群中的感染非常普遍。在发展中国家,10 岁前儿童的感染率已达 70%~90%。但在发达国家幽门螺杆菌在胃中的定植发展相对较晚,成年人的感染率为 45%。我国成人感染率为 40%~60%。而在胃炎、消化性溃疡患者的胃黏膜中,本菌的检出率可高达 80%~100%。

## 三、致病机制

Hp 致病机制非常复杂,目前认为 Hp 对胃黏膜的损伤不仅与其黏附作用、毒力因子对黏膜细胞的直接损伤有关,而且与其促进胃黏膜炎症、免疫反应等有密切联系。

1. Hp 的定植　Hp 在胃内定植是致病的前提,Hp 本身的动力装置、黏附特性、有毒性作用的酶以及多种毒素既有利于其定植,也有助于 Hp 在高酸环境下存活,最终致病。

Hp 在体内呈螺旋状,一端有 4~6 根单极带鞘鞭毛,这是 Hp 特殊的动力装置,使它能快速穿过胃腔的酸性环境,并穿过厚厚的黏液层而定居于胃黏膜表面。近年发现幽门螺杆菌中的 *flaA1* 和 *WbpB* 这两个基因与脂多糖的生物合成、鞭毛的装配及蛋白质糖基化有密切关系,它们在 Hp 的发病机制上起着重要的作用,上述两个基因缺失的突变体能阻止脂多糖生物合成。*WbpB* 突变体仍能产生鞭毛,而 *flaA1* 突变体能产生鞭毛蛋白,但无鞭毛,两个突变体都是不运动的,无鞭毛的 Hp 突变株不能定植于悉生乳猪胃黏膜上,说明 Hp 的鞭毛对其定植是必需的。

幽门螺杆菌要在人胃肠道居留,必须能适应高酸性的环境,Hp 中的尿素酶在中和胃酸方面发挥重要作用,它能水解尿素产生氨和二氧化碳,中和菌体周围的酸环境,保护 Hp 免遭破坏。近年研究发现尿素酶不仅是在胃内低 pH 环境下起保护作用,在 Hp 的定植中可能还存在其他机制,如尿素酶亦是细胞外膜蛋白,可作为黏附分子参与 Hp 的定植;尿素酶参与 ATP 合成,即与 Hp 的能量代谢有关,而促进其在胃黏膜定植;另有研究报道尿素酶具有抗原性,对中性粒细胞和单核细胞均有趋化作用,促使炎症反应细胞对胃上皮形成损伤,这种趋化能被机体尿素酶特异性抗体所抑制。此外,还可以分泌磷脂酶损伤细胞,破坏胃黏液保护层的完整性,进而蛋白水解酶将其降解;分泌过氧化氢酶可以保护细菌本身不受氧化应激的损害等。

Hp 在胃内定植是致病的前提,而黏附则是定植的关键。Hp 能够在胃蠕动时不与食物一起被驱除的原因与其多种黏附素对胃上皮细胞的黏附能力有关。外膜蛋白是细菌黏附定居的物质基础,它通常是位于细菌特定结构上的一种蛋白,其靶细胞上的受体一般是糖蛋白的糖基成分。不同 Hp 菌株含有的外膜蛋白和其相对应的受体是不同的,目前得到证实的有下列几种:①血型抗原结合黏附素(blood group antigen binding adhesion,BabA),是第一个被发现的黏附素,帮助 Hp 与宿主的 Lewis b 抗原黏附,黏附后有助于 Hp 的毒力因子通过Ⅳ型分泌系统传输、促发炎症反应。②唾液酸结合黏附素(sialic acid-binding adhesion,SabA),帮助 Hp 与宿主唾液酸化的 Lewis x 抗原黏附,与宿主的炎症环境有关。有研究表明,SabA 的表达与肠化生、胃萎缩及胃癌关系密切。③外膜炎性蛋白(outer inflammatory protein,OipA),是由 bopH 基因编码的 34kDa 蛋白质,能刺激释放 IL-8,与十二指肠溃疡及胃癌的发生有关。另外还有 AlpA/B、HopZ、Hsp60 也是重要的黏附因子。

2. Hp 的毒力因子

(1)空泡细胞毒素 A(vacuolating cytotoxin A,VacA):空泡细胞毒素 A 是由 vacA 基因编码的 87kDa 蛋白质,在酸性环境作用下,通过与靶细胞膜上特异性受体蛋白酪氨酸磷酸酶结合,作用于靶细胞的 $Na^+$-$K^+$-ATP 酶,使离子蛋白功能紊乱,破坏细胞的正常功能,并进入靶细胞内诱发细胞溶酶体及内质网损伤,造成细胞空泡变性;而且还可以直接损伤胃黏膜,抑制上皮细胞损伤修复,干扰细胞信号转导,引起细胞凋亡等功能。不同的 Hp 菌株含有不同 vacA 的等位基因,因而具有不同的毒性。

(2)细胞毒素相关蛋白 A(cytotoxin-associated protein A,Cag A):CagA 蛋白是由 cagA 基因编码的一种具有强抗原性的亲水性外膜蛋白,具体功能尚不清楚。它虽然不具有直接表达毒素的活性,但与 VacA 的表达密切相关,可能与 VacA 的合成、分泌功能有关;且 CagA 的表达与胃黏膜中 Hp 密度呈正相关,即 $CagA^+$ 的菌株更易在胃黏膜定植,引起更严重的炎症。CagA 通过Ⅳ型分泌系统注入宿主细胞后使酪氨酸磷酸化,一旦磷酸化,CagA 可与酪氨酸磷酸化酶(SHP2)结合并使其激活,从而导致胃上皮细胞增殖与凋亡的失衡。且研究发现,CagA 与癌前病变及胃癌的发生有关。

除了上述研究较清楚的毒力因子,还有一些因子也越来越引起研究人员的重视,如热休克蛋白、脂多糖、Lewis 抗原、iceA 基因、脂酶和蛋白酶等都是幽门螺杆菌的重要毒力因子,具体谁占主导地位,目前仍不清楚。

3. Hp 感染后的炎症与免疫反应　Hp 感染后,Hp 与宿主相互作用,介导机体对细菌的免疫反应而导致大量肿瘤坏死因子 α(TNF-α)、γ 干扰素(IFN-γ)、IL-1、IL-6、IL-8 等多种细胞因子表达上调,这些细胞因子构成一个复杂的炎性免疫调节网络,并通过旁分泌、内分泌等途径,作用于 B 淋巴细胞、NK 细胞、巨噬细胞,使其在胃黏膜局部增殖、分化、激活,产生特异性和非特异性免疫反应,损伤局部组织,导致胃肠疾病的发生。

在众多的细胞因子中,IL-8 尤为重要。IL-8 主要由单核细胞、内皮细胞、成纤维细胞及 T 淋巴细胞在 IL-1、TNF、脂多糖等刺激下产生。IL-8 在炎症形成时可引起中性粒细胞趋化和脱颗粒进而引起黏膜局部的炎症,导致胃十二指肠溃疡的发生和发展。研究显示,IL-8 的水平与炎症程度呈正相关,Hp 感染患者高毒力菌株组血清 IL-8、TNF-α 的水平高于低毒力菌株及未感染组,并认为 Hp 感染诱导胃黏膜上皮细胞分泌 IL-8、TNF-α,且具有菌株特异性,即 $CagA^+$ 的菌株其诱导分泌的 IL-8、TNF-α 水平高于 $CagA^-$ 的菌株。

## 四、Hp 相关疾病

所有感染者均会发展成胃炎,但许多感染者无症状。Hp 感染主要表现为消化系统疾病,如急性 Hp 感染可引起患者恶心和上消化道疼痛,呕吐、发热也时有发生,急性症状一般持续 1~2 周。慢性 Hp 感染,尽管有慢性活动性胃炎存在,但大多感染者无症状,且内镜显示胃黏膜正常。感染的自发清除非常少见,15%~20% 发展为消化性溃疡,小于 1% 的患者会发展为胃癌。

Hp 感染除主要引起消化系统疾病外,尚参与其他一些疾病的发生发展,如缺铁性贫血、特发性血小板减少性紫癜、冠状动脉疾病、缺血性脑卒中、代谢综合征、2 型糖尿病、帕金森病、阿尔茨海默病、偏头痛、慢性自发性荨麻疹(有争议)、酒渣鼻、斑秃、纤维肌痛等。可影响食物、药物的吸收,引起多种维生素、必需微量元素的缺乏。

Hp 对人体也有有利的一面。Hp 与胃瘦素的分泌有关,并间接抑制胃饥饿素(刺激生长激素的释放、刺激食欲、利于脂肪储存)的分泌,因而可以减轻体重,但目前仍存在争议;还可降低空腹血糖水平;国际指南指出 Hp 的根除不影响胃食管反流的严重程度、治疗效果及复发,但不得不承认 Hp 的根除会影响胃食管反流的症状,同时,Hp 对巴雷特(Barrett)食管及食管腺癌的发生具有保护作用。对儿童变应性哮喘也有保护作用。

## 五、检测方法

### (一)Hp 感染的检测方法

1. 非侵入性方法　即不依赖胃镜检查,包括 $^{13}C$- 或 $^{14}C$- 尿素呼气试验(Hp-urea breath test, Hp-UBT)、粪便抗原检测(stool antigen test, SAT)(依检测抗体分为单克隆和多克隆抗体检测两类)、血清 Hp 抗体检测等。

(1)UBT:检测准确性高,易于操作,患者依从性好;可反映全胃 Hp 感染状况,克服因细菌呈"灶性"分布而造成的快速尿素酶试验(RUT)假阴性。但 UBT 检测值处于临界值附近时,结果不可靠,可间隔一段时间后再次检测或改用其他方法检测。

(2)SAT 检测:经验证的单克隆抗体法检测具有较高的敏感性和特异性;可用于 Hp 治疗前诊断和治疗后复查;操作安全、简便;不需口服任何试剂,适用于所有年龄和类型的患者。国际共识认为该方法的准确性可与 UBT 媲美,均作为首选的非侵入性检测方法,但国内目前尚缺乏相应试剂。

(3)血清 Hp 抗体检测:检测的抗体是 IgG,只

能反映一段时间内 Hp 的感染状况,部分试剂盒可同时检测 Cag A 和 Vac A 抗体。不同试剂盒检测的准确性差异较大;与其他细菌抗原有一定交叉反应。Hp 根除后,血清抗体尤其是 Cag A 抗体可维持很久(数月至数年),因此不能用于治疗后复查。本方法主要适用于流行病学调查及儿童检查,对于消化性溃疡出血或胃黏膜相关淋巴组织(MALT)淋巴瘤等可作为现症感染的诊断手段。

(4)PCR:也可取粪便或唾液检测。不仅可以检测细菌的存在,同时可检测是否为致病菌及耐药基因突变情况。特异性及敏感性可达 100%。对治疗前的诊断及治疗后的判断都优于其他检测方法,但对检测条件或设备要求较高。

2. 侵入性方法　即依赖胃镜活检,包括快速尿素酶试验(RUT)、胃黏膜直接涂片染色镜检、胃黏膜组织切片染色(如 HE 染色、Warthin-Starry 银染、改良 Giemsa 染色、甲苯胺蓝染色等)镜检、细菌培养、基因检测方法(如 PCR、寡核苷酸探针杂交、基因芯片检测等)。细菌培养多用于科研。

(1)RUT:检测结果受试剂 pH、取材部位、组织大小、细菌量、观察时间、环境温度等因素影响。同时取 2 块组织进行检测(胃窦和胃体各 1 块)可提高检测敏感性。本方法检测快速、方便;如应用良好的试剂进行检测,则准确性高。患者接受胃镜检查时,建议常规行 RUT。

(2)组织学检测:检测 Hp 的同时,可对胃黏膜病变进行诊断(HE 染色)。不同染色方法的检测结果存在一定差异。免疫组化染色特异性高,HE 染色可同时作病理诊断,也是 Hp 检测的"金标准"方法之一,但是受组织标本的影响;荧光原位杂交(FISH)检测 Hp 感染具有较高的敏感性,与细菌的形态无关,且更客观,亦可用于 Hp 对克拉霉素耐药的检测。

(3)细菌培养:指活组织的细菌培养,不包括粪便。此方法复杂、耗时,需一定实验室条件,标本转送培养需专门的转送液并保持低温。特异性高,可进行药敏试验和细菌学研究。

在进行细菌培养、组织学检测、RUT、UBT、SAT 检查前,最好停服质子泵抑制剂(PPI)制剂 2 周,如果不能停服,推荐进行血清 Hp 抗体检测。

另外尚有一些新型的内镜成像技术可用于 Hp 感染的诊断,但尚未推广。

### (二)Hp 耐药性检测的主要方法

1. 通过细菌培养进行检测　包括耐药纸片法、

琼脂稀释法、E-test 法等。

2. 分子生物学检测　对耐药基因突变进行分析,包括商品化的试剂盒、基因芯片检测等。

## 六、诊断

1. Hp 感染的诊断　符合下述三项之一者可判断胃 Hp 现症感染:①胃黏膜组织 RUT、组织切片染色或细菌培养三项中任一项阳性;②$^{13}$C-或$^{14}$C-UBT 阳性;③Hp SAT(经临床验证的单克隆抗体法)阳性。血清 Hp 抗体检测(经临床验证、准确性高的试剂)阳性提示曾经感染,从未治疗者可视为现症感染。

2. Hp 感染根除治疗后的判断　应在根除治疗结束至少 4 周后进行,首选 UBT 或 SAT。符合下述三项之一者可判断为 Hp 根除:①$^{13}$C-或$^{14}$C-UBT 阴性;②SAT 检测阴性;③基于胃窦、胃体两个部位取材的 RUT 均阴性。

## 七、治疗

### (一) 根除 Hp 的适应证

大量临床研究证实,消化系统疾病患者 Hp 检出率显著高于普通人群,根除 Hp 后消化性溃疡复发率明显下降、慢性胃炎及功能性消化不良等消化疾病症状明显缓解,胃癌发病率降低等,因此认为 Hp 感染是导致消化系统疾病的主要病因之一(适应证及推荐强度见表 26-34-1)。

### (二) 治疗方案

1. 一线治疗方案　一线治疗方案主要是包含 PPI、阿莫西林、克拉霉素的三联疗法,适用于克拉霉素低耐药地区。如有明确的阿莫西林过敏史,可替换为甲硝唑。对于克拉霉素高耐药地区,一线治疗方案建议选用含 PPI、铋剂、甲硝唑、四环素的四联疗法,总疗程 10～14 天。可供选用的 PPI 制剂和铋剂见表 26-34-2。如果无法选用四联疗法,可考虑用序贯方案、伴同方案或是混合方案代替,具体用药标准列于表 26-34-3。但目前对于以上三种治疗方案得出的结论不一。另外高剂量双药治疗方案(HDDT,阿莫西林 750mg,PPI 标准剂量,每天 4 次,总疗程 14 天),也不失为一种选择。目前世界上各共识关于抗 Hp 治疗给出的方案列于表 26-34-4。

表 26-34-1　推荐的根除 Hp 适应证和推荐强度

| Hp 阳性疾病 | 强烈推荐 | 推荐 |
|---|---|---|
| 消化性溃疡(不论是否活动和有无并发症史) | ✓ | |
| 胃 MALT 淋巴瘤 | ✓ | ✓ |
| 慢性胃炎伴消化不良 | | ✓ |
| 慢性胃炎伴胃黏膜萎缩、糜烂 | | ✓ |
| 早期胃肿瘤已行内镜下切除或手术胃次全切除 | | ✓ |
| 长期服用 PPI 超过 1 年 | | ✓ |
| 有胃癌发生高危因素 | | ✓ |
| 计划长期服用 NSAIDs(包括低剂量阿司匹林) | | ✓ |
| 不明原因的缺铁性贫血 | | ✓ |
| 特发性血小板减少性紫癜 | | ✓ |
| 其他 Hp 相关性疾病(如淋巴细胞性胃炎、增生性胃息肉、美尼埃病) | | ✓ |
| 个人要求治疗 | | ✓ |

表 26-34-2　具有杀灭和抑制 Hp 作用的 PPI 和铋剂

| 药物分类 | 具体用药 |
|---|---|
| PPI | 埃索美拉唑(20mg)、奥美拉唑(20mg)、兰索拉唑(30mg)、泮托拉唑(40mg)、雷贝拉唑(20mg) |
| 铋剂 | 三钾二枸橼酸铋、果胶铋、次碳酸铋 |

表 26-34-3　抗 Hp 治疗的三个备选方案的具体用药

| 备选方案 | 具体用药 |
|---|---|
| 序贯方案 | 前 5～7 天 PPI(标准剂量)、阿莫西林(1g),后 5～7 天 PPI(标准剂量)、替硝唑(500mg)、克拉霉素(500mg)或甲硝唑(500mg)均每天 2 次 |
| 伴同方案 | 包含甲硝唑(500mg)、克拉霉素(500mg)、阿莫西林(1g)、PPI(标准剂量),均每天 2 次,疗程共 10 天,适用于耐药患者大于 20% 且无铋剂的地区 |
| 混合方案(即以上两种方案的混合) | 前 5～7 天阿莫西林(1g)、PPI(标准剂量),后 5～7 天 PPI(标准剂量)、阿莫西林(1g)、甲硝唑(500mg)、克拉霉素(500mg)均每天 2 次 |

表 26-34-4　世界上各共识关于抗 Hp 治疗给出的方案

| 一线治疗方案 | 补救治疗方案 | 共识 |
| --- | --- | --- |
| PPI+克拉霉素+阿莫西林/甲硝唑或是铋剂为基础的四联疗法 | 铋剂四联疗法或是 PPI+阿莫西林+左氧氟沙星 | 世界胃肠病组织共识 |
| 如果克拉霉素耐药率小于 20% 则选用 PPI+阿莫西林/甲硝唑+克拉霉素或是铋剂四联疗法;如果耐药率大于 20% 则选用铋剂四联疗法或是序贯/伴同疗法 | 如果克拉霉素耐药率小于 20% 则选用铋剂四联疗法或是 PPI+左氧氟沙星+阿莫西林。建议在选用三线补救疗法前检测药物敏感性 | 第四届马斯特里赫特/佛罗伦萨共识 |
| PPI+克拉霉素+阿莫西林/甲硝唑（共 7 天） | 铋剂四联疗法或是左氧氟沙星为基础的三联疗法 | 第二届亚太共识 |
| PPI+阿莫西林(1g,每天 2 次)+克拉霉素(500mg,每天 2 次)共 7 天 | PPI+左氧氟沙星(500mg,每天 1 次)+阿莫西林(1g,每天 2 次)共 10 天或是铋剂四联疗法,共 10~14 天 | 第三届巴西共识 |

2. 二线治疗方案　根据第四届马斯特里赫特/佛罗伦萨共识,二线治疗方案为含铋剂的四联方案或含左氧氟沙星的三联方案。相对于前者,后者主要适用于对克拉霉素高耐药的地区,且被认为当治疗总疗程大于 10 天时疗效较好、副作用较少。对于二线治疗方案总的要求是至少包含有一种抗生素与一线治疗方案不同。

其他二线治疗方案还有含莫西沙星的三联方案和含甲硝唑的三联方案,后者主要适用于对克拉霉素高耐药对甲硝唑低耐药的地区。HDDT 可作为挽救治疗方案,但是高剂量代表副作用也会相应增加。

3. 三线治疗方案　三线治疗方案一般是以利福布汀、利福昔明、左氧氟沙星和西他沙星四种中的一种药物作为基础的联合治疗方案,如:利福布汀(150mg)、阿莫西林(1g)、环丙沙星(500mg),每天 2 次,疗程 14 天。虽然目前对于以以上四种药物之一为基础的联合治疗方案,临床结论尚不统一,但普遍认为在选择方案之前检测对抗菌药的敏感性可显著提高疗效。

除以上根除 Hp 的方案,目前尚有大量的研究推荐联合或单独应用一些其他药物可以增强根除 Hp 的作用或减少治疗的副作用,如益生菌、疫苗、天然产物,比如天然食品西蓝花、大蒜、绿茶、蜂胶等可作为辅助治疗;维生素 C、维生素 E,天然抗菌剂吲哚霉素、喹诺酮等;一些多聚糖,主要作用于干扰 Hp 的黏附,有研究表明这些多聚糖可以用于预防 Hp 的感染和复发,但目前结论也待大量临床研究证明。

## 八、预防

目前尚无有效的预防措施,因尿素酶和热休克蛋白是唯一表达在细菌表面的蛋白,以其作为抗原开发的幽门螺杆菌疫苗正在研制中。

（龚国忠）

# 第三十五节　鼠　咬　热

鼠咬热是一种由家鼠或其他啮齿动物咬伤所致的急性传染病。病原体分别是小螺菌及念珠状链杆菌,由于病原体不同,呈现为不同的临床表现。依据病原体不同,临床上将鼠咬热分成两型。两型在感染方式、临床表现、诊断和治疗各方面均有差异:①小螺菌鼠咬热,本型分布于世界各地,以亚洲为多。中国有散在病例报道,多在长江以南。鼠类是传染源,咬过病鼠的猫、猪及其他食肉动物也具有感染性。人被这些动物咬伤后得病,人群对本型普遍易感,以居住地卫生情况差的婴幼儿及实验室工作人员感染机会为多。②念珠状链杆菌鼠咬热,传染源是野生或实验室饲养的鼠类等啮齿动物。人被病鼠咬伤或食入被病原菌污染的食物而发病。中国至今无此型鼠咬热的报道。本病散发于世界各地,但病例较少。本病经抗生素治疗,预后较好。未经治疗者死亡率达 10%。

## 一、小螺菌鼠咬热

### （一）病原学

小螺菌鼠咬热( spirillary rat-bite fever )是由小螺菌感染引起的。小螺菌为一种棒状而僵硬的螺旋形微生物,无荚膜及芽孢,革兰氏染色阴性,菌体长 3~6μm,宽 0.2~0.6μm,多数具有 2~3 个粗而规则的回旋,亦可达 4~5 个回旋,一端或两端有鞭毛,暗视野下见运动迅速,可循其长轴旋转,亦可通过鞭毛前后穿行。小螺菌为需氧菌,目前人工培养尚未成功。

实验室常以鼠类腹腔接种方法分离此菌。小螺菌外界抵抗力较弱,对酸敏感,55℃ 30 分钟即被杀死。

**(二) 流行病学**

1. 传染源　鼠类是小螺菌的储存宿主,自然界中鼠的带菌率各地报道不一致,由 3% 到 25% 不等。家鼠为主要传染源。由于动物间互相残食和咬伤,可能将病原体传染给其他啮齿动物,如松鼠、黄鼬(黄鼠狼)、雪貂及猎犬、猪、猫等。其他啮齿动物亦可作为传染源。

2. 传播途径　人类主要由病鼠或其他啮齿动物咬伤而感染。小螺菌一般不存在于鼠唾液中,而存在于血液中,在咬人时小螺菌于牙龈或口唇裂伤的血液中流出而进入伤口。亦有人认为患有结膜炎或角膜炎的鼠,其眼部分泌物内含有此菌,在咬人时随眼部分泌物经泪管流入口腔,再进入人体伤口。亦可从皮肤损伤处进入人体。

3. 人群易感性　各年龄、性别均具有易感性。人体感染后可获得一定免疫力。

4. 流行情况　小螺菌鼠咬热主要在亚洲地区流行,我国长江以南地区偶有发病。鼠咬热的发生亦与社会经济及自然环境有关。

**(三) 发病机制和病理**

一般认为小螺菌从咬伤部位侵入人体,沿受伤局部的淋巴管进入附近的淋巴结,并在该处生长繁殖,引起淋巴管炎和淋巴结炎,随后反复侵入血液形成菌血症,引起临床急性发作,由于病菌周期性入血,常产生周期性发热,导致临床间歇性反复发作。实验感染小鼠 24 小时即发现进行性多发性关节炎并在关节腔及骨膜周围出现纤维脓性渗出。第 7 天关节周围形成脓肿和坏死。3 周后出现纤维结缔组织增生性骨膜炎改变。即使血液内病原菌已消失,3 个月后关节腔内仍然发现有病原菌存在。

本病表现为全身性和局部性病变,基本病理变化为中毒性、出血性和坏死性改变。全身性病理改变主要为肝小叶、肾小管中毒性出血性坏死及单核细胞浸润,脑膜有充血、水肿及神经细胞变性。胃肠有卡他性炎症变化。在被咬伤的部位局部常出现水肿、单核细胞浸润及坏死、局部淋巴结增生肿胀。

**(四) 临床表现**

潜伏期 1~30 天,平均 14~18 天。

起病常常在已愈的原咬伤处又出现疼痛,肿胀发绀以致坏死,可形成水疱,其上覆以黑痂,下面逐渐形成硬结下疳样溃疡。局部淋巴结肿大,有压痛,常伴有淋巴管炎。同时有寒战、高热,体温可迅速上升达 40℃ 以上。在体温上升时伴有头痛、全身乏力、肌痛,50% 以上患者出现多发性游走性关节疼痛。尽管关节疼痛,但无关节腔渗液。严重者可有呕吐、腹泻、便血和中枢神经系统症状,如谵妄、昏迷、颈强直等全身中毒症状。约 75% 患者出现皮疹,典型出疹多由咬伤处开始,而后波及四肢和躯干。面部和掌趾处较少。皮疹形态多异,多为暗红色或紫色的斑丘疹,呈椭圆形,边界清楚,质地较硬,无痛痒,可融合至数厘米大小。偶有玫瑰疹或荨麻疹。经 3~5 天后,随体温下降,症状消失,皮疹隐退。间隔 3~7 天后,体温又复上升,上述症状及皮疹再现。未经治疗可反复发作持续 3~8 周,极少数患者可反复发作达 1 年以上。大多数经多次反复发作后,症状逐渐变轻,热型也不规则,以致诊断困难。

未经治疗其病死率达 10% 左右。长期反复发作者,常合并有其他并发症,如心内膜炎、脑膜炎、心肌炎、肝炎和肾小球肾炎、贫血、附睾炎、胸膜炎和脾大。自抗生素应用以来,迁延不愈者已不多见,病死率下降,并发症也随之减少。

**(五) 实验室检查**

1. 一般实验室检查　血白细胞计数(10~20)×$10^9$/L,中性粒细胞左移,偶见嗜酸性粒细胞增高。可有中至重度贫血,血沉增快。尿中可出现蛋白质、红细胞和/或白细胞。其中约 50% 患者梅毒血清反应呈阳性。

2. 病原学检查　动物接种分离病原菌,取症状明显期患者血液、伤口渗出液或淋巴结穿刺液 0.25ml 接种于小白鼠、豚鼠的腹腔内,7~15 天内取其被接种动物血液或腹腔液,用暗视野法或涂片染色找小螺菌。值得注意的是,被接种动物要仔细筛选,排除其本身存在的小螺菌感染。

**(六) 诊断与鉴别诊断**

临床诊断主要依据鼠咬史及其特有的临床症状,如回归热型、高热、局部硬结性溃疡、淋巴结炎、淋巴管炎以及皮疹。确诊还有待动物接种找到病原菌。

鉴别诊断应考虑与念珠状链杆菌鼠咬热、疟疾、回归热、斑疹伤寒、钩状螺旋体病等鉴别。

**(七) 治疗**

1. 病原治疗　小螺菌对青霉素极其敏感,剂量为青霉素 40 万~80 万 U/d,分 2 次肌内注射,疗程 7 天。用药后易发生赫氏反应,应引起注意,亦从小剂量开始。如疗效欠佳或有并发症者,如心内膜炎,剂量应加大为 1 200 万~1 500 万 U/d,疗程为 3~4 周。

如对青霉素过敏可选用链霉素、红霉素、头孢菌素类等。

2. 局部治疗　局部治疗虽不能阻止本病发生，但对减少继发感染有一定效果。咬伤部位应立即用0.02%呋喃西林或0.2%依沙吖啶溶液冲洗湿敷。

### （八）预防

灭鼠是最重要的措施，防止被鼠或其他动物咬伤。与鼠有接触的实验工作人员应注意防护，戴手套。万一被咬伤除局部治疗外，应立即注射青霉素预防。

## 二、念珠状链杆菌鼠咬热

### （一）病原学

念珠状链杆菌鼠咬热（streptobacillary rat-bit fever）又称为哈佛希尔热（Haverhill fever）或流行性关节红斑症。由念珠状链杆菌（Streptococcus moniliforme）引起。该菌是一种高度多形性、需氧、无动力、无芽孢、无荚膜、不耐热、不耐酸、革兰氏染色阴性菌。其形态学特征与它所处的环境有密切关系。在适宜的培养基中其典型特征是短杆状 $2\sim4\mu m$，可以排列成链状或长丝状 $15\sim150\mu m$。长丝体中呈念珠状膨胀，长短不一，有时弯曲交织成团。念珠状链杆菌为需氧或兼性厌氧菌，普通培养基中不宜生长，聚乙二醇磺酸钠对其生长有抑制作用。需在含有血、血清或腹水的培养基中才能生长，但生长迟缓，其生长期常需要 $2\sim7$ 天，在 $5\%\sim10\%$ $CO_2$、$37℃$ 环境中可以促进其生长。其菌落为白色，形态上呈多形性，并呈现绒毛球状，直径为 $1\sim2mm$。该菌具有自动形成和保持 L 型变异的能力，在不适宜的环境中可自发地转变成 L 型，在适宜环境下并能自动恢复其固有形态。这种 L 型菌可以侵犯机体组织，由于 L 型菌因缺乏细胞壁，对青霉素及作用于细胞壁的抗生素不敏感，给治疗上带来一些困难，难以及时控制临床症状。有报道 10 天后血中仍可分离出病原菌。该菌对外界抵抗力不强，$55℃$ 30 分钟即被杀死。对常用化学消毒剂敏感。血清中肉汤培养液中 $37℃$ 可保存 1 周。

### （二）流行病学

1. 传染病　传染源主要是鼠。鼠类带菌率约50%。其他啮齿动物和肉食动物由于和鼠类接触感染，亦可作为传染源。人被鼠咬伤后，伤口在短期间愈合，无分泌物渗出，人传染人的可能性极小。

2. 传染途径　念珠状链杆菌鼠咬热常由鼠咬伤而传染，但也可以通过鼠的抓伤以及在处理死鼠时被感染。亦可通过其他啮齿动物接触而传染。念珠状链杆菌是鼠鼻咽部的正常菌群，并能随尿排出，当污染食物和水可通过消化道感染引起念珠状链杆菌鼠咬热的流行。

3. 人群易感性　人群普遍易感。念珠状链杆菌鼠咬热50%的病例发生在 12 岁以下儿童，但念珠状链杆菌鼠咬热流行时可以发生于任何年龄。

4. 流行情况　念珠状链杆菌鼠咬热在全世界范围内流行，主要在北美洲。文献记载至少有 3 次大的暴发流行。

### （三）病理

其基本病变为各脏器充血、水肿，单核细胞以及浆细胞浸润。可有溃疡性心内膜炎，肝、脾、肾梗死，间质性肺炎、心肌炎、肾炎、肾上腺炎、关节炎等。正常细胞出现退行性改变，少数被咬伤部位出现炎症反应。

### （四）临床表现

潜伏期一般为 $1\sim7$ 天，有长达 22 天者。咬伤处很易愈合，无硬结性溃疡形成，局部淋巴结亦无肿大。经 $1\sim22$ 天潜伏期后突然出现寒战、高热、头痛、背痛、呕吐。热型不规则或呈间歇性，于 $1\sim3$ 天后缓解，以后热度可再度上升，但规律性不如小螺菌鼠咬热。50%以上患者在病后第 2 周出现多发性游走性关节痛或关节炎，关节的红肿、疼痛是本病的特征。以腕、肘等四肢关节多见。常伴有关节腔积液。5%的患者发热后 $1\sim8$ 天内出现充血性皮疹，一般为斑丘疹，呈离心分布，常累及手掌、足趾。亦可为麻疹样，有时有瘀点、瘀斑或融合成片。皮疹可持续 $1\sim3$ 周，大约 20% 退疹后出现退屑。急性期可并发支气管肺炎，肺脓肿形成，睾丸炎，心包炎，脾、肾梗死。最常见而严重的并发症为细菌性心内膜炎，尤其是有心脏瓣膜病变者更易发生。若无并发症发生，病程持续 2 周，可自动消退。少数未经治疗者可持续或反复出现发热和关节炎，偶有迁延数年者。极少有后遗关节运动障碍。皮疹一般不复发。病死率为 10% 左右。

念珠状链杆菌鼠咬热起病急，突然发作寒战、高热，类似呼吸道感染和急性胃肠炎症状。90%以上有形态及大小不规则皮疹和关节炎症状。本病预后良好，复发非常少见。

### （五）实验室检查

1. 一般实验室检查

（1）白细胞计数 $(10\sim30)\times10^9/L$，核左移，中度贫血。

（2）约25%患者出现血清梅毒抗体反应阳性。

（3）特异性凝集试验效价在病后第10天达1：80，最高效价在病后1~3个月达4倍以上，这种凝集抗体可长达2年以上，阳性可作为辅助诊断，但阴性不能排除本病。荧光抗体和补体结合试验也有助诊断。

2. 病原学检查　急性期血、脓液、关节腔液培养可找到病原菌，但一般常规培养不适宜该菌生长，用肉汤或胰蛋白酶琼脂加入20%马或兔血清在22~37℃之间培养，如在10% $CO_2$ 环境中更有利于生长。小白鼠腹腔接种1~2周内死亡，其血中含有病原菌。

3. PCR检测　近年来采用PCR对急性期患者血、脓液、关节腔液检测念珠状链杆菌DNA准确率高，有早期诊断价值。

**（六）诊断和鉴别诊断**

主要依靠有鼠咬伤史，有发热、皮疹、多关节炎等临床症状。有时可无鼠咬伤史。确诊有待病原菌培养或动物接种找到病原菌。

鉴别诊断首先与小螺菌鼠咬热相区别，此外与其他原因引起的皮疹相鉴别，如风疹、败血症、流行性脑脊髓膜炎及药物性皮疹等。还应与类风湿关节炎等相鉴别，这涉及治疗上是否用激素类药物。念珠状链杆菌鼠咬热还应与其他原因引起的腹泻、呼吸道感染相鉴别。

**（七）治疗**

首选药物为青霉素类，念珠状链杆菌对青霉素极其敏感，剂量一般为80万~160万U/d，肌内注射，疗程1周以上。如同时合并有心内膜炎时，剂量加大到1 200万~1 500万U/d静脉给药，疗程为3~4周。如对有青霉素过敏者，改用链霉素、四环素、氯霉素、红霉素、头孢菌素等。

**（八）预防**

同小螺菌鼠咬热。

（韦　嘉）

# 第三十六节　阴沟肠杆菌感染

肠杆菌属是一类革兰氏染色阴性、兼性厌氧杆菌，不形成芽孢。产气肠杆菌（*Enterobacter aerogenes*）和阴沟肠杆菌（*Enterobacter cloacae*）是这类细菌的代表，属于肠杆菌科细菌。随着医疗操作增加和广谱抗菌药物使用，这类细菌感染在临床日益增加，值得关注。

阴沟肠杆菌广泛存在于自然界，属于院内获得性感染细菌，由于其快速获得广泛耐药能力，成为临床仅次于大肠埃希菌和肺炎克雷伯菌之后的肠杆菌科细菌，可以导致各种感染，治疗较为困难。

## 一、病原学与发病机制

阴沟肠杆菌是肠杆菌科肠杆菌属细菌，为革兰氏阴性粗短杆菌，宽0.6~1.1μm，长1.2~3.0μm，有周鞭毛，动力阳性，无芽孢、无荚膜；最适生长温度为30℃，兼性厌氧，在普通培养基上能生长，形成大而湿润的黏液状菌落，在血琼脂上不溶血，在伊红-亚甲蓝琼脂为粉红色且呈黏稠状，在麦康凯琼脂上为粉红色或红色，呈黏稠状，在SS琼脂上若生长则呈白色或乳白色，不透明黏稠状。能发酵乳糖、蔗糖、山梨醇、棉籽糖、鼠李糖、蜜二糖，不能产生黄色色素。过氧化氢酶试验（+），鸟氨酸脱羧酶试验（+），精氨酸双水解酶试验（+），赖氨酸脱羧酶试验（-），吲哚试验（-）、DNA酶试验（-）、氧化酶试验（-）。

阴沟肠杆菌具有O、H和K三种抗原成分，由53个O抗原群、56个H抗原群及79个血清型所组成。

临床分离的阴沟肠杆菌由于常规鉴定方法的不足，实际可能属于阴沟肠杆菌复合群（complex），包括至少6个菌种，即阴沟肠杆菌（*E. cloacae*）、霍氏肠杆菌（*E. hormaechei*）、阿斯肠杆菌（*E. asburiae*）、神户肠杆菌（*E. kobei*）、路德维希肠杆菌（*E. ludwigii*）和超压肠杆菌（*E. nimipressuralis*），这些菌种鉴定较为困难，需要借助分子生物学方法才能确认。这些细菌和阴沟肠杆菌DNA同源性为61%~67%，对抗菌药物敏感性相似。

阴沟肠杆菌毒力与致病机制尚不清楚，但作为肠杆菌科细菌，鞭毛、菌毛、内毒素等与致病密切相关。此外细菌尚可产生多种毒素和酶，也参与致病。研究表明，细菌黏附上皮细胞后，可以产生肠毒素、α-溶血素、巯基激活的穿孔素（类似于志贺毒素），细菌Ⅲ型分泌系统也参与感染发生，该系统可能直接参与细菌毒素进入人体细胞，可以作为细菌毒力指标，有研究报道27%阴沟肠杆菌拥有该系统；研究还发现，阴沟肠杆菌可诱导细胞凋亡，促进细菌扩散。阴沟肠杆菌形成生物膜能力与感染发生有关。

## 二、流行病学

阴沟肠杆菌广泛存在于自然界，也属人体肠道正常菌群，近年来成为主要的院内感染细菌之一，细菌污染医疗器械、材料，可以引起血流感染、骨关节感染、尿路感染、呼吸道感染、腹腔感染等。有关阴沟肠杆菌导致的院内感染暴发时有报道,新生儿病房感染暴发较为常见。

我国细菌耐药监测发现阴沟肠杆菌占肠杆菌科细菌第三位,占革兰氏阴性菌比例为 4.6%;国内某大型医院阴沟肠杆菌主要分离自痰液、尿液、伤口,分别占 49.5%、13.7%、9.1%。

### 三、临床表现

阴沟肠杆菌感染大多属于医院感染,临床表现与其他肠杆菌科细菌相似,可表现为血流感染、皮肤软组织、呼吸道、尿路、中枢神经系统等感染。

阴沟肠杆菌血流感染多发生在老年人或新生儿,发热可为稽留热、间歇热、弛张热等,可伴低血压或休克患者多表现为白细胞增多,也有少部分患者表现为白细胞减少;部分患者可发生心内膜炎。下呼吸道感染者一般发生在严重基础疾病,尤以慢性阻塞性肺疾病及支气管肺癌者,患者常使用抗菌药物并伴有免疫能力低下情况,如使用免疫抑制剂、激素、化疗、放疗等,使用呼吸机为危险因素。伤口感染常见于烧伤创口、手术切口的感染,随着各种手术的开展,几乎各处都可有该菌感染,尤以胸骨纵隔和脊柱后方相对多见。腹部感染见于肠道穿孔患者,临床表现和一般化脓性腹膜炎相似。其他感染类型尚有皮肤软组织感染、尿路感染、中枢神经系统感染、颅内感染、眼部感染等。

### 四、抗感染治疗

阴沟肠杆菌先天对多种抗菌药物耐药,特别是由于其产生染色体介导的头孢菌素酶(Amp C 酶),细菌表现出对青霉素类、第一和二代头孢菌素耐药,如果这类酶产量增加,可导致对第三代头孢菌素耐药,特别是质粒介导的 Amp C 酶导致细菌广泛耐药,但对第四代头孢菌素敏感;若细菌产生超广谱 β-内酰胺酶(ESBL)则导致对第四代头孢菌素耐药。我国临床分离细菌中产 ESBL 比率逐年增加,有报道已高达 40%,主要型别为 CTX-M 型。近年来,碳青霉烯类耐药肠杆菌备受关注,阴沟肠杆菌也不例外,研究发现我国临床分离碳青霉烯类耐药阴沟肠杆菌大致检出率为 4%,主要发生在医院感染患者,耐药机制主要为产生 IMP、VIM 和 NDM 等金属 β-内酰胺酶为主,与肺炎克雷伯菌、大肠埃希菌产 KPC 为主的耐药方式有所不同。

阴沟肠杆菌通过改变靶位对喹诺酮类耐药,通过产生氨基糖苷类钝化酶对氨基糖苷类耐药,细菌对药物耐药差别较大,临床可结合不同地区耐药情况选择抗菌药物。

阴沟肠杆菌感染种类多,临床需结合患者情况和细菌药敏结果选择药物。对尿路感染者可选择复方磺胺甲噁唑、第三代头孢菌素治疗;对三代头孢菌素耐药者可选择第四代头孢菌素(如头孢吡肟、头孢匹罗)、氨基糖苷类、碳青霉烯类(如厄他培南)治疗。对血流感染、呼吸道感染等,选择第四代头孢菌素(如头孢吡肟、头孢匹罗)、厄他培南治疗,也可选择其他碳青霉烯类药物,根据药物敏感性可选择喹诺酮类、氨基糖苷类药物;碳青霉烯类耐药菌感染可选择替加环素、多黏菌素治疗。

(肖永红)

## 第三十七节　成团泛菌感染

成团泛菌(*Pantoea agglomerans*)是一群符合肠杆菌定义的产类胡萝卜素的黄色菌群。该菌群最早是从植物、种子、水果等中由 Beijerink 等人分离。此后在各种各样的环境中获得此菌群,这些菌株被划分为 13 属 27 种,因此有先后几十种名词用来描述此菌群,最多时达到 53 个名称。各基因型的成团泛菌均可以病原体或共生体的形式从自然界中发现并分离得到。对植物病理学家熟知的是草生欧文菌(*Erwinia herbicola*),而对医学工作者熟知的名称是成团肠杆菌或聚团肠杆菌,在农业、医学以及遗传学等领域都具有重要的作用。

### 一、病原学

成团泛菌原称为成团肠杆菌,属肠杆菌科的泛菌属,其在表型和基因型上都极具异源性,曾被归属于芽孢杆菌属、欧文菌属、杆菌属、黄单胞菌属、假单胞菌属、埃希菌属等多个菌属。后研究发现成团肠杆菌、鸡血藤欧文菌和草生欧文菌的基因型相似性高达 70% 以上,故认识这 3 种菌应属于同种菌,并将成团肠杆菌归属于泛菌属,同时命名为成团泛菌。成团泛菌包括原成团肠杆菌、鸡血藤欧文菌和草生欧文菌的代表菌株。

在 30 多年前,成团泛菌首次被人类发现,当时发现成团泛菌可引起农作物枯萎、腐败甚至坏死。此后,在各种自然环境、人体、动物以及昆虫体内均有该菌发现。成团泛菌菌体呈直杆状,大小为 $(0.5\sim1.0)\mu m\times(1.0\sim3.0)\mu m$,革兰氏染色阴性,有

4~6根周鞭毛,无芽孢,无荚膜,可产生黄色色素。其生化特性为VP试验和硝酸盐还原试验阳性,β-半乳糖苷酶试验阳性,过氧化氢酶试验阳性,吲哚试验阳性,氧化酶试验阴性,可发酵葡萄糖,产酸不产气,不发酵阿东醇,尿素酶试验阴性且不产生 $H_2S$、精氨酸双水解酶试验阴性、赖氨酸脱羧酶试验阴性、鸟氨酸脱羧酶试验阴性。成团泛菌在5% $CO_2$、35℃条件下培养18~24小时,在血琼脂培养基中培养可得到圆形或椭圆形、黄色、边缘整齐、低凸、光滑、不溶血的菌落;在麦康凯琼脂平板上可形成橘红色菌落;在中国蓝琼脂平板上可形成黄色菌落。成团泛菌部分菌株可产生抗菌物,一些发达国家根据成团泛菌的这一特性制成生物防治产品用于防治苹果树和梨树的枯萎病,还有的菌株因其可增强机体免疫力而被制成药物用于黑素瘤、感染、过敏的支持治疗,还可用于逆转免疫功能低下患者的免疫抑制状态。

## 二、发病机制

成团泛菌在自然界中广泛存在,可定植于植物、动物和人的体内外,具有降解三硝酸甘油、脱卤素以及将甘油转化为1,3-丙二醇的能力,可在多个领域发挥作用。此外,成团泛菌还具有抑制植物致病菌生长,产生多种植物激素和酶、溶解磷素以及生物固氮等多种作用,在农业有着重要作用。由于这些特点美国环境保护局(Environmental Protection Agency,EPA)批准其作为生物除草剂使用;在欧洲成团泛菌的生物安全性被定位2级。

成团泛菌属条件致病菌,常可在正常人的呼吸道及肠道中发现该菌定植,但因其毒力低下,正常条件下很少引起感染,感染者多为免疫功能低下患者,如严重烧伤患者、大剂量使用皮质激素患者和肿瘤化疗患者等。在20世纪70年代初美国和加拿大曾暴发成团泛菌污染静脉注射液引起败血症,累及25家医院和378名患者。从那以后才开始重视成团泛菌污染静脉注射液、胃肠外营养液、静脉麻醉药异丙酚、血制品和静脉置管引起感染。此外,植物体造成的锐利穿刺伤可继发成团泛菌感染导致创伤感染、软组织感染和骨或关节感染。

## 三、临床表现

成团泛菌感染多发生于免疫功能低下患者,但也可发生于免疫功能正常患者,感染途径多为静脉注入被成团泛菌污染的注射液或肠道外营养制剂、侵入性医疗器械检查、手术、吸入包含病原菌的粉尘或伤口暴露于被其污染的材料。成团泛菌感染起病较急,且临床表现因感染部位的不同而不同,主要表现为关节炎、骨髓炎、腹膜炎、眼内炎、肝脓肿、败血症等,严重者还可能导致感染性休克。临床上较为常见的成团泛菌感染表现为血流感染,病情多较重,主要表现高热,体温可达39℃以上,热型可以表现为弛张热也可以表现为不规则热;严重感染时还可以表现为稽留热,此时患者体温可高达40℃以上,同时可伴有乏力不适、低血压、头昏、厌食、恶心、呕吐以及腹泻等;部分患者还可出现烦躁不安、谵妄、兴奋等精神症状;严重感染者还可并发感染性休克、DIC以及多器官功能衰竭等。新生儿成团泛菌感染相对较多见,除表现为败血症的临床表现外,还可出现低血糖、血小板减少、呼吸衰竭以及休克等,病死率较高。植物体刺伤也可导致成团泛菌感染,表现为软组织脓肿、关节感染。长期腹膜透析的患者易发生腹膜炎,表现全腹痛、腹泻,可无发热、畏寒、寒战、恶心、呕吐等表现。近些年来眼外伤或眼部手术后引起的成团泛菌感染亦有增多,表现为眼部疼痛以及不同程度的视力减退,但不同于其他细菌导致的眼内炎,该菌引起的眼内炎在积极正确治疗后其视力可恢复,预后一般较好。

## 四、实验室检查

由于成团泛菌并没有显著的生化特异性,不易与其他细菌区别,因而生化学检查并不适用于成团泛菌。例如,用VITEK MS方法鉴定细菌种类时临床上有超过10%的成团泛菌被误认为大肠埃希菌。此外,由于成团泛菌的核酸并未测定完全,亦不能使用核酸确定成团泛菌。临床上大约只有一半的成团泛菌能通过对16S rRNA的测定而确定。MALDI-TOF-MS方法是目前检测成团泛菌准确度较高的方法。细菌培养是成团泛菌感染的重要诊断方法,取患者血液、脓液、骨或关节感染病灶穿刺物等可培养鉴定出成团泛菌。患者血液检查可表现为白细胞计数和中性粒细胞分类明显升高;部分机体免疫功能低下的患者白细胞总数可不升高甚至降低,但中性粒细胞分类一般仍表现为升高,部分患者的C反应蛋白也可升高。此外,成团泛菌与伤寒杆菌的"O"抗原存在交叉反应,因此患者的血清肥达反应也可呈阳性。

## 五、诊断

成团泛菌感染的诊断依据如下:①流行病学史,

多有导致免疫功能低下的基础疾病存在或有植物体穿刺伤史或输入被成团泛菌污染的静脉输液制剂史或使用被成团泛菌污染的医疗器材操作史等;②临床特征,临床表现可因感染部位不同而不同,如发生败血症则有细菌全身感染的特征;③实验室检查,白细胞计数和中性粒细胞分类明显增高,免疫功能低下的患者白细胞总数可不升高甚至降低,但中性粒细胞分类一般仍表现为升高;④细菌培养,是成团泛菌感染的确诊依据,而流行病学史、临床表现及实验室检查主要用于感染部位及其严重程度的判断。此外,由于成团泛菌感染极为罕见且感染常合并其他致病菌感染,故其感染的临床诊断率不高,易发生误诊或漏诊。

## 六、治疗

抗菌治疗是成团泛菌感染的主要治疗措施,对于已确诊或高度怀疑成团泛菌感染的患者,应尽早给予有效的抗感染治疗。绝大多数的患者在经过积极正确的抗菌治疗后,预后好,即使感染发生在免疫功能低下的患者身上其病死率仍很低。成团泛菌对多种广谱抗生素都有较好的敏感性。但是,不同菌株对抗菌药物的敏感性不同,抗菌药物仍应尽量以药敏试验的结果为前提,以达到更好的治疗效果和减少耐药性的产生。一般来说,氨苄西林、庆大霉素、阿米卡星、环丙沙星、复方磺胺甲噁唑、哌拉西林、头孢他啶、替加环素等抗生素对成团泛菌有较好的抗菌活性,在药敏结果出来前可先用这些药物予以经验性治疗。对于骨髓炎患者需通过静脉注射和口服 2 种途径大剂量应用抗菌药物,对于外伤伤口成团泛菌感染需应用外科手术的方法清除伤口异物,否则抗菌治疗将不能达到理想的效果,延长患者治疗时间。

由于成团泛菌感染的患者多有原发疾病,且对于患者的预后有重大影响,因此在抗感染治疗的同时也应重视原发病的治疗,对于静脉置管引起的血流感染,应先拔除导管,再给予有效的抗感染治疗。但对于腹膜透析患者出现的腹膜炎如不拔除透析管而直接予以抗菌治疗也可获得较好的疗效。对于败血症病例还需进一步针对其并发症如感染性休克、DIC、肾功能不全、ARDS 等采取对应的治疗措施。

**(卢洪洲　杨君洋)**

## 第三十八节　厌氧菌感染

厌氧菌(anaerobic bacteria,anaerobe)是指必须在无氧环境下才能生长繁殖的一群细菌。根据能否形成芽孢,分为有芽孢厌氧菌和无芽孢厌氧菌。前者包括破伤风梭菌、产气荚膜梭菌和肉毒梭菌,多为严格厌氧菌,主要引起外源性创伤感染,病死率高。后者是人和动物体内正常菌群的优势菌群,分布在人体皮肤和与外界相通的各种腔道中,作为条件致病菌引起内源性感染,占临床上厌氧菌感染比例的 90%。

## 一、病原学

既往按照对氧的耐受程度不同,将厌氧菌分为专性、微需氧和兼性厌氧菌。将专性厌氧菌(obligate anaerobes)根据所需的氧含量高低,又分为严格厌氧菌(strict anaerobes)和中等厌氧菌(moderate anaerobes);前者在氧含量超过 0.5% 的琼脂平板上不能生长,后者在氧含量 2%~8% 的琼脂平板上尚能生长。微需氧厌氧菌(microaerophilic anaerobes)在空气(氧气含量 18%)和无空气环境中均不能生长,而在氧含量减少的环境中能生长。兼性厌氧菌(facultative anaerobes)既能生长于无氧环境中,又能生长于空气环境中。目前,微生物学中厌氧菌专指严格厌氧菌。

### (一)分类

按照革兰氏染色和厌氧菌的形态进行分类。

1. 革兰氏阴性杆菌

(1)拟杆菌属(*Bacteroides*):如脆弱拟杆菌(*B. fragilis*)、腐蚀拟杆菌(*B. corroden*)、普通拟杆菌(*B. vulgatus*)、解脲拟杆菌(*B. ureolyticus*)、多形拟杆菌(*B. thetaiotaomicron*)等。

(2)普雷沃菌属(*Prevotella*)

1)产黑素普雷沃菌属:如产黑素普雷沃菌(*P. melaninogenica*)、罗氏普氏菌(*P. loescheii*)、中间普氏菌(*P. intermedia*)、躯体普氏菌(*P. corporis*)等。

2)非产黑素普雷沃菌属:如口腔普氏菌组(*P. oralis* group)、颊普氏菌(*P. buccae*)、口普氏菌(*P. oris*)、解糖陈普氏菌(*P. disiens*)等。

(3)卟啉单胞菌属(*Porphyromonas*):如牙髓卟啉单胞菌(*P. endodontalis*)、牙龈卟啉单胞菌(*P. gingivalis*)、非解糖卟啉单胞菌(*P. asaccharolytica*)等。

(4)梭杆菌属(*Fusobacterium*):如核梭梭杆菌(*F. nucleatum*)、坏死梭杆菌(*F. necrophorum*)、易变梭杆菌(*F. varium*)等。

2. 革兰氏阴性球菌　主要是韦荣球菌属(*Veillonella*)。

3. 革兰氏阳性杆菌

（1）产芽孢杆菌：主要是厌氧芽孢梭菌属（*Closfridum*），包括产气荚膜梭菌（*C. perfringens*）、破伤风梭菌（*C. tetani*）、肉毒梭菌（*C. botulinum*）、艰难梭菌（*C. difficile*）、多支梭菌（*C. ramosum*）、败毒梭菌（*C. septicum*）、溶组织梭菌（*C. histolyticum*）产芽孢梭菌（*C. sporogenes*）等。

（2）非产芽孢杆菌

1）放线菌属（*Actinomyces*）：如衣氏放线菌（*A. israelii*）、溶齿放线菌（*A. odontolyticus*）、麦氏放线菌（*A. meyerii*）和奈氏放线菌（*A. naeslundu*）等。

2）丙酸杆菌属（*Propionibacterium*）：如痤疮丙酸杆菌（*P. acnes*）和丙酸丙酸杆菌（*P. propionicum*）等。

3）双歧杆菌属（*Bifidobacterium*）：如齿双歧杆菌属（*B. dentium*）等。

4）真杆菌属（*Embacterium*）：如黏性真杆菌（*E. limosum*）和迟缓优杆菌（*E. lentum*）等。

4. 革兰氏阳性球菌

（1）消化链球菌属（*Peptostreptococcus*）：如厌氧消化链球菌（*Ps. anaerobius*）、普氏消化链球菌（*Ps. prevotii*）、大消化链球菌（*Ps. magnus*）、中间型消化链球菌（*Ps. intermedius*）、微小消化链球菌（*Ps. micros*）等。

（2）消化链球菌属（*Peptococcus*）：临床上常见的厌氧致病菌包括革兰氏阴性杆菌（脆弱拟杆菌、普氏菌、卟啉单胞菌和核梭杆菌）、革兰氏阳性产芽孢杆菌（产气荚膜梭菌和多支梭菌）和消化链球菌。常见的厌氧无芽孢病原菌依次为脆弱拟杆菌、消化链球菌、丙酸杆菌、真杆菌和韦荣球菌，常表现为混合感染。医院厌氧菌感染中最常见的是拟杆菌属，可引起胃肠道和妇科手术后的腹腔、盆腔感染，甚至败血症或心内膜炎。艰难梭菌是抗生素相关腹泻的主要致病菌。

（二）分布

厌氧菌分布于人体皮肤或与外界相通的各种腔道黏膜上，不同部位的菌群数量和构成不同。皮肤的毛囊深处存在丙酸杆菌和少量消化链球菌，丙酸杆菌与痤疮有关。口腔内含有韦荣球菌、放线菌、拟杆菌、普氏菌、梭杆菌、消化链球菌和齿双歧杆菌等，主要存在于牙垢和牙周袋；齿双歧杆菌与龋齿和牙周炎有关。鼻腔内含放线菌、丙酸杆菌、拟杆菌、普氏菌、梭杆菌、消化链球菌、韦荣球菌等。胃内含少量乳酸杆菌和幽门螺旋杆菌；幽门螺旋杆菌为专性

微需氧菌，与胃溃疡和胃癌有关。回肠下端含乳酸杆菌和肠球菌。结肠内每克粪便含菌量达 $10^{11} \sim 10^{12}$，95% 以上为厌氧菌，而且种类繁多，如消化链球菌、双歧杆菌、真杆菌、乳酸杆菌、拟杆菌等。双歧杆菌在婴儿和成人肠道菌群中占很大比例，对肠道功能和机体免疫起调节作用。阴道和宫颈部含有乳酸杆菌、厌氧球菌、拟杆菌、普氏菌和梭菌等，且随着月经周期而变化。

## 二、发病机制

厌氧菌是人体皮肤、黏膜正常菌群的重要组成部分，也是内源性感染的常见致病菌。厌氧菌在人体的特定部位黏附、定植和繁殖，形成一层菌膜屏障，可以拮抗过路菌群的入侵和聚集，调整人体和微生物之间的平衡状态。完整的肠道黏膜和肠道相关淋巴组织，包括集合淋巴结、树突状细胞、特异性 T 和 B 淋巴细胞等，可以阻止厌氧菌进入血流或移位侵犯其他器官；此外，杯状细胞产生的黏液层和肠道表皮细胞产生的防御素对防止菌群侵入也很重要。肠道中厌氧菌群的结构和数量变化，直接影响到肠道正常菌群阻抗潜在致病菌在肠道中定植的能力，即定植抗力（colonization resistance）。20 世纪 90 年代，李兰娟院士提出双歧杆菌和肠杆菌数量对数的比值来评估人体肠道微生物定植抗力。正常情况下，厌氧菌菌群可以为人体提供营养（合成必需的维生素、非必需氨基酸和促进微量元素的吸收）、调控肠道上皮发育和调节免疫，病理情况下，厌氧菌作为条件致病菌引起感染，可能是内因和外因相互作用的结果。研究厌氧菌的感染，涉及近年来的一门新兴学科，即感染微生态学（infection microecology）。

（一）人体的全身或局部防御功能下降

皮肤或黏膜由于炎症、缺血、坏死、手术、插管、创伤、存在异物等原因导致局部屏障功能破坏和形成厌氧微环境，厌氧菌可发生移位或侵入血流发生感染；患有严重的慢性疾病如糖尿病、肾病、肝病、HIV 感染或白血病等，或长期使用抗生素、抗肿瘤药物或免疫抑制剂等情况，全身免疫功能低下，此时厌氧菌定植位置改变，或菌群的结构和数量改变，成为条件致病菌引起感染。

（二）致病机制

厌氧菌的致病物质包括厌氧菌的荚膜、黏附因子、外毒素、内毒素和各种酶。如产气荚膜杆菌产生外毒素，有些毒素为胞外酶，能造成血细胞和内皮细胞溶解，血管通透性增加，组织坏死，主要损伤肝脏

和心脏;另外,有些菌株产生不耐热肠毒素,破坏细胞膜的离子转运,引起腹泻;肠毒素还可作为超抗原,大量激活外周血 T 淋巴细胞,通过释放细胞因子加重炎症反应。破伤风梭菌产生对脊髓前角细胞和脑干神经细胞高度亲和力的破伤风痉挛毒素,能阻止抑制性神经介质的释放,抑制了抑制性神经元的协调作用,使屈肌和伸肌同时强烈收缩,骨骼肌强烈痉挛。脆弱拟杆菌胞壁上存在脂多糖,还能产生 β-内酰胺酶、透明质酸酶、神经氨酸酶、DNA 酶和肝素酶等;β-内酰胺酶能降解 β-内酰胺类抗生素,保护了自身和对 β-内酰胺类抗生素敏感的共生菌;透明质酸酶、神经氨酸酶和 DNA 酶能增强细菌的侵袭和播散能力;肝素酶可通过降解肝素,促进形成细菌栓子,引起化脓性血栓性静脉炎;有的厌氧菌可以分解酪蛋白、纤维蛋白、胶原等多种蛋白质和组织,形成厌氧病灶,并且通过分解蛋白质产生大量氨,溶解黏膜上皮细胞,诱发牙周炎。在缺血缺氧、组织坏死的情况下,组织 pH 值降低,氧化还原电势降低,有利于厌氧菌的繁殖。厌氧菌如拟杆菌属,产生短链脂肪酸可抑制中性粒细胞的杀伤活性。拟杆菌属的很多菌种可以产生超氧化物歧化酶,改变自身对氧的耐受性,增强对致病环境的适应性。有报道华德萨特菌(Sutterella wadsworthensis)可能与自闭症和炎症性肠病有关,具体机制不清。

厌氧菌常常和需氧菌共生。需氧菌通过耗氧,为厌氧菌提供缺氧的环境,有利于厌氧菌的生长繁殖;厌氧菌也可以产生一些物质,如 β-内酰胺酶,保护需氧菌。在长期使用抗生素的情况下,敏感菌群受到抑制,而一些不敏感菌群乘机生长繁殖,产生新的感染现象,即二重感染(superinfection)。例如艰难梭菌大量繁殖引起假膜性肠炎,又称抗生素相关性腹泻。

## 三、临床表现

厌氧菌感染可发生于机体的任何部位,以腹腔、盆腔和胸腔感染多见,且常为混合感染。感染形成黏稠的分泌物或脓液,呈乳白色、棕黑色、血色或粉红色,气味恶臭,可以有气体。

### (一)头颈部和口腔感染

包括慢性中耳炎、乳突炎、鼻窦炎、扁桃体周围脓肿、牙周炎、牙龈炎、牙髓炎和颈深部感染等。

1. 慢性中耳炎 约半数患者的中耳炎有厌氧菌参与。多数中耳炎患者其胆脂瘤及乳突组织中有厌氧菌。常和需氧菌如葡萄球菌、链球菌、铜绿假单

胞菌、肠杆菌等混合感染,可引起脑膜炎、脑脓肿、颅内静脉窦血栓性静脉炎。

2. 慢性鼻窦炎 主要是脆弱拟杆菌,其次是拟杆菌、普氏菌、梭杆菌和消化道链球菌,常和葡萄球菌、链球菌等需氧菌混合感染。

3. 牙源性感染 包括牙周炎、牙髓炎、牙龈炎等,主要由乳酸杆菌、产黑素普雷沃菌、丙酸杆菌、放线菌等引起;厌氧菌感染占口腔感染的 50% 以上。黏附的细菌分解食物中的糖类产酸,腐蚀牙釉质,形成龋齿。还可引起牙根周围脓肿、根管感染或颅内感染。

4. 扁桃体周围脓肿 常见坏死性梭杆菌感染。可出现败血症和肺、肝多脏器转移性脓肿。

5. 颈深部感染 口腔、牙齿和咽部的感染可累及咽后壁和脊柱前隙,形成蜂窝织炎。表现为吞咽困难、流涎、声音改变、呼吸困难,甚至窒息。

### (二)中枢神经系统感染

常引起局灶性化脓性感染,如脑脓肿和硬膜下积脓。

1. 脑脓肿 厌氧菌是常见的脑脓肿致病菌。最常见的致病途径是邻近的局灶性感染如中耳炎、乳突炎、鼻窦炎等,直接蔓延至脑部;脑脓肿常位于颞叶、小脑和额叶。胸腔和腹腔的感染,如肺脓肿、脓胸、支气管扩张和腹腔脓肿等,可通过血行播散引起多个脑脓肿;此种情况的脑脓肿常见于灰质和白质交界处,多位于额叶、顶叶和枕叶。另外,少见的情况有外伤、牙龈炎、扁桃体炎、感染性心内膜炎、尿路感染等。最常见的致病菌包括拟杆菌、普雷沃菌、梭杆菌和消化链球菌,梭菌和放线菌少见;也可以和金黄色葡萄球菌、肺炎链球菌、B 群链球菌等需氧菌混合感染。

临床表现主要为占位性病变和颅内高压的表现,如头痛、呕吐、视盘水肿、精神状态改变,如反应迟钝、烦躁、嗜睡或昏迷等;也可以出现脑神经麻痹症状、偏瘫、失语、癫痫发作等。毒血症症状可以不明显,约半数患者有发热。头颅 CT、MRI、脑血管造影检查有助于该病的诊断和脓肿定位,还可以选择脑电图、放射性核素扫描等。腰椎穿刺检查可见颅内压增高,脑脊液蛋白质增加,糖正常或降低,白细胞可轻度增多;腰椎穿刺检查对于明显颅内压增高的患者要慎重。如果脓肿破溃可出现颅内压增高症状加重,以及化脓性脑膜炎的表现。

2. 脑膜炎 厌氧菌脑膜炎约占细菌性脑膜炎的 1%,临床表现与一般细菌性脑膜炎无明显差别。

多伴有中耳炎、乳突炎或鼻窦炎等原发灶，也可见于外伤或手术后。致病菌常为梭杆菌和脆弱拟杆菌，而厌氧球菌和产气荚膜梭菌少见。外伤或头颈部恶性肿瘤继发感染所致的厌氧菌脑膜炎以产气荚膜梭菌多见，而拟杆菌属少见。新生儿厌氧菌败血症和脑膜炎的发生率较高，病理上还可以见到急性坏死性血管炎，可有血栓形成；临床表现为发热、拒食、呕吐、烦躁、抽搐和囟门隆起等。腰椎穿刺检查可见颅内压增加，脑脊液外观混浊，蛋白增高，糖和氯化物降低，白细胞和多核细胞计数增加；脑脊液缺氧环境下培养阳性。丙酸杆菌脑膜炎可呈卒中样或呈慢性脑膜炎表现，脑脊液以单核细胞增加为主。

3. 其他　如硬膜下积脓、硬膜外积脓、中枢神经系统血栓性静脉炎等。

**（三）败血症**

败血症中厌氧菌感染约占 5%，多见于糖尿病、肝硬化失代偿期、肾病终末期、恶性肿瘤、压疮溃疡、器官移植后等情况。主要由脆弱拟杆菌引起，其次是消化链球菌和梭杆菌。原发灶多在肠道和女性生殖道，下呼吸道、头颈部、皮肤软组织少见。临床表现为发热、畏寒、黄疸、感染性休克、肾衰竭和弥散性血管内凝血等，易发生迁徙性化脓性病灶和血栓性静脉炎。产气荚膜梭菌败血症可呈暴发型，病情危重，病死率高，但也有患者无明显的毒血症表现，呈自限性经过。

**（四）心内膜炎**

多发生于有心脏瓣膜病的患者，拔牙后、口腔及咽部感染、肠道感染等引起败血症进一步累及心内膜。常见致病菌为拟杆菌属、梭杆菌属、消化链球菌属、丙酸杆菌属、真杆菌属等。厌氧菌可侵犯正常的瓣膜，引起瓣膜破坏或引起栓塞，临床表现为发热、畏寒、胸闷、脾大、皮肤瘀点瘀斑等。

**（五）肺和胸膜感染**

常见于胸部创伤或手术、麻醉、呕吐、溺水等情况，主要表现为吸入性肺炎、肺脓肿、坏死性肺炎和脓胸。也可以由腹腔、盆腔感染灶的厌氧菌或脓毒性血栓脱落经血行播散至肺部引起。

1. 肺炎　厌氧菌引起的肺部感染仅次于肺炎链球菌。常见致病菌包括普雷沃菌属、梭杆菌、脆弱拟杆菌、消化链球菌和坏死梭杆菌等。约 90% 的吸入性肺炎由厌氧菌引起，一般为急性，详细询问病史可发现患者发病前多有神志不清和吸入史；致病菌多来自口咽部正常的厌氧菌菌群，如脆弱拟杆菌、产黑素普氏菌、梭杆菌和消化链球菌，治疗效果良好。

但是在医院内发生的吸入性肺炎常有革兰氏阴性菌混入，常为肠杆菌科细菌与假单胞菌。

2. 肺脓肿　起病常较隐匿。大多有意识障碍、吸入史和牙周感染史，病变多见于下坠的肺叶段，如上叶的背段、下叶的尖段和后基段，以及两肺的下叶底部等。致病菌多为混合性，其中厌氧菌包括梭杆菌属、产黑素普雷沃菌属、拟杆菌属、消化链球菌属、丙酸杆菌属、真杆菌属、微需氧链球菌、韦荣球菌属等，需氧菌包括金黄色葡萄球菌和链球菌，以及大肠埃希菌等革兰氏阴性杆菌。1/4 的患者出现脓性臭味痰，或伴有贫血、体重减轻、低热、咳嗽等。脓肿形成一般需要 7~14 天，直径多超过 2cm。

3. 坏死性肺炎　这是一种危重的化脓性肺炎，伴多发性坏死和小空洞形成。可以由一个肺叶或肺段迅速扩散，造成广泛的肺组织坏死，形成"肺坏疽"，表现为高热、咳大量腐臭脓痰。

4. 脓胸　多同时存在肺实质病变。主要由于吸入所致，少数由膈下脓肿通过膈肌蔓延而成。常有高热、白细胞增多。治疗上需要抗生素联合外科引流。

**（六）腹腔感染**

多见于外伤、肠道手术、阑尾炎、失代偿期肝硬化并发原发性腹膜炎、胆道感染、肝脓肿、肠梗阻、腹膜透析、腹腔肿瘤等情况。腹腔内感染是厌氧菌败血症的主要病因。95% 的腹膜炎和腹腔内脓肿与厌氧菌有关，常常是需氧菌和厌氧菌的混合感染。需氧菌主要是肠杆菌科细菌如大肠埃希菌、克雷伯菌等，其次是铜绿假单胞菌；厌氧菌主要是脆弱拟杆菌、多形拟杆菌、华德嗜胆菌、产气荚膜梭菌、消化链球菌和真杆菌等，其中拟杆菌占厌氧菌的 60% 以上。

上消化道损伤引起的腹腔感染致病菌多为来自口咽部的少量兼性厌氧革兰氏阳性菌；回盲部穿孔时致病菌可以是厌氧菌和兼性菌各占一半；而结肠穿孔时致病菌以厌氧菌为主，主要是拟杆菌属，危害性最大。有糖尿病、胆道疾病的患者在胃肠道手术或穿孔后可形成肝脓肿，常为厌氧菌和需氧菌的混合感染。临床表现为发热、肝大、黄疸、肝区压痛等，肝脏彩超、CT 或脓肿穿刺有助于诊断。有胆囊结石的患者胆囊内可有需氧菌（如大肠埃希菌或肠球菌）和厌氧菌（如消化链球菌、拟杆菌和厌氧芽孢梭菌等）寄生，可形成胆囊积脓或胆道梗阻，尤其是老年患者；其中厌氧芽孢梭菌可引起严重的气性坏疽性胆囊炎，全身毒血症症状重。70% 的阑尾炎由厌氧菌引起，以脆弱拟杆菌为主。

## （七）女性盆腔感染

多见于外伤或妇产科手术后、流产、存在损伤或坏死组织、外源性微生物的侵入破坏了生殖道正常菌群、安装宫内避孕器、恶性肿瘤等。临床表现为盆腔各部位（如盆腔、卵巢、子宫内膜、输卵管、阴道、前庭大腺等）的炎症或脓肿、手术切口感染或流产等。主要致病菌为消化链球菌属、普雷沃菌属、梭菌属等，而脆弱拟杆菌少见。使用宫内避孕器的患者易发生放线菌和缠结真杆菌（*E. modotum*）感染。多为厌氧菌和需氧菌的混合感染，后者包括链球菌、大肠埃希菌、克雷伯菌、淋球菌等。

## （八）尿路感染

多伴有肾结石、泌尿系统的恶性肿瘤或结核、尿路梗阻或先天性尿路解剖畸形。表现为泌尿系统脏器（如肾脏、肾盂、尿道、前列腺）及其周围的炎症或脓肿等。常为厌氧菌和需氧菌的混合感染，前者包括拟杆菌属、乳酸杆菌属、梭杆菌属等，后者包括大肠埃希菌、克雷伯菌等。

## （九）骨和关节感染

厌氧菌骨髓炎常见于血供不足的无痛性足部溃疡和压疮感染，半数以上病例累及下肢和骨盆。足部骨髓炎患者常伴有糖尿病、严重创伤。也可见于颌骨、面骨等，多由邻近的局部感染，如牙周感染、慢性中耳炎、鼻窦炎、乳突炎等直接播散所致。主要致病菌为消化链球菌和革兰氏阴性无芽孢杆菌。放线菌感染可在颏部和颈部出现典型的肿块和窦道，排出"硫磺样颗粒"和恶臭分泌物。厌氧菌关节炎多累及大关节，如膝、髋、肘、胸锁、肩等，致病菌包括梭杆菌属、脆弱拟杆菌、产黑素普氏菌、消化链球菌属、梭菌属等。来自口咽部的致死梭杆菌引起败血症时，可出现胸锁关节和骶髂关节炎症。

## （十）皮肤和软组织感染

多发生在肠道、盆腔、会阴部创伤或手术后，以及压疮等情况。病灶处广泛组织坏死，伴有恶臭分泌物，并产生气体，可延伸到皮下组织和筋膜形成窦道。多为厌氧菌和需氧菌的混合感染。需要抗感染联合外科综合治疗。以下介绍几种特殊的软组织感染。

1. 坏死性筋膜炎 是一种进展迅速的以皮下组织和筋膜坏死为特征的软组织感染，常伴有中毒性休克。多为化脓链球菌、金黄色葡萄球菌等需氧菌和消化链球菌等厌氧菌的混合感染。累及并分割深层筋膜面，不累及感染部位的肌肉组织，病变范围广泛，常造成大面积的蜂窝织炎、皮肤坏疽等，病死率较高。可继发于擦伤、挫伤、昆虫叮咬等皮肤损伤后，空腔脏器手术后，拔牙，肛周脓肿引流，以及反复注射毒品等情况。长期使用糖皮质激素、化疗药物、抗排斥药物等免疫功能低下人群好发本病。局部表现为片状红肿，边界不清，早期疼痛剧烈，感觉神经被破坏后疼痛缓解，变为麻木感，血管破坏和栓塞，皮肤颜色变为紫红或发黑，出现含血性液体的水疱，皮下组织液化坏死，渗出液呈血性浆液性，有腐臭气味，有时产生皮下气体，检查时有捻发音；感染24小时可波及整个肢体。有时局部症状不明显，而全身中毒症状较重。以会阴部为主的急性坏死性筋膜炎，称为 Fournier 坏疽，又称 Fournier 综合征，病变主要累及肛门直肠周围组织，可向远处扩张，累及腹膜，表现为脐周红肿和下腹部脓肿；死亡率高达13%～45%。

2. 细菌协同性坏疽 又称 Meleneys 协同性坏疽或进行性协同性坏疽，常发生于胸腹部手术后，特别是缝线留置处、脓肿引流术后切口或肠道造瘘口处，由微需氧链球菌和金黄色葡萄球菌协同致病；前者在炎症扩展的边缘，后者在病灶坏死中心。起病缓慢，初为浅小溃疡，渐渐发展为皮肤和皮下组织的坏死性溃疡。出现特征性皮损，又称 Meleney 溃疡，病变中心为溃疡，边缘区坏疽粗糙不齐，外周紫红色硬结区，最外层为鲜红色晕圈，坏死区逐渐扩大，可有散在的卫星小溃疡灶和多个窦道，紫色区疼痛剧烈，全身中毒症状较轻。

3. 急性蜂窝织炎 厌氧菌引起的蜂窝织炎进展迅速，伴明显的全身中毒症状，多见于会阴和下肢。皮肤和筋膜结缔组织坏死进展迅速，分泌物稀薄污秽，局部剧痛。致病菌多为消化链球菌、拟杆菌和需氧革兰氏阴性杆菌混合感染。与之鉴别的是气性坏疽，后者也有大量气体产生，但是创伤较重，常深及肌肉，伴有肢体功能障碍，伤口分泌物腥臭，脓液涂片有助于鉴别。

4. 口腔、面颊部感染 坏死性口炎，俗称"走马疳"，主要见于口腔，亦可累及鼻、耳道、阴唇、肛门等处。病初全身症状不明显，症状可突然加剧，高热、衰竭、神情淡漠，局部有腐臭味，牙龈及其邻近面颊内侧可见深墨绿色坏死区，周围红肿明显，可累及骨膜和骨质，使整个面部毁损。局部血管内血栓形成，故很少出血，病程一般为5～10天。在抗生素出现之前本病死亡率曾高达70%～100%，目前非洲仍有报道，死亡率约14.5%。本病主要见于儿童，诱因包括口腔卫生不佳以及全身性疾病，如支气管肺炎、麻疹、天花、疟疾、黑热病、营养不良和 HIV 感染等。致病菌多为梭杆菌、产黑素普氏菌和消化链球菌。

**5. 慢性窦道溃疡** 以微需氧链球菌为主要致病菌的深而无痛的皮下感染，多见于创伤、手术或淋巴结引流后，初起溃疡边缘呈卷曲状，有匐行的窦道，然后溃疡沿着窦道进展，病变迁延不愈，甚至达数年。

**6. 其他** 如梭菌性肌坏死（气性坏疽）、厌氧链球菌肌坏死。

### 四、实验室检查

#### （一）厌氧菌的分离与鉴定

分离培养和鉴定是证实厌氧菌感染的关键，但是分离困难。

**1. 标本的采集与运送** 厌氧菌为人体普遍存在的正常菌群，因此标本采集过程中应尽量避免正常菌群的污染。标本应从正常情况下无菌群生长的部位采集，或通过严格无菌操作采集，如血液、胸腹腔积液、心包液、脑脊液、关节液，以及通过外科无菌手术抽取的脓液；或通过特殊技术取得的标本，如经纤维支气管镜取得的下呼吸道标本、经阴道后穹窿抽取的盆腔积液等，这些标本均不接触正常菌群。来源于腔道的标本，如口腔和鼻咽拭子、肛拭和阴道拭子、胃与小肠内容物、咳出的痰液、未经局部消毒取得的尿液和脓液等，一般不作厌氧培养，因为不能排除标本污染，检出结果没有参考意义。为防止正常菌群的污染，不同部位的标本有特殊的采集方法；例如经气管直接穿刺抽取痰液标本，属于有创操作，需要由经验丰富的操作者完成，有严重缺氧、出血倾向或剧咳的患者禁忌穿刺；经皮肤从耻骨上穿刺取得尿液标本，结果可靠，但此法为有创操作，临床难以推广，目前仍以采集清洁中段尿为主；女性生殖道感染标本收集时应先清洁消毒阴道和宫颈，小心扩张宫颈口，然后以外套消毒指套的针筒或无菌塑料套管伸入宫颈内吸出分泌物，也可经子宫直肠窝穿刺取得未污染的标本，但是后者为有创操作；鼻窦和其他窦道或深伤口等取标本时，可在皮肤消毒后，用空针连着导管尽可能深入抽取。应尽可能在使用抗生素前采集血标本，一般血液与培养液的比例为 1：10～1：20。抗凝剂常选择具有抑制补体功能和白细胞吞噬功能的多聚茴香磺酸钠，有利于细菌生长繁殖，较其他抗凝剂有更高的培养阳性率；用溶血离心法处理血标本可提高检测阳性率。

标本采集后尽量避免接触空气，标本运送可采用下列方法：

（1）针筒运送法：用无菌针筒抽取液体标本后，排空气体，针尖插入无菌橡皮塞，运送至实验室。

（2）少量脓液标本的小瓶运送法：采用无菌青霉素小瓶装培养基 0.5ml，加少量氧化还原指示剂，如亚甲蓝或刃天青（resazurin），加盖密封运送。

（3）大量液体标本运送法：装满标本瓶，即可驱除瓶中空气，加盖密封运送，如送检浆膜腔积液。

（4）组织块运送法：组织块置于密闭厌氧罐中运送，罐内放入一团以酸化硫酸铜浸泡处理的钢丝绒以耗氧。

（5）厌氧菌培养袋运送法：患者标本床旁接种于预还原厌氧灭菌培养基，然后将平板放入厌氧袋中运送。不宜使用棉拭子，因为其容易干燥，且采集的标本量太少；如必须使用棉签，应立即将其采集的标本转入硫乙醇酸钠（THIO）预还原培养基中制成悬液，再将此悬液按照液体标本处理流程接种培养。运送要尽快，一般室温下运送即可。

**2. 涂片和培养** 可以将标本直接涂片，可见革兰氏染色不均而呈多形性的细菌，如果一般培养法阴性，结果更支持厌氧菌。使用脆弱拟杆菌和产气荚膜梭菌单价荧光抗体染色，有助于快速和特异性诊断。将同一菌落分别在有氧、无氧或 5%～10% 二氧化碳环境中进行培养，即耐氧试验（aerotolerance test），可测出相应的细菌或菌株对氧的需求，可用于微需氧菌的鉴定和分类。

培养基分为非选择性培养基和选择性培养基。目前最常用的非选择性培养基为牛心脑浸出液和布鲁氏菌肉汤，加入氯化血红素 5μg/ml、维生素 K 110μg/ml、0.5% 酵母浸出液、5%～10% 羊血等制成血平皿，适用于几乎所有的厌氧菌。选择性培养基可以筛选出主要的致病菌，根据标本的来源选择相应的培养基；还可以在标本接种前先进行直接涂片染色镜检，以了解细菌的形态和染色性，初步估计标本中的可能细菌，再选用培养基。

目前常用的有：

（1）卡那霉素-万古霉素溶血平皿（KVLB），用于选择产黑素普氏菌和卟啉单胞菌。万古霉素的浓度为 7.5ng/ml，可抑制多数需氧菌和兼性厌氧菌，使产黑素普氏菌早期形成黑素；如用于选择卟啉单胞菌属，万古霉素的浓度控制在 2ng/ml 以下为宜。

（2）卵黄琼脂（EYA），用于筛选产气荚膜梭菌。

（3）改良 Fm 培养基，用于选择梭杆菌。

（4）抑制变形杆菌和其他肠杆菌科细菌的苯乙

醇血琼脂(PEA),用于筛选厌氧菌。

(5) 环丝氨酸-头孢西丁-果糖琼脂(CCFA),用于选择艰难梭菌。

(6) 拟杆菌胆汁七叶苷琼脂(BBE),用于选择能耐胆汁的脆弱拟杆菌和致死梭杆菌,通过水解七叶苷,使培养基呈黑色,菌落周围有黑晕为其特征。

另外,接种厌氧菌的培养基应严格无氧。新鲜配制初代培养用的培养基,应在4小时内用完,或放入充满二氧化碳的密封塑料袋中,4℃环境下可保存1至2天;接种前放入无氧环境,预还原24~48小时。用预还原厌氧灭菌法配制培养基,整个配制和分装过程中均在不接触氧气的二氧化碳环境中进行;液体培养基采用煮沸法驱除溶解的氧气,迅速冷却后立即接种。厌氧菌接种后将培养基处于厌氧环境中。目前常用的厌氧培养装置有厌氧培养罐、厌氧缸、厌氧袋、厌氧箱或厌氧室等,效果基本相同。厌氧培养罐使用方便,最为常用。接种后观察48小时进行初次判断,再继续孵育至1周,同时接种另一平皿进行孵育,两份培养基均无厌氧菌生长才判定为阴性,所以一般需要培养1周以上才能作出结论,这也限制了厌氧菌培养的临床指导价值。如果有阳性菌落,再进行耐氧试验。挑选生长的菌落接种到两个血平板,分别在有氧和无氧的环境中培养,均能生长者为兼性厌氧菌,只能在厌氧条件下生长的是专性厌氧菌。

3. 鉴定 通常厌氧菌的鉴定包括菌落涂片、染色和镜检、菌落形态、色素产生和经紫外线照射有无荧光现象等,以及溶血性、生化反应、动力和毒力试验。细菌的特征性产物有助于诊断。例如在脓液或痰中找到硫磺样颗粒是诊断放线菌感染的最主要和最简单的方法;将可疑颗粒制成压片,显微镜下观察有无放线状排列的菌丝,必要时取标本厌氧培养。放线菌生长缓慢,需要观察1至2周以上;也可以取活组织切片染色检查。

生化反应检测,如糖发酵试验,是鉴定厌氧菌的重要方法。目前多采用微量的快速鉴定系统,取代了以往的试管法。快速鉴定系统包括:①推断性平皿,又称LD琼脂,将多种试验进行集合,制成比较培养皿,有PP1、PP2、PP3三种。每一种平皿划分为4个区,3个平皿共12个区(包括PP1的LD琼脂、七叶苷、卵黄和胆汁,PP2的DNA、葡萄糖、牛乳和淀粉,以及PP3的甘露醇、乳糖、鼠李糖和明胶琼脂)可测定厌氧菌的不同特性。纯培养分别接种于比较培养皿的各个区后,需在厌氧环境下孵育48小时观

察结果,对照试剂盒厂家提供的鉴定表格和厌氧菌的分类特征进行推断性鉴定。②生化微量鉴定系统(biochemical based minisystem),该试验与常规检验系统原理相同,使用更加方便,内置试剂用以检测细菌的吲哚生成、过氧化氢酶、尿素酶、七叶苷水解、明胶液化和对16种糖的发酵活力;加入细菌混悬液,在厌氧环境中孵育48小时,根据标准本判断结果。③细菌已产酶的活性微量鉴定系统(pre-existing enzyme-based minisystem),如AN-IDENT(21种试验)、Rapid ANAⅡ(18种试验)、Microscan(24种试验);细菌已形成的酶与微量基质(酶作用物)作用后能迅速反应,无须置厌氧环境孵育,4小时即可观察结果。

**(二) 气相色谱分析**

主要包括厌氧菌代谢产物和细胞成分的分析。

1. 厌氧菌代谢产物分析 厌氧菌代谢过程中产生各种挥发性和非挥发性短链脂肪酸以及醇类产物,而需氧菌或兼性厌氧菌只能产生乙酸,据此用气相色谱分析法来鉴别厌氧菌和需氧菌。在收到标本1小时即可作出有无厌氧菌的初步诊断,再进一步鉴定厌氧菌的种类。不同菌属与菌种所产生脂肪酸、醇的种类和量不同。厌氧菌产生的挥发性脂肪酸有乙酸、丙酸、丁酸、异丁酸、戊酸、异戊酸、己酸、异己酸等;对于非挥发性脂肪酸如丙酮酸、乳酸、琥珀酸等,先用甲醇或三氟乙硼进行酯化,生成甲基衍生物经氯仿提取,再进行气相色谱分析。临床标本(如脓液等)中也可有脂肪酸累积,故可以在乙醚或氯仿提取后行气相色谱分析。

2. 厌氧菌细胞成分分析 原理与代谢产物分析相同,将细菌释放出的脂肪酸,经甲醇甲基化后进行气相色谱分析,鉴定结果快速、准确。

**(三) 免疫学和分子生物学检测**

荧光抗体技术可以识别各种厌氧菌,如拟杆菌属、梭菌属、梭杆菌属、丙酸杆菌属等。临床上致病性厌氧菌以脆弱拟杆菌最常见。针对脆弱拟杆菌、产气荚膜梭菌、产黑素普氏菌、核梭杆菌的荧光标记抗体已有报道,与细菌培养法比较具有较高的符合率。另外,免疫酶标组化法、DNA探针法、16S核糖体亚基鉴定和基因扩增技术等均有报道。怀疑肠道感染,而血和粪便培养结果阴性时,可以进行宽谱PCR作辅助诊断;病原菌特异性PCR法比宽谱PCR法有更高的敏感性和特异性,但是每个反应只能鉴定一种微生物。细菌性阴道炎时菌群由正常的乳酸杆菌属向大量繁殖的严格厌氧菌漂移,基于这个特

点,Cruciani 等建立配体识别反应通用微阵列(LDR-UA)探针芯片方法用于诊断和疗效评估。

## 五、诊断

厌氧菌感染的主要诊断依据包括临床特点和细菌学检查结果。

1. 下列情况提示可能有厌氧菌感染:

(1) 感染灶位于或邻近厌氧菌正常寄殖的黏膜面,如结肠、阴道和口咽部。

(2) 有组织严重坏死、脓肿、筋膜炎或坏疽。

(3) 常规血液(需氧)培养结果阴性的感染性心内膜炎。

(4) 感染继发于恶性肿瘤(如结肠、子宫和肺部等处)或其他引起组织破坏的疾病。

(5) 氨基糖苷类抗生素、复方磺胺甲噁唑、第一代氟喹诺酮类或 β-内酰胺类抗生素应用后发生的感染。

(6) 伴发化脓性血栓性静脉炎。

(7) 继发于人或动物咬伤后的感染。

(8) 约半数患者厌氧菌感染分泌物有典型的腐臭,但无臭味者不能排除;病变组织或渗出物中有气体;血性渗出物呈黑色,在紫外线下可发红色荧光,考虑产黑素普氏菌或卟啉单胞菌感染;分泌物中有硫磺样颗粒存在,考虑放线菌感染。

(9) 特殊情况,如败血性流产、吸入性肺炎、肠道手术后感染、气性坏疽、放线菌病和肺脓肿等。

2. 下列细菌学检查结果提示有厌氧菌感染可能:

(1) 渗出物革兰氏染色具有形态学特征;细菌染色不均,呈多样化。

(2) 脓性标本革兰氏染色见到细菌,但是常规培养无细菌生长,在硫乙醇酸钠肉汤培养基中或琼脂深处可有细菌生长。

(3) 在含 $75 \sim 100 \mu g/ml$ 卡那霉素、新霉素或万古霉素的培养基中有革兰氏阴性杆菌生长,细菌生长于液体培养基的厌氧区或琼脂的深处。

(4) 在培养过程中产生大量气体,或伴有恶臭。

(5) 在厌氧琼脂平板上有典型菌落,如核梭杆菌和产气荚膜梭菌;刚长出的产黑素普氏菌菌落于紫外光下呈红色荧光。

(6) 气相色谱分析呈现厌氧菌特有的挥发性脂肪酸。

3. 基础性疾病提示可能的厌氧菌感染种类:

(1) 接受化疗的白血病患者,有口腔黏膜损害

和败血症表现,可能为噬二氧化碳纤维菌属(Capnocytophaga)或口腔纤毛菌(Leptotrichia buccalis)感染。

(2) 中性粒细胞减少性结肠炎患者出现发热、呕吐、腹泻、腹痛、中性粒细胞减少,伴有败血症,常为败毒梭菌、第三梭菌或产气荚膜梭菌和革兰氏阴性微需氧杆菌的混合感染。

(3) 放置宫内避孕器的妇女发生盆腔感染时,多见放线菌或其他真杆菌感染。

(4) 肺部下垂肺叶段感染,尤其是近期有牙周病、麻醉史、吸入史者,考虑吸入性肺炎。

(5) 发生压疮感染和入侵途径不明的败血症,致病菌常为脆弱拟杆菌属。

(6) 厌氧菌引起导管相关性感染不多见,包括丙酸杆菌和大消化链球菌。

(7) 咬伤患者伤口感染的致病菌常为口腔寄殖厌氧菌和链球菌,被人咬伤者常为啮蚀艾肯菌(Eikenella corrodens),而被动物咬伤者常为巴斯德菌属(Pasteurella spp.)。

## 六、治疗

厌氧菌感染常常是混合感染,标本的采集、送检和培养均需要特殊的条件,厌氧菌生长缓慢,培养、鉴定和药物敏感试验需要等待的时间长,目前仍以经验治疗为主,且厌氧菌对药物的耐药性增加,这些因素均给厌氧菌感染的治疗带来困难。

治疗原则为破坏厌氧环境和有效的抗感染治疗。对少数产外毒素的厌氧菌感染如破伤风、肉毒梭菌食物中毒,需要同时使用抗毒素来中和厌氧菌产生的毒素。严重感染患者应加强支持疗法、适当输血浆或全血,积极治疗原发疾病。

**(一) 改变厌氧环境**

包括局部病灶的切开引流,清除坏死组织、积脓、恶性肿瘤、异物等,改善供血和供氧,有明显气体形成和肿胀的组织需减压治疗。为了控制感染和减轻毒血症,必要时施行截肢、子宫切除等手术。对抗菌药物疗效较好的肝脓肿、无明显囊壁的脑脓肿、输卵管附件脓肿等不一定作切开引流。浅表厌氧菌感染局部可用过氧化氢溶液冲洗。高压氧治疗适用于气性坏疽病例。

**(二) 抗感染治疗**

抗菌药物的选用原则上应根据细菌培养及药物敏感试验结果,但是临床上多数情况是依赖于经验性抗感染治疗。下列情况下需要进行厌氧菌的药敏试验:①确定抗菌药物的抗菌活性;②监测不同地区

厌氧菌对常用抗菌药物敏感性的差异;③用于指导某些特殊感染的药物选择,如厌氧菌脑脓肿、心内膜炎、骨关节感染、难治性复发性菌血症等。

抗菌药物的选择要考虑可能的菌种及耐药情况、药物的杀菌活性、体内分布特点(病灶局部的血药浓度)、药物的抗菌谱、给药途径、半衰期、最小的毒副作用、抗生素的稳定性、对正常菌群的影响和价格等。感染部位可以帮助判断厌氧菌种类。由于厌氧菌感染常为混合感染,所以抗感染需要兼顾需氧菌和兼性菌;抗菌谱较广的药物,如碳青霉烯类、替加环素和含 β-内酰胺酶抑制剂的复方制剂,可以兼顾厌氧菌和需氧菌;而抗菌谱较窄的抗生素如甲硝唑,不能单独用于厌氧菌和需氧菌的混合感染。另外,还需要足够的剂量和疗程。脓肿的纤维包裹可以限制抗生素的浸入、局部酸性微环境不利于抗生素发挥作用。为了防止厌氧菌感染的复发,抗感染的疗程有时需要 3 周甚至数月,根据感染的部位和严重程度而定。下面就抗厌氧菌药物的种类、厌氧菌的耐药情况、单药和联合治疗、根据感染部位指导抗感染治疗、经验性治疗和抗感染疗程逐一介绍。

1. 抗厌氧菌药物种类 包括硝基咪唑类、林可霉素及其衍生物、氯霉素、β-内酰胺类、大环内酯类、氨基糖苷类、万古霉素和替加环素等。目前相关指南推荐较有效和安全的药物包括硝基咪唑类、碳青霉烯类、氯霉素、含 β-内酰胺酶抑制剂(他唑巴坦和克拉维酸)的复合制剂和替加环素。

(1) 硝基咪唑类,包括甲硝唑、替硝唑和奥硝唑。

1) 甲硝唑:对拟杆菌属、梭杆菌属、梭菌属和大多数厌氧球菌具有极强的抗菌活性。厌氧菌的低氧化-还原电势能还原甲硝唑的硝基,产生细胞毒物质,抑制细菌 DNA 的合成,促使细菌死亡。甲硝唑被还原的中间产物对氧十分敏感,故只对厌氧菌发挥作用,对微需氧菌的作用不稳定,对兼性菌和需氧菌则无效。在临床应用中,甲硝唑对腹腔内感染、女性盆腔感染、脑脓肿和厌氧菌骨髓炎等常有良好疗效,而对胸膜肺部厌氧菌感染效果差。甲硝唑浓度 ≤8mg/L 时,能抑制 95% 的脆弱拟杆菌和几乎所有产黑素普氏菌;浓度为 ≤2mg/L 时,对厌氧芽孢梭菌有抑制作用;浓度为 ≤1mg/L 时可抑制梭杆菌。超过 90% 的专性厌氧菌对甲硝唑敏感。微需氧链球菌、放线菌属、乳酸杆菌属、丙酸杆菌属、沙特菌属对甲硝唑大多耐药。最近报道,从临床标本中分离的 121 株厌氧菌,有 10% 菌株对甲硝唑耐药,12% 的菌株对克林霉素耐药,主要是脆弱拟杆菌;3 株拟杆菌属细菌对甲硝唑和克林霉素均耐药;1 株梭菌属细菌对甲硝唑耐药,对克林霉素中介耐药。甲硝唑用于儿童厌氧菌感染的资料有限。国外报道对于儿童中枢神经系统和心内膜厌氧菌感染以及免疫缺陷人群,甲硝唑治疗有效。常用口服剂量为每次 0.2~0.4g,每天 3 次;静脉滴注每次 7.5mg/kg 体重,每 6 小时 1 次,一天总量不能超过 4g。疗程一般为 7~10 天,也可视病情而定。口服吸收效果好,静脉滴注不增加疗效。副作用少,主要是中枢神经系统毒性和胃肠道反应。

2) 替硝唑:对革兰氏阳性厌氧菌(消化链球菌属、乳酸杆菌属)、梭状芽孢杆菌属和难辨梭菌属等有效;对脆弱拟杆菌、梭杆菌属和费氏球菌等革兰氏阴性厌氧菌的作用略胜于甲硝唑;空肠弯曲菌对该药中度敏感。放线菌属和丙酸杆菌属对该药耐药。半衰期为 12~14 小时。口服完全吸收,较甲硝唑吸收快,血药浓度高,持续时间长。易于透过血脑屏障,脑脊液中浓度为血药浓度的 80%,胆汁和唾液中浓度几乎和血药浓度相等。口服首剂 2g,以后每天 1g;重症患者可静脉滴注,每天 0.8~1.6g,1 次或分 2 次给予;滴注速度要缓慢,浓度为 2mg/ml 者滴注 40~90 分钟,浓度大于 2mg/ml 者滴注 80~270 分钟;如有头昏、眩晕和共济失调等神经系统表现要停药。疗程一般 5~6 天。该药抑制乙醛脱氢酶,加强酒精的效应,可引起腹部痉挛、面部潮红或呕吐;血液病或器质性神经疾病患者禁用,12 岁以下患儿禁用或慎用。

3) 奥硝唑:为第三代硝基咪唑类抗生素,对脆弱拟杆菌、吉氏拟杆菌、卵形拟杆菌、多形拟杆菌、普通拟杆菌、梭状芽孢杆菌、真杆菌、消化链球菌、产黑素普氏菌、梭杆菌等均有效;可用于腹腔、盆腔、口腔感染、外科感染、脑脓肿、菌血症等严重厌氧菌感染。口服吸收好,半衰期为 14 小时,广泛分布于人体组织和体液中,包括脑脊液。首剂静脉滴注 0.5~1g,以后每 12 小时滴注 0.5g,儿童每 12 小时 10mg/kg 静脉滴注。口服成人每次 500mg,儿童每次 10mg/kg,每天 2 次。

(2) 克林霉素和林可霉素:林可霉素对除梭菌、脆弱拟杆菌和易变梭杆菌以外的厌氧菌有效;克林霉素是林可霉素的衍生物,其抗菌作用与临床疗效均优于林可霉素。克林霉素吸收快,吸收率高,对厌氧菌腹腔内感染、女性盆腔感染、皮肤与软组织感染、骨和关节感染,以及儿童的腹腔感染、吸入性肺炎、慢性中耳炎和鼻窦炎均有良好的疗效。对厌氧菌引起的胸膜肺部感染，克林霉素的疗效优于青霉素类。该药不易透过血脑屏障，所以不适合治疗中枢神经系统感染。克林霉素对大多数厌氧菌包括消化链球菌属、拟杆菌属、梭杆菌属、真杆菌属、卟啉单胞菌属、丙酸杆菌属以及大多数放线菌属具有良好的抗菌活性。10%～20%脆弱拟杆菌对本品耐药，有报道达43.7%。某些梭菌尤其是产气荚膜梭菌、艰难梭菌对该药耐药，多枝梭菌耐药率达20%。由于对克林霉素的耐药率增加，目前不推荐克林霉素单药用于腹腔感染的经验性治疗。

克林霉素对大肠埃希菌和兼性革兰氏阴性菌很少有活性，故在治疗混合型感染时应加用其他抗菌药物如氨基糖苷类抗生素。长期应用易引起腹泻和艰难梭菌所致的假膜性肠炎。常用剂量为0.6～2.4g/d，分2～4次静脉滴注；禁用于儿童肌内注射。克林霉素与红霉素和氯霉素有拮抗作用，不宜同用。

（3）氯霉素：体外试验显示氯霉素抗菌谱广，除少数产气荚膜梭菌外，对拟杆菌和大多数其他厌氧菌有良好的活性。对大肠埃希菌等肠杆菌科细菌和链球菌也有一定活性。氯霉素易透入各种体液、组织中，尤其在脑脊液和脑组织中的浓度较高，该药可用于严重的厌氧菌感染或中枢神经系统感染。该药可用于治疗呼吸系统的厌氧菌感染和混合感染，而对腹腔内感染的疗效欠佳。该药有潜在的致命性毒性反应如再生障碍性贫血和灰婴综合征，其他不良反应包括可逆性剂量依赖性的白细胞减少症、溶血性贫血等，长期使用可出现视神经炎。最近一项荟萃分析结果显示氯霉素不作为呼吸道感染和脑膜炎的一线药物，但是作为替代药物短期使用安全有效。

氯霉素的常用剂量为2g/d，分次静脉滴注。常建议监测血药浓度；通常治疗浓度为10～25μg/ml，浓度超过25μg/ml发生骨髓抑制的风险增加，浓度在40～200μg/ml时发生灰婴综合征和成人脑病的风险增加。

（4）β-内酰胺类抗生素：消化链球菌属、产气荚膜梭菌属、梭杆菌属、放线菌属等对青霉素和头孢菌素类敏感；因为多数脆弱拟杆菌产生β-内酰胺酶，所以对青霉素、羧苄西林、替卡西林、头孢唑林、头孢替坦和某些第三代头孢菌素如头孢噻肟、头孢哌酮等疗效均差。替卡西林-克拉维酸联合制剂、头孢西丁等药物能耐受厌氧菌产生的β-内酰胺酶，故对拟杆菌属有较好活性。

1）青霉素类：对于绝大多数非产β-内酰胺酶的细菌，如消化链球菌属、梭菌属（多枝梭菌、梭状样梭菌和无害梭菌除外）、非产芽孢厌氧杆菌和绝大多数非产β-内酰胺酶的革兰氏阴性厌氧杆菌均敏感。而对脆弱拟杆菌（>90%菌株）、普雷沃菌（>50%菌株）、梭杆菌、波费杆菌属和微需氧链球菌耐药；半合成青霉素，如羧苄西林、替卡西林、哌拉西林和美洛西林等不能完全被β-内酰胺酶破坏，大剂量应用时可以达到较高的血药浓度，从而对微需氧肠杆菌科细菌和绝大多数厌氧菌具有较好的抗菌活性；体外试验显示替卡西林和羧苄西林对大多数脆弱拟杆菌均有效，对厌氧革兰氏阴性杆菌具有广谱的抗菌活性；可用于治疗肺部和腹腔感染，可以和氨基糖苷类联合治疗吸入性肺炎和儿童的慢性中耳炎。使用此类药物均需要注意血小板功能障碍的副作用。

2）头孢菌素类：脆弱拟杆菌的大多数菌株、多数普氏菌、卟啉单胞菌和波费杆菌属可产生头孢菌素酶，从而使头孢类抗生素敏感性下降。第一代头孢菌素对厌氧菌的活性略差于青霉素；第二代头孢菌素对头孢菌素酶有抵抗，从而对脆弱拟杆菌有效，且抗菌谱较广，可用于混合感染的治疗和预防。体外试验显示头孢西丁对85%的脆弱拟杆菌有效，对除产气荚膜梭菌以外的梭菌效果均差。第三代头孢菌素对拟杆菌属有效，但抗菌作用比第二代头孢菌素差。

3）含有β-内酰胺酶抑制剂的复合制剂：能抵抗拟杆菌和部分梭杆菌产生的β-内酰胺酶，从而抗菌活性增强，如阿莫西林-克拉维酸、氨苄西林-舒巴坦、头孢哌酮-舒巴坦等，可用于治疗脆弱拟杆菌感染。有报道临床上最常见的厌氧菌包括脆弱拟杆菌（40.4%）、二路普雷沃菌（18.6%）、消化链球菌属（13.8%）和卵形拟杆菌属（11.1%），其中脆弱拟杆菌对阿莫西林-克拉维酸的耐药率为13.2%。

（5）碳青霉烯类：亚胺培南和美罗培南对厌氧菌和需氧菌均有良好的抗菌活性，包括产β-内酰胺酶的拟杆菌属、肠杆菌属、假单胞菌属、沙雷菌属、不动杆菌属和肠球菌。亚胺培南具有强大的抗革兰氏阳性菌的作用，还对革兰氏阴性杆菌产生的广谱β-内酰胺酶具有高度稳定性。为了防止肾脏分泌的脱氢肽酶的水解破坏，将该药和脱氢肽酶抑制剂西司他汀1:1组成复方制剂，使该药稳定性增加。亚胺培南对链球菌和肠球菌的效果比美罗培南好，但是美罗培南对兼性革兰氏阴性杆菌和需氧菌覆盖范围广，如假单胞菌属、肠杆菌属、克雷伯菌属、摩根菌属、气单胞菌属、产碱杆菌属、放线杆菌属、巴斯德菌和嗜血杆菌属等。厄他培南半衰期长达 4.5 小时，每天只需一次给药；但是该药对铜绿假单胞菌、肠球菌属和不动杆菌属的效果比其他碳青霉烯类药物差。

（6）大环内酯类：大环内酯类抗生素对脆弱拟杆菌和梭杆菌属以外的厌氧菌有中度的抗菌活性，尤其对普氏菌、卟啉单胞菌属、微需氧和厌氧球菌、革兰氏阳性非产芽孢厌氧杆菌和部分梭菌效果好。对产气荚膜梭菌效果较好，而对革兰氏阴性厌氧杆菌和消化链球菌属效果差。常用于口咽部感染。对于口腔内厌氧菌，如放线菌属、丙酸杆菌属、乳酸菌属、齿双歧杆菌属，克拉霉素最有效，其次是红霉素和阿奇霉素。对于厌氧革兰氏阴性杆菌，如梭杆菌属、拟杆菌属、放线菌属，通常阿奇霉素最有效。静脉使用该类药物的患者中静脉炎的发生率高达 30%，口服安全性好。

（7）万古霉素：对各种革兰氏阳性厌氧菌包括球菌和杆菌均有很强的抗菌作用，但是对厌氧革兰氏阴性杆菌作用较差。最小抑菌浓度大多为 0.06~5mg/L，为快效杀菌剂。口服不吸收，用于治疗由艰难梭菌所致的假膜性肠炎；成人剂量为 2g/d，分 4 次口服，疗程 7~10 天。注意其耳毒性和肾毒性，与剂量有关。大剂量应用时，肾功能不全和老年人易发生，必要时监测血药浓度。有报道，治疗艰难梭菌相关性腹泻，万古霉素联合肠道灌洗和粪菌移植（fecal microbiota transplantation）治愈率可达 93%，远高于单独使用万古霉素组（31%）和万古霉素联合肠道灌洗组（23%）。16S rRNA 测序显示，粪菌移植可以重建肠道正常菌群，从而间接抑制艰难梭菌的生长。

（8）四环素类：四环素类主要用于放线菌属感染。替加环素是米诺环素的衍生物，对耐甲氧西林金黄色葡萄球菌、青霉素耐药肺炎链球菌、万古霉素耐药肠球菌、鲍曼不动杆菌、产 β-内酰胺酶的流感嗜血杆菌、卡他莫拉菌以及产超广谱 β-内酰胺酶的大肠埃希菌和肺炎克雷伯菌均有效，但是对于假单胞菌和变形杆菌效果不佳；对脆弱拟杆菌、多形拟杆菌、普通拟杆菌、产气荚膜梭菌、微小消化链球菌等均敏感。脆弱拟杆菌属对替加环素的耐药率为 3.3%~7.2%。常用于复杂的腹腔内和皮肤软组织感染的经验治疗。对于复杂的腹腔感染，替加环素单药治疗可以和亚胺培南-西司他汀的疗效相当，也可以和头孢曲松联合甲硝唑取得相同的疗效。首剂 100mg 静脉滴注，然后每 12 小时滴注 50mg；治疗复杂性皮肤软组织感染和腹腔内感染疗程一般 5~14

天，视病情而定；对四环素过敏的患者慎用；另外，该药Ⅲ期和Ⅳ期临床试验显示全因死亡率较对照组高（4% vs. 3%），原因不明；对怀疑胰腺炎的患者和 18 岁以下患者禁用。

（9）喹诺酮类：第一代喹诺酮类抗生素包括环丙沙星、氧氟沙星等，对多数厌氧菌无效；曲伐沙星（trovafloxacin）、加替沙星（gatifloxacin）和莫西沙星（moxifloxacin）对多数厌氧菌有效。曲伐沙星因为肝毒性已被禁止。莫西沙星被批准用于成人复杂的腹腔感染。新一代喹诺酮类抗生素如克林沙星（clinafloxacin）和西他沙星（sitafloxacin）体外试验显示了很好的抗厌氧菌活性。此类药物具有影响软骨发育的副作用，不适用于儿童。脆弱拟杆菌和革兰氏阳性球菌对氟喹诺酮类药物的耐药性逐年增加。美国报道约 1/4 的脆弱拟杆菌和多形拟杆菌、38% 的卵形拟杆菌对莫西沙星耐药，欧洲报道脆弱拟杆菌对莫西沙星的耐药率为 15%，中国台湾报道脆弱拟杆菌对莫西沙星的耐药率为 10%。另外，该类抗生素与艰难梭菌相关腹泻的风险增加有关。

（10）其他：利奈唑胺体外试验显示对梭杆菌属、卟啉单胞菌属、普雷沃菌属和消化链球菌属的抗菌活性均优于大环内酯类。

2. 厌氧菌的耐药情况　近 30 年厌氧菌的耐药性明显增加。几乎所有的厌氧菌对复方磺胺甲噁唑和氨基糖苷类抗生素耐药；对青霉素、头孢菌素、克林霉素和喹诺酮类抗生素的耐药性逐年增加；对氯霉素耐药的原因是乙酰转移酶的灭活作用，近年来由于氯霉素使用较少，耐药率尚低。对 β-内酰胺类抗生素耐药的机制包括：细菌产生 β-内酰胺酶的灭活作用，青霉素结合蛋白的亲和性降低以及药物通过细菌细胞壁孔道蛋白的穿透性降低；β-内酰胺酶灭活作用最为重要，所以针对产 β-内酰胺酶的厌氧菌，含有 β-内酰胺酶抑制剂的复方制剂具有优势。美国一项针对 1997—2007 年期间来自 13 家医疗中心的 6 574 株脆弱拟杆菌的研究显示，碳青霉烯类和哌拉西林-他唑巴坦是最有效的药物。在非脆弱拟杆菌属，如粪拟杆菌和单形拟杆菌，耐药现象更为严重。2005—2007 年的数据显示，20.6% 的吉氏拟杆菌对氨苄西林-舒巴坦耐药，7% 的单形拟杆菌和埃氏拟杆菌对替加环素耐药，超过 50% 普通拟杆菌对莫西沙星耐药，超过 40% 的非脆弱拟杆菌对克林霉素耐药。来自克罗地亚的报道对 62 株革兰氏阴性菌和 59 株革兰氏阳性菌进行耐药分析；这些厌氧菌绝大多数来自腹腔（82.5%），引起的感染包括脓肿

(22.1%)、败血症(14.8%)、阑尾炎(13.9%)和腹膜炎(6.6%);拟杆菌属对青霉素耐药率达97.1%,5.7%对阿莫西林-克拉维酸耐药,8.6%对哌拉西林-他唑巴坦耐药,29%对克林霉素耐药,2.9%对甲硝唑耐药;对亚胺培南、美罗培南和厄他培南的敏感性为94.3%;其他革兰氏阴性杆菌对青霉素耐药率达76.0%,对阿莫西林-克拉维酸耐药率8.0%,对哌拉西林-他唑巴坦耐药率12.0%,对克林霉素耐药率达28.0%,对甲硝唑耐药率达8.0%,对美罗培南和厄他培南均敏感,对亚胺培南敏感性为96.0%;梭菌属几乎对这些药物均敏感。丙酸杆菌属对克林霉素耐药率为4.3%,且全部对甲硝唑耐药。革兰氏阳性杆菌中18.2%对青霉素耐药,9.1%对克林霉素耐药,54.4%对甲硝唑耐药,对碳青霉烯类敏感性为81.8%;革兰氏阳性球菌对甲硝唑耐药率为28.6%,而对其他药物均敏感。目前含β-内酰胺酶抑制剂的复方制剂和甲硝唑仍可用于经验性治疗,对于严重感染,可以选择碳青霉烯类。

3. 单药和联合治疗　一些临床试验显示单药治疗,如碳青霉烯类、替加环素、莫西沙星、含β-内酰胺酶抑制剂的复方制剂等可以取得很好的疗效;单药治疗可以避免氨基糖苷类药物的耳毒性和肾毒性副作用,治疗成本较联合治疗要低。但是对于耐药菌株引起的医院获得性感染,例如对克林霉素、头孢西丁和喹诺酮类药物均耐药的脆弱拟杆菌,建议采用联合治疗。联合治疗覆盖的菌谱广,对于耐药菌株感染、混合感染或病原体不明确的感染更有优势;通过抗生素的协同作用,对特定细菌的杀菌活性更强。联合治疗还可用于治疗心内膜炎、菌血症,以及不能手术治疗的脑脓肿、肺脓肿等。协同联合指联合用药的效果大于单药疗效的总和,例如对于普雷沃菌属和卟啉单胞菌属,有效的联合治疗方案是青霉素或克林霉素联合庆大霉素、甲硝唑联合大环内酯类或庆大霉素。青霉素可以协助庆大霉素的转运,具体机制尚不清楚。对于腹腔和盆腔的需氧菌和厌氧菌混合感染,建议克林霉素或甲硝唑联合氨基糖苷类抗生素。对于上呼吸道的需氧菌和厌氧菌混合感染,建议甲硝唑联合大环内酯类抗生素。对于颅内厌氧菌感染或拔牙后感染,可采用青霉素联合甲硝唑,兼顾微需氧链球菌和放线菌属。联合用药的数据多数来自体外的药物敏感试验,大规模临床试验的数据相对缺乏。

4. 根据感染部位指导抗感染治疗　致病厌氧菌的种类因感染部位不同而有区别,因此可根据感

染的不同部位选用合适的药物。一般膈以上包括中枢神经系统、头颈部、胸膜和肺部,致病菌对青霉素类大多敏感;但不能忽视产β-内酰胺酶的拟杆菌属对β-内酰胺类抗生素耐药的特性;膈以下的厌氧菌感染如腹腔内和女性生殖道感染,脆弱拟杆菌为常见致病菌,抗菌药物的选择需特殊考虑。注意由于厌氧菌感染常为混合感染,且厌氧菌的耐药性逐年增加,所以根据感染部位选择抗菌药物只是参考,有时需要采取联合治疗,以覆盖厌氧菌和需氧菌或兼性菌。

(1) 口腔厌氧菌感染多为口腔内寄殖菌群引起,包括梭杆菌属、消化链球菌、口腔拟杆菌及真杆菌属、韦荣球菌属等。一般首选青霉素,青霉素过敏患者可选择克林霉素或大环内酯类,如红霉素。

(2) 呼吸系统厌氧菌感染的主要致病菌为消化链球菌属、梭杆菌属、产黑素普雷沃菌属、梭菌属和脆弱拟杆菌。因多数情况呈混合感染,抗生素应兼顾需氧菌。首选含β-内酰胺酶抑制剂的复方制剂,次选克林霉素、氯霉素或甲硝唑,宜联合氨基糖苷类抗生素。

(3) 腹腔内厌氧菌感染的常见致病菌为脆弱拟杆菌、梭菌和厌氧球菌。多数情况为与兼性菌的混合感染。首选甲硝唑或克林霉素,次选氯霉素,均联合氨基糖苷类抗生素。

(4) 妇产科厌氧菌感染的主要致病菌为厌氧链球菌属、梭杆菌属、拟杆菌属和梭菌属,有时为兼性菌混合感染。首选克林霉素,次选青霉素类或甲硝唑,联合氨基糖苷类。最近一项涉及40个临床试验4 240例产后子宫内膜炎的荟萃分析显示,与青霉素比较,克林霉素联合氨基糖苷类可获得更高的成功率。氨基糖苷类联合青霉素的治愈率不如庆大霉素联合克林霉素。第二代或第三代头孢菌素(头霉素药物头孢西丁除外)的效果也不如与庆大霉素联合克林霉素。

(5) 中枢神经系统感染的常见致病厌氧菌为消化链球菌属、脆弱拟杆菌和梭杆菌属,可为混合感染。可选甲硝唑联合青霉素类,或氯霉素联合青霉素类,而且剂量均偏大。

(6) 骨与关节厌氧菌感染的致病菌多为拟杆菌属,首选含β-内酰胺酶抑制剂的复方制剂,次选克林霉素、氯霉素或甲硝唑。

(7) 皮肤软组织厌氧菌感染的致病菌多为产气荚膜梭菌和厌氧球菌,首选青霉素,亦可选择克林霉素。

（8）艰难梭菌所致假膜性肠炎是医院感染和卫生机构相关腹泻的最常见原因。治疗措施包括调整治疗原发病的抗生素，支持治疗以及选择特定的抗生素，首选口服万古霉素或甲硝唑。

5. 经验性治疗　厌氧菌培养和药敏试验需要等待 1 周以上，并且需要特殊厌氧培养条件，厌氧菌的药物敏感试验不作常规检测，所以临床医师常常需要在获得实验室结果之前就要作出及时和恰当的诊治方案。所以对于厌氧菌感染，经验性选择抗生素非常重要。2010 年，美国外科学会和感染病学会更新了腹腔感染诊治指南。指南提到，对于成人轻度到中度社区获得性感染，经验性抗生素选择替卡西林-克拉维酸、头孢西丁、厄他培南、莫西沙星或替加环素单药治疗，或者甲硝唑联合头孢唑林、头孢呋辛、头孢曲松钠、头孢噻肟、左氧氟沙星或环丙沙星。不再推荐头孢替坦和克林霉素（脆弱拟杆菌耐药）、氨苄西林-舒巴坦（大肠埃希菌耐药）和氨基糖苷类抗生素（肾毒性和耳毒性）。对于成人严重的社区获得性感染，推荐使用美罗培南、亚胺培南-西司他丁、多利培南（doripenem）、哌拉西林-他唑巴坦、甲硝唑联合环丙沙星、甲硝唑联合左氧氟沙星、甲硝唑联合头孢吡肟、甲硝唑联合头孢他啶。除非医院细菌耐药调查显示大肠埃希菌对喹诺酮类药物敏感性＞90%，否则不适用喹诺酮类抗生素。氨曲南联合甲硝唑也是一种选择，但是同时需要联合一种对革兰氏阳性球菌有效的药物。氨基糖苷类抗生素不推荐常规使用，除非药物敏感试验证实该细菌只对此类药物敏感。指南还推荐使用针对肠球菌的抗生素。除非致病菌证实为耐甲氧西林金黄色葡萄球菌和酵母菌，否则不推荐使用针对这两种病原体的抗生素。

对于卫生机构相关的腹腔感染，抗生素的选择应当结合当地常见致病菌的耐药情况。经验性选择抗生素需要兼顾革兰氏阴性需氧菌和兼性杆菌，推荐选择甲硝唑联合美罗培南、亚胺培南-西司他汀、多利培南、哌拉西林-他唑巴坦、头孢他啶或头孢吡肟，必要时选择氨基糖苷类或者多黏菌素。

对于儿童患者，可选择氨基糖苷类、碳青霉烯类（如亚胺培南、美罗培南或厄他培南）、含 β-内酰胺酶抑制剂的复方制剂（如哌拉西林-他唑巴坦或替卡西林-克拉维酸）、头孢菌素（如头孢他啶、头孢噻肟、头孢曲松或头孢吡肟）联合甲硝唑。

6. 抗感染疗程　通常治疗 2~4 周。根据病情严重程度、感染部位和临床效果，进行个体化治疗。为了防止厌氧菌感染的复发，抗生素的疗程通常需

要 3 周甚至数月，根据感染的部位和严重程度而定。对于肺脓肿，需要治疗 6~8 周，结合外科手术可能会缩短疗程。对于放线菌病，推荐持续治疗 6~12 个月。

### （三）其他治疗

支持和对症治疗包括维持水电解质平衡、输血、纠正休克、止痛、外伤处理等亦很重要。破伤风梭菌或肉毒梭菌感染时，需要尽早使用抗毒素。此外，创伤局部要清除坏死组织和脓液，使用 3% 过氧化氢溶液冲洗，去除厌氧菌生长的环境；重症患者可考虑高压氧舱治疗。

## 七、预防

厌氧菌感染病原体多来自体内的正常菌群，所以通过隔离和疫苗来预防不可行。预防措施包括：

### （一）预防性使用抗生素

对于腹腔内、妇产科和口咽部手术，通常预防性地使用抗生素。头孢西丁经常被用于预防手术后厌氧菌感染，但是随着脆弱拟杆菌对头孢西丁的耐药性增加，临床上还需要加用甲硝唑来预防。腹部贯穿性外伤，尤其是累及空腔脏器时，有预防应用抗生素的指征，至少使用 24 小时。没有空腔脏器损伤时，可以使用一次广谱的抗生素，可以使用含 β-内酰胺酶抑制剂的复方制剂，或者氨基糖苷类抗生素、克林霉素和甲硝唑的联合使用，同时覆盖需氧菌和厌氧菌。

### （二）其他

防止体内正常厌氧菌群或体外厌氧菌引入伤口、闭合空腔等。对外伤伤口应尽快彻底清创，去除异物和无效腔，应用氧化剂如过氧化氢清洗，破坏厌氧环境，重建良好的血供；慢性病灶如慢性中耳炎、鼻窦炎、乳突炎应予积极治疗，以预防颅内厌氧菌感染。麻醉术中、体弱、神志不清或有吞咽困难者，应注意防止误吸。

（薛　源　张欣欣）

## 第三十九节　破　伤　风

破伤风（tetanus）是破伤风梭菌（*Clostridium tetani*）侵入人体伤口后，在厌氧环境下生长繁殖，产生嗜神经外毒素引起全身肌肉（尤其咬肌、脊棘肌、腹肌、四肢肌）强直性痉挛（tonic spasm）为特点的急性传染病。典型表现为牙关紧闭、强直性痉挛、阵发性加剧。重型患者可因喉痉挛或继发严重肺部感染而

死亡。新生儿破伤风由脐带感染引起,病死率很高。据估计全世界每年仍有百万破伤风病例。WHO曾在全球推行儿童破伤风免疫计划,希望在2000年全球基本消灭破伤风,但这一目标尚远未达到。在许多发展中国家,破伤风仍是产妇和新生儿病死率高的重要原因。

## 一、病原学

1. 生物学性状　破伤风梭菌归属于厌氧芽孢梭菌属,专性厌氧。破伤风梭菌长2~5μm,宽0.3~0.5μm(图26-39-1),繁殖体周身有鞭毛,能活泼运动。革兰氏染色阳性,但在繁殖过程中由伤口涂片检查时,可为革兰氏染色阴性。在厌氧环境下繁殖,形成繁殖体并产生毒素,但易被消毒剂及煮沸杀死。环境条件不利时则形成芽孢,位于菌体一端,形似鼓槌状。芽孢对外界环境的抵抗力很强,能耐煮沸15~90分钟,在土壤中可存活数年,须高压消毒才能被杀死。在5%苯酚、1%升汞和2%过氧化氢中可分别于10~15小时、2~3小时和24小时内被杀灭。

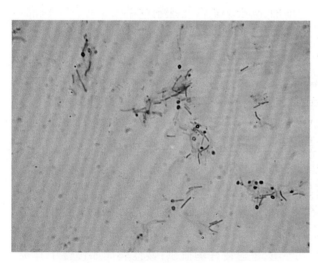

**图26-39-1　破伤风梭菌(光镜　×1 000)**
(引自:贾文祥.医学微生物学[M].2版.北京:人民卫生出版社,2010.)

2. 破伤风外毒素　破伤风梭菌产生的外病毒可被胰蛋白酶处理分解为α、β、γ组分,以其各自引起不同临床效应分别称为破伤风痉挛毒素(tetanospasmin)、破伤风溶血素(tetanolysin)和纤维蛋白溶酶原(fibrinolysin)。溶血素可破坏红细胞及其他细胞,引起创口局部溶血和组织坏死造成缺氧环境。临床症状主要由毒性极强的破伤风痉挛毒素(简称痉挛毒素)引起。痉挛毒素是一种蛋白质,56℃ 30分钟可被破坏,含一条多肽链(分子量为55kDa)和一条重链(分子量105kDa),两条链分开后毒性即消失,重新联合时毒性恢复。

## 二、流行病学

估计每年全球发病率为18/10万,年病死40万人;发展中国家因免疫未普及,发病人数较多,病死率超过28/10万;每年新生儿破伤风80万例,病死率可达50%。破伤风也是我国新生儿死亡原因之一。目前,因静脉注射海洛因致患破伤风者有增多趋势。

破伤风梭菌广泛存在于人、畜粪便和土壤中,极易经灰尘或直接污染各类伤口引起感染。除战伤外,常见于开放性骨折、深刺伤、深切割伤、挤压伤、动物咬伤及产道感染。偶因注射或手术消毒不严,或在较差的环境条件下拔牙、穿耳等小手术而感染发病。受伤后通常先有化脓感染,特别是伤口较深,不易彻底清创引流或有异物残留的伤口极易被感染。更有用不洁泥土、香灰、纸灰包扎伤口而直接受染者。在家庭和卫生条件很差的场所接生,可造成新生儿脐带感染发病。人群对破伤风普遍易感,各年龄组均有发病。但以青壮年男性,尤其农民为多见。儿童普遍接受计划免疫后,发病率有下降趋势。患病后无持久免疫力,可再次感染发病。

## 三、发病机制和病变

1. 发病机制　破伤风梭菌虽无侵袭力,不侵入血液循环,仅在局部伤口生长繁殖,但其芽孢在缺氧条件下生长发育。致病作用主要由其所产生的痉挛毒素引起。痉挛毒素主要侵犯脊髓及脑干运动神经元,一旦与神经细胞相结合,则不能被破伤风抗毒素(tetanus antitoxin,TAT)所中和。细菌芽孢侵入局部伤口后,一般不生长繁殖。如同时有葡萄球菌等需氧菌合并感染,组织创伤严重造成局部血液循环不良,或有坏死组织及异物存留,形成厌氧环境,则极有利于破伤风梭菌繁殖并产生大量痉挛毒素。痉挛毒素先与神经末梢的神经节苷脂(ganglioside)结合,反向沿神经鞘经脊髓神经根传入脊髓前角神经元。常在屈肌运动神经元受刺激兴奋时,冲动也同时传入抑制性中间神经元,使之释放抑制性递质(甘氨酸和γ-氨基丁酸),抑制相应的伸肌运动神经元使伸肌松弛,与屈肌收缩相互协调。同时,屈肌运动神经元的兴奋状态还受到抑制性神经元的负反馈抑制,使之不过度兴奋。痉挛毒素能选择性封闭抑制性神经元,阻止神经传递递质抑制物的释放,使伸屈肌间收缩松弛平衡失调而同时强烈收缩。痉挛毒素还能抑制神经肌肉接头处神经突触的传递活动,使乙酰胆碱聚集于胞突结合部,频繁向外周发放冲动,导致持续性的肌张力增高和肌肉痉挛,形成牙关紧闭、角弓反张直至阵发性痉挛等主要症状(图26-39-2)。破伤风患者的交感神经抑制过程也同时受损伤,引起交感神经过度兴奋的症状,如心动过速、体温升高、血压上升、出汗等。血和尿中可测得儿茶酚胺水平升高,并随病情改善而下降。

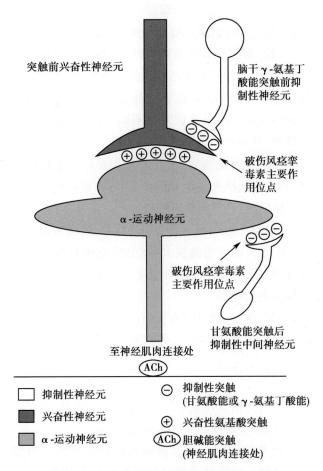

**图26-39-2 破伤风痉挛毒素作用机制示意图**
(引自:贾文详. 医学微生物学[M]. 2版. 北京:人民卫生出版社,2010:258.)

2. 病理改变 无特异性。多数器官损害由严重肌肉痉挛性抽搐、缺氧引起。如脑和脊髓充血及出血,重者有水肿。神经元细胞可见水肿、核肿胀和染色质溶解。病程长者大脑半球可出现脱髓鞘及神经胶质增多,其他器官如心、肝、肾、肺、胃肠道等有不同程度的充血和出血。肺部等继发感染者有炎性病变。

## 四、临床表现

1. 潜伏期 为7~14天,最长可达数月,最短1~2天。潜伏期愈短,病情愈重。曾用TAT自动免疫或受伤后进行预防性注射者,潜伏期一般较长。

2. 全身表现 早期为全身不适、肌肉酸痛等,咀嚼肌痉挛所致的张口困难是最早的典型症状。其他的特征性表现为持续性全身肌张力增高,以及继后出现的阵发性强直性肌痉挛。神志清楚,病情进展出现阵发性强直性肌痉挛时,患者十分痛苦,常因轻微刺激即可引起一次痉挛。从出现肌张力增高至首次出现强直性肌痉挛的时间为初痉期。病情进展表现在痉挛间歇期缩短而持续时间延长。如喉部肌肉及呼吸肌出现持续痉挛而未能缓解时,可因窒息而立即死亡。身体各部位肌肉强直引起特征性的痉笑面容、吞咽困难、颈强直、角弓反张、腹肌强直及四肢僵硬等表现。较重病例常同时有交感神经过度兴奋症状,如多汗、心动过速等。

患者因口咽肌肉强直而无法进食,仅静脉输液和管喂饮食维持营养。加之全身肌肉持续强直痉挛性消耗,交感神经兴奋造成的能量消耗,使患者常出现营养不良,病后常需经较长时间才逐渐恢复。

3. 临床分型

(1)轻型:潜伏期超过10天,全身肌强直程度较轻。可在起病后4~7天出现肌肉痉挛性收缩,但持续时间很短,一般数秒钟即停止,无阵发性肌痉挛。

(2)中型:潜伏期7~10天,初痉期2~4天。临床肌肉强直显著,具有典型的牙关紧闭及角弓反张。阵发性痉挛持续时间延长,持续10秒以上,且发作频率增加,但尚无呼吸困难和喉痉挛发生。适当应用镇静剂能控制痉挛。

(3)重型:潜伏期短于7天,初痉期多短于48小时。年龄大、有慢性基础疾病,尤其慢性阻塞性肺疾病,容易发生喉痉挛,多为重型;静脉吸毒者因细胞免疫功能受损伤,同时因药物依赖趋向的生活方式,体质下降,发生破伤风也常为重型。重型患者全身肌肉强直明显,频繁发生痉挛性肌肉收缩,持续时间长,不易为镇静剂所控制,常致患者发绀,并易致喉痉挛窒息。患者常有高热及肺部感染,或因频繁抽搐缺氧而发生脑水肿。严重者发生昏迷,可最终死于呼吸衰竭和全身衰竭。

三型可以发生变化,如轻型未及时有效治疗,可发展为中型,也可因出现一次喉痉挛即为重型。

4. 特殊类型破伤风 以入侵部位和临床受累肌肉范围可分出下列特殊类型。

(1)局限性破伤风(local tetanus):仅累及伤口邻近部位肌肉发生强直和痉挛,如仅单一肢体或上半身肌肉受累而下肢肌张力正常。此种表现也可为破伤风的早期表现。漏诊延误治疗,可发展为典型全身性破伤风,甚至造成严重后果,应特别注意。

(2)脑型破伤风(cephalic tetanus):因头、面部,主要是眼眶受伤感染引起,临床表现为牙关紧闭、面肌及咽肌痉挛等,也有以并发急性面部运动神经减弱的头部破伤风报道。

(3)新生儿破伤风(neonatal tetanus):由脐带受染引起,潜伏期常为7天,故也称"七天风"。早期症状是吮奶困难,以后出现与成人相似的症状,如角弓反张、面肌张力增高等,但不如成人明显。可表现一种皱额、闭眼、嘴唇收缩的特殊外貌。半数无牙关紧闭,但压下颌时有反射性牙关紧闭,也可因喉肌痉挛窒息死亡。常因交感神经兴奋性增高及继发支气管肺炎而出现高热。

(4)其他:由感染部位不同引起的耳源性破伤风、产道破伤风及手术后破伤风等,其临床表现及病情轻重主要与局部感染严重程度及引流情况有关。

### 五、并发症

极易并发呼吸道感染。患者因咽部肌肉强直而吞咽困难,喉部常积聚较多分泌物。发生阵发性肌痉挛时,极易吸入大量分泌物造成支气管肺炎或肺不张。感染发生后又因呼吸肌强直,无法有效咳嗽排痰;为抑制肌肉痉挛而应用的镇静剂和肌肉松弛剂,也部分影响其有助排痰的咳嗽反射,使肺部感染更严重。为预防喉痉挛,加强肺部感染引流,常行气管切开。但术后如缺乏良好护理,可使气管内分泌物浓稠,积聚管壁形成干痂,外部病原菌更易侵入,可使肺部感染恶化和通气进一步障碍。

还可并发败血症等各种继续性感染、过高热、胃肠道出血、心律失常、心肌炎、心功能不全、血栓性栓塞、脊柱压缩性骨折、代谢性碱中毒、交感神经功能亢进、压疮等。吸毒者患破伤风更易发生上述并发症,也易合并丙型肝炎、艾滋病等。

### 六、实验室检查

在肺部继发感染时,白细胞可明显增高,痰培养可发现相应病原菌。血清 ALT、AST 及肌酸激酶(CK)可增高。伤口分泌物常分离到需氧化脓性细菌,也可经厌氧培养分离出破伤风梭菌。因本病临床表现较为特异,尤其症状典型时诊断不难,故可不要求常规厌氧培养获得细菌学证据。

### 七、诊断和鉴别诊断

1. 诊断依据　主要依靠外伤史及典型临床表现。如短期动态观察症状发展,也能早期作出诊断。当患者有确切外伤史或有感染伤口存在,继之出现张口困难、全身肌张力增高等,诊断应无困难。如再发展为阵发性肌痉挛,则可更加肯定诊断。但临床约有20%患者无明显外伤史,诊断主要靠特征性临床表现。

2. 鉴别诊断

(1)口腔及咽部疾病:咽后壁脓肿、牙周及颞颌关节病等可引起张口困难,但除局部可见炎症病变外,一般无全身肌张力增高和阵发性肌痉挛。

(2)脑膜炎及脑血管意外:特别是蛛网膜下腔出血,可引起颈强直及四肢肌张力增高,但无阵发性肌痉挛及外伤史。脑血管意外偶有癫痫样发作,但与破伤风强直性肌痉挛完全不同,且脑脊液常有相应改变,并多有神志障碍与瘫痪等。

(3)手足搐搦症:主要表现为发作性手足强直性痉挛,但间歇期无全身肌张力增高,血清钙水平常明显减低,对钙剂治疗有特效。

(4)狂犬病:也可发生咽肌痉挛,表现为吞咽及呼吸困难。但有明确被犬咬伤史,临床有特征性恐水、怕风症状,疾病发展主要是全身肌肉麻痹,而无全身肌张力增高。

(5)癔症:癔症可有张口困难等症状,但一般经暗示治疗或适当镇静后,其痉挛表现可明显缓解。

### 八、治疗

彻底的伤口处理,恰当地控制肌肉痉挛、防止喉痉挛,以及有效控制肺部感染最为重要。

1. 伤口处理　彻底清除伤口异物及坏死组织十分重要。特别是表面已结痂甚至愈合的伤口,常因深部异物及感染的存在,病情不易控制或继续发展。此时应果断重新切开探查并充分引流。伤口应敞开而不宜包扎,最好用3%过氧化氢溶液浸泡或反复冲洗以消除厌氧环境。伤口周围可用 TAT 或破伤风免疫球蛋白(tetanus immunoglobulin,TIG)或抗破伤风免疫球蛋白(anti-tetanus immunoglobulin,ATG)作环形浸润阻滞,主要用于较深、较大、感染严重的伤口,以中和不断产生的外毒素。对破伤风的伤口处理不宜保守,经伤口处理后仍有痉挛频繁发作和病情进展者,应再次检查伤口有无埋藏的异物,有局部压痛和疑深部异物时,应切开探查。临床常因彻底引流而病情得以迅速缓解。对严重复杂伤口,难于彻底引流,如开放性骨折,或严重子宫腔内感染,短期观察治疗下病情仍进展明显时,更应及时外科手术切除病灶甚至截肢。临床屡有单纯为保留肢体而死于重型破伤风的病例。临床经验已充分肯定,如能彻底清除引流病灶,可明显加快破伤风病情的控制。此外,应注意伤口可与病情发展不一致的情况。如未查出明显外伤,或已完全切除感染病变,而临床仍表现为重型破伤风,经治疗病情无缓解时,应加强症状控制。

2. 破伤风免疫剂的应用

(1)破伤风抗毒素:TAT 毒性较强,经处理减低毒性而保留其免疫原性后称为破伤风类毒素(tetanus toxoid),用以免疫马后获得马破伤风抗血清。主要作用为中和游离的痉挛毒素,但对已与神经细胞结合的毒素无中和作用。伤口感染较重及症状明显患者,应争取发病后早期使用,并根据伤口及病情进展决定是否需要重复应用或加局部应用,以中和新产生的毒素。剂量可不必过大,一般用 2 万～10 万U,静脉滴注或肌内注射。用前先做皮试,以免异种血清过敏反应。如皮试阳性,则进行脱敏注射法。以抗血清 1:20 稀释开始,0.1ml 皮下注射。以后每次注射间隔 20～30 分钟,抗血清稀释及注射方法依次为 1:10 稀释 0.1ml 皮下注射、1:1 稀释 0.1ml 皮下注射、不稀释 0.2ml 肌内注射、不稀释 0.5ml 肌内注射,最后一次将余量全部注射,共 6 次注射完毕。因 TAT 过敏反应发生率为 5%～10%,有认为 TAT 危险性可能比破伤风本身还大,某些国家已考虑禁用。

(2)抗破伤风免疫球蛋白:ATG 的效果优于TAT,在血中维持时间较长,可避免异种血清反应。目前国内已广泛应用,ATG 常用量为 500～3 000U,分 3 等分,分别肌内注射 3 个不同部位。一般认为,加大剂量可增加效果。鞘内或脑池内注射用药对脑型破伤风可能有益,但其疗效尚有待进一步研讨。ATG 半衰期长(3～4 周),肌内注射的过敏反应率低,可有注射部位疼痛、硬结、红斑等,很少有全身反应。有研究发现儿童破伤风接受 ATG 肌内注射与鞘内注射双重途径者生存率高于仅经肌内途径注射者,但 ATG 静脉注射因不良反应较严重,不予推荐。

3. 控制肌肉痉挛 适当镇静剂和肌肉松弛剂抗痉挛治疗,能有效阻断神经元间传递,松弛肌肉,从而减轻肌强直及阵发性肌痉挛。可减轻患者痛苦,有效预防喉痉挛和减少肺部感染。镇静剂常选用氯丙嗪(chlorpromazine)及异丙嗪(phenergan),肌松剂首选地西泮。剂量应根据病情和患者对药物的反应随时调整。方法为定时肌内注射或持续静脉滴注,以药物能均匀进入体内,维持患者能安静入睡、

呼之能应为最适浓度。若镇静不够则无法有效控制阵发性痉挛,镇静过度则不利患者排痰。常用氯丙嗪 25～50mg/次,地西泮 10～20mg/次,每 4～6 小时交替应用。为减少刺激患者,最好加入 250ml 葡萄糖溶液或葡萄糖氯化钠溶液中持续静脉滴注,或微泵缓慢泵入。可根据痉挛发作情况调整剂量与速度。10%水合氯醛(chloral hydrate)灌肠具有快速、有效、安全等优点,但维持时间较短,适用于新生儿破伤风或需短时加强镇静的患者,如准备行气管切开术前等。成人剂量为 20～40ml,新生儿病例0.5ml/kg。可用硫酸镁作为一线药物静脉注射治疗,能有效控制痉挛和自主神经功能紊乱。频繁肌痉挛时,可采用 0.25%硫喷妥钠缓慢静脉推注,但仅能暂时控制严重频繁痉挛。有条件者最好采用筒箭毒碱(tubocurarine)10～30mg 肌内注射或静脉滴注,可使全身骨骼肌暂时麻痹而控制痉挛。此时因呼吸肌麻痹需同时用间歇正压通气(IPPV)以维持有效通气。镇静剂及肌松剂随病情改善和稳定可逐渐减量维持,多数病例疗程为 3～4 周。

4. 病原治疗 破伤风梭菌不侵入血液循环和其他器官组织。因此,彻底引流消除局部感染灶,清除厌氧环境,即能达到病原治疗目的。应用抗生素仅限于杀灭伤口内破伤风梭菌繁殖体,减少痉挛毒素的产生,同时治疗金黄色葡萄球菌等需氧细菌的夹杂感染。破伤风梭菌繁殖体对青霉素敏感,常用剂量为每天青霉素 G 160 万～240 万 U,分次肌内注射。如对青霉素过敏,或合并肺部感染和伤口感染严重,则应换用广谱青霉素类、大环内酯类、头孢菌素,或根据细菌培养及药敏试验结果选择其他抗菌药物,单用或联合应用。

5. 对症与支持治疗

(1)气管切开术,其指征为:①痉挛频繁不易控制;②喉痉挛;③肺部感染痰液黏稠不易咳出;④呼吸肌持续痉挛,呼吸表浅发绀较重者。如病情重、进展迅速,常需紧急气管切开以预防或处理喉痉挛。气管切开能改善通气、利于引流吸痰。重症病例气管切开后,也利于进行机械通气治疗。对气管切开指征的掌握常是临床医师的难题。放宽指征虽基本避免喉痉挛窒息,但也会带来很多复杂的术后护理问题和因此发生的严重后果。指征掌握过严,会增加突发喉痉挛的危险。因此,正确决策有赖于医师的经验及对患者病情发展的认真观察判断。一旦气管切开应加强护理,包括经常翻身吸痰,加强局部气管内湿化,吸痰时动作轻柔,减少气管黏膜机械损

伤。为避免因饥饿、发热引起肠蛔虫上行窜入气道诱发喉痉挛,或直接爬入气管导管引起阻塞窒息,应常规尽早给予驱蛔治疗。

(2)纠正交感神经兴奋:可选用β受体阻滞剂可乐定(clonidine)静脉注射,每次 3~4μg/kg 置 20~40ml 5%葡萄糖液内缓慢注射;能吞者可口服,每次 0.075~1.5mg,每天 3 次。另可用艾司洛尔(esmolol),开始剂量为 2.5μg/(kg·min),每隔 5 分钟增加 50μg/(kg·min),直至心率减慢 15%,最大量为 300μg/(kg·min)。

(3)支持和营养:患者因吞咽肌痉挛等多种因素,迅速消瘦与营养不良。因此,除加强静脉补液外,可给予静脉高营养,尤其重型患者应补充脂肪乳、氨基酸和白蛋白,或在患者阵发性痉挛基本控制后尽早管喂饮食。由于安放鼻饲管可诱发喉痉挛,对病情较重尚未作气管切开者,宜暂缓安放。即使痉挛已控制,也应在充分镇静下由有经验的专科护士小心安放。鼻饲可给予高热量流质饮食以补充必需营养。管喂内容及数量应随患者反应而调整。

(4)环境及护理:患者常因外部刺激诱发痉挛,甚至喉痉挛窒息死亡。因而,病室环境应安静、避光、避风,各种诊治措施操作应轻柔,尽量减少对患者的刺激。最好设专门病房由专职护士守护,严密观察病情变化,特别注意防止喉痉挛的发生与及时处理。同时做好镇静药物维持与调整,管喂饮食,以及气管切开后的护理工作。

6. 防治并发症　定时翻身,清洁口腔,有助于预防吸入性肺炎。尿潴留时给予留置导尿管。腹胀时可酌情安置肛管排气。适当变动体位,防止压疮。病程后期酌情功能锻炼,防止肌肉萎缩等。

## 九、预后

早期确诊和恰当治疗,一般预后较好。仅在恢复期明显消瘦,或全身肌肉发僵而活动不便,一般经 2~3 个月后逐渐恢复,不留后遗症。新生儿及老年患者,重型破伤风,病死率可达 10%~40%,平均约 20%。病死率还与受伤部位及处理是否及时恰当,潜伏期及初痉期长短,以及医师经验密切相关。如在有经验的医师指导下监护治疗,及时彻底地处理伤口,可明显降低病死率。死因多为呼吸道并发症,如喉痉挛窒息、肺部感染、肺不张、气道分泌物阻塞、呼吸衰竭,以及全身严重感染、持续高热不退等。

## 十、预防

1. 主动免疫　我国早已将百日咳菌苗、白喉类毒素和破伤风类毒素混合为三联疫苗列入儿童计划免疫。国外有对足月婴儿接种破伤风类病毒的报道。国内接种对象为 3~5 月龄幼儿,第 1 年皮下注射 0.25ml、0.5ml 和 0.5ml 共 3 次,间隔 4 周。第 2 年皮下注射 0.5ml 1 次,并在 1 岁半至 2 岁再复种 1 次。以后每隔 2 年可加强注射 1 次 1ml,直至入学前以保持抗体水平。对未进行过破伤风主动免疫的军人及易受伤的职业工作者,采用磷酸铝吸附精制破伤风类毒素进行人群免疫,既经济安全又有效。方法为第 1 年肌内注射 2 次,每次 0.5ml,间隔 4~8 周。第 2 年肌内注射 0.5ml,以后每 5~10 年加强注射 1 次即可维持有效抗体水平。在受伤时还可追加注射 1 次,以达到增强抗体水平。破伤风类毒素免疫性强,接种后成功率高,很少有接种后再发病者。在破伤风发病较高的地区,提倡孕妇在妊娠后期进行破伤风免疫。方法为每次破伤风类毒素 0.5ml 肌内注射,共注射 3 次,间隔 4 周,末次注射应在分娩前 1 个月。这不仅可保持产妇在分娩时有较高抗体水平,而且有足够的抗体传递给婴儿,达到有效保护作用。在一些国家,对儿童及青少年的破伤风免疫率还较低。美英等国家计划免疫监测报告显示,破伤风保护抗体随年龄增长而逐渐下降,仅约 60%的成人具有保护性抗体。因此,如何保护老年人和进一步在发展中国家普及破伤风免疫计划仍是尚待解决的问题。因免疫保护率不高等因素,需要考虑研制长效疫苗接种。另外,2 型糖尿病患者接受免疫后抗破伤风类病毒抗体(TTA)水平低。

2. 被动免疫　抗破伤风被动免疫研究备受关注。主要用于未进行破伤风主动免疫的受伤者。采用 TAT 1 000~2 000U,1 次注射。注射前需皮试,如皮试阳性则应改为脱敏注射法分次给予。注射后可维持保护期约 10 天。可用 TIG 500~1 000U 肌内注射,维持保护期 3~4 周。为加强保护效果,最好同时开始建立主动免疫。进行被动免疫后,仍可能有部分人发病,但通常潜伏期长,病情亦较轻。

3. 伤口处理　除对伤口及时彻底清创处理(详见治疗)外,如伤口较深或污染严重者,应及早用适当抗生素预防和控制感染。最好在受伤 6 小时内应用,疗程 3~5 天,以免造成厌氧微环境,利于控制和预防破伤风梭菌生长繁殖。

(唐　红)

## 第四十节　人心杆菌感染

人心杆菌(*Cardiobacterium hominis*)属于心杆菌

属,是人鼻腔和咽喉部的正常菌群。人心杆菌感染患者绝大部分表现为非特异性症状,如发热、乏力、消瘦、纳差、恶心、呕吐及关节肌肉酸痛等,95%以上人心杆菌感染患者表现为细菌性心内膜炎或心瓣膜炎。

## 一、病原学

人心杆菌为无鞭毛、无荚膜、无芽孢,并具有多形性的革兰氏阴性杆菌,大小为(1~3)μm×(0.5~0.75)μm,革兰氏染色时,不易被脱色,通常在镜下可呈现对状、短链状、泪滴状、玫瑰花瓣状或集簇状。人心杆菌为兼性厌氧菌,某些菌株在初次分离时需要 $CO_2$,生长过程中要有一定湿度,在 35~37℃ 均可生长,最适合的 pH 为 7.0~7.2,在 5% 兔血清琼脂培养基中生长缓慢,48~72 小时后才可见菌落生长,且很小,约 1mm,菌落为圆形、凸起、光滑、有光泽而边缘整齐,某些菌株的菌落可长入培养基中,使培养基表面琼脂凹陷。麦康凯平板上不生长,而在血培养中需要 10~14 天才有阳性发现。人心杆菌为氧化酶试验阳性,过氧化氢酶试验阴性,不还原硝酸盐,不产生尿素酶、赖氨酸脱羧酶、鸟氨酸脱羧酶、精氨酸双水解酶和苯丙氨酸脱氨酶,可产生少量吲哚,可发酵葡萄糖、蔗糖、甘露糖、山梨醇、甘露醇和麦芽糖。

## 二、流行病学

### (一) 传染源和传播途径

人心杆菌是存在于人体鼻、咽部等上呼吸道的一个正常菌群,约 70% 的健康人的鼻咽部可分离出人心杆菌,也有报道在少数患者的消化道及泌尿生殖道中检测到人心杆菌,但人心杆菌在消化道及泌尿生殖道是原位生长还是移位生长尚不明确。

### (二) 易感人群

在正常情况下,人心杆菌并不致病,但是在免疫力低下及细菌移位时,人心杆菌可以引起细菌性心内膜炎、菌血症及伤口感染等。既往有心脏疾病及潜在或原发性心脏瓣膜病变者,吸毒或药物滥用为易感人群。

## 三、发病机制

人心杆菌是口腔和上呼吸道正常菌群,但大多数菌血症继发于口腔疾病。病原菌经不同途径侵入人体后可引起脓肿和侵入性疾病。此外,人心杆菌感染可产生植被样覆盖物,并导致栓塞。75% 的患者有潜在心脏病,43% 累及二尖瓣,36% 累及主动脉瓣,40% 的患者发生动脉栓塞。

## 四、临床表现

### (一) 症状

感染人心杆菌后,绝大部分患者表现为非特异性症状,如发热、乏力、消瘦、纳差、恶心、呕吐及关节肌肉酸痛等,95% 以上人心杆菌感染患者表现为细菌性心内膜炎或心瓣膜炎,大动脉及二尖瓣最易受累,部分患者可出现心力衰竭、心律失常,约 10% 心内膜炎患者合并有中枢神经系统受累,如脑梗死、动脉瘤、颅内出血、脑膜炎等。亦有文献报道,人心杆菌感染还可引起真菌性动脉瘤、腹腔脓肿、椎骨骨髓炎及败血症等。

### (二) 体征

由于早期诊断困难,进行详细的身体检查特别重要。应特别注意心脏、可能外周心内膜炎表现、充血性心力衰竭和可能的栓塞并发症。新出现心脏杂音或心脏杂音发生变化是最常见检查所见。

## 五、实验室检查

### (一) 血常规检查

总白细胞计数可升高,其他炎症指标如红细胞沉降率、类风湿因子、C 反应蛋白有增高,有效治疗后明显下降。

### (二) 细菌培养

血培养阳性是诊断人心杆菌感染的重要手段,药敏试验结果也为治疗提供依据。标本接种于血平板培养基上,可分离出致病菌,并根据生化特性进行确诊,由于人心杆菌培养条件复杂,标本也需要特殊处理,当疑诊时,应咨询微生物学专家,共同制定细菌学诊断方法。手术切除的瓣膜组织及赘生物可行培养、PCR 或病理等进一步明确病原菌。

### (三) 分子生物学检测

PCR 可早期快速诊断人心杆菌感染。

### (四) 影像学检查

可以用超声心动图、CT 等影像学检查检测赘生物、脓肿、梗死等病变。

## 六、诊断和鉴别诊断

### (一) 诊断

既往有心脏疾病及心脏瓣膜病变等病史者,有上述临床表现,应疑及本病。人心杆菌感染心内膜炎通常是亚急性型,很少为急性疾病。患者通常有进行性症状达数周。细菌培养可确诊,平均诊断时间约 3 个月,由于病原培养困难,有些患者发病 18 个月后才得以明确诊断。

### (二)鉴别诊断

本病应与其他易引起细菌性心内膜炎的病原体感染相鉴别,如草绿色链球菌、牛链球菌、HACEK 族其他成员(嗜血杆菌,放线杆菌,啮蚀艾肯菌,金氏杆菌)、金黄色葡萄球菌、肠球菌等。

## 七、治疗

### (一)一般治疗和对症治疗

休息、合理饮食,辅以适当药物对症及营养支持治疗。

### (二)抗菌治疗

人心杆菌对青霉素、头孢菌素、四环素、氯霉素、氨基糖苷类抗生素均敏感,但近期有人心杆菌产 β-内酰胺酶的报道,亦有少数人心杆菌对碳青霉烯类、单酰胺菌素、氟喹诺酮类敏感。产 β-内酰胺酶的人心杆菌对头孢曲松、其他第三代头孢菌素及喹诺酮类敏感,而氨苄西林并非首选。常用治疗方案:头孢曲松钠 2g/d,持续 4 周,或环丙沙星 800mg/d 静脉滴注或 1 000mg/d 口服。不产生 β-内酰胺酶的人心杆菌可静脉滴注氨苄西林 12g/d,分 4 次或 6 次给药,可加用庆大霉素 3mg/(kg·d),分 2~3 次给药,持续 4 周。有报道大多数患者(10/13,77%)单用青霉素或头孢曲松,或青霉素和氨基糖苷类合用治疗成功,疗程为 25~63 天。人心杆菌心内膜炎治愈率为 93%,较神经受累患者治愈率(85%)高。

### (三)手术治疗

超过 1/3 患者需要进行瓣膜手术。手术适应证包括难治性心力衰竭、多次严重的栓塞、难治性感染,可证实的病理生理学上有意义的瓣膜损坏,人工瓣膜伴耐药性病原、真菌性动脉瘤、局限性化脓性并发症包括瓣膜周围脓肿或心肌脓肿。

预后取决于许多因素,无并发症患者普遍对药物反应良好,有一个良好的预后。

## 八、预防

预防和减少菌血症发生,一般措施是强调口腔、牙齿和皮肤的卫生,防止皮肤黏膜损伤后的继发性感染。尽可能避免有创医疗检查和操作,如必须进行,要严格遵循无菌操作规范。对高危人群如各种心脏瓣膜病、先天性心脏病、梗阻性肥厚型心肌病,以及风湿免疫性疾病而长期服用糖皮质激素治疗者

等易感人群在做有创医疗检查和操作时需预防性应用抗生素。

(朱　彪　解奕瑞)

## 第四十一节　其他厌氧芽孢梭菌感染

厌氧芽孢梭菌(Clostridium),又称梭状芽孢杆菌或梭菌,是一群革兰氏阳性能形成芽孢的大杆菌,芽孢直径比菌体宽,使菌体膨大呈梭形。广泛分布于自然界,主要分布于土壤、人和动物肠道,而在正常皮肤、口腔和女性生殖道少见。多数为严格厌氧的腐生菌,少数为致病菌,如破伤风梭菌、肉毒梭菌和产气荚膜梭菌等。对热、干燥和消毒剂抵抗力强。正常皮肤或单纯伤口有梭菌存在并无临床意义;只有在特殊的条件下,芽孢发芽成为繁殖体,产生强烈的外毒素和酶,引起人和动物的严重疾病,如破伤风、肉毒中毒和气性坏疽等。本节主要介绍除破伤风梭菌和肉毒梭菌以外的厌氧芽孢梭菌引起的疾病。

在梭菌中,最常见的分离菌种为产气荚膜梭菌(C. perfrinfens,Cp),其他包括水肿梭菌(C. oedematiens)、败毒梭菌(C. septicum)、双酶梭菌(C. bifermentans)、溶组织梭菌(C. histolyticum)和肖氏梭菌(C. chaovoei)等。常为多种梭菌的混合感染。

## 一、梭菌性肌坏死

梭菌性肌坏死(clostridial myonecrosis),又称气性坏疽(gas gangrene),是由梭菌外毒素引起的以肌坏死和全身中毒症状为特点的严重感染性疾病,起病急,进展快。主要致病菌为产气荚膜梭菌,其他还有败毒梭菌、组织梭菌、双酶梭菌等。致病菌主要来自土壤、肠道或胆道。

### (一)病原学

产气荚膜梭菌为革兰氏阳性粗大杆菌,长 3.0~19.0μm,宽 0.6~2.4μm。芽孢呈椭圆形,位于次极端,直径小于菌体。在体内可形成明显的荚膜。厌氧不严格,最适生长温度为 45℃,繁殖周期仅 8 分钟。在血琼脂平板上,多数菌株有双层溶血环,内环为 θ 毒素引起的完全溶血,外环为 α 毒素(卵磷脂酶)引起的不完全溶血。在卵黄琼脂平板上,菌落周围形成乳白色混浊圈,称为 Nagler 反应,是由 α 毒素分解卵磷脂引起的。产气荚膜梭菌分解多种糖类,产酸产气。在牛奶培养基内分解乳糖产酸,使牛奶

中酪蛋白凝固,同时产生大量气体,可将凝固的酪蛋白冲成蜂窝状,甚至将覆盖在培养基上的凡士林层冲到试管口,称为汹涌发酵(stormy fermentation)。产气荚膜梭菌可产生十余种外毒素,有些毒素为胞外酶;根据该菌产生的四种主要毒素(α、β、ε、ι)不同,将该菌分为 A、B、C、D、E 五种血清型。B~E 主要寄生于动物肠道中,A 型是主要致病型,广泛分布于土壤、人和动物的肠道中。

**(二) 发病机制**

局部组织缺血缺氧,组织氧化-还原电势降低,梭菌侵入肌肉并产生外毒素。大片肌肉缺血缺氧坏死,形成厌氧环境,有利于梭菌生长繁殖,并使病灶范围扩大。肌肉中的大量肌糖原通过无氧酵解产生乳酸,使局部 pH 降低也有利于梭菌生长。梭菌分解肌肉中的糖类,产生大量气体,造成气肿。

α 毒素的毒力最强;可以引起中性粒细胞趋化反应异常,导致血管内皮细胞受损、血管内白细胞淤滞和局部组织缺血缺氧;可以诱导白细胞的"呼吸爆发",产生大量肿瘤坏死因子 α 等促炎因子,加剧炎症反应;可引起血细胞和血管内皮细胞溶解,血管壁通透性增加,形成局部水肿;还可以损伤心肌,使心输出量减少;另外,α 毒素和 θ 毒素可引起前列环素、血小板活化因子等内源性介质的产生增加,使血管壁的张力降低;毒素和组织坏死产生的毒性产物被吸收入血,导致毒血症;这些因素均与休克有关。

A 型菌株还产生不耐热肠毒素,作用于空肠和回肠。肠毒素肽链嵌入细胞膜,破坏细胞膜离子转运功能,改变膜的通透性引起腹泻。

**(三) 临床表现**

气性坏疽的易患因素主要包括深部创伤或穿透伤(战伤或车祸)、软组织损伤伴供血不足(大面积创伤)、烧伤等;手术、流产或分娩、肠道肿瘤、白血病等情况少见。本病常发生于肌肉较厚的部位,如臀部、大腿等处。

潜伏期短,一般 8~48 小时。起病急骤,最初表现为局部伤口突发剧痛,进行性加剧,并随病灶扩散,伴有明显的肿胀,可有稀薄的血性渗出液,伴鼠臭气味。早期可无阳性体征;水肿区皮肤绷紧、发白而较冷,常有蓝色花纹,很快变成品红色,并逐渐加深;有明显压痛,如有捻发感,提示软组织中存在气体。早期肌肉变化主要为水肿和苍白;血供丧失,收缩力下降或消失,可出现气体;后期肌肉变红,逐渐加深,有紫色斑,表面呈面糊或黏胶样,继而转为深紫绿色或黑色,易于破碎,甚至液化,提示肌肉出现

弥漫性坏疽。暴露的肌肉失去活力,切开时无出血。全身症状有低热、脉搏增快、烦躁、焦虑不安或淡漠、濒死感,继而出现谵妄、躁动、定向力障碍、极度疲乏以及休克的表现,如血压下降、面色灰白、大汗等。约 15% 的患者有菌血症。常见的并发症为休克、溶血性贫血、肾衰竭等。

流产后或产后子宫梭菌感染临床表现同外伤性气性坏疽,子宫感染常伴有菌血症,易发生溶血、血红蛋白尿、黄疸、肾衰竭。手术后气性坏疽极少见,发生于胆管或肠道手术、下肢截肢、髋部骨折手术后,大多累及腹壁,为内源性感染,且常为需氧菌与厌氧菌的混合感染。

**(四) 实验室检查**

1. **直接涂片镜检** 从深部伤口取材涂片染色,镜检可发现产气荚膜梭菌的三个特征,即革兰氏阳性有荚膜的大杆菌,白细胞少且形态不典型,并伴有其他杂菌。

2. **分离培养** 取坏死组织制成悬液,接种于血平板、牛奶培养基,厌氧培养,观察生长情况,还可以取培养物涂片镜检。

3. **动物接种试验** 必要时取细菌培养液 0.5~1ml 静脉注射小鼠,10 分钟后处死小鼠,置 37℃ 5~8 小时,如动物躯体膨胀,取肝脏和腹腔渗出液涂片镜检并分类培养。

**(五) 诊断**

早期诊断极为重要,可以避免患者截肢或死亡。本病的诊断主要依靠临床表现,伤口处疼痛加剧,肌肉液化坏死,产生大量气体,伴全身性中毒症状或休克等均支持本病的诊断。取深部伤口渗出液直接涂片染色镜检可见革兰氏阳性粗大杆菌,同时白细胞很少或变形。X 线检查有助于早期发现气性坏疽。

本病应与梭菌引起的急性蜂窝织炎、坏死性筋膜炎和厌氧链球菌肌坏死等鉴别。梭菌性蜂窝织炎为缺血或外伤后,坏死的结缔组织受梭菌感染所致,局限于皮肤和皮下组织,沿筋膜面扩散,不影响肌肉。坏死性筋膜炎是一种进展迅速的以皮下组织和筋膜坏死为特征的软组织感染,常伴有全身中毒性休克;多为化脓链球菌、金黄色葡萄球菌等需氧菌和消化链球菌等厌氧菌的混合感染;累及深层筋膜面,不累及感染部位的肌肉组织,病变范围广泛,常造成大面积的蜂窝织炎、皮肤坏疽等。厌氧链球菌肌坏死目前很少见,局部肿胀显著,疼痛逐渐加剧,皮肤色泽呈红斑性,气体存在于肌肉内,全身中毒症状较轻。子宫梭菌感染应与发展缓慢的厌氧链球菌

和拟杆菌引起的子宫感染鉴别,后两者常导致血栓性静脉炎和败血性肺梗死。

### (六) 治疗

应迅速积极彻底清创,切除所有的坏死肌肉和结缔组织,对无指望存活的肢体应予以截除。应给予大剂量青霉素(2 000 万~2 400 万 U/d)、甲硝唑(2g/d)、克林霉素(1.8g/d),或者氯霉素(2g/d),或联合治疗。由于部分菌株对克林霉素耐药,可以合并青霉素和克林霉素。应用特异性抗毒素可以中和毒素。给予全身支持治疗和对症治疗,包括输液、输血浆、纠正休克、酸中毒、肾衰竭等综合治疗。

### (七) 预防

最重要的预防措施为创伤后立即进行彻底扩创,清除所有异物和无活力的组织,保留充足的血供,改善局部缺血缺氧的厌氧环境。较深的不规则创伤必须保持开放,创伤部位不应包扎过紧。抗毒素和高压氧舱治疗无预防价值。严重创伤、妇产科手术或流产、肠道手术、髋部手术、截肢手术要充分进行皮肤和伤口清洗消毒,并于术前至术后用青霉素或甲硝唑等预防感染。

## 二、假膜性结肠炎

由服用抗生素引起的以腹泻为主要症状的胃肠道疾病称为抗生素相关性肠炎(antibiotic associated colitis,AAC)。病情轻重不一,轻的仅出现肠黏膜轻度充血,称为抗生素相关性腹泻(antibiotic associated diarrhea,AAD);病情严重的在肠黏膜上出现渗出斑或形成假膜,常累及结肠,称为假膜性结肠炎(pseudomembranous colitis,PMC)。本病的致病菌 90% 以上为艰难梭菌,故又称艰难梭菌相关性腹泻(Clostridium difficile associated diarrhea,CDAD)。

### (一) 病原学

艰难梭菌(Clostridium difficile,Cd)为革兰氏阳性粗大杆菌,长 3.0~16.9μm,宽 0.5~1.9μm;部分菌株有周鞭毛;芽孢呈卵圆形,位于菌体次极端;专性厌氧,对培养基的要求较高,多采用卵黄-果糖琼脂为基础培养基,加入环丝氨酸和头孢西丁作为选择剂。该菌主要产生四种外毒素,包括毒素 A 和 B、动力影响因子和热敏毒素。毒素 A 为肠毒素,具有细胞毒活性,产量大,可引起肠壁出血性坏死和肠液大量分泌,是引起腹泻的主要因素;毒素 B 为细胞毒素,使细胞的肌动蛋白解聚,破坏细胞骨架,导致局部肠壁细胞坏死,直接损伤肠壁。

### (二) 流行病学

在医院感染中很常见,病死率在儿童中约为 1.5%,在成人可高达 24%。CDAD 可见于任何年龄,但在新生儿中很少见,随着年龄的增长其发病率增加。几乎所有抗菌药物均可引起 PMC,常见者为广谱的头孢菌素类、氨苄西林、克林霉素、青霉素、红霉素、氨基糖苷类、四环素和复方磺胺甲噁唑。艰难梭菌在环境中广泛存在,3%~5% 健康人的粪便中可检测到艰难梭菌,而在无腹泻的住院患者中检出率可达 20% 以上;因此要警惕 CDAD 在卫生机构中,尤其是接受抗菌治疗的人群中暴发。

### (三) 致病机制

艰难梭菌为人体肠道的正常菌群之一,数量不多。当长期使用或不正规使用抗生素时,肠道内菌群失调,定植抗力下降,艰难梭菌大量繁殖并产生毒素以致病。使用免疫抑制剂、抗肿瘤药物或免疫功能低下的患者易发生该病。CDAD 为毒素介导的肠道疾病。基因型 027 和 078 型的艰难梭菌易引起严重感染及暴发流行。

### (四) 临床表现

本病的潜伏期一般为抗菌治疗后 1 周左右,也有抗菌治疗后 1 天即发病的报道;20% 的患者发生于停药后 6 周。常见症状为腹泻,多为水样便或糊状便,无黏液或脓血,可出现腹痛,多为绞痛,伴发热和血白细胞升高;外科或产科术后的患者和服用阿片制剂的患者可先有发热、腹部明显压痛和血白细胞升高,数天后出现腹泻。全身和腹部症状一般较轻,某些患者仅有腹泻,每天超过 3 次。重症患者腹泻每天超过 20 次,粪便量多,可有血便,混杂大片或管状的假膜,可有脱水、电解质紊乱。因摄入不足和腹泻丢失蛋白,可有低蛋白血症,继而出现全身水肿。如果出现腹胀加重、停止排便、呕吐,站立位腹部 X 线平片显示肠袢胀气、多个弧形气液平面,提示肠梗阻。如果放射检查显示结肠明显扩张,横向宽度超过 6cm,伴有严重的全身炎症反应综合征,提示中毒性巨结肠。患有先天性巨结肠或反应性关节炎的婴儿或幼儿罹患本病时,多见腹泻和小肠结肠炎。艰难梭菌所致的结肠炎可并发腹腔内脓肿或骨髓炎等。粪便常规检查可发现白细胞,隐血试验阳性。当出现外周血白细胞明显升高($>15 \times 10^9$/L)、低白蛋白血症($<30$g/L)、肌酐升高($>133$μmol/L 或 ≥1.5 倍发病前水平)提示病情较重。

一项纳入 7 318 例艰难梭菌感染患儿的多中心队列研究显示,相关死亡的危险因素包括年龄偏大(>13 岁)、恶性疾病、心血管疾病、出血性疾病、免疫力低下和胃酸抑制。年龄大于 65 岁、有严重的伴随疾病、需要入住监护病房以及免疫缺陷人群发生严重艰难梭菌感染的风险增加。

### (五) 实验室检查

目前缺乏最佳的标准实验室检测方法。常用检测方法包括：①检测艰难梭菌产物的方法，例如细胞培养毒力试验 (cell culture cytoxicity assay，CCA)、检测谷氨酸脱氢酶 (glutamate dehydrogenase，GDH)、毒素 A 和 B；②艰难梭菌产毒培养 (toxigenic culture，TC)；③核酸扩增检测 (nucleic acid amplification testing，NAAT)，如检测 16S rRNA、毒素基因、谷氨酸脱氢酶基因。可以结合几种方法综合考虑，例如 GDH 作为筛查手段，再用 NAAT 法去验证。粪便中毒素的检测很重要。通常认为产毒培养是诊断的"金标准"，在 PMC 患者中阳性率达 90%，在结肠黏膜正常的 AAC 患者中阳性率为 20%；传统的毒素免疫试验不够敏感，细胞毒试验比较烦琐；对于儿童患者其假阳性率高达 30%；因为艰难梭菌为肠道正常菌群之一，TC 和 NAAT 的结果均易出现假阳性。最近报道一种精确定量酶联免疫吸附法 (ELISA) 测定粪便中毒素 A 和 B，具有较高的特异性和敏感性，且简单、快速。检测毒素 A 和 B 的最低限分别为 0.45 和 1.5pg/ml，临床值分别为 29.4 和 23.3pg/ml，临床特异性可达 96% 和 98%。

### (六) 诊断和鉴别诊断

该病诊断基于两点：

(1) 有相关的症状和体征，粪便中检出产毒素艰难梭菌及其毒素，并排除其他病因。

(2) 结肠镜或组织学证实假膜性结肠炎。发病前抗菌药物应用史对本病的诊断有重要意义。内镜检查可发现典型的点状、隆起的黄白色斑，之间的黏膜正常或红肿，病变斑点常为 2~10mm 大小，可扩展并融合，累及较大范围的结肠段。结肠活检可见上皮坏死，杯状细胞充满黏液，固有层内有中性粒细胞和嗜酸性细胞浸润，由纤维素、黏蛋白和中性粒细胞组成假黏膜附于上皮表面。内镜检查可最快地确诊本病，但难以普及。

应与本病相鉴别的疾病有其他肠道病原体所致的急性或慢性腹泻、特发性的炎症性肠病和腹腔感染等。

### (七) 治疗

停用抗菌药物后数天，15%~25% 的轻度 CDAD 患者可自行恢复而不需特殊治疗。重症患者应加强支持治疗，纠正水、电解质紊乱，必要时输血浆和白蛋白。调节免疫和补充肠道有益菌，后者包括口服益生菌、益生元和粪菌移植 (fecal microbiota transplantation)。阿片类药物可引起肠道张力下降、不利于毒素的排出而加重病情。停用不必要的抗菌药物、阿片类药物和制酸剂，使用针对艰难梭菌的抗菌药物。

抗感染药物包括甲硝唑或万古霉素或非达霉素 (fidaxomicin)，疗程一般为 7~10 天，起效慢者可延长其疗程。因艰难梭菌在肠道内增生、释放毒素而致病，很少侵入肠壁组织形成菌血症，一般不需全身用药，而以口服为宜。轻至中度 PMC 患者，适宜服用甲硝唑，剂量为 250~500mg/次，4 次/d。偶见耐甲硝唑的菌株。

万古霉素和去甲万古霉素为糖肽类大分子抗生素，口服不易吸收，能抑制艰难梭菌细胞壁磷脂和多肽的合成。对于重症患者，万古霉素优于甲硝唑。万古霉素成人剂量为 500mg/次，4 次/d 口服，每天不超过 4g；去甲万古霉素的剂量为 400mg/次，4 次/d，疗程 7~14 天；用于危重患者或并发肠梗阻者，以大剂量为宜。注意其与剂量相关的耳毒性和肾毒性。有报道，万古霉素联合肠道灌洗和粪菌移植治愈率可达 93%，远高于单独使用万古霉素组 (31%) 和万古霉素联合肠道灌洗组 (23%)。16S rRNA 测序显示，粪菌移植可以重建肠道正常菌群，从而间接抑制艰难梭菌的生长。

非达霉素为大环内酯类抗生素，抑制细菌 RNA 聚合酶，安全有效。非达霉素 III 期临床试验中入组 629 例艰难梭菌感染患者，完成治疗方案的患者 548 例；意向性分析 (intention to treatment analysis) 结果显示，非达霉素和万古霉素的临床治愈率分别为 88.2% 和 85.8%，完成治疗方案分析 (per-protocol analysis) 显示两者治愈率分别为 92.1% 和 89.8%；对于非 027 基因型的艰难梭菌，意向性分析和完成治疗方案分析均显示非达霉素组的复发率显著低于万古霉素组。来自美国和加拿大的多中心、随机、双盲、临床对照试验显示非达霉素治疗艰难梭菌感染的疗效和安全性均不比万古霉素差。10 天疗程的非达霉素 (每次口服 200mg，每 12 小时一次) 和万古霉素 (每次口服 125mg，每 6 小时一次) 治愈率分别为 87.7% 和 86.8%。两组的药物不良反应均轻微，两组之间没有显著性差异。这些临床试验主要针对初始治疗患者，对于严重或复发的病例缺乏相关数据。

万古霉素的治愈率在不同的临床试验中相差较大，可能与样本量大小、疾病严重程度和流行菌株的耐药情况有关。预测万古霉素或非达霉素疗效的因素包括年龄、全身抗感染治疗、白细胞计数、白蛋白水平和体温。

对散发的轻症患者，排除其他原因引起的腹泻，停用抗生素后观察48小时，症状不加重，再密切随访1~2周；一旦症状加重，立即开始治疗。口服甲硝唑400mg/次，4次/d；或万古霉素500mg/次，4次/d；或非达霉素200mg/次，2次/d；疗程均为10天。对于重症患者，不推荐口服甲硝唑，推荐万古霉素500mg/次，4次/d；或非达霉素200mg/次，2次/d；疗程均为10天。

需要每天观察治疗反应，3天进行一次评估；如果大便次数减少，大便性状好转，临床表现、实验室和放射检查结果改善，没有出现新的症状，提示治疗有效。甲硝唑治疗的效果比万古霉素出现得早，可能3~5天即可呈现。往往需要数周才能完全恢复。初治患者完成初始治疗后8周内再次出现腹泻、腹胀等症状，考虑复发。对于复发性假膜性结肠炎，推荐非达霉素或万古霉素再治疗，次选甲硝唑，用法和疗程同初始治疗。对于合并肠梗阻和严重腹胀的患者，又不能口服药物时，可以静脉滴注甲硝唑（500mg/次，3次/d）联合万古霉素保留灌肠（500mg溶于100ml生理盐水，4次/d），但是此方案缺乏临床对照试验的数据支持。

下列情况考虑行结肠切除术：①结肠穿孔；②使用最大剂量抗生素（口服万古霉素和静脉滴注甲硝唑）病情仍恶化，全身中毒症状重，出现中毒性巨结肠、急性严重肠梗阻。血清乳酸测定有助于判断病情严重程度，尽量在乳酸浓度<5.0mmol/L时行手术。回肠袢造口术和结肠灌洗可以是结肠切除术的替代选择。

### （八）预防

院感控制机构、医生、护士、药师要注意对假膜性结肠炎患者的隔离，防止交叉感染。不能提供单间病房的医疗机构应当把此类患者安排在一起，并与其他患者隔离，被重要耐药菌株感染的患者要与其他未有该菌株定植的患者隔离。一般腹泻缓解48小时后解除接触隔离。在流行期间使用杀芽孢的消毒剂，如次氯酸钠。管理部门和临床机构要督促和宣传正确使用抗生素，防止抗生素滥用。

## 三、其他梭菌性疾病

### （一）梭菌性败血症

原发性梭菌性败血症约半数病例由产气荚膜梭菌引起，多合并腹腔内或子宫内感染；或继发于急性胆囊炎、溃疡病穿孔、急性胰腺炎、阑尾脓肿、压疮溃疡、终末期癌症等。轻症患者不伴有溶血的表现，预后良好。重症患者可发生溶血性贫血、血红蛋白尿、肾衰竭、DIC或休克等。败毒梭菌经回肠远端或盲肠入血也可引起败血症，常发生于中性粒细胞减少症、白血病或结肠癌等免疫功能下降的患者，病死率较高。因为血液系统肿瘤和肠道肿瘤患者易患败毒梭菌感染，所以对于感染灶不明确的败毒梭菌败血症患者，要考虑肠道或血液系统恶性肿瘤可能。第三梭菌（C. tertium）可以从血液病、免疫功能障碍和腹部手术的患者中分离出来；对青霉素、含有β-内酰胺酶抑制剂的复合制剂、头孢菌素（第一、二代）均敏感，而对第三代和第四代头孢菌素不敏感；其所致败血症的危险因素包括中性粒细胞减少、肠黏膜破坏和发病前使用过第三代头孢菌素药物；一般抗感染治疗效果好，也有合并急性胰腺炎、肺炎而死亡的报道。

### （二）梭菌性食物中毒

因为摄入由某些A型产气荚膜梭菌污染的食物所致。在欧洲肉类食品污染中较多见，发病率仅次于沙门菌食物中毒，在我国报道较少。进食大量梭菌（$10^8 \sim 10^9$的繁殖体），该菌在小肠内形成芽孢并产生肠毒素，可引起肠壁出血性坏死和肠液大量分泌。潜伏期一般为8~12小时，也有24小时。临床特点为急性腹部绞痛、腹胀和腹泻，粪便呈水样，不含血或黏液，部分患者可有恶心，一般无呕吐和发热。常为自限性，一般1~2天后自愈。不需特殊治疗。确诊有赖于患者粪便和可疑食物中分离得到同一血清型的产气荚膜梭菌或毒素；在发病第1天内取剩余食物和粪便作细菌学检测。每克食物中艰难梭菌含量在$10^5$CFU以上，粪便中艰难梭菌菌量大于106CFU/g，可辅助诊断。

### （三）坏死性肠炎

因摄入由C型产气荚膜梭菌菌株污染的食物引起，严重者危及生命；该菌株产生β毒素。急性出血坏死性肠炎可发生于人畜。细菌寄生在肠道黏膜上皮的顶端，通过分泌毒素造成黏膜上皮坏死脱落，形成纤维素性坏死性肠炎或出血性肠炎。产气荚膜梭菌的β毒素对蛋白水解酶包括胰蛋白酶敏感，胰蛋白酶缺乏的患者不能灭活小肠内毒素而容易发病。病理表现为节段性小肠出血性坏死、水肿和中性粒细胞浸润，黏膜中可见大量梭菌，继而肠段变薄变脆，容易发生肠穿孔。坏死性小肠炎的临床表现包括急性腹痛和血便，疾病可进展迅速，出现肠穿孔、毒血症和休克。治疗上需要进行肠减压,静脉滴注青霉素或氯霉素抗感染,补充水和电解质等支持疗法。约半数病例需要做肠段切除,病死率高达15%~40%。

**(四) 其他**

梭菌可引起肺部、女性生殖道、眼部、脑和脑膜等处的严重感染,有时为厌氧菌和需氧菌的混合感染。

(薛 源 张欣欣)

## 第四十二节 无芽孢厌氧菌感染

根据细菌生长与繁殖时对大气氧(21% O₂)需要与否,可将其分为厌氧菌(anaerobic bacteria)、微需氧菌(microaerophilic bacteria)、兼性厌氧菌(facultative bacteria)和需氧菌(aerobic bacteria)。厌氧菌(anaerobes)是一群必须在无氧环境中才能生长繁殖的细菌。根据对氧的敏感性或耐受性差异,厌氧菌可分为对氧极度敏感厌氧菌(extreme oxygen sensitive anaerobes, EOSA)、中度敏感厌氧菌(moderate anaerobes)和耐氧厌氧菌(aerotolerant anaerobes)。

对氧极度敏感厌氧菌:空气中暴露或在0.5%氧分压中暴露10分钟内即死亡,如新月形单胞菌属(Selenomonas)的细菌,临床实验室一般不易分离到此类厌氧菌。

中度敏感厌氧菌:空气中暴露60~90分钟或在2%~8%氧分压中仍能存活的厌氧菌,如拟杆菌属(Bacteroides)的细菌,临床标本中分离的厌氧菌多为此类厌氧菌。

耐氧厌氧菌:代谢中不能利用分子氧,大气氧对其生长与繁殖有一定抑制作用,在无氧环境中生长较好,有氧环境中生长很差,如溶组织梭菌(Clostridium histolyticum)等。

根据能否产生芽孢(spore),厌氧菌可分为有芽孢厌氧菌(spore-forming anaerobes)和无芽孢厌氧菌(non-spore-forming anaerobes)两大类。对人致病的有芽孢厌氧菌均为革兰氏阳性厌氧芽孢梭菌属(Clostridium)成员,如破伤风梭菌(Clostridium tetani)、产气荚膜梭菌(Clostridium perfringens)、肉毒梭菌(Clostridium botulinum)等。许多无芽孢厌氧菌为寄生于人和动物体内的正常菌群(normal flora)成员,常见于口腔、上呼吸道、肠道和泌尿生殖道。人体正常菌群中无芽孢厌氧菌在数量上占有绝对优势,是需氧菌和兼性厌氧菌的10~1 000倍。正常情况下作为正常菌群成员的无芽孢厌氧菌对人体无害,但在特定状态下可作为条件致病菌引起内源性感染。无芽孢厌氧菌至少有31个属、245个种和亚种,但仅有11个无芽孢厌氧菌属以及厌氧性链球菌群与疾病有关或在临床标本中检出率较高(表26-42-1)。

表 26-42-1 医学相关主要无芽孢厌氧菌属

| 革兰氏阳性 | | 革兰氏阴性 | |
| --- | --- | --- | --- |
| 球菌 | 杆菌 | 球菌 | 杆菌 |
| 消化球菌属<br>(Peptococcus) | 真杆菌属<br>(Eubacterium) | 韦荣球菌属<br>(Veillonella) | 拟杆菌属<br>(Bacteroides) |
| 消化链球菌属<br>(Peptostreptococcus) | 双歧杆菌属<br>(Bifidobacterium) | | 普雷沃菌属<br>(Prevotella) |
| 厌氧性链球菌群<br>(anaerobic Streptococcus) | 丙酸杆菌属*<br>(Propionibacterium) | | 卟啉单胞菌属<br>(Porphyromonas) |
| 口腔链球菌群<br>(oral Streptococcus) | 放线菌属*<br>(Actinomyces) | | 梭杆菌属<br>(Fusobacterium) |

\* 多数菌种厌氧或微需氧,少数专性厌氧

寄生于人体的无芽孢厌氧菌还有革兰氏阴性氨基酸球菌属(Acidaminococcus)、巨球菌属(Megasphaera)、沃廉菌属(Wolinella)、新月形单胞菌属(Selenomonas)、纤毛菌属(Leptotrichia)以及革兰氏阳性乳杆菌属(Lactobacillus)、蛛网菌属(Arachnia)等,但罕有致病报道,本节不再详细介绍。

## 一、病原学

### (一) 革兰氏阳性无芽孢厌氧球菌

1. 消化球菌属 仅有黑色消化球菌(P. niger)一个种,主要寄生于人阴道。呈单个、成双或成堆排列,产黑素。可与其他无芽孢厌氧菌一起引起阴道

炎、盆腔化脓性感染,单独致病少见。

2. 消化链球菌属　有 9 个种,主要寄居于人口腔、上呼吸道、肠道和阴道。菌体直径 0.4~1.5μm,常成双、短链或成堆排列。厌氧消化链球菌(*P. anaerobius*)、不解糖消化链球菌(*P. asaccharolyticus*)、微小消化链球菌(*P. micros*)、大消化链球菌(*P. magnus*)、产生消化链球菌(*P. productus*)常与其他无芽孢厌氧菌或兼性厌氧菌一起引起各种部位的感染,普氏消化链球菌(*P. prevotii*)可从口腔和阴道感染标本中检出。

3. 厌氧性链球菌群　链球菌属(*Streptococcus*)可分为化脓性链球菌群、肠链球菌群、乳链球菌群、厌氧性链球菌群、口腔链球菌群。厌氧性链球菌群常成双或短链状排列,甲型、乙型溶血或不溶血,主要寄居于人口腔、上呼吸道和肠道,其中星群链球菌(*S. constellatus*)、中间链球菌(*S. intermedius*)常从各种临床标本中检出,麻疹链球菌(*S. morbillorum*)也有一定检出率,短小链球菌(*S. parvulus*)偶可从上呼吸道感染标本中检出。

4. 口腔链球菌群　主要有变形链球菌(*S. mutans*)和血链球菌(*S. sanguis*),前者厌氧或微需氧,后者兼性厌氧,常成双或短链状排列,甲型溶血或不溶血,乙型溶血偶见。变形链球菌常附着于牙釉质表面,快速发酵多种碳水化合物产生大量酸性产物,所产生的葡萄糖基转移酶以蔗糖为原料合成不溶性葡聚糖和果聚糖,附着于牙体表面,多种细菌寄生其中后形成牙菌斑,从而在龋齿发病中发挥了关键作用。

**(二) 革兰氏阴性无芽孢厌氧球菌**

主要是韦荣球菌属。有 7 个种,其中小韦荣球菌(*V. parvula*)、非典型韦荣球菌(*V. atypica*)、特异韦荣球菌(*V. dispar*)寄生于人口腔,其余寄生于啮齿类动物。菌体直径 0.3~0.5μm,常成双或成簇排列。小韦荣球菌常与其他无芽孢厌氧菌一起引起混合感染,单独致病少见。

**(三) 革兰氏阳性无芽孢厌氧杆菌**

1. 真杆菌属　有 45 个种,主要寄生于肠道,其中 17 个种与感染有关。菌体呈不规则杆状,大小为(0.5~1)μm×(2~5)μm。黏性真杆菌(*E. limosum*)和迟钝真杆菌(*E. lentum*)可与其他无芽孢厌氧菌或兼性厌氧菌引起混合感染,常从外周血、肠道或阴道脓肿、伤口分泌物标本中检出该菌。不解乳真杆菌(*E. alactolyticum*)可从根管炎、牙周脓肿、颌面部蜂窝织炎等标本中检出。

2. 双歧杆菌属　有 29 个种,其中 10 个种分离

自人肠道、口腔和阴道,其余为动物寄生菌或腐生菌。菌体长短不一,一端或两端分叉。青春双歧杆菌(*B. adolescentis*)和长双歧杆菌(*B. longum*)是肠道中优势双歧杆菌菌种,其次为两歧双歧杆菌(*B. bifidum*)。由于婴儿、青少年肠道中上述双歧杆菌数量较多,随年龄增长逐渐减少,故认为对人体有益并用于制备微生态制剂,但有不少临床标本中检出各种双歧杆菌的报道。

3. 丙酸杆菌属　有 8 个种,其中 3 个种寄生于人皮肤,其余存在于乳制品或动物饲料中。菌体呈棒状,形态多样,产多种色素,发酵糖类,产生丙酸。厌氧或微需氧的痤疮丙酸杆菌(*P. acnes*)和专性厌氧的颗粒丙酸杆菌(*P. granulosum*)被认为是人痤疮病原菌,厌氧或微需氧的贪婪丙酸杆菌(*P. avidum*)可从慢性皮肤化脓性感染标本中检出。

4. 放线菌属　放线菌有 53 个菌属,分布广泛,不少放线菌是人口腔、上呼吸道、肠道和泌尿生殖道的正常菌群,与人疾病有关的主要是放线菌属。厌氧或微需氧的衣氏放线菌(*A. israelii*)致病性较强,可引起面颈、胸腹、眼部放线菌病(actinomycosis)。厌氧或微需氧的内氏放线菌(*A. naeslundii*)和黏性放线菌(*A. viscous*)与龋齿、牙周炎、根尖周炎及面颈部放线菌病有关,专性厌氧的梅氏放线菌(*A. meyeri*)是牙周炎优势菌群,也可从脑脓肿、胸腔积液标本中检出。

**(四) 革兰氏阴性无芽孢厌氧杆菌**

1. 拟杆菌属　有 62 个种,不少菌种是人口腔、上呼吸道、肠道和泌尿生殖道正常菌群,也是最为常见的条件致病性无芽孢厌氧菌。菌体长短不一,染色不均(图 26-42-1)。脆弱拟杆菌(*B. fragilis*)致病

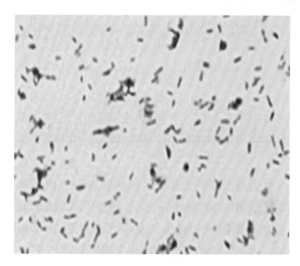

**图 26-42-1　脆弱拟杆菌**
革兰氏染色,×1 000

性较强,常单独或与其他细菌一起引起菌血症或败血症、阑尾炎、腹膜炎、腹腔或肠脓肿,产肠毒素的脆弱拟杆菌还可引起腹泻。口拟杆菌(*B. oris*)、口腔拟杆菌(*B. oralis*)和颊拟杆菌(*B. buccae*)可从各种口腔化脓性感染以及上呼吸道感染标本中检出。腐败拟杆菌(*B. putredinis*)、尖锐拟杆菌(*B. praecutus*)、多毛拟杆菌(*B. capillosus*)和解脲拟杆菌(*B. ureolyticus*)常可从口腔以外各种临床标本中检出。伤肺拟杆菌(*B. pneumosintes*)可从头颈部、上呼吸道感染及脑脓肿标本中检出,可引起各种口腔化脓性感染,胸或腹腔引流物、鼻窦炎吸出物中也可分离出此类细菌。两路拟杆菌(*B. bivius*)和两向拟杆菌(*B. disiens*)主要寄生于阴道,阴道炎标本中检出率较高。

2. 普雷沃菌属 有5个种,主要寄生于人口腔和肠道。菌体长短不一,染色不均,产黑素。中间普氏菌(*P. intermedins*)主要引起妊娠期龈炎,但菌血症或败血症、腹腔和盆腔感染标本中也较常见。产黑素普氏菌(*P. melaninogenicus*)引起牙周炎、根管炎及头颈部化脓性感染。躯体普氏菌(*P. corporis*)常从牙周炎、牙槽脓肿和间隙感染标本中检出。

3. 卟啉单胞菌属 至少有3个种,主要寄生于人口腔和肠道。菌体长短不一,染色不均,产黑素。牙龈卟啉单胞菌(*P. gingivalis*)是牙周炎主要病原体,不解糖卟啉单胞菌(*P. asaccharolytica*)可从各种口腔感染及肠道标本中检出。

4. 梭杆菌属 有13个种,主要寄生于人口腔、上呼吸道、肠道和泌尿生殖道。菌体多为梭形,少数呈多形性。具核梭杆菌(*F. nucleatum*)致病性较强,常与其他无芽孢厌氧菌或兼性厌氧菌一起引起牙龈炎、牙周炎、牙周脓肿以及上呼吸道、阴道和盆腔感染。变异梭杆菌(*F. varium*)、坏死梭杆菌(*F. necrophorum*)、死亡梭杆菌(*F. mortiferum*)、舟形梭杆菌(*F. naviforme*)、分生梭杆菌(*F. gonidiaformans*)也可从多种临床标本中检出。

## 二、临床表现

无芽孢厌氧菌是人体正常菌群,当寄居部位改变、宿主免疫力下降和菌群失调等情况下成为条件致病菌,引起内源性感染。

无芽孢厌氧菌感染性疾病具有共同的临床特征:①无特定感染部位,疾病多呈慢性过程;②多为化脓性感染,如局部脓肿或组织坏死溃疡,也可侵入血流形成菌血症或败血症;③脓液或病灶分泌物黏稠,血色或呈粉红色、棕黑色等,常有恶臭,有时有气体;④常为多种无芽孢厌氧菌或无芽孢厌氧菌与兼性厌氧菌混合感染;⑤实验室检查时脓液、血液等标本涂片中可见细菌,但常规分离培养结果阴性;⑥使用氨基糖苷类抗生素无效。

1. 菌血症或败血症 菌血症或败血症患者外周血标本中无芽孢厌氧菌分离培养阳性率仅约5%,以脆弱拟杆菌最为常见,其次为中间普氏菌及消化链球菌属细菌。原发病灶约50%来自胃肠道,约20%来自女性泌尿生殖道。

2. 口腔感染 常见疾病为牙龈炎、牙周病、牙槽脓肿、根尖周炎以及蜂窝织炎、颌面部骨髓炎等感染,以混合感染为主,常见病原菌为具核梭杆菌、产黑素普氏菌、牙龈卟啉单胞菌等。

3. 呼吸道感染 常见疾病为扁桃体周围蜂窝织炎、肺炎、肺脓肿和脓胸等。无芽孢厌氧菌肺部感染发生率仅次于肺炎链球菌感染性肺炎,常为具核梭杆菌、坏死梭杆菌与消化链球菌属、普雷沃菌属、拟杆菌属细菌的混合感染。

4. 腹腔和消化道感染 常见疾病为阑尾炎、胆道感染、腹腔脓肿等,外伤、肠穿孔、手术等所致肠损伤可引起无芽孢厌氧菌感染性腹膜炎,其中脆弱拟杆菌可单独引起阑尾炎、腹泻、肝脓肿,但多种无芽孢厌氧菌或无芽孢厌氧菌与兼性厌氧菌混合感染更为常见。

5. 泌尿生殖道感染 无芽孢厌氧菌可引起尿道炎,其中以女性生殖道无芽孢厌氧菌感染更为常见,主要病种有阴道炎、盆腔炎、子宫内膜炎、盆腔脓肿、输卵管或卵巢脓肿等,分离的无芽孢厌氧菌多为消化链球菌属、梭杆菌属、普雷沃菌属和拟杆菌属细菌。

6. 中枢神经系统感染 以脑脓肿最为常见,常继发于无芽孢厌氧菌感染引起的中耳炎、乳突炎、鼻窦炎等,分离的无芽孢厌氧菌以拟杆菌等革兰氏阴性厌氧杆菌为主。

7. 其他 皮肤及软组织脓肿、骨髓炎、创口感染、糖尿病性下肢溃疡等。

## 三、实验室检查

1. 血常规检查 局部感染患者外周血白细胞总数一般不高,重症局部感染患者或全身感染患者可有白细胞总数及中性粒细胞百分比升高。

2. 病原学检查 根据不同疾病采集不同标本。尽量从感染病灶深部采集标本并注意避免其他正常菌群的污染,采集的标本应立刻放入厌氧标本瓶中并尽快送检。

(1)直接涂片镜检:脓液或穿刺液标本观察性质、色素及气味后,直接涂片革兰氏染色镜检,观察有无细菌以及细菌染色性、形态特征及菌量,为实验室诊断提供参考。

(2)分离培养及鉴定:常用厌氧培养基为含5%~10%羊血或冻融羊血、还原剂半胱氨酸、抑制需氧及兼性厌氧污染菌卡那霉素等氨基糖苷类抗生素的牛心脑浸液培养基。标本应尽快接种于厌氧培养基中,置厌氧培养箱中用5% $H_2$、10% $CO_2$ 和85% $N_2$ 混合气体抽气、换气2~3次,残留氧气在钯粒催化下与 $H_2$ 反应生成 $H_2O$,另可用厌氧培养盒和厌氧发生袋建立厌氧培养环境。37℃厌氧培养2~5天后挑取菌落分别进行厌氧及常规大气中(有氧)培养,以区分专性厌氧菌和兼性厌氧菌,获得的专性厌氧菌纯培养物可用全自动细菌检测仪及其配套的厌氧菌鉴定卡通过生化反应进行鉴定。

(3)药物敏感试验:无芽孢厌氧菌对氨基糖苷类抗生素天然耐药,常用的喹诺酮类抗生素抗无芽孢厌氧菌效果较差,脆弱拟杆菌等无芽孢厌氧菌还可产生β-内酰胺酶,故不同的无芽孢厌氧菌对不同抗生素敏感性差异较大,所分离的无芽孢厌氧菌最好能进行药物敏感试验,具体方法参见中华人民共和国卫生行业标准《厌氧菌的抗微生物药敏感试验方法》(WS/T 248—2005)。

(4)PCR:采用PCR检测16S rRNA基因片段虽可快速确定部分厌氧菌菌种,但同一菌属厌氧菌种类繁多且常为混合感染,使PCR临床应用受到一定限制。

(5)其他:利用气液相色谱法检测细菌代谢终末产物能迅速鉴定厌氧菌,专性需氧菌或兼性厌氧菌只产生乙酸,厌氧菌可产生丁酸和/或丙酸。厌氧菌局部感染多见,同时其种类繁多且常为混合感染,故感染后血清抗体水平往往不高,血清学诊断方法基本不用。

3. 影像学检查 厌氧菌感染性肺炎以及肺、肝、脑脓肿可进行影像学检查。

### 四、诊断及分类

1. 诊断标准 主要结合发病部位、临床表现和病原学检查进行诊断。

(1)疑似病例:符合下列情况可诊断为疑似病例:①感染发生于易存在厌氧微环境部位,如口腔龈沟以及牙周、鼻窦与上颌窦、肠道、会阴和女性生殖道等;②脓液或病灶分泌物黏稠,呈血色或粉红色、棕黑色等,有恶臭;③发病数天,但病情进展缓慢;④有局部厌氧菌感染病灶的全身感染患者。在条件允许的情况下,可进行厌氧菌实验室病原学检查。

(2)临床诊断病例:病例有上述厌氧菌感染临床表现特征,同时使用氨基糖苷类抗生素治疗后无明显疗效患者可作出临床诊断。在条件允许的情况下,临床诊断病例可进行实验室病原学检查。

(3)确诊病例:无芽孢厌氧菌通常引起内源性混合感染,同时也因其种类较多且数量庞大而易成为临床标本中污染菌,故确诊病例主要根据厌氧菌感染时特征性临床表现以及以下一种或几种实验室检测结果。①外周血、脑脊髓液等正常情况下无菌的临床标本中分离出厌氧菌或厌氧菌 PCR 检测结果阳性;②临床标本涂片中可见大量大小与长短不一、形态多样、革兰氏染色后着色不均的疑似厌氧性细菌,但常规大气中(有氧)细菌分离培养结果阴性;③其他临床标本中分离出厌氧菌或厌氧菌 PCR 检测结果阳性,分离的厌氧菌所在部位与其寄生部位符合且为常见条件致病性厌氧菌,也可根据上述涂片染色镜检结果进行综合判断。

2. 危重症厌氧菌感染患者的诊断 厌氧菌多引起局部感染,若出现厌氧菌败血症、肺炎以及严重的肺、肝、脑脓肿,根据其临床症状和体征及实验室检查结果,可判为重症或危重症厌氧菌感染,具体的临床表现及实验室检查指标参见有关章节。

### 五、并发症

重度厌氧菌败血症患者可发生感染中毒性休克,重度厌氧菌感染性肺炎,以及肺、肝、脑脓肿,可分别导致呼吸衰竭、肝衰竭和严重的神经精神症状,患者原有的基础疾病也可加重。

### 六、治疗

1. 对症支持 注意休息,多饮水,密切观察病情变化;高热病例可给予退热治疗。

2. 清创和引流及局部用药 无芽孢厌氧菌引起的局部感染,尤其是牙周、皮肤等部位的脓肿,口服或静脉给药疗效往往不佳,需在清创和引流基础上用药才能取得良好疗效。此外,阴道炎等无芽孢厌氧菌局部感染患者局部用药(如阴道栓剂等)的疗效明显好于全身用药。

3. 药物治疗 无芽孢厌氧菌对氨基糖苷类抗

生素天然耐药,对喹诺酮类抗生素也有一定抵抗力,故临床上治疗无芽孢厌氧菌感染的抗生素主要为5-硝基咪唑类抗生素,其次为克林霉素(clindamycin),又称氯林霉素。林可霉素(lincomycin)抗无芽孢厌氧菌感染的效果不如克林霉素,副作用也较大,临床上很少使用。此外,脆弱拟杆菌等一些无芽孢厌氧菌可产生β-内酰胺酶,近年还发现一些无芽孢厌氧菌对甲硝唑等5-硝基咪唑类抗生素出现耐药性,故在临床情况许可前提下,最好能进行药物敏感试验,以选择合适抗生素。

(1)5-硝基咪唑类抗生素:有甲硝唑(metronidazole,MNZ)、替硝唑(tinidazole,TNZ)、塞克硝唑(secnidazole,SNZ)、奥硝唑(ornidazole,ONZ)等。目前以替硝唑使用最广,甲硝唑因胃肠道副作用较大,近年临床上使用逐渐减少。成人每次口服甲硝唑、替硝唑、塞克硝唑或奥硝唑0.5g,每天2~3次,或每次口服1g,每天1次,首日剂量加倍,疗程5~7天。成人每次静脉滴注甲硝唑、替硝唑、塞克硝唑或奥硝唑0.5g,每天2次,或每次静脉滴注1g,每天1次,疗程5天。儿童口服或静脉滴注用药量酌减。

(2)克林霉素:成人每次口服克林霉素0.15~0.3g,每天4次,重症感染者每次口服0.45g,每天4次,疗程5天。成人每次静脉滴注克林霉素磷酸酯0.6g,每天2次,或静脉滴注克林霉素磷酸酯1.2g,每天1次,疗程5~7天。儿童用药量酌减。

(3)其他抗生素:如伴有需氧菌或兼性厌氧菌感染,另可使用二代或三代头孢菌素、青霉素类或喹诺酮类抗生素口服或静脉滴注,用药剂量、给药途径及疗程则根据不同药物、不同疾病及临床实际情况确定,但一般不能与抗厌氧菌药物混合同时给药。克林霉素不仅有较强的抗无芽孢厌氧菌作用,同时对葡萄球菌、链球菌感染也有较好疗效。

4. 其他治疗 出现呼吸衰竭的厌氧菌感染性肺炎或肺脓肿患者,应及时采取相应的治疗措施,包括氧疗或机械通气等。出现厌氧菌感染中毒性休克时给予相应抗休克治疗。出现肺、肝、中枢功能损害时,应给予相应支持治疗。

5. 住院患者出院标准 体温正常,感染症状和体征消失或基本消失且无并发症,相关实验室检查结果正常或基本正常,临床情况稳定。若因无芽孢厌氧菌感染导致原有基础疾病加重者,可转至相应病房进一步治疗。

## 七、预防

目前无特异性预防措施,主要是注意个人卫生并提倡健康的生活方式。有牙周炎、牙槽脓肿等局部无芽孢厌氧菌感染者应及时治疗,以免发展为重症疾病甚至引起全身无芽孢厌氧菌感染。住院患者应特别注意预防交叉感染。无芽孢厌氧菌是人体正常菌群且种类繁多,临床上又以混合感染为主,故无疫苗产品。

(严 杰)

# 第四十三节 分枝杆菌感染

## 一、结核病

结核病(tuberculosis)是结核分枝杆菌引起的慢性感染性疾病,可累及全身多个脏器,以肺结核(pulmonary tuberculosis)最为常见,占各器官结核病总数的80%~90%,是最主要的结核病类型。痰中排菌者称为传染性肺结核病,除少数可急起发病外,临床上多呈潜伏性感染或者慢性发病过程。近年来对于结核病的发病机制研究、诊断与治疗等领域均获得了突破性的进展,诊断新技术、临床新药、潜伏结核干预新概念等层出不穷。尽管如此,由于结核感染的特殊性,结核病防治仍面临巨大挑战与困难,离根除结核的目标还非常遥远。

(一)病原学与发病机制

结核分枝杆菌与普通细菌迥异,在分类学上属于放线菌目(Actinomycetes)、分枝杆菌科、分枝杆菌属(Mycobacterium)。分枝杆菌属包含结核分枝杆菌、非结核分枝杆菌和麻风分枝杆菌。结核分枝杆菌再分为人结核分枝杆菌、牛结核分枝杆菌、非洲分枝杆菌和田鼠分枝杆菌。其中人结核分枝杆菌为人类结核病的病原体,而免疫接种常用的卡介苗(Bacillus Calmette Guérin,BCG)则来源于牛结核分枝杆菌,利用人结核分枝杆菌与牛结核分枝杆菌的抗原交叉免疫原性提供免疫保护。

结核分枝杆菌细长而稍弯,大小约$0.5\mu m \times 3\mu m$,两端微钝,不能运动,无鞭毛或芽孢。不易染色,但经品红加热染色后不能被酸性乙醇脱色,故又称抗酸杆菌(图26-43-1)。电镜下结核分枝杆菌细胞壁厚约20nm,其表层粗糙,伴有横式排列的绳索状皱褶物。细胞质外紧包一层质膜。

结核分枝杆菌是专性需氧菌,最适宜生长温度为37℃。结核分枝杆菌对营养要求较高,在特殊的培养基中才能生长,常用的培养基为罗氏培养基。结核分枝杆菌培养生长缓慢,增殖周期为15~20小

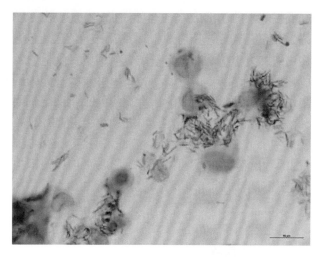

图 26-43-1　结核分枝杆菌抗酸染色涂片

时,需要 2~4 周才有可见菌落(图 26-43-2),培养是确诊结核病的重要手段,但往往耗时过长,给临床工作带来了较大的影响。

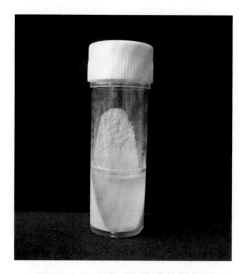

图 26-43-2　结核分枝杆菌培养菌落

结核分枝杆菌的基因组共有 4 093 个基因构成,其中 4 043 个基因编码 3 993 种蛋白质,50 个基因编码 RNA,其中多数基因编码细胞壁代谢相关的酶。细胞壁由以分枝菌酸为主的脂质成分及阿拉伯半乳糖、肽聚糖构成,通透性差,导致多数抗菌药物不能有效发挥作用。菌体成分含大量类脂质,占菌体干重 20%~40%,胞壁含量最多,使之具疏水性和对环境的较强抵抗力。

结核分枝杆菌的脂质成分与其感染致病特点密切相关。①磷脂:刺激单核细胞增生,抑制蛋白酶的分解作用,使病灶形成干酪样坏死;②索状因子:是分枝菌酸与海藻糖的复合物,具有破坏细胞线粒体膜,毒害微粒体酶类,引起慢性肉芽肿;③蜡质 D:是一种肽糖脂与分枝菌酸复合物,能引起迟发型变态反应;④硫酸脑苷脂:能抑制吞噬细胞中的吞噬体与

溶酶体融合,使结核分枝杆菌在细胞内存活。此外,基因组还与结核分枝杆菌的耐药性相关,可分为原发性耐药和继发性耐药。原发性耐药由自发突变发生,而继发性耐药多因用药不当致突变发生。耐药基因在染色体上,如异烟肼的耐药与 $katG$ 基因缺失有关,而利福平耐药与 $rpoB$ 基因突变有关。

### (二) 流行病学

1. 流行环节　结核病从暴露到感染,从感染到疾病,从疾病到传播均有其独特性,造成结核病难以控制。

开放性肺结核患者的排菌是结核传播的主要来源。暴露于含结核分枝杆菌的环境或者与结核患者近距离接触均有可能获得感染。虽然控制传染源是临床结核病患者分布广、发现难、治疗疗程长,部分患者因依从性差或存在耐药性,造成久治不愈。上述原因导致难以早期发现结核活动性感染者,难以迅速有效控制传染源是本病长期传播的主要原因。

患者咳嗽排出的结核分枝杆菌悬浮在飞沫核中,当被人吸入后即可引起感染。而飞沫直径亦是重要影响因素,大颗粒多在气道沉积随黏液纤毛运动排出体外。高声讲话、用力咳嗽以及打喷嚏所产生的飞沫直径小,最易传播。患者随地吐痰,痰液干燥后结核分枝杆菌随尘埃飞扬,亦可造成吸入感染,但并非主要传播方式。患者污染物传播机会甚少。其他途径如饮用带菌牛奶经消化道感染,患病孕妇经胎盘引起母婴间传播,经皮肤伤口感染和上呼吸道直接接种均极罕见。

在普通人群中,感染结核并不一定发病,可以长期携带结核分枝杆菌,感染者既无临床症状又不排菌,仅有结核菌素(简称结素)皮肤试验(tuberculin skin test,TST)或者结核特异性抗原或者多肽的 γ 干扰素释放试验(interferon gamma release assays,IGRA)阳性,称为潜伏性结核感染。目前已知的导致潜伏性结核活动的高危因素包括近距离接触活动性结核患者、器官移植、终末期肾病且接受透析治疗、HIV 感染、硅沉着病、由于基础疾病接受肿瘤坏死因子 α(tumor necrosis factor-alpha,TNF-α)拮抗剂治疗等。其中 TNF-α 拮抗剂由于近年来成为治疗风湿性疾病的主要药物,其增加潜伏性结核再活动的风险也逐渐为大家所关注。其他危险因素如来自结核高流行区域,从事医务工作、吸毒、糖尿病、吸烟等也被证实可增加潜伏性结核的再活动。结合各危险因素的相对风险,预防治疗的必要性及可能的依从性考量,WHO 对不同的危险因素是否需要筛查及预防性治疗进行了推荐,如表 26-43-1 所示。

表 26-43-1　结核病发病的危险因素

| 危险因素 | 发病风险[a] | 潜伏性结核筛查及治疗的建议 | |
| --- | --- | --- | --- |
| | | Ⅰ类地区[b] | Ⅱ类地区[c] |
| **高危因素** | | | |
| HIV 感染/艾滋病 | 10~100 | 推荐所有地区进行筛查及治疗 | |
| 密切接触者 | 15 | 推荐 | 推荐(<5 岁的密切接触者) |
| 接受器官移植 | 20~70 | 推荐 | 尚缺乏足够证据 |
| 终末期肾病并接受透析 | 6.9~52.5 | 推荐 | 尚缺乏足够证据 |
| 接受 TNF-α 拮抗剂治疗 | 1.6~25.1 | 推荐 | 尚缺乏足够证据 |
| 硅沉着病 | 2.8 | 推荐 | 尚缺乏足够证据 |
| **中危因素** | | | |
| 胸部 X 线检查提示纤维结节条索影 | 6~19 | 尚缺乏足够证据 | 尚缺乏足够证据 |
| 结核高流行地区的移民 | 2.9~5.3 | 部分推荐 | 尚缺乏足够证据 |
| 医护工作者 | 2.55 | 部分推荐 | 尚缺乏足够证据 |
| 监狱犯人,吸毒者,无家可归者 | — | 部分推荐 | 尚缺乏足够证据 |
| **低危因素** | | | |
| 糖尿病 | 1.6~7.83 | 不推荐 | 尚缺乏足够证据 |
| 吸烟 | 2~3.4 | 不推荐 | 尚缺乏足够证据 |
| 接受糖皮质激素治疗 | 2.8~7.7 | 不推荐 | 尚缺乏足够证据 |
| 低体重 | 2~3 | 不推荐 | 尚缺乏足够证据 |

[a] 结核相对风险(与普通人群相比较);[b] 中-高收入,且结核年发病率低于 100/10 万的地区;[c] 不属于Ⅰ类地区的区域

2. 流行概况　WHO《2021 年全球结核病报告》显示,2020 年全球结核潜伏感染人数约为 20 亿,全年新发病例 990 万(发病率为 127/10 万),128 万死于结核病。艾滋病与结核病共感染以及耐药结核病是目前威胁全球结核病防控的两大主要问题。据 WHO 估计,我国年新发患者数约为 82.4 万(年发病率为 59/10 万),每年因结核病死亡人数约 3.2 万人,发病和患病人数仅次于印度居世界第二位。我国虽不属于艾滋病高发地区,但同时对耐异烟肼和利福平两种主要抗结核药物的耐多药结核(multidrug resistant tuberculosis,MDR-TB)感染问题日益严重。中国于 2007 年对全国的耐多药肺结核情况进行调查显示,新发肺结核患者中 MDR-TB 比例为 5.7%,而复治肺结核患者中 MDR-TB 比例高达 25.6%。WHO 曾估计全球约三分之一的患者存在潜伏性结核感染,但此数据是基于调查人群中结素试验的阳性率而得到的。但结素试验的特异性较差,可能会在卡介苗接种者中出现假阳性的结果。在中国最新的一项多中心队列研究中,结素试验在人群中的平均阳性率高达 28%,而 γ 干扰素释放试验的平均阳性率为 19%。在中国,由于卡介苗的广泛覆盖,γ 干扰素释放试验所得的结果可能更符合实际的潜伏性结核感染率。

**(三) 发病机制**

1. 结核侵入与免疫应答　结核分枝杆菌入侵宿主体内,从感染、发病到转归均与多数细菌性疾病有显著不同,宿主反应在其发病、临床过程和转归上具有特殊意义。结核分枝杆菌在空气中的飞沫核中可存活数小时,被人体吸入而入侵呼吸道后,结核分枝杆菌被肺泡巨噬细胞吞噬。结核分枝杆菌被吞噬后可抵抗巨噬细胞内吞噬体和溶酶体的杀伤作用,从而避免被杀灭。巨噬细胞与树突状细胞均是重要的抗原呈递细胞,吞噬结核分枝杆菌后可以呈递结核抗原,并且释放细胞因子,引起局部免疫反应,从附近的血管中募集中性粒细胞到达病灶处。结核分枝杆菌可以继续感染新的吞噬细胞并逐渐深入肺泡上皮。此后更多中性粒细胞、巨噬细胞、单核细胞被募集至病灶处,巨噬细胞逐渐分化为多核巨细胞、类上皮细胞、泡沫样巨噬细胞,最终形成分层结构的结核结节或结核肉芽肿。巨噬细胞位于结核肉芽肿中心,外周是淋巴细胞及纤维条索,并随着获得性免疫启动与结核特异性淋巴细胞出现,结核分枝杆菌的

繁殖处于被抑制状态。随着肉芽肿外周的纤维致密化，进入肉芽肿的血管消失，加剧了巨噬细胞的泡沫化，形成干酪样坏死，导致肉芽肿中心缺氧状态，结核分枝杆菌处于静止状态。

大部分感染者体内的结核分枝杆菌可以处于静止状态持续存活，细菌与宿主共生，宿主免疫应答控制结核分枝杆菌的复制和传播，感染者不发病，处于结核潜伏感染状态。宿主的免疫机制是抑制细菌增殖的重要因素，倘若免疫功能损害便可导致受抑制结核分枝杆菌的重新活动和增殖，肉芽肿破裂，结核分枝杆菌释放进入气道，演变为活动性结核。此时痰涂片或者痰培养可检测到结核分枝杆菌，引起局部的播散和人际间的传播。此外，结核分枝杆菌在巨噬细胞内的最初生长，形成中心呈固态干酪样坏死的结核灶，可以限制结核分枝杆菌继续复制。固体干酪灶中包含具有生长能力但不繁殖的结核分枝杆菌。干酪灶一旦液化便给细菌增殖提供了理想环境。即使免疫功能健全的宿主，从液化的干酪样坏死病灶中释放的大量结核分枝杆菌亦足以突破局部免疫防御机制，引起播散。

在结核感染的发病机制中，由 T 细胞介导的细胞免疫（cell mediated immunity，CMI）对结核病发病、演变及转归产生决定性影响。CMI 是宿主获得性抗结核免疫力的主要免疫反应，它包括巨噬细胞吞噬结核分枝杆菌以及处理与呈递抗原、T 细胞对抗原的特异性识别与结合、增殖与分化、细胞因子释放以及杀菌等过程。迟发型变态反应（delay type hypersensitivity，DTH）则是宿主对结核分枝杆菌形成免疫应答的标志。DTH 是德国微生物学家 Robert Koch 在 1890 年观察到的重要现象，用结核分枝杆菌注入未受过感染的豚鼠皮下，经 10～14 日后出现注射局部肿结，随后溃烂，形成深溃疡，很难愈合，并且进一步发展为肺门淋巴结肿大，最终发生全身播散而死亡，此时对结核菌素试验仍呈阴性反应。但对 3～6 周前受染、结核菌素反应转阳的豚鼠注射同等量的结核分枝杆菌，2～3 日后局部呈现剧烈反应，迅速形成浅表溃疡，以后较快趋于愈合，无淋巴结肿大和周身播散，动物亦无死亡，此即 Koch 现象。其解释是前者为初次感染，宿主无 DTH，尚未建立 CMI；后者由于事先致敏，再次接触病原菌后可出现剧烈的局部反应，是 DTH 的表现，而病灶则趋于局限化，为获得 CMI 的重要证据。

2. 病理学特征　结核病是一种慢性病变，其基本病变包括：①渗出型病变，表现组织充血水肿，随之有中性粒细胞、淋巴细胞、单核细胞浸润和纤维蛋白渗出，可有少量类上皮细胞和多核巨细胞，抗酸染色中可以发现结核分枝杆菌，常常是病变组织内菌量多、致敏淋巴细胞活力高和变态反应强的反应。其发展演变取决于机体变态反应与免疫力之间的相互平衡，剧烈变态反应可导致病变坏死进而液化，若免疫力强，病变可完全吸收或演变为增生型病变。②增生型病变，当病灶内菌量少而致敏淋巴细胞数量多，则形成结核病的特征性病变结核结节。中央为巨噬细胞衍生而来的朗汉斯巨细胞（Langhans giant cell），胞体大，胞核多达 5～50 个，呈环形或马蹄形排列于胞体边缘，有时可集中于胞体两极或中央。周围由巨噬细胞转化来的类上皮细胞成层排列包绕。增生型病变的另一种表现是结核性肉芽肿，是一种弥漫性增生型病变，多见于空洞壁、窦道及其周围以及干酪坏死灶周围，由类上皮细胞和新生毛细血管构成，其中散布有朗汉斯巨细胞、淋巴细胞及少量中性粒细胞，有时可见类上皮结节。③干酪样坏死，为病变进展的表现。镜下先是出现组织混浊肿胀，继而细胞质脂肪变性，细胞核碎裂溶解，直至完全坏死。肉眼可观察到坏死组织呈黄色，似乳酪般半固体或固体密度。坏死区域逐渐出现肉芽组织增生，最后成为纤维包裹的纤维干酪性病灶。由于机体反应性、免疫状态、局部组织抵抗力的不同，入侵菌量、毒力、类型和感染方式的差别，以及治疗措施的影响，上述三种基本病理改变可以互相转化、交错存在，很少单一病变独立存在，而以某一种改变为主。除渗出、增生和干酪样变三种特异性改变外，亦可见非特异性组织反应，多见于神经、内分泌腺、心血管、肝、肾等器官的结核病。

**（四）临床表现**

原发结核感染后结核分枝杆菌可向全身传播，可累及肺脏、胸膜以及肺外器官。免疫功能正常的宿主往往将病灶局限在肺脏或其他单一的脏器，而免疫功能较弱的宿主往往造成播散性结核病或者多脏器的累及。除结核病患者外，一般人群中的结核病约 80% 的病例表现为肺结核，15% 表现为肺外结核，而 5% 则两者均累及。

**（五）诊断**

结核病的诊断有赖于临床表现、影像学检查以及实验室检测。以下介绍结核病的实验室诊断现状及近期国内外重要研究进展。

1. 临床微生物诊断技术及其应用

（1）痰结核分枝杆菌检查：是确诊肺结核最特

异性的方法。涂片抗酸染色镜检快速、简便,在我国非结核分枝杆菌尚属少数,抗酸杆菌阳性肺结核诊断即基本成立。除非已经化疗的病例偶可出现涂片阳性、培养阴性,在未治疗的肺结核患者痰菌培养的敏感性和特异性均高于涂片检查,涂片阴性或诊断有疑问时培养尤其重要。采用石炭酸复红的抗酸染色方法以及金胺-罗丹明等荧光染料涂片镜检仍然是临床标本检测结核分枝杆菌的主要依据并被WHO推荐广泛使用。荧光显微镜检测在一定程度上提高了对结核分枝杆菌检测的敏感性。由于 LED 荧光显微镜在结核分枝杆菌检测方面的优异表现,WHO 于 2010 年推荐其逐步替代传统光学显微镜而广泛应用于结核病检测领域的政策(图 26-43-3)。

(2)结核分枝杆菌的培养:结核分枝杆菌的培养仍然是结核分枝杆菌检测和药敏试验的"金标准"。传统的罗氏培养法耗时较长,为 4~6 周。液体培养系统如 BACTEC 和 MGIT 提供了较传统固体培养更为敏感和快速的方法,1~3 周即可检测到分枝杆菌的生长。分枝杆菌生长指示管法(mycobacterial growth indicator tube, MGIT)在管底含有荧光复合物,该荧光复合物可被氧气淬灭。当分枝杆菌生长时,管内氧气逐渐被消耗即可探测到管底的荧光复合物。而 MGIT 技术不到 8 天即可显示结果。自动化 MGIT 还通过添加临界浓度的链霉素、异烟肼、利福平和乙胺丁醇进行药敏检测。目前,WHO 和结核战略技术顾问组推荐在有条件的地区逐步启用液体培养,包括低收入国家。

(3)结核分枝杆菌的药敏测定:由于世界范围内耐药结核病的流行,结核分枝杆菌分离后推荐立即进行药敏测定,特别是对异烟肼和利福平的药敏结果来判定是否为 MDR 菌株。常规的结核分枝杆菌药敏测定需借助于固体或液体培养基中培养出的细菌,在抗菌药物存在的前提下进行测定,被认为是结核耐药检测的"金标准"。但液体培养基中的药敏检测结果通常需要 3 周的时间,在固体培养基上的检测时间更长。与依靠结核培养的药敏检测方法比较,结核的分子药敏检测更为简便快捷,通过对样品 DNA 的提取,针对相应耐药位点设计引物并通过 PCR 方法扩增,进而对扩增产物进行耐药性分析,如异烟肼的耐药基因 *katG* 和 *inhA*,利福平的基因 *rpoB* 等。分子药敏检测中对耐药位点突变的检测方法有直接测序,高分辨率溶解曲线分析,线性探针杂交法及基因芯片技术等。其中,目前应用最为广泛的为线性探针杂交法,即通过探针杂交耐药区域的 PCR 产物,并通过比色法显影,可以对一线和二线的抗结核药物敏感性进行检测。

(4)结核菌素试验:结核菌素是结核分枝杆菌的代谢产物,从液体培养基长出的结核分枝杆菌中提炼而成,主要成分为结核分枝杆菌的分泌性蛋白。目前我国推广的方法系国际通用的结核菌素纯化蛋白衍化物(purified protein derivative, PPD)皮内注射法(Mantoux 法)。将 PPD 5IU(0.1ml)注入左前臂内侧上中三分之一交界处皮内,使局部形成皮丘。48~96 小时(一般为 72 小时)观察反应,结果判断以局部硬结直径为依据:<5mm 阴性反应,5~9mm 一般阳性反应,10~19mm 中度阳性反应,≥20mm 或不足 20mm 但有水疱或坏死为强阳性反应。阳性反应提示存在对结核分枝杆菌的细胞免疫反应,表示存在结核感染的可能性大,强阳性反应提示活动性结核病可能;阴性反应特别是较高浓度试验仍阴性则一般可排除结核病。但 PPD 与卡介苗(BCG)存在交叉反应,在接种卡介苗的人群中虽无结核感染亦可出现 PPD 皮试阳性,可视为 PPD 试验的假阳性反应。此外,由于潜伏性结核感染和活动性结核均存

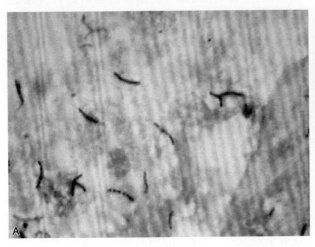
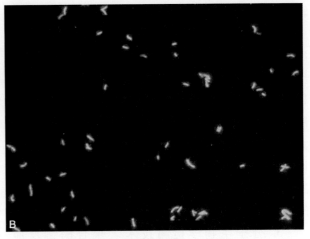

图 26-43-3　结核分枝杆菌的抗酸染色结果(A)和 LED 荧光显微镜检测结果(B)

在对结核分枝杆菌的细胞免疫反应,目前尚不能凭借其来区分活动性结核感染或者潜伏性结核感染。而在免疫缺陷患者中,特别是在有免疫缺陷的 HIV/AIDS 患者,PPD 试验可能会因细胞免疫功能受损而产生假阴性率增高,虽有明确结核感染但 PPD 试验却呈阴性反应。同时尚有少数无免疫缺陷证据的患者,已证明活动性结核病,但结核菌素反应阴性,即"无反应性"(anergy),其机制尚不完全清楚。

(5)结核分枝杆菌 γ 干扰素释放试验(IGRA):为克服结核菌素试验的不足,近年来发展的以 T 细胞为基础的 γ 干扰素释放试验,作为新一代的检测结核感染的免疫学诊断技术,比结核菌素试验有更高的敏感性与特异性,目前血 γ 干扰素测定最主要的两种方法为 QuantiFERON-TB 试验和 T-SPOT. TB 试验。其中 QuantiFERON-TB 试验已于 2004 年 12 月获美国 FDA 认证,并被美国疾病控制预防中心的最新指南所采用。另一种 T-SPOT. TB 试验采用高灵敏的 ELISPOT(酶联免疫斑点法)技术测定分泌 γ 干扰素的 T 细胞的数量,该方法已经在欧美国家使用。其原理是被结核分枝杆菌抗原刺激而致敏的 T 细胞,再遇到同类抗原时能产生 γ 干扰素,对分离的全血或单个核细胞在特异性抗原刺激后产生的干扰素进行检测,可以反映机体是否存在结核感染。这种检测方法所采用的结核分枝杆菌特异性的抗原为 ESAT-6 和 CFP-10,其编码基因 RD1(region of difference 1)在 BCG 和绝大多数非结核分枝杆菌中是缺失的,因此避免了上述在结核菌素皮试中产生的影响结核诊断特异性的 PPD 交叉抗原反应,能够较好地区分真性结核感染和 BCG 接种诱导的反应。IGRA 被推荐用于对结核感染高危人群,特别是伴有免疫抑制的人群进行筛查。但目前的 IGRA 仍无法区分活动性结核病和潜伏性结核感染,对潜伏感染转变为活动性结核病的风险无法进行预测。

2. 结核感染的血清学诊断方法  基于血清学反应诊断结核,即检测特异性的抗体,已经有很长的历史。近年来,多种检测不同结核分枝杆菌抗原特异性抗体的试剂盒在不同国家和地区上市并获得应用。但总体来说现有血清学检测方法的差异性较大,敏感性较低。因此 WHO 并不推荐现有血清学诊断方法独立用于结核病的诊断。但血清学诊断方法由于操作简便易行及其对痰阴肺结核及肺外结核的诊断效果,可对现有诊断方法起到补充作用。

3. 分子生物学检测技术  聚合酶链反应(PCR)技术可以将标本中微量的结核分枝杆菌 DNA 加以扩增。一般镜检仅能检测 104～105 条菌/ml,而 PCR 可检出 1～100fg 结核分枝杆菌 DNA(相当于 1～20 条菌/ml)。但 DNA 提取过程遭遇污染等技术原因可以出现假阳性,而且 PCR 无法区分活菌和死菌,故不能用于结核分枝杆菌治疗效果评估、流行病学调查等。目前在采用 PCR 技术同时,可以同时采用探针杂交技术或者实时 PCR 技术对结核耐药相关基因,如利福平耐药相关的 rpoB 基因,异烟肼耐药相关的 katG 基因进行检测。近年来有多种基于结核分枝杆菌核酸扩增的检测技术得到了发展和应用。其中 Xpert MTB/RIF 是一种自动化的,以实时定量 PCR 扩增技术为基础的方法,以 rpoB 基因为靶基因,检测标本是否含有结核分枝杆菌以及利福平是否耐药,全程约 2 小时,并具有良好的生物安全性和操作简便性。一项多中心的研究结果显示,以培养为参考标准,Xpert MTB/RIF 的敏感性为 92.2%,特异性为 99.2%。WHO 推荐对疑似多耐药结核或 HIV 相关结核患者的最初诊断应采用 Xpert MTB/RIF 方法,而不是传统的显微镜检查、培养和药敏试验。Xpert MTB/RIF 也被推荐用于疑似肺外结核患者的首选初始检测方法。目前,有多种分子生物学检测方法正在研发或评估中,将来会为不同国家和地区结核病的检测提供更多更为准确和便捷的选择。

## (六)治疗

1. 结核治疗的原则  化学治疗是现代结核病最主要的基础治疗,简称化疗。其他治疗方法,如对症治疗、手术治疗等均为辅助治疗。化疗的目标不仅是杀菌和防止耐药性的产生,而且在于最终灭菌,防止和杜绝复发。当前国际公认的化疗原则是:早期、联合、适量、规则、全程。主张早期化疗的依据是早期的结核性病变是活动性病变,结核分枝杆菌代谢旺盛,生长繁殖活跃,抗结核药物对这种代谢、生长繁殖活跃的细菌能发挥最大的杀菌作用,能使痰菌迅速阴转,使传染性减少或消失,能明显缩短传染期,且停药后不易复发。联用的理论依据是发挥药物的协同作用,增强治疗效果,延缓和减少耐药性的产生。适量是指抗结核药物的用量能达到抑菌杀菌作用,发挥最大的治疗作用,患者能够耐受,又不产生毒副作用。规律的含义是指按照规定的化疗方案不间断地用药,完成规定的疗程。规律用药可以减少耐药性、过敏反应和复发,提高疗效。充足疗程与降低结核复发率有最为密切关系,而规律化疗也与复发有重要关系。结核病的化疗关键是坚持规律治疗,完成全疗程,否则将会增加化疗的失败率、复发率。

2. 抗结核治疗　抗结核药物按效力和副作用大小分为两类：①一线（类）抗结核药物，疗效好，副作用小，如链霉素（streptomycin，SM，S）、异烟肼（isoniazid，INH，H）、利福平（rifampin，RFP，R）、吡嗪酰胺（pyrazinamide，PZA，Z）、乙胺丁醇（ethambatal，EB，E）。这五种药物是目前初治、复治结核病治疗方案的主要组成药物。②二线（类）抗结核药物，是指除一线药以外的其他抗结核药物。一般认为二线药物的效力或者安全性不如一线药物。

WHO 将针对耐药结核病治疗的二线抗结核药物分为三组。A 组为首选药物，包括左氧氟沙星或莫西沙星、贝达喹啉和利奈唑胺；B 组为次选药物，包括氯法齐明、环丝氨酸/特立齐酮；C 组是 A 组和 B 组药物不能组成有效治疗方案时，可以添加的药物，包括乙胺丁醇、德拉马尼、吡嗪酰胺、亚胺培南/西司他丁、美罗培南、阿卡米星（链霉素）、乙硫异烟胺或丙硫异烟胺、对氨基水杨酸。

WHO 推荐利福平耐药结核病化学治疗应根据药物的有效性和安全性、药敏试验结果、药敏试验方法的可靠性、群体耐药水平、患者既往用药史、药物耐受性及潜在药物相互作用等来选用药物。耐药结核病治疗方案分为短程治疗和长程治疗。符合短程治疗条件的患者尽量使用 9~12 个月的标准短程治疗方案，否则选用 18~20 个月的长程治疗方案，口服药物优先于注射剂，尽量使用 A 组和 B 组口服药物。

3. 手术治疗　化疗的发展使外科治疗在结核治疗中的比值和地位显著降低。但对药物治疗失败或威胁生命的单侧肺结核特别是局限性病变，如一侧肺毁损、不能控制的大咯血等，外科治疗仍是可选择的重要治疗方法。这类患者多病情严重，存在结核反复播散、病变范围广，需参考心肺功能、播散灶控制情况，就手术效果、风险程度及康复多方面衡量，做出合理选择。

4. 对症治疗　对结核性脑膜炎和结核性心包炎，强烈推荐使用糖皮质激素，糖皮质激素抗炎治疗有助于改善症状，亦可促进渗出液的吸收，减少粘连，减轻脑水肿，降低远期并发症的发生风险，但需在充分有效抗结核药物保护下才能予以应用。对于肺结核的大咯血，药物治疗可用垂体后叶素。药物控制无效时可考虑纤维支气管镜止血、支气管动脉栓塞或手术切除。肺结核的大咯血会导致窒息危及生命，应尽早发现窒息征象，如咯血过程突然中断，出现呼吸急促、发绀、烦躁不安、精神极度紧张等，需立即畅通气道，予以生命支持。

5. 潜伏性结核的治疗　潜伏性结核感染活动或者再活动是活动性结核流行的重要来源。由于全世界潜伏性结核感染比例高达 20%~30%，预防性治疗可以阻止这些人群结核分枝杆菌的再活动，从而降低区域内活动性结核发病率。在所有的潜伏性结核感染者中，仅有 5%~10% 的人群会在一生中发展为活动性结核，基于整个人群的潜伏性结核的筛查和治疗不仅效益有限，还会增加地区内结核耐药的风险。因此，WHO 目前建议在结核流行区域，对具有高危因素的潜伏性结核患者进行预防性治疗。根据已有的临床证据，WHO 目前推荐四类潜伏性结核治疗方案（表 26-43-2），其中 6 个月和 9 个月的异烟肼单药方案应用最为广泛，部分国家也在指南中推荐 3~4 个月的利福平单药方案。现有的临床研究认为这四类治疗方案的疗效无明显差异，但国外的一些研究认为利福平单药或利福喷丁+异烟肼的治疗方案可能比异烟肼单药的治疗方案所导致肝脏毒性更小。目前对于耐多药结核密切接触者的预防治疗方案缺少高级别的证据，但临床实践中应该根据所接触的耐药结核病患者的菌株药敏情况，个体化地选择预防治疗药物。在未来的研究中，高危人群筛选、新的预防治疗方案及其衍生的耐药性问题都有待进一步的研究与探讨。

**表 26-43-2　WHO 推荐的潜伏性结核感染预防性治疗方案**

| 方案 | 剂量（根据体重） | 最大剂量 |
|---|---|---|
| 异烟肼，每天 1 次，6 或 9 个月 | 成人 5mg/kg，儿童 10mg/kg | 300mg |
| 利福平，每天 1 次，3 或 4 个月 | 成人 10mg/kg，儿童 10mg/kg | 600mg |
| 异烟肼+利福平，每天 1 次，3~4 个月 | 异烟肼：成人 5mg/kg，儿童 10mg/kg<br>利福平：成人及儿童 10mg/kg | 异烟肼 300mg<br>利福平 600mg |
| 利福喷丁+异烟肼，每周 1 次（12 剂） | 异烟肼，成人及儿童 15mg/kg<br>利福喷丁（根据体重）：10.0~14.0kg，300mg；14.1~25.0kg，450mg；25.1~32.0kg，600mg；32.1~49.9kg，750mg；≥50.0kg，900mg | 利福喷丁 900mg<br>异烟肼 900mg |

## （七）预防

1. 建立防治系统　根据我国结核病疫情，为搞好防治工作，仍须强调建立、健全和稳定各级防治结核机构，负责组织和实施治、管、防、查的系统和全程管理，按本地区疫情和流行病学特点，制定防治规划，并开展防治结核宣传，教育群众养成良好文明卫生习惯，培训防治结核业务技术人员，推动社会力量参与和支持防治结核事业。

2. 早期发现和彻底治疗患者　从当地疫情实际出发，对服务性行业、学校、托幼机构及儿童玩具工作人员等定期健康检查，每 1~2 年 1 次。在疫情已经控制的地区可开展重点线索调查，而主要应该是门诊因症就诊病例的及时发现和诊断，避免漏诊和误诊。查出必治，治必彻底，只有彻底治疗患者，大幅度降低传染源密度，才能有效降低感染率和减少发病。

3. 疫苗　结核是慢性感染性疾病，化学治疗很难治愈而不复发，因此采用疫苗预防是最好的策略。但目前尚无理想的结核病疫苗。广泛使用的疫苗是卡介苗，是一种无毒牛型结核分枝杆菌活菌疫苗，自 1921 年用于预防结核病以来，虽被积极推荐和推广，但迄今对它的作用和价值仍有争论。目前比较普遍的看法是 BCG 尚不足以预防感染，但可以显著降低儿童发病及其严重性，特别是结核性脑膜炎等严重结核病减少，并可减少此后内源性恶化的可能性。WHO 已将 BCG 列入儿童扩大免疫计划。我国结核病感染率和发病率仍高，推行 BCG 接种仍有现实意义，规定新生儿出生时即接种 BCG。由于疫苗的预防价值有限，根据我国结核病疫情，建立完善的防治系统至关重要。各级防治系统着眼于早期发现和彻底治疗患者，查出必治，治必彻底，只有彻底治疗患者，大幅度降低传染源密度，才能有效降低感染率和减少发病。及时正确治疗，防止耐药慢性病例的形成和积累，不仅是临床治疗的目标，亦是预防工作的中心环节。

（金　奇　张文宏　唐神结）

## 二、麻风

麻风（leprosy）是由麻风分枝杆菌（*Mycobacterium leprae*）引起的一种极为慢性、有较低传染性的疾病。麻风在世界流行已近 3 000 年，印度、埃及和中国被认为是世界麻风三大疫源地。印度又为最早的疫源地，由此传播至世界各地。中国麻风流行已 2 000 多年，始于春秋战国时代，古称疠风、大风、恶疾等。麻风一词来自《圣经》中希伯来文 zarrath，意为不可接触，后译为希腊文 lepra，再译为英文即称麻风（leprosy）。麻风分枝杆菌由挪威学者 Hansen 于 1873 年发现，故国外学者仍称麻风为 Hansen 病。

麻风主要侵犯皮肤及外周神经、单核吞噬细胞系统等。抵抗力低的患者可累及多种器官，严重者可致容貌毁损和肢体畸残。WHO 曾提出在 20 世纪末全球消灭麻风，但至今仍是一个重要的公共健康问题。随麻风患者减少，需要更好的早期诊断方法，麻风及麻风反应的治疗仍不理想，而麻风菌苗的效果仍待评价。为巩固已有成绩还需作更多努力。中国政府对麻风防治工作高度重视，于 20 世纪末已基本实现了消灭麻风的目标。除西部及沿海边远山区尚有少数现症患者外，全国已基本未出现新病例。

### （一）病原学

1. 形态与染色　麻风分枝杆菌（简称麻风杆菌）属于放线菌目、分枝杆菌科、分枝杆菌属（*Mycobacterium*）。麻风杆菌呈微弯棒状，长 1~8μm，宽 0.3~0.5μm，无鞭毛及芽孢。革兰氏染色及抗酸染色均呈阳性，常聚集成束状、成团或球状排列。形态可在细菌死后或经治疗后发生很大变化，如形成短杆状、念珠状等。麻风杆菌为细胞内寄生菌（图 26-43-4），含低水平超氧歧化酶和过氧化物酶。此酶能抵抗氧化和防止细菌被宿主清除。因而在组织中麻风杆菌死菌比例高，并呈多形性。其细胞壁富含脂质及大分子物质，分外、中、内三层。外层主要由多糖组成；中层主要含酚糖酯（PG）、分枝菌酸、阿拉伯半乳聚糖衍生的酰基链，呈电子透明区；内层为电子密度的肽聚糖（peptidoglycan）。这些成分与细菌的致病性及激发人体免疫反应有一定的关系，且与其

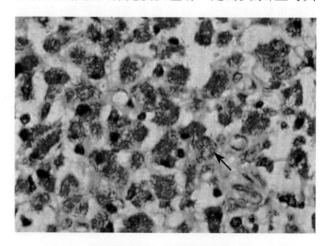

**图 26-43-4　麻风分枝杆菌**
麻风病理切片×1 000，箭头所指为细胞内寄生的麻风分枝杆菌（引自：贾文祥. 医学微生物学［M］. 2 版. 北京：人民卫生出版社，2010.）

他分枝杆菌成分可发生交叉反应，但不能刺激机体产生有效的保护性抗体。因此，麻风杆菌血清学鉴定较难。中国学者证实，麻风杆菌染色的抗酸性可被纯净新鲜的吡啶提取2小时而丧失，可作为与其他分枝杆菌鉴别的重要参考指标。

2. 动物模型　1960年Shepard成功建立了小鼠足垫感染模型，1966年Rees以免疫抑制小鼠接种麻风杆菌成功，1971年Kirchheimer建立了低级哺乳动物犰狳（armadillo）麻风感染模型。这些动物模型虽与人类麻风仍有相当差别，其达到足够增菌时间需长达18~24个月，但为麻风杆菌的微生物学、免疫学及生化特性研究，建立了良好基础。小鼠足垫感染模型已作为测定麻风杆菌耐药性的标准实验方法。

3. 理化特性　麻风杆菌对外界环境有一定的耐受力。在体外干燥的鼻分泌物中，可存活9天。4℃条件下在组织中可保持7~10天活力不变。适宜繁殖温度为27~30℃，故主要在人体体温较低的体表皮肤、黏膜和浅表部位的外周神经生长。紫外线照射30~60分钟，或日光直射2小时，或60℃10~30分钟，即完全失去活力。麻风杆菌生长极为缓慢，对数期生长传代时间达11~13天，迄今体外培养仍尚未成功。近年研究提示，与其他分枝杆菌相比，其基因中仅不足一半具有功能活性，而另一半以上为无活性或称为假基因组。此种衰变的基因可能是其生长繁殖缓慢与难以培养的主要原因。

**（二）流行病学**

1. 传染源　人是麻风的唯一宿主和传染源。虽黑猩猩、黑长尾猴、犰狳等有类似人瘤型麻风（lepromatous leprosy，LL）样感染，但流行病学调查认为动物作为传染源的意义并不大。瘤型麻风和偏瘤型界线类麻风（borderline lepromatous leprosy，BLL）患者在传播中最重要。皮肤黏膜病损处、鼻分泌物中，含大量麻风杆菌。痰、汗液、乳汁、精液及阴道分泌物中均可有该菌排出。尚未肯定有麻风杆菌健康带菌者。

2. 传播途径　主要经皮肤和呼吸道传播。呼吸道和破损的多菌型皮肤损害都是麻风杆菌的出口。患者喷嚏喷出物中每毫升含菌量达2 000万个，易感者呼吸道黏膜破损时更有利于麻风杆菌入侵。与麻风患者长期密切直接接触受传染，可以解释麻风的家庭聚集倾向等流行病学特点。家庭中有麻风患者的其发病率高于一般人群4~8倍。接触传染常在暴露接触若干年后才发病，因而不大可能在病

房或医院短时与患者接触而感染。由患麻风的产妇直接传染其婴儿也为重要途径。有报道婴儿经哺乳受感染，但消化道未发现麻风病变，推测为婴儿吮吸吞入含麻风杆菌的乳汁后，再反胃至鼻咽部受染的可能性较大。经消化道传播的可能性至今尚无直接证据。

3. 人群易感性　麻风可累及各种族、各年龄组人群。10~20岁及30~60岁年龄组为发病的两个高峰期，2岁以下婴儿和70岁以上老年人很少发病。儿童以结核样型麻风为主，无性别差异；成年人中瘤型麻风多见于男性，男女之比为2:1~3:1。麻风的家庭聚集倾向，主要相关因素为接触机会多、社会经济条件相近及家庭成员具有相同遗传特征等。麻风易感性也与机体人白细胞抗原（HLA）的表达相关，特别与HLA-DR抗原的表达密切相关。经若干年的防治努力，已使许多国家和地区的麻风发病率逐渐下降，提示遗传因素在麻风流行中不占主导地位。

4. 流行情况　麻风主要流行于热带和亚热带。亚洲患者最多，约占世界患者总数的50%。非洲患病率最高，有的地区达1%~4%。印度是世界麻风病例最多的国家，约占世界病例的1/3，其次为南美洲的巴西。全球至今仍有10亿人居住在麻风患病率超过0.1%的流行区。因此，防治麻风仍是世界性的重要医学和社会问题。

**（三）发病机制和病理**

1. 发病机制　麻风杆菌主要经呼吸道侵入人体后，可能先经血液循环至全身，最后定居于人体皮肤和神经。麻风杆菌致病力低，多数健康人对其有抵抗力，因此受染者多而发病者少。麻风发病多与细胞免疫有关。与结核相似，α/β与γ/δT细胞起重要作用，可在巨噬细胞中离开吞噬体，保持在细胞中以免受IFN-γ活化巨噬细胞溶酶体的作用。但因其靶细胞广泛，有时不受巨噬细胞的杀伤。疾病的炎症与麻风杆菌感染的免疫反应可以不一致。机体对麻风杆菌及其抗原物质的免疫状态及反应不同，直接反应取决于发病后组织中的细菌状态、免疫病理改变和患者临床表现。麻风患者的体液免疫多基本正常，能产生麻风抗体，但此种抗体并无抗感染能力。瘤型麻风患者还可产生过量的麻风抗体。因此，抗体相应的抗原含有的主要成分为磷脂，与人体组织细胞中的磷脂有共同抗原性，成为引起临床麻风性结节红斑反应时，出现皮肤、关节、神经损害的基本原因。相反，麻风患者的细胞免疫常有不同程度的缺陷。根据其缺陷程度，临床表现为类似光谱

样的连续变化疾病谱。如细胞免疫功能极度低下，对麻风杆菌缺乏免疫反应，HIV 与麻风杆菌混合感染时表现为麻风反应的危险性增高。

病理表现为广泛皮肤损害并含大量生长繁殖的麻风杆菌，即为瘤型麻风（LL）病理特点。如细胞免疫损伤仅为轻至中度，对麻风杆菌尚有足够免疫反应，临床表现为皮损局限较明显，组织中少菌或无菌，伴局限而明显的周围神经炎，则为临床另一极端的结核样型麻风（tuberculoid leprosy，TL）。这两种极端型之间，尚存在偏瘤型界线类麻风（BLL）、界线类麻风（borderline leprosy，BL）、偏结核样型界线类麻风（borderline tuberculoid leprosy，BTL）居间的连续变化形式，抵抗力从高到低为 TL→BTL→BL→BLL→LL。两个极端型患者常较稳定，而中间类型可因机体免疫状态改变或病情变化向两个极端演变（如 TL←BTL↔BL↔BLL→LL）。早期未定类麻风一部分可自愈，多数逐渐向其他各临床类型转变。

麻风杆菌侵入人体后首先被巨噬细胞吞入，经处理后部分抗原成分表达于巨噬细胞膜表面，与巨噬细胞膜上的 HLA Ⅱ类抗原 DR、DP、DQ 等协同，被 T 细胞识别后引起免疫反应。免疫反应正常者，T 淋巴细胞被激活产生淋巴因子，促进巨噬细胞清除麻风杆菌，形成上皮样细胞和朗格汉斯细胞（Langerhans cell）。如免疫功能缺陷，或 HLA-DR 抗原表达位点受麻风杆菌感染而改变，甚至表达障碍，导致 T 细胞不能识别，免疫反应弱而无法清除该菌，病变弥漫广泛，但免疫损伤轻微。病变处形成含大量麻风杆菌的麻风细胞（leprosy cell）或称泡沫细胞（foamy cell），是由巨噬细胞感染大量含脂质的麻风杆菌而来的。因此，机体免疫状态和组织相容性抗原特点，直接与麻风杆菌感染后是否发病和临床类型有关。

麻风杆菌侵袭力较低，但能较快改变受染组织对该菌的免疫反应状态，导致临床症状加剧和恶化，称为"麻风反应"。在多菌型麻风（瘤型及偏瘤型界线类），组织中含大量麻风杆菌。因体液免疫相对正常，血液循环中含较高水平麻风抗体。进行有效化疗时，大量可溶性抗原被释放到细胞外与血中抗体反应，在约半数患者中发生一种急性麻风性结节性红斑反应（erythema nodosum leprosy，ENL），也称为Ⅱ型麻风反应。ENL 主要因大量免疫复合物沉积造成Ⅲ型免疫反应。抗体过多时出现组织阿蒂斯反应（Arthus reaction），抗原过多时则出现血清病样反应。ENL 主要表现为皮肤痛性结节红斑、虹膜睫状体炎、神经炎、肾小球肾炎及全身性脉管炎等。另一

种类型为结核样型和界线类麻风，各种外界或内部因素变化时，免疫反应增强或减弱可出现再次由细胞免疫反应引起的迟发型超敏反应，称为Ⅰ型麻风反应。细胞免疫增强或有效化疗时，病情常向结核样型极端转化，称为升级或逆向反应。此种情况虽增强的免疫反应可进一步清除和减少组织中麻风杆菌的数量，但免疫损伤可致原有皮损和神经损害进一步加重，甚至可造成永久畸残。细胞免疫反应进一步下降或未行有效化疗时，病情又可向瘤型麻风极端演变，称为降级反应。因而，无论何种麻风反应均可加重病理损害，甚至造成严重后果。近年有报道，麻风可出现类似于 HIV 感染者 HAART 治疗后发生的免疫重建炎症综合征（IRIS）样表现。

2. 病理改变　病理特点主要是反映患者不同的免疫损害。麻风早期的未定型类，病理特点为皮损组织非特异炎性浸润，尚无特殊肉芽肿形成，组织中菌数很少或无菌，但如查见抗酸杆菌有重要意义。结核样型麻风病理改变为大量淋巴细胞浸润，明显肉芽肿形成，可见多量上皮样细胞和朗格汉斯细胞，表皮因明显细胞浸润而增厚，但破坏较轻。外周神经受累处有淋巴细胞浸润和神经膜细胞即施万细胞（Schwann cell）浸润，神经束和神经板破坏。组织中很少查见麻风杆菌，麻风杆菌素皮肤试验呈阳性。偏结核样型界线类麻风病理损害特点基本与结核样型麻风相似，仅皮肤损害范围增多增重，而淋巴细胞浸润及肉芽肿反应较轻，细菌数量增加，麻风杆菌素皮试呈弱阳性。界线类麻风病理解剖特点为皮肤表皮下可见明显"无浸润带"，这是因为淋巴细胞浸润较少，仅有一层胶原形成。并可见不典型泡沫状麻风细胞，组织中菌量明显增多，麻风杆菌素反应呈阴性。瘤型麻风病理检查皮损处也很少见淋巴细胞浸润，但有较多典型麻风泡沫细胞，内含大量麻风杆菌。病变小而弥漫，神经损害广泛，常有内脏器官损害，如眼、骨、睾丸等麻风性炎性细胞浸润或肉芽肿形成，麻风杆菌素皮试阴性。偏瘤型界线类麻风病理与瘤型相似，但程度较轻，尤其是神经损伤较轻，出现也较晚。该菌还可侵犯关节、黏膜，造成肌肉、肾上腺等器官组织损害性病变。

**（四）临床表现**

麻风起病缓慢，潜伏期平均 2~5 年，最短者数十天，长者可达 10 年。

早期症状为非特异低热、全身不适、肌肉酸痛，皮肤温觉迟钝而痛觉和触觉正常等异样感觉。因机体免疫状态及类型不同，表现差异明显。麻风的基

本表现为各种皮肤损害和周围神经受累粗大等症状。皮损具有不同形态与数量，包括原发性斑疹、丘疹、结节、疱疹和继发性皮肤萎缩、瘢痕、鳞屑和溃疡。红斑为各型麻风所共有，为病情活动的标志之一。周围神经炎为麻风的另一个主要临床表现，常为麻风的初发症状。少数可仅有周围神经炎而无皮肤损害，称为单纯神经炎麻风，但罕有仅具皮损而无周围神经炎者。一般不累及中枢神经系统。各型麻风临床表现如下：

1. 结核样型麻风（TL） 中国此型较常见，宿主免疫力较强，能使感染局限化。皮肤红斑数量少而大，边界清楚，呈淡红色。累及外周神经较少，但反应强烈，造成较明显浸润破坏和功能障碍，神经肿胀疼痛明显伴局部感觉障碍和闭汗。常为尺神经、腓总神经、耳大神经等受累明显。神经功能障碍可引起肌肉萎缩、运动障碍和畸形。本型有较强的自愈倾向，累及周围神经干而组织反应剧烈，也可因此而导致不可逆的畸残。

2. 结核样型界线类麻风（BTL） 此型宿主抵抗力较强，可部分抑制麻风杆菌生长。皮肤红斑数量增多，颜色变淡，大的红斑周围可有卫星状小斑块。皮损边缘清楚，分布较广，好发于面部、躯干和四肢。神经损害粗大而硬，受累神经较多，感觉障碍和闭汗出现较晚，程度较轻。神经鞘内炎性浸润及结缔组织增生使神经肿胀增粗数倍至十几倍。因周围神经多为混合神经，故常伴感觉障碍和营养障碍，常为温度觉最早受累，痛觉次之，触觉最后。神经干受累以触觉障碍最先，再依次为痛觉和温度觉受累。此型常因免疫力恢复和增强后出现Ⅰ型麻风反应，表现为严重受累神经疼痛，多在夜间出现，常难忍受，并可进一步加剧原有神经营养障碍，出现局部肌肉萎缩而致畸残。如面瘫和手足功能障碍形成的"爪手""猿手""垂腕"等。

3. 界线类麻风（BL） 皮损多而形态复杂。呈现多形性及多色性，边缘部分清楚部分不清。皮损广泛，大小不一，多不对称。多发性神经损害，神经仅为中度肿大，质地较软。本型可伴黏膜、淋巴结、睾丸和内脏病变。免疫反应不稳定，容易发生麻风反应和型别演变。抗麻风治疗可发生"升级反应"，向结核样型麻风端演变。在某些因素影响下，未抗麻风治疗也可发生"降级反应"，向瘤型麻风端发展。

4. 瘤型界线类麻风（BLL） 此型表现近似瘤型麻风，程度较轻。皮损已有瘤型麻风的斑疹、斑块、浸润、结节等，分布广泛，常呈弥漫性浸润损害。晚期因面部弥漫性浸润，可形成"狮面"。神经损害广泛，但肿大较轻，质软。感觉障碍及肢体畸残出现较晚，程度较轻。本型有瘤型麻风的眉毛及头发脱落，也常有鼻黏膜病变、淋巴结肿大、睾丸及内脏麻风。本型免疫稳定性也差，常在抗麻风治疗下发生"升级反应"，向结核样型麻风演变；未经抗麻风治疗，受某些因素影响可降级向瘤型麻风发展。

5. 瘤型麻风（LL） 此型较常少见，为麻风免疫力低下的另一极端。表现为病变广泛弥散，但组织损害相对较轻。皮损小而多，分布广泛对称，颜色浅淡。神经受累粗大虽不明显，中晚期因广泛对称神经干受累可发展为严重肌肉萎缩和畸残。皮肤浸润损害加深，常形成较大结节和斑块。发生于面部时表现为口唇肥厚、耳垂肿大、整个面部呈大小不等结节状斑块突起，形成"狮面"。因皮损和血液循环障碍，肢端水肿，皮肤萎缩，感觉障碍，常有难于愈合的四肢溃疡。眉毛对称性脱落，继之明显脱发。眉毛脱落为瘤型麻风的重要特征。鼻黏膜早期即受累，因浸润肥厚而进一步糜烂溃疡，产生严重鼻中隔穿孔塌陷，最终形成"鞍鼻"。眼部以角膜及虹膜受损最常见，可致永久性视力减退或失明。主要由该菌直接侵犯或由Ⅱ型麻风反应引起。肝脾可因麻风肉芽肿而肿大，常无临床症状，肝功能可正常。睾丸受累萎缩常致不育、阳痿和乳房肿大。骨质损害主要见于手足部位的短骨，因血液循环受累和营养障碍发生骨质破坏和吸收。上述内脏器官损害多见于晚期瘤型麻风，特别是未经治疗者。

6. 未定类麻风 未定类麻风（indeterminate leprosy）较多见，为各型麻风共同的早期表现。根据机体免疫状态变化，病变可自愈或分别向其他各类型发展。其症状轻微，皮疹少，呈淡红色，受累浅神经呈轻度肿大，但无感觉障碍或仅轻度异常。无畸形及内脏器官损害。

**（五）实验室检查**

1. 皮肤切刮涂片 可取皮损、眶上、耳垂、颧部、颌部等6~8处皮肤标本，查抗酸杆菌。皮肤取材应选浸润显著、色黄、红黄或红色皮损处。如为阳性则多为麻风杆菌，报告应包括细菌数量，即细菌指数（BI）或密度指数、形态即形态指数（MI），以表示麻风杆菌在组织中的存在状态。BI＝各部位菌"＋"号数的总和/查菌部位数。细菌计数法：1＋表示100个视野内1~10条菌，2＋表示10个视野内1~10条菌，3＋表示平均每个视野内1~10条菌，4＋表示平均每个视野内10~100条菌，5＋表示平均每个视野内

100~1 000 条菌,6+表示每个视野内>1 000 条菌。MI 表示完整的麻风杆菌(活菌)在观察总菌量中的比例,即 MI=完整的杆菌数/观察细菌总数。实际应用时较难标准化,故只报告描述细菌的形态。两种指数除反映麻风杆菌含量和形态之外,还可作为药物疗效评价的指标。

2. 组织病理检查 选取活动性损害组织,如红斑、斑块、结节及浸润等,进行病理检查发现特征性上皮样细胞、朗格汉斯细胞肉芽肿或麻风细胞,均有重要价值。病理学报告除常规病理描述外,应报告组织学指数,即活检指数(HI),HI=麻风浸润面积占整个切片真皮面积的比例×细菌指数(BI)/10;还应报告麻风类型、功能障碍程度及有无后遗畸残等,有助于临床正确处理。

3. 麻风菌素试验 麻风菌素试验(lepromin test)是测定机体对麻风杆菌是否存在Ⅳ型超敏反应的皮肤试验,对麻风分类及判断预后有重要参考意义。但因其抗原与结核分枝杆菌的交叉反应,故对诊断麻风无帮助。方法是可在前臂或左上臂屈侧皮肤用 75%乙醇消毒后,注射麻风菌素 0.1ml,48~72 小时后出现局部红肿(红斑浸润),直径<5mm 为阴性;5~10mm 为可疑(±);10~15mm 为弱阳性(+);15~20mm 为中等阳性;>20mm 为强阳性。早期反应出现于注射后 3~4 天,表示患者对麻风菌素过敏;后期反应出现于注射后 3~4 周,表示对麻风有免疫。

4. 血清学检查 以麻风杆菌提取的酚糖酯(PG)为抗原,采用 ELISA 法检测特异性抗体,有较高的特异性。多菌型麻风常为阳性,少菌型麻风常为阴性。在纯神经型麻风,约有 50%患者血清试验为阳性。多菌型患者家属的血清特异性抗体升高,属于麻风高危发病人群,可对这些人群使用药物预防措施。

5. 核酸检测 可用 PCR 扩增法检测血清麻风杆菌 DNA,多菌型麻风患者麻风杆菌核酸为阳性,少菌型麻风患者为阴性。

**(六)诊断和鉴别诊断**

1. 诊断依据 典型皮损伴神经症状,结合明确的流行病学史,诊断较为容易。但早期诊断具有挑战性。早期症状不典型和较轻时,常易误诊、漏诊或延迟诊断。诊断的主要根据包括:①特殊的皮疹、周围神经肿大及感觉障碍表现;②皮肤刮片查找抗酸杆菌;③组织活检检查见特异性病变;④确切的麻风接触史等。诊断应具备上述 4 项中的 2 项,以皮肤查见麻风杆菌为确诊最可靠的依据。

收集病史时,应注意患者可能因畏惧心理而隐瞒病情。须充分取得患者信任与合作,重点了解症状发生经过及家庭传染接触史。体格检查应着重注意有诊断价值的局部感觉障碍和神经粗大。如感觉障碍出现在皮损部位和麻木闭汗区域,则更具诊断意义。从皮肤组织中检查麻风杆菌对诊断虽重要,但查菌阴性不能排除麻风,尤其在结核样型麻风多为阴性时。查见麻风杆菌时,应注意与其他抗酸杆菌相鉴别。此外,在流行区妊娠和哺乳期妇女患麻风时,临床表现不典型,可在妊娠的后 3 个月或哺乳的前 3 个月时才出现相关的症状,致使部分病例未能及时诊断,因此对流行区生育与哺乳期妇女应注意流行病学调查,必要时进行病原菌等相关检查。

2. 鉴别诊断 主要应与各种皮肤病及各类神经炎相鉴别。重要而易于混淆的皮肤病有各种皮癣、银屑病、药疹及红斑性皮肤病。应注意与各种感染性、中毒性神经炎,神经通道受压迫引起的神经症状等相鉴别。麻风虽有多种形态皮损,但绝大多数都同时存在周围神经受累症状,这与单纯皮肤病比较有特征性和鉴别意义。如再配合皮肤刮片查菌和病理检查结果,一般均能作出正确诊断。

**(七)预后**

麻风曾因药物疗效差、病程漫长,造成较多畸残,但很少直接引起死亡。由于早期诊断和强有力的联合化疗,已明显改善了本病预后。结核样型麻风有明显自限性自愈倾向,对化疗反应好,但神经损害不可恢复。患者如对联合化疗依从性好,可以有效中止和改善瘤型麻风的进程,甚至可达到临床治愈。采取有力的普及综合防治措施,通过持续努力,有可能在世界范围内消灭麻风。

**(八)治疗**

1981 年,由 WHO 推荐以家庭多药联合化疗(multi-drug therapy,MDT)为主的防治方案,不再强制隔离患者。麻风病院仅为处理麻风反应、有合并症及畸残患者的康复治疗中心。联合化疗效果好,显效快;能在短时间最大限度杀灭细菌,消除传染性;有效减少耐药菌;降低复发和畸残。单一药物化疗常不易清除细菌,反使耐药菌增加。同时药物很难达到潜藏于深部组织细胞中的少数麻风杆菌,称为持久菌(也称休眠菌或顽固菌)。虽其对抗麻风药物仍敏感,但因药物渗透限制而常成为停药后复发的根源。

1. 联合化疗 采用两种以上作用机制不同的有效杀菌化学药物联合应用即为联合化疗(MDT)。

MDT方案能使药物增加深部组织的渗透,使杀菌能力明显增强。如疗程适当,能基本克服耐药菌和持久菌治疗的两大问题。

(1)药物简介

1)氨苯砜(dapsone,DDS):化学结构与磺胺相近,其作用机制也为阻断细菌叶酸合成,影响菌体核蛋白合成而起杀菌作用。有报道砜类药物可刺激单核巨噬细胞系统,增加巨噬细胞活性,促进其对吞噬细菌的消化。药物价格低廉,耐受性好,服用方便。故曾一直是治疗麻风的首选药。缺点是需长期持续服用,如经数年单独DDS治疗者,仍能在周围神经及肌肉中分离出对DDS敏感的持久菌,且已发现原发和继发耐药病例不断增加。世界多数国家报道对DDS原发性耐药率已高达20%~40%,WHO在世界范围调查显示,继发DDS耐药率为2%~39%。中国用小鼠足垫模型在部分地区调查发现,继发性DDS耐药株流行率为5%,提示已不宜单用DDS治疗。DDS毒副作用小,有轻度贫血、药疹、肝功能异常等。偶可有精神障碍,一般停药后可自行缓解。对已有贫血、肝肾疾病、磺胺过敏及精神病史者,禁用本品。

2)利福平(rifampicin,RFP):作用机制为选择性抑制细菌DNA依赖RNA聚合酶,阻止RNA合成,从而阻断菌体蛋白合成。利福平对麻风杆菌杀菌作用强而迅速,最低抑菌浓度(MIC)为0.3mg/L,最低杀菌浓度(MBC)为0.9mg/L,半衰期近3小时。特别在组织细胞内浓度高,能杀死长期生长的胞内细菌,故为MDT首要的必需药物。主要副作用为皮疹及肝损害,如一旦发生应暂停用药,待皮疹消退和肝功能恢复后,可酌情恢复治疗。RFP口服后在血中维持时间较长,加之麻风杆菌传代周期长达13~15天,故有主张间歇用药,应注意已有RFP耐药的报道,故也不宜单用。有明显肝肾功能障碍者禁用。

3)氯法齐明(clofazimine,B663):又名氯苯吩嗪,其作用机制尚不清楚,可抑制麻风杆菌DNA依赖的RNA聚合酶,阻止抑菌体蛋白合成。还有抗炎、稳定溶酶体作用,故也用以治疗Ⅱ型麻风反应。B663杀菌作用较弱,显效较慢,口服吸收差,常作成油质微粒剂型以促进吸收。对深部组织中的持久菌无效。氯法齐明副作用主要为皮肤色素沉着和消化道反应。有明显消化道症状或肝肾损害者禁用。

4)丙硫异烟胺(protionamide,PTH):为乙硫异烟胺的同类药物,已基本代替乙硫异烟胺。其抗麻风杆菌作用较DDS快,但较RFP慢。本品MIC为50μg/L。在体内排泄较快,间歇用药时杀菌作用明显下降。PTH口服后在体内迅速代谢为丙硫异烟胺硫氧化物,后者仍有相同杀菌作用。麻风菌对本品易出现耐药性,且与硫脲类药物有交叉耐药,故宜与其他抗麻风药物合用。主要副作用为胃肠功能紊乱和肝损害。一般用作B663的替代药物。

5)较新型抗麻风药物:有希望的抗麻风新药有喹诺酮类、米诺环素和RFP的衍生物等。研究新药主要在于寻找与现有抗麻风药物作用机制不同的杀菌药,维持血药浓度更长的制剂。以防止耐药性产生和提高对耐药菌、持久菌的疗效。培氟沙星(pefloxacin)每月口服2次,每次400mg,疗程24周;氧氟沙星400mg,每天1次,治疗4周可杀灭瘤型麻风患者体内99.9%的活菌,司帕沙星(sparfloxacin)抗菌活性较氧氟沙星更强,作用更持久。米诺环素(minocycline)因有良好的脂溶性,能穿透细胞脂质外膜,动物实验已显示有强力杀菌效果。大环内酯类的克拉霉素(clarithromycin)有明显杀菌作用,瘤型麻风患者口服500mg/d,在治疗4周及8周内,可分别杀灭99%及99.9%的活菌。常见的不良反应是消化道刺激,但多能耐受。

(2)治疗方案:WHO建议将5级分类的麻风归纳为多菌型(multibacillary,MB)和少菌型(pancibacillary,PB)两类。MB包括瘤型、偏瘤型界线类和中间界线类麻风。PB包括结核样型、偏结核样型界线类和未定类麻风。为避免将MB错定为PB而影响疗效,可将皮肤查菌阳性,无论临床类型均按MB方案治疗。MB方案:利福平600mg,每个月1次,氯法齐明300mg,每月1次,两药同时进行监督服用;氨苯砜100mg,每天1次,氯法齐明50mg,每天1次,两药同时自服;疗程至少2年,或皮肤涂片查菌阴性时为止。PB方案:利福平600mg,每月1次,监督服用;氨苯砜100mg,每天1次,自服;疗程6个月。

上述方案儿童用量按年龄酌减。治疗中注意自服药物不能少于每月20天,否则不计入疗程。MB方案1年中服药不少于8个月,如中断服药超过4个月,应重新开始计算疗程。

MDT方案适用于新病例和单用DDS治疗复发患者。如用MDT方案治疗后仍复发者,应立即用小鼠足垫感染模型确定是否为多重耐药麻风杆菌感染,或为仍对药物敏感的潜藏持久菌复发。如确定为多重耐药菌感染,应在住院观察下4联药物(DDS,RFP,B663,PTH)监服治疗。如明确为持久菌复发,则可继续用MDT方案治疗。1981年WHO推荐的MDT方案见表26-43-3。

表 26-43-3　麻风分类 MDT 方案(1981)

| 分类 | 药物 | 用量 | | 疗程 | 备注 |
|---|---|---|---|---|---|
| 少菌型单皮损麻风<br>(一块皮损) | 利福平 | 600mg | | 单剂 | 3 种药物联合 |
| | 氧氟沙星 | 400mg | | | |
| | 米诺环素 | 100mg | | | |
| 少菌型单皮损麻风<br>(2~5 块皮损,含结核型或不明确者) | 氨苯砜 | 100mg/d,自服 | | 6 个月 | 2 种药物联合 |
| | 利福平 | 600mg,每月 1 次,监督服用 | | | |
| 多菌型单皮损麻风<br>(5 块以上皮损,含瘤型或边缘型) | 氨苯砜 | 100mg/d,自服 | | 2 年 | 3 种药物联合,其中氯法齐明为 2 种用法 |
| | 氯法齐明 | 500mg/d,自服 | | | |
| | 利福平 | 600mg,每月 1 次,监督服用 | | | |
| | 氯法齐明 | 300mg,每月 1 次,监督服用 | | | |

1998 年来,一些国家根据 WHO 的推荐对 MB 患者实施 1 年治疗方案,复发率低于 1%。有报道 114 例 MB 一致性多药治疗(UMDT)6 个月疗程,其后随访 6 年者 75 例(65.8%),结果提示 6 个月疗程也有效。

2. 麻风反应的治疗　麻风反应为发作性症状加重的免疫炎性反应,无论是 Ⅰ 型或 Ⅱ 型麻风反应,均可导致病变明显加重,甚至畸残。其治疗目的除减轻患者痛苦外,主要是防止神经及眼部反应所致严重后遗损害。反应轻微用水杨酸盐制剂即可有效缓解症状。如症状明显可选用以下药物治疗:

(1) 沙利度胺(thalidomide,反应停):又名呔咪派啶酮、呔谷酰亚胺,属免疫抑制剂。主要是抑制 $CD4^+T$(即辅助性 T 细胞,Th),使 Th/Ts 比值下降,进而抑制免疫反应。沙利度胺主要用于 Ⅱ 型麻风反应,对 Ⅰ 型麻风反应效果差。用法为口服 200mg,每天 3 次。症状控制后逐渐减为 50~100mg,每天 1 次。本药可致畸胎,孕妇禁用。

(2) 肾上腺皮质激素:有较强抗炎、抗过敏及免疫抑制作用。主要用于 Ⅰ 型麻风反应引起的明显神经损害和较严重的 Ⅱ 型麻风反应。尤其对后者引起的神经炎、眼炎、睾丸炎和发热等,疗效迅速。可口服泼尼松,40~60mg/d。病情急剧者可用氢化可的松 100~200mg 或地塞米松 5~10mg 静脉滴注。临床症状缓解后逐渐减量停药。总疗程不宜超过半年,或用其他抗炎药物替代,以免疗程过长出现多种副作用。

(3) 氯法齐明:可稳定溶酶体膜发挥抗炎作用。主要用于对肾上腺皮质激素和沙利度胺有禁忌证,或有明显药物反应而无法坚持用其他药物的麻风反应患者,用法为口服 300mg/d,3 个月后可减为 50mg/d。也可与沙利度胺等药物配伍用以增强疗效。治疗 Ⅱ 型麻风反应剂量为 100~200mg/d,2~4 周后缓慢显效。

(4) 雷公藤及昆明山海棠:动物实验证实对细胞免疫及体液免疫均有明显抑制作用,并能抑制炎性血管通透性增加和肉芽肿增殖。对 Ⅰ 型和 Ⅱ 型麻风反应均有一定疗效。用法为雷公藤根去皮,20~30g/d,煎服;或昆明山海棠片 2~4 片,每天 3 次。主要副作用为胃肠道刺激及白细胞减少,另应注意雷公藤皮及叶均有剧毒,切忌误用。

还可用解热止痛药物辅助缓解症状。个别反应严重者,甚至需作神经外膜松解术以减轻疼痛和其他症状。

3. 麻风器官损伤及畸残的治疗　如未对麻风性神经炎及麻风反应积极治疗,或未对有感觉障碍的肢体采取防护措施,则麻风患者器官损害及畸残发生率很高。防止器官损害和畸残的关键是早期诊断和联合用药治疗麻风及麻风反应。麻风性虹膜睫状体炎,治疗应及时散瞳,应用可的松滴眼液和防止继发感染,同时配合全身抗麻风或抗麻风反应治疗。对外耳、鼻部皮肤黏膜损害,应加强局部保护性处理。对局部感觉障碍者,尤其应加强自我保护教育,避免意外烫伤和烧伤。已有肢体畸残者,酌情采用体疗、理疗或外科整形治疗,以最大程度恢复患者肢体功能和器官外形。

4. 麻风复发的治疗　麻风复发是指在完成化疗疗程后,已达到治愈标准或病情稳定,再次出现新皮损,麻风杆菌转阴后再次查菌阳性,或组织病理检查发现新的特异性麻风病变及切片查抗酸杆菌再度阳性。如在疗程中阴转后又复发,多为耐药菌。如细菌阳转出现在疗程结束后,则多为持久菌再次活跃,也可能为耐药菌引起。患者服药依从性较差时,特别易于复发。麻风复发常导致原有损害加重,甚至发生畸残。劳累、营养不良、妊娠、精神创伤等均可为复发诱因,故治疗时应同时注意适当处理。应用小鼠足垫感染模型接种,如判为多重耐药菌引起复发,应入院接受 DDS、RFP、B663、PTH 四联药物监督服用化疗,至少 24 周。如确证为非耐药菌致复发者,可仍用 MDT 方案继续治疗。麻风复发应注意与Ⅰ型麻风反应相鉴别,后者实际也是由迟发型超敏反应引起的麻风症状加重,但不伴细菌复发和增殖。

**(九)预防**

1. 控制传染源 早期发现、及时治疗与定期监测患者,是控制麻风传染源的几个重要环节。

2. 建立麻风防治网 加强防治网所涉及的流行区人群宣传教育,包括对麻风传播知识、早期临床表现及麻风完全可经联合化疗治愈等方面的知识普及,对防止麻风流行极为重要。

3. 保护易感者

(1)化学预防:是对确认或疑为潜伏或亚临床麻风的个体,包括在家庭有密切接触史的可疑麻风患者,尤其 16 岁以下儿童,应用有效药物,使其不出现临床症状。药物为氨苯砜每天 500mg,或肌内注射醋氨苯砜油剂 1.5ml(含 225mg),每隔 75 天注射 1次,共 2 年;在长期服用氨苯砜单药治疗的地区,应短期服用利福平。在麻风高发地区,一年一次单剂量利福平、米诺环素和氯法齐明联合化疗具有实际意义。

(2)免疫预防:是以人工制造的免疫制剂使易感者(个体与人群)产生对麻风的特异性免疫力,以预防和减少麻风发病。但迄今仍无完全成熟的麻风菌苗。麻风杆菌感染后发病率低,潜伏期长,使菌苗效果考核十分困难。单独的死麻风菌苗加卡介苗(BCG)接种可提供 30% 以上的保护性免于感染,结合灭活麻风杆菌接种可增加保护性超过 60%。

(唐 红)

## 三、非结核分枝杆菌感染

非结核分枝杆菌(nontuberculous mycobacteria,NTM)是除结核分枝杆菌复合群(包括结核、牛、非洲、田鼠、山羊、pinnipedii、suricattae 和 mungi 分枝杆菌)和麻风分枝杆菌以外一大类分枝杆菌的总称。迄今为止,共发现 NTM 菌种 190 余种和 14 个亚种,随着菌种鉴定技术的进步,不断有新的 NTM 菌种被发现。NTM 广泛存在于水、土壤、灰尘等自然环境中,其中大部分为腐物寄生菌,仅少部分 NTM 对人体致病,其主要是引起肺部的病变,也可引起全身其他部位的病变,常见的有肺炎淋巴结炎、皮肤软组织感染、骨髓系统感染,严重的细胞免疫抑制者可引起血源性播散。近年来,NTM 病呈快迅增多趋势,该疾病已成为威胁人类健康的重要公共卫生问题之一。根据《伯杰氏系统细菌学手册》将 NTM 分为快速生长型和缓慢生长型两大类,其中经国际细菌命名委员会审定及公认的 42 种见表 26-43-4。

表 26-43-4 国际细菌命名委员会审定的 NTM

| 菌种种类 | 菌种名称 | 菌种英文名称 |
| --- | --- | --- |
| 快速生长 NTM | 脓肿分枝杆菌 | *M. abscessus* |
| | 龟分枝杆菌 | *M. chelonae* |
| | 汇合分枝杆菌 | *M. confluentis* |
| | 诡诈分枝杆菌 | *M. fallax* |
| | 微黄分枝杆菌 | *M. flavescens* |
| | 马达加斯加分枝杆菌 | *M. madagascariense* |
| | 副偶然分枝杆菌 | *M. parafortuitum* |
| | 草分枝杆菌 | *M. phlei* |
| | 耻垢分枝杆菌 | *M. smegmatis* |
| | 金色分枝杆菌 | *M. aurum* |
| | 赤塔分枝杆菌 | *M. chitae* |
| | 迪氏分枝杆菌 | *M. diernhoferi* |
| | 产鼻疽分枝杆菌 | *M. farcinogenes* |
| | 偶然分枝杆菌 | *M. fortuitum* |
| | 新金色分枝杆菌 | *M. neoaurum* |
| | 外来分枝杆菌 | *M. peregrinum* |
| | 塞内加尔分枝杆菌 | *M. senegalense* |
| | 抗热分枝杆菌 | *M. thermoresistibile* |
| 缓慢生长 NTM | 亚洲分枝杆菌 | *M. asiaticum* |
| | 隐藏分枝杆菌 1 型 | *M. celatum type 1* |
| | 库氏分枝杆菌 | *M. cookii* |
| | 日内瓦分枝杆菌 | *M. genavense* |
| | 爱尔兰分枝杆菌 | *M. hiberniae* |
| | 中间分枝杆菌 | *M. intermedium* |
| | 堪萨斯分枝杆菌 | *M. kansasii* |
| | 海分枝杆菌 | *M. marinum* |
| | 副结核分枝杆菌 | *M. paratuberculosis* |
| | 猿猴分枝杆菌 | *M. simiae* |
| | 土地分枝杆菌 | *M. terrae* |
| | 溃疡分枝杆菌 | *M. ulcerans* |
| | 鸟分枝杆菌 | *M. avium* |
| | 隐藏分枝杆菌 2 型 | *M. celatum type 2* |
| | 胃分枝杆菌 | *M. gastri* |
| | 戈登分枝杆菌 | *M. gordonae* |
| | 插入分枝杆菌 | *M. interjectum* |
| | 胞内分枝杆菌 | *M. intracellulare* |
| | 玛尔摩分枝杆菌 | *M. malmoense* |
| | 不产色分枝杆菌 | *M. nonchromogenicum* |
| | 瘰疬分枝杆菌 | *M. scrofulaceum* |
| | 苏加分枝杆菌 | *M. szulgai* |
| | 通俗分枝杆菌 | *M. triviale* |
| | 蟾分枝杆菌 | *M. xenopi* |

从发现 NTM 以来，命名繁杂，在不同年代曾使用过不同名称，直到 80 年代末至 90 年代初，命名比较趋向一致，普遍称为非典型分枝杆菌或非结核分枝杆菌。其实非典型分枝杆菌的命名是不合理的，因为每一种分枝杆菌都有其固有的生物学特性，因此在国际上多称为非结核分枝杆菌，1987 年我国在海南召开的全国非典型抗酸菌病研讨会制定了非典型分枝杆菌病诊断标准及其处理措施。随后，1993 年在黄山市召开的非典型抗酸菌会议上正式将非典型抗酸菌定名为非结核分枝杆菌，与国际命名相一致。人们对非结核分枝杆菌的研究和认识是随着时间的推移而逐渐深入的。大致可分为三个阶段：1950 以前为第一阶段，此阶段只有散在的病例报告；1950—1970 年为第二阶段，此阶段研究了组织学与诊断标准，特别是在 1954 年 Timple 和 Runyon（鲁尼恩）第一次系统地提出了分枝杆菌的分类，开创了 NTM 研究的起点；1970 年以后为第三阶段，此阶段深入研究了细菌学及鉴定方法。1979 年在美国丹佛国际会议上第一次阐述了 NTM 的流行病学、发病原因、分类学、分子遗传学，使非结核分枝杆菌的研究更加深入。另外，由于国际上 AIDS 的流行使 NTM 的发病率迅速增高，也进一步促进对 NTM 的研究。

**（一）病原学及分类**

Runyon（鲁尼恩）分类法：在 1959 年至 1965 年间，Runyon 收集了 30 多个国家的 400 多种进行研究，根据分枝杆菌的形态学、培养、曝光后产色性、生长快慢的特征，将 NTM 分为四群。Ⅰ 群光产色菌（photochromogenic bacteria）即 Runyon Ⅰ 群；Ⅱ 群暗产色菌（scotochromogenic bacteria）即 Runyon Ⅱ 群；Ⅲ 群不产色菌（nonchromogenic bacteria）即 Runyon Ⅲ 群；Ⅳ 群为快速生长菌（rapid growers）即 Runyon Ⅳ 群。

1. 光产色菌　本群的特点是在暗处为奶油色，曝光 1 小时后再培养即成橘黄色。生长缓慢，菌落光滑。对人致病的有堪萨斯分枝杆菌（M. kansasii）、海分枝杆菌（M. marinum）和猿分枝杆菌（M. simiae）。

（1）堪萨斯分枝杆菌：在 1953 年在美国堪萨斯城首先发现，以后世界各地均有发现，感染率呈上升趋势。本菌广泛分布在水和土壤中，菌体为细长杆菌，生长缓慢，最适温度 37℃，25℃生长，45℃不生长。在鸡蛋培养基上呈 S 型菌落，易于乳化。在暗处培养不产生色素，菌落经光照射后可产生红色结晶样红萝卜素样色素，此为本菌的特点。涂片抗酸

染色可见交叉棒状杆菌，多含一至数个异染颗粒。硝酸还原试验和吐温水解试验呈阳性，烟酸试验、过氧化物酶及中性红试验均呈阴性。本菌有 5 个基因型，大多数菌株对人体有致病性，主要引起人类肺结核样病变，常有空洞形成，在非结核分枝杆菌引起的肺部感染中，仅次于鸟-胞内复合体分枝杆菌（MAC）。肺外感染少见。多数菌株对利福平、链霉素、环丝氨酸等敏感，对异烟肼和对氨基水杨酸耐药。

系统性疾病、应用免疫抑制剂和长期暴露于污染的水中是发病的危险因素。很可能通过呼吸和局部接种而感染，人与人之间传染尚缺乏证据。该菌可以感染而不发病，直到宿主由于免疫功能出现缺陷时发病。主要侵犯肺部，常见症状是发热、畏寒、夜汗，伴或不伴咳嗽、体重减轻、疲劳、胸痛和呼吸困难。皮肤损害可以不典型。局部皮肤损害可有红斑、丘疹、脓疱、结节、红色斑块、脓肿和溃疡等，也可有结痂或丘疹坏死表现。从局部向周围扩散，引起淋巴结炎和皮下组织感染。该病在 HIV 抗体阴性者中死亡率为 2%，在 HIV 抗体阳性者中为 9%。如不治疗，50%以上的患者肺部损害可加剧，甚至死亡。

（2）海分枝杆菌：本菌存在于海水和淡水中，为水中的腐生菌。菌体呈棒状，中等长度，具多形性。生长速度中等，生长温度 25~35℃。25℃生长迅速，45℃不生长。在鸡蛋培养基上呈 S 形突起菌落，曝光后呈橘黄色。除感染鱼类外，本菌在水中可通过皮肤擦伤处侵入人体，引起"游泳池肉芽肿"及皮下脓肿。本菌对利福平、链霉素、乙胺丁醇等敏感。

对于人来说，海分枝杆菌是一种机会致病微生物，其传播途径并非像结核分枝杆菌那样通过呼吸道传染，并且海分枝杆菌适宜生存温度为 30℃，在人体内无法正常生长，因此其毒力和传染性对人来说并不是很强，但有时会在肢端（手、脚趾等）感染形成肉芽肿，多见于水产养殖人员和游泳池救生员。一旦入侵人体，一般只会在人体的筋膜蔓延，不会入侵温度较高的内脏器官。海分枝杆菌可能在水族箱出现，假若饲养的鱼类已受到细菌感染，它们亦会把细菌带到水族箱内。处理水产时也应注意，避免被蜇伤感染细菌；在游泳池内，引起人的传染性皮肤病变，通常在肘部，也可能在膝部、脚、手指和脚趾引起皮肤肉芽肿（游泳池肉芽肿），有时溃疡化；通常几个月后自然痊愈。大量腹腔注射于小鼠，引起尾、足和阴囊的溃疡，有时发生内脏病变和死亡；静脉注射后，只尾部发生病变；皮下或呼吸接种，豚鼠不发病；

腹腔注射偶尔引起阴囊病变;腹腔或静脉注射,小鸡不发病。

一般海分枝杆菌的感染都会被延误,原因是感染的罕有性及未能及时想起与海水接触的经验。一般的误诊包括真菌及寄生虫的感染、皮肤结核、类风湿关节炎、异物反应及皮肤肿瘤。对于海分枝杆菌感染的诊断需要高度的怀疑及完整的病史协助。长时间延误诊断可以导致严重及破坏性的感染。不像结核分枝杆菌,大部分海分枝杆菌的菌株并不会在37℃中生长。菌株呈奶油色,并在阳光下转为黄色。海分枝杆菌可以用一般的分枝杆菌确认方法来辨认。它们生长得很快及可以按其需光产色的特征来辨认。

海分枝杆菌是研究结核分枝杆菌的一种优良模型,其毒力小、传染性低,只需要在二级生物实验室内进行研究(结核分枝杆菌需要三级),并且其与结核分枝杆菌的基因相似性高达95%以上,感染实验可以在斑马鱼上进行,操作方便。

2. 暗产色菌　本群细菌无论有光或无光均能产生色素,呈黄色或橘黄色。生长缓慢,菌落光滑。对人致病的主要有瘰疬分枝杆菌(*M. scrofulaceum*)和苏丹加分枝杆菌(*M. szulgai*)。

(1)瘰疬分枝杆菌:本菌可存于乳及乳制品、水和土壤中。菌体呈短棒状或纤细丝状。生长缓慢,最适温度37℃。25℃生长迅速,45℃不生长。在鸡蛋培养基形成丘状、边缘整齐的S型菌落,光照及暗处均可形成橘黄色色素。好发于儿童,临床表现为肺部病变和局部淋巴结炎,主要累及颌下腺和下颌下淋巴结。受累淋巴结逐渐缓慢增大,最终形成溃疡、窦道和瘘管,沿淋巴管走行排列,但很少造成播散性感染。通常呈良性、自限性过程,除轻微颈部疼痛外,无全身症状。亦可引起肺部感染。对目前使用的抗结核药均不敏感。

典型组织病理学改变可见淋巴结中广泛脓肿形成,组织细胞和肉芽肿并不明显,受累淋巴结中可找到瘰疬分枝杆菌,根据肺部病变和淋巴结肿大等表现,结合组织病理检查,皮损或淋巴结中找到瘰疬分枝杆菌即可确诊。应与其他导致颈部淋巴结肿大的原因鉴别,尤其是结核分枝杆菌及其他非结核分枝杆菌感染。本病可自愈。有报道异烟肼联合利福平治疗取得良好疗效。必要时考虑手术切除受累淋巴结。

(2)苏丹加分枝杆菌:本菌可存于水和土壤中。菌体呈短棒状,生长缓慢,最适温度37℃,25℃生长

迅速,45℃不生长。在鸡蛋培养基上形成丘状、边缘不整齐的R型菌落。本菌的突出特点是37℃为暗产色,25℃为光产色。主要引起人肺部的慢性感染。

3. 不产色菌　本群细菌在光照或暗处均能不产生色素。生长缓慢,菌落光滑。对人致病的只有鸟-胞内复合体分枝杆菌(*M. avium-intracellulare*,MAC)和蟾分枝杆菌(*M. xenopi*)。

(1)鸟-胞内复合体分枝杆菌:包括鸟分枝杆菌和胞内分枝杆菌,两菌有很多相似之处。细胞呈长或短杆菌,某些呈丝状。生长缓慢,在鸡蛋培养基上形成边缘整齐的S型菌落,不产生色素,衰老菌落可呈黄色。本菌在环境中广泛存在,是临床感染中最常见的非结核分枝杆菌,可引起人类肺部结核样病变,特别是老年男性,也可引起儿童颈部淋巴结炎。在HIV感染者和AIDS患者合并的分枝杆菌感染中,90%由本菌或者结核分枝杆菌引起。本菌对目前常用的抗结核药均不敏感或者耐药。

MAC感染以肺病最常见,也可导致皮肤软组织病变等病变形式。鸟分枝杆菌和胞内分枝杆菌都可引起呼吸道病变,鸟分枝杆菌还经常引起播散性病变。鸟分枝杆菌和胞内分枝杆菌毒力在差别上没有定论。根据细菌生长速度分类,MAC属慢生长分枝杆菌,根据细胞外壁最外层肽聚糖脂(peptidoglycolipid)的寡糖残基,还可进一步划分为不同的血清型。

MAC广泛存在于自然环境,包括水源、土壤、室内游泳池、水浴缸、热水器和淋浴器的气溶胶中。免疫功能正常者,当MAC穿过呼吸道或胃肠道黏膜后,被黏膜下的巨噬细胞吞噬。在合并肺部基础疾病(如支气管扩张、COPD、肺尘埃沉着病,既往结核病史、囊性纤维化)、干细胞或器官性纤维化跨膜调节器(cystic fibrosis transmembrane regulator, *CFTR*)基因杂合子患者,免疫系统不足以防御MAC的侵袭,属MAC病的易感因素,而CD4$^+$T细胞<50/μl、IFN-γ和IL-12通路的遗传缺陷,属播散性MAC病的易感因素。

MAC为条件致病菌,尚无动物向人和人向人传播的证据。单次从痰标本分离出MAC并不意味着患病,更多情况是由于细菌定植或标本污染。因此,培养发现MTB对结核病有相当高的阳性预测值,但痰标本培养发现MAC对MAC肺病的阳性预测值要低得多。美国胸科学会(American Thoracic Society,ATS)一度建议,对没有肺部空洞病变的患者,多次从痰标本分离出NTM可能由于细菌定植,不一定意

味着患病,故不需要治疗。但后来发现这类患者病情可以缓慢进展。目前认为,在符合 NTM 肺病诊断标准的患者中,建议启动治疗而不是观察,尤其是痰涂片抗酸杆菌阳性和/或空洞性肺病者。

多数 MAC 肺病常有类似肺结核的表现,基本病变以渗出、变质和增生为主,特征性的表现是境界清楚的干酪坏死性肉芽肿,与肺结核的病理特点相比,其干酪坏死较少,机体组织反应较轻。MAC 相关过敏性肺炎最常见的病理特点是非坏死性肉芽肿和慢性间质性肺炎,偶见坏死性肉芽肿。肉芽肿随机分布或以细支气管为中心,有时肉芽肿突入细支气管管腔,使管腔狭窄。肉芽肿境界清晰,多无融合倾向,有时可见机化性肺炎和细支气管炎症。但是,很少见抗酸杆菌。因其镜下特点既有别于典型的炎症所致肉芽肿改变,也不同于过敏性肺炎,目前仍不清楚其发生是由于炎症还是过敏,或者两种因素同时起作用。

(2)蟾分枝杆菌:本菌为长杆菌或呈丝状。生长缓慢。在鸡蛋培养基上形成边缘整齐的 S 型菌落,随菌龄的增长或长期曝光后可产生黄色色素。本菌为蟾蜍肉芽肿的病原菌,对人类主要引起老年性的肺部感染。该菌在试管内对异烟肼、链霉素和对氨柳酸敏感。

4. 快速生长菌 本群细菌生长迅速,在 25～35℃培养 5~7 天即可见到菌落,菌落粗糙。对人致病的菌株大多不产生色素,少数腐生菌可产生色素。在环境中分布广泛,是医院感染常见的分枝杆菌。临床常见的有龟分枝杆菌(*M. chelonae*)、脓肿分枝杆菌(*M. abscessus*)和偶发分枝杆菌(*M. fortuitum*,MF),主要引起皮肤和软组织感染。耻垢分枝杆菌(*M. smegmatis*)存在于外阴部,不致病,在取粪、尿标本检验结核分枝杆菌时应注意鉴别。

(1)偶发分枝杆菌:本菌菌体呈棒状,亦可呈球形或者细丝状,生长温度为 25~37℃,45℃不生长。生长迅速,5 天即可见到菌落。在鸡蛋培养基上形成扁平、边缘不整齐的 R 型菌落,无色素形成。本菌可引起人的局部感染和肺部类似结核的病变。对常规的抗结核药物均耐药。

局部 MF 感染最常见于术后伤口感染或由受伤处侵入皮肤,而全身播散性感染并不多见,播散性感染伴皮肤累犯多见于免疫缺陷病例。组织学以弥漫性炎症或脓肿伴肉芽肿形成为主要特征,与临床脓肿或窦道形成、弥漫性肿块、有脓液等相对应,代表 MF 感染的急性过程。随着病变被包裹和逐渐吸收,

肉芽肿逐渐被增生的纤维组织所替代,组织学上表现为肉芽肿相对局限,并伴有大量的纤维组织增生。MF 感染所致的肉芽肿性改变,其镜下特点与其他肉芽肿有许多不同之处,突出表现为:①属非结核性肉芽肿;②巨细胞数量少、核小、体积小;③坏死灶及肉芽肿样小结节周围出现大量空泡细胞条带或排列成环状结构,本文暂称其为"脂样结构",该结构具有一定的特异性。诊断要点:①结节性或弥漫性炎症伴混合性肉芽肿(中央为脓肿围绕着上皮样细胞及朗汉斯巨细胞)为非结核分枝杆菌感染的重要表现形式;②坏死灶及肉芽肿样小结节周围出现大量空泡细胞条带或环状结构(脂样结构)具有重要的参考意义;③组织病理学基础上的细菌培养具有确诊的意义。

对术后偶发分枝杆菌引起的皮肤及软组织感染。治疗前,高分辨率超声可清晰显示病灶的位置、形态和范围;治疗后,可动态观察病情的发展及愈合情况,为临床制定治疗方案提供了有效的辅助诊断。其不足之处是手术后探及低回声或无回声区不能明确是否有菌存在,但可经多次重复检查,结合临床体征及其他辅助诊断来推断病情。所以高分辨率超声对软组织偶发分枝杆菌感染病的诊断简便、无创、定位较准确、重复性好,是目前首选的影像学诊断方法。

(2)龟分枝杆菌和脓肿分枝杆菌:原为龟分枝杆菌的两个亚种,即龟分枝杆菌龟亚种和龟分枝杆菌脓肿亚种,现已独立为两个种。两菌的生物性状基本相同,菌体呈多形性,生长温度 22~40℃,45℃不生长。生长迅速,3~5 天即可见到菌落,为 S 型或 R 型菌落,无色素形成。脓肿分枝杆菌能耐受 5% NaCl 而不利于枸橼酸盐,可与龟分枝杆菌鉴别。两菌均可引起人的软组织病变和手术后继发感染,亦可引起肺部慢性感染。

随着分子生物学的发展,人们发现 NTM 的 16S rRNA 高度保守,如有 1% 以上的差异即定义为新的 NTM 菌种。因此,NTM 种类还将继续增加。

**(二)流行病学**

1. 传染源 NTM 广泛存在于自然环境中,如水体、土壤、尘埃、家畜及野生动物体内,一般认为人是从环境中感染 NTM 而患病。动物也可能是传染源之一。也有因医院供水系统中存在胞内分枝杆菌及龟分枝杆菌耐受消毒剂污染气管镜而引起感染。

NTM 为机会致病菌,毒力较小,不同的 NTM 对人的致病力不同。原来认为慢生长型分枝杆菌是人

和动物的病原体,而快生长型对人不致病,但近年来,对快生长型分枝杆菌致病的报道越来越多,尤其是免疫抑制患者。

2. 传播途径 现在普遍被接受的观点是,人可从环境中感染 NTM 而患病,水和土壤是重要的传播途径。

(1)人与人之间的感染:传统观点认为,NTM一般不会从人传人,人或动物可从环境中感染 NTM而患病。由于 NTM 病患者可长期排菌,理论上存在感染他人的可能。近年来通过对肺囊性纤维化患者感染的脓肿分枝杆菌菌株基因测序分析后发现,这些菌株具有高度同源性,表明脓肿分枝杆菌可通过人和人进行传播,可能通过气溶胶或污染物传播,尤其是肺囊性纤维化患者,应引起高度关注。

(2)动物对人的感染:NTM 可通过动物传播给人。如海分枝杆菌主要经皮肤感染,从事捕鱼和养鱼者中本病多见。又如曾有报道家禽饲养者中,MAC 发病率较高。

(3)外界环境对人的感染:NTM 的疏水特性形成的生物膜使其可持续生存于供水系统中。某些NTM 如 MAC、蟾分枝杆菌、偶然分枝杆菌和龟分枝杆菌对消毒剂及重金属的耐受性使其生存于饮水系统中。有研究指出 MAC 的分布直接与其对重金属的需求和代谢有关,如水中锌浓度。因医院供水及饮水系统使用的镀锌管道可使 NTM 长期生存,这可能是医院内感染的主要来源之一。在土壤和自然水源中发现的迅速生长的分枝杆菌,如偶然分枝杆菌、龟分枝杆菌和脓肿分枝杆菌等,是院内感染中最常见的 NTM。调查研究证明,自来水、由自来水制成的冰块、经处理的透析用自来水和作为诸如甲紫溶剂等用的蒸馏水是院内感染的病原菌来源。文献报道供热和供水管道中可分离到嗜热的蟾分枝杆菌、耐热分枝杆菌、MAC、耻垢分枝杆菌、猿分枝杆菌、缓黄分枝杆菌等,这些菌种能长期存在于 45~55℃的热水环境中。有些菌种对冷耐受,如堪萨斯分枝杆菌、戈登分枝杆菌、偶然分枝杆菌、龟分枝杆菌、脓肿分枝杆菌等可长期存在于冷水系统中。

3. 易感人群 有肺部基础疾病的人群易患NTM 肺病,如肺结核、支气管扩张、COPD、肺囊性纤维化、硅肺、原发性纤毛运动障碍、α1-抗胰蛋白酶缺乏症、过敏性支气管肺曲霉菌病、胸部肿瘤、胸廓畸形及肺移植术后等。胃食管反流、营养不良、维生素 D 缺乏、类风湿关节炎等均是 NTM 病的危险因素。免疫受损人群如 HIV 感染者、携带抗 γ-干扰素抗体

的自身免疫性疾病患者、长期接受免疫抑制治疗和肿瘤患者等也是 NTM 病的高危人群。

4. 流行特征 NTM 的流行情况,因地区、人种不同,对其重视程度、检查、鉴定方法不同而异。不同国家和地区的确切资料和数据难以掌握,因为大多数国家 NTM 病的报告不是强制的,不同研究中NTM 病的发生率和患病率有着显著的差异。但从现有的资料来看,NTM 病的发病率和患病率在一些国家和地区呈增长趋势,甚至超过了结核病的发病率和患病率。日本 NTM 病的发病率由 1971 年的0.82/10 万上升到 1997 年的 3.52/10 万,而 2009 年数据为 9.4/10 万。美国 NTM 肺病的发病率从 2008年的 3.13/10 万上升到 2015 年的 4.73/10 万,患病率从 2008 年的 6.78/10 万上升到 2015 年的 11.70/10 万。特别是在 HIV/AIDS 流行后,NTM 病感染率迅速上升,AIDS 的出现加剧了 NTM 病的流行,美国的研究表明 HIV 阳性者是感染 NTM 病的高危人群,尤以 MAC 为甚,其感染所占比例可高达 95%以上。

我国尚未有大样本的 NTM 病流行病学调查。我国历次结核病流行病学调查资料显示,NTM 分离率从 1979 年的 4.3%上升到 2000 年 11.1%,2010 年达到 22.9%,基本反映了我国 NTM 病呈明显上升态势。这种情况可能和实验室技术和方法的改进、临床医生对 NTM 病认识提高、人口老龄化、免疫抑制人群增多、环境暴露增加(如热水器的广泛使用和淋浴器气溶胶接触)等有一定的关系。我国不同省份NTM 的分离率也不尽相同。云南 2009—2015 年分离率为 1.27%~2.00%;北京 2009 年和 2013 年 NTM的分离率分别为 3.8%和 4.6%;湖南 2012—2017 年NTM 的分离率高达 10.2%;杭州地区 NTM 的分离率从 2009 年的 11.2%上升到 2014 年的 25.8%。

NTM 的发病和年龄关系密切,随着年龄的增加发病率上升,同时性别的分布也存在差异。欧洲地区男性和年轻人发病率往往较高,北美地区则是女性及老年人发病率较高,尤其是低体重指数、瘦高体型的绝经期女性最易罹患。我国的文献报道,NTM男性多于女性,60 岁及以上占 40%,而支气管扩张合并 NTM 患者中男女比例为 1:1.9,且以中老年女性为主。

**(三)临床表现**

NTM 病与结核病临床表现相似,有全身中毒症状和局部损害表现,在无菌种鉴定结果的情况下,NTM 病可长期被误诊为结核病及支气管扩张等。NTM 病主要侵犯肺组织,但全身各个器官均可

累及。

**1. 肺部疾病** NTM 肺病是最常见的 NTM 病。引起肺部病变的主要菌种有 MAC、堪萨斯分枝杆菌、脓肿分枝杆菌、蟾分枝杆菌等。NTM 肺病可发生于任何年龄,女性患病率明显高于男性,老年居多,尤绝经期妇女较为常见。大多数患者有基础性肺病,如肺尘埃沉着病、陈旧性肺结核、COPD、支气管扩张及与食管病并发的慢性吸入性肺病等。NTM 肺病的临床症状与体征,极似肺结核病,全身中毒症状等较肺结核病为轻。其临床表现差异很大,有的无症状,也可进展到肺空洞。多数发病缓慢,常表现为慢性过程,逐渐恶化,亦可急性起病。可有咳嗽、咳痰、咯血、气急、盗汗、低热、乏力、消瘦等症状。胸部 X 线检查显示炎性病灶、纤维硬结灶、单发或多发薄壁空洞及胸膜增厚、粘连、球形病变和胸膜渗出相对少见。病变多累及上叶的尖段和前段,周边病灶相对较多。由于 NTM 病病程较长,肺组织破坏较重及并发症的影响,该类患者肺通气功能的减退,可较肺结核更为显著。

NTM 肺病可以合并 COPD、囊性纤维化、胃食管反流病及呕吐和胸壁病变等,并与之相互促进疾病的发展。近期研究表明,蟾分枝杆菌、堪萨斯分枝杆菌、玛尔摩分枝杆菌等 NTM 常常合并支气管扩张和肺曲菌病(包括侵袭性肺曲菌病和肺曲霉球)。同时发生支气管扩张和 NTM 感染者发生曲霉菌病的概率要高于单独患有支气管扩张患者,一旦发生曲霉菌病则提示预后不良。

MAC 肺病的临床特点:多数 MAC 肺病患者无特异性症状或体征,常见的主诉包括慢性咳嗽、咳痰,以及发热、盗汗、消瘦、乏力。少数患者病情隐匿,在体检时被诊断。根据临床特点,可分为 4 种类型。

(1)纤维空洞型 MAC 肺病:常见于有吸烟或饮酒史的老年男性,多有肺部基础疾病。通常表现为:①单发或多发空洞;②合并支气管扩张,多数空洞可见引流支气管;③沿细支气管分布的小叶中心结节或细支气管周围的微结节。如不及时治疗,通常在 1~2 年内出现广泛的肺损伤和呼吸衰竭。

(2)结节支气管扩张 MAC 肺病:曾被称为 Lady Windermere 综合征,又称"温夫人综合征",多见于无肺部基础疾病和危险因素的老年女性,过去曾对该型是 MAC 在支气管扩张的基础上发展,还是导致支气管扩张存在争议。目前认为 MAC 感染早于支气管扩张,是支气管扩张的原因,感染后先形成胸膜下微结节,然后出现支气管扩张。CT 特征表现为多发的沿支气管血管束分布的周围性微结节伴柱状支气管扩张,右中叶和左舌段最常受累。有时也见实变影或磨玻璃影。该型病情进展相对空洞为主型缓慢。

(3)表现为孤立肺结节的 MAC 肺病:以往认为,手术切除的肺部结节或团块,如果可见肉芽肿表现,同时抗酸染色阳性,其病原菌为结核分枝杆菌。但是目前越来越多的研究发现 MAC 感染存在于手术切除后的标本,提示 MAC 感染已成为肺部孤立性结节的一个不容忽视的原因。

(4)MAC 相关过敏性肺炎:多数患者有长短不一的热水盆浴使用史,也称为热水浴盆肺(hot tubs lung)。患者无明显的年龄或性别分布的特点,多为亚急性起病,最常见的症状是呼吸困难、咳嗽和发热,有时也出现严重的低氧血症。最典型的影像表现是双肺广泛小叶中心型微结节和磨玻璃影,以及呼气相的空气滞留,有时呼气相的空气滞留是唯一的影像异常。因此,对于疑诊为 MAC 相关过敏性肺炎患者,有必要同时进行吸气相和呼气相 CT 扫描。

**2. 淋巴结炎** 引起 NTM 淋巴结炎的主要菌种为 MAC 和瘰疬分枝杆菌,其次为偶然分枝杆菌、龟分枝杆菌、脓肿分枝杆菌和堪萨斯分枝杆菌。NTM 淋巴结炎多见于儿童,1~5 岁最多见,10 岁以上儿童少见,男女之比约为 1:1.5。近年来,NTM 淋巴结病有呈增多趋势。最常累及的部位是上颈部和下颌下淋巴结,单侧多见,双侧少见。腹股沟、腋下、纵隔以及腹腔淋巴结也可受累。大多无全身症状及体征,仅有局部淋巴结受累的表现,无或有轻度压痛,可迅速软化、破溃形成慢性窦道。淋巴结活检或分泌物涂片和培养对诊断十分必要。

**3. 皮肤和软组织感染** 大多是由于病原菌植入表面损伤的皮肤和进入刺伤的伤口而引起皮肤及软组织感染。引起皮肤病变的主要菌种有偶然分枝杆菌、脓肿分枝杆菌、龟分枝杆菌、海分枝杆菌、溃疡分枝杆菌等。局部脓肿多由偶然、脓肿、龟分枝杆菌引起。

(1)偶然分枝杆菌感染的临床特点:①女性多于男性,男女之比为 1:5;②青壮年多见;③发病呈慢性经过,潜伏期平均为(55±30)天;④无明显全身症状;⑤发病以注射局部硬结、脓肿为主要表现,皮下组织内见一条或多条窦道者,可合并局部淋巴结炎;⑥对多种抗生素及主要抗结核药不敏感;⑦未经合理化疗者创口迁延不愈,且有"越切越烂"之势。

（2）脓肿分枝杆菌感染的临床特点：该病潜伏期平均为30（3～154）天。绝大多数患者没有免疫抑制病史。多数无全身症状。术后切口感染，患者在切口愈合后，切口及其附近皮下胀痛及轻触痛，逐渐加重，形成单个或多个皮下小结节，局部皮肤微红，3～4天后皮肤表面变白，有波动感，可自动破溃，或由医生刺破剪开，可见液化坏死的脓肿灶，有少量稀薄、淡红色、无臭的分泌物。脓肿灶不易愈合，或愈合后又溃破。病灶可向纵深部侵袭形成深部脓肿灶。局部区域淋巴结可受累肿大疼痛、液化破溃或形成类似的脓肿灶。

海分枝杆菌可引起游泳池肉芽肿和类孢子丝菌病，溃疡分枝杆菌引起 Baimsdala 溃疡（在澳大利亚称 Searl 病，在乌干达称 Buruli 病），堪萨斯、苏尔加、嗜血分枝杆菌可致皮肤播散性和多中心结节病灶。

4. 骨骼系统病变　致病菌以堪萨斯分枝杆菌、胞内分枝杆菌、土地分枝杆菌及海分枝杆菌多见，由伤口接触土壤、水而感染，可引起骨骼、关节、腱鞘、滑囊及骨髓感染。次要分枝杆菌可引起化脓性关节炎，耻垢分枝杆菌也可引起骨髓炎。

5. 脑膜炎　常见于 AIDS、背部创伤及神经外科手术后患者。以鸟分枝杆菌、偶发分枝杆菌、瘰疬分枝菌及堪萨斯分枝杆菌引起者多见，其临床表现颇似结核性脑膜炎，但病死率较高。

6. 全身播散性疾病　播散性 NTM 病主要见于免疫受损患者，如 HIV 感染者，器官移植受体以及长期应用免疫抑制治疗个体。引起播散性病变的主要菌种有 MAC、堪萨斯分枝杆菌、龟分枝杆菌、脓肿分枝杆菌、嗜血分枝杆菌等。可表现为播散性骨病、肝病、胃肠道感染、心内膜炎、心包炎及脑膜炎等。其典型临床表现即所谓"迟发性"机会性感染，常可并发其他机会菌感染或肿瘤。一些患者可无症状，大多数患者表现为持续性或间歇性发热，进行性体重减轻、寒战、夜间盗汗。胃肠道症状表现为轻度腹痛甚至持续性腹痛、腹泻不易缓解，消化不良等。胸部 X 线检查表现为肺部浸润性阴影及肺门、纵隔淋巴结肿大。实验室检查示全血细胞减少，CD4$^+$T 淋巴细胞降低，肝功能可异常；体液、粪、骨髓、上消化道内镜抽吸液抗酸杆菌涂片或培养可阳性。肺部感染通常发生于具有基础肺病的病例，一般为缓慢的发展过程。

当机体细胞免疫受抑制时，如 AIDS、感染灶的播散可以像粟粒性结核一样迅速，可表现为播散性骨疾病、肝病、心内膜炎、心包炎、脑膜炎等。多数病例是由鸟-胞内复合体分枝杆菌和龟分枝杆菌引起的。堪萨斯和鸟-胞内复合体分枝杆菌可引起滑膜、滑囊、腱鞘、关节、手深部和腰椎病变和骨髓炎；偶然分枝杆菌和龟分枝杆菌常致牙龈感染。

猿分枝杆菌很少成为人类感染的病因，尤其是播散性猿分枝杆菌感染更少，只有 AIDS 患者中报道过。嗜血分枝杆菌最近已被鉴定为引起免疫缺陷患者骨髓炎的病因，虽然不常见，但随着 AIDS 的增加而增加。其他，如鸟-胞内复合体分枝杆菌引起泌尿生殖系统疾病，偶然分枝杆菌因为眼部、人工瓣膜和手术部位感染；脓肿分枝杆菌、海分枝杆菌、鸟-胞内复合体分枝杆菌、龟分枝杆菌等所致中耳炎；偶然分枝杆菌、脓肿分枝杆菌和龟分枝杆菌导致相关性感染亦有报道。

近年来应提高对 NTM 引起医院内感染的重视，世界上已有多起 NTM 感染的暴发流行报道，常见致病菌为快速生长的龟分枝杆菌、脓肿分枝杆菌、偶发分枝杆菌及耻垢分枝杆菌。主要发生于手术污染、介入治疗污染、插管污染、人工透析污染及心脏体外循环污染等情况下引起感染。尚有隆乳术后发生龟分枝杆菌感染的暴发流行事件，经查明因做标记的甲紫液被 NTM 污染所致。近年来，我国皮肤 NTM 感染病例明显上升，尤其是快速生长分枝杆菌感染显著增加。皮肤 NTM 感染增多和不规范美容手术、针灸和埋线等治疗密切相关。

**（四）实验室诊断**

1. 细菌学检查　痰和支气管肺泡灌洗液涂片和培养为最常见的检查方法，涂片抗酸染色——齐-内染色（Ziehl-Neelsen staining）阳性，但检出率低，且不能与结核分枝杆菌作鉴别。目前培养仍是检测 NTM 的最灵敏技术之一。固体培养和液体培养均可用于 NTM 的培养，推荐两者联合使用以提高培养阳性率。液体培养的阳性率更高，尤其是对快速生长型分枝杆菌。固体培养的优势是能够直接观察菌落形态和生长速度，易于进行细菌定量。有些 NTM 菌种的培养需要特殊的培养基，或是特定的培养温度，或需要延长培养时间。如嗜血分枝杆菌在含铁离子的培养基上才能生长，鸟分枝杆菌的副结核分枝杆菌亚种需要在培养基中添加分枝杆菌素。溃疡分枝杆菌的最佳生长温度为 25～33℃，海分枝杆菌是 28～30℃，蟾分枝杆菌的最佳生长温度为 45℃。

2. 菌种鉴定　菌种鉴定的目的是对 NTM 病进行精准诊断，同时由于不同菌种对药物的敏感性不同，菌种鉴定对治疗方案的制定具有重要价值。如培养出分枝杆菌菌株后，将菌种接种于对硝基苯甲酸培养基，绝大部分 NTM 可以生长，而结核分枝杆菌则不能生长。该方法可靠性较好，适用于对菌种进行初步鉴定。MPB64 抗原是结核分枝杆菌复合群在液体培养基中生长时的分泌蛋白之一，当分枝杆菌培养阳性时，培养滤液中检测到 MPB64 抗原则判定为结核分枝杆菌，否则推定为 NTM。该方法操作简单、快速、可靠，不需要特殊设备等优点。但需要注意，一些结核分枝杆菌由于存在 MPB64 编码基因的突变而导致结果出现假阴性。

3. 分子诊断技术　该方法通过分析同源 DNA 序列组成差异将细菌鉴定至种的水平，是目前菌种鉴定的"金标准"。直接同源基因或序列比较方法、间接同源基因或序列比较方法、二代测序技术、基质辅助激光解析电离化/飞行时间质谱技术各有所长。

4. 药物敏感实验　目前，虽然某些 NTM 有推荐的药物敏感性实验方法和药物临界浓度，但体外药敏实验结果和临床疗效的关系尚不明确。比较明确的是，大环内酯类和阿米卡星耐药和 MAC 病及脓肿分枝杆菌肺病治疗失败有关，利福平耐药和堪萨斯分枝杆菌病治疗失败有关，头孢西丁、阿米卡星等耐药和肺外脓肿分枝杆菌病治疗失败有关。对于未经治疗的 MAC 病患者仅推荐进行大环内酯类敏感性实验；对未经治疗的堪萨斯分枝杆菌病患者需进行利福平药敏实验；对利福平耐药的堪萨斯分枝杆菌分离株应进行多种抗结核药物的药敏实验，包括利福布汀、乙胺丁醇、异烟肼、大环内酯类、喹诺酮类、阿米卡星和磺胺甲噁唑/甲氧苄啶；对于快速生长型分枝杆菌（偶发分枝杆菌、脓肿分枝杆菌和龟分枝杆菌）常规药敏试验应包括阿米卡星、亚胺培南/西司他丁（仅限于偶发分枝杆菌）、多西环素、喹诺酮类、磺胺甲噁唑/甲氧苄啶、头孢西丁、大环内酯类和利奈唑胺等。

5. 影像学检查　NTM 肺病影像学表现多种多样，缺乏特异性。影像学表现主要为纤维空洞型和结节性支气管扩张型。胸部 X 线检查常显示单、双侧上肺野纤维结节状阴影，当病情进展时病灶扩大融合，且边界模糊，并出现薄壁空洞，空洞周围浸润及播散病灶较少，慢性空洞呈厚壁和蜂窝状影，两肺下叶尖段病灶亦常见。糖尿病及其他免疫抑制者常表现为中、下野小结节状病灶，较少见胸腔积液。胸部高分辨率 CT（HRCT）扫描能更清晰显示肺部病灶、支气管、胸膜、淋巴结等病灶。NTM 肺部 CT 多表现为结节影、斑片或小斑片样实变影、空洞影、支气管扩张、树芽征、磨玻璃影、纤维条索影、肺气肿等，胸膜肥厚粘连、心包受累、纵隔淋巴结肿大等少见，且通常多种病变形态混杂存在。以多发、薄壁空洞多见，以上叶多见，且贴近胸膜、伴局部胸膜增厚，而单发、厚壁空洞少见。

肺外 NTM 影像学文献报道较少。CT 显示受累淋巴结肿大，早期密度均匀，增强后呈结节状强化，可伴有脓肿，表现为脓肿边缘环形强化，内可见分隔，中央密度减低，和淋巴结结核类似。播散性 NTM 病累及脑部时可形成脑脓肿，MRI 表现为脑内多发结节影，大小不一，边缘较为清晰，增强 MRI 可见边缘环形强化，中央密度减低或明显降低，和结核瘤类似。

6. 病理学检查　NTM 与结核分枝杆菌在菌体成分和抗原上多具共同性，但其毒力较结核分枝杆菌为弱。NTM 病的病理所见与结核病很难鉴别，但 NTM 病的组织反应较弱，病变程度相对较轻，干酪样坏死较少，纤维化常见。不同部位、不同菌种和不同宿主 NTM 病的病理变化可能存在一定差异。

NTM 病的病理组织所见一般包括以淋巴细胞、巨噬细胞浸润和干酪样坏死为主的渗出性反应，以类上皮细胞、朗汉斯巨细胞性肉芽肿形成为主的增殖性反应，以浸润细胞消退伴有肉芽细胞的萎缩、胶原纤维增生为主的硬化性反应等三种病理组织变化。此外，NTM 病变尚可发生非坏死性组织细胞反应、中性粒细胞浸润、嗜酸性粒细胞增多等，有的缺乏类上皮细胞反应。肺部病变为肉芽肿性，有类上皮细胞和淋巴细胞聚集成结节状病灶，但不如结核结节典型。肺内亦可见坏死和空洞形成，常为多发性或多房性，侵及两肺，位于胸膜下，以薄壁为主，洞内坏死层较厚且较稀软，与肺结核空洞有所不同。

NTM 淋巴结炎的病理所见早期以淋巴细胞、类上皮细胞、朗汉斯巨细胞为主的肉芽肿，累及的淋巴结粘连成串、肿大，可形成纤维化和钙化，也可迅速形成干酪样坏死及软化、破溃形成慢性窦道，但和结核病病理学改变不同的是干酪样坏死呈匐形性、星状和星芒状坏死，坏死中央可见大量的中性粒细胞及核碎屑，周围类上皮细胞的细胞核呈极状排列。

皮肤 NTM 病变最易侵犯真皮和皮下脂肪组织，其次为深层肌肉组织，局部引流区域淋巴结也可受累。病理改变包括渗出、增生和坏死性病变，新旧病灶常在同一个病例中交替存在，其主要病理表现为肉芽肿性病变和非特异性慢性化脓性炎症。

播散性 NTM 病可侵犯全身多个脏器，最常累及的器官是肝、淋巴结、胃肠道，其次是肺、骨髓、心，肾也可以累及。

## （五）诊断

NTM 病的诊断应结合临床表现、影像学表现、病原学和病理检查结果进行综合判断。

1. 疑似 NTM 病　①痰抗酸杆菌检查阳性而临床表现与结核病不相符者；②痰液显微镜检查发现菌体异常的分枝杆菌；③标本分枝杆菌培养阳性，但其菌落形态和生长情况与结核分枝杆菌复合菌有异；④初治结核病患者首次分离出的分枝杆菌对抗结核药物耐药；⑤接受正规抗结核治疗无效而反复排菌的患者；⑥经支气管卫生净化处理后痰分枝杆菌不能阴转者；⑦有免疫缺陷但已除外肺结核的肺病患者；⑧医源性或非医源性软组织损伤或外科手术后伤口长期不愈找不到原因者。具备以上条件之一，即为 NTM 病可疑者。

2. NTM 病

（1）NTM 肺病：具有呼吸系统和/或全身性症状，经放射影像学检查发现有肺内空洞性病变、多灶性支气管扩张、多发性小结节病变等，已排除其他疾病，在确保标本无外源性污染的前提下，符合以下条件之一者，可作出 NTM 肺病的诊断。①2 份分开送检的痰标本 NTM 培养阳性并鉴定为同一致病菌，和/或 NTM 分子生物学检测均为同一致病菌；②支气管灌洗液或支气管肺泡灌洗液 NTM 培养和/或分子生物学检测 1 次阳性；③肺组织活检检查发现分枝杆菌病组织病理学特征性改变（肉芽肿性炎症或抗酸染色阳性），且 NTM 培养和/或分子生物学检测阳性；④肺组织活检检查发现分枝杆菌病组织病理学特征性改变（肉芽肿性炎症或抗酸染色阳性），且 1 次以上的痰标本、支气管冲洗液或支气管肺泡灌洗液中 NTM 培养和/或分子生物学检测阳性。

（2）肺外 NTM 病：具有局部和/或全身性症状，经相关检查发现有肺外组织、器官病变，已排除其他疾病，在确保标本无外源性污染的前提下，病变部位组织 NTM 培养阳性和/或分子生物学检测阳性，即可作出肺外 NTM 病的诊断。

（3）播散性 NTM 病：具有相关临床症状，经相关检查发现有肺或肺外组织、器官病变，血 NTM 培养和/或分子生物学检测阳性，和/或骨髓、肝脏、淋巴结穿刺物 NTM 培养和/或分子生物学检测阳性。

无论 NTM 肺病，还是肺外 NTM 病、播散性 NTM 病，均需进行 NTM 菌种鉴定及药敏实验。另外，分离到一般不致病或致病性弱的菌种，如戈登分枝杆

菌、不产色分枝杆菌、土分枝杆菌等，可能系污染或短暂的定植，临床上要注意判别。

## （六）治疗

1. 治疗原则　由于大多数 NTM 对常用的抗分枝杆菌药物耐药，考虑到其临床治疗效果多不确切以及治疗所需费用和药物不良反应，临床医生在决定是否治疗时应权衡利弊、综合判断。结合国内外指南及文献，推荐 NTM 病的治疗原则如下。

（1）确诊的 NTM 病需要进行抗分枝杆菌治疗，尤其是痰抗酸染色阳性和/或影像学有空洞的 NTM 肺病。

（2）由于 NTM 的耐药模式因菌种不同而有所差异，所以治疗前的分枝杆菌菌种鉴定和药敏试验结果十分重要。

（3）尽管药敏试验结果与临床疗效的相关性目前尚难以确定，但对于已经明确的相关性，如大环内酯类和阿米卡星耐药与 MAC 病和脓肿分枝杆菌病疗效相关性、利福平耐药与堪萨斯分枝杆菌病疗效相关性，在制定 NTM 病化疗方案时应根据这些药物的药敏试验结果选用药物。

（4）不同 NTM 病的用药种类和疗程有所不同。

（5）不建议对疑似 NTM 病进行试验性治疗。

（6）对 NTM 肺病患者应谨慎采用外科手术治疗。

（7）需对所有纳入 NTM 病治疗的患者积极开展药物安全性监测和管理，及时发现、处理抗 NTM 药物的不良反应。

2. 常见 NTM 病的治疗

（1）MAC 病：结合国内外指南及文献，结合我国的实际情况，对 MAC 病的治疗方案推荐如下：

1）对于肺部结节性病灶或支气管扩张不伴空洞以及不能耐受每日治疗方案的患者，建议采用每周 3 次的治疗方案：阿奇霉素 500~600mg/次或克拉霉素 1 000mg/次、乙胺丁醇 25mg·kg$^{-1}$·d$^{-1}$ 和利福平 600mg/次，每周 3 次，口服，疗程持续至痰培养阴转后至少 1 年。

2）对于有纤维空洞的 MAC 肺病或严重的结节性病灶及支气管扩张症患者，建议每日治疗方案：阿奇霉素 250~500mg/d 或克拉霉素 500~1 000mg/d（体重<50kg 时用 500mg/d）、利福平 450~600mg/d（体重<50kg 时用 450mg/d）和乙胺丁醇 15mg·kg$^{-1}$·d$^{-1}$，口服；治疗开始 3 个月应用阿米卡星肌内注射、静脉滴注或雾化吸入，疗程持续至痰培养阴转后至少 1 年。

3）对严重进展性病变者,建议方案为:阿奇霉素 250～500mg/d 或克拉霉素 500～1 000mg/d(体重<50kg 时用 500mg/d)、利福布汀 300mg/d 或利福平 450～600mg/d(体重<50kg 时用 450mg/d)、乙胺丁醇 15mg·kg$^{-1}$·d$^{-1}$,口服;治疗开始 3 个月应用阿米卡星肌内注射、静脉滴注或雾化吸入,疗程持续至痰培养阴转后至少 1 年。

4）对于大环内酯类耐药的 MAC 病患者,建议方案为:利福布汀 300mg/d 或利福平 450～600mg/d(体重<50kg 时用 450mg/d)、乙胺丁醇 15mg·kg$^{-1}$·d$^{-1}$、异烟肼 300mg/d、莫西沙星 400mg/d 或环丙沙星 1 000mg/d,口服;治疗开始 3 个月应用阿米卡星肌内注射、静脉滴注或雾化吸入,疗程持续至痰培养阴转后至少 1 年。

5）播散性 MAC 病患者,建议方案为:克拉霉素 500～1 000mg/d(体重<50kg 时用 500mg/d)、利福布汀 300mg/d、乙胺丁醇 15mg·kg$^{-1}$·d$^{-1}$,口服;治疗开始 3 个月应用阿米卡星肌内注射、静脉滴注或雾化吸入;疗程持续至痰培养阴转后至少 1 年。对于 HIV 感染或艾滋病合并播散性 MAC 病患者,抗分枝杆菌治疗应直至其免疫功能恢复后至少 1 年甚至终生服药。

6）对于经过 6 个月治疗失败的患者,建议治疗方案:阿奇霉素 250～500mg/d 或克拉霉素 500～1 000mg/d(体重<50kg 时用 500mg/d)、利福布汀 300mg/d 或利福平 450～600mg/d(体重<50kg 时用 450mg/d)和乙胺丁醇 15mg·kg$^{-1}$·d$^{-1}$,口服;加用阿米卡星脂质体吸入悬液 590mg/次,1 次/d,雾化治疗;疗程持续至痰培养阴转后至少 1 年。

在治疗过程中应注意大环内酯类药物与利福布汀的相互作用,大环内酯类可引起利福布汀血浆浓度增高,而利福布汀则可降低大环内酯类的血浆浓度,在治疗过程中若患者出现明显关节痛、葡萄膜炎、中性粒细胞减少及肝功能损害等时利福布汀应减量或停用。也应注意,利福布汀是肝脏细胞色素 P450 同工酶的弱诱导剂,可与抗 HIV 的蛋白酶抑制剂以及非核苷类逆转录酶抑制剂之间存在一定的相互作用,合用时应适当减量。

局限于单侧肺部病灶以及可以耐受手术者和局限于单侧肺部的病灶经过内科治疗效果不佳、对大环内酯类耐药以及出现咯血等并发症时推荐外科手术治疗,术后进行抗 NTM 治疗直至痰分枝杆菌培养阴转 1 年后可以停药。

（2）堪萨斯分枝杆菌（M. kansasii）病:堪萨斯分枝杆菌病在美国仅次于 MAC 病居第 2 位,在欧洲、亚洲和非洲也较为常见,是我国上海最常见的 NTM 病;堪萨斯分枝杆菌主要引起肺部病变和全身播散性病变。氯法齐明对堪萨斯分枝杆菌具有很强的抗菌活性,绝大多数菌株的 MIC 值低于 0.003μg/ml;绝大多数堪萨斯分枝杆菌对利福平、利福布汀、大环内酯类药物、莫西沙星和利奈唑胺等敏感,对异烟肼、乙胺丁醇、环丙沙星和阿米卡星中度敏感。堪萨斯分枝杆菌病临床疗效及预后较好。

由于堪萨斯分枝杆菌对利福平大多敏感,且利福平是治疗堪萨斯分枝杆菌病的核心药物,推荐其方案分为利福平敏感和利福平耐药两套方案:①利福平敏感的堪萨斯分枝杆菌肺病治疗方案:利福平 450～600mg/d(体重<50kg 时用 450mg/d)、乙胺丁醇 750～1 000mg·kg$^{-1}$·d$^{-1}$ 和异烟肼 300mg/d 或克拉霉素 500～1 000mg/d(体重<50kg 时用 500mg/d)或阿奇霉素 250～500mg/d,口服;疗程至少 1 年。②利福平耐药的堪萨斯分枝杆菌肺病治疗方案:克拉霉素 500～1 000mg/d(体重<50kg 时用 500mg/d)或阿奇霉素 250～500mg/d、莫西沙星 400mg/d、氯法齐明 100～200mg/d 或利奈唑胺 600mg/d 以及乙胺丁醇 15mg·kg$^{-1}$·d$^{-1}$,口服;疗程持续至痰培养阴转后至少 1 年。

播散性堪萨斯分枝杆菌病的治疗方案同堪萨斯分枝杆菌肺病,艾滋病合并播散性堪萨斯分枝杆菌病的治疗方案同播散性 MAC 病。

（3）蟾分枝杆菌（M. xenopi）病:蟾分枝杆菌广泛存在于水、土壤、自来水系统及淋浴喷头,在加拿大、英国以及欧洲的其他地区是引起 NTM 病的第 2 位常见原因,也是我国较为常见的 NTM 菌种;蟾分枝杆菌主要引起肺病,也可引起医院内脊髓感染、皮肤软组织以及骨关节感染。绝大多数蟾分枝杆菌对利福布汀、大环内酯类药物、莫西沙星和利奈唑胺等敏感,对异烟肼、利福平、乙胺丁醇和环丙沙星中度敏感。蟾分枝杆菌病经规范治疗可取得良好的效果。

推荐蟾分枝杆菌病的治疗方案如下:

1）轻中度蟾分枝杆菌病(涂片阴性、无空洞、病灶范围局限、临床症状较轻)的治疗方案:克拉霉素 500～1 000mg/d(体重<50kg 时用 500mg/d)或阿奇霉素 250～500mg/d、利福布汀 300mg/d 或利福平 450～600mg/d(体重<50kg 时用 450mg/d)、莫西沙星 400mg/d 或利奈唑胺 600mg/d 以及乙胺丁醇

15mg·kg⁻¹·d⁻¹，口服;疗程持续至痰培养阴转后至少 1 年。

2) 重度蟾分枝杆菌病(涂片阳性、有空洞、病灶范围广泛、临床症状重或伴全身病变)的治疗方案:克拉霉素 500~1 000mg/d(体重<50kg 时用 500mg/d)或阿奇霉素 250~500mg/d、利福布汀 300mg/d 或利福平 450~600mg/d(体重<50kg 时用 450mg/d)、莫西沙星 400mg/d 或利奈唑胺 600mg/d 以及乙胺丁醇 15mg·kg⁻¹·d⁻¹，口服;治疗开始 3 个月应用阿米卡星肌内注射、静脉滴注或雾化吸入,疗程持续至痰培养阴转后至少 1 年。

对于局限于单侧肺部病灶以及可以耐受手术者,经过内科治疗效果不佳时行外科手术治疗,术后继续抗 NTM 治疗直至痰分枝杆菌培养阴转至少 1 年后可以停药。对于肺外蟾分枝杆菌病内科治疗效果不佳者,可积极考虑外科手术治疗,术后继续抗 NTM 治疗直至细菌学治愈和/或临床治愈。

(4) 瘰疬分枝杆菌(*M. scrofulaceum*)病:瘰疬分枝杆菌是常见的致病 NTM,可引起儿童淋巴结病、播散性瘰疬分枝杆菌病、肺病、皮肤和软组织病。药敏试验结果显示瘰疬分枝杆菌是 NTM 中耐药性较高的菌种之一,仅对氯法齐明敏感,对利福平耐药;克拉霉素、环丙沙星、乙胺丁醇对其有一定的抗菌活性。

推荐瘰疬分枝杆菌病的治疗方案为:含氯法齐明 100~200mg/d、克拉霉素 500~1 000mg/d(体重<50kg 时用 500mg/d)或阿奇霉素 250~500mg/d、环丙沙星 1 000mg/d 和乙胺丁醇 15mg·kg⁻¹·d⁻¹。

对于局限于单侧肺部病灶以及可以耐受手术者,经过内科治疗效果不佳可行外科手术治疗,术后继续抗 NTM 治疗直至痰分枝杆菌培养阴转至少 1 年后可以停药。对于肺外瘰疬分枝杆菌病内科治疗效果不佳者,可积极考虑外科手术治疗,术后继续抗 NTM 治疗直至细菌学治愈和/或临床治愈。

(5) 脓肿分枝杆菌复合群(*M. abscessus complex*,MABC)病:MABC 由 3 个亚种组成:脓肿分枝杆菌脓肿亚种(*M. abscessus* subsp. *abscessus*)、脓肿分枝杆菌马赛亚种(*M. abscessus* subsp. *massiliense*)和脓肿分枝杆菌博莱亚种(*M. abscessus* subsp. *bolletii*)。MABC 的地域分布差异较大,但仍然是 NTM 中仅次于 MAC 的致病菌种,在我国也是如此。近年的研究结果表明,MABC 病可在人与人之间进行传播,尤其是囊性肺纤维化患者,可能是通过气溶胶或污染物

传播。MABC 是引起肺病、皮肤病变、播散性病变等的主要 NTM 菌种之一。克拉霉素、阿奇霉素、阿米卡星、亚胺培南/西司他丁、头孢西丁和替加环素对MABC 具有较强的抗菌活性,利奈唑胺、米诺环素和利福布汀对其有一定的抗菌作用,环丙沙星和莫西沙星的抗菌活性较弱;而其对异烟肼、利福平和乙胺丁醇天然耐药,大多对复方磺胺甲噁唑和氯法齐明耐药。近年来,MABC 病临床治疗的研究较为活跃,根据药敏试验结果选用多药联合治疗方案取得了一定的疗效。

推荐 MABC 病的治疗方案如下:

1) MABC 肺病的治疗方案

克拉霉素敏感或诱导型大环内酯类耐药患者:①初始阶段,阿米卡星 15mg·kg⁻¹·d⁻¹,1 次/d,静脉滴注;替加环素 50mg/次,2 次/d,静脉滴注;亚胺培南/西司他丁 1g/次,2 次/d,静脉滴注;克拉霉素 500mg/次,2 次/d 或口服阿奇霉素 250~500mg/d,口服(注:若以上注射类药物不能使用时,可选用头孢西丁 200mg·kg⁻¹·d⁻¹,分 3 次给药,静脉滴注,最大量不超过 12g/d)。该阶段至少 1 个月,建议可延长至 3~6 个月。②延续阶段,阿米卡星雾化吸入制剂 400mg/次,2 次/d,雾化;克拉霉素 500mg/次,2 次/d 或口服阿奇霉素 250~500mg/d,口服;利奈唑胺 600mg/d,口服;米诺环素 100mg/次,2 次/d,口服;环丙沙星 1 000mg/d 或莫西沙星 400mg/d,口服;利福布汀 300mg/d 或氯法齐明 100~200mg/d 或复方新诺明 960mg/次,2 次/d,口服。疗程持续至痰培养阴转后至少 1 年。

大环内酯类高度耐药患者:①初始阶段,阿米卡星 15mg·kg⁻¹·d⁻¹,1 次/d,静脉滴注;替加环素 50mg/次,2 次/d,静脉滴注;亚胺培南/西司他丁 1g/次,2 次/d,静脉滴注;头孢西丁 200mg·kg⁻¹·d⁻¹,分 3 次给药,静脉滴注,最大量不超过 12g/d。该阶段至少 1 个月,建议可延长至 3~6 个月。②延续阶段,阿米卡星雾化吸入制剂 400mg/次,2 次/d,雾化;利奈唑胺 600mg/d,口服;米诺环素 100mg/次,2 次/d,口服;环丙沙星 1 000mg/d 或莫西沙星 400mg/d,口服;利福布汀 300mg/d 或氯法齐明 100~200mg/d 或复方新诺明 960mg/次,2 次/d,口服。疗程持续至痰培养阴转后至少 1 年。对于局限于单侧肺部病灶以及可以耐受手术者,经过内科治疗效果不佳可行外科手术治疗,术后继续抗 NTM 治疗直至痰分枝杆菌培养阴转至少 1 年后可以停药。

2）MABC皮肤、软组织、淋巴结和骨病的治疗方案：阿米卡星 15mg·kg⁻¹·d⁻¹，1 次/d，静脉滴注，或阿米卡星雾化吸入制剂 400mg/次，2 次/d，雾化；亚胺培南/西司他丁 1g/次，2 次/d，静脉滴注；头孢西丁 200mg·kg⁻¹·d⁻¹，分 3 次给药，静脉滴注，最大量不超过 12g/d；克拉霉素 1 000mg/d 或阿奇霉素 250mg/d，口服。若克拉霉素或阿奇霉素耐药选用利奈唑胺 600mg/d 或米诺环素 100mg/次，2 次/d，口服。疗程至少 4 个月，骨病患者的疗程至少 6 个月。对于病灶广泛、脓肿形成及药物疗效不佳者，可积极采用外科清创术或异物清除处理。

（6）龟分枝杆菌（*M. chelonae*）病：龟分枝杆菌是较为常见的致病性 NTM 菌种，在我国也不少见。龟分枝杆菌常引起皮肤、软组织和骨病，对免疫功能受损患者可引起播散性龟分枝杆菌病，龟分枝杆菌肺病、淋巴结病等相对较为少见。龟分枝杆菌分离株对克拉霉素、阿奇霉素、阿米卡星、利奈唑胺、亚胺培南/西司他丁和替加环素敏感；环丙沙星、莫西沙星和氯法齐明对其抗菌活性较弱。龟分枝杆菌对异烟肼、利福平和头孢西丁天然耐药；大多数菌株对多西环素、米诺环素和复方磺胺甲噁唑耐药。推荐龟分枝杆菌病的治疗方案如下：

1）龟分枝杆菌肺病的治疗方案：①初始阶段，阿米卡星 15mg·kg⁻¹·d⁻¹，1 次/d，静脉滴注；替加环素 50mg/次，2 次/d，静脉滴注；亚胺培南/西司他丁 1g/次，2 次/d，静脉滴注；克拉霉素 500mg/次，2 次/d 或口服阿奇霉素 250~500mg/d，口服。该阶段至少 1 个月，建议可延长至 3~6 个月。②延续阶段，阿米卡星雾化吸入制剂 400mg/次，2 次/d，雾化；克拉霉素 500mg/次，2 次/d 或口服阿奇霉素 250~500mg/d，口服；利奈唑胺 600mg/d，口服；环丙沙星 1 000mg/d 或莫西沙星 400mg/d，口服；氯法齐明 100~200mg/d，口服。疗程持续至痰培养阴转后至少 1 年。对于局限于单侧肺部病灶以及可以耐受手术者，经过内科治疗效果不佳可行外科手术治疗，术后继续抗 NTM 治疗直至痰分枝杆菌培养阴转至少 1 年后可以停药。

2）龟分枝杆菌皮肤、软组织和骨病的治疗方案：阿米卡星 15mg·kg⁻¹·d⁻¹，1 次/d，静脉滴注，或阿米卡星雾化吸入制剂 400mg/次，2 次/d，雾化；亚胺培南/西司他丁 1g/次，2 次/d，静脉滴注；替加环素 50mg/次，2 次/d，静脉滴注；克拉霉素 1 000mg/d 或阿奇霉素 250mg/d，口服。若克拉霉素或阿奇霉素耐药可选用环丙沙星 1 000mg/d 或莫西沙星 400mg/d 或氯法齐明 100~200mg/d，口服。疗程至少 4 个月，骨病患者的疗程至少 6 个月。对于病灶广泛、脓肿形成及药物疗效不佳者，可积极采用外科清创术或异物清除处理。

（7）偶发分枝杆菌（*M. fortuitum*）病：偶发分枝杆菌是比较常见的致病性 NTM 菌种，在欧洲、北美、南美及太平洋地区等均为常见菌种，在我国也不少见。偶发分枝杆菌常引起皮肤、软组织和骨病，偶发分枝杆菌肺病、淋巴结病、播散性病变较为少见。偶发分枝杆菌对克拉霉素、阿米卡星、环丙沙星、亚胺培南/西司他丁、替加环素、米诺环素和复方磺胺甲噁唑敏感，对异烟肼、利福平、乙胺丁醇、头孢西丁和氯法齐明耐药；莫西沙星、利福布汀、利奈唑胺和多西环素对其有一定的抗菌活性，阿奇霉素对其抗菌活性较弱。推荐偶发分枝杆菌病的治疗方案如下：

1）偶发分枝杆菌肺病的治疗方案：①初始阶段，阿米卡星 15mg·kg⁻¹·d⁻¹，1 次/d，静脉滴注；替加环素 50mg/次，2 次/d，静脉滴注；亚胺培南/西司他丁 1g/次，2 次/d，静脉滴注；克拉霉素 500mg/次，2 次/d，口服。该阶段至少 1 个月，建议可延长至 3~6 个月。②延续阶段，阿米卡星雾化吸入制剂 400mg/次，2 次/d，雾化；克拉霉素 500mg/次，2 次/d，口服；环丙沙星 1 000mg/d 或莫西沙星 400mg/d，口服；米诺环素 100mg/次，2 次/d，口服；复方新诺明 960mg/次，2 次/d，口服。疗程持续至痰培养阴转后至少 1 年。对于局限于单侧肺部病灶以及可以耐受手术者，经过内科治疗效果不佳可行外科手术治疗，术后继续抗 NTM 治疗直至痰分枝杆菌培养阴转至少 1 年后可以停药。

2）偶发分枝杆菌皮肤、软组织和骨病的治疗方案：阿米卡星 15mg·kg⁻¹·d⁻¹，1 次/d，静脉滴注，或阿米卡星雾化吸入制剂 400mg/次，2 次/d，雾化；亚胺培南/西司他丁 1g/次，2 次/d，静脉滴注；替加环素 50mg/次，2 次/d，静脉滴注；克拉霉素 1 000mg/d，口服。若克拉霉素耐药可选用环丙沙星 1 000mg/d，或米诺环素 100mg/次，2 次/d，或复方新诺明 960mg/次，2 次/d，口服。疗程至少 4 个月，骨病患者的疗程至少 6 个月。对于病灶广泛、脓肿形成及药物疗效不佳者，可积极采用外科清创术或异物清除处理。

3. 治疗转归与监测

（1）治疗转归

1）细菌学阴转：连续 3 次痰 NTM 培养阴性，每次间隔至少 1 个月,阴转时间以首次阴转的时间计算。若无痰则一次支气管冲洗液或灌洗液 NTM 培养阴性即为阴转。

2)细菌学治愈:在细菌学阴转后,再连续多次 NTM 培养为阴性,直至抗分枝杆菌治疗结束。

3)临床治愈:抗分枝杆菌治疗期间临床症状改善,且持续至治疗结束,但没有细菌学阴转或细菌学治愈的证据。

4)痊愈:完成了抗 NTM 治疗疗程,且同时满足细菌学治愈和临床治愈的标准。

5)治疗失败:抗分枝杆菌治疗≥12 个月,细菌学阴转后又出现培养同一种 NTM 2 次及以上阳性或培养一直不能阴转者。

6)细菌学复发:抗 NTM 治疗结束后,至少 2 次培养出和/或分子生物学检测出与此次相同的致病性 NTM 菌株。必要时,可采用基因分型技术区分复发还是再感染。

7)死亡:抗 NTM 治疗期间任何原因引起的死亡。

(2)治疗监测:为保证患者治疗的依从性、评价疗效和及时发现处理药物不良反应,对所有纳入治疗的 NTM 病患者均需进行治疗监测,包括药物安全性监测和管理等,及时发现并处理抗 NTM 药物的不良反应。多数抗分枝杆菌药物为广谱抗菌药物,长期应用需警惕二重感染的发生。每个月查血常规、肝肾功能、血电解质、尿常规和体重等,每 2 个月行痰抗酸菌涂片、分枝杆菌培养和影像学检查等。使用阿米卡星时应每个月监测听力,应用乙胺丁醇和利奈唑胺应每月监测视野和色觉等,使用环丙沙星、莫西沙星、氯法齐明、克拉霉素及阿奇霉素等时应每个月进行心电图检查。应注意药物之间的相互作用,如利福平与克拉霉素,利福平与喹诺酮类药物,利福平、利福布汀与抗逆转录病毒药物等。

**(七)预防**

预防 NTM 引发的院内感染关键要抓好医院用水和医疗器械的消毒工作。消毒液的配制必须严格按要求进行,规范操作。医疗器械消毒后最好采用灭菌水冲洗,以防止二次污染。对留置中心静脉导管的患者,尤其是骨髓移植受体,应避免让自来水接触或污染导管。避免使用自来水冲洗内镜。避免使用氯化苯甲烷铵作为局部注射的皮肤消毒液,因为脓肿分枝杆菌等 NTM 可在其中继续生长。对侵入性操作和外科手术应严格按照规章制度执行。尤其

不使用自来水来源的冰块,不使用自来水冲洗或污染伤口。在收集痰标本前,不要让患者饮用自来水或自来水漱口。

对于 HIV/AIDS 患者,可以考虑预防性使用抗生素,以减少发生播散性 MAC 发生率。$CD4^+T$ 淋巴细胞<50/μl 的 HIV/AIDS 患者均需进行预防性治疗,尤其是有机会性感染病史的患者。可选用药物主要有利福布汀(300mg/d)、阿奇霉素(1 200mg/周)和克拉霉素(1 000mg/d),阿奇霉素或克拉霉素既可以单用,也可以与利福布汀联合使用。当 $CD4^+T$ 淋巴细胞>100/μl 且维持 3 个月以上时可以停止预防性治疗;当 $CD4^+T$ 淋巴细胞再次<50/μl 时应重新启动预防性治疗。

在做好预防工作的同时,还要注意加强 NTM 的检测工作。各区甚至有关省、市,应在现有的基础上重点培训和装备已有一定基础的检验中心,做好 NTM 菌种鉴定工作,并逐渐推广,使 NTM 能及时检出,并能进行各种 NTM 致病菌种的药敏试验,以提高对 NTM 病的处理能力和水平。

(马伟杭)

## 第四十四节 放线菌与诺卡菌感染

根据国际分类委员会确定,将在医学上有重要意义的几种放线菌各属暂时归在一起,主要可分为放线菌属(*Actinomyces*)、诺卡菌属(*Nocardia*)、小单胞菌属(*Micromonospora*)及链霉菌属(*Streptomyces*)。其中前两种对人的致病性较为重要,现分述如下。

### 一、放线菌病

放线菌病(actinomycosis)系由放线菌类引起的慢性肉芽肿性疾病,以脓肿、多数瘘管形成、脓液中含有颗粒或革兰氏染色阳性纤细菌丝组成的团块为特征。

**(一)病原学**

放线菌属于放线菌科(Actinomycetaceae)放线菌属(*Actinomyces*),多为厌氧性或微需氧性、抗酸染色阴性,菌体呈长丝状,纤细分枝,直径 0.2~10μm,其貌似真菌,实为原核微生物。常见的有伊氏放线菌(*A. israelii*)、牛型放线菌(*A. bovis*)、内氏放线菌(*A. naeslundii*)、黏性放线菌(*A. viscosus*)、龋齿放线菌(*A. odontolyticus*)、丙酸放线菌(*A. propionica*)及双歧杆菌属中的艾氏双歧杆菌(*Bifidobacterium erikso-nii*),前 5 种的鉴别要点见表 26-44-1。

表 26-44-1　几种致病放线菌鉴别点

| 鉴别要点 | 伊氏放线菌 | 牛型放线菌 | 内氏放线菌 | 黏性放线菌 | 丙酸放线菌 |
|---|---|---|---|---|---|
| 菌落 | 高起,分叶,磨牙样,质硬,菌丝下沉杆状或杆状菌丝 | 突起,发亮,粒状,扇形边缘 | 似牛放线菌 | 黏性乳酪样 | 扁平,蛛网样 |
| 镜检 | 有时分支 | 白喉棒状杆菌样 | 分支丝状菌 | 球菌样,白喉棒状杆菌样,丝状 | 早期杆状样,晚期分枝菌丝 |
| 厌氧 | + | + | + | ± | + |
| 过氧化酶 | − | − | − | + | − |
| 丙酸形成 | − | − | − | − | + |
| 水解淀粉 | − | + | − | − | − |
| 发酵 | | | | | |
| 　甘露糖 | + | ± | + | + | + |
| 　甘露醇 | + | − | − | − | − |
| 　木糖 | + | ± | | | |
| 　密三糖 | + | − | + | + | + |

本菌正常寄居在人和动物的口腔、上呼吸道、胃肠道与泌尿生殖道。革兰氏染色阳性,无芽孢,非抗酸性丝状菌,菌丝细长无隔,直径 $1.5 \sim 1.8 \mu m$,有分枝,厌氧或微厌氧。在患者病灶组织或脓样物质中可找到肉眼可见的黄色小颗粒,称硫磺样颗粒(sulfur granule),是放线菌在组织中形成的菌落。硫磺样颗粒压制成片,显微镜下可见颗粒呈菊花状,核心由菌丝交织组成,棒状长丝按放射状排列成放线状。菌丝末端有胶样物质组成的鞘包围,且膨大成棒状体,折射率强,部分呈革兰氏阴性。

**（二）流行病学**

本病散发于全世界,我国已报道过 40 多例。发病与人种无关。任何年龄都可发病,但以 15 ~ 35 岁多见。男女之比约为 2 : 1,除牛型放线菌外,其他一些放线菌均为口腔正常菌,常见于牙垢、牙周脓肿、龋齿和扁桃体隐窝内,故一般认为本病是内源性感染。放线菌病不在人与人之间及人与动物之间直接传播。

**（三）发病机制和病理**

病原菌自口腔黏膜破损处进入人体,引起发病。组织损伤是感染放线菌的重要因素,常见有拔牙,其次是炎症。混合细菌感染是放线菌致病重要诱因,常见的伴发细菌为梭形杆菌、厌氧链球菌、革兰氏阴性杆菌、流感嗜血杆菌等。

放线菌好侵犯结缔组织,很少波及肌肉和神经;下颌骨易被感染,其他骨骼很少感染;腹膜抵抗力最强,故腹部放线菌病很少穿过腹膜形成瘘管,而胸膜则不然。

病理标本苏木精伊红染色,中央部为紫色,末端膨大为红色。组织病理见化脓性反应或脓肿形成,内有硫磺样颗粒。颗粒周围大量中性粒细胞、多核巨细胞和上皮样细胞,嗜酸性粒细胞少见,脓肿外围有巨噬细胞,偶有朗格汉斯细胞和异物巨细胞。周围有肉芽组织增生。慢性损害中可见淋巴细胞、浆细胞等。

黏性放线菌是口腔常见的定植菌,是牙菌斑的主要成分之一,早期定殖于牙面,对菌斑的形成和成长具有重要的作用。由于此菌与牙龈炎、根面龋关系密切而受到学者们的关注。典型的黏性放线菌具有功能和抗原性截然不同的两种菌毛,Ⅰ型及Ⅱ型菌毛,Ⅰ型菌毛主要参与细菌对牙面的黏附过程,Ⅱ型菌毛主要促进黏性放线菌与其他细菌(如变链菌、血链菌等)之间的凝集。因此,Ⅰ型及Ⅱ型菌毛是黏性放线菌致病的毒力因子,而且血链菌合成的对氨基苯甲酸(PABA)是黏性放线菌的生长因子。

内氏放线菌是口腔中常见的革兰氏阳性丝状菌,也是口腔正常菌群的主要成员,主要定植在牙面,其在幼儿的口腔中占优势。内氏放线菌能发酵糖类产酸,使菌斑 pH 降到 5 以下,这些特性决定了它在龋病发生中的作用。

**（四）临床表现**

1. 面颈部放线菌病　约占 60%,多有近期口腔炎症或拔牙史,多见于面颈部交界,初为皮肤软组织肿胀,局部皮肤呈暗红色或紫色。慢慢肿胀变硬,表面高低不平,可形成脓肿,并可有多数瘘管开口于皮肤表面,流出带硫磺色颗粒的脓液,愈合后留下萎缩性瘢痕。皮损外围处可不断形成新的结节、脓肿、瘘管和萎缩性瘢痕。病原菌还可沿导管进入唾液腺和泪腺，或直接蔓延至眼眶、耳，累及颅骨者可引起脑膜炎和脑脓肿。

2. 胸部放线菌病　约占 10%，大多由口腔或腹部直接蔓延而来，亦可见于血行播散，病变常见于肺门区和肺下叶，患者有发热、盗汗、贫血、消瘦、咳嗽、胸痛、咳脓性痰，有时带血。可扩展到心包、心肌，累及并穿破胸膜和胸壁，在体表形成多数瘘管，排出脓液。

3. 腹部放线菌病　约占 25%，多系口腔、胸部或血行转移而来。腹部穿通伤是重要致病因素。患者一般有发热、畏寒、贫血、盗汗、消瘦等，常见于回盲部形成局部脓肿，临床上类似于阑尾炎，向上扩展可累及肝脏，穿破膈肌进入胸部，向后可侵犯腰椎引起腰肌脓肿，严重的可累及腹内几乎所有脏器，损害穿破腹壁可在体表形成多个瘘管排出脓液。

4. 皮肤和其他部位放线菌病　原发性皮肤放线菌病常由外伤引起，开始为皮下结节，后溃破成瘘管排出脓液，萎缩性瘢痕可向四周和深部组织发展，局部纤维化呈硬块状。

其他感染部位有肾、膀胱、骨及脑等。

**（五）实验室检查**

最主要和简单的方法是寻找硫磺样颗粒，可用针管吸取脓液或用刮匙刮瘘管壁，然后仔细寻找脓液中是否有颗粒，颗粒直径 0.03~0.3mm 大小，黄白色，质硬，压成碎片后镜下检查是否有放线状排列的菌丝，颗粒压碎清洗后可接种于脑心浸膏血琼脂或硫乙醇钠肉汤内，37℃ 厌氧培养 4~6 天即有细菌菌落生长。

如未发现颗粒但高度怀疑为本菌感染，可取脓液、脑脊液、痰等标本涂片革兰氏染色后油镜检查，同时作标本厌氧培养，但生长缓慢，需 2 周以上。亦可取活组织作切片，染色检查。

**（六）诊断和鉴别诊断**

临床表现有化脓性损害，瘘管和排出的脓液中有颗粒，标本直接检查或组织病理发现颗粒或革兰氏阳性纤细分枝菌丝，厌氧培养有放线菌生长可确诊。

本病应与诺卡菌病相鉴别，诺卡菌部分抗酸染色弱阳性，培养需氧生长。临床上放线菌病比诺卡菌病有更明显的纤维化和瘢痕形成。

放线菌病还应与梅毒、结核、鼻疽、炭疽、各种恶性肿瘤、阑尾炎、伤寒、肠结核、肝脓肿、阿米巴病、腰肌脓肿、骨膜炎、骨髓炎、葡萄状菌病及各种深部真菌病相鉴别。

**（七）治疗**

药物治疗：首选青霉素 G，大剂量，疗程要长，一般为 200 万~2 000 万 U/d，静脉滴注，疗程 6~18 个月。也可选用林可霉素、红霉素和磺胺类。脓肿要充分切开引流，形成瘘管者需彻底切除，并尽量切除感染组织，面颈部放线菌病可 X 线治疗，每周 2 次，每次 1.5Gy，连续 6~10 次。口服碘化钾有助于肉芽组织的吸收和药物的渗入。

**（八）预防**

保护牙齿，摘除扁桃体，预防拔牙后感染等是预防本病特别是面颈部型的重要措施。

## 二、诺卡菌病

诺卡菌病（nocardiosis）是由诺卡菌（Nocardia）引起的亚急性或慢性化脓性肉芽肿性疾病，原发部位多在肺部，可经血液循环播散至皮下组织和内脏（脑、肝、肾、脾等）引起感染。

**（一）病原学**

诺卡菌属于诺卡菌科（Nocardiaceae）诺卡菌属（Nocardia），常见的有星形诺卡菌（N. asteroids）、巴西诺卡菌（N. brasiliensis）、豚鼠诺卡菌（N. caviae）和皮疽诺卡菌（N. farcinica）等。对人致病的主要是前三种，其中巴西诺卡菌毒力最强，可引起暴发流行，星形诺卡菌次之。

诺卡菌为革兰氏染色阳性需氧菌，有菌丝，无完整细胞核，故属于细菌而非真菌。抗酸染色阳性，但用 1% 盐酸酒精延长脱色时间即可转阴性（即只具部分抗酸性），此点可与结核分枝杆菌区别。存在于土壤，普通培养基上 37℃ 培养可生长，但繁殖速度慢，2~4 周见到菌落，菌落表面干燥、皱褶或呈颗粒状。不同种类产生不同色素，如星形诺卡菌菌落呈黄色或深橙色，表面无白色菌丝，巴西诺卡菌菌落表面有白色菌丝，菌丝一般在培养 5 天后断裂成链球状或链杆状，此点与放线菌不同，后者菌丝在 24 小时内即可断裂。诺卡菌在液体培养基中形成菌膜，浮于液面，液体澄清。可根据生化特征鉴定菌种，见表 26-44-2。

**（二）流行病学**

人群普遍易感，呈全球散发，北美洲、西班牙、澳大利亚等地区和国家相对发病率较高。任何年龄都可得病，但多见于 20~60 岁男性，诺卡菌不是人的正常菌群，属外源性感染，多由吸入诺卡菌的芽孢或外伤接种而引起,发生和传播与机体抵抗力有密切关系。从皮肤侵入者常有局限性,可表现为足菌肿型或皮肤脓肿型,很少经血源扩散。如通过呼吸道入侵,则首先引起肺部感染,只有在机体抵抗力降低情况下(特别是继发于白血病、淋巴瘤或长期应用免疫抑制剂后),往往引起血源播散,迁徙性脓肿或者中枢神经系统感染。本病不在人与人之间直接传染,也不会在人和动物之间传染。

表 26-44-2　诺卡菌鉴定

| 特点 | 星形诺卡菌 | 巴西诺卡菌 | 豚鼠诺卡菌 |
| --- | --- | --- | --- |
| 颗粒特征 | 约1μm直径,黄白色,质软,有菌鞘 | 同左 | 同左 |
| 菌落特征(沙氏琼脂,无抗生素) | 球形,折叠,质软,橘黄 | 皱褶,表面覆白色菌丝,泥土味,橘黄 | 似星形诺卡菌 |
| 抗酸染色 | + | + | ± |
| 液化明胶 | − | + | − |
| 0.4%明胶液基 | − | + | − |
| 胨化牛乳 | − | + | − |
| 水解酪蛋白 | − | + | |
| 分解酪氨酸 | − | + | − |
| 分解黄嘌呤 | − | − | + |
| 50℃ 8 小时活力试验 | + | − | + |

### (三) 发病机制和病理

已经阐明诺卡菌存在多种毒力因素可以逃脱宿主的免疫攻击。在动物研究中发现,致病力与诺卡菌生长周期有关,对数期的诺卡菌比静止期的毒力更强。已经知道,对数期诺卡菌的细胞壁含有分枝菌酸,静止期则缺乏这种物质,因此,霉菌酸可能是致病因子。诺卡菌产生的另外两种物质——过氧化物歧化酶和过氧化氢酶也被证实为致病因子。但产生的具体毒素尚不清楚。细胞免疫似乎是机体免疫防御机制的主要形式,肺部的巨噬细胞是宿主的第一道防线,诺卡菌可突破该道防线进入细胞内而不被清除,中性粒细胞同样不能杀死诺卡菌,因为诺卡菌可能抑制吞噬体-溶酶体的融合,并阻碍吞噬体的酸化。

本病的病理特征为化脓性肉芽肿伴中央坏死。病灶内有白细胞、淋巴细胞及少数巨细胞浸润。结节性病灶中央有坏死区和空洞形成。与结节性肉芽肿不同的是诺卡菌引起的脓肿外围没有或极少的纤维化,朗汉斯巨细胞等少见。

### (四) 临床表现

1. 肺诺卡菌病　约75%原发于肺,病原多为星形诺卡菌,可表现为肺炎、肺脓肿或肺结核样的症状,少数可穿过胸膜波及胸壁,引起瘘管。偶可经血源播散致脑、肾、皮肤等感染。患者感觉胸痛、无力、咳嗽,开始无痰,以后咳脓性黏痰或带血,体温升高,但无寒战。症状、体征及胸部 X 线检查均无特异性。

2. 播散性诺卡菌病　仅占诺卡菌病的 20%,常由肺部感染播散而来,以脑脓肿最多见(27%),其次为肾脓肿,甚至心包、心肌、肝、脾、淋巴结、肾上腺等均可波及,眼和骨骼很少受累。

3. 皮肤诺卡菌病　以诺卡菌足菌肿(mycetoma)最为常见,好发于手足或小腿,临床表现和真菌性足菌肿类似。常有外伤史,初期为丘疹、小结节硬块或脓肿,后可溃破形成瘘管,抗感染治疗后病灶吸收较慢(图 26-44-1)。感染可向周围皮肤及皮下组织扩散,还可累及深部组织及骨,造成骨质破坏,形成多处脓肿和窦道,由瘘管排出浆液性、脓性或油样液体,带白色、黄色或黑色颗粒,但多无全身症状,X线检查可见骨质破坏或骨质疏松,骨质有溶骨性及增生性反应。

### (五) 实验室检查

1. 直接检查　痰、脑脊液、脓液或其他皮损分泌物、刮取物制涂片后革兰氏染色,油镜下直接检查见革兰氏阳性纤细分枝菌丝(图 26-44-2),10~30μm或更长,宽 0.5~1.0μm。有时外形似中国汉字的笔画,部分弱抗酸染色阳性。

2. 培养　培养基选用 SDA(沙氏琼脂培养基),不加抗生素,37℃ 培养 2~4 周可见到光滑或粗糙、黄色或橘红色菌落,据生化特征可鉴定菌种。

3. 病理组织检查　多发性脓肿伴中央坏死,外围没有或极少的纤维化。在大量中性粒细胞及其碎片中可见革兰氏阳性纤细的菌丝,有分枝;慢性者可见巨噬细胞、浆细胞、淋巴细胞和中性粒细胞浸润,外围常绕以单核细胞带。

### (六) 诊断与鉴别诊断

诺卡菌病的诊断除了根据临床表现外,主要依赖在组织中发现诺卡菌,并排除其他可能的疾病。本病应与放线菌病、肺结核和其他肺部细菌和真菌感染、细菌性脑脓肿、脑瘤、皮肤孢子丝菌病、真菌性足菌病相鉴别。

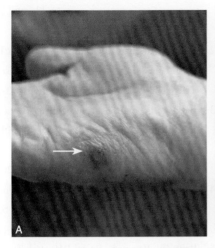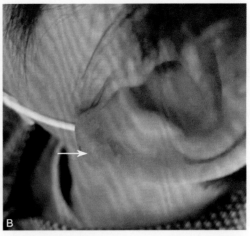

**图 26-44-1 皮肤诺卡菌病**

女性患者,64 岁,既往有糖尿病病史,血糖控制不佳;本次因"反复发热 2 周余"入院,入院后发现右手小鱼际(A)和左侧耳垂病变(B),局部分泌物培养提示巴西诺卡菌,予以抗感染治疗 1 个月后复查

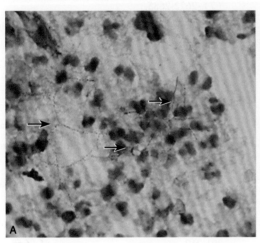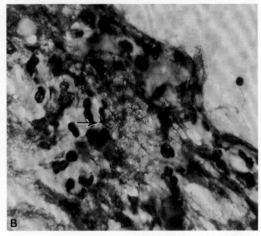

**图 26-44-2 诺卡菌直接检查**

A. 痰涂片革兰氏染色阳性,菌体呈串珠样分枝样(黑色箭头所指);B. 痰涂片弱抗酸染色阳性,菌体呈红色(黑色箭头所指)(图片由浙江大学医学院附属第一医院杨青主任提供)

### (七) 预后

诺卡菌病即使经过正规足疗程治疗,仍有部分患者预后不佳。我国台湾地区统计,诺卡菌病总体死亡率为 6.7%,其中原发性皮肤诺卡菌病的死亡率最低(2.2%),播散性肺部或其他部位诺卡菌死亡率最高,可达 16.7%。

### (八) 治疗

抗诺卡菌感染疗程长达 3~6 个月,症状缓解后需继续用药不短于 6 周才能彻底治愈,因临床遇到该菌机会较少,对用药剂量及疗程把握不准,短时间疗效不明显即换药甚至停药,易造成细菌的耐药性,使患者预后不良。治疗一般首选磺胺类药物,临床常用磺胺嘧啶(SD)及磺胺甲噁唑(SMZ)与甲氧苄啶(TMP)联合应用。另有 TMP-SMX,该药的优点是口服生物利用度好,其对组织和脑脊液的渗透性好,

SMX 有效的治疗剂量为 25~75mg/(kg·d),如果疗效确切,在治疗 6~8 周可以减量。如果药物吸收欠佳或疗效不满意,应该监测其血药浓度,血药峰值浓度以在 12~15mg/dl 为宜。对磺胺类过敏者可改用利奈唑胺、多西环素、阿米卡星、亚胺培南、头孢曲松、莫西沙星、阿莫西林克拉维酸等。一般免疫功能正常者局限性皮肤或肺感染用药 3 个月,播散性感染或中枢神经系统感染用药 6 个月,免疫抑制者则分别增加到 6 个月和 12 个月。

### (九) 预防

该菌可广泛存在于土壤和家畜中,带菌的灰尘或污染的食物可通过呼吸道、消化道或皮肤伤口侵入人体。诺卡菌感染往往导致菌群失调和双重感染,使感染难以控制。建议临床对免疫力低下的患者尤其要做好消毒隔离,切断传播途径,降低该菌的

感染发生率。

建议对免疫抑制者进行Ⅱ级预防用药，是否用药应该考虑以下因素，即感染范围、对药物治疗反应的速度、原发免疫抑制的程度。在口服低剂量 TMP-SMX 预防肺孢子虫病和尿路感染的人群中，意外地发现他们很少发生诺卡菌感染，但也有失败的报道，因此，预防用药的疗效尚不肯定。

（盛吉芳　相代荣）

# 参 考 文 献

［1］ Abbott IJ, Slavin MA, Turnidg JD, et al. Stenotrophomonas maltophilia: emerging disease patterns and challenges for treatment ［J］. Expert Rev Anti Infect Ther, 2011, 9 (4): 471-488.

［2］ Adamus-Bialek W, Zajac E, Parniewski P, et al. Comparison of antibiotic resistance patterns in collections of Escherichia coli and Proteus mirabilis uropathogenic strains ［J］. Mol Biol Rep, 2013, 40 (4): 3429-3435.

［3］ Ai JW, Zhang S, Ruan QL, et al. The Risk of Tuberculosis in Patients with Rheumatoid Arthritis Treated with Tumor Necrosis Factor-α Antagonist: A Metaanalysis of Both Randomized Controlled Trials and Registry/Cohort Studies ［J］. J Rheumatol, 2015, 42: 12.

［4］ Allareddy V, Rampa S, Allareddy V. Bacterial meningitis in the USA ［J］. Lancet Infect Dis, 2015, 15 (5): 508-509.

［5］ Alzahrani S, Lina TT, Gonzalez J, et al. Effect of Helicobacter pylori on gastric epithelial cells ［J］. World J Gastroenterol, 2014, 20 (36): 12767-12780.

［6］ Fauci AS. Harrison's Principles of Internal Medicine ［M］. 18th Edition. New York: McGraw-Hill, 2012.

［7］ Argemi X, Riegel P, Lavigne T, et al. Implementation of Matrix-Assisted Laser Desorption Ionization-Time of Flight Mass Spectrometry in Routine Clinical Laboratories Improves Identification of Coagulase-Negative Staphylococci and Reveals the Pathogenic Role of Staphylococcus lugdunensis ［J］. J Clin Microbiol, 2015, 53 (7): 2030-2036.

［8］ Arnauld Nicogossian, Laurie A. Schintler, Zafer Boybeyi. Modeling Urban Atmospheric Anthrax Spores Dispersion: Assessment of Health Impacts and Policy Implications ［J］. World Medical & Health Policy, 2012, 3 (3): 2012.

［9］ Atkins BL, Gottlieb T. Skin and soft tissue infections caused by nontuberculous mycobacteria ［J］. Current opinion in infectious diseases, 2014, 27 (2): 137-145.

［10］ Avgeri SG, Matthaiou DK, Dimopoulos G, et al. Therapeutic options for Burkholderia cepacia infections beyond co-trimoxazole: a systematic review of the clinical evidence ［J］. Int J Antimicrob Agents, 2009, 33 (5): 394-404.

［11］ Baig AM. Granulomatous amoebic encephalitis: ghost response of an immunocompromised host? ［J］. J Med Microbiol, 2014, 63 (12): 1763-1766.

［12］ Ball R, Brownlee KG, Duff AJ, et al. Can Burkholderia cepacia complex be eradicated with nebulised amiloride and TOB? ［J］. J Cyst Fibros, 2010, 9 (1): 73-74.

［13］ Ballus J, Lopez-Delgado JC, Sabater-Riera J, et al. Surgical site infection in critically ill patients with secondary and tertiary peritonitis: epidemiology, microbiology and influence in outcomes ［J］. BMC Infect Dis, 2015, 15: 304.

［14］ Bennett Lorber. Listeriosis. see: Lee Goldman, Dennis Ausiello. Cecil medicine ［M］. 23rd edition. Sauders Elsevier, 2007.

［15］ Bent ZW, Poorey K, Brazel DM, et al. Transcriptomic Analysis of Yersinia enterocolitica Biovar 1B Infecting Murine Macrophages Reveals New Mechanisms of Extracellular and Intracellular Survival ［J］. Infect Immun, 2015, 83 (7): 2672-2685.

［16］ Bi Q, Ferreras E, Pezzoli L, et al. Protection against cholera from killed whole-cell oral cholera vaccines: a systematic review and meta-analysis ［J］. Lancet Infect Dis, 2017, 17 (10): 1080-1088.

［17］ Biendo M, Thamas D. Molecular diversity of proteus mirabilis isolates producing extended-spectrum plactamases in a French university hospital ［J］. Clin Microbiol Infec, 2005, 11 (5): 395-401.

［18］ Biesbroek G, Wang X, Keijser BJ, et al. Seven-valent pneumococcal conjugate vaccine and nasopharyngeal microbiota in healthy children ［J］. Emerg Infect Dis, 2014, 20 (2): 201-210.

［19］ Blake PA, Merson MH, Weaver RE, et al. Disease caused by a marine Vibrio. Clinical characteristics and epidemiology ［J］. N Engl J Med, 1979, 300 (1): 1-5.

［20］ Boisset S, Caspar Y, Sutera V, et al. New therapeutic approaches for treatment of tularaemia: a review ［J］. Front Cell Infect Microbiol, 2014, 4: 40.

［21］ Chentanez T, Khawcharoenporn T, Chokrungvaranon N, et al. Cardiobacterium hominis endocarditis presenting as acute embolic stroke: a case report and review of the literature ［J］. Heart Lung, 2011, 40 (3): 262-269.

［22］ Currie PF, Codispoti M, Mankad PS, et al. Late aortic homograft valve endocarditis caused by Cardiobacterium hominis: a case report and review of the literature ［J］. Heart, 2000, 83 (5): 579-581.

［23］ Chen KJ, Chen TH, Sue YM. Citrobacter youngae and Pantoea agglomerans peritonitis in a peritoneal dialysis patient ［J］. Perit Dial Int, 2012, 33 (3): 336-337.

［24］ Coenye T. Social interactions in the Burkholderia cepacia complex: biofilms and quorum sensing ［J］. Future Microbiol, 2010, 5 (7): 1087-1099.

[25] Cole MJ, Chisholm SA, Hoffmann S, et al. European surveillance of antimicrobial resistance in Neisseria gonorrhoeae [J]. Sex Trams Infect, 2010, 86 :427-432.

[26] Cope JR, Ratard RC, Hill VR, et al. The first association of a primary amebic meningoencephalitis death with culturable Naegleria fowleri in tap water from a US treated public drinking water system [J]. Clin Infect Dis, 2015, 60(8): 36-42.

[27] Cornely OA, Crook DW, Esposito R, et al. Fidaxomicin versus vancomycin for infection with Clostridium difficile in Europe, Canada, and the USA: a double-blind, non-inferiority, randomised controlled trial [J]. Lancet Infect Dis, 2012, 12(4):281-289.

[28] Cruciani F, Biagi E, Severgnini M, et al. Development of a microarray-based tool to characterize vaginal bacterial fluctuations and application to a novel antibiotic treatment for bacterial vaginosis [J]. Antimicrob Agents Chemother, 2015, 59(5):2825-2834.

[29] Cury GC, Pereira RF, de Hollanda LM et al. Inflammatory response of Haemophilus influenzae biotype aegyptius causing Brazilian Purpuric Fever[J]. Braz J Microbiol, 2015, 45(4):1449-1454.

[30] Dabdoub CB, Adorno JO, Urbano J, et al. Review of the Management of Infected Subdural Hematoma [J]. World Neurosurg, 2016, 87:663. e661-668.

[31] Dando SJ, Mackay-Sim A, Norton R, et al. Pathogens penetrating the central nervous system: infection pathways and the cellular and molecular mechanisms of invasion [J]. Clin Microbiol Rev, 2014, 27(4):691-726.

[32] Davin-Regli A, Pagès JM. Enterobacter aerogenes and Enterobacter cloacae: versatile bacterial pathogens confronting antibiotic treatment [J]. Front Microbiol, 2015, 6: 392.

[33] de Souza-Santana FC, Marcos EV, Nogueira ME. et al. Human leukocyte antigen class I and class II alleles are associated with susceptibility and resistance in borderline leprosy patients from Southeast Brazil [J]. BMC Infect Dis, 2015, 15(1):22.

[34] Debast SB, Bauer MP, Kuijper EJ. European Society of Clinical Microbiology and Infectious Diseases: update of the treatment guidance document for Clostridium difficile infection [J]. Clin Microbiol Infect, 2014, 20(Suppl 2): 1-26.

[35] Donald J, Chabot, Wilson J, et al. Protection of rhesus macaques against inhalational anthrax with a Bacillus anthracis capsule conjugate vaccine [J]. Vaccine, 2016, 34 (34):4012-4016.

[36] Duan J, Kang J, Han T, et al. Prevalence of hospital acquired Burkholderia cepacia infection and its antimicrobial susceptibility in a Chinese hospital [J]. Pakistan Journal of Pharmaceutical Sciences, 2017, 30(2):551-553.

[37] Eisenberg T, Ewers C, Rau J, et al. Approved and novel strategies in diagnostics of rat bite fever and other Streptobacillus infections in humans and animals [J]. Virulence, 2016, 7(6):630-48.

[38] Elliott SP. Rat bite fever and Streptobacillus moniliformis [J]. Clin Microbiol Rev, 2007, 20(1):13-22.

[39] Eliakim-Raz N, Lador A, Leibovici-Weissman Y, et al. Efficacy and safety of chloramphenicol: joining the revival of old antibiotics? Systematic review and meta-analysis of randomized controlled trials [J]. J Antimicrob Chemother, 2015, 70(4):979-96.

[40] Epps SV, Harvey RB, Hume ME, et al. Foodborne Campylobacter: infections, metabolism, pathogenesis and reservoirs [J]. Int J Environ Res Public Health, 2013, 10 (12):6292-6304.

[41] Eric K, Dumas, Lori Garman, et al. Lethal Factor Antibodies Contribute to Lethal Toxin Neutralization in Recipients of Anthrax Vaccine Precipitated[J]. Vaccine, 2017, 35 (26):3416-3422.

[42] Fabrega A, Vila J. Yersinia enterocolitica: pathogenesis, virulence and antimicrobial resistance [J]. Enferm Infecc Microbiol Clin, 2012, 30(1):24-32.

[43] Falkinham Iii JO. Surrounded by mycobacteria: nontuberculous mycobacteria in the human environment [J]. J Appl Microbiol, 2009, 107(2):356-367.

[44] Farizo KM, Strebel PM, Chen RT, et al. Fatal respiratory disease due to Corynebacterium diphtheriae: case report and review of guidelines for management, investigation, and control [J]. Clin Infect Dis, 1993, 16(1):59-68.

[45] Farmer JJ 3rd. Vibrio("Beneckea") vulnificus, the bacterium associated with sepsis, septicaemia, and the sea [J]. Lancet, 1979, 2(8148):903.

[46] Foster TJ, Geoghegan JA, Ganesh VK, et al. Adhesion, invasion and evasion: the many functions of the surface proteins of Staphylococcus aureus [J]. Nat Rev Microbiol, 2014, 12(1):49-62.

[47] Fredrick CM, Lin G, Johnson EA. Regulation of Botulinum Neurotoxin Synthesis and Toxin Complex Formation by Arginine and Glucose in Clostridium botulinum ATCC 3502 [J]. Appl Environ Microbiol, 2017, 83(13):00642.

[48] Galazka A. Implications of the diphtheria epidemic in the former Soviet Union for immunization programs[J]. J Infect Dis, 2000, 181(Suppl 1):244-248.

[49] Galazka A. The changing epidemiology of diphtheria in the vaccine era [J]. J Infect Dis, 2000, 181(Suppl 1):2-9.

[50] Gall SA. Prevention of pertussis, tetanus, and diphtheria among pregnant, postpartum women, and infants [J]. Clin

Obstet Gynecol,2012,55(2):498-509.

[51] Gao L,Lu W,Bai L,et al. Latent tuberculosis infection in rural China:baseline results of a population-based,multi-center,prospective cohort study [J]. Lancet Infect Dis, 2015,15:310-319.

[52] Gardete S,Tomasz A. Mechanisms of vancomycin resistance in Staphylococcus aureus [J]. J Clin Invest,2014, 124(7):2836-2840.

[53] Garzetti D,Susen R,Fruth A,et al. A molecular scheme for Yersinia enterocolitica patho-serotyping derived from genome-wide analysis [J]. Int J Med Microbiol,2014,304 (3-4):275-283.

[54] Gellatly SL,Hancock RE. Pseudomonas aeruginosa:new insights into pathogenesis and host defenses [J]. Pathog Dis,2013,67(3):159-173.

[55] Mandell GL,Bennett JE,Mandell RD. Douglas and Bennett's principles and practice of infectious diseases[M]. 7th ed. London:Churchill Livingstone Elsevier Publisher, 2009.

[56] Glimaker M,Johansson B,Grindborg O,et al. Adult bacterial meningitis:earlier treatment and improved outcome following guideline revision promoting prompt lumbar puncture [J]. Clin Infect Dis,2015,60(8):1162-1169.

[57] Goldstein EJC,Abrahamian FM. Diseases Transmitted by Cats [J]. Microbiol Spectr,2015,3(5).

[58] Gonzalez-Escalona N,Gavilan RG,Toro M,et al. Outbreak of Vibrio parahaemolyticus Sequence Type 120,Peru,2009 [J]. Emerg Infect Dis,2016,22(7):1235-1237.

[59] Gonzalez-Santiago TM,Drage LA. Nontuberculous mycobacteria:skin and soft tissue infections [J]. Dermatol Clin,2015,33(3):563-577.

[60] Gossman WG. Rat-bite Fever ( Streptobacillus moniliformis,Sodoku,Spirillum Minor) [J]. Creighton University (Book) Last Update:July,2017,24:2017.

[61] Gossman WG,Bhimji SS. Rat-bite Fever ( Streptobacillus moniliformis,Sodoku,Spirillum Minor) [M]. StatPearls. Treasure Island(FL):StatPearls Publishing,2017.

[62] Grzybowski A,Nita M,Virmond M. Ocular leprosy [J]. Clin Dermatol,2015,33(1):79-89.

[63] Guinet F,Carniel E,Leclercq A. Transfusion-transmitted Yersinia enterocolitica sepsis [J]. Clin Infect Dis,2011. 53(6):583-591.

[64] Guiso N. Bordetella Adenylate Cyclase-Hemolysin Toxins [J]. Toxins(Basel),2017,9(9):277.

[65] Gupta S,Bandyopadhyay D,Paine SK,et al. Rapid identification of Mycobacterium species with the aid of multiplex polymerase chain reaction ( PCR ) from clinical isolates [J]. Open Microbiol J,2010,4:93-97.

[66] Gupta V,Gulati P,Bhagat N,et al. Detection of Yersinia enterocolitica in food:an overview [J]. Eur J Clin Microbiol Infect Dis,2015. 34(4):641-650.

[67] Guyon C,Greve E,Hag B,et al. Amebic liver abscess and late recurrence with no travel in an endemic area[J]. Med Sante Trop,2013,23(3):344-346.

[68] Hamze M,Hlais S,Dabboussi F. Anti-tetanus immunity among university students and health staff in North Lebanon and administration of anti-tetanus serums in two hospitals [J]. East Mediterr Health J,2014,20(10):627-633.

[69] Hansen R,Berry SH,Mukhopadhya I,et al. The microaerophilic microbiota of de-novo paediatric inflammatory bowel disease:the BISCUIT study [J]. PLoS One,2013,8(3): e58825.

[70] Harper M,Boyce JD. The Myriad Properties of Pasteurella multocida Lipopolysaccharide [J]. Toxins(Basel),2017,9 (8):254.

[71] Hasegawa N,Nishimura T,Ohtani S,et al. Therapeutic effects of various initial combinations of chemotherapy including clarithromycin against Mycobacterium avium complex pulmonary disease [J]. Chest,2009,136:1569-1575.

[72] Hatcher CL,Muruato LA,Torres AG. Recent advances in Burkholderia mallei and B. pseudomallei research[J]. Curr Trop Med Rep,2015,2:62-69.

[73] Heller LC,Jones M,Widen RH. Comparison of DNA pyrosequencing with alternative methods for identification of mycobacteria [J]. J Clin Microbiol,2008,46:2092-2094.

[74] Henkle E,Winthrop K. Nontuberculous mycobacteria infections in immunosuppressed hosts [J]. Clinics in chest medicine,2015,36(1):91.

[75] Hernandez-Milian A,Payeras-Cifre A. What is new in listeriosis? [J]. Biomed Res Int,2014,2014:358051.

[76] Hinz R,Zautner AE,Hagen RM,et al. Difficult identification of Haemophilus influenzae,a typical cause of upper respiratory tract infections,in the microbiological diagnostic routine[J]. Eur J Microbiol Immunol(Bp),2015,5(1): 62-67.

[77] Hoefsloot W,Van Ingen J,Andrejak C,et al. The geographic diversity of nontuberculous mycobacteria isolated from pulmonary samples:an NTM-NET collaborative study [J]. European Respiratory Journal,2013,42(6):1604-1613.

[78] Holland TL,Arnold C,Fowler VG,Jr. Clinical management of Staphylococcus aureus bacteremia:a review [J]. JAMA, 2014,312(13):1330-1341.

[79] Hollis DG,Weaver RE,Baker CN,et al. Halophilic Vibrio species isolated from blood cultures [J]. J Clin Microbiol, 1976,3(4):425-431.

[80] Honda JR,Knight V,Chan ED. Pathogenesis and risk factors for nontuberculous mycobacterial lung disease [J]. Clin Chest Med,2015,36(1):1-11.

［81］Hong G,Wu B,Lu C,et al. Emergency treatment of 16 patients with necrotizing fasciitis caused by Vibrio vulnificus infection complicated with septic shock［J］. Clin Med J（Engl）,2014,127（10）:1984-1986.

［82］Honnorat E,Seng P,Savini H,et al. Prosthetic joint infection caused by Pasteurella multocida:a case series and review of literature［J］. BMC Infect Dis,2016,16（1）:435.

［83］Hou AW,Morrill AM. Obiltoxaximab:Adding to the Treatment Arsenal for Bacillus anthracis Infection［J］. Ann Pharmacother,2017,51（10）:908-913.

［84］Ibrahim M,Tang Q,Shi Y,et al. Diversity of potential pathogenicity and biofilm formation among Burkholderia cepacia complex water,clinicai,and agricultural isolates in China［J］. World J Microbiol Biotechnol,2012,28（5）:2113-2123.

［85］Irgitta O,Pham T,Daniel G. Antimicrobial susceptibility and genetic characteristics of Neisseria gonorrhoeaeisolates from Vietnam,2011［J］. BMC Infect Dis,2013,13（40）:1-8.

［86］Iseman MD,Marras TK. The importance of nontuberculous mycobacterial lung disease［J］. Am J Respir Crit Care Med,2008,178:999-1000.

［87］Iwańczak,Barbara,Francavailla R. Helicobacter pylori Infection in Pediatrics［J］. Helicobacter,2014,19:46-51.

［88］Jacobson KL,Miceli MH,Tarrand JJ,et al. Legionella pneumonia in cancer patients［J］. Medicine（Baltimore）,2008,87（3）:152-159.

［89］Jamal W,Al HG,Rotimi VO. Antimicrobial resistance among anaerobes isolated from clinical specimens in Kuwait hospitals:comparative analysis of 11-year data［J］. Anaerobe,2015,31:25-30.

［90］Jervis-Bardy J,Sanchez L,Carney AS. Otitis media in Indigenous Australian children:review of epidemiology and risk factors［J］. J Laryngol Otol,2014,128 Suppl 1:S16-27.

［91］Jiang C,Sun X,Wang Z,et al. Acanthamoeba keratitis:clinical characteristics and management［J］. Ocul Surf,2015,13（2）:164-168.

［92］Joao I,Cristovao P,Antunes L,et al. Identification of nontuberculous mycobacteria by partial gene sequencing and public databases［J］. International journal of Mycobacteriology,2014,3（2）:144-151.

［93］Grabenstein JD,Anthrax C. Vaccines and Immunoglobulins,Clinical Infectious Diseases,2008,46:129-136.

［94］Karthiga Rani M,Chelladurai G,Jayanthi G. Isolation and identification of bacteria from marine market fish Scomberomorus guttatus（Bloch and Schneider,1801）from Madurai district,Tamil Nadu,India［J］. J Parasit Dis,2016,40（3）:1062-1065.

［95］Kasperbauer SH,De Groote MA. The treatment of rapidly growing mycobacterial infections［J］. Clin Chest Med,2015,36（1）:67-78.

［96］Ke Y,Chen Z,Yang R. Yersinia pestis:mechanisms of entry into and resistance to the host cell［J］. Front Cell Infect Microbiol,2013,3:106.

［97］Kim BJ,Hancock BM,Bermudez A,et al. Bacterial induction of Snail1 contributes to blood-brain barrier disruption［J］. J Clin Invest,2015,125（6）:2473-2483.

［98］Kim UJ,Kim HK,An JH,et al. Update on the Epidemiology,Treatment,and Outcomes of Carbapenem-resistant Acinetobacter infections［J］. Chonnam Med J,2014,50（2）:37-44.

［99］Kose S,Serin Senger S,Akkoclu G,et al. Clinical manifestations,complications,and treatment of brucellosis:evaluationd of 72 cases［J］. Turk J Med Sci,2014,44（2）:220-223.

［100］Ku LC,Boggess KA,Cohen-Wolkowiez M. Bacterial meningitis in infants.［J］. Clin Perinatol,2015,42（1）:29-45.

［101］Kuroki H,Miyamoto H,Fukuda K,et al. Legionella impletisoli sp. nov. and Legionella yabuuchiae sp. nov. ,isolated from soils contaminated with industrial wastes in Japan［J］. Syst Appl Microbiol,2007,30（4）:273-279.

［102］Lai CC,Hsueh PR. Diseases caused by nontuberculous mycobacteria in Asia［J］. Future Microbiol,2014,9（1）:93-106.

［103］Lai CC,Tan CK,Chou CH,et al. Increasing incidence of nontuberculous mycobacteria,Taiwan,2000-2008［J］. Emerg Infect Dis,2010,16:294-296.

［104］Lamb R C,Dawn G. Cutaneous non-tuberculous mycobacterial infections［J］. Int J Dermat,2014,53（10）:1197-1204.

［105］Lapidot R,Gill CJ. The Pertussis resurgence:putting together the pieces of the puzzle［J］. Trop Dis Travel Med Vaccines,2016,2:26.

［106］Lapphral K,Leelaporn A,Vanprapar N,et al. First case report of brucellosis in a child in Thailand［J］. Southeast Asian J Trop Med Public Health,2014,45（4）:890-896.

［107］Latshang TD,Lo Cascio CM,Russi EW. Nontuberculous mycobacterial infections of the lung［J］. Ther Umsch,2011,68（7）:402-406.

［108］Lawley TD,Clare S,Walker AW,et al. Targeted restoration of the intestinal microbiota with a simple,defined bacteriotherapy resolves relapsing Clostridium difficile disease in mice［J］. PLoS Pathog,2012,8（10）:e1002995.

［109］朱慧兰,胡斌,赖维,等. 荧光定量聚合酶链反应检测杜克雷嗜血杆菌的实验研究及临床应用［J］. 中国抗

感染化疗杂志,2004,4(6):340-342.

[110] Ledeboer NA,Haemophilus DGV. Manual of Clinical Microbiology[M]. 11th ed. Washinton:ASM press,2015.

[111] Lee AS,Jelfs P,Sintchenko V,et al. Identification of nontuberculous mycobacteria:utility of the GenoType Mycobacterium CM/AS assay compared with HPLC and 16S Rdna gene sequencing [J]. J Med Microbiol,2009,58(P17):900-904.

[112] GoldmanL,Schafer AI. Goldman's Cecil Medicine[M]. 24th ed. America:Elsevier Saunders,2012.

[113] Lee MR,Sheng WH,Hung CC,et al. Mycobacterium abscessus complex infections in humans [J]. Emerg Infect Dis,2015,21(9):1638.

[114] Lee YC,Hor LI,Chiu HY,et al. Prognostic factor of mortality and its clinical implications in patients with necrotizing fasciitis caused by Vibrio vulnificus [J]. Eur J Clin Microbiol Infect Dis,2014. 33(6):1011-1018.

[115] Levy PY,Fenollar F. The role of molecular diagnostics in implant-associated bone and joint infection [J]. Clin Microbiol Infect,2012,18(12):1168-75.

[116] Li MS,Farrant JL,Langford PR,et al. Identification and characterization of genomic loci unique to the Brazilian purpuric fever clonal group of H. influenzae biogroup aegyptius:functionality explored using meningococcal homology[J]. Mol Microbiol,2003,47(4):1101-1111.

[117] Lieberthal AS,Carroll AE,Chonmaitree T,et al. The diagnosis and management of acute otitis media [J]. Pediatrics,2013,131(3):964-999.

[118] Liu H,Irwanto A,Fu X. et al. Discovery of six new susceptibility loci and analysis of pleiotropic effects in leprosy [J]. Nat Genet,2015,47(3):267-271.

[119] Louie TJ,Miller MA,Mullane KM,et al. Fidaxomicin versus vancomycin for Clostridium difficile infection [J]. N Engl J Med,2011,364(5):422-431.

[120] Mackeen AD,Packard RE,Ota E,et al. Antibiotic regimens for postpartum endometritis [J]. Cochrane Database Syst Rev,2015,2:D1067.

[121] Mahenthiralingam E,Baldwin A,Dowson CG. Burkholderia cepacia complex bacteria:opportunistic pathogens with important natural biology[J]. J Appl Microbiol,2008,104(6):1539-1551.

[122] Major TA,Panmanee W,Mortensen JE,et al. Sodium Nitrite-Mediated Killing of the Major Cystic Fibrosis Pathogens Pseudomonas aeruginosa, Staphylococcus aureus, and Burkholderia cepacia under Anaerobic Planktonic and Biofilm Conditions [J]. Antimicrob Agents Chemother,2010,54(11):4671-4677.

[123] Malani AN,Aronoff DM,Bradley SF,et al. Cardiobacterium hominis endocarditis:Two cases and a review of the literature [J]. Eur J Clin Microbiol Infect Dis,2006,25(9):587-595.

[124] Maldonado-Barrera CA,Campos-Esparza Mdel R,Muñoz-Fernández L,et al. Clinical case of cerebral amebiasis caused by E. histolytica [J]. Parasitol Res, 2012, 110(3):1291-1296.

[125] Mancini F,Monaco M,Pataracchia M,et al. Identification and molecular discrimination of toxigenic and nontoxigenic diphtheria Corynebacterium strains by combined realtime polymerase chain reaction assays [J]. Diagn Microbiol Infect Dis,2012,73(2):111-120.

[126] Sudhalkar A,Majji AB,Chhablani J,et al. Pantoea agglomerans endophthalmitis:clinical features and outcomes [J]. Retina,2014,34(8):1702-1706.

[127] Mandell GL,Bennett JE,Dolin R. Principles and practice of infectious disease[M]. 7th ed. New York:Churchill Livingstone,2009.

[128] Mandell LA,Wunderink RG,Anzueto A,et al. Infectious Diseases Society of America/American Thoracic Society consensus guidelines on the management of community-acquired pneumonia in adults [J]. Clin Infect Dis,2007, 44 Suppl 2(Suppl 2):S27-72.

[129] Marn H,Ignatius R,Tannich E,et al. Amoebic liver abscess with negative serologic markers for Entamoeba histolytica:mind the gap! [J]. Infection, 2012, 40(1):87-91.

[130] Masoud H,Perry MB,Brisson JR,et al. Structural elucidation of the novel core oligosaccharide from LPS of Burkholderia cepacia serogroup O4 [J]. Glycobiology, 2009,19(5):462-471.

[131] Maue AC,Poly F,Guerry P. A capsule conjugate vaccine approach to prevent diarrheal disease caused by Campylobacter jejuni [J]. Hum Vaccin Immunother,2014,10(6):1499-1504.

[132] McCabe J,La Varis T,Mason D. Cephalic tetanus complicating geriatric fall [J]. N Z Med J,2014,127(1400):98-100.

[133] McClean S,Callaghan M. Burkholderia cepacia complex:epithelial cell-pathogen confrontations and potential for therapeutic intervention [J]. J Med Microbiol,2009,58(1):1-12.

[134] McConnell MJ,Actis L,Pachón J. Acinetobacter baumannii:human infections,factors contributing to pathogenesis and animal models [J]. FEMS Microbiol Rev,2013,37(2):130-155.

[135] Mezzatesta ML,Gona F,Stefani S. Enterobacter cloacae complex:clinical impact and emerging antibiotic resistance [J]. Future Microbiol,2012,7(7),887-890.

[136] Strahilevitz J,Jacoby GA,Hooper DC,et al. Plasmid-me-

diated quinolone resistance: a multifaceted threat [J]. Clin Microbiol Rev,2009,22(4):664-689.

[137] Min X,Feng M,Guan Y,et al. Evaluation of the C-Terminal Fragment of Entamoeba histolytica Gal/GalNAc Lectin Intermediate Subunit as a Vaccine Candidate against Amebic Liver Abscess [J]. PLoS Negl Trop Dis,2016,10 (1):e0004419.

[138] Mizuno Y,Yamamoto A,Komiya T,et al. Seroprevalence of tetanus toxoid antibody and booster vaccination efficacy in Japanese travelers [J]. J Infect Chemother,2014,20 (1):35-37.

[139] Moore JE,Kruijshaar ME,Ormerod LP,et al. Increasing reports of non-tuberculous mycobacteria in England, Wales and Northern Ireland,1995-2006 [J]. BMC Public Health,2010,10:612.

[140] Munusamy T,Dinesh SK. Delayed Occurrence of Escherichia coli Subdural Empyema Following Head Injury in an Elderly Patient:A Case Report and Literature Review [J]. J Neurol Surg Rep,2015,76(1):79-82.

[141] Nakao H,Popovic T. Development of a direct PCR assay for detection of the diphtheria toxin gene [J]. J Clin Microbiol,1997,35(7):1651-1655.

[142] Narang M,Khurana A,Gomber S,et al. Epidemiological trends of tetanus from East Delhi,India:a hospital-based study [J]. J Infect Public Health,2014,7(2):121-124.

[143] Nath I,Saini C,Valluri VL. Immunology of leprosy and diagnostic challenges [J]. Clin Dermatol,2015,33(1): 90-98.

[144] Nemati M,Zarrin M,Mir-Abdollah SA,et al. Lower serum level of anti-tetanus toxin antibodies in patients with type 2 diabetes mellitus [J]. Acta Med Indones,2014,46 (1):44-50.

[145] Newton A,Kendall M,Vugia DJ,et al. Increasing rates of vibriosis in the United States,1996-2010:review of surveillance data from 2 systems [J]. Clin Infect Dis,2012, 54 Suppl 5(05):391-395.

[146] Ngan GJ,Ng LM,Jureen R,et al. Development of multiplex PCR assays based on the 16S-23S rRNA internal transcribed spacer for the detection of clinically relevant nontuberculous mycobacteria [J]. Lett Appl Microbiol, 2011,52(5):546-554.

[147] Niedziela T,Lukasiewicz J,Jachymek W,et al. Core oligosaccharides of Plesiomonas shigelloides O54:H2(strain CNCTC 113/92):structural and serological analysis of the lipopolysaccharide core region,the O-antigen biological repeating unit,and the linkage between them [J]. J Biol Chem,2002,277(14):11653-11663.

[148] Nogueira PS,Moura ER,Dias AA,et al. Characteristics of pregnant and lactating women with leprosy [J]. Rev Soc Bras Med Trop,2015,48(1):96-98.

[149] Novak A,Rubic Z,Dogas V,et al. Antimicrobial susceptibility of clinically isolated anaerobic bacteria in a University Hospital Centre Split,Croatia in 2013 [J]. Anaerobe,2015,31:31-36.

[150] O'Driscoll T,Crank CW. Vancomycin-resistant enterococcal infections: epidemiology, clinical manifestations, and optimal management [J]. Infect Drug Resist,2015, 8:217-230.

[151] Okike IO,Ribeiro S,Ramsay ME,et al. Trends in bacterial,mycobacterial,and fungal meningitis in England and Wales 2004-11:an observational study [J]. Lancet Infect Dis,2014,14(4):301-307.

[152] Orimadegun AE,Adepoju AA,Akinyinka OO. Prevalence and socio-demographic factors associated with non-protective immunity against tetanus among high school adolescents girls in Nigeria [J]. Ital J Pediatr,2014,40(1): 29.

[153] Otto M. Staphylococcus aureus toxins[J]. Curr Opin Microbiol,2014,17:32-37.

[154] Ozturk-Engin D,Erdem H,Gencer S,et al. Liver involvement in patients with brucellosis:results of the Marmara study [J]. Eur J Clin Microbiol Infect Dis,2014,33(7): 1253-1262.

[155] Papazisi L,Ratnayake S,Remortel BG,et al. Tracing phylogenomic events leading to diversity of Haemophilus influenzae and the emergence of Brazilian Purpuric Fever (BPF)-associated clones[J]. Genomics,2010,96(5): 290-302.

[156] Park H,Jang H,Song E,et al. Detection and genotyping of Mycobacterium species from clinical isolates and specimens by oligonucleotide array [J]. J Clin Microbiol, 2005,43(4):1782-1788.

[157] Park HK,Koh WJ,Shim TS,et al. Clinical characteristics and treatment outcomes of Mycobacterium kansasii lung disease in Korea [J]. Yonsei Med J,2010,51:552-556.

[158] Patra KP,Saito M,Atluri VL,et al. A protein-conjugate approach to develop a monoclonal antibody-based antigen detection test for the diagnosis of human brucellosis [J]. PLoS Negl Trop Dis,2014,8(6):e2926.

[159] Pegues DA. Burkholderia cepacia complex[M]. Infectious Disease and Antimicrobial Agents,2017.

[160] Persichino J,Tran R,Sutjita M,et al. Klebsiella pneumoniae necrotizing fasciitis in a Latin American male [J]. J Med Microbiol,2012,61(Pt 11):1614-1616.

[161] Pinto MV,Merkel TJ. Pertussis disease and transmission and host responses:insights from the baboon model of pertussis[J]. J Infect,2017,74(Suppl 1):S114-S119.

[162] Pires CA,Miranda MF,Bittencourt Mde J. et al. Compari-

son between histopathologic features of leprosy in reaction lesions in HIV coinfected and non-coinfected patients [J]. An Bras Dermatol, 2015, 90(1):27-34.

[163] Porto AC, Figueira RB, Barreto JA. et al. Evaluation of the social, clinical and laboratorial profile of patients diagnosed with leprosy in a reference center in Sao Paulo [J]. An Bras Dermatol, 2015, 90(2):169-177.

[164] Prevots DR, Marras TK. Epidemiology of human pulmonary infection with non-tuberculous mycobacteria: a review [J]. Clinics in chest medicine, 2015, 36(1):13.

[165] Proctor RA, Kriegeskorte A, Kahl BC, et al. Staphylococcus aureus Small Colony Variants(SCVs): a road map for the metabolic pathways involved in persistent infections [J]. Front Cell Infect Microbiol, 2014, 4:99.

[166] Rocha J, Popescu AO, Borges P, et al. Structure of Burkholderia cepacia UDP-Glucose Dehydrogenase (UGD) BceC and Role of Tyr10 in Final Hydrolysis of UGD Thioester Intermediate[J]. J Bacteriol, 2011, 193(15):3978-3987.

[167] Roland FP. Leg gangrene and endotoxin shock due to vibrio parahaemolyticus--an infection acquired in New England coastal waters [J]. N Engl J Med, 1970, 282(23):1306.

[168] Rahideh S, Farnia P, Darbouy M. Isolation and identification of rapidly growing Mycobacteria from water and soil by PCR-RFLP method in Robat Karim [J]. Journal of Health, 2013, 4(4):321-329.

[169] Sader HS, Flamm RK, Jones RN. Frequency of occurrence and antimicrobial susceptibility of Gram-negative bacteremia isolates in patients with urinary tract infection: results from United States and European hospitals (2009-2011) [J]. J Chemother, 2014, 26(3):133-138.

[170] Saldias MS, Ortega X, Valano MA. Burkholderia cenocepacia O antigen lipolysaccharide prevents phagocytosis by macorphages and adhesion to epithelialcells[J]. J Med Microbiol, 2009, 58(12):1542-1548.

[171] Santana-Porto EA, Oliveira AA, da-Costa MR, et al. Suspected Brazilian Purpuric Fever, Brazilian Amazon Region [J]. Emerg Infect Dis. 2009, 15(4):675-676.

[172] Santin M, Dorea J, Alcaide F, et al. Long-term relapses after 12-month treatment for Mycobacterium kansasii lung disease [J]. Eur Respir J, 2009, 33:148-152.

[173] Sauer ME, Salomao H, Ramos GB. et al. Genetics of leprosy: expected and unexpected developments and perspectives [J]. Clin Dermatol, 2015, 33(1):99-107.

[174] Semeniuc CA, Pop CR, Rotar AM. Antibacterial activity and interactions of plant essential oil combinations against Gram-positive and Gram-negative bacteria [J]. J Food Drug Anal, 2017, 25(2):403-408.

[175] Sheikh SO, Jabeen K, Qaiser S, et al. High rate of non-susceptibility to metronidazole and clindamycin in anaerobic isolates: Data from a clinical laboratory from Karachi, Pakistan [J]. Anaerobe, 2015, 33:132-136.

[176] Shen J, Yan L, Yu M. et al. Six years' follow-up of multibacillary leprosy patients treated with uniform multi-drug therapy in China [J]. Int J Dermatol, 2015, 54(3):315-318.

[177] Shimada T, Noguchi Y, Jackson JL, et al. Systematic review and metaanalysis: urinary antigen tests for Legionellosis [J]. Chest, 2009, 136(6):1576-1585.

[178] Shojaei H, Heidarieh P, Hashemi A, et al. Species identification of neglected nontuberculous mycobacteria in a developing country [J]. Jpn J Infect Dis, 2011, 64(4):265-271.

[179] Sigauque B, Roca A, Mandomando I, et al. Community-acquired bacteremia among children admitted to a rural hospital in Mozambique[J]. Pediatr Infect Dis J, 2009, 28:108-113.

[180] Siu LK, Yeh KM, Lin JC, et al. Klebsiella pneumoniae liver abscess: a new invasive syndrome [J]. Lancet Infect Dis, 2012. 12(11):881-887.

[181] Sizova MV, Muller P, Panikov N, et al. Stomatobaculum longum gen. nov., sp. nov., an obligately anaerobic bacterium from the human oral cavity [J]. Int J Syst Evol Microbiol, 2013, 63:1450-1456.

[182] Sofian M, Velayati AA, Aghakhani A, et al. Comparison of two durations of triple-drug therapy in patients with uncomplicated brucellosis: A randomized controlled trial [J]. Scand J Infect Dis, 2014, 46(8):573-577.

[183] Solovic I, Sester M, Gomez-Reino JJ, et al. The Risk of Tuberculosis Related to Tumour Necrosis Factor Antagonist Therapies: A Tbnet Consensus Statement [J]. Eur Respir J, 2010, 36:1185-1206.

[184] 杨丽, 寇增强, 毕振旺, 等. 山东省 2004—2012 年布鲁氏菌病时空分布特征分析[J]. 2014, 35(8):925-929.

[185] Song L, Zhao M, Duffy DC, et al. Development and Validation of Digital Enzyme-Linked Immunosorbent Assays for Ultrasensitive Detection and Quantification of Clostridium difficile Toxins in Stool [J]. J Clin Microbiol, 2015, 53(10):3204-3212.

[186] Soyza AD, Silipo A, Lanzett R, et al. Chemical and biological features of Burkholderia cepacia complex lipopolysaccharides [J]. Innate immunity, 2008, 14(3):127-144.

[187] Srinivasan S, Arora NC, Sahai K. Report on the newly emerging nosocomial Burkholderia cepacia in a tertiary hospital [J]. Med J Armed Forces India, 2016, 72(Suppl 1):50-53.

[188] Steingart KR, Flores LL, Dendukuri N, et al. Commercial

serological tests for the diagnosis of active pulmonary and extrapulmonary tuberculosis:an updated systematic review and meta-analysis [J]. PLoS Med, 2011, 8 (8): e1001062.

[189] 中华人民共和国国家卫生健康委员会. 关于印发抗菌药物临床应用指导原则( 2015 年版 )的通知 [EB/OL]. (2015-08-27). http://www. nhc. gov. cn/cms-search/xxgk/getManuscriptXxgk. htm? id = c18e1014de6c45ed9f6f9d592b43db42.

[190] Stout JE, Sens K, Mietzner S, et al. Comparative activity of quinolones, macrolides and ketolides against Legionella species using in vitro broth dilution and intracellular susceptibility testing [J]. Int J Antimicrob Agents, 2005, 25 (4):302-307.

[191] Sudre P, ten Dam G, Kochi A. Tuberculosis: a global overview of the situation today [J]. Bull World Health Organ, 1992, 70:149-159.

[192] Xiong J, Krajden S, Kus JV, et al. Bacteremia due to Pasteurella dagmatis acquired from a dog bite, with a review of systemic infections and challenges in laboratory identification [J]. Can J Infect Dis Med Microbiol, 2015, 26(5):273-276.

[193] Sylla S, Sidime Y, Sun Y, et al. Seroprevalence investigation of bovine brucellosis in Macenta and Yomou, Guinea [J]. Trop Anim Health Prod, 2014, 46(7):1185-1191.

[194] Taiwo B, Glassroth J. Nontuberculous mycobacterial lung disease [J]. Infect Dis Clin North Am, 2010, 24:769-789.

[195] Tal Jasper R, Coyle JR, Katz DE, et al. The complex epidemiology of extended-spectrum β-lactamase-producing Enterobacteriaceae [J]. Future Microbiol, 2015, 10(5):819-839.

[196] Talhari C, Talhari S, Penna GO. Clinical aspects of leprosy [J]. Clin Dermatol, 2015, 33(1):26-37.

[197] Tande AJ, Osmon DR, Greenwood-Quaintance KE, et al. Clinical characteristics and outcomes of prosthetic joint infection caused by small colony variant staphylococci [J]. mBio, 2014, 5(5):e01910-01914.

[198] Tanriover MD, Soyler C, Ascioglu S, et al. Low seroprevalence of diphtheria, tetanus and pertussis in ambulatory adult patients:the need for lifelong vaccination [J]. Eur J Intern Med, 2014, 25(6):528-532.

[199] No authors listed. Targeted Tuberculin Testing and Treatment of Latent Tuberculosis Infection [J]. American Thoracic Society. MMWR Recomm Rep, 2000, 49(RR-6):1-51.

[200] Taur Y, Pamer EG. The intestinal microbiota and susceptibility to infection in immunocompromised patients [J]. Curr Opin Infect Dis, 2013, 26(4):332-337.

[201] Theodoropoulos C, Wong TH, O'Brien M, et al. Plesiomonas shigelloides enters polarized human intestinal CACO-2 cells in an in vitro model system [J]. Infection and immunity, 2001, 69(4):2260-2269.

[202] Thomson RM, Carter R, Tolson C, et al. Factors associated with the isolation of Nontuberculous mycobacteria( NTM ) from a large municipal water system in Brisbane, Australia [J]. BMC Microbiol, 2013, 13(1):89.

[203] Thumburu KK, Singh M, Das RR, et al. Two or three primary dose regime for Haemophilus influenzae type b conjugate vaccine:meta-analysis of randomized controlled trials[J]. Ther Adv Vaccines, 2015, 3(2):31-40.

[204] Collins S, Ramsay M, Campbell H, et al. Invasive Haemophilus influenzae type b disease in England and Wales:who is at risk after 2 decades of routine childhood vaccination? [J] Clin Infect Dis, 2013, 57(12):1715-1721.

[205] Thwaites CL, Beeching NJ, Newton CR. Maternal and neonatal tetanus [J]. Lancet, 2015, 385(9965):362-370.

[206] Tietz S, Engelhardt B. Brain barriers:Crosstalk between complex tight junctions and adherens junctions [J]. J Cell Biol, 2015, 209(4):493-506.

[207] Toltzis P, Nerandzic MM, Saade E, et al. High proportion of false-positive Clostridium difficile enzyme immunoassays for toxin A and B in pediatric patients [J]. Infect Control Hosp Epidemiol, 2012, 33(2):175-179.

[208] Tong SY, Davis JS, Eichenberger E, et al. Staphylococcus aureus infections:epidemiology, pathophysiology, clinical manifestations, and management [J]. Clin Microbiol Rev, 2015, 28(3):603-661.

[209] Torabi R, Charnova S, Abellar RG, et al. Intrauterine infection with Klebsiella pneumoniae:report of a case and literature review [J]. Pediatr Dev Pathol, 2008, 11(2):152-155.

[210] Tse H, Bao JY, Davies MR, et al. Molecular characterization of the 2011 Hong Kong scarlet fever outbreak [J]. J Infect Dis, 2012, 206(3):341-351.

[211] Tumbarello M, Viale P, Viscoli C, et al. Predictors of mortality in bloodstream infections caused by Klebsiella pneumoniae carbapenemase-producing K. pneumoniae:importance of combination therapy [J]. Clin Infect Dis, 2012, 55(7):943-950.

[212] Uhlemann AC, Otto M, Lowy FD, et al. Evolution of community-and healthcare-associated methicillin-resistant Staphylococcus aureus [J]. Infect Genet Evol, 2014, 21:563-574.

[213] Vaiman M, Abuita R, Lazarovich T, et al. Pantoea agglomerans as an indicator of a foreign body of plant origin in cases of wound infection [J]. J Wound Care, 2013, 22

（4）:182.

［214］van der Werf M J, Ködmön C, Katalinić-Janković V, et al. Inventory study of non-tuberculous mycobacteria in the European Union ［J］. BMC Infect Dis, 2014, 14（1）:62.

［215］van Ingen J. Diagnosis of nontuberculous mycobacterial infections［C］//Seminars in Respiratory and Critical Care Medicine ［J］. Thieme Medical Publishers, 2013, 34（01）:103-109.

［216］van Ingen J. Microbiological diagnosis of nontuberculous mycobacterial pulmonary disease ［J］. Clin Chest Med, 2015, 36（1）:43-54.

［217］van Nood E, Vrieze A, Nieuwdorp M, et al. Duodenal infusion of donor feces for recurrent Clostridium difficile ［J］. N Engl J Med, 2013, 368（5）:407-415.

［218］Wang HX, Yue J, Han M, et al. Nontuberculous mycobacteria: susceptibility pattern and prevalence rate in Shanghai from 2005 to 2008 ［J］. Chin Med J（Engl）, 2010, 123:184-187.

［219］Vanlaere E, Lipuma JJ, Baldwin A, et al. Burkholderia latens sp. nov., Burkholderia diffusa sp. nov., Burkholderia arboris sp. nov., Burkholderia seminalis sp. nov. and Burkholderia metallica sp. nov., novel species within the Burkholderia cepacia complex ［J］. Int J Syst Evol Microbiol, 2008, 58（Pt 7）:1580-1590.

［220］Varghese B, Memish Z, Abuljadayel N, et al. Emergence of clinically relevant non-tuberculous mycobacterial infections in Saudi Arabia ［J］. PLoS Negl Trop Dis, 2013, 7（5）:e2234.

［221］Vendetti N, Zaoutis T, Coffin SE, et al. Risk factors for in-hospital mortality among a cohort of children with Clostridium difficile infection ［J］. Infect Control Hosp Epidemiol, 2015, 36（10）:1183-1189.

［222］Venkateswaran N, Yeaney G, Chung M, et al. Recurrent nontuberculous mycobacterial endophthalmitis: a diagnostic conundrum ［J］. Clin Ophthalmol, 2014, 8:837-842.

［223］Verhoeven PO, Gagnaire J, Botelho-Nevers E, et al. Detection and clinical relevance of Staphylococcus aureus nasal carriage: an update ［J］. Expert Rev Anti Infect Ther, 2014, 12（1）:75-89.

［224］Virata M, Rosenstein NE, Hadler JL, et al. Suspected Brazilian purpuric fever in a toddler with overwhelming Epstein-Barr virus infection［J］. Clin Infect Dis. 1998, 27（5）:1238-1240.

［225］von Graevenitz A. The role of Aeromonas in diarrhea: a review ［J］. Infection, 2007, 35:59-64.

［226］Walterson AM, Stavrinides J. Pantoea: Insights into a highly versatile and diverse genus within the Enterobacteriaceae ［J］. FEMS Microbiol Rev, 2015, 39（6）:968-984.

［227］Weiner M, Kubajka M. Tularemia-serious zoonotic disease. Health Problems of Civilization, 2014, 1（9）, 39-46.

［228］Wernery U. Camelid brucellosis: a review ［J］. Rev Sci Tech, 2014, 33（3）:839-857.

［229］WHO. Automated Real-Time Nucleic Acid Amplification Technology for Rapid and Simultaneous Detection of Tuberculosis and Rifampicin Resistance: Xpert MTB/RIF Assay for the Diagnosis of Pulmonary and Extrapulmonary TB in Adults and Children: Policy Update［J］. Geneva: World Health Organization, 2013.

［230］Wong ML, Poon KM, Wan YK, et al. An outbreak of community-associated methicillin-resistant Staphylococcus aureus infection in a boarding school in Hong Kong Special Administrative Region（China）［J］. Western Pac Surveill Response J, 2014, 5（1）:1-6.

［231］WHO. Guidelines for the control of shigellosis, including epidemics due to Shigella dysenteriae type 1［J］. Geneva: World Health Organization, 2005.

［232］Wu TS, Lu CC, Lai HC. Current situations on identification of nontuberculous mycobacteria ［J］. J Biomed Lab Sci, 2009, 21（1）:1-5.

［233］WHO. Guidelines on the management of latent tuberculosis infection ［M］. Geneva: World Health Organization, 2015.

［234］Targeted Tuberculin Testing and Treatment of Latent Tuberculosis Infection ［J］. American Thoracic Society. MMWR Recomm Rep, 2000, 49:1-51.

［235］Williams BL, Hornig M, Parekh T, et al. Application of novel PCR-based methods for detection, quantitation, and phylogenetic characterization of Sutterella species in intestinal biopsy samples from children with autism and gastrointestinal disturbances ［J］. MBio, 2012, 3（1）:211-261.

［236］Woestenberg PJ, van Lier A, van der Maas NAT, et al. Delayed start of diphtheria, tetanus, acellular pertussis and inactivated polio vaccination in preterm and low birth weight infants in the Netherlands ［J］. Pediatr Infect Dis J, 2014, 33（2）:190-198.

［237］World Health Organization. Diphtheria vaccine. Wkly Epidemiol Rec, 2006, 81（3）:24-32.

［238］World Health Organization. Companion handbook to the WHO guidelines for the programmatic management of drug-resistant tuberculosis ［J］. Geneva: World Health Organization, 2014.

［239］Wybo I, van den Bossche D, Soetens O, et al. Fourth Belgian multicentre survey of antibiotic susceptibility of anaerobic bacteria ［J］. J Antimicrob Chemother. 2014, 69:155-161.

［240］Wu J, Zhang Y, Li J, et al. Increase in nontuberculous

mycobacteria isolated in Shanghai, China: results from a population-based study [J]. PLoS ONE. 2014, 9(10): e109736.

[241] Yamamoto H, Ehling M, Kato K, et al. Integrin β1 controls VE-cadherin localization and blood vessel stability [J]. Nat Commun, 2015, 6:6429.

[242] Yazbek PB, Trindade A B, Chin C M, et al. Challenges to the Treatment and New Perspectives for the Eradication of Helicobacter pylori [J]. Dig Dis Sci, 2015, 60(10): 2901-2912.

[243] Yi H, Yong D, Lee K, et al. Profiling bacterial community in upper respiratory tracts [J]. BMC Infect Dis, 2014, 14:583.

[244] Yilmaz E, Ayarci AO, Sigirli D, et al. Increased serum hepcidin levels in brucellosis [J]. Clin Lab, 2014, 60(11):1837-1843.

[245] Young EJ, Hasanjani Roushan MR, Shafae S, et al. Liver histology of acute brucellosis caused by Brucella melitensis [J]. Hum Pathol, 2014, 45(10):2023-2028.

[246] Yu X, Liu P, Liu G, et al. The prevalence of non-tuberculous mycobacterial infections in mainland China: Systematic review and meta-analysis [J]. J Infec, 2016, 73(6): 558-567.

[247] Zbikowska E, Kletkiewicz H, Walczak M, et al. Coexistence of Legionella pneumophila Bacteria and Free-Living Amoebae in Lakes Serving as a Cooling System of a Power Plant[J]. Water Air Soil Pollut, 2014, 225(8):2066.

[248] Zhang T, Wang C, Niu R, et al. Pulmonary brucellosis on FDG PET/CT [J]. Clin Nucl Med, 2014, 39(2):222-223.

[249] Zhao H, Xu L, Dong H, et al. Correlations between Clinical Features and Mortality in Patients with Vibrio vulnificus Infection [J]. PLoS One, 2015. 10(8):e0136019.

[250] Zhu M, Hu Q, Mai J, et al. Analysis of pathogenic bacteria and drug resistance in neonatal purulent meningitis[J]. Zhonghua Er Ke Za Zhi, 2015, 53(1):51-56.

[251] Zlosnik JEA, Costa PS, Brant R, et al. Mucoid and Non-mucoid Burkholderia cepacia Complex Bacteria in Cystic Fibrosis Infections [J]. Am J Respir Crit Care Med, 2011, 183(1):67-72.

[252] 艾静文, 阮巧玲, 张文宏. 结核分枝杆菌潜伏感染预防性治疗的进展[J]. 中国防痨杂志, 2015, 37:98-103.

[253] 马亦林. 肠出血性大肠埃希菌致病机制及其感染的研究进展[J]. 中华临床感染病杂志, 2011, 04(4):249-252.

[254] 白桦, 林养, 吴春芳. 变形杆菌对常用抗生素的耐药性分析[J]. 检验医学与临床, 2010, 7(12):1161-1162.

[255] 蔡皓东. 福氏纳格里阿米巴与原发性阿米巴脑膜脑炎[J]. 中华实验和临床感染病杂志(电子版), 2007, 1

(4):252-254.

[256] 陈灏珠, 林果为, 王吉耀. 实用内科学[M]. 14版. 人民卫生出版社, 2013:517-521.

[257] 陈晶, 郑绍同, 李红林, 等. 大肠埃希菌感染的临床分布与耐药性研究 [J]. 中华医院感染学杂志, 2015, 25(01):24-26.

[258] 陈越, 孙景勇, 倪语星, 等. 2012年中国 CHINET 铜绿假单胞菌耐药性监测 [J]. 中国感染与化疗杂志, 2015, 15(03):199-203.

[259] 高群, 王胜志. 腹泻患者粪便中检出26株类志贺邻单胞菌报告[J]. 职业与健康杂志, 2001, 17(5):43-44.

[260] 葛均波, 徐永健. 内科学[M]. 8版. 北京: 人民卫生出版社, 2013.

[261] 管婧, 卓超, 苏丹虹, 等. 2012年中国 CHINET 克雷伯菌属细菌耐药性监测 [J]. 中国感染与化疗杂志, 2014, 14(05):398-404.

[262] 桂和翠, 王中新, 沈纪录, 等. 流感嗜血杆菌的耐药性及耐药机制[J]. 安徽医药, 2011, 15(12):1471-1474.

[263] 郭斌, 周学东. 对氨基苯甲酸对黏性放线菌生长影响的研究[J]. 华西医大学报, 2002, 33(2):210-211.

[264] 郭晓奎. 医学微生物学[M]. 2版. 北京: 科学出版社, 2012.

[265] 陆琴, 金秀萍, 汪琴琴, 等. 基于流感嗜血杆菌外膜蛋白 ompP6 基因的 PCR 的建立和临床应用[J]. 中国卫生检验杂志, 2015, 25(4):457-459.

[266] 罗珊, 刘文恩, 晏群, 等. 172株奇异变形杆菌和68株普通变形杆菌临床分布及其耐药性[J]. 中国感染控制杂志, 2014, 13(12):710-713.

[267] 马坚, 胡必杰. 军团菌肺炎研究进展[J]. 中国实用内科杂志, 2011, (12).

[268] 韩玉坤, 魏振满. 危重肝炎患者气单胞菌败血症临床研究[J]. 中华医院感染学杂志, 2002, 12(7):491-493.

[269] 林瑞炮 林冰影. 人畜(兽)共患性疾病[M]. 杭州: 浙江大学出版社, 2007.

[270] 刘海峰. 亲水气单胞菌胃肠炎. 类志贺毗邻单胞菌肠炎//聂青和. 感染性腹泻病[M]. 北京: 人民卫生出版社, 2000:434-461.

[271] 胡毓华. 放线菌病, 奴卡菌病[M]//宫道华. 小儿感染病学. 北京: 人民卫生出版社, 2002:1039-1046.

[272] 黄长形, 布鲁司杆菌病[M]//李梦东, 王宇明, 实用传染病学. 3版. 北京: 人民卫生出版社, 2004:893-900.

[273] 贾辅忠. 类志贺毗邻单胞菌腹泻[M]//李梦东. 实用传染病学. 2版. 北京: 人民卫生出版社, 1998:416-417.

[274] 贾文祥. 医学微生物学[M]. 2版. 北京: 人民卫生出版社, 2010.

[275] 蒋军广, 谭伟丽. 胸膜、肺阿米巴病40例临床分析. 中国人兽共患病杂志, 1999, 15(1):76.

[276] 金巍, 胡利群, 刘国平. 猪链球菌2型致病机制研究进

展[J].上海畜牧兽医通讯,2010,5;17-19.

[277] 景春梅,王偲.2010—2013 年重庆地区儿童感染铜绿假单胞菌的临床分布及耐药性分析[J].中国抗生素杂志,2015,40(01):66-69.

[278] 李秀丽,李祥翠,廖万清.放线菌病的研究进展[J].中国真菌学杂志,2008,3(3):189-192.

[279] 李杨.洋葱伯克霍尔德菌的分离鉴定及医院感染对策[J].医学理论与实践,2007,20(8):889-901.

[280] 李春艳,杨闰媛,刘雅菲.2000—2010 年中国 82 起变形杆菌致食物中毒案例分析[J].亚太传统医药,2010,6(8):181-182.

[281] 李凡,徐志凯.医学微生物学[M].8 版.北京:人民卫生出版社,2013.

[282] 马亦林,李兰娟.传染病学.5 版.上海:科学技术出版社,2011.

[283] 李兰娟,任红.传染病学[M].8 版.北京:人民卫生出版社,2013.

[284] 李兰娟,王宇明.感染病学[M].3 版.北京:人民卫生出版社,2015.

[285] 马亦林.传染病学[M].4 版.上海:科学技术出版社,2005.

[286] 茅国峰.洋葱伯克霍尔德菌医院感染及耐药机制的研究进展[J].中国消毒学杂志,2014,31(1):57-59.

[287] 聂爱华,顾为,刘晶晶.炭疽毒素小分子抑制剂[J].国际药学研究志,2017;44(01):1-12.

[288] 宁燕,贾卉.棘阿米巴角膜炎的研究进展[J].中国实用眼科杂志,2010,28(12):1293-1295.

[289] 国务院办公厅.国务院办公厅关于印发全国结核病防治规划(2011—2015 年)的通知[EB/OL].(2011-11-17). http://www. gov. cn/zwgk/2011-12/06/content _ 2012869. htm.

[290] 沈洁,姜庆五,李勤学,等.嗜肺军团菌感染多噬棘阿米巴及其增殖的实验观察[J].中华传染病杂志,2004,22(6):365-367.

[291] 沈永年,吕桂霞.一株巴西诺卡菌的分离鉴定[J].中国麻风皮肤病杂志,2002,18(1):34-35.

[292] 张新,曲梅,钱海坤.2008—2013 年北京市 17 株伤寒和副伤寒沙门菌耐药和分子分型研究[J].职业与健康,2015,31(12):1614-1617.

[293] 张玉妥,张艳芳,季建军,等.健康人群中流感嗜血杆菌带菌情况调查[J].中国公共卫生,2000,16(8):723-724.

[294] 唐庆华,朱辉,覃伟权.洋葱伯克氏菌致病因子的研究进展[J].微生物学报,2014,54(5):487-497.

[295] 田庚善.布氏杆菌感染[M]//彭文伟.现代感染性疾病与传染病学.北京:科学出版社,2000:1181-1188.

[296] 万彦彬.用 PCR-限制性长度多态性鉴定结核分枝杆菌和非结核分枝杆菌[J].实用预防医学,2010,17(5):879-882.

[297] 王崇民,王时.揭秘身边最"亲密"的敌人——沙门氏菌[J].食品安全导刊,2015,07(07):22-25.

[298] 王传清,王爱敏,张泓,等.2009 年全国 CHINET 链球菌属分布及耐药性监测[J].中国感染与化疗杂志,2010,10:426-429.

[299] 张文宏,李忠民.全球结核病控制六十年规划的成果、现状和展望[J].中华微生物学与免疫学杂志.2013,33(1):47-55.

[300] 王虹,张辛艳,段琼,等.应用胶体金免疫层析技术快速检测杜克雷嗜血杆菌方法的建立[J].中国皮肤性病学杂志,2009,23(7):446-448.

[301] 王绒.变形杆菌菌群分布及耐药性分析[J].实用医技杂志,2004,11(9):1818-1819.

[302] 王睿,李聪然,梁蓓蓓,等.非结核分枝杆菌感染特点与药物选择研究进展[J].国际呼吸杂志,2006,26(4):280-282.

[303] 王亚华,祝永明,邵平扬,等.产超广谱 β-内酰胺酶大肠埃希菌的耐药性分析[J].中华医院感染学杂志,2015,06:1221-1223.

[304] 王玉萍,李小宁,张莺莺.洋葱伯克霍尔德复合体研究新进展[J].中国临床药理学与治疗学,2014,19(1):101-105.

[305] 魏泽庆,沈萍,陈云波,等.Mohnarin 2011 年度报告:血流感染细菌构成及耐药性[J].中华医院感染学杂志[J].2012,22:5497-5502.

[306] 杨绍基、任红.传染病学[M].8 版.北京:人民卫生出版社,2008.

[307] 严杰.医学微生物学[M].3 版.北京:高等教育出版社,2017.

[308] 杨绍基.传染病学[M].北京:人民卫生出版社,2005.

[309] 尹有宽,李斯特菌感染[M]//翁心华,潘孝彰,王岱明.现代感染病学.上海:上海医科大学出版社,1998:325-329.

[310] 袁宇红,詹俊,李红玉,等.人心杆菌败血症 1 例[J],中华临床感染病杂志 2009,2(3):185-186.

[311] 岳晓丽,蒋宁,龚向东.2012 年全国梅毒与淋病疫情分析报告[J].性病情况简报,2013,28(1):12-21.

[312] 张恩英,徐克继.近 10 年我国棘阿米巴角膜炎的进展[J].热带医学杂志,2004,4(1):103-104.

[313] 王千秋,刘全忠,徐金华,等.梅毒、淋病、生殖器疱疹、生殖道沙眼衣原体感染诊疗指南(2014)[J].中华皮肤科杂志,2014,47(05):367-373.

[314] 郑东旖.B 型流感嗜血杆菌及其疫苗的研究进展[J].临床儿科杂志,2010,28(6):591-593.

[315] 张泓,孔菁,王传清,等.2010 中国 CHINET 流感嗜血杆菌和卡他莫拉菌耐药性监测[J].中国感染与化疗杂志,2012,12(3):180-184.

[316] 张继美,曹国梁,余珊,等.氧氟沙星与哌拉西林治疗伤寒疗效比较[J].中国临床药学杂志,2001:10(3):

151-153.

[317] 郑善子.棘阿米巴引起的肉芽肿性阿米巴脑炎研究进展[J].延边大学医学学报,2005,28(4):304-305.

[318] 中华人民共和国卫生部.厌氧菌的抗微生物药敏感试验方法.中华人民共和国卫生行业标准.WS/T248-2005.

[319] 朱荔清,邱广斌.多重耐药铜绿假单胞菌的临床分布特征及耐药性分析[J].中华实验和临床感染病杂志(电子版),2015,03:352-354.

[320] 钟娜,郑文爱,王芳乾,等.2006—2011年海南地区淋球菌耐药性监测分析[J].中国皮肤性病学杂志,2013,27(1):56-57.

# 第二十七章　螺旋体病

## 第一节　螺旋体病概述

螺旋体（spirochete）是一类菌体细长、柔软、弯曲及运动活泼的原核细胞型微生物，在生物进化中的地位介于细菌与原虫之间。大多数螺旋体为不致病的腐生性微生物，仅有少数感染人或动物后引起多种螺旋体病（spirochetosis）。

螺旋体目（Spirochaetales）有螺旋体科（Spirochaetaceae）和钩端螺旋体科（Leptospiraceae）两个科。螺旋体科中有螺旋体属、蛇形螺旋体属、脊膜螺旋体属、密螺旋体属和疏螺旋体属。钩端螺旋体科中有钩端螺旋体属和细丝体属。螺旋体基本结构及生物学性状与细菌相似，有双链环状 DNA 组成的核质（染色体）及 RNA、类似革兰氏阴性菌的细胞壁、二分裂方式繁殖、对多种抗生素敏感等，故医学微生物学中将其归属于广义的细菌学范畴。

螺旋体广泛存在于自然界及动物体内，种类繁多，分类的主要依据是由内鞭毛（endoflagellum）缠绕菌体形成的螺旋数目、螺旋规则程度和螺旋间距。

钩端螺旋体属（*Leptospira*）：有 12~24 个细密、规则的螺旋，菌体一端或两端弯曲成钩状，故名钩端螺旋体。可分为致病性和非致病性钩端螺旋体两类，前者对人和动物致病，后者是腐生性微生物。目前国际上将致病性钩端螺旋体分为 10 个基因种（genospecies），其中以问号钩端螺旋体（*L. interrogans*）基因种流行最广，致病力也较强。

密螺旋体属（*Treponema*）：有 8~14 个较为细密、规则的螺旋，菌体两端尖细，其中苍白密螺旋体苍白亚种（*T. pallidum* subsp. *pallidum*）、苍白密螺旋体地方亚种（*T. pallidum* subsp. *endemicum*）、苍白密螺旋体极细亚种（*T. pallidum* subsp. *pertenue*）和品他密螺旋体（*T. carateum*）对人致病。

疏螺旋体属（*Borrelia*）：有 3~10 个疏松、不规则的螺旋，菌体呈波纹状，其中伯氏疏螺旋体（*B. burgdorferi*）、回归热螺旋体（*B. recurrentis*）、杜通疏螺旋体（*B. duttonii*）、赫姆斯疏螺旋体（*B. hermsii*）和奋森疏螺旋体（*B. vincentii*）对人致病。

对人致病的螺旋体分类、所致疾病、传播方式或媒介、宿主及分布等见表 27-1-1。

表 27-1-1　对人致病的螺旋体分类及其所致疾病

| 属/种 | 培养特性 | 所致疾病 | 传播方式或媒介 | 宿主 | 分布 |
|---|---|---|---|---|---|
| **钩端螺旋体** | 需氧 | | | | |
| 　问号钩端螺旋体 | | 钩端螺旋体病 | 接触疫水 | 多种动物 | 全球 |
| **密螺旋体** | 厌氧 | | | | |
| 　苍白密螺旋体苍白亚种 | | 梅毒 | 性传播 | 人 | 全球 |
| 　苍白密螺旋体地方亚种 | | 地方性梅毒 | 黏膜损伤 | 人 | 北非、西亚、中东 |
| 　苍白密螺旋体极细亚种 | | 雅司病 | 皮肤损伤 | 人 | 热带地区 |
| 　品他密螺旋体 | | 品他病 | 皮肤损伤 | 人 | 西半球、热带地区 |
| **疏螺旋体** | 微需氧 | | | | |
| 　伯氏疏螺旋体 | | 莱姆病 | 硬蜱 | 动物、人 | 北美、欧洲、东亚 |
| 　回归热螺旋体 | | 流行性回归热 | 体虱 | 人 | 美洲、欧洲、亚洲 |
| 　杜通疏螺旋体 | | 地方性回归热 | 软蜱 | 人 | 非洲、亚洲 |
| 　赫姆斯疏螺旋体 | | 地方性回归热 | 软蜱 | 人 | 非洲、亚洲 |
| 　奋森疏螺旋体 | | 多种口腔感染 | 条件致病 | 人 | 正常菌群 |

螺旋体基本结构由外至内分别为外膜或包膜(envelope)、细胞壁、内鞭毛(以往称轴丝)、包括内膜(inner membrane)在内的柱形原生质体(cytoplasmic cylinder)。菌体两端伸出内鞭毛在内、外膜之间缠绕于柱形原生质体表面,形成螺旋体表面的螺旋,同时使螺旋体具备了运动能力。革兰氏染色阴性,但不易着色。镀银染色效果较好,螺旋体被染成棕褐色。因螺旋体折光性较强,常用暗视野显微镜观察。螺旋体抵抗力较弱,对多种抗生素敏感。

除奋森疏螺旋体外,致病性螺旋体主要经黏膜和破损的皮肤或通过蜱、虱叮咬侵入人体,人感染后均急性发病。螺旋体病诊断主要依赖于病史、临床表现和实验室检查。由于致病性螺旋体培养困难或培养周期较长,临床上仍以血清学诊断为主。近年使用的 PCR 诊断螺旋体病时虽有快速、简便和特异的优点,但用于诊断某些螺旋体病时仍存在不少问题。例如,PCR 检测不同基因种及其不同血清群和血清型致病性钩端螺旋体时的通用性有待提高,莱姆病早期皮损处通常无伯氏疏螺旋体,晚期梅毒时皮肤和黏膜病灶消退,钩端螺旋体血症仅存在于疾病早期等。

不同致病性螺旋体引起的疾病种类不同,其传播途径差异也很大,故预防措施复杂多样。致病性钩端螺旋体及伯氏疏螺旋体动物宿主众多,故钩端螺旋体和莱姆病是自然疫源性传染病,主要的预防措施为加强疫源地管理或治理。梅毒主要预防措施为加强性卫生教育及打击卖淫嫖娼。莱姆病和回归热主要预防措施为加强个人防护,避免节肢动物叮咬。目前除钩端螺旋体病有多价全菌死疫苗外,其他致病性螺旋体均无疫苗产品。

## 第二节 钩端螺旋体病

致病性钩端螺旋体感染后引起的钩端螺旋体病(leptospirosis)是全球流行的自然疫源性急性传染病。1180 年,Larrey 首先从驻埃及法国士兵中发现一种病因不明的新型急性传染病,其主要临床症状和体征为黄疸、出血、眼结膜充血和肾衰竭。1886 年,Weil 报道了 4 例流行性急性传染性黄疸病,其主要临床症状和体征为突然发病、寒战发热、全身乏力、黄疸、出血、肝脾大和肾衰竭,被命名为魏尔病(Weil disease)。1913—1915 年,日本学者从患者及鼠类中分离出钩端螺旋体且其感染的豚鼠出现类似疾病后,钩端螺旋体才被证实为钩端螺旋体病的病原体。在我国,除香港、澳门、西藏、新疆、青海和甘肃尚未肯定有钩端螺旋体病流行外,其余地区均有不同程度的钩端螺旋体病流行。因此,钩端螺旋体病是我国重点防控的 13 种传染病之一,也是我国洪涝、地震等自然灾害时重点监控的 4 种传染病之一(其他 3 种为霍乱、流行性出血热和血吸虫病)。

### 一、病原学

菌体细长,大小为 $(0.1 \sim 0.2)\mu m \times (6 \sim 12)\mu m$,一端或两端弯曲成 C、S 或问号状。菌体两端各伸出一根内鞭毛并相向紧密缠绕于柱形原生质体表面,形成细密和规则的螺旋,同时也使其具备了沿菌体长轴活泼旋转运动的能力。暗视野显微镜及镀银染色后的钩端螺旋体见图 27-2-1。

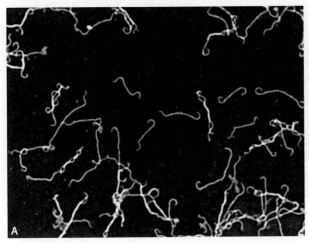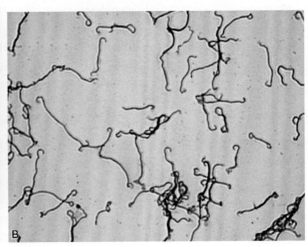

**图 27-2-1 钩端螺旋体**
A. 暗视野显微镜;B. 镀银染色(×1 000)

自 20 世纪 90 年代起,采用 DNA-DNA 杂交和 16S rRNA 测序等方法将钩端螺旋体分为致病性、中间型和腐生型三大类。致病性钩端螺旋体以问号钩端螺旋体(*L. interrogans*)为代表,非致病性钩端螺旋体以双曲钩端螺旋体（*L. biflexa*）为代表。致病性钩端螺旋体分为问号钩端螺旋体（*L. interrogans*）、博帕塞尼钩端螺旋体（*L. borgpetersenii*）、维里钩端螺旋体（*L. weilii*）、山特罗塞钩端螺旋体（*L. santarosai*）、*L. alexanderi*、*L. alstonii*、*L. kirschneri*、*L. noguchii*、*L. meyeri* 和 *L. mayottensis* 十个基因种（genospecies），其中以问号钩端螺旋体分布最广，毒力也较强。

我国大陆地区至少有问号钩端螺旋体、博帕塞尼钩端螺旋体、维里钩端螺旋体 3 个基因种，但我国钩端螺旋体患者几乎均为问号钩端螺旋体基因种感染，博帕塞尼和维里钩端螺旋体基因种分离自动物，台湾地区仅发现山特罗塞钩端螺旋体基因种流行。

常用培养基为含 10% 兔血清柯氏培养基（Korthof medium）和无血清 EMJH 培养基。最适生长温度为 28~30℃，最适 pH 为 7.2~7.4。生长缓慢，分裂一次约需 8 小时，28℃ 培养 1 周后呈半透明云雾状，但菌数仅为大肠埃希菌的 1/10~1/100。在固体培养基上，28℃ 培养 2 周后可形成直径约 2mm、扁平、半透明菌落，但获得菌落不易。

钩端螺旋体主要有属、群和型特异性抗原。属特异性抗原可能是糖或脂蛋白，群特异性抗原为脂多糖复合物，型特异性抗原为菌体表面的多糖与蛋白复合物。应用显微凝集试验（microscopic agglutination test，MAT）和凝集吸收试验（agglutination absorption test，AAT），可将钩端螺旋体进行血清群及血清型分类。目前国际上致病性钩端螺旋体至少分为 25 个血清群、273 个血清型，我国至少存在 19 个血清群、75 个血清型。血清学分类和基因种分类之间有一定差异。我国用于钩端螺旋体病血清学诊断的致病性钩端螺旋体见表 27-2-1。

表 27-2-1  我国用于钩端螺旋体病血清学诊断的致病性钩端螺旋体

| 基因种 | 血清群 | 血清型 | 株 | 国内编号 |
|---|---|---|---|---|
| 问号钩端螺旋体<br>（*L. interrogans*） | 黄疸出血<br>（Icterohaemorrhagiae） | 赖<br>（Lai） | 赖<br>（Lai） | 56601 |
| | 犬<br>（Canicola） | 犬<br>（Canicola） | 林<br>（Lin） | 56603 |
| | 致热<br>（Pyrogenes） | 致热<br>（Pyrogenes） | 田<br>（Tian） | 56605 |
| | 秋季<br>（Autumnalis） | 秋季<br>（Autumnalis） | 临 4<br>（Lin 4） | 56606 |
| | 澳洲<br>（Australis） | 澳洲<br>（Australis） | 65-9 | 56607 |
| | 波摩那<br>（Pomona） | 波摩那<br>（Pomona） | 罗<br>（Luo） | 56608 |
| | 流感伤寒<br>（Grippotyphosa） | 临<br>（Lin） | 临 6<br>（Lin 6） | 56609 |
| | 七日热<br>（Hebdomadis） | 七日热<br>（Hebdomadis） | 56069 | 56610 |
| | 巴达维亚<br>（Bataviae） | 巴叶赞<br>（Paidjan） | L 37 | 56612 |
| | 赛罗<br>（Sejroe） | 乌尔夫<br>（Wolffi） | L 183 | 56635 |
| 博帕塞尼钩端螺旋体<br>（*L. borgpetersenii*） | 爪哇<br>（Javanica） | 爪哇<br>（Javanica） | M 10 | 56602 |
| | 拜伦<br>（Ballum） | 拜伦<br>（Ballum） | 皮鼠<br>（Pishu） | 56604 |
| | 塔拉索夫<br>（Tarassovi） | 塔拉索夫<br>（Tarassovi） | 55-52 | 56613 |
| | 明尼<br>（Mini） | 明尼<br>（Mini） | 南 10<br>（Nan 10） | 56655 |
| 维里钩端螺旋体<br>（*L. weilii*） | 曼耗<br>（Manhao） | 清水<br>（Qingshui） | L 105 | 56615 |

致病性钩端螺旋体抵抗力弱,60℃作用1分钟即死亡,0.2%甲酚皂、1%石炭酸、1%漂白粉处理10~30分钟即被杀灭。对青霉素等多种抗生素敏感,至今未发现耐药菌株。钩端螺旋体能在pH中性的水或湿土中存活数月,这在钩端螺旋体病传播中有重要作用。

## 二、流行病学

20世纪90年代以前,我国钩端螺旋体病发病率较高,每年均有该病的暴发流行,波及地区也较广,90年代后发病率明显下降,但许多地区每年仍有不少散发病例,分离的病原体均为问号钩端螺旋体(图27-2-2,根据1991—2010年国家疾病预防控制中心公布数据整理)。究其原因,可能是疫苗接种、动物宿主数量减少及带菌率下降等所致。然而,作为主要宿主的野生鼠类迄今仍有较高的问号钩端螺旋体携带率,尤其是近年来疫区人群疫苗接种率普遍下降,部分地区主要流行血清群或血清型发生改变,如问号钩端螺旋体赛罗群棉兰型先后在浙江和安徽地区引起暴发流行,部分北方地区优势问号钩端螺旋体血清群由波摩那群更替为黄疸出血群,故仍存在钩端螺旋体病在我国出现暴发流行的可能性。

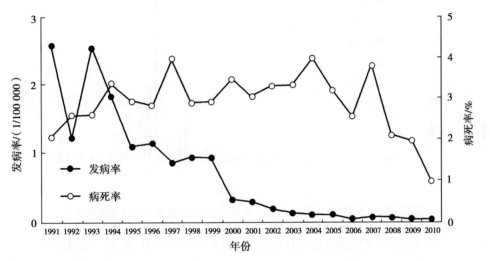

图27-2-2 1991—2010年我国内地(大陆)地区(未包括港澳台)钩端螺旋体病发病率和病死率

1. 传染源 全世界至少发现238种携带致病性钩端螺旋体的动物宿主,我国已从50余种动物中检出致病性钩端螺旋体。野生鼠类种类多、分布广且数量大,家畜与人类关系密切,故野生鼠类和家畜在人钩端螺旋体病流行中起主要作用,疫源地也分为自然疫源地和经济自然疫源地,我国以自然疫源地和经济自然疫源地同时并存为主。

我国不同地区携带问号钩端螺旋体的主要野生鼠类种类有所不同,四川、贵州、陕西、湖北、湖南、江西、安徽、浙江以黑线姬鼠(*Apodemus agrarius*)为主,广东、广西、福建以黄毛鼠(*Rattus losea*)为主,云南以黄胸鼠(*Rattus flavipectus*)为主,北方地区主要有黑线仓鼠(*Cricetulus barabensis*)、草原黄鼠(*Citellus dauricus*)和褐家鼠(*Rattus norvegicus*)等。各种家畜均可携带问号钩端螺旋体,猪曾是问号钩端螺旋体的主要家畜宿主,但近年来我国各地区饲养的猪多由散养改为圈养,使用商品饲料(按国家规定可含一定浓度抗生素)比例较高,故猪问号钩端螺旋体携带率显著下降。然而,至今仍基本散养的耕牛问号钩端螺旋体携带率无明显变化。此外,近年我国狗的饲养量明显增多,故狗有可能成为问号钩端螺旋体主要家畜宿主。

我国不同动物宿主携带的问号钩端螺旋体血清群有一定差异,黑线姬鼠等野生鼠类携带的问号钩端螺旋体血清群较多,如黄疸出血群、澳洲群、秋季群、流感伤寒群、七日热群、犬群、波摩那群等,猪和狗分别有较高的问号钩端螺旋体波摩那群和犬群携带率。了解不同动物宿主携带的主要问号钩端螺旋体血清群的差异,有助于钩端螺旋体病防控及其暴发时溯源。

2. 我国患者感染的主要问号钩端螺旋体血清群 我国流行的问号钩端螺旋体和血清型众多,但南方地区人群以黄疸出血群感染为主,北方地区波摩那群感染更为常见,其次为流感伤寒群、秋季群、澳洲群和七日热群等,犬群和致热群可见,其他血清群少见或罕见。

3. 传播途径 问号钩端螺旋体感染动物宿主后大多无症状,少数为轻症感染,在家畜中可引起流产,但均可在肾脏中长期生存繁殖并随尿液持续排出,直接或经土壤间接污染水源(疫水)形成自然疫源地。在水及潮湿土壤中,问号钩端螺旋体可存活数周,人主要通过接触疫水被感染。此外,人接触带菌动物血、尿也可被感染。

4. 易感人群　人群普遍易感且感染后均急性发病。进入疫区野外活动未接种疫苗的外来人员更易感染。问号钩端螺旋体血清群和血清型众多,自然感染或疫苗接种后产生型特异性为主的免疫力,但不同血清型,尤其是不同血清群之间交叉免疫保护力较弱甚至无免疫保护力,故已接种疫苗或曾经感染的疫区人群仍可再次感染。

5. 流行特征　7~10月为我国人群钩端螺旋体病发病季节,8~9月夏末秋初时高发,部分地区收割晚稻时也可出现不少病例(图27-2-3,根据2004—2010年国家疾病预防控制中心公布数据整理)。根据我国钩端螺旋体病流行特征、传染源和发病人群差异,其流行类型可分为稻田型、雨水型和洪水型。

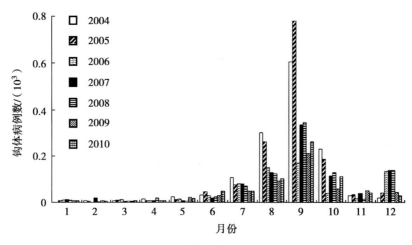

图27-2-3　我国内地(大陆)地区(未包括港澳台)钩端螺旋体病发病季节

(1)稻田型:最为常见,是我国钩端螺旋体病流行的主要方式,秋收夏种时高发,俗称"打谷黄""稻瘟病",主要传染源为野生鼠类,感染人群以作为主要劳动力的青壮年为主,但儿童、青少年也可因嬉水、游泳而有较高感染率。

(2)雨水型:南方和北方地区均可存在,与雨水量密切相关,5~10月均可发现病例,主要传染源为家畜,不同年龄段人群均可感染。

(3)洪水型:南方地区为主,北方地区也可发生,主要传染源为野生鼠类和家畜,发病人群以抗洪抢险的青壮年为主。

## 三、临床表现

人接触疫水后,疫水中问号钩端螺旋体可通过皮肤或黏膜迅速侵入体内并进入血流引起钩端螺旋体血症。潜伏期一般3~15天,发病前2~3天可有不适或乏力等前驱症状。急性发病,患者出现高热、畏寒、头痛、全身肌肉酸痛、乏力、眼结膜充血、全身浅表淋巴结肿大等中毒性败血症症状。发热、全身酸痛、乏力(三症状,简称三症)以及眼红(结膜充血)、腿痛(腓肠肌酸痛及压痛)、腹股沟及腋窝淋巴结肿大(三体征,简称三征)为钩端螺旋体病早期典型的症状和体征,有助于临床诊断。7~10天后血流中钩端螺旋体经小血管播散至肺、肝、肾等脏器及中枢神经系统,根据主要受损的脏器或组织不同,患者临床表现复杂多样且轻重不一,可分为流感伤寒型、肺出血及肺弥漫性出血型、黄疸出血型、脑膜炎和脑膜脑炎型、肾型。病情严重者常可导致死亡,尤其是肺弥漫性出血型、重度黄疸出血型、脑膜脑炎型、危重度肾型患者,若未及时有效治疗,死亡率高达50%以上。部分患者经治疗痊愈后6个月内,再次出现一些临床症状或脏器损害表现,称为后发症。常见的钩端螺旋体病后发症有后发热、葡萄膜炎为主的眼后发症、变态反应性脑膜炎、闭塞性脑动脉炎等。临床病理学上,钩端螺旋体病主要组织病变为非化脓性炎症,以出血和黄疸为特征,可分为发病后3天内的早期感染中毒性败血症期、发病后3~14天的中期器官损害期、发病后7~14天的后期恢复期或后发症期。

问号钩端螺旋体不产生任何典型的细菌外毒素,其毒力因子及钩端螺旋体病发病机制迄今尚未完全明了。业已肯定,侵袭力在问号钩端螺旋体感染过程中发挥了关键作用,鞭毛动力、胶原酶(collagenase)、金属蛋白酶(metalloprotease)和外膜蛋白

Mce 在侵袭过程中发挥了重要作用。问号钩端螺旋体外膜蛋白 LigB、LenA 和 LipL32 为黏附因子,其受体为细胞外基质(extracellular matrix,ECM)中的纤维连接蛋白(fibronectin)、层粘连蛋白(laminin)、胶原蛋白(collagen)。问号钩端螺旋体脂多糖(lipopolysaccharide,LPS)的内毒素毒性明显弱于大肠埃希菌 LPS,目前仍认为 LPS 是其主要毒力因子。问号钩端螺旋体可产生多种溶血素,具有很强的诱导炎症反应作用,个别溶血素还有膜成孔毒素(poreforming toxin)活性。问号钩端螺旋体能产生真核细胞样磷脂酰肌醇型磷脂酶 C(PI-PLC),可引起细胞内质网释放 $Ca^{2+}$,高水平胞内游离 $Ca^{2+}$ 可通过多种途径引发细胞应激并导致细胞死亡。近年研究发现,问号钩端螺旋体感染时能通过膜 Fas/FasL-caspase-8/3 和线粒体半胱天冬氨酸蛋白水解酶(caspase)非依赖 AIF/EndoG 途径诱导巨噬细胞凋亡。问号钩端螺旋体可产生血小板激活因子乙酰水解酶(platelet activation factor acetylhydrolase,PAF-AH)、启动血小板聚集的血管性假血友病因子(von Willebrand factor,vWF)A 区相似蛋白,阻断血小板聚集,故与钩端螺旋体病出血有关。

**(一)临床类型**

1. 流感伤寒型 临床多见,病情轻重不一,但以轻度和中度为主。有典型或不典型的"三症三征",一般不涉及脏器损伤,故脏器损伤相关症状和体征不明显,治疗后 3~7 天痊愈。部分重度患者除有上述"三症三征"外,还可出现消化道、呼吸道、皮肤和黏膜、心脏、关节、神经和血液系统的临床症状和体征,甚至个别患者可因早期即出现低血压休克而导致死亡。

(1)消化道症状:发热期伴有食欲减退或厌食、恶心、呕吐、腹痛、腹泻等急性胃肠炎样表现,临床上较为常见。腹泻多为水样便,偶可有少量黏液,但无脓血。少数患者肝、脾轻度增大,但肝质地柔软,其中部分患者血清氨基转移酶(简称转氨酶)轻度增高。

(2)呼吸道症状:部分患者可有咽痛、咽部充血、扁桃体肿大,咽腭黏膜有小出血点,但无渗出物,可有干咳或少量泡沫痰或黏液痰。

(3)皮肤和黏膜症状:以鼻出血最常见,出血量不多。部分患者可出现皮肤瘀点、瘀斑。少数患者尚有眼结膜出血、口腔黏膜出血、便血以及女性患者阴道出血等。上述患者可同时出现主要分布于躯干的斑丘疹、不典型红斑、荨麻疹等,通常 1~3 天消退。

(4)关节疼痛:少数患者一个或多个关节疼痛,甚至关节肿痛。

(5)心脏症状:窦性心动过速常见。少数患者还可出现各种心律失常甚至出现心脏扩大、舒张期奔马律和急性左心衰竭等急性心肌炎表现。

(6)神经系统症状:少数患者因高热及感染性中毒反应可出现烦躁不安、表情淡漠、神志恍惚、嗜睡、谵妄等症状,儿童可出现抽搐等精神神经症状。

(7)急性溶血性贫血:少数患者发生急性溶血性贫血及黄疸,严重者可因休克、尿毒症死亡。

(8)低血压休克:流感伤寒型中的特殊类型。部分患者因感染中毒性败血症较为严重,出现血压降低及休克,有一定病死率。

根据不同病情程度,流感伤寒型可分为轻度、中度和重度。①轻度:体温 38.5℃ 左右,"三症三征"不全或不典型,个别患者可有鼻出血;②中度:体温 39~40℃,"三症三征"明显,可有皮肤和黏膜出血、皮疹及消化道、呼吸道症状;③重度:体温 40℃ 以上,除有明显的"三症三征"外,出现上述较重的心脏、神经系统症状以及急性溶血性贫血、低血压休克。

2. 肺出血型和肺弥漫性出血型 患者除有"三症三征"外,在疾病早期或中期出现咯血甚至大咯血,属于重症钩端螺旋体病型。无明显肺啰音以及呼吸、循环功能障碍表现者为肺出血型,病情相对较轻。若出现进行性呼吸困难、心循环缺氧反应和窒息、迅速发展的肺啰音及胸部 X 线检查呈双肺弥漫性出血阴影者,为肺弥漫性出血型。由于肺咯血流出的血液不易凝固,故认为钩端螺旋体病的肺出血主要与 LPS 引起的弥散性血管内凝血(DIC)有关。肺弥漫性出血型发病突然,患者死亡率高达 50% 以上,故出现咯血尤其大咯血时必须及时抢救治疗。肺弥漫性出血型病程可分为先兆期、极期和垂危期。

(1)先兆期:患者面色苍白(个别潮红)、心慌、烦躁逐渐加重,呼吸、心率进行性增快,呼吸音粗糙,继而出现干啰音或局部湿啰音,有时吐出血痰或咯血。胸部 X 线检查示双肺呈毛玻璃样病变,有散在性点片状阴影或小片状融合。

(2)极期:患者面色极度苍白或青灰,口唇发绀,心慌、烦躁迅速加重,呼吸、心率显著增快,第一心音减弱或呈奔马律,双肺满布干、湿啰音,连续咯血且血量显著增多,但也有患者咯血不明显而直接进入垂危期。胸部 X 线检查示双肺呈广泛点片状阴影或大块融合。

(3)垂危期:患者极度烦躁不安,口唇高度发绀,神志模糊甚至昏迷,喉有痰响,呼吸不规则或明显减慢,继而突然口鼻涌出大量血液,心跳迅速减慢,最后呼吸、心跳停止。

3. 黄疸出血型　临床上也较为常见。患者除有不同程度的"三症三征"外,问号钩端螺旋体播散并侵入肝脏,出现尿色加深及巩膜、皮肤黄染等黄疸为主的临床症状,其中轻度黄疸者血清胆红素为<56μmol/L(<2mg/dl),中度黄疸者为56~140μmol/L(2~5mg/dl),重度黄疸者为>140μmol/L(>5mg/dl),以结合胆红素为主。黄疸轻重程度与病情轻重有一定关系,但通常不直接反映肝实质受损程度,病愈后肝功能可恢复正常。约80%黄疸出血型患者有皮肤、黏膜等部位出血以及肝、肾功能受损症状。按病情轻重程度不同,临床上可将黄疸出血型分为典型、轻度和重度黄疸出血型。

(1) 典型黄疸出血型:疾病早期有"三症三征",但发病后4~7天出现尿色加深、巩膜及皮肤黄染,随黄疸不断加重,消化道症状也日趋明显,少数病例有皮肤瘙痒。多数病例肝脏轻度至中度增大,质软,有压痛和/或叩击痛,少数病例脾轻度增大。血清胆红素中度升高,肝功能常有轻至中度受损。常伴有不同程度的皮肤、黏膜等部位出血,如鼻出血、皮肤瘀斑、黑便、痰中带血、咯血、血尿、阴道出血等,但出血量不大。多数患者有不同程度的肾功能受损现象,如尿常规异常、血尿素氮增加,但无少尿或无尿等急性肾衰竭的表现。发病2周后,多数病例黄疸开始逐渐消退,病情较重者黄疸消退较为缓慢。

(2) 轻度黄疸出血型:疾病早期有"三症三征",出现短暂的轻度或中度黄疸,部分患者有肝和/或脾轻度增大,但无出血现象。肝功能、尿常规可有轻度异常,肾功能无受损表现。

(3) 重度黄疸出血型:即典型的"魏尔病"。疾病早期有"三症三征",但黄疸出现后日益加深加重,重度黄疸、皮肤与黏膜出血、肝和肾功能受损是本型基本的临床特征。肝和/或脾轻度增大,肝区常有叩痛,肝功能轻至中度受损,常表现为血清转氨酶轻至中度增高,但肝衰竭者罕见。患者多有明显的鼻出血、皮肤瘀斑、柏油样便或血便甚至呕血,也可出现血尿、阴道出血、肾上腺出血、颅内出血等。多数患者伴有重度乏力以及无食欲、恶心、呕吐、腹痛、呃逆等消化道症状。约75%患者可出现急性肾功能受损甚至肾衰竭现象,如少尿、无尿或低钾血症甚至出现尿毒症,少尿期持续1~7天,血尿素氮显著增

加但通常<36mmol/L(<100mg/dl),肌酐可增高至200~800μmol/L(2~8mg/dl)。无尿持续时间较长者易发生严重的电解质紊乱、酸中毒、尿毒症,病死率高达60%~80%。部分患者还可有反应迟钝、意识状态异常、嗜睡或烦躁、谵妄、昏迷甚至抽搐等神经系统症状以及心肌炎、心包炎、充血性心力衰竭、心源性休克等心脏损害。患者通常在发病3周后黄疸才开始缓慢减退,出血停止,尿量增加,症状减轻,病情逐渐好转,完全康复常需数月,愈后一般不形成肝硬化。

4. 脑膜炎型和脑膜脑炎型　疾病早期有"三症三征",但发病4~7天后出现脑膜炎或脑膜脑炎症状和体征为主的临床病型,同时可有其他组织或脏器损害,如血痰、皮肤和黏膜出血,轻度蛋白尿和血尿等。外周血白细胞数轻度至中度增高,早期以中性粒细胞为主,后以淋巴细胞为主。脑脊液外观清亮、透明,或有轻度混浊呈蛋清样或毛玻璃状,颅内压正常或升高,部分患者脑脊液蛋白增多、糖和氯化物减少。钩端螺旋体病恢复期出现的变态反应性脑膜炎为后发症之一,不属于本型范畴。

(1) 脑膜炎型:较为多见,病情相对较轻。患者除有"三症三征"外,剧烈头痛、恶心呕吐、颈痛、颈项强直、畏光,全身疼痛等症状显著,坐位低头试验阳性,克尼格征(Kernig sign,简称克氏征)和布鲁津斯基征(Brudzinski sign,简称布氏征)阳性,少数患者可出现蛛网膜下腔出血。预后较好,脑膜炎症状多在7~10天后随"三症三征"的消退而减轻,但脑脊液恢复正常较慢,一般需要2周左右,无后遗症。

(2) 脑膜脑炎型:少见但病情较重。患者除有"三症三征"外,出现不同程度的意识障碍,如嗜睡、谵妄、昏睡和昏迷等,少数患者出现抽搐、瘫痪和锥体束征以及脑水肿、颅内压增高等症状和体征,脑膜刺激征有或无。预后较差,可有不同程度的后遗症,严重者可因脑水肿、脑疝导致急性呼吸衰竭而死亡,个别重症患者可发生脑干炎、延髓麻痹和中枢性呼吸衰竭而死亡。

5. 肾型　疾病早期有"三症三征",但发病3~5天后出现以肾功能损害为主的临床表现。患者有肾区疼痛与叩击痛,出现蛋白尿、血尿、管型尿以及少尿或无尿,血尿素氮和肌酐增高,血二氧化碳结合力降低。肾功能不全甚至衰竭为本型主要临床特征,无其他组织器官损害或伴有轻度皮肤和黏膜出血、低血压等,但无黄疸。少尿或无尿持续时间不一,短者1~2天,长者可持续10天或以上。多数患者治疗

后经少尿期、多尿期、恢复期而康复。根据病情可将本型分为轻度、重度和危重度。

（1）轻度：患者除有"三症三征"、肾区疼痛与叩击痛外，尿中出现明显蛋白、红细胞、白细胞和管型，并伴有轻度血尿素氮增高。

（2）重度：患者除有"三症三征"、肾区疼痛与叩击痛外，出现少尿（24 小时尿量少于 500ml）或无尿（24 小时尿量少于 50ml），血尿素氮明显增高，肌酐增高，部分患者多尿期可并发低钾血症、肺及尿路继发感染。

（3）危重度：患者除有"三症三征"、肾区疼痛与叩击痛、少尿或无尿外，出现肺水肿、高钾血症、高磷低钙血症、尿毒症、酸中毒昏迷等，部分患者多尿期并发重度低钾血症和严重的肺及尿路继发感染，有较高病死率。

**（二）后发症**

部分钩端螺旋体患者退热后、疾病晚期或恢复期出现后发热、眼和神经系统病变，称为钩端螺旋体病后发症，其中以后发热和眼后发症常见。少数患者在疾病早、中期也可出现后发症，以视网膜出血、神经系统病变较为常见。

1. 眼后发症　病情较为复杂，几乎包括眼球及其附属器的各个部位，以葡萄膜炎最为常见且危害性较大，结膜充血和结膜下出血也较为常见，其次为巩膜外层炎、视网膜出血、中心性视网膜病变、视神经炎、玻璃体混浊，少数患者可出现角膜炎、脉络膜视网膜炎、继发性青光眼、眼肌麻痹等。

（1）葡萄膜炎：青壮年患者多见，大多侵犯双眼，对患者视力影响较大，但治疗后可完全康复，少数重症患者病程很长导致视力恢复不佳。

（2）巩膜外层炎：多发生于退热后 2 周内，表现为球结膜下深层局限性充血，局部隆起或呈结节，有自发性疼痛及触痛，可单独发病，也可与葡萄膜炎同时存在。

（3）视网膜出血：黄疸出血型患者视网膜出血多发生于疾病早、中期，发病率较高。无黄疸的流感伤寒型患者，视网膜出血多发生于疾病晚期，发病率较低。多为火焰状、块状或圆点状的视网膜层间出血，出血量大者形成视网膜前出血。出血位于后极部者较多，可在视盘边缘或其附近，也可在黄斑部，故常影响视力。

（4）中心性视网膜病变：表现为黄斑部水肿、渗出、颜色不均、色素紊乱、中心小凹反射消失等。患者自觉视力减退，并有中心暗点。少数病例长期迁

延不愈或反复发作，可出现黄斑部视网膜下机化膜，下方视网膜色素上皮带状萎缩。

（5）视神经炎：可分为视盘炎和球后视神经炎。视盘炎表现为视盘充血，边界模糊，视盘边缘及其附近有出血、渗出和水肿，以及视网膜血管的充盈弯曲等，常见于后部葡萄膜炎（脉络膜炎或脉络膜视网膜炎）患者。球后视神经炎表现为视力减退和中心暗点，但眼底无改变。

（6）玻璃体混浊：常与葡萄膜炎同时存在且病情严重程度一致，但也有患者葡萄膜炎并不严重而玻璃体混浊较为明显。玻璃体混浊大多为尘埃状、絮状及团块状，但也有呈条索状或膜状者。

2. 神经系统后发症　神经系统后发症可分为两类：①钩端螺旋体病各种临床病型恢复期发生的神经系统后发症；②无典型钩端螺旋体病症状和体征或为轻症钩端螺旋体病，神经系统后发症为唯一的临床表现。神经系统后发症损害部位：①脑神经损害，表现为视神经炎、三叉神经和听神经损害、蝶腭神经痛以及动眼神经、展神经、面神经、舌咽迷走神经麻痹；②脑损害，表现为脑膜炎、脑动脉炎、脑蛛网膜下腔出血、硬脑膜下血肿以及器质性神经病等；③脊髓损害，表现为脊髓炎、脊髓蛛网膜炎、脊髓灰质炎等；④周围神经损害，表现为多发性神经炎、脊神经炎、臂丛神经炎、尺神经和桡神经麻痹、坐骨神经痛、吉兰-巴雷综合征等。临床上以变态反应性脑膜炎、闭塞性脑动脉炎较为常见，其次是脊髓炎、脊髓蛛网膜炎、多发性神经炎。

## 四、实验室检查

**（一）常规检查**

1. 血常规检查　白细胞总数轻度升高或正常，但中性粒细胞百分比常增高。

2. 尿常规检查　肾型患者尿比重降低，尿中有明显蛋白、红细胞、白细胞、管型。50%～70% 其他临床病型患者发热期尿液中可见少量蛋白、红细胞和白细胞。

**（二）血生化检查**

黄疸出血型患者血清胆红素升高，以结合胆红素为主。肾功能不全的黄疸出血型和肾型患者可有血尿素氮、肌酐升高，重症者还可出现高或低钾血症、高磷和低钙血症以及血浆 $NaHCO_3$、$H_2CO_3$ 浓度和 pH 下降（<7.35）。

**（三）脑脊液检查**

重度脑膜炎和脑膜脑炎型患者脑脊液可微混

浊,白细胞总数轻度至中度增高,早期以中性粒细胞为主,后以淋巴细胞为主,部分患者可有脑脊液蛋白增多、糖和氯化物减少。

**(四)微生物学检查**

1. 标本采集　钩端螺旋体病患者发病1周内取血、2周后取尿,脑膜炎和脑膜脑炎型患者取脑脊液。发病1周内患者有钩端螺旋体血症,故外周血中可查到病原体,1周后血流中问号钩端螺旋体开始侵入肺、肝、肾等脏器或组织,钩端螺旋体血症逐渐消失,但问号钩端螺旋体可从尿液排出。

2. 病原学检查

(1) 直接镜检:钩端螺旋体折光性较强,故可取外周血标本直接用暗视野显微镜检查,此时大多数患者处于钩端螺旋体血症期,故外周血中常可见菌体细长,尤其是能沿菌体长轴旋转运动(可与纤维蛋白丝相区别)折光性较强的螺旋体(图27-2-1A)。部分早期患者或钩端螺旋体血症即将消失进入疾病中期的患者,外周血中问号钩端螺旋体较少($<2\times10^4$/ml),不易被看到,则可将外周血标本离心,取沉淀用少量生理盐水悬浮后镜检。

(2) 染色镜检:钩端螺旋体革兰氏染色时不易着色,常用镀银染色法染色。尿液标本常用,也可用溶解血细胞后的外周血标本,镀银染色后用普通光学显微镜检查(图27-2-1B)。

(3) 分离培养:1~3滴(0.05~0.15ml,过多血量会降低培养阳性率)外周血或脑脊液标本接种于2~3管5ml柯氏或EMJH培养基中,患者中段尿30~50ml,3 000r/min离心1小时,取尿沉渣0.3~0.5ml接种于2~3管5ml含400μg/ml 5-氟尿嘧啶的柯氏或EMJH培养基中,28℃培养至少4周,间隔1周用暗视野显微镜检查有无钩端螺旋体生长,一般培养4周未见钩端螺旋体生长则报告为阴性。

(4) PCR:一般采用问号钩端螺旋体16S rRNA基因引物进行PCR检测。问号钩端螺旋体血清群和血清型众多,目前使用的PCR引物通用性仍需提高,但可考虑采用当地主要流行的血清群和血清型16S rRNA基因引物。根据病程和疾病类型不同,检测标本可为外周血、脑脊液或尿液。

(5) 动物接种:取患者1ml血液或2ml尿液腹腔接种于体重120~140g的幼豚鼠,或0.5ml患者血液或尿液腹腔接种于体重(35±2)g金地鼠(*Syrian hamster*),常规饲养1~2周,观察动物有无发病及死亡情况,其间可取动物血液、尿液以及肾脏组织(每5ml培养液中接种米粒大小肾组织2~3块,组织过多会降低培养阳性率)进行分离培养,然后用暗视野显微镜检查有无钩端螺旋体,也可解剖动物观察肺充血和出血情况。

3. 血清学检查

(1) MAT:我国15群15型问号钩端螺旋体新鲜培养物(每400×视野菌数>50条)与56℃灭活30分钟后二倍稀释的患者血清混合,37℃孵育2小时,以暗视野显微镜下(400×)50%问号钩端螺旋体被凝集的血清最高稀释度为终点凝集效价,单份血清凝集效价1:300~1:400及以上判为阳性。由于疫苗接种后也可有一定的血清凝集效价,故间隔5~7天分别采集早期和恢复期血清进行MAT,若第二份血清凝集效价较第一份血清≥4倍判为阳性。

(2) ELISA:常用若干当地主要流行的问号钩端螺旋体血清群超声破碎后可溶性抗原包被聚苯乙烯反应板,通常以1:50或1:100稀释的患者血清为一抗、辣根过氧化物酶(HRP)标记抗人IgM或IgG为二抗,$OD_{450}$(450nm处吸光度)或$OD_{490}$(490nm处吸光度)超过阴性血清标本2.1倍者判为阳性。

**(五)其他检查**

1. 胸部X线检查　肺弥漫性出血型患者随病情严重程度不同可出现肺毛玻璃样、散在点片状阴影、大片肺弥漫性阴影等现象。

2. 心电图　窦性心动过速常见,少数患者还可出现阵发性心房颤动和扑动、Ⅰ~Ⅱ度房室传导阻滞、室性心动过速、束支传导阻滞现象以及舒张期奔马律、急性左心衰竭等急性心肌炎表现。

3. 眼科检查　眼后发症患者可出现结膜充血、视网膜出血、黄斑部水肿、玻璃体混浊等病变。

# 五、诊断及分类

**(一)钩端螺旋体病诊断**

主要根据流行病学史、临床表现和实验室检查结果等作出诊断。

1. 流行病学史　发病前1~30天有接触疫水或动物血、尿史。此外,也应考虑患者是否来自疫区以及钩端螺旋体病好发季节等因素。

2. 早期症状和体征　通常表现为"三症三征"。

(1) 发热:短期内体温可高达39℃左右,常为弛张热,部分患者有畏寒。

(2) 全身酸痛:全身肌肉酸痛,尤以腿酸痛更为明显。

（3）乏力：全身乏力，特别是腿软明显。

（4）眼结膜充血：轻者球结膜、外眦及上、下穹窿部结膜充血，重者全球结膜血管扩张性充血，呈网状，无疼痛、无分泌物、不畏光。

（5）腓肠肌压痛：双侧腓肠肌疼痛，尤以压痛明显，重者拒按。

（6）淋巴结肿大：全身浅表淋巴结肿大，以腹股沟淋巴结最为明显，其次是腋窝淋巴结，肿大的淋巴结一般为 1~2cm，质软，有压痛，无化脓。

3. 实验室诊断

（1）患者外周血、脑脊液或尿液标本中检出或分离出钩端螺旋体。

（2）患者外周血、脑脊液或尿液标本中检出钩端螺旋体 DNA。

（3）患者单份血清 MAT 效价 1:300~1:400 及以上、双份血清 MAT 效价升高≥4 倍。

4. 疑似病例　有接触疫水或动物血、尿史以及"三症"中任何一条，尤其是发热为疑似病例。在条件允许的情况下，可进行钩端螺旋体病原学检查。

5. 临床诊断病例　疑似病例加"三征"中任何一条为临床诊断病例。在条件允许的情况下，可进行钩端螺旋体病原学检查。

6. 确诊病例　疑似病例加实验室诊断中任何一条为确诊病例。

**（二）不同钩端螺旋体病型分类诊断**

仅有"三症三征"为流感伤寒型。其他各钩端螺旋体病型除有"三症三征"外，根据有无明显的肺出血及出血程度、黄疸合并肝肾功能损害、脑膜炎或脑膜脑炎症状和体征、肾功能为主损害，结合胸部 X 线检查、血生化等实验室检查结果综合分析，确定患者分别为肺出血型或肺弥漫性出血型、黄疸出血型、脑膜炎和脑膜脑炎型、肾型。

**（三）鉴别诊断**

钩端螺旋体病临床表现复杂多样，近年来非典型病例也较多，易与之混淆的主要细菌感染性疾病有伤寒和副伤寒、细菌性败血症、传染性单核细胞增多症等，病毒感染性疾病有流感、流行性出血热、急性黄疸型病毒性肝炎、登革热、乙型脑炎等，其他疾病尚有急性溶血性贫血、急性肾炎等。钩端螺旋体病与上述相关疾病鉴别诊断的主要途径和方法如下：

1. 基于流行病学史的鉴别诊断　患者是否来自钩端螺旋体病疫区、有无疫水接触史、发病时是否符合钩端螺旋体病高发季节等。流行性出血热病毒

主要动物宿主也为黑线姬鼠，但通常 10~12 月高发，较钩端螺旋体病 8~9 月的高发季节略晚。

2. 基于临床症状和体征的鉴别诊断　钩端螺旋体病早期临床通常表现为"三症三征"，其中"三征"中的结膜充血、腓肠肌酸痛及压痛其他疾病较为少见甚至未见，钩端螺旋体病的浅表淋巴结肿大以腹股沟及腋窝淋巴结最为明显，也有一定的鉴别诊断价值。

3. 基于实验室检查的鉴别诊断　从临床标本中检出钩端螺旋体，是钩端螺旋体病与其他相关疾病鉴别诊断最为可靠的方法。

4. 基于治疗药物的鉴别诊断　问号钩端螺旋体等致病性钩端螺旋体对青霉素十分敏感，至今未发现有耐药株，据此至少可与非感染性或病毒感染性疾病相区别，不少细菌对青霉素有较高耐药率，故也有一定的鉴别诊断价值。

## 六、治疗

钩端螺旋体病诊治中应遵循早期诊断、早期休息、早期治疗以及就地治疗、抢救的"三早一就地"原则。早期使用抗生素可显著缩短病程、防止或减轻内脏损害、降低病死率。此外，应根据临床实际情况和需要进行对症治疗。

**（一）流感伤寒型的治疗**

1. 抗生素治疗　首选青霉素，其次为庆大霉素，也可酌情选用氨苄西林和多西环素。此外，头孢菌素、红霉素、麦迪霉素也有明确的治疗效果。

（1）青霉素 G：成人每次肌内注射 80 万~120 万 U，每天 2~3 次。发病急骤、感染中毒性败血症症状严重者，可增加剂量为每次肌内注射 160 万~240 万 U，每天 4~6 次，体温下降后减量。疗程一般为 5~7 天。儿童用药量酌减。部分感染中毒性败血症严重的患者在接受首剂青霉素注射后（最短 15 分钟，长者 6 小时），患者体温突然升高（1℃以上）、发冷、寒战，持续 0.5~2 小时后全身大汗、体温下降至正常或以下，严重者出现 42℃以上超高热、神志不清、抽搐、低血压甚至休克、呼吸和心跳暂停，称为赫氏反应（Herxheimer reaction）。为了预防赫氏反应发生，肌内注射首剂青霉素的同时，缓慢静脉推注 20ml 加有 100mg 氢化可的松的 5% 葡萄糖溶液，必要时继续静脉滴注 100ml 加有 200mg 氢化可的松的 5% 葡萄糖溶液，然后静脉滴注 200ml 加有 200mg 氢化可的松的 5% 葡萄糖溶液。

（2）庆大霉素：成人每次肌内注射 240mg（儿童

5mg/kg 体重），每天 3 次，体温正常 24 小时后改为每次肌内注射 80mg，每天 2 次，疗程 5~7 天。

（3）氨苄西林：成人剂量为每次 3~4g（儿童 80~120mg/kg 体重），每天 3~4 次口服或肌注或静脉滴注，疗程 5~7 天。

（4）多西环素：成人每次口服 100mg，每天 2 次，疗程 7 天。

2. 对症治疗

（1）一般支持治疗：患者早期卧床休息，给予高热量、低脂、含适量蛋白并易于消化的食物。注意保持水、电解质和酸碱平衡。补充足量维生素：维生素 B₁ 每次 10mg，每天 3 次；维生素 C 每次 100mg，每天 3 次。

（2）高热的处理：主要采用物理降温法。在明确诊断的前提下，可使用解热剂，但必须与抗生素同时使用。剧烈头痛的患者可给予少量镇静剂，常为口服或肌内注射 25mg 氯丙嗪或异丙嗪。

（3）补液：因高热、出汗、食欲减退或呕吐、腹泻，患者有不同程度的水、电解质缺失，若不补液，易发展成为低血钾或酸中毒。医嘱患者多饮水，必要时静脉补液成人 24 小时总量 2 000~2 500ml，以 5% 葡萄糖生理盐水为主，酌情补充 500ml 左右的 10% 葡萄糖溶液。患者有休克倾向或已休克，应按休克补液原则进行静脉输液。患者有少尿等肾功能不全、中毒性心肌炎表现，应控制输液量和速度，否则有可能导致急性肺水肿或促进肺弥漫性出血。

（4）鼻出血的处理：是钩端螺旋体病常见症状。对于一般的鼻出血，可用 1% 麻黄素或 0.1% 肾上腺素棉球或纱条塞鼻。鼻出血不止或出血量大，常用油性纱条填塞鼻前孔压迫止血，甚至用凡士林纱球鼻后孔填塞术压迫止血。

（5）赫氏反应的处理：已发生赫氏反应的患者，应按上法静脉滴注加有大剂量氢化可的松的 5% 葡萄糖溶液并给予足量氯丙嗪、异丙嗪或哌替啶镇静剂，同时采取物理降温措施并酌情给予强心剂、升压药和呼吸兴奋剂。

（6）抗低血压休克治疗：静脉推注强心剂后，一般快速静脉输入 5% 碳酸氢钠 100~300ml，然后静脉输入 5% 葡萄糖生理盐水 500ml 和低分子右旋糖酐 500ml，12 小时内输液总量 1 500~2 000ml；同时使用氢化可的松，一般每次 100~200mg 静脉注射或高浓度静脉滴入，24 小时总量 1~2g，酌情使用 2~3 天；必要时考虑静脉输血。

## （二）肺出血型和肺弥漫性出血型的治疗

1. 肺出血型的治疗　抗生素治疗及常规对症治疗与流感伤寒型相似。

2. 肺弥漫性出血型的治疗　肺弥漫性出血型患者主要采用青霉素 G 和庆大霉素肌内注射或静脉滴注。肺弥漫性出血型的救治主要采用氢化可的松疗法，同时使用镇静药、强心药、止血药并给氧。其他常规对症治疗与流感伤寒型相似。

（1）先兆期的治疗：20 分钟内静脉推注 10~20ml 加有 50~100mg 氢化可的松的 5% 葡萄糖溶液，然后静脉滴注 100ml 加有 100mg 氢化可的松的 5% 葡萄糖溶液，半小时后症状未见缓解时可重复上述推注和滴注，每天氢化可的松用量一般为 200~500mg。

常用氯丙嗪、异丙嗪各 25~50mg 肌内注射，每 4~6 小时重复给药 1 次，首次注射 0.5~1 小时后仍未有效镇静时，可增加肌内注射 50~100mg 杜冷丁 1 次。患者出现面色恢复正常、烦躁消失、肺啰音停止增加或减少等病情已控制迹象并稳定 24 小时，可考虑停药。

患者出现以下情况时，可考虑使用强心药物：①心率每分钟大于 120 次并进行性增快；②第一心音减弱；③出现奔马律；④心脏扩大；⑤快速室上性心律等其他症状。首先缓慢静脉推注 10ml 加有 0.25mg 毒毛花苷 K 的 10% 葡萄糖溶液，3~4 小时后可再次静脉推注，24 小时用药量不超过 1mg。也可缓慢静脉推注 20ml 加有 0.4mg 毛花苷丙（西地兰）的 10% 葡萄糖溶液，2~4 小时后可再次静脉推注，24 小时用药量不超过 1.6mg。

肺弥漫性出血伴有黄疸、肝功能不全、凝血功能障碍者，静脉滴注 10~20mg 维生素 K 或肌内注射 37.6mg 维生素 K 每天 2 次，必要时每天静脉滴注 3~5g 大剂量维生素 C。

（2）极期的治疗：按上法静脉推注 20ml 加有 100mg 氢化可的松的 5% 葡萄糖溶液，然后静脉滴注 100ml 加有 200~300mg 氢化可的松的 5% 葡萄糖溶液，每天氢化可的松用量为 200~800mg。此期患者多有不同程度缺氧及呼吸衰竭现象，使用镇静剂时应特别谨慎，一般首用 50mg 异丙嗪肌内注射，然后用 10% 水合氯醛 30ml 灌肠，必要时肌内注射 10mg 地西泮（安定）。强心药、止血药使用与先兆期相似。患者应给氧，必要时使用呼吸机。

（3）垂危期的治疗：按上法静脉推注 20ml 加有 200~300mg 琥珀酸氢化可的松的 5% 葡萄糖溶液，

然后静脉滴注 100ml 加有 200～300mg 氢化可的松的 5% 葡萄糖溶液,每天氢化可的松用量为 800～1 500mg。镇静剂、强心药、止血药使用与极期患者相似,但特别要注意维持呼吸道通畅并给氧及使用呼吸机。

**(三) 黄疸出血型的治疗**

1. 典型黄疸出血型的治疗 采用止血护肝、抗黄疸疗法,常规对症状治疗与流感伤寒型相似。

(1) 抗生素治疗:首选 80 万 U 青霉素 G 钠盐肌内注射,每天 3 次,疗程 7～10 天。青霉素过敏但肾功能正常者可选用 80mg 庆大霉素肌内注射,每天 3 次,疗程 7～10 天。

(2) 对症治疗:为了防治出血及维护肝功能,常静脉滴注 500ml 加有 3～5g 维生素 C、40mg 维生素 K、0.2g 肌苷的 10% 葡萄糖液中,每天 1 次,10～14 天为 1 个疗程,也可酌情加用卡巴克络(安络血)或云南白药等止血药。重度黄疸每天加用 30～40mg 泼尼松龙或泼尼松短程治疗。

2. 轻度黄疸出血型的治疗 采用抗生素治疗、止血护肝疗法及常规对症状治疗。

3. 重度黄疸出血型的治疗 病情严重,有重度黄疸、大出血及肝和/或肾衰竭,病死率较高,故需在典型黄疸出血型相似的治疗基础上,加用针对性治疗措施。

(1) 重度黄疸的治疗:在泼尼松龙或泼尼松短程治疗基础上,可酌情采用透析疗法。

(2) 大出血的治疗:以消化道大出血常见,部分患者可因失血性休克而死亡。除加大上述防治出血药物用量外,可酌情输入新鲜血液、血小板。消化道大出血时可分次口服 8mg 去甲肾上腺素,或缓慢静脉推注或滴注加有 10U 垂体后叶素的 10% 葡萄糖溶液,或每 1～2 小时口服或灌注凝血酶 500～20 000U,同时可使用雷尼替丁(50mg 静脉滴注或肌内注射,每 6～12 小时 1 次;或口服 150mg,每天 2～3 次)等 $H_2$ 受体拮抗药。

(3) 肝衰竭的治疗:血浆、全血或人白蛋白反复交替静脉滴注,每周 2～3 次。

(4) 肾衰竭的治疗:本型患者易出现肾衰竭且是主要病死原因,参见肾型治疗方案。

**(四) 脑膜炎型和脑膜脑炎型的治疗**

1. 脑膜炎型的治疗 病情较轻,多数患者治疗后 24～48 小时退热,脑膜炎症状随之缓解。常规对症状治疗与流感伤寒型相似。

(1) 抗生素治疗:青霉素 G 不易透过血脑屏障,故其剂量适当加大,疗程适当延长。成人每天静脉滴注或肌内注射 200 万 U 青霉素 G,疗程 5～7 天。氨苄西林和阿莫西林易通过血脑脊液屏障,脑脊液中药物浓度较高,成人每天静脉滴注或肌内注射 2g,疗程 5～7 天。

(2) 对症治疗:高热、全身感染中毒性败血症症状严重或伴有脑水肿、颅内压增高者,可使用糖皮质激素,一般每天静脉滴注 100～300mg 氢化可的松,也可使用地塞米松。头痛一般给予止痛药治疗。头痛剧烈伴有恶心呕吐者,可能有脑水肿和颅内压升高,可口服 50% 甘油盐水或静脉推注 50% 葡萄糖溶液等脱水剂。

2. 脑膜脑炎型的治疗 病情严重,病死率高,需加大抗生素、糖皮质激素使用量外,常需使用镇静剂、脱水剂,同时应特别注意防止出现脑水肿、脑疝形成以及肺炎、腮腺炎等继发感染。

(1) 抗生素治疗:成人每天静脉滴注 800 万～1 200 万 U 青霉素 G 或氨苄西林或羟氨苄青霉素 4～6g,疗程 7～10 天。

(2) 对症治疗:除加大氢化可的松用药量外,也可静脉注射 10～20mg 地塞米松,每天 3～4 次。有脑水肿尤其是脑疝形成征兆者,应积极使用脱水剂,如静脉推注 200ml 20% 甘露醇或 25% 山梨醇,根据病情还可选用大剂量呋塞米(速尿)、依他尼酸(利尿酸)等利尿剂。重度烦躁甚至抽搐者使用氯丙嗪、异丙嗪或地西泮等镇静剂,给药方案参见肺弥漫性出血型治疗。

**(五) 肾型的治疗**

轻度肾型患者治疗与流感伤寒型方法相似,但要特别注意尿量和肾功能状况。重度肾型患者有少尿、无尿以及血尿素氮、肌酐明显增高等肾功能不全的表现。危重度肾型患者除有明显的少尿、无尿外,可出现肺水肿、高钾血症、高磷低钙血症、尿毒症、酸中毒昏迷,有较高病死率。

1. 抗生素治疗 早期使用足量抗生素常可阻止肾损伤进一步加重,但要避免使用有肾脏毒性的抗生素。

2. 改善全身和肾血液循环 有明显脱水和血容量不足者,应根据实际情况及时补液并采用多巴胺等血管活性药改善全身和肾血液循环。按上法短期使用糖皮质激素、0.25% 普鲁卡因肾囊封闭、肾区热敷和透热疗法以及静脉滴注 500ml 加有 1g 普鲁卡因、250mg 氨茶碱、250mg 咖啡因的 10% 葡萄糖溶液均可有效改善肾血液循环。

3. 少尿或无尿期的治疗

（1）早期使用利尿剂：常用甘露醇和呋塞米，若合并肺弥漫性出血或严重心肌炎时慎用或不用。按常规剂量静脉推注甘露醇和呋塞米，然后静脉推注20%甘露醇50ml。若3小时内尿量增加至每分钟1ml，则继续每天静脉滴注20%甘露醇300ml，直到尿量恢复正常。若3小时内尿量低于每分钟1ml，按上法静脉继续推注甘露醇和呋塞米。

（2）支持疗法：限制蛋白饮食，保证每天供给100～400g葡萄糖。危重度肾型患者，尤其是尿毒症昏迷患者经大隐静脉或胫前静脉滴注25%～50%葡萄糖溶液。为了防止高浓度葡萄糖引起的静脉炎和血栓，每1 000ml葡萄糖溶液中加入5mg氢化可的松和1 200U肝素。此外，应同时给予多种维生素，必要时隔天肌内注射1次25～50mg丙酸睾酮或苯丙酸诺龙促进蛋白合成。

（3）注意和保持水和电解质平衡：严格控制液体输入量，防止肺水肿发生。每天补液量为每天约600ml的不显性失水量加上显性丢失量。一旦发生水潴留时应及时处理，如采取半卧位、四肢加止血带、应用大剂量快速利尿剂和强心剂。应特别注意防治高钾血症，可静脉注射10%葡萄糖酸钙或采用透析疗法等治疗。

（4）纠正酸中毒：根据二氧化碳结合力决定碳酸氢钠或乳酸钠用量，以纠正酸中毒。

（5）透析疗法：严重氮质血症、高钾血症及出现尿毒症时，应使用血液或腹膜透析疗法。

4. 多尿期的治疗  注意补充水和电解质，防止继发感染和并发症。

（六）后发症的治疗

有后发热、眼后发症和神经系统后发症。眼后发症中以葡萄膜炎最为常见，神经系统后发症中以变态反应性脑膜炎、闭塞性脑动脉炎较为常见。

1. 葡萄膜炎的治疗  用1%阿托品滴眼散瞳，若效果不佳可用10%去氧肾上腺素滴眼、1%去氧肾上腺素或强力散瞳剂（1%阿托品、4%可卡因、0.1%肾上腺素各0.1ml）结膜下注射，然后每天用1%阿托品滴眼保持散瞳状态。轻症患者一般用可的松滴眼液滴眼或结膜下注射。重症患者口服或静脉滴注肾上腺皮质激素，同时使用免疫抑制剂环孢素，剂量为每天每千克体重5mg。治疗脉络膜时可静脉滴注烟酸、妥拉唑林、山莨菪碱以及维生素$B_1$、维生素$B_{12}$。

2. 变态反应性脑膜炎的治疗  使用足量青霉素G、肾上腺皮质激素及脱水疗法，预后良好。

3. 闭塞性脑动脉炎的治疗  除使用青霉素G外，每次口服10mg泼尼松，每天3次，疗程2周，病情较重者静脉滴注加有100～300mg氢化可的松的5%葡萄糖溶液。病情较重者还可静脉滴注烟酸、氨茶碱、山莨菪碱等扩血管或改善脑血管循环药。颅内压增高者可使用甘露醇、呋塞米等，颅内出血者可使用止血药。多数患者预后较好，少数患者有不同程度瘫痪、失语和轻度智力障碍等后遗症，部分患者可死于脑疝和呼吸衰竭。

（七）治愈及出院标准

1. 患者体温恢复正常。

2. 钩端螺旋体病"三症三征"消失。

3. 肺弥漫性出血型患者无血丝痰、肺和心功能恢复正常，黄疸出血型患者肝、肾功能恢复正常，脑膜炎型和脑膜脑炎型患者脑脊液恢复正常，肾型患者肾功能恢复正常，后发症患者相应症状和体征消失且相关功能恢复正常。

## 七、预防

1. 传染源监控和管理  我国各级疾病预防控制中心每年春末夏初抽样检测疫区内主要动物宿主的问号钩端螺旋体携带情况，以便对当年不同地区钩端螺旋体病流行风险作出评估、预警和防范。疫区内应做好防鼠、灭鼠工作，特别是夏收夏种之前进行大规模灭鼠，往往能减少当年人钩端螺旋体病的发病率。加强家畜管理，改变饲养方式，如散养改为圈养、采用成品饲料等，有条件地区对家畜进行疫苗接种，也可有效降低人钩端螺旋体病的发病率。

2. 切断传播途径  钩端螺旋体病主要通过接触疫水感染并引起流行或暴发流行，直接接触动物血、尿一般仅出现散发病例。因此，在夏末秋初钩端螺旋体病主要流行季节中，疫区人群应尽量减少嬉水或游泳等水上运动，田间劳动者使用水田袜并注意保护皮肤不受损伤，若皮肤受损时应及时消毒处理，不喝生水，少吃生食，以避免或减少感染机会。

3. 药物紧急预防  钩端螺旋体病流行季节进入疫区并易接触疫水人群，如贸易、旅游、抗洪抢险、返家探亲人员，可口服200mg多西环素紧急预防，<8岁儿童慎用多西环素。

4. 接种疫苗  问号钩端螺旋体血清群较多，不同血清群之间免疫保护力较弱甚至无保护力，故常用当地优势流行的若干问号钩端螺旋体血清群制备多价钩端螺旋体疫苗。我国现行常用的钩端螺旋体疫苗为问号钩端螺旋体黄疸出血群、流感伤寒群、秋季群三价全菌死疫苗，也有五价或七价全菌死疫苗产品。该疫苗需接种两次，可产生群特异性为主的免疫保护力。我国学者曾研制出免疫效果好、不良反应小的多价钩端螺旋体外膜疫苗并获得国家食品药品监督管理局（SFDA）的生产许可证，但可能因工艺复杂且成本较高，目前仍很少生产和使用。然而，各种多价钩端螺旋体疫苗对其未包含的问号钩端螺旋体感染往往无预防效果，如浙江、安徽等地区已接种疫苗人群中多次发生问号钩端螺旋体赛罗群棉兰型感染所致的钩端螺旋体病暴发流行。钩端螺旋体病主要患者是农民，多价钩端螺旋体全菌死疫苗毒副作用较大，接种后常有发热和局部淋巴结肿大等不良反应，以致接种者数天不能进行重体力劳动，使疫苗接种受到很大限制。因此，研制高效低毒或无毒通用型钩端螺旋体疫苗，对于预防和控制钩端螺旋体病流行具有重要意义。

## 第三节 梅 毒

梅毒（syphilis）是由苍白密螺旋体苍白亚种（*Treponema pallidum* subsp. *pallidum*）感染后引起的全身性慢性传染病，是高发病率的性传播疾病（sexually transmitted diseases，STD）之一，故又称为性病梅毒（venereal syphilis）。梅毒呈全球流行，但亚洲、非洲、南美洲人群中发病率明显较高。梅毒主要通过成人性途径水平传播，也可由梅毒孕妇通过胎盘感染胎儿进行垂直传播。梅毒早期临床表现主要为皮肤和黏膜损害，如硬下疳（chancre）和梅毒疹（syphilid）等，晚期主要临床表现不仅有树胶样肿

（gumma，又称梅毒瘤）等更为严重皮肤和黏膜损害，同时还出现心血管和神经系统病变，病情呈潜伏、发病、消退、再发病交替出现的现象，病程较长。此外，在非洲、西亚部分地区流行由苍白密螺旋体地方亚种（*Treponema pallidum* subsp. *endemicum*）感染所致、非性途径传播的地方性梅毒（endemic syphilis），其临床表现、诊断和治疗将在第四节中介绍。

根据文献记载，梅毒于 1505 年经印度传入我国广东地区，而后传播至各个沿海地区，最后从沿海传播至内陆地区，成为全国流行、发病率最高的性病之一。中华人民共和国成立后，采取了取缔娼妓、禁止卖淫嫖娼、普查普治性病的措施，梅毒发病率显著下降，甚至接近消失的状态。20 世纪 80 年代以后，由于我国经济快速发展及全球化必然带来的境内外人群广泛流动和接触，梅毒又开始在我国流行。临床上常见各期病毒患者，献血员中也有查见隐性梅毒感染的报道。因此，梅毒是目前我国人群中流行的主要性传播疾病。

### 一、病原学

苍白密螺旋体苍白亚种俗称梅毒螺旋体，归属于螺旋体目（Spirochaetales）、螺旋体科（Spirochaetaceae）、密螺旋体属（*Treponema*），是性病梅毒的唯一病原体。菌体细长，两端尖直，大小为（0.1~0.2）mm×（6~20）mm。具有螺旋体的基本结构，有 3~4 根内鞭毛在内、外膜之间缠绕于柱形原生质体表面，形成 8~14 个较为致密、规则的螺旋，使梅毒螺旋体能以移行、屈伸、滚动等方式运动。暗视野显微镜及镀银染色后的梅毒螺旋体见图 27-3-1。

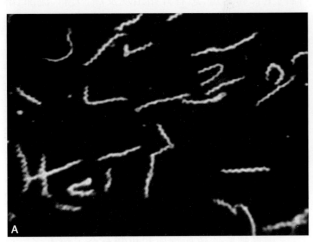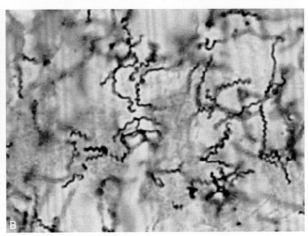

**图 27-3-1 梅毒螺旋体**
A. 暗视野显微镜；B. 镀银染色（×1 000）

梅毒螺旋体迄今不能在无生命人工培养基上生长繁殖。梅毒螺旋体 Nichols 株对人和家兔有致病性,接种于家兔睾丸或眼前房能缓慢繁殖并保持毒力。梅毒螺旋体 Reiter 株对人和家兔无致病力,但能在兔睾丸组织碎片中及厌氧条件下生长繁殖。Nichols 株和 Reiter 株均可作为梅毒血清学检查的抗原。有文献报道,采用棉尾兔(cotton-tail rabbit)单层上皮细胞微需氧条件下(1.5% $O_2$、5% $CO_2$、93.5% $N_2$)33℃培养时,梅毒螺旋体可生长繁殖并保持毒力。

梅毒螺旋体外膜蛋白数量较少,但有大量膜脂蛋白(membrane lipoproteins),其中主要的膜脂蛋白分子量分别为 15kDa(TpN15)、17kDa(TpN17)、34kDa(TpN34)、44kDa(TpN44)、47kDa(TpN47)。迄今报道的梅毒螺旋体膜脂蛋白中,TpN47 表达量最高且抗原性较强,其次为 TpN15 和 TpN17。梅毒螺旋体鞭毛蛋白主要由 33kDa、33.5kDa 核心蛋白亚单位和 37kDa 鞘膜蛋白亚单位组成,其中 37kDa 鞘膜蛋白亚单位含量较高且抗原性较强。

梅毒螺旋体抵抗力极弱,对温度和干燥特别敏感。离体后干燥 1~2 小时或 50℃加热 5 分钟即死亡。血液中的梅毒螺旋体 4℃放置 3 天可死亡,故血库 4℃冰箱储存 3 天以上的血液通常无感染梅毒的风险。对乙醇、苯酚、甲酚皂等常用化学消毒剂非常敏感,低浓度处理数分钟即死亡。

## 二、流行病学

### (一)传染源

梅毒患者或感染者是唯一的传染源。梅毒患者的皮肤病灶及血液中存在梅毒螺旋体,尤其是早期梅毒患者硬下疳、梅毒疹中有大量梅毒螺旋体。

### (二)传播途径

1. 性途径水平传播　是梅毒的主要传播途径,95%以上患者通过该途径感染。在性交过程中,硬下疳分泌物,尤其是硬下疳溃烂后释放的大量梅毒螺旋体导致感染。此外,梅毒疹破损后分泌液中也有大量梅毒螺旋体。随病情进展,患者组织及脏器损害逐渐严重,但体内梅毒螺旋体数量明显减少甚至不能检出。一般认为,感染 4~5 年的患者无传染性。

2. 母婴垂直传播　梅毒孕妇可通过胎盘将梅毒螺旋体传染给胎儿,引起胎儿宫内感染,尤以妊娠 4 个月以上孕妇传染给胎儿更为多见,梅毒孕妇可导致流产、早产、死胎,感染的新生儿可出现皮肤病变、马鞍鼻、锯齿形牙、间质性角膜炎、骨软骨炎、先天性耳聋等特殊体征,俗称梅毒儿。一般认为,早期梅毒孕妇更易发生梅毒螺旋体的母婴垂直传播,但也发现感染 2~3 年后的晚期梅毒孕妇仍可通过胎盘将梅毒螺旋体传染给胎儿。

3. 其他传播途径　少数情况下梅毒可通过接吻、哺乳以及接触梅毒患者衣物、被褥和其他日常用品传染。输入含梅毒螺旋体血液或血制品可引起受者直接出现二期梅毒的临床症状和体征,称为无下疳梅毒或突发梅毒(demblee syphilis)。

### (三)易感人群

不同年龄人群对梅毒螺旋体普遍易感。卖淫、嫖娼以及同性恋、双性恋、性乱行为和吸毒者为梅毒感染的高危人群。

### (四)流行特征

梅毒是全球流行的性传播疾病。据世界卫生组织(WHO)估计,全球每年约有 1 200 万新发病例,主要分布于东南亚和非洲。梅毒也是我国最常见的性传播疾病,以东南沿海地区发病率最高,患者以男性青壮年为主,中小企业主、长途运输司机、农民工、自由职业者多见。此外,梅毒流行还可受不同地区社会环境、经济状况及不同人群观念、习俗等影响。

## 三、病变和致病机制

梅毒螺旋体经破损的皮肤或黏膜侵入人体并在局部组织内繁殖,经 2~4 周潜伏期后出现临床症状和体征,主要表现为生殖器及其他组织的硬下疳,称为一期梅毒,此期持续 3~8 周后自愈。经 4 周至 3 个月无症状潜伏期后,由于皮肤和黏膜原发病灶中梅毒螺旋体经淋巴或血液循环播散至全身组织和脏器内生长和繁殖,患者开始出现发热、头痛、流涕、淋巴结肿大等流感样全身症状和体征,其中以梅毒疹为特征性临床表现,称为二期梅毒,此期持续 3 周至 3 个月后大多数症状和体征消退。一期和二期梅毒合称为早期梅毒(early syphilis)。经 2~7 年甚至 10~30 年潜伏期后,患者出现树胶样肿为特征的多种晚期皮肤和黏膜损害、全身组织和器官慢性炎性损伤与坏死、心血管梅毒、神经梅毒的症状和体征,称为三期梅毒,也即晚期梅毒(late syphilis)。因此,梅毒病情呈潜伏、发作或进展、消退交替出现,病程较长。

梅毒螺旋体致病物质和机制至今了解不多。梅毒螺旋体有很强的侵袭力,但无内毒素和外毒素。梅毒螺旋体通过细胞外基质中的层粘连蛋白和纤维连接蛋白黏附于宿主细胞表面。梅毒螺旋体外表面由黏多糖和唾液酸组成的荚膜样物质具有阻止抗体与梅毒螺旋体结合、抑制补体激活以及补体溶菌、干扰单核-巨噬细胞吞噬的作用。梅毒螺旋体可产生黏多糖酶（mucopolysaccharidase）或透明质酸酶（hyaluronidase），分解组织、ECM、血管基底膜中的黏多糖（mucoitin/mucopolysaccharide）或透明质酸（hyaluronic acid），有利于梅毒螺旋体的侵袭和播散。此外，梅毒螺旋体感染引起的病理性炎症反应、病理性体液和细胞免疫反应可能在梅毒发病过程中发挥了重要作用，如病变组织中血管周围有大量淋巴细胞和浆细胞浸润、血清中常发现有抗淋巴细胞抗体和冷凝集素等多种自身抗体等。

## 四、临床表现

### （一）梅毒分类

根据梅毒螺旋体感染后是否出现梅毒临床症状和体征，可分为潜伏梅毒（latent syphilis）和显性梅毒（apparent syphilis），前者无梅毒临床症状和体征但梅毒螺旋体血清学检测结果阳性，后者不仅有梅毒临床症状和体征，同时血清学检测结果也阳性。根据感染途径不同，梅毒分为获得性梅毒（acquired syphilis）和先天性梅毒（congenital syphilis），前者为出生后个体感染梅毒螺旋体而发生的梅毒，后者为新生儿在胎儿期间经胎盘从母亲感染梅毒螺旋体而发生的梅毒，又称胎传梅毒。根据病程及病变程度不同，获得性显性梅毒分为一、二和三期梅毒，一期和二期梅毒合称为早期梅毒，三期梅毒又称晚期梅毒；先天性梅毒通常不出现一期梅毒病变，一般只有二和三期梅毒（表27-3-1）。此外，妊娠期妇女发生或发现的显性梅毒（活动性梅毒）或潜伏梅毒特称为妊娠期梅毒（pregnancy syphilis）。

表 27-3-1　梅毒分类及临床特征

| 获得性梅毒 | 先天性梅毒（胎传梅毒） |
|---|---|
| 早期梅毒（病期<2年） | 早期梅毒（年龄≤2岁） |
| 　一期：硬下疳 | 　不出现硬下疳，症状和体征相 |
| 　二期：梅毒疹、流感样 | 　当于二期获得性显性梅毒 |
| 　　症状等 | |
| 　早期潜伏梅毒 | |
| 晚期梅毒（病期>2年） | 晚期梅毒（年龄>2岁） |
| 　皮肤黏膜骨梅毒 | 　皮肤黏膜骨梅毒 |
| 　心血管梅毒 | 　心血管梅毒（少见） |
| 　神经梅毒 | 　神经梅毒 |
| 　晚期潜伏梅毒 | 　先天潜伏梅毒 |

### （二）获得性显性梅毒临床表现

1. 一期梅毒　感染梅毒螺旋体后潜伏期2~3周，主要临床表现为生殖器及其他部位皮肤或黏膜下的硬下疳，常见于男性阴茎的龟头、冠状沟、包皮、尿道口以及女性大阴唇、小阴唇、阴蒂、宫颈，也可出现在肛门、肛管、会阴以及唇、舌、乳房。硬下疳为无痛性、圆形或卵圆形、高出皮肤或黏膜、边界清晰的软骨样硬块状物。大多数患者为单个硬下疳，少数患者可在相同或不同部位出现多个硬下疳。硬下疳表面有渗出液，通常发生边界明晰的溃疡，继发感染者有较多分泌物。硬下疳出现1~2周后，部分患者腹股沟等局部淋巴结肿大，内有梅毒螺旋体。此期梅毒持续3~8周后硬下疳自愈，多数无瘢痕，少数有轻度瘢痕。该期梅毒组织破坏性较小，但因硬下疳中有大量梅毒螺旋体，故传染性很强。

2. 二期梅毒　一期梅毒发病后经4周至3个月无症状潜伏期，大多数患者先出现流感样症状，如发热、流涕、全身不适、食欲下降、头痛、肌肉酸痛、关节痛、全身淋巴结肿大等，肿大的淋巴结有活动性、无压痛、质地较硬。继而出现以梅毒疹为特征的皮肤和黏膜损害、梅毒性骨膜炎和关节炎、眼梅毒和神经梅毒症状和体征。此期持续3周至3个月后临床症状和体征消退。

（1）皮肤和黏膜损害：约90%及以上患者出现各种无痛性皮疹，同时还有黏膜损害以及毛发、指趾甲病变。①玫瑰疹：出现早也最为常见，多为直径2~5mm圆形或卵圆形红色斑丘疹，表面无鳞屑，常见于躯干、四肢内侧或屈侧及掌跖，持续2~3周后消退。②丘疹性梅毒疹：较常见，大丘疹直径0.5~1cm，暗褐色或铜红色，表面有鳞屑，常见于躯干、四肢内侧或屈侧及掌跖，肛门或外阴大丘疹直径1~3cm，灰色或灰白色，表面常有恶臭渗出液；小丘疹粟粒大小，红褐色，多成簇，主要分布于躯干，也可见于额部和发际。③脓疱疹：少见，多为丘疹性梅毒疹化脓后出现的脓疱，呈牡蛎壳状，故称牡蛎壳疮样梅毒疹（rupial syphilid）。④黏膜斑（mucous patch）：为典型的二期梅毒皮肤和黏膜损害，常见于唇和颊内侧、舌、牙龈、咽、喉、鼻腔，为表面光滑、略隆起的圆形和卵圆形斑疹，淡红色或糜烂后覆盖一层灰白色膜状物，软腭及咽部黏膜斑群集形成条带状溃疡，称为蜗牛爬行道溃疡（snail-tract ulcer），喉与鼻腔黏膜斑可导致声音沙哑。⑤梅毒性脱发：多见于颞、顶、枕部参差不齐的簇状脱发，呈虫蛀状。⑥梅毒性白斑：为上述皮肤斑疹、丘疹消退后留下的浅色斑，肤色较深的女性患者多见,常分布于颈、背部。⑦指趾甲病变:有甲床炎、甲沟炎、指趾甲肿胀与变形及脱落。皮疹和黏膜斑中有大量梅毒螺旋体,传染性较强。

(2)梅毒性骨膜炎和关节炎:骨膜炎好发于长骨,以胫骨多见,其次为尺、肱、桡骨,骨膜肥厚有压痛。关节炎好发于大关节,以肩、肘、膝关节多见,双侧关节对称肿大及自觉疼痛或触痛,运动时关节疼痛加剧。

(3)眼梅毒:部分患者可出现眼梅毒症状和体征,以虹膜炎最为常见,其次是虹膜睫状体炎、脉络膜炎、视神经炎和视网膜炎等。

(4)神经梅毒:少见,10%～20%患者出现脑脊液异常,但无神经系统症状和体征,约10%患者出现脑膜炎或脊髓膜炎、脑血管梅毒性损伤。

(5)二期复发梅毒:多见于未经治疗或治疗不彻底的梅毒患者,一般以血清反应复发者居多,但少数患者可出现皮肤与黏膜损害以及骨、眼梅毒复发。皮肤与黏膜损害及梅毒疹较二期梅毒轻而少,但皮疹较大且有群集现象,形成环形、弧形、花朵形,多见于额、口角、颈、外阴及掌跖处。

3. 三期梅毒(晚期梅毒) 二期梅毒发病后经2～7年甚至10～30年潜伏期后,患者出现全身性梅毒损害,主要表现为结节性梅毒疹和树胶样肿为特征的多种晚期皮肤和黏膜损害、全身组织和器官慢性炎性损伤、慢性肉芽肿及缺血性坏死、心血管梅毒和神经梅毒。

(1)晚期皮肤和黏膜损害:数量少、不对称、进展缓慢,但组织破坏较大,愈合后常留有瘢痕,主要皮肤和黏膜损害为结节性梅毒疹和树胶样肿。①结节性梅毒疹(nodular syphilid):出现较早,为0.3～1cm大小的结节,铜红色,质地硬,可溃破,常形成环状或蛇行状结节群,新旧损害此起彼伏,迁延多年。②树胶样肿:出现较晚,多见于头、下肢、臀部皮肤以及口、鼻黏膜处,开始为1～3cm单个为主的皮下深部结节,质地硬如树胶,可逐渐增大;结节中心坏死后形成边界清晰、基底凹凸不平的肉红色溃疡,愈合缓慢,若发生于硬腭或鼻中隔,可分别引起硬腭穿孔和鞍形鼻。③近关节结节:为多见于肘、膝、髋关节附近皮下结节,大小1～2cm,对称发生,无疼痛或有轻度压痛,皮肤表面无红肿。

(2)心血管梅毒:梅毒螺旋体感染后10～30年,约10%未经治疗的梅毒患者发生心血管梅毒。病变多见于主动脉和心脏,引起单纯性主动脉炎、主动脉瘤、主动脉瓣闭锁不全、主动脉口狭窄,严重者

可危及生命,其中约25%患者伴发神经梅毒。

(3)神经梅毒:6%～7%未经治疗的梅毒患者发生神经梅毒。①无症状神经梅毒:脑脊液检查异常但无神经系统症状和体征;②脑膜血管梅毒:可分为灶性脑膜炎、脑血管梅毒和脊髓脑膜血管梅毒;③脑实质梅毒:脊髓结核(又称脊髓痨)、麻痹性痴呆、视神经萎缩。

**(三)获得性潜伏梅毒临床表现**

个体出生后感染梅毒螺旋体,未出现梅毒临床症状和体征或一期、二期梅毒发病后临床症状和体征消退阶段,但梅毒血清学检测结果阳性者,称为获得性潜伏(隐性)梅毒,其中感染后2年内称为早期潜伏梅毒,感染2年以上称为晚期潜伏梅毒。部分晚期潜伏梅毒血清学检测结果可呈弱阳性甚至阴性,不易传染给他人或胎儿。

**(四)先天性梅毒临床表现**

先天性梅毒(胎传梅毒)多发生于妊娠4个月后,故在妊娠4个月前对感染梅毒螺旋体孕妇进行治疗,有可能使胎儿免受感染。先天性梅毒可引起胎儿流产、早产或死胎外,胎儿出生时若有脐带肿胀及红、白、蓝等颜色改变,极有可能感染了梅毒螺旋体。先天性梅毒不出现硬下疳,即无一期梅毒的病期,病程分为出生后2岁前的早期梅毒(相当于二期梅毒)、2岁后的晚期梅毒。先天性梅毒早期病变通常较二期梅毒更重,但晚期病变通常轻于三期梅毒。梅毒新生儿典型的临床表现为胎传梅毒疹、鞍形鼻和楔形牙、骨软骨炎、间质性角膜炎、先天性耳聋等,俗称梅毒儿,严重者有发热、贫血、全身淋巴结肿大等全身症状。

1. 先天性(胎传)早期梅毒 患梅毒的新生儿尤其是早产儿,外貌常呈老人状,如消瘦体轻、皮肤松弛、面部皱褶等,常见临床表现为皮肤和黏膜损害、梅毒性骨组织病变、内脏梅毒和神经梅毒等。

(1)皮肤和黏膜损害:表现为胎传梅毒疹为主的各种皮肤和黏膜损害。①斑疹或斑丘疹:最为常见,表面有鳞屑,弥漫性浸润,主要分布于面、臀及掌跖部;2～3岁时可出现复发性梅毒疹,丘疹为主,也可在丘疹上出现脓疱,以肛周、外阴及其皱褶部多见。②水疱疹或脓疱疹:病情严重者可出现水疱疹甚至脓疱疹,常有高热。③红斑:较为常见,主要分布于口角、口周、肛周,浸润较深,无弹性。④梅毒性鼻炎:鼻黏膜分泌带血黏液,鼻通道阻塞影响哺乳,部分患儿鼻黏膜溃烂、鼻中隔破坏,严重者可出现鞍形鼻。⑤毛发和指(趾)甲病变:毛发稀疏或片状脱

落,指(趾)甲无光泽,常有甲沟炎、甲床炎、指(趾)甲变形及脱落。

(2) 梅毒性骨组织病变:常见有骨软骨炎、骨膜炎、骨骺炎,因四肢疼痛患儿不愿活动,称为梅毒性假性瘫痪。

(3) 内脏梅毒:主要表现为肝、脾大。

(4) 神经梅毒:部分患儿出现脑膜炎、脑积水等神经梅毒病变。

2. 先天性(胎传)晚期梅毒　胎传早期梅毒若未治疗,约2岁后发展为胎传晚期梅毒。患儿体质弱,发育不良,出现多种畸形病变以及眼梅毒、神经梅毒的临床症状和体征。

(1) 常见的发育畸形病变:①楔形牙(pet tooth),门齿呈桶状,切缘有半月形缺失;②鞍形鼻(saddle nose),鼻中隔严重破坏,导致鼻梁塌陷;③军刀状胫骨(saber shin),胫骨中部增厚,向前隆起;④额骨凸起、方颅、硬腭高耸。

(2) 眼梅毒:以间质性角膜炎最为常见,其次是脉络膜炎、虹膜炎、视神经萎缩,可致盲。

(3) 神经梅毒:常为第Ⅷ对(听神经)和第Ⅱ对(视神经)脑神经损害,听神经损害严重者引起神经性耳聋。部分患儿无神经梅毒临床表现。

(4) 其他损害:部分患儿可见皮肤与黏膜树胶样肿及骨膜炎。

**(五) 先天性(胎传)潜伏梅毒临床表现**

患儿梅毒血清学检测结果阳性,但无梅毒临床症状和体征。

## 五、实验室检查

### (一) 血常规检查

梅毒患者通常无外周血白细胞总数或中性粒细胞升高的现象。

### (二) 脑脊液检查

部分二期和三期获得性显性梅毒、先天性梅毒患者脑脊液淋巴细胞和蛋白量增多。

### (三) 微生物学检查

1. 标本采集　常用临床标本为一期梅毒的硬下疳、二期梅毒的皮疹和黏膜斑渗出液或抽出液,其次是一期和二期梅毒的局部肿大淋巴结抽出液,各期梅毒患者血清均可作为血清学检查标本。此外,宫内感染取羊水、先天性梅毒取皮肤疱疹、献血员检查取外周血。

2. 病原学检查

(1) 直接镜检:梅毒螺旋体折光性较强,故可取硬下疳、梅毒疹渗出液或抽出液以及局部淋巴结抽出液直接用暗视野显微镜检查,标本中可见菌体细长、两端尖直并能以移行、屈伸、滚动等方式运动的螺旋体(图27-3-1A)。标本中梅毒螺旋体较少时,不易被观察到,可将标本25℃高速短时离心(37℃以上或低温可使梅毒螺旋体动力显著下降甚至死亡),取沉淀用少量生理盐水悬浮后镜检。

(2) 染色镜检:梅毒螺旋体革兰氏染色时不易着色,常用镀银染色法染色。上述硬下疳、梅毒疹渗出液或抽出液以及局部淋巴结抽出液直接或稀释后镀银染色,然后用普通光学显微镜检查(图27-3-1B)。

(3) 直接免疫荧光法和ELISA:通常采用梅毒螺旋体一抗、HRP或荧光素标记二抗,分别采用荧光显微镜和酶标检测仪检测上述硬下疳、梅毒疹渗出液或抽出液以及局部淋巴结抽出液中的梅毒螺旋体,但临床上使用不多。

(4) PCR:常以梅毒螺旋体TpN47基因,其次为TpN15或TpN17基因为靶基因,采用单一靶基因的PCR或多个靶基因的多重PCR检测上述硬下疳、梅毒疹渗出液或抽出液以及局部淋巴结抽出液以及羊水、外周血中的梅毒螺旋体DNA片段,具有较高敏感性和特异性。

3. 血清学检查　临床上常用,有非梅毒螺旋体抗原试验和梅毒螺旋体抗原试验两大类。

(1) 非梅毒螺旋体抗原试验:被梅毒螺旋体破坏的患者组织可释放出一种有抗原性的心磷脂(cuorin),能刺激机体产生抗体,该抗体称为反应素(reagin),能与牛心磷脂发生免疫结合反应。国内较常用快速血浆反应素(rapid plasma reagin,RPR)环状卡片试验和甲苯胺红非加热血清试验(tolulized red unheated serum test,TRUST),两者均用牛心磷脂为包被抗原,但前者以碳颗粒作为载体,结果呈黑色,后者以甲苯胺红为载体,结果呈红色,均用于梅毒患者初筛。性病研究实验室(vernereal disease reference laboratory,VDRL)试验被认为是唯一可靠的诊断神经性梅毒血清学方法。由于上述试验采用非特异性抗原,故一些非梅毒疾病如红斑性狼疮、类风湿关节炎、疟疾、麻风、麻疹等患者血清有时也可呈现非特异性假阳性结果,故必须结合临床资料综合分析或进一步用梅毒螺旋体抗原试验检测后才能明确诊断。

(2) 梅毒螺旋体抗原试验:采用梅毒螺旋体Nichols株或Reiter株作为抗原,检测患者血清中特异性抗体,特异性高但操作烦琐,可用于梅毒确诊。国内常用梅毒螺旋体血凝试验(treponemal pallidum hemagglutination assay,TPHA)和梅毒螺旋体明胶凝集试验(treponemal pallidum particle agglutination assay,TPPA),其次为荧光密螺旋体抗体吸收(fluorescent treponemal antibody-absorption,FTA-ABS)试验。梅毒螺旋体制动(treponemal pallidum immobilizing,TPI)试验和梅毒螺旋体抗体微量血凝试验(microhemagglutination assay for antibody to Treponema pallidum,MHA-TP)等因使用活梅毒螺旋体、稳定性不佳和结果判断标准不一等原因,未被卫生行政部门推荐为梅毒临床实验室血清学诊断方法。

需要注意的是,先天性梅毒易受新生儿过继免疫的抗体干扰,部分患儿不产生特异性 IgM,故血清学诊断较为困难。当脐血特异性抗体明显高于母体、患儿有较高水平特异性抗体或抗体效价持续上升时才有辅助诊断价值。

(3) ELISA:近年有人应用一种或多种重组 TpN 蛋白为包被抗原建立了常规 ELISA 和梅毒螺旋体抗体捕获 ELISA,除有较高敏感性和特异性外,最大的优势是采用重组表达抗原而无须培养梅毒螺旋体,但尚未被卫生行政部门认定可用于临床实验室诊断。

**(四)组织病理学检查**

1. 标本采集与染色　一期梅毒取硬下疳、二期梅毒取梅毒疹、先天性梅毒取皮肤疱疹组织。三期梅毒病变主要位于深部组织,临床上取标本受到限制。上述标本苏木精-伊红染色(HE 染色),一期和二期梅毒标本还可用镀银染色法染色。

2. 病理变化　各期梅毒共同的组织病理变化为血管尤其是小血管内皮细胞肿胀与增生及血管周围有大量淋巴细胞和浆细胞浸润。二期和三期梅毒主要组织病理变化为上皮样细胞、淋巴细胞、浆细胞和多核巨细胞组成的肉芽肿性浸润。

(1) 一期梅毒:典型硬下疳病理变化为边缘表皮棘层肥厚,中央表皮缺损,组织水肿及炎症细胞浸润,血管周围有大量淋巴细胞和浆细胞浸润。银染标本中可见螺旋体。

(2) 二期梅毒:血管壁增厚,血管内皮细胞肿胀,血管周围炎症细胞浸润,以浆细胞为主。部分银染标本中可见螺旋体。

(3) 三期梅毒:常为肉芽肿性浸润,其中结节型(tubercle type)肉芽肿较小、浸润较少、有少量干酪样坏死,树胶样肿或梅毒瘤型(gumma type)肉芽肿

较大、浸润严重、大片凝固性坏死。

(4) 内脏梅毒:主要病理变化为肉芽肿性浸润、弥漫性间质性炎症。

(5) 先天性梅毒:疱疹表皮细胞少而疏松,真皮弥漫性炎症细胞浸润,通常为多形核白细胞和淋巴细胞,疱液中有单核细胞、多核巨细胞和脱落的表皮细胞。银染标本中可见螺旋体。

**(五)其他检查**

1. X 线检查　梅毒性骨组织病变(骨膜炎、关节炎、骨软骨炎、骨骺炎等)可见炎性阴影。

2. 眼科检查　二期和三期获得性显性梅毒、先天性梅毒患者可分别出现虹膜炎、角膜炎、虹膜睫状体炎、脉络膜炎、视神经萎缩和视神经炎、视网膜炎等眼部病变。

# 六、诊断及分类

**(一)梅毒诊断**

必须根据病史、临床症状和体征、实验室检查结果等综合分析后慎重作出诊断。妊娠期显性或潜伏梅毒诊断与获得性显性或潜伏梅毒相同。

1. 早期(一期)获得性显性梅毒诊断

(1) 病史:有感染史,潜伏期一般为 2~3 周。

(2) 临床症状和体征:主要是硬下疳,部分患者腹股沟及硬下疳附近淋巴结肿大。

(3) 实验室检查:硬下疳渗出液或抽出液及局部肿大淋巴结抽出液直接暗视野显微镜检或镀银染色后普通光学显微镜检可见梅毒螺旋体。血清学试验(非梅毒螺旋体抗原试验和梅毒螺旋体抗原试验)阳性,若感染 2~3 周内的非梅毒螺旋体抗原试验阳性、梅毒螺旋体抗原试验阴性者,应在感染 4 周后复查梅毒螺旋体抗原试验,其结果应为阳性。

(4) 疑似病例:有感染史以及一期梅毒临床症状和体征。

(5) 确诊病例:疑似病例且其临床标本中检出梅毒螺旋体或血清学试验阳性。

2. 早期(二期)获得性显性梅毒诊断

(1) 病史:有感染史,可有一期梅毒,病期 2 年以内。

(2) 临床症状和体征:可见各种皮疹以及口腔黏膜斑、虫蚀状脱发,二期复发梅毒皮肤与黏膜损害轻而局限,但可见环形或弧形皮疹。多数患者有骨膜炎和关节炎等骨损害。部分患者有虹膜炎、虹膜睫状体炎、脉络膜炎、视神经炎和视网膜炎等眼梅毒症状和体征。少数患者有脑脊液异常、脑膜炎或脊

髓膜炎、脑血管损伤等神经梅毒症状和体征。全身浅表淋巴结肿大。

（3）实验室检查：皮疹和黏膜斑渗出液或抽出液直接暗视野显微镜检或镀银染色后普通光学显微镜检可见梅毒螺旋体。血清学试验（非梅毒螺旋体抗原试验和梅毒螺旋体抗原试验）强阳性。

（4）疑似病例：有相应病史以及二期梅毒临床症状和体征。

（5）确诊病例：疑似病例且其临床标本梅毒螺旋体或血清学试验阳性。

3. 晚期（三期）获得性显性梅毒诊断

（1）病史：有感染史，有一期或二期梅毒史，病期2年以上。

（2）临床症状和体征：常见结节性梅毒疹，近关节结节以及皮肤、黏膜、骨树胶样肿等。部分患者出现心血管梅毒，以单纯性主动脉炎、主动脉瘤、主动脉瓣闭锁不全多见。部分患者出现神经梅毒，以灶性脑膜炎、脊髓结核、麻痹性痴呆多见。

（3）实验室检查：血清学试验中非梅毒螺旋体抗原试验多为阳性，梅毒螺旋体抗原试验阳性。组织病理学检查有三期梅毒的组织病理变化。神经梅毒患者脑脊液中淋巴细胞 $\geq 10 \times 10^6/L$、蛋白量 > 50mg/dl、VDRL试验阳性。

（4）疑似病例：有相应病史以及三期梅毒临床症状和体征。

（5）确诊病例：疑似病例且其血清学试验阳性、三期梅毒组织病理变化或脑脊液异常。

4. 获得性潜伏性（隐性）梅毒诊断

（1）有感染史，可有一期、二期或三期梅毒史。

（2）无任何梅毒临床症状和体征。

（3）血清学试验中，非梅毒螺旋体抗原试验2次以上或梅毒螺旋体抗原试验阳性。脑脊液检查结果阴性。

（4）病期2年内为获得性早期潜伏梅毒，2年以上为获得性晚期潜伏梅毒。

5. 先天性（胎传）梅毒诊断

（1）生母为梅毒患者。

（2）先天性早期梅毒诊断：患儿≤2岁，临床症状和体征与获得性二期梅毒相似，但皮损除斑疹或斑丘疹外，常有皮疹糜烂、红斑、水疱疹或脓疱疹以及骨软骨炎、骨膜炎、骨骺炎，可有贫血、梅毒性鼻炎、肝脾大，少数患儿有脑膜炎、脑积水等神经梅毒病变。皮肤和黏膜病灶中可查见梅毒螺旋体，血清学试验阳性。

（3）先天性晚期梅毒诊断：患儿>2岁，临床症状和体征与获得性三期梅毒相似，但以间质性角膜炎、楔形牙、鞍形鼻、神经性耳聋为较常见的特征，可出现皮肤与黏膜树胶样肿及骨膜炎。血清学试验阳性。

（4）先天性潜伏梅毒诊断：除感染源来自生母外，其余与获得性潜伏梅毒相同。

**（二）鉴别诊断**

一期获得性显性梅毒的硬下疳应与软下疳（chancroid）、固定性药疹和生殖器疱疹等相鉴别。二期获得性显性梅毒的梅毒疹应与麻疹样药疹以及玫瑰糠疹、多形性红斑、银屑病、体癣等皮肤病相鉴别。

# 七、治疗

明确梅毒诊断后尽早治疗、用药足量且疗程规范、治疗后需定期观察和检查、传染源和性接触者应同时检查和治疗为原则。

**（一）早期获得性梅毒治疗**

包括一期和二期获得性显性梅毒以及早期获得性潜伏梅毒。

1. 青霉素疗法

（1）分两侧臀部肌内注射苄星青霉素240万U，每周1次，连续2~3次。

（2）臀部肌内注射普鲁卡因青霉素G 240万U，每天1次，疗程10~15天，总剂量800万~1 200万U。

2. 青霉素过敏者的药物疗法

（1）每次口服多西环素100mg，每天2次，疗程15天。

（2）每次口服红霉素或多西环素500mg，每天4次，疗程15天。

（3）肝肾功能不良、孕妇、<8岁儿童禁用多西环素。

**（二）晚期梅毒治疗**

包括三期获得性显性梅毒、二期复发性梅毒、晚期或病期不能确定的获得性潜伏梅毒。

1. 青霉素疗法

（1）分两侧臀部肌内注射苄星青霉素240万U，每周1次，连续3次。

（2）臀部肌内注射普鲁卡因青霉素G 240万U，每天1次，疗程20天，必要时停药2周后进行第2个疗程。

2. 青霉素过敏者的药物疗法

（1）每次口服多西环素100mg，每天2次，疗程

30 天。

（2）每次口服红霉素或多西环素 500mg，每天 4 次，疗程 30 天。

（3）肝肾功能不良、孕妇、<8 岁儿童禁用多西环素。

**（三）心血管梅毒治疗**

心血管梅毒患者必须住院治疗，如有心力衰竭症状者须待心功能代偿后开始用药。

1. 青霉素疗法　从小剂量开始注射青霉素，如第 1 天肌内注射普鲁卡因青霉素 G 10 万 U 1 次、第 2 天肌内注射普鲁卡因青霉素 G 10 万 U 2 次、第 3 天肌内注射普鲁卡因青霉素 G 20 万 U 2 次，第 4 天起每天肌内注射普鲁卡因青霉素 G 80 万 U，连续 15 天为 1 个疗程，停药 2 周后进行第 2 个疗程。为避免赫氏反应（Herxheimer reaction），注射普鲁卡因青霉素前 1 天每次口服泼尼松 10mg，每天 2 次，连续 3 天。

2. 青霉素过敏者的药物疗法

（1）每次口服多西环素 100mg，每天 2 次，疗程 30 天。

（2）每次口服红霉素或多西环素 500mg，每天 4 次，疗程 30 天。

（3）肝肾功能不良、孕妇、<8 岁儿童禁用多西环素。

**（四）神经梅毒治疗**

神经梅毒患者必须住院治疗。

1. 青霉素疗法　为避免赫氏反应，注射普鲁卡因青霉素前每次口服泼尼松 10mg，每天 2 次，连续 3 天。

（1）每天静脉滴注普鲁卡因青霉素 G 1 800 万～2 400 万 U，疗程 14 天。

（2）分两侧臀部肌内注射普鲁卡因青霉素 G 240 万 U，每天 1 次，同时每次口服丙磺舒 0.5mg，每天 4 次，疗程 14 天，然后分两侧臀部肌内注射苄星青霉素 240 万 U，每周 1 次，连续 3 次。

2. 青霉素过敏者的药物疗法

（1）每次口服多西环素 100mg，每天 2 次，疗程 30 天。

（2）每次口服红霉素或多西环素 500mg，每天 4 次，疗程 30 天。

（3）肝肾功能不良、孕妇、<8 岁儿童禁用多西环素。

**（五）妊娠期梅毒治疗**

1. 青霉素疗法

（1）妊娠 3 个月内孕妇肌内注射普鲁卡因青霉素 G 80 万 U，每天 1 次，疗程 15 天；妊娠初 3 个月内注射 1 个疗程，妊娠末 3 个月内再注射 1 个疗程。

（2）妊娠 3 个月以上孕妇，尽早肌内注射普鲁卡因青霉素 G 80 万 U，每天 1 次，疗程 20 天；妊娠末 3 个月内肌内注射普鲁卡因青霉素 G 80 万 U，每天 1 次，疗程 10 天。

（3）妊娠 28 周以上孕妇，使用青霉素治疗也难以避免新生儿梅毒，新生儿应给予青霉素治疗 1 个疗程（用法详见先天性梅毒治疗）。

2. 青霉素过敏者的药物疗法　每次口服红霉素 500mg，每天 4 次，早期梅毒连服 15 天，二期复发梅毒和晚期梅毒连服 30 天。妊娠初 3 个月和妊娠末 3 个月各 1 个疗程。新生儿应给予青霉素治疗 1 个疗程（用法详见先天性梅毒治疗）。

**（六）先天性（胎传）梅毒治疗**

1. 先天性早期（≤2 岁）梅毒治疗

（1）脑脊液异常者每天青霉素 G 5 万 U/kg 体重，分 2 次静脉滴注，疗程 10 天。

（2）脑脊液异常者每次肌内注射普鲁卡因青霉素 G 5 万 U/kg 体重，每天 1 次，疗程 10 天。

（3）脑脊液正常者苄星青霉素 5 万 U/kg 体重肌内注射 1 次。

（4）未查脑脊液者，按脑脊液异常者治疗。

2. 先天性晚期（>2 岁）梅毒治疗

（1）每次肌内注射普鲁卡因青霉素 G 5 万 U/kg 体重，每天 1 次，10 天为 1 个疗程，必要时给予第 2 个疗程，但总量不得超过成人剂量。

（2）青霉素过敏者每天红霉素 7.5 万～12.5 万 U/kg 体重，分 4 次口服，疗程 30 天。

**（七）治疗后观察**

1. 早期梅毒治疗后第 1 年每 3 个月复查 1 次，以后 6 个月复查 1 次，连续 2～3 年。若血清学试验由阴转阳或效价升高 4 倍及以上，属于血清复发，有时出现症状复发，两者均应治疗且用药量加倍。治疗后已无梅毒症状和体征，但 2 年以上血清学试验不阴转者，属于血清固定，若无症状复发，是否治疗根据实际情况而定，但应进行神经系统和脑脊液检查，以便早期发现无症状神经梅毒。

2. 晚期梅毒治疗后观察以及血清复发、症状复发、血清固定者处置与早期梅毒相同，但应连续观察 3 年或以上。

3. 妊娠期梅毒治疗后，分娩前每月复查梅毒血清反应,分娩后观察与早期或晚期梅毒相同,但新生儿需观察至血清阴性为止,若血清复发或症状复发应立即进行治疗。

### (八)梅毒治愈标准

可分为临床治愈和血清治愈。

1. 临床治愈　各期获得性显性梅毒组织和器官损害愈合或消退、临床症状和体征消失,但可能存在视力下降等继发或遗留性功能障碍、楔形牙或鞍形鼻等瘢痕和组织缺损、血清学试验阳性。

2. 血清治愈　治疗后 2 年内血清学试验由阳性转为阴性,脑脊液检查阴性。

## 八、预防

梅毒是性传播疾病,加强性卫生教育和性卫生、倡导正常和健康性生活、打击卖淫嫖娼是预防梅毒螺旋体感染并降低梅毒发病率的有效措施。婚前检查应包括梅毒血清学检查、梅毒患者的性伴侣也应定期检查。目前无梅毒疫苗产品。

## 第四节　地方性梅毒

由苍白密螺旋体地方亚种(*Treponema pallidum* subsp. *endemicum*)感染引起的地方性梅毒(endemic syphilis)是以皮肤和黏膜损害为主的非性病皮肤或黏膜接触性传染病,故又称非性病梅毒(nonvenereal syphilis)。该病流行于非洲、西亚、中东,我国迄今未有病例报道。

### 一、病原学

苍白密螺旋体地方亚种归属于螺旋体目(Spirochaetales)、螺旋体科(Spirochaetaceae)、密螺旋体属(*Treponema*),其形态与同属的梅毒螺旋体(苍白密螺旋体苍白亚种)相似。菌体折光性强,但不易被革兰氏染料染色,常用暗视野显微镜或镀银染色后用普通光学显微镜观察。

### 二、流行病学

地方性梅毒主要流行于非洲、西亚、中东一些干旱少雨、土地贫瘠、经济落后的游牧或半游牧地区,发病率较高,其他地区发现的地方性梅毒患者均为输入性病例。2~10 岁儿童易感,尼日尔、马里、塞内加尔 5 岁以下儿童苍白密螺旋体地方亚种血清抗体阳性率高达 10% 以上。传染源为地方性梅毒患者,通过人与人密切接触或经黏膜接触病原体污染的餐具、饮料杯、毡制品等被感染。全年均可有病例,雨季多见。

### 三、临床表现

地方性梅毒通常不引起内脏、心血管和神经系统病变,主要根据皮肤和黏膜病变程度将其分为一、二、三期。因感染均在儿童期,也未发现孕妇可经血流或胎盘垂直传播,先天性病例罕见。

1. 一期　口腔和咽部黏膜有感染灶,但病变轻微而不易察觉。

2. 二期　口咽部黏膜斑、口角开裂性丘疹、扁平湿疣(condyloma latum)、局部淋巴结肿大和骨膜炎,掌、足底常有角化过度。

3. 三期　皮肤和黏膜、鼻咽部、骨组织的树胶样肿(gumma),尤以鼻咽部病变和组织破坏最为明显,称为毁形性鼻咽炎(gangosa)。偶有妇女哺乳地方性梅毒婴儿而被感染,引起乳房树胶样肿。

### 四、实验室检查

1. 标本采集　二期和三期患者病变皮肤或黏膜标本。

2. 病原学检查　采用暗视野显微镜观察二期皮肤或黏膜标本中有无菌体尖直、细长、有动力的密螺旋体。近年报道可用 PCR 检测二期病变皮肤或黏膜标本中的苍白密螺旋体地方亚种 DNA。

### 五、诊断及分类

#### (一)诊断

主要根据流行病学史、临床表现和实验室检查结果等综合分析作出诊断。

1. 流行病学史　来自疫区或曾有疫区旅游史的儿童。

2. 临床表现　患儿有口咽部黏膜斑、口角开裂性丘疹、扁平湿疣以及皮肤和黏膜、鼻咽部、骨组织的树胶样肿。

3. 实验室检查　二期病变皮肤或黏膜标本中可检出苍白密螺旋体地方亚种。各期患者单份血清标本苍白密螺旋体地方亚种抗体效价明显升高或双份血清效价有 ≥4 倍升高。

4. 疑似病例　有流行病学史和地方性梅毒的临床表现。

5. 确诊病例　疑似病例且其皮肤或黏膜标本中检出苍白密螺旋体地方亚种螺旋体或其 DNA。

#### (二)鉴别诊断

需鉴别诊断的主要疾病是梅毒。地方性梅毒有独特的流行地区,梅毒呈全球性分布。梅毒主要通过性途径感染,早期病变中出现硬下疳且梅毒疹分布范围较广,晚期常有心血管和神经系统病变。地方性梅毒无硬下疳且丘疹主要分布于口、鼻、咽部,无心血管和神经系统病变。

## 六、治疗

### (一) 青霉素疗法

肌内注射苄星青霉素 120 万 U;然后根据实际情况每次肌内注射普鲁卡因青霉素 G 5 万 U/kg 体重,每天 1 次,疗程 5~7 天。

### (二) 青霉素过敏者疗法

每天红霉素 7.5 万~12.5 万 U/kg 体重,分 4 次口服,疗程 30 天。

### (三) 治愈标准

皮肤和黏膜损害愈合或消退,临床症状和体征消失。

## 七、预防

全面治疗疫区患者,减少和消除传染源。改善公共卫生条件、改变不良生活习俗、讲究个人卫生、提高社会经济水平,是切断地方性梅毒传播途径的有效措施。目前无地方性梅毒疫苗产品。

## 第五节　雅　司　病

由苍白密螺旋体极细亚种(*Treponema pallidum* subsp. *pertenue*)感染引起的雅司病(yaws)是一种以皮肤损害为特征的非性病皮肤接触性传染病,主要流行于非洲、南美、东南亚地区。1941 年,侵入我国江苏地区的日军从东南亚将苍白螺旋体极细亚种带入我国,一度引起江苏、上海、浙江地区雅司病流行。20 世纪 60 年代,在我国政府大力防治下,雅司病已基本消失,而后偶有散发病例报道,最近于 2006 年报道的 12 例雅司患者均为浙江省偏远山区农民。

## 一、病原学

苍白密螺旋体极细亚种归属于螺旋体目(Spirochaetales)、螺旋体科(Spirochaetaceae)、密螺旋体属(*Treponema*),俗称雅司螺旋体(yaws spirochete)。菌体大小为 0.2μm×(8~16)μm,两端尖直,有 6~20 个较规则的螺旋,运动活泼。迄今不能人工培养,但 -70℃可长期存活并保持毒力。菌体折光性强,但不易被革兰氏染料染色,常用暗视野显微镜或镀银染色后用普通光学显微镜观察。

## 二、流行病学

传染源为雅司病患者。人群对雅司螺旋体普遍易感,感染途径为破损的皮肤接触患者病变部位含雅司螺旋体的渗出液。雅司病主要流行于中非、南美、东南亚、大洋洲赤道附近的热带地区,我国偶有病例报道。患者以 4~15 岁少年为主,全年均可有病例,雨季多见。

## 三、临床表现

经破损的皮肤接触感染后,雅司螺旋体侵入人体,潜伏期 3~4 周,其长短与感染的雅司螺旋体量呈正相关,患者可有头痛、疲倦或发热等先驱症状。继而雅司螺旋体侵入血流和淋巴结并播散至全身,引起骨、淋巴结和远处皮肤的损害,不累及内脏和神经系统。迄今未有雅司螺旋体母婴垂直传播的报道。根据病程及临床表现,雅司病分为一期、二期、三期。

### (一) 一期

又称母雅司期。感染处皮肤发痒并出现单个扁平或半球状隆起的丘疹,逐渐增大后直径可达 2~5cm,表面覆盖黄褐色薄痂或黄棕色厚痂,痂皮下组织呈凹凸不平杨梅状。原发皮疹周围可有一些小皮疹,围绕原发大皮疹呈卫星状。以四肢和面部多见,因病婴传染的母亲,病灶可见于乳房和躯干等部位。皮疹中有雅司螺旋体。局部淋巴结肿大。数月后原发皮疹消退,留有萎缩性瘢痕或色素减少斑。

### (二) 二期

又称子雅司期或雅司疹期。发病后 1~3 个月,雅司病进入第二期,患者有发热、畏寒、食欲下降、全身不适等症状,皮肤出现较小但数量较多的皮疹,以四肢和面部多见。皮疹表面光滑,而后出现分泌物并逐渐增加,形成褐色痂皮并逐渐增厚呈蛎壳状,痂皮脱落后,暴露出淡红色草莓状肉芽面,有大量分泌物,形似群集的扁平疣样损害。一些部位的皮疹可群集,中央皮疹消退后,周围皮疹环形排列,形成钱癣样雅司病变。粟粒状皮疹多见于肩部,类似腺性苔藓。皮疹中有大量雅司螺旋体。局部淋巴结肿大,但不化脓。数周或数月后二期皮疹消退自愈,不留瘢痕,可有色素减少斑,但有少数患者进入第三期。

### (三) 三期

少数患者在感染后 10~15 年进入第三期,又称结节溃疡雅司期。出现皮疹并溃疡,溃疡边缘陡立,在缘下溃疡可向周围扩散成轮状或蛇行状,长期不愈,但分泌物中无雅司螺旋体。溃疡愈合后有严重的色素减少性萎缩性瘢痕。掌跖部皮肤呈点状或弥漫性角化过度,有皲裂或凹陷。长骨骨膜发生树胶样肿,以胫骨多见,形成军刀状胫骨(saber shin),可引起骨质疏松甚至缺失,骨皮质呈穿凿样破坏及骨松质呈虫蚀样破坏。肘、膝、髋关节附近出现单个或多个近关节结节。痊愈后往往造成畸形和毁容。

#### 四、实验室检查

##### (一)标本采集

一期和二期皮疹分泌物或抽出液及血清标本。

##### (二)病原学检查

采用暗视野显微镜观察皮疹分泌物或抽出液标本中有无菌体尖直、细长、有动力的密螺旋体。近年报道可用 PCR 检测皮疹分泌物或抽出液中的雅司螺旋体 DNA。

##### (三)血清学试验

雅司病患者血清的快速血浆反应素(RPR)试验和甲苯胺红非加热血清试验(TRUST)结果可呈阳性,该两种试验与非梅毒螺旋体抗原试验中的 RPR 和 TRUST 相同。

#### 五、诊断及分类

##### (一)诊断

主要根据流行病学史、临床表现和实验室检查结果等综合分析作出诊断。

1. 流行病学史 来自疫区或曾有疫区旅游史的人群,尤其是有雅司病患者接触史。

2. 临床表现 一期雅司病主要是多见于四肢和面部的有痂皮卫星状单个大丘疹及杨梅状皮损。二期雅司病主要是有痂皮蛎壳状皮疹、钱癣样雅司病变、草莓状扁平疣样损害、粟粒状莓疮性苔藓。三期雅司主要是独特的结节溃疡、掌跖部皮肤角化过度、骨组织穿凿样和虫蚀样破坏。

3. 实验室检查 一期和二期病变皮肤或黏膜标本中可检出雅司螺旋体,患者血清标本 RPR 试验和 TRUST 阳性。

4. 疑似病例 有流行病学史和雅司病的临床表现。

5. 确诊病例 疑似病例且其皮肤或黏膜标本中检出雅司螺旋体或其 DNA 或血清学试验阳性。

##### (二)鉴别诊断

需鉴别诊断的主要疾病是梅毒。雅司病流行于热带地区,梅毒呈全球性分布。性病梅毒主要通过性途径感染,早期病变中出现硬下疳和梅毒疹,皮肤和黏膜均有病变,晚期常有心血管和神经系统病变。雅司病无硬下疳、梅毒疹、黏膜损害以及心血管、神经系统病变。地方性梅毒主要是口、鼻、咽部皮肤和黏膜损害,雅司病主要是四肢和面部皮肤损害。此外,雅司病还需与孢子丝菌病、芽生菌病等真菌感染性疾病以及麻风、皮肤利什曼病等相鉴别。

#### 六、治疗

##### (一)青霉素疗法

肌内注射苄星青霉素 120 万 U;然后根据实际情况每次肌内注射普鲁卡因青霉素 G 5 万 U/kg 体重,每天 1 次,疗程 5~7 天。

##### (二)青霉素过敏者疗法

每天红霉素 7.5 万~12.5 万 U/kg 体重,分 4 次口服,疗程 30 天。

##### (三)治愈标准

皮肤和黏膜损害愈合或消退,临床症状和体征消失。

#### 七、预防

全面治疗疫区患者,减少和消除传染源。改变不良生活习惯和习俗、讲究个人卫生和皮肤防护、避免与雅司病患者直接接触,是切断雅司病传播途径有效措施。目前无雅司病疫苗产品。

### 第六节 品 他 病

由品他密螺旋体(*Treponema carateum*)感染引起的品他病(pinta)是一种以皮肤损害为特征的非性病皮肤接触性传染病,主要流行于南美地区,我国迄今未有病例报道。

#### 一、病原学

品他密螺旋体归属于螺旋体目(Spirochaetales)、螺旋体科(Spirochaetaceae)、密螺旋体属(*Treponema*)。品他密螺旋体形态与苍白密螺旋体相似,但较细短,大小为 0.15μm×(8~13)μm,运动活泼。不能在无生命培养基中生长。菌体折光性强,但不易被革兰氏染料染色,常用暗视野显微镜或镀银染色后用普通光学显微镜观察。

#### 二、流行病学

品他病主要流行于南美,东南亚、中非、太平洋地区也有少数病例报道。传染源为品他病患者,感染途径为破损的皮肤接触患者皮损处含品他密螺旋体的渗出液而感染。患者以 15~30 岁青少年为主,发病无季节性。

## 三、临床表现

品他密螺旋体经破损的皮肤侵入人体后,在局部生长繁殖,潜伏期 2~3 周,然后进入淋巴液或血液播散至全身,引起其他部位皮肤病变及局部淋巴结肿大。病变不累及黏膜、内脏、心血管和神经系统,也无母婴垂直传播。根据病程及临床表现,品他病分为一期、二期、三期。

### (一) 一期

又称原发丘疹期。四肢感染处皮肤出现数个小丘疹,逐渐增大后融合成直径 1~2cm 大丘疹,然后表面脱屑和色素改变,常呈棕红色,称为鳞屑状红斑,好发于四肢,以下肢常见。皮疹渗出液或分泌物中有大量品他密螺旋体。

### (二) 二期

又称品他疹(pintid)期。感染后 2~6 个月,皮疹播散至其他部位皮肤,但仍以四肢为主,其次为面、躯干部。皮疹进展后形成直径 10cm、边缘不规则、表面覆盖鳞屑、角化过度并呈棕红色、灰蓝色、灰白色等颜色的扁平环形红斑。也可见苔藓样、湿疹样以及紫罗兰牛皮癣样斑块(violaceous psoriatic plaque)皮损。皮疹渗出液或分泌物中有大量品他密螺旋体。二期皮疹持续数年后可自愈且不留瘢痕,病程终止,但少数患者可进入第三期。

### (三) 三期

又称色素障碍期。少数患者在感染后 2~5 年进入第三期,主要表现为皮肤异常色素改变。开始为对称性分布的皮肤色素改变,多见于四肢以及面、头皮等处,进行性发展后形成白瓷色斑块,伴有皮肤萎缩,掌跖部皮肤可出现角化过度并发生皲裂,导致行走困难。

## 四、实验室检查

1. 血常规检查　嗜酸性粒细胞数量增加。
2. 微生物学检查
(1) 标本采集:一期和二期皮疹渗出液或分泌物、病变组织及血清标本。
(2) 病原学检查:采用暗视野显微镜观察皮疹分泌物或抽出液标本中有无菌体尖直、细长、有动力的密螺旋体。近年报道可用 PCR 检测皮疹分泌物

或抽出液中的品他密螺旋体 DNA。
(3) 血清学试验:60%~75%患者血清 VDRL 试验阳性,此试验与非梅毒螺旋体抗原试验中的 VDRL 相同。

## 五、诊断及分类

### (一) 诊断

主要根据流行病学史、临床表现和实验室检查结果等综合分析作出诊断。

1. 流行病学史　来自疫区或曾有疫区旅游史的人群,尤其是有品他病患者接触史。
2. 临床表现　一期品他病主要是好发于四肢皮肤的鳞屑状红斑。二期品他病主要是呈多种颜色的扁平环形大红斑,其次是苔藓样、湿疹样以及紫罗兰牛皮癣样皮损。三期品他病主要是皮肤异常色素改变、白瓷色斑块、掌跖部皮肤过度角化及皲裂。
3. 实验室检查　一期和二期病变皮肤或黏膜标本中可检出品他螺旋体或其 DNA,患者血清标本 VDRL 试验阳性。
4. 疑似病例　有流行病学史和品他病的临床表现。
5. 确诊病例　疑似病例临床诊断病例且其皮肤或黏膜标本中检出品他螺旋体或其 DNA 或血清学试验阳性。

### (二) 鉴别诊断

品他病主要流行于南美,与地方性梅毒、雅司病流行地区不同,梅毒则呈全球性分布。地方性梅毒主要是口咽部皮肤和黏膜损害,品他病主要是四肢,其次是面部皮肤损害。品他病和雅司病皮损部位相似,但皮疹及皮损特点明显不同。梅毒主要通过性途径感染,早期病变中出现硬下疳和梅毒疹,皮肤和黏膜均有病变,晚期常有心血管和神经系统病变。品他病无硬下疳、梅毒疹、黏膜损害以及心血管、神经系统病变。此外,品他病还需与银屑病、湿疹、白癜风等相鉴别。

## 六、治疗

### (一) 青霉素疗法

一次肌内注射青霉素 G 120 万~240 万 U,隔 3 个月后再肌内注射 1 次;或一次肌内注射苄星青霉素 240 万 U。

### (二) 青霉素过敏者疗法

每次口服红霉素 500mg,每天 2 次,或每次口服多西环素 100mg,每天 2 次,疗程均为 5~7 天,肝肾

功能不良、孕妇、<8 岁儿童禁用多西环素。

### （三）治愈标准

皮肤和黏膜损害愈合或消退，临床症状和体征消失，但白斑消退需 5 年左右。

## 七、预防

全面治疗疫区患者，减少和消除传染源。改变不良生活习惯和习俗、讲究个人卫生和皮肤防护、避免与品他病患者直接接触，是切断品他病传播途径有效措施。目前无品他病疫苗产品。

## 第七节 莱 姆 病

由伯氏疏螺旋体（*Borrelia burgdorferi*）等感染引起的莱姆病（Lyme disease）是一种皮肤、心脏、神经和关节等多组织、多脏器、多系统损害的自然疫源性传染病。1977 年，莱姆病首先被发现于美国康涅狄格州的莱姆镇（Lyme），5 年后学者 Burgdorfer 从硬蜱及患者体内分离出伯氏疏螺旋体并证实其为莱姆病的病原体。莱姆病病原体存在着异质性，其分类也未统一，目前仍以伯氏疏螺旋体作为莱姆病病原体的统称或称为莱姆螺旋体（Lyme spirochete）。莱姆病呈全球性流行，我国大部分地区已有莱姆病病例报道。

## 一、病原学

莱姆螺旋体直径 $0.1 \sim 0.3\mu m$，长 $10 \sim 40\mu m$，两端稍尖。有 $2 \sim 100$ 根内鞭毛，使菌体表面形成 $3 \sim 10$ 个稀疏、不规则螺旋并使莱姆螺旋体能以扭转、翻滚、抖动等方式运动。因菌体有较强折光性，常用暗视野显微镜直接观察莱姆螺旋体（图 27-7-1A）。革兰氏染色阴性，但不易着色，镀银染色法染色效果较好（图 27-7-1B），也可用吉姆萨染色（Giemsa staining）法或瑞特染色（Wright staining）法染色。

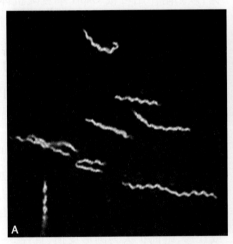
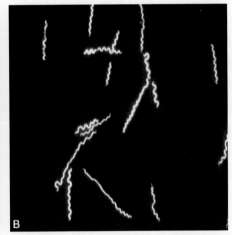

**图 27-7-1 莱姆螺旋体**
A. 暗视野显微镜；B. 镀银染色（×1 000）

莱姆螺旋体能体外培养，但营养要求高，培养基需含有长链饱和及不饱和脂肪酸、葡萄糖、氨基酸和牛血清白蛋白。微需氧或需氧，$5\% \sim 10\%$ $CO_2$ 促进生长，适宜生长温度为 35℃。生长缓慢，在液体培养基中分裂繁殖一代的时间约为 18 小时，故通常需培养 $2 \sim 3$ 周。莱姆螺旋体在液体培养基中相互缠绕成团，在 1% 软琼脂固体培养基表面可形成直径约 $0.5\mu m$ 的菌落。抵抗力弱。60℃ 加热 $1 \sim 3$ 分钟即死亡，0.2% 甲酚皂或 1% 石炭酸处理 $5 \sim 10$ 分钟即被杀灭。

伯氏疏螺旋体有多种表面蛋白抗原，包括外表蛋白（outer superficial protein，Osp）OspA ～ OspF 及外膜脂蛋白。OspA 和 OspB 为主要表面抗原，有种特异性，其抗体有免疫保护作用，OspC 抗体也有一定的免疫保护性。41kDa 鞭毛蛋白是优势抗原，可诱导特异性体液和细胞免疫。外膜脂蛋白和热休克蛋白无种特异性。

DNA 同源性分析后发现，世界各地分离出的莱姆螺旋体有明显异质性，目前至少有 10 个基因种（genospecies），其中 3 个基因种可引起人类疾病：北美地区的伯氏疏螺旋体、日本和欧洲地区的伽氏疏螺旋体（*Borrelia garinii*）和埃氏疏螺旋体（*Borrelia afelii*）。我国分离的莱姆螺旋体与日本和欧洲地区莱姆螺旋体基因种接近。

## 二、流行病学

### （一）传染源

莱姆病是自然疫源性传染病，目前已发现至少有 30 种野生动物、49 种鸟类以及牛、马、狗等家畜可携带莱姆螺旋体并作为其储存宿主,其中野生鼠类和鹿带菌率较高。我国已从黑线姬鼠(*Apodemus agrarius*)、黄胸鼠(*Rattus flavipectus*)和褐家鼠(*Rattus norvegicus*)等动物中分离出莱姆螺旋体。

### (二) 传播途径

主要传播媒介是硬蜱(hard tick),已确定的主要硬蜱有 4 种:北美东部的肩突硬蜱(*Ixodes scapularis*)、北美西部的太平洋硬蜱(*Ixodes pacificus*)、欧洲的蓖籽硬蜱(*Ixodes ricinus*)和亚洲的全沟硬蜱(*Ixodes persulcatus*)。我国莱姆病主要见于东北和内蒙古林区,全沟硬蜱为优势蜱种。此外,从我国南方林区的粒形硬蜱(*Ixodes granulatus*)、寄麝硬蜱(*Ixodes moschiferi*)以及长江中下游林区的二棘血蜱(*Haemaphysalis bispinosa*)也分离出莱姆螺旋体。莱姆螺旋体可在蜱中肠生长繁殖,叮咬宿主时,通过肠内容物反流、唾液或粪便感染宿主。患者在感染早期有莱姆螺旋体血症,有文献报道含莱姆螺旋体血常规处理及 4℃储存 48 小时后仍有感染性,故应警惕莱姆病经输血途径传播的可能性。

### (三) 易感人群

人群对莱姆螺旋体普遍易感。人感染莱姆螺旋体后,发病或隐性感染各约占 50%。感染后机体可产生特异性 IgM 和 IgG 抗体,但出现时间较晚。特异性 IgM 可维持 4~6 个月,特异性 IgG 可维持数月至数年。抗莱姆螺旋体感染主要依赖于特异性体液免疫。

### (四) 流行特征

莱姆病呈全球性流行,以美国流行最为严重,其中 49 个州均有病例报道,其次为欧洲,每年约有 5 万新发病例,日本、埃及、南非也有病例报道。1998 年我国黑龙江海林市首次发现莱姆病病例,同年我国首次从莱姆病患者外周血中分离出莱姆螺旋体。迄今我国有 27 个省、自治区、直辖市有莱姆病病例报道,有 18 个省、自治区、直辖市被证实存在莱姆螺旋体自然疫源地,东北、西北、内蒙古林区为莱姆病流行的主要疫区,发病率每年(20~100)/10 万。大、小兴安岭以及长白山、天山、阿尔泰山等林区人群感染率 10% 以上,秦岭以南林区为 5%~10%,平原地区低于 5%。

我国每年 6 月为莱姆病发病高峰期,其中东北和内蒙古林区 4~8 月、福建地区 5~9 月为莱姆病高发季节,感染与发病与当地蜱类密度和活动程度呈正相关。患者以青壮年居多,林业工人、野外工作者易被蜱叮咬,故感染率较高,旅游、野外垂钓者也有较高感染风险。

## 三、临床表现

疫蜱叮咬后经 3~30 天、平均 9 天的潜伏期,患者出现临床症状和体征。根据病程及临床表现,莱姆病可分为一期、二期、三期。一期和二期为疾病早期,其中一期患者主要临床表现为特征性红斑皮损及流感样症状、二期患者主要临床表现为继发性红斑皮损和早期周围与中枢神经系统损害。三期为疾病晚期,主要表现为游走性关节炎、晚期周围与中枢神经系统损害、慢性萎缩性肢端皮炎。患者可呈典型的 3 个病期经过,也可只出现其中 1 或 2 个病期,故临床上主要根据各期症状和体征进行分期诊断。

莱姆螺旋体无内、外毒素,其致病物质至今了解甚少。莱姆螺旋体黏附宿主细胞的受体分子是靶细胞胞外基质(ECM)中的纤维连接蛋白和核心蛋白多糖,该黏附作用可被 OspB 单克隆抗体所抑制,提示 OspB 参与莱姆螺旋体黏附宿主细胞过程。莱姆螺旋体细胞壁膜中内毒素样物质(endotoxin-like substance,ELS)具有细菌内毒素类似的生物学活性。莱姆螺旋体 OspA 具有抵抗吞噬细胞吞噬和杀灭的作用。

### (一) 一期

又称早期局部感染期。潜伏期后叮咬处皮肤出现一个或数个游走性红斑(erythema migrans,EM),可有痒、灼热或痛感,同时出现发热、头痛、肌肉和关节疼痛、局部淋巴结肿大等症状。EM 初为红色斑疹或丘疹,继而扩大为圆形皮损,直径 5~50cm,边缘鲜红,中央呈退行性变,多个 EM 重叠在一起可形成枪靶形皮损(图 27-7-2)。皮损组织中可检出莱姆螺旋体。一般 2~3 周后 EM 消退,偶有瘢痕和色素沉着。

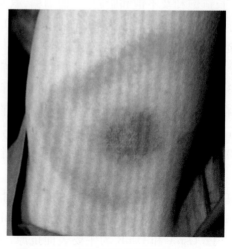

**图 27-7-2　莱姆病患者早期游走性红斑**

1.6%~8%患者可出现心脏损害表现，称为莱姆心脏炎（Lyme carditis），临床表现为心音低钝、心动过速、Ⅰ~Ⅱ度房室传导阻滞甚至完全阻滞，少数患者可有心房颤动、心包炎，一般持续3~6周自愈。

### （二）二期

又称早期播散感染期。临床表现为继发性EM、早期周围或中枢神经系统损害。皮损中可有莱姆螺旋体。早期周围或中枢神经系统损害常出现于发病3周后，多为周围神经炎、脊神经炎、面神经炎，也可累及展神经和动眼神经。周围神经炎患者有烧灼样游走性疼痛，皮肤感觉过敏，稍碰触即引起剧烈疼痛。约50%脊神经炎患者出现一侧肢体轻瘫，少数患者出现腹肌或膈肌轻瘫，偶有患者出现轻症脑膜炎和脑膜脑炎。约80%未经治疗的二期患者可发展至晚期（三期）。

### （三）三期

又称晚期持续性感染期。临床上主要表现为游走性关节炎（wandering arthritis）、晚期周围和中枢神经系统损害、慢性萎缩性肢端皮炎（acrodermatitis chronica atrophicans，ACA）。部分患者出现良性皮肤淋巴组织增生（lymphadenosis benign cutis，LABC）病变，该病变又称皮肤淋巴细胞瘤（lymphocytoma cutis）。

1. 游走性关节炎　是大多数三期患者常见临床表现，起初1个或几个关节发病并呈游走性，其中以膝关节最为常见，其次是肩、肘、踝、髋、下颌关节，指、趾关节偶见。受累关节多表现为肿胀、疼痛、活动受限及局部发热，偶有积液。初发关节症状持续1周至数月。复发时可是原关节，也可是其他关节，但受累关节数增多。发作时可伴有发热和中毒症状，受累关节滑膜液中有嗜酸性粒细胞及蛋白量增加，可检出莱姆螺旋体。

2. 周围或中枢神经系统损害　周围神经系统损害最为常见，主要表现为周围神经炎的临床症状和体征，如皮肤感觉异常、疼痛、肌无力和肌痉挛等。中枢神经系统损害多表现为脑炎的临床症状和体征，如头痛、颈项强直、轻瘫、共济失调等；少数患者出现脊神经根炎及横贯性脊髓炎的临床症状和体征，如轻瘫、神经根痛、感觉障碍及尿失禁等；个别患者出现脑血管炎的临床症状和体征，如暂时或永久性偏瘫或单侧肢体瘫痪等。

3. ACA　是晚期莱姆患者特有皮损，其病理改变与局限性皮肤硬化症相似。EM持续数月或数年后，皮肤呈蓝紫色，伴有水肿，下肢肿大似象腿。病

情进一步发展后，尺骨和胫骨区出现硬结带，硬结带处皮肤呈棕黄色或蓝红色，关节附近可有小硬结，数年后皮肤萎缩、皱纹增加，皮肤变薄呈半透明状，皮下血管清晰可见。

4. LABC　三期患者多见，二期患者偶见。患者皮下或真皮内淋巴网状细胞增生性浸润，呈蓝红色瘤样结节或斑块，直径1~5cm，单个多见，有轻度触痛，多见于耳垂、乳头或乳晕、鼻和阴囊处，局部淋巴结可肿大，病程多在数月或1年以上。

## 四、实验室检查

### （一）血常规检查

大多数莱姆病患者外周血白细胞总数和中性粒细胞百分比正常，升高者偶见，但血沉常加快。

### （二）血生化检查

多数莱姆病患者血清冷沉淀球蛋白总量>100mg/L（正常值<80mg/L）、免疫球蛋白和补体有不同程度增加，伴有心肌或肝脏受累者可有丙氨酸氨基转移酶（ALT）或天冬氨酸氨基转移酶（AST）轻度升高。

### （三）脑脊液检查

中枢神经系统受累者，可出现脑脊液中以淋巴细胞为主的白细胞数增加，但糖和蛋白变化不大，有时可见免疫球蛋白略有增高。

### （四）微生物学检查

1. 标本采集　取患者皮损灌洗液或组织、淋巴结、关节滑膜液及外周血、血清标本。

2. 病原学检查

（1）直接镜检：皮损灌洗液或组织、淋巴结、关节滑膜液、血液标本直接用暗视野显微镜观察有无细长、两端稍尖、运动活泼的疏螺旋体（图29-7-1A）。莱姆病早期可有一次短暂的莱姆螺旋体血症，因不易把握取血时机，镜检阳性率不高。

（2）染色镜检：上述标本用镀银染色法或直接荧光标记抗体染色法染色，然后在普通光学显微镜或荧光显微镜下观察细长、两端稍尖的疏螺旋体（图29-7-1B）。

（3）分离培养：将0.1~0.3ml皮损灌洗液、皮损组织或淋巴结匀浆上清、关节滑膜液、血液等标本接种于6ml BSK-Ⅱ培养基中，33℃培养，每周用暗视野显微镜检查1次，连续3次未见莱姆螺旋体者报告阴性。由于标本中莱姆螺旋体较少，直接培养阳性率通常不高，可将1ml上述标本腹腔注射35~45g金地鼠（Syrian hamster），常规饲养1或2周后剖取

脾、肾组织,匀浆后接种 BSK-Ⅱ培养基,莱姆螺旋体检查方法同上。

(4) PCR:目前主要采用莱姆螺旋体 5S 或 23S rRNA 基因引物,以患者皮损、淋巴结、关节滑膜液、血液标本制备的 DNA 为模板进行扩增,有较高敏感性和特异性,有些引物还能分辨莱姆螺旋体基因种甚至基因型。

3. 血清学检查　莱姆病间接免疫荧光试验(IFA)或 ELISA 等血清学检查方法及结果判断标准尚无国家标准且易出现假阳性,故 ELISA 或 IFA 阳性标本通常需免疫印迹(Western blotting)证实。

(1) IFA:为目前临床实验室较为常用的血清学检查方法,可用于检测血清中莱姆螺旋体抗体。一般 EM 发生 2~4 周出现 IgM 抗体,6~8 周达到峰值,4~6 个月降至正常水平,其效价≥1:64 为阳性。一般 EM 发生 6~8 周出现 IgG 抗体,4~6 个月达到高峰,可维持数月或数年,其效价单份血清≥1:128、双份血清≥4 倍升高为阳性。

(2) ELISA:我国学者用超声破碎及葡聚糖凝胶层析法制备的莱姆螺旋体可溶性抗原作为包被抗原,采用 ELISA 检测血清标本中相应抗体,据称其敏感性和特异性均优于 IFA。

(3) 免疫印迹法:又称蛋白质印迹法,分别用于检查疾病早期 41kDa、39kDa 莱姆螺旋体蛋白抗原以及晚期 83~100kDa 莱姆螺旋体蛋白抗原,其敏感性尤其是特异性明显优于 IFA 和 ELISA,是目前公认的莱姆病确诊试验。

## 五、诊断及分类

### (一)诊断

主要根据流行病学史、临床表现和实验室检查结果等综合分析作出诊断。

1. 流行病学史　来自疫区或曾有疫区旅游史的人群,尤其是有蜱叮咬史。

2. 临床表现　典型的早期(一期和二期)莱姆病临床表现为皮肤 EM、典型的晚期(三期)莱姆病临床表现为游走性关节炎以及早期(二期)和晚期莱姆病均可出现的皮肤痛觉异常、晚期莱姆病 ACA 等。

(1) 一期:主要临床表现为蜱叮咬处皮肤出现有痒、灼热或痛感的 EM 甚至枪靶形 EM,同时有发热、头痛、肌肉和关节疼痛、局部淋巴结肿大等症状。少数患者可出现心动过速、房室传导阻滞等莱姆心脏炎的临床症状和体征。

(2) 二期:主要临床表现为继发性 EM、周围神经炎(皮肤烧灼样游走性疼痛)、脊神经炎、面神经炎。重症患者出现 EM,一侧肢体轻瘫或腹肌、膈肌轻瘫。

(3) 三期:主要临床表现为游走性关节炎以及脑炎(头痛、颈项强直、轻瘫、共济失调等)、周围神经炎(皮肤感觉异常、过度疼痛、肌无力和肌痉挛等)、脊神经根炎和脊髓炎(轻瘫、神经根痛、感觉障碍及尿失禁等)、ACA。部分患者出现 LABC,个别患者出现脑血管炎(暂时或永久性偏瘫等)。

3. 实验室检查

(1) 皮损、淋巴结、关节滑膜液、血液标本中直接检出或分离出莱姆螺旋体或检出其 DNA。

(2) IFA 检测血清 IgM 效价≥1:64、IgG 抗体单份血清效价≥1:128 或双份血清≥4 倍升高;免疫印迹法检测结果阳性。

4. 疑似病例　有流行病学史和莱姆病不同病期的临床表现,同时参考血沉加快以及血清冷沉淀球蛋白、免疫球蛋白、补体 ALT 或 AST 升高等实验室检测结果。

5. 临床诊断病例　疑似病例且其 IFA 阳性。

6. 确诊病例　临床诊断病例且其标本中检出莱姆螺旋体或其 DNA 或免疫印迹法检测阳性。

### (二)鉴别诊断

主要应与风湿热、类风湿关节炎、鼠咬热、恙虫病相鉴别,此外还需与非感染性神经炎、病毒性脑炎、真菌感染相鉴别。

(1) 风湿热:患者有发热、环形红斑、关节炎及心肌炎,但可根据此类患者血清抗链球菌溶血素 O、抗链球菌激酶、抗透明质酸酶、抗链球菌 M 蛋白抗体升高与莱姆病相区别。此外,风湿热患者无莱姆病流行病学史、皮肤感觉异常及过度疼痛等周围神经炎相关临床症状。

(2) 类风湿关节炎:患者有对称性多关节炎,常先从小关节发病,然后累及大关节,但无莱姆病流行病学史、EM、周围及中枢神经系统损害相关临床症状。类风湿关节炎患者血清类风湿因子、抗类风湿关节炎协同抗原抗体(RANA 抗体)阳性,关节腔穿刺液中可见类风湿细胞,一般易与莱姆病相鉴别。

(3) 鼠咬热:小螺菌或念珠状链杆菌感染引起的鼠咬热患者有发热、皮疹、游走性关节痛、心肌炎和中枢神经系统症状,易与莱姆病混淆,但可根据 EM、病原学和血清学检查进行鉴别。

(4) 恙虫病:患者恙螨叮咬处皮肤出现溃疡及特征性的焦痂、血清外斐试验阳性,莱姆病患者蜱叮咬处皮肤出现 EM、周围和中枢神经系统损害、游走性关节炎、ACA 等,两者易于鉴别。

## 六、治疗

### (一) 抗生素治疗

早期(一期和二期)莱姆病患者口服抗生素为主,重症患者采用静脉给药。抗生素对晚期(三期)莱姆病患者无效或无明显效果。少数患者使用青霉素后可出现赫氏反应(Herxheimer reaction),应及时发现并作出处理。

(1) 一期患者首选成人每次口服阿莫西林 500mg、儿童一般 50mg/kg 体重(最大剂量 500mg),每天 3 次,疗程一般 2~4 周。

(2) 一期患者尤其是青霉素或头孢菌素过敏者,成人每次口服多西环素 100mg、>8 岁儿童 1~2mg/kg 体重,每天 2 次,疗程 2~4 周。≤8 岁儿童慎用多西环素。

(3) 头孢呋辛酯为次选口服药物,成人每次口服头孢呋辛酯 500mg、儿童 30mg/kg 体重(最大剂量 500mg),每天 2 次,疗程 2~4 周。

(4) 二期患者或有较重中枢神经系统或心脏炎的临床症状和体征者,成人静脉滴注 2g 头孢曲松每天 1 次或 2g 头孢噻肟每天 2 次、儿童 75~100mg/kg 体重头孢曲松每天 1 次(最大剂量每天 2g)或 100~150mg/kg 头孢噻肟每天 2~3 次(最大剂量每天 4g),也可用成人每天静脉滴注 1 800 万~2 400 万 U 青霉素 G,儿童每天 20 万~40 万 U/kg 体重青霉素 G 分 6 次静脉滴注。待中枢神经系统或心脏炎症状和体征缓解后改为口服抗生素,总疗程 2~4 周。

### (二) 对症治疗

注意休息及补充营养,适量补充糖、电解质及维生素 C。对发热、皮损部位疼痛明显者,可给予止痛药。有神经系统症状、体征较重或出现莱姆心脏炎者,可加用适量肾上腺皮质激素。少数关节病变严重影响基本活动,同时人类白细胞抗原(HLA)DR3 及 DR4 阳性的莱姆病患者,可考虑行滑膜切除术。

### (三) 治愈标准

皮肤损害愈合或消退,临床症状和体征消失,但部分患者 ACA 和 LABC 完全消失常需数年。

## 七、预防

防治原则具体如下:

1. 传染源监控和管理 每年检测疫区野生鼠类和蜱类中莱姆螺旋体携带情况和感染率,以便对当年不同地区莱姆病流行风险作出评估、预警和防范。疫区内应做好防鼠、灭鼠工作。

2. 切断传播途径 莱姆螺旋体通过蜱叮咬感染人类,故在莱姆病流行季节进入疫区人群应做好个人防护,避免或减少被蜱叮咬机会。

3. 药物紧急预防 莱姆病流行季节进入疫区者,如贸易、旅游、抗洪抢险、返家探亲人员等,可口服 200mg 多西环素进行紧急预防。目前无莱姆病疫苗产品。

## 第八节 回 归 热

由回归热螺旋体(*Borrelia recurrentis*)、杜通疏螺旋体(*Borrelia duttonii*)和赫姆斯疏螺旋体(*Borrelia hermsii*)感染引起的回归热(relapsing fever)是一种以反复周期性急起急退的高热为临床特征的急性传染病。根据病原体及其传播媒介不同可将回归热分为两类:①虱传型回归热,又称流行性回归热(epidemic relapsing fever),病原体为回归热螺旋体,虱为传播媒介;②蜱传型回归热,又称地方性回归热(endemic relapsing fever),病原体主要是杜通疏螺旋体、赫姆斯疏螺旋体,软蜱(soft tick)为主要传播媒介。蜱传回归热临床表现与虱传回归热相似,但病情较轻。回归热主要流行于非洲,我国偶有散发病例报道。

### 一、病原学

引起回归热的疏螺旋体均归属于螺旋体目(Spirochaetales)、螺旋体科(Spirochaetaceae)、疏螺旋体属(*Borrelia*)。菌体长 10~30μm,直径约 0.3μm,运动活泼,有 3~10 个不规则的螺旋。菌体折光性强,故常用暗视野显微镜观察(图 27-8-1)。

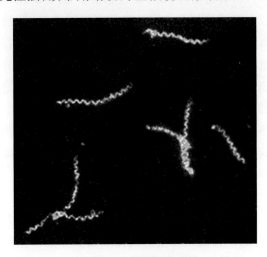

**图 27-8-1 回归热螺旋体**
暗视野显微镜(×1 000)

革兰氏染色阴性,但不易着色,镀银染色法染色效果较好,血液标本常用 Giemsa 染色法染色。

微需氧,最适生长温度为 28~30℃。营养要求高,其培养基需加血液、血清或动物蛋白。分裂繁殖一代约需 18 小时,体外传数代后,其致病性丧失。有类属抗原和特异性抗原,但抗原性极易变异,在病程中可从同一个回归热患者体内分离出几种抗原结构不同的变异株。抵抗力不强,短时间 60℃ 加热或甲酚皂、石炭酸等常用消毒剂处理即可被杀灭。

## 二、流行病学

### (一)传染源

虱传型回归热的传染源为患者。蜱传型回归热的传染源为野生鼠类和患者。

### (二)传播途径

虱传型回归热的主要传播媒介为体虱(body louse),其次是头虱(head louse),蜱传型回归热的传播媒介是软蜱(soft tick)。虱吸吮流行性回归热患者血液时,回归热螺旋体进入虱体内,存活至虱自然死亡(20~40 天),通常不传代。软蜱叮咬动物宿主或地方性回归热患者时,杜通疏螺旋体和赫姆斯疏螺旋体等进入蜱体内,软蜱可活 15~20 年且疏螺旋体均可在蜱体内经卵传代,故软蜱不仅是传播媒介,也是储存宿主。正常人被疫虱或疫蜱叮咬后,回归热螺旋体或杜通疏螺旋体和赫姆斯疏螺旋体进入人体引起感染,有时因抓痒,压碎的疫虱或疫蜱体腔内疏螺旋体可经皮肤创面进入人体。此外,上述疏螺旋体也可由污染的手经眼、鼻黏膜侵入体内。

### (三)易感人群

人群普遍易感,成年男性感染多见,婴幼儿和 50 岁以上者感染较少。野外工作者易被蜱叮咬,故发生蜱传型回归热风险较高。感染后机体可产生特异性抗体,抗体在补体协同下裂解疏螺旋体,但其外膜蛋白抗原极易发生变异,所形成的突变株可逃避抗体的攻击,突变株繁殖到一定数量时则引起第二次高热,如此反复多次,直至机体产生多种特异性抗体能应对各种变异株,病原体才被彻底清除。感染后特异性免疫力维持时间短暂。

### (四)流行特征

历史上虱传回归热曾在亚洲、欧洲和非洲大规模流行,但目前仅在埃塞俄比亚及其邻国一些地区有小规模暴发流行,包括我国在内的其他国家和地区目前仅有蜱传型回归热散发病例报道。

## 三、临床表现

### (一)虱传型回归热

潜伏期 7~8 天,部分潜伏期患者可有头晕、乏力等前驱症状。起病急骤,常先有畏寒后出现 40℃ 以上高热,伴有头痛、关节酸痛、肌肉压痛,部分患者有恶心、呕吐以及鼻、牙龈出血甚至呕血、便血,严重者可有神志不清、谵妄、抽搐。发热体征为面色潮红、结膜充血、呼吸和脉搏加快,有奔马律及室前期收缩,肺底常有湿啰音、心脏扩大、心力衰竭也不罕见。50% 以上患者肝脾大。皮肤灼热,可有点状出血性皮疹,重症者可有淤斑和黄疸。少见症状和体征为腹痛、腹泻、便秘、口唇疱疹、DIC 以及眼球震颤、脑膜刺激征和病理性反射阳性等。高热持续 6~7 天后,多数患者在 2~4 小时内体温骤降,伴有全身大汗,有时出现休克状态,体温降至正常以下 2~4 天后逐渐回升至正常。不发热间歇期平均 7~9 天,然后再进入发热期。如此反复数次后,发热期逐渐缩短,无热期逐渐延长。儿童发病率较低,临床表现也较轻。病愈后很少有后遗症。

### (二)蜱传型回归热

发病前蜱叮咬处呈紫红色中央隆起的局部炎症反应,有痒感、稍痛,抓破后易感染化脓,伴有局部淋巴结肿大。潜伏期 5~9 天,临床症状和体征与虱传型回归热相似,但较轻。发热通常持续数小时至 4 天,可有头痛、关节酸痛、腹痛、恶心、呕吐、咳嗽、大汗等症状和体征。首次发热期平均 3~4 天,不发热间歇期平均 7 天,发作次数多于虱传型回归热,达 3~10 次。上呼吸道症状、腰痛、皮疹多见,肌肉酸痛、肝脾大、黄疸、中枢神经系统症状少见。新生儿病情较为严重。病愈后很少有后遗症。

## 四、并发症

虱传型回归热易并发肺炎、中耳炎、心内膜炎。蜱传型回归热多次发作后,易并发虹膜睫状体炎、脑膜炎、脑炎,可有视力障碍和神经麻痹等后遗症。

## 五、实验室检查

### (一)血常规及血生化检查

虱传型回归热患者发热期外周血白细胞总数升高,不发热间隙期恢复正常,细胞分类变化不大。多数蜱传型回归热患者发热期外周血白细胞总数正常,血小板可减少,发作次数较多者有明显贫血,但出、凝血时间正常。有黄疸者血清胆红素升高。

## （二）微生物学检查

1. 标本采集　发热期患者末梢血标本以及各期患者血清标本。

2. 病原学检查

（1）直接镜检：末梢血标本在暗视野显微镜下可见菌体细长、两端尖直、呈移行或旋转状运动的疏螺旋体（图 27-8-1）。

（2）染色镜检：血涂片 Giemsa 染色法或镀银染色法染色后，在普通光学显微镜下易见染成蓝紫色的疏螺旋体或棕褐色的疏螺旋体。

（3）PCR：有较高敏感性和特异性，同时可分辨不同回归热螺旋体。

3. 血清学检查

（1）间接免疫荧光试验（IFA）：采用不同回归热螺旋体为包被抗原、患者血清为一抗及荧光标记二抗，检测患者血清标本中特异性抗体，第二份血清效价较第一份升高 4 倍及以上有诊断价值。

（2）外斐试验：虱传型回归热患者血清可与变形杆菌 OX$_K$ 株发生凝集反应。

## 六、诊断及分类

### （一）诊断

主要根据流行病学史、临床表现和实验室检查结果等综合分析作出诊断。

1. 流行病学史　曾与虱传型回归热患者相处，有虱叮咬史或身上有虱。蜱传型回归热患者往往来自山区或有山区旅游史，有蜱叮咬史。目前我国仅见蜱传型回归热散发病例报道。

2. 临床表现　主要是反复周期性急起急退的高热。虱传型回归热患者病情较重，如出血、肝脾大、黄疸、中枢神经系统症状和体征（神志不清、谵妄、抽搐等）、心力衰竭等，蜱传型回归热上述症状和体征少见，病情较轻。

3. 实验室检查

（1）末梢血标本直接或染色镜检可见疏螺旋体或 PCR 检出疏螺旋体 DNA。

（2）第二份血清 IFA 效价较第一份升高 4 倍及以上或外斐试验（变形杆菌 OX$_K$ 株）阳性。

4. 疑似病例　有流行病学史和回归热的临床表现。

5. 确诊病例　疑似病例且其血中检出疏螺旋体或其 DNA 或血清学试验阳性。

### （二）鉴别诊断

回归热早期需与疟疾、斑疹伤寒、伤寒、钩端螺旋体病相鉴别。

## 七、治疗

### （一）抗生素治疗

抗生素治疗有特效，但首次剂量不宜过大。少数患者使用青霉素后可出现赫氏反应（Herxheimer reaction），应及时发现并作出处理（参见本章第二节）。

1. 成人一次肌内注射普鲁卡因青霉素 G 60 万~80 万 U，儿童一次肌内注射普鲁卡因青霉素 G 40 万 U。

2. 成人每次口服多西环素 100mg、>8 岁儿童 1~2mg/kg 体重（总剂量不超过 100mg），每天 2 次，疗程 10 天。≤8 岁儿童慎用或不用多西环素。

3. 成人每次口服多西四环素 500mg、>8 岁儿童 12.5mg/kg 体重（总剂量不超过 500mg），每天 4 次，疗程 10 天。≤8 岁儿童慎用或不用多西环素。

4. 成人口服红霉素 500mg、儿童 12.5mg/kg 体重（总剂量不超过 500mg），每天 4~6 次，疗程 10 天。

5. 神经系统症状和体征明显者，成人每次静脉注射青霉素 G 300 万 U，每 4 小时 1 次；或每次或分 2 次静脉注射头孢曲松 2g，每天 1 次；疗程均为 10~14 天。

### （二）对症治疗

凡有高热及大量出汗者，应及时补液并适量补充糖和电解质。

### （三）治愈标准

患者体内疏螺旋体被清除，回归热临床症状和体征完全消失。

## 八、预防

控制和消除传染源、切断传播途径，如及时治疗患者、灭鼠、灭虱、灭蜱或做好个人防护避免蜱叮咬等。目前无回归热疫苗产品。

## 第九节　樊尚咽峡炎

奋森疏螺旋体（*Borrelia vincentii*）与梭杆菌属（*Fusobecteriurn*）细菌均为寄居于人牙龈部位的正常菌群。机体免疫功能下降时，奋森螺旋体与梭杆菌大量繁殖，其中以梭形梭杆菌（*F. fusiforme*）更为常见，共同引起樊尚咽峡炎（Vincent angina）。

## 一、病原学

奋森疏螺旋体归属于螺旋体目（Spirochaetales）、螺旋体科（Spirochaetaceae）、疏螺旋体属（Borrelia），菌体大小和形态等与回归热螺旋体相似。菌体折光性强，故常用暗视野显微镜观察。革兰氏染色阴性，但不易着色。镀银或 Giemsa 染色法染色后可用普通光学显微镜镜检。

厌氧，最适生长温度为 37℃。营养要求高，在 10%兔血清 TYH 培养基中可缓慢生长。抵抗力不强，短时间 60℃加热或低浓度常用消毒剂处理即可被杀灭。

## 二、临床表现

多见于儿童和青少年。主要症状为咽痛（一侧多见）、吞咽困难、发热及全身不适，口腔有明显的腐败性恶臭，颌下或颈淋巴结肿大常见，咽峡部可见灰白色假膜性溃疡，部分患者伴有头痛、背痛和关节疼痛，全身症状较轻，病程 1~2 周，并发症罕见。

## 三、实验室检查

### （一）血常规检查

樊尚咽峡炎为局部感染，多数患者外周血白细胞总数正常，部分高热或重症患者可有外周血白细胞总数升高。

### （二）微生物学检查

1. 标本采集　取患者咽峡部位溃疡假膜标本。

2. 病原学检查

（1）直接镜检：溃疡假膜悬滴标本在暗视野显微镜下可见大量菌体细长、两端尖直、旋转状运动的疏螺旋体。

（2）染色镜检：溃疡假膜涂片标本镀银或 Giemsa 染色法染色后，在普通光学显微镜下可见大量染成棕褐色或蓝紫色的疏螺旋体以及梭形杆菌。

（3）PCR：因樊尚咽峡炎根据临床表现易于诊断，临床应用较少。

## 四、诊断及分类

### （一）诊断

主要根据临床表现和实验室检查结果等综合分析作出诊断。

1. 临床表现　主要是一侧咽痛、发热、口腔腐败性恶臭、颌下淋巴结肿大以及咽峡部灰白色假膜性溃疡。

2. 实验室检查　溃疡假膜标本直接暗视野显微镜镜检有大量疏螺旋体，溃疡假膜标本镀银或 Giemsa 染色法染色后普通光学显微镜镜检有大量疏

螺旋体以及梭形杆菌。

3. 疑似病例　有樊尚咽峡炎临床表现及咽峡部灰白色假膜性溃疡。

4. 确诊病例　疑似病例且溃疡假膜标本镜检结果阳性。

### （二）鉴别诊断

樊尚咽峡炎需与口腔溃疡、细菌性扁桃体炎、白喉等相鉴别。

## 五、治疗

### （一）抗生素治疗

一般患者一次肌内注射青霉素 G 80 万 U，每天 2 次，连续 1 周；重症患者可每天静脉滴注青霉素 G 320 万~640 万 U，若疗效欠佳，可每天增加干扰素 100 万 U 肌内注射治疗。

### （二）对症治疗

注意休息、补充营养并加强口腔卫生护理，局部使用 3%过氧化氢溶液或复方硼酸液等轻拭溃疡面或含漱。

### （三）治愈标准

患者临床症状和体征完全消失，假膜性溃疡开始愈合。

## 六、预防

注意口腔卫生。因奋森疏螺旋体是正常菌群，无疫苗产品。

（严　杰）

## 参 考 文 献

［1］马亦林,李兰娟. 传染病学［M］. 5 版. 上海：上海科技出版社,2011,610-639.

［2］Brooks GF,Butel JS,Morse SA. Medical Microbiology［M］. 22th ed. USA：McGraw-Hill Publication House,2004：285-294.

［3］严杰,戴保民,于恩庶. 钩端螺旋体病学［M］. 3 版. 北京：人民卫生出版社,2006.

［4］Zhang CL,Wang H,Yan J. Leptospirosis prevalence in Chinese populations in the last two decades［J］. Microbes Infect,2012,14（4）：317-323.

［5］Hu WL,Lin XA,Yan J. Leptospira and leptospirosis in China［J］. Curr Opin Infect Dis,2014,27（5）：432-436.

［6］中华人民共和国卫生部. 钩端螺旋体病诊断标准：WS 290—2008［S/OL］. 2009.（2008-01-16）［2020-04-12］. http：//www. nhc. gov. cn/wjw/s9491/200801/38802. shtml.

［7］Holmanb KM,Hook EW. Clinical management of early

syphilis［J］. Exp Rev Anti-Infect Ther, 2013, 11（8）：839-843.

［8］ Stamm LV. Syphilis：antibiotic treatment and resistance ［J］. Epidemiol Infect, 2015, 143（8）：1567-1574.

［9］ 中华人民共和国卫生部. 梅毒诊断标准及处理原则：GB 15974—1995［S］.（1995-12-15）［2020-04-12］. http:// www. nhc. gov. cn/wjw/s9491/201212/34113. shtml.

［10］ Marksa M, Solomona AW, Mabeya DC. Endemic treponemal diseases［J］. Trans R Soc Trop Med Hyg, 2014, 108 （10）：601-607.

［11］ Mitjà O, Šmajs D, Bassat Q. Advances in the diagnosis of

endemic treponematoses：Yaws, bejel, and pinta［J］. PLoS Negl Trop Dis, 2013, 7（10）：e2283-e2291.

［12］ Wright WF, Riedel DJ, Talwani R, et al. Diagnosis and management of Lyme disease［J］. Am Fam Physician, 2012, 85（11）：1086-1093.

［13］ Borchers AT, Keen CL, Huntley AC, et al. Lyme disease：A rigorous review of diagnostic criteria and treatment［J］. J Autoimmun, 2015, 57：82-115.

［14］ Dworkin MS, Schwan TG, Anderson DE, et al. Tick-borne relapsing fever［J］. Infect Dis Clin North Am, 2008, 22 （3）：449-466.

# 第二十八章 深部真菌感染

## 第一节 深部真菌病

人感染真菌并且发病称之为真菌病（mycosis）。真菌病常见而症状严重程度不一，众多环境及生理因素与真菌病发病相关。人体吸入真菌孢子或特殊情况下皮肤及黏膜表面定植真菌可导致持续感染，因此真菌病初始发病部位多见于皮肤和肺部。真菌病可根据发病所累及部位不同分为浅部真菌病（superficial mycosis）和深部真菌病（deep mycosis）。与浅部真菌病仅累及表皮黏膜不同，深部真菌病可侵犯体内重要器官甚至引起器官功能衰竭，患者发病后病死率高。此外根据流行病学特征不同，又可将真菌病分为地方流行真菌病（endemic mycosis）和机会性感染真菌病（opportunistic mycosis）。地方流行真菌病分布有明显地域特征如球孢子菌病（coccidioidomycosis）多发于美国西南部以及中南美洲热带区域，地方流行性真菌病病原体并不定植于健康人体而由外界环境中病原体直接感染人体致病。机会性感染真菌病病原体多为人体定植真菌如假丝酵母菌（又名念珠菌）（Candida）和曲霉（Aspergillus）等，当宿主免疫功能出现异常时，该类病原体可具有侵袭性，导致严重感染。机会性感染真菌病多见于药物使用尤其是抗生素治疗后所导致体内菌群失衡、免疫抑制药物（类固醇类激素、肿瘤化疗药物等）直接抑制人体免疫功能以及 HIV 感染等免疫功能缺陷患者。此外相较于免疫功能健全患者，免疫功能不全患者人群中地方真菌病发病率更高而且症状更为严重。近数十年来 HIV 在世界范围内广泛流行和免疫抑制药物大量用于肿瘤等疾病的临床治疗，深部真菌病发病率大大上升且病死率长期维持在高位水平。医务工作者在日常临床工作中应当重视真菌感染，对怀疑或明确真菌感染患者及早进行抗真菌治疗可改善其预后。

## 一、病原学

据估测自然界中存在数百万种真菌，迄今为止约有 500 种真菌被报道与人类或其他动物疾病相关。不同于细菌等其他致病微生物，真菌具有独特的生物学特征。真菌为真核生物，细胞周围包裹有细胞壁。与植物细胞壁主要由纤维素组成所不同，几丁质（chitin）和葡聚糖（glucan）是真菌细胞壁重要组成部分。真菌缺乏叶绿素或其他光合作用所需色素，因此不能提供自身所需能量，必须从外部摄取养料而归于异养体。在过去相当长时间内相较于细菌、病毒以及寄生虫而言，真菌致病相对较少且多表现为过敏性症状、进食真菌后中毒以及偶尔出现真菌感染。然而近数十年间现代医疗发展免疫抑制治疗药物进入临床应用以及 HIV 广泛流行，真菌病发病出现快速增长，目前已成为威胁人类生命的重要感染性疾病之一。

根据真菌生长形态进行分类，临床中常见导致深部真菌病病原体可分为酵母菌（yeasts）、霉菌（molds）和双相型真菌（dimorphic fungi）。酵母菌为单细胞生物，显微镜下表现为圆形或卵圆形，体外培养生长为光滑扁平样菌落，通过芽孢进行繁殖。念珠菌属和隐球菌属为临床感染中常见酵母菌病原体。霉菌由管状纤维结构菌丝（hypha）构成，生长方式为纵向延长和分支。典型霉菌菌落表现为绒毛状，其无论在室温环境中生长或组织侵袭过程中均保持纤维状菌丝形态。曲霉菌和毛霉菌为常见霉菌病原体。双相型真菌形态可随病原体所处环境不同而变化，该类真菌在组织侵袭过程中形态表现如同酵母菌，而在室温环境中生长如同霉菌为纤维状菌丝。芽生菌、副球孢子菌、球孢子菌、组织胞浆菌和分枝孢菌等为常见致病性双相型真菌。

此外，根据真菌致病特征不同可将真菌病原体分为原发致病性真菌和机会致病性真菌。原发致病性真菌病包括球孢子菌和组织胞浆菌等,该类真菌致病性较强,即使免疫功能正常人体感染后也可导致相关疾病发生。机会致病性真菌包括念珠菌、隐球菌等,该类真菌多为正常人体内或表面定植真菌,仅对免疫力低下患者具有致病作用。

## 二、流行病学

目前认为真菌可经空气传播及皮肤黏膜定植真菌直接侵入两种不同途径感染人体导致真菌病发生。其中真菌孢子通过空气吸入感染人体肺部或鼻旁窦是常见的原发致病性真菌感染途径,例如组织胞浆菌、芽生菌、球孢子菌和隐球菌等广泛存在于自然界中可通过空气传播侵入人体肺部引起感染。与原发致病性真菌感染不同,机会性深部真菌感染如念珠菌病多由人体定植真菌侵犯致病,胃肠道黏膜为常见初始受累部位。除了极少数情况下,真菌并不会通过人际接触传播致病。此外地方流行性真菌病如马尔尼菲青霉病分布具有特殊的地域特征,该现象的发生可能与该病原体特定自然宿主地域分布相关。

过去20年间真菌感染发生率呈上升趋势。从全球范围来看,随着医疗条件进步,干细胞及器官移植手术增多、肿瘤化疗药物和抗菌药物大量使用,机会性深部真菌病发病率居高不下。此外与地区人口增长同步,相应地方流行性真菌病发病率也随之上升。尽管近年来抗真菌药物发展迅速以及预防性抗真菌治疗策略应用于临床中真菌感染高危人群,但在免疫功能不全的患者中发生深部真菌感染后病死率仍然维持于高位水平因而造成严重疾病负担。迄今为止国内外多个研究报道使用尸检结果进行深部真菌病相关流行病学分析研究。一项对2008—2013年全球范围内公开发表11项尸体解剖数据进行综合回顾分析结果显示:所有尸检样本中约8.7%存在深部真菌感染证据,其中感染率最高的人群为血液肿瘤患者(25%),其次为接受干细胞移植患者(24%);按照病原学结果进行分析显示曲霉菌最为常见,其次为念珠菌;其中一项研究按照年份进行统计分析显示发病率呈现逐年升高趋势(1993—1996年6.6%,1997—2000年8.6%,2001—2005年10.4%)。近年来由于在免疫功能缺陷患者等高危人群中针对真菌感染进行预防性治疗策略,深部真菌感染在相应人群中发生率有所下降。一项国外大型多中心研究结果显示在接受干细胞移植患者中移植后12个月内地方流行性真菌病发生率为3.4%(0.9%~

13.2%),发病后3个月内病死率为51%;在接受器官移植患者中手术后12个月地方流行性真菌病发生率约为3.1%,尤以小肠移植术后发病风险最高(11.6%)。上述研究表明尽管得益于真菌预防性治疗措施深部真菌发病率有所下降,但相关病死率仍然较高。

自20世纪80年代首例HIV感染者在美国被发现以来,HIV感染呈现全球流行态势。由于HIV直接侵犯人体免疫系统,HIV感染者发病后易于感染念珠菌、隐球菌和肺孢子菌等真菌病原体并导致深部真菌病发生。有分析研究显示,最初400例因HIV感染导致死亡的病例中,超过70%患者死于肺孢子虫病(pneumocystosis)。HIV感染全球流行目前已成为导致世界范围内真菌感染病死率上升的重要促进因素之一。尽管近年来联合抗逆转录病毒治疗(combined antiretroviral therapy, cART)可及性大大提高,缓解了HIV流行趋势,但仍有大量HIV感染者发生机会性真菌感染,上述情况尤以卫生资源较为稀缺的发展中国家最为严重。目前来看AIDS患者合并深部真菌感染仍是导致世界范围内AIDS相关死亡重要原因之一,其中隐球菌性脑膜炎(cryptococcal meningitis)是最为常见的AIDS相关真菌感染相关死亡原因。

与西方发达国家情况相似,随着中国经济和医疗水平快速发展,国内深部真菌病尤其是机会性真菌感染疾病负担呈加重趋势。目前国内尚缺乏深部真菌病相关大规模流行病学研究。一项基于既往国内不同人群深部真菌感染相关研究报道的综合统计分析显示:总体深部真菌病发病率为4.12%~41.18%(基于不同真菌感染风险人群),其中以AIDS患者发病率最高;深部真菌病病死率为9.8%~60%,其中以接受异体造血干细胞移植患者最高。从病原学角度分析,念珠菌、曲霉菌以及新型隐球菌仍然是我国国内深部真菌感染最为重要的病原菌。近年来我国地方流行性真菌病发病也呈上升趋势,主要以马尔尼菲青霉和组织胞浆菌感染流行为主。此外随着国际间交流增多,有报道称我国国内局部地区出现散发球孢子菌病,但均为输入性患者。

## 三、诊断

深部真菌病一旦发病,治疗时间长,病死率高,对患者及社会造成严重疾病负担。同时有研究表明在深部真菌病患者中,及早诊断、及时进行治疗可改善预后,降低相关病死率。在20世纪90年代一项针对肺曲霉病患者的研究结果显示：肺部感染症状发生 10 天内采取抗真菌治疗患者病死率为 41%，相较于对照组（症状发生后 10 天后采取抗真菌治疗）患者病死率（90%）大大下降。在 21 世纪初，一项单中心研究显示使用较为敏感的诊断方法如血清半乳甘露聚糖抗原（galactomannan antigen）和 β-葡聚糖（β-glucan）联合 CT、MRI 或 PET 等影像学检查方法对深部曲霉病进行早期诊断，并使用伏立康唑进行治疗，发病后初次住院治疗生存率可

提高至约 90%。因此目前深部真菌病应强调联合使用敏感的诊断学方法及早诊断并治疗，改善患者预后。目前欧洲癌症研究与治疗组织/侵袭性真菌感染合作组（European Organization for Research and Treatment of Cancer/Invasive Fungal Infections Cooperative Group，EORTC/MSG）已针对真菌感染高危人群建立深部真菌病通用诊断体系，可根据感染相关证据进行分层诊断并基于此给予相应处理策略（表 28-1-1）。

表 28-1-1　基于 EORTC/MSG 深部真菌病诊断分类及针对真菌感染高危人群相应处理策略

| | 分级 | | | | | | | |
| | A | B | C | | | | D | E |
| | | | I | II | III | IV | | |
| 影像学检查/临床症状 | 无 | 持续发热伴中性粒细胞减少 | 无 | 深部真菌病相关临床表现 | | CT 特征性表现（高密度病灶界限清晰，合并或不合并晕征、空气半月征或空洞） | 不考虑 | |
| 病原学相关检查 | 阴性 | 阴性 | 血清学检查或组织学检查或病原学培养阳性 | 阴性 | 血清学检查或组织学检查或病原学培养阳性 | 阴性 | 血清学检查或组织学检查或病原学培养阳性 | 组织培养阳性或深部体液样本培养阳性 |
| 深部真菌病临床证据 | 无 | 无 | 无 | 无 | 无 | 有 | 有 | 有 |
| 深部真菌病真菌学证据 | 无 | 无 | 有 | 无 | 有 | 无 | 有 | 有 |
| 临床诊断 | | | | | | 深部真菌病可疑 | 深部真菌病可能 | 深部真菌病确诊 |
| 处理措施 | 预防治疗 | 经验性治疗 | 优先治疗（诊断驱动治疗） | | | | 针对性治疗 | |

### （一）影像学检查

影像学检查在深部真菌病尤其是中枢神经、呼吸系统、腹腔以及骨关节等部位真菌感染诊断中占有重要地位。影像学检查优势在于其作为非侵入性检查手段可对深部真菌感染进行诊断及病情评估，尽管影像学检查结果特异性较低且无法进行病原学鉴别，但将影像学检查结果与其他临床资料如患者病史、实验室检查结果等结合进行综合评估可提高诊断价值。

普通的胸部 X 线检查由于无法发现肺部真菌病早期病变，诊断价值低，目前已不列为深部真菌病常规检查手段。高分辨率计算机断层扫描（high-resolution computed tomography）可及早发现真菌感染高危患者早期肺部感染征象，目前常应用于临床肺部真菌病诊断。此外，在治疗过程中定期进行肺部 CT 检查可监测肺部感染病情变化，在有效抗菌治疗条

件下的肺部真菌感染患者 CT 可有特征性表现：病变初期病变范围扩大可表现为病灶范围增大和数目增多，有效治疗后病变范围逐渐缩小。有研究表明肺部真菌病患者 CT 检查提示肺部出现空洞病灶与较长病程（达到影像学缓解）以及较好疾病预后有显著相关性，疾病初期与极期肺部病变数量和体积与预后并无相关性。如同中性粒细胞缺乏患者白细胞数目增长与空洞形成相关，出现空洞病灶后病程延长与疾病预后改善之间的矛盾可以视为免疫重建过程的影像学表现。此外在肺部真菌病患者疾病早期 CT 表现中出现晕征（halo sign）往往提示预后较好。然而单独依靠 CT 检查结果无法进行病原学诊断，曾有研究尝试使用特异性影像学表现来预测肺部真菌病感染病原，例如在中性粒细胞缺乏的肺部真菌病患者中发病早期 CT 显示多发结节（≥10 个）及胸膜渗出表现与肺曲霉病存在相关关系，但该方法可靠

性仍存在疑问。

MRI 检查多用于中枢神经真菌感染影像学诊断,其敏感性优于 CT 检查,CT 检查常低估中枢真菌感染严重程度。因此当 CT 检查无法确诊时,使用 MRI 检查可发现早期中枢真菌感染证据。免疫功能健全患者中枢神经系统出现炎性病灶行 MRI 检查可表现为局部水肿且对比度增强,当免疫功能缺陷患者头颅 MRI 检查出现非局限性病灶且低或无增强表现时应当考虑真菌感染可能。头颅 CT 检查虽然在真菌感染初始阶段可无阳性发现,但在疾病后期阶段可有局部晕征或出血等特征性表现。其他中枢真菌感染影像学检查方法包括磁共振质子波谱成像技术(proton magnetic resonance spectroscopy),有报道称该项技术可用于毛霉菌病和隐球菌病的辅助检查。

腹腔真菌感染影像学诊断方法首选 CT 或者 MRI 检查。超声检查可用于腹部真菌感染确诊后治疗过程中的随访,病程中定期(间隔 3~4 周)进行超声检查可监测抗真菌感染治疗效果(表现为病灶体积缩小、数量减少或者出现新病灶)。当真菌感染经治疗后超声检查提示病灶消失,建议应当行 CT 或者 MRI 检查进行确认,避免假阴性可能。

## (二)组织病理检查和微生物培养鉴定

显微镜下直接观察感染受累组织诊断深部真菌病具有高效、可直接获取真菌组织侵袭证据(排除组织内真菌定植)等不可替代的优点。相较于组织培养,获取组织过程中受到真菌污染影响显微镜检查结果的可能性大大降低。此外部分真菌病原体如毛霉菌、组织胞浆菌和罗伯芽生菌等目前无法进行体外培养鉴定,显微镜下进行组织病理学检查几乎成为唯一可靠的诊断方法。然而疑似深部真菌病患者大多合并血小板减少等活检以及其他创伤性操作检查禁忌证,因此阻碍组织病理检查的最大困难在于难以取得感染部位组织样本。即使获取了疑似感染部位的组织样本,由于不同真菌病原体感染所导致组织病理学变化相似,单纯依靠组织病理学检查也难以完成病原学鉴定。曾有研究探索使用荧光标记真菌特异性抗体鉴定组织内特定真菌感染,此外有病理学家可通过显微镜观察组织中真菌形态寻找特征性表现来判断所感染真菌具体病原,例如显微镜检查发现丝状霉菌往往提示曲霉菌、镰刀菌、丝胞菌或毛霉菌感染。但上述方法均存在局限性,未能在临床中推广使用。由于同一菌属中不同病原体致病力与耐药性相去甚远,例如临床感染常见曲霉菌属

中烟曲霉菌、黄曲霉菌、土曲霉菌等毒力及耐药性均不相同,因此组织培养鉴定具体病原菌对于深部真菌病诊断和治疗有重要指导意义。组织病理检查联合微生物培养是目前深部真菌病诊断中最为可靠的病原学鉴定方法。除少数情况外,上述联合鉴定方法可准确快速鉴别酵母菌(圆形或卵圆形病原体,培养可见光滑扁平菌落,通过出芽繁殖)、霉菌(具有管状和菌毛结构,生长方式为分支和纵向延伸)和双相真菌(在 37℃组织中表现与酵母菌相似,在室温条件下成长类似于霉菌),并可进行药敏检查指导临床用药。

血培养目前仍是深部真菌血流感染尤其是念珠菌血症诊断的"金标准",但该方法在临床应用中存在诸多问题。根据目前报道数据来看播散性念珠菌感染患者中约有一半可获得血培养阳性结果,而曲霉菌和毛霉菌感染即使出现播散也很难从血液样本培养中获得病原学证据。此外从体表等非无菌区域采集血液样本进行真菌培养检查,往往存在假阳性可能,这主要是由于采集血液样本时受到皮肤或黏膜表面定植真菌污染所造成。因此获取可靠血培养检查结果往往需要通过侵入手段采集深部静脉血液样本进行培养鉴定。此外血培养鉴定过程所需时间较长也大大降低该方法在临床诊断中的应用价值。

## (三)血清学诊断

1. 特异性真菌抗原检测　真菌相关特异性抗原检测应用于深部真菌病的病原学诊断具有高度的敏感性和特异性,目前报道有组织胞浆菌病(82%~95%,98%)、芽生菌病(89%~100%,98%)、副球孢子菌病(56%,99%)、青霉菌病(72%~90%,100%)以及隐球菌病(99%,97%)。侧流检测(lateral flow assay,LFA)应用于临床隐球菌病原学诊断是近年来值得关注的相关领域进展之一。同其他隐球菌抗原检测方法相似,LFA 方法通过测定体液样本中隐球菌荚膜多糖(GXM)进行病原学诊断,LFA 优点在于快速、简单、经济且可用于多种体液样本(脑脊液、血液和尿液)进行即时检测(point-of-care)。与传统基于实验室乳胶凝集或酶联免疫相关抗原检测方法不同,LFA 通过商业化试纸进行 GXM 测定大大简化检测流程并降低成本。有研究对 LFA 诊断 HIV 相关隐球菌性脑膜炎价值进行评估,结果显示 LFA 与 ELISA 检测隐球菌相关抗原结果具有高度一致性(血清 0.93,血浆 0.94,尿液 0.94)。目前 LFA 用于诊断隐球菌性脑膜炎已在非洲等卫生资源贫乏地区推广,并取得良好的卫生及经济学效益。

2. β-葡聚糖检测 除毛霉菌和隐球菌外,β-葡聚糖是大多真菌细胞壁的重要组成成分。当发生侵袭性真菌感染时β-葡聚糖可释放入血,因此血液样本中测得β-葡聚糖可作为侵袭性真菌感染证据。目前针对β-葡聚糖检测已有多种商用试剂盒,可供选择用于念珠菌病及曲霉病等多种深部真菌病诊断。

尽管基于不同方法或界值,众多研究结果一致显示β-葡聚糖检测在念珠菌病诊断中具有高度特异性(64%~90%)、敏感性(73%~100%)以及阴性预测价值(73%~97%)。一项荟萃研究统计分析既往β-葡聚糖用于深部真菌病诊断相关研究结果显示总体敏感性和特异性分别为72%和85%。另一项在血液恶性肿瘤患者中进行的相似荟萃研究显示,β-葡聚糖检测在该人群中诊断价值与上述研究相似,此外该研究结果提示连续两次阳性结果较单次阳性结果诊断效力更高。临床使用β-葡聚糖检测可大大缩短深部真菌病诊断时间,有研究显示接受外科重症监护念珠菌病患者使用β-葡聚糖检测可缩短诊断所需时间4~8天。

综上所述,β-葡聚糖检测诊断深部真菌病具有无创、诊断价值高以及诊断所需时间短等优点,然而其作为非特异真菌感染诊断工具,缺陷在于无法鉴别所感染具体病原体且易受多种因素(药物、严重细菌感染及环境中真菌污染)干扰导致假阳性结果,且该项诊断检测技术对实验条件要求高。总体来说,β-葡聚糖检测具有较高阴性预测价值,临床医生可将其应用于指导深部真菌病高危患者经验性抗真菌治疗,当真菌培养和β-葡聚糖检测结果同时阴性即可停止抗真菌治疗。

3. 半乳甘露聚糖检测 半乳甘露聚糖(galacto-mannan)是曲霉菌细胞壁重要组成物质,可在被感染者血液和支气管灌洗液中测得,使用酶联免疫法检测半乳甘露聚糖目前已常用于曲霉病的诊断中。与β-葡聚糖检测相似,半乳甘露聚糖检测同样是非侵入快速真菌感染诊断方法,且该检测方法更具特异性(仅针对曲霉菌和其他霉菌等)。有荟萃分析研究显示用于曲霉病诊断中,血清中半乳甘露聚糖检测敏感性和特异性分别为71%和89%。在血液恶性肿瘤以及接受实体器官移植患者人群中该项检测诊断价值更高,且相较于阳性预测值(25%~62%)半乳甘露聚糖检测阴性预测(92%~98%)价值更高。在支气管灌洗液中检测半乳甘露聚糖诊断肺曲霉病同样具有高度敏感性(76%~88%)和特异性(87%~100%),甚至较血清检测敏感性更高,可与PCR检

测方法媲美。由于大多曲霉菌肺部感染患者无法取得受累组织活检样本以及真菌培养敏感性低下,支气管灌洗液进行半乳甘露聚糖检测在肺曲霉病诊断中占有重要地位。有观点认为半乳甘露聚糖检测由于其敏感性较高,可应用于真菌感染高危人群中发现疑似感染患者及早进行抗真菌治疗,以达到降低治疗成本以及改善预后目的。另外,半乳甘露聚糖与曲霉病疾病进展有强相关性,有研究探索在深部真菌病治疗过程中定期检测半乳甘露聚糖可监测疾病进展以及相关治疗效果。此外,在HIV感染等免疫缺陷患者中应用该项检测可鉴别免疫重建综合征与曲霉病病情恶化,对治疗决策具有重要意义。

半乳甘露聚糖检测缺陷在于难以避免环境等其他因素所造成的假阳性和假阴性结果。假阳性结果出现主要与使用含β-内酰胺酶抑制剂抗生素、输注复方电解质以及其他病原体如双歧杆菌、青霉菌等干扰所致;假阴性结果多与抗真菌治疗、低真菌负荷以及真菌感染病灶被组织包裹相关。因此深部真菌病早期诊断建议联合使用多种检测方法,避免误诊漏诊。

### (四)分子诊断技术

真菌感染尤其是念珠菌病和曲霉病分子或核酸相关诊断技术近年进展迅速。如同前述血清学检测方法,分子诊断技术较传统诊断方法具有无创、迅速的优点,且根据所使用的引物不同,核酸检测诊断方法如PCR可快速鉴定真菌病原体。目前已有多个研究证实荧光PCR或其他分子诊断方法进行血液样本检测用于诊断念珠菌感染具有高度敏感性和特异性。在念珠菌病患者中即使血液样本中真菌数量极低(≤1CFU/ml)的情况下,使用PCR方法检测阳性率仍可超过50%。与β-葡聚糖检测方法相比,分子诊断技术用于念珠菌感染诊断中敏感性更高而特异性相当。在曲霉病诊断方面,基于PCR技术高敏感性诊断方法同样发展迅速。值得引起注意的是在一项荟萃分析研究结果显示:在曲霉病确诊患者中进行血PCR检测,相较于连续两次阳性结果单次阳性结果诊断准确性更高,目前认为血液样本PCR方法诊断曲霉病单次阳性并不足以确诊,而单次阴性结果可排除曲霉菌感染。然而目前各研究中曲霉菌相关分子诊断方法所选取靶基因、引物以及具体技术方法不同,从而导致不同方法诊断结果偏差较大。近几年来曲霉菌分子诊断标准化方面已有一定进展,但仍未达到临床应用标准。除血液样本外,PCR诊断技术还可应用于支气管灌洗液、痰及器官组织

中寻找真菌感染证据。在两项系统回顾研究中,使用支气管灌洗液进行 PCR 方法诊断念珠菌感染的敏感性和特异性分别为 79%~91% 和 92%~94%,但开始抗真菌药物治疗后该方法诊断价值明显降低。

总之,PCR 等分子诊断技术具有高敏感性的特点,但其缺陷也很明显,包括假阳性率高、难以区分污染或定植病原体、缺乏标准化商用试剂盒以及对检测条件要求高等。由于尚未建立标准化检测方法,目前来看分子检测技术尚不能应用于临床真菌感染诊断中,仅可作为科学研究工具。

### 四、治疗药物

如前所述,真菌有别于其他病原微生物为真核生物,其细胞组成物质和功能与人类细胞有很多相同之处。因此真菌药物研发的最大困难在于筛选对真菌具有选择性杀灭或抑制的药物,从而避免抗真菌药物对人类细胞破坏。相较于抗细菌药物,目前临床中可选择的抗真菌药非常有限。

#### (一)两性霉素 B

两性霉素 B(amphotericin B,AmB)自 20 世纪 50 年代开始应用于临床真菌感染治疗,标志着开启深部真菌感染药物治疗时代,在此之前隐球菌性脑膜炎和其他严重真菌感染患者由于缺乏有效药物治疗几乎没有存活的可能。两性霉素 B 问世后 10 年内其几乎是治疗严重真菌感染的唯一有效药物。两性霉素 B 抗菌谱广但存在明显缺陷包括大剂量应用时严重肾毒性、无口服制剂以及治疗时可出现严重副反应如发热、寒战以及恶心等,上述不良反应限制了两性霉素在临床中使用和疗效。相较于两性霉素 B 传统制剂,两性霉素 B 脂质体(amphotericin B liposomal)可避免大多传统制剂不良反应。此外曾有少数研究称两性霉素 B 脂质体疗效更佳,但该药物价格昂贵(10~20 倍于传统两性霉素价格)大大制约其可及性。尽管在发达国家中两性霉素 B 脂质体已经广泛应用于临床,但当前并未有共识将两性霉素 B 脂质体列为深部真菌病的一线用药,在发展中国家传统两性霉素 B 药物仍有一席之地。

目前临床中两性霉素 B 多用于严重甚至危及生命的真菌感染患者治疗,该药物体外研究显示其抗菌活性覆盖广包括念珠菌、隐球菌、曲霉菌、芽生菌、组织胞浆菌、球孢子菌、孢子丝菌以及毛霉菌等。目前已知部分真菌(尖端赛多孢子菌、多育赛多孢子菌、淡紫紫孢菌、土曲霉菌以及镰刀菌)对两性霉素 B 存在天然耐药。早期有研究报道一例患者所感染

葡萄牙念珠菌在治疗过程中出现对两性霉素 B 产生耐药,进一步研究结果显示在治疗开始前所分离菌株对两性霉素 B 敏感,由此推测治疗过程中出现耐药菌株。但后续研究报道有 8%~10% 葡萄牙念珠菌株可能存在对两性霉素 B 天然耐药。

#### (二)唑类药物

继两性霉素 B 之后,唑类抗真菌药物包括相关口服制剂(氟康唑、伊曲康唑等)相继应用于临床。相较于两性霉素 B,唑类药物具有肾毒性小且可口服给药、耐受性更佳等优点。唑类药物抗真菌作用机制在于抑制真菌细胞壁麦角固醇合成,与两性霉素 B 可杀灭真菌不同,唑类药物为抑制剂。早期唑类药物包括酮康唑和咪康唑,由于疗效不佳、副作用大,目前已不常用。目前临床中常见唑类药物为三唑化合物包括氟康唑、伊曲康唑、伏立康唑和泊沙康唑,上述药物目前均有口服制剂(片剂或溶液)和静脉针剂可供选择。由于唑类药物均有潜在致畸作用,因此应当避免用于合并妊娠患者真菌感染治疗。

1. 氟康唑　氟康唑(fluconazole)自问世以来在严重真菌感染治疗中占有重要地位,在目前已上市的三唑类药物中氟康唑耐受性相对较好且具有半衰期长、躯体分布范围广(包括眼球、脑脊液和尿液均有分布)等优点。与其他唑类药物所不同,氟康唑主要通过肾脏以原型排出且在标准剂量下与其他药物相互作用较小。氟康唑临床应用中常见副作用包括可逆性肝功能损害、脱发(大剂量应用时)、肌无力等。

氟康唑常用于治疗念珠菌、隐球菌等酵母菌感染,在体外研究中约 82% 新型隐球菌和 91% 白念珠菌菌株对氟康唑敏感。尽管有零星报道氟康唑可用于治疗球孢子菌脑膜炎,但该药并不常规用于霉菌相关感染治疗中。氟康唑耐药酵母菌的出现是近年来值得关注的问题,目前已证实克鲁斯念珠菌对氟康唑具有天然耐药性,此外约 15% 光滑念珠菌菌株对氟康唑耐药,且白念珠菌和光滑念珠菌均有可能在氟康唑治疗过程中出现耐药。对于曲霉菌、毛霉菌以及尖端赛多孢子菌感染,氟康唑治疗无效,当不能排除此类真菌感染情况下应避免初始使用氟康唑。

氟康唑目前已广泛应用于深部念珠菌病预防性治疗中,但该药物用于治疗光滑念珠菌以及克柔念珠菌感染效果不如其他新型唑类药物。在接受骨髓移植、肝移植患者等真菌感染高危人群中可使用氟康唑作为有效预防真菌感染措施,但在 AIDS 合并低

CD4+T 细胞计数患者以及接受外科重症监护患者中进行氟康唑预防性治疗的效果仍存在争议。

2. 伏立康唑 伏立康唑(voriconazole)为氟康唑甲基化衍生物,提高针对酵母菌以及曲霉菌和镰刀菌等霉菌感染的抗菌活性。与氟康唑相似,伏立康唑口服吸收好,包括脑脊液在内全身分布广泛。伏立康唑为 P450 酶抑制剂,完全依靠肝脏代谢(CYP2C9,CYP3A4,CYP2C19),临床使用中应注意其可能与其他药物产生相互作用,当患者使用过程中出现肝功能损害症状时应当注意调整剂量。除其他三唑类药物常见副作用如胃肠道反应、皮疹、肝功能异常外,伏立康唑可导致部分患者出现一过性视觉异常,具体表现为畏光、闪烁光点光斑甚至视物模糊。上述不良反应多出现于治疗开始一周内,大多患者继续治疗相关症状可消失。少数情况下尤其当伏立康唑与苯二氮䓬类药物合用时,视觉异常可加重并出现幻觉。伏立康唑所导致视觉异常可能与视网膜中视杆细胞与视锥细胞传导异常相关,治疗停止后可恢复正常。目前为止尚未有伏立康唑引起永久性视觉受损相关报道。长期使用伏立康唑可发生多种不良反应包括骨膜炎、斑秃、唇炎以及周围神经损害等。目前有报道伏立康唑使用半年以上可能发生光线性角化病(actinic keratosis)和鳞状细胞癌(squamous cell carcinoma,SCC)等光毒性反应,尤其多见于接受器官移植患者。

伏立康唑抗真菌谱广,可覆盖光滑念珠菌和克柔念珠菌在内的念珠菌属、曲霉菌、尖端赛多孢子菌以及镰胞菌,其中尖端赛多孢子菌和镰胞菌几乎对其他抗真菌药物均耐药。此外伏立康唑对曲霉菌抑制作用强大,目前作为治疗曲霉菌感染一线治疗用药。少量研究报道在小样本球孢子菌病、组织胞浆菌病以及芽生菌病患者中伏立康唑治疗有效,但证据不足以支持其作为地方流行性真菌病的首选药物。

3. 伊曲康唑 伊曲康唑(itraconazole)自 20 世纪 90 年代上市以来,目前已有三种不同剂型包括口服胶囊、混悬液以及静脉制剂可供选择。伊曲康唑为脂溶性药物,半衰期较长,但在体液中如脑脊液分布有限,该药物经肝脏以及肠道中代谢可生成具有抗菌活性的水溶性代谢产物,可广泛分布于全身。伊曲康唑治疗最为常见的不良反应有胃肠道反应、皮疹、一过性肝功能损害。长期使用伊曲康唑可导致代谢紊乱如肾上腺激素合成障碍甚至充血性心力衰竭发生。伊曲康唑为肝脏 P450 酶抑制剂,因此与

众多药物存在相互作用。与其他唑类药物所不同,患者口服伊曲康唑吸收存在个体差异。伊曲康唑缺点在于:难以透过血脑屏障;限制应用于严重肾功能损害患者;口服制剂吸收度个体间存在差异,建议使用过程中应当监测血药浓度。此外在严重充血性心力衰竭患者中使用伊曲康唑应当谨慎。

伊曲康唑对大多常见真菌病原体感染包括念珠菌、隐球菌、双相型真菌(组织胞浆菌、芽生菌和球孢子菌)以及曲霉菌等均有效。临床中伊曲康唑可选择用于念珠菌、曲霉菌、球孢子菌、组织胞浆菌和芽生菌等感染治疗,并常用作慢性口腔黏膜念珠菌病治疗。在国外伊曲康唑被批准用于发热伴中性粒细胞减少患者经验性治疗。此外伊曲康唑在体外试验中对单倍体真菌敏感,提示可能用于临床相关感染治疗。值得注意的是伊曲康唑与其他唑类药物存在交叉耐药,不建议用于唑类药物序贯治疗。

4. 泊沙康唑 泊沙康唑(posaconazole)为伊曲康唑衍生物,针对机会性霉菌感染如曲霉菌、镰刀菌以及毛霉菌感染抗菌活性增强。泊沙康唑口服吸收后与蛋白结合率高,在全身范围内广泛分布,主要随粪便排出体外,少部分以原型从尿液中排出。与伊曲康唑相似,泊沙康唑也是 P450 酶抑制剂,与其他药物有潜在相互作用。

泊沙康唑在国外被批准用于严重免疫功能不全高危患者中预防曲霉病和念珠菌病发生。有对照研究证明泊沙康唑在急性白血病接受骨髓移植患者中可有效预防真菌感染,对于接合菌病、珠镰孢子菌病、曲霉病以及隐球菌病治疗效果正在评估中。目前已有相关研究表明泊沙康唑用于深部真菌感染挽救治疗有效,一项纳入超过 90 例其他治疗无效的接合菌病患者使用泊沙康唑治疗有效,此外一项大规模临床研究结果显示泊沙康唑可作为曲霉菌挽救治疗的选择之一。对于地方流行性真菌病,目前有零星报道泊沙康唑可有效治疗球孢子菌病和组织胞浆菌病。体外研究显示泊沙康唑对于氟康唑耐药念珠菌菌株敏感,但目前尚未有相关临床研究报道。

**(三) 棘白霉素**

目前世界范围内已上市棘白霉素(echinocandins)类药物包括卡泊芬净(caspofungin)、阿尼芬净(anidulafungin)和米卡芬净(micafungin)。棘白霉素抗菌作用机制在于抑制 β-1,3-葡聚糖合成从而破坏真菌细胞壁,并避免伤害人类细胞功能。棘白霉素对不同种类真菌抗菌效果存在差异,其可杀灭念珠菌,但对于曲霉菌仅有抑制作用。总体来说棘白霉

素抗菌谱广,可覆盖大多念珠菌属真菌感染,且对人体毒副作用较低,被认为是最为安全的抗真菌药物之一。目前该类药物仅有针剂并无口服制剂可供选择。

卡泊芬净多用于念珠菌和曲霉菌感染使用其他药物治疗无效情况下的挽救治疗。临床对照研究结果显示卡泊芬净在治疗深部念珠菌病效果不劣于两性霉素B,与氟康唑相比较在治疗念珠菌食管炎患者两者疗效相当。此外针对曲霉菌感染,有研究表明使用卡泊芬净用于挽救治疗有效。国外已批准阿尼芬净可用于念珠菌所致食管炎、腹腔感染、腹膜炎以及念珠菌血症(无粒细胞减少)治疗。对照研究结果表明阿尼芬净在治疗深部念珠菌感染患者效果不劣于并可能优于氟康唑治疗,用于治疗念珠菌食管炎患者疗效与氟康唑相当。阿尼芬净优势在于与环孢素胶囊、他克莫司以及伏立康唑合用时无须调整剂量。米卡芬净被批准用于念珠菌食管炎、念珠菌血症以及接受干细胞移植者的预防性治疗。在头对头研究中相较于卡泊芬净,米卡芬净治疗念珠菌血症疗效并不劣于对方。此外在另一项开放标签研究中,米卡芬净治疗深部曲霉菌和念珠菌感染均有令人满意的疗效。目前研究数据显示米卡芬净与环孢素合用无须调整剂量,而与西罗莫司(雷帕霉素)等合用时该药物药-时曲线下面积增大提示必要时需要减少剂量。

## 五、预防及治疗策略

随着过去数十年间对深部真菌病诊断治疗探索不断深入,目前已基本建立针对高风险人群的深部真菌病评估及相应预防治疗策略。该策略基于目前对深部真菌病诊断分类共识并将相应处理策略分为预防性治疗、经验性治疗、优先治疗以及针对性治疗(表28-1-1)。在实际临床实践中患者病情复杂多变,给诊断分级造成困难,应当根据患者具体病情灵活应用上述策略。

### (一)预防性治疗

预防性治疗目的在于避免高风险人群发生真菌感染或真菌感染相关疾病以提高短期生存率。目前建议接受免疫抑制剂治疗或器官移植患者等深部真菌病高危人群应当接受抗真菌药物治疗预防相关疾病发生。

根据目前研究数据来看,免疫功能不全的高危人群在未给予有效预防真菌感染药物治疗情况下100天内曲霉病发生率为7%~8%。众多临床研究显示在血液肿瘤患者等高危人群中进行抗真菌药物预防治疗可明显降低病死率,证实了预防性治疗在高危人群中收益明显。近期一项荟萃分析研究通过直接或间接对比,结果显示相较于不给予任何处理,在高风险人群中预防性使用氟康唑、伊曲康唑、伏立康唑、泊沙康唑、小剂量两性霉素B脂质体或米卡芬净均可显著减少深部真菌感染发生;进一步分析提示泊沙康唑、伏立康唑预防效果较氟康唑和伊曲康唑更佳,其中尤以泊沙康唑相关支持证据最多。然而由于泊沙康唑目前没有静脉制剂,无法应用于无法口服给药的重症患者,影响其在临床中推广应用。在早期并无确切感染证据的条件下使用抗真菌药物进行预防性治疗,治疗成本和由此所导致耐药发生是临床工作者最为担忧的问题。毫无疑问,预防性药物治疗确实可导致部分真菌株药物敏感性下降,根据目前现有证据来看,泊沙康唑和伊曲康唑应用可引起光滑念珠菌对唑类药物敏感性下降,氟康唑应用也可导致光滑念珠菌及克柔念珠菌相似反应。此外有研究报道使用伏立康唑、伊曲康唑以及米卡芬净后,部分患者可出现毛霉菌感染风险上升。因此目前建议各地区及医疗机构应当根据各自真菌尤其是念珠菌和曲霉菌流行病学特征建立适合自身的抗真菌药物预防性治疗方案。此外尽管目前预防性治疗相关获益证据局限于血液肿瘤、接受器官移植后发生排斥反应患者等高危人群,但真菌预防性治疗应当不局限于上述人群而应根据深部真菌感染发生风险进行评估并提早预防。

### (二)经验性治疗及优先治疗

经验性治疗(empiric treatment)是建立在发现深部真菌病相关临床表现以及高真菌感染风险基础之上的抗真菌药物治疗。早在20世纪80年代相关研究显示在出现长期发热伴粒细胞缺乏的癌症患者中使用两性霉素B进行经验性治疗,可明显减少深部真菌病发生及真菌感染相关病死率。其后经验性抗真菌治疗成为发热伴中性粒细胞减少及使用广谱抗生素患者常规处理,并达成共识广泛应用于临床。但该项治疗策略由于缺乏针对性,一直以来饱受争议与挑战,一项国外前瞻性研究探索基于更具有特异性的诊断及治疗体系(纳入了除发热外,多种临床表现进行综合评估指导治疗)与传统经验性治疗进行比较,结果显示基于该诊断体系可大大缩小需要抗真菌治疗人群范围,但相较于传统方法并未导致全因死亡率或真菌感染相关死亡率上升。

近年来影像学检查以及血清分子诊断技术飞速

发展并广泛应用于真菌感染的临床诊断,上述诊断技术使得早期发现深部真菌感染相关证据成为可能。抗真菌优先治疗(pre-emptive treatment)策略正是基于上述早期感染表现及诊断之上,又被称为诊断驱动治疗策略(diagnostic driven strategy),即患者出现发热合并其他深部真菌感染相关证据即可启动抗真菌治疗。优先治疗意义在于真菌感染早期使用药物治疗改善患者疾病预后并达到降低药物负担及其相关毒副作用、耐药发生以及治疗成本。但该策略所带来获益仍存在广泛争议,有研究总结目前随机对照临床研究结果进行综合分析后发现优先抗真菌治疗策略与抗真菌药物使用减少并无相关性且与深部真菌感染诊断率升高相关,其中一项纳入生存分析的研究结果显示应用优先治疗策略后全因死亡率并未出现下降。但上述研究所采用的具体诊断及处理方法均不一致,因此无法进行进一步总结或比较。目前有观点认为应当根据患者具体病情制定更加个体化的早期干预策略。

### (三) 针对性治疗

针对性治疗(targeted treatment)适用于病原学诊断明确(可靠的培养结果和深部真菌感染组织学证据)深部真菌病患者。与其他病原体感染治疗相同,抗真菌治疗需要根据抗菌药物应用指导原则规范用药,治疗前、治疗过程中及治疗结束后应当评估病原体对药物的敏感性选择合适药物。前文中已介绍目前深部真菌感染可选择药物,近年来真菌感染治疗领域重要进展之一即建立临床中常用抗真菌药物敏感性标准检测方法,例如欧洲抗生素敏感性检测委员会(European Committee on Antimicrobial Susceptibility Testing,EUCAST)和临床标准实验室研究所(Clinical and Laboratory Standards Institute,CLSI)建立了针对念珠菌的两性霉素、唑类以及棘白霉素药物敏感性检测方法,为临床医生选择针对性治疗方案提供依据。但值得特别注意的是对于曲霉菌感染,体外最低抑菌浓度(minimal inhibitory concentration,MIC)并不能完全反映实际药物敏感性,具体原因尚不明确,相关研究工作正在进行中。总体来说由于抗真菌药物可供选择的种类少和价格偏高,临床抗真菌治疗需要严格遵循两条原则即严格的规范用药以及严格限制不必要的药物治疗。

尽管近年来真菌治疗领域进展较快,但值得关注的是深部真菌病尤其是免疫功能异常患者发病后病死率仍然很高。从具体病原体感染来看相较于其他真菌病原体感染所致深部真菌病,毛霉菌病治疗难度更大,治愈可能小,免疫功能异常患者发病后病死率可达40%~70%。造成上述情况的主要原因包括:毛霉菌随血液循环广泛播散造成全身器官组织受累,病原体毒力强,缺乏可靠的血清学指标,难以早期诊断、及时采取措施以及治疗手段有限等。总之真菌治疗领域还存在诸多空白和问题尚待解决。

## 第二节 念珠菌病

念珠菌病(candidiasis)又名假丝酵母菌病,指由念珠菌属真菌(主要为白念珠菌)局部或全身感染所导致的疾病,多见于免疫功能低下患者,根据病程长短可分为急性、亚急性或慢性感染。念珠菌病的临床症状根据感染部位和播散范围不同而差异较大,常见有皮肤黏膜念珠菌病、深部念珠菌病和播散性念珠菌病。

### 一、病原学

假丝酵母菌(Candida)习惯称为念珠菌,属条件致病菌,广泛存在于自然界中,也可定植于健康人体及动物体内。健康人体内念珠菌主要定植于消化道(包括口腔和咽)、皮肤以及女性的阴道黏膜。目前已知念珠菌属包括100多个菌种,其中只有一小部分的菌种可感染人类并致病,主要包括白念珠菌(Candida albicans)、光滑念珠菌(C. glabrate)、克柔念珠菌(C. krusei)、热带念珠菌(C. tropicalis)等常见菌株和近平滑念珠菌(C. parapsilosis)、葡萄牙念珠菌(C. lusitaniae)、季也蒙念珠菌(C. guilliermondii)、都柏林念珠菌(C. dubliniensis)、皱落念珠菌(C. rugosa)等非常见菌株。其中白念珠菌最为常见,80%~90%念珠菌病由白念珠菌感染引起,但近些年来其他念珠菌种感染导致相关疾病的发病率呈上升趋势。光滑念珠菌对唑类抗真菌药以及两性霉素B不敏感。葡萄牙念珠菌和季也蒙念珠菌对两性霉素B天然耐药。克柔念珠菌对氟康唑天然耐药,且易对包括两性霉素B在内的目前已知的所有抗真菌药物产生耐药。

念珠菌是一类大小为(2.0~6.0)μm的酵母样真菌,外观呈圆形或卵圆形。芽生孢子、菌丝和假菌丝是3种念珠菌存在形式。芽生孢子是念珠菌繁殖形式,菌丝由念珠菌发芽伸长形成。念珠菌具有双相性,一般情况下为酵母相,而当某种外界环境改变时可转化为菌丝相,大量繁殖并致病。念珠菌对除热以外均有较强的抵抗力,60℃ 1小时即可死亡,在一般的环境中均可生存，而在血琼脂和沙氏培养基上生长良好。念珠菌在 30℃ 条件下培养 2~5 天即可形成肉眼可见的乳酪样菌落。在科玛嘉（CHROMagar）念珠菌显色培养中，37℃ 培养 24~48 小时，可见呈翠绿色菌落的白念珠菌、蓝灰色菌落的热带念珠菌、淡（粉）红色边缘模糊有微毛的菌落的克柔念珠菌、紫红色菌落的光滑念珠菌以及白色菌落的其他念珠菌。

## 二、流行病学

### （一）传染源

念珠菌病的传染源包括念珠菌病患者、带菌者以及被念珠菌污染的食物、水和其他物品。

### （二）传播途径

念珠菌病的传播途径分为内源性传播和外源性传播。内源性是念珠菌感染的主要途径传播，指健康人的消化道、皮肤以及女性阴道黏膜等部位的定植念珠菌因患者免疫功能低下或定植部位的微环境失调而大量繁殖并侵入周围组织引起感染。外源性传播指直接或间接接触念珠菌或摄入被念珠菌污染的食物、水等引起的感染。医院获得性念珠菌病是外源性念珠菌病的主要形式，有研究表明念珠菌可通过医务工作者使用的移动通信设备传播，而大约只有 8% 的医务工作者经常清洗他们的移动通信设备。

### （三）人群易感性

念珠菌病好发于机体微生态屏障受损、组织屏障受损及免疫功能受损的患者。微生态屏障受损引起的念珠菌病多见于长期使用广谱抗生素的患者，典型表现为女性念珠菌阴道炎。组织屏障受损引起的念珠菌病多见于长期留置导管引起的念珠菌感染。免疫功能受损引起的念珠菌病多见于患恶性肿瘤、艾滋病、重度烧伤、肾衰竭和外科手术后等严重基础疾病患者以及大剂量使用类固醇类药物、化疗药物等免疫抑制药物。此外，艾滋病患者接受正规的抗逆转录病毒治疗可有效降低口咽部及皮肤黏膜念珠菌病的发生率，患者 $CD4^+$ T 淋巴细胞计数 > $500/\mu l$ 的情况下极少发生念珠菌病。目前，艾滋病合并念珠菌病患者多为未经抗逆转录病毒治疗或对治疗药物耐药的晚期艾滋病患者。

### （四）流行特征

念珠菌病无地域及季节相关性。对于免疫功能正常患者的念珠菌病多见于婴幼儿，一般表现为皮肤黏膜念珠菌病。而免疫功能受损患者多表现为播散性念珠菌病或深部念珠菌病。深部念珠菌感染常累及单个器官，其发生多与相应组织或器官功能异常有关，还可导致播散性感染。血流播散性念珠菌感染病情凶险，可同时波及多个器官引起功能衰竭甚至危及患者生命，一旦发生病死率可高达 40%。艾滋病患者常合并念珠菌感染，感染部位多见于皮肤、口咽部黏膜等，血流感染较为少见。

## 三、发病机制及病理

念珠菌可在正常人的消化道、皮肤黏膜、阴道及泌尿系统等处定植，并不致病。这主要是由于人体可各种通过皮肤黏膜屏障，正常菌群的拮抗作用，中性粒细胞、单核细胞和巨噬细胞对念珠菌的吞噬和灭杀作用，多种体液因子参与的非特异性免疫以及 T、B 淋巴细胞参与的特异性免疫抵御念珠菌的入侵。其中 T 淋巴细胞在皮肤黏膜念珠菌感染发挥重要作用，使感染范围局限于原发部位不发生扩散。与中性粒细胞减少患者易发生播散性念珠菌病不同，T 淋巴细胞减少患者的主要表现为顽固性、复发性皮肤黏膜念珠菌病，极少出现深部念珠菌病。但是，当皮肤黏膜损伤、恶性肿瘤、重度烧伤、艾滋病、长期使用广谱抗生素、大剂量使用类固醇激素及免疫抑制剂等多种原因引起人体对念珠菌的防御机制受损时，定植念珠菌可大量繁殖引起感染并侵入组织器官。

念珠菌的致病主要与其黏附作用、侵入作用、激发炎症反应和念珠菌的产物抑制机体正常免疫反应有关。念珠菌黏附于宿主上皮的能力是其致病的首要条件，其中白念珠菌和热带念珠菌是目前已知黏附作用最强的菌株。念珠菌的黏附作用主要与其细胞壁上的甘露聚糖或甘露聚糖-蛋白质复合物、几丁质、C3b 和 iC3b 受体以及黏附素等有关。念珠菌黏附于宿主上皮细胞表面后即可有酵母相朝菌丝相转化，菌丝可侵入宿主细胞内，导致感染扩散。念珠菌形态转换过程还可明显增强念珠菌的黏附性和念珠菌对吞噬细胞吞噬杀伤作用的抵抗力。念珠菌还可产生水解酶、磷脂酶、蛋白酶等多种胞外酶，增强念珠菌的致病性。分泌型天冬氨酸蛋白酶（secreted aspartyl proteinase，SAP）是目前研究最多的胞外酶，其可增强念珠菌的黏附作用；降解白蛋白、血红蛋白和角蛋白等协助念珠菌在组织中的扩散；还可通过对机体免疫细胞的趋化作用和对 sIgA、IgA1 和 IgA2 的降解作用，从而抑制机体的免疫功能。磷脂酶主要与念珠菌的侵入作用密切相关，例如磷脂酶 B 可分解宿主细胞膜磷脂;磷脂酶 C 和磷脂酶 D 可促进菌丝形成。

不同感染部位的病理学表现不同,例如皮肤念珠菌病主要表现为酵母型念珠菌潜伏于角质层,深部念珠菌病主要表现为正常组织间散在分布的微小脓肿,消化道念珠菌病还可表现为黏膜坏死和溃疡形成,念珠菌支气管肺炎还可出现空洞性肺结核的病理表现。念珠菌侵入血液循环系统则可引起播散性念珠菌病。组织器官被念珠菌感染后的病理表现为多个由中性粒细胞、出芽生殖性真菌和假菌丝或菌丝组成的脓肿,随着病程的逐渐发展这些微小脓肿可最终形成嗜中性肉芽肿。

## 四、临床表现

几乎所有人体组织器官均可发生念珠菌感染。根据念珠菌感染的部位及感染程度可将念珠菌病分为皮肤黏膜念珠菌病、播散性念珠菌病和深部念珠菌病。

### (一) 皮肤黏膜念珠菌病

1. 口腔念珠菌病　又称为鹅口疮,局部的口腔黏膜损伤是引起口腔念珠菌感染的必要因素。此外其他局部因素如使用广谱抗生素、吸入糖皮质激素、恶性肿瘤、维生素 B 缺乏、吸烟、干口症以及接受头颈部的放射性治疗等均易导致 T 淋巴细胞功能紊乱,与口腔念珠菌病发病相关。艾滋病患者由于 T 淋巴细胞功能缺陷易发生口腔念珠菌感染,反复出现口腔念珠菌感染患者排除其他因素所导致免疫功能异常应高度怀疑其合并艾滋病。口腔念珠菌病最典型的临床表现为口腔颊黏膜、上颚、口咽或舌头出现白色斑点,使用压舌板刮除病灶表面的白色斑点可出现黏膜红斑并无溃疡形成。念珠菌性口角唇炎表现为疼痛性的口角龟裂,伴或不伴有鹅口疮。

2. 念珠菌食管炎　念珠菌食管炎多合并口腔黏膜念珠菌病,也可由局部黏膜损伤导致。念珠菌食管炎的发生与患者自身的免疫功能失调有关,仅局部因素改变很少引起念珠菌食管炎。$CD4^+T$ 淋巴细胞计数较低的艾滋病患者、白血病患者以及合并其他导致免疫功能低下疾病的患者都是念珠菌食管炎发病的高危人群。念珠菌食管炎最常见的临床表现为局限性胸骨后吞咽痛,需与单纯疱疹病毒或巨细胞病毒感染引起的食管溃疡以及艾滋病患者的自发性食管溃疡鉴别。此外有零星报道消化道念珠菌感染可导致胃穿孔和结肠溃疡。

3. 念珠菌阴道炎　念珠菌阴道炎是生育期女性常见的皮肤黏膜念珠菌病。大约 30% 孕妇以及 10%~20% 非妊娠期妇女阴道中可检出念珠菌,但定植菌量极少,并不会引起相应的症状。这主要是由于正常女性阴道的 pH 为 3.7~4.5,低于 5.5(念珠菌生长的最适 pH 值),导致念珠菌不能在正常女性阴道环境中大量繁殖。但是如果阴道中的弱酸性环境改变,阴道内定植念珠菌大量繁殖并致病。雌激素水平升高(如使用口服避孕药和妊娠)、糖尿病、使用广谱抗生素或糖皮质激素等均可改变阴道内的弱酸性环境。大多念珠菌阴道炎患者的发病不伴有明显诱因,可能与患者阴道局部黏膜防御功能紊乱有关。阴道感染念珠菌后,典型临床表现为阴道不适伴分泌物增多以及外阴瘙痒。阴道分泌物通常为豆腐渣样白色凝固状物质,但也有部分患者可分泌稀薄的水样物。此外部分患者还可出现阴唇肿胀伴红斑,阴道壁出现红色和白色斑点。少数念珠菌阴道炎患者治愈后可出现复发,其原因可能与念珠菌在阴道黏膜表面形成生物膜有关。此外还有研究表明妊娠妇女的阴道念珠菌感染可能增加晚期流产或早产的风险。

4. 皮肤念珠菌病　皮肤念珠菌感染多发生于皮肤擦伤部位或乳房下垂部位,主要临床表现为感染部位皮肤出现红斑、瘙痒以及边界清楚的多发小脓疱并伴有卫星灶形成。甲念珠菌病可导致患者指甲或趾甲增厚且不透明。念珠菌还可引起甲沟炎,多与患者手部长期接触液体相关。慢性皮肤黏膜念珠菌病的发病率很低,多见于儿童,表现为顽固性或反复发作的鹅口疮、阴道炎、甲真菌病以及高角化部位(如脸、头皮、手等)皮肤损伤。其发病可能与患者 T 淋巴细胞对念珠菌抗原的免疫应答缺陷和甲状腺、甲状旁腺及肾上腺功能减退等内分泌紊乱有关。

### (二) 播散性念珠菌病

1. 念珠菌血症(candidemia)　绝大多数的播散性念珠菌病表现为念珠菌血症。一旦患者血液真菌培养鉴定念珠菌阳性,则应高度怀疑其出现念珠菌血症,并积极寻找感染来源和评估感染的严重程度,绝不可轻易地认为是培养过程中念珠菌污染而放弃进一步的诊治。念珠菌血症的发生主要与使用广谱抗生素、肾衰竭、中心静脉置管、胃肠外营养、手术以及免疫功能抑制等有密切关系。念珠菌血症的病死率高达 40%,且在特殊人群如老年人和新生儿中病死率更高。念珠菌血症的主要表现为急性起病伴有高热,严重时可出现感染性休克、少尿、肾衰竭及 DIC 等并发症。念珠菌血症的组织病理表现为全身多器官出现微小脓肿。念珠菌血症引起的败血症与普通细菌所致败血症临床症状没有明显的区别,且其血培养结果常为阴性导致难以确诊,易发生漏诊和误诊。临床可通过皮肤和视网膜的损伤表现对播散性念珠菌病进行临床诊断:特征性皮肤损伤表现为不伴有疼痛和瘙痒的皮肤丘疹,周围环绕以红斑;眼睛受累的表现为眼底检查可见白色渗出物遮盖视网膜,并可侵犯玻璃体,严重者可导致失明。

2. 慢性播散性念珠菌病 慢性播散性念珠菌病多累及肝、脾以及肾脏,常见于合并中性粒细胞减少的白血病患者。患者血培养结果多为阴性,碱性磷酸酶水平一般较高,腹部 CT 检查可表现为肝脏、脾脏和肾脏特征性的凿除样损害,进行感染病灶的活组织检查可表现为微小脓肿。当患者中性粒细胞恢复正常水平时,可出现高热,腹部右上象限柔软感和恶心加重。

**(三) 深部念珠菌病**

深部念珠菌病可由局部感染病灶通过浸润、邻近病灶的扩散转移和血流播散发展而来,其中血流播散常难以发觉,是深部组织器官念珠菌病最主要的病因。根据感染部位的不同,深部念珠菌病可分为念珠菌尿路感染、念珠菌腹膜炎、念珠菌骨关节炎、念珠菌支气管肺炎、念珠菌心内膜炎、念珠菌眼内炎以及念珠菌脑膜炎等。其中念珠菌尿路感染是最为常见的院内真菌感染,多发生于长期住院治疗的患者。念珠菌引起尿路感染主要有两种不同的机制:其中之一为原发感染病灶的念珠菌入血,通过血流播散感染泌尿系统所导致;此外当患者自身存在易感因素时,念珠菌由患者尿道口直接侵入膀胱甚至可引起肾盂肾炎。感染发生后念珠菌的假菌丝可在泌尿系统中聚集成球状,导致尿路梗阻进而引发进一步感染。念珠菌尿路感染无特征性临床表现,不易与其他细菌引起的感染鉴别。念珠菌腹膜炎常发生在胃肠穿孔或腹腔手术后,其临床表现与其他细菌引起的腹膜炎并没有明显区别。念珠菌腹膜炎患者常合并有其他细菌感染,可形成脓肿。如长期接受腹膜透析的患者常在发生其他细菌腹膜炎后继发念珠菌性腹膜炎,其主要表现为透析液混浊、腹痛和发热。念珠菌骨关节炎主要由于原发感染灶通过血流播散或局部注射、手术和创伤所导致。椎骨骨髓炎是常见的念珠菌骨关节炎,主要的临床表现为念珠菌血流感染后数周内出现背部疼痛和发热。念珠菌支气管肺炎多由血行播散,大多合并有细菌或其他真菌感染,主要临床表现为低热、咳嗽、咳白色

黏性痰或脓痰,有时痰中带有血丝,严重时还可出现咯血。痰中还可出现有酵母样真菌和组织碎片混合形成的灰色小薄片。肺部听诊可有干湿啰音,影像学检查常可发现累及多个肺叶的阴影,阴影的大小、形状均不等,少数患者还可有类似肺结核的空洞形成。

念珠菌心内膜炎的发病率很低,一旦发生可出现严重的并发症。静脉药物成瘾者、心脏瓣膜置换术后和长期中心静脉置管者是发生念珠菌心内膜炎的高危人群。念珠菌心内膜炎患者血培养通常为阳性,超声心动图可见巨大赘生物,一旦脱落可阻塞重要血管导致严重后果。外源性念珠菌眼内炎多继发于眼部创伤或白内障手术,感染最先发生在前房,随着病情的发展逐渐累及后房。内源性念珠菌眼内炎多由于血流播散累及脉络膜或视网膜,早期可无明显症状而仅表现为视网膜出现白色渗出物,但随着病情不断发展可累及玻璃体引起玻璃体混浊,严重者可导致失明。合并中性粒细胞减少症的念珠菌眼内炎患者可出现视网膜出血。急性念珠菌脑膜炎多继发于播散性念珠菌病,最常见于极低体重新生儿。慢性念珠菌脑膜炎的发病率很低,其临床症状和脑脊液检查结果与隐球菌或结核分枝杆菌脑膜炎相似。

# 五、实验室检查

**(一) 直接镜检**

直接镜检是念珠菌病的快速诊断方法。对于皮肤黏膜等浅表部位的念珠菌病,刮取病灶组织涂片镜检可发现念珠菌菌丝、芽孢或孢子。但需注意,如镜检时仅发现极少量的芽孢且无菌丝,则可能属于正常带菌状态,无诊断意义。使用 10% 氢氧化钾处理标本、革兰氏染色、亚甲基蓝染色可提高镜检的检出率。

**(二) 培养**

真菌培养阳性结果是诊断念珠菌病的可靠依据。皮肤黏膜、创口、痰液、尿液以及粪便样本中分离出念珠菌并不能直接作为念珠菌感染的确诊依据,需进一步检查以排除标本污染和人体正常定植菌群的可能性;对于血液、脑脊液以及活检组织等无菌部位样本中培养分离出念珠菌则可直接诊断为念珠菌病。但是血培养的阳性率不高,即使是多器官受累的患者的血培养阳性率也仅为 50% 左右。科玛嘉显色培养基可用于鉴别感染念珠菌的菌种。

**(三) 组织病理检查**

一般不推荐直接使用组织病理学检查,但对于

难以确诊的患者可行组织穿刺或活检取得组织标本。取得的组织标本经切片和革兰氏染色或亚甲蓝染色后镜检，如发现念珠菌芽孢或菌丝即可确诊。但须注意组织内念珠菌菌丝与其他属真菌（如毛孢子菌、镰刀菌和曲霉菌）的菌丝并无明显差异。

### （四）免疫学检查

正常人体内可存在不同滴度的念珠菌特异性抗体，且疾病早期或存在免疫功能缺陷的患者的抗体滴度可不升高。因此，临床上极少使用念珠菌特异性抗体检测。β-D-葡聚糖试验，即 G 试验，是检测念珠菌抗原的主要方法。1,3-β-D-葡聚糖是真菌细胞壁的主要成分，广泛存在于各类真菌细胞壁中。G 试验用于播散性念珠菌病的辅助诊断，其敏感性高（95%）且在疾病早期即可显示阳性结果，但特异性不高，多种其他真菌感染也可显示阳性结果。此外假阳性结果还可能与使用抗生素、外科纱布、血液透析和静脉注射免疫球蛋白有关。

### （五）分子生物学检测

PCR 检测可作为传统念珠菌病检查的补充检测方法，其敏感性高和特异性高，可检测真菌数<5 个/ml 的标本。PCR 的阳性预测值约为 50%，阴性预测值为 88%～100%，因此 PCR 主要用于念珠菌病的排除诊断和确定停止抗真菌治疗时间。此外，由于 PCR 存在难以区分正常定植菌和感染、操作复杂、缺乏标准化以及成本高等多种问题，难以大范围推广使用，仅在实验室中少量使用。

## 六、诊断

皮肤黏膜念珠菌病由其特征性的皮肤黏膜损害表现多可明确诊断。口腔念珠菌病依据口腔病灶皮肤黏膜损害的特点，加以真菌培养，必要时行组织活检即可确诊。对于食管念珠菌病的诊断需经内镜检查以排除其他原因造成的食管炎，并取病灶组织活检以明确诊断。但需特别注意的是患者皮肤黏膜、创口样本中分离出念珠菌并不能作为念珠菌感染确诊依据，需进一步检查以排除标本污染和人体正常定植菌群的可能性。血培养鉴定念珠菌阳性即可诊断为念珠菌血症，一旦证实存在念珠菌血症，需进行眼部、肝脏、脾脏、肾脏和骨关节等部位的检查以明确是否有存在播散性感染。影像学检查对于播散性念珠菌病的诊断有一定的参考价值，如慢性播散性念珠菌病 CT 扫描可表现为肝脏、脾脏和肾脏特征性的凿除样损害。

深部念珠菌病的诊断需要通过对患者病史、临床表现以及实验室检查结果进行综合分析评估进行分层诊断，根据感染证据强弱不同将具体诊断分为确诊、临床诊断和疑似诊断。对于念珠菌病的易感人群，如出现长期不明原因发热，且经正规广谱抗菌药物治疗没有明显的效果，需考虑念珠菌病的可能。深部念珠菌病一般的实验室检查并无明显异常，血常规等甚至可表现为完全正常，仅当病变累及肝、肾等器官时可出现相应器官功能指标异常。对于临床诊断为深部组织器官念珠菌感染的患者，需取相应感染部位的标本进行组织学检查和真菌培养鉴定，必要时还可借助病理学检查手段以明确诊断。部分深部组织器官念珠菌病患者并发念珠菌血症，血培养可出现阳性结果。感染病灶的组织活检发现念珠菌感染证据可作为深部组织器官念珠菌病的确诊依据。

## 七、治疗

### （一）一般及对症支持治疗

念珠菌病患者应居住于通风干燥的环境中，其衣物及其他生活用品需经常消毒暴晒。皮肤黏膜念珠菌病患者需注意与其他人避免亲密接触防止传染他人，需注意保持患处干燥卫生。对于念珠菌病患者需给予充足的营养支持，以提高机体免疫力。对于频繁呕吐以及手术后暂不能进食的患者或存在消化吸收障碍的患者，必要时可予以胃肠外营养。患者感染念珠菌后出现发热、头痛、肝功能损害情况可予以相应对症治疗。合并中性粒细胞减少的患者需尽快纠正，并尽量避免使用广谱抗生素和免疫抑制。住院患者疑似留置导管引起念珠菌感染需尽早拔除或更换导管。对念珠菌阴道炎的患者使用弱酸配方的女性护理液可帮助治疗。

### （二）抗真菌药物治疗

临床中可用于念珠菌病治疗的药物包括两性霉素 B、唑类药物（氟康唑、伏立康唑）、棘白霉素和制霉菌素等，其中氟康唑和棘白霉素是目前常用抗念珠菌药，在治疗中各有其优势，合理选择使用这两种药物可有效提高念珠菌病的治疗效果。此外伏立康唑作为新型唑类药物可用于氟康唑治疗效果不佳或严重感染的患者，使用后较易出现药物不良反应包括恶心和呕吐、肝功能异常和视力障碍。棘白霉素通过抑制真菌细胞壁的合成发挥其抗真菌作用，该药物抗念珠菌作用强且肾毒性较低，目前广泛应用于念珠菌病的治疗尤其适用于对氟康唑耐药的患者。卡泊芬净对于念珠菌病的疗效与两性霉素 B 相似,但其耐受性较好。米卡芬净作为新型棘白霉素类抗真菌药,治疗艾滋病合并念珠菌食管炎有较好的疗效。

1. 皮肤黏膜念珠菌病的抗真菌治疗 皮肤黏膜念珠菌病的治疗多采用局部外用药物为主,口服药物治疗为辅的治疗方案(具体治疗药物及方案可见表28-2-1)。外用抗真菌药物主要包括制霉菌素洗剂或粉剂、咪康唑酮、氟康唑、特比萘芬和克霉唑等霜剂。念珠菌阴道炎局部使用咪康唑、克霉唑等多种抗真菌药物的霜剂或片剂治疗均有较好的疗效。对于艾滋病患者特别是合并 CD4$^+$T 淋巴细胞计数低下的艾滋病患者若出现皮肤黏膜念珠菌感染,单纯使用局部外用药物治疗,无法取得理想的治疗效果,需给予口服或静脉药物治疗。唑类抗真菌药物由于其半衰期长,毒副作用低,在皮肤黏膜以及指甲渗透性较高,氟康唑、伊曲康唑、酮康唑等唑类药物可用于皮肤黏膜念珠菌病全身用药,对于顽固性和复发性念珠菌阴道炎需在经有效治疗临床症状消失后继续氟康唑口服每周一次维持治疗防止复发。对于念珠菌食管炎需进行系统用药治疗,常用的治疗方案为口服使用氟康唑连续用药两周,治疗失败或严重感染者可使用卡泊芬净、米卡芬净或两性霉素 B 等静脉药物进行治疗。

表 28-2-1  皮肤黏膜念珠菌病的治疗

| 感染部位 | 优先治疗方案 | 代替治疗方案 |
| --- | --- | --- |
| 皮肤 | 唑类抗真菌药物局部用药 | 制霉菌素局部用药 |
| 外阴阴道 | 口服氟康唑150mg/d 或唑类抗真菌药霜剂或栓剂局部用药 | 制霉菌素栓剂 |
| 口腔 | 克霉唑片剂每次 10mg,每天 4~5 次 | 制霉菌素 |
| 食管 | 氟康唑片剂 100~200mg/d 或伊曲康唑200mg/d | 卡泊芬净或米卡芬净或两性霉素 B |

合并低 CD4$^+$T 淋巴细胞计数艾滋病患者常使用氟康唑预防念珠菌感染,但可能诱导耐药菌株的产生从而导致常规剂量下氟康唑治疗效果不佳。当这些患者出现皮肤黏膜念珠菌感染需要口服药物治疗时应当注意增加氟康唑的剂量,必要时使用伊曲康唑、伏立康唑或泊沙康唑等其他唑类药物治疗,若口服用药也没有明显的疗效则可静脉注射两性霉素 B、卡泊芬净、阿尼芬净和米卡芬净。此类患者出现慢性皮肤黏膜念珠菌病往往需长期口服唑类抗真菌药物。

2. 播散性念珠菌病的抗真菌治疗 念珠菌血症极易通过血液循环系统造成全身多个重要脏器受累,若不及时治疗病死率高。因此所有念珠菌血症的患者均需接受规范抗真菌治疗,即使患者仅在血液中有念珠菌检出但并没有出现念珠菌血流感染的相关临床症状情况下也应当立即接受抗真菌治疗。临床研究表明对念珠菌血症有效的治疗药物包括氟康唑、伏立康唑、棘白霉素、两性霉素 B 和两性霉素 B 脂质体。根据美国传染病学会(Infectious Diseases Society of America,IDSA)指南中念珠菌血症治疗药物选择推荐:如患者近期无唑类抗真菌药物使用史可首选氟康唑治疗轻中度念珠菌血症;反之则首选棘白霉素治疗,如患者对氟康唑敏感可在病情稳定后改用氟康唑治疗。伏立康唑通常作为氟康唑或棘白霉素治疗失败后的替补治疗方案。两性霉素 B 一般不用于念珠菌血症的治疗,仅可选用于合并中性粒细胞减少或新生儿患者。静脉置管患者在治疗过程中及时更换血管导管可以增加抗真菌治疗的疗效和缩短病程。播散性念珠菌病治疗过程中需多次进行血培养,抗真菌药物治疗疗程需持续到首次血培养结果阴性后的 2 周。慢性播散性念珠菌病的治疗疗程长达数月,常使用两性霉素 B 脂质体治疗,待治疗后病情稳定后换用氟康唑治疗。治疗需持续到CT 检查结果显示病灶完全消失。

3. 深部念珠菌病的抗真菌治疗 深部组织器官念珠菌病的抗真菌治疗方案根据念珠菌感染的部位不同进行选择。念珠菌泌尿系统感染的治疗较为简单,大部分念珠菌尿患者仅为念珠菌寄生于泌尿系统并无感染症状。根据 IDSA 指南建议:无症状念珠菌泌尿系统感染者且无相关危险因素的情况下去除导尿管等感染诱因即可不需其他治疗;对于存在念珠菌感染扩散危险因素的患者建议使用氟康唑抗真菌治疗,若患者对氟康唑耐药则可使用两性霉素 B;出现感染相关临床症状的患者推荐使用氟康唑或两性霉素 B 治疗,且需连续用药 2 周。此外由于使用两性霉素 B 膀胱灌注治疗需要留置导尿管且与感染复发关系密切,所以不推荐使用两性霉素 B 膀胱灌注治疗。念珠菌腹膜炎发病主要与腹膜透析有关,治疗药物包括两性霉素 B、氟康唑和棘白霉素,具体治疗药物需根据感染菌株以及药敏试验结果进行选择。由于腹腔内两性霉素 B 灌注可引起强烈的刺激症状,不宜使用该方法。此外透析患者还需尽早拔除或更换透析导管去除感染源。念珠菌骨关节炎抗真菌治疗疗程可长达数月,两性霉素 B 或棘白霉素是其主要的治疗药物,还可联合使用唑类抗真菌药物。

念珠菌心内膜炎的抗真菌治疗一般使用两性霉素 B 联合氟胞嘧啶。棘白霉素可作为念珠菌心内膜炎的替代治疗方案。此外，念珠菌感染累及心脏瓣膜时还需及时进行心脏瓣膜置换术，对于无法手术的患者需终身服用氟康唑预防其复发。念珠菌眼内感染的治疗方案与感染的严重程度有关。若感染尚局限于视网膜和脉络膜，则口服或静脉使用抗真菌药（如两性霉素 B、棘白霉素、氟康唑或伏立康唑）即可获得较好的疗效。由于氟康唑和伏立康唑可在眼部浓聚，所以临床中常用该两种药物治疗念珠菌眼内炎。若念珠菌感染病变已累及玻璃体，往往需手术切除病变的玻璃体后眼内注射两性霉素 B 或伏立康唑，同时全身性应用抗真菌药物如氟康唑、伏立康唑或两性霉素 B 等。此外还需根据患者的病情变化调整治疗方案。对于晶状体植入引发的念珠菌眼部感染需摘除植入的晶状体并行玻璃体切除术，眼内注射两性霉素 B，同时全身性运用氟康唑和伏立康唑。念珠菌脑膜炎的抗真菌治疗方案为多烯类抗生素加上氟胞嘧啶（25mg/kg，4 次/d），如患者病情出现慢性化则可在患者病情稳定后改用氟康唑。

4. 经验性抗真菌治疗　由于目前缺乏针对念珠菌感染的敏感实验室检查，因此疑似严重念珠菌感染的患者可在实验室检查确诊前予以经验性抗真菌药物治疗，特别是对于合并中性粒细胞减少以及 ICU 患者等，该类患者若不及时治疗病死率高预后差。经验性抗念珠菌治疗药物包括两性霉素 B 脂质体、卡泊芬净和伏立康唑。但是经验性治疗还存在着疗程不确定以及治疗效果评估标准存在争议等诸多问题。IDSA 指南建议对于存在念珠菌感染危险因素的发热患者可以使用经验性的治疗；对于其他患者需要根据其相关临床症状及血清学检查结果等感染证据进行评估综合性分析后谨慎选择。

## 八、预后

皮肤黏膜念珠菌病的预后极好，治疗后可痊愈。深部念珠菌病的预后与感染病灶的位置和患者自身免疫功能有关。例如：念珠菌肾盂肾炎对于抗真菌治疗有良好的应答，而念珠菌眼内炎和脑膜炎难以治愈且预后不良。此外深部念珠菌病的病死率较高，早期及时有效的抗真菌治疗对于该类患者的预后极其重要。对于那些念珠菌感染高危因素无法去除的患者（如糖尿病、艾滋病患者等），需注意门诊定期随访以防念珠菌病复发。

## 九、预防

预防性使用抗真菌药物主要用于存在严重免疫功能抑制的高危人群。此外对于深部念珠菌病发病率较高的患者群体如低体重新生儿、ICU 患者等可以使用氟康唑等预防念珠菌病，一项研究表明对于超低体重新生儿使用氟康唑是安全有效的念珠菌病预防措施。但是预防性药物治疗仍存在争议，有一项双盲研究表明对 ICU 内需要手术治疗的腹腔感染患者使用米卡芬净预防念珠菌感染并没有取得明显的预防效果。此外使用药物预防念珠菌病还存在诱导耐药菌株产生可能，导致后续真菌治疗药物选择困难。

## 第三节　曲　霉　病

曲霉病（aspergillosis）指曲霉属真菌感染引起的疾病。该病主要经空气传播，其临床表现根据患者的免疫状态而不同。免疫功能正常者主要表现为变应性曲霉病，而免疫功能低下患者主要表现为急慢性侵袭性曲霉病。

## 一、病原学

曲霉（*Aspergillus*）是临床上常见的条件致病真菌之一，该病原体在环境中广泛分布，常见于腐败物质、空调机或加热口内以及空气中飞扬的尘埃中。曲霉对热的抵抗力较强，一般致病性曲霉可在 35～37℃ 的环境中生长，而烟曲霉甚至可在 40～50℃ 的环境中长期生存。目前已知的曲霉种类超过 600 种，但仅有包括烟曲霉（*Aspergillus fumigatus*）、土曲霉（*A. terreus*）、黄曲霉（*A. flavus*）、构巢曲霉（*A. nidulans*）、黑曲霉（*A. niger*）等在内的 20 余种曲霉与人类疾病关系密切。分生孢子头和足细胞是曲霉的特征性结构。分生孢子头包括分生胞梗茎、顶囊、瓶梗、梗基和分生孢子，后者可释放至空气中，其直径为 2～10μm，并在空气中长期存在。足细胞是曲霉转化形成的厚壁、膨化菌丝细胞。

烟曲霉是最常见的变应性和感染性肺曲霉病的病原体。医源性曲霉感染多为黄曲霉引起，多见于鼻窦、皮肤以及角膜等肺外部位感染。黑曲霉多定植于人体呼吸系统，可引起外耳道炎等。土曲霉可导致侵袭性感染，预后较差。构巢曲霉主要引起慢性肉芽肿性疾病，仅在少数情况下可导致侵袭性感染。

## 二、流行病学

曲霉广泛存在于自然界中,如土壤、腐烂物、空气以及隔离物表面等均可发现曲霉存在。在人类生活环境及场所如地下室、鱼缸附近、床、加湿器内、通气管道、盆栽、粉尘、调味品等也可发现曲霉生长。医院内新建或装修病房、空气未经净化过滤、通气设备长期未清洗消毒和使用耐火材料等都可能导致医院获得性曲霉感染发生。此外使用被曲霉污染的水进行淋浴,也可能因吸入含该病原体的水蒸气而发生感染。

曲霉主要以孢子繁殖体通过空气进行传播,也可由皮肤破损处侵入体内。曲霉病的发病主要与患者的免疫功能密切相关,而与人种、性别以及年龄等其他因素并无明显相关性。近些年来,由于恶性肿瘤化疗、实体器官移植、大剂量长期使用广谱抗生素,以及糖皮质激素和免疫抑制剂的广泛应用,侵袭性曲霉病的发病率正逐年上升。曲霉宿主分布广泛,除人类以外,还可感染家畜、海洋生物、昆虫以及鸟类并导致疾病,但是一般不直接在人畜间传播。黄曲霉可在储存的粮食、香料以及坚果中生长繁殖并产生一种强致癌物质——黄曲霉毒素。人和动物摄入被黄曲霉毒素污染的食物可导致肝细胞坏死或肝细胞癌。

## 三、发病机制

曲霉的毒力因素根据其是否可使其逃脱宿主的免疫防御系统分为免疫逃避相关性毒力因素和非免疫逃避相关性毒力因素。非免疫逃避相关性毒力因素包括细胞壁成分、蛋白酶。细胞壁是曲霉生存和在宿主呼吸系统内生长繁殖的必要成分,并在曲霉定植和侵犯宿主的过程中发挥重要的作用,主要由脂多糖(主要为甘露聚糖)、甘露糖蛋白和 β-1,3-葡聚糖等组成,其中 β-1,3-葡聚糖由几丁质和半乳甘露聚糖组成,是引起宿主免疫应答的主要抗原物质。曲霉细胞壁还可诱导机体产生白细胞介素-1 抗体以抑制 Th1 和 Th17 引起的巨噬细胞释放细胞因子。曲霉分泌产生的蛋白酶主要包括丝氨酸蛋白酶、金属蛋白酶以及天冬氨酸蛋白酶等,导致宿主组织器官结构破坏;还可促进机体产生白细胞介素-8,进而导致机体中性粒细胞数增多和肺部的炎症反应增强。

免疫逃避相关性毒力因素主要与曲霉定植于宿主体内、抑制宿主免疫反应以及避免机体的杀伤作

用(免疫细胞的吞噬作用和暴露于活性氧)相关,主要包括棒状层(rodlet layer)、黑色素以及活性氧和细胞毒物清除系统。棒状层是包裹曲霉分生孢子表面的疏水蛋白,其可避免细胞壁的 β-1,3-葡聚糖成分直接暴露于宿主的免疫系统。棒状层还参与曲霉分生孢子黏附于宿主肺上皮细胞的过程和抵抗巨噬细胞的氧化作用。黑色素的合成由 pksP、ayg1、arp1、arp2、abr1 和 abr2 六组基因控制,可保护曲霉分生孢子免受紫外线的伤害以及酶的裂解和氧化作用。活性氧清除系统主要包括过氧化物酶、谷胱甘肽、脂肪酸加氧酶以及外排泵,该系统可清除菌体内过多的活性氧,提高菌体对氧化作用的抵抗力。其中外排泵除可将活性氧排出菌体外,还可排出菌体内的抗真菌药,进而引起耐药。

## 四、临床表现

曲霉病可分为急性侵袭性曲霉病、慢性曲霉病以及变应性曲霉病(表 28-3-1)。

表 28-3-1　曲霉病的分类

| 种类 | 表现 |
|---|---|
| 急性侵袭性曲霉病 | 侵袭性肺曲霉病 |
| | 脓胸 |
| | 支气管炎 |
| | 肺外曲霉病 |
| | 急性鼻窦炎 |
| | 局灶性鼻炎 |
| | 中枢神经系统感染 |
| | 眼内炎 |
| | 骨髓炎 |
| | 硬膜外脓肿 |
| | 心脏曲霉病 |
| | 　心肌炎 |
| | 　心内膜炎 |
| | 　心包炎 |
| | 胃肠道曲霉病 |
| | 肾脏感染 |
| | 皮肤曲霉病(结节和溃疡) |
| | 播散性曲霉病 |
| 慢性曲霉病 | 曲霉球 |
| | 慢性坏死性曲霉病 |
| | 慢性空洞性曲霉病 |
| | 耳曲霉病 |
| 变应性曲霉病 | 变应性支气管肺曲霉病 |
| | 变应性曲霉鼻窦炎 |

### (一)急性侵袭性曲霉病

1. 侵袭性肺曲霉病　侵袭性肺曲霉病(invasive pulmonary aspergillosis,IPA)多见于免疫功能不全的

患者,如白血病患者、造血干细胞移植患者、严重的再生障碍性贫血以及器官移植患者,尤其多发于接受心脏、肺和肝脏等重要脏器移植患者。此外持续性中性粒细胞减少、移植后发生排斥反应、巨细胞病毒感染以及其他肺部疾病如支气管扩张、肿瘤以及结核病所导致的肺部空洞也是曲霉感染的重要易感因素。IPA典型临床表现为发热、咳嗽、胸痛、咯血、呼吸困难等,如不给予有效的治疗可快速进展导致呼吸衰竭并致命。胸部影像学检查表现为浸润性肺炎或肺梗死,部分合并中性粒细胞减少的患者肺部可出现厚壁空洞且治愈后空洞多不消失。曲霉感染肺部后可侵犯血管壁造成出血性梗死,梗死灶周围环绕有出血和水肿。IPA还可累及胸膜,并产生炎性渗出物导致脓胸。曲霉侵犯气管及支气管较为罕见,相关疾病仅占IPA的3.5%~5.0%。气管及支气管受到曲霉侵犯后根据其病理学表现可分为溃疡性、假膜性或阻塞性,病变发生后可引起气道阻塞进而导致严重的呼吸困难或肺不张,病情严重者可危及患者生命。

2. 肺外侵袭性曲霉病 肺外侵袭性曲霉病可分为急性鼻窦炎、局灶性鼻炎(focal rhinitis)、中枢神经系统感染、眼内炎、骨髓炎、硬膜外脓肿、心脏曲霉病、胃肠道曲霉病、肾脏感染、皮肤曲霉病等。曲霉鼻窦炎多由黄曲霉感染引起,可单独发病也可并发于IPA,主要临床表现包括发热、局部压迫症状以及疼痛等,使用鼻内镜检查可发现鼻中隔或鼻甲处病灶。若病变累及筛骨或蝶骨,还可能出现动眼神经、滑车神经、三叉神经第1和第2分支以及展神经等脑神经功能障碍的表现。中枢神经系统是肺外曲霉病和播散性曲霉病的常见累及部位,其病理学表现与肺部曲霉感染相似,可形成梗死灶和局部脓肿。曲霉感染中枢神经系统后常可导致偏瘫、所累及脑神经受损相关表现以及癫痫,患者脑脊液检查及细菌培养结果可无明显异常。中枢神经系统感染曲霉后病情凶险,若不及时治疗病死率接近100%。眼曲霉病多见于眼科手术后,表现为眼睑水肿、眼痛、视力下降以及眼内炎症性表现(炎性渗出物导致眼前房积脓和玻璃体混浊),严重感染可导致失明,但也有部分患者感染后无明显的临床表现。若曲霉感染病变累及眼眶,则可出现失明以及头痛。一旦发现患者发生侵袭性鼻窦及眼眶曲霉病需给予积极的干预措施,但治疗应答率(或有效率)仅为40%~60%。即使给予手术清创和抗真菌治疗等最为积极的处理措施,侵袭性鼻窦及眼眶曲霉病病死率仍高达

40%~75%。曲霉骨髓炎的发病率很低,多见于免疫力低下人群,如糖尿病继发糖尿病足患者足部感染曲霉可导致骨髓炎发生。此外由于大多数药物难以到达骨组织,曲霉相关骨髓炎患者的治疗常需在药物治疗基础上进行外科手术治疗。心内膜感染曲霉并致病多发生于静脉药物成瘾患者或心瓣膜置换术后患者,动脉血栓形成是其主要临床表现。心内膜曲霉病症状与其他原因引起的心内膜炎相似,且血液真菌培养结果常为阴性难以鉴别,临床上易发生误诊或漏诊。心内膜曲霉病一旦发生病死率极高,即使予以心瓣膜置换和抗真菌药物联合治疗其病死率仍接近100%,血栓脱落栓塞肺动脉是其主要致死原因。心内膜曲霉病和弥漫性肺曲霉病可继发曲霉心包炎。此外曲霉感染还可波及消化道及肾脏。曲霉消化道感染相关临床表现为食管溃疡和肠系膜血栓形成,严重者可导致消化道出血症状。曲霉感染肾脏后典型病理表现为肾梗死,患者可出现肾区疼痛伴有血尿。皮肤感染曲霉多见于直接接触被曲霉污染物质,感染后发病可见局部皮肤结节或溃疡。

(二) 慢性曲霉病

慢性曲霉病多见于遗传性巨噬细胞缺陷和慢性肉芽肿性疾病等免疫功能缺陷患者,可分为肺曲霉球病、慢性坏死性曲霉病、慢性空洞性曲霉病以及耳曲霉病。慢性肺曲霉感染可出现特征性肺曲霉球形成,故又称为肺曲霉球病。曲菌球外周由纤维组织包裹,内部可见纤维蛋白渗出以及少量的炎性细胞浸润。肺曲霉球病常见临床表现包括咳嗽、咯血、呼吸困难、体重减轻、乏力、胸痛和发热。胸部影像学检查可见肺部空洞及高密度的结节球等特征性病变。肺曲霉球病患者痰液直接涂片镜检以及真菌培养鉴定检出曲霉为可靠确诊依据。肺曲霉球病有时可累及胸膜甚至可导致支气管胸膜瘘。

慢性坏死性肺曲霉病(chronic necrotizing pulmonary aspergillosis,CNPA)和慢性空洞性肺曲霉病(chronic cavitary pulmonary aspergillosis,CCPA)主要发生于合并慢性肺部基础疾病的患者或长期处于免疫抑制状态的患者(如长期全身应用糖皮质激素)。CNPA的病理学表现为慢性进行性的炎症反应导致肺组织坏死,临床可见患者出现咳嗽、慢性进行性的肺功能减退甚至呼吸困难。但由于该疾病临床症状并无特异性且发病率低,临床中常将CNPA误诊为其他常见的慢性呼吸系统疾病。CCPA多发于先天性免疫功能缺陷患者,病理学检查可见散在多个曲霉空洞形成,可伴或不伴有曲霉球形成,随着病情不

断发展空洞可相互融合,最终导致肺部病变范围增大影响患者呼吸功能。CCPA 的临床表现多不典型,主要表现为咳嗽、咯血等呼吸系统常见症状,严重时可出现呼吸困难。

曲霉还可感染人体耳部(主要为外耳道)可导致耳曲霉病,病程多迁延,临床表现包括病变波及部位的疼痛伴瘙痒和听力减退。耳曲霉病多见于慢性湿疹、低丙种球蛋白血症、糖尿病、艾滋病患者以及长期全身应用糖皮质激素治疗等皮肤黏膜免疫功能受损的患者。此外随着病情进展,曲霉感染可侵犯鼓膜形成穿孔进一步累及中耳和乳突。

#### (三)变应性曲霉病

变应性支气管肺曲霉病(allergic bronchopulmonary aspergillosis,ABPA)多发生于合并哮喘或肺囊性纤维化患者,其发病与遗传因素存在相关性。ABPA 根据病程可分为急性期和慢性期,急性期患者可出现咳嗽、咳痰(痰液中可见棕褐色斑点)以及哮喘不适症状。慢性期常合并支气管扩张及肺纤维化,常见临床表现为咯血、发绀、呼吸困难。ABPA 患者实验室检查可发现嗜酸性粒细胞增多;血清 IgE 升高;痰液涂片检查可发现棕褐色的菌丝斑点;痰培养鉴定可发现曲霉感染证据。肺部影像学检查常见与真菌侵袭肺组织典型表现不同,可见游走性、非节段性和短暂性浸润影、肺不张以及实变影,上述病变发生可能与哮喘、嗜酸性粒细胞增多以及黏液栓子引起的支气管阻塞有关。ABPA 疾病晚期胸部 CT 检查可发现"轨道症"或"印戒症"等支气管扩张表现。变应性曲霉鼻窦炎(allergic aspergillus sinusitis,AAS)与侵袭性鼻窦炎不同,患者多表现为哮喘、鼻息肉形成、窦混浊(sinus opacification)、嗜酸性粒细胞增多。晚期变应性曲霉鼻窦炎可并发眼球突出和视神经炎,常需外科手术治疗。

### 五、实验室检查

#### (一)显微镜检查

采集感染部位标本(如皮肤黏膜、创口、痰液、尿液、血液、脑脊液以及活检组织等)染色后,显微镜下可见无色分隔的菌丝,典型者呈 45° 分枝,由此可与毛霉菌鉴别,但是难与镰胞菌和丝孢菌等许多其他机会致病菌鉴别。10%氢氧化钾(KOH)处理标本或染色可提高镜检的检出率。

#### (二)真菌培养及鉴定

真菌培养及鉴定是临床上确诊曲霉病的主要方法。但是由于肺曲霉病特征性病理变化为空洞形成并伴有周围血管受到侵犯引起组织梗死,因此真菌培养的敏感性不高,仅为 10%~58%,且耗时,难以用于曲霉病的早期诊断。此外曲霉广泛分布于人类生活环境并可定植于健康人体内,痰培养结果阳性极有可能是由于在培养过程中受到环境或患者体内定植曲霉污染所导致。痰培养阳性结果需结合其他因素综合分析,如果阳性样本来自免疫抑制患者或同时具有典型肺曲霉病影像学表现的患者则具有重要的诊断价值。通过支气管镜、支气管肺泡灌洗(bronchoalveolar lavage,BAL)、经皮胸腔穿刺等方法直接获取感染病变部位组织样本进行真菌培养鉴定可提高诊断的敏感性和特异性,但是这些侵袭性取样方法禁用于免疫抑制患者。

#### (三)皮内抗原试验

曲霉皮内抗原试验是 ABPA 的重要诊断手段,阳性结果提示患者体内存在高水平的曲霉特异 IgE 抗体。ABPA 患者一般表现为速发性阳性反应,即在 15 分钟内出现阳性风团,但也有少数患者可表现为迟发性阳性反应。

#### (四)曲霉特异性抗原、抗体检测

1. 特异性抗原检测

(1)半乳甘露聚糖检测,即 GM 检测,主要用于侵袭性曲霉病的早期诊断,具有较好的敏感性和特异性。GM 是曲霉细胞壁的组成成分之一,其侧链上的呋喃半乳糖具有抗原特异性。此外,曲霉在生长过程中会释放 GM 并进入血液,且在曲霉生长的高峰期 GM 释放达高峰期。GM 检测的方法包括乳胶凝集试验、放射免疫分析法、酶联免疫吸附抑制试验、双抗夹心酶联免疫吸附试验。酶联免疫吸附试验检测患者血清或支气管肺泡灌洗液中曲霉 GM 抗原用于诊断侵袭性曲霉病目前得到国际公认。与其他实验室检查相同,GM 检测也存在假阳性和假阴性的问题,例如 β-内酰胺类抗生素和部分食物可造成假阳性结果;而检测前使用抗真菌药物可能造成假阴性结果。连续检测血清 GM 水平还可用于评估抗菌疗效。

(2)β-D-葡聚糖试验,即 BDG 试验,又称 G 试验,也可用于侵袭性曲霉的诊断。1,3-β-D-葡聚糖是真菌细胞壁的主要成分,广泛存在于各类真菌细胞壁中,因此单独检测 1,3-β-D-葡聚糖的特异性不高,但 G 试验联合 GM 检测可有效降低假阳性率。

2. 血清曲霉特异性抗体检测 检测患者血清中曲霉特异性抗体(IgG 和 IgE)有助于 ABPA 的诊断,90%的 ABPA 患者血清中曲霉特异性抗体水平

升高。但是抗体效价高低并不能反映病情的严重程度。

### （五）分子生物学检测

分子生物学检测具有敏感性高、特异性强、快速等优点。选择曲霉的 5.8S rRNA、18S rRNA、28S rRNA 作为靶基因并利用 PCR 技术检测，可用于对侵袭性曲霉病的 PCR 早期诊断。但是在自然环境中广泛存在其曲霉孢子，一旦样本受到污染可导致假阳性结果。此外，PCR 技术的应用还存在缺乏合适的质控对照、DNA 分子提取困难等问题。因此，分子生物学检测还不能取代传统诊断技术。

## 六、诊断和鉴别诊断

### （一）侵袭性曲霉病

曲霉病的诊断基于对临床症状、影像学表现以及实验室检查结果所进行的综合分析。曲霉病患者缺乏特征性的临床表现，单纯依靠临床表现进行诊断易发生漏诊和误诊。真菌培养结果阳性是诊断曲霉病的"金标准"，但是痰液培养易出现假阴性结果。此外真菌培养需要一定时间而组织病理学检查存在一定的假阴性可能，故临床上对于高度怀疑曲霉病的患者在无确诊依据情况下即可予以经验性治疗。血清学及分子学诊断可用于曲霉病的辅助诊断。肺部曲霉感染患者行胸部影像学检查可发现肺局灶感染性和间质性病变。肺部空洞合并真菌球是肺曲霉球的特征性影像学表现，部分患者还可出现弥漫性浸润性病变、晕轮征、楔形浸润病灶以及新月性的脓胸病灶。典型晕轮征表现为在结节病灶周围围绕着一层阴影，提示坏死灶中有空洞形成。

对于肺外曲霉病如皮肤黏膜损伤、骨髓炎、关节炎等确诊主要通过获取感染部位组织标本行组织病理学检查和真菌培养鉴定。对于曲霉角膜炎的诊断需在眼科医生的帮助下获取病变部位标本行真菌培养。中枢神经系统曲霉病患者的脑脊液压力增高、蛋白增高，糖稍低，细胞数略增多，以淋巴细胞升高为主，行头颅 CT、MRI 检查可见颅内占位病变征象，上述影像学表现并非特异性，难以与其他病原体感染导致中枢神经系统占位病灶鉴别。

### （二）变应性曲霉病

变应性曲霉病的诊断需要结合临床表现、实验室以及影像学检查。ABPA 的诊断标准可因患者是否合并肺囊性纤维化而不同。无肺囊性纤维化的一般患者 ABPA 的诊断标准包括出现哮喘症状、皮肤接种曲霉抗原后快速出现变态反应、血清 IgE 浓度超过 1 000ng/ml、特异性的曲霉 IgE 抗体浓度增加、血清曲霉抗体浓度增加、外周血嗜酸性粒细胞增多以及影像学提示中心支气管扩张、特异性的肺部浸润表现。其中外周血嗜酸性粒细胞增多和特异性的肺部浸润是急性 ABPA 特征性表现。合并肺囊性纤维化患者发生 ABPA 常与曲霉感染加重相关，诊断标准包括肺曲霉感染加重表现（咳嗽、哮喘、痰液增多、体力活动受限和肺功能减低）、机体对曲霉抗原高度敏感、总血清 IgE 浓度超过 1 000ng/ml、曲霉的特异性抗体急剧增多和特征性的胸部影像学检查（如浸润病灶、黏液栓塞等无法用其他原因解释胸部影像学表现）。患者出现鼻窦炎反复发作，且出现哮喘症状、鼻息肉、窦混浊、嗜酸性粒细胞增多以及鼻窦黏蛋白中发现嗜酸性粒细胞、夏科-莱登结晶（Charcot-Leyden crystals）和真菌菌丝应考虑过敏性曲霉鼻窦炎可能。

## 七、治疗

侵袭性曲霉病进展快、病死率高，给予患者积极治疗可降低病死率、改善预后。侵袭性曲霉病的治疗手段包括一般及对症支持治疗、抗真菌药物治疗以及外科手术切除感染病灶。由于真菌培养所需时间较长且组织病理学检查敏感性不足，故临床高度怀疑侵袭性曲霉病的患者即可予积极抗真菌治疗措施。单纯性肺曲霉球表现患者常无明显的临床症状，该类患者对抗真菌治疗多无反应，因此一般不给予治疗，仅密切观察患者病情变化即可。

### （一）一般及对症支持治疗

曲霉感染治疗过程中应注意尽可能去除诱因，治疗患者基础疾病，提高机体免疫功能。对于中性粒细胞减少的患者可使用粒细胞集落刺激因子（granulocyte colony-stimulating factor，G-CSF）和粒细胞-巨噬细胞集落刺激因子（granulocyte-macrophage colony-stimulating factor，GM-CSF）以促进中性粒细胞的产生，改善患者免疫功能。此外 G-CSF、GM-CSF 和 γ 干扰素还可应用于免疫功能低下但不合并中性粒细胞减少的患者提高免疫功能水平。患者应当给予充足的营养，嘱患者进食高蛋白高热量食物，以提高机体抵抗力。对于严重恶心、呕吐不能进食的患者或手术后暂不能进食的患者，可予以肠外营养支持。加强护理，对于长期卧床的患者需警惕其并发压疮。注意加强心理护理，增强患者战胜疾病的信心。对于发热患者可予以物理降温，但需慎用退热药，以防其过度出汗而导致脱水。使用止咳化痰药物,注意保持呼吸道通畅。对于血氧饱和度低下的患者需嘱患者卧床休息,并给予吸氧、改善通气功能,必要时还可给予呼吸机辅助呼吸。应定期监测患者电解质,注意维持内环境的稳定。脑曲霉病患者出现颅内高压时应给予脱水降颅内压治疗。

### (二)抗真菌治疗

目前常用抗曲霉药物有伏立康唑(目前推荐其作为曲霉病首选治疗药物)和两性霉素 B,对上述药物治疗不能耐受或治疗无效者可选用卡泊芬净等其他药物。药物联合治疗应用于曲霉病治疗目前证据不足,还需进一步的研究。成人侵袭性曲霉病的抗真菌药物治疗见表 28-3-2。

表 28-3-2　成人侵袭性曲霉病的抗真菌药物治疗

| 药物选择 | 备注 |
| --- | --- |
| **一线治疗药物** | |
| 首选药物:伏立康唑 | 伏立康唑是侵袭性曲霉病的首选治疗药物,与两性霉素 B 相比可有效提高患者的生存率。但是 10%~15% 的患者使用伏立康唑后发生肝脏损害,其发生率与药物剂量有关;小于 30% 的患者使用伏立康唑后发生视力损害,但其发生率与药物剂量无关 |
| 替代方案:两性霉素 B 脂质体 | 对伏立康唑不耐受或无反应患者的首选代替治疗方案;易于耐受;肾毒性不高;安全性好 |
| **二线治疗药物** | |
| 两性霉素 B 脂质复合体 | 危重患者的抢救治疗或对一线治疗药物不耐受的患者;易于耐受 |
| 卡泊芬净 | 危重患者的抢救治疗;多与其他药物联合使用;易于耐受 |
| 泊沙康唑 | 危重患者的抢救治疗;曲霉病的预防 |
| 伊曲康唑 | 口服生物利用率不高;无静脉注射制剂 |

治疗持续时间需要通过对病情严重程度、患者对治疗的敏感性和患者免疫情况的综合分析。一般来说,侵袭性肺曲霉病需要 6~12 周的治疗。对于免疫功能低下患者的治疗需要持续到免疫抑制状态逆转并且病灶完全消失。对于既往有侵袭性肺曲霉病的免疫功能低下患者,需在免疫功能受抑制期间再次接受抗真菌药物治疗以预防复发。

1. 急性侵袭性曲霉病的抗真菌治疗　伏立康唑是大多数侵袭性曲霉病患者(如肺部感染、播散性感染和肺外组织感染)的首选治疗方案。与两性霉素 B 相比,伏立康唑治疗的有效率、患者生存率均有明显优势,且该药物严重不良反应发生率较低。但是合并有肝功能不全以及对伏立康唑过敏或不耐受的患者不宜使用伏立康唑,可选用两性霉素 B 脂质体代替。当患者不能耐受一线治疗药物或致病菌对一线治疗药物不敏感时可选用二线治疗药物,包括两性霉素 B 脂质体、泊沙康唑、伊曲康唑和棘白霉素(卡泊芬净是目前唯一被批准用于曲霉感染的棘白霉素类抗真菌药)。对于已使用伏立康唑治疗但疗效不佳的患者应当首先进行药物代谢及动力学评估,结合患者个体情况进行综合分析后确定伏立康唑治疗无效可改用二线治疗药物。有临床研究表明:对于气管支气管受累的曲霉病患者使用伏立康唑单药治疗可得到理想的治疗效果。对于中枢神经系统曲霉病,目前同样推荐伏立康唑作为一线治疗方案。但是有研究指出两性霉素 B 脂质体(L-AmB)在脑脊液中可达到较高药物浓度,可作为中枢神经系统曲霉病的首选治疗药物,此外该研究还表明 L-AmB 联合 5-氟胞嘧啶、伏立康唑或棘白霉素治疗可提高疗效。对于全身给药无法到达的部位,局部灌注抗真菌药可使药物在这些部位达到高浓度,常用药物包括伏立康唑和两性霉素 B。如曲霉眼内炎手术切除病灶后,可使用两性霉素 B(10μg)晶状体内注射。此外,匹马菌素是治疗曲霉角膜炎的重要局部用药。

2. 慢性曲霉病的抗真菌治疗　目前抗真菌药物治疗慢性曲霉病的疗效均不佳。三唑类抗真菌药对于慢性曲霉病有一定的疗效,但是长期使用三唑类抗真菌药物治疗慢性曲霉病的患者中约 10% 可能出现原发性曲霉肉芽肿。慢性空洞性曲霉病患者使用伊曲康唑和伏立康唑可有效改善患者症状,稳定患者病情,改善患者 CT 或 X 线检查的影像学表现。但是,慢性坏死性肺曲霉病患者使用三唑类抗真菌药物治疗的疗效不佳。外用硼酸、醋酸或唑类抗真菌药可用于耳曲霉病的治疗。伏立康唑、泊沙康唑和伊曲康唑主要用于难治性的耳曲霉病或伴鼓膜穿孔的患者。

3. 变应性曲霉病的抗真菌治疗　轻度变应性曲霉病可不予以治疗。糖皮质激素是 APBA 的主要治疗药物。APBA 既往治疗方案为单用糖皮质激素,以降低曲霉抗原所引起免疫反应对机体的损伤,对大多数的患者可取得较好的疗效。间断或大剂量冲击使用糖皮质激素用于治疗慢性 APBA 也可显著改善患者的临床症状以及肺功能。但是 APBA 患者长期使用糖皮质激素可出现严重免疫功能抑制并导致其他严重并发症。目前 APBA 的治疗方案转变为在使用糖皮质激素的基础上加用抗真菌药物并减少糖皮质激素的用量,预防相关并发症的出现。伊曲康唑是目前最常与糖皮质激素联合使用的抗真菌药物,但是长期使用抗真菌药物有可能诱导产生耐药菌株的风险。奥马佐单抗是一种抗-IgE 抗体,可用于对唑类抗真菌药物治疗不能耐受或耐药的患者,可代替抗真菌药物与糖皮质激素联合使用。有关报道称合并使用奥马佐单抗可减少糖皮质激素 80% 的用量。

### (三) 手术治疗

手术切除感染病灶是侵袭性曲霉病的重要治疗措施,主要适用于眼内炎、骨髓炎、心包炎、心内膜炎、硬膜外脓肿、皮肤软组织感染等。曲霉心内膜炎除需尽早行抗真菌药物治疗外,在治疗 1~2 周后应进行手术替换累及的瓣膜,尤其当患者发生心力衰竭或赘生物较大情况下需尽早手术。在 IPA 病情加重出现单一空洞病灶或曲霉球导致反复咯血、侵犯胸壁、肺部感染病灶波及邻近大血管或心包时,及时手术切除病灶可改善患者临床症状。但手术治疗肺曲霉病可能导致支气管胸膜瘘等并发症,因此需严格把握手术指征,对于无症状的曲霉球不推荐手术治疗。曲霉感染导致脓胸需行经皮胸腔穿刺引流排出脓液,必要时还可行开放式手术以清除感染病灶。鼻窦曲霉病(特别当病变累及筛窦或额窦)、慢性坏死性鼻窦炎、鼻旁窦曲霉球以及鼻旁窦曲霉性肉芽肿应手术切除感染病灶,并在术后全身应用抗真菌药物(如伊曲康唑)防止复发。手术过程中需注意防止脓液进入眼眶或海绵窦导致继发感染。但是患者中性粒细胞水平低下时不宜手术,否则易引起伤口感染不愈合或其他并发症。中枢神经系统曲霉感染患者行手术治疗目的在于明确诊断、降低颅内压以预防脑疝以及保护患者中枢神经系统的功能。此外手术治疗也可用于慢性肺曲霉病的治疗,主要适用于反复严重咯血患者。支气管动脉栓塞或经皮胸腔内抗真菌药灌注治疗慢性曲霉病只能暂时缓解病情并且易导致其他并发症。

### 八、预后

合并免疫功能抑制的侵袭性曲霉病患者若未及时治疗,其预后差且病死率高。如艾滋病合并曲霉病患者的病死率高,预后差,确诊后患者平均生存期仅为 3 个月。急性侵袭性曲霉病发病后病死率很高,如曲霉感染中枢神经系统发病后病死率接近 100%,造血干细胞移植患者发生曲霉肺部感染后病死率也高达一半以上。早期抗真菌治疗、改善患者免疫功能抑制状态以及积极治疗基础疾病有助于提高侵袭性曲霉病的预后,降低死亡率。对于慢性曲霉病患者,采用支持治疗措施可改善预后并提高患者的生活质量。

### 九、预防

对于免疫功能低下等曲霉感染高危人群需采取预防措施尽量避免侵袭性曲霉病发生,具体措施可根据不同情况分为初级预防、次级预防以及经验性治疗。泊沙康唑、伏立康唑和伊曲康唑可作为初级预防措施用于血液恶性肿瘤患者和接受造血干细胞移植患者预防侵袭性曲霉病发生。伏立康唑可作为次级预防措施用于既往有曲霉病史且伴有免疫功能低下的患者防止曲霉病复发。两性霉素 B、卡泊芬净、伏立康唑可用于持续性发热且伴有免疫功能抑制患者和疑似侵袭性曲霉病患者早期经验性抗真菌药物治疗。此外,对于免疫功能低下如中性粒细胞减少等高危人群患者应尽量避免暴露于空气中的曲霉孢子,主要措施包括对空气进行过滤,避免接触特殊环境(如正在装修的房间、粉尘、盆栽等)以及保持饮用水清洁无污染等。

## 第四节　新型隐球菌病

新型隐球菌病是指新型隐球菌感染所引起的疾病,多见于艾滋病患者等免疫功能缺陷者。中枢神经系统是新型隐球菌最常见的感染部位,此外,肺、皮肤、骨骼等其他部位也可发生新型隐球菌感染。

### 一、病原学

隐球菌为产孢子真菌,广泛分布于自然界及定植于人和其他动物体内。目前已知隐球菌属包括 30 多种不同种类真菌,其中仅有 2 种与人类疾病关系密切,即新型隐球菌( *Cryptococcus neoformans* )和格特隐球菌( *Cryptococcus gattii* )。在宿主组织中隐球菌呈圆形或椭圆形,大小一般为(4~6μm),菌体表面存在厚荚膜,其直径可超过菌体直径。根据荚膜多糖的结构不同,新型隐球菌可分为3种不同血清型(A型、D型以及AD型);格特隐球菌可分为B型和C型2种血清型。新型隐球菌根据不同血清型可进一步分为血清A型的新型隐球菌格卢必变种(*C. neoformans* var. *grubii*)和血清D型的新型隐球菌新生变种(*C. neoformans* var. *neoformans*)。

隐球菌繁殖方式包括无性和有性繁殖。出芽繁殖是隐球菌的无性繁殖方式,通过该方式繁殖的隐球菌呈单芽酵母菌样外周包被多糖荚膜。此外隐球菌可通过有性繁殖方式快速增殖,繁殖过程中可见孢子和菌丝形成。隐球菌生长繁殖的适宜环境温度为30~37℃,在琼脂培养基培养48~72小时后可出现乳白色、不透明的黏液样菌落。隐球菌无法酵解葡萄糖作为能量来源,但可吸收肌醇以及水解尿素,有效利用半乳糖、麦芽糖、半乳糖醇和蔗糖为自身供能。当处于37℃环境中,隐球菌菌体由多糖荚膜包绕并产生黑色素、尿素酶和磷脂酶等毒力因子。

## 二、流行病学

### (一) 传染源

新型隐球菌在自然界中广泛分布,尤其多见于土壤和鸟禽类的粪便中,其中鸽子是新型隐球菌最重要的自然宿主。格特隐球菌主要存在于树木和腐烂的木头中,其中桉树是格特隐球菌最主要的传染源,但如杏树、橡树以及杉树等其他植物中也可分离得到格特隐球菌。此外,还有报道称亚马孙、尼罗河流域木屋的灰尘中也可分离得到格特隐球菌。

### (二) 传播途径

一般认为呼吸道传播是隐球菌病最主要的传播途径。人类通过吸入空气中含隐球菌孢子或酵母样细胞的灰尘或气溶胶引起肺部感染,进而导致其他部位感染。温暖潮湿的热带和亚热带气候有助于隐球菌的传播。目前认为,隐球菌并不能在人与人或人与动物之间直接传播。

### (三) 易感人群

艾滋病等免疫功能低下患者是新型隐球菌病的好发人群,特别当艾滋病患者外周血 CD4⁺T 淋巴细胞计数低于 100 个/μl 时发生隐球菌感染风险极高。艾滋病患者中新型隐球菌病发病率为6%~10%,全球范围大约80%新型隐球菌病患者同时合并艾滋病病毒感染。除艾滋病患者外,恶性肿瘤患者、接受器官移植者、使用糖皮质激素和免疫抑制剂治疗等影响人体免疫功能因素也与新型隐球菌病发病密切相关。此外隐球菌还可定植于人体呼吸道中,在人体免疫功能正常时并不致病,但临床工作中在患者体液或组织样本中发现隐球菌需警惕隐球菌感染可能。

### (四) 流行特征

近些年来经济发达国家高效抗逆转录病毒治疗(highly active anti-retroviral therapy,HAART)的可及性不断提高,艾滋病患者中新型隐球菌病的发病率已显著降低。但是对于未能普及 HAART 的发展中国家,艾滋病相关新型隐球菌病的发病率和病死率仍居高不下。临床上大约95%的隐球菌病由新型隐球菌新生变种引起,其余为格特隐球菌和新型隐球菌格卢必变种感染所致。新型隐球菌新生变种引起的感染在全球范围内均有发生。新型隐球菌格卢必变种引起的感染主要分布于欧洲。格特隐球菌感染主要分布于热带和亚热带地区,如澳大利亚,新西兰,巴布亚新几内亚,南亚和东南亚,拉丁美洲的部分地区,美国加州南部,墨西哥,夏威夷,非洲中部和南部,以及部分欧洲地区,近来在气候温暖的温哥华岛以及太平洋西北地区也有格特隐球菌感染的报道。但即使是在澳大利亚和新西兰等格特隐球菌流行地区,该菌种感染所致疾病仅占该地区全部隐球菌病 15% 左右,主要的致病菌仍为新型隐球菌新生变种。

## 三、发病机制及病理

新型隐球菌主要通过呼吸道吸入感染人类,此外还可经破损的皮肤和消化道黏膜直接侵入人体。新型隐球菌侵入肺泡后可被肺泡巨噬细胞吞噬并刺激炎性细胞产生多种细胞因子和趋化因子,如白细胞介素-12(interleukin-12,IL-12)、白细胞介素-18(interleukin-18,IL-18)、单核细胞趋化因子(monocyte chemotactic protein,MCP)、巨噬细胞炎性蛋白-1α(macrophage inflammatory protein-1α,MIP-1α)等。在多数情况下免疫功能正常人体内所定植的新型隐球菌处于休眠状态,患者可无明显的临床症状。但当患者出现免疫抑制时,新型隐球菌可激活造成播散性感染。

新型隐球菌主要毒力因子包括多糖荚膜以及黑色素等。多糖荚膜是新型隐球菌最为重要的毒力因子,其主要组成成分包括葡萄糖醛酸木糖甘露聚糖(glucuronoxylomannan,GXM)、葡萄糖醛酸木糖半乳糖甘露聚糖(glucuroxylomannogalactan,GXMGal)以及少量的非糖成分如甘露糖蛋白(mannoprotein,MP)。在自然环境中多糖荚膜的作用尚不明确,其可能的作用包括保护菌体抵抗干燥的自然环境和在必要时提供菌体活动所需的营养物质；但在感染宿主体内，多糖荚膜可抵抗宿主巨噬细胞的吞噬作用、调节机体免疫应答和保护菌体抵抗宿主氧自由基的损害。新型隐球菌可通过酚氧化酶将双酚化合物转化为黑色素。黑色素是一种强效抗氧化剂，可增强菌体对氧化应激抵抗能力，且可能与菌体产生对两性霉素 B 和卡泊芬净的耐药性有关。有研究报道黑色素还可能与新型隐球菌的嗜神经特性有关。新型隐球菌在人体内 37℃ 的环境中快速生长繁殖，在该温度环境中新型隐球菌荚膜增厚和黑色素生成增多导致其毒力增强。新型隐球菌的其他毒力因子还包括脲酶、磷脂酶、超氧化物歧化酶、蛋白酶和 DNA 酶等多种胞外酶，在隐球菌感染机体的过程中起破坏宿主组织、促进真菌生存以及干扰宿主免疫应答的作用。脲酶几乎可在所有的隐球菌中表达，在自然环境中，该酶可水解尿素产生氨和氨基甲酸；在宿主体内，脲酶参与肺部感染菌通过血脑屏障进入中枢神经系统的过程。DNA 酶可降解中性粒细胞产生的 DNA，从而抑制机体的先天免疫应答。DNA 酶还可提供菌体生长繁殖所需的核苷酸。磷脂酶可降解宿主细胞表面的膜磷脂，主要包括磷脂酶 B、磷脂酶 C、溶血磷脂酶和酰基转移酶。蛋白酶可分解蛋白质，与菌体侵入机体组织、在宿主体内定植以及改变宿主的免疫防御反应等密切相关。新型隐球菌最为常见感染部位为中枢神经系统，目前对于新型隐球菌的嗜神经性的解释主要存在 3 种不同的假说：中枢神经系统基质适宜新型隐球菌生长并可逃避宿主免疫系统的清除作用；中枢神经细胞存在未知受体吸引新型隐球菌；中枢神经系统中存在大量的神经递质（如多巴胺和肾上腺素），新型隐球菌可利用这些神经递质合成黑色素以提高其抗氧化和抗吞噬的能力。

## 四、临床表现

新型隐球菌感染部位并无特异性，常见感染部位有肺、中枢神经系统、皮肤、前列腺和眼等，其中尤以中枢神经系统最为常见。对于存在严重免疫功能缺陷的患者甚至可出现播散性隐球菌感染，同时累及多个器官。

### （一）肺部感染

新型隐球菌所导致肺部感染临床表现差异较大，既可表现为无任何临床症状的单纯性肺部结节影，也可导致急性呼吸窘迫综合征并致命，具体严重

程度与宿主的免疫功能状态密切相关。大约 1/3 的免疫功能正常的隐球菌肺部感染者无明显临床症状，仅表现为影像学检查异常。典型新型隐球菌肺部感染影像学表现为单个或多个界限清楚的肺部团块或结节影，严重者可出现节段性、大叶性或弥漫性肺部浸润病灶，少数情况下还可出现胸腔积液、肺门淋巴结肿大和肺空洞，需与肺结核进行鉴别。对于存在免疫功能缺陷的患者尤其是艾滋病患者，肺新型隐球菌病多可出现明显的呼吸系统感染症状如发热、咳嗽咳痰、呼吸困难、胸痛等，部分患者甚至可出现病情迅速进展导致呼吸衰竭危及生命。免疫缺陷患者出现新型隐球菌肺部感染的影像学表现与免疫功能正常感染者相似，但肺部浸润性表现更为多见。此外对于感染病灶仅局限于肺部的患者，血清中难以检测到新型隐球菌荚膜多糖抗原。

### （二）中枢神经系统感染

中枢神经系统是隐球菌最常见的感染部位，超过 90% 艾滋病患者的新型隐球菌感染累及中枢神经系统，且大部分患者并不合并呼吸道感染。对于非免疫功能低下患者，隐球菌中枢神经系统感染主要表现为慢性或亚急性脑膜炎，症状可持续数周至数月，起病隐蔽，最初表现为头疼、行为改变、低热、乏力和嗜睡。随后可出现视觉障碍、视物模糊或复视、癫痫、呕吐。部分患者还可出现脑神经麻痹（第Ⅵ对脑神经尤其多见）、视盘水肿和脉络膜炎。患者脑脊液无色透明，脑脊液蛋白质增多、葡萄糖减少和细胞数增多，增多的细胞主要为淋巴细胞，但细胞数很少超过 200 个/μl。对于免疫功能低下的患者，特别是艾滋病患者，隐球菌中枢神经系统感染主要表现为急性感染，也表现为头疼、发热，体温一般不超过 39℃，有时可伴呕吐、癫痫、畏光、意识障碍以及非典型性脑膜刺激征，仅表现为颈项强直和脑神经麻痹。如患者头痛和发热持续超过 1 周，应及时测量患者的脑脊液压力，如脑脊液压力超过 25cmH$_2$O，则有发生眼球突出、失明等严重并发症的风险。脑脊液检查表现为蛋白质轻度增高，葡萄糖正常，细胞计数正常或轻度增高。约 80% 患者脑脊液离心后的沉淀物经印度墨汁染色后可发现隐球菌。

### （三）皮肤感染

皮肤是新型隐球菌常见的感染部位，主要由新型隐球菌直接侵犯破损皮肤引起。患者可表现为多种不同类型皮肤病变，最常见的皮肤病变为丘疹或斑丘疹且皮疹中心部位出现溃疡，上述皮肤病变表现与组织胞浆菌、球孢子菌和青霉菌等导致的皮肤

病变相似。皮肤新型隐球菌感染还可表现为痤疮样皮损、紫癜、结节、肉芽肿、斑疹、窦道、脓肿以及溃疡等。有报道肾病综合征患者长期使用糖皮质激素治疗后发生新型隐球菌皮肤感染可表现为毛细血管持续性出血，严重者出现坏死性蜂窝织炎危及生命。免疫功能缺陷患者出现蜂窝织炎，使用抗细菌药物治疗无效情况下应考虑新型隐球菌皮肤感染的可能。由于皮肤新型隐球菌病的表现多样且与其他微生物所导致皮肤感染或皮肤恶性肿瘤表现相似，因此皮肤新型隐球菌病的确诊往往需要采集病变部位样本进行组织病理学检查并进行真菌培养鉴定。

### （四）前列腺感染

前列腺作为新型隐球菌体内储存库，与新型隐球菌病复发关系密切。人前列腺感染新型隐球菌多无临床症状，感染者行前列腺手术可导致隐球菌血行播散至其他部位。艾滋病合并新型隐球菌性脑膜炎患者在抗真菌治疗后，尿液或精液仍可培养出新型隐球菌。因此存在严重免疫缺陷的新型隐球菌病患者需延长抗真菌治疗的时间，以清除前列腺等体内其他部位所潜伏病原体以防止复发。

### （五）眼部感染

在艾滋病广泛流行之前，约一半新型隐球菌性脑膜炎患者可出现眼部感染症状和体征，表现为动眼神经麻痹和视盘水肿。艾滋病患者眼部感染新型隐球菌病还可表现为广泛性的视网膜病变，可伴有玻璃体炎，严重者导致不可逆性的失明。新型隐球菌病导致的失明可分为急性失明和慢性失明。急性失明多由新型隐球菌直接侵犯视神经造成，经抗真菌治疗后视力不可恢复。慢性失明多由颅内压增高压迫眼部血管造成，采取连续腰椎穿刺引流或脑室分流术等降低颅内压措施可缓解。在极少数情况下新型隐球菌还可直接感染角膜，感染后表现为角膜溃疡，裂隙灯下检查可见角膜浸润，但角膜组织染色涂片镜检及真菌培养结果多为阴性，易漏诊。

### （六）其他组织器官感染

单纯骨组织新型隐球菌感染极其罕见，大多合并有其他脏器感染，具体感染部位多见于肱骨、颅骨和脊柱等。骨骼感染新型隐球菌主要表现为感染部位的肿胀和疼痛，部分患者可出现感染部位周围软组织冷脓肿以及皮肤结节，仅少数患者出现发热等全身感染症状。骨骼感染部位影像学检查可见局限性溶骨性病变，很少发生骨膜反应，根据该特点可与骨骼肿瘤鉴别。有报道称新型隐球菌可导致人工关节移植后感染，但是该情况较为罕见。此外新型隐球菌还可导致隐球菌腹膜炎和尿路感染等，严重的免疫功能缺陷患者可出现新型隐球菌血流感染，但较少累及心内膜。

## 五、实验室检查

### （一）直接镜检

中枢神经系统新型隐球菌感染采用脑脊液墨汁染色后直接镜检是常用快速诊断方法，染色后显微镜下可见直径为 $5\sim20\mu m$ 的球形酵母样真菌外周有荚膜伴或不伴有芽孢形成。在不合并艾滋病隐球菌性脑膜炎患者中墨汁染色镜检的敏感性为 30%～50%，而在合并艾滋病患者中该方法敏感性可高达 80%。脑脊液中淋巴细胞、脂滴以及其他组织细胞可造成墨汁染色镜检出现假阳性可能，此外墨汁染色不能区分抗真菌治疗后死亡的新型隐球菌，上述缺陷限制了墨汁染色在临床中的应用。

### （二）组织学检查

同脑脊液一样，肺、皮肤、骨髓、脑或其他器官组织经染色后可于显微镜下寻找新型隐球菌感染证据。脑脊液离心后的沉淀物也可进行染色后镜检，该方法敏感性比脑脊液墨汁染色直接镜检高。腹腔积液、精液、支气管肺泡灌洗液等样本也可用于染色后组织细胞学检查，但不可用于墨汁染色检查。新型隐球菌病组织学染色的方法很多，非特异性的染色法包括苏木精染色、伊红染色等，特异性的染色法有荧光增白染色、格莫瑞六亚甲基四胺银染色法（Gomori methenamine silver，GMS）等。荧光增白染色剂可附着于真菌的几丁质；GMS 法可特征性着色于真菌细胞壁。此外还有数种针对多糖荚膜的特异性染色法，如糖原染色法、黏蛋白卡红染色法以及阿尔新蓝染色法等。Fontana-Masson 染色剂可特异性着色于隐球菌黑色素。

### （三）血清学检查

临床中常用乳胶凝集试验检测血清或其他体液标本中的新型隐球菌荚膜多糖抗原，目前该检测方法是公认的血清学诊断新型隐球菌病的"金标准"，其敏感性和特异性分别为 93%～100% 和 93%～98%。使用该方法检测新型隐球菌荚膜多糖抗原出现假阳性的概率小于 1%，造成假阳性主要的原因包括操作失误、样本中含有类风湿因子或其他干扰蛋白以及毛孢子菌或其他微生物感染等，假阳性结果的滴度多小于 1:8。因此当乳胶凝集试验出现低滴度的阳性结果时，需警惕假阳性结果的可能。乳胶凝集试验用于诊断新型隐球菌感染很少出现假阴性结果,假阴性多由前带效应所造成。前带效应指检测时抗体量远大于抗原量,以至于看不见两者结合产生的复合物。因此对于高度怀疑新型隐球菌感染而乳胶凝集试验结果阴性患者,需稀释抗体后重新检测。此外,慢性新型隐球菌性脑膜炎或感染初期等低真菌载量的患者或血清样本储存不当也可导致乳胶凝集试验假阴性结果。

酶免疫检测法(enzyme immunoassay,EIA)也可用于定性或定量分析新型隐球菌多糖抗原成分,其敏感性和特异性分别为 85.2% ~ 99% 和 97%。EIA 可克服乳胶凝集试验实际使用过程中一些限制,如 EIA 检测新型隐球菌荚膜多糖抗原不受类风湿因子和血清巨球蛋白的影响且没有前带效应。侧流检测(lateral flow assay,LFA)是一种用于新型隐球菌诊断的半定量血清学检测方法,可用于脑脊液和血清的检测。与其他血清学检测方法相比,LFA 的优点主要包括检测速度快(约 15 分钟)、对检测硬件条件要求低、环境温度对检测结果基本无影响以及费用低。该检测方法用于血清或血浆标本的敏感性为 96% ~ 100%,用于尿液标本检测的敏感性为 70% ~ 94%。LFA 作为一种快速检测方法可用于高危患者的筛查。

### (四)真菌培养

新型隐球菌可在普通真菌培养基中生长繁殖,脑脊液、痰液和组织标本均可用于隐球菌培养鉴定。在 30 ~ 35℃ 温度环境中使用琼脂平板培养基培养 48 ~ 72 小时即可出现新型隐球菌菌落,菌落形态为不透明、乳白色黏液样,延长培养时间可见菌落变为橙褐色或棕褐色。如在培养过程中怀疑有其他细菌污染,可在培养基中加入氯霉素。虽然新型隐球菌的繁殖很快,但需持续培养 3 ~ 4 周后仍无菌落生长方能得出阴性结论,特别是对于已经接受抗真菌治疗的患者。此外,墨汁染色镜检结果阳性的患者,培养结果也可能出现阴性,这主要是由于墨汁染色镜检阳性发现可能为已死亡的病原体。

### (五)分子生物学方法

可用于诊断新型隐球菌感染的分子生物学诊断方法包括 PCR、随机扩增多态性 DNA(random amplified polymorphic DNA,RAPD)、PCR 限制性片段长度多态性分析(restriction fragment length polymorphism,RFLP)、多位点序列分型(multi-locus sequence typing,MLST)、基质辅助激光解吸飞行时间质谱仪(matrix-assisted laser desorption ionization-time of flight mass spectrometer,MALDI-TOF-MS)等,上述分子生物学

检测方法极大地提高了样本检测的敏感性和特异性,还可快速鉴别致病菌的种类及亚种。但是这些分子学检测方法多较昂贵且需要特殊的仪器,限制了其在临床工作中的推广。因此目前分子学检测方法多用于实验室研究中,提高人们对新型隐球菌的流行病学、病理学等方面的认识。

## 六、诊断

新型隐球菌病诊断需根据患者的临床表现、辅助检查结果等进行综合分析,确诊有赖于从患者体液或组织样本中分离出新型隐球菌或组织检查发现新型隐球菌感染证据。真菌培养结果阳性是确诊新型隐球菌感染的"金标准",脑脊液、痰液和皮肤等器官组织标本都可用于真菌分离培养。脑脊液墨汁染色可用于新型隐球菌颅内感染的快速诊断。血清学方法检测荚膜多糖抗原可用于新型隐球菌病的诊断,一旦检出该物质则出现感染可能性极高。对于墨汁染色阴性但存在典型临床表现高度怀疑新型隐球菌性脑膜炎患者可使用血清学方法诊断,该方法具有快速、非侵袭性、诊断价值高等优势。乳胶凝集试验是应用最广泛的用于新型隐球菌病的血清学诊断方法,同时也可用于新型隐球菌感染高风险人群筛查。

## 七、治疗

### (一)一般及对症支持治疗

新型隐球菌感染治疗过程中应注意尽可能去除诱因,同时治疗患者基础疾病,提高机体免疫功能。患者应当给予充足的营养,嘱患者进食高蛋白高热量食物。对于严重恶心、呕吐不能进食的患者或手术后暂不能进食的患者,可予以肠外营养支持。加强护理,对于长期卧床的患者需警惕其并发压疮。注意加强心理护理,增强患者战胜疾病的信心。发热患者可予以物理降温,但需慎用退热药,以防其过度出汗而导致脱水。两性霉素治疗新型隐球菌感染过程中极易发生水电解质平衡紊乱,应定期监测患者电解质,注意维持内环境的稳定。

病变累及中枢神经系统的患者需警惕颅内压变化。颅内压升高程度与颅内新型隐球菌载量以及中枢神经系统感染后影响脑脊液循环有关。当颅内压大于 250mmH$_2$O 时,可引起患者的病死率增加。艾滋病新型隐球菌性脑膜炎患者在抗真菌治疗 2 周后仍表现为持续性的颅内压增高,则可认为抗真菌治疗不佳,需更换治疗方案。若患者出现急性颅内压

增高表现(如剧烈头疼、精神状态改变等),可使用有创治疗方法如反复腰椎穿刺引流、放置腰椎导管、脑室-腹腔分流术等引流脑脊液以降低颅内压。降低颅内压药物包括糖皮质激素(出现免疫重建炎症综合征时使用)、甘露醇以及利尿剂等。部分出现脑脊液循环阻塞导致颅内压升高患者,需行脑室-腹腔分流术。当患者接受有效抗真菌治疗条件下,即使脑脊液隐球菌培养阳性也可行脑室-腹腔分流术,并不会导致播散性感染。

**(二)抗真菌药物治疗**

两性霉素 B(amphotericin B,AmB)是播散性新型隐球菌病和严重感染者的主要治疗药物,推荐治疗剂量为 0.7~1.0mg/(kg·d)。两性霉素 B 脂质体的肾毒性较低,是 AmB 传统制剂的代替治疗药物,推荐用量为 3~6mg/(kg·d),主要用于器官移植后患者和肾功能不全的患者。氟胞嘧啶(flucytosine,5-FC)与 AmB 联合应用可增强其抗真菌疗效,剂量为 100mg/(kg·d)。但是 5-FC 存在骨髓抑制等副作用,对于存在肾功能不全的患者需根据血药浓度调整剂量,将用药后 2 小时的血药浓度维持在 100μg/ml 以下(最好维持在 30~80μg/ml)。新型隐球菌性脑膜炎患者在联合应用 AmB 和 5-FC 的基础上加用伊曲康唑可增强抗真菌疗效并减少复发。

目前联合应用 AmB 和 5-FC 是治疗新型隐球菌病的首选治疗方案。对于不能耐受 5-FC 的患者可单独使用 AmB,但预后较差且病死率高,并不推荐。AmB[0.7mg/(kg·d)]联合氟康唑(800mg/d)可作为有效替代方案治疗新型隐球菌病,相较于单独使用 AmB,该代替治疗方案可有效降低治疗后脑脊液培养阳性率、改善中枢神经系统感染症状以及降低病死率。并不推荐氟康唑单独用于治疗新型隐球菌病,该方案治疗成功率低且复发率高,还可能导致病原体耐药和顽固性新型隐球菌病。但是在无法耐受 AmB 的情况下,可尝试大剂量使用氟康唑(1 200mg/d)治疗。对氟康唑不耐受的新型隐球菌性脑膜炎患者可使用伊曲康唑作为替代治疗药物。尽管伊曲康唑存在口服生物利用率不高且对中枢神经系统的渗透性不强等缺陷,但在实际临床应用中伊曲康唑对新型隐球菌性脑膜炎有较好的疗效。目前并没有指南提出使用新型唑类抗真菌药(如泊沙康唑、伏立康唑)治疗新型隐球菌病,但是该类药物体外试验表明对新型隐球菌有较好的抗菌效果。

**(三)特殊患者治疗方案**

1. 艾滋病合并新型隐球菌性脑膜炎 新型隐球菌性脑膜炎患者的治疗需要经过诱导治疗、巩固治疗和维持治疗 3 个阶段。对于艾滋病患者,诱导治疗方案推荐使用 AmB 联合 5-FC 治疗至少 2 周。如患者对氟康唑敏感,则巩固治疗推荐使用氟康唑 400mg/d 持续用药至少 1 年。其后予以氟康唑 200mg 顿服并长期维持治疗。上述 3 步治疗方案可将新型隐球菌性脑膜炎的复发率从 40% 降至 5% 以下。维持治疗停药标准包括维持治疗至少持续 1 年;经抗逆转录病毒治疗后 CD4⁺T 淋巴细胞计数大于 100 个/μl 且艾滋病病毒载量低于可检出水平至少 3 个月。此外艾滋病合并新型隐球菌病患者的长期预后与抗逆转录病毒治疗密切相关。但是抗逆转录病毒可能引起免疫重建炎症综合征(immune reconstitution inflammatory syndrome,IRIS)导致隐球菌感染症状加重,对于艾滋病合并新型隐球菌感染患者最佳开始抗逆转录治疗时机尚有待进一步研究。目前建议艾滋病合并新型隐球菌性脑膜炎患者的有效抗真菌治疗 4 周以后可以开始抗逆转录病毒治疗,如抗真菌治疗方案中无两性霉素 B 脱氧胆酸盐(amphotericin B deoxycholate,AmBd)则需更长时间,如患者在治疗过程中发生 IRIS 则需立即停止抗逆转录病毒治疗。

2. 接受实体器官移植患者的新型隐球菌病 接受实体器官移植患者发生新型隐球菌性脑膜炎治疗方案与艾滋病患者相似,但建议使用两性霉素 B 脂质体替代 AmBd 作为抗真菌治疗药物。这主要是考虑到相较于 AmBd,两性霉素 B 脂质体的肾毒性相对较弱。患者开始抗真菌治疗 2 周后需复查脑脊液,若仍能检出隐球菌则提示预后不佳,需延长诱导治疗时间。与艾滋病患者不同,器官移植患者合并新型隐球菌性脑膜炎治疗后复发率很低,如患者在巩固治疗后继续予以氟康唑以维持治疗(6~12 个月),则其复发率更低。此外实体器官移植并发新型隐球菌病患者在治疗过程中不建议停用或减少免疫抑制剂的用量,这可能导致 IRIS 发生和增加排斥反应的风险。

3. 不合并艾滋病或器官移植的新型隐球菌病患者 对于该类患者的治疗也应当包括诱导治疗、巩固治疗和维持治疗 3 个步骤。但此类患者的预后差且病死率高,需延长其诱导治疗的时间(4~6 周),诱导治疗的后 2 周可考虑停用 5-FC。巩固治疗和维持治疗方案可与艾滋病或器官移植患者相同。由于在维持治疗的第一年内约有 30% 的患者可出现新型隐球菌病复发,目前建议患者在症状消失且维持治疗超过 1 年才可考虑停药。患者在治疗结束后的数月内还可能出现新型隐球菌抗原阳性或轻微的脑脊液异常,必要时可行脑脊液培养。

4. 非中枢神经系统感染新型隐球菌病 此类新型隐球菌病患者的治疗不仅与患者的免疫状态及危险因素有关,还与感染发生的部位有关。非免疫功能缺陷患者出现新型隐球菌呼吸道定植不易发展为侵袭性肺部感染和播散性感染,可暂不治疗。然而存在免疫功能缺陷患者,一旦发现新型隐球菌肺部感染证据需立即予以抗真菌治疗,预防发生播散性感染。对于此类患者在治疗前需评估是否存在播散性感染,评估方法包括血液和脑脊液培养以及血清和脑脊液新型隐球菌抗原检测。如上述检查结果均为阴性则表明未发生侵袭性肺部感染和播散性感染,治疗可为口服氟康唑(400mg/d)6~12 个月。反之则需要较长时间的正规抗真菌治疗,常规治疗方案为:使用 AmBd 联合 5-FC 至少 6 周的诱导治疗;使用氟康唑(400~800mg/d)6~18 个月的巩固治疗。此外当感染病灶直径大于 3cm 可根据患者具体情况考虑手术治疗。

5. 顽固性或复发性感染 顽固性或复发性新型隐球菌病需注意与 IRIS 鉴别,上述两种情况处理方法完全不同,需慎重评估。顽固性新型隐球菌病表现为开始正规抗真菌治疗后 1 个月脑脊液培养结果仍为阳性。复发性新型隐球菌病表现为抗真菌治疗有效停药后再次出现新型隐球菌病症状和体征且真菌培养结果阳性。目前建议顽固性或复发性新型隐球菌病的治疗需重新开始抗真菌规范治疗,且需延长诱导治疗的时间以及增加治疗药物的剂量。再次治疗过程中若出现治疗药物效果不佳,则需行药物敏感试验。

新型隐球菌性脑膜炎的治疗见表 28-4-1。

表 28-4-1　新型隐球菌性脑膜炎的治疗

| 患者 | 治疗方案 | 治疗时间 |
| --- | --- | --- |
| 艾滋病患者 | 诱导治疗 | |
| | 首选治疗方案 | |
| | AmBd[0.7~1mg/(kg·d)]联合 5-FC[100mg/(kg·d)] | 2 周 |
| | 两性霉素 B 脂质体[3~4mg/(kg·d)]或两性霉素 B 脂质复合体[5mg/(kg·d)]联合 5-FC[100mg/(kg·d)]用于肾功能不全患者 | 2 周 |
| | 代替治疗方案 | 4~6 周 |
| | AmBd[0.7~1mg/(kg·d)]或两性霉素 B 脂质体[3~4mg/(kg·d)]或两性霉素 B 脂质复合体[5mg/(kg·d)]用于 5-FC 不耐受患者 | 2 周 |
| | AmBd[0.7~1mg/(kg·d)]联合氟康唑[800mg/(kg·d)] | 6 周 |
| | 氟康唑(>800mg/d,尽可能使用 1 200mg/d)联合 5-FC[100mg/(kg·d)] | 10~12 周 |
| | 氟康唑(800~1 200mg/d,尽可能使用 1 200mg/d) | 10~12 周 |
| | 伊曲康唑(200mg,2 次/d) | 8 周 |
| | 巩固治疗:氟康唑(400mg/d) | >1 年 |
| | 维持治疗:氟康唑(200mg/d) | >1 年 |
| | 代替治疗:伊曲康唑(200mg,2 次/d)或静脉注射 AmBd(1mg/kg,1 次/周) | >1 年 |
| 器官移植患者 | 诱导治疗 | 2 周 |
| | 首选治疗方案 | |
| | 两性霉素 B 脂质体[3~4mg/(kg·d)]或两性霉素 B 脂质复合体[5mg/(kg·d)]联合 5-FC[100mg/(kg·d)] | 4~6 周 |
| | 代替治疗方案 | |
| | 两性霉素 B 脂质体[6mg/(kg·d)]或两性霉素 B 脂质复合体[5mg/(kg·d)]或 AmBd[0.7mg/(kg·d)] | 4~6 周 |
| | 巩固治疗:氟康唑(400~800mg/d) | 8 周 |
| | 维持治疗:氟康唑(200~400mg/d) | 6~12 个月 |

续表

| 患者 | 治疗方案 | 治疗时间 |
|------|---------|---------|
| 非艾滋病和器官移植患者 | 诱导治疗 | |
| | 首选治疗方案 | |
| | AmBd[0.7~1mg/(kg·d)]联合 5-FC[100mg/(kg·d)] | 4~6 周 |
| | 代替治疗方案 | |
| | 两性霉素 B 脂质体[3~4mg/(kg·d)]或两性霉素 B 脂质复合体[5mg/(kg·d)]联合 5-FC[100mg/(kg·d)] | 4 周 |
| | AmBd[0.7~1mg/(kg·d)] | 6 周 |
| | 两性霉素 B 脂质体[3~4mg/(kg·d)]或两性霉素 B 脂质复合体[5mg/(kg·d)] | 6 周 |
| | 巩固治疗:氟康唑(400~800mg/d) | 8 周 |
| | 维持治疗:氟康唑(200mg/d) | 6~12 个月 |

## 八、预防

对于艾滋病患者来说，抗逆转录病毒治疗是预防新型隐球菌病最有效的措施。氟康唑用于 CD4+T 淋巴细胞计数小于 100 个/μl 的艾滋病患者，可有效预防发生新型隐球菌感染，但是这种预防措施存在耐药风险。对于接受器官移植患者来说，并不推荐使用抗真菌药物预防新型隐球菌感染。目前新型隐球菌类毒素疫苗和特异性抗体的研发已取得突破性进展，但其预防效果仍有待于进一步的评估，尚不能实际应用于临床预防。

## 第五节 肺孢子虫病

肺孢子虫病(pneumocystosis)是由耶氏肺孢子菌(Pneumocystis jiroveci)感染机体引起的疾病，主要表现为肺部感染，肺外感染发病率相当于肺部感染的千分之一；因此，该疾病也被称为肺孢子菌肺炎(pneumocystis carinii pneumonia，PCP)，多发生于免疫功能缺陷患者，尤其多见于艾滋病患者。但是近些年来，随着皮质激素和细胞毒性药物的广泛应用以及艾滋病的全球性蔓延，肺孢子虫病的发病率急剧上升。

## 一、病原学

肺孢子菌曾名为卡氏肺孢子虫，在 1909 年首次由巴西学者 Cailos chagas 发现，并将其命名为克氏锥虫。Antonio Carini 在随后的研究中发现，肺孢子菌并不属于锥体虫。至 1912 年，Dolanoe 发现肺孢子菌属于一种新物种，并将其命名为卡氏肺孢子虫，

但当时人们并未认识到其致病作用。第二次世界大战期间，欧洲孤儿院内早产儿和营养不良新生儿人群中出现间质性肺炎暴发，经流行病学调查发现肺孢子菌正是导致此次肺炎流行的病原菌。此后人们才逐渐认识到肺孢子菌是人类重要的条件致病菌之一。20 世纪 60 年代到 70 年代随着免疫抑制剂在临床中广泛使用，PCP 在免疫功能不全患者中发病率逐年升高。19 世纪 80 年代以后，肺孢子虫病开始流行于艾滋病患者中，并且很快成为艾滋病患者最为常见致死原因。

在过去很长一段时间内，肺孢子菌一直被认为属于原虫类微生物，其主要原因有：①肺孢子菌的形态学特征与原虫类微生物极其相似。②肺孢子菌细胞膜中富含胆固醇而不含麦角固醇。麦角固醇常见于真菌细胞膜中且是抗真菌药物两性霉素 B 和唑类药物重要的作用靶点，因此上述两种常用抗真菌药物对肺孢子菌感染无效，反而对抗原虫药物敏感。③肺孢子菌不能在真菌培养基上生长。④肺孢子菌的生活史与原虫相似，包括滋养体、包囊前期、包囊和子孢子 4 个阶段。但是近些年来随着分子生物学的发展以及对肺孢子菌深入研究，发现肺孢子菌的 18S rRNA 和 16S rRNA 与真菌的 rRNA 具有更好的相似性；肺孢子菌的基因中还存在真菌特异性的延长因子-3(elongation factor-3，EF-3)；肺孢子菌的囊壁中还存在 β-葡萄糖成分、弹性硬蛋白酶、β-微管蛋白、P 型阳离子转移 ATP 酶等多种与真菌相似的成分。因此，现将肺孢子菌归属于真菌。Hibbett 等人将肺孢子菌在真菌系统中定位于：子囊菌门—外囊菌亚门—肺孢子菌纲—肺孢子菌目—肺孢子菌科—肺孢子菌。

目前,对肺孢子菌生活史尚未完全研究清楚,对其了解仅限于寄生于人或动物肺组织的阶段,其在肺泡内的生活史包括滋养体、包囊前期和包囊3个阶段。滋养体可分为大滋养体和小滋养体2种。小滋养体为逸出包囊的包囊小体,呈圆形或椭圆形,直径为 $1\sim2\mu m$。小滋养体可成长为大滋养体,直径为 $2\sim6\mu m$,形态多变并不固定,胞内有一个较大的细胞核且核膜较厚,表明可有伪足形成。大滋养体可通过有性繁殖(二分裂和出芽)和无性繁殖(接合生殖)2种方式繁殖。包囊前期是大滋养体发育为包囊的过渡阶段,呈卵圆形,大小为 $3.5\sim5\mu m$。包囊体积稍大,直径为 $6\sim8\mu m$,细胞壁较厚,形态稳定呈球形,显微镜下观察包囊内可见 $2\sim8$ 个囊内小体,成熟包囊内存在8个囊内小体。囊内小体呈圆形,逸出包囊后发育为小滋养体。患者体内肺孢子菌主要以滋养体形态为主,包囊仅占10%左右。

## 二、流行病学

肺孢子虫病患者在全球范围内广泛分布,并无特异性地域分布特征。

### (一)传染源

肺孢子虫病患者及其带菌者均可为传染源。新生儿在出生后20个月内即可发生肺孢子菌感染,但绝大多数免疫功能正常的感染者表现为隐性感染,并不出现临床症状,但血清学检查可检出肺孢子菌抗体。肺孢子菌具有宿主特异性,特异感染人类的耶氏肺孢子菌(Pneumocystis jiroveci),只可通过直接或间接的方式在人与人之间传播,而卡氏肺孢子菌(Pneumocystis carinii)只可造成啮齿类动物感染。

### (二)传播途径

呼吸道传播是肺孢子菌主要的传播途径,且肺孢子菌对外界环境的抵抗力强,其包囊在室温条件下可生存数月。人体除可通过呼吸道吸入肺孢子菌包囊而导致感染外,还可通过胎盘传播。早期人们认为肺孢子虫病复发是由体内潜伏感染病原体激活所致,后来研究发现多次发病所分离肺孢子菌菌株不同。因此目前认为肺孢子虫病复发往往是由于新感染肺孢子菌引起。

### (三)人群易感性

人类对肺孢子菌普遍易感,但免疫功能正常人肺孢子菌感染症状大多轻微,极少导致严重的感染。严重肺孢子菌感染多发生于存在免疫缺陷的患者,包括先天性免疫功能缺陷患者以及其他因素所导致免疫功能不全患者如艾滋病、T淋巴细胞白血病、恶性肿瘤(特别是淋巴瘤)、系统性红斑狼疮、炎性肠病、类风湿性关节炎、实体器官移植以及长期使用免疫抑制剂(如糖皮质激素)等患者。此外,慢性阻塞性肺疾病 (chronic obstructive pulmonary disease, COPD)患者的肺组织中可发现肺孢子菌,但是肺孢子菌在COPD的发病过程中的作用仍未知。在广泛使用高效抗逆转录病毒联合治疗和针对PCP预防性用药前,PCP在成人艾滋病患者中的发病率高达 $70\%\sim80\%$,在婴幼儿艾滋病患者中的发病率约为 $40\%$。研究表明艾滋病患者PCP发病与患者 $CD4^+T$ 淋巴细胞计数密切相关,90%艾滋病合并PCP患者的 $CD4^+T$ 淋巴细胞计数低于 200 个 $/\mu l$,尤其当 $CD4^+T$ 淋巴细胞计数低于 100 个 $/\mu l$ 时艾滋病患者中PCP的发病率更高。接受器官移植患者中PCP发病率为 $5\%\sim15\%$,部分如接受肺或心肺联合移植患者PCP发病率可高达 $43\%$。结缔组织病患者PCP的总体发病率低(<2%),但韦格纳(Wegener)肉芽肿病患者PCP的发病率可高达 $12\%$。此外 $10\%\sim15\%$ 的恶性肿瘤患者也出现PCP发病。有研究表明免疫抑制药物治疗与PCP发病存在一定关系,例如自身免疫性疾病患者所使用糖皮质激素显著增加该类患者PCP的发病率。

## 三、发病机制及病理

迄今为止肺孢子菌的致病机制尚未完全阐明。目前研究表明肺孢子菌通常定植于人体呼吸道中,当宿主出现免疫功能低下时肺孢子菌紧密黏附于肺泡I型表面上皮细胞并快速生长繁殖导致肺泡毛细血管通透性增加和表面活性物质分泌异常包括磷脂减少和表面活性蛋白A和D增多,进而损伤肺泡功能,感染严重者可影响患者肺功能出现气促等呼吸道症状。机体对肺孢子菌的免疫应答包括细胞免疫应答和体液免疫应答。参与细胞免疫的主要免疫细胞为肺泡巨噬细胞。巨噬细胞可以吞噬人体所感染的肺孢子菌,同时释放多种免疫介质对入侵病原体有杀伤作用,此外宿主炎症反应可导致支气管肺泡中白细胞介素-8和中性粒细胞计数增多。免疫功能正常人感染肺孢子菌后 $5\sim6$ 周即可产生针对肺孢子菌的特异性抗体,以清除侵入人体的病原体。因此大多感染者无临床表现或仅有轻微的临床表现,而免疫功能缺陷患者可在感染肺孢子菌后 $2\sim3$ 个月出现严重的肺部感染。

PCP的肺部组织病理学表现具有明显特征。采集PCP患者肺组织标本进行苏木精-伊红染色后可见肺泡内充满泡沫样、嗜酸性渗出液。严重 PCP 感染患者病理表现为肺组织水肿、肺纤维化以及透明膜形成等肺部间质性病变。此外机体免疫反应还可引起肺泡Ⅱ型表面上皮细胞肥大、单核细胞浸润等。在营养不良的新生儿 PCP 患者肺组织中可出现严重的浆细胞浸润。

## 四、临床表现

肺孢子虫病的潜伏期可长达 1~2 个月。根据宿主情况，临床上肺孢子虫病可分为流行型和散发型。

### （一）流行型

又称为经典型或婴儿型，现已极为罕见，多发生于先天性免疫功能缺陷新生儿、早产儿以及严重营养不良儿童。本病起病缓慢，整个病程可达 10 多天至 2 个月，患者以全身不适感为首发症状，紧接着出现低热、腹泻、消瘦、食欲减退以及呼吸增快。数周后还可出现干咳、呼吸困难等呼吸系统症状。病程晚期患儿还可出现鼻翼扇动、发绀、三凹症以及心率加快，但体征不明显。胸部影像学检查可见双肺弥漫性浸润病灶。若未被及时发现及治疗，病情可呈进行性发展，最终可导致呼吸衰竭危及生命。

### （二）散发型

又称为儿童-成人型、现代型或免疫抑制型，多发生于先天性或后天获得性免疫缺陷患者，大剂量应用免疫抑制剂和细胞毒性药物的患者。近些年来，随着艾滋病在全球范围内的流行，该病的发病率正逐年上升。非艾滋病患者的肺孢子虫病多见于长期应用糖皮质激素等免疫抑制药物的患者，且临床中观察到患者的临床症状严重程度随着免疫抑制剂用量的减少而上升，这主要是由于随着免疫抑制剂用量的减少，炎症反应增强。艾滋病患者发生 PCP 时的病情进展多较隐蔽，通常在感染后数周才可出现明显的临床表现，一般以乏力、食欲减退、体重减轻等为首发症状，随后可出现发热、干咳和呼吸急促，且大部分患者表现为低热，少数患者体温可达 38~39℃；而非艾滋病患者 PCP 的病情较重且进展较迅速，一旦发生则预后差，病死率高，如不治疗患者常于发病后 4~8 天死亡，多数患者表现为干咳，并迅速进展为呼吸困难、胸痛和发绀，最终导致患者呼吸衰竭死亡。

在极少数情况下，肺孢子菌还可发生肺外感染，但相较于肺部感染其发病率仅为前者的千分之一。目前所报道肺孢子菌肺外感染部位包括眼、耳、皮肤、中枢神经系统、骨髓、甲状腺、脾、肝、肌肉、消化道、淋巴结甚至多器官播散性感染，部分肺外感染患者合并 PCP。艾滋病患者使用喷他脒气溶胶预防 PCP 发生可能增加发生肺外肺孢子菌感染发病的风险。肺孢子菌肺外感染的临床表现与感染部位密切相关，其确诊主要依靠获取受累组织进行病理及微生物培养鉴定等检查。

## 五、实验室检查

### （一）血液检查

血常规检查对于肺孢子虫病的诊断价值不大，一般表现为白细胞计数轻度增高，但存在免疫抑制患者的白细胞计数可不升高。血气分析中动脉血氧分压、动静脉血氧分压差可用于 PCP 严重程度判断：轻中度 PCP，动脉血氧分压≥70mmHg 或肺泡-动脉血氧分压差≤35mmHg；重度 PCP，动脉血氧分压<70mmHg 或肺泡-动脉血氧分压差>35mmHg。

血清学检查较少应用于肺孢子虫病的诊断。正常人体内也可有肺孢子菌抗体存在，因此检测血清中肺孢子菌抗体对于 PCP 的诊断价值不大。β-D-葡聚糖可见于包括肺孢子菌在内的多种真菌细胞壁内，检测血清中的 β-D-葡聚糖可用于肺孢子虫病的辅助诊断。KL-6（Krebs von den Lungen-6）是由Ⅱ型肺泡细胞分泌的一种大分子黏蛋白样糖蛋白，是诊断各种病因所导致间质性肺炎的敏感指标，该项检测也有助于 PCP 的诊断。高分辨率 CT（high-resolution computed tomography，HRCT）检查结果可用于非艾滋病患者 PCP 的排除诊断。PCP 患者的 HRCT 表现为广泛性的毛玻璃样阴影，可呈中心性对称性分布、斑片状分布或弥漫性均匀分布。

### （二）病原体检查

1. 染色检查　目前微生物培养方法尚不能在体外分离鉴定肺孢子菌，因此标本染色镜检发现病原体是确诊肺孢子虫病的主要依据。用于染色的标本可以是痰液、支气管肺泡灌洗液和活检组织。常用于肺孢子菌感染的组织病理学检查的染色方法包括比色染色法和荧光染色法。比色染色法包括可染色肺孢子菌包囊体细胞壁的格莫瑞六亚甲基四胺银染色法（Gomori's methenamine silver stain，GMS）、甲苯胺蓝染色法和瑞-吉染色法（Wright-Giema's staining）以及可染色肺孢子菌滋养体和囊内小体的吉姆萨染色法（Giemsa staining）。但是上述比色染色法并没有特异性，例如六亚甲基四胺银染色法、甲苯胺蓝染色方法也可用于其他真菌染色，吉姆萨染色法可染色组织内细胞和细胞碎片。使用抗肺孢子菌单克隆抗体的免疫荧光染色法克服了比色染色不足，其特异性较强，与其他真菌以及细菌等微生物不存在交叉反应，同时兼具高敏感性以及诊断速度快等优点。

2. 分子生物学技术　PCR 用于 PCP 诊断的敏感性极高，为病原体检查的 10~100 倍，可用于唾液等低肺孢子菌载量样本的检测。可用于 PCR 的靶基因包括主要表面糖蛋白基因、线粒体核糖体大亚基因、二氢叶酸合成酶基因、二氢叶酸还原酶基因、热休克蛋白 70 基因和 β-微管蛋白基因，其中主要表面糖蛋白基因和线粒体核糖体大亚基因进行 PCR 的敏感性最高。然而，PCR 诊断肺孢子虫病的特异性不高，难以与其他临床感染病原菌区别，适用于肺孢子虫病的排除诊断。此外 PCR 检测的成本高以及对设备要求高，难以推广应用。核酸分子杂交可用于对 PCR 的补充应用，以提高检查敏感性。

### （三）影像学检查

PCP 的影像学表现在艾滋病患者和非艾滋病患者之间并无明显差异。大部分患者的胸部 X 线检查显示双肺对称性的网格状或毛玻璃阴影。轻度感染者的肺部阴影主要集中在肺门周围，而重度感染者的病灶在两肺弥漫性扩散，呈蝴蝶状，且病灶可在 3~4 天内进展为肺实变。HRCT 可用于非艾滋病患者的 PCP 的排除诊断，其敏感性接近 100%。PCP 的 HRCT 主要表现为广泛的毛玻璃样阴影，呈中心对称性分布，斑点状分布或广泛弥漫性分布（图 28-5-1）。少数患者还可出现肺空洞、肺门淋巴结肿大、胸腔积液、肺囊肿或肺气肿，甚至可出现气胸。与非艾滋病患者相比，艾滋病患者的病灶范围多较大，更易出现肺实变和肺囊肿。仅根据 PCP 的 HRCT 表现难以与肺水肿、药物中毒或输血相关性急性肺损伤等鉴别。此外，PCP 的影像学表现往往落后于患者的临床表现，部分患者在治愈后仍可有肺间质纤维化残留。

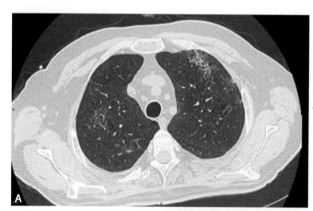
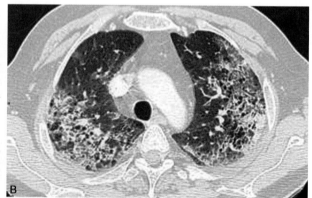
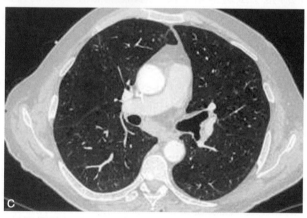

**图 28-5-1　肺孢子菌肺炎患者的 CT 表现**
两肺弥漫性间质性炎症，无明显渗出或实变

## 六、诊断

PCP 患者的临床表现缺乏特异性，主要表现为发热、咳嗽、进行性呼吸困难、低氧血症等，单纯依靠临床症状表现难以与其他肺部疾病进行区分。PCP 患者多无明显的体征，即使患者出现呼吸急促或呼吸痛，患者肺功能检查也可能表现为正常。常规实验室检查对于肺孢子虫病的诊断并无太大帮助，血清酶谱、血气分析、肺功能检查等只可作为病情严重程度及其进展的分析而不能用于疾病诊断。影像学检查同样缺乏特异性，典型的 PCP 患者进行胸部影像学检查（包括胸部 X 线检查和 CT）表现为双侧肺门以及肺间质弥漫性浸润等间质性肺炎表现，部分患者可出现单侧局限性病灶、结节、空洞、气胸和少量胸腔积液，在极少数情况下 PCP 患者还可合并气胸。约 30% 的艾滋病合并 PCP 患者胸部 X 线检查无明显异常表现，但胸部 CT（特别是 HRCT）多可出现异常如局部或弥漫性毛玻璃样改变。患者肺组织、痰液或支气管肺泡灌洗液样本中寻找肺孢子菌感染证据是确诊的重要依据。患者在抗肺孢子菌治疗后 3 周内，肺组织标本中仍可有肺孢子菌检出。此外艾滋病患者 CD4$^+$T 淋巴细胞计数对于诊断肺孢子虫病具有重要的指导意义，CD4$^+$T 淋巴细胞计数大于 200 个/μl 的艾滋病患者很少发生肺孢子虫病。

## 七、治疗

### （一）一般及对症支持治疗

肺孢子虫病患者多合并有其他基础疾病，治疗时应尽可能去除诱因，提高机体免疫力。嘱患者进食高蛋白高热量食物补充营养，提高机体抵抗力。

对于严重恶心、呕吐不能进食的患者或手术后暂不能进食的患者，可予以肠外营养支持。加强护理，对于长期卧床的患者需警惕其并发压疮。注意加强心理护理，增强患者战胜疾病的信心。对于发热患者可予以物理降温，但需慎用降温药，以防其过度出汗而导致脱水。注意保持呼吸道通畅，必要时使用止咳化痰药物。对于血氧饱和度低下的患者需嘱患者卧床休息，并给予吸氧。如患者出现呼吸衰竭表现，动脉血氧分压 <70mmHg 或动静脉血氧分压差 >35mmHg，应及时给予机械通气辅助呼吸。治疗期间需注意监测患者电解质及血糖，维持内环境的稳定。

### （二）病原治疗

疾病早期及时进行病原治疗（表 28-5-1）可有效改善肺孢子虫病患者预后，降低病死率。目前认为合并艾滋病患者至少需病原治疗 21 天，其他患者则至少需病原治疗 14 天。合并免疫功能缺陷的 PCP 患者经相关治疗后免疫功能恢复可出现 IRIS，该现象常见于严重艾滋病合并 PCP 患者。上述患者多在抗肺孢子菌感染治疗的同时予以高效抗逆转录病毒联合治疗，在治疗 3~6 周后可出现肺部感染病情反复，这主要和抗逆转录病毒治疗后机体免疫功能重建所引发的免疫反应相关。但肺孢子菌对多种常见的抗真菌药不敏感，可用于治疗的药物如下。

表 28-5-1 肺孢子虫病的治疗

| 药物 | 成人 | 儿童 | 备注 |
|---|---|---|---|
| **首选治疗药物** | | | |
| 复方磺胺甲噁唑（TMP-SMZ） | TMP 15~20mg/（kg·d）加上 SMZ 75~100mg/（kg·d）静脉注射，分 3~4 次给药；口服给药用于轻中度患者 | TMP 15~20mg/（kg·d）加上 SMZ 75~100mg/（kg·d）静脉注射，分 4 次给药；口服给药用于轻中度患者 | 使用前检查是否存在 G6PD 缺乏 |
| **代替治疗药物** | | | |
| 喷他脒（pentamidine） | 4mg/（kg·d）静脉单次给药 | 4mg/（kg·d）静脉单次给药 | 需缓慢注射（>1 小时） |
| 阿托伐醌（atovaquone） | 750mg 口服，分 2 次给药 | 3~24 个月：4mg/（kg·d）口服，分 4 次给药<br>1~3 个月或大于 24 个月：30mg/（kg·d）口服，分 2 次给药（每天最大用量不超过 1 500mg） | |
| TMP-氨苯砜（TMP-dapsone） | 氨苯砜 100mg 口服，1 次/d；TMP 15mg/（kg·d）口服，分 3 次给药 | 氨苯砜 100mg 口服，1 次/d；TMP 15mg/（kg·d）口服，分 3 次给药 | 使用前检查是否存在 G6PD 缺乏 |
| 克林霉素-伯氨喹 | 伯氨喹 15~30mg 口服，1 次/d；克林霉素 600mg 静脉注射，3 次/d | 伯氨喹 0.3mg/kg（不超过 30mg）口服，1 次/d<br>克林霉素 40mg/（kg·d）静脉注射，分 4 次给药 | 伯氨喹在使用前检查是否存在 G6PD 缺乏；克林霉素轻中度患者可口服给药 |

续表

| 药物 | 成人 | 儿童 | 备注 |
|---|---|---|---|
| 曲美沙特（trimetrexate, TMTX）+亚叶酸（leucovorin/folinicacid） | 曲美沙特<br><50kg：1.5mg/（kg·d）静脉注射，1次/d<br>50~80kg：1.2mg/（kg·d）静脉注射，1次/d<br>>80kg：1.0mg/（kg·d）静脉注射，1次/d<br><br>亚叶酸（在使用曲美沙特前连续用药3天）<br><50kg：0.8mg/（kg·d）静脉注射或口服，4次/d<br>≥50kg：0.5mg/（kg·d）静脉注射或口服，4次/d | 45mg/m² 静脉注射，1次/d<br><br><br><br><br><br><br>20mg/m² 静脉注射或口服，4次/d | |

艾滋病患者需持续用药3周,非艾滋病患者持续用药2周

1. 复方磺胺甲噁唑（trimethoprim-sulfamethox-azole，TMP-SMZ） 复方磺胺甲噁唑（复方新诺明）是肺孢子虫病首选治疗药物,通过抑制二氢叶酸还原酶和合成酶,阻断叶酸合成发挥抗病原作用。TMP-SMZ 可通过口服和静脉注射2种方式给药,且一般情况下复方磺胺甲噁唑多经静脉注射方法给药,但对于患者病情较轻且无肠道吸收不良和腹泻的情况下可尝试口服给药。复方磺胺甲噁唑的副作用多出现在治疗的第1周,主要包括发热、皮疹、中性粒细胞减少、血小板减少、恶心、呕吐和转氨酶升高等。少数患者使用该药物后还可出现高钾血症和结晶尿,高钾血症可能与静脉给药方式有关。复方磺胺甲噁唑不良反应多见于合并艾滋病患者,50%~60%的艾滋病患者使用复方磺胺甲噁唑后可出现副作用,其中15%~35%的患者因无法耐受其副作用而中止治疗。

2. 喷他脒（pentamidine） 喷他脒又称戊烷咪,是最早用于治疗肺孢子虫病的药物,主要用于轻、中度 PCP 的治疗。喷他脒作用机制尚不明确,疗效与复方磺胺甲噁唑相似,但其副作用的发生率高并且副作用较为严重,包括肾毒性、低血糖、发热、中性粒细胞、血小板减少等。此外静脉注射喷他脒可出现严重低血压,使用时应当缓慢注射（>1 小时）以避免低血压发生。雾化吸入喷他脒治疗 PCP 可明显降低其副作用的发生率,但可能引起肺孢子菌发生肺外感染。此外,肌内注射喷他脒也可用于 PCP 的治疗,但可能引起注射部位的无菌性脓肿。

3. 合并用药 对于抗孢子菌药物治疗后病情不能控制的患者或重度感染患者（动脉血氧分压<70mmHg 或肺泡-动脉血氧分压差>35mmHg）应加用糖皮质激素以减轻免疫反应,改善患者症状。有研究显示重度感染需机械通气的患者在治疗早期加用糖皮质激素可有效降低患者病死率,其他报道称糖皮质激素可使严重 PCP 的病死率降低一半并显著减少患者使用机械通气治疗。目前有专家建议在合并艾滋病患者进行抗肺孢子菌治疗的同时即可加用糖皮质激素,对于大于 13 岁青少年或成人患者推荐使用泼尼松（具体用法为第 1~5 天 80mg/d,分两次给药；第 6~10 天 40mg/d,顿服；第 11~21 天 20mg/d,顿服）,对于儿童患者推荐在抗肺孢子菌治疗开始的 7~10 天内予以泼尼松 2mg/（kg·d）,然后在接下来的 10~14 天内逐渐减量。

4. 其他 TMP-氨苯砜（TMP-dapsone）、克林霉素-伯氨喹和阿托伐醌（atovaquone）等也可用于肺孢子虫病的治疗,但不作为首选治疗方案。20%~30%的患者使用 TMP-氨苯砜可出现副作用,主要包括皮疹、发热、恶心和呕吐、转氨酶升高、高铁血红蛋白血症、贫血以及轻度高钾血症等。克林霉素-伯氨喹的副作用包括发热、皮疹、腹泻、贫血、中性粒细胞减少、转氨酶升高、高铁血红蛋白血症等。此外,还需特别注意葡萄糖-6-磷酸脱氢酶（glucose-6-phosphate dehydrogenase，G6PD）缺乏症患者应用氨苯砜、伯氨喹均可导致溶血性贫血和高铁血红蛋白血症。阿托伐醌可用于弓形虫、疟疾以及肺孢子菌感染的治疗,但是其疗效较弱,主要用于成人的轻中度感染,主要副作用包括皮疹、发热、转氨酶升高、恶心、呕吐、中性粒细胞减少和贫血等。此外曲美沙特（trimetrexate）联合亚叶酸（leucovorin）也可用于肺孢子虫病的治疗。目前不

推荐使用棘白霉素类抗真菌药治疗肺孢子虫病。此外，尚有动物实验表明蒿甲醚（artemether）对于 PCP 也有一定的疗效，但还未见将其用于临床治疗的报道。

## 八、预防

肺孢子菌主要通过呼吸道传播，在自然界中广泛存在且可定植于人体内，预防性用药是预防肺孢子虫病的主要措施（表 28-5-2）。使用药物预防肺孢子虫病需明确 2 个问题：①哪些人需要预防性用药；②何时开始用药和持续治疗时间。滥用药物可引起多种副作用，如长期复方磺胺甲噁唑可导致骨髓抑制以及肾损害等。

表 28-5-2　肺孢子虫病的药物预防

| 药物 | 成人 | 儿童 | 备注 |
|---|---|---|---|
| 复方磺胺甲噁唑（TMP-SMX） | 一级预防采用 1 片（80mg TMP+400mg SMX），1 次/d；二级预防采用 2 片（160mg TMP + 800mg SMX），1 次/d | TMP 5mg/（kg · d）+SMX 25mg/kg，1 次/d（或 12.5mg/kg，2 次/d） | 也可用于弓形虫的预防 |
| 氨苯砜 | 100mg，1 次/d 或 2 次/周 | 2mg/（kg · d）（不超过 100mg），1 次/d | 使用前检查是否存在 G6PD 缺乏 |
| 氨苯砜+乙胺嘧啶+亚叶酸 | 50mg/d，1 次/d<br>50mg，1 次/周<br>25mg，1 次/周 | | 也可用于弓形虫的预防，与乙胺嘧啶合用以减少其副作用 |
| 阿托伐醌 | 1 500mg，1 次/d | 1~3 个月或大于 24 个月儿童：30mg/（kg · d），1 次/d<br>4~23 个月儿童：30mg/（kg · d），1 次/d | 对预防弓形虫可能有效 |
| 喷他脒气溶胶 | 30mg，1 次/月 | 5 岁的儿童剂量与成人相同 | 不能用于弓形虫的预防 |

艾滋病患者是肺孢子虫病的高危人群，但并非所有的艾滋病患者都需要药物预防肺孢子虫病。接受长期 HAART 的艾滋病患者 PCP 的发病率很低，而未接受 HAART 的艾滋病患者 PCP 的发病率可高达 60%~80%，需采取预防措施。艾滋病患者 PCP 的发病率与 CD4$^+$T 淋巴细胞计数密切相关，CD4$^+$T 淋巴细胞计数低于 200 个/μl 的艾滋病患者极易发生 PCP，必须予以预防性用药。CD4$^+$T 淋巴细胞计数大于 200 个/μl 的艾滋病患者，但 CD4$^+$T 淋巴细胞百分比低于 15% 或曾发生过艾滋病相关性机会性感染的患者也应予以预防性用药。儿童的 CD4$^+$T 淋巴细胞计数随着年龄变化有较大波动，因此艾滋病未成年患者预防性用药的时机需根据患者的年龄作相应调整。一般认为需要预防性用药的儿童包括：大于 6 岁儿童的 CD4$^+$T 淋巴细胞计数低于 200 个/μl；2~6 岁的儿童 CD4$^+$T 淋巴细胞计数低于 500 个/μl；12~23 个月的婴儿 CD4$^+$T 淋巴细胞计数低于 750 个/μl；所有的 12 个月以内的高危婴儿以及所有 CD4$^+$T 淋巴细胞百分比低于 15% 的儿童。未使用高效抗逆转录病毒联合治疗的艾滋病患者一旦开始使用药物预防肺孢子虫病应终身持续用药，除非患者的免疫抑制状态逆转。高效抗逆转录病毒联合治疗

可提高艾滋病患者的 CD4$^+$T 淋巴细胞计数，当治疗后 CD4$^+$T 淋巴细胞计数大于 200 个/μl 且持续 3 个月后可停止药物预防肺孢子虫病。此外有研究表明 CD4$^+$T 淋巴细胞>100 个/μl 的低病毒载量艾滋病患者在持续应用高效抗逆转录病毒联合治疗的基础上肺孢子虫病发病率很低，可考虑停止预防性用药。因此对于 CD4$^+$T 淋巴细胞<200 个/μl 的艾滋病患者应当综合考虑患者病情及治疗情况综合分析判断停药标准。

非艾滋病患者是否需使用药物预防肺孢子虫病，并不能完全参照 CD4$^+$T 淋巴细胞计数而应通过对患者发病风险及患者免疫功能的综合性评估，如 CD4$^+$T 淋巴细胞计数大于 200 个/μl 但细胞免疫功能受到抑制的患者也易发生 PCP 应予以预防性用药。非艾滋病患者发生肺孢子虫病的危险因素主要包括应用免疫抑制药物、放疗、移植物抗宿主病和巨细胞病毒感染等。接受抗肿瘤治疗的恶性肿瘤患者（特别是血液系统恶性肿瘤）发生 PCP 与治疗过程中免疫抑制剂的用量及持续时间密切相关。一项回顾性研究表示接受利妥昔单抗治疗的淋巴瘤患者可发生暴发性的 PCP，病情进展快，病死率可高达 33.3%，但患者使用预防性用药可

显著减少 PCP 的发病率。胶原血管病患者 PCP 的发病率低,一般不需药物预防肺孢子虫病。但若患者发生韦格纳肉芽肿病将显著增高其 PCP 的发病率,这可能与大量应用免疫抑制剂治疗有关。目前建议长期(大于 6 周)同时使用 2 种免疫抑制剂和同时使用 3 种及 3 种以上免疫抑制剂的患者都需予以药物预防肺孢子虫病,常用免疫抑制剂包括糖皮质激素、磷脂酶抑制剂、西罗莫司、肿瘤坏死因子拮抗剂、利妥昔单抗等。

使用糖皮质激素是非艾滋病患者发生 PCP 的重要危险因素,约 90% 发生肺孢子虫病的非艾滋病患者有糖皮质激素治疗史,增加糖皮质激素用量或治疗时间都将增加 PCP 的发病率。但是并非所有使用糖皮质激素的患者都易于发生 PCP,如哮喘患者使用糖皮质激素并发 PCP 的危险性很低。一般来说使用泼尼松超过 20mg/d 的患者需预防性用药至少 1 个月。接受异体造血干细胞移植的患者建议在移植后接受预防药物 6 个月,如患者接受免疫抑制药物治疗或发生排斥反应可适当延长预防性用药时间。自体造血干细胞移植患者 PCP 的发病率很低,如患者免疫抑制治疗则可予以 3~6 个月的预防性用药。并非所有的实体器官移植患者均需要预防性用药,一般来说 PCP 的发病率大于 3% 的患者才需预防性用药,如肾移植患者需 3~12 个月的药物预防,而肝移植、肺移植、心脏移植和肠移植患者需要更长时间的药物预防甚至终身用药。有研究表明,肝移植患者 PCP 多发生在移植后的第 7 个月,因此建议患者至少需接受 1 年的药物预防。

复方磺胺甲噁唑是目前应用最广泛的肺孢子虫病的预防药物,最早用于高危儿童的预防性用药,后来发现艾滋病患者预防性使用复方磺胺甲噁唑也可有效降低肺孢子虫病的发病率。目前,复方磺胺甲噁唑已成为高危患者预防 PCP 的首选药物。复方磺胺甲噁唑的用法可以是每周用药 3 天,也可以每天用药。早期的研究显示一周连续用药 3 天后停药 4 天可有效减轻复方磺胺甲噁唑的骨髓抑制作用,且其预防效果与每天用药无明显区别。其后研究显示每周一、三、五用药 3 天,同时药量加倍可取得更好的效果。无法耐受复方磺胺甲噁唑的患者可使用代替预防药物,包括氨苯砜、氨苯砜联合乙胺嘧啶和亚叶酸、阿托伐醌、喷他脒气溶胶。一项比较氨苯砜与复方磺胺甲噁唑预防肺孢子虫

病效果研究结果显示两种药物预防 PCP 的效果无明显区别。静脉注射喷他脒可用于小儿移植患者预防肺孢子虫病,且其安全性好,副作用发生率低。使用喷他脒气溶胶预防 PCP 可能增加发生肺外肺孢子虫病的风险。联合使用磺胺多辛和乙胺嘧啶也可有效预防 PCP,但该治疗易引起 Stevens-Johnson 综合征以及其他危及患者生命的副作用并严禁用于对磺胺类抗生素过敏的患者。此外,磺胺多辛半衰期长达 150 小时,患者在停药后较长的一段时间内仍有较高的血液浓度。

## 九、预后

PCP 如不治疗其病死率极高,接近 100%。早期抗真菌治疗可有效降低患者的病死率。艾滋病患者经积极抗肺孢子菌治疗后病死率可降低至 15% 以下,然而严重肺孢子菌感染导致患者出现呼吸衰竭相关病死率仍高达 60%。非艾滋病患者发生肺孢子虫病经治疗后病死率高达 40%,治疗过程中出现低氧血症和低血红蛋白血症、老年患者、PCP 复发等提示患者预后不佳。

## 第六节　组织胞浆菌病

组织胞浆菌病(histoplasmosis)是常见的地方流行性真菌病。患者感染组织胞浆菌后大多自限,在一定的条件下也可导致急性或慢性肺部感染和播散性感染。

### 一、病原学

组织胞浆菌是一种嗜热双相型真菌,在温度低于 35℃ 的环境中组织胞浆菌为菌丝相,可分裂产生分生孢子进行增殖。环境中的组织胞浆菌孢子可通过呼吸道等途径侵入人体内导致感染。在人或动物的体内或 35~37℃ 培养条件下,组织胞浆菌可转变为长度 2~4μm 酵母样真菌,可寄生于巨噬细胞并通过出芽繁殖。组织胞浆菌可分美洲型和非洲型两种,前者呈全球性分布以美洲多见;后者主要流行于非洲。流行病学调查研究显示,我国大陆地区发病患者多以美洲型组织胞浆菌感染为主。

### 二、流行病学

虽然在全球范围内各地区均有组织胞浆菌病报道,但该疾病患者主要聚集于美国的中部和东南

部各州、拉丁美洲、非洲和亚洲部分地区,因此目前认为组织胞浆菌病仍是一种地方流行性真菌病。组织胞浆菌病流行区域内有 50%~80% 的成年人曾经感染组织胞浆菌但并未出现临床症状。在美国约有 4 000 万组织胞浆菌病感染者,主要分布于俄亥俄州和密西西比河地区。上述地区环境潮湿,土壤堆积鸟类以及蝙蝠的排泄物且呈酸性环境有利于组织胞浆菌的生长繁殖是造成组织胞浆菌病流行的主要原因。组织胞浆菌主要通过呼吸道感染人并致病,也可经皮肤黏膜及胃肠道等其他途径侵入人体。人感染组织胞浆菌在各年龄阶段及性别均有报道,但 40 岁以上成年人为高发人群,儿童感染后多呈现急性发病且进展较快。流行病学分析表明发生严重组织胞浆菌感染相关危险因素主要有:长时间暴露于组织胞浆菌污染环境中、男性、婴儿和细胞免疫功能缺陷者。除人类外,马、狗、猫、鼠等动物也可感染组织胞浆菌并致病。

### 三、发病机制及病理

组织胞浆菌病孢子通过呼吸道进入人体内是其主要感染途径。组织胞浆菌分生孢子进入肺泡后可被中性粒细胞和巨噬细胞识别并吞噬。但是被吞噬后的组织胞浆菌并不会被灭活,而是由菌丝相转变为酵母样真菌相继续在巨噬细胞内生长繁殖,并随巨噬细胞播散至肺门、纵隔淋巴结等甚至导致全身播散性感染。组织胞浆菌感染初期,大多数的患者并无明显的临床症状。感染数周之后巨噬细胞可激活 T 淋巴细胞分泌 γ 干扰素、IL-12、TNF-α 以及引发针对组织胞浆菌感染的特异性免疫反应,此时患者可出现感染症状表现。

患者暴露于组织胞浆菌后是否发生感染以及感染后发病的严重程度与多个因素相关,常见影响因素有经呼吸道吸入孢子的数量、被感染者基础免疫功能状态以及是否合并其他基础疾病等。健康人低水平暴露于组织胞浆菌,病程大多呈自限性,可无临床症状出现。然而对于免疫功能低下的人群,即使仅暴露于极少量组织胞浆菌分生孢子也可造成该患者出现严重的肺部或全身播散性感染。细胞免疫功能缺陷患者感染组织胞浆菌易进展为全身播散性感染。播散性组织胞浆菌病可累及全身多个组织及器官,常见的感染部位包括骨髓、脾脏、肝脏、肾上腺和皮肤黏膜。此外健康人若暴露于含有大量组织胞浆菌病原体的特殊环境中(如

流行区域旧建筑进行拆除),也可能出现危及患者生命的严重感染。当被感染者同时存在肺部基础疾病(如肺气肿等)并导致肺部出现结构改变时,侵入肺部的组织胞浆菌往往难以清除,常可导致慢性肺组织胞浆菌病。与结核病不同,免疫功能健全人感染组织胞浆菌治愈后极少复发,这主要是由于感染过程中可获得针对组织胞浆菌的特异性免疫。

组织胞浆菌病典型的病理表现为肺门及纵隔淋巴结等受累组织出现肿大、坏死可伴钙化。严重肿大的淋巴结可压迫邻近大血管、气管以及食管。坏死的淋巴结可破裂导致纵隔内的瘘管形成(如支气管食管瘘)。在流行地区无明显临床症状人群中也可发现纵隔淋巴结以及肝脾钙化等组织胞浆菌感染证据。慢性组织胞浆菌病病理学可表现为肺部组织坏死和纤维化。

### 四、临床表现

肺是组织胞浆菌最常见的感染部位,绝大多数健康人感染后并不出现临床症状或仅有轻微的临床症状。若感染者存在细胞免疫缺陷,则可引起播散性感染甚至危及生命。组织胞浆菌病根据病程及严重程度不同可分为以下三型。

#### (一)急性肺组织胞浆菌病

绝大多数情况下组织胞浆菌急性感染呈自限性,并不需要特殊治疗。部分患者肺部感染组织胞浆菌后可出现发热、寒战、乏力、干咳、前胸不适感以及肌肉疼痛等不适。少数患者还可出现关节疼痛以及结节性红斑。上述表现并非由组织胞浆菌直接侵犯所导致,而是由机体对组织胞浆菌所产生的免疫炎症反应引起。组织胞浆菌肺部感染患者进行胸部影像学检查可见肺部出现多发结节浸润影。免疫功能低下患者并发急性肺组织胞浆菌病进展较快,典型临床表现为高热、寒战、呼吸困难以及咳嗽甚至可迅速进展为呼吸衰竭。该类患者胸部影像学检查表现为肺部弥漫性浸润。此外流行区域发现肺门或纵隔淋巴结结节患者,应考虑急性肺组织胞浆菌病可能,但需要与芽生菌、支原体、军团菌以及衣原体等病原体感染进行鉴别。其中芽生菌与组织胞浆菌的流行地区存在重叠,且两种病原体感染所导致临床症状和胸部影像学检查极为相似,导致临床上难以区分,需参考微生物检查结果鉴别。

### （二）慢性肺组织胞浆菌病

慢性肺组织胞浆菌病为慢性进展性疾病，绝大多数的患者为合并 COPD 的老年人。该疾病临床典型表现为进行性加重的咳嗽咳痰及呼吸困难、低热、乏力、厌食、盗汗、体重减轻以及咯血等，最终可出现呼吸衰竭。患者行胸部影像学检查可见一侧或两侧肺尖部位出现多个空洞性浸润病灶并伴有胸膜增厚表现。慢性肺组织胞浆菌病临床和影像学表现与结核、非结核分枝杆菌以及其他真菌病原体所导致肺部感染相似，需注意鉴别。

### （三）播散性组织胞浆菌病

播散性组织胞浆菌病以全身单核吞噬细胞系统受累为特征，多见于艾滋病等免疫功能缺陷疾病合并组织胞浆菌感染患者。约 70% 播散性组织胞浆菌病患者合并有不同程度的免疫功能不全，其中高危人群包括 $CD4^+T$ 淋巴细胞计数小于 150 个/$\mu l$ 的艾滋病患者、新生儿、白血病患者、接受器官移植者和使用糖皮质激素等抑制免疫功能药物（如氨甲蝶呤）患者。播散性组织胞浆菌病若不及时治疗病死率极高，但早期诊断发现后予以抗真菌治疗等可明显改善预后。

播散性组织胞浆菌病可累及全身多个组织器官，常见受累部位包括中枢神经系统、皮肤黏膜、胃肠道和肾脏等。播散性组织胞浆菌病根据病程长短可分为急性和慢性感染，常见临床表现包括寒战、发热、体重减轻、低血压、呼吸困难、肝脾大以及皮肤黏膜损伤等，严重感染时可出现急性呼吸衰竭、休克、凝血功能障碍甚至多器官功能衰竭。胸部 X 线或 CT 等影像学检查可见肺部弥漫性浸润病灶，实验室检查可发现患者血沉加快、碱性磷酸酶增多、全血细胞减少。有 10%~20% 播散性组织胞浆菌病患者出现中枢神经系统累及，尤其多见于艾滋病患者，具体可表现为脑膜炎症，也可表现为脑实质损害。中枢神经系统受累患者可出现神志不清、头痛、脑神经损伤和癫痫发作等。该类患者行脑脊液检查可发现蛋白水平升高和白细胞计数增多。皮肤黏膜受损也多见于艾滋病患者，具体临床表现为皮肤丘疹、脓疱以及溃疡。组织胞浆菌感染极少累及心内膜，可见于心瓣膜置换术后患者，一旦发生预后差，病死率高，临床中应当注意将播散性组织胞浆菌病与其他病原体所引起的败血症相鉴别，对于合并艾滋病患者需特别注意与鸟分枝杆菌、结核分枝杆菌等感染鉴别。

## 五、并发症

组织胞浆菌病引起的并发症主要包括肉芽肿性纵隔炎、纤维性纵隔炎以及心包炎等。肉芽肿性纵隔炎由慢性组织胞浆菌病导致的纵隔淋巴结炎症和坏死引起。纵隔内肿大的淋巴结可压迫邻近大血管、气管以及食管引起吞咽及呼吸困难等。此外坏死的淋巴结还可破裂，形成纵隔内瘘管如支气管食管瘘等。慢性组织胞浆菌病患者典型影像学表现为纵隔淋巴结增大，CT 可见肿大的淋巴结中心坏死灶，甚至累及病灶周围器官组织（如食管和血管）。纤维性纵隔炎是肺组织胞浆菌病的罕见并发症，病理学表现为原因不明的肺门纵隔淋巴结纤维化。纤维性纵隔炎可导致呼吸道、上腔静脉以及肺动静脉阻塞，最终可引起右心衰竭和呼吸衰竭。病情严重者可出现双侧肺血管阻塞，尽管较为罕见但一旦发生预后较差。纤维性纵隔炎典型临床表现为反复发作的肺部感染症状、咯血和呼吸衰竭，胸部影像学检查表现为纵隔增大。组织胞浆菌感染所致心包炎由邻近组织感染波及心包所致，极少数的患者可发展为缩窄性心包炎，病情严重者可出现循环衰竭。此外组织胞浆菌感染眼部可导致视网膜功能障碍造成永久性视力丧失，感染后脉络膜新生血管（choroidal neovascularization, CNV）是导致视力丧失的主要原因之一，但其发病机制仍有待进一步研究。

## 六、实验室检查

### （一）血常规检查

组织胞浆菌感染者血常规检查可出现红细胞及白细胞减少，播散性组织胞浆菌病患者还可出现血沉加快、碱性磷酸酶升高以及全血细胞减少。

### （二）显微镜检查

显微镜下观察组织样本查找病原体可快速诊断组织胞浆菌感染，组织胞浆菌播散性感染者的支气管肺泡灌洗液、骨髓以及其他组织器官组织标本镜检均可进行显微镜检查。组织胞浆菌典型镜下表现为直径 2~4μm 真菌且多聚集于巨噬细胞内。但该项检查敏感性较低，临床中仅有一半的播散性组织胞浆菌病患者可通过该项检查确诊。

### （三）真菌培养及鉴定

真菌培养及鉴定是诊断组织胞浆菌病的"金标准"，但是组织胞浆菌体外培养生长缓慢至少需 6

周才能得到培养结果,且存在假阴性可能。据统计播散性组织胞浆菌病患者和慢性肺组织胞浆菌病患者所有组织及体液样本的真菌培养阳性率均<75%,其中急性肺组织胞浆菌病患者的支气管肺泡灌洗液的真菌培养阳性率约为50%;脑膜炎患者的脑脊液培养阳性率<50%。总体来说支气管肺泡灌洗液、骨髓以及血液样本进行组织胞浆菌培养敏感性较高。但是组织胞浆菌在骨髓中并不呈均匀性分布,单次骨髓培养检查可能造成漏诊,多次不同部位检查可明显提高阳性率。痰培养阳性多见于慢性肺组织胞浆菌病,其他情况下痰组织胞浆菌培养结果多为阴性。

### (四) 血清学试验

血清学检测方法最常用于检测血清中的组织胞浆菌抗体,常用血清学检测方法包括免疫扩散和补体结合试验。急性组织胞浆菌感染后约1个月进行血清学检测可出现阳性结果,但感染初期进行该项检测可出现假阴性结果。此外艾滋病和其他免疫功能受到抑制患者进行血清学检查存在假阴性可能。组织胞浆菌感染治愈后相关抗体仍可持续存在数年,因此血清学检查结果有假阳性可能。针对感染早期和免疫功能低下的患者,可通过检测患者尿液和血清中的组织胞浆菌抗原进行血清学诊断。抗原血清学检查应用于播散性组织胞浆菌病患者诊断的阳性率可达95%以上,急性肺组织胞浆菌病的抗原阳性率也可达到80%。组织胞浆菌脑膜炎患者的脑脊液和肺炎患者的支气管肺泡灌洗液中也可有相关抗原检出。但是组织胞浆菌抗原与美洲型组织胞浆菌、芽生菌、球孢子菌、副球孢子菌以及马尔尼菲青霉等其他病原体存在交叉反应,单纯依靠该项检查进行诊断有误诊可能。

### (五) 分子生物学诊断方法

基因探针、PCR等分子生物学诊断方法也有报道可用于组织胞浆菌病的检查,且其敏感性和特异性高,即使是存在免疫抑制的患者也可取得较理想的结果。

## 七、诊断

组织胞浆菌病的临床表现缺乏特异性,诊断需要通过对临床症状、实验室检查以及影像学检查进行综合分析。真菌培养鉴定是诊断组织胞浆菌病的"金标准"。组织病理学检查观察器官组织受累表现可为诊断提供有力支持证据。对于艾滋病患者或其他存在免疫功能抑制的患者,组织病理学检查及培养鉴定可与结核分枝杆菌等其他病原体进行鉴别。由于组织胞浆菌抗体出现时间较晚,血清学抗体检测对于诊断急性感染的价值不大,主要用于自限性肺组织胞浆菌诊断。抗原的检测对于组织胞浆菌感染诊断具有很高的敏感性和特异性,但是由于组织胞浆菌抗原存在与其他病原体抗原交叉,需结合其他检查结果进行综合判断。

## 八、治疗

### (一) 一般及对症支持治疗

组织胞浆菌感染治疗过程中应加强护理,尽量避免患者再次暴露于病原体,同时积极治疗患者基础疾病。患者应当给予充足的营养,嘱患者进食高蛋白高热量食物,以提高机体抵抗力。对于严重恶心、呕吐不能进食的患者或手术后暂不能进食的患者,可予以肠外营养支持。对于发热患者可予以降温措施,推荐使用物理降温。在抗真菌治疗的过程中还需定期监测患者的肝肾功能和电解质水平。

### (二) 抗真菌治疗

大多数的急性肺组织胞浆菌病病情较轻且可自愈,一般不需要抗真菌治疗,如在出现症状后1个月仍无好转,则可考虑抗真菌治疗(推荐治疗方案见表28-6-1)。抗真菌治疗的药物主要包括两性霉素B和伊曲康唑。轻、中度组织胞浆菌感染患者的治疗首选伊曲康唑,使用伊曲康唑治疗期间需注意监测伊曲康唑的血药浓度,以确保血药浓度维持在2~10μg/ml。此外伊曲康唑还存在肝毒性,严重者可导致急性肝衰竭,在治疗期间需定期检测患者肝功能。泊沙康唑、伏立康唑、氟康唑等其他唑类药物可用于对伊曲康唑不耐受或治疗效果不佳的组织胞浆菌感染患者的治疗。中、重度组织胞浆菌感染患者的治疗应优先选用两性霉素B,待病情好转后可换用伊曲康唑。由于两性霉素B存在较多的副作用,治疗期间需持续监测患者的肝肾功能、血细胞计数以及电解质水平。目前认为与两性霉素B传统制剂相比,两性霉素B脂质体治疗组织胞浆菌感染疗效更佳。但在合并肾功能不全患者中,由于两性霉素B传统制剂的肾毒性较低仍应当作为首选药物。

表 28-6-1　组织胞浆菌病的推荐治疗方案

| 类型 | 推荐治疗方案 | 备注 |
|---|---|---|
| 急性肺组织胞浆菌病 | 先使用两性霉素 B[3~5mg/(kg·d)]±糖皮质激素治疗 1~2 周,之后使用伊曲康唑(200mg,2 次/d)治疗 12 周。治疗期间需监测肝肾功能 | 大部分急性肺组织胞浆菌病患者可自愈,如在出现症状后 1 个月仍无好转,则可考虑抗真菌治疗 |
| 慢性空洞性肺组织胞浆菌病 | 伊曲康唑(200mg,1 次/d 或 2 次/d)治疗至少 12 个月。治疗期间需监测肝功能 | 持续治疗直至多次影像学检查发现病情不再继续进展 |
| 进展性播散性组织胞浆菌病 | 先使用两性霉素 B[3~5mg/(kg·d)]±糖皮质激素治疗 1~2 周,之后使用伊曲康唑(200mg,2 次/d)治疗至少 12 个月。治疗期间需监测肝肾功能 | 如患者的免疫抑制状态无逆转,则需继续治疗,以防止复发 |
| 中枢神经系统组织胞浆菌病 | 先使用两性霉素 B[5mg/(kg·d)]±糖皮质激素治疗 4~6 周,之后使用伊曲康唑(200mg,2 次/d 或 3 次/d)治疗 12 个月。治疗期间需监测肝肾功能 | 由于中枢神经系统组织胞浆菌病易复发,需使用两性霉素 B 更长时间。使用伊曲康唑维持治疗需持续到脑脊液或 CT 检查完全正常 |

急性肺组织胞浆菌病需 6~12 周的抗真菌治疗,而播散性组织胞浆菌病等严重感染患者需要至少 1 年的抗真菌治疗。播散性组织胞浆菌病治疗结束后 1 年内仍需定期监测患者尿和血清中组织胞浆菌抗原水平,若抗原水平停止下降或出现升高多提示抗真菌治疗失败或组织胞浆菌病复发,需尽快再次抗真菌治疗。之前对于合并组织胞浆菌病感染的艾滋病患者推荐使用伊曲康唑长期维持治疗,近来研究表明对于符合以下几项条件的患者不需抗真菌药物长期维持治疗:①CD4$^+$T 淋巴细胞计数 >150 个/μl;②使用伊曲康唑抗真菌治疗 1 年以上;③没有证据支持存在活动性组织胞浆菌感染;④尿液组织胞浆菌抗原不大于 4ng/ml。此外若其他原因所导致免疫功能低下患者经治疗后免疫功能恢复且无组织胞浆菌活动性感染证据,也不需伊曲康唑维持治疗。

### (三) 并发症治疗方案

组织胞浆菌感染所导致纤维性纵隔炎主要表现为纵隔的慢性纤维化,对于抗真菌药物治疗无效,治疗方案尚有待进一步研究。黄斑部手术和黄斑凝固术可用于眼组织胞浆菌病的治疗。有研究显示抗血管内皮细胞生长因子可代替黄斑部手术和黄斑凝固术用于眼组织胞浆菌病的治疗。中枢神经系统组织胞浆菌病应注意积极防治脑疝、脑积水等并发症的发生。

## 九、预后

急性肺组织胞浆菌病是一种自限性疾病,大多数患者不需治疗预后好。播散性组织胞浆菌病在及时使用抗真菌药物治疗后预后较好,但是感染波及重要器官可导致死亡,如中枢神经系统组织胞浆菌感染患者病死率为 20%~40%。播散性组织胞浆菌病死亡患者多合并免疫功能缺陷且由于各种原因导致无法及时接受抗真菌治疗,未经治疗的播散性组织胞浆菌病患者病死率超过 90%。慢性肺组织胞浆菌病的患者多存在严重的肺部基础疾病,预后较差,患者多可因严重呼吸功能不全死亡。此外组织胞浆菌感染所导致纤维性纵隔炎的预后差,抗真菌治疗往往无效,行血管内支架手术可改善患者生存状况。

(卢洪洲)

### 参 考 文 献

[1] Sutton DA. Basic mycology. Diagnosis and Treatment of Fungal Infections [M]. New York:Springer,2015:11-23.

[2] Liao Y,Chen M,Hartmann T,et al. Epidemiology of opportunistic invasive fungal infections in China:review of literature [J]. Chin Med J (Engl),2013:126(2):361-368.

[3] Hanson KE,Caligiuri P,Wiggins Ⅲ RH,et al. Radiologic imaging techniques for the diagnosis and management of invasive fungal disease [J]. Curr Fungal Infect Rep,2015,9 (2):180-189.

[4] Perfect JR. Fungal diagnosis:how do we do it and can we do better? [J]. Curr Med Res Opin,2013,29 Suppl 4:3-11.

[5] Lewis RE,Fothergill AW. Antifungal agents. Diagnosis and Treatment of Fungal Infections [M]. New York:Springer,

2015：79-97.

[6] Vehreschild M G, Wahlers K, Cornely O. 14 therapeutic strategies in fungal infections [M]// Kurzai O. Human Fungal Pathogens. Berlin Heidelberg：Springer，2014：263-280.

[7] Oren I, Paul M. Up to date epidemiology, diagnosis and management of invasive fungal infections [J]. Clin Microbiol Infect，2014：20 Suppl 6：1-4.

[8] 邢献国,刘辉,孟岩. 科玛嘉念珠菌培养基鉴别念珠菌的系统评价[J]. 国际检验医学杂志, 2015, 36（18）：2688-2690.

[9] Ukekwe FI, Nwajiobi C, Agbo MO, et al. Candidiasis, a rare cause of gastric perforation：A case report and review of literature [J]. Ann Med Health Sci Res, 2015, 5（4）：314-316.

[10] Khodadadi H, Mirhendi H, Makimura K, et al. β-D-glucan assay in diagnosis and monitoring the systemic candidiasis in a rat model [J]. Jundishapur J Microbiol, 2014, 7（6）：e10247.

[11] Ericson JE, Benjamin DK JR. Fluconazole prophylaxis for prevention of invasive candidiasis in infants [J]. Curr Opin Pediatr，2014，26（2）：151-156.

[12] Knitsch W, Vincent JL, Utzolino S, et al. A randomized, placebo-controlled trial of pre-emptive antifungal therapy for the prevention of invasive candidiasis following gastro-intestinal surgery for intra-abdominal infections [J]. Clin Infect Dis，2015，61（11）：1671-1678.

[13] Kim DA, Jeong JS, Kim SR, et al. A Case Report of Mass-Forming Aspergillus Tracheobronchitis Successfully Treated with Voriconazole [J]. Medicine（Baltimore），2015，94（34）：e1434.

[14] Neil JA, Orlandi RR, Couldwell WT. Malignant fungal infection of the cavernous sinus：case report [J]. J Neurosurg，2015，1-5.

[15] Babamahmoodi F, Shokohi t, Ahangarkani F, et al. Rare Case of Aspergillus ochraceus Osteomyelitis of Calcaneus Bone in a Patient with Diabetic Foot Ulcers [J]. Case Rep Med，2015，2015：509827.

[16] 申晓敏,李顺天. 侵袭性曲霉菌病的实验室诊断 [J]. 国际检验医学杂志,2015,09：1270-1272.

[17] Avni T, Levy I, Sprecher H, et al. Diagnostic accuracy of PCR alone compared to galactomannan in bronchoalveolar lavage fluid for diagnosis of invasive pulmonary aspergillosis：a systematic review [J]. Journal Clin Microbiol,2012, 50（11）：3652-3658.

[18] Beam KT, Coop CA. Steroid sparing effect of omalizumab in seropositive allergic bronchopulmonary aspergillosis [J]. Allergy Rhinol（Providence），2015,6（2）：143-145.

[19] Brito-Santos F, Barbosa GG, Trilles L, et al. Environ-mental isolation of Cryptococcus gattii VGII from indoor dust from typical wooden houses in the deep Amazonas of the Rio Negro basin [J]. PLoS One, 2015, 10（2）：e0115866.

[20] Espinel-Ingroff A, Kidd SE. Current trends in the prevalence of Cryptococcus gattii in the United States and Canada [J]. Infect Drug Resist，2015，8：89-97.

[21] Almeida F, Wolf JM, Casadevall A. Virulence-Associated Enzymes of Cryptococcus neoformans [J]. Eukaryot Cell, 2015,14（12）：1173-1185.

[22] Colombo AC, Rodrigues ML. Fungal colonization of the brain：anatomopathological aspects of neurological crypto-coccosis [J]. An Acad Bras Cienc, 2015,87（2 Suppl）：1293-1309.

[23] Franco-Paredes C, Womack T, Bohlmeyer T, et al. Management of Cryptococcus gattii meningoencephalitis [J]. Lancet Infect Dis,2015,15（3）：348-355.

[24] Xie X, Xu B, Yu C, et al. Clinical analysis of pulmonary cryptococcosis in non-HIV patients in south China [J]. Int J Clin Exp Med,2015,8（3）：3114-3119.

[25] Sokulska M, Kicia M, Wesolowska M, et al. Pneumocystis jirovecii-from a commensal to pathogen：clinical and diagnostic review [J]. Parasitol Res, 2015, 114（10）：3577-3585.

[26] Tasaka S. Pneumocystis Pneumonia in Human Immunodeficiency Virus-infected Adults and Adolescents：Current Concepts and Future Directions [J]. Clin Med Insights Circ Respir Pulm Med,2015,9（Suppl 1）：19-28.

[27] Chew LC, Maceda-Galang LM, Tan YK, et al. Pneumocystis jirovecii pneumonia in patients with autoimmune disease on high-dose glucocorticoid [J]. J Clin Rheumatol,2015,21（2）：72-75.

[28] Cerón I, Rabagliati R, Langhaus J, et al. Pneumocystis jiroveci pneumonia：comparative study of cases in HIV-infected patients and immunocompromised non-HIV-infected patients [J]. Rev Chilena Infectol, 2014, 31（4）：417-424.

[29] Lopez-Sanchez C, Falco V, Burgos J, et al. Epidemiology and long-term survival in HIV-infected patients with Pneumocystis jirovecii pneumonia in the HAART era：experience in a university hospital and review of the literature [J]. Medicine（Baltimore），2015,94（12）：e681.

[30] Carreto-BInaghi LE, Damasceno LS, Pitangui nde S, et al. Could Histoplasma capsulatum Be Related to Healthcare-Associated Infections? [J]. Biomed Res Int, 2015, 2015：982429.

[31] Martin-Iguacel R, Kurtzhals J, Jouvion G, et al. Progressive disseminated histoplasmosis in the HIV population in Eu-

rope in the HAART era. Case report and literature review [J]. Infection,2014,42(4):611-620.

[32] Riddell J T, Kauffman C A, Smith J A, et al. Histoplasma capsulatum endocarditis: multicenter case series with review of current diagnostic techniques and treatment [J].

Medicine(Baltimore),2014,93(5):186-193.

[33] Adenis AA, Aznar C, Couppie P. Histoplasmosis in HIV-Infected Patients: A Review of New Developments and Remaining Gaps [J]. Curr Trop Med Rep, 2014, 1: 119-128.

# 第二十九章 寄生虫病

## 第一节 寄生虫病概述

寄生虫病是由寄生虫感染人体后引起的疾病。属于由病原体引起的疾病,归为感染性疾病,其中传染性比较强的,可以引起传播的称为传染病,所以,感染性疾病不一定有传染性,故有人认为寄生虫病有别于传染病。但习惯上仍将寄生虫病列入传染病学。宿主感染寄生虫后无明显的临床症状和体征时,称为寄生虫感染(parasitic infection);有明显的临床表现时,称为寄生虫病(parasitic disease)。有无临床表现决定于寄生虫虫卵的毒力、数量、逃避宿主反应的能力,以及宿主的营养与免疫状态等。近年来研究显示宿主与寄生虫的基因呈现显著的多样性,因而,导致宿主感染寄生虫后临床表现和预后的多样性。

寄生虫病学发展在历史上几乎是与寄生虫学发展共进共退的,但寄生虫病学作为学科的发展稍后于寄生虫学。迄今已发现可寄生于人体的寄生虫多达270种以上,其中仅16%具有严格的人类宿主特异性,即这些寄生虫与人处于最"适宜"的相互适应状态。在一些新的寄生虫中,与人的相互适应程度愈差,对人危害愈大,例如:耐格里属阿米巴是一类致病性自由生活阿米巴,可不依赖宿主而生存,一旦侵入人体,可引起几乎是不可逆的致病性感染。还有一些人类为其非适宜宿主的寄生虫,可在人体引起幼虫移行症,并出现明显的病理表现,如斯氏狸殖吸虫、犬和猫弓首线虫等。一般来说,寄生于组织内的寄生虫要比寄生于腔道内的寄生虫致病性要强;幼虫要比成虫所致的病理损害严重;机会性寄生虫感染常引起致死性后果,如卡氏肺孢菌、隐孢子虫感染等多发生于原发性或继发性免疫缺陷患者(艾滋病、抗肿瘤治疗等),这是宿主免疫状态与临床联系最明显的例证。

## 一、寄生虫病对人类的危害和我国寄生虫病的现状

寄生虫病是严重危害人类健康和危害家畜的一大类传染病,位于热带和亚热带地区的发展中国家尤为严重,威胁着人类的健康和生命,并造成重大经济损失。联合国开发计划署(UNDP)、世界银行(WB)、世界卫生组织(WHO)、热带病研究和培训规划署(TDR)要求防治和资助研究课题中列为前五项的均为寄生虫病,包括疟疾、血吸虫病、丝虫病、利什曼病和锥虫病。目前,估计上述5种疾病的全世界感染人数和受威胁人数分别是疟疾为2.67亿和21亿;血吸虫病为1.9亿和6亿;丝虫病中淋巴丝虫病为0.9亿和9.05亿;盘尾丝虫病为0.136亿和0.9亿;利什曼病为0.12亿和3.5亿;非洲锥虫病为每年2.5万和0.5亿,美洲锥虫病为0.16亿~0.18亿和0.9亿。此外,全球钩虫感染人数为9亿;蛔虫感染为10.08亿,约占世界人口的22%,尤以发展中国家更为严重,约半数以上的儿童营养与发育受到明显影响。近年来国际社会对被忽视的热带病(neglected tropical diseases,NTD)十分重视,2007年,Hotez等将NTD定义为极端贫困人群中最常见的慢性感染性疾病。主要包括寄生虫病和细菌性疾病,即7种蠕虫病(蛔虫、钩虫、鞭虫、淋巴丝虫病、盘尾丝虫病、麦地那龙线虫病和血吸虫病);3种媒介传播性寄生虫病,即美洲锥虫病(查加斯病)、人体非洲锥虫病(睡眠病)和利什曼病;3种细菌性感染,即布鲁里溃疡、麻风病和颗粒性结膜炎;另外登革热、螺旋体病、类圆线虫病、食源性吸虫病、囊尾蚴和疥疮等疾病也属于NTD的范畴。2007年,第一次NTD全球合作组织会议在日内瓦召开,同时 PLoS 杂志创刊。WHO制定"全球抗击NTD 2008—2015规划"。2008年,美国设立"NTD总统基金"。鉴于NTD的共同特点,国际上常把它们作为一个统一整体来开展防治

工作,并与艾滋病、疟疾和结核开展联合控制。NTD的综合控制策略已成为全球公共卫生的一种模式。另外全球食源性吸虫病,包括华支睾吸虫病、麝猫后睾吸虫病、并殖吸虫病和布氏姜片虫等呈上升趋势,特别是东南亚和西太平洋地区。据估计目前全球感染吸虫病人数约 4 000 万,而受感染威胁的人口达7.5 亿。

我国幅员辽阔,地跨寒、温、热带,自然条件千差万别,人民生活和生产方式复杂多样,加之中华人民共和国成立前经济不发达,寄生虫病是危害我国人民健康、影响经济发展的主要疾病,是普遍存在的公共卫生问题。中华人民共和国成立以后,把疟疾、血吸虫病、丝虫病、黑热病和钩虫病列为重点防治的"五大寄生虫病",经过十几年的艰苦奋斗,取得了举世瞩目的成就。据 1988—1992 年全国第一次人体寄生虫分布调查结果,全国寄生虫总感染率为 62%~63%。卫生部发布全国第二次人体重要寄生虫病现状调查(2001—2004 年),蠕虫总感染率为 21.74%,钩虫、蛔虫、鞭虫较第一次调查下降了 60.72%、71.29% 和73.60%。华支睾吸虫感染有明显上升,特别是广东、广西和吉林三省区的感染率分别较第一次调查上升了 182%、164% 和 630%。四川、西藏两地的绦虫感染率上升幅度分别为 98% 和 97%。棘球蚴病在西部地区流行仍较严重。据 2014—2016 开展的全国第三次人体重点寄生虫病现状调查结果,虽然蠕虫加权感染率下降至 5.10%,重点流行省区的华支睾吸虫和绦虫感染率亦有所下降,但重点寄生虫感染人数仍然巨大,提示寄生虫病仍是危害我国居民身体健康的重要公共问题。

我国寄生虫病的防治工作还存在一些困难和问题,已取得显著成绩的寄生虫病的发病情况仍不稳定,血吸虫近年在某些病原已控制的地区又死灰复燃,生态环境的改变对血吸虫的流行将产生不同程度的影响,如不注意防患于未然,则有可能存在极大的潜在危害。疟疾尤其是恶性疟疾还未得到有效控制,传播疟疾的蚊媒难以消灭,加上人口的大量流动和恶性疟原虫抗药性的增加,近年来时有发生流行和局部疫情回升现象。随着人们生活水平的不断提高,饮食方式和习惯也发生了很大的变化。而目前人们热衷的烧烤、海鲜、特色牛排、麻辣小龙虾等越来越丰富多样化的饮食习惯,导致了近几年食源性人体寄生虫病的感染有抬头的趋势,给人们的健康造成了新的威胁,也给寄生虫病的防控带来了新的挑战。对外交往和旅游业的发展,使得国外一些寄生虫病和媒介输入,给我国寄生虫病的防治带来新课题。因免疫缺陷患者(艾滋病、器官移植、癌肿化疗患者)的增多,机会性寄生虫病如隐孢子虫病、肺孢子虫病、弓形虫病也给我们带来新的威胁。另外,尚有新的寄生虫病不断涌现。例如,1990 年 Orenstein 首先在艾滋病患者中发现 20 例微孢子虫感染者,据国外文献报道,15%~27% 的艾滋病患者的腹泻是由微孢子虫引起的。国内尚无确切的病例报道。寄生虫病在全世界范围内流行情况可总结为"旧病未除,又添新患"。自 20 世纪 70 年代以来,世界范围内新发现和再现的寄生虫病原体以及媒介传播有关的虫媒病有近 30 种。然而,不少人对寄生虫病防治工作的长期性、复杂性、反复性认识不足,出现对其防治工作轻视化的倾向;对寄生虫病,尤其对少见、散发的寄生虫病误诊或漏诊并不少见。目前,我国从事寄生虫病的工作者大多数并非一线临床医师,这些从事寄生虫学与寄生虫病科研与防治的工作人员应深入医院,更多地接触临床,更好地为患者服务。

2015 年 10 月,中国科学家屠呦呦因在抗疟药物青蒿素研发过程中的突出贡献,与发现另一种抗寄生虫病药物阿维菌素的日本科学家大村智(Satoshi Ōmura)和爱尔兰科学家威廉·坎贝尔(William C Campbell),共享 2015 年度诺贝尔生理学或医学奖。在全球愈发重视慢性非传染性疾病防治的背景下,2015 年度诺贝尔生理学或医学奖颁发给了发现抗寄生虫病药物的科学家,提醒着全球不能忽视寄生虫病对人类健康的危害。

## 二、寄生虫病的分类

世界上现存的动物种类有 150 万种到 450 万种,而被描述和分类的种类已超过 1 000 种。现在的动物分类系统有界、门、纲、目、科、属、种七个阶元。寄生虫学作为动物学的一个分支,习惯上沿用原虫学、蠕虫学及昆虫学作为医学寄生虫学的三个组成部分,蠕虫并不是严格意义上的分类术语。根据动物分类系统,寄生虫主要集中在动物界无脊椎动物的 7 个动物门:节肢动物门、扁形动物门、棘头动物门、线形动物门、内足鞭毛门、顶复门和纤毛门。所属的各种营自由和寄生虫的动物,习惯上统称为蠕虫,因其可借助肌肉伸缩而蠕动得名。昆虫学研究对象包括节肢动物门内与昆虫地位相当的甲壳纲及蛛形纲等。寄生虫病是研究寄生虫寄生人体后引起疾病的一门学科,寄生虫学的进展促进寄生虫病的发展,就是由虫及病,对病的研究又促进寄生虫学的进步,两者是相辅相成的。至今寄生虫病仍分为原虫病、蠕虫病(线虫病、吸虫病和绦虫病)和节肢动物性疾病(蝇蛆病、虱病、松毛虫病、疥疮、舌形虫病)。

目前,可用于鉴别寄生虫种、亚种和株的精确而敏感的方法是用分子生物学的方法对物种进行基因型的检测,但由于 DNA 序列分析技术较复杂,设备要求较高,人们正在寻找简易、快速、特异性强、敏感性高的好方法,其中有 DNA 限制性内切酶酶切片段长度多态性(RFLLP)图谱、聚合酶链反应(PCR)、随机扩增多态性 DNA(RAPD)、简单重复序列鉴定(SSR-PCR)等。特别是新近的分子生物学技术,例如,mRNA 差异显示技术、基因表达连续分析技术、双杂交酵母系统的应用,不仅有助于寄生虫的分类,而且有助于寄生虫病发病机制与诊断的研究。

### 三、寄生虫感染免疫与免疫诊断

#### (一)寄生虫感染的临床免疫特点

通常情况下,人们缺乏有效抵抗寄生虫感染的先天免疫力而对寄生虫呈普遍易感状态:同一宿主可同时感染多种寄生虫;多数寄生虫感染宿主后所诱导的机体免疫保护力多不足以保护宿主免除同种病原体的再次感染,因而患者(即使在化疗治愈后)多次接触同一种寄生虫仍可反复感染。

一种寄生虫只能与某种或某些宿主建立寄生关系,此称为宿主特异性。寄生虫生活史的各个发育期需要相应的宿主提供适合于它生存、发育乃至繁殖的物理、化学的条件及营养环境,而且宿主对它不具有先天免疫力。宿主特异性受寄生虫和宿主双方的遗传基因控制,例如,阴道毛滴虫仅能寄生于人体,我国台湾地区的日本血吸虫在人体内不能发育成熟和排卵。缺乏 Duffy 抗原基因的非洲居民不感染疟原虫感染。

除原虫外,寄生虫均为多细胞生物。寄生虫复杂的个体结构和生活史,虫群种系发生中表现的遗传差异、种内变异及因适应周围环境所产生的生化代谢变化等原因,致使寄生虫的抗原极其复杂,可以是蛋白质、糖蛋白、糖脂或多糖。寄生虫的不同虫种、虫株、虫期均可具有特异性抗原,而相互之间又可能存在交叉抗原,寄生虫抗原根据来源可粗分为排泄/分泌抗原和体抗原(somatic antigen)。研究应针对其在免疫应答及其在宿主抵抗力的发展、免疫病理损害的发生和免疫调节中所发挥的重要作用,以及在免疫诊断和免疫预防中的可利用性。

寄生虫感染后宿主免疫效应机制呈多样性,不仅有细胞免疫而且有体液免疫参与。大多引起不完全免疫或无明显免疫力,导致多数寄生虫病在临床上表现为慢性病程。在流行病学上宿主常出现重复感染或再感染,这可能是由于在感染期间,受所出现的循环抗体种类的变化、抗原的持续刺激或免疫复合物形成的影响,免疫应答的种类及调节机制发生了改变的缘故。所以,此时免疫紊乱现象较为普遍。

#### (二)宿主免疫应答过程的复杂网络

宿主感染寄生虫后,宿主对寄生虫的免疫应答和寄生虫的免疫逃避以及来自宿主与寄生虫的免疫调节相互作用和制约,共同构成了寄生虫感染免疫的复杂网络。免疫应答一般可分为先天性和后天性,后天性又可分为后天获得性非特异性和特异性免疫两种。其基本过程分为 3 个阶段:①抗原处理与递呈阶段;②T 细胞的激活与细胞因子分泌阶段;③免疫效应阶段(体液免疫与细胞免疫)。

1. 免疫效应的最终杀虫机制

(1) 非抗体依赖的细胞免疫:主要由巨噬细胞、细胞毒性 T 细胞(CTL)、自然杀伤细胞(NK)等效应细胞对寄生虫的杀伤作用,此在寄生虫感染中起重要作用,巨噬细胞经以 IFN-γ 为主的巨噬细胞激活因子激活后,通过释放氧化物($H_2O_2$、$O_2$、$O^-$、$OH^-$)、水解酶、TNF 等杀死细胞内寄生的硕大利什曼原虫、刚地弓形虫、枯否锥虫等。

(2) 体液免疫:抗体可单独作用于虫体或在补体参与下杀伤虫体或使它们失去侵入靶细胞的能力,也可在中性粒细胞、嗜酸性粒细胞和血小板等效应细胞参与下以依赖抗体的细胞毒性(antibody-dependent cellular cytotoxicity,ADCC)的形式发挥效应。一般认为,体液免疫在细胞外寄生虫感染中起重要作用,例如,杀死血吸虫童虫的机制。

2. 免疫应答的结果 包括保护性免疫和免疫损害作用(宿主组织损伤和免疫病理变化)。既能清除寄生虫,又能对再感染具有完全的抵抗力的免疫应答称为消除性免疫,对寄生虫而言的保护性免疫应答大多属非消除性免疫,包括带虫免疫和伴随免疫。宿主对寄生虫的免疫病理性应答主要包括:①免疫应答本身具有的致病作用;②宿主对寄生虫抗原产生的超敏反应;③某些寄生虫感染时产生自身抗体引起宿主的损害;④寄生虫感染后过度产生某些细胞因子也会有致病作用;⑤非特异性免疫抑制;⑥诱导宿主某些组织细胞凋亡。

寄生虫与宿主长期的相互适应过程中，许多寄生虫能通过各种手段来逃避宿主的免疫反应，此称免疫逃避，机制有二：

（1）宿主遗传因素决定的免疫无应答或低应答状态、新生儿的免疫无反应性、成熟宿主免疫低反应期。例如，哺乳期、妊娠期、应激反应期、年老体弱、严重营养不良，合并有某些病原体（病毒、细菌或寄生虫）的感染和其他降低宿主免疫系统的情况。

（2）寄生虫降低其抗原对宿主的免疫反应性，利用其抗原变异、脱落来逃避宿主的攻击，利用宿主的抗原来躲避宿主的免疫攻击（即抗原伪装）、降低和误导从而干扰宿主免疫系统、直接对抗宿主的效应机制，还有通过不断更新其表皮以迅速修复被宿主免疫系统破坏的部分。

寄生虫感染后，宿主免疫应答的初期多处于增强状态，如能消除寄生虫，应答逐渐终止，若免疫效应不能完全消除体内寄生虫，则感染转为慢性，应答常下降，免疫应答的增强和下降属于免疫调节，调节受遗传因素、T细胞等影响（抗体与细胞因子水平调节）。宿主由于先天性发育不良或后天性损害所致免疫功能降低或缺乏，引起对健康宿主不具有明显致病性的寄生虫（主要是原虫），即所谓机会致病原虫感染，在这类宿主引起急性感染或严重发作而致死，因而人们对此十分重视，例如艾滋病患者易感染弓形虫、卡氏肺孢子虫、隐孢子虫等机会性感染。

### （三）寄生虫病的免疫诊断

寄生虫病的诊断包括临床与流行病学诊断、实验室检查（病原学、血清学、分子生物学）、影像学检查等。应用较多的是血清免疫学诊断，高技术和新方法的发展和应用，解决了抗原纯化和方法标准化等关键问题，显著提高了方法的特异性与敏感性，已被广泛应用于多种寄生虫病诊断，作为治疗患者或考核疗效的依据。病原学检测既有确诊疾病的优点，但在轻度感染（早期或隐性感染）者及晚期和未治愈者，检出率不高，常造成漏检，还有利用尿标本进行免疫反应诊断，但在国内尚存在方法与试剂标准化的问题。

## 四、寄生虫的临床特征

### （一）基本特征

1. 慢性感染与隐性感染　通常人体感染寄生虫数少，在临床上可无症状或出现一些症状，其后若不经治疗，逐渐转入慢性持续感染，并出现修复性病变，例如血吸虫病的肝纤维化，丝虫病的淋巴管阻塞等。若初次感染寄生虫数大（重度感染），常出现严重的急性症状，例如急性血吸虫病，急性严重感染后经一段时间也可转为慢性期，例如血吸虫病分为急性期、慢性期与晚期三个不同阶段。

2. 重复感染　体内虫体尚未清除，又发生该虫再次感染。由于不完全免疫和/或寄生虫种株的特性，重复感染往往加重临床症状和体征。

3. 多寄生现象　人体内同时存在两种及两种以上的寄生虫感染，同时存在的不同虫种间相互影响，彼此增大或减少致病作用。绝大多数情况下，多寄生可加重寄生虫对宿主的损害。

### （二）流行特点

1. 地方性　寄生虫病的流行和分布常有明显地方性，主要与气候条件、中间宿主或媒介节肢动物的地理分布、人群的生活习惯、生产方式等有关。

2. 季节性　寄生虫病的流行往往有明显的季节性，寄生虫的生活史中需要节肢动物作为宿主或传播媒介。有关节肢动物消长与季节相关；其次是人群的生产或生活活动形成感染与季节有关。

3. 自然疫源性　某些寄生虫病可以在脊椎动物和人之间自然地传播着，称人兽共患寄生虫病（parasitic zoonoses）。这类不需要人的参与，而存在于自然界的人兽共患寄生虫病具有自然疫源性，这种地区称为自然疫源地，这种现象会给寄生虫病防治方面带来更大的复杂性。

### （三）临床特征

寄生虫感染后可出现多种多样的临床表现，还可在寄生虫被杀灭后引起一系列严重临床表现，例如，肝内血吸虫卵肉芽肿形成及随后出现的肝纤维化，导致与门脉高压相应的一系列晚期血吸虫病严重症状与体征。寄生虫病最常见临床表现主要有：

1. 发热　发热是许多寄生虫病最常见的症状，如疟疾、急性血吸虫病、丝虫病、黑热病、阿米巴病、肺血吸虫病、肝吸虫病、旋毛虫病、幼虫移行症等。发热的高低和持续时间通常和寄生虫种株特征、虫负荷数及机体免疫力相关。

2. 贫血　可引起机体贫血的寄生虫有多种，最主要的是钩虫、疟原虫和杜氏利什曼原虫，其引起贫血的机制也各不相同。

3. 腹泻　腹泻是寄生虫感染的常见主要症状之一。可引起腹泻的寄生虫主要有溶组织内阿米巴原虫、蓝氏贾第鞭毛虫、人毛滴虫、隐孢子虫、血吸虫、姜片虫、微小膜壳绦虫、旋毛虫、粪类圆线虫和鞭虫等。其发生机制与寄生部位机械性损伤、虫体代谢或分泌产物的毒性作用以及诱导宿主产生的变态反应有关。

**4. 营养不良及发育障碍** 寄生虫依附于宿主,直接或间接地从宿主的食物、代谢产物或组织中摄取营养,以维持其生长、发育与繁殖。致使宿主营养物质被大量消耗,尤其对原来营养状况较差的患者,常可引起营养不良。儿童连续重复感染某些蠕虫,又可引起不同程度的发育障碍。

**5. 肝脾大** 常见于某些寄生虫感染,如血吸虫、华支睾吸虫、溶组织内阿米巴、细粒棘球蚴或泡状棘球蚴、四川(斯氏)并殖吸虫等感染均可有肝大或脾大体征。

**6. 皮肤损害** 寄生虫感染引起的原发性皮肤损害涉及多种寄生虫原虫、蠕虫或昆虫,由于致病机制各不相同,临床表现差异较大。如皮肤利什曼病、尾蚴性皮炎、幼虫移行症等。昆虫蜇刺皮肤可致虫咬皮炎、螨虫性皮炎等。

**7. 中枢神经系统损害** 某些寄生虫在生活史中某一阶段可侵犯脑及脊髓,而造成中枢神经系统损害。大致可分三类:

(1) 占位性病变:如阿米巴脑脓肿、脑型并殖吸虫病、脑囊尾蚴病等。

(2) 脑炎或脑膜炎:如耐格里属所致原发性阿米巴性脑膜脑炎、棘阿米巴或巴拉希属所致肉芽肿性阿米巴脑炎、弓形虫性脑炎或脑膜炎。

(3) 嗜酸性粒细胞浸润的脑炎或脑膜脑炎:多见于幼虫移行症。

**8. IgE 水平升高、嗜酸性粒细胞增多与高球蛋白血症** 大多数蠕虫感染主要是寄生于血管内或在血液、组织移行所致。常出现血液 IgE 水平升高与嗜酸性粒细胞增多,前者是虫体抗原引起过敏反应所致,后者则因肥大细胞-T 细胞,补体或寄生虫的嗜酸性粒细胞趋化因子所致。血液原虫感染(如疟疾)可激活多种克隆 B 细胞转变为浆细胞,分泌 IgG、IgM,多属非特异性,特异性者仅占少部分,另外寄生虫还可专性寄生于眼(结膜吸吮线虫)、肾(肾膨结线虫)等,可引起某些特有的临床表现。

### 五、分子生物学技术在寄生虫病研究中的应用

分子生物学技术在寄生虫病的研究中已广泛应用,包括对寄生虫虫种的序列分析,中间宿主与宿主感染寄生虫后的基因差异表达、基因诊断、基因预防、基因治疗等多方面的研究。

既往认为血吸虫病的基因诊断有困难,对其持否定态度,但 Poutes 等报道(2002)用 PCR 诊断技术,首次从人类粪便与血清中检测到曼氏血吸虫 DNA,作者认为在诊断曼氏血吸虫感染时,PCR 比改良加藤厚涂片法(Kato-Katz 法)及循环抗原检测法具有更高的敏感性和特异性。此法在流行病学、临床检测中的应用价值正处于研究中。

作为一种先进的高通量检测技术,基因芯片常被应用于疾病的诊断,具有敏感性高、快速准确等特点,也被用在人体致病原虫的研究中,主要研究范围包括:原虫新基因的发现,基因表达,转录因子调控网络,原虫感染宿主的机制以及药物靶标的筛选和抗药性的研究等方面。

近年来的一系列研究表明,在寄生虫感染免疫中 Treg 与 Th17 细胞发挥着重要的作用。Th17 和它分泌的细胞因子在许多寄生虫的免疫应答以及抗虫免疫和免疫病理中发挥着十分重要的作用;同时 Treg 细胞具有免疫下调作用从而抑制机体过度免疫反应,进而减轻免疫病理反应对宿主造成的伤害。

MAPK 信号通路相关的序列分析、基因克隆以及功能鉴定在寄生虫方面的研究,有助于从分子水平进一步了解寄生虫的生长、发育以及侵入宿主的具体机制,同时也有助于揭示宿主与寄生虫在各种疾病状态下的关系,从而为预防、诊断以及治疗寄生虫提供了强有力的依据。

(郑 敏)

## 第二节 阿 米 巴 病

阿米巴病(amebiasis)主要是由溶组织内阿米巴(*Entamoeba histolytica*)侵入人体所引起的疾病。根据临床表现及病变部位的不同可分为肠阿米巴病(intestinal amebiasis)和肠外阿米巴病(extraintestinal amebiasis)。临床上最常见的是肠阿米巴病,主要病变部位在结肠;当虫体侵入肠外组织则产生相应脏器的阿米巴病,最常见为阿米巴肝脓肿。

现已发现营自生生活(free living existence)的瓦氏阿米巴科(Vahlkampfiidae)中的耐格里属(*Naeglergia* spp.)和棘阿米巴科中的棘阿米巴属(*Acanthamoeba* spp.)的某些种可引起原发性阿米巴脑膜脑炎(primary amoebic meningoencephalitis,PAM),棘阿米巴属(*Balamuthia*)可引起肉芽肿性阿米巴脑炎(granulomatous amoebic encephalitis,GAE)、棘阿米巴角膜炎(acanthamoeba keratitis,AK)及皮肤、耳部

等部位的感染,当人体防御功能减弱时,可侵入人体引起不同程度的组织损伤与功能紊乱。

## 一、溶组织内肠阿米巴病

### (一) 阿米巴痢疾

阿米巴痢疾(amebic dysentery),是由溶组织内阿米巴寄生于结肠壁所致的肠道传染病,病变部位主要在近端结肠和盲肠,典型临床表现有果酱样大便等痢疾症状,也可引起肠外并发症,易复发转变为慢性。

1. 病原学 溶组织内阿米巴在生活周期中有滋养体(trophozoite)和包囊(cyst)两种形态。

(1)滋养体:滋养体可分大小两型。大滋养体是溶组织内阿米巴的致病形态,直径大小 20～60μm,胞质分内外两层,内外质分明,依靠由外质伸出的伪足做定向移动,其寄生于肠壁及其他器官组织中,具有致病力,可吞噬组织和红细胞,故又称肠腔型滋养体;小滋养体直径大小 10～20μm,内外质分界不清,伪足短小,运动较为缓慢,寄生于肠腔中,以宿主肠液、细菌、真菌为食,不吞噬红细胞,亦称组织型滋养体。溶组织内阿米巴的滋养体无论大小,均具有侵袭性,随时可吞噬红细胞,故将这种吞噬红细胞或不吞噬红细胞的溶组织内阿米巴的滋养体均称为滋养体。小滋养体为大滋养体和包囊的中间型,当宿主免疫力强、肠道环境不利于其生长时,伪足消失,活动停止,进入包囊前期,再团缩形成包囊。大滋养体在体内以二分裂的方式繁殖,若脱离组织进入肠腔,可随粪便排出体外,或在肠腔中演变为包囊后再排出体外。滋养体在体内抵抗力薄弱,易被胃酸杀死。

(2)包囊:是溶组织内阿米巴的感染形态,多见于隐性感染者及慢性患者粪便中,呈无色透明的类圆形,直径大小 5～20μm,成熟包囊内有 4 个细胞核。包囊对外界抵抗力较强,能耐受胃酸的作用,于粪便中存活至少 2 周,在潮湿的环境中能存活数周至数月,对常用的化学消毒剂、寒冷、干燥耐受力亦较强。

2. 流行病学

(1)传染源:慢性患者、恢复期患者及无症状排包囊者是本病的主要传染源。急性期患者仅排出对外界抵抗力弱的滋养体,故此类患者对传播疾病的作用不大;但从事餐饮工作的人员,如属于排包囊者,具有十分重要的传播作用。溶组织内阿米巴虽可以寄生于野鼠、犬、猪、猴等,但传播至人的概率极

小,作为储存宿主依据不充分。苍蝇、蟑螂可以携带包囊,仅仅起到传播媒介作用,不是中间宿主。

(2)传播途径:经口传播是主要的传播途径,通过摄入被溶组织内阿米巴包囊污染的水源、蔬菜、瓜果食物等消化道传播,亦可通过污染的手、苍蝇、蟑螂等间接经口传播。在卫生环境极差并且人员密集的地方,如幼托机构、监狱等处,亦可出现人与人直接传播的可能。近期在西方国家中,有男性间发生性接触者(口-肛性接触)引起传播的报道。

(3)人群易感性:人群普遍易感,但婴儿与儿童的发病机会相对较少,营养不良、免疫力低下的人群发病机会较多,且病情较重。人体感染后产生的特异性抗体并无保护作用,故可重复感染。

(4)流行特征:本病分布遍及全球,多见于热带及亚热带地区,以秋季为多,其次是夏季。感染率的高低与当地的经济水平、生活习惯和卫生状况密切相关,一般发病率农村高于城市,成人多于儿童,男性多于女性,大多为散发,偶因水源污染等因素而暴发流行。

3. 发病机制与病理解剖

(1)发病机制:溶组织内阿米巴包囊被人体摄入进入消化道后,于小肠下段被胃液、胰蛋白酶等消化液作用后囊膜变薄,虫体脱囊逸出,寄居于回盲肠、结肠等部位,继续以二分裂方式繁殖。健康宿主中小滋养体随粪便下移,至乙状结肠以下则变为包囊排出体外,并不致病。在适宜条件下,如被感染者免疫力低下或饮酒等原因导致胃肠功能降低,小滋养体可发育成大滋养体,在多种因素的作用下侵袭肠黏膜,破坏组织形成小脓肿及潜行溃疡,溃疡表面可见深黄色或灰黑色坏死组织,造成广泛组织破坏可深达肌层,大滋养体随坏死物质及血液由肠道排出,呈现痢疾样症状。

滋养体黏附于靶细胞上,然后借助其伪足的机械运动、酶的溶组织作用及毒素的综合作用侵入靶细胞,靶细胞溶解后被原虫吞噬降解。溶组织内阿米巴含有蛋白溶解酶,有助于其侵入组织。还有半胱氨酸蛋白酶、半乳糖/N-乙酰半乳糖苷结合凝集素(Gal/GalNAc-binding lectin)和阿米巴穿孔素(amoeba pores)等毒性因子,半胱氨酸蛋白酶可降解宿主蛋白促进虫体的黏附和侵入;半乳糖特异性黏附素可与靶细胞膜上的结合,从而使滋养体吸附于肠上皮细胞,还有接触依赖性细胞毒性、抵抗补体等作用。阿米巴穿孔素存在于胞质颗粒中,当滋养体与靶细胞接触时释放出来,在真核细胞和被吞噬的细

胞膜上形成离子通道使细胞裂解。滋养体亦可分泌具有肠毒素样活性物质,引起肠蠕动增快、肠痉挛而出现腹痛、腹泻。

(2) 病理解剖:病变依次多见于盲肠、升结肠、直肠、乙状结肠、阑尾和回肠末段。病变初期为细小、潜在的浅表糜烂,周围略上翻;继而形成较多孤立而色泽较浅的小脓肿,破溃后形成边缘不整、口小底大的烧瓶样溃疡,基底为结肠肌层,腔内充满棕黄色坏死物,内含溶解的细胞碎片、黏液和滋养体。溃疡由针帽大小至直径 3~4cm,溃疡间黏膜正常。继发细菌感染时可呈急性弥漫性炎症改变,更多炎细胞浸润及水肿、坏死改变。溃疡不断深入累及肌层和浆膜层时可并发肠穿孔。溃疡底部的血管可以有血栓形成,有时病变累及血管并发肠出血。滋养体亦可直接蔓延及周围组织,形成直肠阴道瘘或皮肤与黏膜溃疡等各种病变,或以栓子形式流入肺、脑等部位,形成迁徙性脓肿。在慢性病变中,溃疡底部形成肉芽组织,溃疡周围见纤维组织增生肥大,可出现肠息肉、肉芽肿或瘢痕性狭窄,多见于盲肠、横结肠、肛门直肠交界处。

4. 临床表现　潜伏期一般为 7~14 日,亦可短至数日或长达数年。临床类型如下:

(1) 无症状型(包囊携带者):此型临床常不出现症状,多次粪检时发现阿米巴包囊。当机体免疫力低下时可转变为急性阿米巴痢疾。

(2) 急性阿米巴痢疾

1) 轻型:临床症状轻,仅感下腹不适或隐痛,每日排稀糊样便或稀水便 3~5 次以内,或无腹泻,粪便中可找到溶组织内滋养体和包囊。

2) 普通型:起病多缓慢,全身中毒症状轻,常无发热或表现为低热;有食欲减退、轻中度腹痛、腹胀、腹泻。典型表现为黏液血便,呈果酱样,有腐败腥臭味,每日 3~10 次,量中等,腹部压痛以右侧为主,病变部位累及直肠时可有里急后重感。粪便镜检可见滋养体。病程数日或数周后可自行缓解,未经治疗或治疗不彻底者易复发或转为慢性。

3) 暴发型:极少见,多发生于营养不良、体质虚弱、感染严重、孕妇或使用激素治疗者。起病急骤、中毒症状重、高热、剧烈的肠绞痛,随之排出黏液血性或血水样大便,每日十余次,伴里急后重,粪便量多,甚至肛门失禁;伴恶心呕吐,常因脱水致外周循环障碍或伴意识障碍,甚至出现肠出血、肠穿孔、腹膜炎等并发症,如不积极抢救,可在 1~2 周内因毒血症或并发症死亡。

(3) 慢性阿米巴痢疾:急性阿米巴痢疾患者的临床表现若持续存在 2 个月以上,则转为慢性。常因急性期治疗不当致胃肠功能紊乱,出现排便规律的改变,有时排便正常,有时腹泻与便秘交替出现。表现为食欲减退、乏力、贫血、腹胀,查体肠鸣音亢进,可触及增厚的结肠,右下腹轻度压痛。粪便中多可发现滋养体,发作期亦可见包囊。间歇期可以无任何症状,常因疲劳、饮食不当、暴饮暴食及情绪变化等复发。久病者常伴有贫血、乏力、消瘦、肝大及神经衰弱。

5. 实验室检查

(1) 血常规检查:暴发型与普通型阿米巴痢疾伴细菌感染时,周围血白细胞总数和中性粒细胞比例增高,其他型患者周围血白细胞总数和中性粒细胞比例多在正常范围。

(2) 粪便检查:典型的粪便呈暗红色果酱样,腥臭、粪质多,含血及脓液,粪便中可检出滋养体和包囊。因滋养体排出体外半小时后即丧失活动能力,发生形态改变,故粪便标本送检要及时。粪便做生理盐水涂片可见大量红细胞、少量白细胞和夏科-雷登(Charcot-Leyden)结晶。若检出伪足运动、吞噬红细胞的阿米巴滋养体则具有确诊意义。成形粪便可以直接涂片找包囊,也可经苏木素或碘液染色后观察包囊结构。慢性患者或成形粪便中一般仅能检出包囊。

(3) 免疫学检查

1) 检测特异性抗体:常用酶联免疫吸附试验(ELISA)、间接免疫荧光抗体试验(IFTA)、放射免疫测定(RIA)等方法检测血清中抗溶组织内阿米巴滋养体的 IgG 与 IgM 抗体。若血清中特异性 IgG 抗体阳性有助于诊断本病,阴性者一般可排除本病。特异性 IgM 抗体阳性提示近期或现症感染,阴性者不能排除本病。

2) 检测特异性抗原:以溶组织内阿米巴滋养体作为抗原免疫动物制备多克隆或单克隆抗体,检测患者粪便中溶组织内阿米巴滋养体抗原,其敏感性高、特异性强,检测结果阳性可作为本病明确诊断的依据。

(4) 分子生物学检查:可采用 DNA 探针杂交技术、聚合酶链反应(PCR)检测患者粪便、脓液或血液中溶组织内阿米巴滋养体 DNA,若为阳性可作为本病的诊断依据。

(5) 结肠镜检查:必要时做肠镜检查,可见肠壁有大小不等、散在分布的溃疡,边缘整齐,周围有红晕,溃疡间黏膜正常,取溃疡口或边缘部分涂片及活检可查到滋养体,对粪检阴性、临床不能确诊的患者很有诊断价值。

6. 并发症

（1）肠内并发症

1）肠出血:当肠黏膜溃疡深达肌层并侵及血管时,可引起不同程度的肠出血。侵及浅表溃疡时渗血,可出现血便。当溃疡达黏膜下层侵及大血管或肉芽肿破坏时出血量大,排暗红色或鲜红色稀便,严重者可出现失血性休克。

2）肠穿孔:多见于暴发型及有深溃疡的患者,是最严重的并发症。穿孔部位多见于盲肠、阑尾和升结肠,肠腔内容物进入腹腔可引起局限性或弥漫性腹膜炎、腹腔脓肿,腹部 X 线检查见膈下游离气体可确诊。慢性穿孔则先形成粘连,后形成局部脓肿或穿入邻近器官形成内瘘。

3）阿米巴性阑尾炎:盲肠部位的病变易蔓延至阑尾,临床表现与一般阑尾炎相似,但易发生穿孔。

4）结肠病变:由结肠壁慢性炎性增生引起,包括阿米巴瘤、结肠肉芽肿及纤维性狭窄,多见于盲肠、乙状结肠及直肠,溃疡底部肉芽组织过度增生,形成大肿块,极似肿瘤,称为阿米巴瘤;可致肠套叠或肠梗阻,极易误诊为肠道肿瘤。活检有助于明确诊断。

5）瘘管:溶组织内阿米巴滋养体自直肠侵入,形成直肠-肛周瘘管或直肠-阴道瘘管,管口常有粪臭味的脓液流出。

（2）肠外并发症　溶组织内阿米巴滋养体可自肠壁静脉、淋巴管迁移或直接蔓延,播散至肝、腹腔、肺、胸膜、纵隔、心包、脑、泌尿生殖系统或邻近皮肤,引起相应部位的炎症、脓肿或溃疡,其中以阿米巴肝脓肿最为常见。

7. 诊断

（1）流行病学资料:询问发病前是否有不洁饮食史或与慢性腹泻患者密切接触史。

（2）临床表现:起病缓慢,主要表现为食欲减退、疲乏、腹痛、腹泻,排暗红色果酱样便,粪质多,有腥臭味应考虑本病。患者常无发热或仅有低热,常无里急后重感,肠鸣音亢进。

（3）实验室检查:粪便镜检可检出溶组织内阿米巴滋养体或包囊为确诊的重要依据。免疫学检查可在血清中检出抗溶组织内阿米巴滋养体的抗体。粪便中可检出溶组织内阿米巴滋养体抗原与特异性 DNA。

8. 鉴别诊断

（1）细菌性痢疾:急性阿米巴痢疾与急性细菌性痢疾的鉴别见表 29-2-1。

表 29-2-1　急性阿米巴痢疾与急性细菌性痢疾的鉴别

| 鉴别要点 | 急性阿米巴痢疾 | 急性细菌性痢疾 |
| --- | --- | --- |
| 流行病学 | 常散发 | 可流行 |
| 发热、毒血症状 | 轻 | 较重 |
| 腹痛 | 轻 | 较重 |
| 里急后重感 | 无 | 有 |
| 压痛部位 | 右下腹 | 左下腹 |
| 粪便检查 | 便量多,暗红色果酱样便,腥臭味,镜检红细胞多、白细胞少,有夏科-雷登结晶。可找到溶组织内阿米巴滋养体 | 便量少,黏液脓血便,镜检有大量白细胞及红细胞,可见吞噬细胞。粪便培养有志贺菌生长 |
| 血白细胞 | 伴细菌感染时高 | 明显增高 |
| 肠镜检查 | 溃疡边缘整齐,周围有红晕,溃疡间黏膜正常,病变主要在盲肠、升结肠 | 肠黏膜弥漫性充血、水肿及浅表性溃疡,病变主要在直肠、乙状结肠 |

（2）细菌性食物中毒:发病前多有不洁饮食史,同食者同时或先后发病,潜伏期短,急性起病,伴呕吐,有脐周压痛,中毒症状重。剩余食物、呕吐物或排泄物培养可有致病菌生长。

（3）血吸虫病:有疫水接触史,急性血吸虫常有发热、肝大、腹痛腹泻、尾蚴性皮炎,每日排便在 10 次以下,粪质稀薄,黏液血性便。血中白细胞总数与嗜酸性粒细胞显著增多。慢性与晚期患者,长期腹痛腹泻、便血、肝脾大,粪便镜检可查出血吸虫虫卵,孵出血吸虫毛蚴。免疫学检测可在血清中检出血吸虫抗体。

（4）肠结核:多有原发病灶存在,常有长期低热、盗汗、消瘦及其他肺结核症状如胸痛、咳嗽、咯血等,粪便多呈黄色稀糊状,腹泻与便秘交替。

（5）直肠癌、结肠癌:直肠癌患者每日腹泻可达十余次,量少,带黏液、血液。成形的粪便呈进行性变细,肛门指检或直肠镜检查可发现肿物,活检可明确诊断。结肠癌患者常有不规则发热,排便不畅,进行性贫血,粪便呈糊状伴黏液,隐血试验阳性,晚期患者可在腹部扪及包块。结肠镜检查或钡剂灌肠 X 线有助于诊断,活检可明确诊断。

（6）慢性非特异性溃疡性结肠炎:临床表现与

慢性阿米巴痢疾相似,但粪便镜检、血清学检查阴性,病原治疗无效时常考虑此病。结肠镜检查有助于诊断。

9. 预后 无并发症且接受有效病原治疗的患者预后良好。暴发型患者、有严重的肠外并发症者且治疗不彻底者预后较差。

10. 治疗

(1) 一般治疗:急性期应卧床休息,加强营养,避免刺激性饮食,肠道隔离至症状消失、大便连续3次查不到滋养体和包囊。

(2) 对症治疗:腹泻严重时可适当补液,维持体内水、电解质平衡。

(3) 病原治疗:目前常用的抗溶组织内阿米巴药物有硝基咪唑类衍生物如甲硝唑(metronidazole)、替硝唑(tinidazole)、奥硝唑(ornidazole),二氯尼特(diloxanide furoate),依米丁类,双碘喹啉,以及硝噻醋柳胺等。

1) 硝基咪唑类衍生物:目前治疗肠内、外各型阿米巴病的首选药物。使用时需注意本药副作用——偶有白细胞一过性减少、头晕、共济失调等神经系统障碍。妊娠、哺乳期及有血液病史和神经系统疾病者禁用。

Ⅰ. 甲硝唑:又称灭滴灵,成人口服每次0.4g,每日3次,10日为一疗程。儿童每日35mg/kg,分3次服,10日为一疗程。暴发型阿米巴痢疾患者可选择静脉滴注,成人每次0.5g,每8小时一次,病情好转后每12小时一次,或改为口服,疗程仍为10日。

Ⅱ. 替硝唑:成人口服每日2.0g,清晨顿服,5日为一疗程。必要时也可静脉滴注。

Ⅲ. 其他硝基咪唑类衍生物:成人口服奥硝唑0.5g,每日2次,10日为一疗程。成人口服塞克硝唑每日2g,1次口服,5日为一疗程。

2) 二氯尼特:又称糠酯酰胺(furamide),对轻型和包囊携带者疗效好,是目前最有效的杀包囊药物,口服每次0.5g,每日3次,10日为一疗程。

3) 依米丁类:依米丁对阿米巴滋养体有直接杀灭作用,对组织内阿米巴滋养体有极高的疗效,但对肠腔阿米巴效果不显著。该药毒性较大,治疗剂量与中毒剂量接近。

4) 双碘喹啉:双碘喹啉主要作用于肠腔内阿米巴。该药口服后吸收小于10%,故肠腔内浓度高。本药物毒性较低,偶有头痛、恶心、肛门瘙痒、皮疹等。

5) 硝噻醋柳胺:硝噻醋柳胺是一种有效抗肠道原虫药物。不良反应较轻。

6) 抗菌药:对于重型阿米巴痢疾患者,尤其合并细菌感染时,在应用抗阿米巴药物基础上,还需使用抗菌药物。巴龙霉素口服后吸收率低,有助于清除肠腔中溶组织内阿米巴包囊,成人口服每次0.5g,每日2~3次,7日为一疗程。

(4) 并发症治疗:在积极有效抗阿米巴原虫药物治疗后,一切肠道并发症均可获得缓解。暴发型患者常并发细菌感染,应当给予有效的抗菌药物。如出现肠穿孔伴腹膜炎并发症,在有效抗原虫和抗细菌基础上,进行手术治疗。

11. 预防

(1) 管理传染源:早期发现和治疗无症状溶组织内阿米巴包囊携带者和阿米巴病患者,其中从事餐饮业工作者应调离岗位。

(2) 切断传播途径:消灭苍蝇和蟑螂的滋生地,注意食品卫生。加强水源的管理,进行粪便、垃圾、污水的无害化处理。在流行地区对群众加强卫生宣教,养成饭前便后洗手、生吃水果和蔬菜要洗净的良好个人卫生习惯。

(3) 提高人群免疫力:合理饮食,锻炼身体,增强体质。

## (二)阿米巴肝脓肿

阿米巴肝脓肿(amebic liver abscess)由溶组织内阿米巴通过门静脉、淋巴管或直接蔓延至肝脏,引起细胞溶化坏死,形成脓肿,又称阿米巴肝病,是阿米巴肠病最常见的并发症。部分阿米巴肝脓肿患者可无阿米巴痢疾病史。

1. 发病机制与病理解剖

(1) 发病机制:阿米巴肝脓肿可发生在溶组织内阿米巴感染数月或数年后,常因机体免疫力下降而诱发。在肠黏膜下层或肌层的溶组织内阿米巴滋养体,可经门静脉、淋巴管或直接蔓延侵入肝脏。大多数原虫抵达肝脏后即被消灭,当机体免疫力下降,并有肝组织营养障碍、淤血及细菌感染时,少数存活的原虫在肝内继续繁殖,引起小静脉炎和静脉周围炎。在门静脉分支内原虫引起栓塞,致该部分肝组织循环障碍、缺血、缺氧坏死,大滋养体从被破坏的血管内逸出,借助溶组织及原虫的分裂作用引起肝组织灶状坏死,液化成小脓肿并互相融合成肝脓肿。慢性脓肿可继发细菌感染,临床表现为毒血症状。脓肿可因不断扩大,逐渐浅表化,向邻近体腔或脏器穿破造成脓液外泄,引起腹膜炎。

(2) 病理解剖:因肝脏右叶大,且肠道病变多位于盲肠及升结肠,该处大部血液循环经肠系膜上静脉汇集于肝右叶,故肝脓肿大多位于肝右叶顶部。肝脓肿为局限性占位性病变,其中央为坏死灶,肝穿刺可见巧克力色、腥臭气味的脓汁,内含溶解坏死的肝细胞、红细胞、脂肪、夏科-雷登结晶等。有活力的滋养体都附着于壁上组织中,由于在肝脓腔中缺乏形成包囊的条件,故没有包囊。若继发细菌感染,脓液从典型的巧克力色变为黄绿色或黄白色且伴恶臭,脓液细菌培养可得阳性结果。慢性脓肿易出现并发细菌感染,细菌感染后,脓液失去原来典型的特征,有臭味,呈现为黄色或黄绿色,镜检可以出现大量脓细胞,临床可出现严重毒血症状。

2. 临床表现 临床表现的轻重与脓肿的位置、大小及是否继发细菌感染等有关。起病大多缓慢,体温逐渐升高,热型以间歇热或弛张热居多,体温大多早晨低、午后上升、傍晚达高峰、夜间热退后可伴有盗汗症状。常伴食欲减退、恶心、呕吐、肝区疼痛、腹泻及体重下降等。肝区疼痛为本病的重要症状,深吸气或咳嗽时可使疼痛加重。脓肿所在位置,肝右叶占绝大多数,约为87%,左叶约为8%,左右两叶同时受累约为5%。当肝脓肿向肝脏顶部发展时,刺激右侧膈肌,疼痛向右肩部放射;脓肿位于右肝下部时可出现右上腹痛或腰痛,查体右下胸部或上腹部饱满,边缘较钝,肝区有叩击痛,覆盖于肝脏表面的腹肌可紧张、强直,脓肿压迫右肺下部发生肺炎、反应性胸膜炎时,可表现为气急、咳嗽、右侧胸腔积液;脓肿位于肝的中央部位时症状较轻;脓肿靠近包膜时较疼痛,且易穿破。少数患者因脓肿压迫胆管或肝脏受损范围较大而出现轻度黄疸。

3. 并发症 肝脓肿穿破可引起多种并发症,通常与病程较长、脓肿靠近肝脏包膜、穿刺次数多及腹压增高等因素有关。脓肿向右侧胸腔溃破可致脓胸;向腹腔溃破可致急性腹膜炎;向心包破溃可发生心脏压塞和休克,是最严重的并发症;穿破至胃、胆等处可引起膈下脓肿、肾周脓肿和肝-肺-支气管瘘。

合并细菌感染时全身中毒症状重,大肠埃希菌和金黄色葡萄球菌为最常见致病菌,其次为变形杆菌、产气荚膜杆菌等,主要表现为寒战、高热、烦躁不安,外周血白细胞总数及中性粒细胞显著增多,单用抗阿米巴药物治疗无效,必须加用有效抗菌药物方可奏效。

4. 诊断

(1)流行病学资料:询问患者居住环境,有无疫区旅居史。

(2)症状和体征:发病前有腹泻或不规则大便史、发热、食欲下降、贫血、右上腹痛、肝大伴压痛及叩痛。

(3)实验室检查及辅助检查

1)血常规检查:阿米巴肝脓肿患者的血白细胞总数和中性粒细胞数增高,以急性期增高明显,有细菌继发感染时白细胞总数高于单纯的阿米巴肝脓肿,慢性期则白细胞总数接近正常或减少。贫血明显,血沉增快。

2)肝功能检查:大部分病例伴有轻度肝功能损害,个别病例可出现血清胆红素的升高。

3)溶组织内阿米巴的检查:从粪便、肝脓肿穿刺液或十二指肠引流液中能找到溶组织内阿米巴滋养体或包囊,在穿刺排脓的末端脓液中找到滋养体的可能性较大。由于虫体在受到尿液、水等作用后会迅速死亡,故应注意快速检测、保持25~30℃的温度和防止尿液等污染。同时需注意某些抗菌药物、灌肠液等均可影响虫体的生存和活动,从而影响检出率。

4)免疫学血清试验:分为抗原检测和抗体检测。检测到血清中溶组织内阿米巴滋养体的 IgG 和 IgM 抗体阳性,有助于本病的诊断。血清中抗溶组织内阿米巴滋养体的 IgG 抗体阴性者,一般可排除本病。

5)影像学检查

X 线检查:肝脓肿典型者多位于肝脏右叶,脓肿较大时,X 线检查可见到右侧膈肌抬高,呼吸运动受限,若有粘连、胸膜渗出或右肺底肺炎,则肋膈角及心膈角消失。当肝脓肿向肺或支气管穿破后,肺内可有浸润性阴影。如脓肿位于左叶,X 线钡餐检查可见胃小弯受压呈新月形和胃体左移。

超声检查:肝脓肿超声检查,可见液平反射,在其前后进出脓肿的高反射波。超声检查对肝脓肿的诊断很有价值,可以确定较大脓肿是否存在,了解脓肿的数目、部位、大小及深浅,指导临床医师做肝穿刺排脓或手术治疗,并在治疗过程中可观察脓肿消失情况和判断疗效。

6)肝脏穿刺抽脓:肝脏试验穿刺,从脓腔中抽出典型巧克力样脓液,是诊断阿米巴肝脓肿的主要根据。但若有细菌混合感染,则脓汁可呈黄白或黄绿色并有恶臭,培养可有细菌生长。

5. 鉴别诊断

(1)细菌性肝脓肿:阿米巴肝脓肿与细菌性肝脓肿的鉴别见表29-2-2。

表 29-2-2　阿米巴肝脓肿与细菌性肝脓肿的鉴别

| 鉴别要点 | 阿米巴肝脓肿 | 细菌性肝脓肿 |
|---|---|---|
| 病史 | 大部分有阿米巴痢疾史 | 常发生于败血症或腹部化脓性疾病之后 |
| 临床表现 | 起病较慢，毒血症状轻 | 起病急骤，毒血症状明显 |
| 肝脏 | 脓肿多位于右叶，肝大、压痛明显，可有局部隆起 | 脓肿以小型、多个常见，肝大、压痛不明显，一般无局部隆起 |
| 肝脏穿刺 | 典型巧克力样脓液，可找到阿米巴滋养体 | 脓液少，呈黄白或黄绿色并有恶臭，细菌培养可为阳性 |
| 血常规检查 | 血白细胞总数和中性粒细胞数中度增高 | 血白细胞总数和中性粒细胞数明显增高 |
| 阿米巴抗体 | 阳性 | 阴性 |
| 治疗反应 | 硝基咪唑类衍生物治疗有效 | 抗菌药物治疗有效 |

（2）原发性肝癌：发热、消瘦、右上腹痛、肝大等临床表现酷似阿米巴肝脓肿，但肝脏边缘不整或呈结节状。血清甲胎蛋白的测定、影像学检查可鉴别。

（3）血吸虫病：在血吸虫病流行区，易将肝阿米巴病误诊为急性血吸虫病。两者均有发热、腹泻、肝大等表现，但后者肝痛较轻，脾大较显著，血常规检查中嗜酸性粒细胞显著增加、乙状结肠镜检查、虫卵可溶性抗原检测有助于鉴别。

（4）其他：肝血管瘤、肝囊肿、继发性肝癌与肝棘球蚴病等肝内占位性病变的疾病。

6. 预后　早期诊治者预后较好，有并发症或合并细菌感染者预后差，治疗不彻底者易复发。通常在阿米巴肝脓肿治愈后，在解剖上和功能上一般能达到完全恢复。

7. 治疗

（1）对症及支持治疗：患者应卧床休息，加强营养支持治疗。

（2）抗阿米巴药物治疗：可选用硝基咪唑类衍生物，如甲硝唑，成人口服每次 0.4g，每日 3 次，10 日为一疗程。或替硝唑，成人口服每日 2.0g，清晨顿服，5 日为一疗程。必要时也可静脉滴注。肝脓肿较大者可重复治疗 1~2 个疗程，2 个疗程的时间间隔为 5~7 日。同时可应用二氯尼特口服每次 0.5g，每日 3 次，10 日为一疗程，以清除肠道内的溶组织内阿米巴包囊。

（3）抗菌药物治疗：对继发细菌感染者应根据

抗菌谱广、杀菌作用强的抗菌药物，如第三代头孢菌素类、广谱青霉素类或喹诺酮类等，并根据细菌培养及药物敏感性试验结果作出调整。

（4）外科治疗

1）经皮肝脓肿穿刺引流术：对于脓腔较大，经抗阿米巴治疗脓腔无明显缩小，全身症状明显；怀疑合并细菌感染者；左叶肝脓肿，穿刺引流有损伤邻近脏器危险或脓肿位置过深，穿刺危险较大者；穿破入腹腔或邻近内脏，引流不畅者；多发性脓肿者均应行脓腔穿刺引流术。在超声或 CT 的定位引导下，经皮肝脓肿穿刺，尽量抽净脓液后，用生理盐水反复冲洗脓腔，对合并细菌感染者可注入有效抗菌药物，术后应用沙袋或腹带作局部加压包扎。此法简便、安全，可重复操作。

2）手术治疗：对于位置较为表浅或药物及穿刺引流疗效不良的脓肿可行腹腔镜引流，必要时还可行肝脓肿切开引流术或肝部分切除术。

**（三）其他阿米巴病**

1. 肺阿米巴病　发病率仅次于肝脏，常在阿米巴肝脓肿时累及肺。大多数患者由阿米巴肝脓肿穿越膈肌蔓延而来，少数为阿米巴滋养体经血流播散至肺和胸膜感染所致。肺阿米巴病以右肺下叶多见，常为单发病灶，易形成阿米巴肺脓肿；脓腔内含有大量咖啡色坏死物质，若脓腔溃破入支气管，坏死物质排出后可以在肺部形成空洞。患者可以出现发热、咳嗽、胸痛、咳大量咖啡色浓痰；体检可发现患者右侧胸部呼吸运动减弱，叩诊可出现浊音或实音，听诊右侧呼吸音减弱或存在湿啰音。若肺部脓肿溃破入胸腔，可形成液气胸；患者可以出现剧烈胸痛、呼吸困难，甚至胸膜性休克。主要治疗措施为抗阿米巴原虫，辅以对症支持治疗，必要时肺部或胸腔穿刺引流与请外科手术治疗。

2. 阿米巴脑脓肿　极少见，约占肠外阿米巴病 3%。通常由肠阿米巴病、阿米巴肝脓肿或肺脓肿内的滋养体经血流进入脑部感染所致，脓肿多位于额叶，其次为额顶叶，小脑少见。临床表现与急性化脓性脑膜炎类似，可以出现发热、头痛、恶心、呕吐，颈项强直等脑膜刺激征，病情危重。患者发病初期可以无明显前驱症状，常突然出现癫痫大发作，或者出现躯体瘫痪；其出现的局灶性的症状与体征，与脓肿所在的位置密切相关；如果脓肿位于大脑皮质，除出现相应的症状与体征外，还可出现各类型的癫痫发作。如果脓肿破入脑室或蛛网膜下腔，患者可以出现高热、头痛、昏迷等症状，患者通常于短时间内死亡。

3. 皮肤阿米巴病 本病极其少见,仅在极度营养不良或衰弱患者中见到,多为继发性病变。多因阿米巴肝脓肿穿破胸腹壁,或直肠病变延伸至肛门周围;或是阿米巴肝脓肿引流口周围皮肤感染。肛门周围皮肤的阿米巴原虫感染,可以累及男性阴茎、女性外阴(甚至阴道)等处。采用抗阿米巴原虫治疗,一般疗效较好。

4. 泌尿、生殖系统阿米巴病 泌尿系统阿米巴病包括尿道炎、前列腺炎,多继发于阿米巴痢疾。临床表现为不同程度的寒战、发热、尿频、尿急、尿痛、血尿症状。生殖系统阿米巴病多见于阴道炎,多继发于阿米巴痢疾,多由于肛周—外阴—阴道蔓延所致。常以白带多起病,甚至出现脓血性分泌物,腥臭;外阴灼热,外阴皮肤可见浅表性溃疡,并可累及宫颈。阿米巴龟头炎多由于不洁性交引起,多见于同性恋者。

5. 阿米巴心包炎 非常少见,常由阿米巴左叶肝脓肿穿破所致,死亡率极高。

## 二、自生生活阿米巴感染

### (一) 原发性阿米巴脑膜脑炎

原发性阿米巴脑膜脑炎(primary amebic meningoencephalitis, PAM),由福氏耐格里阿米巴原虫(Naegleria fowleri)导致的一种中枢神经系统感染。大脑皮质与髓质、小脑呈现严重充血水肿;形成出血性坏死和脓肿,并且可伴有第Ⅲ、Ⅳ、Ⅵ对脑神经功能受损;嗅球明显充血水肿,甚至坏死;眼眶的骨质组成部分也可出现充血水肿、坏死脓肿。该病起病急,进展快,病情重,预后差。

1. 病原学 耐格里属原虫包括七个虫株,目前仅福氏耐格里阿米巴原虫可以引起脑膜脑炎。福氏耐格里阿米巴是一种营自生生活的阿米巴原虫,存在于淡水水体、淤泥、尘土和腐败植物中。病原体生活史为两个时期:包囊、滋养体;滋养体又有阿米巴型和双鞭毛体型两种。且滋养体具有嗜热性,适宜在热带地区和40~45℃时生长繁殖;从空气尘埃、土壤、温泉、游泳池与热电厂排放出的水中均可以分离出。过氧化氢消毒、含氯消毒剂、热消毒等,对福氏耐格里阿米巴原虫有一定的抑制作用。

2. 流行病学

(1) 流行特征:本病常发生在热带地区和其他地区夏季湿热季节。可通过接触被污染的水源而侵入机体,特别是在夏季游泳、潜水或冲浴时较易被感染。

(2) 传染源:原发性阿米巴脑膜脑炎患者为主要传染源。

(3) 传播途径:福氏耐格里阿米巴原虫感染途径通常为:首先病原体通过污染的水进入鼻腔,嗅神经上皮的支持细胞通过吞噬的方式将其摄入,而后沿着无髓鞘的嗅神经终丝轴系膜,穿过筛板以后,到达含有脑脊液的蛛网膜下腔进行增殖,引起中枢神经系统感染。也有少数病例没有游泳史,只有与尘埃接触史,因此可能存在其他感染人体的途径。

(4) 易感人群:人群普遍易感。

3. 临床表现

(1) 潜伏期:潜伏期短,通常为3~5天,最长1~2周。

(2) 临床表现:原发性阿米巴脑膜脑炎,发病早期患者可以出现嗅觉与味觉异常,随后可出现发热、头痛、恶心、呕吐等症状,并可出现全身或局灶的癫痫发作;患者颈强直,克氏征和/或布氏征阳性。由于该疾病进展迅速,可在数日内进展至谵妄、昏迷,出现呼吸循环衰竭,导致患者死亡。

4. 实验室检查

(1) 血常规检查:外周血白细胞总数增高,以中性粒细胞为主,可以出现核左移现象。

(2) 脑脊液检查:颅内压明显增高,脑脊液中红细胞计数平均为$2.78×10^9$/L,白细胞计数增加,糖含量下降,蛋白含量增加。脑脊液涂片镜检或培养发现福氏耐格里阿米巴原虫,故而明确诊断。

(3) 免疫学方法:至目前为止,无合适的免疫学方法用于诊断该疾病。

(4) 影像学检查:头颅CT扫描发现脑部显示有弥漫性密度增高区域,并可以累及灰质。脑部与脑脚间处的脑池间隙闭塞,大脑半球上部环绕中脑和蛛网膜空间的亚显微结构均消失。

5. 诊断 诊断主要结合流行病学史、临床表现和病原学检查,早发现、早诊断是防控与有效治疗的关键。

6. 治疗 由于该疾病凶险,死亡率高,因此早期诊断与及时治疗非常必要,但目前尚无疗效确切的治疗药物。根据已有的文献报道,采用静脉使用与鞘内注射两性霉素B联合静脉使用咪康唑治疗,可能有效。在治疗过程中,由于两性霉素B使用剂量较大,应注意监测该药物可能导致的不良反应(如严重肝肾功能损害、严重低钾血症、心律失常、神经系统毒性,血液系统毒性反应等)。联合使用利福平或磺胺异噁唑可能增加疗效,但一般的抗阿米巴原虫药物无效。

7. 预防　目前,本病尚无疫苗,避免在静止的湖塘水或温热水中游泳嬉戏,尽量做到不要潜入水中或避免水溅入鼻腔内。近年来认为对游泳池内的水使用氯气消毒的效果是确切的。

**（二）肉芽肿性阿米巴脑炎**

肉芽肿性阿米巴脑炎(granulomatous amoebic encephalitis,GAE)是由棘阿米巴原虫(Acanthamoeba)感染引起的一种中枢神经系统感染,其损害多为慢性或亚急性肉芽肿性病变,严重的可出现脑组织局灶性坏死和水肿;有的病例可见显著的血管炎改变,病变血管壁可见纤维素样坏死,血管周围可见浆细胞和淋巴细胞呈套袖样浸润及棘阿米巴原虫滋养体和包囊。

侵入脑部的原虫,大量繁殖而扩散,常聚集于大脑皮质、小脑和其他部位,尤其以基底部为甚。病理解剖可见大脑半球水肿,软脑膜有脓性渗出物。在中脑、丘脑、脑干、胼胝体、小脑等处出现多病灶的损伤,伴有多核巨细胞的慢性肉芽肿性炎症反应。

1. 病原学　棘阿米巴原虫是小的可致病的自由生活原虫,有滋养体、包囊两个时相。滋养体分布非常广泛,普遍栖息在土壤、空气、淡水、海水、污水、灰尘、腐败物及人畜粪便等自然环境中,环境不利时转化为包囊。包囊体轻,随空气播散或经尘沙、昆虫等携带到适宜环境时,原虫自包囊逸出又成为滋养体繁衍滋生;在脑组织出血坏死的区域内可见到棘阿米巴原虫滋养体和包囊。过氧化氢消毒、含氯消毒剂、热消毒等,对棘阿米巴原虫有一定的抑制作用。

2. 流行病学

（1）流行特征:棘阿米巴原虫和人经常接触,通常不致病,但在一定条件下可以致病。该病常伴发在慢性消耗性疾病、使用免疫抑制剂或艾滋病等基础上,感染前常有头或眼部受伤史或其他诱因(如戴接触镜、尘沙迷眼、植物伤眼、海水溅眼或井水洗眼史等)。至今报道的肉芽肿性阿米巴脑炎大部分发生在霍奇金淋巴瘤、葡萄糖-6-磷酸脱氢酶缺乏症、系统性红斑狼疮、糖尿病、酒精中毒、肝脏疾病、脑梗死及肾移植的基础上,少数健康人也可感染发病,发病无明显季节性。

（2）传染源:肉芽肿性阿米巴脑炎患者为主要传染源。

（3）传播途径:当宿主自身免疫功能下降或被抑制时,可通过血流途径播散至中枢神经系统。

（4）易感人群:人群普遍易感。

3. 临床表现

（1）潜伏期:本病潜伏期较长,可达 18～120 天;少数患者感染后表现为急性病程,可在 10～14 天死亡。

（2）临床表现:患者感染发病后可出现发热、头痛、呕吐、眩晕、癫痫发作、颈强直、嗜睡、精神错乱、共济失调甚至昏迷、死亡。神经系统体征显示局灶性单侧损害,如偏瘫。

4. 实验室检查

（1）脑脊液检查:脑脊液压力轻度增高,脑脊液中可见淋巴细胞和中性粒细胞,糖的含量降低,蛋白中度增高。

（2）脑组织活检:由于脑脊液中未发现棘阿米巴原虫的滋养体,因此肉芽肿性阿米巴脑炎诊断困难,必要时行脑组织活检以明确诊断。

5. 诊断　诊断主要结合流行病学史、临床表现和病原学检查,早发现、早诊断是防控与有效治疗的关键。

6. 治疗　目前,尚缺乏理想的治疗药物,两性霉素 B、酮康唑、四环素、磺胺嘧啶和利福平等药物可能有一定疗效,少数患者可自愈。治疗过程应注意监测两性霉素 B 可能导致的不良反应(如严重肝肾功能损害、严重低钾血症、心律失常、神经系统毒性、血液系统毒性反应等)。

7. 预防　应当加强水源监测,进行水体消毒,避免接触疫水(30℃以上疫水更需注意)可以防止感染;此外加强锻炼,注意营养,增强机体免疫力。

**（三）棘阿米巴角膜炎**

棘阿米巴角膜炎(acanthamoeba keratitis,AK)是由棘阿米巴原虫(Acanthamoeba)感染引起的一种角膜感染性疾病。Nagington 等自 1974 年报道了首例棘阿米巴角膜炎以来,全世界已有数百病例相继报道。棘阿米巴角膜炎是一种严重的致盲性眼病,其主要临床特点为眼部剧烈疼痛、环形角膜基质炎和角膜放射状神经炎。目前,随着角膜接触镜的普遍使用,其发病率有逐渐增多的趋势。

1. 病原学　棘阿米巴原虫生活史有滋养体、包囊两个阶段。广泛存在于自然界中,可出现在空气、海水、湖水、游泳池、污水、瓶装矿泉水、浴盆热水、土壤及家畜粪便中。在适当外界环境中,它以包囊形式生存并繁殖。当环境不利时,则有外囊包绕。因此对寒冷、干燥及各类抗菌药物有较强的耐受性;一旦环境适宜,滋养体便可破囊而出。可以使人致病的棘阿米巴原虫有卡氏棘阿米巴和多食性棘阿米巴,其次为 Rhysodes 棘阿米巴、Culbertsoni 棘阿米巴及 Hatcheffi 棘阿米巴。过氧化氢消毒、含氯消毒剂、热消毒等,对棘阿米巴原虫有一定的抑制作用。

2. 流行病学

(1)流行特征:棘阿米巴原虫虽然与人类有较多的接触机会,但要引起角膜感染仍需要一些其他条件。①存在受损伤的角膜上皮,致病性棘阿米巴容易黏附于此,因种的差异,其黏附性、致病力及病程亦有不同;②机体免疫力降低,如使用免疫抑制剂、类固醇皮质激素,棘阿米巴容易侵入角膜;③结膜囊微环境改变,如菌群失调、pH 值变化,增强棘阿米巴原虫的侵袭力,即使没有角膜损伤或佩戴角膜接触镜亦可能发病;④角膜接触镜的影响,国外文献报道约 75% 棘阿米巴角膜炎患者与佩戴角膜接触镜相关,而在国内则没有如此高的感染率。

(2)传染源:棘阿米巴角膜炎患者为主要传染源。

(3)传播途径:角膜损伤以后或接触污染水源均可引起棘阿米巴角膜炎,故长时间佩戴角膜接触镜,不能严格遵守消毒要求者,棘阿米巴角膜炎的发病率相对较高。

(4)易感人群:人群普遍易感。

3. 临床表现 通常急性发病,缓慢病程,多为单眼发病。患眼红肿、畏光、流泪、视力减退、剧烈眼痛。初期表现为上皮混浊、光泽差、表面粗糙不平;裂隙灯下可见上皮层内见淡灰色细微点线状微隆起病灶,簇集或假树枝形排列,荧光素不着染或淡染,另见点状上皮剥脱。随上皮下出现斑、片状浸润,刺激症状明显,混合充血重。角膜旁中心区基质见向周边放射走行的纤细混浊,并沿神经分布的放射状浸润,进一步形成基质浸润环,环周伴有卫星灶。角膜中央部基质弧、环形浸润、溃疡,角膜缘肿胀、充血,视力锐减。角膜盘状浸润,中心浓密斑状混浊,进展为盘状溃疡。虹膜充血、肿胀、粘连,重度前房反应,反复积血、积脓,并且多继发青光眼,并发晶状体混浊;甚至出现上皮反复剥脱形成不规则形溃疡。病程中,患者症状可以短暂缓解,随即出现进行性加重;随着疾病逐渐进展,最后可能出现全角膜混浊、溃疡、脓疡或者后弹力层膨出、穿孔。

(1)表层点状角膜炎:初期表现为表层点状角膜炎或上皮下浸润,此类似于单纯疱疹性角膜炎,表现为粗点状、树枝状浸润,或小水疱样病变和地图样上皮缺损。

(2)角膜基质炎:表现为中心旁的盘状或环形角膜基质浸润,其相应的角膜上皮保持完整,易与单纯疱疹性角膜炎所致的盘状角膜基质炎相混淆。鉴别要点为:单纯疱疹性角膜炎患者角膜光感觉全部降低,而棘阿米巴角膜炎患者仅中央部分光感觉降低,而周围部分增高。

(3)化脓性角膜溃疡:病变进一步恶化时,可以形成化脓性角膜溃疡或角膜基质脓疡(上皮完整),可导致后弹力膜膨出或角膜穿孔发生;但棘阿米巴角膜炎很少伴有角膜新生血管形成。

(4)放射状角膜神经炎:部分患者可出现放射状角膜神经炎,是棘阿米巴角膜炎的特征性临床表现。表现为由角膜边缘部向角膜中央部位,沿角膜神经走行方向的放射状细胞浸润,但相应的角膜上皮保持完整。

(5)巩膜炎:本病可伴发弥漫性或结节性巩膜炎。

当遇到患者有佩戴角膜接触镜经历,角膜发生进行性上皮性角膜炎和上皮缺损,而培养细菌、真菌及病毒检测结果均为阴性,或呈现慢性顽固性进行性角膜葡萄膜炎时,应当考虑本病的可能性。

4. 实验室检查

(1)角膜刮片检查:革兰氏染色和吉姆萨染色,或 10% 氢氧化钾封片可见包囊。

(2)培养法:25℃ 或 37℃ 的温度下,在血琼脂培养基、巧克力琼脂培养基、Sabourud 培养基和 Lowenstein 培养基中生长。

(3)间接免疫荧光抗体染色法:将角膜刮片用甲醛固定后,再用此法染色,可作出快速诊断。

(4)病理学检查:光学显微镜下可见在溃疡区周围及基质层内有大而不规则多角形包囊,并有不同程度的中性粒细胞浸润;一些包囊含有哑铃样结构。共聚焦显微镜在诊断棘阿米巴原虫感染方面具有优势,在棘阿米巴感染的早期特别是感染部位仅位于角膜上皮下时,共聚焦显微镜较易发现阳性结果。

5. 治疗 病变区清创及局部治疗:清创以后溃疡面用 5% 碘酊烧灼或涂 1% 甲紫后生理盐水冲洗,每天 1 次,连续 3~5 天。0.2% 氯己定(洗必泰)与 0.02% 聚六亚甲双胍为目前公认治疗该病最适宜滴眼液。氯己定为双胍类阳离子消毒剂,能络合棘阿米巴细胞内磷分子如 ATP、核酸阻断 DNA 功能;吸附细胞膜的磷分子致胞质漏出,改变包囊壁渗透性,破坏孔膜完整性促药物通透,氯己定体外药物试验可迅速使棘阿米巴失活。还可以选用芳香二脒类:0.1%羟乙磺酸丙氧苯脒滴眼液,0.2%甲硝唑葡萄糖滴眼液,0.4%替硝唑滴眼液,0.5%~1%新霉素,1%巴龙霉素。这些滴眼液每0.5~1小时频繁滴眼冲击治疗。5~7天后依病情逐渐减滴药次数,由于原虫可移行至基质层,包囊存活较久,急性炎症消退后仍需长时间局部用药随诊,总诊程不少于6个月,必要时可考虑结膜下注射0.2%~0.5%甲硝唑治疗。0.2%伊曲康唑滴眼液,1%克霉唑,0.2%氟康唑等作用,仅作为支持疗法,临床疗效尚待进一步验证。

(1) 抗阿米巴药物:原则上联合用药冲击治疗。

(2) 非特异性抗炎药物:非甾体抗炎药物可缓解局部症状,在原虫感染未控制之前严禁使用糖皮质激素,以免加重感染。

(3) 扩瞳:阿托品治疗虹膜睫状体炎,乙酰唑胺降低眼压。

(4) 手术治疗:急性炎症期应首先以药物控制感染,安静眼手术效果优于炎症眼。如药物治疗不能有效控制感染,病变面积继续扩大或溃疡达基质深层行将穿孔时,应在药物治疗基础上行治疗性角膜移植,根据病变范围、深度以决定穿透性或板层角膜移植;该病角膜移植的常见原因是残留的棘阿米巴原虫活化导致感染复发,术后继续口服抗阿米巴药物,随诊半年以上。

6. 预防  注意用眼卫生,角膜接触镜镜片与镜盒必须热消毒。

**(四)阿米巴内共生菌感染**

自然界中存在着多种自由生活的阿米巴,是指广泛地分布于自然界环境当中,包括在泥土或水中细小的自由生活的单核细胞生活的原生生物,其中有些是潜在的致病原。主要包括以耐格里原虫为主要病原体的原发性阿米巴性脑膜脑炎,棘阿米巴原虫所引起的肉芽肿性阿米巴脑炎和棘阿米巴角膜炎。该病原体通常以细菌和腐生生物为食,生活史具有两个生活期:活动时期的滋养体和静止状态的包囊,滋养体与包囊两种形态之间可以互相转化。

自20世纪80年代初起,不断有学者从阿米巴原虫内发现胞内寄生菌,并且能在自然界中持续生存循环不息;随后又从临床标本中分离出的阿米巴原虫内相继发现了多种共生的专性胞内菌。因此,其潜在的病原性受到越来越多的临床工作者关注。

它可作为人类致病菌传播的媒介和多种专性胞内寄生菌的宿主,因此越来越受到关注。

自由生活阿米巴原虫具有很强的吞噬能力,参与了自然界营养与能量的转化与代谢,对维持环境中微生物数量与种类的动态平衡发挥着非常重要的作用。经过长期的生物进化选择,对于一些无毒力的病原体,被自由生活阿米巴原虫内吞噬后,被宿主作为"食物"能量消耗掉;但是一些毒力强的微生物被吞噬入宿主内,细菌繁殖后,宿主被细菌杀灭;而一些毒力不强的微生物虽然被吞噬入宿主内,却能够长期存活于原虫体细胞内,从而建立起一种寄生或共生关系。军团菌属是首先被证实能在阿米巴内寄生和增殖的病原菌。除此之外,迄今发现能与自由生活阿米巴原虫共生的微生物还有衣原体、副衣原体、单核李斯特菌、假单胞菌属、肠出血性大肠埃希菌(enterohemorrhagic Escherichiacoli, O157: H7)、鸟分枝杆菌、霍乱弧菌、新型隐球菌,甚至还有巨病毒。军团菌与假单胞菌是引起院内获得性肺炎常见的病原体,供水系统和空调通风系统中易分离出。越来越多的证据显示:自由生活阿米巴原虫的存在,可以增强军团菌在水中的生存能力,并且其分布和流行与自由生活阿米巴原虫密切相关。

1. 副衣原体科各种细胞内共生菌  副衣原体科与衣原体科有相似的复制周期和80%~90%的rRNA同源序列。根据常见的寄生宿主暂分2个属,即棘阿米巴副衣原体和小哈门属新衣原体。目前已发现9种副衣原体,分别是BN9、UWE25、UWC22、TUME1、AIHSP和CorvenA4,分别来源于鼻拭子、支气管肺泡灌洗液、感染的角膜以及污水、土壤等。

2. 军团菌样的阿米巴病原体  目前发现与军团菌属在种系上相关的细菌只能在阿米巴内生长,这类细菌称为军团菌样的阿米巴病原菌,通常与其他病原体混合成为引起社区获得性肺炎的病原体,目前已经鉴定出的有12种,具体如下:LLAP1、LLAP2、LLAP3、LLAP4、LLAP6、LLAP7、LLAP8、LLAP9、LLAP10、LLAP11、LLAP12、L. lyticaL2。

3. 拟菌病毒  2003年于英国布拉德福德(Bradford)一座冷却塔的水中发现拟菌病毒,经电镜检查,病原体在宿主棘阿米巴原虫体内呈现为规则的二十面体结构,外面无包膜,但环绕着一圈80nm长的纤毛,完整病毒颗粒直径约为600nm。该病毒不能通过除菌滤器,是目前已知的最大也是最复杂的病毒。该病毒生命力极强,主要在棘阿米巴细胞中复制与装配,主要引起医院内ICU中呼吸机相关性肺炎。

分子生物学方法如 PCR 等是目前对该病原体最简单的诊断方法,血清学的检测主要用于流行病学调查,与阿米巴共同培养作为病原体分离耗时长,可用于细菌传代。

胞内菌感染首选大环内酯类药物治疗,如阿奇霉素,也可以与利福平、喹诺酮类药物合用。拟菌病毒感染目前尚无特异治疗方法。预防重点是避免自由生活的阿米巴感染,最主要的是强调水源管理,包括供水系统、空调系统、冷却循环系统等管道消毒处理,防止院内感染。

（李家斌）

## 第三节　结肠小袋纤毛虫病

结肠小袋纤毛虫病是结肠小袋纤毛虫（*Balantidium coli*）侵入肠壁组织引起,主要表现为腹痛、腹泻、排黏液便或血便,并伴有里急后重。猪为重要的储存宿主,经消化道传播。本病为世界性分布,主要流行于热带及亚热带地区,我国有散发病例报道。

结肠小袋纤毛虫于 1857 年由 Mzlmsten 首次在 2 例急性腹泻患者的粪便中发现,而后 Leukart 于 1861 年在猪的结肠中查见形态类似的原虫,稍后 Stein 认为这两种原虫实为同一种原虫,根据其形态特征命名为结肠小袋纤毛虫,沿用至今。此后,世界各地陆续有病例报道。本病为人兽共患疾病,常被临床忽视。近年发现结肠小袋纤毛虫常导致免疫功能低下者出现机会性感染,亦认为它是机会性感染的病原体。

### 一、病原学

结肠小袋纤毛虫隶属纤毛门,是人体最大的寄生原虫,主要寄生于结肠。生活史中有滋养体和包囊两个时期。

#### （一）形态

1. 滋养体　呈长圆形,无色透明或绿灰色,大小为（30~150）μm×（5~120）μm,最长可达 200μm。虫体外被表膜,其下是透明的外质,外质上有无数斜纵行的纤毛。虫体富弹性,易变形。前端有一凹陷的胞口,连接漏斗状胞咽,后端较圆,有小的圆肛。颗粒食物借纤毛运动进入胞口和胞咽,在底部形成食物泡,消化后的残渣经胞肛排出。滋养体有两个细胞核,大核呈肾形,其凹陷处为圆形小核。电镜见虫体有双层胞膜,上有小突起和小沟,纤毛由小沟发

出。胞质内含有大量多糖颗粒,线粒体分布在细胞外缘,嵴的发育不完善。胞质内有数个食物泡和 1~2 个伸缩泡,后者对调节虫体渗透压有一定作用。大核为索样致密的染色体网状结构,由 DNA 组成。小核呈三角形或菱形,内含细长电子致密小体。

2. 包囊　呈圆形或椭圆形,直径为 40~60μm,呈淡黄色或浅绿色,囊壁双层,厚而透明,染色后可见胞核。包囊是感染阶段,在慢性患者及携带者的粪便中存在。

#### （二）生活史

包囊污染食物或水,被宿主吞食后,在小肠中脱囊形成滋养体,下行至结肠内寄生,以细菌、淀粉粒、细胞为食,迅速生长繁殖,可侵入肠壁。滋养体以二分裂法繁殖。在分裂早期,虫体变长,先小核后大核分裂,最后在虫体中部紧缩分裂为两个子体,两个新虫体前端接近交换部分核质,然后彼此分开逐渐长大。部分滋养体随肠蠕动下行至结肠下端时,受粪便内水分减少的影响,虫体变圆,同时分泌囊壁将虫体包裹成囊状随粪便排出。包囊无囊内增殖。

#### （三）抵抗力

滋养体在粪便中可生存 10 天。包囊对外界环境抵抗力较强,在干燥阴暗的环境中可存活 1~2 周,在潮湿环境中能存活 2 个月。在 10% 甲醛固定液中可存活 4 小时,在苯酚中可存活 3 小时,直接阳光照射下 3 小时才死亡。

### 二、流行病学

结肠小袋纤毛虫呈世界性分布,主要在热带和亚热带地区流行。随着全球变暖,纤毛虫感染有增加的趋势。

#### （一）传染源

从粪便中排出结肠小袋纤毛虫包囊的人（慢性患者和携带者）及猪是主要传染源。而猪、猴、鼠是储存宿主,尤其是猪的感染率很高,与人类接触密切,是最重要的传染源,故本病亦属人兽共患疾病。但对于生活在城市未接触猪的免疫功能低下者,其传染源可能来自鼠或受污染的食品。

#### （二）传播途径

主要经消化道传播。人吞食被包囊污染的食物或饮水经消化道而感染。蟑螂和苍蝇可助长本病传播。人与人之间亦经消化道传播。

#### （三）人群易感性

人群普遍易感。但结肠小袋纤毛虫在人体肠道内生长并不适合,故人类的感染率较低,呈散在发

生。但营养不良、嗜酒及免疫功能低下等因素助长纤毛虫感染。尽管本病全球分布,但其毒力低,全球感染率 0.002% ~ 1%,而不同地区差异较大。拉丁美洲、菲律宾、巴布亚新几内亚、中东等地区为高流行区,巴布亚新几内亚养猪农户的感染率高达 28%,玻利维亚为 6% ~ 29%。北美和欧洲的感染率为 0.3%,我国的感染率约为 0.036%。结肠小袋纤毛虫的感染与接触猪、卫生环境和生活习惯密切相关。与猪接触的职业如屠宰场和养猪场工人及兽医感染率高于普通人群。高流行区儿童感染率较高,但患病较少,多为无症状感染者。

### 三、致病机制与病理

结肠小袋纤毛虫主要寄生在结肠,多为肠道共栖状态。当机体免疫功能低下时,可引起肠道病变,故认为它可能是一种机会致病性原虫。在机体营养不良、嗜酒、胃酸缺乏症、肠道鞭毛虫病以及细菌性感染等情况下,滋养体可侵入肠壁黏膜及黏膜下引起肠道炎症反应。结肠小袋纤毛虫其纤毛运动及分泌透明质酸酶,在侵入和破坏肠道黏膜机制中起重要作用。滋养体可经血液循环及淋巴管侵入肠外的组织,亦可穿破膈肌侵及腹腔引起腹膜炎、肝脓肿、胸膜炎、肺炎、膀胱炎和阴道炎等,但罕见。

病理改变类似于溶组织内阿米巴。典型病变为结肠及直肠黏膜呈数毫米直径的火山口状溃疡,数目随感染轻重而异,偶尔也可延及全部结肠黏膜,通常不向深层发展。在黏膜下层向四周蔓延形成口小底大、边缘不整的溃疡,其表面覆盖黏液和坏死组织,在其周围常可查见滋养体。病变部位有嗜酸性粒细胞浸润。在黏膜下可形成微小脓肿,严重者可出现大片黏膜破坏和脱落,引起肠道穿孔及微脓肿。继发细菌感染,进一步加重炎症反应。

### 四、临床表现

结肠小袋纤毛虫病的潜伏期为 0 ~ 6 天。其临床表现可分为三型,即无症状型、急性型和慢性型。多数为无症状型,有症状仅占 1/3 左右。

#### (一)无症状型

无临床症状,但从粪便中可查到本虫,在流行病学上有意义。

#### (二)急性型

发病突然,腹泻次数多,每天数次至数十次不等,有黏液便或血便,伴里急后重。多有不规则发热,恶心、呕吐、乏力及食欲减退等。腹痛,脐周及下腹压痛。严重者可有脱水、营养不良及消瘦。重症患者可有出血或结肠穿孔,继发细菌感染可引起感染性休克,危及生命。多见于老年人和免疫功能低下者。急性型病程短,可自愈。

#### (三)慢性型

起病隐匿,以反复发作的腹泻为主要表现,病程可长达数月至数年,呈周期性发作,常因劳累、受凉、饮酒等原因而诱发。粪便呈粥样或水样,常带黏液,腹泻与便秘交替出现,上腹部不适或有阵发性腹痛、腹胀。回盲部及乙状结肠部有压痛,体重逐渐下降。

偶有结肠小袋纤毛虫引起肠外感染,如肺炎、腹膜炎、坏疽性阑尾炎、膀胱炎、阴道炎等报道,但罕见。

### 五、实验室检查

#### (一)血常规检查

多数患者血常规检查表现正常。合并细菌感染时白细胞和中性粒细胞增加。慢性型患者可有红细胞计数和血红蛋白下降。

#### (二)病原体检查

1. 粪便检查 检查粪便中的纤毛虫滋养体或包囊是诊断的"金标准"。急性型患者粪便中很少有包囊,主要是特征性的滋养体,用低倍镜检查即可。因滋养体在体外数小时后死亡,故需送新鲜标本。慢性患者及成形便中主要为包囊,但有的患者包囊和滋养体均可查见。由于排虫间歇性,故需反复多次检查。常用的方法有生理盐水直接涂片法可检查滋养体和包囊。沉淀浓集法检查包囊,可提高检出率。永久染色涂片采用铁苏木素染色和三色染色,是发现与鉴别虫种的重要技术。对有肠道外纤毛虫感染的患者,粪便镜检常阴性。

2. 组织活检 可采用乙状结肠镜取肠黏膜病理检查,在肠黏膜溃疡的边缘组织切片中常可检获滋养体。

3. 体外培养 结肠小袋纤毛虫可体外培养。用 Locke 卵蛋白培养基或多菌培养基进行培养,相对厌氧环境有利于滋养体生长、繁殖,培养温度以 28 ~ 32℃ 为宜。因粪检和组织活检很容易确诊本病,故此方法非必需。

### 六、诊断与鉴别诊断

有密切接触猪的高危职业,出现急性或反复腹泻患者,应想到本病的可能,应进行粪便镜检或结肠活检,查到结肠小袋纤毛虫滋养体或包囊可确诊。

对疑似纤毛虫感染的肠道外感染粪便检查常阴性，须检查相关体液或组织活检，检出滋养体可确诊。

应注意与阿米巴痢疾、细菌性痢疾、蓝氏贾第鞭毛虫病、肠滴虫病、隐孢子虫病、微孢子虫病、病毒性腹泻等肠道疾病鉴别，主要依据粪便检查病原体确诊。

## 七、治疗

### （一）一般治疗

按肠道传染病隔离治疗。

### （二）病原治疗

四环素和甲硝唑是治疗结肠小袋纤毛虫病的方法。首选甲硝唑治疗 5 天。成人：750mg，每天 3 次；儿童：35~50mg/（kg·d），分 3 次服（最大剂量2g/d）。四环素疗程 10 天，成人：500mg，每天 4 次；儿童 40mg/（kg·d），分 4 次服。双碘喹啉疗程 20 天，成人：650mg，每天 3 次；儿童：40mg/（kg·d），分 3 次服。艾滋病患者疗程延长至 20 天。多西环素、硝唑尼特等药物治疗也有效。

## 八、预防

本病的预防原则与阿米巴痢疾的防治基本相同。控制和消灭传染源，定期检查猪及其产品，积极治疗排包囊的猪。加强水源保护，防止人及猪粪便污染。加强猪场及屠宰场的污物管理和无害化处理。做好环境卫生和饮食、饮水卫生，消灭苍蝇和蟑螂。养成良好的卫生习惯，防止病从口入。

（张跃新　袁淑芳）

## 第四节　蓝氏贾第鞭毛虫病

蓝氏贾第鞭毛虫病（giardiasis）是由蓝氏贾第鞭毛虫（Giardia lamblia，简称蓝氏贾第虫）引起的肠道寄生虫病。临床表现为腹泻、腹痛和吸收不良等症状，亦可慢性感染表现为周期性短时间腹泻，病程长达数年，儿童患病可引起营养不良、贫血及发育迟缓。本病呈世界流行，以发展中国家发病率高，主要经消化道途径传播，水源污染可引起暴发流行，是人体常见的肠道寄生虫病之一。

## 一、病原学

贾第虫于 1681 年首先由 van Leeuwenhoek 在自己的粪便中发现，1859 年 Lambl 对其形态作了详细的描述，并将其命名为肠贾第虫（Lamblia intestina-lis）。1915 年 Stiles 提出 giardia lamblia 的命名以纪念 Giardia 和 Lambl 两位学者。1981 年 WHO 确认其为致病性肠道病原体。

根据贾第虫的形态学和宿主不同，可分为感染人类的蓝氏贾第鞭毛虫，寄生于哺乳动物、鸟类、两栖动物体内的贾第鞭毛虫，如牛贾第虫（G. bovis）、马贾第虫（G. egui）、鼠贾第虫（G. muris）、两栖动物贾第虫（G. agilis）、长尾小鹦鹉贾第虫（G. psittaci）和野鼠或麝鼠贾第虫（G. microti）等。蓝氏贾第鞭毛虫可分为七个群或基因型（A~G），仅 A 群和 B 群（基因型）可感染人类。蓝氏贾第鞭毛虫可在体外培养，胆汁、高浓度的半胱氨酸和低氧环境有助于生长。蓝氏贾第鞭毛虫以葡萄糖为主要能量来源产生 ATP，亦可代谢精氨酸产生 ATP。因蓝氏贾第鞭毛虫无磷脂、脂肪酸、胆固醇、嘌呤和嘧啶核苷酸等生物合成的基因，故需从肠道环境中获取。

### （一）形态

蓝氏贾第鞭毛虫为单细胞原虫，有滋养体和包囊两个发育阶段。

1. **滋养体**　外形如同纵切的半个倒置梨形，长 9~21μm，宽 5~15μm。两侧对称，前端钝圆，后端尖细，背面隆起呈半球形，腹面扁平，前半部凹陷形成吸盘状，借此吸附在宿主肠黏膜表面。滋养体有 4 对鞭毛，即前侧鞭毛、后侧鞭毛、腹侧鞭毛和尾鞭毛各 1 对，依靠鞭毛摆动做翻转运动或左右摆动，参与附着作用。染色后见凹陷状吸盘底部有 2 个卵圆形的泡状细胞核，核内各有 1 个大核仁。在滋养体中部有轴柱 1 对，与尾鞭毛相连。在轴柱中部可见 2 个半月形的中体，其前端有基体复合器，是 4 对鞭毛的发源处，在此处可见毛基体和根丝体。无胞口及食泡，以胞饮方式从体表摄取营养物质。滋养体抵抗力弱。

2. **包囊**　椭圆形，囊壁较厚，大小为（10~14）μm×（7.5~9）μm，碘液染色后呈黄绿色，未成熟的包囊有 2 个细胞核，成熟包囊有 4 个细胞核，多偏于一端，并有鞭毛、轴柱和丝状物。包囊在外界环境中可存活数周至数月，但加热至 50℃ 立即死亡。在含氯0.5%的水中可存活 1~3 天。

### （二）生活史

包囊经吞食到达宿主十二指肠和空肠，在此处经胆盐及肠液的作用下脱囊，释放出滋养体。滋养体依靠其腹部吸盘吸附于肠黏膜上，以渗透方式摄取肠道营养，以二分裂法繁殖。部分滋养体脱落入肠腔，随肠道内容物到达回肠下段或结肠形成包囊，随粪便排出体外。包囊对外界抵抗力强,是感染形式,口服10个包囊即可引起感染。包囊的脱囊是高度协调和复杂过程,胃酸和胰酶可启动此过程,而后激活多种细胞信号途径及各种相关基因的表达,尤其是组织蛋白酶的激活是包囊壁裂解的关键环节。

滋养体形成包囊的过程亦很复杂。胆固醇缺乏、去除胆盐或过多胆盐均可在体外诱导滋养体包囊化。在形成包囊过程中,滋养体特异性基因下调及多种包囊特异性基因的表达增加。早期以成囊小泡(encystment vesicles,ESV)形成为特征,涉及囊壁蛋白(cyst wall proteins,CWP)以及相关蛋白的产生和蛋白酶的活化。在包囊形成的晚期,囊壁蛋白转运至细胞表面与 N-乙酰半乳糖苷(N-acetylgalac-tosamine,GalNAc)一起形成包囊壁。因此,在粪便中检出可溶性囊壁蛋白是诊断贾第虫感染的直接证据。

**(三)其他特征**

蓝氏贾第鞭毛虫的吸盘骨架由顺时针旋转的微管和垂直微丝带组成,含有重要的抗原和蛋白,如微管素和贾第虫素以及与吸附功能有关的收缩性蛋白。其中中体与微管形成紧密的聚合体,横断面呈足爪样,此特征为蓝氏贾第鞭毛虫特有,可借此与其他贾第虫鉴别。蓝氏贾第鞭毛虫通过多种途径主动逃避宿主的免疫反应。如发生抗原变异(antigenic variation),即仅有一种变异的特异性表面蛋白(variant specific surface protein,VSP)表达,但经过几代(6~13代)后则被另一种VSP取代。在感染期和成囊期,蓝氏贾第鞭毛虫的抗原变异在无宿主免疫应答的情况下发生,与逃逸宿主免疫清除有关。此外,蓝氏贾第鞭毛虫在宿主肠道中吸取精氨酸并可产生精氨酸脱亚胺酶(arginine deiminase,ADI),致使宿主上皮细胞精氨酸耗竭而减少一氧化氮(NO)的产生,以及裂解 IL-8 从而抑制肠道黏膜的免疫应答。此外,贾第虫能产生 IgA 蛋白酶,降解肠道的 IgA 抗体。

**(四)感染的免疫应答**

蓝氏贾第鞭毛虫感染可诱导宿主的免疫应答,其中细胞免疫和体液免疫在保护性免疫中起主要作用。在鼠的感染模型中,表达 αβT 细胞受体的 T 细胞在控制感染方面是必需的,去除 CD4⁺T 淋巴细胞可导致慢性感染。用贾第虫滋养体刺激人肠道淋巴细胞可促进 CD4⁺T 淋巴细胞分泌 IFN-γ。特异性 IgM 和 IgG 抗体及补体均可抑制贾第虫滋养体的生长,而肠道分泌型 IgA 抗体是预防贾第虫感染的主要抗体。特异性 IgA 抗体可阻碍贾第虫滋养体对肠黏膜的吸附,但无杀灭作用。若缺乏特异性 IgA 抗体则易形成慢性感染。乳汁中含有 IgA 抗体和自由脂肪酸能损伤滋养体,故乳汁具有抗贾第虫的保护作用。CD8⁺T 淋巴细胞对控制贾第虫感染不是很重要,但对贾第虫引起的肠道黏膜损伤却起着重要作用。总之,清除贾第虫感染依赖肠道黏膜细胞的营养吸收、维持屏障功能的前炎性分子、树突状细胞和肥大细胞参与释放 IL-6、CD4 和 CD8T 淋巴细胞以及 B 淋巴细胞发挥正常的免疫功能。

## 二、流行病学

**(一)传染源**

患者和带包囊者为传染源。特别是慢性腹泻患者和包囊携带者可排出大量包囊,是最重要的传染源。许多哺乳动物如羊、牛、狗、猫是蓝氏贾第鞭毛虫的储存宿主,亦是人感染的重要传染源。

**(二)传播途径**

蓝氏贾第鞭毛虫主要经粪-口途径感染,人吞食10个包囊即可被感染。包囊污染水源或食物可引起暴发流行,游泳时吞咽含包囊的水亦可感染。人与人密切接触经消化道途径传播,是幼儿园及社区流行的原因之一。欧美国家性活跃的同性恋者包囊携带率高达 20%,同性恋者可经口-肛性交活动获得感染。发达国家旅游者到发展中国家旅游的获得感染是旅游者腹泻的常见原因之一。

**(三)易感性**

人群普遍易感。感染后可获得部分免疫力,但不持久,可出现再感染。胃酸缺乏或胃切除手术者对蓝氏贾第鞭毛虫易感性增加。多数感染者无症状,但免疫功能低下者或艾滋病患者易发生严重感染或难治性感染。临床研究发现长期居住在高流行区的居民较旅游者和暂住居民的症状发生率低,而流行区的儿童再感染常见,曾经感染者治愈后可被同一虫株再感染。

**(四)流行特征**

本病遍及全球,每年感染者达 2.8 亿人,发展中国家发病率为 20%~30%,发达国家为 2%~5%。儿童多于成人,有家庭聚集性,男女无差异,夏秋季多见。蓝氏贾第鞭毛虫是发展中国家婴儿的主要肠道寄生虫之一,<10 岁儿童感染率高达 15%~30%,是儿童腹泻的主要原因。美国人群中蓝氏贾第鞭毛虫阳性率为 4%~7%,每年有 10 万~250 万人患病,尤以<9 岁儿童和 35~45 岁成人的发病率高。我国

1999年首次流行病学调查显示全国的感染率为2.5%，估计约2 850万人感染，以15岁以下儿童为多，高峰年龄为5~10岁；其中新疆感染率9.62%，西藏8.22%，河南7.18%。此外，免疫功能低下者和艾滋病、同性恋者发病率高。随着社会经济发展和卫生条件改善，贾第虫感染率有下降趋势。

### 三、致病机制和病理

蓝氏贾第鞭毛虫的致病机制尚未完全阐明。滋养体可诱导肠道细胞凋亡、微绒毛刷状缘变短及萎缩，双糖酶减少，继而致肠道屏障功能失调，以及影响胆盐的分泌等致糖、蛋白和脂肪吸收障碍。滋养体致肠道渗透性增加与肠道黏膜受损、淋巴细胞浸润、隐窝细胞增多、细胞间紧密连接遭到破坏有关。因滋养体引起的肠道吸收障碍和分泌增加，导致出现腹泻、腹痛、肠道功能紊乱、营养吸收不良等症状。

此外，蓝氏贾第鞭毛虫感染还可引起反应性关节炎、炎症性眼病、荨麻疹等，慢性感染可导致肠道易惹征、慢性疲劳、儿童生长迟缓或生长停滞以及认知功能发育迟缓。肠道外症状可能与贾第虫感染导致变态反应有关，而儿童患病后生长阻滞及认知功能发育迟缓可能与营养吸收不良有关。

病理改变主要在滋养体的吸附部位，可见肠道上皮细胞凋亡，微绒毛刷状缘有充血、水肿和表浅溃疡等炎性反应，微绒毛变短平，隐窝肥大，黏膜下固有层炎性细胞浸润。严重感染可致弥漫性炎性改变，绒毛萎缩，固有层大量浆细胞浸润。

### 四、临床表现

蓝氏贾第鞭毛虫感染多无症状，是否出现症状取决于宿主免疫和营养状态、虫株的毒力、肠道菌群等综合因素。营养不良、锌及维生素A缺乏可增加机体对贾第虫感染的敏感性和疾病的发生。免疫功能低下不但易感染贾第虫，而且常发生慢性感染。X连锁的丙球蛋白缺乏症儿童、各种免疫缺陷者、胃部手术及胃酸减少者对贾第虫易感，艾滋病患者患病后症状严重且难以治愈。

#### （一）肠道症状

潜伏期1~2周。吞食蓝氏贾第鞭毛虫包囊后5%~15%为无症状排包囊者，25%~50%为急性腹泻，35%~70%无感染。

1. 急性期 表现为急性水样泻伴恶臭、腹胀、腹部不适或疼痛、恶心、厌食、嗳气等。数天后多为脂肪便，有恶臭和泡沫，少有黏液便及脓血便。罕有

发热、呕吐、黏液便、里急后重。症状持续7~10天逐渐消失。镜检无多核细胞。免疫功能正常者症状轻微或无，5岁以下儿童和孕妇感染后可出现脱水、电解质紊乱等严重症状，需住院治疗。

2. 慢性期 表现为长期腹泻、消瘦、贫血、乏力，偶有头痛，腹部不适，进食后加重。大便可呈油性或泡沫样伴恶臭，量少。慢性腹泻患者出现不同程度的吸收不良，尤以维生素A和$B_{12}$、蛋白、木糖和铁吸收不良明显。20%~40%的患者发生双糖酶缺乏，故患者不耐受乳糖食物，可持续数周。儿童生长发育缓慢、营养不良、口炎性腹泻、脂肪痢等，病程可长达数年。

#### （二）肠道外表现

蓝氏贾第鞭毛虫感染后约1/3患者出现长期的肠道外症状。

1. 反应性关节炎 与肠道致病菌感染引起的反应性关节炎表现相同，多在感染2~4周后出现。表现为大关节肿痛、关节积液。用糖皮质激素治疗有效。

2. 荨麻疹 表现为突起斑片状红色皮疹，伴瘙痒。患儿血清总IgE水平升高。可能与贾第虫感染导致肠道屏障功能失调，肠道内大分子物质进入血液循环引起过敏反应有关。

3. 眼睛病变 蓝氏贾第鞭毛虫感染后可出现眼睛并发症，表现为虹膜睫状体炎、脉络膜炎、视网膜出血。偶有报道蓝氏贾第鞭毛虫感染的患儿眼睛出现视网膜色素上皮花白退变，也见于既往贾第虫感染者，提示眼睛改变不是蓝氏贾第鞭毛虫直接侵犯所致。色素退变可能与贾第虫产生的代谢毒性产物有关，有待进一步证实。

4. 肌肉并发症 在免疫正常者和缺陷者中均有因蓝氏贾第鞭毛虫感染引起低血钾肌病的报道，尤以老年人和妇女为多。低钾可引起严重而短暂的肌病，腹泻是引起低血钾的主要原因，腹泻消失及补钾可改善肌病症状。此并发症与营养和电解质的吸收功能受损有关。

5. 营养吸收不良并发症 蓝氏贾第鞭毛虫腹泻患儿可出现缺铁性贫血、微量元素缺乏、蛋白及营养吸收不良等症状，慢性腹泻可造成患儿生长发育不良及身体矮小，认知功能发育迟缓。南美洲巴西和秘鲁的研究显示在2岁儿童出现腹泻症状与认知功能、语言流利程度和身体发育呈负相关。

### 五、实验室检查

#### （一）病原学检查

粪便涂片或浓集法镜检找滋养体或包囊是经典

的诊断方法。新鲜粪便悬液镜检可见到活动的滋养体,成形便应碘染色检查包囊。由于包囊形成有间歇的特点,故应隔日检查粪便并连续 3 次。通常 1 份标本阳性率为 60%~80%,3 份标本阳性率 90% 以上。亦可取十二指肠液及胆汁镜检找滋养体或用 ELISA 检测粪便中贾第虫抗原。十二指肠镜活检不是必需的,但有助于对 HIV 感染者或吸收不良者的诊断与鉴别。

### (二) 免疫学检查

1. 抗原检测 用免疫荧光法检测寄生虫和 ELISA 检测贾第虫抗原(可溶性囊壁蛋白)敏感性 85%~98%,特异性 90%~100%。抗原检测不但可用于诊断,亦可用于疗效考核。

2. 抗体检测 用 ELISA 或免疫荧光技术检测患者血清特异性抗体,前者的阳性率达 70%~80%,后者为 66%~80%。但 IgG 抗体检测有待于长期评价,主要用于血清流行病学研究,对流行区诊断蓝氏贾第鞭毛虫病无用,抗贾第虫 IgM 是否可用于鉴别现症感染或过去感染尚不清楚。

### (三) 分子生物学诊断

实时 PCR 技术用于检测粪便标本中的贾第虫特异性 DNA 序列,因具有高敏感性和特异性,已成为近年常用的诊断方法。目前,检测蓝氏贾第鞭毛虫的 18S rRNA 作为靶基因,亦可用此方法鉴别虫株基因型。

## 六、诊断

水样泻伴腹痛、吸收不良或消瘦症状,有到高流行区旅行史或同性恋者应考虑蓝氏贾第鞭毛虫病的可能,在粪便中检出包囊或可溶性囊壁蛋白等抗原阳性可确诊。注意应与肠道病毒、非侵袭性细菌和其他寄生虫如隐孢子、环孢子引起的腹泻鉴别。

## 七、治疗

### (一) 一般治疗

按肠道传染病隔离。急性期止泻、补液以纠正水、电解质紊乱。控制饮食,纠正营养不良。合并肠道细菌感染可给予抗菌药物治疗。

### (二) 病原治疗

消灭肠道蓝氏贾第鞭毛虫是治疗的根本措施。常用药物有替硝唑、甲硝唑、阿苯达唑、甲苯咪唑、硝唑尼特和呋喃唑酮等。

1. 甲硝唑和替硝唑 为首选治疗药物。其抗贾第虫机制是抑制铁氧化还原酶活性,干扰能量代谢,可与 DNA 结合并使之受损,从而导致滋养体死亡。甲硝唑 250mg(儿童 5mg/kg),每日 3 次口服,疗程 5~7 日,有效率达 80%~95%。替硝唑 2g(儿童 50mg/kg,最大量 2g)顿服,疗效同甲硝唑。常见不良反应是口有金属味、恶心、头晕、可逆性周围神经炎等,有致畸作用,故孕妇和哺乳者禁忌。近年来发现蓝氏贾第鞭毛虫对甲硝唑类药物产生耐药,需要引起重视。

2. 阿苯达唑和甲苯咪唑 为广谱抗寄生虫药物。口服甲苯咪唑(阿苯达唑)400mg,每日 1 次,疗程 5 日。儿童 15mg/(kg·d),疗程 5~7 日。其作用机制是抑制贾第虫的细胞骨架 β 微管素(β-tubulin)多聚化,致其结构受损。在肠道不吸收,不良反应少。

3. 硝唑尼特 为广谱抗寄生虫药物。抑制贾第虫丙酮酸:铁氧化还原蛋白氧化还原酶(pyruvate:ferredoxin oxidoreductase,PFOR),以及抑制硝基还原酶和醌还原酶等,干扰能量代谢和氧自由基的清除。用药方法:500mg,每日 2 次口服,疗程 3 日;儿童 1~4 岁,100mg,每日 2 次口服;4~11 岁,200mg,每日 2 次口服,疗程 3 日。疗效高,不良反应少。

4. 呋喃唑酮 成人 100mg,每日 4 次口服,疗程 7~10 日。儿童 2mg/kg,每日 4 次口服,疗程 10 日。

对于难治性蓝氏贾第鞭毛虫病可采取延长疗程和/或提高剂量,或改用其他药物联合治疗的策略。

## 八、预防

治疗患者和带包囊者。加强水源管理和饮食、饮水卫生是防治蓝氏贾第鞭毛虫病的主要措施。提倡饮用开水,勿饮用生水。避免口-肛或口-生殖器性交,可减少蓝氏贾第鞭毛虫的传播。现有动物疫苗,尚无人用疫苗。

(张跃新 孙晓凤)

## 第五节 锥 虫 病

## 一、非洲锥虫病

非洲锥虫病(African trypanosomiasis)又称睡眠病(sleeping sickness),由布氏冈比亚锥虫(*Trypanosoma brucei gambiense*)和布氏罗得西亚锥虫(*T. b. rhodesiense*)所致,以中枢神经系统感染为主要临床表现。流行于非洲地区。随着国人赴非洲旅游、工作等国际交流的增多,临床医生应警惕相关的输入性病例,2017 年已有输入性病例的报告。

### （一）病原学

布氏锥虫（*Trypanosoma brucei*）有三个亚种：布氏布氏锥虫（*T. b. brucei*）、布氏冈比亚锥虫和布氏罗得西亚锥虫。布氏布氏锥虫一般不感染人。布氏冈比亚锥虫常导致慢性感染,而布氏罗得西亚锥虫常导致急性感染。

布氏冈比亚锥虫主要栖息于西非和中非靠近河流和水池的森林和厚植被地区中,而布氏罗得西亚锥虫主要分布在东非和东南非的丛林及热带大草原上。两种锥虫在形态、生活史、致病及临床表现有相同之处,也有不同特点。布氏冈比亚锥虫和布氏罗得西亚锥虫在人体内寄生阶段皆为锥鞭毛体。在血液中具有多形性的特点,可呈细长型、中间型和粗短型。在组织中呈粗短型。细长型长 20～40μm,宽 1.5～3.5μm,游离鞭毛可长达 6μm;粗短型长 15～25μm,宽约 3.5μm,游离鞭毛短于 1μm。当血中锥鞭毛体多时,多为细长型,反之多为粗短型。只有粗短型可感染舌蝇。舌蝇吸血时,粗短型锥鞭毛体进入其肠道,先后在肠道、唾液腺经过约 3 周的增殖和发育,转变为循环后期锥鞭毛体（metacyclic trypo-mastigotes）,后者对人具感染性。当舌蝇再吸人血时,循环后期鞭毛体进入人体,在血液、脑脊液等处生长繁殖。

### （二）流行病学

1. 流行特征 布氏冈比亚锥虫病主要分布于中非和部分西非地区,主要见于须舌蝇分布地区的乡村居民。布氏罗得西亚锥虫病的分布相对局限,主要分布在东非和东南非,主要见于进入刺舌蝇分布地区的猎人、牧民、渔民和旅游者。近年来 WHO 每年接收到的布氏冈比亚锥虫病病例报告数量为 7 000～10 000 例,95% 以上病例报告来自刚果民主共和国、安哥拉、苏丹、中非共和国、刚果共和国、乍得和乌干达北部。WHO 每年接收到的布氏罗得西亚锥虫病病例报告数量为数百例,95% 以上病例报告来自乌干达、坦桑尼亚、马拉维和赞比亚。

2. 传染源 人是布氏冈比亚锥虫的主要宿主,家畜（猪、犬、山羊）也是储存宿主;野生动物（如狮、牛）是布氏罗得西亚锥虫的主要宿主。因此,布氏冈比亚锥虫病的主要传染源是人,而布氏罗得西亚锥虫病的传染源包括野生动物和人。

3. 传播途径 非洲锥虫病的传播途径是舌蝇叮咬。布氏冈比亚锥虫病通过须舌蝇在人际传播。布氏罗得西亚锥虫病通过刺舌蝇在动物间传播,人

进入这些地区可被感染。偶有母婴传播冈比亚锥虫病的报道。

4. 易感人群 人群普遍易感。

### （三）发病机制及病理

锥虫寄生于血液、脑脊液、淋巴液、淋巴结、脾脏等组织器官中,以脑内淋巴管和细胞间隙最多。锥虫并不直接侵入或破坏细胞,其致病机制尚不完全清楚,目前认为主要与锥虫的抗原变异和机体的免疫反应有关。

锥虫表面抗原不断变异并释放入血,刺激机体免疫系统产生大量抗体。这些抗原和抗体形成的可溶性免疫复合物沉积于人体各个组织和器官,导致炎症反应。一些锥虫抗原可吸附到某些宿主细胞表面,结合特异性抗体,激活补体,导致宿主细胞的溶解。受累组织中,以淋巴结、心肌、肝脏、脑、脑膜为重,呈现淋巴结肿大、心肌炎、心包炎、心内膜炎、心包积液、肝炎、脑膜脑炎等表现。大体病理表现为淋巴结肿大、充血、心脏扩大、心肌肥厚、心包积液、肝大、脑水肿等。镜下病理表现可见多种细胞（单核细胞、淋巴细胞、浆细胞、巨噬细胞）的广泛浸润、出血、肝细胞水肿、肝细胞变性坏死、脑膜血管周围间隙和蛛网膜下腔内单核细胞和 Mott 桑葚状细胞（圆或卵圆形,直径 12～20μm,细胞质内充满许多直径 1.5～3μm 的异染质颗粒,吉姆萨或瑞特染色后细胞质呈淡蓝色,核呈红色,细胞质内的异染质颗粒呈深蓝色）浸润、脑皮质充血和水肿、神经元及神经纤维变性、胶质细胞增生。

### （四）临床表现

两种锥虫病均呈进行性发展,病程一般分为三期,但两者的临床表现不尽相同:布氏冈比亚锥虫病多呈慢性经过,病程为数月至数年;布氏罗得西亚锥虫病则呈急性经过,病程仅为数周至数月（3～9 个月）。

1. 锥虫下疳期 舌蝇叮咬数天后,因锥虫在局部增殖,导致淋巴细胞、组织细胞、嗜酸性粒细胞和巨噬细胞的浸润,使叮咬部位的皮肤出现结节和肿胀,称为锥虫硬性下疳。结节初为暗红色,无痛,后肿胀有痛感,质地较硬,2～3 周后消退。罗得西亚锥虫局部肿胀更多见。

2. 锥虫血症期（血液淋巴期） 叮咬后 5～12 天,锥虫进入血液和淋巴系统大量繁殖,引起锥虫血症,并侵入身体各个器官组织,以发热、全身酸痛、淋巴结肿大为主要表现。发热可长达数月,由于抗原变异,血中锥虫数目交替出现上升与下降现象,间隔

时间为 2~10 天,因而呈弛张热型。淋巴结肿大广泛,尤以颈后部、颌下、腹股沟及股淋巴结显著,颈部枕后三角区淋巴结肿大(Winterbottom 征)是布氏冈比亚锥虫病的特征。部分患者可出现皮疹。此外可以出现头痛、肌肉和关节酸痛、乏力、心肌炎、心外膜炎及心包积液、肝脾大,还可出现深部感觉过敏(Kerandel 征)。此期冈比亚锥虫一般持续数月或数年,罗得西亚锥虫多时间较短,最长不超过数月。

3. 中枢神经系统病变期(睡眠期) 此期以神经系统症状为主,开始时可有性格改变、易激惹、淡漠、言语迟钝、记忆力减退、举止缓慢伴共济失调等,逐渐出现肢体瘫痪、肌无力与肌萎缩、舌震颤、肢体震颤,继之出现肌强直、痉挛或抽搐、病理反射阳性等。出现不同程度的意识障碍:嗜睡(白天站立或进食时也可入睡)、昏睡、昏迷。可出现激素失调。患者可因抵抗力低下而继发严重感染。冈比亚锥虫病通常在感染后 1~2 年发生神经系统症状,而罗得西亚锥虫病发生较早,一般在感染后 2~4 周即发生。

两种锥虫病的总病程有所不同:冈比亚锥虫病进展较慢,呈慢性过程,病程数月至数年;罗得西亚锥虫病呈急性过程,病程为 3~9 个月,有的患者在中枢神经系统未受侵犯以前即已死亡。

**(五)实验室检查**

1. 涂片检查 取患者下疳或淋巴结穿刺物、血液、脑脊液、骨髓做涂片镜检可发现病原体。可检查湿片以发现活动锥虫,或制备涂片固定后吉姆萨染色检查。为提高检查阳性率,显微镜检查前可使用浓集技术。布氏罗得西亚锥虫在血液中的虫体数量明显多于布氏冈比亚锥虫,因此较容易通过血液涂片检查发现,而布氏冈比亚锥虫不易通过血液检查发现,而多通过淋巴结穿刺液涂片检查发现,有时需要多次检查才能明确。所有诊断为非洲锥虫病的患者都要进行脑脊液涂片的检查,以明确是否有中枢神经系统受累。

2. 血清学检查 可应用免疫荧光测定(immunofluorescence assay, IFA)、酶联免疫吸附测定(enzyme-linked immunosorbent assay, ELISA)等检测血清中特异性抗体。特别是 IFA 可根据血清抗体滴度区别布氏冈比亚锥虫和布氏罗得西亚锥虫。血清学检查常用于筛查疾病,而确诊主要依赖于镜检。

3. 动物接种检查 将可疑感染者的血液接种于实验动物观察其是否受感染。

4. 头颅 CT 或磁共振检查 不具特异性,可发现炎性病灶及脑水肿等。

5. 其他血液检查 外周血白细胞增多,以淋巴细胞为主,贫血、血沉快,球蛋白增高,以 IgM 增高突出。

6. 脑脊液常规检查 脑脊液细胞数可增至(1 000~2 000)×$10^6$/L,以淋巴细胞为主,有时可见浆细胞和桑葚细胞,蛋白质明显增高。WHO 诊断中枢神经系统受累的标准为:脑脊液白细胞数超过 5×$10^6$/L,蛋白质含量升高。治疗后的患者必须进行规律的(如无症状,每 6 个月一次;如有症状,及时进行)脑脊液检查,持续 2 年,以便于及时发现复发者。

**(六)诊断**

根据流行病学史,有硬性下疳、弛张热或不规则发热、颈后淋巴结肿大、剧烈头痛、嗜睡、昏迷等表现者要考虑此病。及时进行病原学检查,从血液、淋巴结穿刺液或脑脊液等标本中找到病原体则可确诊。

**(七)鉴别诊断**

本病锥虫血症期应与结核、梅毒、淋巴瘤、传染性单核细胞增多症等鉴别。中枢神经系统病变期应与脑脊液中以单个核细胞为主的各种脑膜炎或脑炎鉴别。

**(八)治疗**

1. 病原治疗 所有患者均需接受病原治疗,具体用药取决于感染的虫种和疾病分期。美国疾病预防和控制中心(CDC)推荐:无中枢神经系统受累的冈比亚锥虫病者用喷他脒(pentamidine),罗得西亚锥虫病者用苏拉明(suramin)。中枢神经系统受累的冈比亚锥虫病者用依氟鸟氨酸(eflornithine),罗得西亚锥虫病者用硫砷密胺(melarsopro,美拉砷醇)。

(1)喷他脒:无论成人还是儿童,剂量为每日 4mg/kg,缓慢静脉注射(>2 小时)或肌内注射,7~10 次为一疗程。不良反应有低血压、低血糖、注射部位疼痛、腹泻、恶心、呕吐、周围神经炎等。

(2)苏拉明:成人剂量为每次 1g,儿童剂量为每次 20mg/kg,不超过 1g。用 10%溶液静注,首次剂量为 0.1g(儿童为 20mg/kg),如无过敏,则可每次静脉注射 1g。在第 1、3、5、14、21 治疗日各治疗 1 次。不良反应常见,但多轻微而且可逆,包括皮疹、肾毒性等。其他少见不良反应还包括恶心、呕吐、腹痛、休克等。肾功能不全者禁用。

(3)依氟鸟氨酸:对冈比亚锥虫有效,对罗得西亚锥虫无效。剂量为每日 400mg/kg,分 4 次静脉输注,疗程 14 日。不良反应包括骨髓抑制,胃肠道反应和癫痫发作。因非洲乡村地区难以做到每日给药 4 次,为减少每日给药次数(每日 400mg/kg,分 2 次静脉输注,疗程 7 日),此药可与硝呋替莫(nifurtimox)(每日 15mg/kg,疗程 10 日)联合,同样有效。

(4)硫砷密胺:对两种非洲锥虫病的各期皆有效,因其毒性大而仅用于中枢神经系统受累的罗得西亚锥虫病者。无论成人还是儿童,小量开始逐渐加量,每日静脉注射 2~3.6mg/kg,连用 3 日;休息 7 日后连用 3 日,每日注射 3.6mg/kg;休息 7 日后再连用 3 日,每日 3.6mg/kg。治疗期间如出现药物反应,下次注射应予推迟。常见不良反应包括反应性脑炎、中毒性肝炎、严重腹泻、肾炎、剥脱性皮炎等。其中以反应性脑炎最为严重,常在用药初期短期内大量锥虫死亡所致,表现为突发头痛、发热、抽搐、昏迷甚至死亡。为减少此不良反应,同时应用肾上腺糖皮质激素。

2. 对症支持治疗 根据患者情况给予营养支持、退热、止痛、抗惊厥等治疗。

**(九)预后**

无中枢神经系统受累者预后良好。中枢神经系统受累者预后不良,病死率可高达 70%,存活者可留有长久后遗症,如瘫痪、痴呆、失明等。

**(十)预防**

应采取综合措施,主要包括控制传染源和切断传播途径。及时治疗患者和病畜。应用杀虫剂杀灭舌蝇、清除灌木林控制舌蝇栖息地以降低舌蝇密度。在流行区生活和旅行者注意个人防护,避免被舌蝇叮咬。感染者治愈后并无特异免疫力,仍有可能再次被感染。目前无有效的疫苗或药物可预防非洲锥虫病。

## 二、美洲锥虫病

美洲锥虫病(American trypanosomiasis)又称查加斯病(Chagas disease),是由克氏锥虫(*Trypanosoma cruzi*)引起的一种寄生虫病。主要流行于中美洲和南美洲,从美国南部至阿根廷南部范围。近年的国际人口流动使本病向其他地区扩散,如欧洲、澳大利亚、日本。我国尚无本地感染的病例报道,目前仍为非流行区。急性期可有发热、颜面水肿,但常无明显症状,不易被诊断。慢性期常累及心脏和消化道,病死率较高。

**(一)病原学**

克氏锥虫的生活史中,因寄生环境不同而有三种不同形态,即无鞭毛体(amastigotes)、上鞭毛体(epimastigotes)和锥鞭毛体(trypomastigotes)。①无鞭毛体:存在于人体或哺乳动物的细胞内,球形或卵圆形,无鞭毛或有很短鞭毛。②上鞭毛体:存在于传播媒介锥蝽的消化道内,纺锤形。③锥鞭毛体:存在于血液或锥蝽的后肠内(循环后期锥鞭毛体),外形弯曲如新月状,游离鞭毛自核的后方发出。本期虫体不进行增殖(与非洲锥虫病不同),只有在侵入宿主细胞或吸血时进入锥蝽消化道才恢复增殖。

当传播媒介锥蝽(俗名臭虫)自本病患者或储存宿主吸入含有锥鞭毛体的血液后数小时,锥鞭毛体在其中肠内转变为上鞭毛体,并以二分裂法大量繁殖,在后肠发育为感染性的循环后期锥鞭毛体。当染虫锥蝽再次吸血时,循环后期锥鞭毛体随锥蝽粪便排于被叮咬者的皮肤上。这时锥鞭毛体可通过三种途径侵入人体:通过叮咬的伤口,通过附近皮肤的轻微擦伤,或经手指携带至眼、口、鼻部侵入黏膜。

进入人体的循环后期锥鞭毛体可穿透各种细胞,进入细胞内转化为无鞭毛体。无鞭毛体以二分裂法大量繁殖,部分转化为锥鞭毛体并穿破细胞进入血流。锥鞭毛体随着血流感染其他细胞,继续上述繁殖和转化。被感染细胞的破坏,功能的丧失导致了临床症状的产生。

**(二)流行病学**

1. 流行特征 本病主要流行于中美洲和南美洲,从美国南部至阿根廷南部范围,主要在乡村贫困地区流行。近年的国际人口流动使本病向其他地区扩散,如欧洲、澳大利亚、日本。我国尚无本地感染的病例报道,目前仍为非流行区。

2. 传染源 存在克氏锥虫血症的人是主要传染源,另外多种哺乳动物(犬、猫等)也是本病的传染源。

3. 传播途径 本病传播媒介是锥蝽。锥蝽粪便中的锥鞭毛体可通过三种途径侵入人体:通过叮咬的伤口,通过附近皮肤的轻微擦伤,或经手指携带至眼、口、鼻部侵入黏膜。本病还可通过输血传播、母婴垂直传播或在器官移植及实验室意外等情况下发生传播,还可通过摄入锥蝽粪便污染的食物传播。母婴传播可在妊娠期任何时期发生,母体存在寄生虫血症是母婴传播的主要危险因素。

4. 易感人群 人群普遍易感。

**(三)发病机制**

锥虫侵入的皮肤黏膜局部发生炎症反应及所属淋巴结反应性增生。锥虫侵入多种细胞使其变性坏死,局部炎症细胞浸润,纤维化,组织器官功能丧失是临床表现的基础。受侵犯的心肌细胞变性坏死、萎缩、断裂,间质水肿及纤维化,淋巴细胞、浆细胞及巨噬细胞浸润。心脏传导系统常发生纤维化和慢性炎性损伤。食管和结肠肌层灶状炎性损害,神经丛被破坏,正常的蠕动功能受损,导致了巨食管和巨结肠。

**(四) 临床表现**

本病潜伏期 1 ~ 3 周,临床上分为急性期和慢性期。

1. 急性期 虫体侵入部位可形成红斑和硬结,称为查加斯肿(chagoma),一般可持续存在数周。若侵入部位在结膜,则可见单侧眼睑肿胀、睑结膜炎与耳前淋巴结炎,称为罗曼尼亚征(Romaña's sign),是本病早期的特征性表现。急性期常无明显症状,因此不易被及时发现并诊治。部分患者可出现发热、肌肉关节痛、淋巴结肿大、肝脾大等。罕见情况下,可有严重的心肌炎和脑炎。绝大多数急性期患者在数周至数月症状自发消退而进入无症状的慢性期。

2. 慢性期 无症状的慢性期患者可无任何临床症状和体征,外周血涂片亦难以发现克氏锥虫,但可检出特异性抗体。50% ~ 70% 患者停留于此期,持续终身,不再发病。在免疫抑制(如 AIDS,化疗)时可再激活,外周血中可找到克氏锥虫。然而,20% ~ 30% 慢性感染者最终会发生器官损害甚至威胁生命的并发症,常发生于感染后数年至数十年。最常受累部位是心脏,称为查加斯心脏病。心脏受累通常从传导系统受累开始,如右束支传导阻滞和/或左束支传导阻滞,数年后出现扩张型心肌病、心力衰竭。有时可出现心尖室壁瘤、附壁血栓形成,甚至阿斯综合征。部分患者可见食管和结肠扩张,继而形成巨食管和巨结肠。其次受累部位为消化道,尤以巨食管症多见,表现为吞咽苦难、胸痛及食管反流症状等;还可出现巨结肠症,患者可见腹痛和长期便秘。查加斯心脏病、巨食管、巨结肠可见于同一患者。

**(五) 并发症**

急性期并发心肌炎、心力衰竭、脑膜脑炎等。慢性期可并发多种心律失常、心力衰竭,有附壁血栓形成者可继发肺、脑等器官栓塞。巨食管患者可并发吸入性肺炎;巨结肠患者可伴肠扭转、肠梗阻和肠穿孔等。

**(六) 实验室检查**

1. 病原学检查 急性期外周血涂片或脑脊液涂片显微镜检查可发现活动的锥鞭毛体。也可在吉姆萨染色的血涂片查到锥鞭毛体,活检组织(如心肌)中苏木精-伊红染色剂或吉姆萨染色查到无鞭毛体。

2. 血清学检查 慢性期患者血涂片检查阳性率很低,多推荐血清学检测。考虑到单一检测法的敏感性和特异性都不足以作出诊断,应进行两种或以上检测才能作出诊断。这些方法应采用不同的技术和/或检测针对不同抗原的抗体。常用的两种技术为 ELISA 和 IFA。

3. 分子生物学检查 当疑诊输血、器官移植或母婴传播的美洲锥虫病时,可采用 PCR 法检测克氏锥虫的 DNA。另外 PCR 法也可用于监测实验室暴露。可选用的标本包括 EDTA 抗凝血、心脏活检组织、脑脊液。

4. 心脏疾病相关检查 为筛查是否存在心脏受累,所有患者都必须接受 12 导联心电图以及 30 秒的长 II 导联心电图检查。必要时进行超声心动图、24 小时动态心电图等检查。

**(七) 诊断**

根据流行病学、临床表现和实验室检查综合判断。对于有流行病学史、发热、淋巴结肿大、心脏受累者,应及时进行病原学检查以除外本病急性期。对于有流行病学史、心脏受累、吞咽困难、严重便秘者,可及时进行血清学检测或活检组织学检查以除外本病慢性期。

**(八) 治疗**

1. 病原治疗 应根据患者的年龄、疾病的分期、心脏受累情况和全身健康状况来判断是否开展病原治疗。所有急性期(垂直传播者按急性期患者处理)及再激活患者均应给予病原治疗。慢性期患者是否开展病原治疗应采取个体化:在 18 岁以下儿童应给予病原治疗;强烈推荐 50 岁以下尚未发生进展期心肌病的成年人接受病原治疗;50 岁以上的成年人应权衡潜在的益处和风险后再决定是否开始病原治疗。美国 CDC 推荐的抗美洲锥虫药包括硝呋替莫(nifurtimox)和苄硝唑(benznidazole)。药物不良反应较常见,尤其是年长者中,应注意监测。严重肝病或肾病患者禁用。

(1) 硝呋替莫:不同年龄者剂量不同,疗程均为 90 天。17 岁或以上:每天 8 ~ 10mg/kg,分 3 ~ 4 次口服;11 ~ 16 岁:每天 12.5 ~ 15mg/kg,分 3 ~ 4 次口服;1 ~ 10 岁儿童,15 ~ 20mg/kg,分 3 ~ 4 次口服。常见不良反应包括厌食和体重减轻、多发性神经病、恶心、呕吐、头痛、头晕或眩晕。

(2) 苄硝唑:不同年龄者剂量不同,疗程均为 60 天。12 岁以上:每天 5 ~ 7mg/kg,分 2 次口服;1 ~

12 岁儿童,每天 5~7.5mg/kg,分 2 次口服。常见不良反应包括过敏性皮炎、周围神经病变、厌食和体重减轻、失眠。

2. 对症治疗 频发室性期前收缩的患者可给予抗心律失常药物,如胺碘酮;完全心脏传导阻滞可安置心脏起搏器,病情严重者可行心脏移植;巨食管早期可行气囊扩张术,病情较重患者可行肌切除术;巨结肠早期可使用缓泻药或灌肠,病情严重者可行结肠部分切除术。

**(九) 预防**

本病尚无有效的疫苗和预防药物。预防本病主要依赖于控制传染源和切断传播途径。

在疾病流行区,如墨西哥、中美洲和南美洲,通过改善居住环境(如在建筑物的墙面涂敷石灰等涂料,修复和更换屋顶等)和杀灭锥蝽(如喷洒杀虫剂)可明显抑制疾病的扩散。另外对献血者进行相关筛查可降低输血传播疾病的风险。早期诊断和治疗新发病例可有效减轻疾病负担。旅游者应注意防护避免被叮咬,可使用长效杀虫剂处理过的蚊帐,避免在简陋居所睡眠,避免食用可能被锥蝽粪便污染的食物。

在非流行区(如美国),主要的预防措施是防止输血传播、器官移植传播和母婴传播。美国现在已经对血库中的血液进行常规筛查美洲锥虫病。

(于岩岩 徐京杭)

# 第六节 毛 滴 虫 病

毛滴虫隶属于肉足鞭毛门、动鞭纲的毛滴虫属(*trichomonadidae*)。由毛滴虫寄生于人体引起的疾病,称为毛滴虫病(*trichomoniasis*)。寄生在人体的毛滴虫有 3 种,即阴道毛滴虫、人毛滴虫和口腔毛滴虫,分别寄生于泌尿生殖系统、肠道和口腔内。

## 一、阴道毛滴虫病

阴道毛滴虫(*trichomonas vaginalis*)于 1836 年由 Donne 在妇女阴道和男性泌尿生殖道的分泌物中发现。20 世纪 70 年代中期 WHO 将滴虫性阴道炎列为性传播疾病之一。阴道毛滴虫主要寄生于女性阴道、宫颈和尿道引起阴道炎(亦称滴虫性阴道炎),也可寄生于男性尿道、前列腺和输尿管引起尿道炎,是最常见的性传播疾病之一。阴道毛滴虫感染与宫颈癌、早产、不育等有密切关系。

**(一) 病原学**

1. 阴道毛滴虫的形态特征

(1) 形态:阴道毛滴虫无包囊,仅有滋养体。其外形呈梨形,无色透明,运动活泼,大小约 10μm×7μm。吉姆萨染色细胞核、基体、鞭毛和轴柱均染成紫红色,而细胞质呈蓝色。细胞核较大,位于虫体前端,核前有一基体,鞭毛由此发出。轴柱细长贯穿虫体并从末端伸出,参与黏附作用。虫体前端有 4 根前鞭毛和 1 根波浪状的后鞭毛,嵌入虫体一侧隆起的波动膜中,组成虫体的运动器官。

(2) 生长条件和营养:阴道毛滴虫属兼性厌氧性原虫,在 25~42℃ 和 pH 5.5~6.0 环境下生长繁殖,当 pH<5.0 或>7.5 时不利于生长。而健康妇女阴道因乳酸杆菌作用,pH 在 3.8~4.4,可抑制阴道毛滴虫及其他细菌生长,称为阴道的自净作用。阴道毛滴虫无细胞口,主要通过渗透或吞噬方式吸取营养,可吞噬细菌、阴道上皮细胞和红细胞,亦可吞噬精子导致不孕。

2. 生活史 阴道毛滴虫仅有滋养体期,以二分裂或多分裂方式繁殖,通过直接或间接接触方式传播。人是唯一宿主,主要寄生于女性的阴道、尿道、膀胱和尿道旁腺,亦可寄生于男性的尿道和前列腺,偶见于副睾、储精囊、输尿管和包皮下。

阴道毛滴虫对外界抵抗力较强,在自然干燥环境中能存活 6 小时,在马桶坐垫上存活 30 分钟,在室温湿毛巾上存活 5 小时,在井水中生存 5 天。一般消毒剂可将其杀灭。

**(二) 流行病学**

阴道毛滴虫病呈世界性分布,全球约有 1.8 亿人受感染。女性感染率在青春期后逐渐增高,以 20~40 岁最高,更年期后逐渐下降。美国每年约有 800 万新感染者,英国有 100 万妇女感染阴道毛滴虫。我国于 20 世纪 50 年代前阴道毛滴虫的感染率较高,已婚妇女的感染率达 20%,20 世纪 60 至 70 年代发病率明显下降,但近年来随着观念和生活方式的改变,发病率又有升高。

1. 传染源 人类是唯一自然宿主,滴虫性阴道炎患者和无症状的带虫者及男性感染者为传染源。

2. 传播途径 有直接传播和间接传播两种方式。

(1) 直接传播:主要通过性交传播,故属于性传播疾病。男女均可感染,性乱人群感染率高。新生儿可通过产道分娩时感染。

(2) 间接传播:主要通过公共浴池、浴缸、脚盆、坐式马桶和游泳池等途径间接传播。

3. 易感人群 人群普遍易感,以性功能旺盛期为易感年龄段。感染后免疫力不持久,故可再感染。因阴道毛滴虫病常与其他性传播疾病相伴,故有性病者、性乱者或多个性伴侣者为高危人群。此外,HIV 感染者易患毛滴虫病,而毛滴虫感染可促进 HIV 的表达,控制和治疗滴虫性阴道炎可减少 HIV 的传播风险。

### (三) 发病机制与病理

1. 发病机制　阴道毛滴虫定居于阴道并消耗糖原,阻碍乳酸杆菌的酵解作用,乳酸浓度减少,使阴道 pH 转为中性或碱性;妊娠及月经后的阴道生理周期使 pH 接近中性,加之富于营养(血清),亦易于其生长繁殖,因而患病率和复发率较高。

阴道毛滴虫的致病力随虫株、宿主的生理状况、免疫功能、内分泌以及阴道内微生物群等因素而改变,在妊娠及泌尿生殖系统生理失调时易出现炎症表现。阴道毛滴虫主要感染阴道鳞状上皮,其鞭毛、伪足以及虫体本身均对上皮细胞起到机械刺激的作用,引起炎症反应。感染数天后阴道黏膜充血、水肿,上皮细胞变性脱落,白细胞渗出。

2. 病理变化　滴虫性阴道炎病理改变见阴道黏膜覆盖一层凝固性物质,内含毛滴虫、白细胞和红细胞。阴道黏膜可见出血点,表皮下层有淋巴细胞及浆细胞浸润。

### (四) 临床表现

潜伏期 4~28 天。85% 的女性和 70% 的男性感染者无症状,但 1/3 的无症状妇女常在 6 个月内出现症状。

主要表现为阴道炎、宫颈炎和尿道炎。阴道炎表现为阴道分泌物(白带)增多,以泡沫状白带为典型特征,外阴瘙痒或灼痛,可有腹痛等。下腰部酸痛和月经不调少见。少数可表现为赤带(血性分泌物),系阴道黏膜出血所引起。脓性白带常伴有臭味,为化脓性细菌感染所致。

阴道检查时有触痛,见明显的局部病变,阴道黏膜及子宫颈充血红肿,严重者有出血或草莓状突起,呈"斑点状阴道炎"或"颗粒状阴道炎"的特征。宫颈有点状出血,亦称"草莓宫颈",借此可与其他原因引起的宫颈炎鉴别,但少见。

阴道毛滴虫寄生于泌尿系统引起尿道炎、膀胱炎,出现尿频、尿急、尿痛、间歇性血尿等,或有排尿困难、尿滞留、尿道红肿等。

感染阴道毛滴虫后易患其他性病,如单纯疱疹病毒(HSV)、淋病、梅毒、霉菌,甚至易传播 HIV。感染阴道毛滴虫的妊娠妇女可出现早产、胎膜早破、低

体重儿及儿童智力发育障碍等不良后果。新生儿亦可经宫内或产道引起阴道和呼吸道感染。阴道毛滴虫能吞噬精子,可导致不孕症。

患滴虫性阴道炎的妇女易感染 HIV,而 HIV 感染者也易感染阴道毛滴虫。其原因可能与毛滴虫感染引起的炎性反应致使 HIV 靶细胞增加,阴道黏膜屏障受损以及阴道正常菌群失调有关。阴道毛滴虫感染与 HSV-2 感染相互促进,导致患病女性的 HSV-2 感染率亦高。荟萃分析显示滴虫性阴道炎患者发生宫颈癌风险高 1.9 倍,可能与它可促进人乳头状瘤病毒(HPV)获得性感染有关。

### (五) 诊断

病原学检查是确诊的主要依据。对疑为滴虫性阴道炎或其他部位滴虫性感染,须行病原学检查。应与其他原因引起的阴道炎、尿道炎、宫颈炎鉴别。

1. 病原学检查

(1) 悬滴法:用棉拭子采集阴道、宫颈及尿道分泌物,用生理盐水混匀后镜检是最常用的诊断方法。见到有特征性抽动或翻滚的梨形虫,其特异性达 100%,但敏感性仅 44%~68%。须取材后须及时保温送检。

(2) 涂片染色法:传统的宫颈巴氏涂片染色方法敏感性和特异性较差。近期发展的液相巴氏涂片染色后镜检,敏感性 60%~96%,特异性近 100%。此方法具有简便、快速的优点,但不适于对男性尿道分泌物或尿沉渣检查。

(3) 培养:采集阴道或尿道分泌物接种于肝浸液培养基中,37℃ 孵育 48 小时后染色镜检。此方法的敏感性和特异性较高,可作为确诊及疗效考核依据。

2. 免疫学检查　用特异性抗体捕捉阴道分泌物中的滴虫特异性抗原,可快速诊断毛滴虫感染。现已开发出滴虫乳胶凝集试验、ELISA、免疫层析毛细管电泳技术等方法,敏感性优于涂片法。

3. 分子生物学技术

(1) PCR 技术:目前广泛采用 PCR 技术检测阴道或尿道分泌物中的毛滴虫特异性核酸序列,具有敏感性高、特异性好的优点。现已研制出实时 PCR、多重 PCR 及多重实时 PCR 技术,可同时检测多个常见性传播疾病的病原体,已成为临床诊断常用检测方法之一。

(2) 非扩增核酸探针技术:用特异性寡核苷酸探针与标本中特异性核酸序列杂交后显色,可同时检测阴道毛滴虫、阴道加德纳菌和白念珠菌。此方

法的敏感性40%~95%,特异性达92%~100%。目前尚未用于临床常规检测。

（3）转录介导扩增技术(transcription mediated amplication,TMA):是利用RNA聚合酶和逆转录酶在42℃等温条件下扩增核糖体RNA的系统。此方法的原理是利用启动子引物上含有T7 RNA聚合酶识别的启动子序列,当此引物与靶基因结合后,在逆转录酶的作用下进行逆转录反应,形成RNA-DNA杂交分子,经RNase H降解后,形成单链DNA并以此为模板进行转录,一个DNA分子可产生100~1 000个拷贝转录本。如此反复进行,产物呈指数增长,在10~15分钟内可将靶基因扩增$10^{10}$。然后用特异性探针与产物进行杂交,由此鉴别靶基因并可将RNA进行定量分析。其敏感性和特异性同PCR技术,但可避免污染所致的假阳性结果。

（六）治疗

1. 甲硝唑或替硝唑　是治疗滴虫性阴道炎和尿道炎的首选药。WHO和美国CDC推荐:①硝唑或替硝唑2g,顿服;②甲硝唑500mg,每天2次,疗程7天。用药期间及治疗后24~72小时戒酒。此外,对性伴侣同时给予抗滴虫治疗。甲硝唑属妊娠B类药物,荟萃分析显示在妊娠期间用药是安全的。哺乳期妇女用甲硝唑须停止哺乳,停药24小时后方可哺乳。替硝唑属妊娠C类药物,在妊娠早期禁用,用药期间停止哺乳,停药3天后可哺乳。对过敏者可用脱敏疗法,但疗效下降。甲硝唑和替硝唑的耐药发生率低,治疗无效时应考虑有耐药的可能。

鉴于复发或再感染率高,治疗3个月后应再次用敏感方法检查滴虫。若阳性,再次按上述方案治疗。

2. 其他药物　乙酰胺肿、硼酸、呋喃唑酮和巴龙霉素治疗滴虫病有效。

3. 局部用药　甲硝唑栓、苦参栓、鹤草芽栓、香葵精栓,每晚塞入阴道穹后部,治疗前宜用1%乳酸或0.5%醋酸或1:5 000高锰酸钾冲洗阴道。阴道栓剂的疗效可与甲硝唑媲美,可避免甲硝唑的副作用。

（七）预防

积极治疗患者、带虫者和同时治疗性伴侣,消灭传染源。定期普查,积极防治各种性传播疾病。讲究个人卫生,特别是经期卫生,洁身自爱。禁止嫖娼、卖淫活动,避免不安全性行为。改善公共卫生设施,提倡淋浴和蹲厕。对医疗用器械要严格消毒,防止交叉感染。对人群健康宣教,提高防病意识。

## 二、人毛滴虫病

人毛滴虫病(trichomoniasis intestinalis)是由人毛滴虫引起的肠道寄生虫病,主要表现为腹泻,亦称肠滴虫病。

（一）病原学

人毛滴虫(*Trichomonas hominis*)于1854年由Davaine首次发现,1860年对其进行了描述并命名。

1. 形态　人毛滴虫仅有滋养体,经铁苏木素和吉姆萨染色虫体呈椭圆形或梨形,大小为7.7μm×5.3μm,能快速游动,体形变化大,伪足形成较其他毛滴虫少见。有前鞭毛3~5根,1根后鞭毛附着于波动膜的边缘,向后延伸至体外。波动膜较长,基染色杆长度与虫体长度相同。虫体中央有1根明显而僵硬的轴柱,轴柱头较轴干粗,前端与新月形的盾结构相连,轴干直径中等,纵贯虫体,从后端伸出体外呈尾突。虫体前端有1个细胞核,核内染色质不均匀,核仁小,居中。胞质内含有食物泡和细菌。

2. 生活史　人毛滴虫无胞口,通过吞饮及吞噬方式获取营养。虫体胞膜可选择性地吸附含大分子成分的液体物质,内陷融合而形成吞饮泡,对肠道细菌、淀粉颗粒等则胞膜内陷,并伸出伪足包绕,形成食物泡。溶酶体是虫体的一种主要消化细胞器,初级溶酶体含有丰富的酸性水解酶,当吞饮泡或食物泡与之接触时,泡膜融合形成消化泡,溶酶体内的溶菌酶、淀粉酶、蛋白酶等将吞噬物消化降解。未被消化的残渣形成排泄泡。电镜细胞化学研究证明人毛滴虫缺乏细胞色素系统和有氧代谢的线粒体,故它主要是进行无氧酵解而获取能量。

滋养体主要寄生于结肠,以纵二分裂方式繁殖。滋养体随粪便排出体外,滋养体是感染期,对外界有一定的抵抗力,在粪便中能生存8天,在土壤中生存7天。通过污染食物和水,经口感染而传播。

（二）流行病学

人毛滴虫呈世界性分布,以热带和亚热带地区较为常见,以夏秋季为多,发病率与卫生条件差有关。

1. 传染源　患者和带虫者是主要传染源。

2. 传播途径　通过粪-口途径传播。食入被污染的食物或水而感染,苍蝇或蟑螂有助于传播。

3. 易感人群　儿童多于成人,10岁以下的儿童更为多见。

（三）致病机制

人毛滴虫的致病性尚有争议。近年来,关于人毛滴虫引起的腹泻报道日益增多,用甲硝唑治疗获得痊愈,因而认为该虫具有致病性。动物实验表明,人毛滴虫主要寄生于盲肠和结肠,既可单独感染,也可与其他肠道致病菌混合感染。可引起肠黏膜充血、水肿,黏膜上皮细胞坏死脱落及炎性反应。当宿主抵抗力下降时,滋养体大量繁殖,黏膜损害明显。加之滋养体的活跃运动引起的机械刺激,致使腺体分泌亢进,导致腹泻。

**(四)临床表现**

人毛滴虫感染的临床表现多种多样,但主要引起肠道症状。临床表现主要为腹泻,呈稀糊便、水样便,严重者可有脓血便。每天数次及十余次,伴腹痛、腹胀及恶心、呕吐、纳差等。少数可伴有发热及外周血白细胞增高。亦可有腹泻和便秘交替。

**(五)诊断**

对于腹泻患者疑为人毛滴虫感染时,诊断可用粪便生理盐水涂片法或培养法。从粪便中镜检查到人毛滴虫可确诊。涂片法简单易行,但易漏诊。培养法是诊断"金标准",适用于疑难患者的诊断。亦有用 PCR 技术检测毛滴虫特异性基因序列,有助于鉴别。

**(六)治疗**

首选甲硝唑治疗。成人每天 600~800mg,儿童每天 10~15mg/kg,分 3~4 次口服,疗程 5~7 天。中药雷丸亦有较好疗效。

**(七)预防**

预防人毛滴虫感染主要为注意饮食卫生和个人卫生,勿食不洁食物及不饮生水。加强粪便管理,避免污染食物和饮水。搞好环境卫生,消灭苍蝇传播媒介。

## 三、口腔毛滴虫病

为口腔毛滴虫所致,可引起牙龈炎、牙周炎,亦可经呼吸道引起肺部滴虫病。本病呈世界流行。

**(一)病原学**

1. 形态 口腔毛滴虫(*Trichomonas tenax*)为梨形或椭圆形,大小 $7.1\mu m \times 4.7\mu m$。有 4 根前鞭毛,常分为两组,长度略有不同。1 根附着于波动膜边缘的后鞭毛,向后延伸至虫体中部后端,无游离末端。波动膜位于虫体一侧,稍长于阴道毛滴虫。有 1 个与波动膜等长的基染色杆。轴柱纤细,自虫体末端伸出体外。单个核,位于虫体前端,椭圆形或卵圆形,核内含多量染色质颗粒,因而染色较深。

2. 生活史 口腔毛滴虫只有滋养体期,而无包囊期。虫体主要寄生于口腔、齿垢及龋齿的蛀穴及上颌腺等处,属厌氧寄生虫。随着虫体的活动,细胞核膜内质网、内质粒中的 DNA 浓缩,虫体可变形,还可行伪足运动。其糖原、类脂、胆固醇含量均发生变化。虫体以纵二分裂法进行增殖,以周围环境中的微生物为食。在室温或体温条件下能在培养基上生长,不能在肠道和阴道内生存。

**(二)流行病学**

口腔毛滴虫分布甚广,与口腔卫生和牙周疾病密切相关,人群中口腔毛滴虫的感染率 4%~53%。携带者为主要传染源,经唾液直接传播,或通过飞沫及被污染食物或食具等方式间接接触而传播。虫体在外界有一定的抵抗力,在室温可生存 3~6 天,在水中可生存 10~12 小时,在唾液中可存活 48 小时。

**(三)发病机制与病理**

口腔毛滴虫的致病性尚有争议。有人认为该虫对人体无害,共栖于人的口腔内,存在于牙垢、牙齿蛀穴及颌上腺内,以细菌为食。但也有人认为某些口腔疾病如牙龈炎、牙周炎、单纯性龋齿、冠周炎等患者的口腔毛滴虫感染率明显高于无牙周疾病者,提示牙周疾病与口腔毛滴虫感染有密切关系。

此外,越来越多的病例证实口腔毛滴虫可经口咽部吸入肺部,导致支气管肺炎或肺脓肿。研究显示肺部感染口腔毛滴虫一定数量时,气管、支气管可能发生黏膜充血、水肿等炎症反应。当机体免疫功能降低时,口腔毛滴虫可大量繁殖。当合并细菌感染时,气管、肺及胸膜损害加重。因虫体运动活泼,对气管黏膜是一种机械性刺激,可引起分泌亢进、痰液增加。此外,因虫体可释放溶酶体酶,使黏膜上皮细胞变性、坏死,痰液中有颗粒状坏死物质。体外研究显示,口腔毛滴虫可形成伪足,能吞噬哺乳动物细胞引起损伤,亦可诱导 HeLa 细胞凋亡。

**(四)临床表现**

除了引起牙龈炎或牙周炎外,口腔毛滴虫可经口咽部进入支气管及肺部引起感染,尤以患有肿瘤、慢性肺部疾病及免疫功能低下者易发生。临床表现为发热、咳嗽、咳黄痰或少量血丝痰,痰中常有黄色圆形或菱形颗粒,伴有胸痛、呼吸困难以及脓胸形成等,严重者合并细菌感染可出现感染性休克,偶可引起心包炎,在脓胸穿刺液或引流液中可查见口腔毛滴虫。部分患者嗜酸性粒细胞计数升高,考虑与变态反应有关,可用激素治疗。

**(五)诊断**

诊断口腔毛滴虫常用涂片镜检法和培养法。涂片镜检法简便易行,但阳性率低,培养法阳性率较高,但需要有一定的设备和培养条件。用 PCR 技术检测口腔毛滴虫,具有快速、灵敏和特异性高的优点,结合测序分析技术,可对毛滴虫进行虫种鉴定。

### (六)治疗和预防

治疗口腔毛滴虫感染目前最常用的是甲硝唑,0.2~0.3g,每天 3 次,疗程 7 天,严重感染者静脉滴注 0.5% 甲硝唑 200ml/d,疗程 7~10 天。若合并细菌感染,则同时用抗生素。预防口腔毛滴虫感染应保持口腔卫生和个人卫生,积极预防和治疗牙周疾病。

（张跃新）

## 第七节　疟　疾

疟疾(malaria)是由人类疟原虫感染引起的寄生虫病,主要由雌性按蚊(Anopheles,Anopheline mosquito)叮咬传播。疟原虫先侵入肝细胞发育繁殖,再侵入红细胞繁殖,引起红细胞成批破裂而发病。临床上以反复发作的间歇性寒战、高热、继之出大汗后缓解为特点。感染不同的疟原虫表现为不同的临床症状及预后,间日疟及卵形疟可出现复发,恶性疟发热常不规则,病情较重,并可引起脑型疟等凶险发作。

疟疾是一个古老的疾病,《黄帝内经》中已有记载,称之为"瘴气"。目前,疟疾也是热带和亚热带地区影响最广、严重威胁人类生命的寄生虫疾病,根据世界卫生组织(WHO)的报告,疟疾在全球 91 个国家流行,几乎半数世界人口处于罹患疟疾的危险之中。尽管 2010 至 2015 年全球的疟疾发病率已经降低 21%,死亡率下降 29%,但本病在全球致死的寄生虫病中仍居第一位,据 WHO 报告,至 2015 年新增的疟疾病例约 2.12 亿,死亡病例约 42.9 万。非洲是最严重的流行区,90% 的病例发生在此区域,死亡病例数也占总死亡人数的 92%。感染者中 77% 是 5 岁以下的幼儿。

目前,疟原虫对各种抗疟药的耐药性在增多、增强,其中包括青蒿琥酯。

### 一、病原学

疟疾的病原体为疟原虫。可感染人类的疟原虫主要有 4 种,即间日疟原虫(*Plasmodium vivax*)、卵形疟原虫(*P. ovale*)、三日疟原虫(*P. malariae*)和恶性疟原虫(*P. falciparum*)。

诺氏疟原虫(*Plasmodium knowlesi*)2004 年被确认是感染人类的第五种疟原虫,猴诺氏疟原虫通常被认为是在长尾猴(*Macaca fascicularis*)和猪尾猴(*Macaca nemestrina*)中传染,1965 年首次报道人类自然感染猴诺氏疟原虫,2004 年后东南亚各国报道感染诺氏疟原虫病例增多。研究结果表明该猴疟不仅在自然的猴群中通过传疟按蚊相互传染,也可以通过传疟按蚊传染给人类,造成人-人和人-猴之间的传播,人类同样也可以通过血液进行传染。采用常规的疟原虫镜检不容易与三日疟原虫鉴别而误诊,因此具有较大的危害性。

疟原虫的生活史包括在人体内和在按蚊体内两个阶段,并需要两个宿主,人是疟原虫的中间宿主,雌蚊是终末宿主,同时也是传播媒介。

1. 人体内阶段　疟原虫在人体内的裂体增殖阶段为无性繁殖期(asexual stage),并经历三个发育阶段,即滋养体、裂殖体和配子体。寄生于雌性按蚊体内的感染性子孢子(sporozoite)于按蚊叮人吸血时随其唾液腺分泌物进入人体,经血液循环而迅速进入肝脏。在肝细胞(hepatocyte)内经 9~16 天从裂殖子(merozoite)发育为成熟的裂殖体(schizont)。当被寄生的肝细胞破裂时,释放出大量裂殖子。它们很快进入血液循环,侵犯红细胞,开始红细胞内的无性繁殖周期。裂殖子侵入红细胞后发育为早期滋养体,即环状体(ring form),经滋养体(trophozoite)发育为成熟的裂殖体。裂殖体内含数个至数十个裂殖子,当被寄生的红细胞(parasitized erythrocytes)破裂时,释放出裂殖子及代谢产物,引起临床上典型的疟疾发作。释放的裂殖子再侵犯未被感染的红细胞,重新开始新一轮的无性繁殖,形成临床上周期性发作。间日疟及卵形疟于红细胞内的发育周期约为 48 小时。三日疟约为 72 小时。恶性疟的发育周期为 36~48 小时,且发育先后不一,故临床发作亦不规则。诺氏疟原虫不论是感染人或猴之后红细胞内发育周期均为 24 小时。

间日疟和卵形疟既有速发型子孢子(tachysporozoite),又有迟发型子孢子(bradysporozoite)。速发型子孢子侵入肝细胞后迅速发育,只需 12~20 天就能发育为成熟的裂殖体。迟发型子孢子则发育较缓慢,需经 6~11 个月才能发育为成熟的裂殖体。迟发型子孢子亦叫休眠子(hypnozoite),是间日疟与卵形疟复发的根源。1980 年 Krotoski 首先发现肝细胞内有休眠子,其大小为 2.9~7.0μm,胞膜较厚,单核,胞质较淡,有泡状物。三日疟和恶性疟无迟发型子孢子,故无复发。

部分疟原虫裂殖子在红细胞内经 3~6 代增殖后发育为雌性配子体(female gametocyte)与雄性配子体(male gametocyte)。配子体在人体内的存活时间为 30~60 天。

2. 按蚊体内阶段 疟原虫在按蚊体内的交合繁殖阶段为有性繁殖期(sexual stage)。当雌性按蚊吸血时,配子体被吸入其体内,开始其有性繁殖期。雌、雄配子体在蚊体内分别发育为雌、雄配子(gamete),两者结合后形成合子(zygote),发育后成为动合子(ookinete),侵入按蚊的肠壁发育为囊合子(oocyst)。每个囊合子中含有数千个子孢子母细胞(sporoblast),发育后形成具感染能力的子孢子。这些子孢子可主动地移行于按蚊的唾液腺中,当按蚊再次叮人吸血时,子孢子就进入人体,并继续其无性繁殖周期。诺氏疟原虫的生活史和其他四种疟原虫相似,但目前在肝细胞中还没有发现休眠子。四种疟原虫在红细胞内发育各期的形态:①被疟原虫感染的按蚊叮咬人体并传播子孢子到血流中。②子孢子经血液循环进入肝脏,侵入肝细胞,分裂形成多核的裂殖体(红细胞前期)。③肝细胞内的休眠子是一个稳定的时期,仅仅存在于间日疟原虫和卵形疟原虫中。这一肝内期不导致临床症状,但是随着再激活和释放到血液循环中,在最初感染的几个月后可以出现迟发或复发的表现。④裂殖体破裂释放裂殖子到血液循环中而侵入红细胞。在红细胞内,裂殖子逐渐发育为环状体,经滋养体发育为成熟的多核裂殖体(红细胞内期)。⑤部分裂殖子经增殖后发育为雌性配子体与雄性配子体。这些细胞被雌性按蚊摄取并在中肠中成熟,于此,子孢子可逐渐发育形成并移行到按蚊的唾液腺中。当按蚊再次叮人吸血而完成传播循环。

## 二、流行病学

1. 传染源 疟疾患者和带疟原虫者。

2. 传播途径 疟疾的传播媒介为雌性按蚊,经叮咬人体传播。少数病例可因输入带有疟原虫的血液或经母婴传播后发病。母婴传播的疟疾称为先天性疟疾(congenital malaria)或经胎盘传播的疟疾(transplacental malaria)。

在我国,最重要的疟疾传播媒介是中华按蚊(Anopheles sinensis),是平原地区间日疟的主要传播媒介。山区的疟疾传播以微小按蚊(Anopheles minimus)为主。在丘陵地区则以嗜人按蚊(Anopheles an-thropophagus)为重要媒介。在海南省的山林地区,主要的传播媒介是大劣按蚊(Anopheles drius)。此外,我国传播疟疾的媒介尚有多斑按蚊(Anopheles maculates)和嵌斑按蚊(Anopheles tessellates)等。

目前,从诺氏猴疟原虫动物模型中证实四种传播诺氏疟疾的按蚊,疟原虫能在感染的蚊体内完成有性生殖,并可完成猴与猴、猴与人、人与人、人与猴之间的传播,特别是人感染后出现的原虫几乎完全可以再感染猴和其他人。这四种按蚊包括 Anopheles crucens、An. hackeri、An. latens 和 An. leucosphyrus。据报道,Anopheles crucens 感染诺氏疟原虫后唾液腺呈现出上千条子孢子,提示该蚊种可能是传播的有效媒介,而在马来西亚沙捞越显示 An. latens 是诺氏疟疾在猴和人之间传播的主要媒介。An. leucosphyrus 主要分布在东南亚森林地区,并将诺氏疟疾传播给人。

3. 人群易感性 人对疟疾普遍易感。感染后虽可获得一定程度的免疫力,但不持久。各型疟疾之间亦无交叉免疫性。曾被同种疟原虫感染者,其临床症状较轻,甚至可无症状。而当非疟疾流行区的外来人员获得疟原虫感染时,其临床表现常较严重。

4. 流行特征 疟疾主要流行于热带和亚热带,其次为温带。这主要是因为本病的流行与传播媒介的生态环境因素密切相关。全球约有 34 亿人生活在有感染疟疾的风险中,其中 22 亿人在低风险地区(感染率<1‰),12 亿人生活在高风险地区(感染率>1‰),这些人大部分生活在感染率最高的区域,包括非洲(47%)和东南亚(37%)。其中以间日疟原虫的地理分布最广,疾病负担最高。在世界范围内,间日疟原虫感染范围估计在 1.3 亿~3.9 亿人,并有 26 亿人生活在感染的风险中。间日疟流行发生在大部分热带地区,包括非洲、亚洲、南太平洋、中美洲和南美洲。热带密克罗尼西亚和波利尼西亚地区没有按蚊,因此这些地区无间日疟原虫流行。卵形疟疾见于热带的非洲西部,东南亚及大洋洲较为罕见。三日疟原虫主要流行于非洲撒哈拉及西南太平洋地区,亚洲、中东、南美洲和中美洲地区也有病例。已在马来西亚、泰国、缅甸、新加坡和菲律宾发现了诺氏疟原虫引起的疟疾病例。2002 年马来西亚沙捞越大学的 Balbir 教授与同事们对该地区 2000—2002 年间 208 例镜检诊断分别为恶性疟、间日疟和三日疟病例的血样采用巢式 PCR 的方法对其确认,其试验结果令世人震惊,有 57.69% 的患者自然感染上的疟原虫为单一的诺氏疟原虫或混合感染;而感染诺氏疟疾的患者在镜检中一直被误诊为三日疟。然而，猕猴诺氏疟原虫感染发生在印度、中南半岛各地、菲律宾群岛和印度尼西亚群岛到龙目岛（巴厘岛东边）。这些地区居住或旅行的人类，尤其是那些靠近猕猴居住的人类，有被诺氏疟原虫感染的风险。

我国除云南和海南两省为间日疟及恶性疟混合流行外，其他地区主要以间日疟流行为主。发病以夏秋季较多，在热带地区则较少受季节的影响。流行程度自北向南渐趋严重，北纬33°线以北为低疟区，北纬25°线以南是高疟区，其间为中疟区。青藏高原海拔3 000m以上，平均气温16℃以下，属于无疟区。

此外，随着我国人民经济实力的提高及对外开放政策，旅游、民间和国家之间的交流日益频繁，国内亦发现不少由疟疾流行区（malarious area）或境外带回的疟疾。

### 三、发病机制与病理解剖

疟原虫在红细胞内发育时一般无症状。当成批被寄生的红细胞破裂、释放出裂殖子及代谢产物时，它们作为致热原（pyrogens），可刺激机体产生强烈的保护性免疫反应，引起临床上的寒战、高热、继之大汗的典型发作（paroxysm）症状。释放出来的裂殖子部分为单核吞噬细胞系统吞噬而消灭，部分则侵入新的红细胞，并继续发育、繁殖，不断循环，因而导致周期性临床发作。患者可获得一定的免疫力，此时虽仍有少量疟原虫增殖，但可无疟疾发作的临床表现，成为带疟原虫者。

Duffy抗原趋化因子受体（Duffy antigen receptor for chemokines，DARC）又称Duffy抗原（Duffy antigen，Fy），是位于红细胞膜上的血型抗原。在间日疟原虫感染机体的过程中，DARC作为间日疟原虫的受体直接引起感染。1976年证实，DARC作为红细胞上的疟原虫受体介导间日疟原虫和约氏疟原虫侵入红细胞。超微结构观察显示间日疟原虫裂殖子表面有Duffy结合蛋白（Duffy binding protein，DBP），疟原虫通过此蛋白结合到DARC上，进而侵入红细胞。DARC主要在网织红细胞上表达，这就限定了疟原虫主要以感染不成熟的红细胞为主。西非地区95%的居民红细胞上缺乏DARC的表达，可以抵抗间日疟原虫的感染，故此地很少有疟疾的发生，这一现象使人们发现了DARC在间日疟原虫感染中的作用。红细胞表面DARC的表达水平与其功能是成比例的，在巴布亚新几内亚发现的FY*A/FY*

Anull杂合基因型个体，因其红细胞表面DARC表达下降50%，从而使红细胞对间日疟原虫的易感性也下降50%。

尽管有人认为大多数非洲人红血细胞表面Duffy因子的缺失，可能让中非和西非人免受间日疟原虫的感染。但越来越多的证据表明，在非洲东部和西部、亚马孙河流域以及马达加斯加等地区，Duffy抗原阴性的人群中同样存在间日疟原虫的传播。

在单核吞噬细胞系统的吞噬细胞中可有明显的疟色素沉着。细胞因子在疟疾发病机制中的作用尚未完全明确，但已发现肿瘤坏死因子α（TNF-α）在恶性疟患者的血清中含量明显升高，γ干扰素对肝细胞内疟原虫的繁殖有抑制作用，但对红细胞内疟原虫的繁殖则没有抑制作用。

脑性疟疾的发病机制非常复杂，恶性疟原虫感染的红细胞聚集脑部并黏附于脑血管壁，同时激活免疫细胞。包括$CD8^+T$淋巴细胞及肿瘤坏死因子在内的多种炎症因子参与，导致直接和免疫病理双重损伤。

### 四、病理生理表现

#### （一）贫血

恶性疟原虫能侵犯任何年龄的红细胞，可使20%以上的外周血红细胞受感染，相当于每立方毫米血液中有$10^6$个红细胞受感染，血液中疟原虫密度很高。而且，其在红细胞内的繁殖周期较短，只有36~48小时，因此，贫血和其他临床表现都较严重。间日疟和卵形疟原虫常仅侵犯较年幼的红细胞，红细胞受感染率较低，在每立方毫米血液中受感染的红细胞常低于25 000个。三日疟仅感染衰老的红细胞，在每立方毫米血液中受感染的红细胞常低于10 000个，故贫血和其他临床表现都较轻。贫血的程度除与疟原虫种类有关外，还取决于感染的严重程度、病程及患者造血系统的代偿能力。

#### （二）肝脾大

肝脾及骨髓等器官的单核巨噬细胞系统细胞增生，功能活跃，大量吞噬被感染的红细胞，红细胞破坏释放疟疾色素（hemozoin），积聚于组织间隙及吞噬细胞内，使血管发生阻塞性充血，因而肝脾大易见。

高反应性疟疾性脾大症（hyperreactive malarial splenomegaly，HMS），以前被称为热带巨脾综合征（tropical splenomegaly syndrome，TSS），其发病机制被认为是IgM的过度产生（对反复感染的应答），随后形成可长时间刺激脾网状内皮细胞的免疫复合物。在间日疟原虫抗体滴度增高的印度尼西亚 HMS 患者中,抗体过度产生与抑制性 T 淋巴细胞的减少有关,该细胞通常会下调 B 淋巴细胞功能和抗体生成。

内脏损害与凶险发作,恶性疟原虫在红细胞内繁殖时,可使受感染的红细胞体积增大成为球形,胞膜出现微孔,彼此较易黏附成团,并较易黏附于微血管内皮细胞上,引起微血管局部管腔变窄或堵塞,使相应部位的组织细胞发生缺血性缺氧而引起变性、坏死的病理改变。若此种病理改变发生于脑、肺、肾等重要器官,则可引起相应的严重临床表现,如脑型疟疾(cerebral malaria)。

大量被疟原虫寄生的红细胞在血管内裂解,可引起高血红蛋白血症,出现腰痛、酱油色尿,严重者可出现中度以上贫血、黄疸,甚至发生急性肾衰竭,称为溶血性尿毒症综合征(hemolytic uremic syndrome),亦称为黑尿热(black water fever)。此种情况也可由抗疟药物所诱发,如伯氨喹。

疟原虫能够在宿主体内长期存在,并在自然界中持续传播,主要依靠其生活史中的 2 个特点。首先是在繁殖周期中产生大量的子代。红细胞内成熟的裂殖体含 8~32 个裂殖子;在孢子囊中可含有数千个子孢子。如此大量使其感染、繁殖的可能性明显增大。而且,不同阶段疟原虫抗原的多样性,也可能使其不易被宿主的免疫反应所清除。

虽然疟疾是一种很古老的传染病,但在疟疾的发病机制中尚有未能很好解释的现象,如疟原虫在人红细胞中的繁殖为什么可从不同步变为同步?为什么在早期疟疾病例的红细胞中不能发现配子体?迟发型子孢子在肝细胞内的发育、成熟受什么调控?等等。这些问题有待作进一步研究才能阐明。

## 五、临床表现

间日疟疾和卵形疟疾的潜伏期为 13~15 天,三日疟疾为 24~30 天,恶性疟疾为 7~12 天,诺氏疟疾为 10~12 天。

1. 典型发作

(1)发冷期:突发性发冷、寒战、口唇青紫、皮肤苍白或微带紫色,脉搏细速,血压上升,可伴消化道症状、肌痛、乏力、头痛等。初期觉寒冷,体温通常不到 38℃,至发冷期末,体温可升到 39~40℃。初发者,持续 10~15 分钟,反复发作后,可逐渐延长至 30~45 分钟。

(2)发热期:寒战停止,体温迅速上升,可达 40℃以上,伴头痛、全身酸痛、关节疼痛,大部分患者神志清楚。少部分严重者可发生谵妄,甚至抽搐昏迷,发热常持续 2~6 小时。

(3)出汗期:随后开始大量出汗,体温骤降,患者自觉明显好转,但常感乏力、口干。持续时间为 30 分钟至 1 小时。

整个典型发作持续 6~10 小时。此时各种疟疾的两次发作之间都有一定的间歇期。早期患者的间歇期可不规则,但经数次发作后逐渐变得规则。间日疟和卵形疟的间歇期约为 48 小时,三日疟约为 72 小时。但恶性疟往往无典型发作,而头痛、恶心、呕吐则较常见,有时伴有腹痛和腹泻。热型不规则,先出现间歇性低热,体温逐步升高,热程较长,呈弛张热或稽留热。一次发热可长达 20~36 小时或更长,初发持续 2~3 周,休止 1~2 周可再发,多数 6 个月内可自愈。无免疫力者易发展为凶险发作。

反复发作造成大量红细胞破坏,可使患者出现不同程度的贫血(anemia)和脾大(splenomegaly)。

2. 重型疟疾 大多由恶性疟原虫引起,少数由间日疟原虫引起。在高疟区,新居民尤其儿童容易发生。有下列任何一种情况者应考虑诊断重型疟疾:

(1)神志障碍:成人格拉斯哥昏迷评分小于 11 分,儿童失去痛觉定位或是 Blantyre 昏迷评分小于 3 分。

(2)极度虚弱:不能坐立、站立或行走。

(3)24 小时内抽搐发作超过 2 次。

(4)酸中毒:血浆二氧化碳结合力($CO_2CP$)≤15mmol/L,血浆乳酸≥5mmol/L,出现呼吸窘迫的临床表现。

(5)低血糖:血糖<2.2mmol/L。

(6)由疟原虫感染引起的严重贫血:血红蛋白(Hb)<50g/L,或儿童血细胞比容(HCT)<15%,或<12 岁儿童 Hb<70g/L,HCT<20%。同时血原虫密度>10 000/μl。

(7)肾功能损害:血浆肌酐≥265μmol/L(3mg/dl)。

(8)黄疸:血清总胆红素≥50μmol/L(3mg/dl),同时血原虫密度>100 000/μl。

(9)肺水肿:氧分压<92%,呼吸频率>30 次/min,听诊有湿啰音。

(10)明显出血:鼻出血、牙龈出血、针刺部位出血及柏油样便。

(11)休克:成人收缩压<80mmHg。儿童<

70mmHg,有外周灌注受损的临床表现。

（12）高疟原虫血症:恶性疟原虫比例>10%。

3. 具体临床类型

（1）脑型疟:最多见,常在寒热发作 2~5 天后出现,少数可以突然晕倒起病。症状与脑炎或脑膜炎相似,表现为剧烈头痛、呕吐、烦躁不安、精神错乱,随即出现谵妄或昏迷,儿童常见惊厥和抽搐。体征可见瞳孔对光反射迟钝,颈项强直,深反射消失或亢进,病理征阳性。偶见偏瘫、截瘫、失语。贫血明显,可伴有黄疸。低血糖会加重患者病情。脑型疟的病情凶险,病死率较高。

（2）超高热型:起病时发冷发热,体温迅速上升至40℃以上,持续不退。呼吸急迫,烦躁不安、谵妄、昏迷,常伴惊厥和抽搐,大小便失禁,皮肤灼热、干燥或呈紫青色。

（3）冷厥型:表现为面容苦闷、呼吸浅促、脉搏细弱,血压及体温下降,皮肤苍白或发绀,湿冷多汗,常伴有胃肠道症状。

（4）胃肠型:弛张热,恶性呕吐、腹泻频繁、排水样便和血便,伴里急后重、剧烈腹痛。部分患者以腹痛为主,无腹泻,误诊为急腹症。后期脉搏细速、皮肤厥冷、体温下降,少尿甚至无尿,未及时治疗则死于急性肾衰竭。

（5）肺水肿型:骤发呼吸困难,发绀,口鼻涌出泡沫样血性分泌物,与输液无关。

4. 疟疾的再燃与复发　再燃（recrudescence）是由血液中残存的疟原虫引起的,因此,四种疟疾都有发生再燃的可能性。再燃多见于病愈后的 1~4 周,可多次出现。复发（relapse）是由寄生于肝细胞内的迟发型子孢子引起的,只见于间日疟和卵形疟。复发多见于病愈后的 3~6 个月。间日疟原虫感染的婴儿中,其复发通常是由遗传学上的同源疟原虫所致。

5. 特殊类型疟疾

（1）孕妇疟疾:由于孕妇免疫力下降,孕妇血中疟原虫的密度较高,症状较重,贫血明显,可促发先兆子痫、子痫等妊娠期高血压疾病,妊娠早期因急性疟疾所致的流产风险明显升高,亦可引起早产和死胎、低体重儿。

（2）先天性疟疾:因胎盘受损,正常胎盘屏障遭到破坏,母亲血中的疟原虫可渗入胎血,或分娩时母血污染胎儿伤口及产道感染所致。前者可致胎儿死亡,后者出生后多日即发病,可见贫血、脾大、血中发现疟原虫。

（3）婴幼儿疟疾:常无典型发作,精神迟钝、烦躁、厌食、腹胀或腹泻。热型不规则,高热时有惊厥或抽搐,热退后半数不出汗,肝脾大明显,病程长,复发率高,病死率较成人高。

（4）输血疟疾:输血（blood transfusion）后疟疾的潜伏期多为 7~10 天,恶性疟潜伏期较短,三日疟较长。国内主要为间日疟,临床表现与蚊传疟疾相同,但因无肝细胞内繁殖阶段,缺乏迟发型子孢子,故不会复发。经母婴传播的疟疾较常于出生后 1 周左右发病,亦不会复发。

（5）诺氏疟疾:其临床表现与普通疟疾相似,出现头痛、发热、寒战和出冷汗等临床症状,少部分患者有咳嗽、呕吐、恶心和腹泻。目前没有发现诺氏疟疾存在有红细胞外期的休眠子,不存在复发现象。人感染诺氏疟原虫后通常初期不是很严重,但少数病例出现并发症而死亡,最常见的并发症是呼吸窘迫及肝、肾衰竭,死亡率约为 2%。

6. 并发症

（1）溶血性尿毒症综合征:主要与患者先天缺乏葡萄糖-6-磷酸脱氢酶（glucose-6-phosphate dehydrogenase,G6PD）或红细胞酶缺陷相关,奎宁和伯氨喹的使用是诱因。患者发生急性血管内溶血,血尿及血红蛋白尿,严重者发生肾缺血及肾小管坏死。临床表现为急起寒战、高热、腰痛、呕吐、腹痛、少尿或无尿。近半数患者进行性贫血、黄疸及肝功能损害。病后极度虚弱,恢复慢,易复发。多次复发,如不及时治疗可能死于心力衰竭、肾衰竭及肝衰竭。

（2）疟疾肾病

1）急性肾衰竭:可因恶性疟疾反复发作,出现进行性少尿和无尿,无明显溶血及血红蛋白尿,轻者表现为水肿、少尿、高血压,可见尿蛋白、红细胞和管型。抗疟治疗和血液透析有效。

2）肾病综合征:主要见于三日疟长期反复发作后,也见于恶性疟。抗原抗体复合物沉积在基底膜与血管间质所致,表现为进行性尿蛋白、贫血和水肿。儿童慢性三日疟原虫感染出现混合性 IgM 和 IgG 基底膜免疫复合物肾病所引发的肾病综合征,预后不佳,大多数患者在作出该诊断的两年内死亡,尽管也有报道早期发现并立即给予抗疟疾和糖皮质激素疗法治疗可以治愈。

（3）高反应性疟疾性脾大症:是慢性疟疾的一种并发症。常见于间日疟原虫和三日疟原虫感染,印度尼西亚东部和巴布亚高地地区患病率较高,其临床表现包括左上腹疼痛、疲劳、腹水、下肢水肿和呼吸困难,疟原虫血症并不常见。根据疟疾流行地区长期居住的居民出现巨脾、血清抗疟疾抗体水平较高和多克隆 IgM 高丙种球蛋白血症作出诊断。在没有原虫血症的情况下,疟原虫 DNA 的 PCR 扩增可明确诊断。

### 六、诊断

1. 流行病学资料  注意询问患者发病前是否到过疟疾流行区,有否被蚊虫叮咬,近期有无输血史等。

2. 临床表现  典型疟疾的临床表现是间歇发作性寒战、高热、大量出汗,贫血和脾大。间歇发作的周期有一定规律性,如间日疟为隔天发作一次,三日疟为隔2天发作一次。每次发作都经过寒战、高热,继之大汗热退的过程。一般较易与其他疾病相区别。但应注意在发病初期、恶性疟及其他特殊类型疟疾,其发作常不规则,使临床诊断有一定困难。疟疾反复发作后,多有贫血及脾大。脑型疟多在疟疾发作时出现神志不清、抽搐和昏迷。

3. 实验室检查  实验室诊断包括光学显微镜和快速诊断试验(rapid diagnostic test,RDT)。

(1) 传统方法:血液的厚、薄涂片经吉姆萨染色(Giemsa staining)后用显微镜油镜检查,寻找疟原虫,对疟疾的诊断有重要意义。厚血涂片(thick film)待干后作吉姆萨染色,红细胞可在染色中被破裂,镜检时仅可见白细胞、血小板和疟原虫。其检出率可比薄血涂片(thin film)提高10倍以上,但较难确定疟原虫的种类,最好能与先用甲醇固定再作吉姆萨染色的薄血涂片同时作参照检查。恶性疟患者的疟原虫密度常较高,在一个红细胞内常同时有一个以上的恶性疟原虫寄生。于寒战早期患者的血液涂片(blood smear)中,较常发现环状体。发作数日后可发现配子体。间日疟原虫的环状体、大滋养体和裂殖体都较恶性疟原虫大,而且红细胞胀大、疟色素较明显。骨髓涂片的阳性率稍高于外周血液涂片。

诺氏疟原虫的诊断与其他疟原虫的一样,采集厚薄血涂片进行吉姆萨染色后显微镜检查,但诺氏疟原虫红内期的形态与三日疟非常相似,镜检难于区别,即使目前四种人疟原虫 PCR 诊断方法也无法作出判断,因此需要诺氏疟原虫特有引物方能作出诊断。

(2) 快速诊断试验:WHO 推荐的快速诊断方法作为无显微镜或缺乏有经验技术人员的地方的替代方法。其中有应用免疫金标层析试验(immunogold chromatographic test,ICT)检测恶性疟原虫分泌的可溶性抗原——富含组氨酸蛋白Ⅱ(histidine rich protein Ⅱ,HRPⅡ),另一种方法是检测重提的乳酸脱氢酶(pLDH),此酶仅由活虫产生,故可通过该项检测判断疟原虫有无耐药,并可区分恶性疟与间日疟、三日疟及卵形疟。

(3) 其他实验室检测方法:吖啶橙荧光染色法,具有检出速度较快、检出率较高的优点,但亦有需用荧光显微镜检查的缺点。检测特异性 DNA 的聚合酶链反应(polymerase chain reaction,PCR),敏感性高,可达每毫升血液中含10个以上疟原虫的水平。免疫学方法,如酶联免疫吸附试验(enzyme-linked immunosorbent assay,ELISA)、放射免疫测定(radioimmunoassay,RIA)等,检测血液中疟原虫的特异性抗原与特异性抗体,具有方便、快速、敏感的特点。鉴于患者常于感染后3~4周才有特异性抗体出现,因而特异性抗体的检测价值较小,仅用于作本病的流行病学调查。

### 七、鉴别诊断

疟疾应与多种发热性疾病相鉴别,如败血症、伤寒、钩端螺旋体病、肾综合征出血热、恙虫病、胆道感染和尿路感染等。发病季节、地区等流行病学资料对鉴别诊断有一定帮助。上述疾病的特殊临床表现以及有关的实验室检查亦有较大帮助。然而,最重要的鉴别诊断依据是确定其病原体。大多数临床上误诊的疟疾病例都是由于医生对本病缺乏警惕,忽视其存在的可能性所造成的。若能及时作病原学检测,绝大多数病例可获得明确的诊断。恶性疟临床表现不规则,如再忽视流行病学资料,则常致延误诊断。当发展为脑型疟时,应与乙型脑炎、中毒型菌痢、散发病毒性脑炎等相鉴别。只要警惕本病,及时作血液或骨髓涂片的疟原虫检查,就可及早明确本病诊断。

### 八、治疗

在疟疾的治疗中,最重要的是杀灭红细胞内的疟原虫。

1. 抗疟原虫治疗  根据感染的种类及是否为恶性疟疾、原虫的密度、病情轻重、是否来自抗疟药耐药流行区、局部地区的耐药情况及当地可提供的药物等因素选择抗疟药。恶性疟原虫感染不管是否有器官损害,建议同时使用两种抗疟药进行病原治疗,以免产生耐药。

2. 抗疟药的分类　目前有多种抗疟药(antimalarial drugs),按照结构可分类如下:

(1) 喹啉衍生物:包括氯喹(chloroquine)、阿莫地喹(amodiaquine)、甲氟喹(mefloquine)、奎宁(quinine)、卤泛群(halofantrine hydrochloride)、本芴醇(lumefantrine)、伯氨喹(primaquine)等。大多数针对红细胞内期,控制症状发作。氯喹仍然是非耐药疟疾的首选药物。伯氨喹可杀灭肝细胞内期的疟原虫及配子体,是目前可提供使用于预防复发和传播的药物。

(2) 青蒿素及其衍生物:其作用机制是破坏膜系结构,使原虫核膜、线粒体外膜受损而发挥抗疟作用。其吸收快、起效快,特别适用于凶险疟疾的抢救。尤其适用于孕妇和脑型疟疾的治疗。

(3) 抗叶酸类:通过抑制疟原虫的叶酸合成酶起作用。主要用于联合治疗。包括磺胺多辛、乙胺嘧啶(pyrimethamine)。

(4) 核蛋白合成抑制剂:多西环素、克林霉素可抑制疟原虫核蛋白合成。与快速起效的抗疟药联合应用或作为预防用药。

按照治疗的作用环节,又将抗疟药分为杀灭红细胞内疟原虫和杀灭配子体、迟发型子孢子两大类。前者包括氯喹,青蒿素及其衍生物,磷酸咯萘啶,甲氟喹,奎宁等。后者包括伯氨喹等。

抗疟药的治疗靶点与疟原虫生活史的关系:①被疟原虫感染的按蚊叮咬人体并传播子孢子到血流中。②子孢子经血液循环进入肝脏,侵入肝细胞,分裂形成多核的裂殖体(红细胞前期)。阿托喹酮-氯胍和伯氨喹有抗肝细胞内裂殖体的活性。③肝细胞内的休眠子是一个稳定的时期,仅仅存在于间日疟原虫和卵形疟原虫中。这一肝内期不导致临床症状,但是随着再激活和释放到血液循环中,在最初感染的几个月后可以出现迟发或复发的表现。8-氨基喹啉有抗间日疟原虫和卵形疟原虫中静止休眠子的活性。④裂殖体破裂释放裂殖子到血液循环中而侵入红细胞。在红细胞内,裂殖子逐渐发育为环状体,经滋养体发育为成熟的多核裂殖体(红细胞内期)。红内期的裂殖体杀灭剂阻断了红细胞内的分裂生殖。⑤部分裂殖子经增殖后发育为雌性配子体与雄性配子体。这些细胞被雌性按蚊摄取并在肠中成熟,于此,子孢子可逐渐发育形成并移行到按蚊的唾液腺中。当按蚊再次叮人吸血而完成传播循环。

3. 治疗方案　典型疟疾的常用的抗疟药有作

用于红细胞内期疟原虫的药物和作用于红细胞外期疟原虫配子体和红细胞外迟发型子孢子的药物。

(1) 作用于红细胞内期疟原虫

1) 氯喹(chloroquine):用于对氯喹敏感的疟原虫感染的治疗。高效、耐受性好、不良反应轻。一般成人首次口服磷酸氯喹1g(基质0.6g),6~8小时后再服0.5g(基质0.3g),第2、3日再各服磷酸氯喹0.5g,3日总剂量为2.5g。

2) 青蒿素及其衍生物:有口服、肌内注射和静脉注射剂型,根据病情选用。青蒿琥酯(artesunate),成人第1日每次服100mg,每日服2次,第2~5日每次服50mg,每日服2次,总剂量为600mg。青蒿琥酯的抗疟疗效显著、不良反应轻而少,已在世界范围内广泛应用。目前,疟原虫对青蒿琥酯的耐药率很低,尤其适用于孕妇和脑型疟疾患者的治疗。青蒿素(artemisinine)片,成人首次口服1.0g,6~8小时后服0.5g,第2、3各服0.5g,3日总剂量为2.5g。青蒿素的衍生物,如双氢青蒿素(dihydroartemisinin)片,成人第1日口服120mg,随后每日服60mg,连用7日;或蒿甲醚(artemether)注射剂,首剂300mg肌内注射,第2、3日各再肌内注射150mg。

3) 磷酸咯萘啶(malaridine phosphate):是我国20世纪70年代研制的抗疟新药,能有效地杀灭红细胞内裂体增殖的疟原虫。

4) 甲氟喹(mefloquine):该药的血液半衰期约为14日。成人顿服750mg即可。具较强的杀灭红细胞内裂体增殖疟原虫的作用,对耐氯喹的恶性疟原虫感染亦有较好的疗效。然而,近年来已有耐药株较广泛存在的报道。

5) 哌喹(piperaquine):作用与氯喹相似,半衰期长达9日,对耐氯喹虫株有效。

6) 阿莫地喹(amodiaquine):作用与氯喹相似。每片0.25g(基质0.2g),第1日3片,第2、3日各2片。

7) 其他:是新近研制或目前国内临床上较少应用的抗疟药物。

Ⅰ. 奎宁:成人口服硫酸奎宁(quinine sulfate)0.65g,每日服3次,连服7日。主要不良反应为耳鸣、食欲减退、疲乏、头昏,对孕妇可致流产。现已很少应用。

卤泛群(盐酸氯氟菲烷,halofantrine hydrochloride):为人工合成的抗疟药,口服后吸收较缓慢,5~7小时才达血高峰浓度,半衰期为1~3日。成人患者口服500mg或8mg/kg,每6小时服1次,连服

3 次。

Ⅱ. 奎宁麦克斯(quinimax):成人用量为 800mg,静脉滴注,连用 3 日为 1 个疗程。本芬醇(benflume-tol)是人工合成的甲氟喹类抗疟药,口服后 4~5 小时即达血液高峰浓度,半衰期为 24~72 小时。成人用量为第 1 日口服 400mg,每日 2 次,继服 200mg,每日 2 次,连用 3 日,总用量为 2 000mg。

Ⅲ. 柏鲁捷特(paluject):是一种合剂,每毫升内含盐酸奎宁 72.65mg,盐酸奎尼丁 2.25mg,盐酸辛可宁 0.54mg,盐酸辛可尼丁 0.52mg,折合含 61.6mg 奎宁基质,成人每日用量为 25mg/kg 奎宁基质,肌内注射或缓慢静脉注射,每日 2 次,连用 3 日为 1 个疗程。这是目前在西非地区讲法语国家中较广泛应用的抗疟药,恶性疟原虫不易对其产生耐药性。

Ⅳ. 阿替夫林(常山素,arteflene):是从中草药常山(Artabotrys uncinatus)中提取出来的过氧化物,现可人工合成。

Ⅴ. 阿托伐醌(阿托华君,atovaquone):成人用量为 500mg,每日 2 次,连服 3 日为 1 个疗程。

此外,还有磷酸萘酚喹(naphthoquine phosphate)等。

(2)作用于红细胞外期疟原虫配子体和红细胞外迟发型子孢子的药物

1)磷酸伯氨喹(primaquine phosphate):目前在临床上常用,通常于应用杀灭红细胞内裂体增殖疟原虫的药物后才应用。成人每次口服磷酸伯氨喹 13.2mg(7.5mg 基质),每日服 3 次,连服 8 日。伯氨喹可杀灭红细胞内疟原虫配子体和肝细胞内迟发型子孢子,防止疟疾的传播与复发。虽然恶性疟和三日疟无复发问题,但是为了杀灭其配子体,防止传播,亦应服用伯氨喹 2~4 日。由于伯氨喹可使红细胞内 G6PD 缺陷的患者发生急性血管内溶血(acute intra-vascular hemolysis),严重者可因发生急性肾衰竭(acute renal failure)而致命,因此,于应用前应常规作 G6PD 活性检测,确定无缺陷后才给予服药治疗。

2)特芬喹(tafenoquine):氨喹类杀灭红细胞内疟原虫配子体和迟发型子孢子的药物。初步临床试验显示,成人每日口服 300mg,连服 7 日,预防疟疾复发效果良好。

4. 重型疟疾的治疗 WHO 指南中建议两种抗疟药联合应用,国内最常用的是青蒿琥酯的静脉注射剂型。

(1)青蒿琥酯:成人用 60mg 加入 5% 碳酸氢钠 0.6ml,摇匀 2 分钟至完全溶解,再加 5% 葡萄糖注射液 5.4ml,使最终为 10mg/ml 青蒿琥酯溶液,作缓慢静脉注射。或按 1.2mg/kg 体重计算每次用量。首剂注射后 4、24、48 小时分别再注射 1 次。若患者的神志恢复正常,可改为口服,每日服 100mg,连服 2~3 日。

(2)氯喹:可用于敏感疟原虫株感染的治疗。用量为 16mg/kg 体重,加入 5% 葡萄糖注射液中,于 4 小时内静脉滴注,继以 8mg/kg 体重,于 2 小时内滴完。每日总用量不宜超过 35mg/kg 体重。

(3)奎宁:用于耐氯喹疟原虫株感染患者。二盐酸奎宁 500mg 加入 5% 葡萄糖注射液中,于 4 小时内静脉滴注。12 小时后可重复使用。清醒后可改为口服。静脉滴注过快可导致心律失常、低血压,甚至死亡。

(4)磷酸咯萘啶:按 3~6mg/kg 体重计算,用生理盐水或等渗葡萄糖注射液 250~500ml 稀释后作静脉滴注,12 小时后可重复应用。神志清醒后可改为口服。

(5)国外的治疗方案:奎宁加多西环素或四环素或克林霉素,奎宁基质 6.25mg/kg(相当于盐 10mg/kg)负荷量,1~2 小时滴注,然后 0.012 5mg/(kg·min)[相当于盐 0.02mg/(kg·min)]持续灌注至少 24 小时;替代方案为基质 15mg/kg(相当于盐 24mg/kg)负荷量超过 4 小时滴注,随后基质 7.5mg/kg(相当于盐 12mg/kg)每 8 小时 1 次,当原虫密度<1%时可以改为口服,总疗程 7 日。多西环素 100mg/次,每 12 小时 1 次,静脉推注,四环素用法同多西环素,克林霉素(10mg/kg)静脉推注负荷量,随后每次 5mg/kg,每 8 小时 1 次,静脉推注,疗程 7 日。如患者能口服的可口服用药,不能口服者可静脉给药。

5. 特殊情况的抗疟治疗

(1)耐药疟疾:青蒿琥酯和甲氟喹对耐药疟原虫效果好,不良反应轻,价格便宜,在孕妇和儿童中安全,前者为我国首选,后者为无青蒿琥酯地区首选。对耐药的恶性疟,可选用联合用药,如甲氟喹加磺胺多辛,蒿甲醚加卤泛群,青蒿琥酯加本芬醇,乙胺嘧啶加磺胺多辛,咯萘啶加乙胺嘧啶等。

(2)妊娠:妊娠期感染疟原虫易发展为重症,导致流产或先天感染。妊娠早期,氯喹敏感者选用氯喹;妊娠中、晚期,青蒿琥酯联合克林霉素,或奎宁加克林霉素。

(3)儿童:应用复方蒿甲醚(Artemether-lumefan-trine)。体重 5~15kg 者,先服 1 片(20mg/120mg),8

小时后再服用 1 片,然后每 12 小时服 1 片连续服 2 日。15~25kg 者,先服 2 片(20mg/120mg),8 小时后再服用 2 片,然后每 12 小时服 2 片,连续服 2 日。25~32kg 者,先服 3 片(20mg/120mg),8 小时后再服用 3 片,然后每 12 小时服 3 片,连续服 2 日。≥35kg 者,同成人剂量。

(4)氯喹:10mg/kg(基质),6、24 及 48 小时后再服 5mg/kg(基质)。总剂量为 25mg/kg。儿童剂量绝对不能超过成人剂量。间日疟原虫感染加服伯氨喹 0.5mg/kg(基质)。

6. 对症及支持治疗 脑型疟常出现脑水肿与昏迷,应及时给予脱水治疗。监测血糖,以及时发现和纠正低血糖。应用低分子右旋糖酐,对改善微血管堵塞有一定帮助。用抗疟药加对乙酰氨基酚(paracetamol)、布洛芬(ibuprofen)等解热镇痛药治疗可加快退热速度。加用血管扩张剂己酮可可碱(pentoxifylline)治疗,可提高脑型疟疾患者的疗效。

### 九、预防

1. 控制传染源 健全疫情报告,根治疟疾现症患者及带疟原虫者。

2. 切断传播途径 主要是消灭按蚊,防止被按蚊叮咬。清除按蚊幼虫滋生场所及广泛使用杀虫药物。个人防护可应用驱避剂或蚊帐等,避免被蚊虫叮咬。

3. 提高人群免疫力 疟疾疫苗接种有可能降低本病的发病率和病死率,但由于疟原虫抗原的多样性,给疫苗研制带来较大困难。目前研制的主要是子孢子蛋白和基因疫苗,尚未能供现场应用。

药物预防(chemoprophylaxis)是目前较常应用的措施。间断预防性治疗(intermittent prevention treatment,IPT),每周 1 次,有助于减少高危人群的感染,对高疟区的健康人群及外来人群酌情使用。对成人常用氯喹,口服 0.5g,每周 1 次。在耐氯喹疟疾流行区,可用甲氟喹 0.25g,每周 1 次。阿托伐醌-氯胍复合片每日 1 片,直至旅行后 7 天。儿童使用儿童片剂,体重 5~8kg 者 1/2 片;8~10kg 者 3/4 片;11~20kg 者 1 片;21~30kg 者 2 片;31~40kg 者 3 片;≥41kg 者用成人片剂,1 片。或多西环素(doxycycline)100mg/d,旅行前 1~2 日、旅行期间和 4 周内服用,年龄 >8~12 岁者 2mg/(kg·d),最大剂量 100mg/d,至旅行结束。孕妇推荐使用甲氟喹作预防。

(高志良 梅咏予)

### 第八节 弓形虫病

弓形虫病(toxoplasmosis)是由刚地弓形虫(Toxoplasma gondii)引起的人兽共患寄生虫病。猫是本病的传染源,主要通过消化道和母婴垂直传播,亦可经输血及器官移植传播引起先天性和获得性感染。弓形虫感染可分为自限性急性感染和此后的慢性感染。免疫功能正常者感染后多为无症状的隐性感染,少数表现为流感样症状,而免疫功能缺陷者如艾滋病患者即可呈急性感染的表现,也可因既往感染弓形虫后复发导致慢性感染,甚至可引起全身播散性感染及中枢神经系统损害,严重者危及生命。孕妇感染弓形虫后可致胎儿畸形、死产或流产,先天性感染的新生儿可出现抽搐、脑钙化和脑积水"三联征"等,病死率高。弓形虫的卵囊对外界抵抗力强,不易被消灭,被美国 CDC 列为 B 类致病性病原体。

弓形虫于 1908 年首次在北非发现并命名为刚地弓形虫,于 1923 年在 11 月龄婴儿的体内分离出弓形虫,于 1939 年在先天性脑炎(表现有抽搐、颅内钙化、脑积水和视网膜炎)的新生儿体内检出弓形虫,首次提出弓形虫是引起脑炎的病因。此后,陆续报道数百例非艾滋病的免疫缺陷患者发生弓形虫感染的病例。1983 年首次报道在艾滋病患者中发现弓形虫病例,随后发现弓形虫脑病是艾滋病中枢神经病变的主要原因之一。目前研究已证实弓形虫可感染包括人类的所有温血动物,血清流行病学调查显示弓形虫感染呈世界性分布,全球约三分之一的人群感染弓形虫,各国的弓形虫感染率不尽相同。尽管弓形虫病的研究已取得巨大进展,但主要问题仍然是预防和治疗先天性感染以及免疫功能缺陷者的感染随之带来的健康问题。

### 一、病原学

刚地弓形虫(Toxoplasma gondii)现命名为肉孢子虫属(Sarcocystis),弓形虫亚科(Subfamily Toxoplasmatinae),弓形虫(Genus Toxoplasma),是专性细胞内寄生原虫。其生活周期具有双宿主特征,猫及猫科动物是唯一终宿主,而中间宿主广泛,包括人类、其他哺乳动物、禽类等。

#### (一)弓形虫的形态和生活史

1. 弓形虫的形态特征 弓形虫发育过程中有 5 种不同形态时期,即滋养体、包囊、裂殖体、配子体和卵囊。

（1）滋养体（trophozoite）：又称速殖子（tachyzoite），呈弓形或新月形，长5~7μm，宽2~4μm。吉姆萨染色胞质呈蓝色，胞核呈紫红色，位于虫体中央。可在中间宿主的有核细胞内进行增殖，并形成纳虫空泡（parasitophorous vacuole），内含数十至数百个速殖子，其囊膜为宿主细胞膜。速殖子反复大量增殖导致宿主细胞破裂，释放出速殖子感染邻近细胞或随血流及淋巴迁徙至全身其他部位。速殖子中含有棒状体（rhabdoid）、致密颗粒（dense granule）及微线体（micronemes），在介导吸附和侵入宿主细胞过程中起至关重要的作用。速殖子抵抗力弱，在干燥、寒冷及胃消化液中不能生存。

（2）组织包囊（tissue cyst）：包囊呈圆形或椭圆形，直径5~100μm，被一层坚韧有弹性的囊壁包裹。在脑组织中呈球形，在心肌和骨骼肌中呈肌纤维状。中枢神经系统、眼、骨骼肌和心肌是最常见的潜伏生长部位。包囊内含慢殖子（bradyzoite），由速殖子转化形成。体内体外研究显示速殖子在干扰素、一氧化氮、热休克蛋白及细胞内pH和温度的诱导下转化成慢殖子。包囊在宿主细胞质内以胞内囊肿的形式存在并可逐渐增长，囊内的慢殖子可从几个逐渐分裂增殖至数千个。慢殖子在某种条件下亦可转化成具有侵袭性的速殖子。

（3）裂殖体（schizont）：成熟的裂殖体呈长椭圆形，内含数个或十几个裂殖子（merozoite），伞状排列。裂殖子为新月状，前尖后钝，体积略小。主要在猫科动物的小肠上皮细胞内生长发育。

（4）配子体（gametocyte）：部分裂殖子侵入新的上皮细胞内发育形成配子母细胞，进而发育成配子体，有雌雄之分。雌配子体圆形、略大，发育成雌配子。雄配子体圆球形、略小，发育成雄配子，有2根鞭毛，可移动至雌配子体。雌雄配子体受精结合发育形成合子（zygote），最终发育成卵囊。

（5）卵囊（oocyst）：从猫科动物肠道排出的卵囊为圆形或椭圆形，直径10~20μm，具有双层光滑透明的囊壁。成熟的卵囊含有2个孢子囊，每个囊内有4个新月形的子孢子。排出体外的卵囊在湿润条件下发育成熟后，具有感染性。

2. 弓形虫的生活史　弓形虫的生活史需要两种宿主并经历有性繁殖和无性繁殖阶段。终宿主为猫和猫科动物，在体内经历无性繁殖和有性繁殖，有5种形态。中间宿主包括人和哺乳动物、鱼类、鸟类等，在体内仅进行无性繁殖，故仅有滋养体和包囊两种形态。有性繁殖仅限于猫科动物的肠道上皮细胞内进行，称为肠内期发育。无性繁殖在肠道外的有核细胞中进行，称肠外期发育，中间宿主仅有肠外期发育。弓形虫的滋养体和组织包囊是无性繁殖阶段，可引起全身感染，而配子体和卵囊是有性繁殖阶段，可引起肠道黏膜局部感染。

（1）中间宿主体内的发育：中间宿主（人或其他动物）吞食卵囊或包囊后，滋养体（速殖子）在小肠内逸出，随即侵入肠壁经血流或淋巴扩散至全身各个组织脏器中，如脑、淋巴结、心、肝、肺、肌肉等组织，在细胞内形成纳虫空泡并发育繁殖。急性感染期的纳虫空泡中的滋养体大量繁殖致宿主细胞破裂，释放的滋养体再侵入新的组织细胞并繁殖。在宿主免疫功能正常时，机体产生特异性细胞免疫杀灭细胞外游离的滋养体。而侵入细胞内的滋养体可转化成慢殖子并形成组织包囊形成慢性感染（或潜伏性感染）。包囊在宿主体内可存活数月或数年，乃至终身，是中间宿主之间相互传播的主要形体。当宿主免疫功能低下时，组织内的包囊破裂释放出慢殖子进入血流或侵入其他组织细胞中继续繁殖，并可再次形成包囊。

（2）终宿主体内的发育：含有弓形虫包囊的食物经猫科动物吞食进入消化道，在小肠中溢出滋养体，侵入邻近上皮细胞发育繁殖，经过3~7天发育成裂殖体，成熟后释放出裂殖子再侵入新的上皮细胞，不断重复上述过程。部分裂殖子在上皮细胞内发育为配子母细胞，继而发育成雌性或雄性配子体，形成雌、雄配子受精结合发育成合子，最后形成卵囊，从上皮细胞脱落入肠道，随粪便排出体外。新排出体外的卵囊不具传染性，须在合适的温度和湿度条件下经1~4天发育为具有感染性的成熟卵囊。猫吞食不同发育阶段的弓形虫后排出卵囊的时间不尽相同，如吞食包囊后3~10天即可排出卵囊，而吞食卵囊后则需20天以上。猫的排卵囊期可持续1~2周，而每克粪便中含卵囊量可达10 000个。

3. 抵抗力　各发育阶段的弓形虫对外界抵抗力明显不同。滋养体对外界的抵抗力最弱，包囊次之，卵囊的抵抗力最强。滋养体不耐热和干燥，对常用消毒剂敏感，加热至50℃以上数分钟及常用消毒剂1分钟即可灭活，但在血液中存活时间较长，−8~−2℃可存活2个月。包囊的抵抗力强，4℃可存活68天，胃液内可耐受3小时。但不耐干燥和高温，56℃ 10~15分钟可杀灭包囊，肌肉组织中的包囊经−20℃ 24小时后解冻可使其灭活。卵囊对酸、碱和常用消毒剂的抵抗力很强。猫粪便中的卵囊可存活

1年以上,在海水中存活6个月,并可耐受次氯酸钠以及臭氧。但对紫外线照射和热的抵抗力弱,80℃ 1分钟即死亡。

### (二) 弓形虫的基因型

从动物和人体中分离的弓形虫根据基因序列可分为三型,即基因Ⅰ型、Ⅱ型和Ⅲ型,其临床表现和分布有差别。感染人类的弓形虫主要是基因Ⅱ型虫株,在慢性感染再活动及艾滋病患者中占65%。基因Ⅰ型和基因Ⅱ型虫株与人类先天性弓形虫病有关,而基因Ⅲ型虫株主要感染动物。此外,已发现许多非典型和重组的虫株,可引起严重弓形虫病,提示基因型与致病性有关。

## 二、流行病学

弓形虫呈世界性分布,全球约1/3的人口感染弓形虫,多为隐性感染或潜伏性感染。不同地区和人群的阳性率有很大差别,主要取决于社会经济、环境、饮食烹饪习惯、卫生习惯以及职业风险等多种因素。拉丁美洲、中东欧、东南亚和非洲是弓形虫感染的高发区,而欧美发达国家因采取预防措施,感染率已明显下降。对全球152项已发表的研究进行系统回顾分析显示,全球弓形虫抗体阳性率平均为25.7%,总体范围被确定为0.5%~87.7%。其中,非洲国家的平均抗体阳性率最高(61.4%),大洋洲38.5%,南美洲31.2%,欧洲29.6%,美国及加拿大17.5%,亚洲16.4%。2018年中国大陆地区检测了103 383名成人,弓形虫IgG抗体阳性率为8.2%。WHO估计每年先天性弓形虫病发病率为19万,导致每年损失120万残疾调整生命年(disability-adjusted life years,DALYs),其中以南美洲、中东地区和贫穷国家最多。

人类弓形虫感染主要来源于动物,而自然界中动物的弓形虫感染率很高。在野生环境中弓形虫可感染350余种动物,其中31种猫科动物中弓形虫抗体阳性率达100%。通常食草动物的感染率低于肉食或杂食动物,圈养的家畜或家禽感染率低于自然放养家禽或家畜。据调查西方发达国家工业化养殖的鸡或猪的弓形虫感染率<5%,而放养鸡则高达100%。欧洲羊羔的弓形虫感染率为17%~25%,成年羊达65%~89%,牛为2%~92%,海洋哺乳动物(如海獭、海豚、海豹及海象)为47%~100%。我国猪的弓形虫感染率为16.9%~53.4%。

### (一) 传染源

1. 受染动物 猫及猫科动物是弓形虫的终末宿主,其粪便中排卵囊数量多且持续时间长,是最主要的传染源。其他动物作为弓形虫的中间宿主,在其体内含有滋养体和包囊,人进食这些受染动物的肉可感染弓形虫,主要为给人类提供食物的动物如猪、牛、羊、狗、马、骆驼、驴、鸡、鸭、鹅等。我国的猪弓形虫感染率较高,是重要传染源。

2. 受染的人 妊娠妇女在孕前或孕期初次感染弓形虫后,经胎盘途径感染胎儿的机会明显增加,是胎儿先天性感染的传染源。此外,弓形虫感染者亦可通过献血、提供器官等途径传染给受血者或器官移植受者。急性期患者的排泄物和分泌物虽可检出弓形虫,但因滋养体不能在外界久存,作为传染源意义甚小。

### (二) 传播途径

1. 获得性感染

(1) 消化道传播:是人获得弓形虫感染的主要途径。进食含有弓形虫卵囊或包囊的动物肉、蛋、乳制品以及蔬菜、水果等是获得感染最常见的途径。水源被卵囊污染可引起暴发流行。接触动物或污染土壤后不洗手就进食等不良卫生习惯可助长弓形虫的传播,而苍蝇、蟑螂等昆虫媒介也在传播弓形虫中起推波助澜的作用。

(2) 接触传播:接触受染动物经皮肤黏膜而感染亦有报道。

(3) 医源性传播:输入含有弓形虫的血液感染,亦可通过接受弓形虫阳性供体的器官而获得感染。在器官移植患者中,心脏、肺、肾及骨髓移植受者发生弓形虫病的风险较高。

2. 先天性感染 即母婴传播或称垂直传播。弓形虫在妊娠期间可穿过胎盘屏障感染胎儿,导致先天性感染。胎儿的先天性弓形虫感染率与妊娠期初次获得感染的时间相关,未经治疗的孕妇,其胎儿的先天性感染率在妊娠早期、中期和晚期分别为10%、30%和70%,在分娩前可高达80%以上。但哺乳不是感染弓形虫的途径。

### (三) 易感人群

人群普遍易感。全球估计约1/3人口感染弓形虫,多为隐性感染,当免疫功能低下时出现感染再活动,引起弓形虫病复发。弓形虫感染与生活饮食习惯、环境卫生、职业以及机体免疫状态相关。艾滋病、器官移植者、用免疫抑制剂患者等免疫功能低下者是发生弓形虫病的高危人群。弓形虫病的发生率与$CD4^+T$淋巴细胞计数相关,如$CD4^+T$淋巴细胞<100个/μl的艾滋病患者易发生弓形虫脑病。胎儿

及幼儿的易感性较成人高。动物饲养员、屠宰及肉类加工工人、医务人员等接触传染源的机会较多,易感染。此外,HLA Ⅱ型基因 DQ3(HLA-DQ3)、北美白种人及艾滋病患者与发生弓形虫脑病明显相关,也与先天性弓形虫病患儿的脑积水有关。研究还发现 IL-10 启动子基因多态性与弓形虫视网膜炎有关。提示患弓形虫病有基因易感性。

### (四)流行特征

本病呈全球性分布,弓形虫抗体阳性率随年龄而增加,无性别差异。温带和低海拔地区较气候寒冷及高海拔地区感染率高。各国感染率从 10% 到 80% 不等,且地区间有差别。拉丁美洲和非洲热带地区为高流行区;东南亚、欧洲中部和南部地区感染率为 30% ~ 50%,属中度流行区;北美洲感染率 10%~30%,为低流行区。据 2001 年和 2004 年我国 15 个省(区、市)的流行病学调查结果显示,在 47 444 人中弓形虫抗体阳性率平均为 7.9%。各省市的弓形虫抗体阳性率亦有差别,华南和东北地区人群中弓形虫抗体阳性率为 12.3%~15.1%,而养宠物猫者的阳性率为 34.8%,明显高于普通人群。我国农村弓形虫感染率高于城镇,成人高于儿童。

## 三、发病机制与病理解剖

### (一)发病机制

弓形虫(卵囊或包囊)经口摄入进入胃肠道转变成滋养体(速殖子),侵入肠黏膜细胞中大量繁殖,从细胞中释放出的滋养体再感染邻近细胞及肠系膜淋巴结,或随血流或淋巴扩散至全身其他组织器官。因机体的固有免疫和适应性免疫系统可迅速杀灭滋养体,故免疫功能正常者多为急性自限性感染或无临床症状。但在感染第一周后,少数残存的滋养体可侵入有核细胞,在组织中形成组织包囊引起慢性或潜伏性感染,主要寄生于脑、骨骼肌、心肌、眼睛等器官中。当免疫功能低下或缺陷时,组织包囊内的慢殖子不断生长繁殖并从中释放出,再感染邻近细胞引起宿主细胞死亡,如此反复,导致局部组织形成坏死病灶和以单核细胞浸润为主的炎症反应。慢殖子可诱导机体产生迟发型超敏反应,形成肉芽肿病变及纤维钙化灶,多见于脑部和眼睛感染。在中枢神经系统寄生的弓形虫导致局部的炎性结节,伴有神经元细胞死亡和周围组织水肿。在眼睛寄生的弓形虫引起脉络膜或视网膜炎。在心肌的弓形虫引起心肌炎。弓形虫大量繁殖可引起全身播散性感染。

### (二)病理改变

1. 淋巴结感染　弓形虫病的淋巴结组织中呈典型的三联征改变,即淋巴结反应性滤泡性增生,在生发层边缘不规则上皮样组织细胞侵蚀和髓窦增大伴单核样细胞浸润。有时见朗汉斯巨细胞、肉芽肿及微脓肿和灶性坏死。组织中可查见包囊,速殖子少见。

2. 中枢神经系统感染　脑组织病变为局灶性或弥漫性脑膜脑炎,伴有坏死和小胶质细胞性结节,血管周围炎症及血栓形成,血管周围有淋巴细胞、浆细胞和巨噬细胞浸润形成袖套样改变。周围组织水肿、血管炎、出血和继发梗死。坏死脑组织自溶流入脑室,可堵塞导水管引起脑积水。在坏死灶和胶质细胞结节周围可查见速殖子和包囊。脑脊液中含有大量弓形虫抗原。艾滋病弓形虫脑病的脑组织病变以多发性脑脓肿、周围组织水肿和血管周围袖套样改变为特征,病变局灶性或弥漫性,可累及大脑、小脑、脑干及基底神经节。在坏死区附近有大量包囊和速殖子。少数患者可有脊髓坏死病灶及软脑膜受累。

3. 肺部感染　弓形虫累及肺部,尤其是免疫功能缺陷患者可表现为间质性肺炎、坏死性肺炎,肺部实变、胸腔积液或积脓。可在肺泡细胞、肺泡巨噬细胞、胸腔积液中查见速殖子,用 PCR 检测方法可在支气管肺泡灌洗液中查见弓形虫 DNA。

4. 眼睛感染　免疫正常者的眼弓形虫病以视网膜的严重炎症和坏死为特征,可继发产生脉络膜的肉芽肿性炎症改变,大量毛细血管增生侵入玻璃体以及分泌物流入玻璃体中引起玻璃体炎、视神经炎等,在视网膜及房水中可查见弓形虫或弓形虫 DNA。

5. 骨骼肌和心肌感染　镜检见肌纤维灶性坏死、周围组织水肿和不同程度的炎性细胞浸润,可见有坏死脓肿形成。肌细胞中可查见大量包囊和速殖子。

6. 其他组织系统　胃肠道受累可出现出血性胃炎和结肠炎。弓形虫可累及肝脏、胰腺、曲细精索、前列腺、肾上腺、肾脏和骨髓等。

### (三)弓形虫感染的免疫应答

弓形虫是细胞内寄生,在有核细胞内生长繁殖。而巨噬细胞、中性粒细胞是杀灭弓形虫感染的主要吞噬细胞。在弓形虫感染巨噬细胞过程中,经模式识别受体(pattern recognition receptor,PRR)途径识别弓形虫抗原,激发巨噬细胞的吞噬作用,产生氧自由基和 NO 以及经吲哚胺 2,3 双加氧酶途径耗竭细胞内色氨酸(弓形虫生长依赖色氨酸),抑制弓形虫生长并最终杀灭弓形虫。正常的免疫系统对偶然破裂的包囊有免疫监视和免疫应答作用,可随时杀灭包囊中释放出的弓形虫。

当弓形虫侵入,受染细胞在局部释放趋化因子吸引固有免疫细胞。中性粒细胞首先迁移至受染病灶吞噬和消灭游离的弓形虫。在启动固有免疫中起关键作用的树突状细胞和巨噬细胞提呈弓形虫抗原及相关的 MHC Ⅱ 类分子,释放 IL-12、IL-18 及 IFN-γ 等细胞因子,促使 T 细胞和 NK 细胞的活化,而 IFN-γ 又激发巨噬细胞的活化和产生 TNF-α,由此使 TH-1 型免疫应答不断加强和放大。在感染早期,固有免疫中的 NK 细胞和 T 细胞的作用由 $CD4^+$ 和 $CD8^+$ T 细胞所介导,不同类型的 T 细胞和 NK 细胞亚群通过分泌 IFN-γ、IL-2 和 TNF-α 等细胞因子保护宿主,但不溶解受染细胞。在弓形虫感染的应答中,CD28 和 CD40 配体是 IL-12 和 IFN-γ 产生的关键调节因子。弓形虫感染时,抗原提呈细胞如树突状细胞和巨噬细胞诱导 CD28 和 CD40 以及 CD80/CD86 相应受体表达上调,CD80/CD86 与 CD28 的结合,促使 $CD4^+T$ 细胞大量产生 IFN-γ。而 HIV 感染使 $CD4^+T$ 细胞表达 CD40 配体的能力下降,继而致使 IL-12 和 IFN-γ 产生不足,是 HIV 感染者易发生弓形虫再活动的免疫学机制之一。细胞因子在抵御弓形虫感染及其脑病致病机制中也起关键作用。如 IL-12 通过刺激 NK 细胞产生 IFN-γ,可提高弓形虫感染的 T 细胞缺陷鼠的生存率。慢性弓形虫感染鼠输注 IFN-γ 单克隆抗体后加重脑病,而输注 IFN-γ 可明显减轻炎症应答和脑组织中弓形虫数量。中枢神经系统的星状细胞和小神经胶质细胞在抗弓形虫的免疫应答中也有重要作用。在弓形虫脑病的早期,弓形虫侵入星状细胞并繁殖,可被小神经胶质细胞杀灭。针对弓形虫 P30 的特异性 $CD8^+T$ 细胞可杀灭细胞外弓形虫和受染巨噬细胞。在弓形虫感染中宿主产生 IgG、IgM、IgA 和 IgE 等特异性抗体,与细胞外的弓形虫结合启动补体介导的杀虫作用,但体液免疫对毒力弱的弓形虫感染的保护作用有限,而对毒力强的弓形虫感染则无保护作用。总之,固有免疫应答决定机体对弓形虫感染的易感性,而 T 细胞免疫则在清除或控制弓形虫复发和再活动中发挥至关重要的作用,体液免疫应答作用有限。

弓形虫可通过多种途径抑制宿主巨噬细胞和免疫系统功能。弓形虫侵入宿主细胞内形成纳虫空泡,可阻隔宿主免疫系统对其的识别和杀灭作用。弓形虫棒状体蛋白(ROP16)在弓形虫感染早期迅速进入宿主细胞核内,干扰宿主免疫应答的信号途径,尤其是干扰 STAT3 和 STAT6 转录因子功能,导致巨噬细胞产生 IL-12 和 IFN-γ 能力下降。弓形虫还可通过拮抗级联酶 8 和干扰 NF-κB 途径抑制受染细胞的凋亡,以阻止清除细胞内弓形虫,使其可长期存活。

## 四、临床表现

弓形虫感染可分为急性期和慢性期。临床症状多由急性感染或潜伏性感染活动所致。一般分为先天性和后天获得性感染两类。

### (一) 先天性感染

主要发生于妊娠期初次获得性弓形虫感染的孕妇。胎儿先天性弓形虫感染的发生率随妊娠期增加而增高,表明妊娠中晚期是先天性感染的危险时期。先天性弓形虫病的严重程度亦与妊娠期获得性感染的时期有关,妊娠早期感染所致的新生儿先天性疾病较妊娠晚期感染者严重。在妊娠早期感染弓形虫常发生流产、死胎或畸形,而在妊娠晚期感染的新生儿多为亚临床感染,少有或无先天性畸形。

弓形虫先天性感染可导致胎儿生长发育畸形,如小头畸形、脑积水、脊椎裂、无眼、小眼、腭裂等畸形。新生儿出现脉络膜视网膜炎、脑钙化和脑积水"三联征"是先天性弓形虫病的典型表现。伴有发热、抽搐、黄疸、肝脾大、双侧脉络膜视网膜炎以及脑脊液异常提示病情严重。出现脑瘫、癫痫、神经精神症状、智力低下等提示预后不良。眼睛受累可表现为视网膜剥离、白内障、视神经炎、青光眼等,严重者可失明。部分患儿在出生时无症状,但在数月或数年后出现视网膜炎、斜视、失明、失聪、发育迟缓等后遗症。

### (二) 获得性弓形虫病

免疫功能正常者感染弓形虫多无症状,即隐性感染或潜伏性感染,仅少数人出现急性期表现。而免疫功能低下者获得性感染弓形虫或因潜伏性感染的弓形虫发作引起各种临床表现,严重者可发生弓形虫脑病,危及生命。

1. 免疫功能正常弓形虫病  多无症状。10%~20% 的患者出现急性感染症状,一般表现为淋巴结肿大及发热、全身不适、盗汗、肌痛、咽疼、肝脾大、斑丘疹等。淋巴结肿大可发生于全身,尤以颈部淋巴结肿大最常见。病程自限,多在数周或数月消失。

严重者可有高热、脉络膜视网膜炎、肺炎、胸腔积液、心包炎、心肌炎、肝炎和脑膜脑炎等器官损伤的表现和体征。

2. 免疫功能缺陷者弓形虫病　先天性和获得性免疫功能缺陷者，尤其是艾滋病、肿瘤、器官移植者、用免疫抑制剂者等患者不但获得性感染弓形虫的风险极大，而且原有的潜伏性感染或慢性弓形虫病可再次活动，可迅速发生多器官的致命性感染或全身播散性感染。

（1）弓形虫脑病：亦称弓形虫脑炎（Toxoplasmic encephalitis），多因弓形虫感染再活动所致，少数为急性获得性感染引起，是艾滋病患者最常见的神经系统并发症。临床表现为头痛、神志改变、嗜睡、昏迷、抽搐、感觉异常、定向力障碍及脑膜刺激征，或运动神经、小脑受累的相应症状和体征。少数患者可突然发生抽搐、偏瘫、语言障碍等脑出血表现。脑干受损常累及脑神经，出现局部性肌张力障碍、虹膜震颤、偏瘫、侧偏身抽搐、垂体功能减退、尿崩症或抗利尿激素分泌综合征等。也可有类偏执精神病、痴呆、焦虑及易怒等表现。急性弥漫性脑病进展迅速，多表现为小脑功能失调，常无局灶性体征。脑 CT 显示正常或脑萎缩。脊髓受累表现为单个或多个肢体运动或感觉异常，膀胱或肠道失调以及局部疼痛等表现。亦有颈部脊髓病、胸部脊髓病和延髓圆锥综合征的报道。CT 或 MRI 是诊断弓形虫脑病的主要方法，典型病灶为多发或单发占位性病灶，增强后呈环状。

弓形虫脑病多见于艾滋病患者中，是严重的致死性并发症之一。若不采取预防或抗逆转录病毒药物治疗的艾滋病患者，20%~47%患者将发展成弓形虫脑病。随着广泛开展抗逆转录病毒治疗及有效抗弓形虫预防治疗，弓形虫脑病的发病率与病死率已明显下降。

（2）弓形虫眼病：多因先天性感染或潜伏性感染再活动引起，少数由急性获得性感染所致。中心性渗出性脉络膜视网膜炎和葡萄膜炎是眼弓形虫病最常见表现。临床上可分先天性弓形虫眼病和获得性弓形虫眼病。

1）先天性弓形虫眼病：胎儿期感染引起的先天性弓形虫眼病以脉络膜视网膜炎（chorioretinitis）为主，常有眼睛畸形，如无眼畸形、先天性无虹膜畸形、脉络膜视网膜畸形、先天性白内障、视神经炎、斜视、弱视、眼球震颤、视神经萎缩、视野缺损等。常伴有其他系统受累的表现。部分在妊娠晚期感染弓形虫的新生儿，出生时无症状，但在 20~30 岁（40 岁后罕见）时出现双侧视网膜炎，眼底检查可见陈旧性病灶和再发病灶。

2）后天性获得性弓形虫眼病：多为局限性渗出性视网膜炎、葡萄膜炎等。急性弓形虫视网膜炎多在 40~60 岁发生，表现为单侧眼红、眼痛、畏光、流泪、盲点和视物模糊或视力下降，严重者可失明。眼底病变多位于黄斑部或视盘周围，病灶处视网膜灰白色水肿，境界不清，2~3 个月后视网膜水肿渗出逐渐消退。老年人和免疫功能缺陷患者可出现多灶性活动性视网膜炎、急性视网膜坏死综合征（玻璃体炎、周围性视网膜炎、视网膜血管炎）、视网膜出血等非典型病变。

（3）弓形虫性心血管病：先天性弓形虫感染可引起心血管畸形、大血管瓣膜畸形、心肌炎等。获得性弓形虫感染可导致心肌炎、心包炎、心律失常、冠脉供血不全等。

（4）弓形虫性肺炎：主要见于晚期艾滋病患者（CD4$^+$ T 淋巴细胞<40 个/μl），主要表现为长期发热伴咳嗽和呼吸困难，临床上易与肺孢子菌肺炎（PCP）混淆，在支气管肺泡灌洗液中查到弓形虫即明确诊断。即便用抗逆转录病毒治疗，其病死率也高达 35%。50% 的弓形虫肺炎患者还有肺外表现。

（5）弓形虫性肝炎：先天性弓形虫感染的婴幼儿肝脏受累，可表现为肝脾大、黄疸等。获得性弓形虫性肝炎表现为肝大、丙氨酸氨基转移酶（ALT）升高，黄疸较少见。

（6）全身严重弓形虫病：多发生于艾滋病患者及免疫功能低下者。患者表现为高热、头痛、肌痛、关节痛、皮疹等全身症状，同时有多器官（心、肺、肝、肾、脑、眼等）受累的症状和体征。严重者可有呼吸衰竭和/或血流动力学改变，类似于感染性休克。

（7）其他：弓形虫累及胃肠道引起腹痛、腹泻，累及腹膜或胰腺可引起腹水、胰腺炎等。亦可引起弓形虫性肌炎、多肌炎、肾炎、多发性神经炎、睾丸炎等，尤以艾滋病或免疫功能低下者多见。

## 五、实验室检查

### （一）血常规检查

白细胞计数正常或轻度升高，其中淋巴细胞和嗜酸性粒细胞可略升高，可见异常淋巴细胞。

### （二）脑脊液检查

弓形虫脑病患者的脑脊液压力正常或升高，外观呈黄色，有核细胞增多，以淋巴细胞为主，蛋白中度升高,糖或氯化物正常或略减少。新生儿弓形虫病的脑脊液中蛋白明显升高。

**(三)病原体检查**

病原体检查是确诊弓形虫病的主要依据。

1. 弓形虫检查

(1)显微镜检查:粪便、血液、脑脊液、胸腔积液、腹水、羊水、淋巴结穿刺液等标本涂片并经吉姆萨或 HE 染色查找弓形虫滋养体(速殖子、慢殖子)、包囊和卵囊是经典方法,但阳性率低,用过滤法或离心富集法可提高检出率。各种组织标本染色后镜检或用电镜检查组织中的滋养体、包囊或卵囊可作出诊断。组织切片用弓形虫特异性荧光抗体或免疫过氧化物酶技术处理后镜检,阳性率较高。

(2)动物培养:将上述标本接种于猫或小鼠体内,数周后分离弓形虫或卵囊。用 IFN-γ 敲除鼠或给实验鼠饲喂含地塞米松(10~15μg/ml)饮用水造成免疫功能低下,可增加培养敏感性。但此方法费时、费力及花费大,不适用于大量检测。

2. 血清学检查  弓形虫感染常无症状或症状无特异性,检测血清中的弓形虫特异性抗原或抗体是主要诊断方法。目前常用的检测方法有染色法、改良凝集试验、酶联免疫吸附试验、免疫吸附凝集试验、间接荧光抗体试验和间接血凝试验等,各有其优缺点,在诊断中需要综合利用和判断。

弓形虫感染后 1 周即出现 IgM 抗体,持续数月或数年,故一次检测 IgM 不能诊断急性感染。IgA 抗体早于 IgM 抗体,可持续数月,是急性感染的标记。IgE 存在时间短暂,是判断现症感染的最佳指标。IgG 抗体出现晚,持续时间长,提示发生感染但不能判断何时的感染。

(1)弓形虫染色试验(Sabin-Feldman dye test):具有特异、敏感和重复性好的优点,是其他血清学检测方法的参考试验方法。主要检测 IgG 型中和抗体,在感染 1~2 周出现,6~8 周达高峰,1~2 年逐渐下降,低水平抗体可持续终身。对免疫功能正常者,本试验阴性可排除诊断,但对免疫功能缺陷或低下者则有假阴性的可能。

(2)改良凝集试验(modified agglutination test, MAT):敏感性和特异性与 DT 方法类似,主要检测 IgG 型抗体,无宿主和虫种的限制,但急性感染早期有假阴性。用福尔马林或丙酮固定弓形虫速殖子,然后加入待检稀释血清,阳性标本产生凝集,而阴性无凝集现象。用含 2-ME 缓冲液处理去除非特异性 IgM 后可提高敏感性特异性。MAT 操作简便,适

用于实验室诊断和流行病学调查。

(3)乳胶凝集试验(latex agglutination test, LAT):将弓形虫可溶性抗原包被于乳胶颗粒上,加入阳性血清可见到凝集现象。LAT 具有快速和操作简便的优点,主要检测 IgG 型抗体,敏感性 86%~94%,特异性达 100%。阳性结果需要用其他血清学方法进一步验证。

(4)间接凝集试验(indirect hemagglutination test,IHA):其原理是用弓形虫可溶性抗原致敏红细胞后可与特异性抗体发生凝集反应。IHA 检测 IgG 型抗体,具有简便、快速的优点,适用于大样本的流行病学调查。其检测 IgG 抗体晚于 DT 方法,故有可能遗漏急性和先天性感染。用弓形虫热稳定碱性化的可溶性提取物致敏人红细胞后可检测 IgM 抗体,可用于急性弓形虫病的血清学诊断,其敏感性 100%,特异性达 98.5%。

(5)间接荧光抗体试验(indirect fluorescent antibody test,IFAT):将灭活的弓形虫与待检血清孵育,然后加入抗特异性荧光抗体,在荧光显微镜下判读结果。IFAT 是检测 IgG 和 IgM 型抗体的简便方法,其敏感性 80%~100%,特异性达 91%~95%。此方法与类风湿因子和抗核抗体有交叉反应。

(6)酶联免疫吸附试验(enzyme-linked immunosorbent assay,ELISA):ELISA 方法可检测弓形虫特异性抗原或抗体,具有敏感性和特异性好,简便、经济,可同时检测大量标本的优点。检测弓形虫抗体 IgM、IgG 和 IgA 型抗体,与 DT、MAT 及 IFAT 结果高度一致。现已研制出检测弓形虫抗体或抗原的不同类型的 ELISA 方法,如间接 ELISA、斑点 ELISA、亲和素-生物素 ELISA 和双夹心 ELISA 等方法。

(7)免疫吸附凝集试验(immunosorbent agglutination assay,ISAGA):其原理是标本中的特异性 IgM 与抗 IgM 抗体结合并凝集弓形虫抗原,主要用于检测 IgM 抗体,可用于诊断急性获得性或先天性弓形虫感染。

(8)免疫层析试验(immunochromatographic test,ICT):用胶体金标记弓形虫的抗原或抗体作为示踪剂,用纤维素膜作为固相载体,将待检血清点在纤维素膜上,经毛细管电泳,见抗原-抗体复合物与胶体金反应即为阳性。用胶体金标记弓形虫的 GRA7 或 SAG2 特异性抗体,可快速检测急性感染的弓形虫分泌抗原,在感染后 2~4 天即可检出,其敏感性和特异性与 ELISA 相同。

(9)免疫印迹(Western blotting,WB):本方法

检测人唾液中的弓形虫 IgG 抗体的敏感性 98.5%，特异性 100%，但对弓形虫视网膜炎的特异性为 83%。WB 联合 IgG、IgM-ELISA 方法检测特异性 IgG 和 IgM，对妊娠期前 3 个月诊断弓形虫感染的敏感性达 94%～100%，故有助于早期诊断先天性弓形虫病。与 DT 比较，WB 检测弓形虫 IgG 型抗体的特异性是 100%，敏感性达 99.2%。

（10）亲和力试验（avidity test）：弓形虫抗原与特异性 IgG 抗体的亲和力在弓形虫感染病程中有很大变化。在急性感染期的 IgG 亲和力较低（低亲和力），而在慢性感染期 IgG 的亲和力增强（即高亲和力），因此，亲和力试验可区别急性感染或慢性弓形虫感染。从低亲和力转变为高亲和力的时间因人而异。IgG 低亲和力可持续数月至数年，故低亲和力试验结果不能用于确定是否近期获得性感染。一旦由低亲和力变为高亲和力，感染至少已有 3 个月。孕妇的弓形虫 IgG 抗体若为高亲和力，提示其感染至少 4 个月。此方法仅用于证实试验，不能单独用于诊断。

（11）IFN-γ 释放试验：是近年来研制的新的检测方法。其原理是弓形虫感染后使宿主 T 淋巴细胞活化（致敏），当再次遇到弓形虫特异性抗原后，这些活化（致敏）的 T 淋巴细胞分泌 IFN-γ，用双夹心 ELISA 方法检测血浆中的 IFN-γ 含量有无增加判断弓形虫感染。此方法对新生儿弓形虫先天性感染的敏感性 94%，特异性高达 98%。

3. 分子生物学方法

（1）PCR 技术：目前主要应用 PCR 技术检测弓形虫基因（B1、SAG1、SAG2、GAR1、18S rDNA 等基因），具有快速、灵敏、特异性好的优点，可用于诊断和基因分型。现已研制出实时 PCR、巢式 PCR、多重 PCR 等方法。PCR 技术已用于检测血液、脑脊液、羊水和其他标本中的弓形虫 DNA，也用于评价弓形虫病的进展和治疗效果，尤其是实时 PCR 技术已广泛用于产前诊断先天性弓形虫感染和免疫功能低下者的弓形虫感染。妊娠 16 周后用 PCR 检测羊水中弓形虫 DNA 是敏感、快速和安全的诊断方法。前瞻性研究显示 PCR 检测羊水中弓形虫的敏感性 64%，特异性 100%，其阳性预测值 100%，阴性预测值为 88%。

（2）环介导等温扩增技术（loop-mediated isothermal amplification，LAMP）：LAMP 方法是在等温条件下用识别靶基因 6 个区域的 4 种引物进行体外 DNA 扩增的技术，其敏感性略低于实时 PCR。对弓形虫的 SAG1、529bp 重复元件、B1、SAG2、GAR1、卵囊壁蛋白基因和 18S rDNA 进行扩增，可用于人或动物标本以及环境的检测。如检测弓形虫 SAG1 基因的 LAMP 技术可在感染后 2 天检出实验猪血液中的弓形虫，提示可用于早期诊断弓形虫病。针对 SAG1、SAG2 和 B1 靶基因的 LAMP 已用于人类标本和水源标本中的弓形虫检测。此方法不需特殊仪器，扩增产物易见，适合现场应用。但 LAMP 对污染较敏感，需要严格质控以避免假阳性结果。

（3）分子生物学分型方法：弓形虫感染的流行及疾病严重程度与其基因型密切相关。现已研发出多种基因分型方法，如微卫星分析（microsatellite analysis）、多位点序列分型（multilocus sequence typing）、PCR 限制性片段多态性分析（PCR-RFLP）、随机扩增多态性 DNA-PCR 技术（random amplified polymorphic DNA-PCR，RAPD-PCR）、高分辨溶解分析技术（high-resolution melting，HRM）以及蛋白多肽的多态性血清学方法。

## 六、诊断

根据临床表现、病原学和血清学检查结果，结合流行病学资料综合判断。因本病临床表现复杂，缺乏特异性指征，仅从临床表现和体征难以诊断，须依据病原学和免疫学检查进行诊断。新生儿表现小头畸形、脑积水、脑钙化或伴视网膜炎即应考虑先天性弓形虫病。免疫功能缺陷者出现脑病，CT 或 MRI 显示脑部环状强化占位病灶应想到弓形虫脑病的可能，确诊须找到病原体或血清学检测阳性。

因为弓形虫病的诊断难度很大，故主张根据患者的免疫功能状况和临床表现，选择不同的血清学或寄生虫检测方法进行诊断的策略。各种技术和方法均有其优缺点，在选择应用时应扬长避短。如免疫功能正常者的体内很少检出弓形虫，须依靠血清学方法检测。而免疫功能低下者血中或体液中常有弓形虫，而血清学多为阴性结果。此外，对血清学检测结果的解释要慎重，不能仅凭一次血清学检查结果就作出诊断。应根据条件，采用几种检测方法相互印证，避免误判。

### （一）先天性弓形虫感染的诊断

须对孕妇进行产前检查和孕期随访。若确定或高度怀疑孕妇有获得性弓形虫感染，则用 B 超每月监测一次胎儿以观察胎儿发育情况。检测孕妇血清弓形虫特异性抗体；在妊娠 16 周后行羊水穿刺，检测羊水中弓形虫 DNA 或动物实验。

1. 孕妇产前诊断 应同时检测特异性 IgG 和 IgM 抗体,若两者均阳性,可作出弓形虫感染的诊断;若仅 IgM 阳性则需作确认试验;若 IgM 阴性则可排除急性弓形虫感染。特异性 IgG 亲和力测定有助于证实或排除近期感染,如 IgG 高亲和力提示在 4 个月前已获得感染。妊娠 16 周后用 PCR 检测羊水中弓形虫 DNA 阳性可诊断先天性感染。

2. 产后诊断先天性弓形虫感染 主要措施包括对新生儿出生时全面细致的体检,检测新生儿、胎盘和/或脐带血中弓形虫及其特异性抗体。

**（二）免疫功能正常者的弓形虫病诊断**

免疫功能正常者的诊断主要依靠血清学检查。应检测特异性 IgG 和 IgM,并间隔 3 周再重复检测,若两次检测均阴性,可排除弓形虫感染。若两次检测 IgM 和 IgG 由阴性转为阳性,或抗体滴度明显升高则可诊断急性弓形虫感染。抗体亲和力检测由低转高,则是慢性弓形虫感染的证据。

**（三）免疫功能缺陷者弓形虫病的诊断**

对疑有弓形虫感染的免疫功能缺陷者主要依赖病原体检测作出诊断。在组织中查见速殖子则可诊断急性感染,查到包囊则诊断慢性感染,有多个包囊说明有活动性感染。心肌或骨骼肌活检查出弓形虫可诊断弓形虫性心肌炎或多肌炎。用 PCR 技术检测外周血、脑脊液、支气管肺泡灌洗液、房水、羊水及其他体液中的弓形虫 DNA 是快速、敏感的诊断方法。脑脊液、房水等体液中检出弓形虫特异性抗体亦有助于诊断。须注意艾滋病合并弓形虫病患者的特异性 IgG 抗体滴度相对较低,特异性 IgA、IgM 和 IgE 抗体有可能阴性。

## 七、鉴别诊断

弓形虫性淋巴结炎应与淋巴瘤、白血病、转移瘤等鉴别,亦应与传染性单核细胞增多症、猫抓病、肉状瘤病、结核病、兔拉热等可引起淋巴结炎的疾病鉴别。

弓形虫视网膜炎须与巨细胞病毒（CMV）、单纯疱疹病毒（HSV）、水痘-带状疱疹病毒（VZV）、梅毒和真菌感染引起的视网膜炎以及结核性、梅毒性、麻风性葡萄膜炎,眼组织胞浆病综合征相鉴别。视网膜活检、玻璃体液或房水检出弓形虫 DNA 可确诊,临床表现符合而且经抗弓形虫治疗有效的患者亦有助于诊断。

先天性弓形虫病须与风疹病毒、CMV、HSV、人类疱疹病毒 6 型（HHV-6）、细小病毒 B19 和淋巴细胞性脉络丛脑膜炎病毒感染,以及梅毒、李斯特菌病及其他细菌感染鉴别。

弓形虫脑病应与 EBV、CMV、JC 病毒、中枢神经系统淋巴瘤、进行性多发灶性白质脑病等鉴别。

## 八、预后

弓形虫病的预后取决于宿主的免疫功能状态、受累器官以及是否及时用药物预防和治疗。妊娠早期感染导致的胎儿先天性感染预后较差,畸形发生率高。单纯淋巴结肿大型预后良好。弓形虫易呈全身播散,出现多脏器损伤者预后差,若不治疗病死率达 100%。艾滋病患肺部弓形虫病的病死率高达 35%。艾滋病患者的弓形虫脑病发生率和病死率高,使用 HAART 可使其发生率和死亡率明显下降。

器官移植者感染弓形虫病后用药物预防可降低发病率,延长生存期。骨髓移植者弓形虫病发生率为 0.3%～5%,单纯弓形虫脑病者的生存率约 58%,播散性弓形虫病的生存率仅 20%,累及肺脏则病死率达 90% 以上。

## 九、治疗

针对弓形虫原虫治疗是主要措施。目前的治疗目的是杀灭速殖子,但不能清除包囊。治疗对象主要是:①先天性弓形虫感染新生儿;②免疫功能正常者获得性感染并有临床症状或相关脏器组织损伤者;③免疫功能缺陷并有急性获得性感染或慢性感染再活动者;④妊娠期获得性感染的孕妇。

**（一）治疗药物**

1. 乙胺嘧啶（pyrimethamine） 为叶酸拮抗剂,是目前最有效的抗弓形虫药物。首次口服 200mg,以后 50mg/d（<60kg）或 75mg/d（≥60kg）,每天 1 次。对免疫功能低下者的治疗剂量要大于免疫功能正常者。弓形虫脑病:乙胺嘧啶首次剂量 200mg,以后 50～75mg/d 维持治疗。胎儿感染:孕妇首次剂量 100mg,以后 25～50mg/d 维持治疗。不良反应有骨髓抑制、胃肠道不适、皮疹、头痛等。出现骨髓抑制可补充亚叶酸钙（calcium leucovorin）5～10mg/d,艾滋病为 50mg/d。

2. 磺胺嘧啶（sulfadiazine） 与乙胺嘧啶联合应用有协同作用。1g（<60kg）～1.5g（≥60kg）,每 6 小时一次。对磺胺过敏者用脱敏疗法,用药时多饮水以防肾小管结晶导致肾损害。不良反应有皮疹、肾毒性,艾滋病患者可出现脑病恶化、幻觉及精神症状等。

3. 克拉霉素 作用于弓形虫的翻译过程。600～1 200mg，每 6 小时一次，口服或静脉注射。不良反应有皮疹、恶心、呕吐、肌病和肌酸激酶升高，可引起艰难梭菌相关性腹泻。

4. 复方磺胺甲噁唑（TMP-SMZ） 作用于叶酸代谢，类似于乙胺嘧啶-磺胺嘧啶。

5. 螺旋霉素 用于妊娠期获得性感染的治疗，可降低宫内传播风险。对急性感染无效，可作为维持治疗或对艾滋病弓形虫脑病的初级预防。

6. 其他药物 阿奇霉素、阿托伐醌（atovaquone）、氨苯砜（dapsone）等与乙胺嘧啶联合应用。

**（二）治疗方案**

1. 免疫力正常者的弓形虫病治疗 免疫力正常弓形虫性淋巴结炎患者病程自限，无须治疗。若获得性感染且症状较重者须治疗，乙胺嘧啶联合磺胺嘧啶，疗程 2～4 周。

2. 免疫功能缺陷者的弓形虫病治疗 免疫功能缺陷者若无症状（潜伏性感染）则无须治疗。若有弓形虫病表现推荐标准治疗方案 4～6 周，症状缓解后继续用药 6 个月。

3. 艾滋病合并弓形虫病的治疗 乙胺嘧啶联合磺胺嘧啶和叶酸是首选治疗方案。治疗包括急性期治疗（即初次或引导治疗）、维持治疗（二级预防）和初级预防。急性期治疗至少 3 周，对不完全应答的病重患者治疗 6 周以上。维持治疗至 CD4$^+$T 淋巴细胞>200/ul，HIV DNA 低于检测下限（用 HAART 治疗后），并持续 6 个月以上。

（1） 弓形虫脑病的治疗：乙胺嘧啶（25mg/d）联合磺胺嘧啶（2g/d）和叶酸为首选方案；乙胺嘧啶亦可联合克林霉素（1 800mg/d）或联合氨苯砜（100mg/d）或多西环素（300mg/d）。

脑水肿明显或病情严重者可酌情给予糖皮质激素以减轻脑水肿和颅内高压，对病原治疗应答和生存率无影响。发生抽搐可用抗惊厥药物，如卡马西平、苯巴比妥、苯妥英钠，但要注意药物间的不良反应和相互作用。

（2） 弓形虫眼病的治疗：乙胺嘧啶联合磺胺嘧啶治疗 4～6 周。克拉霉素 300mg，每 6 小时一次，或乙胺嘧啶联合阿奇霉素、复方磺胺甲噁唑、阿托伐醌等。弓形虫眼病复发率高，须预防复发。复方磺胺甲噁唑双倍剂量，每 3 天用一次，可有效减少复发率。当眼病累及黄斑、视盘及周边神经束时可给予糖皮质激素减轻炎症反应。必要时手术治疗。

（3） 孕妇急性获得性弓形虫病治疗：在妊娠 18 周前，确定或疑似急性弓形虫感染者首选螺旋霉素（1g，每 8 小时一次）直至分娩，可有效减少弓形虫宫内感染。亦可用磺胺嘧啶或克林霉素替代。若感染在妊娠 18 周后，推荐用磺胺嘧啶（起始剂量 75mg/kg，随后每 12 小时 50mg/kg，最大剂量 4g/d）联合乙胺嘧啶（50mg/12h，用 2 天，随后 50mg/d）及亚叶酸（10～20mg/d）。因乙胺嘧啶有致畸作用，在妊娠 14 周前禁用。

（4） 先天性弓形虫感染的治疗：磺胺嘧啶（50mg/kg，每 12 小时一次）+乙胺嘧啶（1mg/kg，每 12 小时一次）2 天，第 3 天改为 1mg/（kg·d），疗程 2～6 个月，此后改为每周 3 次用药，联合亚叶酸（10mg/d）。三种药物联合疗程至少 12 个月。

## 十、预防

采取控制和消灭传染源、切断传播途径为主的综合措施，尤其是对民众开展预防弓形虫感染的健康教育将起到事半功倍的效果。

**（一）控制传染源**

对猫进行血清学检测不能发现猫是否排卵。主要针对孕妇进行监测，预防孕期获得性感染。一旦发现孕妇有急性弓形虫感染的证据，及时给予螺旋霉素（18 周前）或乙胺嘧啶联合磺胺嘧啶及亚叶酸（18 周后）治疗直至分娩，以预防胎儿先天性感染。加强对献血员和器官捐献者的监测，弓形虫抗体阳性者不应献血或提供器官以避免经输血或器官移植传播。

**（二）切断传播途径**

强调饮食和饮水卫生，加强水源管理，避免水源被污染。做好个人和环境卫生，消灭苍蝇和蟑螂，培养良好的卫生习惯，不食生的或未熟的肉、蛋、乳制品及未洗净的蔬菜和水果，不饮用被卵囊污染的生水。孕妇及免疫功能低下者应远离猫及猫舍，避免接触被猫粪便污染的物品。家中养猫者应每天打扫猫粪便并对污染物品消毒，接触猫用物品时应戴手套并随时手清洗或消毒。处理生食和熟食的厨具应分开，接触生肉后对厨具进行彻底清洗。

**（三）保护易感人群**

目前尚无预防弓形虫感染的疫苗。加强对群众预防弓形虫病的健康知识的宣传教育。孕妇和免疫功能低下者是重点预防弓形虫感染的人群。对免疫功能低下者，尤其是艾滋病患者若 CD4$^+$T 淋巴细胞计数<200/ul 应给予乙胺嘧啶或复方磺胺甲噁唑以预防弓形虫脑病的发生。对弓形虫抗体阴性者接受

弓形虫抗体阳性供者的器官后,给予乙胺嘧啶(25mg/d)或复方磺胺甲噁唑预防性治疗6周,可减少受者被弓形虫感染的风险。

（张跃新　鲁晓擘）

## 第九节　隐孢子虫病

隐孢子虫病(cryptosporidiosis)是由隐孢子虫(Cryptosporidium)引起的一种主要以肠道传播的寄生虫病。本病在免疫功能正常者以自限性腹泻为主要症状,少数可伴有发热、腹胀、恶心、厌食、乏力等症状,严重者可引起脱水。儿童患病可引起营养不良和发育迟缓。免疫功能低下者及艾滋病患者受感染后,可引起慢性腹泻,甚至难治性致死性腹泻。隐孢子虫主要经粪-口传播,是导致人类腹泻的重要寄生虫之一。因其卵囊在外界环境抵抗力强,一般消毒剂不能将其灭活,可引起水源性暴发流行。美国将其列为需要防范的B类生物病原体。

隐孢子虫于1907年首次在小鼠胃腺上皮细胞内发现,并于1912年提出命名为微小隐孢子虫(Cryptosporidium parvum),之后的研究发现隐孢子虫是许多动物腹泻的原因之一,至1976年首次报道人类感染隐孢子虫的病例。此后发现许多病例与免疫缺陷综合征的流行相关,1986年WHO将其列为确定艾滋病的常见机会性感染。研究还发现许多与动物密切接触者和儿童感染的病例,1993年曾在美国威斯康星州的密尔沃基地区因供水系统被污染出现隐孢子虫腹泻暴发流行,估计40余万人罹患此病。隐孢子虫病已在除南极洲外的全球各地均有报道。我国自1987年首次报道隐孢子虫病后,各地陆续报道在腹泻患者中检出隐孢子虫。隐孢子虫是导致人类腹泻的主要寄生虫之一。

## 一、病原学

隐孢子虫属原生动物亚界(Subkingdom Protozoa)、顶覆虫门(Apicomplex)、孢子虫纲(Sporozoa)、球虫亚纲(Eucoccidiorida)、真球虫目(Eucoccidida)、艾美球虫亚目(Eimeria)、隐孢子虫科(Cryptosporidiidae)、隐孢子虫属(Cryptosporidium),是细胞内生长的肠道寄生原虫。迄今已发现的隐孢子虫有20余种,并先后发现数十基因型和基因亚型。人隐孢子虫(C. hominsi)仅感染人类,微小隐孢子虫(C. parvum)可感染人类和反刍动物,这两种隐孢子虫引起的人类感染占90%以上。其他隐孢子虫偶感染人类,如鼠隐孢子虫(C. muris)、贝氏隐孢子虫(C. baileyi)、火鸡隐孢子虫(C. meleagridis)、猫隐孢子虫(C. felis)、安德森隐孢子虫(C. andersoni)、狗隐孢子虫(C. canis)、赖氏隐孢子虫(C. wrairi)、兔隐孢子虫(C. cuniculus)、鹿隐孢子虫(C. ubiquitum)和猪隐孢子虫(C. suis)等。另有些隐孢子虫如蛇隐孢子虫(C. serpentis)、蜥蜴隐孢子虫(C. saurophilum)、鸡隐孢子虫(C. galli)仅感染爬行动物、鱼类、鸟类或非人类哺乳动物,对人类尚无致病的报道。

应用分子生物学技术如PCR-RFLP检测18S rRNA基因进行虫种鉴定,根据原虫参与附着和侵入的表面抗原(gp60)的序列差异分为亚型,如人隐孢子虫为H型,也称I型,微小隐孢子虫为C型,也称II型。按其非串联重复区的基因序列不同可分为不同的亚型成员,如人隐孢子虫分有Ia型、Ib型、Ic型,微小隐孢子虫分为IIa型、IIb型、IIc型等。隐孢子虫的基因型或亚型有地域分布的差异,检测基因型和亚型有助于追溯传染源和流行病学调查。人隐孢子虫在世界大多数国家,特别是发展中国家占优势,而微小隐孢子虫多发生在中东地区。

近年已对这两种隐孢子虫完成基因测序。它们共有许多相同的基因,核酸的差别仅5%。微小隐孢子虫的基因组约9.1Mb,有8个染色体,但编码缺少线粒体和代谢酶类。代谢途径的基因图显示隐孢子虫缺少三羧酸循环的关键酶类,因此,隐孢子虫仅依靠糖酵解提供能量。基因分析显示隐孢子虫还缺少合成氨基酸、脂肪酸和核苷的能力,依靠宿主获取营养。

### (一)隐孢子虫生活史

隐孢子虫呈球形,直径2~4μm。其生活史包括无性增殖和有性生殖两种形式,在同一宿主体内完成。隐孢子虫的卵囊直径4~6μm,呈卵圆形,内含4个新月形的子孢子。当卵囊被机体吞食后在小肠内脱囊,子孢子从卵囊壁的裂隙中逸出,其脱囊过程受到温度和pH的诱导。子孢子首先附着于小肠上皮细胞的微绒毛表面,继之侵入细胞内形成独特的纳虫空泡,子孢子在纳虫空泡内发育为滋养体进行裂体增殖,进一步发育形成有8个裂殖子的I型裂殖体(type I meront)。裂殖体成熟后释放裂殖子再次侵入邻近小肠上皮细胞,反复进行I型裂殖体增殖。部分裂殖体发育成仅含4个裂殖子的II型裂殖体(type II meront)进入有性增殖。成熟的II型裂殖体释放出的裂殖子则分别发育分化成雌性和雄性配子体,进一步发育产生雌性配子和雄性配子,两者结合后形成合子,最后发育成薄壁卵囊和厚壁卵囊。薄壁卵囊对外界环境抵抗力弱,在肠道内脱囊后其子孢子逸出可直接侵入新的上皮细胞继续进行裂体增殖,导致宿主体内的自身重复感染。厚壁卵囊由双层囊壁组成,其外囊壁由脂质、多糖、蛋白质及壳素等多种成分组成,坚硬光滑,随粪便排出体外即具有感染性。

排出体外的隐孢子虫卵囊对外界环境的抵抗力强。在温和潮湿条件下可生存 6 个月以上,0～20℃可长期生存,−20℃数小时后生存力下降。卵囊对一般消毒剂耐受,医用酒精不能杀灭卵囊,漂白粉在室温下 2 小时亦无效,在有效氯浓度 1～3mg/L 中可生存 10 天以上。卵囊对热、干燥、紫外线、过氧化氢和臭氧敏感,阳光照射 24 小时可杀灭 40% 的卵囊,10% 甲醛、5% 氨水及巴氏消毒(65℃ 30 分钟)可使其灭活。

**(二)隐孢子虫感染的免疫应答**

隐孢子虫感染后的免疫应答尚未完全阐明。细胞免疫在隐孢子虫感染过程中起重要作用,细胞凋亡机制也参与发病和清除原虫的过程。

临床观察和实验研究表明细胞免疫尤其是 $CD4^+T$ 淋巴细胞在控制隐孢子虫感染中起关键作用。免疫功能正常者感染隐孢子虫后病程多自限,且病情轻。而 HIV 感染者的 $CD4^+T$ 淋巴细胞>180 个/μl,则隐孢子虫病呈自限性;而 $CD4^+T$ 淋巴细胞<100 个/μl 时,常变成慢性感染;当 $CD4^+T$ 淋巴细胞<50 个/μl,则发生暴发性隐孢子虫病。$CD8^+T$ 淋巴细胞在感染部位出现,其功能不详。$CD8^+T$ 淋巴细胞和/或 MHC Ⅱ型分子缺陷实验鼠患隐孢子虫病的结局无明显影响。

固有免疫应答是早期应答及激活获得性免疫系统的关键。甘露糖结合血凝素在固有免疫应答中起着关键作用。甘露糖结合凝集素缺乏的儿童和 HIV 感染者对隐孢子虫的敏感性增加并且疾病更严重。甘露糖结合凝集素基因多态性与隐孢子虫感染特别是复发感染强烈相关。甘露糖结合凝集素可活化补体介导寄生虫的清除。在宿主细胞表面的 Toll 样受体是激发对病原体应答的关键。微小隐孢子虫感染可增加机体产生抗菌多肽即人 β 防御素 2(β-defensin 2),体内和体外研究显示敲除 TLR/MyD88 基因鼠导致防御素产生减少和寄生虫数量增加。miR-NAs 在转录后调节及调整固有免疫对隐孢子虫的应答起重要作用。

NK 细胞、巨噬细胞有助于清除感染,而 IFN-γ是固有免疫和获得性免疫应答的关键细胞因子。IL-15、CD154-CD40 配体受体等在清除寄生虫感染中也起关键作用。在长期队列研究中,患隐孢子虫病的儿童携带 HLA Ⅱ DQB1*0301 等位基因(提呈抗原给 CD4 细胞)和 HLA class Ⅰ B*15 等位基因(提呈抗原给 CD8 细胞)较无感染儿童多。

体液免疫在预防隐孢子虫病的作用尚不清楚。在小鼠模型中,超免疫球蛋白可控制感染,但去除 B 细胞则无明显效果。分泌型 IgA 对健康志愿者或艾滋病患者无保护作用。母乳中的隐孢子虫抗体对哺乳婴儿有一定的免疫保护作用。

## 二、流行病学

隐孢子虫病在全球分布,除南极洲外的各大洲均有发病,以不发达国家发病率最高。发病季节多见于气候温和潮湿多雨的季节。本病的流行与各地区人群的营养状况、生活水平及卫生状况等密切相关。

**(一)传染源**

携带隐孢子虫的人和动物是主要传染源,尤其是儿童患者及无症状的带虫者是人类感染本病的主要传染源。家畜感染微小隐孢子虫后多呈带虫状态,是人类的重要传染源之一。宠物狗和猫是储存宿主,也是人类的重要传染源。实验研究显示≤10个虫卵即可使健康者感染,而患者一次排便即含有 $10^7～10^9$ 个虫卵,而且在症状消失后 60 天仍可排出虫卵。

**(二)传播途径**

粪-口传播是感染隐孢子虫病的最主要途径。人通常经消化道摄入被粪便污染的食物和饮用被污染的水感染,亦可通过接触患病的人和动物而感染。食物和水源被虫卵污染可引起食源性或水源性暴发流行,接触患者或动物常导致散发病例。经接触患者或患病动物在幼儿园或学校引起的暴发流行亦有报道。亦可在医院因预防措施不到位而引起医院感染。由于隐孢子虫卵能耐受常规消毒浓度的氯,通过游泳池传播已成为发达国家常见的水源性暴发流行的原因之一。家蝇可机械地携带虫卵污染食物,是不可忽视的传播媒介。

同性恋患者可因肛交导致直接传播。从免疫力正常的隐孢子虫病患者和艾滋病患者的呼吸道分泌物及痰液中检出隐孢子虫卵,表明亦可通过痰液或飞沫传播。

**(三)易感人群**

人群普遍易感,患病与否取决于感染者的免疫状况、营养状况和年龄等因素。隐孢子虫病易发生于免疫功能低下的人群,如艾滋病、肿瘤、糖尿病、器官移植、接受免疫抑制剂治疗的患者。在隐孢子虫病流行的发展中国家,<2岁的婴幼儿发病率最高,随着年龄增加发病率逐渐下降,提示感染隐孢子虫后可产生保护性免疫力。此外,营养不良也是儿童患隐孢子虫病的易感因素。最近美国对2011年至2012年隐孢子虫病的监测结果显示,年龄<4岁的幼儿和>75岁的老年人发病率明显高于青壮年。HIV感染是患本病的高危因素,如美国报道在一次水源暴发流行中,HIV阴性者发生隐孢子虫腹泻仅13.6%,而HIV阳性者为30.6%;CD4+T淋巴细胞计数>1 000个/μl的患者为23%,而CD4+T淋巴细胞计数<100个/μl的患者达46%。同性恋者中隐孢子虫病的发病率明显高于静脉药瘾者,有肛交和口交等行为及多个性伴侣是患病的危险因素。健康人群特别是经常接触动物者,为患病婴幼儿换洗尿布者以及与患者接触的医护人员感染本病的机会较多。在营养状况和卫生条件较差的地区,儿童感染率较高。托幼机构可发生暴发流行。男性、女性感染率无明显差异。到高流行区的国家旅游被感染的机会增多。母乳中含有抗隐孢子虫抗体,对婴幼儿有一定的保护作用。

**(四)流行特征**

本病呈世界性分布。欧美发达国家人群的感染率为1%~3%,发展中国家人群的隐孢子虫感染率为5%~10%(平均6.1%)。一般农村感染率高于城市,儿童高于成人,与人群的社会习俗、居住条件、生活水平及卫生状况等有密切关系。发病季节以潮湿、温暖的季节发病较多。本病常在集体机构如军队、学校、托幼机构呈小型流行,有家庭聚集性,也是旅游者腹泻原因之一。

### 三、发病机制和病理

隐孢子虫病的发病机制非常复杂,目前尚未完全阐明。在免疫功能正常的感染者中,隐孢子虫主要寄生于小肠末端或邻近结肠。但在免疫功能缺陷者中,隐孢子虫可遍及肠道,甚至累及胆道或呼吸道。

由于子孢子在肠道上皮细胞的寄生与繁殖,小肠上皮细胞广泛受损,绒毛萎缩,从而导致小肠细胞吸收功能紊乱,尤以钠吸收障碍、氯离子分泌和肠道通透性增加为特征。大量水样泻类似于毒素介导的腹泻,故推测微小隐孢子虫可能产生霍乱样肠毒素,

使小肠近端的上皮细胞产生环腺苷酸并排出大量液体和电解质。研究发现隐孢子虫感染可上调环氧合酶-2的表达,诱导上皮细胞产生前列腺素 $E_2$ 以及肠道P物质增加,前列腺素 $E_2$ 介导 $Na^+$ 吸收减少,刺激胞苷一磷酸(CMP)介导的 $Cl^-$ 分泌增加,P物质使肠道的通透性增加和也使 $Cl^-$ 分泌增加;肠道上皮的绒毛减少,造成肠道内双糖酶和其他黏膜酶的减少与丢失,小肠细胞的消化吸收能力下降,D-木糖和维生素 $B_{12}$ 吸收不良及脂肪泻和蛋白质丢失。

隐孢子虫感染病变主要见于小肠,在免疫功能低下的患者中,病变可延及结肠、胃、食管,甚至胆道、胰腺或呼吸道等肠外器官。小肠病变部位的上皮细胞绒毛萎缩变短甚至消失,隐窝细胞增生。绒毛上皮层及固有层均有单核细胞及粒细胞等炎性细胞浸润。感染累及胆道时,可引起急性胆囊炎,胆囊壁增厚变硬,黏膜面变平并可出现溃疡,镜下可见胆囊壁坏死并伴有多核细胞浸润。隐孢子虫累及肺部,可引起支气管炎及局灶性间质性肺炎等病变。

### 四、临床表现

隐孢子虫病的临床表现和转归取决于患者的免疫功能状态。感染隐孢子虫的虫种和基因型所致临床表现略有不同,感染人隐孢子虫者临床表现多较重,而感染火鸡隐孢子虫者临床症状较轻微。

免疫功能正常者的潜伏期为1~30天,平均7天。临床症状多出现于感染后4~14天,持续数天或数周不等,多数在5~10天左右恢复。主要症状为水样腹泻,每天数次至数十次,偶有少量黏液。常伴有腹痛或腹部绞痛、腹胀、恶心、呕吐、厌食、乏力及体重下降等。部分可伴有发热或呼吸道症状。腹泻止后数天及数周可复发。老年患者临床症状多且病情较严重。免疫功能正常者可表现为轻型或无症状感染者。

儿童患者主要表现为水样泻、腹痛等急性腹泻综合征。可伴有发热、气促、咳嗽等症状。约半数腹泻持续14天以上,可演变为慢性腹泻和消瘦。婴幼儿患者常可出现严重脱水,并可导致营养不良。隐孢子虫病婴儿常出现营养不良,病死率高,长期随访研究显示其健康状况差,生长发育迟缓,原有营养不良恶化。

HIV/AIDS易患隐孢子虫病,是引起腹泻最常见的原因。其临床表现与CD4+T淋巴细胞计数相关。CD4+T淋巴细胞计数>150个/μl,则临床症状多为自限性,类似于免疫功能正常者;CD4+T淋巴细胞计

数明显减少,则临床表现较重,病程持续时间长。其潜伏期很难确定。多表现为频繁而大量的水样腹泻,粪便中有大量虫卵。并发严重脱水及电解质紊乱,体重锐减,同时伴有腹痛和吸收不良,易发展为慢性腹泻,病程可持续数月甚或数年。

免疫功能低下者可发生肠道外隐孢子虫感染。胆道感染隐孢子虫可表现为无结石性胆囊炎、硬化性胆管炎,常有发热、恶心、呕吐及右上腹疼痛,有时可出现黄疸,胆汁中可检出隐孢子虫卵。累及胰腺表现为剧烈腹痛及发热,同时血清淀粉酶明显升高。呼吸道受累,轻者无症状,重者出现咳嗽、气促、呼吸困难及发热。体检两肺可闻及哮鸣音,或肺底有啰音。病情严重者常出现发绀甚至呼吸衰竭。胸部X线检查无特异性,多表现为支气管炎或两肺间质性肺炎。

## 五、实验室检查

### (一)病原学检查

从粪便(或痰液)中镜检隐孢子虫卵是诊断本病最简便的方法,目前常用的标本涂片染色法有吉姆萨染色、改良抗酸染色和荧光素染色等。应用单抗或多抗进行间接荧光抗体染色,其敏感性和特异性优于抗酸染色。用甲醛-乙醚沉淀(或醋酸乙酯)沉淀法以及免疫磁珠法先浓集虫卵后再作涂片染色,可提高虫卵的检出率。活检或尸检标本组织切片用HE或吉姆萨染色镜检可见到各发育阶段的隐孢子虫。

### (二)免疫学检查

免疫学方法检测隐孢子虫感染是目前常用的方法之一。

1. 粪便镜检 用虫卵特异性抗体标记的免疫荧光法检测隐孢子虫,较抗酸染色法敏感性提高10倍以上。用单克隆抗体的直接免疫荧光法检测粪便中的隐孢子虫是目前诊断的"金标准"。

2. 隐孢子虫抗原检测 ELISA法和免疫层析法检测隐孢子虫抗原的敏感性和特异性达66%~100%。

3. 血清特异性抗体 可以检出隐孢子虫患者血清特异性IgG、IgM、IgA型抗体。多用于流行病学调查。

### (三)分子生物学检查

用PCR技术检测隐孢子虫DNA具有快速、准确和敏感性高的特点。不仅可用于检测各种临床标本及检出症状轻微患者和无症状带虫者,而且能区分病原体的虫种和基因型。实时PCR(real time PCR)敏感性最高,最少能检出1个隐孢子虫卵,最

常用。其他有免疫磁珠分离PCR(immunomagnetic separation PCR)、逆转录PCR(reverse transcription PCR),最大可能数PCR(most probable number PCR)以及核酸序列依赖的扩增技术(nucleic acid sequence-based amplification)等。主要针对隐孢子虫的18S rRNA基因序列扩增,尚有用gp60基因序列用于人隐孢子虫和微小隐孢子虫的虫种和基因型的鉴别。

## 六、诊断

出现水样泻,伴腹痛或腹部绞痛及消化道症状,有动物接触史或腹泻患者接触史应考虑隐孢子虫病的可能,确诊依赖病原学检查,从粪便或其他标本中检出隐孢子虫卵囊可确定诊断。HIV/AIDS患者,尤其是CD4+T淋巴细胞计数较低者出现水样泻或慢性腹泻伴消瘦更应首先想到本病,应及时收集粪便检测隐孢子虫卵囊。由于卵囊排出有时呈间歇性,且部分患者在症状消失后仍可排出卵囊,因此对疑似病例,特别是儿童及免疫功能低下的患者,应多次送粪便检测卵囊。

本病应注意与其他几种引起腹泻的原虫如蓝氏贾第鞭毛虫、阿米巴原虫、人芽囊原虫、等孢球虫、圆孢球虫和微孢子虫等疾病鉴别,亦应与腹泻为主要表现的细菌性痢疾、病毒性胃肠炎等相鉴别。

## 七、治疗

### (一)一般治疗

应按消化道传染病隔离。因肠道乳糖酶丢失,给予无乳糖饮食。支持治疗是关键。对腹泻明显患者应酌情口服或静脉补充液体,纠正酸中毒及电解质平衡紊乱。对腹泻伴营养不良者,可给予胃肠道外高营养治疗。

### (二)止泻治疗

可选用地芬诺酯(苯乙哌啶)、阿托品、吗啡或普鲁卡因等止泻药物以减轻腹泻症状,但对腹泻严重患者效果有限。阿片酊对上述止泻药物效果不佳者可能有效。生长激素抑制素(somatostatin)具有减少肠道分泌、增加水和电解质吸收和抑制肠动力的作用,可用于难治性腹泻患者。脑啡肽抑制剂、消旋卡多曲(racecadotril)对艾滋病相关腹泻的止泻效果优于生长激素抑制素。

### (三)病原治疗

目前对隐孢子虫病尚无满意的特效药物。

1. 硝唑尼特(nitazoxanide) 是广谱抗寄生虫药物,对免疫功能正常者和艾滋病患者均有效,是

美国 FDA 批准的首个治疗艾滋病合并隐孢子虫病的治疗药物。成人剂量:免疫功能正常患者,500mg/d,疗程 3 天;艾滋病合并隐孢子虫病患者,500mg,2 次/d,疗程 3 个月,可明显改善腹泻症状和减少卵囊的排出。儿童剂量:1~4 岁幼儿,100mg,2 次/d,疗程 3 天;4~11 岁儿童,200mg,2 次/d,疗程 3 天。

2. 巴龙霉素(paromomycin) 属氨基糖苷类抗生素,肠道不吸收,对隐孢子虫有一定的杀灭作用,但对微小隐孢子虫效果差。艾滋病腹泻患者,1.5~2g/d 分次口服,疗程 10 天或更长。腹泻次数及排卵囊数均明显减少。巴龙霉素 1g,2 次/d,亦可同阿奇霉素 600mg/d 联合应用,连用 4 周后继续单用巴龙霉素 8 周,可使慢性隐孢子虫病且 CD4$^+$T 淋巴细胞 <100/ul 的艾滋病患者症状明显改善,排卵囊数迅速减少。但巴龙霉素达不到治愈的目的。

3. 大蒜素(allicin)胶囊 国内报道可用于治疗隐孢子虫病,剂量 40~60mg,3~4 次/d,疗程 7~10 天。

## 八、预后

本病预后一般良好,免疫功能正常者多能自愈。营养不良的婴幼儿及免疫功能低下者,特别是艾滋病患者感染隐孢子虫后病情多较严重,且易转为慢性腹泻,病死率高。用抗逆转录病毒药物治疗艾滋病后,随着病毒的控制和免疫功能的重建,HIV/AIDS 患隐孢子虫病的发生率和病死率已明显下降。但在发展中国家儿童患隐孢子虫病后是导致腹泻、营养不良和死亡的主要原因之一。

## 九、预防

采取以切断传播途径和防止病原体经口感染为主的综合防治措施。

1. 控制传染源 对患者及病畜进行隔离和积极治疗。

2. 切断传播途径 加强对水源和泳池水的监控和无害化处理,避免接触污水。加强个人防护,处理粪便或污物应戴手套。饮用开水,不喝生水。免疫功能低下者避免接触家畜、宠物及腹泻动物和患者。

3. 保护易感人群 对艾滋病患者给予抗逆转录病毒药物治疗,控制病毒复制,恢复免疫功能是防止患隐孢子虫病的关键措施。婴幼儿不宜过早断奶,以免失去从母乳中获得被动免疫的机会。

(张跃新 唐 莉)

## 第十节 其他孢子虫感染

## 一、肉孢子虫病

肉孢子虫病(sarcocystosis)是由肉孢子虫引起的人兽共患疾病,主要对畜牧业造成一定危害,偶尔寄生于人体,引起人肉孢子虫病。肉孢子虫产生的肉孢子虫毒素能引起宿主的中枢神经系统和其他重要器官的损害,可导致致死性的人兽共患病。本病在世界各地均有流行。主要表现为全身淋巴结肿大、腹泻、截瘫等症状。目前尚无特效疗法,以对症治疗为主。

肉孢子虫(Sarcocystis)于 1882 年在猪肉中发现,至 20 世纪初才被确认为是一种常见于食草动物(如牛、羊、马和猪等)的寄生虫,也广泛寄生于哺乳动物及爬行类、鸟类和鱼类。迄今为止已发现 150 余种肉孢子虫,仅有两种以人为终末宿主,即猪人肉孢子虫(S. suihominis)和人肉孢子虫(S. hominis)。猪肉孢子虫的中间宿主为猪,人肉孢子虫的中间宿主为牛。这两种肉孢子虫均寄生于人的小肠,故又称为人肠肉孢子虫。此外,林氏肉孢子虫(S. lindemanni)以人为中间宿主,引起人骨骼肌肉孢子虫。2012 年至 2014 年在马来西亚暴发流行的人骨骼肌肉孢子虫病,其病原体经基因序列鉴定为内氏肉孢子虫(S. nesbitti),终宿主可能为蛇。这些肉孢子虫在我国均有人或动物感染的报道。

**(一)病原学**

肉孢子虫属真球目的肉孢子虫属。其生活史需要两个宿主:中间宿主和终宿主。在中间宿主体内含有子孢子的卵囊侵及肌肉组织,在终宿主体内变成肠道感染阶段,成虫排出卵囊或子孢子。

1. 形态 两种人肉孢子虫卵囊(oocysts)和孢子囊(sporocysts)的形态基本相同。人粪便中的成熟卵囊呈球形或卵圆形,大小 15~20μm,内有 2 个孢子囊,每个孢子囊内含 4 个新月形子孢子(sporozoites)。因卵囊壁薄而脆弱,常在肠道内自行破裂,孢子囊即脱出。肉孢子囊(sarcocyst)在中间宿主的肌肉中外形呈卵圆柱形或纺锤形,大小差别很大;长 1~5cm,宽 0.1~1cm,囊壁内有许多间隔将囊内虫体(慢殖子)分隔成簇。肉孢子囊因虫种不同,其形状和大小不同,长度从数微米至数厘米不等。人肉孢子虫的孢子囊较猪人肉孢子虫的孢子囊稍大。

2. 生活史 人肠肉孢子虫完成生活史需双宿主,人和猕猴、黑猩猩为终宿主,猪为猪人肉孢子虫的中间宿主,牛为人肉孢子虫的中间宿主。这两种人肉孢子虫在人体内发育过程中均经历无性繁殖(包囊内裂体增殖)和配子生殖(孢子生殖形成卵囊)两期。终宿主(食肉动物)粪便中的卵囊或孢子囊污染环境,尤其是水源及食物后,卵囊或孢子囊被中间宿主(食草动物)吞食入小肠,经胰蛋白酶和胆汁分解囊壁释放出子孢子。子孢子穿过肠壁进入血液循环侵入多数脏器的小动脉的内皮细胞,在此处以内二芽法增殖,形成裂殖体(schizonts),进行几代裂体增殖后形成裂殖子(merozoites),裂殖子随血流进入肌肉组织中发育为肉孢子囊,其中以横纹肌和心肌中多见,偶尔寄生于神经组织。肉孢子囊第一次分化成滋养母细胞,亦称母细胞(metrocyte),进一步发育成有感染性的慢殖子(bradyzoite),这是肉孢子囊成熟的标志。整个发育期为 2~4 个月。人偶然作为中间宿主在肌肉组织中形成肉孢子囊。

当食肉动物(包括人)吞食含肉孢子囊的中间宿主(牛、猪)肉后,孢子囊壁被胃内蛋白酶消化,释放出慢殖子并侵入小肠的微绒毛细胞。每个慢殖子发育成小配子体(雄性)和大配子体(雌性),小配子体与大配子体融合,形成合子,最终发育成卵囊。经 8~10 天,卵囊在小肠固有层逐渐发育成含有孢子囊的成熟卵囊,在肠腔中随粪便排出体外。卵囊排出体外即有传染性。

人肌肉肉孢子虫的中间宿主为人,其终宿主可能是食肉类哺乳动物、猛禽或爬行类。如内氏肉孢子虫的终末宿主可能是蛇类。

**(二)致病机制与病理**

人类是肉孢子虫的终宿主,多数感染者无症状,少数可引起急性胃肠炎(人肠肉孢子虫病)。作为中间宿主则可引起肠道外的人肌肉肉孢子虫病。肠道肉孢子虫病的病理检查见回盲部有大量病变,部分患者有全身反应,嗜酸性粒细胞增多,于数天或数周缓解。肌肉组织中的肉孢子囊增大可破坏所侵犯的肌细胞,并造成邻近细胞受压萎缩,引起皮下肿胀、皮下嗜酸性粒细胞结节和嗜酸性粒细胞肌炎。动物实验发现肉孢子虫囊壁破裂可释放毒素——肉孢子毒素(sarcocystin),作用于神经系统、心脏、肾上腺、肝脏和小肠等,严重者可致死。人肌肉肉孢子虫病急性感染可见骨骼肌和心脏出血。镜检见血管炎,心肌细胞出血、坏死,单核细胞、中性粒细胞和嗜酸性粒细胞浸润。肉孢子虫侵及心肌则引起心肌炎,心肌局限性或弥漫性炎症,严重者可致心功能不全或心源性休克。

目前对内氏肉孢子虫感染的机制知之甚少。

Tappe 等报道,在发病早期感染者初始为细胞因子水平明显低于健康对照组,但在晚期的肌炎阶段则以前炎性因子和趋化因子增高为主,提示早期为免疫抑制,后期炎症反应增强。

**(三)流行病学**

1. 传染源 含有孢子囊的猪或牛是人感染肉孢子虫的主要传染源。人作为终宿主可排出卵囊或孢子囊,对污染环境有一定意义。当人进食含有肉孢子囊的家畜、野生动物、爬行动物的肌肉后可被感染,并可成为终末宿主。人可以既是终末宿主也是中间宿主。当人类偶然吞食被孢子囊污染的水或食物后被感染,引起人肌肉肉孢子虫病。2012 年至 2014 年马来西亚暴发流行内氏肉孢子虫感染,人为中间宿主,并引起人肌肉肉孢子虫病。

2. 传播途径 经消化道途径传播。人进食含有孢子囊的未煮熟的或生的猪肉或牛肉而感染,亦发现进食被内氏肉孢子虫污染的水或食物而引起肌肉肉孢子虫病。如 2014 年马来西亚暴发流行的内氏肉孢子虫疑为当地水被污染所致。

3. 易感者 人群普遍易感。但本病流行有地方性,与进食生的或未煮熟的受染家畜(猪和牛)肉有关,亦与当地水、食物或环境被污染和卫生条件差有关。到流行区旅游可引起旅游者的暴发流行。

4. 流行特点 本病全球分布,在印度、中国、澳大利亚、巴西、阿根廷等国家,以及东南亚和欧洲均有人肉孢子虫病的报道。欧洲人肠肉孢子虫感染率为 1.1%~10.4%,亚洲为 0.4%~23.2%,澳大利亚为 0.5%。感染人肠肉孢子虫的危险因素为进食生的或未煮熟的牛肉或猪肉,粪便缺乏无害化处理等。人肌肉肉孢子虫病以东南亚为多,如马来西亚 12 岁以上尸体检查,在舌肌中有 21% 检出肉孢子囊。2011 年至 2014 年到马来西亚的邦各岛和刀曼岛旅游者中出现急性人肌肉肉孢子虫病的暴发流行,先后有 150 余人患病。人肌肉肉孢子虫病在西方国家估计为 0~3.6%。用 ELISA 检测肉孢子虫特异性抗体显示感染率高于肌肉镜检结果。我国人肠肉孢子虫病在云南、广西和西藏的自然感染率为 4.2%~21.8%,主要与当地居民有吃生猪肉或半生不熟猪肉的饮食习惯有关。我国亦有人肌肉孢子虫病的报道。

**(四)临床表现**

潜伏期平均 10 天。肠道人肉孢子虫感染绝大多数无症状,国内学者报道约 10% 的感染者有临床症状。免疫功能正常者多无或仅有轻微症状,但免疫功能低下者可出现严重症状。

人肠肉孢子虫病因生食或进食含有肉孢子虫囊的猪肉或牛肉所致,临床表现取决于感染的虫种和数量。主要表现为食欲减退、腹痛、腹泻、恶心呕吐等非特异性消化道症状。感染猪人肉孢子虫后还可出现血性腹泻。严重感染可引起贫血、坏死性肠炎等。

人肌肉肉孢子虫病则可因进食被卵囊或孢子囊污染的水或食物引起,病程表现为双相,早期(感染第2周开始)出现发热,可高达39℃以上,肌肉疼痛、关节酸疼、头痛、纳差、乏力,少数患者可出现皮疹、淋巴结肿大。此后,经历短暂的无或轻微症状间歇期。后期(感染第6周后)再次出现以急性肌炎为特征的临床表现。其表现可较严重,部分伴肌肉肿胀,可见于面部肌肉、腓肠肌,亦有1/3患者复发或病程延长。来自非流行区的患者症状较疫区患者略重,提示可能有隐性感染存在,亦与疫区患者对肉孢子虫可能有部分免疫力有关。

**(五)实验室检查**

1. 血常规和生化检查　人肌肉孢子虫病患者的嗜酸性粒细胞明显增高,丙氨酸氨基转移酶(ALT)、乳酸脱氢酶(LDH)、C 反应蛋白(CRP)以及红细胞沉降率(ESR)等升高,肌酸激酶(CK)明显升高,尤以晚期增高更显著。但人肠肉孢子虫病通常无此现象。

2. 病原学检查

(1) 粪便镜检:取肠道人肉孢子虫病患者的粪便,直接涂片镜检查找卵囊或孢子囊可确诊。使用蔗糖或硫酸锌浮聚法,可提高粪检阳性率。

(2) 肌肉活检:取肌肉肉孢子虫病患者的病变肌肉组织,染色后镜检,是诊断人肌肉孢子虫病的唯一依据。

(3) PCR 技术:取患者的粪便、活检组织、体液等标本,用 PCR 技术进行检测,阳性率高,可根据基因测序进行虫种鉴定。

3. 血清学检查　用 ELISA 或免疫荧光抗体检测法检测患者血清中特异性抗体,但不适用于人肠肉孢子虫病的检测。

**(六)诊断与鉴别诊断**

对有进食生肉或未煮熟猪肉或牛肉习惯者,出现胃肠炎症状,应想到人肠肉孢子虫病的可能,粪便检查发现卵囊或孢子囊可确诊。对到人肌肉孢子虫病流行区旅游者,出现肌炎症状,须对肌肉病变组织进行活检或行 PCR 技术检测,阳性可确诊。

人肠肉孢子虫病应与其他病原体引起的胃肠炎鉴别。人肌肉孢子虫病应与自身免疫性肌炎及其他原因引起的肌病进行鉴别。

**(七)治疗**

目前,对人肉孢子虫病尚无确切的治疗药物。因多数患者病情轻微,不需药物治疗。对人肌肉孢子虫病以对症处理为主,必要时可用糖皮质激素,可减轻肌炎症状。

**(八)预防**

预防为主。强调饮食饮水卫生和监督管理。加强民众健康宣教,不吃未煮熟的肉类食物,饮用煮沸的水。猪肉加热至 60℃、70℃、100℃ 分别于 20 分钟、15 分钟和 5 分钟,或冷冻-4℃ 48 小时及-20℃ 24 小时均可杀灭猪肉中肉孢子囊内的慢殖子。加强家畜(猪、牛)的管理,防止污染水源和饲料。

## 二、等孢球虫病

等孢球虫病(isosporiasis),现称囊等孢球虫病(cystoisosporiasis)是由等孢球虫寄生于肠道黏膜上皮,引起肠道黏膜损伤的一种寄生性原虫病。等孢球虫广泛存在于包括人在内的哺乳动物、鸟类和爬行动物肠道内的寄生性原虫,是一种世界性的人兽共患寄生虫病。寄生于人类的等孢球虫主要是贝氏等孢球虫(lsospora belli)和纳氏等孢球虫(I. natalensis),以前者常见,后者罕见。临床表现为腹泻、恶心、呕吐和腹部压痛等症状。等孢子球虫病是一种自限性疾病,免疫功能正常者可自愈,但免疫功能低下者如幼儿、老年人、艾滋病患者可引起慢性腹泻及营养不良,甚至死亡。

**(一)病原体**

1. 形态　贝氏等孢球虫卵囊呈长椭圆形,在人粪便中未孢子化或部分孢子化的卵囊大小为(20~36)μm×(12~17)μm,壁薄、光滑、无色,双层囊壁,内层薄膜状,外层较坚硬而通透性相对较低。成熟卵囊内含有 2 个椭圆形孢子囊,大小为(12~14)μm×(7~9)μm,每个孢子囊含有 4 个半月形子孢子和 1 个颗粒状残留体。卵囊对外界环境抵抗力强,可生存数月。

2. 生活史　贝氏等孢球虫的生活史不需中间宿主,其发育经历裂体增殖、配子生殖和孢子生殖三个阶段。在人体小肠(十二指肠末端和近端空肠)上皮细胞内进行裂体增殖期和配子生殖期。在体外卵囊继续发育形成孢子化的卵囊,即为成熟卵囊,具有感染性。当人摄入被孢子化的卵囊污染的食物或水后,经过胃和小肠的消化作用,卵囊破裂释放出子孢子侵入小肠上皮细胞内发育成滋养体,滋养体经数次裂体生殖后产生大量裂殖子,裂殖体破裂释放出裂殖子并侵入邻近的上皮细胞内继续其裂体生殖过程。部分裂殖子在上皮细胞内或肠腔中发育为雌雄配子母细胞及雌雄配子,经交配后形成合子并分泌囊壁发育为卵囊(仅含单个孢子母细胞),在体内或随粪便排出。在体外一定条件下含单个孢子母细胞的未成熟卵囊继续发育成含 2 个孢子囊的成熟卵囊,此过程需 2 天左右。偶尔滋养体可迁移至肠道外其他组织器官引起肠外器官损害。

**（二）发病机制与病理**

人感染贝氏等孢球虫后,对免疫功能正常者多无症状或呈自限性感染。对免疫功能低下者,可引起肠道黏膜损伤及腹痛、腹泻等临床表现。病理检查见小肠绒毛萎缩和隐窝细胞增生,固有层有大量嗜酸性粒细胞、浆细胞、淋巴细胞和中性粒细胞浸润,可演变成慢性病变,绒毛变短,隐窝加深,有嗜酸性粒细胞和中性粒细胞浸润。黏膜上皮内可见大量不同发育阶段的虫体。肠外感染者的肝脾和淋巴结组织的细胞中可查见含滋养体的包囊。

**（三）流行病学**

等孢球虫感染呈世界性分布,但以热带和亚热带以及卫生条件差的地区最多见,如东南亚、非洲和南美洲。贝氏等孢球虫是人肠道常见的寄生虫之一,也是儿童长期腹泻的病原体,亦是引起艾滋病患者严重和持续腹泻的机会性感染病原体之一。法国和西班牙的等孢球虫感染率分别为 0.44% 和 5%,在发展中国家艾滋病中的感染率为 5%~26%。印度报道在 HIV 患者中贝氏等孢球虫感染率为 2.5%~14%,美国于 20 世纪 90 年代曾经在艾滋病确诊患者中为 2%~3%,因广泛使用磺胺异噁唑预防 PCP,使等孢球虫的感染率降至 0.1%。

无症状带虫者和腹泻患者是主要传染源。经过消化道传播,经进食被等孢球虫污染的水或食物感染,亦可通过粪-口途径直接感染。人群普遍易感,免疫功能低下者如婴幼儿、老年人、应用免疫抑制剂、器官移植、肿瘤及艾滋病患者感染率高。

**（四）临床表现**

等孢球虫感染潜伏期大约 1 周。大多数感染者为无或仅有轻微症状。主要表现为腹痛、腹泻,以黏液便或脂肪泻多见,粪便中可见大量嗜酸性粒细胞,罕有中性粒细胞,亦可见夏科-莱登结晶。腹泻一天数次或 10~20 余次,伴恶心、呕吐,持续 2~3 周,多为自限性。亦可表现为腹部绞痛、发热、恶心呕吐、食欲减退、体重下降等。部分患者因腹泻导致小肠吸收不良,特别是脂肪吸收不良,大便中含有粗大的脂肪颗粒。外周血嗜酸性粒细胞增高。国外"志愿者"实验感染或实验室工作人员意外感染后,症状以腹部不适、低热、腹泻多见。常在感染后 1 周出现,持续 5~10 天自愈,但仍可排卵囊数周。本病存在无症状带虫者,但由于粪便中卵囊微小而常被遗漏。

免疫功能低下者,尤其是 CD4$^+$T 淋巴细胞<200 个/μl 的艾滋病患者感染等孢球虫后症状较重,表现为持续性水样腹泻伴严重脱水、电解质丢失、消瘦、厌食等。亦可表现为慢性间歇性腹泻,可持续数月至数年。也有出血性肠炎,甚至引起肠外感染表现,可累及肠道和支气管淋巴结、肺、肝、脾、胆道等脏器。

**（五）实验室检查**

1. 病原学检查　取新鲜粪便用硫酸锌漂浮浓集后镜检可以提高卵囊检出率。等孢子球虫卵囊微小,透明度较高,在直接涂片中不易发现,故漏检机会较大。在感染早期原虫尚处于无性繁殖阶段,仅在有性繁殖阶段方可检出卵囊。应用碘染色、抗酸染色及金胺-罗丹明荧光染色,以及用紫外线荧光显微镜可清晰辨认卵囊。对高度怀疑本病者,须多次送检。亦可行十二指肠引流、吞线试验及活检,可提高检出率。十二指肠黏膜组织活检可见各期虫体。

2. PCR 检测　应用球虫目特异性 rRNA 或 28S rRNA 引物检测肠道活检组织中的等孢球虫基因,有助于诊断和鉴别诊断肠道病原体。

**（六）诊断与鉴别诊断**

确诊有赖于粪便中发现等孢球虫卵囊。本病应注意与其他腹泻相鉴别,对免疫功能低下者出现水样腹泻或脂肪泻应考虑本病的可能。应与阿米巴痢疾、肠滴虫病、蓝氏贾第鞭毛虫病、隐孢子虫病等鉴别。

**（七）治疗**

主要针对艾滋病合并等孢球虫患者,应用磺胺甲噁唑-甲氧苄啶(复方磺胺甲噁唑),每天 4 次,疗程 10 天。亦可用硝唑尼特、呋喃唑酮、乙胺嘧啶加磺胺嘧啶均有一定疗效。

**（八）预防**

注意饮食饮水卫生,防止病从口入。对带虫者可予以药物治疗。

## 三、环孢子虫病

环孢子虫病(cyclosporiasis)是由环孢子虫感染引起的寄生虫性肠道疾病。可感染人类的是卡耶塔环孢子虫(*Cyclospora cayetanensis*),主要经进食污染的水或食物而感染,人群普遍易感,但以热带及亚热带地区的发展中国家多见。在发展中国家以小于 10

岁的儿童感染率最高,而发达国家则以到疫区旅游者及免疫功能低下者发病率高。本病临床表现以自限性水样腹泻为特征,可引起脱水及电解质紊乱。免疫功能低下者或艾滋病患者可导致持续性腹泻,甚至死亡。

### (一) 病原学

环孢子虫( Cyclospora )为真球虫目、隐孢子虫科、环孢球虫属。在粪便中卡耶塔环孢子虫的卵囊呈球形,直径 $8\sim10\mu m$。未成熟的新鲜卵囊含有一个直径 $6\sim7\mu m$ 的淡绿色桑葚胚样的孢子体。在外界合适环境下经 $7\sim13$ 天($20\sim25\,^{\circ}C$)发育成孢子化卵囊(成熟卵囊),此时方具有感染性。每个成熟卵囊含有 2 个孢子囊,每个孢子囊有 2 个子孢子。卵囊对外界抵抗力强,可在寒冷、2%甲醛溶液、2%重铬酸钾或氯中生存。食品用消毒剂对环孢子虫卵囊无杀灭作用。

此外,在许多动物中如鼠、兔、犬、鸡、鸭和非人类灵长类动物肠道及粪便中发现有卡耶塔环孢子虫样卵囊,这些动物是否为人类的传染源尚无定论。用卡耶塔环孢子虫感染动物如鸡、鸭、鼠、沙鼠、仓鼠、兔子、大鼠、雪貂、猪、狗、猴、狒狒等均未成功,提示可能有宿主特异性。贝壳类可从污染水中浓集环孢子虫卵囊,如环孢子虫卵囊在蛤蜊体内持续 13 天之久。

环孢子虫的生活史尚未完全阐明。环孢子虫的生活史经历裂殖子、子孢子、配体和卵囊四个发育阶段,其中裂殖子和子孢子是致病阶段,成熟的卵囊是感染阶段。

孢子化的卵囊被人吞食后在空肠中脱囊,释放出子孢子侵入小肠上皮细胞,进行有性和无性繁殖。在肠道上皮细胞经无性增殖阶段发育成 I 型裂殖体和 II 型裂殖体。II 型裂殖体进一步发育后进入有性增殖阶段,发育成雌性或雄性配子体,雌雄配子体受精后形成合子,最终发育成未孢子化的卵囊,随粪便排出体外。

### (二) 流行病学

环孢子虫病呈世界性分布,但以热带和亚热带地区及发展中国家感染率高。现已证实人是卡耶塔环孢子虫的唯一宿主,主要通过粪-口途径传播。因粪便排出的卵囊需在外界孢子化后(成熟卵囊)才具有传染性,故不会发生人与人的直接传播。摄入被环孢子虫卵囊污染的水或食物可引起散发或暴发流行,如欧美国家多次报道因进食被污染的生菜、草莓等蔬菜或水果引起食源性暴发。人群普遍易感,在发展中国家,特别是环孢子虫病流行区,老年人和

10 岁以下儿童感染最常见。儿童感染率随年龄增长而下降,年长儿童的发病症状逐渐减轻或为无症状感染。婴儿可通过母乳获得部分保护性免疫力。在发达国家,到地方流行区旅游者、免疫功能低下者如肿瘤患者及艾滋病患者是环孢子虫感染的高危人群,以成人多见。与发展中国家相反,发达国家学龄前儿童感染率最低。

环孢子虫病流行有地域和季节差异。在欧美国家以春夏季节高发,秘鲁在温暖季节,尼泊尔在雨季,而海地则在旱季高发。加拿大和美国的环孢子虫病流行则在春季草莓、莴笋收获季节高发,可能与草莓或蔬菜被环孢子虫卵囊污染有关。水源或食物污染可引起暴发流行。

人群流行病学调查显示发达国家人群的环孢子虫感染率为 0.5%。发展中国家如海地 10 岁以下儿童在 2 月份感染率高达 22.5%,在患慢性腹泻的艾滋病患者中环孢子虫感染占 34%。危地马拉的流行病学调查显示 $1.5\sim9$ 岁儿童环孢子虫的感染率为 11.6%,是成人感染率的 5 倍。当地受污染水中环孢子虫卵囊高达 1 500 个/L,证实饮用水被污染是感染率高的唯一影响因素。此外,环孢子虫感染者中有 43.5%为当地草莓农民,23.4%为营养不良儿童,33.1%为艾滋病患者。秘鲁 $1\sim2$ 岁儿童感染率为 18%,其中 28%有腹泻症状。尼泊尔 6 个月至 5 岁腹泻儿童中环孢子虫感染率为 5%,无腹泻患儿为 2%。我国亦有卡耶塔环孢子虫病的报道,但尚缺少全国性有关环孢子虫感染的流行病学资料。

### (三) 致病机制和病理

卡耶塔环孢子虫的致病机制与肠道的炎症反应有关。环孢子虫感染后,十二指肠末端肠黏膜有轻度及中度的炎症。肠上皮细胞绒毛变短、变粗并发生融合。肠细胞由柱状变为立方形。黏膜固有层炎症细胞浸润。因上述病变,感染者对 D-木糖吸收异常,维生素 $B_{12}$ 的吸收减少,粪便内脂肪排泄增多。

环孢子虫感染小肠,特别是空肠。内镜检查有小肠损伤的组织学证据。十二指肠末端有中度红斑,在十二指肠液中见到卵囊。固有层有轻度至中度的炎症和粒细胞浸润。此外,有轻中度的弥漫性慢性炎症,固有层也见到浆细胞浸润。上皮组织的改变也包括在上皮细胞表面绒毛顶部有局灶性空泡形成,刷状缘消失,细胞由柱状变为立方形。轻中度的部分绒毛萎缩和隐窝增生,以绒毛变短钝和隐窝增生为特点,未见寄生虫性空泡。肠道活检见弥漫性水肿和绒毛黏膜炎性细胞渗出,有大量浆细胞和淋巴细胞浸润,也可见到嗜酸性粒细胞浸润。在同

一患者的病变小肠黏膜可见生活史中有性繁殖和无性繁殖的各种形态环孢子虫。可见无性繁殖阶段的两种裂殖体。Ⅰ型裂殖体有 8~12 个裂殖子,每个裂殖子大小为 $0.5\mu m \times (3~4)\mu m$。Ⅱ型裂殖子较大,为 $(0.7~0.8)\mu m \times (12~15)\mu m$。

#### (四)临床表现

潜伏期为 1~11 天,平均 7 天。主要表现为突起的水样腹泻,每天 5~6 次,伴乏力、恶心、食欲减退、腹痛、腹胀等,约 1/4 患者有低热。病程通常 1~7 周,可引起脱水和明显消瘦。腹泻迁延不止或反复发作是其特点。有些患者感染后恢复期持续乏力,其他症状消失后乏力仍存在。在流行区,儿童发病率高,随着年龄的增长,发病率下降,且症状较年幼儿童轻。

免疫功能正常者病程自限,多在 2 周内缓解或消失。免疫功能低下者如艾滋病则发生腹泻较严重而持久,消瘦更常见,腹泻严重者甚至可危及生命。

环孢子虫感染可引起胆囊炎及胆石症,表现为右上腹疼痛,碱性磷酸酶升高。亦有引起吉兰-巴雷综合征(Guillain-Barre syndrome)、赖特综合征(Reiter syndrome)的报道。

#### (五)诊断与鉴别诊断

诊断本病主要依赖于粪便中检出环孢子虫卵囊而确诊。人感染后多在 7 天后排出卵囊,持续 50~70 天。因患者多间断排卵囊或每次量少,需多次送检(间隔 2~3 天)来提高检出率。环孢子虫卵囊须与隐孢子虫卵囊鉴别,粪便悬液可用醛-醚浓集法镜检,环孢子虫卵囊直径大小 8~10μm 是与隐孢子虫鉴别的重要依据。亦可用荧光显微镜、相差显微镜或亮视野显微镜镜检查找卵囊,可见到卵囊呈中央有桑葚样球形折光体,若标本放置于 23~30℃ 7~15 天,卵囊发育成孢子化卵囊,可见有 2 个孢子囊。粪便标本亦可经抗酸染色、藏红染色、吉姆萨染色后镜检。

PCR 技术也是目前检测环孢子虫感染的重要方法之一。目前用巢式 PCR 检测环孢子虫 18S rRNA 或 ITS-1 基因,其扩增产物用限制酶切片段电泳方法进行鉴定,此方法虽然敏感,但不能区别环孢子虫和艾美球虫属。巢式 PCR、实时 PCR 等检测环孢子虫特异性基因,敏感性和特异性均很高。

#### (六)治疗

治疗环孢子虫病的有效药物是复方磺胺甲噁唑(SMZ-TMP)。成人每天 2 次,每次 2 片,疗程 7 天。艾滋病患者疗程延长至 10 天。儿童剂量 5~25mg/kg,治疗 3 天后即可终止排卵囊。用 SMZ-TMP 每周 3 次,疗程 1 个月,可预防环孢子虫病。硝唑尼特 500mg,每天 2 次,疗程 7 天,对治疗免疫功能正常者及儿童肠道混合感染者均有效。对磺胺过敏者可用环丙沙星或硝唑尼特治疗。

#### (七)预防

加强水源和饮食卫生,注意个人卫生习惯,可有效预防环孢子虫感染。因排出体外的卵囊须经 7 天的发育成为孢子化卵囊方具感染性,故抑制卵囊成熟可阻断卵囊的感染性。但研究发现奶制品-15℃ 24 小时,-20℃ 2 天,37℃ 4 天,50℃ 1 小时等均不能阻止卵囊孢子化,但极端温度如 70~100℃ 及 -70℃ 可有效阻止卵囊孢子化。用微波炉加热可灭活环孢子虫卵囊,但所需时间明显长于隐孢子虫卵囊的灭活。

(张跃新)

## 第十一节 巴 贝 虫 病

巴贝虫病(babesiasis)是以脾为传播媒介的一种人兽共患传染病,又称为梨浆虫病(piroplasmosis)。巴贝虫(亦称为是巴贝斯虫)主要寄生于哺乳类动物红细胞内,其主要临床表现有寒战、发热、溶血性贫血、血红蛋白尿、黄疸及肝脾大等。

### 一、病原学

巴贝虫属(Babesia)已知有 100 余种,主要寄生在哺乳类动物、鸟类的红细胞内。主要有四大类巴贝虫具有人兽共患的能力,第一类为田鼠巴贝虫,它是一种与啮齿类动物密切相关的人兽共患寄生虫;第二类为新命名的 B. duncani,形态类似田鼠巴贝虫;第三类包括分歧巴贝虫(B. divergens)和类分歧巴贝虫(B. venatorum)(也被称为 EU1);第四类为韩国新发现的巴贝虫 KO1 型,与中国绵羊体内分离到的羊巴贝虫(B. Ovine)高度同源。另外还有一些近年新发现的新种,但是尚无严格的分类。

巴贝虫的生活史跟疟原虫相似,蜱感染巴贝虫后叮咬脊椎动物,其唾液腺中的子孢子侵入红细胞,经裂体增殖为裂殖子。红细胞破裂后,其中的裂殖子侵入新的红细胞,如此循环增殖。红细胞中单个或成对的虫体常排列成特征性的角度,尖端相对虫体一般为梨形,也可为长形、圆形或雪茄烟形。巴贝虫可根据大小分为两组,大者 2.5~5.0μm,小者 1.0~2.5μm。侵入红细胞的原虫可发育为雌、雄配子体,在蜱叮咬时,配子体从血液进入蜱的肠壁内成为合子,然后在蜱的肠壁上皮细胞发育为多数裂殖子。肠上皮细胞破裂后,裂殖子进入体腔,最后在唾液腺内发育成子孢子,变为感染性蜱(图 29-11-1)。巴贝虫可侵入雌蜱卵巢,引起两代或多代垂直传播。

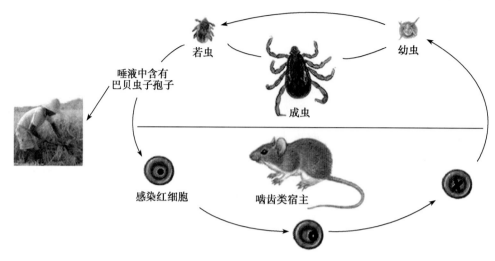

图 29-11-1　田鼠巴贝虫生活史

（图中标注：若虫；幼虫；成虫；唾液中含有巴贝虫子孢子；感染红细胞；啮齿类宿主）

## 二、流行病学

巴贝虫感染在世界各地均有报道,主要感染野生和家养动物,南斯拉夫、俄国、法国、瑞典、爱尔兰,以及苏格兰等地均有发生。亚洲、非洲及美洲均有病例报道。在欧洲巴贝虫病多发生于脾切除患者,与放牧感染有关,常由黄牛的分歧巴贝虫所致,病情严重,病死率高。北美主要为一般人群感染啮齿类的田鼠巴贝虫,呈亚临床感染或病程迁延,很少导致死亡。我国家畜感染巴贝虫也很普遍,如牛巴贝虫病在华东、华中、华南及西南 12 个省区均有报道。马巴贝虫病在东北、华北及西北 7 个省区亦有发现。野鼠体内也发现田鼠巴贝虫感染。因而在一定条件下,通过蜱的叮咬而感染人的可能性随时存在。到目前为止,我国报道过 6 例人巴贝虫病,云南 2 例(1984)、内蒙古 1 例(1996)、台湾 3 例(1944、1994、1998)。

1. 传染源　主要为患病的家畜,如牛、马、犬、羊、猪等和带虫的啮齿类动物。美国楠塔基特(Nantucket)岛的啮齿类动物巴贝虫感染率高达 60%。患者、无症状带虫、硬蜱也可成为传染源。

2. 传播途径　主要通过感染性硬蜱叮咬传播。美洲主要为肩突硬蜱(*Ixodes scapularis*,过去命名为达敏硬蜱,经基因杂交等鉴定与肩突硬蜱同种),欧洲疫源地传播媒介主要为蓖籽硬蜱(*I. ricinus*)。其他蜱类如全沟硬蜱、森林革蜱、草原革蜱及牛蜱也可通过叮咬传播。双芽巴贝虫已证实可通过蜱卵传给下一代,田鼠巴贝虫尚无证据。实验证实微小牛蜱经卵传播牛巴贝虫可达 32 代以上。因而硬蜱既是传播媒介,亦是储存宿主。输血感染偶可造成人间传播。

3. 人群易感性　巴贝虫病的易感人群为老年人、有脾脏切除史、机体免疫系统脆弱(如人类免疫缺陷病毒感染者,癌症、肿瘤患者)以及肝脏或肾脏患有严重疾病者,以上人群感染巴贝虫后易出现中型或重型临床症状。

## 三、发病机制和病理

巴贝虫随蜱叮咬进入人体,在红细胞中通过无性生殖的方式增殖,未发现红细胞外期。不同的巴贝虫种对不同脊椎动物宿主的致病性有明显的差异。高龄动物感染后症状通常较重,年幼动物感染症状较轻,或成为无症状感染者。脾切除患者易感性升高,易造成原虫血症及临床症状的复发,因而脾脏对清除巴贝虫可能发挥重要作用。动物急性感染后,原虫血症可持续数年,其原因可能由于体内寄生的原虫表面抗原发生变异,逃避免疫系统清除。当此原虫通过蜱叮咬传播至另一宿主时,又可恢复其原有的抗原表型。

巴贝虫感染严重者,大量红细胞被破坏,虫体代谢产物释出后可引起寒战、高热、黄疸、溶血性贫血、血红蛋白尿,可引起肾衰竭。感染原虫的红细胞可互相聚集黏附,引起毛细血管堵塞,使组织发生缺血、坏死。病理改变可见肝脏瘀血,肝细胞肿胀、坏死,脾脏及骨髓增生。肾组织肿胀、出血,肾小管充满血红蛋白管型,上皮细胞肿胀。心包积液,心肌变性、坏死。脑膜和脑实质亦有充血和水肿。

## 四、临床表现

本病潜伏期为 1~6 周,临床表现与感染虫种有关。

在北美人体巴贝虫病主要由田鼠巴贝虫感染所致。一般起病较缓和,有不规则发热、寒战、乏力、全身肌肉酸痛。体检有轻度和中度溶血性贫血,偶有肝脾大,半数以上患者肝功能轻度异常,ALT 及胆红素稍有增高。疾病可从数周延至数月,在病程中未见有复发,可因衰弱延缓其完全恢复。不论有无症状,在发病后原虫血症可持续在低水平达 4 个月,但脾切除患者可出现高原虫血症和严重溶血性贫血。墨西哥疫区报道过无症状的巴贝虫感染者。

欧洲的病例主要由牛巴贝虫或分歧巴贝虫感染所致。多发生于因外伤、门脉高压和淋巴瘤等而做过脾切除的患者。起病急,有明显寒战、高热、恶心、呕吐,严重溶血性贫血,进行性黄疸,血红蛋白尿及肾功能损害或衰竭。血常规有严重贫血,网织红细胞增高,并出现有核红细胞。肝肾功能异常,血清转氨酶、胆红素、尿素氮和肌酐常明显升高。多数患者死于低血压、昏迷及尿毒症。

我国云南、内蒙古及台湾报道的人巴贝虫病,其临床表现类似北美病例,均发生在未切脾患者。

### 五、诊断和鉴别诊断

诊断本病可根据流行病学资料,如近期有无到过疫区,当地有无动物巴贝虫病,有无被蜱叮咬史及输血史等,结合典型的临床表现,可作初步诊断。确诊需实验室检查找到病原体。

1. 血液涂片找巴贝虫小体  采集患者外周血液制成薄或厚血涂片,瑞特染色或吉姆萨染色镜检,成熟红细胞内可见多个环形或梨形小体,颇似恶性疟原虫。但巴贝虫常排列成十字形四联小体,大环状体中央呈白色空泡,受染红细胞不胀大,细胞内无裂殖体、配子体及色素颗粒。

2. 动物接种  取患者血液 1ml 接种于仓鼠或沙土鼠腹腔内,2~4 周后取血涂片查找原虫,该法的敏感性可达 300 虫体/ml。

3. 血清免疫学检查  有琼脂扩散法、间接血凝法、补体结合试验、间接免疫荧光法和 ELISA 等,对本病诊断有参考价值。本病抗体常和疟原虫呈交叉反应,但抗体滴度较高,应予以鉴别。

4. 间接荧光抗体(IFA)试验  IFA 检测在 88%~96% 感染的患者中比染色的血涂片具有更高的特异性。通过抗体检测也特别用于识别无症状个体血清的流行病学统计。由于巴贝虫的传播可通过输血,IFA 试验将是对捐献血液疾病筛查的有效手段。

5. 分子生物学方法  通过 PCR 大量扩增目的基因、凝胶电泳、测序分析。常规 PCR 基础上发展的巢式 PCR 和实时定量 PCR 等技术,进一步提高了诊断的敏感性和特异性。常规 PCR 反应的敏感性可达到 30 虫体/ml,用常规 PCR 产物作 Southern 印迹分析,并用特异性探针杂交反应的敏感性可提高到 3 虫体/ml。

本病应与疟疾相鉴别。

### 六、治疗

轻症患者主要对症治疗,不需病原治疗。目前尚缺乏有效的杀灭人体内巴贝虫的药物。田鼠巴贝虫感染,症状及原虫血症可持续数月,但一般为自限性。氯喹在早期可能对减轻发热及肌痛有效,但不是抗原虫药物。喷他脒(pentamidine,戊烷咪)已被报道对减轻症状及原虫血症有作用,但不能从血液中消灭原虫。据报道,对脾切除患者及严重患者可应用奎宁(650mg,每天 3 次,口服)与克林霉素(600mg,每天 3 次口服或 600mg,每天 2 次肌内注射或静脉滴注)联用 5~10 天有效。据我国台湾地区报道,1 例应用上述方法无效病例改用奎宁加阿奇霉素(azithromycin)口服,疗程 10 天,则清除了血中巴贝虫。阿托伐醌(atovaquone)与阿奇霉素联合治疗中重度感染患者有很好的疗效。临床应用成人阿托伐醌(750mg 混悬液,每天 2 次口服)加阿奇霉素(第 1 天 500mg,以后 250mg/d)共 7 天,可获得原虫血症的清除,其副反应轻于克林霉素加奎宁。换血疗法对严重感染的患者减轻症状、消除原虫血症有一定疗效。青蒿琥酯(artesunate)也具有一定的抗田鼠巴贝虫作用。除病原治疗外,应卧床休息,补充营养。发热者可用物理和药物降温,严重贫血者可输血,肾衰竭者可给予血液透析疗法。

对分歧巴贝虫感染患者,治疗极为困难,应用换血疗法及血液透析有较好疗效。目前尚无肯定的抗原虫药物,喷他脒对动物体内若干种巴贝虫有作用,可作为试用的药物。

### 七、预防

预防措施以灭蜱及防蜱为主。防止蜱与人体皮肤接触,如有蜱叮咬应立即将其摘除,对于脾已切除者尤应注意。早期发现患病家畜,并及时隔离,注意灭鼠。疫区应普查带虫情况,发现带虫者应及时治疗,并严禁献血。

近年来,正积极研制疫苗,如灭活疫苗、减毒活疫苗、重组多肽疫苗,在实验动物中有保护作用。如能用于人的预防,则可以有效地控制本病的发生和流行。

(郑　敏)

# 第十二节 利什曼病

利什曼病（leishmaniasis）是由利什曼原虫（*Leishmania*）感染引起的寄生虫病，经被感染的雌性白蛉叮咬传播，是被 WHO 列入严重危害人类的六种热带病之一。依不同种利什曼原虫引起的利什曼病临床表现的不同，利什曼病可分为内脏利什曼病（visceral leishmaniasis，VL），皮肤利什曼病（cutaneous leishmaniasis，CL）和黏膜皮肤利什曼病（mucocutaneous leishmaniasis，ML）三种类型。本病在美洲、东南亚、东非、西亚、中亚和地中海地区 88 个国家有流行，约有 1 200 万受感染者，每年新发病例 130 万，约 3 万人死于利什曼病。寄生于人体并致病的利什曼原虫约 25 种，主要有热带利什曼原虫（*L. tropica*）、巴西利什曼原虫（*L. braziliensis*）、墨西哥利什曼原虫（*L. mexicana*）和杜氏利什曼原虫（*L. donovani*）四种，利什曼病可引起发热、体重下降、肝脾大、贫血、皮疹和皮肤溃疡等临床表现。利什曼病可以治愈。早期诊断和治疗可以减少疾病传播，并防止残疾和死亡。预防和控制利什曼病的措施包括控制白蛉及其动物宿主（包括狗和牛），改善生活条件以及加强针对白蛉叮咬的个人防护。

## 一、内脏利什曼病

内脏利什曼病（visceral leishmaniasis），又称黑热病（kala-azar），是由杜氏（*L. donovani*）和婴儿利什曼原虫（*L. infantum*）等嗜内脏型利什曼原虫引起的利什曼病。在我国主要由杜氏利什曼原虫感染引起。临床表现为长期不规则发热，疲乏、消瘦、肝脾大、全血细胞减少及血浆球蛋白明显增加等。

### （一）病原学

内脏利什曼病的病原体主要包括杜氏利什曼原虫、婴儿利什曼原虫和恰氏利什曼原虫（*L. chagasi*），热带利什曼原虫（*L. tropica*）和亚马孙利什曼原虫（*L. amazonensis*）较少见。

杜氏利什曼原虫属锥体科，生活史包括无鞭毛体（amastigote）和前鞭毛体（promastigote）两期，前者见于哺乳动物宿主体内，后者见于白蛉体内及培养基内；杜氏利什曼原虫需要人或其他哺乳动物和白蛉两种宿主。

无鞭毛体亦称利杜体（Leishman-Donovani body，LD 体），寄生在人和哺乳动物单核巨噬细胞，呈圆形或卵圆形，大小（2.9~5.7）μm×（1.8~4）μm，平均为 4.4μm×2.8μm。用吉姆萨或瑞特染色后胞质呈浅蓝色，核呈紫红色位于周边，其对侧可见到小杆状的动基体（kinetoplast）、红色粒状的基体（basal body）或毛基体（blepharoplast）及其伸出的根丝体（rhizoplast）。利杜体以二分裂法增殖，利杜体数目增多导致巨噬细胞破裂，逸出的利杜体被其他巨噬细胞吞噬继续繁殖，并被血中游走的单核细胞将皮下组织的利杜体带至肝、脾、骨髓、淋巴结等大量繁殖，循环往复，导致大量单核巨噬细胞的增生和破坏，引起病变。

当白蛉叮咬患者、病犬或其他哺乳动物宿主时，利杜体随血液进入白蛉胃内，3 天后转化为前鞭毛体。前鞭毛体大小（15~25）μm×（1.5~3.5）μm，呈梭形，前端稍宽，有 1 根鞭毛，后端较尖细。用吉姆萨或瑞特染色后胞质呈浅蓝色，核位于中间呈紫红色。前鞭毛体以纵二分裂法在白蛉胃内繁殖，约 7 天进入白蛉的口腔及喙部。当白蛉叮咬人时，随白蛉唾液进入人体内，被巨噬细胞吞噬，鞭毛脱落转化为无鞭毛体并进行繁殖，且被带至网状内皮系统各器官继续繁殖。

### （二）流行病学

本病呈全球性分布，流行于亚、非、欧及美洲，90% 的内脏利什曼病病例被发现于印度、孟加拉国、尼泊尔、苏丹、埃塞俄比亚和巴西，主要见于亚洲的中国和次大陆及中东一些国家，非洲和欧洲地中海沿岸国家，以及南美巴西、秘鲁等国。以印度、地中海地区流行强度最高。我国辽宁、河北、北京、天津、山西、山东、河南、安徽、江苏、陕西、四川、湖北、甘肃、新疆、内蒙古等 15 个省、自治区、直辖市曾有本病的流行，发病率曾达到（10~500）/10 万。经大规模防治，于 1958 年已基本控制本病流行，目前仅甘肃、四川、新疆、内蒙古、陕西、山西有散发病例发生。十余年来，西部地区疫情有回升，累计患者数逾 2 708 例，乃因防治松懈，非疫区与疫区的流动人口增多所致，也与该地区普遍养狗有关。

1. 传染源　利什曼病在流行病学上可分为人源型（平原型）、犬源型（山丘型）和自然疫源型（荒漠型）三大类型。人源型又称平原型，多见于平原地区，分布在山东、江苏、陕西关中和新疆喀什等地，主要的传染源是患者及带虫者，患者以青少年为主，可发生皮肤型黑热病，见于我国既往黑热病的重度流行区，现已基本绝迹。犬源型又称山丘型，我国主要在甘肃、陕西及四川北部阿坝州的黑水、九寨沟、茂县、汶川、理县以及绵阳市的北川县等地流行，受感染的犬是主要的传染源。患者大多数为 10 岁以下儿童。上述地区为我国目前黑热病的主要流行区。自然疫源型又称荒漠型,分布在新疆和内蒙古的荒漠地带,病原体为婴儿利什曼原虫,传染源为野生动物如大沙鼠等动物宿主,患者多为婴幼儿。

2. 传播途径　本病主要通过已感染利什曼原虫的雌性白蛉叮咬人或动物宿主传播,传播利什曼病的白蛉有十余种,我国主要传播媒介是中华白蛉(*Phlebotomus chinensis*),分布广,每年5~9月是其活跃的时期,在新疆为长管白蛉。此外,吞食病兽尸体也可受染,无鞭毛体经皮肤、胎盘或输血等也可感染,与利什曼病患者共用注射器也可感染,但少见。

3. 人群易感性　人对本病普遍易感,易感性随年龄增长而降低,以10岁以下的儿童与外地新进入疫区的成年人为主要易感人群,营养不良等因素有利于本病的发生,而免疫状态的低下,使病情更趋严重。

**（三）发病机制和病理**

被感染的白蛉叮咬后,利什曼原虫前鞭毛体自白蛉喙部进入人体后被宿主的吞噬细胞所吞噬,前鞭毛体通过表膜上的糖蛋白(gp63)与巨噬细胞表面的C3受体结合,通过脂磷酸聚糖(lipophosphoglycan,LPG)激活补体,使C3沉着在虫体表面,通过CR3(C3biR)受体而使虫体附着于巨噬细胞并被吞噬,前鞭毛体转变为无鞭毛体在巨噬细胞内不断繁殖,使巨噬细胞破裂,释出的虫体又被其他巨噬细胞吞噬,继续生长繁殖,经4~6个月,使单核巨噬细胞系统大量增生,导致淋巴结肿大和肝、脾大,形成基本病变为巨噬细胞和浆细胞增生的肝、脾、骨髓和淋巴结的病变。

1. 脾脏　常明显增大,有大量巨噬细胞和网织红细胞增生、浆细胞浸润,窦内皮细胞增生,巨噬细胞内有大量无鞭毛体。网状纤维及结缔组织增生,脾淋巴滤泡数量减少,结构不清,显著萎缩,中央动脉受压阻塞,中央动脉周围淋巴鞘胸腺依赖区内小淋巴细胞几乎全部丧失,发生脾梗死。浆细胞增生,小淋巴细胞耗竭可能是免疫功能紊乱的原因之一。各类血细胞的减少与脾功能亢进有关。

2. 肝脏　主要为肝轻度或中度增大,肝细胞可有脂肪变性,肝细胞内偶可见无鞭毛体,肝脏巨噬细胞增生、浆细胞浸润,胞质内充满大量无鞭毛体,肝血窦内游离的巨噬细胞内含大量无鞭毛体,阻塞肝血窦。汇管区有含无鞭毛体的巨噬细胞及浆细胞的浸润。重者汇管区有纤维结缔组织增生延伸到肝小叶内,形成肝硬化。

3. 淋巴结　轻、中度肿大,皮质、髓质及窦道内巨噬细胞增生,内含无鞭毛体,小淋巴细胞减少或消失。淋巴结型患者的淋巴结可显著肿大,经有效治疗肝、脾、骨髓内无鞭毛体消失后,淋巴结内仍可查见。

4. 骨髓　常明显增生,脂肪明显减少,呈暗红色,可见含有无鞭毛体的巨噬细胞,浆细胞明显增多。中幼粒细胞增多,晚幼与分叶核粒细胞明显减少,有核红细胞增加,巨核细胞正常或减少,但血小板形成则显著减少。引起粒细胞、血小板减少及贫血。血细胞的减少也与脾功能亢进有关。

5. 其他　组织如小肠、肺、肾、睾丸、肾上腺、心肌、扁桃体等部位,都可见含有无鞭毛体的巨噬细胞的增生。尤其是HIV感染者合并感染利什曼原虫时,利什曼原虫量大,单核巨噬细胞以外的组织和细胞中也常出现利杜体。大量利杜体的增生,引起相应器官的病变。

6. 贫血　很常见,约有96%的患者出现贫血,贫血原因可能是溶血、出血、血液稀释、脾功能亢进以及骨髓内无鞭毛体浸润等多种因素所致。除贫血外,常表现为全血细胞减少。

**（四）临床表现**

潜伏期为10余日至9年,平均3~6个月,白蛉叮咬后,被叮咬处出现淡褐色小丘疹,无痛感,以后逐渐消退,因症状不明显多被忽略。

缓慢起病,早期出现不规则发热、乏力、咳嗽、食欲减退及腹部不适症状。本病患者早期特点是高热,全身中毒症状不明显。根据本病的早期临床表现可分为7种临床类型。

(1) 呼吸道感染型:患者初期上呼吸道感染症状,部分病例类似流感。

(2) 结核型:缓慢发病,有低热、盗汗、咳嗽、食欲减退等临床表现,易误诊为肺结核。

(3) 胃肠型:发病早期患者出现上腹部不适,腹痛、腹泻、便秘等表现。常见于儿童。

(4) 伤寒型:患者高热、体温39~40℃,头痛,伴腹胀和便秘,脾大及外周血白细胞减少等类似伤寒病表现。约见于1/3的病例。

(5) 双峰热型:约1/3的患者早期出现双峰热型,即24小时内分别在清晨、午后或夜间出现体温升高,之后降至正常。

(6) 波浪热型:患者表现为发热,多汗,呈波浪热型,脾大及末梢血液白细胞数减少,类似布鲁氏菌病,但无关节疼痛。

(7) 疟疾型:患者出现发冷、发热、出汗,每日或间日发作一次,类似疟疾发作的表现,持续2~3日,但也可持续数周。

病后数周,出现长期发热,典型患者出现双峰热或三峰热热型,部分患者可呈间歇热、弛张热或持续发热;症状逐渐加重,出现全身不适、乏力、盗汗、头痛、消瘦、贫血、鼻出血及齿龈出血等。体格检查见肝、脾、淋巴结肿大及皮疹。98.9%~100%的患者可见脾大,自病后2~3周开始脾脏逐渐增大、变硬,表面光滑,多无压痛,最终可出现巨脾,发生脾梗死或出血时则出现脾区疼痛及压痛,有时出现摩擦音。肝脏呈轻、中度增大,较脾大发生晚,发生率为53.3%~100%,质柔韧,多数患者出现全身淋巴结轻、中度肿大。重者可有黄疸及腹水。皮肤可出现红斑疹、斑丘疹或色素减退斑,在手、前额与腹中线处皮肤有暗黑色色素沉着,因而本病也被称为黑热病。皮疹刮片可见无鞭毛体,部分患者皮疹出现在治疗后,称为黑热病后皮肤利什曼病(post kala-azar dermal leishmaniasis,PKDL)。贫血常见,严重者可出现贫血性心脏病及心力衰竭。晚期患者营养不良、头发稀少而无光泽,精神萎靡不振;儿童患者可出现发育障碍。

病后1个月左右患者出现症状减轻,脾脏缩小,血常规检查异常程度减轻,进入数日至数周不等病情缓解期。病程愈长,缓解期愈短甚至症状持续而无缓解。

除上述临床表现外,本病还可出现皮肤型黑热病和淋巴结型黑热病。

皮肤型黑热病多见于人源型流行的平原地区,在我国山东、江苏、陕西关中、新疆喀什等地,及印度、苏丹多见。皮肤型黑热病多与内脏感染同时存在,多数患者在黑热病病程中内脏病变消失或治疗后1~20年出现皮肤损害;少数患者无患黑热病病史,无内脏感染的表现,称为原发性皮肤黑热病,各型病损均可查到利杜体,依皮肤损害表现可分为3种类型。

(1)结节型:较常见,患者一般情况好,初期为皮肤斑丘疹,逐步形成结节,对称性分散在面、颈部、躯干、四肢等全身各部位,散在或融合呈肉芽肿,结节无溃烂,无感觉障碍。病程长达数十年。外周血白细胞正常或增高,嗜酸性粒细胞增高。应与瘤型麻风病相鉴别。

(2)褐色斑疹型:皮肤损害先出现于颜面及颈部,继而出现在前臂伸面和大腿内侧,最后遍及全身。为色素减退的斑疹,斑疹大小、形态不一,可融合成片。应与皮肤白斑病及皮肤白点病相鉴别。

(3)黏膜皮肤型:结节分布在头皮、面部、唇、舌、腭喉、食管、颈部及肛门黏膜等部位。

淋巴结型黑热病很少见,仅在地中海的马耳他、西西里岛,以及我国北京、新疆、内蒙古荒漠地带有淋巴结型黑热病患者的极少数病例报道。患者无黑热病病史,一般情况良好,少数低热、乏力、咳嗽,查体腹股沟及股部淋巴结肿大多见,也可见肺门淋巴结受损。肿大的浅表淋巴结大小不一,无红肿,无压痛,肝、脾偶可触及。外周血嗜酸性粒细胞增多为本型特征之一。淋巴结活检可在类上皮细胞内查见利杜体。

**(五)实验室及辅助检查**

1. 血常规检查 外周血白细胞、血小板及红细胞减少,白细胞多在(1.5~3.5)×10$^9$/L,严重者可降至1.0×10$^9$/L以下,伴粒细胞比例下降,血小板可降至(50~100)×10$^9$/L,红细胞和血红蛋白量减少。患者出血时间延长,凝血时间正常或稍延长,血沉明显增快。

2. 血生化学检查 患者血清ALT正常,血浆球蛋白量增多,白蛋白减少,白球比例倒置。球蛋白水试验可呈阳性。

3. 免疫学检查 血清免疫学检查常用的有直接凝集试验(DAT)、补体结合试验(CFT)、间接荧光抗体法(IFAT)及酶联免疫吸附试验(ELISA),其中以DAT、IFAT及ELISA较为敏感,ELISA与麻风病患者有交叉反应。血清循环抗原(CAg)的检测对本病的早期诊断和疗效考核具有重要价值。

(1)皮内试验:皮内试验(montenegro test)早期多为阴性,而治愈后多为阳性反应,因此仅适用于流行病学调查。

(2)血清抗体的检测:常用的有IFAT、间接血凝试验(IHA)、ELISA、斑点ELISA、对流免疫电泳试验(CIEP)和DAT检测抗体IgG。IFAT的阳性率可达100%,但因51.5%治愈后患者仍为阳性反应,故不能用于疗效考核;IHA敏感性差,特异性较好;ELISA的阳性率达100%,但与麻风病有交叉反应;斑点ELISA阳性率98%,但与锥虫病有交叉反应;CIEP阳性率达96.7%,治疗后1个月阴转,考核疗效可能有一定价值;DAT操作简便,阳性率可达92%,特异性达99.7%。浸渍片(dipstick)是20世纪90年代开发的一种快速诊断技术,它将免疫分析亲和原理和印迹分析法、薄层层析技术联合起来,制成不需加其他试剂的浸渍片,直接插入血液、唾液、尿液等标本中,2~5分钟即可判定结果。rk39(39kDa蛋白重组抗原)浸渍片的阳性率可达95%。

(3)循环抗原的检测:可采用单克隆抗体-抗原

斑点试验(McAb-AST)、斑点 ELISA 直接法、斑点 ELISA 间接法和竞争 ELISA 方法检测,循环抗原检测可用于本病的早期诊断及评价疗效,其阳性率为 96.7%~98.5%,特异性在 99.2%~99.8%。

4. 分子生物学检查 应用 PCR 方法检测患者血液或脾穿刺液中利什曼原虫的 DNA,特异性与敏感性均高,可作为早期诊断及疗效评价指标。

5. 病原学检查 从脾、肝、骨髓及淋巴结穿刺标本作涂片、培养或动物接种,查找到利杜体是确诊本病的重要依据,骨髓穿刺涂片安全易行,阳性率为 85%,故为首选。肝、脾、淋巴结穿刺涂片的阳性率与骨髓穿刺检查相似,但因易出血以致发生危险,故应慎用,也可应用骨髓或脾穿刺液、皮疹刮取物接种于含兔血的培养基或鸡胚中进行培养,7~10 日可得阳性结果;或将标本接种于地鼠腹腔,需 1~2 个月方能确立诊断。

外周血涂片用吉姆萨染色检查病原体,薄涂片阳性率为 11.9%~39.1%,厚涂片阳性率为 67%,血液沉淀法的阳性率可达 100%。方法为取静脉血 10ml,注入含有 50~70ml 生理盐水的烧瓶中,混合后分装到 2 个 50ml 容量的离心管内,以 750r/min 离心 5 分钟,去除沉淀的上层液后,将沉淀物涂片。

6. 影像检查 超声显示肝、脾大。

### (六) 诊断

本病的诊断主要依据如下:

1. 流行病学史 来自流行区的长期发热患者,均应考虑本病的可能性。

2. 临床表现 长期发热,中毒症状相对较轻,消瘦,贫血,肝脾大。

3. 实验室检查 末梢血液白细胞数减少及血浆血清免疫学或分子生物学检查阳性。

4. 寄生虫学检查 患者骨髓涂片中找到利什曼原虫无鞭毛体是确诊本病的主要依据,在临床疑似病例而骨髓涂片阴性时,可作脾穿刺涂片检查,其阳性率较骨髓穿刺为高。

### (七) 鉴别诊断

本病应与疟疾、伤寒、布鲁氏菌病等其他发热伴脾大者进行鉴别,疟疾患者发病较急,发热、脾大,外周血白细胞数正常或轻度增加,血涂片可找到疟原虫;伤寒患者发热、肝脾大,有相对缓脉,高热时中毒症状明显,血清肥达反应阳性,血培养阳性;结核病患者常有肺结核或其他部位的结核病灶,结核菌素试验强阳性、抗结核治疗有效;布鲁氏菌病患者有牛、羊、猪等接触史,头痛及关节疼痛明显,血清布鲁

氏菌凝集试验阳性。

### (八) 常见并发症

1. 肺炎 可并发支气管肺炎或大叶性肺炎,儿童多见,预后较差。

2. 急性粒细胞缺乏症 多见于成人,血液内中性粒细胞显著减少或完全消失,病情变化急骤,如治疗不及时,多在 2 周内可危及生命。

3. 出血 常有鼻出血、瘀斑、视网膜出血等,有报道因服阿司匹林引起鼻流血而致命者,故提出本病患者禁服抗凝药物。此外,还有走马疳或坏死性口腔炎等严重的并发症,由于抗生素的广泛应用,现已罕见。

### (九) 预后

预后与诊断及治疗是否及时有关,90% 未经治疗的患者于病后 2~3 年内死亡,继发感染和出血是最常见的死亡原因。自采用葡萄糖酸锑钠以来,病死率显著降低至 5% 以下。

### (十) 治疗

1. 一般治疗 应卧床休息,高蛋白质饮食,注意口腔和皮肤卫生,防止继发性细菌感染,积极治疗并发症。补充热量和水分,维持水和电解质的平衡,贫血应给铁剂、叶酸,高热需对症处理。

2. 病原治疗 目前仍以五价锑剂为治疗本病的首选药物,不同地区、不同虫株对药物的敏感性不同。

(1) 葡萄糖酸锑钠(sodium stibogluconate, solustibosan):是治疗本病特效的五价锑剂药物。总剂量成人为 100mg/kg,儿童为 120~150mg/kg,分 6 日静脉或肌内注射,成人 1 次/d,儿童 2 次/d。1990 年,世界卫生组织(WHO)推荐 20mg/(kg·d) 的 20 日疗法,较国内用药剂量大。不良反应有咳嗽、恶心、鼻出血、腹痛、腹泻、腿痛等。严重心、肝、肾脏病患者禁用。过期的葡萄糖酸锑钠药物可降解为三价锑剂,而使毒性增加,重者危及生命,故不宜采用。

(2) 喷他脒(pentamidine):喷他脒毒性较大,疗程长,复发率高,故仅用于对锑剂过敏或抗锑剂患者。总剂量成人为 2.1~6.5g,儿童为 0.7~1.4g。按每日 4mg/kg,10~15 日为 1 个疗程,停用 2 周后可用第 2 个疗程,以提高治愈率。喷他脒水溶液不稳定,故需临用前加蒸馏水配成 4%~10% 的溶液,肌内注射。本药的不良反应包括头痛、心悸、胸痛、腹痛、恶心等。偶可引起肝、肾功能损害,低血糖或糖尿病。肌内注射局部疼痛、硬块,静脉注射易引起面部潮红、血压下降等。

(3) 两性霉素 B(AmB):开始剂量为 5~10mg,

加入 5% 葡萄糖溶液中缓慢滴注 2 小时,以后每日(或每周 3 次)增加剂量,每次增加 5~10mg,至每次剂量达 0.5~1mg/kg,持续到总剂量达 1~3g,其实际疗程取决于患者对治疗的反应。

Thakur(1999)用 AmB 治疗利什曼病患者 938 例,用药剂量为每日 1mg/kg(每日静脉滴注 2 小时),20 日为 1 个疗程,治愈率达 99%,在采取预防措施情况下,毒性减轻,未发现抗药性者。Sunder 等(1996)对印度抗锑剂黑热病患者 25 例用 AraB 脂质体复合物治疗后全部治愈。Mishar 等将 120 例不能用锑剂的患者分为两组,一组用 AmB 每日 0.5mg/kg,用药 14 日;另一组隔日用喷他脒 4mg/kg,用药 40 日。结果前一组治愈率 98%,副反应较小,后一组治愈率为 77%,副反应较大。AmB 毒性反应常有发热、贫血、肾损害、低血钾及心肌损害。目前认为总剂量小于 20mg/kg 对黑热病是安全的。WHO 推荐治疗总剂量是 1~3g。

两性霉素 B 脂质体 1994 正式用于临床,可降低 AmB 的毒性和提高疗效。小剂量、短疗程对免疫力正常的黑热病患者有可靠的疗效,总剂量为 15~30mg/kg,均分用药 10 日或 10 余日。未见明显副作用,缺点是价格昂贵。现仅用于抗药性黑热病患者。治疗时出现某些急性反应,可用非甾体抗炎药物控制。

(4)米替福新(miltefosine):米替福新是一种新发现的可口服的治疗利什曼病有效的新药,Sundar(1998)在印度用米替福新口服治疗了 30 例黑热病患者,发现有效剂量为 100~150mg/d,疗程为 28 天。治愈率 98%,对锑剂耐药者也有效。毒性不大,且较便宜,有很好的使用前景。

病原治疗时,如治疗有效,1 周内患者体温正常,脾大和生化指标的异常可持续 6~8 周,病原检查包括涂片和培养可阴转,如治疗后 6 个月内无复发,可认为治愈。一般复发率为 5%,但合并 HIV 感染者多数复发。

南美一些国家应用两性霉素 B 治疗抗锑或锑剂过敏的患者,获得良好的疗效。两性霉素 B 对肾脏有明显的损害,治疗以小剂量开始,一般认为总剂量 <20mg/kg 对内脏利什曼病患者是安全的,WHO 推荐的治疗总剂量为 1~3g。Davidson 等(1994)以两性霉素 B 脂质体总剂量 20mg/kg 和 30mg/kg,分别用药 21 日和 10 日,治疗 31 例免疫状态正常的病例均获治愈,并无明显的毒副反应,另治 11 例免疫功能受损的病例,其中 8 例复发。

3. 脾切除 药物治疗无效而脾高度增大、脾亢

者,可行脾切除。

**(十一)预防**

预防措施包括在流行区普查普治患者,消灭储存宿主犬,以及喷洒杀虫剂消灭白蛉,提高个体抵抗力。喷洒杀虫剂消灭白蛉,对控制人源型及犬源型内脏利什曼病的流行具有较好的效果。对野生动物源型内脏利什曼病的控制主要在于消灭野生白蛉媒介及提高个体抵抗力。在白蛉季节,保护健康人进入疫区不受白蛉叮咬,室内喷洒杀虫剂,用网眼小的蚊帐、纱门、纱窗,外出作业要于裸露部位涂擦驱避剂。开展健康教育,加强群众的防病意识。预防性疫苗正在研究中,尚未临床推广应用。

## 二、皮肤利什曼病

皮肤利什曼病(cutaneous leishmaniasis,CL)是由多种不同的利什曼原虫感染引起的皮肤损害。90% 的皮肤利什曼病例发生在阿富汗、阿尔及利亚、巴西、秘鲁、沙特阿拉伯和叙利亚。

**(一)病原学**

引起皮肤利什曼病的病原体主要有热带利什曼原虫(L. tropica)和硕大利什曼原虫(L. major),另外,埃塞俄比亚利什曼原虫(L. aethiopica)、秘鲁利什曼原虫(L. peruviana)和墨西哥利什曼原虫(L. mexicana)也可引起皮肤利什曼病。热带利什曼原虫形态并无特殊,我国新疆地区有病例发现。感染源为患者及带虫的动物(鼠类),并经白蛉传播,也可经直接接种传播而感染,儿童多见,病后免疫力持久。

**(二)流行病学**

本病传染源为患者及带虫的动物(鼠类),经白蛉传播,或直接接种传播而感染,儿童多见,病后免疫力持久。

1. 热带利什曼原虫性皮肤利什曼病 四季均有发病,偶见暴发流行,主要流行于亚、欧、非洲。近年来我国新疆克拉玛依地区陆续有病例报道。病例主要见于城镇,传染源多为患者,传播媒介:亚洲为静食白蛉(Phlebotomus papatasi),非洲为司氏白蛉(P. sergenti),欧洲主要是 P. perfiliwi。

2. 硕大利什曼原虫感染 主要见于亚洲和非洲乡村、城镇郊区及荒漠地带,易暴发流行,夏秋季节多,传染源为鼠类,传播媒介主要为静食白蛉、迪博克白蛉(P. duboscqi),动物间传播的媒介为高加索白蛉(P. caucasicus)。储存宿主为大沙鼠及红尾沙鼠。

3. 埃塞俄比亚利什曼原虫性皮肤利什曼病流行于东非,储存宿主为岩狸,其传播媒介为长足白蛉(*P. longipes*)及佩迪福白蛉(*P. pedifer*)。

4. 墨西哥利什曼原虫感染　流行于中南美洲,感染的传播媒介为罗蛉属(*Lutzomyia*)的奥尔麦克罗蛉(*Lu. olmeca*)、黄盾罗蛉(*Lu. flaviscutellata*)等。储存宿主为森林树栖性啮齿动物如大耳攀鼠、刚毛棉鼠等。

5. 秘鲁利什曼原虫感染　流行于秘鲁,储存宿主可能是犬,其传播媒介为秘鲁罗蛉(*Lu. peruensis*)、疣肿罗蛉(*Lu. verrucarum*)。

6. 圭亚那利什曼原虫感染　圭亚那利什曼原虫(*L. guyanensis*)感染流行于南美洲,储存宿主为树懒、食蚁兽类、有袋动物。其传播媒介为安闲罗蛉(*Lu. umbratilis*)、安杜塞罗蛉(*Lu. anduzei*)。患病后,可获得同种原虫的持久免疫力,此外,感染硕大利什曼原虫后,还能防御热带利什曼原虫的感染,但感染热带利什曼原虫后不能抵御硕大利什曼原虫的感染。

**(三) 临床表现**

不同利什曼原虫感染的潜伏期不同,数周至数月不等。热带利什曼原虫一般为 2~8 个月,有时为 1~2 年。硕大利什曼原虫为 1~4 周。墨西哥利什曼原虫为 1 个月以内。本病以皮肤单发或多发的小丘疹为主,进展缓慢,逐渐形成溃疡,表面覆以痂皮,伴有黏稠的分泌物。溃疡大多不深,直径 1~3cm。数月后亦可结痂自愈。继发感染可使之加重。有更广泛皮肤损害的,且多数呈结节型或疣型麻风样,称为弥漫性皮肤利什曼原虫病(diffuse cutaneous leishmaniasis)。以下简要概述各种利什曼原虫感染的临床表现及经过。

1. 热带利什曼原虫感染　常在面部及四肢暴露部位出现无痛性皮肤病损,初期多为丘疹,棕色或与正常肤色相同,直径 1~3mm;3~6 个月后开始破溃,病变处可有大量原虫,少有脓汁,一般不发生淋巴管炎,多在 1 年左右自愈,留下毁容性瘢痕。有时也可出现狼疮样或结节样慢性皮肤病变,持续数年,治疗效果差,称为复发型利什曼病。这种慢性进行性病变多发生在面部及四肢,以瘢痕周围伴有活动性病变为特征,未经治疗,常引起破坏性和毁容性后果。皮损处很少能找到原虫,可将皮损处清洁后在病灶边缘处作活检,将涂片用吉姆萨染色,并同时进行组织病理学检查及培养。皮试可阳性。

2. 硕大利什曼原虫感染　多见于下肢,起病初始皮肤出现无痛性丘疹,直径 5~10mm,1~3 周即可

从中心破溃成溃疡,有大量炎性渗出液,成为湿性皮肤溃疡。病变是多发性的,尤其在无免疫力的外来人群中多见,病变常可融合和继发感染,病变处原虫数量少,常需 2~8 个月愈合,并可遗留大且毁容的瘢痕。皮损位于肘关节等部位可引起功能障碍,常伴有淋巴管炎,引起弥漫性皮肤利什曼病。

3. 埃塞俄比亚利什曼原虫感染　常表现为单纯性皮肤损害,发展缓慢,往往不发生溃疡或溃疡发生较晚,常在 1~3 年或更长的时间内愈合。也可引起弥漫性皮肤利什曼病,表现为广泛性弥漫性皮肤增厚的斑疹、丘疹或多发性结节,常见于患者面部或四肢的外侧面,有时类似瘤型麻风病,不形成溃疡或侵及黏膜。这些病变不会自愈,在治疗后也易于复发。

4. 墨西哥利什曼原虫感染　表现为单发性良性自限性皮肤丘疹、结节或溃疡,病程缓慢,一般不超过 6 个月。多见于面部及耳部(60%),罕有侵及黏膜。由于溃疡常发生在耳部,因而常引起患者耳郭的广泛破坏和变形。最初常见于采胶的工人,因此又称采胶工溃疡,以后也见于农垦或森林的伐木工人。

5. 秘鲁利什曼原虫所引起的皮肤病变　常发生在秘鲁安第斯山脉海拔较高且干燥的盆地居民中,多见于学龄前儿童。其临床特征是单个或几个自限性皮肤病变,常在 4 个月内自愈。

6. 圭亚那利什曼原虫所引起的皮肤利什曼病　常为单个无痛性干性瘤样皮肤病变,但可经淋巴管道转移而出现多发性溃疡,罕见自愈的,且易复发,并不引起鼻咽部的病变。又称"丛林雅司病"。

**(四) 并发症**

本病可并发严重的炎症,成为湿性皮肤溃疡,多见于下肢,常伴有淋巴管炎。

**(五) 辅助检查**

白细胞正常或稍高,嗜酸性粒细胞增高。从溃疡病变的周围或基底部刮取组织,或从病变结节处抽出组织液,染色镜检原虫。也可经培养查鞭毛体。皮损活检可见病原体。抗体检测多为阴性,皮试可为阳性。

**(六) 诊断**

皮肤利什曼病的诊断主要依据病变部位皮肤,从溃疡病变的周围或基底部刮取组织,或从病变结节处刮片、针吸涂片或活体组织检查,找到利什曼原虫无鞭毛体后即可以确诊,有皮肤溃疡时在其边缘部穿刺较易找到虫体。也可将吸出物接种于培养

基,进行培养以确诊或分离虫种作进一步鉴定。本病血液、骨髓、淋巴结内并无原虫,并不引起贫血、白细胞减少等,故用于黑热病的其他诊断方法均不适用于本病的诊断。

### (七) 治疗

本病有自愈倾向,颜面以外部位单一病损,无须特效治疗,而以防止继发感染为主。治疗可选用葡萄糖酸锑钠。也可用乙胺嘧啶、左旋咪唑、两性霉素B等。

1. 五价锑制剂　首选药,剂量为20mg/kg,用20日,不同虫株临床疗效不同,埃塞俄比亚利什曼原虫感染效果差。治疗中应监测血常规、血压、心、肝、肾等情况。

2. 喷他脒　总剂量60~80mg/kg,同内脏利什曼病。但疗程较长,如需第2个疗程,应间隔1个月,直到皮肤涂片虫体阴转后。

3. 两性霉素B　首次剂量为0.2mg/kg,剂量逐渐递增至1mg/(kg·d),总量为725~1 275mg,疗程3~12周。每次用5%葡萄糖溶液稀释10倍静脉滴注6小时以上,需密切观察其副作用。

4. γ干扰素(IFN-γ)　能提高无效和复发患者对锑剂的疗效。

5. 酮康唑与伊曲康唑　对约70%硕大利什曼原虫及墨西哥利什曼原虫感染有效,对热带利什曼原虫、埃塞俄比亚利什曼原虫及巴西利什曼原虫疗效差。剂量为每日400~600mg,持续4~8周。

6. 其他　对结节性皮肤病变也可局部注射10%硫酸黄连素或5%盐酸阿的平溶液。对已形成溃疡或合并炎症的病变可局部应用15%巴龙霉素软膏和12%甲基苯丙酸。

对于弥漫性皮肤利什曼病采用五价锑制剂与IFN-γ联合治疗,曾有成功报道,采用五价锑制剂在病损处局部注射或同时联合系统用药均曾有成功报道,但多有复发。

本病治愈后1年以上无复发者,方能认为彻底治愈。

### (八) 预后

本病不会自愈,在治疗后容易复发,未经治疗,常引起破坏性和毁容性后果。

### (九) 预防

彻底治疗患者,消灭传染源,消灭中间宿主——白蛉,疫区应该消灭储存宿主——犬。每年5月中下旬,用γ-六氯环己烷等对农村的住房、畜舍、厕所的墙面进行滞留性喷洒。

## 三、黏膜皮肤利什曼病

黏膜皮肤利什曼病(mucocutaneous leishmaniasis,MCL)主要见于南美洲巴西、阿根廷、玻利维亚、哥伦比亚等国。

### (一) 病原学

引起黏膜皮肤利什曼病的主要是巴西利什曼原虫。3%~10%的巴西利什曼原虫感染可引起黏膜利什曼病。

### (二) 流行病学

传染源为患者及森林啮齿类、灵长类和食虫类动物,传播媒介为惠尔康罗蛉(*Lu. wellcomei*)、怀氏罗蛉(*Lu. whirmani*)等。患病后可抵抗同种原虫感染。

### (三) 发病机制和病理

巴西利什曼原虫可寄生于皮肤内,部分利什曼原虫毒力较强,可经淋巴和血液侵入鼻咽部黏膜内发育繁殖,引起黏膜病变,并出现坏死和肉芽肿性反应,伴有纤维蛋白样变。严重者鼻中隔、喉和气管软骨也有破坏,甚至引起死亡。

### (四) 临床表现

潜伏期最短为15日。皮肤病变与其他类型皮肤利什曼病者相似,但部分病例出现黏膜病变,50%的患者是在2年内发生的,但也有在30年后发生的病例。黏膜出现病变时,皮肤病变可以稳定或仍有明显病变,部分患者黏膜病变与皮肤病变同时出现。鼻部病变最常见,鼻中隔发生黏膜肉芽肿,并阻塞鼻孔,随后发生鼻穿孔,并伴有鼻塌陷和鼻的增宽。咽、腭、喉及上唇的黏膜也常被累及,黏膜发生炎症浸润,并形成溃疡,溃疡上有一层肉芽组织。进一步则软骨和软组织被破坏,产生严重的器官残缺。这种病变也称为鼻咽黏膜利什曼病(espundia),鼻和唇部的肿胀可形成"貘状鼻(tapir nose)"。与皮肤利什曼病不同的是这种病变不会自愈,伤残十分严重,患者常因并发吸入性肺炎而死亡。

### (五) 诊断

本病患者常有原发病灶以及病灶周围产生的瘢痕,黏膜病变中虫体不易被找到,因而本病的诊断应依据血清免疫学检查的阳性结果。

### (六) 治疗

五价锑制剂是治疗本病通常采用的药物,剂量为每日20mg/kg,如果治疗反应很差或不良反应过大,则可每次注射10~15mg/kg,每12小时一次。至少需4周注射方可达到临床和寄生虫学痊愈,有效率60%,复发率30%。治疗过程中血清抗体水平下降可反映临床病情的好转,目前尚无公认的治愈标准。

两性霉素 B 2~4mg/kg,每周 1~2 次,直到病灶清除。

化学治疗痊愈 1~2 年后,可进行整形外科治疗。治疗咽部和上呼吸道感染时,在病原治疗之前或同时应用激素,以防局部水肿。

(李智伟)

## 第十三节 血吸虫病

血吸虫病(schistosomiasis)是由裂体吸虫属血吸虫(*Schistosoma*)引起的一种急性和慢性寄生虫病。

根据寄生部位的不同,血吸虫病主要分为门静脉系统吸虫病及尿路血吸虫病。寄生于人体的血吸虫主要有五种(表 29-13-1),分别为日本血吸虫(*S. japonicum*)、曼氏血吸虫(*S. mansoni*)和埃及血吸虫(*S. haematobium*)、间插血吸虫(*S. intercalatum*)、湄公血吸虫(*S. mekongi*)。另外,一些地区也有马来血吸虫(*S. malayensis*)寄生在人体的病例报道。据世界卫生组织报道,血吸虫病分布于亚洲、非洲及拉丁美洲等至少 78 个国家和地区;2012 年得到血吸虫治疗的报告人数达 4 210 万,而需要得到血吸虫预防性治疗的人数至少有 2.49 亿人;血吸虫病流行之广仅次于疟疾,已成为第二大危害社会公共卫生的寄生虫病。我国主要流行的是日本血吸虫病。

表 29-13-1 血吸虫病寄生虫种类和主要地理分布

| 分类 | 种属 | 主要地理分布 |
|---|---|---|
| 门静脉系统血吸虫病 | 曼氏血吸虫 | 非洲、中东、加勒比,以及巴西、委内瑞拉和苏里南等地 |
| | 日本血吸虫 | 中国、印度尼西亚和菲律宾等地 |
| | 湄公血吸虫 | 柬埔寨和老挝的一些区县等地 |
| | 间插血吸虫 | 中部非洲的雨林地带等地 |
| | 马来血吸虫 | 马来西亚半岛等地 |
| 尿路血吸虫病 | 埃及血吸虫 | 非洲和中东等地 |

## 一、日本血吸虫病

日本血吸虫病(schistosomiasis japonicum)是因皮肤接触含尾蚴的疫水导致日本血吸虫寄生于门静脉系统所引起的疾病。该病主要病变是虫卵沉积于肠道或肝脏等组织而引起的虫卵肉芽肿。急性期主要临床表现有发热、肝大并压痛、腹痛、腹泻、嗜酸性粒细胞显著增多;慢性期以肝脾大和慢性腹泻为主要临床表现;晚期血吸虫病的表现有巨脾、腹水等,与肝脏门静脉周围纤维化有关。血吸虫病在我国流行历史悠久。湖南长沙马王堆西汉女尸、湖北江陵西汉男尸体内发现血吸虫卵,表明 2100 年前我国长江流域已有日本血吸虫病流行。中华人民共和国成立初期的调查证明,血吸虫病在我国长江流域及其以南的江苏、浙江、安徽、江西、湖南、湖北、广东、广西、福建、四川、云南和上海等 12 个省、自治区、直辖市共 373 个县(市)流行;钉螺滋生面积达 148 亿m²;12 省区累计查出血吸虫病患者 1 200 多万人,其中有症状者约 40%,晚期患者约 5%,受威胁的人口在 1 亿以上,查出病牛 120 多万头。经过 50 多年的有效防治,我国血吸虫病的流行状况发生了显著的变化。据中国疾病预防控制中心统计,2008 年我国人群血吸虫校正感染率仅为 0.67%,但仍有江苏、安徽、江西、湖北、湖南和云南 6 省尚未达到传播控制标准,血吸虫病患者人数达 412 927 人,部分地区流行较严重,疫情回升。血吸虫病流行态势仍值得重视。

### (一)病原学

日本血吸虫属扁形动物门(Platyhelminthes)的吸虫纲(Trematoda)复殖目(Digenea)裂体科(Schistosomatidae)裂体属(*Schistosoma*)。

1. 形态学特征

(1) 成虫:虫体呈圆柱形,口、腹吸盘位于虫体前端。雌雄异体。雄虫长 10~20mm,宽 0.5~0.55mm,乳白色,背腹扁平,自腹吸盘以下虫体两侧向腹面卷曲,故体外观呈圆柱形,卷曲形成的沟槽称抱雌沟(gynecophoric canal)。雌虫圆柱形,前细后粗。虫体长 12~28mm,宽 0.1~0.3mm。腹吸盘不及雄虫的明显,因肠管内含较多的红细胞消化后残留的物质,故虫体呈灰褐色。雌虫常居留于抱雌沟内,与雄虫呈合抱状态。两性成虫体表具有细皮棘,表皮层经常脱落,由细胞体形成的膜结构不断输送至皮层予以更新,被认为是逃避宿主免疫攻击机制之一。

（2）虫卵：成熟虫卵大小平均为 $89\mu m \times 67\mu m$，淡黄色，椭圆形，卵壳厚薄均匀，无小盖，卵壳一侧有一小棘，表面常附有许多宿主组织残留物。卵壳内侧有一薄层的胚膜，内含一成熟的毛蚴，毛蚴和卵壳间常可见到大小不等的圆形或椭圆形的油滴状毛蚴分泌物。

（3）毛蚴：从卵内孵出的毛蚴游动时呈长椭圆形，静止或固定后呈梨形，平均大小为 $99\mu m \times 35\mu m$。周身被有纤毛。前端有一锥形的顶突（亦称钻孔腺），体内前部中央有一顶腺，顶腺两侧各有一个侧腺。

（4）尾蚴：血吸虫的尾蚴属叉尾型，长 $280\sim360\mu m$，分体部和尾部，尾部又分尾干和尾叉。

（5）童虫：尾蚴钻入宿主皮肤时脱去尾部，进入血流，在体内移行直至到达寄生部位，在发育为成虫之前均被称为童虫（schistosomulum）。

2. 生活史　日本血吸虫成虫在人体内移行至肠黏膜下层静脉末梢中交配产卵。一条成熟雌虫每日可产卵 $1\,000\sim3\,000$ 个（为曼氏和埃及血吸虫的 10 倍）。虫卵产出后沉着于组织内，发育至成熟约需 11 日，成熟至死亡历时 $10\sim11$ 日。随粪便排出的虫卵入水后，在适宜的温度下（$25\sim30$℃）孵出毛蚴；毛蚴侵入中间宿主钉螺，并在钉螺体内经母胞蚴和子胞蚴两代发育，7 周后不断有尾蚴逸出，平均每日逸蚴 70 条。尾蚴在水面浮游，人畜接触疫水时，尾蚴从皮肤（或者黏膜）侵入宿主皮肤后，脱去尾部形成童虫；童虫随血流经肺静脉入左心室至主动脉，再随体循环经肠系膜动脉最终进入门静脉分支中寄生，发育至 $15\sim16$ 日，雌雄童虫开始合抱、移行至肠系膜下静脉发育成熟，交配产卵。

血吸虫在自然界有广泛的动物储存宿主，如牛、羊、马等，以及各种野生动物，如鼠等；这些动物均可成为它的终宿主。血吸虫成虫寿命在 $5\sim10$ 年。

**（二）流行病学**

日本血吸虫病首先在日本山梨县发现。中国台湾的日本血吸虫虫株与大陆不同，只能在动物体内发育成熟，在人体内则不能。除了我国之外，菲律宾、印尼、马来西亚、泰国也有本病流行。根据地理环境、钉螺分布和流行病学特点，我国血吸虫病流行区可以分为以下三种类型：

水网型：主要分布于长江三角洲平原，包括上海市郊区各县和浙江附近地区。钉螺沿河沟呈网状分布，居民大多因生产或生活接触疫水而感染。

湖沼型：流行最为严重，分布于长江中下游两岸及其邻近湖泊地区，包括湖北、湖南、江西、安徽、江苏等省。钉螺呈大片状分布。有螺洲滩往往冬陆夏水，种植芦苇，有利于钉螺滋生，有螺面积大。居民常因防洪抢险、打湖草、捕鱼、捉蟹、游泳等感染，易引起急性血吸虫病。此外，耕牛在湖沼地区放牧容易被感染而成为本病重要传染源。

山丘型：钉螺沿山区水系自上而下呈线状分布。地广人稀，患者较少而分散。大山区是指以川、滇两省为主体的高原山丘。高原地区可分为高原平坝和高原峡谷两种类型。高原平坝地区主要传染源为居民，而高原峡谷区家畜，特别是耕牛为主要传染源。

1. 传染源　本病传染源为患者和储存宿主，视不同流行区而异。在水网地区主要传染源为患者。在湖泊地区，除患者外，耕牛与猪亦为重要传染源。在山丘地区，野生动物如鼠类也可作为传染源。

2. 传播途径　粪便入水、钉螺的存在和接触疫水是本病传播的三个重要环节。

（1）粪便入水：船户粪便直接下河以及居民在河边洗刷马桶是水源被污染的主要原因。随地大便，河边粪坑及用未处理的新鲜粪便施肥，被雨水冲入河流，造成水源污染。病畜（牛、羊、犬）及鼠等含有虫卵，随粪便排出，污染水源。

（2）钉螺的存在：钉螺为日本主血吸虫的唯一中间宿主，是本病传染过程的主要环节。分布于我国的钉螺为湖北钉螺，其壳口有角质厣片，水陆两栖，多滋生于水分充足、有机物丰富、杂草丛生、潮湿隐蔽的灌溉沟和湖边沙滩，通常生活在水线上下，冬季随气温下降深入地面下数厘米蛰伏越冬。钉螺活动范围有限、速度缓慢，但可附着于水面漂浮物上，通过牛蹄或草鞋夹带等扩散至远处，使滋生面积范围扩大。钉螺感染的阳性率以秋季为最高。

（3）接触疫水：居民因生产（扑鱼、摸蟹、割湖草、种田等）和生活（洗澡、洗手、洗脚、洗衣、洗菜、淘米、游泳等）接触疫水而感染。尾蚴侵入的数量与皮肤暴露面积，接触疫水的时间长短和次数成正比。有时因饮用疫水或漱口时被尾蚴侵入口腔黏膜受染。清晨河岸草上的露水中也可有尾蚴，故赤足行走也可感染。

3. 易感人群　人与脊椎动物对血吸虫普遍易感。患者以农民、渔民为多。男多于女。5 岁以下儿童感染率低，感染随着年龄增长而增高。以 $15\sim30$ 岁青壮年感染率最高。夏秋季节感染最多。感染后可有部分免疫力,重复感染经常发生。儿童及非流行地区人群一旦遭大量尾蚴感染,易发生急性血吸虫病。有时为集体感染而先后发病,呈暴发流行。

**(三) 发病机制与病理**

1. 发病机制 血吸虫各发育阶段如尾蚴、童虫、成虫和虫卵抗原均可刺激宿主发生一系列免疫应答并诱发相应的病理变化。

(1) 尾蚴性皮炎:尾蚴钻进皮肤后数小时至2~3日内,侵入部位真皮内,毛细血管扩张充血、水肿及中性粒细胞与嗜酸性粒细胞浸润,局部皮肤出现红色小丘疹,称为尾蚴性皮炎,可能系通过IgE—肥大细胞—组胺释放机制所致。

(2) 童虫所致病变:在移行过程中,童虫可穿透毛细血管壁,造成肺部及其他组织的一过性浸润,从而引起咳嗽、痰中带血、全身不适等。此种血管炎症性病变与童虫毒素、代谢产物或死后所分解的蛋白引起的过敏反应相关。

(3) 成虫所致病变:成虫可引起寄居部位的血管损害,如静脉炎和静脉周围炎,但病变多轻微。

(4) 虫卵肉芽肿:虫卵引起的肉芽肿是本病的基本病理变化。沉积于组织内的虫卵中的可溶性虫卵抗原(soluble egg antigen,SEA)通过卵壳上的超微孔渗透到周围组织内,致敏T细胞并促使各种淋巴因子的分泌,如CD4$^+$T细胞亚群Th1释放IL-2与INF-$\gamma$,Th2细胞释放出IL-4、IL-5和IL-10等;巨噬细胞释放TNF以及其他细胞因子如纤维生成因子、粒细胞-巨噬细胞集落刺激因子(GM-CSF)等,吸引巨噬细胞、单核细胞及嗜酸性粒细胞等聚集于虫卵周围,形成虫卵肉芽肿。急性肉芽肿易液化而出现脓肿样损害,故又称嗜酸性脓肿。在肉芽肿周围,常可见嗜酸性辐射状棒状物(Hoeplli现象),此系抗原、抗体形成的免疫复合物。随着病程演化,新生肉芽组织逐渐向肉芽肿内部生长,出现了向肉芽肿中央作垂直排列的类上皮细胞、异物巨细胞、淋巴细胞,类似于结节,因此又将此时的肉芽肿称为假结核结节。最后,类上皮细胞转化为成纤维细胞,合成胶原纤维,以致结节纤维化。曼氏和埃及血吸虫肉芽肿的形成已公认可能主要有细胞介导的免疫反应(迟发型变态反应)的结果。日本血吸虫虫卵在某些方面虽与曼氏血吸虫相似,但有许多独特之处。急性日本血吸虫病患者是体液和细胞免疫反应的混合表现;而慢性与晚期患者的免疫病理则属于迟发型变态反应。虫卵肉芽肿反应对宿主既有利又有弊:通过肉芽肿形成,将虫卵破坏和清除,虫卵内毛蚴逐

渐萎缩、变形,继而崩解或完全消失,虫卵钙化。此外,肉芽肿的形成,可能将渗出的抗原物质局限于虫卵周围,从而减少免疫复合物引起的全身性损害。但宿主对虫卵抗原过度的免疫反应,导致肉芽肿形成、组织纤维化,损伤和破坏重要脏器的功能,最后危及生命。人体感染血吸虫后可获得部分免疫,乃是一种伴随免疫,即患者门脉血管内仍有成虫寄生和产卵,但对感染有一定免疫力,此种免疫力对体内的成虫则无损伤。已证明血吸虫皮层表面有宿主抗原覆盖,能逃避免疫攻击,因而能长期寄生于宿主体内。动物实验证明,对血吸虫尾蚴再感染的抵抗力取决于体液免疫所产生的抗体及其主要效应细胞嗜酸性粒细胞。两者协同作用可杀死入侵皮肤的童虫,故为抗体依赖性嗜酸性粒细胞介导的细胞毒作用。

2. 病理变化 由于日本血吸虫寄居于门静脉系统内,故受累的脏器以结肠和肝脏为主。偶尔成虫可异位寄生或者虫卵进入全身其他器官组织而产生异位损害。

(1) 肠病变:多限于肠系膜下静脉和痔上静脉分布范围的结肠,尤其以乙状结肠和直肠。小肠病变少见。虫卵沉积于肠壁的黏膜和黏膜下层(以黏膜下层为主)。由于反复感染和成虫不断产卵,肠壁反复发生急性炎症改变和纤维化,导致肠壁增厚变硬,黏膜粗糙不平,部分黏膜萎缩,部分黏膜增殖并形成息肉。在慢性病变中间杂以黄褐色颗粒、溃疡等急性病理改变。在慢性溃疡、纤维增厚、息肉形成基础上,有发生癌变的可能。阑尾组织亦常可由于上述病变诱发急性细菌性阑尾炎。

(2) 肝脏病变:虫卵顺血流抵达肝内门静脉分支,沉积于该处并形成急性虫卵结节。肝血窦扩张充血,窦周隙扩大并充满浆液和少量嗜酸性粒细胞,部分肝细胞变性。汇管区可见以嗜酸性粒细胞为主的细胞浸润。早期肝脏可增大,表面可见粟粒状黄色颗粒(虫卵结节)。晚期肝内门静脉分支管腔阻塞及血管周围与门脉区纤维组织增生,引起纤维阻塞性病变,导致特征性血吸虫病性干线型肝纤维化。由于门静脉阻塞发生在肝窦前而引起肝窦前性门静脉高压症。门静脉阻塞和门静脉高压引起相应的血流动力学改变:脾脏阻塞性充血而增大,长期淤血可导致纤维组织增生,并发脾功能亢进;门静脉阻塞使门静脉侧支循环开放可致食管下端及胃底静脉曲张,破裂后引起上消化道出血。肝脏体积缩小、表面凹凸不平,尤以左叶明显,肝表面可有较大结节(直

径可达 2~5mm），此与门静脉性肝硬化表面小颗粒结节迥然不同。沿门静脉分支增生的纤维组织呈树枝样分布，可影响肝内血液循环而导致肝营养不良和萎缩，坏死与再生现象不显著，肝小叶结节完整，很少并发原发性肝癌。

（3）脾脏：感染早期，脾窦充血，网状内皮细胞增生，以致脾脏增大，急性血吸虫病尤为显著。晚期，脾脏主要因阻塞性充血而增大，脾大显著、质坚，并可引起脾功能亢进。

（4）异位损害：主要是由于重度感染时大量虫卵泛滥，逸出门静脉系统以外，沉积于其他组织、脏器而引起，以肺和脑较多。①肺：最为常见。多见于初次感染的急性血吸虫病患者。肺部病变为间质内粟粒状虫卵肉芽肿伴周围肺泡渗液。曾有患者尸检和动物肺动脉中发现雌雄成虫合抱寄生报道。②脑：多见于顶叶和颞叶。主要病变为虫卵肉芽肿，分布在大脑灰白质交界处，周围组织可伴有胶质增生和轻度脑水肿。③其他：脊髓、淋巴结、心包、肾脏、生殖系统等偶可有虫卵沉着，炎症反应多不明显。

**（四）临床表现**

视病期、感染度、虫卵沉积部位以及人体免疫应答不同，临床上可分为急性、慢性和晚期三种类型以及异位损害。

1. 急性血吸虫病　多发生于夏秋季，以 7~9 月份为常见，男性青壮年和儿童居多。患者常因捕鱼、捉蟹、游泳、打湖草、防汛等大面积接触疫水而感染。往往一群人同时暴露而先后发病。多见于初次感染者，但慢性患者大量感染后亦可出现急性感染。平均潜伏期为 40 日（2 周至 3 个月），其间可出现疫水接触的皮肤发痒、红色小丘疹、咳嗽、胸痛等尾蚴性皮炎和童虫移行损伤。常因症状轻微而被忽视。起病多急，有发热等全身症状。

（1）发热：急性期患者都有发热。热度高低、热型、热程以及全身反应视感染轻重而异。体温多在 38℃~40℃。热型以间歇热多见，其次为弛张热，午后升高，伴畏寒，午夜汗出退热。无明显毒血症状。但重度患者，高热持续不退，可有精神萎靡、意识淡漠、重听、腹胀等，可有相对缓脉，易误诊为伤寒。发热期限短者 2 周，重症患者可长达数月，伴贫血、消瘦，多数患者热程在 1 个月左右。

（2）过敏反应：以荨麻疹多见，其他尚有血管神经性水肿、全身淋巴结肿大等。血中嗜酸性粒细胞显著增多。

（3）腹部症状：半数以上患者病程中有腹痛、腹泻，每日 2~5 次，粪便稀薄，可带血和黏液，部分患者可有便秘。重型患者由于虫卵在结肠浆膜层和肠系膜下大量沉积，可引起腹膜刺激征，腹部饱满，有柔韧感和压痛，似结核性腹膜炎。

（4）肝脾大：90% 以上的患者有肝脾大，伴不同程度压痛，尤以左叶明显。黄疸少见。约半数患者有轻度脾大。

（5）肺部表现：大多轻微，仅有轻度咳嗽，痰少。体征不明显，可有少许湿啰音。胸部 X 线检查可见肺纹理增加，散在性点状、粟粒样浸润阴影、边缘模糊，以中下肺部为多。胸膜变化亦常见。一般于 3~6 个月逐渐吸收消散，未见钙化现象。

（6）肾脏损害：少数患者有蛋白尿，管型和细胞不多见。动物实验提示血吸虫性肾炎与免疫复合物相关。急性血吸虫病病程一般不超过 6 个月，经杀虫治疗后，患者常迅速痊愈。如不治疗，则可发展为慢性甚至晚期血吸虫病。

2. 慢性血吸虫病　流行地区居民自幼与河水接触，小量反复感染后绝大多数表现为慢性血吸虫病。急性期患者不经治疗或者治疗不彻底亦可演变为慢性甚至发展为晚期血吸虫病。

（1）无症状者：患者无任何症状或体征，常于粪便普查或因其他疾病就医时发现。

（2）有症状者：以腹泻、腹痛为多见，每日 1~2 次，便稀、偶带血，重者有脓血便，伴里急后重。常有肝脾大，早期以肝大为主，尤以肝左叶为主。随着病情进展，脾渐增大，一般在肋下 2~3cm，无脾功能亢进和门脉高压征象。但随着病情进展，可有乏力、消瘦、劳动力减退，进而发展为肝纤维化。胃十二指肠血吸虫病很少见，多在手术或者胃镜检查活检发现虫卵而确诊。

3. 晚期血吸虫病　由于患者长期反复感染未经有效病原治疗发展而致。临床表现主要与肝脏和肠壁纤维化有关。营养不良和其他夹杂症，如乙型肝炎，常使病情复杂化。根据其主要临床表现，晚期血吸虫病可以分为巨脾型、腹水型、结肠增殖型和侏儒型血吸虫病。

（1）巨脾型：患者常主诉左上腹逐渐增大的肿块物、伴重坠感，一般情况和食欲尚可，尚保存部分劳动力。肝功能可处于代偿期。脾大甚至过脐平线，或其横径长过脐平线，质地坚硬，表面光滑，内缘常可扪及明显切迹。脾大程度与门脉高压程度并不一致，胃底、食管下静脉曲张的发生率及严重程度与脾大程度亦不一定成正比关系。

（2）腹水型：患者诉腹胀、腹部膨隆。腹水由门脉高压、肝功能失代偿和水钠代谢紊乱等诸多因素引起。腹水随着病情发展逐渐形成，亦可因并发感染、严重腹泻、上消化道出血、劳累及手术等而诱发。轻型（Ⅰ度）腹水可反复消长或者逐年加剧长达多年，其腹围<80cm，有自发性利尿反应，对利尿剂反应良好，无低蛋白血症或低钠血症。中等型（Ⅱ度）腹水较明显（腹围80～90cm），能耐受水但不耐受钠。对间歇性利尿药反应尚好，部分患者有低蛋白症，少数患者有低钠血症。重型（Ⅲ度）腹水患者腹围常>90cm，腹水存在时间常在3个月以上，无自发性利尿，对利尿药常无反应，多数有低蛋白血症，半数以上患者有低钠血症，可能有功能性肾衰竭表现，对水与钠均不能耐受。

有证据表明，巨脾型和腹水型的患者合并感染乙型肝炎或丙型肝炎病毒会加重疾病的进展。

（3）结肠增殖型：除有慢性和晚期血吸虫病的其他表现外，肠道症状较为突出。大量虫卵沉积肠壁，因虫卵肉芽肿纤维化、腺体增生、息肉形成及反复溃疡、继发感染等，致肠壁有新生块样形成、肠腔狭窄与梗阻。患者有经常性腹痛、腹泻、便秘或者腹泻与便秘交替，大便变细或者不成形。可有不全性肠梗阻。左下腹可扪及痞块或痉挛性条索状物。结肠镜检见黏膜增厚、粗糙、息肉形成或肠腔狭窄。本型有并发结肠癌可能。

（4）侏儒型：儿童期反复感染血吸虫后，内分泌腺可出现不同程度萎缩和功能减退，以性腺和垂体功能不全最为明显。性腺功能减退主要继发于腺垂体功能受抑制，故表现为垂体性侏儒。除有晚期血吸虫病的其他表现外，患者身材比例性缩小，性器官不发育，第二性征缺如，但智力无减退。X线检查示骨骼成长成熟显著迟缓。女性盆骨呈漏斗状等。经有效病原治疗后，大部分患者垂体功能可恢复。此型已经很少见。上述各型可交互存在。

4. 异位损害

（1）肺型血吸虫病：多见于急性患者。在肺组织虫卵沉积部位，有间质性病变、灶性血管炎和血管周围炎。呼吸道症状多轻微，常为全身症状所掩盖。

（2）脑型血吸虫病：是流行地区局限性癫痫的主要病因。病变多位于大脑顶叶和枕叶。临床上可以分为急性和慢性两型。急性型多见于急性血吸虫病，表现为脑膜炎，脑脊液检查正常或蛋白质与白细胞轻度增多。慢性型多见于慢性早期患者，主要症状为局限性癫痫发作，可伴有头痛、偏瘫等，无发热。

颅脑CT或者MRI显示单侧多发高密度结节阴影或者异常信号、数厘米大小，其周围有脑水肿。内脏病变一般不明显。粪检可找到虫卵。若能及时诊治预后多良好。患者大多完全恢复，无须手术。

（五）并发症

1. 肝纤维化并发症　以消化道出血最为常见。晚期患者并发食管下段或者胃底静脉曲张者占2/3以上，曲张静脉破裂引起上消化道出血者占16%～31%，可反复多次发生。临床上大量呕血和黑便，可引起出血性休克，晚期病死率约15%，出血后可以出现腹水或者诱发肝性脑病，但后者较门脉性肝硬化或坏死性肝硬化少见。此外容易并发原发性腹膜炎以及革兰氏阴性败血症。

2. 肠道并发症　血吸虫病并发阑尾炎颇为多见。流行地区患者切除的阑尾标本中找到虫卵者可达30%。血吸虫病并发急性阑尾炎时易出现阑尾穿孔、局限性脓肿或腹膜炎。血吸虫病结肠肉芽肿可并发结肠癌，多为腺癌，恶性程度较低，转移较晚，早期手术预后较好。

3. 感染

（1）乙型肝炎：血吸虫患者，尤其是晚期病例，合并病毒性肝炎较为常见。国内报道晚期病例乙肝病毒感染率可达31%～60%，明显高于慢性血吸虫病患者和自然人群。此类患者肝功能损害较为严重，临床症状改善较慢，肝功能可长期不正常，病理变化常呈混合性肝硬化。

（2）伤寒、副伤寒：伤寒合并血吸虫病时，临床表现特殊，患者长期发热，中毒症状一般不明显，血嗜酸性粒细胞一般不低，单用抗生素治疗效果不佳，需同时治疗血吸虫病才能控制病情。

（六）辅助检查

1. 血常规检查　急性期患者白细胞总数为(10～30)×10⁹/L，嗜酸性粒细胞一般占20%～40%，高者可达90%。重症患者可出现嗜酸性粒细胞减少，甚至消失，而中性粒细胞增多，常提示病情凶险。慢性患者嗜酸性粒细胞常在20%之内。晚期患者因有脾功能亢进，白细胞及血小板减少，并有不同程度的贫血，嗜酸性粒细胞增多不明显。

2. 肝功能试验　急性患者血清ALT可轻度升高，γ球蛋白可轻度增高；慢性患者肝功能大多正常；晚期患者血清白蛋白降低，并有白/球蛋白比值倒置现象。近年来开展血/尿羟脯氨酸、脯氨酸、透明质酸、胶原（Ⅰ、Ⅲ、Ⅳ、Ⅵ、7S型等）测定以及肝脏弹性测量技术的发展，有利于了解肝纤维化的动态变化。

3. 肝脏影像学检查

（1）超声影像学检查：可判断肝纤维化程度。应用超声扫描仪确定肝、脾及腹部血管的病变。观察肝实质病理分级：Ⅰ级，灶性致密回波区散在分布、无明确界限；Ⅱ级，较强的光带形成鱼鳞状，致密回波区直径>20mm；Ⅲ级，致密回波带形成相连的网络。同时可以评估肝脏表面（光滑或者不规则）、左右肝叶大小、门脉周围回波、门静脉直径及脾脏大小等，并确定有无腹水、侧支循环（成人）及小网膜（儿童）宽度等。

（2）CT扫描：晚期患者可显示肝包膜增厚钙化，与肝内钙化中隔相垂直。重度肝纤维化可显示龟样背景图像。

4. 血清免疫学检查

（1）抗体检测：常用检测方法有环卵沉淀试验（COPT）、间接血凝试验（IHA）、酶联免疫吸附试验（ELISA）等。

1）COPT：此法敏感性可达85%~97%，假阳率一般在0.5%~8.3%。仍为疫区广泛使用的血清学方法。

2）IHA：本法敏感性达90%以上，但与肺吸虫交叉反应率较高。

3）ELISA：本试验敏感性为90%~100%。假阳性率为0~2.3%。近年来建立了适用于现场的简便、快速的ELISA方法。其主要特点为：用聚氯乙烯（PCV）凹孔薄膜代替PS板作为载体；抗原预固定于载体上；增大反应体系的浓度、缩短孵育时间；以抗人IgG单抗代替羊抗人IgG制备酶结合物；以无毒底物四甲基联苯胺（TMB）代替邻苯二胺（OPD），该法只需20分钟左右即可完成全过程。与经典ELISA相比无显著差异，且稳定性较好。

4）其他：有尾蚴膜试验、间接荧光抗体试验、免疫酶染色试验（IEST）、酶联免疫印渍试验（ELIB）、胶乳凝集试验（LA）、放射免疫测定（RIA）、生物芯片、实时荧光定量PCR法等。尽管近年来血清免疫学诊断方法的研究进展显著，但由于血清中抗体在治愈后持续时间长，不能区分既往感染和现症患者，对药物疗效考核价值不大。

（2）抗原检测：检测抗原的优点为循环抗原（CAg）的存在可直接提示有活动性感染。血清或尿中CAg水平一般与粪虫卵计数有较好的相关性。治疗后CAg很快消失。故有可能用于评估药物疗效。近年来开展的单克隆抗体（单抗）技术，使检测CAg

敏感性提高了10倍。检测抗原的种类有来源于成虫的肠相关抗原和表膜抗原，以及来源于虫卵的热休克抗原等。检测方法以反向间接血凝和ELISA为主。用单抗斑点酶联法（dot ELISE）检测急慢性血吸虫患者血清CAg，敏感性分别为90%和85%左右，特异性为98%，正常人均为阴性。单克隆抗体技术的应用，已为血吸虫循环抗原的检测提供了特异性很强的工具。然而，免疫复合物的形成，血吸虫循环抗原表位血清学的复杂性和宿主体内自动抗独特型抗体的存在等因素，必须在发展试用CAg检测技术和解释检测结果时予以考虑。

5. 粪便检查　常用粪检方法为尼龙绢集卵孵化法。集卵后取沉渣孵化可节省人力、时间、器材和用水量，并提高检出阳性率。同时可取沉渣3~4滴置低倍镜下检查虫卵。虫卵计数可采用加藤（Kato-Katz）集卵透明法。以每克粪便虫卵数（EPG）<100为轻度感染，100~400为中度感染，>400为重度感染。实验表明EPG>4时，阳性检出率为96%~100%。在流行病学调查时，本法可测知人群感染率、感染度，又可考核防治效果。

6. 直肠黏膜活组织检查　一般用于粪检多次阴性，而临床上仍高度怀疑血吸虫病时进行。通过直肠或乙状结肠镜，自病变处或可疑病变处取米粒大小黏膜，置两块玻片之间，光镜下检查，发现虫卵的概率很高，但所见虫卵大多为远期变性的黑色死卵和龟裂虫卵，或空壳卵，含成熟毛蚴者极少。近期与远期变性虫卵不易鉴别，故不能作为评估疗效或再次治疗的依据。有出血倾向或严重痔疮、肛裂，以及极度衰弱者不宜作本检查。

7. 其他检查　视需要进行。重型急性患者可有心肌损害，心电图检查可显示T波降低、平坦或倒置，QRS电压降低等变化。急性患者胸部X线检查可见肺纹理增多，粟粒状或絮状阴影，胸膜炎症等表现。慢性和晚期患者可见食管下段或胃底部静脉曲张，以及结肠黏膜充盈缺损、息肉、狭窄等器质性改变。晚期患者可有内分泌功能改变，涉及脑垂体、肾上腺、甲状腺和性腺等，可进行相关检查。

**（七）诊断与鉴别诊断**

1. 诊断依据

（1）流行病学史：疫水接触史是本病诊断的必要条件。患者的籍贯、职业、曾去过疫区并有疫水接触史，对确立诊断有重要参考价值。

（2）临床特点

1）急性血吸虫病：夏秋季节，在流行地区有游泳、捕鱼、捉蟹、防汛等大面积长时间疫水接触史,并有下列表现应考虑本病可能。①尾蚴性皮炎、发热、肝大伴压痛、腹痛腹泻;②血常规检查提示白细胞总数和嗜酸性粒细胞显著增多。

2)慢性与晚期血吸虫病:慢性血吸虫病患者可无明显症状,或有长期不明原因的腹痛、腹泻、便血、肝脾大,尤其以左叶肝大为主者;流行区青壮年近期出现局限性癫痫发作者均应考虑本病。流行区阑尾炎患者,行手术阑尾切除时,应常规做活组织压片检查,注意有无血吸虫卵。流行区有巨脾、腹水、上消化道出血、腹内痞块或者侏儒症患者,均应考虑晚期血吸虫病可能。

2. 实验室诊断

(1)病原学诊断:粪便检查发现虫卵或孵出毛蚴,提示体内有活动成虫寄生。但慢性与晚期患者,可因肠壁纤维化虫卵不易掉入肠腔,粪检常为阴性。必要时可行直肠黏膜活检。如直肠黏膜活检虫卵阳性,患者曾有疫水接触史,且从未接受过治疗,则可予以杀虫治疗。

(2)免疫学诊断:随着我国血吸虫防治工作的深入,许多地区已经消灭或者基本消灭血吸虫病,人群血吸虫病感染率与感染度明显下降,单纯采用病原学诊断方法已不能适应查治的需要。采用血清学诊断为主的综合查病方法具有重要价值。详见前文"辅助检查"。

3. 鉴别诊断

(1)急性血吸虫:有时需与伤寒、副伤寒、阿米巴肝脓肿、血行播散性肺结核、结核性腹膜炎、败血症等鉴别。

(2)慢性与晚期血吸虫病:肝脾大型应与慢性病毒型肝炎鉴别,有时两者可同时存在。以腹泻、便血为主要表现者易与慢性细菌性痢疾、阿米巴痢疾、结肠癌等混淆,直肠镜检查对后者有重要意义。流行区癫痫患者,应考虑脑型血吸虫病的可能。晚期应与其他原因引起的肝硬化鉴别。

**(八)预后**

急性和慢性早期患者接受病原治疗后,绝大多数症状消失,体重、体力明显增进和恢复,并可长期保持健康状态。侏儒症患者治疗后常能恢复生长发育,获得生育能力。晚期患者有高度顽固性腹水、并发上消化道出血、黄疸、肝性脑病以及并发结肠癌者,预后较差。

**(九)治疗**

1. 病原学治疗 多种抗血吸虫药物,如酒石酸锑钾、没食子酸锑钠等,曾先后应用于血吸虫的治疗,在我国血吸虫防治中起过一定作用,但均有较严重副作用。自1977年国内引进吡喹酮后,上述药物均已被替代。

吡喹酮(praziquantel,pyquiton)为异喹啉吡嗪化合物,为无色无臭结晶粉末,性质稳定,易溶于氯仿和二甲亚砜,微溶于乙醇,不溶于水。吡喹酮口服后,80%从肠道吸收,药物浓度于2小时后达到高峰,血中生物半衰期为1~1.5小时。主要在肝脏内代谢转化,其代谢产物无杀虫作用,大多在24小时内经肾脏排出,在体内无蓄积作用。肝脏对吡喹酮有很强的首关消除效应,门脉系统中的药物浓度较外周血高10倍以上。吡喹酮为一广谱抗蠕虫药,对各种血吸虫均有良好的杀虫作用,对日本血吸虫的作用尤强。血吸虫与药物接触后,立即发生痉挛性麻痹而迅速肝转移,部分虫体在门脉血中即死亡。应用扫描电子显微镜观察发现吡喹酮对虫体皮层产生明显损伤,皮层褶嵴肿胀,继而出现许多泡状或球状物、溃破、糜烂、剥落,雌虫体壁损伤尤为显著。虫体抗原暴露后,易遭宿主的免疫攻击,白细胞吸附其上,并侵入虫体,引起死亡。此外,吡喹酮亦使虫体糖原、碱性磷酸酶及RNA明显减少,导致能源耗竭而使虫体死亡。吡喹酮对移行期童虫无杀灭作用,但对成熟的虫卵有毒性作用,未成熟的虫卵则不受影响。近期研究表明,吡喹酮可使血吸虫患者肝组织内可溶性虫卵抗原(SEA)水平下降,从而抑制虫卵肉芽肿病变。吡喹酮为外消旋化合物,由左旋和右旋光学异构体各半组成,右旋吡喹酮的毒性明显高于左旋吡喹酮。从家兔血吸虫实验治疗观察,无论是减虫率、肝移率、虫体长度与肝脏虫卵肉芽肿等指标均以左旋吡喹酮的疗效明显优于消旋吡喹酮,而右旋吡喹酮几乎无作用。临床观察亦显示左旋吡喹酮的毒性较消旋吡喹酮低。相同剂量下左旋吡喹酮的疗效优于消旋吡喹酮,而半量左旋吡喹酮与全消旋吡喹酮的疗效相仿,以左旋吡喹酮替代消旋吡喹酮似较为合理。动物实验表明,感染日本血吸虫的小白鼠一次喂以吡喹酮140mg/kg的减虫率仅为59.4%,而同样剂量分6次给药(间隔1日1次),减虫率增至80.2%,差异具有统计学意义($p<0.05$),表明维持一定时间的有效血药浓度可提高疗效。临床应用吡喹酮缓释片,顿服40mg/kg,治疗血吸虫患者,与普通片同剂量顿服双盲对照观察,疗效无显著差异,而缓释片的副作用则显著低于普通片。

吡喹酮治疗各型血吸虫病的剂量与疗程如下:

（1）慢性血吸虫：住院患者总剂量 60mg/kg，分 2 日 4～6 次餐间服。儿童体重<30kg 者，总剂量 70mg。现场大规模治疗，轻、中流行地区用总剂量 40mg/kg，一剂疗法；重流行区可用 50mg/kg，1 日分 2 次口服。

（2）急性血吸虫病：成人总剂量为 120mg/kg（儿童为 140mg/kg），2～4 日疗法，每日剂量分 2～3 次口服，一般病例可给 10mg/kg，每日 3 次，连服 4 日。

（3）晚期血吸虫病：晚期病例多数伴有各种夹杂症。药代动力学表明，慢性和晚期患者口服吡喹酮后，药物吸收缓慢、在肝脏内首次消除效应差、排泄慢、生物半衰期延长，且药物可由门静脉侧支循环直接进入体循环，故血药浓度明显升高。因此药物剂量应适当减量。一般可按总剂量 40mg/kg，1 次或者分 2 次口服，1 日内服完。

吡喹酮治疗血吸虫有良好疗效。急性血吸虫患者按上述治疗剂量治疗，粪便孵化于第 18～20 日转阴，6～12 个月远期疗效在 90% 左右。慢性患者，在轻流行地区无重复感染者，6 个月粪孵卵转阴率在 98% 左右，12 个月时为 90%；但在重流行区可能由于重复感染，远期疗效为 68%～85%。根据湖北省某流行区（人群感染率达 57%）的观察，吡喹酮按总剂量 50mg/kg，1 次顿服，连续 3 个疗程。无论每克粪便中虫卵数（egg per gram，EPG）是轻、中或重度感染，累计治愈率达 100%。患者均能耐受，无一例发生严重不良反应。药物不良反应一般轻微且短暂，无须特殊处理，多可自行消退。以神经肌肉和消化系统反应为多见，如头痛、头昏、肌肉酸痛、乏力、眩晕、步态不稳；恶心、呕吐、腹胀、腹泻，偶有食欲减退、肝痛，少数发生便血（多见于接受 1 次顿服疗法者）。个别患者出现黄疸，弛缓性瘫痪（补钾治疗后迅速恢复）、共济失调等。少数患者有心悸、胸闷、期前收缩，心电图示 T 波改变、ST 段压低、QT 间期延长、偶见心房颤动、结性逸搏、室上性心动过速、各种传导阻滞等。此外，有个别患者发生晕厥、精神失常、精神病复发、癔症或癫痫发作等。大多为一过性。极少数（1.1%）有延时反应，表现为乏力、头昏、头痛、四肢酸软、失眠、心悸、食欲缺乏等，大多为可逆性。对伴有严重心律失常或心力衰竭未获得控制、晚期血吸虫病腹水、肝功能失代偿或肾功能严重障碍者一般暂缓治疗；对精神病及癫痫患者，用吡喹酮治疗亦应极其注意，并做好相应措施。总之，吡喹酮具有疗效高，毒性低，不良反应轻微，口服方便，疗

程短，适应证广泛等优点，是迄今治疗血吸虫病较理想的药物。

抗疟药物如蒿甲醚、青蒿琥酯、甲氟喹和奎宁等均对血吸虫有效。其中甲氟喹抗血吸虫作用最强，在动物和体外试验证实其对不同发育期血吸虫童虫和成虫均有相似的杀灭作用。在等剂量下甲氟喹的疗效优于吡喹酮，前者可用于治疗和预防，后者仅用于治疗。由于甲氟喹剂量大时有神经及精神系统等不良反应，故其用于发展为临床治疗血吸虫病药物有一定难度。但可以通过研究其衍生物或者类似药物的合成，发展低毒且用于预防及治疗的抗血吸虫药物。

2. 对症治疗

（1）巨脾症：巨脾型超过脐线，有明显脾功能亢进，胃底食管静脉曲张及上消化道出血史者，应积极改善全身情况，为外科治疗创造条件。为降低门脉压力、消除脾功能亢进，巨脾型可作脾切除加大网膜后固定术或者静脉断流术。脾肾静脉分流术也可选择性采用。脾切除会降低人体抗感染免疫力，故对仅有脾大者，一般不主张立即进行脾切除术。

（2）上消化道出血：应予以补充血容量，纠正循环衰竭，输血或冷冻血浆，气囊压迫止血。以 6～8℃盐水洗胃降低胃壁温度，减少胃壁血流量，灌洗后随即吸出；也可在 100ml 生理盐水中加入 8mg 去甲肾上腺素，在洗胃后灌注。垂体后叶素（Terlipressin）能降低门脉压力，以 20U 稀释于 100ml 5% 葡萄糖溶液中静脉滴注，于 10～20 分钟内滴完，止血后以 0.1～0.2U/min，持续静脉滴注维持 1 日，有高血压、冠心病和肝衰竭者慎用。生长抑素如思他宁（Somatostatin）、奥曲肽（octreotide）等能选择性降低门脉血流与压力，可取代垂体后叶素。三腔管双气囊压迫止血无效或者近期内曲张静脉出血反复发作者可通过纤维胃镜作硬化剂注射治疗或者静脉断流术。

（3）腹水：控制钠盐和水分摄入。轻型患者对钠、水均能耐受，限制日钠摄入量低于 2g，一般无须限制水分摄入量。中度腹水患者尿钠排泄明显减少，多数仍能保持正常排水能力，日钠盐摄入量限制在 1～2g，入水量控制在 1 000ml 左右，并结合利尿药，维持负钠平衡。重度腹水患者，对水、钠均不能耐受，如钠摄入量大于 0.75g（相当于氯化钠 2g），即可引起水潴留。此类患者日摄入钠量不宜超过 0.5g，并适当限制入水量，利尿以间歇使用为宜。常用螺内酯（安体舒通），可酌量加用呋塞米或者氢氯噻嗪。对于顽固性腹水病例可行腹水浓缩回输治

疗。并发症如肝性脑病处理同门脉性肝硬化。据报道,可应用秋水仙碱治疗晚期血吸虫病纤维化,剂量1mg/d,疗程半年至1年(甚至更长),取得较好疗效,无论在症状、体征、B型超声肝脏图像和病理方面均有改善,患者耐受良好,无明显副作用。中药桃仁提取物联合虫草菌丝治疗晚期血吸虫病肝纤维化亦取得较好疗效,临床症状与病理变化明显改善,桃仁提取物可显著提高肝组织胶原酶活性,从而促进肝内胶原分解,与虫草菌丝合用效果尤佳,后者有改善免疫功能的作用。此外全身支持治疗也非常重要。

**(十) 预防**

1. 控制传染源 在流行区,对患者进行普查和同步治疗。一般慢性患者可采用单剂吡喹酮治疗,可使人群感染率显著下降。耕牛可用硝硫氰胺(2%混悬液)一次静脉注射,水牛剂量为1.5mg/kg,黄牛剂量为2mg/kg,治愈率可达98%以上。

2. 切断传播途径 消灭钉螺是控制血吸虫病的重要措施。在水网地区可采取改造钉螺滋生环境的物理灭螺法,如土埋法等。在湖沼地区可采用垦种、筑坝的方法,在居民点周围建立防螺带等。还可以结合水利、水产养殖水淹灭螺,适用于湖沼地区和山区。化学灭螺可结合物理灭螺进行,采用氯硝柳胺等药物,该药对皮肤无刺激,对人畜毒性低,不损害农作物,但对水生动物毒性大,故不可在鱼塘内施药。氯硝柳胺杀螺效力大,持效长,但作用缓慢,对螺卵、尾蚴也有杀灭作用。粪便管理与保护水源,粪便须经无害化处理后方可使用。如采用粪尿1:5混合后密封、沉淀发酵,夏季贮存3~5日,冬季7~10日,可杀死虫卵。农村应推广应用沼气池。对家畜的粪便亦应加强管理。在流行区提倡用井水,或将河水贮存3日,必要时每担水加含氯石灰(漂白粉)1g或次氯酸钙(漂白粉精)1片,15分钟后即可安全使用。

3. 保护易感人群 关键在于加强卫生宣传教育,改变接触疫水的行为。接触疫水的频度与居民的文化水平、生活习惯密切相关。严禁儿童在河水中戏水游泳。因收割、捕捞、打湖草等不能避免接触疫水时,应采取个人防护措施,可使用防护用具阻滞尾蚴侵入人体,如涂擦防蚴笔(如氯硝柳胺,以脂肪酸为基质,加2%氯硝柳胺和10%松节油制成),一次至少可防护8小时。经常下水、接触疫水面积大的人,宜穿经1%氯硝柳胺碱性溶液浸染的衣、裤、袜,戴手套等,可防尾蚴感染。经浸渍的衣服,连续使用半年以上,仍有防护作用。而青蒿素类抗疟药物能预防血吸虫病。口服药物预防于感染季节,对重流行区特定人群实施口服蒿甲醚预防(剂量为每次6mg/kg,每半个月1次,共4次),证实可降低血吸虫感染率和减轻感染度,并可能防治急性血吸虫病的发生。近年来亦有在防汛中大规模应用青蒿琥酯给接触者口服300mg,每周1次,连服3周,证明可防止急性血吸虫病发生。电镜观察已显示蒿甲醚对虫体皮肤、肌肉、肠道上皮细胞以及卵细胞等都具有明显损伤作用。蛋白疫苗、DNA疫苗和联合疫苗仍在研究中,若研制成功将对血吸虫病的防治产生重要影响。

## 二、曼氏血吸虫病

曼氏血吸虫病(schistosomiasis mansoni)是由曼氏血吸虫寄生于肠系膜下静脉、痔静脉丛,偶可在肠系膜上静脉及肝内门静脉血管内所引起。主要病变在结肠与肝脏,产生虫卵肉芽肿与纤维化,与日本血吸虫病相似但较轻。

**(一) 病原学**

曼氏血吸虫是Bilharz(1852年)首先在埃及开罗一尸检患者中发现的。雌虫大小(6~14)mm×1.1mm,雄虫大小(7~17)mm×0.25mm,体表有明显结节,上有束状细毛。雌虫日产卵300个左右,仅为日本血吸虫的1/10,且为单个产生与沉着。从粪便排出,毛蚴在水中孵出后侵入中间宿主——扁卷螺科的双脐螺,后者可感染不同性别的毛蚴,称为雌雄同体(hermaphrodite),与日本血吸虫在钉螺体内为单性感染不同。

**(二) 流行病学**

曼氏血吸虫广泛流行于非洲(包括埃及、苏丹、埃塞俄比亚、肯尼亚、坦桑尼亚、莫桑比克、津巴布韦、赞比亚等)、南美洲(巴西、圭亚那等)、北美洲(多米尼加),以及加勒比海、阿拉伯半岛等地区。

1. 传染源 患者是主要传染源,猴、狒狒、长爪泌鼠、家鼠与野鼠偶有自然感染,但对本病传播无重要作用。

2. 传播途径 与日本血吸虫基本相同,中间宿主为双脐螺(*Biomphalaria*),有光滑双脐螺、亚氏双脐螺、浦氏双脐螺等。双脐螺无厣,水生性,与钉螺水陆两栖性不同。人因直接接触疫水而感染。

**(三) 发病机制与病理**

与日本血吸虫基本相似,只是其虫卵肉芽肿的形成机制认为主要是细胞介导的免疫反应。曼氏血吸虫虫卵肉芽肿较日本血吸虫为少,体积亦小,虫卵在黏膜下层产出后 6 日左右毛蚴成熟,分泌可溶性虫卵抗原(SEA),致敏 T 淋巴细胞,当后者再与虫卵抗原接触时,释放出多种淋巴因子,在虫卵周围产生炎症,有大量嗜酸性粒细胞、巨噬细胞和淋巴细胞浸润,形成虫卵肉芽肿,重者形成嗜酸性脓肿。本病病理变化取决于组织中虫卵数和虫卵周围炎症反应的程度与范围。随着虫卵中毛蚴死亡与宿主抑制性 T 细胞及独特型抗体的调控作用,虫卵肉芽肿缩小,最后形成瘢痕。本病的病理改变与日本血吸虫病相似但较轻。肠道病变以直肠与乙状结肠为主,肠黏膜因虫卵肉芽肿坏死脱落后形成浅表溃疡,产生脓血便。肠黏膜增生可形成息肉。虫卵不断经门静脉进入肝脏可引起肝内门静脉周围纤维化、门脉梗阻与门脉高压,导致门腔侧支循环形成,尤以食管下端和胃底静脉曲张为多见,脾脏因被动充血而增大,晚期可出现腹水。本病中枢神经系统损害很少见,虫卵肉芽肿压迫脊髓较多,日本血吸虫则与之相反。

### (四) 临床表现

尾蚴性皮炎少见。在流行区以轻症和无症状者占多数。

1. 急性血吸虫病　多见于初次感染者。于感染后 3~7 周出现畏寒、发热、出汗、腹痛、腹泻、咳嗽、肝大压痛、脾大(约 10%)、血中嗜酸性粒细胞增多等。病程较急性日本血吸虫短,病情亦较轻。临床症状轻重与粪便中虫卵排出数量呈正相关。

2. 慢性与晚期血吸虫病　大多有腹痛、腹泻、肝脾大、晚期肝门静脉周围纤维化引起门脉高压时,可出现巨脾、食管下段静脉曲张破裂出血等,早期肝功能试验大多正常;晚期可有肝功能失代偿、出现腹水与水肿,血清白蛋白下降、球蛋白升高、白/球蛋白比例倒置。黄疸、肝掌、蜘蛛痣等均较门脉性肝硬化少见。脑型血吸虫病少见,但脊髓病变则较日本血吸虫病多见,出现横截性脊髓炎。脊髓型患者如能及时诊断与治疗,可逐渐恢复,但长期受压迫引起缺血性脊髓损害,则不易逆转。

### (五) 诊断

一般有流行病学史,如来自疫区、有疫水接触史。确诊有赖于从粪便或直肠黏膜活检找到虫卵,粪便孵化可检出毛蚴。免疫学诊断可作 COPT 或 ELISA 检测血中抗体,有较好敏感性和特异性。

### (六) 治疗

采用吡喹酮一日疗法,总剂量为 60mg/kg,分 3 次口服,治愈率达 80% 以上。该药副作用轻而短暂,

可有轻度腹痛、头昏、头痛、恶心等,多能耐受。本病预后较好,严重感染的死亡率仅 0.05%。

### (七) 预防

参见"日本血吸虫病"。

## 三、埃及血吸虫病

埃及血吸虫病(schistosomiasis haematobium)是由埃及血吸虫寄生在膀胱静脉和盆腔静脉丛所引起。临床上有终末血尿、膀胱刺激与尿路梗阻等症状。

### (一) 病原学

埃及血吸虫是由 Bilharz(1851 年)在埃及首先发现的。根据埃及古尸木乃伊中发现,本病在非洲已存在数千年之久。雌虫大小(10~15)mm×(0.75~1.0)mm,雄虫大小(20~26)mm×0.25mm,表皮有细小结节。虫卵大小(83~187)μm×(40~73)μm,呈纺锤形,一端有小棘。虫卵从尿(偶尔粪)排出时,内含活毛蚴。侵入中间宿主水泡螺(*Bulimus*),有截口水水泡螺、非洲水泡螺、球水泡螺等,发育为尾蚴。当尾蚴侵入人体皮肤,脱去尾部形成童虫。童虫侵入小静脉,经右心、肺血管,最后到达肝脏。在肝内门静脉中移行至肠系膜下静脉、痔上静脉,有时停留在直肠静脉内,多数成虫通过痔静脉与会阴部静脉至膀胱静脉与盆腔静脉丛产卵,少数也可在直肠与肠系膜下静脉内产卵。从尾蚴侵入至成虫产卵时为 10~12 周。

### (二) 流行病学

埃及血吸虫病最初流行于尼罗河上游,现已扩散至大部分非洲国家。流行范围从东非苏丹、埃塞俄比亚、坦桑尼亚至南非毛里求斯;中非大部分国家;西非从尼日利亚向南,直至南非安哥拉;北非从埃及至摩洛哥。其中突尼斯、阿尔及利亚、摩洛哥、毛里塔尼亚、几内亚比绍、尼日尔、索马里和毛里求斯等国只有埃及血吸虫病,其他国家则埃及血吸虫病和曼氏血吸虫病同时流行。此外,葡萄牙南部与亚洲西部的塞浦路斯,中东的黎巴嫩、叙利亚、伊拉克和伊朗,以及印度孟买也有本病流行区。

1. 传染源　人是主要传染病,无储存宿主。

2. 传播途径　人尿、粪中虫卵污染水源,感染方式与日本和曼氏血吸虫基本相同。

3. 人群易感性　16~20 岁组感染率最高,男女无差别。

### (三) 发病机制与病理

虫卵主要沉积在膀胱与远端输尿管黏膜下层与

肌层,尤以膀胱三角区为多。虫卵沉积在膀胱壁产生肉芽肿,部分虫卵破入膀胱腔,从尿中排出,产生血尿。膀胱三角区肌肉如因虫卵肉芽肿损害引起纤维化,则引起该处失弛缓(achalasia)和排尿功能障碍。膀胱颈阻塞和膀胱壁病变可引起膀胱变形,产生憩室,亦可形成息肉,最后导致纤维化、钙化。膀胱颈部或输尿管阻塞可引起肾盂积水,继发细菌感染。男性患者尚可发生前列腺炎。女性患者宫颈、阴道偶尔也可被累及。虫卵偶可通过肠系膜下静脉进入阑尾、盲肠、结肠、直肠而引起病变,虫卵可从粪便中排出。少量虫卵可从门静脉进入肝脏,引起门脉周围纤维化。此外虫卵亦可通过膀胱静脉经下腔静脉进入肺部,大量虫卵反复栓塞肺小动脉,引起坏死性闭塞性动脉内膜炎,导致肺循环阻塞和肺动脉高压。据报道,约有30%患者有肺动脉病变。

### (四)临床表现

从尾蚴侵入至尿中出现虫卵的潜伏期为10~12周。

1. 急性期 症状少见。仅少数有发热、乏力等全身症状。荨麻疹常见。可有肝脾大。血中嗜酸性粒细胞增多。临床症状与日本血吸虫病相似而较轻。

2. 慢性期 早期症状为无痛性终末血尿,持续数月至数年,以后逐渐出现尿频、尿急等症状,继而可出现排尿困难。如并发尿路梗阻、肾盂积水,继发细菌感染,最后可引起肾衰竭。膀胱镜检可见膀胱壁上由大量虫卵肉芽肿产生的沙斑(Sandy patches)、黏膜增生性炎症以及由尿酸、草酸与磷酸盐等组成的结石。本病可能诱发癌变,患者年龄在40岁左右,大多为未分化的鳞状细胞癌,转移较少见且出现较迟。肝肠症状出现较迟,且较日本血吸虫病者为轻。肺部症状亦较少见。心电图可示P波高耸、右心室肥大,晚期可并发右心衰竭。患者诉乏力、心悸、心前区隐痛。约1/3患者劳累后易晕厥。0.8%~1%患者发生肺源性心脏病。生殖系统症状男性患者可有前列腺炎,质较硬,精液中可发现虫卵,此外尚可有精索炎、附睾病变、阴茎包皮象皮肿等;女性患者可出现阴唇乳头状物,易误诊为癌肿,此外卵巢、输卵管等均可受累。

### (五)诊断

确诊有赖于从尿中发现虫卵。取最后数滴尿液离心沉淀后作涂片镜检。尿沉渣孵化,于10分钟至1~2小时,即可见毛蚴。膀胱镜直接取组织活检压片可见虫卵。血清免疫学检查对急性期有早期诊断

价值。埃及血吸虫病临床症状较复杂,主要须与泌尿系统疾病,如肾结石、肾炎、肾结核、膀胱癌等相鉴别。

### (六)治疗

病原治疗主要采用吡喹酮,总剂量为60mg/kg,1日疗法,分3次口服。敌百虫具抑制胆碱酯酶作用,可使埃及血吸虫麻痹,该药廉价,在非洲仍在应用,剂量为5~15mg/kg,口服,2周1次,连服2剂,不适合普治。尼立达唑(niridazole),对埃及血吸虫病疗效好,成人日服25mg/kg,分3次服,5~7日为1个疗程,治愈率可达90%以上,但副作用较多,主要有头痛、头昏、腹痛、厌食、恶心、呕吐、腹泻等,少数患者可出现局部或全身抽搐及精神失常,葡萄糖-6-磷酸脱氢酶(G,6PD)缺乏者可出现溶血。

### (七)预防

本病无储存宿主,人是唯一的传染源,因此,本病的防治对策是需对流行区居民加强宣传教育,并做好粪管、尿管、水管管理和个人防护。

## 四、间插血吸虫病

间插血吸虫病是由间插血吸虫(Schistosome intercalatum)寄生于肠道静脉所致的地方性寄生虫病。

### (一)病原学

该虫成虫大小随宿主而异,易与其他种血吸虫混淆。雄虫长11.5~14.5mm,宽0.3~0.5mm;睾丸2~7个,多数4个,腹面、侧方及背面有小棘,自睾丸后起,表皮有小结节。雌虫长13~24mm,宽0.2~0.25mm,卵巢位于肠支之间,大都呈螺旋状扭曲。子宫内虫卵平均140μm×37μm,有25%~60%的虫在感染后80日开始产卵,最多每虫产卵122个。卵末端有棘,微弯,卵壳耐酸染色阳性。以Bouin液固定,其所包含毛蚴中间凹陷呈眼镜玻璃状。间插血吸虫的特征是:①组织切片中虫卵Ziehl-Neelse染色反应阳性;②尾蚴喜集结水面或接近水面处;③尾蚴有附着外物的倾向;④尾蚴的腺分泌物呈颗粒线样;⑤在大多数传播点仅出现间插血吸虫,只有很少几个地方和曼氏血吸虫同在,只在喀麦隆与埃及血吸虫同在。

### (二)流行病学

间插血吸虫的两个品种均栖息在非洲森林地区。其中一个主要栖息在刚果民主共和国(旧称扎伊尔);另一个品种栖息的地区主要在喀麦隆。喀麦隆是血吸虫研究者尤为关注的地方,因为它是三种人类血吸虫的共同栖息地。据统计,1999年公布的

间插血吸虫感染人数达 173 万。

### （三）发病机制与病理

发病机制与日本血吸虫、曼氏血吸虫病基本相同。

### （四）临床表现

多数患者感染后可无明显症状。感染严重者可有左髂骨骣起疼痛。因雌虫产卵于宿主肠系膜小静脉中，此虫所致的宿主反应较轻，肝活检可见虫卵周围有嗜酸性脓肿形成。肠镜检查可见直肠瓣附近黏膜充血、肠壁发炎或有息肉形成，患者可有明显消化道症状，大便内有血及黏液，里急后重等。

### （五）诊断

有相关流行病学史及临床表现。在大便和直肠黏膜中找到典型虫卵即可确诊。虫卵耐酸染色阳性反应。虫卵内的毛蚴呈眼镜玻璃状是其特色。

### （六）治疗

一般以尼立达唑为首选药物，剂量与不良反应见埃及血吸虫病。最近报道用吡喹酮疗效优异。

### （七）预防

根据流行区具体情况，因时因地制宜进行防治。采取以灭螺与普治患者、病畜为重点，结合粪便与水源管理及个人防护的综合性措施。

## 五、湄公血吸虫病

湄公血吸虫病于 1950 年在泰国南部首先发现。本病在老挝湄公河的孔岛（Khong island）流行。1978 年才正式命名为湄公血吸虫病（schistosomiasis mekongi）。

### （一）病原学

湄公血吸虫（*S. mekongi*）雌虫长 12～23mm。卵巢与卵膜位于中部 1/5 处。子宫内含虫卵。虫卵正圆形，直径 40～45μm。卵壳一侧近末端有一小结。雄虫长 15～40mm，有 7 个睾丸。抱雌沟从头部延伸至末端。体表多刺状突起。湄公血吸虫寄生在肠系膜静脉内。生活史与日本血吸虫相似，但有下列不同：①虫卵较小，正圆形；②螺中间宿主为新拟钉螺属（*Neotricula*）的开放拟钉螺，为 3mm×2mm 小螺，在水中生活，不是水陆两栖；③从尾蚴感染至成虫产卵的潜伏期较长，小鼠为 35 日；狗与仓鼠为 43～49 日，而日本血吸虫在小鼠体内产卵为 20～26 日，家兔对湄公血吸虫不易感。

新拟钉螺分为 α、β 与 γ 三种。传播媒介以 γ 种为主，螺壳上有 3 个大黑点，故又名虎纹螺。湄公河雨季水位高时，该螺吸附在河底石块下；在旱季水

位低时则大量滋生在河道浅水中，吸附在石块、岩石与树枝上。尾蚴从螺体逸出，尤其早晨为多。

### （二）发病机制与病理

湄公血吸虫病早期的病理变化主要由其虫卵引起。湄公血吸虫虫卵肉芽肿已被证明是一种迟发型的细胞介导的变态反应，由成熟虫卵中毛蚴排泄物（可溶性虫卵抗原）致敏 T 细胞，释放各种淋巴因子所致。湄公血吸虫病的免疫病理变化更为复杂。由于大量虫卵在组织内成堆沉积，所形成的肉芽肿更大，周围细胞浸润更多，而且细胞组成与曼氏血吸虫肉芽肿有所不同。在早期病灶中有大量单核细胞（浆细胞）与中性粒细胞浸润。在湄公血吸虫虫卵肉芽肿中可检测出高浓度可溶性虫卵抗原。虫卵周围有嗜酸性辐射样棒状物，系抗原与抗体结合的免疫复合物，称为 Hoeplli 现象。

### （三）临床表现

与日本血吸虫相似。在孔岛 45 例患者中，25 例肝脾大，4 例腹壁静脉曲张，2 例有腹水，故其致病性不亚于日本血吸虫病。

### （四）诊断

与日本血吸虫类似，诊断同样依赖于流行病学、临床表现以及病原学检查。

### （五）治疗

治疗应用吡喹酮 1 日疗法，每次 20mg/kg，每日 3 次，疗效良好。

### （六）预防

1984—1990 年世界卫生组织对老挝孔岛 135 个村 37 144 人进行吡喹酮普治，占总人口数约为 1/2，使本病流行得到控制。钉螺滋生在大量流水中，灭螺工作很艰巨，狗也是本病传染源，也应与患者同步治疗。

## 六、马来血吸虫病

1988 年马来西亚半岛上发现了一种寄生虫疾病，后来命名为马来血吸虫病（schistosomiasis malayensis）。马来血吸虫（*S. malayensis*）的自然宿主是 van Müller 大鼠（*Rattus muelleri*）。中间宿主是水生蜗牛（*Robertsiella kaporenisis*）。人类暴露于这种寄生虫的概率为 5%～10%。由于很少有临床报道，感染后的症状并不是很清楚。目前认为它是一个相当小的公共卫生问题，所以对这种疾病的研究也相当少。

### （一）病原学

马来血吸虫属于包含日本血吸虫和湄公血吸

的日本血吸虫复合种群(species complex),其形态特征更接近于湄公血吸虫。成年马来血吸虫的大小比湄公血吸虫和日本血吸虫都要小,这是马来血吸虫形态学上与它们的唯一差别,可能是为适应宿主产生的一种宿主介导的变异。马来血吸虫虫卵常在肝脏肉芽肿中发现,也可以嵌入在致密组织与纤维组织之间。马来血吸虫卵薄壁,有淡黄色的壳。虫卵大约 $50\mu m \times 28\mu m$,内有毛蚴。

马来血吸虫的中间宿主是淡水蜗牛(Robertsiella sp.)。人类或者其他动物接触到从蜗牛中释放的尾蚴而被感染。蜗牛的栖息地附近常可发现被马来血吸虫感染的啮齿类动物。

### (二) 流行病学

血清学调查表明,马来血吸虫在流行区域农村人群中感染率为3.9%。马来血吸虫并不能成功适应人类宿主。感染人类被认为比较罕见,经常在小溪边钓鱼和溪水中划船的人可能被感染。马来血吸虫的中间宿主淡水蜗牛常栖息于石灰岩地区的山麓,如马来西亚西边的吉打州和霹雳州的山脉。

### (三) 临床表现

缺少相关资料。

### (四) 治疗

缺少相关资料。

## 七、动物血吸虫尾蚴性皮炎

除寄生于人的血吸虫外,自然界还有许多动物血吸虫,它们的尾蚴可侵入人皮肤,产生尾蚴性皮炎。这主要包括鸟类与哺乳动物的血吸虫。国内常见的稻田皮炎大多是由血吸虫尾蚴引起的,是一种常见的多发病。

### (一) 病原学

尾蚴性皮炎的病原十分相似,因为鸟类和哺乳动物的血吸虫种类繁多,均可引起尾蚴性皮炎。在我国南方广泛流行的稻田皮炎的病原主要是寄生于家鸭的毛毕属血吸虫,其中尤其是包氏毛毕吸虫(Trichobilharzia paoi)。成虫寄生在家鸭门静脉内。中间宿主为椎实螺属(Lymnea)。鸭感染毛毕虫后经过10~12日发育成熟,即能产卵。包氏毛毕吸虫卵两端长而尖细,中央广大,呈梭形,内有成熟毛蚴。毛蚴孵出后,侵入椎实螺,经1个月左右发育,释出尾蚴,又感染新的小鸭,完成其生活史。毛毕属尾蚴有眼点,具趋光性,内有5对穿刺腺。

东毕吸虫属的睾丸数目较多,卵巢呈扭曲螺旋状为其特点。贝类中间宿主为卵圆萝卜螺(Radix

ovata),滋生于水流缓慢,水草、芦苇丛生的水塘与水沟中。萝卜螺感染毛蚴后,经22~25日发育繁殖,逸出尾蚴。东毕吸虫属尾蚴不具眼点,有5对穿刺腺,从皮肤侵入。

此外,国外报道梭形血吸虫(Schistosoma spindale)、牛血吸虫(S. bovis)与羊血吸虫(S. matthei)尾蚴也均可引起尾蚴性皮炎。

有澳血吸虫属(Austrobilharzia)引起的鸟类血吸虫尾蚴性皮炎。终宿主为各种水鸟,以海水中甲壳类为中间宿主。澳血吸虫属尾蚴有穿刺腺6对,生活在海水中。

### (二) 发病机制与病理

同日本血吸虫尾蚴性皮炎。

### (三) 临床表现

人皮肤与含尾蚴疫水接触,待水分蒸发后,患者感觉皮肤局部刺痛,伴有红斑。多次重复感染的过敏患者,局部或全身可出现荨麻疹。约1.5小时后,皮损消退,残留少量斑疹。数小时后局部剧烈瘙痒、水肿,转变为丘疹与疱疹,以感染后第2~3日最为严重,此后逐渐消退,但在搔痒摩擦后,皮炎又可出现。经搔破后常继发细菌感染。尾蚴性皮炎以位于手足处为多。

### (四) 诊断

根据流行病学史、临床表现不难诊断。实验室检查:感染早期(最好在2~3小时)可查到尾蚴。粪便中找到虫卵或孵出毛蚴。临床上尚需与禽类血吸虫尾蚴引起的稻田皮炎和虫咬皮炎相鉴别。

### (五) 治疗

局部治疗可外用炉甘石洗剂等止痒药物。皮肤红肿消退后可涂擦氢化可的松霜,继发细菌感染可局部或全身应用抗生素治疗。在北方尾蚴性皮炎由东毕吸虫引起,可对牛、羊等牲畜在入冬之前采用吡喹酮驱虫治疗。

### (六) 预防

个人防护:避免与疫水接触,尤其有尾蚴性皮炎史者,以防再发。接触疫水后,迅速将皮肤拭干,局部可试用乙醇擦洗。对海水浴场,尾蚴性皮炎由澳血吸虫引起,尚无实际有效的预防措施。

(龚国忠)

## 第十四节 并殖吸虫病

并殖吸虫病(paragonimiasis)又名肺吸虫病,是并殖吸虫寄生于人体各脏器所引起的一种人兽共患寄生虫病,以肺部损害为主。我国主要为卫氏并殖吸虫(*Paragonimus westermani*)和斯氏狸殖吸虫(*Pagumogonimus skjabini*)感染致病。由于虫种、寄生部位、发育阶段、宿主反应性的不同,临床表现差异大。

我国目前已报道的并殖吸虫种类繁多,有 28 种(包括同物异名的种),具有致病性者有 9 种。卫氏并殖吸虫主要寄生于肺部,临床表现为咳嗽、咳铁锈色痰及胸痛等症状;斯氏狸殖吸虫又名四川并殖吸虫(*Paragonimus szechuanensis*),其童虫、幼虫在体内移行可引起一系列过敏反应及游走性皮下包块,而肺部症状较轻。这两大类并殖吸虫,其成虫、童虫、虫卵均能异位寄生于脑、脊髓、腹腔、肠、肾、皮下等组织引起病变,出现相应的症状。因此本病是一种全身性疾病。

## 一、病原学

世界上已知的并殖吸虫超过 50 种(包括变种、亚种及同种异名),其中亚洲分布最多,有 31 种。在亚洲,对人类有致病性的主要是卫氏、斯氏(四川)、会同、异盘、团山、宫崎、大平、肺生等并殖吸虫,此外尚有卫氏并殖吸虫四川变种及伊春亚种。其中以卫氏及斯氏(或四川)并殖吸虫分布地区较广泛,感染人数最多,是国内最主要的致病种。

并殖吸虫分类复杂,主要根据成虫形态、生活史、生态、免疫学和致病力等方面鉴别。近年来对并殖吸虫染色体核型进行了研究,迄今为止,除了卫氏并殖吸虫中有少数的三倍体($3n=33$)和四倍体($4n=44$)外,大多数并殖吸虫为二倍体($2n=22$)。这表明了大多数并殖吸虫遗传物质染色体数目的一致性。卫氏并殖吸虫三倍体表现为孤雌生殖,但其起源并不清楚。此外,尚发现卫氏并殖吸虫存在着二倍体/三倍体的嵌合体型以及二倍体/三倍体/四倍体的嵌合体型。三倍体型可引起肺部典型的临床表现,主要分布于我国东北若干疫区,但福建发现的二倍体型及浙江发现的嵌合体型也能引起肺部症状。染色体核型和带型的差异可作为主要分类依据之一,现已制成各虫种基因组的重复 DNA 序列条带图谱,从图谱中找出它们的亲缘关系及各自具有种代表性的特异性条带。Iwagami 收集亚洲各国及各地区卫氏并殖吸虫,以部分线粒体细胞色素 C 氧化酶亚单位 I(*COI*)基因和核糖体重复序列第二内转录间隔区(*ITS2*)基因进行分类,将亚洲卫氏并殖吸虫不同地理株划分为两个种群,即东北种群(包括日本、韩国、中国大陆)、南亚种群(包括马来西亚、菲律宾、中国台湾)。

1. 形态学 成虫雌雄同体,有一个口吸盘和一个腹吸盘,睾丸与卵巢并列,虫体褐红色,富有肉质,卫氏并殖吸虫呈椭圆形,大小为($8.1 \sim 12.8$)mm×($3.8 \sim 7.7$)mm,宽长之比为 1:2 左右。皮棘单生,腹吸盘位于虫体中横线之前。四川(或斯氏)并殖吸虫虫体呈长条形,两端较尖,大小为($3.1 \sim 5.0$)mm×($12.0 \sim 15.5$)mm,宽长之比为 1:2.8,皮棘混生(体前部多为单生,后部多为丛生),腹吸盘稍大于口吸盘,位于体前 1/3 处。卫氏并殖吸虫成虫寄生于终末宿主的肺组织,摄取宿主的血液及组织液,能存活 $6 \sim 20$ 年。

虫卵呈椭圆形,壳较厚,金黄色,大小为($80 \sim 118$)$\mu$m×($48 \sim 60$)$\mu$m。上端有盖,接近卵盖部卵壳比较厚,形成不很明显的肩峰。卫氏并殖吸虫每天产卵数为 $9\,590 \sim 18\,850$ 个,斯氏(或四川)并殖吸虫每天产卵数平均为 $1\,732$ 个。

囊蚴呈圆球形或椭圆形,直径为 $300 \sim 400\mu$m,乳白色,不同的虫种具有内外两层或三层囊壁,或仅有一层囊壁。后尾蚴挤缩或褶叠卷曲于囊内。

2. 生活史 并殖吸虫各虫种的生活史及其与宿主的关系基本相同,仅中间宿主的种类和在各种宿主体内的适应性因虫不同而异(图 29-14-1)。

(1)在中间宿主体内发育与繁殖:虫卵随终末宿主的痰液或粪便排到外界,落入流动的清水中,在 $25 \sim 30$℃经 $15 \sim 20$ 天,卵细胞发育为毛蚴,毛蚴破卵盖钻出,侵入第一中间宿主——淡水螺(如短沟蜷、拟钉螺),毛蚴进入螺体内后以无性生殖方式发育,需 3 个月经胞蚴、母雷蚴、子雷蚴而变成尾蚴。尾蚴的尾部呈球形,在水中活动范围小,遇第二中间宿主——华溪蟹或蝲蛄,尾蚴可从其体表关节之间或腹部体节间钻入蟹体,或可由口侵入,常在蟹足肌、胸肌、鳃、肝等部位形成囊蚴(后尾蚴)。囊蚴是并殖吸虫的感染期。

(2)在终末宿主体内寄生:终末宿主生食含有囊蚴的蟹或蝲蛄后,囊蚴在十二指肠经胆汁和消化液的作用,于 $30 \sim 60$ 分钟脱囊,后尾蚴逸出,穿过肠壁进入腹腔,在腹腔脏器间穿梭游走,约 2 周后沿肝脏向上穿过膈肌到达胸腔,侵入肺脏,移行至细支气管附近,破坏肺组织形成虫囊,虫体在囊内逐渐发育为成虫。自感染至成虫产卵需时 $60 \sim 90$ 天。动物实验证实在不适宜宿主体内,后尾蚴穿过肠壁,经腹腔入腹壁后,大多数虫体就长期滞留于腹壁,或从腹壁进入结缔组织、深层肌肉内,虫体发育缓慢,不能

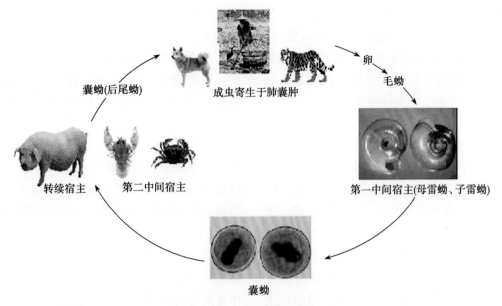

图 29-14-1 卫氏并殖吸虫生活史

成熟产卵。如将后尾蚴直接注入动物肺脏,虫体并不停留在肺内发育,而是(离肺)到胸腔等处,经一段时间发育,然后再穿过胸膜进入肺部寄生。因此,虫体在宿主体内的移行,是其发育成熟过程中必不可少的环节。

## 二、流行病学

并殖吸虫病的流行必须具备 3 个环节:①保存并殖吸虫成虫的终末宿主(病畜和患者);②适宜于并殖吸虫幼虫发育的第一和第二中间宿主(短沟蜷和溪蟹或蝲蛄);③有生吃、腌吃、醉吃淡水蟹类和蝲蛄习惯的人。

1. 流行范围　并殖吸虫在世界范围内广泛流行,包括中国、朝鲜、日本、菲律宾、几内亚、美国、加拿大、墨西哥、巴西等国。国内约 20 个省、自治区、直辖市,如浙江、江苏、福建、广东、广西、江西、贵州、河南、湖南、湖北、四川、吉林、辽宁、黑龙江、陕西、安徽、甘肃、山东、台湾、山西、云南及上海等发现并殖吸虫和并殖吸虫病的存在。其中,浙江为本病的高发地区。我国目前发现有 28 种虫种,浙江与东北各省以卫氏并殖吸虫为主,主要表现为呼吸道症状,所以称为肺型并殖吸虫病。四川、云南、江西、陕西等地以斯氏(或四川)并殖吸虫为主,主要表现为幼虫移行症,故称为肺外型并殖吸虫病。其重要性已超过卫氏并殖吸虫。湖南有些地区发现会同并殖吸虫(*P. hueitungensis*)引起以幼虫移行症为主要表现的儿童感染。

2. 流行因素

(1)地理环境:河底岩石密布、水流清而缓的小溪,有利于并殖吸虫病流行。不同虫种其中间宿主不同,各种中间宿主的滋生地又有其特定的地下环境,如卫氏、斯氏(或四川)等并殖吸虫大多发生在丘陵山区,沿山溪呈线状分布,属山丘型。非致病性的大平及怡乐村并殖吸虫多分布于沿海地区,属平原型。溪流两岸居民点,粪便及痰中的虫卵被雨水冲入河中,不断感染中间宿主。

(2)终宿主及储存宿主:患者、病畜皆为并殖吸虫的终末宿主。卫氏并殖吸虫在人体内发育成熟并产卵,因而患者是主要的传染源。斯氏(或四川)及会同等并殖吸虫一般不能在人体内发育成熟,因而病兽、病畜是主要传染源。

并殖吸虫动物储存宿主的种类繁多,主要有犬科、猫科、灵猫科及鼠鼬科等。其他如灵长类、偶蹄类及有袋类动物也可能成为储存宿主。

(3)中间宿主:并殖吸虫除卵的发育外,还需要经过两个中间宿主体内一系列的幼虫发育阶段。

第一中间宿主:国内发现并殖吸虫第一中间宿主的螺科,有黑贝科(Pleuroceridae)中的黑龙江短沟蜷、细石短沟蜷、方格短沟蜷及放逸短沟蜷等为卫氏并殖吸虫的螺类宿主;洱海螺族(Erhaiini)中的中国秋吉螺、中国洱海螺、湖北洱海螺等及拟钉螺族(Triculini)中的傅氏拟钉螺、福建拟钉螺等为四川(斯氏)并殖吸虫的螺类宿主。拟沼螺科(Assimineidae)的螺类为啮齿动物并殖吸虫的第一中间宿主。

第二中间宿主:国内报道有 16 种以上甲壳类可作为并殖吸虫的第二中间宿主。不同种的并殖吸虫囊蚴寄居在不同种类的淡水蟹体内,卫氏并殖吸主要为华溪蟹属(*Sinopotamon*)中的锯齿华溪蟹、长江华溪蟹等及蝲蛄;斯氏(四川)并殖吸虫主要为锯齿华溪蟹、景洪溪蟹、云南近溪蟹、中国石蟹等。对人体不致病的福建并殖吸虫及怡乐村并殖吸虫分别主要为中华束腰蟹及红螯相手蟹。近来又从沼虾、米虾及红娘华等水生昆虫体内发现囊蚴,这类昆虫也可能成为并殖吸虫的第二中间宿主。

淡水蟹类滋生于我国南方各省的山溪、湖泊及沟渠中,栖息在河溪旁洞穴及石块下。蝲蛄滋生于我国东北地区及朝鲜的较大河流,聚匿于水深20~30cm的岩石缝中,在河流干涸时也能短期生存。甲壳类体内含囊蚴的感染度,一般每只蟹体内含数个囊蚴较为常见,在严重疫区,个别蟹体内可检获数百或上千个囊蚴,卫氏并殖吸虫中蟹的感染较斯氏(或四川)并殖吸虫为重。囊蚴的分布,卫氏并殖吸虫大多在胸肌、足肌中检出,内脏较为少见,而三平正并殖吸虫常发现于蟹的心脏,怡乐村并殖吸虫多见于蟹的肝脏。

(4)感染方式:食用未煮熟的蟹和蝲蛄为人体感染并殖吸虫的主要方式,其次在蟹换壳或死亡时,囊蚴坠入水中,可因饮用含有囊蚴的水而引起感染。据实验证明从短沟蜷分离出的尾蚴,不经第二中间宿主,也可直接感染终宿主。在流行区,常因当地居民煮食不当,如生吃、腌吃、醉吃及热吃蟹或蝲蛄而得此病。实验证明,囊蚴在含有14%乙醇的黄酒中需经120小时才被杀死,囊蚴被浸在酱油(含盐16.3%)、10%~20%盐水或醋中,部分能存活24小时以上,而腌蟹及醉蟹一般不超过24小时,所以仍具有感染能力。如加热不足,蟹体内囊蚴未能全部杀死,则热吃也会感染。据报道因生吃野猪肉片而感染卫氏并殖吸虫的病例,经检查发现野猪肌肉中有并殖吸虫童虫。野猪是并殖吸虫的不适宜宿主,这类含童虫的不适宜宿主可称为转续宿主(paratenic host),转续宿主在构成自然疫源地方面有着重要的意义。虎、豹等食肉动物的并殖吸虫感染率及感染度较高,主要是通过捕食体内带有童虫的野猪或其他小动物(转续宿主)所造成。

### 三、发病机制和病理

并殖吸虫在人体内能侵犯多数内脏及其浆膜。病理变化是多种多样的,主要是由虫体(童虫、成虫)所引起。虫体在人体的组织内游走或定居,对脏器可造成机械性的损伤;虫体的代谢产物等抗原物质能导致人体的免疫病理反应。国内对卫氏并殖吸虫病的病理变化作了较为详细的研究与报道,兹将以卫氏并殖吸虫为代表的主要病变过程与病理变化分述如下。

1. 发病机制和病变过程

(1)童虫的病变:当人吞食了含有囊蚴的蟹或蝲蛄后,囊蚴经胃到十二指肠,受人体内温度、胆汁及肠液的作用,囊壁被溶化,于30~60分钟内脱囊,后尾蚴逸出。后尾蚴呈椭圆形,虫体伸缩活动力强,并能分泌酸性和碱性物质的腺体,可引起人体的免疫反应,破坏组织。后尾蚴穿过肠壁进入腹腔,在腹腔各脏器间游走。穿孔部位周围有肠黏膜的炎症和出血,于腹腔游走时,可损害腹内器官组织,产生广泛的腹部炎症和粘连。多数幼虫穿过膈肌,游走于胸腔,刺激胸膜而发生胸膜炎症。童虫在移行过程中逐渐增长发育,并侵入肺脏,破坏肺组织。在细支气管附近形成囊肿,虫体在囊内继续发育为成虫。每个囊内一般有2个虫体同时寄居,偶有1个或3~5个虫体同居一囊中。斯氏(或四川)并殖吸虫的后尾蚴或童虫在人体内移行过程中造成损害,较卫氏并殖吸虫显著,局部与全身的免疫反应也较为强烈,除在虫体寄生部位形成嗜酸性肉芽肿外,血液中嗜酸性粒细胞持续增高。由于人不是斯氏(或四川)并殖吸虫适宜的终宿主,该童虫不能在人体内发育至性成熟产卵,极少进入肺脏,形成典型囊肿,而以游走性皮下包块与渗出性胸膜炎为主要病变。

(2)成虫所致的病变:寄生于人体内的成虫数量常在20条以内,也可更多。成虫可固定在人体某一部位,也可沿各疏松组织间游走窜扰,致使病变范围扩大,波及脏器较多。较为严重的病损是虫体可从纵隔向上,由颈部大血管周围的疏松组织,沿颈内动脉上行,经破裂孔进入颅腔,侵入脑组织。但斯氏(或四川)并殖吸虫病的颅内损害是童虫侵入所致。

并殖吸虫成虫所致病变的基本病理过程可分3个阶段。①组织破坏期:虫体在人体组织中移行可引起线状出血或隧道损伤;虫体在组织中停留可破坏组织,以坏死组织、血液为其营养的来源,虫体肠内的棕色物质是变性血红蛋白,因而使局部组织形成窟穴状病灶。此期亦称脓肿期或浸润期。②组织反应期:窟穴状病灶形成后不久,周围组织就出现反应,以中性粒细胞、嗜酸性粒细胞及单核细胞浸润为主的炎症反应,局部组织坏死、液化呈棕褐色。四周肉芽组织增生,并逐渐形成纤维状囊壁,构成本病的特殊病变,称并殖吸虫性囊肿。囊内含有棕褐色酱状黏稠液体,有时可找到虫体,镜检可见虫卵、夏科-

莱登结晶、嗜酸性粒细胞等。由于成虫有游走习性，虫体可离开原囊肿而在邻近形成新的囊肿，成为多房性囊肿，相互间有隧道或窟穴相通。此期亦称囊肿期。③纤维瘢痕期：当囊内虫体死亡或移行他处，囊肿与外界相通，内容物排出腔外，囊肿逐渐吸收，周围肉芽组织和纤维组织不断增生向中心发展，使整个囊肿完全由纤维组织代替，形成瘢痕，但很少发生钙化。

（3）虫卵所致的病变：并殖吸虫的虫卵可见于囊肿或囊肿间的隧道内，也见于成虫穿行所经的组织中，由于其卵细胞在人体内不能发育成毛蚴，不分泌可溶性抗原，因此引起组织反应较轻微，仅有机械性或异物刺激作用，属于一种异物型肉芽肿反应。虫卵可群集而引起周围类上皮、嗜酸性粒细胞浸润及结缔组织增生，将虫卵包围而形成粟粒大小的肉芽肿，最后逐渐纤维化。据实验动物观察，虫卵在组织中经 13～27 天卵壳破碎，52 天左右卵壳溶解，80 天已成瘢痕组织。由斯氏（或四川）并殖吸虫所致的各种损害，不论在内脏或皮下组织中很少发现有虫卵。

（4）宿主的免疫应答与免疫损害：并殖吸虫的成虫、童虫、后尾蚴及其代谢产物均具有不同抗原性，可引起宿主产生不同类型的免疫应答。不同虫种感染亦有不同的应答。动物实验证明并殖吸虫抗原为分子量 27kDa，主要定位在成虫或童虫的肠道上皮，特别是在其表面或肠道内容物。感染并殖吸虫后，宿主血中存在虫体循环抗原，可用单克隆抗体（ELISA 法）从患者血中检出，尿中也能检出特异性抗原性物质。犬感染卫氏并殖吸虫后，约 10 天在血清中测出后尾蚴抗体，30～80 天达高峰，持续 90 天之后下降。抗成虫抗体在感染后平均 58.9 天才出现，逐渐上升，至第 80 天达高峰，第 90～100 天滴度下降到一定水平后，即稳定不变。患者血清中可出现特异性 IgG 抗体，IgE 抗体水平亦明显升高，经治疗后约 2/3 患者特异性 IgE 可转阴。虽然并殖吸虫能刺激宿主产生特异性抗体，但无明显的保护作用。宿主对虫体可产生细胞免疫应答，围绕在成虫或虫卵周围的由巨噬细胞、淋巴细胞、浆细胞、嗜酸性粒细胞组成的肉芽肿，就是 T 淋巴细胞所介导形成的。

2. 各脏器的病理变化

（1）腹腔：并殖吸虫在腹腔内移行时可引起广泛的炎性反应和粘连，同时形成囊肿。囊肿的数量不等，重者在腹腔内可有大小囊肿 200 多个，有的分散在各处，有的聚集成团块。腹膜表面可粗糙不平，大、小肠的浆膜面充血，大网膜、肠系膜、肝、脾、大肠、小肠、阑尾或膈等结构之间有不同程度的粘连，感染严重者粘连较为广泛而紧密。如肝、膈之间的粘连常较其他器官为紧密，有时甚至不易剥离。腹腔内的病变虽然广泛，但腹水很少出现，即使出现其量也不多，约 100ml，一般为草黄色混浊的液体，内含小量纤维蛋白块、圆形细胞和虫卵。成虫在腹腔内排卵后，因肠蠕动而将虫卵散开，也能刺激腹膜加重病变。

（2）胸腔：虫体进入胸腔以后，初期常引起渗出性胸膜炎。感染时间较长后，胸膜的变化更为广泛，久之则胸膜逐渐肥厚，在肥厚的胸膜的表面都能见到大小囊肿，有的分散，有的聚集成群，以肺的纵隔面和膈面最为多见，囊肿内可找到虫卵、童虫或成虫。由于肺纵隔面的病灶及肺门淋巴结的病变，X 线检查常可见到阴影增大现象。近来发现斯氏（或四川）并殖吸虫可致心包病变并可能发展为缩窄性心包炎。

（3）肺脏：肺部是并殖吸虫最易侵入的内脏，可能是因为肺内氧分压较高。其主要病变是形成囊肿，多数位于两肺的纵隔面或肺面的胸膜下层以及浅层肺组织内。囊肿小者如米粒状，大者可达 2cm 直径。这些囊肿常与邻近胸膜下或胸腔的囊肿发生窦道沟通。囊肿的新旧程度不一，囊壁由肉芽组织以及纤维组织所构成。囊肿中可见到虫卵、童虫或成虫，当被结缔组织包围后可形成肉芽肿。虫体有时能侵犯细支气管和小支气管，破坏管壁形成囊肿，支气管被破坏后，可与胸腔有窦道相通，引起自发性气胸。如有继发性细菌感染，则可形成脓胸，脓液内亦能找到虫卵等。由于支气管与囊肿贯通以后，支气管炎可经久不愈，使管壁的肌纤维和弹力纤维逐渐消失，管壁逐渐扩大，最后形成支气管扩张症。斯氏（或四川）并殖吸虫病，肺内极少能找到虫卵。

（4）肝脏：并殖吸虫对人体肝脏可造成一定的损害。卫氏并殖吸虫感染后可使肝脏有营养性不良变化，汇管区有明显的细胞浸润，间质的纤维结缔组织有轻度增多，但一般不引起明显的硬化现象。近年来发现，斯氏（或四川）并殖吸虫童虫常侵入肝脏，其所致的损害远比卫氏并殖吸虫引起的损害严重。动物实验发现，在感染斯氏（或四川）并殖吸虫后 14～40 天，肝脏突出的病变为急性嗜酸性细胞性脓肿及各种坏死灶或浆液性囊肿等。4 例患者尸检亦发现肝组织有片状和带状出血性坏死区，其结果与动物实验观察基本相似。

（5）脑和脊髓：虫体进入颅腔后，由底部直接进入脑沟，穿入脑组织移行，因而引起组织破坏、出血和炎性细胞浸润，并形成多房性脓肿和囊肿，以及结节和瘢痕组织等。囊肿内可查见大量虫卵，有时亦见虫体。虫体多自颞叶或枕叶底部侵入大脑，继则也可侵犯白质，累及内囊、基底节和侧脑室，侵入小脑则较少见。大脑病变多在一侧，且以右侧较为多见，但也可由一侧移行，经过脑室或胼胝体而至对侧大脑。由于病灶的占位，可导致脑室通路阻塞，而形成左右脑室和第三脑室萎陷或扩大。若第三脑室扩大，脑底可呈囊肿样突出，因而压迫视神经，引起视力减退或失明等症状。脑膜病变多不严重，急性期可有轻度充血等炎性反应，以后则可与脑皮质发生粘连。类似病变也见于斯氏（或四川）并殖吸虫病，在少数尸检材料中，却从未发现虫体或虫卵。

脊髓病变是由腹腔内的童虫或成虫向后腹壁穿行，侵入腰大肌和深层背肌，穿过附近的椎间孔，并入脊髓硬膜外腔、蛛网膜下腔或脊髓形成囊肿，使脊髓遭受压迫所致。多见于第10胸椎平面以下，如以脊髓节段来表示，则为胸脊髓12节段以下至马尾。但在个别病例，也可累及颈胸之间的水平。

### 四、临床表现

起病多较缓慢，潜伏期多数在6个月左右，但也有短至数天或迟至2年以上者。脑部症状的出现一般比肺部晚，平均在感染后10个月，但也偶有脑部症状先于肺部症状者。

1. 全身症状及体征　全身症状轻重不一，急性患者较为突出。患者感染后，经一定的潜伏期，可出现畏寒、发热、头痛、胸闷、腹痛等症状。发热以低热为主。感染重者可有高热，并持续数周不退，并有全身荨麻疹及哮喘发作等过敏症状。在斯氏（或四川）并殖吸虫病患者中全身症状相当多见。

2. 呼吸系统症状　肺部为卫氏并殖吸虫最常寄生的部位。咳嗽和咳痰最为常见，痰为白色黏稠而带腥味，每天痰量为50~100ml，如有继发细菌感染，痰量增多且呈脓性。在病程中常出现咯血，少者仅见痰中带血丝，多者一次咯血可达数百毫升，铁锈色或棕褐色痰（或呈烂桃样血痰）为本病最典型的症状。烂桃样血痰是肺部囊肿内坏死组织随痰咳出所致。铁锈色痰可经数年不断，复发时亦以此症状最早出现。血痰中可查见并殖吸虫卵。当成虫游走于胸腔时，可侵犯胸膜，部分患者常有胸痛、气急，并伴有胸腔积液，单侧或双侧，或左右侧交替出现，胸腔积液量一般不多，偶见大量可致呼吸困难。胸腔积液呈草黄色或血性，偶为乳白色，可呈包裹性积液，遗留胸膜增厚。在斯氏（或四川）并殖吸虫病仅少数患者偶见痰中带血丝，无典型铁锈色，痰中查不到虫卵，但胸膜积液较为多见。

3. 腹部症状　最常见者为腹痛、腹泻及肝大，其次为恶心、呕吐及便血等。在疾病早期较为多见。腹痛部位较不固定，以下腹或右下腹为最多见，呈阵痛或隐痛，但腹肌紧张并不显著，可扪及结节或肿块。腹腔内囊肿偶尔向肠内破溃，出现棕褐色黏稠脓血样粪便，其中可找到虫卵。曾有报道出现肠梗阻症状患者，经剖腹检查，发现腹腔内有大小囊肿200多个。虫体在腹腔游走可引起腹膜广泛炎症，出现腹水或粘连。斯氏（或四川）并殖吸虫常侵及肝脏，在肝组织内形成嗜酸性脓肿或囊肿，引致肝大及肝功能异常等。严重者肝组织有广泛坏死，可导致死亡。

4. 神经系统症状　中枢神经系统症状多见于儿童与青壮年，常为严重感染者，可分脑型、脊髓型两种，以脑型为多见。

（1）脑型：流行区脑型患者可高达2%~5%。在脑中寄居的虫体破坏脑组织形成囊肿。虫体还可游走窜行，造成多处损伤，形成多发性囊肿。如侵及基底神经节、内囊或丘脑等部位则后果更为严重。由于病变范围多变，症状相应复杂，视其侵犯脑组织的部位及病理改变程度而定，常以头痛、癫痫及运动神经障碍较为常见，其临床表现有以下几方面：①颅内压增高症状，如头痛、呕吐、神志迟钝、视力减退、视盘水肿等，多见于早期患者；②脑组织破坏性症状，如瘫痪、感觉消失、失语、偏盲、共济失调等，这些症状一般出现较迟；③刺激性症状，如癫痫、头痛、视幻觉、肢体异常感觉等，此乃由于病变接近皮质所致；④炎症性症状，如畏寒、发热、头痛、脑膜刺激征等，大多见于早期。

脑型患者在痊愈过程中脑内病变可形成钙化病灶，称"脑钙化型"。脑钙化灶的发现，结合临床表现及CT扫描所见，有助于定位诊断。这些患者难以从痰、粪及胃液中找到虫卵，但免疫学检查仍呈阳性反应。脑型病例亦见于斯氏（或四川）并殖吸虫病，其症状与卫氏并殖吸虫所致相仿。

（2）脊髓型：较少见，主要由于虫体进入椎管内侵犯硬膜时，可形成硬膜外或硬膜内囊肿样病变。病变多在第10胸椎上下，其所以在这种位置可能是由于并殖吸虫穿越肝脏时遇到较坚强的膈肌后，转向附近椎间孔而侵入椎管。临床上主要出现的症状为脊髓受压部位以下的运动障碍,如下肢无力、行动困难、感觉缺损(如下肢麻木感或马鞍区麻木感)等,也有腰痛、坐骨神经痛和大小便失禁或困难等横截性脊髓炎症状,且多逐渐加重,最后发生截瘫。

5. 皮下结节或包块 在卫氏并殖吸虫病,约有1/5患者发现有皮下结节。最早出现皮下结节在感染后2个月,最迟者可在42个月后。结节部位以下腹部至大腿之间为最多,常在皮下深部肌肉内,肉眼不易看见,触诊时始能检出。直径为1~6cm,大者较软,不能移动,且有压痛;小者较硬,能移动,但无明显压痛。结节内可发现虫体、虫卵或囊肿样病变。

皮下包块为斯氏(或四川)并殖吸虫病的临床特点,其发生率为50%~80%。临床及病理表现较卫氏型的皮下结节有其特殊之处。包块以腹部最多见,胸部次之,腰背部又次之。亦见于腹股沟、大腿、阴囊、精索、腘窝、颈、面、眼、眼眶等处。自黄豆、核桃至鸭蛋,大小不一,最大达9cm×18cm。初起时周界广泛,边缘不清,有显著水肿感觉,表面皮肤大多正常,偶呈青紫色或伴有微血管扩张,局部可有隐痛或微痒,以后包块逐渐缩小,变实,呈不规则椭圆形。皮下包块具有游走性,常此起彼伏,反复出现,包块消退后可残留纤维组织,故新老包块间有时可扪及稍硬的长形条索,为童虫移行经过的通路。包块病理检查为典型嗜酸性肉芽肿,其中心为灰黄色豆腐渣样的坏死物质,内含夏科-莱登结晶,可找到虫体,但从未发现虫卵。

6. 泌尿生殖系统症状 严重感染病例中,虫体可在腹腔内向下穿行,而至精索、阴囊、附睾或睾丸等,或至肾脏、肾周围、膀胱等处形成虫囊。有时囊肿肿块可如鸡蛋,形成嵌顿性肿物,常产生局部疼痛,甚至影响正常活动。在临床上易与嵌顿疝、阴囊肿瘤、睾丸结核等相混淆。

7. 眼部症状 并殖吸虫病出现眼部症状较多,常见于脑型患者。但并殖吸虫直接损害或寄生于眼部并引起症状者较少。有侵及眼眶、眼睑及球结膜等处引起炎性囊肿样病变,形成长条形结节。其临床表现主要有眼球突出,局部红肿及轻度疼痛,少数病例可继发感染形成脓肿。由斯氏(或四川)并殖吸虫引起者较多。

在一些并殖吸虫病流行疫区,发现有较多患者感染后表现为亚临床型(隐性感染)。这些患者有食生蟹史、免疫学检查阳性,血中嗜酸性粒细胞增加,而无明显的临床症状和体征。

并殖吸虫病除少数病例表现为急性症状外,多数表现为慢性经过。临床类型较难划分,一般按病变主要部位和症状表现分型,临床上可分为胸肺型、腹型、脑脊髓型、皮肤型、肝型、心包型、眼型、阴囊肿块型及亚临床型等九型。近来国内又倾向于主要病变部位和虫体与宿主适应性二者相结合的方法分型,将本病分为肺型(适合人体寄生型)和肺外型(不适合人体寄生型)两大类型,前者多见于卫氏并殖吸虫所致,而后者则见于斯氏(或四川)并殖吸虫所致。可是卫氏并殖吸虫存在大小两型品系,大型品系对人体寄生适应,能发育成熟,故痰中有卵排出,临床表现以肺型为主;小型品系对人体寄生不适应,未能发育成熟而停留在童虫阶段,故痰中无卵,临床表现也是肺外型,以蚴虫移行症表现为主。卫氏并殖吸虫病与斯氏(或四川)并殖吸虫病临床鉴别要点见表29-14-1。

表 29-14-1 卫氏并殖吸虫病与斯氏(或四川)并殖吸虫病的临床鉴别要点

| 鉴别要点 | 卫氏并殖吸虫病 | 斯氏(或四川)并殖吸虫病 |
| --- | --- | --- |
| 全身症状 | 不常见 | 很常见 |
| 荨麻等过敏症状 | 不常见 | 很常见 |
| 咳嗽及咳痰 | 咳嗽中度或重度,痰量常中度或大量 | 咳嗽不重,痰量很少 |
| 咯血和痰的性质 | 咯血很常见,痰常呈典型的铁锈色 | 咯血不常见,偶有血丝痰 |
| 胸腔积液 | 不常见 | 常见 |
| 脑部损害 | 较常见 | 较少见 |
| 同侧偏盲 | 在脑型很常见 | 在脑型少见 |
| 肝脏损害 | 较少见 | 较常见 |
| 皮下结节或包块 | 见于10%~20%的患者 | 见于30%~70%的患者 |
| 游走性 | 差(结节内可查见虫卵或成虫) | 强(包块内偶见幼虫,未发现成虫及虫卵) |
| 成虫形态 | 椭圆形 | 长条形,两端较尖 |

## 五、实验室和其他检查

1. 血常规检查 一般无贫血,有严重咯血者,红细胞与血红蛋白均有减少。白细胞总数大多在 $(10\sim30)\times10^9/L$,在急性期可高达 $40\times10^9/L$ 以上。嗜酸性粒细胞普遍增多,一般在 $5\%\sim20\%$,在急性期可高达 $80\%$ 以上。红细胞沉降率可有中度或重度增加。在斯氏(或四川)并殖吸虫病,血常规变化较卫氏并殖吸虫病为显著。

2. 痰液检查 卫氏并殖吸虫病各型患者,大多有肺部病变,因此痰液检查甚为重要。痰常带铁锈色而黏稠,味略腥,镜检可见虫卵、嗜酸性粒细胞及夏科-莱登结晶。痰虫卵阳胜率一般在 $90\%$ 以上;如痰液过于黏稠,虫卵较少,可用 24 小时痰液浓缩法检查。痰量与虫卵数成正比。24 小时痰液内虫卵总数一般在 $1\,000\sim50\,000$ 个,虫卵计数对估计疗效有帮助。痰中发现虫卵有决定性的诊断意义,但如未能找到虫卵,而发现有夏科-莱登结晶和嗜酸性粒细胞,对于诊断也有相当帮助。在斯氏(或四川)并殖吸虫病患者,痰中往往只有多量嗜酸性粒细胞和夏科-莱登结晶,虫卵极难找到。

3. 粪便检查 粪便中的并殖吸虫虫卵都是由痰内吞咽下去的,卫氏并殖吸虫病有 $15\%\sim40\%$ 的患者可在粪便直接涂片找到虫卵。采用集卵法则可提高阳性率至 $46\%\sim65\%$。在斯氏(或四川)并殖吸虫病,粪内极少能找到虫卵。

4. 尿液检查 多数正常,但当泌尿系受侵犯并有囊肿穿向肾盂、输尿管和膀胱时,则可在尿中发现有脓细胞、夏科-莱登结晶和虫卵等。

5. 脑脊液和其他体液检查 脑脊髓型患者,脑脊液稍有变化,外观多清晰无色,压力正常,细胞数多在 $10\times10^6/L$ 以下。当有明显的脑膜炎症时,细胞数可增加,在 $(10\sim96)\times10^6/L$,但也有高至 $500\times10^6/L$ 左右者,分类中可见嗜酸性粒细胞出现。半数患者蛋白略有增高,糖含量多属正常。脑脊液作沉淀检查时,偶可找到虫卵。

当胸膜有病变时,可出现胸腔积液,胸腔积液多呈草黄色液体,可见嗜酸性粒细胞,偶有夏科-莱登结晶、胆固醇结晶或虫卵。在腹腔有严重病变者,可有少量腹水出现,腹水多为黄色混浊液体,内含少数纤维蛋白块、大小单核圆形细胞和虫卵。

儿童患者不能咳痰时,可考虑抽取胃液找虫卵。

6. 肝功能检查 卫氏与斯氏(或四川)并殖吸虫在侵犯肝脏时,均可引起肝脏损害,可出现不同程度的肝功能改变,多数表现为 γ 球蛋白增高,白球蛋白比值倒置,但丙氨酸氨基转移酶大多正常或仅轻度增高。

7. 免疫学检查 对痰内找不到虫卵的肺外型患者,在诊断上具有重要意义。

(1) 皮内试验:以 $1:1\,000$ 或 $1:2\,000$ 稀释并殖吸虫成虫抗原 0.1ml 注射于前臂皮内,皮丘直径大于 12mm,红晕直径大于 20mm 者为阳性反应,阳性率达 $99.5\%$。但与其他吸虫病、麻风病等有交叉反应。皮内试验阳性仅能表示有并殖吸虫感染,持续时间很长。虽经治愈多年之后仍可阳性,所以不能作为观察疗效的标准。

(2) 对流免疫电泳和琼脂双扩散法:对流免疫电泳法检测并殖吸虫病患者的血清,阳性率可达 $100\%$,经特效药物治疗后半年至 1 年内转为阴性,对疗效考核有一定的参考依据。琼脂双扩散法的敏感性较对流免疫电泳为低($63\%$),但假阳性反应也比较低。

(3) 间接血凝试验:用卫氏并殖吸虫成虫抗原作间接血凝试验,对卫氏并殖吸虫和斯氏并殖吸虫患者血清,阳性率为 $98.5\%$。但此法与血吸虫患者的血清有较高的交叉反应。

(4) 后尾蚴膜反应:此法用于并殖吸虫病的诊断,阳性率达 $97.3\%$,但对血吸虫病的假阳性率为 $4.3\%$。

(5) 酶联免疫吸附试验:有间接法、双抗体夹心法及斑点法等,均对并殖吸虫病的诊断具有很高的敏感性,阳性率达 $100\%$,与华支睾吸虫病、囊尾蚴病及健康人血清未发现有交叉阳性反应。尤以斑点 ELISA 法,操作简便,不需特殊仪器设备,目测可判断结果,更适用于临床诊断和流行病学调查。近来采用纯化的抗卫氏并殖吸虫抗体进行双夹心抗体 ELISA,检测并殖吸虫患者体内的特异性循环抗原,对感染后 3 个月以内的急性期阳性率达 $85.9\%$。

(6) 免疫印迹试验(immunoblotting):本试验由凝胶电泳、转移电泳和固相免疫试验三种方法构成,是用于分析蛋白抗原和鉴别生物学活性抗原组分的有效方法。具有高度特异及敏感的一项诊断方法,对考核疗效亦有一定意义,目前正在有条件单位开始应用。

8. 影像检查 各型并殖吸虫病大多有肺部病变,尤以肺型患者胸部 X 线检查可见特殊阴影。脑脊髓型患者的病变性质、类型和位置等,也需进行各种 X 线检查,才能作出正确和全面的诊断。

（1）胸部 X 线检查：并殖吸虫引起的肺部病变以中、下肺野和内侧带较多，占 90% 以上，其中以右下肺野更为常见，病灶可能广泛分布于全肺，也可能是单独存在，尤以后者较为多见。并殖吸虫病早期，胸部 X 线检查可见明显的胸膜反应或胸腔积液。早期炎症反应消失后，则可见胸膜粘连和胸膜增厚的表现，且多为两侧性。肺部 X 线检查变化可因病程早晚而不同：①浸润期，表现为直径 1~2cm（最大可达 5cm）大小的云絮状、边缘模糊、密度不均匀的圆形或椭圆形浸润阴影，多在中下野，单侧或双侧。病灶位置变迁较多，反映并殖吸虫在肺部移行所引起的过敏性炎症反应和肺组织的出血性病灶。本期相当于组织破坏期。②囊肿期，X 线检查表现为边缘锐利、密度均匀和外形规则的圆形或椭圆形、单房或多房、实质或空泡性、大小不等的阴影。这种阴影在肺型并殖吸虫病患者最为常见，可出现于肺野的任何部位，但以中肺野和下肺野内侧带最为多见。本期持续时间颇长，相当于组织反应期。③纤维瘢痕期，胸部 X 线检查示大小不等的致密点状或索状阴影，呈圆形或椭圆形孤立分布，大小为 0.4~0.6cm。同时胸膜粘连与增厚极为普遍。由于虫体的不断移行，肺部的病变常可在纤维瘢痕出现的同时又有新的脓肿和囊肿形成，所以在同一 X 线检查图像上可以同时存在各期的病变。

以上所见系从卫氏并殖吸虫病患者 X 线检查所得。但在斯氏（或四川）并殖吸虫病患者中，明显的上述肺部 X 线检查变化较为少见；部分患者的肺部可出现小片浸润阴影，但胸腔积液却较多见。

（2）脑、脊髓影像检查：脑脊髓型病例可作头颅 X 线、CT、MRI、脑血管造影、脊髓造影等检查以显示病变和阻塞部位。

9. 活组织检查　皮下结节或包块、阴囊结节、腹腔结节的病理检查常可找到虫卵、童虫、成虫或与并殖吸虫病有关的组织病变。由斯氏（或四川）并殖吸虫所致的皮下包块病理检查为典型嗜酸性肉芽肿病变。

## 六、诊断和鉴别诊断

1. 诊断依据　卫生部于 2012 年 6 月 4 日发布了《并殖吸虫病的诊断》，诊断标准中明确规定将并殖吸虫病分为胸肺型和肺外型（包括腹型、肝型、心包型等）。具有以下临床表现和体征外加实验室检查并结合感染史，可诊断为胸肺型并殖吸虫病：凡是生长在本病流行区或到过流行区内，进食过生的或

未熟透的溪蟹或蝲蛄，饮过生的溪水，都有感染本病的可能。如在病史中，出现咳嗽、胸痛、咳烂桃样血痰、铁锈色血痰或血丝痰和/或胸膜病变的相关症状与体征，血清学试验阳性或痰检或粪检发现并殖吸虫虫卵，影像学检查变化征象符合并殖吸虫病表现。

具有以下临床表现和体征外加实验室检查可诊断为肺外型并殖吸虫病：皮下包块或其他活体组织中发现特异的病理损害（包括虫体寄居的囊肿或虫体游走过的窦道，内含夏科-莱登结晶及显著的嗜酸性粒细胞浸润），影像学检查排除肺部表现，皮下包块或其他活体组织及各种体液中发现虫体或虫卵。所有患者均排除贫血、红细胞增多症、白血病、脑膜炎、蛛网膜下腔出血、癫痫、囊尾蚴病、心包炎、肝炎、肝脓肿、肝囊肿、脑脓肿、肿瘤等疾病。

2. 诊断手段

（1）发现虫卵或虫体：痰、粪、各种体液内找到虫卵是确诊本病的依据。对皮下结节、阴囊结节或腹腔结节的患者，必要时可做活组织病理检查，如能发现虫卵、童虫、成虫或有关的组织病理变化，皆有助于诊断。

（2）免疫学检查：皮内试验敏感性高，对并殖吸虫病的诊断有较大帮助，但对其他吸虫病常会发生交叉反应。间接血凝试验、对流免疫电泳法及酶联免疫吸附试验等，其敏感性和特异性均较高，有助于诊断。由于斯氏（或四川）并殖吸虫病痰内极少找到虫卵，X 线检查肺部亦很少有变化，免疫学检查更显得重要。

（3）红细胞体积分布宽度（RDW-CV）：在卫殖吸虫病的鉴别诊断中具有重要价值，最新研究表明，胸肺型组 RDW-CV 值高于肺外型组，差异具有统计学意义。可以为临床医生诊断和鉴别诊断卫氏并殖吸虫病提供有力依据。

（4）其他检查：对肺型患者，胸部 X 线检查可呈特殊阴影。对脑脊髓型患者病变的定位及定性，有赖于 X 线、CT 及磁共振等检查。

3. 鉴别诊断

（1）肺结核和结核性胸膜炎：并殖吸虫病常被误诊为肺结核，因其早期症状与早期肺结核相似，而囊肿期的肺部变化又与球型肺结核相类似。当并殖吸虫侵犯胸膜而引起胸膜炎和胸膜腔积液时，又可与结核性渗出性胸膜炎相混淆；当两病不易鉴别时，应从流行病学与实验室检查，并在痰中发现虫卵以区别之。在斯氏（或四川）并殖吸虫病，免疫学检查有助于诊断。

（2）结核性腹膜炎：并殖吸虫病可产生广泛的腹膜炎，并有腹膜粘连等，引起腹痛、腹泻、压痛及结节硬块等症状，这些与结核性腹膜炎相类似。但并殖吸虫病起病较急骤，可于数月内不治而缓解，肺部 X 线检查有特殊阴影，痰中可找到虫卵，血嗜酸性粒细胞增高及免疫学检查阳性等，均可与结核性腹膜炎鉴别。

（3）颅内肿瘤：由脑型并殖吸虫病产生的癫痫和瘫痪，可被疑为颅内肿瘤，但脑型并殖吸虫病的神经症状，变化性颇大而且复杂，并缺乏症状的持续增剧或减轻，很难用一个孤立的病灶来解释。其他如感染史、肺部病变存在、痰内有虫卵、脑脊液免疫学检查阳性等，均有利于鉴别。

（4）原发性癫痫：应与脑型并殖吸虫病鉴别。脑型并殖吸虫病既往无癫痫史，而且癫痫发作后，头痛及肢体无力等症状可持续数日之久；而原发性癫痫发作后，症状在几小时内就可消失，很少超过半日。此外，痰内有虫卵、脑脊液的免疫学检查阳性等均可作为二者的鉴别要点。

## 七、预后

并殖吸虫病的预后，常以患者所患的虫种、寄生部位及感染轻重而有不同。一般患者预后较好，对生命威胁不大。但脑脊髓型者预后较差，可致残疾，甚至治疗失败。斯氏（或四川）并殖吸虫病侵犯脑部较卫氏并殖吸虫病为轻，且较易恢复，后遗症少，预后较好。

## 八、治疗

1. 病原治疗　自 1915 年应用依米丁（吐根碱）治疗以来，迄今有了极大的发展。1954 年国内推荐应用依米丁合并氯喹疗法，由于效果不满意，疗程长、副作用大，于 1961 年被硫氯酚所代替。由于该药疗程仍较长，复发率高，因而 1982 年以后开始应用吡喹酮治疗的研究，并提高了剂量，已证明其疗效明显优于硫氯酚，是当前治疗并殖吸虫病最佳的药物。

（1）吡喹酮（praziquantel）：本药对卫氏并殖吸虫病及斯氏（或四川）并殖吸虫病均有良好疗效。卫氏并殖吸虫病经治疗后血痰消失，痰中虫卵转阴，肺部病变吸收好转；斯氏（或四川）并殖吸虫病经治疗后，皮下游走性包块、胸腔积液、肺部浸润均消失。原有癫痫发作的脑型患者大多停止发作，偏瘫也有好转或恢复。眼型并殖吸虫病患者早期采用吡喹酮合并地塞米松治疗也有显著疗效。该药有疗效好、副作用轻、疗程短、服用方便的优点，是目前治疗并殖吸虫病首选药物。治疗剂量为每次 25mg/kg，日服 3 次，连服 3~5d，总剂量为 225~375mg/kg。脑型患者于第 1 疗程后 1 周，再重复 1 疗程为宜。眼型患者应采用吡喹酮合并地塞米松治疗，经治疗后，视力可完全恢复正常。本品副作用轻而短暂，主要有头昏、恶心、胸闷及心悸等。

（2）硫氯酚（bithionol，别丁）及硫氧二氯酚（bithionol sulfoxide）：对并殖吸虫有杀灭作用，可能因影响虫体腺苷三磷酸（三磷酸腺苷）的合成，从而使其能量代谢发生障碍所致。后者杀虫力较强，毒性较低。硫氯酚剂量为成人每日 3g，儿童为每日 50mg/kg，分 3 次口服，每日或隔日给药，10~20 个治疗日为 1 个疗程。远期治愈率在 79%~89%，如果 1 个疗程未能治愈，可重复治疗。本药副作用为恶心、呕吐、腹痛及腹泻等，肺型患者可有咳嗽加重，咯血、咳痰增多等。由于本药疗程长，复发率较高，现已少用。硫氧二氯酚剂量为每日 30mg/kg 计算，连服 6 日为 1 个疗程，但药疹发生率高为其缺点，也较少应用。

（3）三氯苯达唑（triclabendazole）：本药是一种新的苯并咪唑类衍生物，对肝片形吸虫及并殖吸虫均有明显的杀虫作用。国内曾应用本品［100mg/（kg·d）×2 日］治疗犬卫氏并殖吸虫感染，其杀虫率为 98.5%。国外以本品 10mg/kg 顿服治疗非洲并殖吸虫病患者，其治愈率达 90%，目前国内尚未批准应用于临床，有待验证。

2. 对症治疗　对咳嗽、咯血者可给予止咳、止血剂。脑型患者颅内压增高致严重头痛时，可应用脱水剂，如高渗葡萄糖液、20% 甘露醇溶液及呋塞米等。如有癫痫发作史者，可应用苯妥英钠、苯巴比妥及地西泮等口服预防。肢体瘫痪者可应用针刺、理疗等。如伴有继发细菌感染者，可适当选用抗菌药物。

3. 外科手术治疗　并殖吸虫病的肺内病灶多为散在性，不宜应用手术治疗，但脑脊髓型伴并发症者，如内科治疗仍不能收效，可考虑外科手术。

## 九、预防

预防是防治并殖吸虫病的关键。

1. 防止人体感染　在流行地区必须进行广泛的宣传教育，使当地居民切实做到不吃生溪蟹及生蝲蛄等，并应注意不饮用溪流生水。

2. 控制传染源 彻底治疗患者,调查及管理动物传染源,捕杀对人有害或储存宿主的动物。不用生溪蟹、生蝲蛄喂犬、猫,以防动物感染。

3. 防止虫卵入水 结合开展爱国卫生运动,教育群众不随地吐痰,不随地大便,避免痰和粪中的虫卵随雨水冲入溪流。

（郑　敏）

## 第十五节　华支睾吸虫病

华支睾吸虫病(clonorchiasis)是由华支睾吸虫(*Clonorchis sinensis*)寄生于人或动物肝内胆管所引起的人兽共患寄生虫性疾病。人类常因食用未经煮熟含有华支睾吸虫囊蚴的淡水鱼或虾而被感染。主要临床表现为纳差、乏力、消化不良、上腹隐痛、肝大等,严重者可发生胆管炎、胆结石以及肝硬化等并发症。严重感染的儿童常有营养不良和生长发育障碍。本病分布于世界各地,国内流行于广东、山东、河南等 24 个省、自治区、直辖市。

1874 年 McConnel 首次在印度加尔各答一位华侨尸体的肝内胆管中查见此虫,1875 年在日本也发现此虫,此后国外各地,如越南、毛里求斯、美国、澳大利亚、德国、埃及、波兰等陆续报道有华侨感染此虫。我国于 1908 年首次发现本病患者,1956 年在广州明代古尸、1973 年在湖南省衡阳市北宋古尸和 1975 年在湖北省江陵西汉古尸内分别检出华支睾吸虫虫卵,推测 2300 多年前本病既已存在,且分布范围广泛。

### 一、病原学

1. 形态特征

（1）成虫:华支睾吸虫成虫具有典型吸虫成虫形态结构。背部扁平,前端稍窄,后端钝圆,形似葵花子。体长 10~25mm。口吸盘略大于腹吸盘,后者位于虫体前 1/5 处。口在口吸盘内,咽呈球形,食管短,肠支沿虫体两侧直达后端,但不汇合。排泄囊为一略带弯曲的长袋,前端到达受精囊处,并向前端发出左右两支集合管,排泄孔开口于虫体末端。雄性生殖器官有睾丸 1 对,前后排列于虫体后端 1/3,呈分支状。两睾丸各发出 1 条输出管,向前约在虫体中部汇合成输精管,通储精囊,经射精管入位于腹吸盘前缘的生殖腔,缺阴茎袋、阴茎和前列腺。雌性生殖器官有卵巢 1 个,边缘分叶状,位于睾丸之前,输卵管发自卵巢,其远端为卵模,卵模周围为梅氏腺。

受精囊在睾丸与卵巢之间,呈椭圆形。卵黄腺为许多细小的颗粒状,分布于虫体的两侧,在腹吸盘向下延至受精囊的水平线,子宫从卵模开始盘绕向前开口于生殖腔。

（2）虫卵:虫卵形似芝麻,一端有盖,另一端有小瘤。卵的大小为 (27~35) μm×(12~20) μm。卵内含毛蚴。

2. 生活史 华支睾吸虫生活史为典型复殖吸虫生活史,包括成虫、虫卵、毛蚴、胞蚴、雷蚴、尾蚴、囊蚴及童虫阶段。成虫寄生于人和肉食类哺乳动物的肝内胆管内,虫多时可移居至大的胆管、胆总管或胆囊,也偶见于胰腺管内。

成虫产出虫卵,虫卵进入水中被第一中间宿主淡水螺吞食后,在螺的消化道内孵出毛蚴,毛蚴穿过肠壁在螺体内发育,经过胞蚴、雷蚴和尾蚴阶段,成熟的尾蚴从螺体逸出。尾蚴在水中遇到适宜的淡水鱼时侵入鱼体,发育成囊蚴。囊蚴呈椭圆形,大小平均为 0.13mm×0.15mm,囊壁分两层。囊内幼虫运动活跃,可见口、腹吸盘,排泄囊含黑色颗粒。囊蚴被终末宿主吞食后,在消化液的作用下,囊壁被软化,囊内幼虫的酶系统被激活,幼虫活动加剧,在十二指肠内破囊而出。一般认为,后尾蚴循胆汁逆流而行,小部分幼虫在几小时内即可到达肝内胆管。但也有动物实验表明,幼虫可通过血管或肠壁到达肝内胆管内。即使将囊蚴注入动物腹腔,幼虫同样可以破囊而出并移行到达肝胆管内。因此认为,幼虫能从不同途径到达肝胆管内是由其本身所具有的向组织性决定的。囊蚴进入宿主体内至发育为成虫并可在粪中检到虫卵所需时间随宿主种类而定,犬、猫需 20~30 天,鼠平均 21 天,人约 1 个月。人体感染成虫数量差别较大,曾有多达 21 000 条成虫的报道。成虫寿命一般记载为 20~30 年。Attwodd 等(1978)报道一病例,推测华支睾吸虫成虫在该患者胆管内至少已存活 26 年。

### 二、流行病学

本病主要分布在东亚及东南亚,其中以中国、朝鲜、越南等地最为多见,也可见于日本、菲律宾、泰国、柬埔寨、老挝、马来西亚、新加坡和印度尼西亚等国家。我国 34 个省(自治区、直辖市、特别行政区),除青海、宁夏、新疆、甘肃、内蒙古、西藏尚未有报道外,其余均有本病的流行报道或病例报道,估计受感染人口为 3 000 多万。但各地感染率不尽相同。南北两端(辽宁等东北各省、广东)感染率较高。四川省丘陵地区流行程度远高于平坝与山区,青少年感染率高于成人,占总感染者 2/3 左右。有些地区淡水鱼的感染率较高,而人群的感染率却很低,如江苏、浙江、上海、北京等。

1. 传染源　主要是被华支睾吸虫感染的人和哺乳动物,如猫、狗、鼠、猪等。人和动物感染华支睾吸虫后,成虫寿命很长,可长期经粪便排卵,粪便散布于自然界的河沟和鱼塘,如有合适的第一和第二中间宿主存在,即可完成生活史。

2. 传播途径　人因进食未煮熟而含有华支睾吸虫囊蚴的淡水鱼或虾而受到感染。感染方式因生活习惯、饮食嗜好而有所不同。但多因生食鱼肉、虾,也有由于烤、烧、炒、煎小型鱼类不熟而感染。如广东、广西等地的居民有吃鱼生(生鱼片)和鱼生粥的习惯;辽宁等东北地区,特别是一些朝鲜族人也有食用鱼生的习惯;许多地区因吃"全鱼"方式但内部鱼肉却未煮熟而感染。此外处理食物时,生熟食不分,如用切生鱼肉的刀及砧板切熟食,用盛生鱼的器皿盛食,甚至饮用被囊蚴污染的生水也可受染。

淡水螺受感染是由于吞食了人或储存宿主动物排出的华支睾吸虫卵。由于粪便管理不当,用新鲜粪便施肥或随地大便,粪便污染了水塘、河沟可使淡水螺受感染。有些人工养鱼地区,还有用粪便喂鱼的习惯,如把粪便倒入鱼塘或在鱼塘上修建厕所,使粪便直接落入塘中,粪便中的虫卵可先后感染螺和鱼。

3. 人群易感性　人对本病普遍易感,无年龄、性别、种族之分,凡进食含有囊蚴而未经煮熟的鱼或虾,均可被感染。感染率高低与居民的生活习惯和饮食嗜好密切相关。流行区人群感染率可由 0.08% 到 57% 不等,广东省的个别地区可高达 88.6%。一般说来,成年人以男性的感染率较高,在广东佛山地区华支睾吸虫病者 6 222 例中,男女的比例为 1.88∶1。广东省感染者年龄最小者为 3 个月,最大者为 87 岁,以 20～50 岁为多。原因是广东省男性多喜食鱼生,而女性及小孩比较少食,故感染者也较少。但在广东省韶关市曲江区一个流行区调查发现,在 83 例中,15 岁以下占 93.9%。这与当地小孩喜欢在田沟捕捉鱼虾生食或食未烧烤熟透的鱼虾有关。相似的情况于河南、四川、湖北、江苏等省亦有报道。

4. 流行特征　华支睾吸虫病在我国的流行特点有 3 点:①南北两端感染率高,原因是广东、广西和湖南等省以及吉林省朝鲜族的部分居民喜食生鱼,而其他地区的感染主要是食鱼的方法不当或儿童食用未烤熟的鱼虾等所致;②在有食生鱼习惯的地区,感染率随年龄的增加而增高,如广东和广西,嬉食型方式感染则儿童和青少年感染率较高,如北京、山东、河南、安徽、江苏、湖北等地区;③华支睾吸虫病流行多呈点片状分布,不同地区、不同县乡,甚至同一乡内不同村庄感染率差别也很大,除上述人们饮食习惯的因素外,地理和水流因素也起着重要作用。

## 三、发病机制与病理

被成虫寄生的肝胆管,其病变程度因感染轻重而异。轻者感染虫数少,从几条至几十条,肉眼未见明显病变。重者感染虫数多至数千条,病变明显。

侯宝璋(1965)对实验感染和自然感染猫的肝脏病理改变进行了详细的观察,认为病变主要发生于肝脏的次级胆管。病变的发展过程可分为 4 个阶段:①早期病变(约在感染后 32 天),胆管上皮细胞脱落。②胆管上皮细胞增生和脱落(54～60 天),胆管上皮不同程度增生,形成小隐窝或上皮覆盖的乳突伸入胆管腔,上皮细胞含有黏蛋白小滴点。③胆管上皮增生形成腺瘤样组织(84～150 天),部分结缔组织浸润。④结缔组织明显增生,出现上皮细胞腺瘤样组织。胆管明显增厚。认为虫体的机械刺激、胆汁化学成分含量改变、所含铜和胆固醇量少、供氧不足,直接或间接影响上皮细胞代谢,这些因素是引起上皮组织病变的原因。

有些学者对华支睾吸虫成虫所致肝胆管病变进行超微结构和动态观察,李秉正(1987)对实验豚鼠观察表明,随着感染时间的推移(1～9 个月),病变逐渐加重。胆管上皮微毛肿胀、脱落,胞质核质均减少,细胞邻界变直,连接部分离,并有纤维组织向内增生。细胞器改变明显,胆管上皮形成假复层,胆管周围结缔组织明显增生。曹雅明等(1993)投射电镜下发现,感染早期肝细胞核和一些膜性细胞器出现轻度病变。6 周后,粗面内质网扩张成池,线粒体基质透明、空泡化。组织化学观察显示,肝细胞内糖原、蛋白质、RNA 减少或消失,胞质内出现脂肪滴,琥珀酸脱氢酶、单胺氧化酶活性呈渐进性减少。7 周后不断增殖的胆管和增生的小胆管处,糖原、RNA、黏蛋白含量明显增加,碱性磷酸酶和酸性磷酸酶活性增强。

由于华支睾吸虫占住胆管,胆管上皮增生、纤维化,使得管腔变窄,胆汁流出不畅,往往容易合并细菌感染。胆汁内可溶的葡萄糖醛酸胆红素在细菌性 β-葡萄糖醛酸苷酶作用下变成难溶的胆红素钙。这些物质与死虫体碎片、虫卵、胆管上皮脱落细胞构成核心，并形成胆管结石。因此华支睾吸虫感染并发胆道感染和胆石症的报道很多。在胆石的核心往往可找到华支睾吸虫虫卵。

病理研究表明：受华支睾吸虫感染的胆管呈腺瘤样病变。侯宝璋（1965）解剖 200 例原发性肝癌，发现 30 例由华支睾吸虫引起，因为华支睾吸虫感染引起二级小胆管上皮细胞增生然后癌变。Kim（1976）在朝鲜观察 284 例肝癌患者，由华支睾吸虫引起的占 24.6%。

## 四、临床表现

华支睾吸虫的致病力不强，是否出现症状与寄生的虫数与机体的反应有关。潜伏期为 1~2 个月，严重感染者潜伏较短，仅为 15~26 天。本病一般起病缓慢，少数短期内重度感染者急性发病。

1. 急性期 短期内严重感染者或来自非流行区，初次大量感染者，可出现急性过程。突发寒战及高热，体温高达 39℃ 以上，呈弛张热。食欲减退，厌油腻，肝大伴压痛，轻度黄疸，少数出现脾大。温桂芝等（1987）统计华支睾吸虫暴发流行的 70 例患者的临床表现，主要是过敏反应和消化道不适，包括发热、胃痛、食欲减退、四肢无力、肝区痛，小部分患者出现头痛、颈痛、消瘦等。血液检查嗜酸性粒细胞明显增高，极个别患者出现类白血病反应。从已报道的资料看，大部分患者的急性期症状不明显。数周后急性症状消失而进入慢性期。

2. 慢性期 轻度感染者常无症状或仅在食后有上腹饱胀感，食欲减退或轻度腹痛，易疲劳。较重感染者可有食欲减退，上腹饱胀、轻度腹泻、肝区隐痛。24%~96.3% 的患者有肝大，以左叶增大为明显，有压痛和叩击痛。可伴有头晕、失眠、疲乏、精神不振、心悸、记忆力减退等神经衰弱症状。个别患者因大量成虫堵塞胆总管而出现梗阻性黄疸，甚至发生胆绞痛。

慢性重复感染的严重病例发展为肝硬化及门脉高压时，出现消瘦、贫血、腹壁静脉曲张、肝脾大、腹水、黄疸等。严重感染的儿童可出现营养不良和生长发育障碍，甚至可出现侏儒症。

根据症状轻重不等，临床病情一般可分为三度。①轻度：可无自觉症状，只在粪便检查时才发现虫卵者。或有轻度胃肠道症状，如食后胃部有痛感、软便等，约占 35%。②中度：有较明显胃肠道症状，如食欲减退、消化不良、右上腹胀痛、肝大、轻度水肿。如并

发细菌感染可继发胆管炎、胆囊炎，约占 55%。③重度：有明显胃肠症状，反复腹泻或便秘，右上腹疼痛或有脾大、腹水、贫血等，多见于儿童，约占 10%。

本病临床表现多种多样，朱师晦将华支睾吸虫病患者按其临床表现分为 8 个临床类型。

（1）隐匿型（即无症状型）：感染虫数极少，往往不超过 10 条，排卵很少，粪便中难以找到虫卵，患者无自觉症状，常在体检、粪检时偶然找到虫卵而确诊。此型占 16.9%~34.2%。

（2）肝炎型：表现为食欲减退、疲乏、肝区隐痛、肝增大，有轻度压痛，症状与病毒性肝炎极相似，特别对于乙型肝炎，更应提高鉴别诊断水平。通过询问病史，免疫试验或十二指肠引流找虫卵，可以确认。此型占临床所见 1/3 以上。

（3）胆囊胆管炎型：临床上有明显的右上腹阵发性疼痛，有时有不规则低热，并发胆囊炎或胆石症时有高热。胆汁培养往往有大肠埃希菌生长。

（4）胃肠炎型：此型常见消化不良、腹胀，上腹不适、嗳气、呕吐、厌油、间或腹泻、稀便，每天 2~3 次。

（5）神经官能型：表现头晕、头痛、心悸、失眠、多梦、乏力、记忆力差、性情急躁、易激动等，有肝大，常被诊断为神经衰弱，粪便中找到虫卵才确诊。

（6）肝硬化型：表现为食欲减退、肝脾大、腹水、贫血、脾功能亢进，肝功能也有异常，与门脉性肝硬化相似，多见于重度感染的儿童患者。

（7）营养不良型：表现为全身水肿、贫血、血浆蛋白减少，亦多见于重度感染的儿童患者。

（8）侏儒型：幼年期反复受较重的感染，长期营养不良，也可能因腺垂体受华支睾吸虫所排泄毒素代谢产物损害，导致功能减退，影响生长发育。表现为发育障碍，身高、体重与年龄极不相称，缺乏第二性征。

前 4 类较为多见，占全部病例数 90% 以上。同一患者可同时存在几种上述临床类型。

## 五、并发症

以胆道感染、胆管炎和胆石症最常见。

华支睾吸虫病的并发症很多，在中山医科大学（现为中山大学中山医学院）统计的 2 214 例患者中，共 1 220 例（占 55.10%）有并发症，而并发症可达 21 种。最常见的是胆道感染、胆囊炎和胆石症等胆系并发症，共 474 例（占 21.41%）。此外，并发溃疡病、慢性胃炎、慢性结肠炎等胃肠道疾病 208 例

（占 9.39%），并发肝硬化 135 例（占 6.10%）。并发胰腺炎、糖尿病等胰腺疾病 28 例（占 1.26%），引起细菌性肝脓肿 10 例（占 0.45%），胆管细胞癌 5 例（占 0.23%）。根据对广州地区有华支睾吸虫感染者 10 486 例与无感染者 87 039 例住院病例的对比分析结果，胆石症、胆管炎、胆囊炎、肝硬化、原发性肝癌和糖尿病的发生率在感染者中显著高于非感染者。

在流行区可见先感染华支睾吸虫后再感染病毒性肝炎者。患病毒性肝炎后，其乏力及纳差等消化道症状会明显加重，肝脾大可较显著，肝功能不易恢复正常，并常存在肝胆道感染，其黄疸亦较难消退。亦有慢性病毒性肝炎患者再感染华支睾吸虫而致病情加重的报道。

## 六、诊断

1. 流行病学资料　对疑有本病者应详细询问有关本病的流行病学史，包括是否来自流行区，有无食用生的或未煮熟的鱼或虾的历史等。

2. 临床表现　慢性消化道功能紊乱症状，肝大，常以左叶大较明显，并伴有神经衰弱症状或胆囊炎、胆管炎、胆结石等症状。

3. 实验室检查

（1）血液检查：急性患者可有血液白细胞计数增高，嗜酸性粒细胞增多。严重感染者尚可出现嗜酸性粒细胞类白血病反应，白细胞可达 $50 \times 10^9/L$，嗜酸性粒细胞达 60% 以上。慢性患者随着病程延长，可有程度不同的贫血，白细胞计数大多正常，但多数病例嗜酸性粒细胞轻度增加（达 5%~10%），血沉加快，血清碱性磷酸酶、丙氨酸氨基转移酶和谷氨酰转肽酶增高。血浆总蛋白和白蛋白减少。

（2）寄生虫学检查：找到肝吸虫体或虫卵可明确诊断。主要是粪便检查。直接涂片法操作简便，缺点是在轻症患者中，粪中虫卵很少，不易检出，通常多检几个涂片以提高检出率。在涂片法中还有改良加藤厚涂片法（Kato-Katz 甘油纸厚涂片透明法），在大规模肠道寄生虫调查中，被认为是最有效的粪检方法之一，可用于蠕虫卵的定性和定量检查，用于华支睾吸虫卵检查，共检出率可达 95% 以上。

1）集卵法：集卵法包括漂浮集卵法与沉淀集卵法两类。国内外报道的资料表明，无论哪种漂浮法均较沉淀法检出效果差。沉淀集卵法可用清水沉淀，因虫卵较重而小故适用此法。也可用清水沉淀后再行离心，也可用盐酸乙醚处理后再行离心，使虫卵集中沉在玻璃尖端而易检出。用氢氧化钠消化法还可兼用虫卵计数检查法。取粪便 1g，置于装有 10% 氢氧化钠溶液 5ml 的离心沉淀管内，充分搅拌，消化 1 小时后，用司氏计数管搅匀并吸取 0.075ml 作涂片，在显微镜下将全片的虫卵加以计数，再乘以 80，即为每克粪便所含虫卵数。

2）十二指肠引流胆汁检查：因虫卵从胆管直接排入十二指肠内，胆汁中虫卵最多且无杂物混合在内，容易检出。用引流的全部胆汁沉淀浓集法检查虫卵，其阳性率更高。此法检出率接近 100%。但因技术较复杂，一般患者难以接受。此外，亦有在胆道手术中发现成虫，胆道引流管中发现成虫或虫卵，或在肝穿刺术的穿刺针管内或组织块中发现成虫或虫卵，均可明确诊断。

（3）免疫学检查：近年同位素、生物素和胶体金等标记技术和新方法的发展和应用，大大提高了检测血清抗体或抗原的敏感性和特异性，使华支睾吸虫病诊断率大大提高。目前，在临床辅助诊断和流行病学调查中，免疫学方法已被广泛应用。

1）皮内试验：用稀释度为 1:250 至 1:15 000（常用为 1:1 000）的华支睾吸虫成虫盐水冷浸抗原作皮内试验，辅助诊断华支睾吸虫病和流行病学调查，阳性率接近 100%，但与肝片形虫、肺吸虫和血吸虫间存在不同程度的交叉反应。从众多报道的资料看，皮内试验操作简便、快速、有较高的敏感性，但也存在一定的假阳性和假阴性，作为华支睾吸虫病临床与流行病学调查初筛，皮内试验仍是一种有价值的方法。

2）间接血凝试验：间接血凝试验具有较高的敏感性和特异性，操作简易，判定结果迅速，但稳定性不够。吕炳俊、高金桐（1980）用华支睾吸虫冷浸抗原对华支睾吸虫病流行区的 281 名儿童进行间接血凝试验，并以粪检和皮内试验作对照。结果与粪检符合率为 82.5%，其中间接血凝试验阳性而粪检阴性者经粪检复查又发现 48 名虫卵阳性。骆加里、梁小虹（1982）以 1:10 稀释的血清作微量间接血凝试验检测 105 例华支睾吸虫病患者血清，阳性率为 98.7%，但与姜片虫患者血清有交叉反应，纯化的蛋白质抗原具有很高的敏感性和特异性，但经纯化的抗原产量少，费用高，有待改进。

3）间接荧光抗体法（indirect fluorescent antibody test, IFAT）：用 IFAT 检测华支睾吸虫病也取得较好效果。崔慧儿、张翠芬（1993）用华支睾吸虫冷冻切片和石蜡切片作抗原分别检测华支睾吸虫重症感染者 54 例,3 种血清浓度(1∶5、1∶10、1∶20),冷冻切片与粪检阳性符合率分别为 98.15%、77.78% 和 46.30%,石蜡切片的阳性符合率分别为 88.89%、50.00% 和 35.19%。IFAT 的特异性与 EIA 相近,而敏感性不如 EIA 高,且需切片机和荧光显微镜,因此在现场应用中不如 EIA 广泛。

4)酶联免疫吸附试验(enzyme-linked immunosorbent assay,ELISA):既能检测血清中抗体,又能检测血清中循环抗原。屈振麟等(1980)用 ELISA 检测华支睾吸虫患者 103 例,阳性率为 97.1%,健康人血清 101 例,假阳性率为 4.5%。血吸虫和肺吸虫病患者的交叉阳性率分别为 10% 和 5%。黎藜等用 ELISA 检测华支睾吸虫病患者治疗前后血清特异性抗体 IgG,并进行动态观察,结果表明 ELISA 的阳性符合率为 97%,抗体滴度在治疗后 3、6 和 12 个月不断下降。轻感染组抗体降至正常约需 6 个月,中感染组 1 年左右,重感染组需 1 年半至 2 年。ELISA 的阴性率随时间延长而增高,说明感染度与抗体滴度呈正相关,与 ELISA 的阴转率呈负相关。

陈雅棠(1984)用 ELISA(双夹心法)检测华支睾吸虫患者 117 例的血清循环抗原,阳性率为 94.87%,假阳性率为 5.13%。与肺吸虫病患者血清有交叉反应,并认为血清循环抗原含量与感染度呈正相关。用 ELISA 检测循环抗原与粪检虫卵作疗效考核,两者无明显差异。

ELISA 法检测华支睾吸虫病患者及用于流行病学调查,具有简便、快速、敏感性高、特异性强等优点,是目前较为理想的免疫学检测方法。

(4)分子生物学方法:应用实时 PCR 方法检测大便中蚴虫的内转录基因序列,发现敏感性可达到 91.4%~100%,与虫卵计数呈正相关,可用作检测及定量检测本病的感染。

(5)影像学检查:用 B 型超声波检查华支睾吸虫病患者时,在超声图像上可见多种异常改变,尽管声像图无特异性,但仍具一定参考价值。可见肝内光点粗密欠均,有小斑片或团块状回声,弥漫性中小胆管不同程度扩张,胆管壁粗糙、增厚、回声增强或胆管比例失常及枯枝状回声,在胆囊浮动强回声灶。在 1 528 例华支睾吸虫病患者 B 型超声波检查时发现肝胆系异常变化的有 210 例,占总数的 13.3%。其中肝内小胆管壁回声增强 120 例,胆管壁增厚 25 例,胆石症 22 例,胆囊异常 7 例,此外脾大 45 例,肝癌 3 例。

CT 检查对华支睾吸虫病诊断也有较大价值。在 CT 照片上,华支睾吸虫胆道感染具有以下特征:肝内胆管从肝门向周围均匀扩张,肝外胆管无明显扩张;肝内管状扩张,胆管直径与长度比多小于 1∶10;囊样扩张的小胆管以肝周边分布为主,管径大小相近。少数病例胆囊内可见不规则组织块影。

## 七、鉴别诊断

1. 肝炎、肝硬化　华支睾吸虫病的一般病例多有慢性消化道症状及肝大,极易误诊为无黄疸型病毒性肝炎、慢性肝炎、肝硬化。但仔细进行临床观察,华支睾吸虫的消化道症状较轻,精神食欲改变较少,而肝大较明显,质地较硬,肝功能改变轻微或在正常范围,确诊取决于找到虫卵。而肝炎患者消化道症状及肝区隐痛等均较显著,肝功能明显异常,肝炎病毒标记物阳性。粪便检查无华支睾吸虫虫卵。但应注意在流行病区两者常可同时存在。

2. 胆囊炎　华支睾吸虫所引起的胆囊炎、胆管炎及胆石症与合并细菌感染引起的胆囊炎临床症状相似,应进行鉴别。进食鱼生流行病学史,嗜酸性粒细胞增多,血清免疫检测及粪便虫卵检查阳性可有助于前者的诊断,后者则有明显腹痛、发热等毒血症状,白细胞总数增多,以中性粒细胞增多为主。

3. 慢性消化不良　华支睾吸虫病患者常有慢性腹泻,大便每天 2~8 次,呈黏糊状,含有未消化的食物残渣或脂肪球,临床症状与慢性消化不良相似。如在华支睾吸虫病流行区,用一般消化药或肠道制菌药不见效时,应考虑华支睾吸虫病。如查获虫卵,经驱虫治疗,腹泻症状常在短期内消失。

4. 原发性肝癌　多见于有慢性肝炎基础的患者,应注意鉴别。原发性肝癌患者年龄较大,肝痛及体重下降明显,肝脏进行性增大,质地较硬,表面可触及结节和肿块,甲胎蛋白明显增高。超声检查、CT 或磁共振检查发现肝内占位性病变均可辅助诊断。必要时可行肝活体组织检查以明确诊断。

5. 肝片形吸虫病　由肝片形吸虫(*Fasciola hepatica*)寄生于牛、羊的胆管或肝脏所引起,是家畜寄生虫病。人偶可因食用含有此虫囊蚴的水生植物或饮用被囊蚴污染的生水而感染。其临床表现与华支睾吸虫病相似但病情较重,梗阻性黄疸较常见,易并发胆道出血。粪便发现虫卵可确诊。

## 八、预后

影响预后的主要因素有:①感染的虫数;②重复

感染情况;③治疗情况。轻型感染者如不再重复感染,经治疗后预后良好。重型感染者甚至已发展至肝硬化者,如能避免重复感染,经积极治疗后病情及肝病变均可获得明显好转。并发胆囊炎、胆管炎、胆道阻塞者如及时治疗,虽然胆管扩张、管壁增厚在治疗 1 年后改变不大,但预后多较良好。合并病毒性肝炎时,肝炎症状较明显,病程迁延者肝功能恢复较慢。长期严重感染者可发展至肝硬化,可能与胆管癌甚至肝细胞癌的发生有关。

## 九、治疗

1. 病原治疗

(1)吡喹酮:是治疗本病的首选药物,具有疗程短、疗效高、毒性低、反应轻以及在体内吸收、代谢、排泄快等优点。用法是 25mg/kg,每天 3 次,连服 2 天(总剂量 150mg/kg),治疗后 3 个月粪便虫卵阴转率达 90% 以上。少数病例在服用时出现头晕、头痛、乏力、恶心、腹痛、腹泻等不良反应,24 小时后可减轻或消失。一般治疗量无明显肝、肾损害。个别患者可有期前收缩、心律失常等不良反应。

(2)阿苯达唑:近年来,临床上应用阿苯达唑治疗本病,用量为每天 10mg/kg,分 2 次,7 天为 1 个疗程,总剂量为 140mg/kg。粪便虫卵阴转率几乎为 100%。

2. 对症治疗 对重度感染并有较重营养不良或肝硬化者,应加强营养,纠正贫血、保护肝脏,以改善全身状况,并及时进行驱虫治疗。

并发胆囊炎、胆管炎者,除驱虫外,应加用抗菌药物。对急性胆囊炎、胆石症、胆总管梗阻时应予手术治疗,术后进行驱虫治疗。

合并病毒性肝炎时,除积极保护肝脏外,应在病情改善的基础上尽早进行驱虫治疗。中山大学传染病学教研室使用吡喹酮治疗 34 例,驱虫后 3 个月复查丙氨酸氨基转移酶下降者 22 例,无变化者 5 例,升高者 7 例,认为吡喹酮对肝脏损害不明显。

## 十、预防

华支睾吸虫病的流行环节是比较清楚的,只要抓住切断传播途径这个主要环节,再加以对传染源的控制,本病的流行是可以防止的。

1. 针对传染源的措施

(1)普查普治传染源:在流行地区,必须加强普查工作,可先用皮肤试验进行筛选,阳性者再作粪检。粪便检查虫卵阳性者,均应给予药物治疗。

(2)动物传染源的管理:避免用生鱼虾或鱼内脏等喂猫、狗、猪等,以免引起感染。对这些家畜的粪便亦要加以管理,不让其粪便入水沟和鱼塘。家畜中有感染者,有条件的亦给予驱虫。对野生动物储存宿主根据情况加以捕杀。

2. 针对传播途径的措施

(1)不吃未经煮熟的鱼虾:加强卫生宣传教育工作,使流行区居民家喻户晓,人人了解本病的危害性及其传播途径。不吃未经煮熟的鱼或虾,是预防本病最有效的措施。实验证明,含有囊蚴的 1mm 厚的鱼肉投入 98℃ 的热水中,经 1 秒囊蚴即死亡,在 70℃ 中 5 秒即死亡;如含有囊蚴的鱼肉厚 2~3mm,在 70℃ 的水中,需 8 秒才死亡;因此鱼肉越厚,需加热时间越长。囊蚴对调味品抵抗力较强,在醋中(约含醋酸 3.36%)经 2 小时才死亡,在酱油中(含氯化钠 19.3%)经 5 小时才死亡。因此,未经煮熟的鱼肉都有传播本病的可能。要注意厨房和砧板必须生熟食分开。教育儿童不能吃烤鱼、焙鱼、烧鱼或生的鱼干。

(2)加强粪便管理工作:不让未经无害化处理的粪便下鱼塘,不要在鱼塘上建厕所或把未经处理的粪便作为养鱼饲料。

(高志良 舒 欣)

## 第十六节 姜 片 虫 病

姜片虫病(fasciolopsiasis)是由布氏姜片吸虫(*Fasciolopsis buski*,简称姜片虫)寄生于人、猪肠内引起的一种人兽共患寄生虫病,临床以腹痛、腹泻等胃肠道症状为主。姜片虫病的流行与水生植物如菱角、荸荠、茭白、西洋菜等的种植有密切关系。布氏姜片吸虫是人类最早认识的寄生虫之一。早在 1 600 多年前的东晋时期就有关于该虫的记载。1843 年 Buski 在伦敦航海医院一具印度水手尸体的十二指肠内发现本虫,1857 年 Lankester 对本虫形态首次作了描述。1960 年从广州检查两具明代的干尸粪便中发现姜片虫卵。我国临床上确诊的第一个病例也是在广州发现的。

## 一、病原学

1. 形态学 成虫扁平肥大,背腹扁平,前窄后宽,椭圆形,体表有皮棘,活虫呈肉红色,形似鲜姜之切片故得名。虫体长 20~75mm,宽 8~20mm,厚 2~3mm,为寄生于人体的最大吸虫。成虫有口、腹吸盘各一个;口吸盘小,位于虫体亚前端,腹吸盘大,肌肉发达,呈漏斗状,位于口吸盘之后,较口吸盘大 4~5 倍,肉眼可见;消化道有口、咽、食管和两肠支;两个睾丸高度分支,呈珊瑚状,前后排列于虫体后半部,一个卵巢位于睾丸之前,呈佛手状分支,子宫盘曲在卵巢与腹吸盘之间。无受精囊,有劳氏管。分布于虫体两侧的卵黄腺较发达。成虫雌雄同体,两性生殖系统的开口均位于生殖腔(图 29-16-1)。

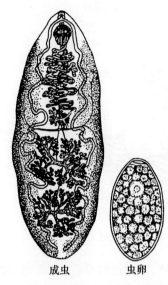

成虫　　　　虫卵

**图 29-16-1　姜片虫成虫与虫卵形态**

(引自马亦林,李兰娟.传染病学[M].5 版.上海:上海科学技术出版社,2011.)

子宫中充满大量虫卵,虫卵呈椭圆形,淡黄色,大小为(130~140)μm×(80~85)μm,是人体中最大的蠕虫卵,卵壳薄而均匀,一端具有不十分明显的卵盖,近卵盖端有一尚未分裂的卵细胞,周围有 20~40 个卵黄细胞(图 29-16-1)。毛蚴外形似梨状,周身有纤毛,长 108~126μm,宽 68~70μm。前端平、宽,后端窄而钝圆。运动时呈圆形。毛蚴前端具有伸缩自如的矛状吻突,下方有顶腺和穿刺腺,在前三分之一中部有一对黑色眼点。眼点之后有两对神经组织。体后端为一堆圆形或椭圆形胚细胞和胚细胞团,可随毛蚴伸缩上下滑动。尾蚴似蝌蚪状,体部呈椭圆形,尾部细长。具有口、腹两个吸盘,口吸盘大于腹吸盘。消化道有口、咽、食管和肠管。尾蚴体表布满两种成囊细胞,即圆形细胞和管状细胞,圆形细胞形成囊蚴的外壁,管状细胞形成囊蚴的内壁。囊蚴呈扁圆形,平均大小为 216μm×187μm。外壁厚薄不均,脆弱易破;内壁光滑,厚度均匀,比较坚韧。囊蚴内为后尾蚴,其内部结构基本与尾蚴体部结构相似。

2. 生活史　包括虫卵、毛蚴、胞蚴、母雷蚴、子雷蚴、尾蚴、囊蚴和成虫等发育阶段。人和猪是其终末宿主,扁卷螺为中间宿主,传播媒介有菱角、荸荠、茭白、水浮莲、浮萍等水生植物。同体受精或异体受精后,受精卵随粪便排出体外,每一条虫每天可产卵 15 000~25 000 个。虫卵随粪便入水,当温度适宜时,卵内细胞分裂发育为成熟毛蚴。受光线照射毛蚴从虫卵孵出,进入中间宿主扁卷螺后,经发育为胞蚴→母雷蚴→子雷蚴→尾蚴。尾蚴从螺体不断逸出,吸附在周围水生植物表面,自身又分泌出一种成囊物质,脱去尾部后形成囊蚴。囊蚴的一个观察特征是其后尾蚴的排泄囊两侧的集合管中含许多折光物质。囊蚴在潮湿情况下生活力较强,但对干燥及高湿抵抗力较弱,当中间宿主吞食囊蚴后,在消化道内,经胆汁和肠液的作用囊壁破裂,尾蚴逸出,吸附在肠道(十二指肠与空肠上段)黏膜上吸取肠腔内营养物质,经 1~3 个月即可发育成成虫(图 29-16-2)。在另一终宿主猪体内,感染后 5~7 个月,每天产卵量可达约 25 000 个,9 个月后逐渐减少。成虫在人体内寿命为 4~4.5 年。在猪体内约为 1 年。

## 二、流行病学

1. 地理分布　主要分布在亚洲的温带与亚热带地区的一些国家,如孟加拉国、中国、印度、印度尼西亚、老挝、马来西亚、泰国、越南等。我国主要分布在长江流域以及西南和台湾、河南、河北、甘肃、陕西等 18 个省区。流行区多为点状小面积分布,主要取决于居民是否有食水生植物的习惯。全球食源性吸虫病,包括华支睾吸虫病、麝猫后吸虫病、并殖吸虫病和布氏姜片虫病等呈上升趋势,特别是东南亚和西太平洋地区。据估计目前全球感染吸虫病人数约 4 000 万,而受感染威胁的人口达 7.5 亿。

2. 传染源　除姜片虫病患者外,猪亦是重要的传染源。

3. 传染途径　人、畜均通过吃带有囊蚴的生的或半生的水生植物而感染,也可能因饮用带有囊蚴的生水而感染。常见的为大红菱、大菱、四角菱,其次为荸荠和菱白。国外报道莲藕也是重要媒介植物。流行区多以水浮莲、蕹菜等喂猪,故猪感染率很高。

4. 人群易感性　人群普遍易感,感染后的人对再感染亦无明显的保护性免疫。国内调查姜片虫感染者以 15 岁以下的青少年多见,6~10 岁为高峰期,随年龄增长逐渐下降,50 岁以下感染率降低一半左右。但在重流行区,60 岁以上年龄组感染率也较高。

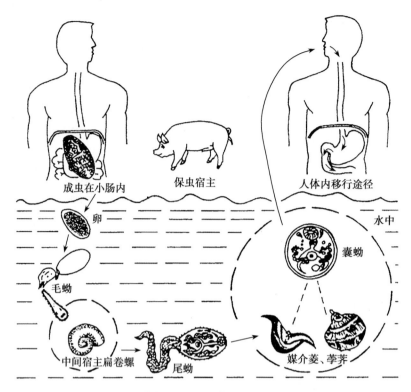

图 29-16-2  姜片虫生活史

（引自马亦林,李兰娟.传染病学［M］.5 版.上海:上海科学技术出版社,2011.）

## 三、发病机制与病理

姜片虫的致病机制主要为机械损伤、宿主营养吸收障碍以及虫体代谢产物引发的宿主变态反应。姜片虫的吸盘肌肉发达,吸附力强,可致被吸附的小肠黏膜及附近组织炎症、点状出血、水肿及溃疡脓肿形成。吸附部位常有大量中性粒细胞、淋巴细胞,偶有嗜酸性粒细胞浸润。黏膜上皮细胞分泌大量黏液,病变严重肠壁可有出血。虫体附着在宿主的肠壁,摄取肠道营养物质,并遮盖肠壁黏膜,妨碍肠道的吸收和消化,可致肠功能紊乱而发生营养不良。虫体的代谢产物、分泌物可引起宿主变态反应和嗜酸性粒细胞增多。病变严重程度多与寄生虫宿主体内虫数有关,一般为数条至数十条,个别严重者可达数百条,甚至千条。大多虫体可成团堵塞肠壁形成肠梗阻。

## 四、临床表现

潜伏期 1~3 个月。轻度感染者无症状,或出现腹痛、间歇性腹泻(多为消化不良粪便,稀烂而臭)、便秘、恶心、呕吐等胃肠道症状以及发热、头晕、头痛症状。腹痛常位于上腹部与右季肋下部,少数在脐周,发生于早晨空腹或饭后,以腹痛为主,偶有剧痛与绞痛。中重度感染者出现严重的腹痛、腹泻、恶心、呕吐、发热,以及过敏反应,如面部、腹部、下肢水肿甚至全身水肿。患者常有肠鸣音亢进、肠蠕动增强、肠胀气。不少患者有自动排虫或吐虫史。儿童常有神经症状如夜间睡眠不好、磨牙、抽搐等,甚至造成发育障碍和智力减退。少数患者因长期腹泻、严重营养不良可产生水肿和腹水。重者晚期患者可发生衰竭、虚脱或继发肠道溃疡、出血、细菌感染,造成死亡。偶有虫体集结成团导致肠梗阻者。

## 五、诊断

凡在姜片虫病流行区,有生食水生植物史,伴有不同程度的胃肠道症状者,均应考虑本病。确诊有赖于粪便中检出姜片虫卵,一次粪便 3 张涂片多可获阳性结果,虫卵少者反复多次粪检或用甲醛-乙醚法浓缩集卵。定量透明厚涂片法(即改良加藤法)也是广泛采用的方法,可进行虫卵计数,对中重度的感染者有较高的敏感性。此外还有离心沉淀法和水洗自然沉淀法。部分患者有自然排虫或偶尔呕出虫体现象,经鉴定虫体确诊。常用的免疫学方法如 ELISA 和 IFA 可作为辅助诊断的方法。姜片虫虫卵应与肝片形吸虫虫卵、棘隙吸虫虫卵鉴别。

## 六、治疗

首选驱虫药物为吡喹酮,常用剂量为 10mg/kg,

分早、中、晚3次服用,1天内服完。治疗1个月,虫卵阴转率可达97.5%~100%。WHO 2009年推荐单次口服剂量为25mg/kg。不良反应有头昏、头痛、乏力、腹痛、肠鸣等,一般较轻且能自行消退,不需特殊处理。此外,硫氯酚、槟榔煎剂、硝硫氰胺亦有一定疗效。三氯苯达唑对猪的治疗效果较好。

### 七、预防

在流行区广泛开展卫生宣传教育,不食用未洗刷干净及煮过的水生植物、不喝生水。猪饲料的水生植物必须经过煮熟。加强对传染源控制,普查、普治患者与积极开展猪姜片虫病防治,猪是姜片虫的重要储存宿主,对感染有姜片虫的猪给予吡喹酮等药物治疗,可以控制传染源。加强新鲜猪粪或人粪的管理,防止粪便污染水源。消灭中间宿主,开展灭螺。

(郑　敏)

## 第十七节　片形吸虫病

片形吸虫病(fascioliasis)是由片形属的肝片形吸虫(Fasciola hepatica)和巨片吸虫(Fasciola gigantica)感染引起的一类人兽共患寄生虫病的总称。在欧洲、美洲和大洋洲仅有肝片形吸虫,而在非洲和亚洲很多地区,这两种吸虫均有分布。在片形吸虫的生活周期中,终宿主和中间宿主必不可少。终宿主种类繁多,包括牛、羊等反刍动物和人都可成为其终宿主;中间宿主是椎实螺、截口土蜗等淡水螺类。

### 一、病原学

片形吸虫属的肝片形吸虫(Fasciola hepatica)、巨片吸虫(Fasciola gigantica)、布氏姜片虫(Fasciolopsis buski)、人似腹盘吸虫(Gastrodiscoides hominis)、瓦氏瓦生吸虫(Watsonius watsoni)和长菲策吸虫(Fischoederius elongatus)均可感染人类,其中肝片形吸虫和巨片吸虫感染所致疾病称为片形吸虫病。布氏姜片虫和人似腹盘吸虫广泛分布于各个国家可引起人兽共患病,瓦氏瓦生吸虫和长菲策吸虫仅在人类身上发现有少数感染。

### 二、流行病学

#### (一)感染与分布

在欧洲、美洲和大洋洲仅有肝片形吸虫,而在非洲和亚洲很多地区,这两种吸虫均有分布。我国自1921年报道首例来自福建的患者以来,有记载的报道已近百例。1988—1992年全国人体寄生虫分布调查结果,人群感染率为0.002%~0.171%,估计全国感染人数约为12万,散在分布于甘肃、内蒙古、山东、江西、湖南、湖北、贵州、广西、广东、辽宁、吉林、云南、四川、陕西、安徽、河南、河北等省、自治区,其中甘肃省的感染率最高。统计分析表明,感染者在欠发达国家多于发达国家,农村多于城市,儿童多于成人,15岁以下儿童约占肝片形吸虫感染总数的50%。绝大多数为肝片形吸虫感染,少数被确诊为巨片吸虫感染。

#### (二)传染源及传播途径

片形吸虫病的传染源包括感染的人和多种哺乳动物。片形吸虫对终宿主的选择性不严格,多种哺乳动物都可受染。成虫主要寄生在食草动物牛、羊等哺乳动物的胆道,成虫产出的虫卵随宿主的胆汁进入肠腔,混入粪便排出体外。虫卵下水,在适宜的水温(22~25℃)中,经9~14天发育,毛蚴从虫卵中孵出。毛蚴在水中游动,遇到其中间宿主(椎实螺、截口土蜗等淡水螺类),钻入螺体,经过一代胞蚴和两代雷蚴的发育,形成大量尾蚴。尾蚴在适宜条件下从螺体逸出,附着于水生植物表面分泌囊壁形成囊蚴。囊蚴为感染期,终宿主经口食入感染性的囊蚴而感染。

人体感染片形吸虫是偶然的,其主要感染方式是食入感染期囊蚴,也有经生食牛、羊肝脏造成感染的报道。根据流行病学资料分析,大多数感染者有喝生水和生食水生植物的习惯。人体感染的季节与淡水螺类逸出尾蚴的时期相关。实验观察表明,9℃时螺体内形成尾蚴,15℃以上螺类开始逸出尾蚴,28℃以上尾蚴逸出明显减少。在我国南方春秋两季是尾蚴生长发育和成囊的适宜季节,也是人体感染的高发季节。

### 三、致病机制与病理

片形吸虫病的致病机制和病理变化依其发育阶段而有不同的表现,病变的轻重程度与感染的虫数、移行途径、寄生部位及机体的免疫状况等因素有关。

#### (一)致病机制

1. 移行损伤　虫体经小肠、腹腔和肝脏移行时均造成机械性损伤和化学性刺激,肠壁可见出血灶,肝组织可表现出广泛性的炎症,损伤微血管可致肝实质梗死。随虫体成长,损伤更加严重而广泛,可出现肝大、肝包膜上有纤维素沉积、出血、肝实质内有暗红色虫道,虫道内有凝血块和幼小的童虫,导致急性肝炎、肝功能减退和内出血。

2. 机械刺激 虫体进入胆管后,由于虫体的吸盘和皮棘等长期的机械刺激和代谢产物的毒性物质作用,引起慢性胆管炎、慢性肝炎和贫血现象。早期肝大,以后萎缩硬化,小叶间结缔组织增生。当寄生多时,引起胆管扩张、增厚、变粗甚至堵塞;胆汁停滞而引起黄疸。胆管如绳索样凸出肝脏表面,胆囊肿大。

3. 毒素作用 片形吸虫毒素有两种,一种是代谢产物,另一种是分泌物质。毒素内含有一些酶,能分解蛋白质、脂肪和糖等,可使患者体温升高、白细胞增多、贫血以及扰乱中枢神经系统的全身性中毒现象。毒素有溶血作用,侵害血管时,使管壁通透性增高,血浆渗出血管。

4. 夺取营养 虫体长期寄生和摄取营养成为慢性病例营养障碍、贫血和消瘦的原因。

**(二)病理**

病理变化主要在肝脏,其变化程度因其感染强度、病程长短而异。

1. 童虫在体内窜扰移行可引起局部组织和腹膜的损伤和炎症,随着童虫的发育长大,损害作用逐渐明显而广泛,严重者可致纤维蛋白性腹膜炎。侵入肝实质的童虫以肝细胞为食,可引起肝脏的广泛损伤和炎症,表现为损伤性肝炎,也可表现为炎症、坏死、纤维化等渐进性病理改变,甚至出现肝萎缩,若损伤血管可致肝实质梗死和出血性损伤。童虫移行造成的肝损伤中充满肝细胞的残片、中性粒细胞、红细胞、淋巴细胞、嗜酸性粒细胞和巨噬细胞。周围蜕变的肝细胞、巨噬细胞、嗜酸性粒细胞和单核细胞浸润。在较久的损伤处逐渐有巨噬细胞和成纤维细胞所取代,在这些肉芽组织中有胆小管增生。此外,肝脏中尚可有未到达胆管的未成熟虫体被包裹在纤维囊中。胆管上皮增生现象在虫体到达胆管前就已出现。

2. 成虫寄生肝内胆管,通过机械刺激和代谢产物的毒素过敏作用,可引起胆管炎、胆囊炎、慢性肝炎和贫血等。病理变化以增生性改变为主,表现为胆管上皮增生、管壁增厚等。轻度感染时,胆管呈局限性扩大,重度感染者则胆管的所有分支均可增厚。从肝表面可见白色条索状结构分布于肝组织中,有时增厚和钙化的胆管可突出于肝表面,再加上结缔组织的增生,使肝表面变得粗糙不平。胆管扩张多因虫体和胆汁阻塞所致。胆汁在胆管外积聚,有明

显的肉芽肿反应和组织坏死,周围纤维组织增生,其中有多核巨细胞、淋巴细胞、嗜酸性粒细胞和浆细胞等高度浸润,可见上皮增生和胆管周围纤维增生。小胆管因胆汁滞留而扩张,部分肝细胞中可见到胆汁,在大胆管中可见上皮脱落及溃疡形成,胆管内及其周围有较多的肉芽组织增生。胆囊壁也有明显增厚,并有淋巴细胞、浆细胞及嗜酸性粒细胞的高度浸润以及腺上皮增生。

## 四、临床表现

片形吸虫病潜伏期的长短与食入囊蚴的数量和宿主的免疫状况有关,根据患者的临床表现可将片形吸虫病分为急性期、潜隐期和慢性期3个阶段。少数感染者可不出现临床症状而成为带虫者。

急性期(又称侵袭期)为童虫在体内移行阶段,通常发生在感染后2~12周。主要表现为突发高热、腹痛,常伴有腹胀、呕吐、腹泻或便秘等消化道症状,肝脾大、腹水、贫血等。急性期持续2~4个月后进入潜隐期(又称童虫胆管寄生期),此时童虫进入胆管寄生,但尚未发育成熟。患者的急性期症状减退或消失,在数月或数年内无明显不适,或有胃肠道轻度不适。慢性期(又称成虫阻塞期)为成虫长期寄生于肝内胆管,引起胆管炎、胆囊炎和胆管上皮增生等表现。常表现为乏力、右上腹疼痛或胆绞痛、恶心、厌食脂肪食物、贫血、黄疸、肝大并有轻微触痛等。

## 五、诊断

**(一)诊断要点**

来自片形吸虫病流行区,有喝生水或生食水生植物史,急性期出现高热、腹痛,多数患者有胃肠道症状,体检触及肝脾大,应考虑本病,可进一步找虫卵、免疫学检查和影像学等相关检查,发现虫卵或成虫是确诊的依据。

**(二)实验室检查**

1. 病原学检查 粪便检查或十二指肠引流液沉淀检出虫卵,或外科手术探查在胆管或胆汁中发现成虫或虫卵均可确诊。肝组织病理学检查偶见虫卵肉芽肿或成虫断面,亦可诊断片形吸虫感染。粪检虫卵的方法包括直接涂片法、改良加藤厚涂片法和沉淀法,后两法的检出率较高。近年报道,应用宏基因检测血液或肝组织中的核酸敏感性较高。

2. 免疫学检查 对潜伏期感染者、急性期患者、胆道阻塞患者以及异位寄生病例有辅助诊断意义。检测目标包括特异抗体和循环抗原。用酶联免

疫吸附试验(ELISA)、间接血凝试验(IHA)和免疫荧光试验(IFA)等方法检测感染者血清中的特异抗体,均有较高的敏感性。由于用成虫粗提抗原作皮内试验与其他吸虫病有交叉反应,所以仅用于流行病学调查的初筛。因片形吸虫与其他吸虫存在共同抗原,所以血清抗体阳性者应结合临床综合分析。

3. 影像学检查 超声、CT、MRI、放射性核素等均可用于检查,但无特异性。

4. 侵入性检查 十二指肠或胆汁引流液涂片找虫卵,胆囊切除术、肝活组织检查或其他器官的活组织检查等发现成虫或虫卵均可确诊。

## 六、治疗

对于片形吸虫病的治疗,历史上曾先后使用过四氯化碳、四氯乙烯等,皆因毒性大、疗效不满意而停用。后来改用硫氯酚,但因其疗程较长给临床应用带来不便,目前临床治疗主要选用三氯苯达唑。三氯苯达唑的推荐剂量为 10mg/kg,分 2 次服用,且餐后服用效果更佳,初次治疗后治愈率可达 79.2%,对于复治的患者治愈率最高可达 100%。

治愈后再感染可能与生活在流行区有关外,三氯苯达唑耐药亦不容忽视。耐药的产生可能与以下因素有关:①流行区家畜长期使用该药预防感染,②流行区居民长期习惯性服用药物预防。关于耐药后的治疗策略尚缺乏有效的方法。

## 七、预防

防治人体片形吸虫病的措施包括:及时查治患者、病畜,控制传染源;加强人、畜粪便管理和水源管理以切断传播途径;加强动物检疫,杜绝销售感染的动物制品;加强卫生宣传,改善不良饮食习惯,不饮生水,不生食水生植物和动物内脏。

(黄建荣 王银银)

## 第十八节 其他吸虫感染

### 一、异形吸虫感染

异形吸虫是一类小型吸虫,其种类繁多,分布广泛。寄生于人体的有异形吸虫、横川后殖吸虫、高桥后殖吸虫、钩棘单睾吸虫、多棘单睾吸虫、扇棘单睾吸虫、施氏原角囊吸虫、哥氏原角囊吸虫、镰刀星隙吸虫与台湾棘带吸虫等,寄生于禽、畜或人的消化道或异位寄生于其他器官而引起异形吸虫病。其广泛

分布于日本、朝鲜、韩国、俄罗斯西伯利亚地区,以及土耳其、以色列、埃及等地,我国南方亦有分布。

成虫寄生在犬、狐、猫和人等的小肠,虫卵随粪便落入淡水或淡咸水中被螺类吞食,在螺体内发育成毛蚴、胞蚴、雷蚴、尾蚴。尾蚴离开螺体,进入鱼体内发育成囊蚴,终宿主生食或食用未完全煮熟的含有囊蚴的鱼类,经 5～10 天在体内发育成成虫。异形吸虫成虫小,多仅 1mm 左右,主要寄生在终宿主的小肠绒毛组织的基部,可引起机械性损伤,组织坏死、脱落等炎症反应。

#### (一)临床表现

如感染虫数少,炎症反应轻,自觉症状常不明显,如虫数多则反应重。主要表现为消化道症状,如腹部不适、消化不良、大便次数增多、厌食等,有乏力、精神疲软或营养不良导致的慢性消耗症状。该虫最大的特点在于虫卵能从坏死组织进入血管,随血流至肝、心、肺经循环而到达各脏器,引起严重后果,甚至死亡。

#### (二)诊断

虫卵形态、大小和卵内毛蚴结构与华支睾吸虫等吸虫虫卵极为相似,因此要鉴别华支睾吸虫或异形吸虫种类,只有找到成虫才能确诊。

#### (三)治疗

有吡喹酮治疗有效的报道。

#### (四)预防

随着嗜吃生鱼片人数增多,以华支睾吸虫、异形吸虫为代表的鱼源性寄生虫感染的概率增加,应引起重视。防治人体异形吸虫感染的主要措施为查治患者、病畜;加强人、畜粪便管理和水源管理;加强卫生宣传,改善不良饮食习惯,不饮生水,不生食水生植物或鱼类。

### 二、双腔吸虫病

双腔吸虫病是由双腔科双腔属的矛行双腔吸虫和中华双腔吸虫寄生于牛羊肝脏胆管中引起的疾病,人体也有感染的报道。感染主要由矛行双腔吸虫引起,中华双腔吸虫感染相对较少。矛行双腔吸虫呈世界性分布,欧洲、亚洲等均有分布。在我国主要分布于东北、华北、西北、西南等省。

矛行双腔吸虫虫体扁平,外观半透明,新鲜虫体呈棕褐色,固定后呈灰白色。虫体长 5～15mm,宽 1.5～2.5mm,口吸盘位于虫体前端,腹吸盘位于口吸盘稍后方,二者相距不远,腹吸盘大于口吸盘。睾丸两个,近似圆形,稍有分叶,前后斜列于腹吸盘之后。

卵巢呈圆形或不规则形,位于睾丸之后,卵黄腺呈细小的颗粒状,位于虫体中部两侧。子宫弯曲,充满囊体的后部。

矛行双腔吸虫在发育过程中,需要两个中间宿主参与,中间宿主是蜗牛,补充宿主是蚂蚁。成虫在肝胆管和胆囊中产卵,虫卵随胆汁进入肠道,然后随粪便排出体外,排出的成熟虫卵内已含有发育后的毛蚴。虫卵被中间宿主吞食后,毛蚴破卵壳而出,经胞蚴、子胞蚴阶段后发育为尾蚴。尾蚴离开中间宿主,黏附于植物叶上或其他物体上,被补充宿主吞食,在补充宿主体内发育成囊蚴。牛羊吃草时,将含有囊蚴的蚂蚁一起吞食而感染。幼虫沿十二指肠、胆管逆行进入肝脏发育为成虫,10~12周后排出虫卵。人感染少见,多是通过偶然进食附着含有囊蚴的蚂蚁的蔬菜或水而感染。

### (一)临床表现

主要表现为慢性胆管炎、胆囊肿胀、胆囊壁增厚、虫体寄生引起的胆管阻塞增粗等,以及由此引起的肝大、肝表面凹凸不平,肝功能受损、黄疸,疾病迁延可引起营养不良症状。

### (二)诊断

粪便检查或十二指肠引流液沉淀检出虫卵,或外科手术探查在胆管或胆汁中发现成虫或虫卵均可确诊。

### (三)治疗

可选用吡喹酮或三氯苯咪唑治疗。

### (四)预防

查治患者、病畜;加强人、畜粪便管理和水源管理;加强卫生宣传,改善不良饮食习惯,不饮生水,不生食水生植物。由于食草动物如牛、羊等为其终宿主,因此进食食草动物肉类应充分煮熟。

## 三、阔盘吸虫病

阔盘吸虫病是由阔盘吸虫,主要包括胰阔盘吸虫、支睾阔盘吸虫、福建阔盘吸虫和圆睾阔盘吸虫等所致,阔盘吸虫病主要是胰阔盘吸虫寄生于人的胆道和胰腺所引起。胰阔盘吸虫属吸虫纲、复殖目、双腔科、阔盘属,是牛、羊的常见寄生虫,偶见寄生于人体。该吸虫在我国分布广泛。

胰阔盘吸虫虫体厚而扁平,呈长卵圆形,前、后端均略尖。口、腹吸盘均较发达,其中口吸盘较粗大,口吸盘位于亚顶端,腹吸盘位于虫体中横线附近。两个睾丸呈不整齐的团块状或边缘缺损状分叶,对称地排列在腹吸盘水平线的稍后方。阴茎囊位于腹吸盘之前。卵巢分3~6叶,位于睾丸之后,虫体中线附近。子宫弯曲,充满腹吸盘后方到体末端两肠管之间。

胰阔盘吸虫在发育过程中需要两个中间宿主,第一中间宿主为各种蜗牛,已证实的有同型阔纹蜗牛、灰阔纹蜗牛等,虫卵被蜗牛吞食后,毛蚴从卵中孵出,形成早期母胞蚴。母胞蚴渐发育成子胞蚴,子胞蚴发育成熟后向宿主头部移行到达蜗牛体外。在外界,成熟子胞蚴收缩为椭圆形的囊体,两端留有尾巴,是为尾蚴。第二中间宿主为草螽,如中华草螽和红脊草螽等,成熟子胞蚴被草螽吞食后,尾蚴脱去尾部,体部穿过胃壁进入血腔,最后发育为成熟囊蚴。终宿主获得感染的方式不十分清楚,人体可能因偶然吞食了草螽或其身体的某一部分而感染。胰阔盘吸虫寄生在牛、羊、猪、骆驼、猕猴等动物的胰管及胆道内,偶可感染人,虫体主要寄生在胰管和胆道。

### (一)临床表现

主要表现为消化道症状。由于虫体的机械性刺激、代谢产物的作用及营养的损失,可引起胰腺的功能障碍,出现腹泻、消瘦、贫血、水肿等营养不良症状。

### (二)诊断

粪便检查或十二指肠引流液沉淀检出虫卵,或外科手术探查在胆管或胆汁中发现成虫或虫卵均可确诊。

### (三)治疗

治疗尚无特效药物,吡喹酮或可一试。

### (四)预防

和异形吸虫感染相同。

## 四、同盘吸虫病

同盘吸虫病是由同盘科、腹袋科的各种吸虫,其中主要是同盘科的吸虫感染引起的疾病。该虫普遍寄生于牛、羊等反刍类家畜,个别虫种还可寄生于猪、马、人的盲肠、结肠或小肠内。本病呈世界性分布,我国南方各省较北方为多见,但尚未见人感染的报道。

该类吸虫虫体肥厚,呈圆锥、圆筒和米粒状,同盘科吸虫呈淡红色,圆锥形,无腹袋;腹袋科吸虫呈红褐色,圆筒形,有腹袋。这类吸虫的口吸盘位于虫体的较前缘,腹吸盘位于体末端。睾丸两枚,位于虫体的中三分之一处,卵巢位于睾丸之后或两睾之间。

该类吸虫的发育需淡水螺类包括椎实螺、扁卷螺等作为中间宿主。毛蚴在水中自行孵出,侵入中间宿主历经胞蚴、雷蚴阶段发育成尾蚴,尾蚴离开螺体在水草上形成囊蚴。囊蚴被终宿主吞食,囊壁被消化,幼虫逸出,在体内移行。同盘吸虫的幼虫在小肠黏膜内发育和移行阶段可见小肠机械性损伤和发炎。常出现顽固性腹泻,粪便恶臭,呈粥样或水样。感染严重者可见食欲下降,贫血和水肿。解剖可在小肠内发现有大量未成熟的虫体,小肠黏膜红肿发炎,肠系膜淋巴结肿大,并有多量腹水。

**（一）临床表现**

虫体寄生于家畜的瘤胃时,病畜常见消化紊乱、消瘦、贫血、被毛无光泽、脱落等症状。

**（二）诊断**

可用水洗沉淀法在粪便中找虫卵或找童虫。

**（三）治疗**

治疗尚无特效药物。

**（四）预防**

和异形吸虫感染相同。

### 五、棘口吸虫感染

棘口吸虫病是由棘口科吸虫感染引起的疾病,棘口科吸虫种类繁多,寄生于人体的有 20 余种,我国人体寄生的有 10 多种。棘口吸虫病是人兽共患的寄生虫病,棘口吸虫主要寄生于禽类、鸟类及哺乳类动物中。人因吞食含囊蚴的淡水螺类、鱼类、泥鳅或饮用生水等而感染,主要寄生于人体小肠。

棘口吸虫在发育过程中需要两个中间宿主,第一中间宿主为淡水螺,包括椎实螺、扁卷螺等,在螺体内发育成毛蚴、胞蚴、雷蚴、尾蚴。尾蚴离开螺体进入水中,如遇第二中间宿主如鱼类等,进入其体内发育成囊蚴。囊蚴在第二中间宿主体内可长期保存,被终宿主吞食便发育成成虫。部分种属的棘口吸虫对第二中间宿主的选择不严格,同一种螺可充当第一、第二中间宿主。成虫多寄生于小肠上段,以头部插入黏膜,引起局部炎症或者虫体在移行过程中产生的机械性刺激。

**（一）临床表现**

轻者表现为食欲减退、腹痛、腹泻、头晕、乏力等消化道症状。重者可因虫体机械性损伤和代谢产物刺激使肠黏膜出血和广泛卡他性炎症,导致长期腹泻、脱水、营养不良。

**（二）诊断**

粪便中找到虫卵可确诊。

**（三）治疗**

阿苯达唑或吡喹酮均可用于治疗。

**（四）预防**

查治患者、病畜;加强人、畜粪便管理和水源管理;加强卫生宣传,改善不良饮食习惯,不饮生水,不生食淡水螺或鱼类。

（黄建荣　王银银）

## 第十九节　肠绦虫病

肠绦虫病(intestinal cestodiasis,intestinal taeniasis)是由寄生在肠道内的绦虫(cestode,taeniae)或称带虫(tapeword)成虫所引起的一类疾病。感染人类的绦虫有 2 种,即隶属于多节绦虫亚纲中的圆叶目(Cyclophyllidae)和假叶目(Pseudophyllidea)。本节主要描述属于圆叶目带科(Taeniidae)带属(*Taenia*)的牛带绦虫病和猪带绦虫病以及属于膜壳科(Hymenolepididiae)膜壳属(*Hymenolepis*)的短膜壳绦虫病与长膜壳绦虫病。

绦虫均寄生在宿主小肠上部,生活史均需中间宿主。圆叶目绦虫的受精卵在终宿主体内时便已含有发育成熟的六钩蚴。卵中成熟的六钩蚴被中间宿主吞食后在其消化道内孵出并在中间宿主体内发育,此阶段称为中绦期(metacestode),各种绦虫中绦期的形态结构各不相同,肠绦虫的类型为囊尾蚴(牛带绦虫和猪带绦虫)或似囊尾蚴(短膜壳绦虫和长膜壳绦虫)。囊尾蚴和似囊尾蚴均对终宿主有传染性,当含囊尾蚴或似囊尾蚴的中间宿主组织被终宿主吞食后,其头节即从囊内外伸并吸附在肠壁上,发育为成虫。

在中医学文献中,自古对绦虫病即有较深入的研究与描述,对虫体形态、传染方式与驱虫方法均有详细记载。古代将牛带绦虫和猪带绦虫统称为"寸白虫"或"白虫"。对于绦虫感染方式,宋代即有"若多食牛肉则生寸白"的记载。在驱虫药物方面,我国最早的药书《神农本草经》中就有 3 种草药可驱"白虫";到唐代《千金要方》已记载驱"白虫"药方 11 种;公元 752 年《外台秘要方》更收录了可治"寸白虫"药方 24 种,其中槟榔、雷丸、石榴根等至今仍在应用并证明确有疗效。

### 一、牛带绦虫病（肥胖带绦虫病）

牛带绦虫病(taeniasis bovis)是由牛带绦虫(*Taenia saginata*)成虫寄生于人体小肠引起的一种肠绦虫病,又称牛肉绦虫病、肥胖带绦虫病,以上腹部、脐周的无规律性疼痛为主要表现。

## （一）病原学

牛带绦虫又名牛肉绦虫、肥胖带绦虫、无钩绦虫。成虫乳白色,长4~8m,最长可达25m。虫体前端较细,逐渐向后变宽变扁。头节略呈方形,直径1.5~2mm,无顶突及小钩,顶端略凹入,常因含色素而呈灰色,有4个杯形的吸盘,直径0.7~0.8mm,位于头节的四角。颈部细长,为头节长度数倍。链体由1 000余个节片组成,每一节片均有雌雄生殖器官各一套。妊娠节片约占节片总数10%,其子宫分支数为15~30个,呈分支状分布于节片两侧,排列整齐,内含大量虫卵。妊娠节片可自动从链体脱落,常单节或数节相连随粪便排出,亦可主动从肛门逸出。由于其伸缩蠕动可将虫卵散播在粪便中以及肛门周围甚至衣裤上,逸出的节片常遗留在衣裤或被褥表面而被患者发现。粪检发现的虫卵一般卵壳已经脱落,仅为胚膜包被的六钩蚴。圆形或近圆形,直径36~42μm,黄褐色。胚膜3~3.8μm,表面有六角的网状纹理。胚膜内侧为幼胚外膜,薄而透明,紧包六钩蚴。牛带绦虫虫卵对外界环境抵抗力较强,在-4℃可存活168天,在粪便中亦可存活数十天,通常处理污水的方法也不能完全杀死虫卵。

人是牛带绦虫唯一终宿主,中间宿主则有牛科动物、野山羊、野猪、驯鹿、长颈鹿、美洲驼、骆驼、角马、狐、羚羊、绵羊等。牛带绦虫成虫寄生在人的小肠上段,头节常固着在十二指肠空肠曲下40~50cm

处,妊娠节片常逐节脱离链体,随宿主粪便排出。通常每天排6~12节,最多达40节,每一妊娠节片含虫卵8万~10万个,其中40%需在外界发育2周才成熟,另有10%为未受精卵。脱落的妊娠节片有明显的活动力,可自动从肛门逸出。当妊娠节片蠕动时虫卵可从子宫前端排出或由于妊娠节片破裂虫卵散出。牛等动物中间宿主吞食虫卵或妊娠节片后,虫卵内的六钩蚴在其小肠内孵出,钻入肠壁,随血流播散到牛身体各处,尤其是运动较多的股、肩、心、舌和颈部等肌肉内,经60~70天发育为有感染性的囊尾蚴。人食入含囊尾蚴的生的或未煮熟的牛肉,囊尾蚴在小肠消化液的作用下,翻出头节并吸附于肠壁,经8~10周发育为成虫(生活史见图29-19-1)。成虫在人体内寿命很长,达20~30年或以上。囊尾蚴在牛肉内也可存活3年左右。其囊尾蚴由Wepfer于1675年首次发现,1861年Leuckart将妊娠节片感染牛获得囊尾蚴,1869年Oliver将牛囊尾蚴感染人,从而完成了整个生活史。无论是国内或国外,牛带绦虫病都是被最早记录的寄生虫病。

人是牛带绦虫的终宿主,但不能成为其中间宿主。牛带绦虫卵如被人吞食后一般认为不能发育与导致牛囊尾蚴病(牛囊虫病),虽有在人体发现牛囊尾蚴的报道,但认为牛囊尾蚴不寄生于人体,至今

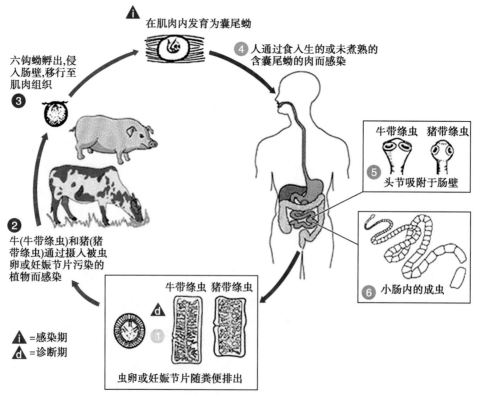

**图29-19-1 牛带绦虫和猪带绦虫生活史**

引自 Centers for Disease Control and Prevention. Taeniasis[EB/OL]. (2017-12-18)[2020-08-25].
http://www.cdc.gov/dpdx/taeniasis/index.html.

全世界较可靠的人体感染记录仅有几例,显示人对牛带绦虫六钩蚴具有自然免疫力。

**(二) 流行病学**

1. 传染源 感染牛带绦虫的人是本病的传染源。从粪便中排出虫卵,使牛感染而患牛囊尾蚴病。牛为食草动物,不吞食虫体,仅因吞食污染饲料中虫卵而被感染,故感染多较轻。但如一次吞食节片腐烂后污染饲料的大量虫卵,也可发生严重感染。牛囊尾蚴感染与牛的饲养放牧方式有关。人为牛带绦虫的唯一终宿主,故流行区人的排便习惯以及粪便污染牛棚、牧场、饲料、水源都可能造成牛囊尾蚴感染。再如人粪便未经恰当处理施用也可造成环境污染而造成牛的感染。

2. 传播途径 人主要是进食生的或未煮熟的含牛囊尾蚴的牛肉感染牛带绦虫。牛带绦虫病感染率主要与当地人群的生活方式和饮食习惯有关。回族居民因饮食习惯,食用牛肉机会较多,故牛带绦虫病较多。在流行区农牧民常在牧场及野外排便,致使人粪污染牧场、水源和地面,放牧时牛很容易吃到虫卵或孕节而感染。广西和贵州的侗族,人住楼上,牛圈在楼下,人粪直接从楼上排入牛圈内,使牛受染。当地牛的囊尾蚴感染率高达40%。此外,藏族、苗族、侗族、傣族居民有生食或半生食牛肉习惯,牛带绦虫病也较常见。

3. 易感人群 任何年龄均可患牛带绦虫病。感染牛带绦虫后,人体可产生带虫免疫,不能消除感染,但对再感染有一定的免疫力。最小年龄为10个月,最高年龄为86岁,但以21~40岁青壮年最多,一般男性多于女性。

4. 流行病学特征 牛带绦虫病呈世界性分布,在以吃牛肉,尤其有生食牛肉习惯的地区或民族中可造成流行,一般地区则多为散发病例。流行程度最高的地区位于非洲,尤其是东非及东北非。在中东、南美、东南亚等许多国家也相对普遍。但在美国、加拿大和澳大利亚,本病的流行率很低。牛带绦虫病在我国分布相当广泛,分布于20多个省、自治区、直辖市,主要流行于少数民族聚居的农牧区,如西藏、新疆、四川、云南、宁夏、内蒙古的藏族地区,广西的苗族地区,贵州的苗族和侗族地区,以及台湾地区的雅美族和泰雅族山区等,感染率可达到5%~70%。据2001—2004年全国人体寄生虫分布调查,我国带绦虫感染率为0.28%,推算全国感染人数约55万。

**(三) 发病机制和病理**

由于吸盘及整个虫体对肠黏膜的机械性刺激,虫体分泌物及代谢产物的毒性作用,可引起肠壁的炎症反应;当脱落的节片沿着肠壁活动,遇回盲瓣阻挡时,活动增强,引起痉挛而产生腹痛等症状。也可因虫体结团造成部分性肠梗阻。牛带绦虫无消化器官,但其体节皮层表面有许多微绒毛,具有吸收宿主营养成分的功能。当虫体大量吸取宿主肠道内营养成分时,可造成患者饥饿感、贫血及维生素缺乏。由于虫体代谢物作用,患者可有嗜酸性粒细胞增高、荨麻疹、瘙痒和哮喘等变态反应表现。

**(四) 临床表现**

潜伏期为从吞食牛囊尾蚴至粪便中出现虫体节片或虫卵,约需3个月。症状轻重程度与体内寄生虫数有关。牛带绦虫病患者一般为单虫感染,但在流行区多虫感染亦不少见,我国流行区多虫感染大多在50%左右,也有报道高达95.2%者,但非流行区多虫感染仅占17%左右。国内报道虫体最多达31条。患者一般无明显症状,或时有腹部不适、消化不良、腹泻或体重减轻等症状,重者可因并发症而死亡。

粪便中发现白色节片为最常见的表现并常成为患者就诊时的主诉。妊娠节片多于排便时伴随粪便排出体外,而且常自动地单个或2~3个节片相连从肛门爬出,在肛门周围作短时间蠕动,并滑落到会阴或大腿部,患者感到肛门瘙痒不适,几乎100%患者有此症状。

胃肠道症状中以腹痛最为常见,见于约半数病例。腹痛可在上腹部、脐周或无固定位置,可为钝痛、隐痛、刺痛、咬痛或烧灼感,少数患者可有肠绞痛。此外还可有恶心(15.7%~46%)、呕吐(11%)、腹泻(10%~50%)等。食欲减退或亢进都较常见。头昏、神经过敏、失眠、癫痫样发作与晕厥等神经症状以及过敏性瘙痒症、荨麻疹、结节性痒症也在少数患者中出现。脱落的链体或节片在肠内移动受到回盲瓣阻挡时,因加强活动可引起回盲部剧痛。偶可引起阑尾炎、肠梗阻等并发症,此外有妊娠节片在子宫腔、耳咽管等部位异位寄生的报道。

**(五) 实验室检查**

1. 血常规检查 血常规检查变化甚少,一般无贫血。嗜酸性粒细胞可轻度增多,且多出现于病程早期。

2. 虫卵检查 由于牛带绦虫无子宫孔,虫卵不能直接排入肠道,仅在妊娠节片伸缩蠕动或破裂而将虫卵播散到粪便中,故并非每一例患者均可查获虫卵。虫卵检查可采用直接涂片或改良加藤厚涂片法、肛门拭子法、自然沉淀法、离心沉淀法等,肛门拭子法检查到虫卵的机会多于其他虫卵检查方法。粪便或拭子涂片检查发现的绦虫卵,不能鉴别其虫种,因为牛带绦虫与猪带绦虫卵极相似,两者难以区别。

3. 妊娠节片检查 牛带绦虫妊娠节片常从链体脱落,随呕吐物或粪便排出体外,故详细询问是否有呕吐或粪便中带节片常是简单而准确的诊断方法。观察妊娠节片子宫分支数目与形状可用于鉴定肠绦虫种类。将混在粪便中的节片挑出并用清水洗净,夹于两载玻片之间,对着光线肉眼即可分辨子宫分支数目与形状。

4. 头节检查 驱虫治疗后 24 小时,留取全部粪便检查头节可帮助考核疗效和鉴别虫种。可将粪便置一大容器中用清水反复漂洗直至粪液澄清,将沉渣转到玻璃容器中衬以黑色背景,仔细查找头节。如遇虫体纠结应小心解开并顺链体向细端寻找。头节被驱出表明治疗彻底。如有多虫感染可能时应注意链体条数与头节数是否一致。

5. 免疫学检查 用虫体匀浆或虫体蛋白质作抗原进行皮内试验、环状沉淀试验、补体结合试验或乳胶凝集试验可检测体内抗体,阳性符合率为 73.7%~99.2%。用 ELISA 法也可检测宿主粪便中特异性抗原,敏感性可达 100%,且具有高度特异性,与蛔虫、短膜壳绦虫、钩虫和鞭虫无交叉反应。

6. 分子生物学检查 DNA 序列分析技术已成为寄生虫常用的、成熟的检测技术,目前最常用的带绦虫分类鉴定目的基因片段是线粒体 DNA 和核糖体 DNA。近来研究显示 PCR-限制性片段长度多态性技术可快速准确地鉴别带绦虫虫种,但缺点是对 DNA 质量要求高,需要量大,操作复杂。环介导等温扩增技术(loop mediated isothermal amplification, LAMP)是近年来迅速发展的一项新技术,国外有学者研究认为该技术检测带绦虫病特异性达 100%,敏感性高达 88.4%,国内尚未见应用。

## (六) 诊断

1. 流行病学资料 应询问患者有无生食或半生食牛肉习惯,尤其来自少数民族地区者,可供参考。

2. 呕吐或粪便排节片史 呕出或粪便排出节片几乎即可作出诊断,但青年女性患者由于羞怯心理常隐瞒病史。从妊娠节片压片观察子宫分支数目与形态为主要诊断方法之一。

3. 粪便与肛门拭子涂片 查到牛带绦虫虫卵。

4. 免疫学与分子生物学检查 亦可协助诊断。

## (七) 治疗

目前治疗牛带绦虫病的药物较多,而且疗效显著,经驱虫治疗后大多可以痊愈,预后良好。下列药物可供选择。

1. 吡喹酮 对牛带绦虫与猪带绦虫均有良好杀虫作用,为目前首选药物。其杀虫机制主要是损伤破坏虫体皮层表面细胞,使虫体表膜对钙离子通透性增高,引起虫体肌肉麻痹与痉挛,颈部表皮损伤,进而破溃死亡。吡喹酮治疗猪或牛带绦虫病时剂量一般为 15~20mg/kg,空腹一次口服即可。有人认为 2.5~5mg/kg 也可获满意疗效。患者服药驱虫前晚宜禁食,次日晨空腹服药并多饮水或服缓泻药,可使麻痹或破坏的虫体迅速从体内排出。吡喹酮副作用轻而短暂,于服药后 0.5~1 小时出现,不需处理,数小时内消失。少数患者出现心脏期前收缩(房性或室性),5%~10% 患者心电图检查有 T 波与 ST 段轻度变化,偶有 Q-T 间期延长与 I 度房室传导阻滞,为时短暂,迅速恢复正常。神经肌肉反应以头昏、头痛、乏力较常见。消化道反应轻微,可有轻度腹痛与恶心,偶有食欲减退、呕吐等。

2. 苯咪唑类 能抑制牛带绦虫摄取葡萄糖,导致能量不足,虫体死亡而随肠蠕动从粪便排出。甲苯咪唑(mebendazole)又称甲苯达唑,成人和儿童剂量均为每次 300mg,每天 2 次,连服 3 天,疗效较好,不良反应少。阿苯达唑(albendazole)疗效优于甲苯咪唑,剂量为每天 8mg/kg,连服 3 天,副作用轻微。但动物实验表明该类药物有致畸作用,故孕妇禁用。

3. 氯硝柳胺(niclosamide) 即灭绦灵,能抑制绦虫线粒体的氧化磷酸化。口服后不易吸收,肠道中局部药物浓度较高,虫体头节在肠内被消化溶解。剂量成人清晨空腹一次口服 2g,儿童 1g,嚼碎后用少量开水送服。一般不需服泻药。孕早期妇女禁用。

4. 南瓜子与槟榔合并治疗 单独使用南瓜子或槟榔驱虫效果均差,而合并使用治疗牛带绦虫病证明两者有协同作用,治愈率达 92.1%~100%,平均为 95.2%。体外试验证明,南瓜子与槟榔对牛带绦虫均有致瘫痪作用,但其作用部位不同。南瓜子主要作用于绦虫的中段与后段,使成熟节片变薄、变宽;槟榔则主要作用于绦虫的头节与未成熟节片,即虫体的前段。先服南瓜子使虫体中、后段瘫痪变软,继服槟榔煎剂可使头节失去吸附力,再服硫酸镁促进肠壁蠕动,从而加速已瘫痪成虫排出。具体方案如下:

(1) 南瓜子仁:取带皮南瓜子 75~120g,炒熟后去壳,得南瓜子仁并研成细末。成人口服南瓜子粉

80g 直接服用，或加少量水煮后再服亦可。儿童酌减。

（2）槟榔：可用切好的槟榔片，剂量 10 岁以下小儿用 30g，妇女与体弱成年男子 50~60g，体格健壮者 80g。将槟榔置 500ml 水中煎煮至 200ml 左右。

早晨先空腹服南瓜子仁粉，过 40~60 分钟后服槟榔煎剂，再过 30~60 分钟服 50%硫酸镁 60ml。虫体在服药后最快 15 分钟，最慢 8 小时即可排出，在 1~5 小时内排出者约占 73.9%。

本疗法优点是南瓜子和槟榔易于获得，价格低廉，方法简便，副作用少，疗效很好，不需住院治疗，尤其适合于我国农村普治驱虫时采用。

**（八）预防**

大力开展卫生宣教，不吃生肉，坚持生熟刀具分开。严格执行肉类检疫，禁止带囊尾蚴的牛肉上市。冷藏牛肉应在-23~-22℃保持 10 天才能保证杀死肉中的囊尾蚴。加强人粪管理，防止人粪污染牧场、饲料及水源。在流行区普查普治患者。经过上述综合措施，牛带绦虫病将得到控制。

## 二、猪带绦虫病（链状带绦虫病）

猪带绦虫病（taeniasis suis）是由猪带绦虫（*Taenia solium*）成虫寄生在人体小肠所引起的一种肠绦虫病，又称猪肉绦虫病、链状带绦虫病。其形态和生活史与牛带绦虫有许多相似之处，但也有一些重要区别。其中，人在猪带绦虫生活史中既是终宿主也是中间宿主。猪带绦虫成虫寄生在人肠道引起肠猪带绦虫病，其幼虫寄生在人皮下组织、肌肉、脑等组织器官内则为猪囊尾蚴病。囊尾蚴病是人重要寄生虫病之一，详见本章第二十节"囊尾蚴病"，下面主要阐述猪带绦虫病。

**（一）病原学**

猪带绦虫又称猪肉绦虫、链状带绦虫、有钩绦虫，是我国主要的人体寄生绦虫。成虫较牛带绦虫小，乳白色带状，体长 2~4m，前端较细，向后渐扁阔，薄而透明。头节近圆球状，不含色素，直径 0.6~1mm。头节除有 4 个吸盘外，顶端具有能伸缩的顶突，其上有 25~50 个小钩，排成内外两圈，内圈的钩较大，外圈的稍小。颈部纤细，长 5~10mm，直径约为头节一半。链体节片数较少，有数百个。成熟节片近方形。妊娠节片窄长，子宫分支数较少，为 7~13 个，呈多分支树枝形状分布。虫卵与牛带绦虫卵难以区别。

猪带绦虫的发育需要两个宿主。成虫寄生在人的小肠，人是其最主要的终宿主。此外曾有以猪囊尾蚴感染白手长臂猿与大狒狒获成功的报道。幼虫寄生在家猪与野猪体内，猪是其中间宿主。羊、牛和其他反刍动物及马、狗、熊、猴、小灵猫等虽有感染的记录，但是否确属猪囊尾蚴尚属可疑。

猪带绦虫成虫寄生在人小肠内，其妊娠节片从链体脱落，随粪便排出体外。当中间宿主猪吞食粪便中妊娠节片后，虫卵在其十二指肠内受消化液作用，24~72 小时后虫卵胚膜破裂，六钩蚴逸出，借其小钩和分泌物的作用，在 1~2 天内钻入肠壁，随血液或淋巴液进入血液循环，到达猪的全身组织。虫体逐渐生长，中间细胞溶解形成空腔并充满液体，约经 10 周发育为成熟囊尾蚴。被囊尾蚴寄生的猪肉俗称"米猪肉"或"豆猪肉"。猪体内的囊尾蚴以肌肉最多，其中以股内侧肌为最多，再依次为深腰肌、肩胛肌、咬肌、腹内斜肌、膈肌、心肌、舌肌等，还可寄生于脑、眼等处。囊尾蚴在猪体内可存活数年之久。如宿主未被宰杀，时间一长囊尾蚴也可自然钙化死亡。成熟囊尾蚴呈椭圆形，大小约 20mm×11mm，乳白色半透明。人误食入生的或半生的带囊尾蚴的病猪肉后，在胃内囊尾蚴囊壁被消化，在十二指肠内囊尾蚴头节外翻，固着于小肠壁发育为成虫，2~3 个月后粪便中即可发现虫卵（猪带绦虫生活史见图 29-19-1）。成虫在人体内大约可存活 25 年。

人有时也可因食入被虫卵污染的食物或在驱虫时节片反流到咽部而被吞下造成摄入虫卵。虫卵在人体内亦可发育为囊尾蚴而患猪囊尾蚴病，但无法继续发育为成虫。当囊尾蚴寄生在人重要脏器如脑、眼等处则可造成严重损害甚至危及生命。

**（二）流行病学**

**1. 传染源** 感染猪带绦虫成虫的人是本病的传染源。在目前我国农村猪仍以分散饲养为主，猪常在圈外活动觅食，故误吞入人粪中猪带绦虫节片或虫卵机会较多。特别在经济落后或边远地区缺乏厕所，人在野外随地大便或以猪圈为厕所，故猪患囊尾蚴病感染率甚高。贵州省 9 个地区猪囊尾蚴病调查结果显示，屠宰猪囊尾蚴阳性率为 7.6%，血清学阳性率为 13.7%。四川省凉山彝族自治州是猪囊尾蚴病疫区，猪感染率为 3.3%~10.4%，最高达到 25%~30%。在这些地区，人患猪带绦虫病亦相应较多。

**2. 传播途径** 人体猪带绦虫感染主要是由生食或食用未煮熟的含有活囊尾蚴的猪肉所致。猪带绦虫病的传播和流行与居民食肉的方法、人粪的处理、猪的饲养方式等有关。如广西、云南等少数民族地区有食生肉、半生肉的习惯,居民卫生习惯不良如生熟砧板不分,切过生肉又切熟食,从而造成绦虫感染。猪的饲养方式、粪便处理和厕所不符合卫生要求,使猪能直接吃到人粪中的孕节或虫卵造成感染。

3. 易感人群　人对猪带绦虫普遍易感,感染猪带绦虫后人体可产生带虫免疫,对宿主再次感染有保护作用。国内患者年龄最小者仅 6 个月,最长者 85 岁,一般以青壮年居多,男性多于女性。

4. 流行病学特征　猪带绦虫病分布较广,除因宗教原因而禁食猪肉的国家和民族外,世界各地均有散在病例,尤以发展中国家多见,主要分布于中非、南非、拉丁美洲和南亚地区。本病在我国分布也相当广泛。已知在我国 30 个省、自治区、直辖市有本病发生和流行,东北、华北、中原及西北、西南地区是我国最重要的流行区。在东北与华东,猪带绦虫病较牛带绦虫病多见,其比例为 8∶1 与 7.1∶1,感染率由不足 1% 到 15.2%。

### (三) 发病机制和病理

猪带绦虫成虫致病情况与牛带绦虫相似,但由于猪带绦虫头节具有小钩,对肠黏膜损伤较重,甚至可穿透肠壁引起腹膜炎。成虫也可移行到肠外造成异位寄生,国内有异位寄生至大腿和甲状腺的病例报道。但人体如患猪囊尾蚴病则常有显著病理改变与免疫反应。

### (四) 临床表现

猪带绦虫病的症状与牛带绦虫病相似,一般无明显症状。人肠内寄生虫数一般为 1 条,偶亦可有 2 条或以上,国内报道最多为 19 条。临床症状可有腹痛、恶心、消化不良、腹泻、体重减轻,虫数多时偶可发生肠梗阻。与牛带绦虫病相似,患者多以粪便中发现节片而就诊。

猪带绦虫病的重要性在于患者肠道内成虫有导致囊尾蚴病自体感染的危险。猪肉绦虫患者在肠道逆蠕动或驱虫时,脱落的妊娠节片均有反流入胃的可能,经消化孵出六钩蚴而造成自体感染囊尾蚴病。此种途径比因卫生习惯不良或虫卵污染食物而吞入虫卵更为重要。国外报道囊尾蚴病 450 例中,21.6% 有肠绦虫病史,国内则为 28.6%~67.3%;而猪带绦虫病患者 2.3%~25% 同时并发囊尾蚴病,且感染期愈长,自体感染危险性愈大。特别在皮下型和癫痫型囊尾蚴病患者,有肠绦虫病史者各占48.1% 和 48.6%。因此,对猪带绦虫病患者不能因症状不明显而忽视早期彻底治疗。

### (五) 实验室检查

与牛带绦虫病相同。血常规检查中有时可见嗜酸性粒细胞轻度增高。粪便或肛门拭子检查虫卵阳性率不高且无法区别虫种。从粪便中排出的妊娠节片内的子宫分支形状和数目有助于与牛带绦虫鉴别。ELISA 可检出患者粪中抗原成分;PCR 可扩增粪便中虫卵或虫体的种特异性 DNA,以检测人体内猪带绦虫成虫,亦可帮助诊断。

### (六) 诊断

大便中有排出绦虫节片史,尤其伴有囊虫皮下结节或有癫痫样发作者均应考虑猪带绦虫病。病史与实验室检查结合可使绝大多数患者诊断明确。因为猪带绦虫病可并发危险的囊尾蚴病,故应与牛带绦虫病认真鉴别。

### (七) 治疗

猪带绦虫病有并发囊尾蚴病的危险,故患者需注意隔离并及早彻底治疗。此外注意个人卫生,饭前便后洗手,以防止自体感染。

驱虫治疗方法与牛肉绦虫病基本相同,且效果较好。在流行区大规模治疗时,可能有少数猪带绦虫病患者并发有脑囊尾蚴病,使用吡喹酮驱绦虫同时可引起脑囊虫退变死亡破裂,刺激脑组织水肿与炎性反应,导致危险的脑水肿甚至脑疝形成。故在以吡喹酮治疗个别确无囊尾蚴病并发的猪带绦虫病患者时可采用 5~10mg/kg 疗法,但在神经系统猪囊尾蚴病高度流行区,特别在现场大规模治疗时,以采用 2.5mg/kg 小剂量疗法为宜,既可保持驱绦虫的高效,又可避免发生严重副作用。

南瓜子和槟榔驱除猪、牛带绦虫是一种传统的治疗方法,其疗效确切、安全可靠,尤其对虫体表皮无损伤,更适宜用于治疗猪带绦虫患者,具体方法参见"牛带绦虫病"。

驱治猪带绦虫病应防止恶心呕吐,以免妊娠节片反流入胃或十二指肠造成虫卵自体感染导致囊尾蚴病。驱虫前可先服小剂量氯丙嗪 12.5mg,服驱虫药后 2 小时应服泻药 50% 硫酸镁 60ml。并发脑囊尾蚴病的猪肉绦虫病患者,驱虫治疗应住院,在严密观察下进行。一般在治疗囊尾蚴病的同时肠内绦虫亦可一并驱出,详细方法参见"囊尾蚴病"。

### (八) 预防

1. 普查普治　人为猪带绦虫唯一有流行病学意义的终宿主,故彻底治疗患者是控制传染源的有效措施,不仅可使患者得以治愈,而且可减少猪囊尾蚴病发病。近年国内东北地区推行的"驱绦灭囊"工作已取得很大成绩,猪带绦虫病和猪囊尾蚴病发病率明显下降。

2. 加强卫生宣教　教育群众改变不良的生食、半生食猪肉的饮食习惯,严格执行生熟炊具分开,注意个人卫生。加强饮食摊点的卫生检疫,患猪带绦虫病者不得从事饮食行业工作。

3. 严格肉类检疫　屠杀生猪必须经国家指定卫生部门检疫后方可进入市场,严禁"米猪肉"上市买卖。猪毛经 NaOH 或 FeCl$_3$ 显色液处理后,其毛根部毛鞘的颜色可由健康猪的白色变为病猪的褐色或棕色,准确率可达 81.2%~100%,可推广应用。屠宰后如将猪肉在−13~−12℃下冷藏 12 小时,其中囊尾蚴可完全被杀死。

4. 改变养猪方法　提倡圈养,不让有接触人粪而感染的机会。

5. 重组抗原疫苗　近年来,有学者通过构建猪带绦虫不同发育阶段的 cDNA 文库,筛选出具有应用价值的免疫诊断抗原或疫苗候选分子,研制出不同类型基因工程疫苗,动物实验证实可取得较高保护率,这对猪带绦虫病和囊尾蚴病的诊断和防治具有十分重要的意义。但部分重组抗原诊断的敏感性和特异性尚不够理想,与牛带绦虫、亚洲牛带绦虫存在交叉反应,是否同时具有疫苗潜力还有待进一步研究,能达到完全保护的基因工程疫苗也有待进一步研究。

## 三、短膜壳绦虫病(微小膜壳绦虫病)

短膜壳绦虫病又称微小膜壳绦虫病(hymenolepiasis nana),其病原体为膜壳科、膜壳属的微小膜壳绦虫(*Hymenolepis nana*)。该虫是人兽共患的寄生虫,成虫寄生于鼠类和人的小肠引起短膜壳绦虫病,本病呈世界性分布。最初于 1845 年由 Dujardin 在啮齿动物中发现,1851 年由 Bilharz 报道发现人体感染,直至 1928—1932 年才证实该虫的中间宿主(鼠蚤和面粉甲虫)。其生活史既可以在同一宿主体内完成,也可以经过中间宿主完成。

### (一)病原学

短膜壳绦虫又称微小膜壳绦虫,为小型绦虫,体长为 5~80mm,平均为 20mm。头节呈球形,直径 0.13~0.4mm,具有 4 个吸盘和 1 个短而圆、可自由伸缩的顶突,顶突上有 20~30 个小钩,排成一圈。颈部细长,链体节片 100~200 个,最多时可达近千个节片。所有体节宽度均大于长度并由前向后逐渐增大。成节有 3 个较大的椭圆形睾丸,呈一横线排列。妊娠节片的子宫呈袋形,其内充满虫卵。虫卵椭圆形,大小为(48~60)μm×(36~48)μm,无色透明,内有一层胚膜,胚膜两极增厚隆起,各发出 4~8 根极丝,胚膜内包含一个六钩蚴。

短膜壳绦虫的发育,既可以不经过中间宿主,也可以经过中间宿主两种不同方式而完成生活史(图29-19-2)。①直接感染和发育:成虫寄生在鼠类或人

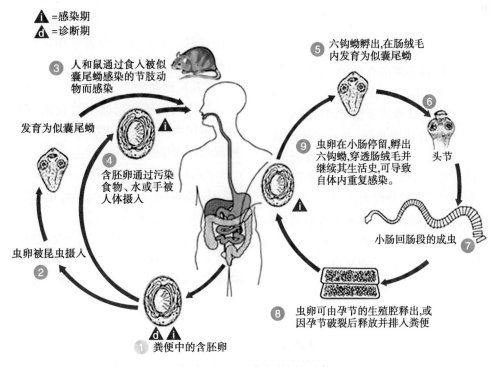

**图 29-19-2　短膜壳绦虫生活史**

引自 Centers for Disease Control and Prevention. Hymenolepiasis[EB/OL].(2017-12-13)[2020-08-25]. http://www.cdc.gov/dpdx/hymenolepiasis/index.html.

的小肠内,脱落的妊娠节片或虫卵随宿主粪便排出体外,若被另一宿主吞食,虫卵在其小肠内经消化液的作用孵出六钩蚴,并钻入肠绒毛,经 4 天发育为似囊尾蚴(cysticercoid),6 天后似囊尾蚴又钻破肠绒毛回到肠腔,以头节吸盘固着在肠壁上,逐渐发育为成虫,从虫卵被吞食到发育至成虫产卵共需 2~4 周,成虫寿命仅数周。此外,当妊娠节片在所寄生的宿主肠道中被消化而释放出虫卵后,亦可孵出六钩蚴,然后钻入肠绒毛发育成似囊尾蚴,再回到肠腔发育为成虫,即在同一宿主肠道内完成其整个生活史,并且可在该宿主肠道内不断繁殖,造成自体内重复感染。人体肠内成虫数目可达数百条甚至千条之多。我国曾有一患者连续 3 次驱虫共排出完整成虫 37 982 条,这显然是自体重复感染所致。②经中间宿主发育:中间宿主已证明有多种蚤类(印鼠客蚤、犬蚤、猫蚤、致痒蚤)及其幼虫、多种面粉甲虫(如黄粉虫等)和赤拟谷盗(*Tribolium ferrugineum*)等,当虫卵被这些中间宿主吞食后,六钩蚴在其血腔内发育为似囊尾蚴,鼠和人食入含有似囊尾蚴昆虫的面粉或谷类而感染,并发育为成虫。

### (二) 流行病学

1. 传染源　人是短膜壳绦虫的终宿主和中间宿主,患者是主要传染源,人粪排出的虫卵已有感染性,人群之间可因共同生活而感染。因此本病可在托儿所、集体宿舍或家庭中流行。近来实验证实,人如食入鼠类短膜壳绦虫的虫卵也能感染,因此,鼠类感染可为人体感染本虫起到一定的储存宿主的作用。

2. 传播途径　主要通过消化道传播,虫卵从粪便排出时即具感染性,在外界能存活较长时间,如在抽水马桶中存活 8.5 小时,在手上存活 3.5 小时。人体多因虫卵污染食物、饮水或手指而经口感染。

3. 易感人群　人群普遍易感,儿童患者较多,以 5~10 岁儿童发病率较高,成人较少见,可能与儿童卫生习惯较差有关。男性多于女性。近来研究发现感染后能产生一定程度的免疫力。

4. 流行病学特征　短膜壳绦虫病世界各地均有分布,尤以温带与热带地区为多见。据 Crompton(1995)估计,全球感染人数约达 7 500 万。我国分布亦较广泛,全国普查结果,该虫至少分布于 17 个省、自治区、直辖市,全国平均感染率为 0.045%,个别地区如新疆乌鲁木齐、伊宁、喀什 3 市,感染率分别高达 8.78%、11.38% 和 6.14%,台湾东南部高山族感染率为 8%,宜兰县居民感染率为 5%。随着经济发展和社会进步,寄生虫的感染率也在发生显著变化,近年来国内短膜壳绦虫感染的病例报道越来越少。

### (三) 发病机制和病理

成虫与幼虫大量感染可引起小肠黏膜机械性与毒性刺激。头节吸盘、小钩、体表的微毛对人肠黏膜有明显损伤;虫体分泌物也可产生毒性作用。在成虫附着的肠黏膜发生坏死、溃疡、细胞溶解以及淋巴细胞与中性粒细胞浸润。幼虫侵入也可以破坏黏膜绒毛,引起小肠吸收与运动功能障碍。

短膜壳绦虫感染,在宿主体内可产生一定的免疫反应。血中嗜酸性粒细胞增多,特异性 IgA、IgG、IgM 均有不同程度上升,肠灌洗液特异性 IgA 和 IgE 也有所增高。研究证明,这些免疫球蛋白能损伤和破坏新入侵的六钩蚴,同时,体内致敏的 T 细胞对虫体的生长也有显著抑制作用,故宿主免疫状态对该虫的感染和发育过程影响很大。近年来发现,由于使用类固醇激素治疗造成的免疫抑制,可引起内脏中似囊尾蚴的异常增生和播散,而大多数重度感染者又都曾有过使用免疫抑制剂的病史,所以,该虫感染者如需应用免疫抑制剂治疗其他疾病,应先驱除体内的短膜壳绦虫。

### (四) 临床表现

潜伏期为吞食虫卵至成虫排卵,约为 1 个月。人体感染短膜壳绦虫数量少时,一般并无明显症状。感染严重,特别是儿童病例,患者常有头晕、头痛、失眠、烦躁、易激动、惊厥、腹痛、腹泻、恶心、食欲减退与消瘦乏力等神经系统和消化系统症状。有些患者还有癫痫、视力障碍、平衡失调、眼球震颤等。少数患者可发生眼、鼻、肛门和皮肤瘙痒或荨麻疹等变态反应症状。1/4~1/3 患者血中嗜酸性粒细胞轻度增高。

### (五) 诊断

目前仍依靠从粪便中检查虫卵和妊娠节片确诊。采用水洗沉淀法或漂浮浓集法反复多次检查,可提高检出率。

### (六) 治疗

1. 吡喹酮　15~25mg/kg,早餐后一次顿服,虫卵阴转率可达 90%~98%。

2. 阿苯达唑　800mg/d,分 2 次口服,连服 3 天。

3. 氯硝柳胺(灭绦灵)　2g/d,药片必须嚼碎后吞服,7~10 天为 1 个疗程,疗效达 80% 左右,无明显不良反应。

### (七) 预防

彻底治疗患者和带虫者,托儿所等集体生活单位及家庭应提高个人卫生意识,饭前便后洗手,保持食物、饮水、餐具清洁。由于家鼠是短膜壳绦虫重要的储存宿主,故必须积极消灭家鼠。

## 四、长膜壳绦虫病（缩小膜壳绦虫病）

长膜壳绦虫病又称缩小膜壳绦虫病（hymenolepi-asis deminuta），其病原体为膜壳属的缩小膜壳绦虫（*Hymenolepis diminuta*），是鼠类常见的肠道寄生虫，偶尔寄生于人体。本虫以蚤类、米甲虫、蟑螂等多种节肢动物为中间宿主，人通过吞食上述中间宿主而感染。

### （一）病原学

长膜壳绦虫的成虫为乳白色、带状，较短膜壳绦虫长，为 200～600mm，体节最宽处 2.5～3.8mm，体节数为 800～1 000 个。头节圆球形，前端有发育不全中央凹入的顶突，无小钩，有吸盘 4 个。成熟节片含睾丸 3 个，球形，排列无规律。妊娠节片子宫呈囊状，边缘不整齐，子宫内充满虫卵。虫卵圆形或椭圆形，黄褐色，大小为（60～79）μm×（72～86）μm。卵壳较厚，内含六钩蚴。六钩蚴外包有一层胚膜，其两端稍增厚，但无极丝，借此可与短膜壳绦虫卵相区别。

长膜壳绦虫生活史（图 29-19-3）与微小膜壳绦虫相似，但发育过程必须经过中间宿主。中间宿主包括蚤类、甲虫、蟑螂、倍足类和鳞翅目等 20 余种昆虫，以大黄粉虫（*Tenebrio molitor*）、谷蛾（*Tinia granella*）、具带病蚤（*Nosopsyllus fasciatus*）和印鼠客蚤多见。成虫主要寄生在鼠类肠道内，虫卵随粪便排出鼠体，被中间宿主吞食后，六钩蚴通过肠壁进入血腔，经 7～10 天发育为似囊尾蚴。人因误吞食含似囊尾蚴的昆虫而感染。进入人肠道后似囊尾蚴经 1～2 周发育为成虫并排卵。

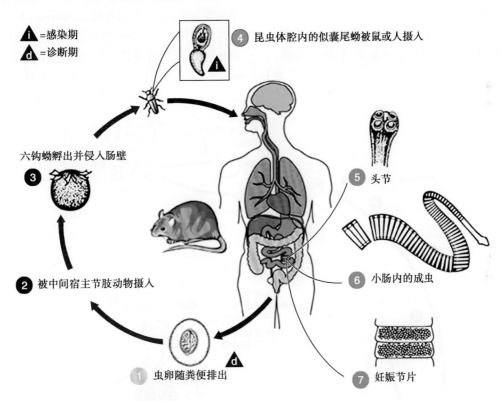

**i** =感染期
**d** =诊断期

4 昆虫体腔内的似囊尾蚴被鼠或人摄入

六钩蚴孵出并侵入肠壁
3

2 被中间宿主节肢动物摄入

5 头节

6 小肠内的成虫

1 虫卵随粪便排出

7 妊娠节片

**图 29-19-3 长膜壳绦虫生活史**
引自 Centers for Disease Control and Prevention. Hymenolepiasis［EB/OL］. (2017-12-13)［2020-08-25］. http://www.cdc.gov/dpdx/hymenolepiasis/index.html.

### （二）流行病学

1. 传染源 家鼠为本病主要传染源。在患者家中捕获的鼠中本虫感染率有高达 24.5% 者。

2. 传播途径 人因食入混有中间宿主多种粮食昆虫的生米、面而感染。

3. 易感人群 人群普遍易感，大多数患者散发，儿童因不良卫生习惯则更易误食昆虫，故感染率较成人高。

4. 流行病学特征 长膜壳绦虫在鼠类极为普遍，但人体感染比较少见，国外人体感染病例散布于南美洲、欧洲、北美洲、亚洲东部、南非、澳大利亚等。

国内人体病例报道仅百余例，多为散发，分布在江苏、北京、台湾、福建、上海、浙江、四川、广东、广西、湖南、湖北、安徽、河南、山东、陕西、云南、贵州、江西、新疆、西藏、宁夏、辽宁、河北及海南等 20 多个省、自治区、直辖市，其中以江苏、河南报道病例最多。据 1988—1992 年全国调查结果，全国平均感染率为 0.012%，其中西藏感染率最高（0.116%），其次为海南（0.088%）。估计全国感染人数为 15 万。多数为散发的儿童病例，患者无自体内重复感染情况，故寄生的虫数一般较少，最多的曾驱出过 40 条成虫。也有家庭聚集性感染的报道。

**（三）临床表现**

潜伏期 18~20 天。轻者多无症状或有轻微的消化、神经系统症状，如头痛、失眠、恶心、腹胀、腹痛等。重者多有腹泻、腹痛、食欲减退、恶心、头昏等。儿童常有夜惊与磨牙。血常规检查显示常有不同程度贫血，白细胞总数和嗜酸性粒细胞计数增高。

**（四）诊断**

依靠从粪便中查找虫卵确诊。偶尔患者可排出节片，鉴定其妊娠节片子宫形态亦可诊断。从感染大鼠粪中可检测到粪抗原，但尚未用于临床。

**（五）治疗**

可采用吡喹酮治疗，剂量为 15mg/kg，一次顿服，2 小时后服 50％硫酸镁 60ml，驱虫效果良好。也可用阿苯达唑，400mg/d，连服 3 天。

**（六）预防**

重视饮食卫生，不吃未煮熟的谷物。注意粮食储藏，防止粮食害虫滋生。消灭鼠类，杜绝传染源。

（刘　沛　王　文）

## 第二十节　囊尾蚴病

囊尾蚴病（cysticercosis）又称囊虫病、猪囊尾蚴病，是由猪带绦虫的幼虫即猪囊尾蚴（俗称囊虫，*Cysticercus cellulosae*）寄生于人体所致的疾病，为人兽共患的寄生虫病。人因吞食猪带绦虫虫卵而感染。患囊尾蚴病的猪肉被称为"米猪肉"或"豆猪肉"。囊尾蚴可侵入人体各种组织和器官，如皮下组织、肌肉以及中枢神经系统引起病变，其中以脑囊尾蚴病最严重，甚至危及生命，危害性极大。

### 一、病原学

猪带绦虫的幼虫在人体寄生可引起囊尾蚴病，而牛带绦虫的幼虫（牛囊尾蚴，*Cysticercus bovis*）不会引起人体囊尾蚴病。猪带绦虫卵经口感染后在胃和小肠经消化液，尤其胆汁的作用后，卵胚膜内的六钩蚴（oncosphere）脱囊孵出，经血液散布于全身（图 29-20-1）。

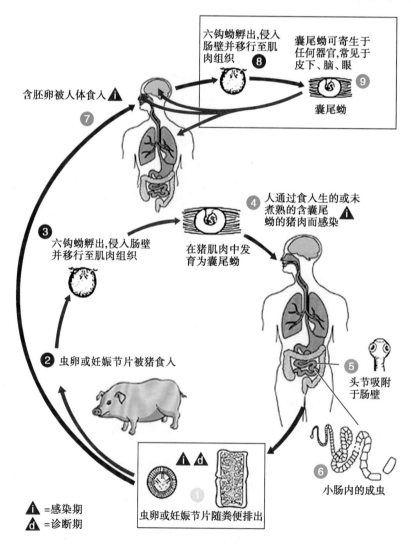

**图 29-20-1　猪囊尾蚴生活史**

引自 Centers for Disease Control and Prevention. Cysticercosis［EB/OL］.（2019-07-12）［2020-08-25］. http://www.cdc.gov/parasites/cysticercosis/biology.html.

约经 3 周幼虫在组织内发育至 1~6mm 大小,并出现头节;9~10 周时发育成为有感染性的囊尾蚴,呈圆形或椭圆形乳白色透明囊泡,内含黄色清亮液体与内凹的头节,后者呈白色点状,位于一侧。囊尾蚴按其形态与大小可分为 3 种:纤维素型(cysticercus celluloses)、葡萄状型(cysticercus racemosus)与中间型(intermediate form cysticercus)。纤维素型为最常见,因常位于皮下结缔组织而命名。葡萄状型较大,其直径可达 4~12cm,为圆形或分叶状囊泡,类似葡萄,肉眼看不到头节为其特征。葡萄状型仅见于人的脑部,未见于其他中间宿主如猪。中间型在人脑中发现,体节较大,呈分节状,长出一至数个囊泡,其特征为可见头节,位于囊内或部分从囊壁伸出,故其形态与大小介于纤维素型与葡萄状型之间。在脑囊尾蚴病患者中以纤维素型最常见,但 9%~13% 尸检患者同时有葡萄状型与中间型并存。

囊尾蚴大小与形状视其寄生部位而异。位于皮下组织,尤其肌肉内者,生长于肌纤维之间,呈椭圆形,状如胶囊;脑实质内囊尾蚴呈圆形,约黄豆大小;脑室内囊尾蚴亦呈圆形,直径可达 3cm 以上;位于颅底软脑膜或脑室内囊尾蚴生长不受限制,其直径达 3~6cm,退化后其囊被膜呈袋状扩大,内无头节。由于囊尾蚴不断随脑脊液方向流动,常带蒂与脑膜或脑室相连。猪囊尾蚴寿命为 3~10 年,长者可达 20 年或以上。虫体死后发生纤维化与钙化。

## 二、流行病学

1. 传染源　猪带绦虫病患者是囊尾蚴病的唯一传染源。患者粪便排出的虫卵对自身与周围人群具有传染性。猪带绦虫寄生在人体小肠内的寿命很长,感染期限越长,发生囊尾蚴病的危险性也越大。

2. 传播途径　吞食猪带绦虫的虫卵经口感染为主要传播途径。猪带绦虫虫卵在外界存活时间较长,4℃ 左右能存活 1 年,-30℃ 也能活 3~4 个月,37℃ 时能活 7 天左右。虫卵的抵抗力也较强,70% 乙醇、3% 甲酚皂溶液、酱油和食醋对其几乎无作用,只有 2% 碘酒和 100℃ 高温才可迅速杀死虫卵。感染方式有 3 种。①自体内重复感染:猪肉绦虫病患者在反胃、呕吐时,肠道逆蠕动使绦虫妊娠节片反流至十二指肠或胃,虫卵受消化液作用,六钩蚴孵出所致;②自体外重复感染:猪肉绦虫病患者本人粪便中虫卵污染手指经口感染,与个人卫生习惯有关;③异体感染:指本人无肠绦虫病,因食用污染绦虫卵的蔬菜、瓜果、水与食物或与猪带绦虫患者密切接触而感

染。猪囊尾蚴寄生在人体,其危害远大于成虫。有成虫感染的患者中,平均有 14.9%(2.3%~25%)的患者有囊尾蚴寄生。

3. 人群易感性　人普遍易感,患者以 21~40 岁青壮年为主,但小儿受感染者也不少,国外有仅 2 个半月龄的婴儿脑囊尾蚴病的报道。男女比例 2:1~5:1,农村多于城市。

4. 流行特征　本病呈世界分布,据报道全球囊尾蚴病患者约 5 000 万。以拉丁美洲、非洲北部与东南亚为多,东欧与西欧次之。有学者统计了非洲、拉丁美洲、亚洲国家人群的猪带绦虫循环抗原流行率分别为 7.3%、4.08%、3.98%,猪带绦虫抗体的血清阳性率分别为 17.37%、13.03% 和 15.68%。囊尾蚴病在我国分布甚广,是人与猪互相感染的一种人兽共患蠕虫病,具有严重危害。在我国,凡有猪带绦虫病流行地区均可见囊尾蚴病散发病例,根据在 2001 年 6 月至 2004 年底进行的全国性调查,囊尾蚴病的感染率(血清阳性率)为 0.58%。其中以东北、西北、华北、河南、云南较多,华东、华南亦有病例。农村发病率高于城市,以散发病例居多,也不与猪的囊尾蚴病成正比。发病与食肉习惯、饮食卫生与个人卫生有密切相关。

## 三、发病机制和病理

猪带绦虫卵经口入胃、十二指肠,经消化液和胆汁的作用,孵出六钩蚴,钻入肠壁,经血液循环散布至全身各种组织和器官。人体寄生的猪囊尾蚴可由一个至数千个不等,寄生部位很广,多见于皮下组织和肌肉,其次为眼与脑部,包括脑室、脑组织与脑表面,也可寄生在心脏、肺、口腔、肝、肺、腹腔、上唇、乳房、子宫、神经鞘、骨等。囊尾蚴除在眼、脑室和蛛网膜下腔外都由纤维素包围。

囊尾蚴在机体内引起的病理变化过程可分 3 个阶段:①刺激组织产生典型炎症反应,有中性粒细胞、嗜酸性粒细胞、淋巴细胞、浆细胞浸润,有时见异物巨细胞;②纤维化,可见纤维细胞、上皮细胞、多核巨细胞、淋巴细胞;③虫体死亡,逐渐钙化。部位不同病理变化略有差异。

1. 皮下及肌肉囊尾蚴病　囊尾蚴多分布于躯干、头部和四肢,数量从几个至上千个。病理切片可见囊虫体壁呈裙边样凹凸不平,囊腔内、外都有表皮层,其下为蓝紫染色的钙化小体,头部可见吸盘、小钩。虫体周围有明显的组织反应,形成包囊,陈旧者可变为一层纤维组织的膜,与外周组织分界明显,为

外科手术指示线。肌肉内的囊尾蚴多呈卵圆形,长轴与肌纤维走向一致。大量寄生时,肌组织被挤压、变性、萎缩,也可因非肌纤维代偿性增粗形成假性肌肥大。

2. 脑囊尾蚴病　囊尾蚴可寄生在中枢神经系统的任何部位,虫体一般为 5～10mm,在脑室者,可大至 3～12cm,可呈多囊性,即葡萄状囊虫。囊尾蚴周围脑组织反应包括 4 层,自内向外为:①细胞层,可见成纤维细胞、多核巨细胞等;②胶原纤维层;③炎细胞层,以淋巴细胞为主,有少量浆细胞、嗜酸性粒细胞;④神经组织层,由退变的神经组织星形胶质细胞及小胶质细胞组成。在脑室者,常产生脑室活瓣性阻塞,引起间歇性脑积水。早期,室管膜炎症,胶质细胞增生;晚期,炎症加重,虫体与室管膜粘连,致永久性机械性梗阻。在大脑脚间池及脊髓者,其神经根的神经纤维间有炎细胞浸润,从而导致临床上出现脑神经及脊神经受累的症状。国内报道本病流行区内流行性乙型脑炎患者尸检发现,约 1/3 的病例并发脑囊尾蚴病,而其他病例尸检仅见 0.014%～0.46%,两者差异显著,说明脑囊尾蚴病患者对流行性乙型脑炎病毒易感,病死率增高。

3. 眼囊尾蚴病　多位于眼底深部,以玻璃体(占眼囊尾蚴病的 50%～60%)、视网膜下(28%～45%)为多,其他有结膜下、前房、眶内眼睑及眼肌等部位。病理改变为组织的退行性变、炎症反应,依部位不同可致视网膜剥离、玻璃体混浊、晶状体混浊等。

## 四、临床表现

潜伏期约 3 个月。临床表现应视囊尾蚴数量、寄生部位及人体反应性而异。感染轻者可无症状,仅尸体解剖时发现。根据囊尾蚴寄生部位分为脑囊尾蚴病、眼囊尾蚴病与皮肌型囊尾蚴病 3 种。

1. 脑囊尾蚴病　临床表现轻重不一,有的可全无症状,有的可引起猝死,大多数病程缓慢,发病时间以 1 个月至 1 年多见,最长可达 30 年。最常见的主要症状是癫痫发作、颅内压增高和神经精神症状,其中尤以癫痫发作最常见,占 52%～85%。根据囊尾蚴寄生部位及病理变化有如下 4 型。

(1) 皮质型:占脑囊尾蚴病的 84%～100%,囊尾蚴多寄生在运动中枢的灰质与白质交界处。如果虫数少又不活动,可无症状。若寄生于运动区,则以癫痫为突出症状,可有局限性或全身性短暂抽搐或癫痫持续状态。癫痫在脑囊尾蚴病中发生率为 50%～93.5%,常为就诊时患者的主诉。严重感染者颅内压增高,可出现头痛、恶心、呕吐。长期颅内压增高,脑组织萎缩者可发生头晕、记忆力减退、视力障碍、视物变形、幻觉、精神异常、痴呆等表现。病程达数月至数年不等。

(2) 脑室型:占脑囊尾蚴病的 10%,以第四脑室为多见。六钩蚴经血液循环至脑室脉络丛,并随脑脊液至第四脑室。囊尾蚴阻塞脑室孔,故在早期出现颅内压增高症。囊尾蚴悬于室壁,呈活瓣状,患者急转头部可突发眩晕、头痛、呕吐或循环呼吸障碍而猝死,或发生小脑扁桃体疝,这种现象称 Brun 征或体位改变综合征。患者常有颈强直、强迫头位。

(3) 蛛网膜下腔型或颅底型:主要病变为囊尾蚴性脑膜炎。常局限在颅底颅后窝。初期有低热,临床上多以亚急性或慢性脑膜炎与蛛网膜粘连所致症状为主,有头痛、呕吐、颈项强直等颅内压增高症,以及眩晕、听力减退、耳鸣、共济失调、面神经麻痹等。预后较差。

(4) 混合型:以上各型混合存在,如皮质型和脑室型并存,症状最重。

另外,偶有囊尾蚴寄生于椎管,压迫脊髓,产生截瘫者。

2. 眼囊尾蚴病　占囊尾蚴病的 1.8%～15%。囊尾蚴可寄生于眼内、外各处,通常累及单眼,以玻璃体及视网膜下多见。症状轻者可有视力下降、视野改变、结膜损害、虹膜炎、角膜炎等,重者可致失明。裂隙灯或 B 超检查可见视网膜下或玻璃体内的囊尾蚴蠕动。囊尾蚴在眼内存活的时间为 1～2 年,此时一般患者尚能忍受,若虫体死亡则产生严重视网膜炎、脉络膜炎、化脓性全眼炎等,发生视网膜脱离、白内障等。

3. 皮肌型囊尾蚴病　囊尾蚴寄生于皮下组织和肌肉,少者 1～2 个,多者千余,以头颈部及躯干较多,四肢较少,手足罕见。结节在皮下呈圆形或卵圆形,大小为 0.5～1.5cm,质地较硬有弹性,近似软骨,手可触及,与周围组织无粘连,不痛不痒,可分批出现,自行消失,即所谓"游走性"。感染轻时可无症状,寄生数量多时,肌肉内结节可引起肌肉酸痛无力、肿胀、麻木,个别呈假性肌肥大,外形肌束丰满,而患者感疲乏无力。囊尾蚴死后发生钙化,X 线检查可见钙化阴影。

此外,囊尾蚴还可寄生在舌、口腔、声带。大量囊尾蚴感染者也可见于心、肝、肺、肾和腹腔等,但生前不易诊断,常在尸检时发现。

## 五、实验室检查

### （一）常规检查

1. 血常规检查　多数患者血常规检查显示正常,少数患者嗜酸性粒细胞轻度增高。

2. 脑脊液检查　脑囊尾蚴病颅内压升高型患者脑脊液压力明显增高,细胞数(10～100)×10⁶/L,蛋白含量升高,糖、氯化物正常或略低。Wibler(1980年)报道5例脑囊尾蚴病脑脊液,一般为淋巴细胞增多,伴有异常淋巴细胞,有2例嗜酸性粒细胞增多,认为具有特征性。

### （二）病原学检查

1. 粪便检查　在合并猪绦虫病的患者粪便中可找到虫卵或结节。

2. 皮下结节活组织检查　皮下或肌肉囊尾蚴病患者可作皮下结节活检,病理切片中见到囊腔中含囊尾蚴头节可确诊。

### （三）免疫学检查

采用猪囊尾蚴液纯化后作为抗原与患者血清或脑脊液行皮内试验(ID)、间接血凝试验(IHA)、酶联免疫吸附试验(ELISA)、酶联免疫印迹法(EITB)等,检测短程特异性IgG4抗体具有较高的敏感性和特异性,但亦有假阳性和假阴性结果,故临床诊断应慎重,其中ID敏感性高,但特异性不高,常用于临床初筛或大规模流行病学调查。应用单克隆或多克隆抗体夹心法ELISA检测患者血清及脑脊液中的循环抗原(CAg),对囊尾蚴病的早期诊断和疗效考核具有重要价值。EITB结合聚丙烯酰胺凝胶电泳分离纯化抗原,再行固相ELISA,识别特异抗原带,敏感性达98%,特异性达100%,是目前诊断囊尾蚴病的最佳方法。

### （四）影像学检查

1. X线检查　囊尾蚴患者若病程超过10年,X线检查可发现肌肉组织中椭圆形囊尾蚴钙化阴影,但出现时间晚,阳性率低,缺乏早期诊断价值。同时在肺野中还可见散在黄豆大小阴影,分布在两侧下肺野。

2. 头颅CT及MRI检查　对脑囊尾蚴病的诊断与定位有重要价值。CT能显示直径<1cm的囊性低密度灶,注射对比增强剂后,病灶周围可见环形增强带为包膜与炎症水肿区,同时可见脑室扩大、钙化灶等。CT可确诊大部分脑囊尾蚴病的活动期、非活动期和混杂期,在诊断钙化型时优于MRI。头颅MRI检查对脑内囊尾蚴的数量、范围、囊内头节的检出率明显高于CT,更易发现脑室及脑室孔处病灶,故临床上高度疑诊脑囊尾蚴病而CT表现不典型或未见异常者,应行颅脑MRI检查。MRI可将脑囊尾蚴病分为活动期、退变死亡期、非活动期。活动期的MRI标志是囊尾蚴头节、囊壁与囊液并存。退变死亡期是头节消失,囊腔胀大,大小不一,周围出现脑水肿与炎症反应。非活动期包括钙化型、蛛网膜纤维化伴脑积水。脑脊液检查正常。MRI对指导临床治疗和疗效考核有重要价值(图29-20-2)。

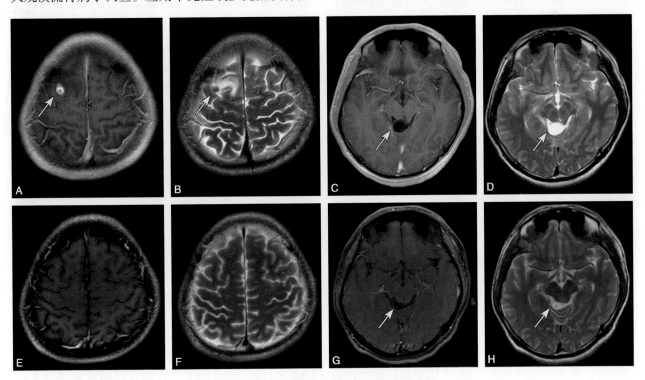

**图 29-20-2　脑囊尾蚴病的颅脑 MRI 表现**

A~D.如箭头所示,右额叶及小脑上池囊实性结节影,考虑脑囊虫;E~H.驱虫治疗后复查,右额叶病灶消失,小脑上池囊性病变较前明显缩小(G、H箭头所示)

3. 脑室造影　脑室型患者可见梗阻性脑积水，第四脑室梗阻部位有充盈缺损，残影随体位改变。

4. 检眼镜、裂隙灯或 B 超检查　对疑诊眼囊尾蚴病患者应行检眼镜、裂隙灯或 B 超检查，若发现视网膜下或眼玻璃体内囊尾蚴蠕动，即可确诊。B 超检查皮下组织和肌肉囊尾蚴结节可显示圆形或卵圆形液性暗区，轮廓清晰，囊壁完整光滑，囊内可见一强回声光团，居中或位于一侧。

### 六、诊断

1. 流行病学资料　在流行区有食生或半生不熟的猪肉史；粪便中曾发现带状节片及猪带绦虫病者均应详细询问病史和体格检查。

2. 临床表现　皮下组织和肌肉囊尾蚴病及眼囊尾蚴病较易诊断。脑囊尾蚴病临床表现多样且无特异性，诊断较困难，凡有癫痫发作、颅内压增高及其他神经精神系统症状者，特别是有在流行区逗留和生活史者应考虑本病。

3. 实验室检查　多数血中可见嗜酸性粒细胞升高，脑脊液有嗜酸性粒细胞与异常淋巴细胞有参考价值。粪中发现节片或虫卵者有诊断意义。皮下和肌肉囊尾蚴通过皮下结节活组织病理检查可确诊。眼囊尾蚴病通过检眼镜、裂隙灯或 B 超检查可发现。头颅 CT 或 MRI 检查的特征性改变有助于脑囊尾蚴病的诊断。各项免疫学检查也可作为诊断的参考和疗效考核的指标。

### 七、鉴别诊断

本病临床类型多，表现复杂，脑囊尾蚴病应与原发性癫痫、结核性脑膜炎、脑血管疾病、病毒性脑炎、蛛网膜下腔出血、神经性头痛等相鉴别。皮下结节者应与皮脂囊肿、多发性神经纤维瘤、风湿结节、肺吸虫病皮下结节等鉴别。眼囊尾蚴病应与眼内肿瘤、异物、葡萄膜炎、视网膜炎等鉴别。

### 八、治疗

目前大量临床研究结果证明吡喹酮和阿苯达唑是抗囊尾蚴的主要药物，适用于活动期与部分退化死亡期的囊尾蚴，临床治疗皮肌型和脑囊尾蚴病均有较好效果；非活动期及部分退变囊尾蚴则不需抗虫治疗。眼囊尾蚴病以手术摘除为宜，不应采取药物治疗。在用药治疗脑囊尾蚴、皮肌型囊尾蚴之前，需除外眼囊尾蚴病，并行头颅 CT 或 MRI 检查，以明确脑内囊尾蚴的数量、部位，制定合适的治疗方案。

即使对没有脑囊尾蚴病症状的皮肤、肌肉囊尾蚴病患者，也不能绝对排除脑组织中囊尾蚴的存在，因此，对囊尾蚴病患者应作头颅 CT 或 MRI 检查，患者必须住院并在严密监测下进行杀虫治疗。

#### （一）病原治疗

1. 吡喹酮　本药有强烈杀死囊尾蚴的作用，虫体大量死亡后释放异体蛋白，引起严重变态反应，尤其脑囊尾蚴病患者的反应更强，甚至发生脑疝，危及生命，故必须住院治疗。其剂量与疗程应根据不同临床类型而异。皮肌型囊尾蚴病的剂量，成人总剂量为 120mg/kg，每天量分 3 次口服，连用 3~5 天为 1个疗程。治疗后皮下结节逐渐缩小，1~2 个月内消失。病理检查可见结节内囊虫死亡，囊壁变性退化。弥漫性多发性皮肤型囊尾蚴病，尤其囊尾蚴性假性肌肥大者，可重复 1~2 个疗程。

脑囊尾蚴病采用吡喹酮的剂量与脑内囊尾蚴的部位及数量有关。通常治疗脑型患者，总剂量为每天 20mg/kg，分 3 次口服，10 天为 1 个疗程，总剂量 200mg/kg。如果脑囊尾蚴为多发性，尤其弥漫性者伴有皮肤肌肉囊尾蚴病或精神障碍、颅内高压者，尤应特别谨慎，应进行眼底检查有无视盘水肿，并测定颅内压，不宜过早用药。颅内高压者应先用地塞米松和甘露醇静脉滴注，降低颅内压，使其降至正常或接近正常，眼底视盘水肿明显好转时，再运用吡喹酮小剂量治疗。间隔 3~4 个月重复 1 个疗程，一般需要 2~3 个疗程。疗效较好，疗程结束后随访 6 个月约 2/3 患者癫痫停止发作，神经症状大多控制或改善。

此药的缺点是不良反应太大，因其杀虫作用迅速，虫体死亡后，囊结周围的炎症反应和水肿明显加重，出现原有症状加剧，颅内压明显增高，甚至个别病例治疗后因发生脑疝而死亡，因此在应用该药的过程中，应密切观察，注意颅内压的增高，在给药前应先测颅内压，必要时先给予降颅内压的药物，有人主张同时应用肾上腺皮质激素。不良反应主要有头痛，有时剧烈、恶心、呕吐、发热、意识障碍、癫痫发作，少数可出现心悸、胸闷等症状，心电图显示 T 波改变和期外收缩，一过性转氨酶升高，偶见室上性心动过速、心房颤动。

2. 阿苯达唑　本药对皮肌型、脑与眼囊尾蚴病均有良好疗效，目前已成为治疗重型脑囊尾蚴病的首选药物。常用的剂量与疗程为每天 15~20mg/kg，分 2 次口服，10 天为 1 个疗程。脑型患者间隔 2~3 周，重复 1 个疗程，一般需要 2~3 个疗程。治疗后 4~6 个月皮下结节平均减少 96.5%~99.3%。脑型患者治疗后随访临床症状好转或消失者占 84.57%。不良反应主要有头痛、低热,少数有视力障碍、癫痫等,个别患者反应较重,可发生脑疝或过敏性休克。上述不良反应多发生在服药后 2~7 天,持续 2~3 天,也有少数患者在第 1 个疗程结束后 7~10 天才出现反应。第 2 个疗程不良反应发生率明显减少且减轻。阿苯达唑不良反应较吡喹酮治疗为轻。这可能与囊尾蚴在脑组织内缓慢死亡,引起炎症反应较轻有关。

研究显示阿苯达唑短期疗效优于吡喹酮,但两者中长期疗效相似,阿苯达唑与吡喹酮联合应用治疗脑囊尾蚴病可显著提高治愈率,临床如有必要可以选择联合治疗方法。

### (二)对症治疗

对颅内压增高者,可先给予 20% 的甘露醇 250ml 静脉滴注,加用地塞米松 5~10mg,每天 1 次,连续 3~7 天,再开始病原治疗。对严重颅内压增高、视力明显下降、经上述治疗效果不佳者,可考虑双侧颞肌下减压术。对癫痫频发者,除降颅内压治疗外,应选用地西泮、异戊巴比妥钠、苯妥英钠等药物。对过敏、休克者,皮下注射 0.1% 肾上腺素 1mg,儿童酌减,同时用氢化可的松 200~300mg 加入葡萄糖溶液中静脉滴注。

### (三)手术治疗

眼囊尾蚴病以手术摘除为宜,以免虫体被吡喹酮等药物杀死后引起炎症反应,加重视力障碍或失明。脑内囊尾蚴病主要适用于脑实质内单发大型囊泡或多囊泡聚集产生占位效应;脑室、脑池内囊虫引起梗阻、脑积水,颅内压增高;椎管内囊虫引起脊髓压迫症。皮下组织和肌肉囊尾蚴病发生部位表浅且数量不多时,也可采用手术摘除。

## 九、预防

猪带绦虫病患者是本病的唯一传染源,故患者的彻底驱虫治疗不但可预防他人感染,亦可避免自身感染,而且使猪的囊尾蚴病发病率下降。改进猪的饲养方式,提倡圈养,切断人与猪之间传播途径。加强宣传教育,贯彻预防为主,使群众认识囊尾蚴病的严重危害性与传播途径,养成良好饮食卫生习惯,不吃"米猪肉"与生菜,不喝生水,饭前便后洗手。

(刘 沛 王 文)

## 第二十一节 棘 球 蚴 病

棘球蚴病(echinococcosis)又称包虫病(hydatid-osis,hydatid disease),是人感染棘球绦虫(Echinococcus spp.)的幼虫所引起的一种人兽共患寄生虫病。世界上寄生于人体公认的棘球绦虫共有 4 种,即细粒棘球绦虫(E. granulosus)、多房棘球绦虫/泡型棘球绦虫(E. multilocularis/E. alveolaris)、伏氏棘球绦虫(E. vogeli)与少节棘球绦虫(E. oligarthrus),但文献记载的达 16 种之多。细粒棘球绦虫呈全球性分布,多房棘球绦虫仅分布于北半球,伏氏和少节棘球绦虫仅存在于中、南美洲的一些地区,病例极少。在我国流行的人体棘球蚴病有两种:一种是由细粒棘球绦虫的幼虫引起的细粒棘球蚴病,又称为囊型包虫病;另一种是由多房棘球绦虫的幼虫引起的泡型棘球蚴病,又称为泡型包虫病。分别阐述如下。

### 一、细粒棘球蚴病

细粒棘球蚴病(echinococcosis granulosus)是人体感染细粒棘球绦虫的幼虫所致的疾病,又称为囊型包虫病(cystic hydatidosis, cystic hydatid disease, CHD)、囊型棘球蚴病(cystic echinococcosis, CE)。狗是其终宿主,羊、牛是其中间宿主,故本病流行于畜牧区,人因误食虫卵也可成为其中间宿主,发生棘球蚴病。棘球蚴囊肿在肝脏内最多见,肺部次之,脑、骨骼等其他脏器偶尔也被侵犯。

### (一)病原学

细粒棘球绦虫是各种绦虫中体积最为细小者,寄生在狗的小肠内,虫体长 2~7mm,由头节、颈部、未成熟节片、成熟节片与妊娠节片各一个组成。头节呈梨形,有顶突与 4 个吸盘。顶突富含肌肉组织,伸缩力强,其上有两圈大小相间呈放射状排列的小钩共 28~48 个。成节的结构与带绦虫相似,生殖孔位于节片一侧的中部偏后。睾丸 45~65 个,均匀分布于生殖孔水平线前后方。孕节最长,等于体长的一半,其生殖孔开口于节片一侧中部,子宫有不规则的分支和侧支(又称侧囊),含虫卵 200~800 个,在肠内或肠外破裂后释出虫卵。虫卵呈圆形,棕黄色,有双层胚膜,内有辐射纹,含六钩蚴,其形态与牛肉绦虫和猪肉绦虫卵相似,不易区别。虫卵对外界抵抗力较强,在室温水中存活 7~16 天,干燥环境中可存活 11~12 天,0℃时可存活 116 天,在蔬菜与水果中不易被化学杀虫剂杀死。煮沸与直射阳光(50℃)1 小时对虫卵有致死作用。

棘球蚴囊壁由外层透明的角质层和内层生发层组成,外层为宿主组织反应所形成的纤维包膜。生发层为具有生殖能力的胚膜组织,其内壁可芽生出许多小突起,并逐渐发育成生发囊,脱落后即为子囊;子囊内可产生几个头节,称为原头蚴;原头蚴从囊壁破入囊液中,称为囊砂,为肉眼可见的白色细小颗粒。子囊的结构与母囊相同,又可形成生发囊(孙囊)。囊内同时存在祖孙三代棘球蚴,并充满囊液。棘球蚴大小受寄生部位组织的影响,一般为 5cm 左右,也可达 15~20cm。在体内可存活数年至 20 年。

细粒棘球绦虫(生活史见图 29-21-1)的终宿主是犬、狼和豺等食肉动物;中间宿主是羊、牛、骆驼、猪和鹿等偶蹄类,偶可感染马、袋鼠、某些啮齿类、灵长类和人。成虫寄生在终宿主小肠上段,以顶突上的小钩和吸盘固着在肠绒毛基部隐窝内,妊娠节片或虫卵不断随宿主粪便排出体外,妊娠节片有较强

的活动能力,可沿草地或植物蠕动爬行,致使虫卵污染动物皮毛及周围环境,包括牧场、畜舍、蔬菜、土壤、水源等。虫卵被羊或其他中间宿主吞食后,经消化液作用,在十二指肠内孵化,六钩蚴侵入肠壁末梢静脉,随门静脉血流侵入肝、肺等器官,经 3~5 个月发育成直径 1~3cm 的棘球蚴。棘球蚴囊内可有数千至数万,甚至数百万个原头蚴。原头蚴在中间宿主体内播散可形成新的棘球蚴,在终宿主体内可发育为成虫。棘球蚴被犬、狼等终宿主吞食后,其所含的每个原头蚴都可发育为一条成虫。故犬、狼肠道内寄生的成虫可达数千至上万条。从感染到与发育成熟排出虫卵和妊娠节片约需 8 周,大多数成虫寿命为 5~6 个月。

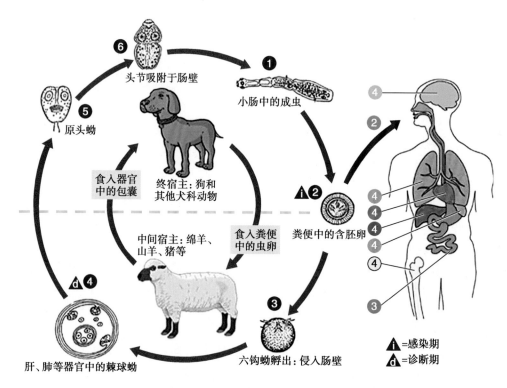

**图 29-21-1　细粒棘球绦虫生活史**

引自 Centers for Disease Control and Prevention. Echinococcosis[EB/OL]. (2019-07-16)[2020-08-25]. http://www.cdc.gov/parasites/echinococcosis/biology.html.

### (二)流行病学

本病是一种人兽共患疾病,除了危害人体健康,家畜如绵羊等感染率也很高,严重者使肉、毛、油、乳等畜产品减产,造成畜牧经济的巨大损失,因此本病具有重要的医学和兽医学意义。

1. 传染源　犬是细粒棘球绦虫最适宜的终宿主和主要传染源。在流行区,犬的感染率一般为 30%~50%。此外,猪肠内也发现本虫感染。狼、狐等则主要是野生动物中间的传染源。犬由于吞食绵羊等含棘球蚴囊的内脏,感染常很严重,肠内寄生虫数可达数百至数千条,其妊娠节片具有活动能力,可

爬在皮毛上,并引起肛门发痒。当犬舔咬时把节片压碎,粪便中虫卵常污染全身皮毛,故与其密切接触,甚易遭到感染。

2. 传播途径　直接感染是由于人与狗密切接触,其皮毛上虫卵污染手指后经口感染。如狗粪中虫卵污染蔬菜或水源,尤其人畜共饮同一水源,也可造成间接感染。在干旱多风地区,虫卵随风飘扬,也有经呼吸道感染的可能。

在畜牧地区,绵羊是主要中间宿主,犬-羊循环株是最主要的病原。绵羊感染率一般为 50%,重者达 90%~100%。羊群在放牧过程中,常需养犬防狼。犬

粪中虫卵污染牧草或羊饲料、病羊内脏喂犬,使羊和犬相互感染而完成家畜间生活循环。青海、甘肃、陕西、西藏、四川等地的牦牛感染率也很高。此外,其他家畜如猪、山羊、黄牛和骆驼等以及啮齿动物如高原鼠兔(黑唇鼠兔)也是细粒棘球蚴病的自然中间宿主。此外,在我国西北畜牧地区,羊和狗常集居一起,羊的皮毛可染有虫卵,也可成为传播媒介。

3. 人群易感性 人遭感染主要与环境卫生以及不良卫生习惯有关。患者以农民与牧民为多,少数民族较汉族为多。大多数在儿童期感染,至青壮年期才出现明显症状。男女发病率明显差别。

4. 流行病学特征 呈世界性分布,尤其澳大利亚、阿根廷、法国、土耳其、意大利等畜牧业为主的国家多见。我国主要流行或散发于西北、华北、东北、西南牧区23个省、自治区、直辖市,估计患病人数为50万~60万人。以新疆、青海、西藏、宁夏、内蒙古、甘肃、四川及陕西等省区多见。在西北5省区的流行区,人群患病率为0.6%~4.5%。新疆12个县的发病率达23.0%,青海在6个州调查11个县,人群的发病率为3.92%,甘肃调查15个县,发病率为0.78%。西藏当雄县和丁青县发病率分别为9.9%和4.7%。

### (三) 发病机制和病理

虫卵被吞入后在人体肝脏形成棘球蚴囊,少数经肝静脉和淋巴液达肺、心、脑、肾等器官。根据15 298例病例分析,被寄生的器官依次为肝(占69.9%)、肺(19.3%)、腹腔(3.0%)、脑(0.4%)、脾、盆腔、肾、骨、胸腔、肌肉、胆囊、子宫以及皮肤、眼、卵巢、膀胱、乳房、甲状腺等,此外还有原发在肝脏向其他器官转移的(5.3%)。原发性棘球蚴感染在人体内一般为单个,而继发性感染常为多发,可同时累及几个器官,继发性感染的患者占全部患者的20%以上。

棘球蚴致病主要是机械性压迫,其次是囊破坏引起异蛋白过敏反应。随着病变体积逐渐增大,压迫周围组织和细胞逐渐明显,引起病变,影响其功能或压迫邻近脏器产生相应症状。棘球蚴生长缓慢。六钩蚴在肝脏内沉着后第4天发育至40μm直径大小,并开始出现囊腔;第3周可见囊泡,直径达250μm;第5个月达1cm,并分化为角皮层与生发膜。此后生长速度约每月1mm,或每年1cm。棘球蚴囊一般达10cm才出现症状,达20cm时出现囊性包块。从感染到出现症状常需10年或以上。肝棘球蚴逐渐长大时胆小管受压迫,并被包入外囊壁中,有时胆小管因压迫坏死破入囊腔,使子囊与囊液染成黄色,并易引起继发性细菌感染。

肺棘球蚴囊生长速度较快,1年可增长4~6cm。肺棘球蚴可破入支气管,角皮层旋转收缩,使内面向外翻出,偶尔使生发层与头节及囊液一起被咳出,易并发细菌感染;破入细支气管,空气进入内外囊之间,则可呈新月状气带。大量囊液与头节破入体腔(腹腔与胸腔)可引起过敏性休克与继发性棘球蚴囊肿。

### (四) 临床表现

细粒棘球蚴病的潜伏期为10~20年或以上。临床表现视其寄生部位、囊肿大小与有无并发症而异。

1. 肝细粒棘球蚴病 最为常见,多位于右叶(80%~85%),常接近肝脏表面,故主要症状是右上腹或上腹部无痛性肿块,表面光滑,质度较坚。极少数患者(2%~3%)叩诊时可触到包虫震颤,因子囊互相撞击引起囊壁震动所致。巨大肝右叶棘球蚴囊患者的肝脏左叶常有代偿性增大。左叶棘球蚴囊的体征出现较早且较显著。肝脏右叶顶部的棘球蚴囊向上生长引起膈肌升高,使运动受限。肝棘球蚴囊向下生长,位于肝门附近偶可压迫胆总管引起黄疸,或压迫门静脉引起门脉高压症,如脾大、食管下段静脉曲张或腹水,但较少见。肝包虫病主要并发症有感染(16.2%~26.9%)和破裂(4.3%~11.5%),两者常互为因果:①细菌感染大多来自胆管,也可因外伤或穿刺引起。临床上有发热、肝区疼痛、白细胞与中性粒细胞增多,酷似肝脓肿。但由于外囊囊壁较厚、细菌与毒素不易吸收入血,故毒血症症状较轻。肝右叶顶部棘球蚴囊感染,除膈肌抬高、运动受阻外,也可引起反应性胸膜炎与积液。②肝棘球蚴囊穿破是常见而严重的并发症。棘球蚴囊内张力甚高,诊断性穿刺无不引起囊液外溢。棘球蚴囊破裂也可因外伤引起。大量囊液破入腹腔或胸腔可引起过敏性休克,并使囊液中头节播散移植至腹腔或胸腔内产生多发性继发棘球蚴囊肿。

2. 肺细粒棘球蚴病 以右肺(2/3)较左肺多,下中叶较上叶多。早期肺棘球蚴囊较小,患者无自觉症状,常在胸部X线透视时发现。肺棘球蚴囊逐渐长大则可引起胸痛、咳嗽、痰血等症状,胸痛为持续性隐痛,痰中带血亦较常见(约1/3),偶尔棘球蚴囊肿破裂时可发生大咯血。约1/3患者棘球蚴囊穿破至支气管。穿破时患者突然发生阵发性呛咳、呼吸困难,咳出大量水样囊液与粉皮状角皮膜以及咯血,偶尔因大量囊液溢出与堵塞引起窒息。并发感染时,患者有发热、咳脓痰等症状。

3. 脑细粒棘球蚴病 发病率在1%左右,多见于儿童,以顶叶为常见,大多伴有肝与肺包虫病。临床症状为头痛、视盘水肿等颅内高压症,常有癫痫发作。脑电图可见局限性慢波。颅脑CT扫描及磁共振影像可见大的囊肿阴影,有定位与定性诊断价值。

4. 骨细粒棘球蚴病 常发生在骨盆、脊椎的中心和长骨的干骺端,可长期无任何症状和体征。随着病灶发展,患者开始有疼痛、麻木、跛行和肌肉萎缩。就诊时多数已属晚期,常合并病理性骨折。棘球蚴破坏了大量骨组织,疼痛剧烈,骨骼变形。晚期囊肿可穿破骨皮质,侵犯软组织,出现包块,甚至破出皮肤,继发感染。

5. 全身性过敏和中毒症状　过敏症状表现为瘙痒、荨麻疹、血管神经性水肿。如棘球蚴破裂,大量的囊液溢出进入胸腔或腹腔引起过敏反应,如进入血液循环,可发生过敏性休克,甚至死亡。囊液渗入组织产生的中毒症状有胃肠功能紊乱、食欲减退、体重减轻、消瘦、贫血,儿童可有发育障碍,重者有恶病质现象。

### (五)实验室和其他检查

1. 血常规检查　白细胞计数大多正常,嗜酸性粒细胞多在10%以内,偶见显著增高者,主要见于囊肿破裂时,最高可有70%。

2. 影像学检查　世界卫生组织(WHO)包虫病专家工作组将细粒棘球蚴病分为6型(简称 WHO分型),列入《WHO 包虫病诊断治疗纲要》并推荐应用。图 29-21-2 为不同分型的超声、CT 及 MRI 影像学表现。

(1) 超声检查:超声检查具有简便、快速、无损伤的优点,是首选的检查方法。可见肝内边缘清晰的圆形无回声病灶,可测定其部位、大小与数目,有时可见母囊中子囊与囊中头节光点。

(2) CT 检查:肝与肺细粒棘球蚴病可见边缘光滑均质的囊性阴影。对棘球蚴囊的准确定位、大小测量和计数均为可靠(图 29-21-3)。

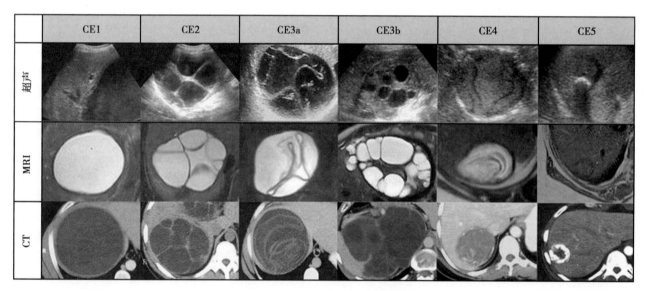

**图 29-21-2　细粒棘球蚴病影像学表现**
CL:囊型病灶(单房囊性占位,内容物回声均匀,超声检查结果无特异性影像学表现),图中未显示。CE1:单囊型,棘球蚴囊内充满水样囊液,内外囊壁间有潜在的间隙界面,出现"双壁征"。CE2:多子囊型,囊中囊,超声或 CT 呈花瓣形分隔的"车轮征"或"蜂房征"。CE3a:囊内含液态囊液和特异性的内囊塌陷,呈"水蛇征"或"飘带征";CE3b:单囊囊肿中子囊位于黏稠或固态囊液中。CE4:实变型,包虫逐渐退化衰亡,囊液吸收,囊壁折叠收缩,继之坏死溶解呈干酪样变,超声检查显示密度强弱相间的"脑回征"。CE5:钙化型,囊肿内容物退化,囊壁重度钙化

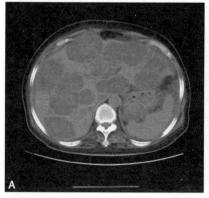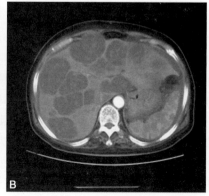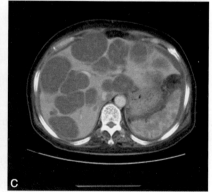

**图 29-21-3　细粒棘球蚴病的 CT 表现**
肝多发类圆形低密度影,部分内可见分隔,密度欠均匀,增强扫描未见明显强化

（3）磁共振成像（MRI）检查：棘球蚴囊病灶在 $T_1$ 加权像上呈均一低信号，在 $T_2$ 加权像上呈高信号，在质子密度像上大部分呈低信号，部分呈等信号。在细粒棘球蚴病诊断上，与 CT 相比并无更多优越性。

（4）胆道造影检查：经内镜逆行胰胆管造影术（ERCP）是准确诊断肝细粒棘球蚴病胆道并发症的方法，又是一种微创治疗手段。

3. 免疫学检查　传统的包虫皮内试验（Casoni test，卡索尼试验）由于假阳性率高（18%~67%）且主动致敏所致免疫干扰严重影响治疗后随访，故《WHO 包虫病诊断治疗指南（2001 版）》中对其予以废止。目前常用的检测方法有酶联免疫吸附试验（ELISA）、间接血凝法（IHA）、斑点免疫胶体金渗滤法（DIGFA）等。国内新疆医科大学第一附属医院和新疆维吾尔自治区包虫病临床研究所（XJHCRI）研制的 4 种抗原组合胶体金快速诊断试剂盒，具有简便、高效、低耗及较好的敏感性（>85%）和特异性（>85%）等优点，是流行病学调查和筛查以及基层医院诊断的首选方法。

**（六）诊断与鉴别诊断**

凡在流行区有与狗密切接触史，血清免疫学试验阳性者提示有包虫感染。肝脏 B 超与 CT 扫描发现囊肿有助于诊断，但需与非寄生虫性囊肿如先天性肝囊肿、肝血管瘤等相鉴别。肺棘球蚴囊破入支气管，患者咳出粉皮样物质，显微镜下查到粉皮样膜状物、头节或小钩可确定诊断。

**（七）治疗**

1. 手术治疗　巨大的细粒棘球蚴病应采取手术摘除。手术前后应服用阿苯达唑治疗，以杀死原头蚴，可防止播散与复发。手术时均应防止囊液大量外漏，以免产生过敏性休克或继发感染。肝细粒棘球蚴病手术方式的选择要遵循根治性肝细粒棘球蚴病外囊完整剥除术或肝部分切除术首选。肝细粒棘球蚴病外囊次全切除术次选，肝细粒棘球蚴病内囊摘除术再选的原则。腹腔镜肝细粒棘球蚴病包虫摘除术和肝细粒棘球蚴病 B 超引导下经皮穿刺引流术适应证要严格把握。

2. 药物治疗　对于受累的重要、继发性的多脏器寄生或经多次手术后复发而难以摘除的棘球蚴，以及为预防播散感染可采用药物治疗，在手术局部使用杀原头蚴的药物或在术前和术后预防性口服抗虫药可明显降低包虫病的复发。①阿苯达唑：口服吸收好，血药浓度高，肝组织中的药物含量高，能透

过囊壁进入囊内，其代谢产物亚砜具有抗棘球蚴的药理活性，使生发层变性、坏死、脱落，角质层发生溶解，特别对原头蚴有良好的杀灭作用。阿苯达唑治疗细粒棘球蚴病的效果受多种因素的影响，尤其与棘球蚴囊肿大小、囊壁厚薄有密切关系，对病程短、早期、小的壁薄的棘球蚴囊的效果较好。因此，防治包虫病应强调流行区人群采用肝 B 超普查，发现早期患者，及时治疗，可能减少或避免外科手术。阿苯达唑的最适合治疗剂量与疗程有待探索。推荐剂量为 10~15mg/（kg·d），分 2 次服用，30 天为 1 个疗程，间隔 15 天再开始下一个疗程，治疗期限应根据棘球蚴囊肿大小（B 超扫描随访），以连续服用 1 年或以上为宜。本药副作用少而轻。②吡喹酮：对细粒棘球蚴病有一定作用，可杀死原头蚴，采用剂量为 25~40mg/（kg·d），分 3 次服用，10 天为 1 个疗程，一般可用 3 个疗程。也可于手术前服用。③奥芬达唑（oxfendazole）：苯丙咪唑类药物的衍生物，动物实验发现其有显著的抗包虫作用。近年来有许多学者进行了联合用药方面的临床试验，如阿苯达唑联合西咪替丁、依维菌素联合阿苯达唑、阿苯达唑联合吡喹酮、奥芬达唑联合吡喹酮等，认为联合用药疗效优于单药治疗。

3. 放射治疗　通过照射来破坏棘球蚴的蛋白质复制及转录过程，从而破坏蛋白质合成过程以达到治疗该病的目的。目前研究主要针对骨包虫病动物模型，大部分研究显示适量剂量的放射治疗对棘球蚴或泡球蚴的生长有抑制作用，临床应用还处于初级阶段，仅有数例应用于脑多房棘球蚴病、骨包虫病患者的病例报道，还需要进一步的临床研究和积累。

**（八）预防**

1. 控制传染源　流行区的犬应普查普治，广泛宣传养犬的危害性。可用吡喹酮驱除犬的细粒棘球绦虫。

2. 加强健康知识宣传　使广大群众知道避免与犬接触，注意饮食和个人防护。

3. 加强屠宰场管理　病畜内脏要深埋，防止被犬吞食，避免犬粪中虫卵污染水源。目前包虫病中间宿主预防性疫苗在动物实验中已经能够产生很好的保护效果，但仍需进行大规模的科学试验以推进疫苗早日进入临床。

## 二、多房棘球蚴病

多房棘球蚴病（echinococcosis multilocularis）是

多房棘球绦虫的幼虫泡型棘球蚴（泡球蚴）寄生人体所致的疾病，又称泡型包虫病（alveolar hydatid disease）、泡型棘球蚴病（alveolar echinococcosis）、泡球蚴病（alveococcosis）。多房棘球蚴病几乎都原发于肝脏，病变中晚期常随血流或淋巴道转移到腹膜后和远隔器官如脑、肺等部位，故有"虫癌"之称。

**（一）病原学**

1. 形态学　多房棘球绦虫成虫外形和结构与细粒棘球绦虫相似，但虫体更小。成虫长 1.2～3.7mm，宽 0.28～0.51mm。节片 4～5 个。头节有吸盘 4 个。顶突上有 2 圈小钩，共 13～34 个，大小不一。卵巢分 2 叶，位于节片后半中部。子宫弯曲，末端膨大为袋状，或球形，不分侧支，与细粒棘球绦虫妊娠节片内子宫有 12～15 分支不同，孕节子宫无侧囊，内含虫卵，平均为 300 个。成熟节片生殖孔位于节片中线偏前，睾丸数较少，为 26～36 个，分布于生殖孔后方。妊娠节片子宫为简单的囊状，无侧囊，内含虫卵 187～404 个。虫卵形态和大小与细粒棘球绦虫难以区别。

泡球蚴为淡黄色或白色的囊泡状团块，常见多个大小囊泡相互连接、聚集而成。囊泡圆形或椭圆形，直径为 1～7mm，内含透明囊液和许多原头蚴，或含胶状物而无原头蚴。囊泡外壁角皮层很薄且常不完整，整个泡球蚴与宿主组织间无纤维组织被膜分隔。泡球蚴多以外生性出芽生殖不断产生新囊泡，长入组织，少数也可向内芽生形成隔膜而分离出新囊泡。葡萄状的囊泡一般 1～2 年即可全部占据所寄生的器官。还可向器官表面蔓延至体腔内，犹如恶性肿瘤。人因误食虫卵而感染，由于人是多房棘球绦虫的非适宜宿主，人体感染时囊泡内只含胶状物而无原头蚴。

2. 生活史　本虫最常见终宿主是狐，其次是野狗、狼、獾和猫等，在寄生有多房棘球绦虫的终宿主体内也可同时有细粒棘球绦虫寄生。中间宿主主要是野生啮齿类动物如田鼠、麝鼠、旅鼠、仓鼠、大沙鼠、小家鼠以及褐家鼠。我国报道的有黄鼠、鼢鼠、长爪沙鼠、小家鼠、鼠兔以及牦牛、绵羊等。寄生部位主要是肝脏。当体内带有泡球蚴的鼠或动物脏器被狐狸、狗和狼等终宿主吞食后，寄生在终宿主小肠内，原头蚴一般经 45 天发育为成虫并排出孕节和虫卵，啮齿动物因觅食终宿主粪便而感染。地甲虫可起转运虫卵的作用，鼠类亦可因捕食地甲虫而感染。人因误食含虫卵的蔬菜或生水而感染。虫卵在小肠内孵六钩蚴，后者通过血运侵入肝脏，发育为泡球蚴。

**（二）流行病学**

1. 传染源　视各流行区的终宿主而异。在美国阿拉斯加、俄罗斯西伯利亚以及我国宁夏，以红狐为主；一些地区红狐感染率高达 70%。四川甘孜藏族自治州主要是野狗，其感染率高达 24.4%。

2. 传播途径　分为直接与间接 2 种感染方式。①直接感染：通过接触狐或野狗，或剥狐的皮毛，摄入虫卵而感染。狩猎人员易受感染。②间接感染：虫卵污染土壤、植物、蔬菜、水源等，人通过以上媒介误食后感染。多房棘球绦虫卵在外界环境中抵抗力很强，不易被杀死。狐、野狗、狼、猫等则因捕食鼠类而感染。在自然界存在狐或野狗鼠间野生生活循环，故本病也是一种自然疫源性人兽共患的疾病。

3. 人群易感性　男女比率不一，一般男性多于女性，但也有女性多于男性的情况（甘肃漳县）。发病时患者平均年龄不一，国外以老年者为多，我国四川甘孜州为 40 岁左右。职业以农牧民为多。少数民族如藏族、彝族等较汉族患者为多。

4. 流行病学特征　多为散发，主要分布于中南欧、北美、俄罗斯、英国，以及日本北海道等地区。中国青海、宁夏、新疆、甘肃、西藏、内蒙古、黑龙江等省，以及四川甘孜藏族自治州等地均有病例报道，其中四川甘孜藏族自治州石渠县、宁夏西吉县与甘肃漳县为本病高发流行区。

**（三）发病机制和病理**

泡球蚴致病机制主要包括直接侵蚀、毒性损害和机械压迫三个方面。由于泡球蚴在肝实质内芽生蔓延，直接破坏和取代肝组织，可形成巨块状的泡球蚴，其中心常发生缺血性坏死、崩解液化而形成空腔或钙化，呈蜂窝状大小囊泡内含胶状物或豆渣样碎屑，无原头蚴，故肉眼难以与肝癌鉴别。此过程中产生的毒素又进一步损害肝实质。四周的组织则因受压迫而发生萎缩、变性甚至坏死，由此肝功能严重受损。若胆管受压迫和侵蚀，可引起黄疸。泡球蚴如侵入肝门静脉分支，则沿血流在肝实质内扩散，形成多发性寄生虫结节，出现肉芽肿反应，可诱发肝硬化和胆管细胞型肝癌；若侵入肝静脉分支，则随体循环血流播散至远处器官，其中以肺与脑居多。肺转移率约为 20%，为双侧性，以右下肺为多。脑转移约占 5%。

**（四）临床表现**

潜伏期很长，从感染至发病一般在 20 年或以上。多房棘球蚴病病程长，具隐匿进行性特点。早期无临床症状,仅在肝脏 B 型超声波普查时发现。

1. 肝多房棘球蚴病 患者就诊时主要症状为上腹隐痛或/和肿块。根据临床表现可分为 3 种类型。①单纯肝大型:以上腹隐痛或肿块为主,或食欲减退、腹胀、消瘦、肝大。②梗阻性黄疸型:以梗阻性黄疸为主要特点,可有腹水、脾大和门脉高压。③巨肝结节型:也称类肝癌型,表现为上腹隆起,肝左右叶均极度肿大,表面可扪及多个大小不等结节,质硬。可因肝衰竭而死亡。表 29-21-1 总结了肝细粒棘球蚴病和多房棘球蚴病的鉴别要点。

表 29-21-1　肝细粒棘球蚴病和多房棘球蚴病的鉴别要点

| 鉴别要点 | 肝细粒棘球蚴病 | 肝多房棘球蚴病 |
| --- | --- | --- |
| 致病原 | 细粒棘球绦虫的虫卵 | 多房棘球绦虫的虫卵 |
| 终宿主 | 犬为主 | 狐狸、狼为主 |
| 中间宿主 | 羊、马、牛及人 | 啮齿类动物及人 |
| 感染途径 | 虫卵→胃、十二指肠→门静脉→肝、肺→全身器官 | 基本相同 |
| 感染器官 | 肝脏 70%,肺 20%,其他器官 10% | 肝脏 100%,肝周围可浸润,可转移至肺、脑 |
| 临床表现 | 包虫压迫综合征,棘球蚴囊破裂可导致过敏、播散种植和感染并发症 | 侵犯胆道导致梗阻性黄疸、门静脉高压综合征 |
| 影像学特征 | 可呈"双壁征""蜂窝征""水上浮莲征"及弧状钙化影 | 病灶中心坏死液化腔,不规则点、片状钙化,病灶周边贫血区 |
| 免疫学诊断 | 较敏感,对耐热 B 抗原免疫反应具有相对特异性 | 敏感,对 Em2 或 Em18 抗原免疫反应最为特异 |
| 治疗原则 | 手术摘除包虫,避免囊液外溢;药物是治疗及手术前后应用的重要手段 | 以病灶肝切除术为主,长期药物治疗为辅,可行肝移植 |
| 预后判断 | 较好,多数可经手术或药物治愈 | 较差,早中期多数可根治性切除病灶治愈 |

引自《肝两型包虫病诊断与治疗专家共识(2015 版)》

2. 肺多房棘球蚴病 肺部病变可由肝右叶病变侵蚀横膈后至肺,或因血运转移引起。临床症状以小量咯血为主。胸部 X 线检查可见双肺有大小不等结节性病灶,0.5~1.5cm 大小,以中下部为多。少数患者并发胸腔少量积液。

3. 脑多房棘球蚴病 主要临床症状为局限性癫痫或偏瘫,但视病变部位而异。颅脑 CT 扫描可见颞叶或/和枕叶蜂窝状低密度病灶。脑型患者均伴有明显肝与肺泡球蚴病。

**(五) 实验室检查**

1. 一般检查 血红蛋白轻至中度降低,部分患者血嗜酸粒性细胞轻度增多。血沉明显加快,约 30%患者丙氨酸氨基转移酶(ALT)、碱性磷酸酶(ALP)增高,晚期可有白蛋白降低与白球蛋白比例倒置。

2. 影像学检查 肝多房棘球蚴病在超声检查中呈强回声,外形极不规则,与周围肝实质界限不清,内部回声不均匀,有多数点状、粒状及小环状钙化,后方伴有明显声衰减及声影。CT 检查图像为不均质的实质性包块,增强后因为周围肝脏实质的明显强化而显示更清楚;病灶内部见小囊泡和钙化,以及中心可见液化坏死,共同构成"地图征"样外观;病灶邻近的肝实质边缘收缩凹陷以及健侧肝叶或段的代偿扩大有别于其他肿瘤。MRI 检查显示肝多房棘球蚴病为不规则实性病灶,浸润性生长,边缘欠清晰;病灶在 $T_1WI$、$T_2WI$ 上均以低信号为主,尤其是在 $T_2WI$ 上的低信号为其特征性表现。[18]F-氟代脱氧葡萄糖标记的正电子发射断层成像([18]F-FDG PET)是目前所公认唯一的一种能以间接无创的方式评价泡型包虫代谢活性的检测工具。[18]F-FDG PET 延迟显像(在注射[18]F-FDG 3 小时后)对判断包虫病灶代谢活性敏感并且能够为决定是否停用化疗药物提供有力的依据。然而 PET/CT 这种高端设备以其高昂的检查费用使它不能够普及应用来进行多房棘球蚴病的评估。初步研究表明,新的成像技术如超声造影、双能/能谱 CT 和磁共振弥散加权成像,有望能够检测病变的血供情况及判断代谢活性。然而,这些成像方法目前还不能推广,尚需进行多中心大样本和不同分期病例的进一步观察来确定其临床应用的可靠性。转移性多房棘球蚴病的生长方式和表现同原发部位相似,无数多发小囊泡,在脏器内形成结节及肿块,周边可见钙化,从而形成具有特征性的影像学表现。

3. 免疫学检查 Em2 抗原(泡球蚴角质层的一

种抗原成分)对多房棘球蚴病有较好的敏感性和特异性,可应用 ELISA 法检测,作为诊断的参考指标。

### (六) 诊断和鉴别诊断

根据流行病学史、临床表现与免疫学检查,结合影像学特点可作出诊断。应与原发性肝癌、结节性肝硬化、肺结核球、肺癌、脑肿瘤等相鉴别。

### (七) 治疗

1. 手术治疗　根治性肝切除术是目前治疗肝多房棘球蚴病的首选方法,对晚期无法根治性切除的肝多房棘球蚴病患者主要选择减少或预防黄疸、坏死液化感染等严重并发症对机体和肝脏的损害,并延长生命或为肝移植争取时间为目的的治疗方法。治疗包括病灶姑息性肝切除术和介入外引流术。肝移植可以作为晚期肝多房棘球蚴病治疗的最后选择。有学者报道了 27 例肝移植患者,平均随访 16 个月,生存率为 77.8%,死亡原因与泡型病变侵袭胆管或门静脉有关。晚期合并严重并发症的肝多房棘球蚴病患者进行个体化药物、介入、多次手术等综合治疗。

2. 药物治疗　适用于全身状况无法耐受手术者、已失去根治性切除及肝移植机会的晚期多器官多房棘球蚴病、等待肝移植患者以及手术前后辅助治疗。首选阿苯达唑,包括阿苯达唑脂质体、阿苯达唑片剂、阿苯达唑乳剂。其剂量为每天 10～15mg/kg,早晚餐后 2 次口服。体重以 60kg 为限。药物疗程分为两类,一类是术前预防用药,服用 7～30 天。另一类是术后预防用药,包括:①根治性切除或肝移植者需服用至少 2 年的抗包虫药物,用药疗程应根据 B 超、CT 或影像学检查结果的变化情况而定;②姑息性手术者或不能耐受麻醉和手术者则需终身服用抗包虫药物。

包虫病药物疗效判定:①治愈,多房棘球蚴病病灶消失,病灶完全钙化。②有效,多房棘球蚴病临床症状和体征改善或超声检查具有以下特征之一者:病灶缩小;病灶未增大,回声增强。③无效,临床症状和体征无缓解,且超声检查示病灶无任何变化或进行性增大。

用药期间注意事项:①如出现过敏或不良反应者短期停用或者改用药物剂型或者其他药物种类;②随访期间定期复查血常规、肝肾功能,如出现肝肾功能损害需停药,经治疗恢复后,可继续服用;③有妊娠计划的夫妇应在医师指导下使用,孕妇忌用。

### (八) 预防

与细粒棘球蚴病相同,主要是饮食卫生和加强人畜的管理。教育流行区居民避免与狗和狐密切接触。剥制狐皮时做好个人防护。对自然界野生动物的控制尚无法实现。

(刘　沛　王　文)

## 第二十二节　裂头蚴病

裂头蚴病(sparganosis)是曼氏迭宫绦虫(*Spirometra mansoni*)和其他裂头绦虫的中绦期——裂头蚴(sparganum)寄生于人体所致的疾病。曼氏迭宫绦虫成虫所致肠绦虫病并不多见,对人危害也不如裂头蚴病严重。裂头蚴可侵入皮下组织形成皮下结节,也可侵犯腹腔内脏器、组织,还可穿过横膈侵犯胸腔,危害最大的是侵入眼部和中枢神经系统,可致残疾甚至危及生命。

我国古代医书《本草纲目》中已有脚敷肉生"小蛇"的记载。1882 年英国医生 Manson 首次在我国厦门一男尸的肾周组织和胸腔内检出裂头蚴。1883 年 Cobbold 将其定名为曼氏裂头蚴(*Sparganum mansoni*)。此后在亚洲、非洲、大洋洲及欧洲陆续有本病发现,国内也不断有新的病例报道。曼氏迭宫绦虫属于绦虫纲、假叶目、迭宫属,世界各地关于迭宫属绦虫的报告共计有 10 余种,我国国内记录有 4 种,对于种的鉴定,目前仍较混乱,一般认为所有自哺乳动物体内检获的裂头蚴,若能在犬体内发育至成虫则为曼氏迭宫绦虫。在美洲的拟曼氏迭宫绦虫(Spirometra mansonoides)生活史与形态均与曼氏迭宫绦虫相似,许多学者认为两者为同一种类,但意见尚未统一。

### 一、病原学

裂头蚴是假叶目绦虫中绦期幼虫的统称,国内所见的裂头蚴病主要是曼氏裂头蚴病(sparganosis mansoni)。曼氏迭宫绦虫又称曼氏裂头绦虫,成虫寄生在猫、狗等食肉动物小肠内,长 60～100cm,宽 0.5～0.6cm,头节细小呈指状,其背腹面各有一条纵行吸槽,颈细长。链体约有 1 000 节,成节与孕节结构相似,均具有发育成熟的雌性和雄性生殖器官各 1 套,卵巢分 2 叶,位于节片后部,子宫在节片中央螺旋盘曲重叠,开口在雌性生殖孔后。虫卵呈椭圆形,两端稍尖,大小为 $(52～76)\mu m \times (31～44)\mu m$,浅灰褐色,卵壳较薄,一端有卵盖,卵内有 1 个卵细胞和多个卵黄细胞。裂头蚴为条带状,乳白色,大小约 $300mm \times 0.7mm$,体表有不规则的横褶。虫体前端稍大,为与成虫相似的头节。

曼氏迭宫绦虫完成生活史(图 29-22-1)需 3 个宿主,成虫寄生于终宿主猫或狗的小肠,虫卵随宿主粪便排出,在水中适宜的温度下,经过 2~5 周发育,即孵出椭圆形或近圆形、周身被有纤毛的钩球蚴(coracidium),钩球蚴直径为 80~90μm,常在水中作无定向螺旋式游动,当其主动碰击到第一中间宿主剑水蚤时即被后者吞食,随后脱去纤毛,穿过肠壁进入血腔,经 3~11 天发育为原尾蚴(procercoid)。一个剑水蚤血腔里的原尾蚴数可达 20~25 个。原尾蚴长椭圆形,大小为 260μm×(44~100)μm,前端略凹,后端有小尾球,其内仍含 6 个小钩。带原尾蚴的剑水蚤又被第二中间宿主如蛙、蛇、鸟、鼠类和猪等

吞食,尤以蛙类为主,且多在蝌蚪期感染,原尾蚴在其体内失去小尾球,随着蝌蚪逐渐发育成蛙,原尾蚴发育为实尾蚴(plerocercoid),即裂头蚴。裂头蚴具有很强的收缩和移动能力,常迁移到蛙的肌肉,特别是大腿或小腿的肌肉中寄居,多卷曲穴居在肌肉间隙的一小囊内,或游离于皮下。带有裂头蚴的青蛙被猫、狗等食入后,裂头蚴在其小肠内经 3 周发育为成虫,成虫在猫体内可存活 3 年。如蛙体内的裂头蚴被蛇、猪或鸟类等转续宿主食入后,裂头蚴在这些动物肠内不能发育为成虫,而移行至腹腔、皮下和肌肉等处继续生存。转续宿主体内的裂头蚴被终宿主食入,仍可发育为成虫。人可作为曼氏迭宫绦虫的第二中间宿主、转续宿主甚至终宿主。

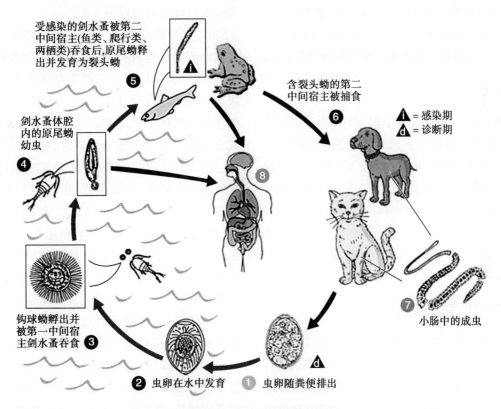

图 29-22-1　曼氏迭宫绦虫生活史

引自 Centers for Disease Control and Prevention. Sparganosis[EB/OL]. (2017-12-30)[2020-08-25]. http://www.cdc.gov/dpdx/sparganosis/index.html.

## 二、流行病学

1. 传染源　猫、狗是曼氏迭宫绦虫的终宿主。据各地调查,猫、狗的感染率最高。浙江温州地区(1990 年)检查 57 份猫、狗粪中曼氏迭宫绦虫卵,结果 43 份虫卵阳性,感染率 75.4%。中间宿主以蛙类为主,以虎斑蛙、黑斑蛙、金钱蛙、泽蛙和蟾蜍等感染率为高。据浙江、广东、上海、海南、福建和吉林等地调查,蛙裂头蚴的感染率为 11.8%~54.7%,有学者曾从一只虎斑蛙体内发现 74 条裂头蚴。蛇类也是

裂头蚴的中间宿主,贵阳的红脖绿蛇的感染率较高。天津和延边报告在屠宰场的猪体内有裂头蚴感染,也可能是人体裂头蚴病的传染来源。

2. 传播途径

(1)裂头蚴直接从皮肤伤口侵入体内而感染:尤其是眼裂头蚴病。农村中常用蛙肉、蛙皮或去内脏的青蛙贴敷眼部或皮肤伤口、疮疖处,误认为能消炎解毒而感染。如广东、海南等地患麻疹儿童的“红眼”常用蛙肉敷贴而感染。如用蛙肉贴敷龋齿,裂头蚴有趋温特性即从黏膜侵入。在 1979 年之前直接

接触是我国患者感染裂头蚴的主要传播途径,占83.8%。

(2)食入含裂头蚴的生或半生不熟的蛙、蛇肉、鸡肉或猪肉而感染:民间沿用吞食活蛙治疗疖疮或疼痛,吞食蝌蚪治疗皮肤过敏或喜食生或未熟肉类,吞食入人体的裂头蚴穿过肠壁进入腹腔,然后移行至全身其他部位。食源性传播是目前主要的传播方式,占63.9%。生食蛇肉、生饮蛇血、生吞蛇胆所致感染在近年来有上升趋势,生食或食入未熟其他畜、禽类和野生动物均可导致感染。

(3)喝生水或游泳误吞入含原尾蚴的剑水蚤而感染:原尾蚴可穿过肠壁,侵入腹腔、皮下组织、肌肉等,约20天发育为裂头蚴。

3. 人群易感性 人普遍易感,与生食蛙肉、蛇肉或饮生水等有密切关系。裂头蚴感染与年龄、性别、职业等无关,而发病年龄为未满周岁至62岁,以10~30岁感染率最高,男女比例为2∶1,各民族均有。

4. 流行特征 人体裂头蚴病分布甚广,呈世界性分布,以东亚和东南亚较多,如日本、朝鲜、越南、泰国、印尼等。欧洲、美洲、非洲和大洋洲也有记录。我国已有千余例报告,分布于23个省、自治区、直辖市,华东、华南地区居多,按感染例数排序依次是广东、吉林、福建、湖南、四川、海南、广西、浙江、上海、江西、江苏、湖北、贵州、辽宁、安徽、云南、台湾、北京、新疆、山东、河北、青海和宁夏。均为散发病例。

## 三、发病机制和病理

人体内寄生的裂头蚴1条者为多,也有2~3条,甚至多达10余条。病变部位视感染途径而不同。其基本病理变化为虫体的分泌物与排泄物或虫体死亡后引起嗜酸性肉芽肿及囊腔形成。囊腔内有盘曲的虫体及白色豆腐渣样渗出物,后者由凝固性坏死组织、纤维蛋白和少许红细胞组成,其中可见菱形、大小不一的夏科-莱登结晶。囊壁由肉芽组织组成,有大量嗜酸性粒细胞,间有上皮样细胞与异物巨细胞。囊壁最外层为纤维组织。

人是曼氏裂头蚴的中间宿主,偶尔成为终宿主。裂头蚴在体内仍保持幼虫状态,具移行特性。幼虫进入肠道后附着在肠黏膜,其头部向黏膜下层伸入,直至穿透肠壁,进入腹腔,向上可透过膈肌进入胸腔;向下穿透腹壁在皮下组织、肌肉之间移行产生炎症,嗜酸性粒细胞浸润,最后形成嗜酸性肉芽肿。有时幼虫沿颈动脉上行,经破裂孔进入颅内,引起脑裂头蚴病。

## 四、临床表现

曼氏裂头蚴病危害较大,其严重程度因裂头蚴移行和寄居部位不同而异。曼氏裂头蚴病的潜伏期长短与感染方式有关,直接局部侵入者潜伏期短,一般6~12天,个别可长达2~3年,吞入感染者潜伏期长,一到数年。根据我国学者对我国1959—2012年报道的共计1061例患者临床资料的回顾性分析,患者平均年龄29岁(0~80岁),寄生部位主要有皮下/肌肉(43.1%)、眼(31.0%)、中枢神经系统(17.9%)、泌尿生殖系统(3.9%)、内脏器官(3.2%)。因临床症状和寄生部位的不同,曼氏裂头蚴病大致可归纳为以下5型:

1. 皮下裂头蚴病 常见,本型多系局部皮肤贴敷蛙肉或生食蛙、蛇而引起感染,主要表现为患者四肢、胸腹壁、乳房、外生殖器与颈部等皮下结节和包块,大小不等,直径0.5~5cm,呈游走性,此起彼伏,圆形或条索状,中等硬度,与皮肤不粘连,可有瘙痒或虫爬感。若并发感染则有红、肿、热、痛的炎症反应。皮下包块活检发现虫体,经鉴定而确诊。如皮下疮疖、伤口用蛙肉贴敷后,病灶扩大溢脓,甚至有小白色虫体爬出。皮下包块常见于胸壁、腹壁、乳房、腹股沟、四肢、外阴部等皮下组织。

2. 眼裂头蚴病 较常见。此型绝大多数系患者采用蛙肉、蛙皮敷贴眼部,以土法医治眼病而感染。也有用蛙肉敷贴龋齿,裂头蚴穿破口腔黏膜经皮下组织移行至眼部,引起眼眶感染。临床表现为眼睑肿胀,结膜充血,眼红肿,畏光,流泪,发痒或有虫爬感等,有时患者伴有恶心、呕吐及发热症状,在红肿的眼睑和结膜下,可有游动性、硬度不等的肿块或条索状物,直径1cm左右。偶尔破溃,裂头蚴自动逸出而自愈。若虫体侵入球后组织,炎症剧烈,则引起眼球凸出。球后蜂窝织炎压迫视神经或凸眼并发暴露性角膜炎与角膜溃疡引起视力减退。若虫体侵入眼前房引起前房积脓,虹膜粘连,继发性青光眼,视力严重减退,甚至失明。眼裂头蚴病以单眼为多,偶可双眼受累。病程数年至10余年。眼裂头蚴病在临床上常被误诊睑腺炎、急性葡萄膜炎、眼眶蜂窝织炎、肿瘤等,往往在手术后才被确诊。

3. 口腔颌面部裂头蚴病 多数患者有以蛙肉、蛙皮、蛇肉敷贴患处治疗腮腺炎、牙痛等病史。患处黏膜红肿,发痒或有虫爬感,触之有硬结节。有时面颊、耳后、颈部皮下结节或包块,大小不等,直径0.5~

3cm。偶见包块溃破有虫体爬出。

4. 中枢神经系统裂头蚴病　近年报道病例增多。大部分病例报道来自亚洲，北美洲、南美洲和大洋洲也有，欧洲目前仅有 3 例。多侵犯顶额叶或枕叶，也可侵犯外囊、内囊、基神经节和小脑等处。患者依裂头蚴寄生部位不同，可有阵发性头痛、昏迷、喷射性呕吐、视物不清、抽搐、肢体麻木等症状，脊髓及椎管内裂头蚴病更为少见，可表现为肢体麻木、下肢轻瘫等症状。有学者分析了 42 例脑裂头蚴患者的临床特点，主要症状为癫痫发作、偏瘫和头痛。头颅 MRI 增强显示病灶呈"绳结征"或者"隧道征"，与裂头蚴在脑组织内的迁移运动轨迹相关。脑裂头蚴病所致肉芽肿与脑瘤如脑膜瘤、胶质瘤及其他转移性肿瘤难以分辨。CT 和 MRI 检查中病灶中心呈不规则的密度增强以及位置和形状的改变提示可能有本病。

5. 内脏裂头蚴病　本型少见，主要由生食蛙、蛇肉引起，亦可由吞入活蝌蚪导致。裂头蚴穿破肠壁侵入腹腔，寄生于肠系膜、肾周围组织等，表现为肠穿孔、腹膜炎或腹腔包块。常在剖腹探查时发现虫体。有时腹腔内向上移行，穿过膈肌进入胸腔侵犯肺。国内报道 1 例肺部囊肿破裂从气管咳出虫体，同时有小量咯血，虫体鉴定证实为曼氏裂头蚴。

另外，国内外文献报道了 10 余例增殖型裂头蚴病（proliferative sparganosis），是一种很罕见的裂头蚴病，可侵犯除骨组织外全身各组织器官，为分化不全的裂头蚴或四盘蚴（tetrathyridium）所致，也有人称之为分支裂头蚴。这种病原被称为增殖型，是一种少见的增殖性幼虫，虫体具多态性，有不规则分支和芽，在各种组织中芽生生殖，目前尚无理想诊疗方法，且预后较差。此型虫体较小，10mm×1mm，最长24mm，不规则，呈球形、柱状或蠕虫状，可侵犯肺、胸腔、腹腔或淋巴结等组织导致严重后果。有人认为可能是由于曼氏裂头蚴患者免疫功能受抑制或并发病毒感染后，裂头蚴分化不全所引起，也有人认为此型裂头蚴幼虫为未知种类。

## 五、实验室检查

1. 血常规检查　白细胞计数大多正常，嗜酸性粒细胞轻度增高。

2. 活组织检查　皮下包块和眼睑结节活检可找到虫体。病理检查显示嗜酸性肉芽肿，病变中心为虫体横切面。

3. 免疫学检查　此检查敏感性高、特异性强、简便、快速、经济，尤其对轻度感染、早期感染、隐性感染、异位寄生和深部组织寄生的病例，是一种较好的术前辅助诊断手段，可弥补病原学和影像学诊断的不足。常用的方法有 ELISA、免疫印迹法（immunoblotting）、金标免疫渗滤法（DIGFA）。诊断抗原包括可溶性虫体粗抗原和特异性组分抗原。韩国学者分析了曼氏裂头蚴粗抗原的各蛋白组分的抗原性，发现 29kDa 和 36kDa 蛋白是反应最强、敏感性最高的主要抗原条带。我国学者研究证实曼氏迭宫绦虫裂头蚴可溶性抗原分子质量主要集中在 25～117ku，等电点值集中在 5.0~6.5，感染 14 天的小鼠血清识别的裂头蚴蛋白可作为裂头蚴感染早期诊断候选抗原。

4. 影像学检查

（1）CT 检查：脑裂头蚴病病灶多位于白质区，CT 上呈不规则斑片低密度阴影，由于其周围有不同程度的炎性反应，灶周常伴有水肿，占位征象常因虫体小而不明显。CT 增强后常可见小结节样、小环状强化，类似小脓肿或其他肉芽肿样改变，可能为病灶内不规则的管窦道壁的强化、炎性肉芽肿形成后壁的强化或虫体强化。由于病灶新旧不一，病灶强化程度也不同，可有明显强化病灶、不强化病灶甚至脑萎缩病灶。CT 上可见到细小钙化，对诊断有一定价值。1992 年 Chang 首先报道一组 34 例脑裂头蚴病 CT 三联征表现：①白质低密度伴邻近脑室扩大，反映白质退行性病变；②病灶结节状或不规则增强，提示活动的感染肉芽肿；③细小针尖样钙化，钙化的出现与虫体死亡后变性，有钙盐沉积及裂头蚴体内散在分布圆形、椭圆形石灰小体有关。

（2）MRI 检查：MRI 上病灶 $T_1WI$ 呈低信号，$T_2WI$ 为高信号，边界模糊，周围可见轻度水肿，周围水肿与真正的病灶分界不清，占位效应不明显，在 FLAIR 图像上水肿范围则显示更明显。增强后则在 $T_1WI$ 低信号阴影内出现结节状、环状、条状、串状、扭曲索条状强化，由于 MRI 具有多方位成像的能力，故能在矢状位或冠状位上显示串状、扭曲索条状强化改变，此类改变可认为具备一定特征性，反映了虫体细长的形态或病灶具备迁移性，对本病的诊断价值更大。

（3）超声检查：超声检查发现特征性的匐行性低回声管状结构也有助于对本病的诊断。

## 六、诊断和鉴别诊断

诊断主要根据流行病学史，皮下结节或包块和活组织检查。凡有用蛙肉贴敷伤口、疮疖和眼部者或有生食蛙、蛇、猪肉史,临床表现有皮下游走性结节与包块者应考虑本病。影像学方面,脑裂头蚴病典型的四联征特征为:①CT 上白质区不规则、不均匀的低密度占位灶,MRI 上表现为 $T_1WI$ 低信号,$T_2WI$ 高信号,邻近脑室可有扩大,即所谓的"负效应";②点状钙化影;③病灶点状增强或迂曲的线条状增强或串珠状增强影;④病灶迁徙性,表明虫体仍然存活。活检找见虫体才能确诊。

本病应与囊尾蚴病、并殖吸虫病(斯氏肺吸虫病)相鉴别,眼裂头蚴病尤其球后感染致凸眼者应与视网膜细胞瘤相鉴别。

### 七、治疗

1. 手术治疗　凡有皮下游走性包块疑及本病者应作活检,既可诊断又可治疗。虫体取出而获痊愈,效果良好。眼部手术,应待局部充血、水肿减退、硬结形成才能进行。如有继发感染应予抗生素治疗。采用 40% 乙醇 2~4ml,混入普鲁卡因少量,局部注射,可杀死囊腔内虫体。眼球后深部注射禁用。

2. 药物治疗　对于内脏及不宜手术的裂头蚴病,口服驱虫药可采用吡喹酮 25mg/kg,每天 3 次,口服,连服 2~4 天。必要时 1 周后重复 1 个疗程。一般病例手术后可给予吡喹酮治疗,同时用激素类以减轻虫体破坏所致过敏反应。国外采用甲苯咪唑治疗增殖裂头蚴病则无效。

### 八、预防

应加强卫生宣传教育,饮食卫生,不食生或未煮熟的蛙肉、蛇肉与猪肉,也不用以贴敷皮肤或眼部。不喝生水。不用蛇、蛙肉治病。

(刘　沛　王　文)

## 第二十三节　棘头虫病

棘头虫病(acanthocephaliasis)是由于棘头虫偶然寄生人体引起的一种人兽共患寄生虫病。棘头虫是一类具有特殊形态和生理功能的寄生蠕虫,能寄生多种动物,如鱼类、两栖类、爬行类、鸟类及哺乳类。

迄今曾在人体发现的棘头虫有 5 种,分别为:①猪巨吻棘头虫(*Macracanthorhynchus hirudinaceus*),是猪肠道内常见的寄生虫,也是引起人体棘头虫病的主要棘头虫,偶然感染人体,寄生于人体小肠,引起肠道的出血、坏死、炎症反应和溃疡,临床表现为腹痛、腹泻、食欲减退、消瘦等,重者可致肠穿孔和局限性腹

膜炎。本节主要阐述猪巨吻棘头虫病。②念珠状棘头虫(*Moniliformis moniliformis*),鼠肠道内寄生,属于原棘头虫目,其中间宿主为蟑螂,国外报道 5 例,最早为 1888 年 Caland-ruccio 用念珠状棘头虫自体感染成功,并与 Crassi 报道了人体感染的临床症状;国内新疆报道 2 例,患儿均在一岁半以内,临床表现以腹泻为主。③饶氏棘首棘头虫(*Acanthocephalus raushi*),寄生于鱼,人体感染仅有 1 例报道,是 Rausch 在阿拉斯加一位爱斯基摩人的腹膜上找到的,由 Colvan 在 1969 年描述和报道。④蟾蜍棘首棘头虫(*Acanthocephalus bufonis*),为蟾蜍的寄生虫,该虫在我国长沙、武昌、绍兴等地的黑斑蛙肠道内较普遍,其生活史尚不明确,中间宿主可能是陆栖的多足纲或甲壳纲动物。1954 年 Lie Kian Joe 在印尼雅加达 1 例尸体解剖中,在小肠内发现 4 条此虫的雄性成虫,为唯一的人体感染报道。⑤瘤棒体棘头虫(*Corynosoma Strumosus*),曾在阿拉斯加一位爱斯基摩人服用驱虫药后排出的粪便中,发现 1 条幼虫。本虫的终宿主是海豹。但它的幼体可在犬、水獭、鸟和一些食鱼动物体内发现。某些鱼为它的转续宿主。

### 一、病原学

猪巨吻棘头虫属于棘头动物门(Acanthocephala)、后棘头虫纲(Metacanthocephala)、原棘头虫目(Archiacanthocephala)、稀棘棘头虫科(Oligacanthorhynchidae)、巨吻棘头虫属(*Macracanthorhynchus*),此虫为介于线虫与绦虫之间的蠕虫。成虫乳白或淡红色,圆柱状,背腹略扁平,体表有明显横纹,呈假分节。虫体由吻突、颈部和躯干三部分组成。虫体前端较狭细。虫体顶端有一小球状可伸缩的吻突,其周围有 5~6 排尖锐透明的吻钩,每排 5~6 个。颈部短,与吻鞘相连,吻突可伸缩入鞘内。体内无消化道,也无呼吸与循环结构,靠体表渗透作用吸收营养。雌雄异体。雄虫大小为 $(5~10)\text{cm} \times (0.3~0.5)\text{cm}$,生殖器官占体腔的 2/3,睾丸由韧带固定,输精管会合于前列腺开口处,最后通入尾端钟形的交合伞。雌虫大小为 $(20~65)\text{cm} \times (0.4~1.0)\text{cm}$,尾端钝圆。虫卵经子宫由生殖孔排出。成熟虫卵椭圆形,大小 $(67~110)\mu\text{m} \times (40~65)\mu\text{m}$。卵壳分三层,第一层薄而透明;第二层厚,呈黑褐色,有不规则沟纹;第三层平滑而薄。产出的卵内有发育完全的棘头蚴(acanthor)。1 条雌虫每日产卵 60 万个左右,但人感染后不易在粪中检出虫卵,可能与人并非该虫的适宜终末宿主、虫体不易发育至性成熟以及感染虫数少等因素有关。

猪巨吻棘头虫的生活史（图29-23-1）阶段包括虫卵、棘头蚴、棘头体（acanthella）、感染性棘头体（cystacanth）和成虫。本虫的主要终宿主是猪和野猪，偶尔在人、犬、猫体内寄生。中间宿主为鞘翅目昆虫（甲虫），包括多种天牛和金龟子。成虫寄生在猪的小肠内，虫卵随粪排出体外。虫卵的抵抗力较强，在土壤中能生存数月至5年。当虫卵被甲虫的幼虫吞食后，经消化酶的作用，于1小时内即可于肠内孵出棘头蚴，后者迅速穿过肠壁进入体腔，发育为棘头

体。棘头体经3~5个月发育为感染性棘头体。棘头体呈乳白色，大小（0.2~0.4）cm×（0.1~0.15）cm，表面光滑，形似芝麻，肉眼易辨认。感染性棘头体在甲虫的整个变态过程（幼虫、蛹、成虫）中可存活2~3年。终宿主猪等吞食含感染性棘头体的甲虫后，在小肠内棘头体伸出吻突，以角质倒钩附着于肠壁上，经1~2个月发育为成虫。人因误食含感染性棘头体的甲虫而感染。但人不是棘头虫的适宜宿主，故本虫在人体内极少能发育成熟和产卵。

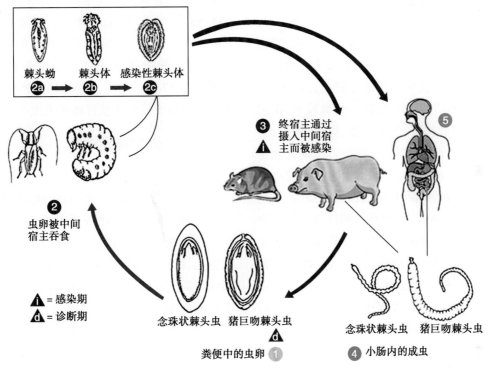

图 29-23-1　棘头虫生活史

引自 Centers for Disease Control and Prevention. Acanthocephaliasis［EB/OL］.（2019-04-11）［2020-08-25］. http://www.cdc.gov/dpdx/acanthocephaliasis/index.html.

## 二、流行病学

1. 传染源　猪是主要传染源，亦是终宿主。放养的猪在觅食过程中吞食感染性甲虫，棘头体在猪肠内发育为成虫。我国已在20多个省、自治区、直辖市发现猪的感染，感染率为1.4%~3.0%，猪龄越大感染机会越多，在辽宁和山东某些地区，猪的感染率为10.2%~82.2%。因为棘头虫在体内不能发育成熟产卵，人作为棘头虫病传染源的意义不大。

鞘翅目的一些昆虫是猪巨吻棘头虫的中间宿主，又是其传播媒介。目前已证实我国有9科42种鞘翅目昆虫可作为本虫的中间宿主，如大牙锯天牛、曲牙锯天牛、铜绿金龟、棕色鳃金龟、云斑鳃金龟、暗黑鳃金龟等，某些甲虫成虫的感染率可高达62.5%。一个甲虫感染棘头体可多达178个。犬、猴、野猪等

哺乳动物也可作为本虫的储存宿主。

2. 传播途径　人通过食生或半生不熟的含棘头体的甲虫而感染。流行区居民有生食甲虫的习惯，或以烧、炒、烤、焙等方式，未能把甲虫体内棘头体全部杀死而食。甲虫的幼虫每年多在4~8月出土，后又变为蛹，短期羽化为成虫，故本病流行季节与甲虫生长繁殖密切相关。发病季节多为7~12月，以9~10月为高峰。有的呈地方性流行，如辽宁流行季节为9月，山东为6~9月。

3. 人群易感性　人普遍易感，儿童多于成人，发病年龄以15岁以下儿童为主，男孩多于女孩，这与儿童喜欢捕捉天牛和金龟子生吃或烤吃有关。

4. 流行特征　棘头虫病呈世界性分布，在俄罗斯、白俄罗斯、斯洛伐克、泰国、马达加斯加、保加利亚、印度、巴西、阿根廷、巴布亚新几内亚，以及北美

等一些国家和地区,猪的感染较为普遍,部分地区有人体感染的报道。1859 年捷克学者 Lamble 报道首例人体感染病例,泰国至 1989 年报道 9 例,在捷克、俄罗斯、马达加斯加等也有数例报道。我国于 1964 年在辽宁报道 2 例后,陆续报道在吉林、北京、河北、山西、山东、河南、安徽、江苏、江西、湖北、广东、海南、四川、云南和内蒙古等 15 个省、自治区、直辖市有人体感染,共 360 余例,其中辽宁、河南和山东三省的病例较多。

### 三、发病机制和病理

猪巨吻棘头虫多寄生在人回肠的中、下段,常为 1~3 条,也有报道多达 21 条。棘头体被人吞食后在肠内伸出角质以倒钩挂于小肠壁黏膜上,或吻突侵入肠壁,形成一圆柱形小窦道,浅者到黏膜下,深者穿破肠壁,引起黏膜损害,发生出血、坏死、溃疡、穿孔。加之虫体代谢产物的影响,使患者出现消化道症状如腹痛、腹泻、消瘦、贫血和血中嗜酸性粒细胞增多。由于虫体的吻突深及肠黏膜下层、肌层,甚至浆膜层,故极易发生肠穿孔,导致局限性或弥漫性腹膜炎。国内已报道的 360 余例中有 220 多例发生了肠穿孔。小的慢性穿孔形成腹腔内炎症性包块,发展为腹腔内脓肿、粘连性肠梗阻。亦可损伤肠壁血管导致肠出血。虫体发育过程中常更换附着部位,使损伤范围扩大,炎症加重。

病变主要在回肠中、下段。受累肠管一般长 30~200cm,重者可累及整个小肠。肠黏膜充血、水肿、肥厚,有散在的溃疡,其数目多于虫体。与溃疡相对应的浆膜面上有本病特殊的白色结节突出,直径 0.2~2.5cm,圆形或椭圆形。显微镜下观察,结节中央部分为凝固性坏死,外层为嗜酸性粒细胞或浆细胞为主的炎性肉芽肿。虫体常叮咬在结节的黏膜面上,牵动虫体时结节随之移动。肠穿孔的部位亦位于结节中央。浆膜面上常有纤维素附着,大网膜亦常与肠粘连。肠系膜淋巴结明显肿大,并有大量嗜酸性粒细胞浸润。

### 四、临床表现

潜伏期 1~3 个月,病程一般为 20~30 天。早期症状不明显,或表现为食欲减退、消化不良、不规则腹痛,继之病情逐渐发展,腹痛加重,多在下腹或脐周,呈阵发性或持续性。患者出现明显消瘦、贫血、发热,并有腹泻或黑便,腹内出现包块,单个或多个,大小不同,有明显压痛。虫体的代谢产物或毒素被

吸收,患者可出现恶心、呕吐、睡眠不安、惊厥等神经症状。本病中约 75% 病例发现肠穿孔、腹膜炎、肠梗阻等外科急腹症。辽宁省庄河县(现为庄河市)医院外科(1973)报道在每年 9~11 月间行手术发现小儿肠穿孔、局限性腹膜炎者,多由棘头虫所引起,占外科手术患者的 10%~20%,占小儿肠穿孔手术的 90% 以上。钟惠澜等(1983)分析了猪巨吻棘头虫病 33 例的主要症状如下:腹痛 33 例(100%)、腹胀 26 例(78.8%)、发热 30 例(90.9%)、食欲减退 19 例(57.6%)、肠穿孔 19 例(57.6%)、恶心 18 例(54.5%)、呕吐 16 例(48.5%)、体重减轻 10 例(30.3%)、腹泻 5 例(15.2%)、腹部肿块 5 例(15.2%),此外手术的 21 例中发现腹水(50~100ml)者 17 例(81%)。刘海涛(1998)报道山东一男性患者酒醉后吐出猪巨吻棘头虫 1 条。

### 五、诊断和鉴别诊断

1. 诊断

(1)流行病学:在流行区,流行季节为 7~12 月,有食生的或半生不熟的甲虫史均有助诊断。

(2)临床表现:以脐周或右下腹痛为主,常发生肠穿孔、肠梗阻等并发症。流行区的儿童如发生局限性腹膜炎或肠穿孔者,应怀疑本病。一旦发现粪中排出虫体,即可确诊。

(3)实验室检查:外周血中嗜酸性粒细胞增多。粪便隐血试验呈阳性反应。用本虫的虫卵制成抗原作皮试,呈阳性反应也有助诊断。

(4)其他:手术时查见棘头体结节或取肠组织活检,查到虫体或腹腔内发现虫体均可确诊。

2. 鉴别诊断 由于本病缺乏特征性临床表现,粪中不易查见虫卵,应与肠蛔虫病、消化不良等相鉴别。发生肠出血、肠穿孔、腹膜炎时应根据流行病学史、临床表现及实验室检查进行全面分析,与阑尾炎、胰腺炎、胃穿孔等相鉴别。

### 六、治疗

1. 一般治疗 腹痛可给予阿托品等解痉剂;有贫血者应加强营养,补充铁剂及维生素等。

2. 驱虫治疗 尚无特效驱虫药。可服阿苯达唑,成人 400~600mg,顿服;儿童 200~400mg,顿服。左旋咪唑,成人 150~200mg;儿童 2.5~3.5mg/kg,顿服。甲苯咪唑或复方甲苯咪唑也可应用。

3. 手术治疗 当肠道病变演变成肠穿孔、腹膜炎等并发症时,立即手术治疗,并钳出虫体,效果

良好。

## 七、预防

关键要加强卫生宣传教育，特别要教育儿童不捕食甲虫，尤其是不食生的甲虫。要改进猪的饲养方式，提倡圈养猪，不让猪有机会食入甲虫，防止猪的感染。加强猪粪的无害化处理，提倡通过堆肥发酵或制作沼气杀死虫卵。在流行区要定期对家猪进行普查和治疗，以去除传染源和提高养猪的经济效益。

（刘　沛　王　文）

## 第二十四节　丝 虫 病

丝虫病（filariasis）是由丝虫寄生于人体淋巴组织、皮下组织或浆膜腔所引起的寄生虫病。目前已知的寄生于人体的丝虫有淋巴丝虫、旋盘尾丝虫 [Onchocerca volvulus（Leukart，1893）]（盘尾丝虫）、罗阿罗阿丝虫 [Loa loa（Cobbold，1864）]（罗阿丝虫）、链尾唇棘线虫 [Dipetalonema streptocerca（Macfie & Corson，1922）]（链尾丝虫）、常现唇棘线虫 [Dipetalonema perstans（Manson，1891）]（常现丝虫）和欧氏曼森线虫 [Mansonella ozzardi（Manson，1892）]（欧氏丝虫），其中淋巴丝虫包括班氏吴策线虫 [Wuchereria bancrofti（Cobbold，1877）]（班氏丝虫）、马来布鲁线虫 [Brugia malayi（Brug，1927）]（马来丝虫）、帝汶布鲁线虫 [Brugia timori（Partono et al，1977）]（帝汶丝虫）三种。它们的寄生部位、传播媒介、致病性及地理分布见表29-24-1。

表 29-24-1　人体寄生丝虫的寄生部位、传播媒介、致病性及地理分布

| 虫种 | | 寄生部位 | 传播媒介 | 致病性 | 地理分布 |
|---|---|---|---|---|---|
| 淋巴丝虫 | 班氏丝虫 | 淋巴系统 | 蚊 | 淋巴结、淋巴管炎、鞘膜积液、乳糜尿、象皮肿 | 世界性、北纬40°至南纬28° |
| | 马来丝虫 | 淋巴系统 | 蚊 | 淋巴结淋巴管炎、象皮肿 | 亚洲东部和东南部 |
| | 帝汶丝虫 | 淋巴系统 | 蚊 | 淋巴结淋巴管炎、象皮肿 | 帝汶岛和小巽他群岛 |
| 盘尾丝虫 | | 皮下 | 蚊 | 皮肤结节、失明 | 非洲、中美和南美 |
| 罗阿丝虫 | | 皮下 | 斑虻 | 皮肤肿块 | 西非和中非 |
| 链尾丝虫 | | 皮下 | 库蠓 | 常无致病性 | 西非和中非 |
| 常现丝虫 | | 胸腔、腹腔 | 库蠓 | 无明显致病性 | 非洲、中美和南美 |
| 欧氏丝虫 | | 腹腔 | 库蠓 | 无明显致病性 | 中美和南美 |

全球80多个国家和地区流行该病，受丝虫病威胁的人口已超过11亿，约占世界总人口的20%。由班氏丝虫及马来丝虫引起的淋巴丝虫病及由盘尾丝虫所致的"河盲症（river blindness）"是严重危害人体健康的丝虫病。1997年，世界卫生组织（WHO）通过决议将淋巴丝虫病列为六个潜在可根除疾病之一，消除淋巴丝虫病全球计划（GPELF）将根除淋巴丝虫病列为全球计划。我国是全球丝虫病流行最严重的国家之一。丝虫病流行遍及中部和南部的16个省、自治区、直辖市。在我国流行的有班氏丝虫和马来丝虫，临床特征在早期主要为淋巴管炎和淋巴结炎，晚期为淋巴管阻塞及其产生的系列症状。因班氏丝虫及马来丝虫临床表现相似，均表现为淋巴系统病变症状，所以一起介绍，盘尾丝虫病及其他丝虫病将逐一介绍，其中恶丝虫病是由恶丝虫引起的一种新现的人兽共患寄生虫病，近年来感染人体报道逐年增多，在非洲和亚洲的一些国家，已成为新的恶丝虫病流行区，在我国也见人感染的报道，故在此章节也一并详细介绍。

## 一、淋巴丝虫病

淋巴丝虫病（lymphatic filariasis）由班氏、马来和帝汶丝虫引起。三种丝虫引起丝虫病的临床表现很相似，急性期为反复发作的淋巴管炎、淋巴结炎和发热，慢性期为淋巴水肿和象皮肿，严重危害流行区居民的健康和经济发展。据国外80年代后期资料估计全世界有27亿人生活在有淋巴丝虫病流行的国家中，其中9.05亿人生活在有感染威胁的流行区，9 020万人感染了淋巴丝虫病，其中班氏丝虫病的人数约有8 160万。

2008年11月初，卫生部部长陈竺郑重宣布：经世界卫生组织审核认可，我国率先在全球83个丝虫病流行国家和地区消除了丝虫病，为全球消除丝虫病树立了典范。这是我国继宣布消灭天花和实现无脊髓灰质炎目标以来，在公共卫生领域取得的又一项重大成就。但在原丝虫病流行区，目前仍有数十

万慢性丝虫病患者。

**（一）病原学**

1. 成虫　班氏和马来丝虫成虫形态相似，外形乳白细长，表面光滑，雌雄异体，但常缠绕在一起。班氏雄虫（28.2~42）mm×0.1mm，马来雄虫身长稍短；两种雌虫身长约为雄虫一倍，马来雌虫（80~100）mm×（0.24~0.3）mm，两种雄虫的结构相似，差别甚微，主要区别为肛孔周围的乳突数目及分布不同，班氏雄虫肛孔两侧有 8~10 对乳突，马来丝虫仅有 4 对，在肛孔只尾端班氏雄虫有 1~2 对乳突，而马来雄虫则无。成虫估计可活 10~15 年。

2. 微丝蚴　雌虫胎生幼虫，称微丝蚴（microfilaria），大多数微丝蚴出现在外周血液中，呈丝状活动，少数出现在皮内或皮下组织。班氏微丝蚴长约 280μm，宽约 7μm，马来微丝蚴较班氏微丝蚴为短细，在光学显微镜下可见微丝蚴细长，头端钝圆，尾端尖细，外被鞘膜，体内有圆形的体核，头部无核部位称头端空隙，神经环位于虫体前 1/5 处，其后为排泄孔，排泄细胞，虫体后部有 G、R2、R3 和 R4 四个细胞，其后腹侧有肛孔，尾核位于尾部，班氏和马来微丝蚴的形态有显著不同，微丝蚴超微结构与光镜下所见基本相同，体壁与成虫相似，包括多膜层角皮、背、腹和侧索、皮下层和肌细胞等，无分化的假体腔。微丝蚴从淋巴系统进入血液循环后，白天藏匿于肺的微血管内，夜间进入周围血液循环，有明显的夜现周期性（nocturnal periodicity），通常马来微丝蚴为晚 8 时至次日晨 4 时，班氏微丝蚴为晚 10 时至次日晨 2 时。世界上流行的丝虫大多具有明显的夜现周期性，但少数地区其周期性可不明显，有些地区的患者无论昼夜均可查到微丝蚴，未见明显高峰。班氏丝虫还有昼现亚周期性。近年来，国内学者比较了广东、山东、福建、四川及贵州等省的丝虫微丝蚴的周期性，发现其夜现高峰时间自东向西逐渐推迟。此外，感染度低者其高峰期也相对地推迟。微丝蚴夜现周期性的机制尚未完全清楚。有人认为与宿主的

中枢神经系统，特别是迷走神经的兴奋、抑制有关。如果丝虫感染者换成夜间工作白天睡眠，经过一段时间后，末梢血液中微丝蚴的出现规律就会颠倒过来，以中午为最多。这提示微丝蚴的周期性与宿主中枢神经系统的兴奋、抑制有关。进一步的实验证明，注射抑制迷走神经的阿托品，会使血中的微丝蚴减少，反之注射兴奋迷走神经的毛果芸香碱或乙酰胆碱，血中微丝蚴就会增多。人在睡眠时，迷走神经的兴奋度增高，使内脏毛细血管扩张，因此微丝蚴就易从肺毛细血管移行到周期血液循环；反之，在人清醒时，迷走神经兴奋度减弱，内脏毛细血管收缩，微丝蚴就不能进入外周血液。也有人认为微丝蚴的夜现周期性与宿主肺血氧含量有关，当夜晚给患者吸氧时，可导致外周血中微丝蚴密度下降；而在白天给低氧时，密度就可升高。进一步的实验证明，控制微丝蚴聚集在肺内的有效刺激不是那里氧压的绝对水平，而是肺动脉内静脉血和肺静脉内的动脉血两者间的氧张力之差。当氧张力差在 7.3kPa（55mmHg）或更高时，微丝蚴聚集于肺血管内；差异下降到接近 5.9kPa（44mmHg）或更低时，微丝蚴则移行至外周血液。国外学者还发现夜现周期性与微丝蚴体内的自发荧光有关。夜现周期性明显的微丝蚴不经染色即可见到弥漫的自发荧光及大量荧光颗粒，而周期性不明显的则体内荧光颗粒较少，有些无周期性及昼现周期性的虫种则无荧光颗粒。上述资料表明，微丝蚴的周期性与宿主的因素有关，也和微丝蚴自身的生物学特点有关。总之，周期性现象产生的原因是复杂的，这是寄生虫与宿主长期互相适应的结果，进一步阐明其机制仍有待深入探讨。此外，国外学者在观察丝虫患者及动物模型中，均发现外周血液中的微丝蚴还具有季节周期性，夏、秋季的密度高于冬、春季，与蚊媒活动季节相吻合，这在流行病学调查中值得注意。微丝蚴在人体内一般可存活 2~3 个月，长者可达数年。班氏丝虫微丝蚴在实验动物身上可存活 9 个月以上。班氏、马来和帝汶微丝蚴鉴别要点见表 29-24-2。

表 29-24-2　班氏、马来和帝汶微丝蚴鉴别要点

| 鉴别要点 | 班氏微丝蚴 | 马来微丝蚴 | 帝汶微丝蚴 |
|---|---|---|---|
| 大小（染色后） | （244~296）μm×（5.7~7）μm | （177~230）μm×（5~6）μm | （2 654~323）μm×6.4μm |
| 体态 | 柔和，弯曲自然，无小弯曲 | 较硬，大弯之外虫体可有小弯曲 | 与马来微丝蚴相似 |
| 头端空隙 | 较短，长度与宽度相等或略长 | 较长，长度较宽度长 1~2 倍 | 较长，平均长度 12.8μm，长宽比 3:1 |
| 体核 | 圆形或者椭圆形，各自分开，排列整齐 | 不规则，大小不等，排列不整齐，核与核聚集 | 较大，椭圆形，长轴与虫体长轴平行，排列紧密，相互重叠 |

| 鉴别要点 | 班氏微丝蚴 | 马来微丝蚴 | 帝汶微丝蚴 |
| --- | --- | --- | --- |
| 排泄孔 | 较小,排泄细胞在排泄孔旁 | 较大,排泄细胞距排泄孔较远 | 排泄细胞距排泄孔较远 |
| G、R2、R3 和 R4 细胞 | G 较小,大小和形状和 R2、R3 和 R4 相近,两者距离远 | G 较大,R2、R3 和 R4 距离较近 | G 细胞大,R2、R3 和 R4 在福尔马林固定湿片上清晰可见 |
| 肛孔 | 小,不显著 | 较大,显著 | 显著 |
| 尾部 | 渐渐尖细,无尾核 | 有 2 个尾核,前后排列,有尾核处膨大 | 常卷曲,有 2 个尾核,较马来微丝蚴小 |

3. 生活史　班氏和马来丝虫生活史分为两个阶段:一个阶段在蚊虫(中间宿主)体内,另一个阶段在人(终宿主)体内,见图 29-24-1。

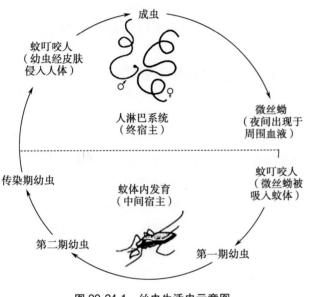

图 29-24-1　丝虫生活史示意图

（1）在蚊体内:当蚊叮咬带有微丝蚴的患者血液时,微丝蚴随血液进行蚊胃,经 1~7 小时,脱去鞘膜,穿过胃壁经血腔侵入胸肌,在胸肌内经 2~4 天,虫体活动减弱,缩短变粗,形似腊肠,称腊肠期幼虫。其后虫体继续发育,又变为细长,内部组织分化,其间蜕皮 2 次,发育为活跃的感染期丝状蚴。丝状蚴离开胸肌,又变为细长,内部组织分化,其间蜕皮 2 次,发育为活跃的感染期丝状蚴。丝状蚴离开胸肌,进入蚊血腔,其中大多数到达蚊的下唇,当蚊再次叮人吸血时,幼虫自蚊下唇逸出,经吸血伤口或正常皮肤侵入人体。

在蚊体寄生阶段,幼虫仅进行发育并无增殖。微丝蚴侵入蚊体后很多在胃内即可被消灭,有的可随蚊的排泄物排出,最后能形成感染期幼虫而到达蚊下唇者为数不多。微丝蚴对蚊体也有一定影响,如机械损害,吸取蚊体营养等。患者血液中微丝蚴密度较高,可使已感染的蚊死亡率增高。故有人认为微丝蚴在血液中的密度须达到 15 条/20mm³ 血以上时,才能使蚊受染,多于 100 条/20mm³ 时,常可致蚊死亡。

微丝蚴在蚊体内发育所需的时间,与温度和湿度有关。最适合的温度为 20~30℃,相对湿度为 75%~90%。在此温、湿度条件下,班氏微丝蚴在易感蚊体内需 10~14 天发育成感染期丝状蚴,马来微丝蚴则需 6~6.5 天。温度高于 35℃ 或低于 10℃,则不利于丝虫幼虫在蚊体的发育。感染期丝状蚴入侵人体时,也需较高的温、湿度。

（2）在人体内:感染期丝状蚴进入人体后的具体移行途径,至今尚未完全清楚。一般认为,幼虫可迅速侵入附近的淋巴管,再移行至大淋巴管及淋巴结,幼虫在此再经 2 次蜕皮发育为成虫。雌雄成虫常互相缠绕在一起,以淋巴液为食。成虫交配后,雌虫产出微丝蚴,微丝蚴可停留在淋巴系统内,但大多随淋巴液进入血液循环。自感染期幼虫侵入人体至发育为成虫产生微丝蚴所需的时间,过去认为班氏丝虫约需 1 年,但检查患者淋巴结组织,最早于感染后 3 个月即可查到成虫。据我国学者用周期型马来丝虫丝状蚴人工感染长爪沙鼠的观察,雌虫于接种后 57 天即发育成熟,63 天在鼠腹腔液中可查见微丝蚴。

三种丝虫寄生在人体内的部位有所不同,班氏丝虫主要寄生在浅表淋巴系统以及下肢、阴囊、精索、腹股沟、腹腔等处的深部淋巴系统;马来丝虫多寄生于上、下肢浅表淋巴系统。此外两种丝虫均可有异位寄生,如眼前房、乳房、肺、脾、心包等处,以班氏丝虫较多见。微丝蚴除可在外周血液发现外,也有在乳糜尿、乳糜胸腔积液、心包积液和骨髓内等查到的报道。从幼虫侵入人体至微丝蚴出现于外周血液,班氏丝虫需 8~12 个月,马来丝虫需 3~4 个月。两种丝虫的寿命一般为 4~10 年,个别可长达 40 年。

人是班氏丝虫唯一的终宿主。但国内外学者用班氏丝虫的感染期幼虫人工感染黑脊叶猴、银叶猴及恒河猴后,均可检获到成虫及微丝蚴。Cross

（1973）应用中国台湾猴进行人工感染实验,结果可在猴体发育为成虫,且在末梢血液中检获微丝蚴。马来丝虫除寄生于人体外,还能在多种脊椎动物体内发育成熟。在国外,能自然感染亚周期型马来丝虫的动物,有长尾猴、黑叶猴、群叶猴和叶猴,以及家猫、豹猫、野猫、狸猫、麝猫、穿山甲等,其中叶猴感染率可达70%。它们所引起的森林动物丝虫病,为重要的动物源疾病,可发生动物至人的传播。国内于20世纪70年代用周期型马来丝虫接种长爪沙鼠获得成功,建立了动物模型。接种后第57天,雌虫发育成熟,第60和90天可分别在沙鼠腹腔液和外周血液检到微丝蚴。此外,实验证明周期型马来丝虫可在人与恒河猴间相互感染,在恒河猴与长爪沙鼠间亦可相互感染,提示我国似乎亦存在动物传染源的可能性。

**（二）流行病学**

丝虫病呈世界分布,班氏丝虫病分布极广,主要流行于亚洲、非洲、大洋洲及美洲的一些地区。马来丝虫病仅流行于亚洲。我国曾有16个省、自治区、直辖市流行本病,通过40年的努力防治,我国取得了一系列令世界瞩目的成果。其中,最著名的是"传播阈值理论"。通俗地说,消除丝虫病并不是把病原、蚊虫完全消灭,而是把病原控制到一个临界水平,就可以阻断传播,这个临界水平就是"阈值"。当人群微丝蚴感染率约为1%时,丝虫病传播已无流行病学意义。在这种情况下,微丝蚴血症可于数年内陆续转阴,在未转阴前虽然仍可使蚊虫感染,但感染率和感染度都相当低,不足以形成丝虫病传播。根据这一结论,我国最终确定了基本消灭丝虫病的标准:以行政村为单位,经过防治,人群微丝蚴感染率降至1%以下,可以作为阻断丝虫病传播指征。2007年5月9日,世界卫生组织审核认可:中国成为全球第一个宣布消除丝虫病的国家。在我国,丝虫病已成为一个旧时代的背景,渐行渐远。

1. 传染源　　主要为血内含微丝蚴的人。马来丝虫还可寄生在猫、猴、犬等哺乳动物体内,这些动物可作为其主要的储存宿主并成为本病可能的传染源。

2. 传播途径　　通过蚊虫叮咬传播。班氏丝虫病的传播媒介主要是淡色库蚊、致乏库蚊,其次是中华按蚊,马来丝虫病以中华按蚊为主要媒介。沿海地区东乡伊蚊也能传播班氏和马来丝虫,而微小按蚊是我国海南省班氏丝虫病流行区的媒介蚊种之一。在丝虫病动物模型研究中,发现感染期幼虫经口感染亦能成功;还发现从落入水中的死蚊体逸出的感染期幼虫经口或皮肤接种沙鼠均可获成功,提示可能还有其他的感染途径。

3. 易感人群　　人群普遍易感。男女发病无显著差异,以20~25岁的感染率及发病率最高。病后可产生一定的免疫力,但不能阻止再次感染。

4. 流行特征　　自然因素主要为温度、湿度、雨量、地理环境等。这些因素既影响蚊虫的滋生、繁殖和吸血活动,也影响丝虫幼虫在蚊体内的发育。如微丝蚴在蚊体内发育的适宜温度为25~30℃,相对湿度为70%~90%;气温高于35℃或低于10℃,微丝蚴在蚊体内即不能发育。因此,丝虫病的感染季节主要为5~10月。我国于1949年中华人民共和国成立后对丝虫病防治取得的巨大成绩,说明了社会因素的重要性。

**（三）发病机制及病理解剖**

丝虫病的发病及病变主要由成虫引起,感染期幼虫也起一定作用。病变的发展与感染的虫种、频度、感染期幼虫进入人体内的数量、成虫寄生部位、机体的免疫反应及继发感染等有关。在感染期幼虫侵入人体发育为成虫的过程中,幼虫和成虫的分泌物、代谢产物、虫体分解产物及雌虫子宫排出物可刺激机体产生局部及全身过敏反应,表现为周期性的丝虫热、淋巴结炎和淋巴管炎,可能由Ⅰ型或Ⅲ型变态反应所致。后期表现为淋巴管阻塞性病变及继发感染,与Ⅳ型变态反应相关。

丝虫病的病变主要在淋巴管和淋巴结。急性期表现为渗出性炎症,淋巴结出血、淋巴管壁水肿,嗜酸性粒细胞浸润,纤维蛋白沉积。继之,淋巴管和淋巴结内逐渐出现增生性肉芽肿,肉芽中心为变性的成虫和嗜酸性粒细胞,周围绕有纤维组织和上皮样细胞,此外尚存有大量聚集的淋巴细胞和浆细胞,形成类结核结节。病变严重者,可因组织坏死、液化,大量嗜酸性粒细胞浸润,形成嗜酸性脓肿。慢性期淋巴管内皮细胞增生,内膜增厚及纤维化,管腔内有息肉或纤维栓子,形成闭塞性淋巴管内膜炎。淋巴管和淋巴结的阻塞可致远端淋巴管内压增高,形成淋巴管曲张和破裂。淋巴液侵入周围组织及器官,不断刺激局部组织,使纤维组织大量增生,皮下组织增厚、变粗、皱褶、变硬,形成象皮肿。由于局部血液循环障碍,易继发细菌感染,使象皮肿加重及恶化,甚至形成溃疡。

**（四）临床表现**

本病的临床表现轻重不一,无症状感染者约占半数,班氏及马来丝虫病潜伏期为4个月至1年不等,帝汶丝虫病潜伏期为3个月。

1. 急性期

(1)淋巴管炎及淋巴结炎:好发于四肢,以下肢多见。淋巴结炎可单独发生,丝虫性淋巴管炎的好发人群以青壮年为多。首次发作最早可见于感染后几周,但多数见于感染数月至一年后,并常有周期性反复发作,每月或数月发作一次。一般都在受凉、疲劳、下水、气候炎热等引起机体抵抗力降低时发生。淋巴管炎一般都伴有淋巴结炎。临床表现为不定时周期性发作的腹股沟及腹部淋巴结肿大、疼痛,继之淋巴管肿胀、疼痛,沿大腿内侧向下蔓延,形成离心性发展的红线,称"逆行性淋巴管炎",每月或数月发作一次,一般持续1~3天。发作时伴有畏寒、发热、全身乏力。当炎症波及皮内微细淋巴管时局部皮肤出现弥漫性红肿、发亮,有灼热压痛,类似丹毒,称"丹毒样性皮炎",俗称"流火",持续约1周消退。

(2)丝虫热:周期性突发寒战、高热,体温可达40℃,部分患者有低热无寒战,2~3天消退。班氏丝虫病流行区多见丝虫热发作。有些患者可仅有寒热而无局部症状,可能为深部淋巴管炎和淋巴结炎的表现。

(3)精囊炎、附睾炎、睾丸炎:主要见于班氏丝虫病。表现为一侧腹股沟疼痛,向下蔓延至阴囊,可向大腿内侧放射。睾丸及附睾肿大,有压痛,精索上可触及一个或多个结节,压痛明显,炎症消退后缩小变硬,反复发作后肿块可逐渐增大。由于丝虫病极少引起输精管本身病变,精液内仍存在精子,因此,丝虫病很少引起不育。

(4)肺嗜酸性粒细胞浸润综合征:又称丝虫病嗜酸性粒细胞增多症(filarial hypereosinophilia),表现畏寒、发热、咳嗽、哮喘、淋巴结肿大等,肺部有游走性浸润灶,胸部X线检查可见肺纹理增粗和广泛粟粒样斑点状阴影,痰中有嗜酸性粒细胞,和夏科-莱登结晶,外周血嗜酸性粒细胞增多,占白细胞总数的20%~80%,血中有时可找到微丝蚴,少数还可出现荨麻疹及血管神经性水肿等,如不治疗,微丝蚴血症可持续10年左右。

2. 慢性期 淋巴系统增生和阻塞是引起丝虫病慢性体征的重要因素。炎症可反复出现,多数病例炎性和阻塞性病变常交叉重叠出现。

(1)淋巴结肿大和淋巴管曲张:反复发作的淋巴结炎和淋巴结内淋巴窦的曲张为导致淋巴结肿大的因素,肿大淋巴结内淋巴窦扩张,其周围的淋巴管

向心性曲张形成肿块,见于一侧或两侧腹股沟和股部,触诊似海绵状包囊,中央发硬,穿刺可抽出淋巴液,有时可找到微丝蚴。淋巴管曲张常见于精索、阴囊及大腿内侧。精索淋巴管曲张常相互粘连成索状,易与精索静脉曲张混淆,且两者可并存。

(2)鞘膜腔积液:多见于班氏丝虫病。系精索及睾丸淋巴管阻塞,淋巴液淤滞于鞘膜腔内所致。积液少时常无症状;积液多时,患者可有重垂或下坠感,阴囊体积增大,皱褶消失,透光试验阳性,积液常呈草绿色,也可为乳白色,穿刺液离心沉淀可找到微丝蚴。但也有少数患者系由急性炎症反应所致,故在消炎后即可恢复。

(3)淋巴水肿及象皮肿:两者常同时存在,临床上难以鉴别。淋巴水肿可因淋巴液回流改善后自行消退。若淋巴回流持久不畅,则发展为象皮肿,象皮肿的初期为淋巴液肿。若在肢体,大多为凹陷性水肿,提高肢体位置,可消退。继之,组织纤维化,出现非凹陷性水肿,提高肢体位置不能消退,皮肤弹性消失。最后发展为象皮肿,肢体体积增大,有大量纤维组织和脂肪以及扩张的淋巴管和积留的淋巴液,皮肤的上皮角化或出现疣样肥厚。其发病机制一般认为是由于淋巴管阻塞致使淋巴管破裂,淋巴液积聚于皮下组织,刺激纤维组织增生,使局部皮肤明显增厚、变粗、变硬形似象皮。近年来国内外许多学者经淋巴系统造影术证明,象皮肿患者的淋巴通道多数并未阻塞。认为丝虫性象皮肿是由于淋巴管曲张,淋巴循环动力学发生了严重的病理生理改变,而不单是机械性的闭塞不通;也有人认为淋巴管曲张是由于活成虫产生的某些因子与宿主的体液-细胞的炎症反应相互作用而导致淋巴回流不畅所致。因象皮肿患处皮肤变硬变粗,致使局部血液循环障碍,皮肤的抵抗力降低,易引起细菌感染,导致局部急性炎症或慢性溃疡。这些病变反过来加重了象皮肿的发展。象皮肿较多发生于下肢及阴囊(图29-24-2、图29-24-3),其他如上肢、阴茎、阴唇、阴蒂和乳房等处也可出现(图29-24-4、图29-24-5)。由于两种丝虫寄生部位不同,上下肢象皮肿可见于两种丝虫病,而生殖系统象皮肿则仅见于班氏丝虫病。一般在象皮肿患者血中常不易查到微丝蚴。

(4)乳糜尿(chyluria):主要临床表现之一,是班氏丝虫病患者的泌尿及腹部淋巴管阻塞后所致的病变。阻塞部位在主动脉前淋巴结或肠干淋巴结。若由于胸导管以下、腰干以上的淋巴管瓣膜损伤及炎症纤维化使淋巴管阻塞,造成腰干淋巴压力增高,

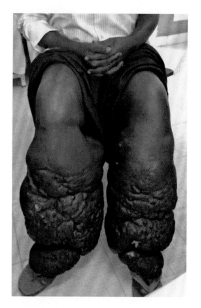

图 29-24-2　双下肢象皮肿

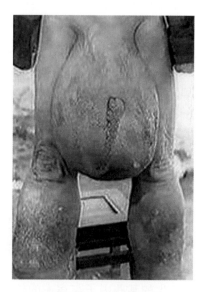

图 29-24-3　阴囊象皮肿

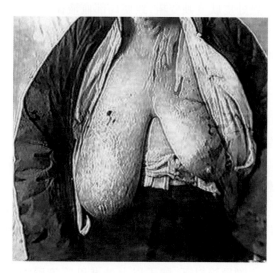

图 29-24-4　乳房象皮肿

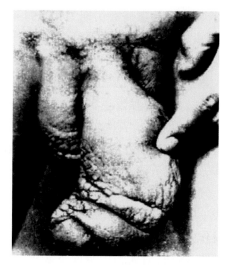

图 29-24-5　阴茎象皮肿

使从小肠吸收来的乳糜液回流受阻，而经侧支流入肾淋巴管，致使在肾乳头黏膜薄弱处溃破，乳糜液即可流入肾盂，混于尿中排出。与淋巴管伴行的肾毛细血管在肾乳头部溃破时同时破裂，是乳糜尿患者常伴有血尿的原因。常骤然出现，发作前可无症状，亦可有畏寒、发热、腰部、盆腔及腹股沟等处疼痛，继之出现乳糜尿。一般发病后持续数日或数周而自行停止，但劳累或进食油腻后可再诱发。尿呈乳白色，若混有血液则呈粉红色，静置后分三层：上层为脂肪，中层较清，下层为粉红色沉淀，内含红细胞、白细胞、淋巴细胞，有时可找到微丝蚴。

除上述病变，女性乳房的丝虫结节在流行区并不少见。此外，丝虫还偶可引起眼部丝虫病、脾、胸、背、颈、臂等部位的丝虫性肉芽肿，丝虫性心包炎，乳糜胸腔积液，乳糜血痰，以及骨髓内微丝蚴等。

**（五）实验室检查**

1. 白细胞总数和分类　白细胞总数在$(10\sim20)\times10^9/L$，以嗜酸性粒细胞增加为主，占白细胞总数的20%以上，如继发感染，中性粒细胞亦显著增高。

2. 微丝蚴检查　微丝蚴检查是确诊丝虫病的主要依据。一般在晚 10 时至次日晨 2 时检出率较高。

（1）涂片法：取耳垂血 3 滴（约 60μl），置于洁净玻片上，用另一张玻片涂成约 2cm×3cm 血膜，干后在清水中溶血 5～10 分钟，染色镜检。20 世纪 80 年代后，规定采用六大滴双片法，即要取血 120μl。

（2）鲜血法：取耳垂血 20μl 滴于玻片上，加盖玻片低倍镜查找微丝蚴。阳性时可见微丝蚴自由摆动，前后屈伸。此法阳性率低。

（3）浓集法：取抗凝静脉血 2ml，加蒸馏水 8～10ml，溶血后离心，取沉淀镜检查寻找微丝蚴。此法阳性率高。

（4）白天诱虫法：白天口服乙胺嗪 100mg，在 15、30、60 分钟分别采外周血镜检。

（5）微孔膜过滤法：取抗凝静脉血，经孔径为 3μm 微孔膜过滤器，微丝蚴流于薄膜上，用热的苏木精染色后镜检。此法检出率高于涂片法和浓集法。

3. 各种体液微丝蚴检查　鞘膜积液、乳糜尿、淋巴液、乳糜腹水、心包积液等体液中可检出微丝蚴。

4. 成虫检查法

（1）直接查虫法：对淋巴系统炎症正在发作的患者，或在治疗后出现淋巴结节的患者，可用注射器从可疑的结节中抽取成虫，或切除可疑结节，在解剖镜下或肉眼下剥离组织检查成虫。取得的虫体，按常规线虫成虫标本制作技术，杀死固定，然后置于线虫透明液中，镜检，定种。

（2）病理切片检查：将取下的可疑结节，按常规法制成病理切片镜检。若为丝虫性结节，可见结节中心有成虫，其周围有典型的丝虫性病变。

5. 免疫学检查　免疫学检查可作为辅助诊断，包括皮内试验、丝虫成虫冰冻切片抗原间接荧光抗体法（IFAT）、成虫冰冻切片免疫酶染色试验（IEST）、马来丝虫成虫或微丝蚴的可溶性抗原酶联免疫吸附试验（ELISA）等，但因与其他线虫有交叉反应，特异性不高。

6. 分子生物学检查　DNA 杂交试验及 PCR 等技术可用于丝虫病的诊断。

7. 淋巴管造影　常显示输入淋巴管扩张和输出淋巴管狭小，淋巴结实质缺损显影。

**（六）并发症**

主要并发症为继发细菌感染。长期应用免疫抑制剂者患丝虫病后，极易继发细菌感染，出现寒战、高热、毒血症状。

**（七）诊断**

1. 流行病学与临床诊断　有蚊虫叮咬史，结合典型的周期性发热、离心性淋巴管炎、淋巴结肿痛、乳糜尿、精索炎、象皮肿等症状和体征，应考虑为丝虫病。

2. 实验室检查　外周血中找到微丝蚴即可确诊。

3. 治疗性诊断　对于疑似丝虫病而血中找不到微丝蚴者，可试服乙胺嗪，药物作用于丝虫成虫，部分患者可在 2~14 天后出现淋巴系统反应和淋巴结结节，有助于丝虫病的诊断。

**（八）鉴别诊断**

丝虫病所致的淋巴管炎及淋巴结炎应与细菌感染相鉴别。丝虫性附睾炎、鞘膜积液应与结核病相

鉴别。丝虫病晚期出现的腹股沟肿块要与腹股沟疝相鉴别。淋巴象皮肿应与局部损伤、肿瘤压迫、手术切除淋巴组织后引起的象皮肿相鉴别。丝虫性乳糜尿需与结核、肿瘤等引起者相鉴别。

**（九）预后**

本病早期一般不危及生命，及时诊断，早期治疗，预后良好，晚期对患者的劳动力影响较大，易合并感染而危及生命，预后相对较差。

**（十）治疗**

1. 病原治疗

（1）乙胺嗪（diethylcarbamazine）：又名乙胺嗪（hetrazan），对微丝蚴及成虫均有杀灭作用，为目前治疗丝虫病的首选药物。对马来丝虫病疗效好而快速。其剂量和疗程取决于丝虫种类、患者的具体情况及感染程度。治疗方法有以下几种：

1）短程疗法：适用于马来丝虫病患者。成人 1.5g，一次顿服，或 0.75g，每天 2 次，连服 2 天。

2）中程疗法：常用于班氏丝虫病。每天 0.6g，分为 2~3 次口服，疗程 7 天。

3）间歇疗法：成人每次 0.5g，每周 1 次，连服 7 周，此法阴转率高，疗效可靠，不良反应小。

4）流行区全民食用乙胺嗪药盐：药盐为每千克食盐加 3g 乙胺嗪，食用 6 个月，可取得一定疗效。

乙胺嗪本身毒性低且短暂，可引起厌食、恶心、呕吐、头痛、无力等。主要是在治疗过程中大量微丝蚴或成虫死亡释放大量异体蛋白可能出现过敏反应，表现为皮疹、淋巴结肿大、血管神经性水肿、畏寒、发热、哮喘，以及心率加快、胃肠功能紊乱，一般于给药之日开始，持续 3~7 天，对严重心、肝、肾疾病，活动性肺结核、急性传染病、妊娠 3 个月内或 8 个月以上、月经期妇女应缓用或禁用。

（2）伊维菌素（ivermectin）：对微丝蚴与乙胺嗪有相同的效果，但不良反应更轻，成人 100~200μg/kg，单剂或连服 2 天。

（3）呋喃嘧酮（furapyrimidone）：对班氏丝虫成虫及微丝蚴均有杀灭作用。每天 20mg/kg，分 2~3 次，连服 7 天，不良反应与乙胺嗪相仿。

（4）多西环素（doxycycline）：200mg/d 治疗 8 周可抑制班氏微丝蚴产生达 14 个月，可减少但不能清除成虫。

（5）阿苯达唑（albendazole）：成人单剂 400mg/kg，常与乙胺嗪和伊维菌素联用。

2. 对症治疗

（1）淋巴管炎及淋巴结炎：可口服泼尼松、保泰

松、阿司匹林,疗程 2~3 天。有细菌感染者加用抗菌药物。

（2）乳糜尿:卧床休息时加腹带、抬高骨盆处,多饮开水,多食淡菜,限制脂肪及高蛋白饮食。轻者经休息可自愈,必要时可用 1% 硝酸银或 12.5% 碘化钠溶液作肾盂冲洗,严重者以显微外科手术作淋巴管-血管吻合术治疗,可取得较好疗效。对乳糜血尿患者,可酌情使用止血药。

（3）象皮肿:保持患者皮肤清洁,避免挤压摩擦,可采用辐射热或微波热疗法。下肢严重的象皮肿可施行皮肤移植术,阴囊象皮肿可施行整形术。

**（十一）预防**

1. 普查普治　及早发现患者和带虫者,及时治愈,流行地区全民服用乙胺嗪为控制传染源的较好措施。

2. 减少和杜绝传染源　消灭蚊虫滋生地,药物灭蚊,加强个人防蚊措施,切断丝虫病传播途径。加强对已达基本消灭丝虫病指标地区的流行病学监测,在监测中应注意:①对原阳性患者复查复治,对以往未检者进行补查补治;②加强对血检阳性户的蚊媒监测,发现感染蚊,即以感染蚊户为中心,向周围人群扩大查血和灭蚊,以清除疫点,防止继续传播。

## 二、盘尾丝虫病

旋盘尾丝虫（*Onchocerca volvulus*）简称盘尾丝虫,寄生于人体皮肤或皮下结缔组织中,引起盘尾丝虫病（Onchocerciasis）。本病常表现为皮炎、囊肿和眼综合征,严重时可致失明,故又称瞎眼丝虫病或河盲症（river blindness）。在很多发展中国家,本病严重影响当地居民的健康和经济的发展,是世界公认的亟待解决的公共卫生问题。

**（一）病原学**

旋盘尾丝虫简称盘尾丝虫,成虫线状,白色,两端渐细而钝圆。雌虫长 33.5 ~ 50mm,宽 0.27 ~ 0.40mm;雄虫长 19~42mm,宽 0.13~0.21mm。微丝蚴活动性强,无鞘膜。微丝蚴有大小两种,大者为（285~368）μm×（6~9）μm;小者为（150~287）μm×（5~7）μm。很少见于外周血液,主要见于雌虫附近的结缔组织和皮肤的淋巴管内,眼组织及尿内亦可查见,周期性不明显,可存活约 30 个月。当中间宿主蚋（simulium）叮人时,不仅吸血并且吸取皮肤组织液,微丝蚴即随组织液被蚋吞入,到达胸肌,6~7 天后发育成感染期幼虫,并移行至蚋的下唇,当蚋再

叮人时,幼虫即进入人体使人感染。幼虫发育为成虫约 1 年。成虫寿命不超过 18 年,一般 8~10 年。

**（二）生活史**

同淋巴丝虫病一样,盘尾丝虫病也需要中间宿主。

中间宿主:本虫的中间宿主为蚋,但其种类因地区而异。在非洲主要为憎蚋群和洁蚋群。每当雌蚋叮人吸血时,微丝蚴即随组织进入蚋的支囊,通过中肠,经血腔达到胸肌,经两次蜕皮发育为感染期幼虫并移至蚋的下唇。

终宿主:当蚋再叮人时,幼虫自蚋下唇逸出并进入人体,寄生于皮下组织淋巴管汇合处,约 1 年发育为成虫。雌性成虫可在深部皮下纤维结节内存活长达 15 年,雄性成虫在各结节之间移行并定期向雌虫授精。成熟的成虫产出活的微丝蚴主要移行至皮肤和侵犯眼睛。

**（三）流行病学**

盘尾丝虫病主要发生在热带地区。在拉丁美洲亦称 Robles 症,广泛流行于非洲、拉丁美洲和西亚的也门,共 34 个国家,据 WHO 1995 年估计,受威胁的有 9 000 万人,受感染的有 1 760 万人,致盲达 32.6 万人。最早病例在 18 世纪,源发于非洲黑种人。中国在非洲工作过的人员中,亦有感染此病的报道。

1. 传染源　主要为血内含微丝蚴的人。

2. 传播途径　该病通过黑蝇（蚋）反复叮咬传播。其种类因地而异。

3. 易感人群　人群普遍易感。好发于男性,可因黑蝇（蚋）反复叮咬反复感染。

4. 流行特征　本病好发于热带地区,有溪水、河流,易黑蝇（蚋）滋生的地区。

**（四）发病机制**

成虫及微丝蚴均有致病作用,但后者为甚。成虫寄生于皮下组织淋巴管汇合处。本病最基本病损发生于皮肤、淋巴结和眼组织。在皮肤,多表现为皮疹,初期症状为剧痒,继发细菌感染后,皮肤上常伴有大小不等的色素沉着或色素消失的异常区及苔藓样变。继之,皮肤增厚、变色、裂口。皮肤失去弹性,皱缩,垂挂;在非洲多发生于躯干及四肢,呈丘疹样。在拉丁美洲常发于头面部。后期弹性纤维减少、萎缩和纤维化,可形成皮下纤维性结节,结节内含有成虫。病理检查发现虫体周围有肉芽肿组织、纤维组织以及嗜酸性粒细胞、巨细胞、浆细胞等浸润。淋巴结病变以慢性炎症改变为主。眼组织常有慢性非肉

芽肿炎症改变。微丝蚴可引起点状角膜炎或角膜混浊,也可发生虹膜炎或虹膜睫状体炎、脉络膜视网膜炎、视神经萎缩,导致目盲。位于美国俄亥俄州 Cleveland 市的 Case Western Reserve 大学的 Eric Pearlman 和他的同事最新的研究结果表明,河盲症是由藏在蠕虫体内的细菌而不是蠕虫本身所引起,他们认为 Wolbachia 细菌有可能起着非常重要的作用。正在研究盘尾丝虫病小鼠模型的遗传改变的研究人员也发现,正是这些细菌破坏了机体的免疫系统。在小鼠的实验中发现,不含细菌的蠕虫分泌物并未引起严重的疾病;但携带 Wolbachia 细菌的蠕虫却使老鼠感染了严重的疾病。Pearlman 研究小组在小鼠眼睛内发现了一个分子感受器,这个分子感受器对 Wolbachia 细菌特别敏感。该感受器对引起免疫系统的反应起着重要作用。这一重要发现将使研究人员寻找更好的预防和治疗河盲症的方法。英国利物浦大学热带医学院的 Alexander Tree 说:"这是一项重要的发现,这使我们更清楚地了解了该疾病是如何发生的。"Tree 研究小组最近表示,微丝寄生虫需要 Wolbachia 细菌才能繁殖;抗生素杀灭 Wolbachia 细菌可以对蠕虫的繁殖起到抑制作用。

#### (五) 临床表现

1. 皮肤损害 成虫寄生于皮下组织中的淋巴管汇合处,局部引起炎症反应,纤维组织增生,形成包围虫体的纤维结节,结节直径为 2~25mm,或更大些,不痛,质较硬,其内含两至数条成虫及许多微丝蚴。结节数多为 3~6 个,亦有上百个者,可见于身体任何部位。微丝蚴的代谢产物或其死亡后的毒性物质可引起皮肤过敏反应,并可导致严重皮炎。皮疹可发生于脸、颈肩等部位,初剧痒,伴色素沉着,呈现色素沉着区或色素沉着消失区,外观形似豹皮,故又称豹皮症。继之皮肤增厚、变色裂口,最后皮肤失去弹性,皱缩如老人。

2. 淋巴结病变 淋巴结可肿大坚实而不痛,内含微丝蚴。在非洲某些地区,有的患者出现"悬垂性腹股沟"(hanging groin),这是皮肤失去弹性引起腹股沟下垂而形成悬垂的囊,内含增大的纤维化的淋巴结。此外,尚可引起阴囊鞘膜积液外生殖器象皮肿、疝气(特别是股疝)。

3. 眼部损害 最为严重,此系微丝蚴从邻近组织进入眼部,活微丝蚴机械性损害微丝蚴的分泌物或其死亡后的抗原性物质和毒性物质等引起眼部损害,发展较缓慢。非洲某些地区患者眼部损害高达 30%~50%。微丝蚴侵犯角膜,可导致角膜混浊,影

响视力,严重者发生纤维化,可致失明。微丝蚴可在眼房内自由移动,亦可侵入眼球深部,引起虹膜、睫状体、视网膜及脉络膜炎症或侵犯视神经造成部分或全部失明。成人患盘尾丝虫病者可达 5%~20%。

4. 侏儒症 在乌干达发现由微丝蚴直接或间接损坏垂体所致的侏儒症。

#### (六) 实验室检查

1. 病原体检查 从肿物穿刺液,或用皮样活检夹,取少量表皮置于载玻片上加生理盐水进行活检,查见微丝蚴。此外,微丝蚴偶可在尿及血液中找到,或用裂隙灯、检眼镜直接查见眼前房中的微丝蚴,或外科手术摘除皮下结节中查见成虫。

2. 其他辅助检查 迄今各种免疫诊断方法,实用意义不大,尚需进一步研究。在盘尾丝虫的基因组中有一段长为 150kb 基因系列属于旋盘尾丝虫虫种所特有,应用 PCR 技术扩增此段基因,在盘尾丝虫病的诊断中具有重要价值。

#### (七) 并发症

股疝、青光眼、视神经萎缩等。

#### (八) 诊断

1. 流行病学与临床诊断 居住在热带地区,有黑蝇叮咬史,结合皮肤瘙痒、皮炎、淋巴结肿大、眼部病变等症状和体征,应考虑丝虫病。

2. 实验室检查 从皮肤、眼部、尿液和痰液以及淋巴结等处查见微丝蚴或成虫是本病的诊断依据。

#### (九) 鉴别诊断

疥疮和皮癣是热带地区常见的刺激性皮肤损害,需与本病鉴别。

#### (十) 预后

盘尾丝虫病对生命危害不大,严重眼部病变常致失明。

#### (十一) 治疗

1. 伊维菌素(ivermectin) 本品对成虫无作用,但对微丝蚴和在子宫内正在发育的微丝蚴胚胎有较强作用。标准剂量为 150μg/kg 体重,空腹顿服,3~6 个月 1 次。1 次服药后在 1 个月内微丝蚴几乎全部消失,并维持低密度达半年,以后微丝蚴数量又逐渐上升。因此,在流行区需要集体服药 1 次/年治疗。在服药 1~2 天后常会出现副反应,表现为头痛、肌痛、发热、厌食、失眠、瘙痒、荨麻疹、皮炎、四肢或面部肿胀等,不经处理 24 小时内症状自行消失。副作用的产生与治前微丝蚴的密度有关,宿主对垂死的微丝蚴的炎症反应是引起副作用的主要原因。

孕妇、有严重中枢神经系统疾病、急性疾病、5岁以下儿童或小于15kg体重者、产后1周内哺乳妇女禁用。

长期服用伊维菌素,可有效缓解微丝蚴引起的症状,但不能杀灭成年盘尾丝虫,成虫不断排放微丝蚴,导致患者皮肤及眼部病变反复出现,故应根据成年盘尾丝虫的寿命调整服用伊维菌素的时间,平均10年,最长14年。

2. 乙胺嗪(diethylcarbamazine) 效果好,但副作用大,可作为不能使用伊维菌素治疗者的药物。乙胺嗪可杀死微丝蚴,剂量0.5mg/kg,第1天服1次,第2天相同剂量2次,如副作用不严重,增至2mg/kg,3次/d,连续服10天。

3. 舒拉明钠(苏拉明) 本品虽能杀死成虫,但毒性大,除少数病例外,不能作为常规应用。一般成人首次量为0.5g,以后1g/周,总量不超过4.5~5.5g,均为静脉缓慢注射。副作用为发热、肌痛、皮炎,严重者可发生肾损害。

非洲消除盘尾丝虫病的核心战略是在社区指导下用伊维菌素治疗;美洲的做法是每年两次大规模伊维菌素治疗,哥伦比亚和厄瓜多尔在国际合作伙伴的支持下,在受到该病影响的地区的人群中成功开展了大型治疗活动,继而分别在2007年和2009年阻断疾病传播。墨西哥和危地马拉在2011年也得以阻断疾病传播。WHO总干事于2013年4月5日发出正式信函,确认哥伦比亚已经消除了盘尾丝虫病。哥伦比亚总统于2013年7月29日在波哥大举行的仪式上公开宣布了WHO这一认证结果。哥伦比亚由此成为世界上由WHO作出认证并宣布没有盘尾丝虫病的首个国家。厄瓜多尔于2014年9月29日成为第二个被宣布为没有盘尾丝虫病的国家。目前消除该病的努力主要针对生活在巴西和委内瑞拉的亚诺玛米人。

### (十二) 预防

避免疫区活动。普查普治患者和消灭传播媒介蚋为预防本病的关键,在此病的流行区应尽量避免被蚊子和黑蝇(蚋属)叮咬。

## 三、罗阿丝虫

罗阿丝虫病(loaiasis)是由罗阿罗阿丝虫寄生于人体皮下组织所引起的寄生虫病。传统媒介为斑虻。主要临床特征为全身各部分的游走性肿胀,表现为暂时性皮下肿块、关节疼痛,偶尔成虫可移行至结膜下,故又称眼丝虫病。

此病局限流行在非洲的一些区域,全世界感染本病的总人数超过1000万。多年来,我国赴非洲的援外人员中就屡有本病感染者,迄今已有数十例的报道。

### (一) 病原学

虫体微白色,呈半透明丝状,雄虫长30~34mm,宽0.35~0.43mm,雌虫长50~70mm,宽0.5mm,常寄居于皮下与眼结膜下,可存活15年之久。微丝蚴长250~300μm,宽6~8.5μm,多在白天10~15时于患者外周血中出现,亦曾发现于尿、痰、脑脊液中,呈昼现周期性。当中间宿主斑虻叮咬人体吸血时,微丝蚴可被吸入,约经7天在斑虻体内发育为感染期幼虫,当虻再次吸血时,感染期幼虫即自喙逸出至人体皮肤上,经吸血创口而侵入人体,在人体内约经1年发育成熟。

### (二) 流行病学

1. 传染源 患者为唯一传染源。虽然猿猴可感染罗阿丝虫另一种夜现周期型生理株,但它不能感染人体。

2. 传播途径 传播媒介为斑虻属,主要为分斑虻和静斑虻,俗称马蝇或红蝇。有报道非洲曼蚊也可能为重要传播媒介。

3. 易感人群 人对罗阿丝虫普遍易感。流行区因反复被传播性斑虻叮咬,居民存在不同程度获得性免疫力。

### (三) 发病机制

罗阿丝虫的致病阶段主要是成虫。由于虫体移行及其代谢产物引起皮下结缔组织的炎症反应,可致游走性肿块或肿胀,虫体离去,肿块随之消失,此表现最常发生在腕部和踝部,患者有皮肤瘙痒和蚁走感症状。成虫可从皮下爬出体外,也可侵入胃、肾、膀胱等器官,患者可出现蛋白尿。成虫也常侵犯眼球前房,并在结膜下移行或横过鼻梁,引起严重的眼结膜炎,亦可导致球结膜肉芽肿、眼睑水肿及眼球突出,患者常表现出眼部奇痒。

### (四) 临床表现

本病潜伏期约1年,病发时引发皮肤及眼部症状与其他一些体征。

1. 皮肤症状 成虫移行于皮下结缔组织,在罗阿丝虫病代谢产物的作用下,引起皮下组织变态反应,形成游走性肿块,可伴红、肿、热、痛、皮肤瘙痒。肿块直径5~10cm,或呈马蜂螫型游走性水肿,较硬,且有弹性。肿胀一般2~3天后消失,多见于四肢、躯干、指间、大鱼际肌部、腓肠肌部等处,阴囊部也可出现。虫体离去,肿块随之消失。在患处可于皮下摸到蠕动的条索状虫体。成虫可潜入深皮层产生微丝蚴。

2. 眼部症状　成虫常移行到眼部结膜引起结膜炎。主要症状表现有结膜充血水肿、畏光、流泪、痒感、异物感、分泌物少。无严重危害。虫体可在眼睑部皮肤引起条索状转移性肿块。丝虫可沿鼻梁皮下从一眼移行到另一眼。

3. 心脑症状　虫体侵犯心脏时可引起心内膜炎、心肌炎、心包炎。此外,微丝蚴可阻塞脑毛细血管致脑部缺氧引起中枢神经病变,还可引起末梢神经炎等。

4. 其他　部分患者由于眼部症状导致视力观察不便,由此而引起焦虑性精神症。部分患者可表现为四肢近端关节痛,有的局部肿胀,活动障碍。此外,患者还可有全身发热、荨麻疹、嗜酸性粒细胞增多的表现。

**(五) 实验室检查**

确诊可依靠从患者皮下或眼结膜下取出虫体或外周血微丝蚴阳性。外周血多有嗜酸性粒细胞增高,可高达 60% ~ 90%。间接荧光抗体试验对诊断有一定辅助作用。

**(六) 诊断**

患者有在流行区生活的历史,如来自或到过非洲的人群;典型的眼部奇痒、游走性皮下肿块伴有皮肤瘙痒等症状;球结膜下或皮下可见到虫体蠕动;外周血嗜酸性粒细胞增多。在血中或骨髓液中检出微丝蚴、眼部或皮下包块活检出成虫是确诊本病的依据。

**(七) 并发症**

本病并发症较少见。可并发脑膜脑炎,脑脊液内可找到微丝蚴。服用乙胺嗪后,垂死的微丝蚴可阻塞大脑毛细血管,引起持续性昏迷。此外,还可发生丝虫病性心功能不全、心包炎、心肌炎、心内膜炎、热带性肺嗜酸性粒细胞浸润症,蛋白尿甚至血尿等。

**(八) 治疗**

乙胺嗪对微丝蚴和成虫均有效,成人剂量为200mg,3 次/d,连服 20 天必须注意,若外周微丝蚴密度大,乙胺嗪杀死大量微丝蚴时,阻塞大脑毛细血管时,可出现脑膜脑炎综合征,严重者可引起死亡。伊维菌素和甲苯咪唑均可清除血中微丝蚴,但对成虫无作用。在皮肤上涂驱避剂(如邻苯二甲酸二甲酯)可防传播媒介斑虻叮刺,以免罗阿丝虫的感染。

**(九) 预防**

流行区普查普治以控制传染源。消灭斑虻滋生地,使用杀虫剂杀灭斑虻蛹虫。进入流行区应加强个人防护,避免斑虻叮咬史,涂用昆虫驱虫剂等。药物预防可选乙胺嗪每天 5mg/kg 连服 3 天,每个月用药 1 个疗程。

## 四、链尾丝虫病

链尾丝虫病 ( Dipetalonemiasis Streptocerca, A-cantho-Cheilonemiasis Streptocerca ) 系由链尾丝虫成虫和微丝蚴寄生于躯干皮肤所致的疾病,流行于西非和刚果盆地,借库蠓传播。链尾微丝蚴在皮肤中数量远较盘尾微丝蚴为少,其活动缓慢,无鞘,长宽为 ( 180 ~ 240 ) $\mu m \times 3\mu m$,尾端钝圆卷曲如伞柄,尾核 9 ~ 12 个,排成一纵列,伸至尾端。临床表现为与盘尾丝虫相似的瘙痒性皮疹,诊断依赖皮肤活检寻找成虫和微丝蚴。链尾丝虫成虫和微丝蚴对乙胺嗪甚敏感,每天 200mg,疗程 2 ~ 3 周即可获得治疗效果。服乙胺嗪后也可出现全身严重的变态反应 ( Mazzotti 反应 )。

## 五、常现丝虫病

常现丝虫病 ( Dipetalonemiasis Perstans , Acantho-cheilonemiasis Perstans ),系由常现丝虫成虫寄生于腹腔、胸腔、心包、肠系膜或腹膜后组织引起的疾病。成虫乳白色线状,雌雄虫长分别为 70 ~ 80mm 和 45mm,宽分别为 0.12mm 和 0.06mm。微丝蚴长宽为 $200\mu m \times 4.5\mu m$,非周期性地进入周围血液。本病通过库蠓叮咬传播,流行于南美洲和非洲,某些地区感染率在 90% 以上。常现丝虫致病力不强,可长期寄生而不产生症状,部分患者可有头晕、头痛、肢体痛、周期性瘙痒、胸腹痛、肝脾大、发热、荨麻疹、下肢和阴囊水肿、嗜酸性粒细胞增多等临床表现。严重患者可出现致死性心包炎、心力衰竭等。实验室对有积液者可穿刺抽液涂片镜检。外周血检查可见嗜酸性粒细胞增多。血液可找到微丝蚴。厚血涂片染色检查法,不但可以查到微丝蚴,而且经染色可鉴别虫种。确诊依靠血液内找到微丝蚴,后者无鞘膜,尾直,尾核伸至尾端,常呈双行。乙胺嗪和伊维菌素对常现丝虫成虫和微丝蚴作用不够满意,一般采用甲苯咪唑或甲苯咪唑和左旋咪唑联合疗法,两者每天剂量分别为 200 ~ 400mg 和 200 ~ 300mg,分次服用,疗程 10 ~ 14 天。应用呋喃嘧酮也有一定疗效,剂量同罗阿丝虫病。预防措施与其他丝虫病相似。

## 六、欧氏丝虫病

欧 氏 丝 虫 病 ( Filariasis ozzardi , Mansonelliasis

*ozzardi*）系由欧氏丝虫成虫寄生于人体腔内、脏器脂肪和肠系膜所致的丝虫病。完整雄虫尚无描述，雌虫长 65～81mm，宽 0.21～0.25mm。微丝蚴非周期性或呈隐性周期性地出现于周围血液中，长宽为（185～200）μm×5μm，无鞘膜，尾端尖细，无尾核。中间宿主为库蠓或蚋。本病流行于拉丁美洲，成虫不产生重要病变，微丝蚴亦不致病。鞘膜积液和淋巴结肿大偶见于本病。诊断有赖于周围血液中找到微丝蚴。乙胺嗪每次 6mg/kg 剂量，每天 3 次口服，疗程 10 天，对消除微丝蚴和控制症状有效；伊维菌素对微丝蚴有效。预防原则同其他丝虫病。

## 七、恶丝虫病

恶丝虫病（dirofilariasis）是由恶丝虫属（*Dirofilaria*）丝虫引起的人兽共患寄生虫病。成虫主要寄生在犬、猫等动物体内，人不是其适宜宿主，但当人被含有恶丝虫感染期幼虫的蚊虫叮咬后，亦可受到感染，引起人体恶丝虫病。恶丝虫病呈世界性分布，近年来在欧洲、美国、加拿大等地本病患者逐渐增多。在一些国家，随着淋巴丝虫病被控制和消除，恶丝虫病作为一种新现的人兽共患丝虫病的重要性正日益受到重视。

### （一）病原学

犬恶丝虫属约包含有 40 种虫种，但只有少数几种恶丝虫能感染人体，即恶丝虫、匐行恶丝虫、结膜恶丝虫和熊恶丝虫。目前报道的人体肺部恶丝虫病主要是由犬恶丝虫引起的，而人体皮下恶丝虫病主要是由匐行恶丝虫引起的。

犬恶丝虫成虫细长，呈丝线状。口无唇瓣，头部乳突不明显，食管长 1.25～1.5mm，分为前后两段，前段腺性，后段肌性。雄虫大小为（12～200）mm×0.8mm，后段呈螺旋形卷曲，尾部具有小的侧翼，有交合刺引带。虫体尾部有 4～6 对卵圆形乳突，其中 1 对位于肛孔之后，2 对指形乳突位于肛孔的侧后方，3～4 对小的圆锥形乳突接近于尾尖部，后乳突缺如。具有长短不等的交合刺 2 根。雌虫大小为（250～310）mm×1mm，卵胎生，阴门紧靠食管后。微丝蚴无鞘膜，大小为 298.1μm×7.4μm，尾部细长，体内除含有体核以外，还具有神经环、排泄孔、排泄细胞、生殖细胞、肛孔及尾核。

### （二）流行病学

1. 传染源 感染犬恶丝虫的犬是人体犬恶丝虫病的主要传染源，该传染源的分布极为广泛，凡有犬类分布的地方，几乎都有恶丝虫病犬的存在。此外，狼、猫、狐、貂、豹、浣熊等也可作为本病的传染源。人是恶丝虫的非正常宿主，幼虫在人体内很难发育成为成虫，在人体外血液中查不到微丝蚴。

2. 传播媒介 犬恶丝虫的传播媒介是雌蚊，包括库蚊、伊蚊和按蚊。

3. 易感人群 人群普遍易感，男女无差异。

### （三）发病机制

蚊体内的第 3 期幼虫进入人体后逐渐生长到一定大小，经上下腔静脉进入右心室及肺动脉。由于感染期幼虫的移行和发育，其分泌的代谢产物及虫体死亡后的分解产物，使局部组织反复发生炎症和过敏反应，虫体周围出现增生性结核样肉芽肿，中心由嗜酸性粒细胞、浆细胞、类上皮细胞和成纤维细胞组成，外被纤维结缔组织包围的结节或肉芽肿。死亡的虫体也可引起小的肺动脉栓塞和肺梗死，随后出现肺部单个结节。

### （四）临床表现

1. 犬恶丝虫病 根据恶丝虫的分布部位有不同的临床表现。

（1）肺部犬恶丝虫病：是人体犬恶丝虫最常见的临床类型。大多数患者只有单一结节，且 90% 的结节体内含有 1 条虫体，较常见的临床症状可见咳嗽、咯血或咳血痰、哮喘、胸痛或呼吸困难。全身症状包括发热、乏力、出汗及食欲减退。嗜酸性粒细胞增多者不多见。

（2）皮下犬恶丝虫病：可发生于身体任何部位，表现为浅表的皮下结节，部位固定，局部无痛痒感，病理检查可在结节肉芽肿内发现虫体断面，周围有嗜酸性粒细胞浸润，外周血嗜酸性粒细胞增多者不多见。

（3）眼部犬恶丝虫病：虫体可寄生于眼结膜下、眼前房、玻璃体及泪腺内，表现为眼睑肿胀、结膜充血、眼痛、视力障碍及泪腺肿块。有时发现结膜下有虫体蠕动。虫体位于眼前房时，在裂隙灯下可见虫体呈丝线样，在房水中卷曲扭动。

（4）心血管犬恶丝虫病：世界上仅有 4 例报道，虫体位于上下腔静脉、心脏或肺动脉内，均为尸检时偶然发现，患者生前无明显临床症状。

犬恶丝虫除可寄生在以上部位，亦可见于腹腔、大血管、腹壁、肠系膜及子宫等处，但甚为罕见。

2. 匐行恶丝虫病 匐行恶丝虫可寄生于人体引起皮下结节，感染部位常见于上下眼睑、结膜下和眶内软组织、皮下结缔组织。临床表现为扁豆大小的肿块，硬度中等，触之有弹性感。多数不出现明显炎症反应。可有轻微疼痛,位于皮下者临床上常被误诊为脂肪瘤、粉瘤等。如肿块在眼部,症状同犬恶丝虫病表现。虫体的代谢产物常引起患者的全身反应,多数患者表现为血中嗜酸性粒细胞轻度升高。

**(五)实验室检查**

1. 影像学检查 X 线检查、肺部 CT 检查可对肺部结节进行检查,其结节成像与恶性肿瘤影像学表现有一定区别;腹部 B 超可对女性患者乳房处有结节者进行检测。

2. 血清学检查 应用虫体抗原进行血清学检查可作为犬恶丝虫病的辅助诊断。

3. 活检及病理学检查 依赖外科手术或活检获得虫体进行形态学鉴定是确诊依据。

此外,除以上检测方法,随机扩增多态性 DNA 技术及同工酶技术也有助于虫体鉴定。

**(六)诊断**

1. 流行病学与临床诊断 有蚊虫叮咬史,有犬、猫等动物接触史,结合肺部结节、皮下结节、眼睑肿胀及乏力等全身症状和体征,应考虑为恶丝虫病。

2. 实验室检查 结节活检进行虫体鉴定后即可确诊。

**(七)治疗与预防**

目前报道的绝大多数恶丝虫病患者均是实施手术取出虫体,术后亦按常规剂量口服伊维菌素(150mg/kg)和乙胺嗪(2mg/kg,3 次/d,连服 4 周)进行治疗,以杀死尚未发现的虫体。预防人体恶丝虫病还要从防蚊、灭蚊,防治犬、猫丝虫病做起。

(龚国忠)

## 第二十五节 龙线虫病

龙线虫病(dracunculiasis,guinea worm infection,dracontiasis)又称麦地那龙线虫病(Guinea worm disease),是由麦地那龙线虫成虫体寄生于人体所引起的一种寄生虫病。该病在非洲及西亚、南亚等热带地区广泛流行。成虫寄生于人体深部结缔组织及皮下组织,可伸出体外。主要临床表现为慢性皮肤溃疡。

### 一、病原学

麦地那龙线虫(*Dracunculus medinensis*)成虫长圆筒形,白色、匀滑,前端钝圆,尾端较小,并向腹面弯曲。头部隆起,口呈三角形,口周有内环乳突 6 个(腹背侧各 2 个,两侧各 1 个),外环乳突 4 对。口囊短小,后接食管。食管前端为纤细的肌质,后端为长大的腺质部分。肠扁平。雌虫大小为(60~120)cm×(0.9~2)mm,雌虫的卵巢、输卵管及子宫成对,子宫内含大量第一期幼虫(杆状蚴),大小为(500~750)μm×17μm;雄虫长 12~40mm,宽 0.4mm,尾端向腹面卷曲一至数圈,尾乳突 10 对,肛前 4 对,肛后 6 对,交合刺 2 条,引带 1 条。

人及其他许多脊椎动物为该寄生虫的终末宿主,但是人是该病的唯一传染源,其他脊椎动物未证实为传染源。麦地那龙线虫的中间宿主为剑水蚤(*Cyclops*),一种小型的淡水甲壳动物,其分布广泛,可生活在各种水域中。经口感染是该病的主要感染途径。当患者病变部位接触水时,成熟雌虫受刺激,前端伸出体外,虫体破裂,部分子宫从破裂体壁或口部脱出并溃破,释出成群活跃的幼虫,幼虫在水中可生活 7 天,被中间宿主剑水蚤吞食后,即从肠腔穿过肠壁,移行至体腔内,在 25℃时经 12~14 天,二次蜕皮即具感染性。如人误饮含有感染期幼虫的剑水蚤所污染的水后,在宿主胃内经消化液的作用,幼虫从蚤体逸出,到达十二指肠。据动物实验,逸出的幼虫于 13 小时后钻入犬的肠壁,10~12 天到达肠系膜,15 天到达胸腹肌肉,21 天移行至皮下组织,于感染后的 3 个半月内到达腋窝和腹股沟区。幼虫在移行过程中进行第 3 次蜕皮,变为成虫,并行交配。雌虫的受精时间约在感染后第 3 个月。雄虫于交配后即死亡。成熟雌虫于感染后第 8~10 个月移行至宿主肢端皮下组织,虫头向外顶着皮肤,由于虫体的压力及分泌的毒素作用,局部皮肤产生丘疹,继而变成水疱破溃。虫体移行具有"向地性"(geotropism),往往前端朝向地面,朝向下肢。当患病部位与水接触时,雌虫受刺激,虫体前端自溃疡处伸出,由于内部压力大及衰老,虫前部体壁破裂,子宫从裂口脱垂而出,向水中排出大量幼虫,其数目每次可超过 50 万。宿主离开水源后,雌虫缩回皮下组织,待下次与水接触又重复此过程,直至体内全部幼虫排出,雌虫即很快死亡,并被组织吸收。

### 二、流行病学

本病在经济欠发达的热带地区,特别在西非、尼罗河谷、印度、巴基斯坦等地流行,1986 年全球有 20 个国家 350 万感染者,1.2 亿人受到感染威胁。此后世界卫生组织发起了"消除龙线虫病"(Eradication of Dracunculiasis)活动,到 1996 年发病人数降到 15 万余例,1998 年报告的病例数只有 7.8 万多例,至

2001年12月，年发病率骤降，有7个国家(喀麦隆、乍得、印度、肯尼亚、巴基斯坦、塞内加尔和也门)不再有病例报道。目前全球78%的病例发生在苏丹南部。但本病在亚洲和非洲的食肉类动物中仍广泛流行，亚洲地区如我国(1995)、日本(1986)和朝鲜(1926)均发现本病本土感染的病例。我国早在1933年就有北京犬感染本虫报道;1995年首次报道的麦地那龙线虫病患者为安徽1名男性儿童，从其腹壁皮下肿块中取出1条雌性虫体;1999年扬州市报道1只猫感染3条虫;2000年河南省又报道3只猫感染本虫。

本病好发于干旱地区，当河水断流时形成零星水潭，剑水蚤繁殖增多，非洲一些地区的居民以河水为生活用水，在洗澡、提水时，伤口内雌虫遇水排出幼虫，被剑水蚤吞服，进而发育为感染期蚴，再经口感染人体。成虫除寄生于人体外，还可寄生于犬、猫、马、牛、狼、豹、水貂、猴、狒狒、狐、银狐、浣熊等动物。上述脊椎动物可以作为储存宿主，但很少能将病原体传给人类。人是本病唯一的传染源，中间宿主为剑水蚤属(Cyclops)，其中最常见为刘氏剑水蚤(Cyclopsleuckarli)和广布中剑水蚤(Mesocyclops leuckarti)。浅水塘、水池及井水为剑水蚤习惯栖生之处。在印度及非洲某些地区，居民习惯于进入没胫的水中取水，使雌虫有机会与水接触，幼虫逸出，含有感染期幼虫的剑水蚤随水入桶，人饮后即可感染。流行区居民喜在池塘中洗澡、涉水、洗衣、漱口，因此有很多受感染的机会。有些地区习惯饮用生水，印度宗教习惯斋戒沐浴时以生水洗口，亦增加了感染机会。含感染期幼虫的剑水蚤也能从阴道侵入，由于阴道内的酸性渗出液能破坏剑水蚤，释放的幼虫可钻入邻近组织，使人感染。因此流行区居民取水及食用水的方式与本病流行有密切关系。

本病多发生于14~40岁农民，感染季节以5~9月为高，通常感染的虫数仅为1~2条，少有超过6条者。曾有报道一患者在同一时间查出56条虫体。感染本虫后，产生的免疫力不强，可重复感染。

### 三、病理和临床表现

麦地那龙线虫常侵犯的部位为四肢和躯干的结缔组织，感染期幼虫在患者体内移行和发育过程中，所在部位无任何病变。成虫成熟时，穿过结缔组织，朝下移行。85%病例的寄生部位在小腿以下(跖骨间、脚底或踝部)，但也可发生于生殖器官、臀部、上肢或背部，偶见于其他部位，在成虫移行至皮肤表面

和准备排出幼虫前，常常没有明显的临床特征，当移行至皮肤表面时，在雌虫躺伏处可见螫刺性丘疹，几日后，受损部位起水疱，水疱可大至数厘米。水疱内为黄色液体，内含单核细胞、嗜酸性粒细胞、多核粒细胞及相当数量的幼虫。水疱形成时常伴有局部瘙痒和剧烈灼痛。水疱破裂后即形成一疼痛性的表浅的溃疡，创面直径1.25~1.8cm，中央可见一微小洞孔，孔径如同普通探针头大小，有时可见成虫的部分躯体伸出洞孔。此时溃疡若与水接触，就流出含有幼虫的乳状液体。幼虫排出呈间歇性，如没有继发感染，雌虫10天左右死亡，易将其取出，溃疡4~6周时愈合。在局部病变出现时，有些患者可出现过敏症状，如荨麻疹、恶心、呕吐、腹泻、呼吸困难，甚至哮喘等，这可能系机体吸收雌虫释放的具有组胺性质的大量毒素所致。动物实验亦证实这些症状属于过敏反应，给山羊注射成虫浸出液，可产生类似症状，而注射肾上腺素可迅速消除这些症状。水疱破裂后，全身症状随之减轻。有时成虫在其到达成熟阶段前即死亡，仔细检查，可在皮下扪及一硬的盘旋的索状物，数月后可钙化。

继发感染为本病最常见的并发症。虫体若在组织内破裂，可引起严重的蜂窝织炎，并在虫体周围形成脓肿。当伸出皮肤的成虫被损伤或撕裂时，皮肤局部可发生疼痛、炎症和水肿，在皮肤溃疡处可继发葡萄球菌、链球菌感染引起蜂窝织炎，亦可感染破伤风梭状芽孢杆菌引起破伤风，这在非洲农村流行区相当常见。子宫破坏使幼虫进入邻近组织可引起闭合性无菌性病变，有时幼虫进入关节腔内引起无菌性关节炎。此外，还可引起滑膜炎、附睾炎、肌腱挛缩和关节强直。虫体若侵犯中枢神经系统，可引起截瘫。亦曾有在眼部、心脏及泌尿生殖系统发现成虫及其所引起病变的报道。

### 四、诊断

检查到虫体是确诊本病最可靠的方法。可在皮肤水疱破溃后取伤口表面液体，在低倍镜下检查运动活跃的幼虫。在流行区，如发现患者下肢皮下组织有滑动而硬的长带状虫体即应考虑本病可能，如在溃疡面洞孔查见成虫，或在洞孔排出的乳状浆液内，或在邻近组织、关节腔无菌积液中查见幼虫即可确定诊断。有时在典型丘疹形成前，患者可感觉到皮肤内的虫体，但应与皮下寄生的裂头蚴相鉴别。死亡钙化虫体依据X线平片可作出追溯性诊断。感染早期，外周血中的嗜酸性粒细胞增高，可占白细胞

总数的 13% ~ 18%,也有达 36.6%。免疫学试验尚处于探索阶段,包括虫体抗原皮内试验及荧光抗体检查,有辅助诊断意义。免疫印迹法查找抗原有特异性,可据此与盘尾丝虫病鉴别。

## 五、治疗

目前尚无预防及治疗本病的特效疫苗及药物。手术摘除皮内及深部脓肿中的成虫是唯一可靠的治疗方法。

1. 化学疗法 阿苯达唑(albendazole)15 ~ 20mg/kg,每天 2 次,服 2 ~ 3 天,或甲硝唑(metronidazole,灭滴灵)成人 400mg,每天 3 次,服 10 ~ 20 天,可迅速缓解症状,并减轻局部炎症与水肿,促进虫体自行排出或较易摘除。

2. 木棒卷虫法 本病流行地区的居民习惯采用这一行之有效的治疗方法,即将暴露的虫头端缠缚于一根小棒上,慢慢卷绕其虫体,每次可卷出 5cm 长,每天重复 1 次,约 3 周可将虫体完全卷出。若整个虫体已在皮肤内或在深部脓肿内,可采用外科手术取出。

3. 对症治疗 包括抗过敏,止痛,抗感染及破伤风抗毒素对症治疗。皮肤局部可用氢化可的松软膏涂布。

## 六、预防

预防本病应从改变社区及患者的行为习惯开始,改良卫生习惯,改进梯井结构,过滤饮用水,改变取水方式,禁饮生水等着手,在治疗患者同时,禁止患者涉水或游泳,以防止患者污染水源。煮沸或加氯消毒杀死水中的剑水蚤是避免饮水感染的简便方法。生物方法是可在有剑水蚤的水域中饲养嗜食剑水蚤的鱼类(如柳条鱼)。同时加强疫区人们健康教育,做到能自我预防、自我报告、自我积极治疗等措施。

(阮 冰)

## 第二十六节 类圆线虫病

类圆线虫病(strongyloidiasis)是粪类圆线虫(Strongyloides stercoralis)寄生于人体所引起的寄生虫病。粪类圆线虫最先由 Normand(1976 年)从越南的法国士兵(慢性腹泻)的粪便中检出。粪类圆线虫除主要感染人体外,也可寄生于猫、犬等动物体内。据 WHO 估计,全球粪类圆线虫感染的国家超过 70 个,感染人数在 1 亿以上。其幼虫经皮肤或黏膜侵入人体,多为慢性无症状感染。类圆线虫病主要表现为侵入处皮疹、移行期肺损害和肠道寄生期的腹泻。侵及肠道外各脏器的弥漫性重症病例,可危及患者的生命。

## 一、病原学

1. 形态特点 粪类圆线虫属于小杆总科(Rhabditoidea)、类圆科(Strongyloididae)线虫,有寄生期和自生期两个生活期。寄生期只有雌虫,长 2.2 ~ 2.5mm,宽 0.03 ~ 0.05mm。虫体半透明,口腔为漏斗状,食管呈长圆筒形(占体长的 1/2 ~ 3/5);尾端尖锐,肛门位于其前腹面,阴门位于中后 1/3 体长处的腹面;体内有卵巢、输卵管、子宫与阴道及阴门相连接。虫卵大小为 70μm×43μm,产出后可迅速发育成幼虫(图 29-26-1)。自生期的雄雌成虫均比寄生期的雌虫短小,虫卵与寄生期虫卵相似。

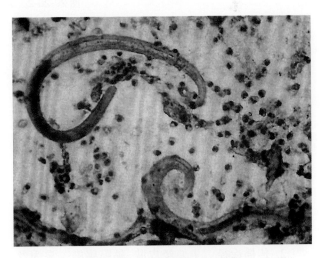

**图 29-26-1 类圆线虫幼虫形态**

2. 生活史 自生期生活在土壤中,寄生期在人体内进行(图 29-26-2)。

(1)自生期:虫卵在温暖潮湿的土壤中,经数小时即可孵化出杆状蚴,经 4 次蜕皮后发育为自生期雌虫及雄虫。环境适宜时可持续多次循环发育后,雄虫逐次减少至消失,雌虫孤雌生殖,但不能持久,虫体死亡。环境不利时杆状蚴蜕皮 2 次发育为丝状蚴。此期幼虫有感染性,进入人体内开始寄生期。

(2)寄生期:丝状蚴侵入人体后随血液循环经右心至肺,穿破毛细血管进入肺泡,沿支气管、气管移行至咽,随吞咽至消化道并钻入小肠黏膜,经 2 次蜕皮发育为成虫。雌虫常埋在肠黏膜内产卵,每条每天可产卵 50 个。经数小时即孵化出杆状蚴,在肠腔发育增长变大随粪便排出。自丝状蚴感染人体至

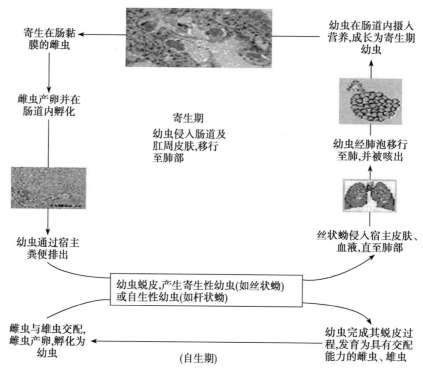

寄生在肠黏膜的雌虫

雌虫产卵并在肠道内孵化

幼虫通过宿主粪便排出

寄生期
幼虫侵入肠道及肛周皮肤,移行至肺部

幼虫在肠道内摄入营养,成长为寄生期幼虫

幼虫经肺泡移行至肺,并被咳出

丝状蚴侵入宿主皮肤、血液,直至肺部

幼虫蜕皮,产生寄生性幼虫(如丝状蚴)或自生性幼虫(如杆状蚴)

雌虫与雄虫交配,雌虫产卵,孵化为幼虫

幼虫完成其蜕皮过程,发育为具有交配能力的雌虫、雄虫

(自生期)

图 29-26-2　粪类圆线虫生活史

杆状蚴排出,至少需 17 天。还可寄生于胆管、肺、泌尿生殖系统等,随痰排出的常为丝状蚴,随尿排出的多为杆状蚴。

杆状蚴排出体外后的发育途径有两条,其一是经两次蜕皮直接发育为丝状蚴,再感染人体;其二为间接发育为自生期的成虫。

## 二、流行病学

1. 传染源　粪类圆线虫感染者,以及猫、犬等均为传染源。

2. 传播途径　主要经皮肤、黏膜感染。常为丝状蚴从污染的地面侵入皮肤或黏膜造成感染,可自身体内(肠腔内丝状蚴侵入肠黏膜进入血液循环)感染及自身体外(排出肛周的丝状蚴钻入皮肤)感染。因自身感染幼虫再次反复侵入,故部分患者离开流行区很久感染持续存在。

3. 易感人群　人群普遍易感。常以青壮年农民感染为主。感染后无明显免疫性,可反复感染。慢性基础疾病患者容易发生感染,有报道系统性红斑狼疮患者发生重度感染。

4. 流行情况　流行分布与钩虫病相似,主要在热带、亚热带地区,寒冷地区多为散发流行,广泛分布于非洲、东南亚、美洲中部及南部等地。一些国家人群感染率约30%。我国甘肃、辽宁、湖北、四川、海南、福建及台湾等地均发现病例,人群感染低于10%。但近年广西东南地区,人群感染率达 11% ~

14%,值得重视。

## 三、发病机制与病理

致病性主要由虫体对器官组织的损伤与宿主炎性反应等因素构成。机体免疫有效应答可清除虫体。慢性肠道感染可持续数年或数十年。免疫功能低下者,多器官、多系统损害可导致弥漫性病变。

肠道病变可分为 3 型。

(1) 轻型:最常见,以卡他性肠炎为主;黏膜充血,有小出血点及小溃疡;镜检可见散在充血及中等度单核细胞浸润,肠黏膜隐窝内可查见虫体。

(2) 中型:以水肿性炎症为主;肠壁增厚、水肿,黏膜皱襞减少;镜检可见黏膜萎缩、黏膜下水肿,肠各层淋巴管腔内可见幼虫。

(3) 重型:以溃疡性肠炎为主;肠黏膜部分强直,黏膜萎缩与溃疡;溃疡深者可致肠穿孔;镜检可见纤维化及黏膜水肿,肌层萎缩,肠壁各层均可见幼虫。

病变多发生于空肠上段及十二指肠,重症者胃和结肠可受累。结肠溃疡常为多发性。很少引起食管或肠穿孔致腹膜炎。幼虫可侵入心、卵巢、脑、肾脏及中枢神经系统等导致相应脏器损害。有报道出现粪类圆线虫相关性细菌样门静脉炎。

幼虫侵入皮肤可引起红斑、丘疹,并有刺痛,瘙痒可引起继发性细菌感染。幼虫在肺移行时可自毛细血管破裂逸出而引起肺泡出血、支气管细胞浸润等。

## 四、临床表现

多为慢性感染。2/3 感染者无症状,但可潜伏在体内,当疾病、营养不良或免疫抑制时,杆状蚴可迅速发育为具有侵袭力的丝状蚴而导致临床症状发作。

1. 幼虫移行症状 幼虫侵入皮肤时,大部分早期在臀部肛周或其他感染部位反复出现红斑、斑丘疹或匐行疹,线状或带状荨麻疹,伴水肿及痒感。荨麻疹蔓延快,每小时可达 10cm 左右。

2. 消化道症状 消化道病症状常较明显,可表现为腹痛、腹泻、呕吐、厌食等。大便可为水样泻,或与便秘交替出现。严重者可有血便、麻痹性肠梗阻、脱水、电解质紊乱、循环衰竭等。并发肠穿孔时引起腹膜炎表现等。

3. 呼吸道症状 少数在感染后 3~4 天,因幼虫肺部移行可有咳嗽、哮喘、低热等。严重时可发生支气管肺炎,出现呼吸困难、发绀、咯血等。

4. 其他 根据侵犯器官不同可出现相应症状,如脑膜炎、尿路感染、发热等。若合并基础疾病,如患有慢性消耗性疾病、免疫抑制者或长期使用激素的患者,可诱发丝状蚴播散性超高度感染(disseminated hyperinfection),有报道,在膜增生性肾小球肾炎基础上发生播散性粪类圆线虫病(disseminated strongyloidiasis),出现多器官组织损伤的表现,可导致全身衰竭而死亡。

## 五、实验室检查

1. 血常规检查 急性感染可查见白细胞及嗜酸性粒细胞增高;恢复期血常规检查恢复正常。严重感染时嗜酸性粒细胞正常或降低。

2. 查幼虫 取患者的大便、胃液或脑脊液等可查出幼虫,注意与钩虫丝状蚴相鉴别。大便查幼虫有直接涂片法、醛醚离心沉淀法、琼脂板孵育法及贝氏(Baermann)幼虫浓集法等。直接涂片法、沉淀法幼虫检出率分别为62%与74%。琼脂板孵育法幼虫检出率95%。贝氏浓集法幼虫检出率可达99%,方法为取粪便 20~25g 与炭末混合,置于含温水漏斗纱布上,漏斗下接平皿,幼虫在光及温度刺激下,穿过布层入水,在沉渣中可发现活动的幼虫。

3. 查虫卵 腹泻患者大便镜检可查见虫卵,但阳性率低,并应与钩虫卵相区别。

4. 免疫学检查 采用间接荧光试验、ELISA 或免疫印迹试验等检测,有辅助诊断意义。近 90% 患者存在针对丝状蚴抗原的 IgG 和 IgE 抗体,有报道称,用酶联免疫试验(EIA)检测大便幼虫敏感性超过 90%。

5. 其他检查 虫体侵入中枢神经系统,可导致脑脊液中蛋白、细胞数升高;播散至全身引起弥漫性粪类圆线虫病时,导致受损器官功能障碍,如肝功能异常等。

## 六、诊断与鉴别诊断

根据流行病学资料、临床表现和实验室检查作出诊断,查见幼虫和虫卵可确诊。本病应与其他原因所致的腹泻、肺炎、脑膜炎、尿路感染等相鉴别。

## 七、并发症

严重病例,尤其全身弥漫性粪类圆线虫病可并发休克、呼吸衰竭、支气管肺炎、败血症等。

## 八、治疗

1. 病原治疗

(1)噻苯唑:是治疗本病的有效药物,成人剂量为 25mg/kg,2 次/d,连服 2~4 天;播散性感染患者连服 5~7 天,治愈率超过 90%。不良反应可有恶心、呕吐、眩晕、思睡等,有肝肾功能不全忌用。

(2)阿苯达唑:即丙硫咪唑,用法为 400mg/d,分 2 次口服,或 400mg 顿服,连服 3~4 天,可间隔 15 天重复一疗程,治愈率可达 90% 以上。

(3)其他:还可用恩波吡维铵 50mg,3 次/d,7 天为一疗程;或甲苯咪唑 100mg/d,2 次/d,连服 4 天;或丙噻咪唑 5mg/kg 顿服。也有报道用伊维菌素(ivermectin)治疗取得效果,不良反应轻,患者耐受性较好。

2. 对症与支持治疗 重症有营养不良、贫血、水肿或脱水患者,应给予输液、输血(红细胞等)、纠正水电解质失衡;防治呼吸衰竭,控制继发感染及抗休克等。

## 九、预防

主要措施包括:治疗确诊的患者;使用肾上腺皮质激素类或免疫抑制剂之前,常规粪类圆线虫检查,发现无症状感染者并给予治疗;杀虫治疗期间应停用激素及免疫抑制剂。同时对家畜、犬、猫等进行检查与治疗。管理好粪便和水源。做好个体皮肤防护,避免发生自身感染等。

(唐 红)

## 第二十七节　毛圆线虫病

毛圆线虫病（trichostrongyliasis）是由毛圆线虫（Trichostrongylus）寄生于人体十二指肠及空肠引起的人兽共患寄生虫病。轻者临床症状多不明显或无自觉症状。严重者可有类似钩虫病表现，出现贫血、营养不良及胃肠功能紊乱等。毛圆线虫病常与钩虫病混合存在。

### 一、病原学

寄生于人和哺乳动物的毛圆线虫有 30 多种。其中感染于人体的有东方毛圆线虫（T. orientalis）、艾氏毛圆线虫（T. axei）、短毛圆线虫（T. breuis）、蛇形毛圆线虫（T. colubriformmis）、枪形毛圆线虫（T. probolurus）、斯氏毛圆线虫（T. akrjabina）和透明毛圆线虫（T. vitrinus）等 10 余种。我国人体感染的主要是东方毛圆线虫、蛇形毛圆线虫及枪形毛圆线虫。毛圆线虫属虫体细如汗毛，淡白色透明，角皮有明显的横纹，尖端圆钝。东方毛圆线虫成体纤细，无色透明，角皮具不明显的横纹，口囊不显著，咽管圆柱状，为虫体长的 1/7～1/6，雄虫长 4.3～5.5mm，宽 0.072～0.079mm。尾端有交合伞，由左右两叶组成。腹肋细小，侧腹肋及中腹肋粗大，后侧肋狭小，外背肋略呈"S"形。有短粗交合刺一对，末端有小钩。雌虫长 5.5～6.5mm，宽约 0.07mm，尾端稍尖呈锥形，阴门位于虫体后的 1/6 处，子宫内含卵 5～15 个。虫卵为椭圆形，大小为（80～100）μm×（40～47）μm，卵壳薄，透明无色，与钩虫卵相似。

成虫主要寄生于胃下部及十二指肠，其次是空肠。雌虫产卵，随粪便排出体外后，虫卵在外界适宜温度、湿度的土壤中发育，孵出幼虫，经 2 次蜕皮后发育为感染期幼虫。感染期幼虫可以随食物达胃肠，经第 3 次蜕皮后侵入小肠黏膜下层，经过 4 天后幼虫自黏膜层逸出，进行第 4 次蜕皮，其后头端插入黏膜，附着于肠壁发育为成虫。雌虫一般于 20～30天内发育成熟产卵。毛圆线虫除寄生于人体外，也可寄生于绵羊、马、牛、驴、骆驼及兔等反刍动物。

### 二、流行病学

1. 传染源　牲畜为主要传染源，患本病的牛、羊、马等牲畜粪便经常排出毛圆线虫卵。患者粪便未经无害化处理也是重要的传染环节。

2. 传播途径　人体常经污染的食物及水源而感染。

3. 易感人群　人群普遍易感，以农民为多，尤其是牛、羊、马等牲畜的饲养者，感染的机会及患病者较多。

4. 流行情况　本病在埃及、伊朗、伊拉克、印度、日本、巴基斯坦、朝鲜及苏联等地均有地方性流行。我国重庆市潼南、合川、铜梁区农村东方毛圆线虫感染率分别为 50%、42.6% 及 28%，福建省寿宁县13.3%，江苏、台湾、上海、沈阳、抚顺、辽阳、南昌、武汉、大同等省市均有感染，蛇形毛圆线虫在潼南、合川、铜梁区也可见到。动物毛圆线虫感染呈世界性分布，我国西藏、甘肃、宁夏等牧区的牛、羊、马、骆驼等牲畜感染率高。宁夏中卫市的绵羊、山羊的蛇形毛圆线虫感染率分别为 85% 及 65%，枪形毛圆线虫感染率分别为 65% 及 60%。

### 三、临床表现

预后及临床症状轻重主要取决于感染程度及宿主营养状态。感染轻者可无明显症状，严重感染者可有乏力、头昏、失眠、易疲劳，常有不同程度的食欲减退、腹胀、腹痛和腹泻等表现。大量成虫吸血可出现贫血，如与钩虫病合并者贫血常较为严重。嗜酸性粒细胞增加，常不超过 10%～30%。有文献报道，本病可有骨质疏松和血清碱性磷酸酶（ALP）减少。

### 四、诊断和鉴别诊断

1. 诊断依据

（1）流行病学资料：在流行区，有饲养牛、羊、马等牲畜，或接触病牲畜粪便，或进食病牲畜污染的食物及水源，对诊断具有重要的参考意义。

（2）临床表现：可有乏力、失眠、易疲劳，尤其是不同程度的食欲减退、腹胀、腹痛和腹泻，或出现贫血等，如具有流行病学史，则毛圆线虫病的可能性较大。

（3）实验室检查：粪便查获毛圆线虫病虫卵即可确诊。可采用大便直接涂片，或沉淀法、漂浮法提高检出虫卵阳性率。大便培养出幼虫更是确诊的依据。临床高度疑似病例，如十二指肠引流液查见毛圆线虫病虫卵即可确诊。

2. 鉴别诊断　毛圆线虫常与钩虫混合感染，因两者临床表现相似，故本病与钩虫病的临床鉴别有时较为困难。两者主要根据虫卵的下列特点进行区别：①东方毛圆线虫的虫卵较钩虫卵大；②毛圆线虫的虫卵为长椭圆形,两端大小不同,长径超过横径2倍;③钩虫卵为椭圆形,两端大小几乎相等,长径不及横径2倍;④毛圆线虫卵壳较钩虫卵壳稍厚,两端有类新月状空隙,内含10~20个卵细胞;⑤钩虫卵的卵膜与卵壳不密集,无新月形空隙,其内含卵细胞仅2~8个。

## 五、治疗

1. 驱虫治疗 抗毛圆线虫的药物与钩虫基本相似,常用阿苯达唑(albendazole)、甲苯咪唑或双羟萘酸噻嘧啶(pyrantel pamoate)等药物。阿苯达唑用法为,成人剂量400mg,顿服,共2~3天,治愈率可达97%;不良反应有恶心、呕吐、头昏、失眠、口干、乏力等,其程度轻,无须处理;孕妇、哺乳期妇女禁用;有癫痫史者慎用本品。双羟萘酸噻嘧啶成人剂量为10~20mg/kg,睡前顿服,连服2~3天;有效率可达90%以上;可出现不同程度消化道症状,或头痛、眩晕及嗜睡等不良反应;冠心病、溃疡病、急性肝肾功能不全及活动性肺结核等患者慎用本品。

2. 对症治疗 对贫血明显者,可给予铁剂治疗。如硫酸亚铁,0.3~0.6g,每天3次,疗程为3~8周。可同时服维生素C 100mg,每天3次,或10%稀盐酸0.5~2ml(加水至10ml),每天3次,以利铁剂吸收。服铁剂时禁饮茶。

## 六、预防

认真做好粪便管理工作,人、畜粪均应进行无害化处理;注意个人卫生,搞好环境卫生;及时治疗患者和带虫家畜,控制传染源。

(唐 红)

## 第二十八节 广州管圆线虫病

广州管圆线虫病(angiostrongyliasis)是由广州管圆线虫(*Angiostrongylus cantonensis*,AC)的幼虫寄生于人体的一种疾病。临床上较常发生在内脏,尤其是中枢神经系统感染,表现为嗜酸性粒细胞增多性脑脊髓膜炎或脑膜脑炎,导致发热、头痛、呕吐、抽搐、昏迷等临床表现。

广州管圆线虫是寄生于鼠类肺动脉及右心内的线虫,1933年陈心陶教授首次在广州黑家鼠及褐家鼠体内发现,并命名为广州肺线虫(*Pulmonema cantonensisn sp.*)。1946年由Dougherty最后命名为广州管圆线虫。

## 一、病原学

广州管圆线虫成虫呈细线状,雌雄异体,大小为(20~40)mm×(0.3~0.6)mm,雌虫较大。两端略尖。尾部有生殖孔或肛门开口。虫体生活时呈半透明状,由于充满红色血液,与带有虫卵之子宫交错排列,使虫体前1/3~4/5部分呈现红白相间的螺旋形花纹。

在终宿主黑家鼠、褐家鼠及多种野鼠体内,雌、雄成虫交合后产卵,虫卵进入鼠肺毛细血管,第一期幼虫孵出后穿破肺毛细血管进入肺泡,沿呼吸道上行至咽部,再吞入消化道,随粪便排出体外。第一期幼虫体长0.25~0.29mm,在体外潮湿或有水的环境中可活3周,但不耐干燥。当它被吞入或主动侵入中间宿主(陆生螺类、淡水螺类或蛞蝓等)体内后,约经1周蜕皮为第二期幼虫。2周后经第2次蜕皮发育成为第三期幼虫,即为感染期幼虫,对人体有较强的感染力。鼠类等终宿主因吞入含有第三期幼虫的中间宿主、转续宿主以及被幼虫污染的食物而被感染,第三期幼虫在终宿主的消化道内,穿肠壁进入血液循环,经肝、肺、心至全身各个器官,但多数幼虫沿颈总动脉到达脑部,在感染后4~6天和7~9天先后在脑部经2次蜕皮发育为第四期幼虫,即幼龄成虫。幼龄成虫经静脉回到肺动脉,继续发育为第五期幼虫及成虫。

人多因生吃含有第三期幼虫的淡水螺肉而被感染。生吃淡水鱼类、虾类、蟹类、蛞蝓(*Philomycus*,俗称鼻涕虫)亦有可能获得感染。有的患者甚至因进食被广州管圆线虫第三期幼虫污染的菜品而感染。第三期幼虫可侵入人体小肠组织,进入血液循环系统,随血流到达肺、脑、肝、脾、肾、心、肌肉、眼睛等各种器官组织,引起广州管圆线虫病。在人体中幼虫通常留在中枢神经系统,不在肺血管完成其发育。但也有在人肺动脉检获到大量雌雄成虫并形成成虫栓的个案报道。

鱼、虾、蟹、蛙如摄食带有第三期幼虫的螺类,幼虫可进入其肌肉内长期存在,因此,这些宿主可携带第三期幼虫,称为转续宿主。

## 二、流行病学

1. 传染源 广州管圆线虫可寄生于几十种哺乳动物,包括啮齿类动物、犬类、猫类等,尤其是以寄生在褐家鼠体内最普遍。2009年调查发现,台湾鼠类感染广州管圆线虫的比例为16.8%。在广东,50

多年前就已在褐家鼠、黑家鼠和一些未定种的鼠类查出该虫;在海南,黄毛鼠、海南鼩鼠和褐家鼠都是本虫的自然宿主。说明广州管圆线虫主要寄生在鼠类,鼠类是最主要的传染源。

2. 传播媒介　传播媒介包括本虫中间宿主的软体动物与转续宿主的脊椎动物。

(1)中间宿主:包括褐云玛瑙螺,同型巴蜗牛,中华圆日螺和蛞蝓等。主要中间宿主是褐云玛瑙螺,其体内第三期幼虫感染率和感染度均较高。福寿螺目前已成为中国大陆地区广州管圆线虫最重要的中间宿主。

(2)转续宿主:包括蛙、蟾蜍、咸水鱼、淡水鱼、蟹、淡水虾、陆栖蜗牛和海蛇等。

3. 传播途径　人受感染的途径主要是经口到达消化道。感染方式有:①吃生或半生的软体动物或上述转续宿主动物;②徒手制备上述食物后不洗手可感染第三期幼虫;③因食入滋生在未充分清洗的莴苣上的小蛞蝓而感染;④饮用含有从死亡软体动物逸出的第三期幼虫的生水;⑤感染性幼虫直接侵入皮肤亦有可能使人受到感染。

4. 人群易感性　人群普遍易感,广州管圆线虫在动物尤其是鼠类间传播的地区,人群的感染和该病的流行决定于该幼虫进入人体的概率,与虫株、传染源、中间宿主、转续宿主等生物因素无明显关系。

5. 流行特征　本病广泛存在于亚洲太平洋中部与东南亚的热带及亚热带地区(如日本、夏威夷群岛、马来西亚、菲律宾、泰国、越南等),有时散在发病,有时暴发流行。迄今已报道3 000多例广州管圆线虫病病例,因许多临床医生对此病认识不足,因而估计实际病例远远多于此。虽然全世界各地均有该病报道,但主要流行于东南亚地区,泰国是该病的重灾区,到目前为止,泰国已报道约1 500例病例。中国大陆共出现9次广州管圆线虫病暴发流行,最为严重的是2006年北京的局部暴发流行,感染病例数达160例,超过了以往大陆报道病例数的总和。

## 三、发病机制与病理

人体内主要病变集中于中枢神经系统,特别是在小脑、脑桥及延髓部,亦可见于颈部及额部大脑内。引起嗜酸性粒细胞增多性脑膜脑炎或嗜酸性粒细胞增多性脑脊髓膜炎,以脑脊液中嗜酸性粒细胞显著升高为特征。主要病变是由虫体移行和死亡虫体引起的组织损伤及炎症反应。①血管反应:脑部血管扩张,尤以蛛网膜下腔中的静脉为甚,有时出现静脉栓塞;②嗜酸性炎症反应:虫体周围常有大量嗜酸性粒细胞浸润,甚至形成嗜酸性肉芽肿;③肉芽肿反应:在死虫周围,有单核细胞及巨细胞聚集,还有淋巴细胞及浆细胞浸润。另一特征性病变是脑实质内有微型空洞与虫移行隧道,伴有脑组织的破坏、细胞浸润和小出血灶。

次要受侵的部位是肺。国内报道一例死于广州管圆线虫的11个多月女婴,发现其病变特点不同于有关文献:①左右肺动脉及其分支内有数百条成虫并形成虫栓;②肺组织内形成以钙化的异物巨细胞为中心的肉芽肿;③肺及脑膜的肉芽肿内嗜酸性粒细胞很少。

## 四、临床表现

### (一)潜伏期

约2周,国外资料平均16天。患者的临床表现及严重程度与摄入虫体的数量、幼虫移行途径有关。

### (二)前驱期

大多数发病较急,少数起病较缓慢。病程早期患者多有持续性或间歇性发热,体温多在38~39℃,一般起病后数天即降为正常,但少数患者可持续数周甚至数月。前驱期症状不明显,患者可有头痛、头晕、乏力、腹痛、腹泻,但症状不重。少数轻症病例在本期可自愈。

### (三)急性期

发热,头痛加重,头痛为最常见和主要的症状,大多数患者有较严重的头痛,一般在起病后3~13天出现,部位多在额部,其次为颞部或枕部,也可同时出现于几个部位。头痛多属间歇性,持续数分钟至十几分钟,但也有长达数小时。头痛常在发作数次后自行停止,但也有延续至4~6周者。一些患者可有颈部强直感,查体时发现颈部强直。部分患者可出现眼部的症状,包括畏光、眼肌麻痹、一侧视力障碍、失明等。部分患者可有各种部位(如头、躯干或四肢)的各种类型的感觉异常(如烧灼、麻木、刺痛等)。恶心、呕吐也很常见,开始为喷射性,多在1周后逐渐减轻至消失,也有延至3周者。有时可有暂时性面部或肢体麻痹及各种病理反射。有的患者可有间歇性嗜睡或昏睡,常与头痛同时存在,随头痛减轻而好转。少数患者可表现为昏迷,为病情凶险的征兆。头痛、颈项强直感,可伴有恶心、呕吐、皮肤感觉异常(如麻木、疼痛、针刺感、烧灼感等)为本病特征性表现。常正山等于1997年报道一例24岁患者,有生吃螺的习惯,症状有持续性头痛,精神异常,两侧瞳孔不等大,两眼内斜,颈强直,凯尔尼格征及巴宾斯基征均阳性,两下肢瘫痪,外周血嗜酸性粒细胞14%,抽取脑脊液检获2条白色广州管圆线虫虫体,经用阿苯达唑等药物治疗后出院。其他尚可有咳嗽、腹痛、便秘、腹泻、肢体无力或肌肉抽搐等。约50%患者可出现肝大。

此期因病情轻重而异,轻型病程在1周左右,中型、重型可持续1周至2个月,甚至更长时间。

**(四)恢复期**

患者临床症状减轻,逐渐康复。本期可持续数周。一些客观指标(如嗜酸性粒细胞计数、脑脊液压力、头颅 MRI 阳性表现、肺部阴影等)以及轻度感觉异常等可能持续更长时间。

**(五)临床分型**

1. 根据病情轻重

(1)轻型:症状少而轻,仅有头痛、低热或局部感觉异常等症状。病程较短,可在数天内自愈。

(2)中型:有发热,严重头痛,颅内压明显升高,同时有其他神经系统或其他部位症状。

(3)重型:除中型临床表现外,尚有持续性高颅内压;有脑部、肺部定位性损坏造成的相应表现;可有意识丧失、昏迷等表现,严重者可致死。

2. 根据病变部位

(1)脑膜炎型。

(2)脑炎型。

(3)脊髓膜炎型。

(4)脊髓型。

(5)其他:肺型、眼型等。

临床上常见(1)~(4)的混合型。

## 五、预后

绝大多数患者预后良好,极个别感染虫体数量多者病情严重可致死或留有后遗症(如失明、智力障碍、神经根性感觉异常或减退等)。

## 六、并发症

本病可出现急性感染性多发性神经根炎,即吉兰-巴雷综合征(Guillain-barre syndrome),表现为弛缓性瘫痪逐渐发生,呈上行性及对称性,伴感觉障碍。此外尚可发生脑神经损害,单侧肢体瘫痪和脑积水等并发症。

## 七、实验室检查

1. 非特异性检查

血常规检查:白细胞总数可在正常范围,但以轻度升高为多,常超过 $10 \times 10^9/L$。嗜酸性粒细胞增多,占8%~37%,常多于5%。

脑脊液检查:外观清凉或稍黄浊,白细胞数升高,达$(50 \sim 1\,400) \times 10^6/L$,多核细胞与单核细胞大致各半,嗜酸性粒细胞占 10%~62%,蛋白质正常或升高,0.27~1.09g/L,糖和氯化物多在正常范围。

头颅影像学检查:CT 与 MRI 可发现脑组织中有斑片状改变,面积为 $0.5 \sim 1cm^2$,边界模糊,不整。

胸部 CT 检查:肺组织中常有小结节病灶,多散在分布于两肺的周边部,小结节周围呈磨砂玻璃样浸润性改变。

2. 特异性检查

镜检病原体:可在患者的脑脊液中发现广州管圆线虫的第四或第五期幼虫,检出率为10%~44%。曾在1例2岁患儿的脑脊液中检出44条之多。肉眼观察呈淡黄白色细棉线状,长1.3~4.5cm。用显微镜观察可见雄虫外观黑白相间,尾端略向腹部弯曲,交合伞对称,呈肾形。雌虫尾端呈斜锥形。虫体角质表皮透明光滑,可见微细横纹,头端略圆,前端有口囊,可见较短食管,可见神经环、排泄孔。尾端较细长,略呈斜锥形。有时,可在雌虫的子宫内看见单细胞虫卵。

T 特异性抗原检测:以广州管圆线虫蚴制成抗原,免疫小鼠,分离其脾细胞,用细胞融合、克隆技术制备单克隆 IgG 抗体。用 ELISA 检测患者脑脊液及血清中广州管圆线虫蚴的可溶性抗原。阳性可作为辅助诊断依据。脑脊液中广州管圆线虫蚴的可溶性抗原检出率高于血清中的检出率。在我国台湾地区,有研究人员将广州管圆线虫蚴分子量为 91kDa 的可溶性抗原免疫小鼠,制备单克隆抗体,用于 ELISA 检测脑脊液和血清中广州管圆线虫蚴的抗原。结果显示,在35例临床上诊断为广州管圆线虫性脑膜脑炎的患者中,脑脊液检测阳性率 100%,血清检测阳性率 89%(31/35),而且脑脊液的平均滴度较血清高。

特异性抗体检测:①间接荧光抗体试验,用广州管圆线虫的蚴或成虫切片制成抗原载玻片,加入适当稀释度的患者血清后孵育,冲洗后加入用荧光素标记的动物抗人 IgG 或 IgM 抗体,孵育、冲洗后用荧光显微镜检查。结果显示,于感染后2周的特异性抗体检出率已达90%以上,感染后4周则均呈阳性。血清中特异性 IgM 抗体阳性提示为新近感染。血清中特异性抗体检测可作为本病的辅助诊断。②ELISA,用广州管圆线虫蚴或成虫经超声波碎裂制成可溶性抗原,检测患者血清中特异性抗体。本检测方法已较成熟,被认为是一种可用于临床病例诊断的简便、快速、特异性强的检测方法。经改良的检测方法有斑点 ELISA、生物素-亲和素 ELISA、免疫酶染色试验等。用 ELISA 检测患者血清中特异性抗体是目前临床实验室中最常用于本病诊断的免疫学方法。

## 八、诊断与鉴别诊断

### （一）诊断标准

1. 流行病学史　近期进食了生的或不熟的螺肉；进食了生的或不熟的转续宿主（鱼、虾、蟹、蛙、蛇等）的肉；吃了未清洗干净的蔬菜。

2. 临床表现　起病较急，有（或无）发热、头痛（程度较重）、颈项强直感等症状，可伴有恶心、呕吐，以及不同部位的皮肤感觉异常（如麻木、疼痛、针刺感、烧灼感等）；或有面部或肢体麻痹、畏光、复视等表现。

3. 血常规检查　嗜酸性粒细胞的百分比和绝对值增高。

4. 脑脊液检查　压力多增高，脑脊液内嗜酸性粒细胞增多。

5. 免疫学检查　广州管圆线虫抗体或循环抗原阳性可作辅助诊断。

6. 影像学检查　肺部 X 线检查及 CT 检查或头颅 MRI 如有前述阳性所见可支持诊断。

7. 病原学检查　如在脑脊液内或眼内等部位查见本虫幼虫或成虫，可作病原学诊断。

本诊断标准中，具备第 1～4 项可作出临床诊断，具备第 7 项为病原学确诊，第 5 及第 6 项为辅助诊断项目。

### （二）鉴别诊断

1. 曼氏裂头蚴病　发病前患者局部贴敷蛙肉或进食未煮熟的蛙、蛇、鸟或猪肉，较常出现发热、皮疹，多有皮下游走性肿块。皮下结节活检可发现较多嗜酸性粒细胞和曼氏裂头蚴。头颅 CT 可发现占位性病变。血液中白细胞增多，嗜酸性粒细胞比例升高。血清中抗曼氏裂头蚴 IgG、IgM 抗体阳性。

2. 斯氏狸殖吸虫病　发病前患者有进食未煮熟的淡水虾、蟹、鱼肉史，出现发热、皮疹、咳嗽、胸痛、吐血丝痰，少有皮下游走性肿块。胸部 X 线检查可发现肺部有片状或条索状病变。血液中白细胞增多，嗜酸性粒细胞比例升高。血清中抗斯氏狸殖吸虫蚴 IgG、IgM 抗体阳性。

3. 犬弓首线虫病　发病前患者常有与狗密切接触史，较常出现发热、皮疹、胃纳减退、疲乏、右上腹隐痛等，少有皮下游走性肿块。发热多为 37.5～39℃，常呈间歇热型。超声诊断仪检查可发现肝内有片状或条索状病变。数天后可发现肝内的病变部位已发生了移动。血液白细胞增多，嗜酸性粒细胞比例明显升高。血清中抗犬弓首线虫蚴 IgG、IgM 抗体阳性。

4. 棘颚口线虫病　发病前有进食生的或未煮熟的淡水鱼、龟、蛙、鸡等肉类史。皮肤棘颚口线虫病患者出现皮下游走性肿块，可伴发热、荨麻疹、瘙痒等，内脏棘颚口线虫病患者则出现肺、眼、脑、肝等器官病变的相应临床症状和体征。外周血白细胞总数轻度升高，嗜酸性粒细胞比例增高，血清中特异性抗体阳性有助于本病诊断。皮下肿块组织活检病理检查为嗜酸性肉芽肿，若发现棘颚口线虫蚴则可明确诊断。

## 九、治疗

### （一）一般治疗

患者应卧床休息，给予清淡、易消化的饮食，按病情需要适当给予输液，以补充维生素、电解质和葡萄糖。对昏迷患者应加强护理，防止压疮和吸入性肺炎。

### （二）对症治疗

于病原治疗期间同时应用肾上腺皮质激素可明显减少由治疗药物引起的不良反应，如剧烈头痛、喷射性呕吐、癫痫大发作等。常用地塞米松（dexamethasone）10mg/d，连用 3～5 天后改为 5mg/d，并按治疗反应情况逐渐减量至停用。总疗程为 8～20 天。

当患者出现烦躁不安，剧烈头痛、喷射性呕吐、血压升高、心率变慢、双侧瞳孔不等大、对光反应迟钝等颅内高压时，应及时应用 20% 甘露醇注射液，1～2g/kg，静脉注射或快速静脉滴注，必要时可于 4～8 小时后重复应用，以降低颅内压，防止脑疝的发生。

### （三）病原学治疗

阿苯达唑对本病有良好疗效。成人 400mg/d，连服 6～10 天。儿童患者酌情减少剂量。为了减轻于治疗时可能诱发的不良反应，有人主张 200mg/d，连服 3～5 天后改为 400mg/d，再服 5～7 天，总疗程为 10 天。

### （四）治疗中的具体问题

1. 凡眼部有虫者，应先经眼科医生治疗后，再行杀虫治疗。

2. 颅内压过高者，须先行降颅内压治疗，待颅内压下降至一定水平后再行杀虫治疗。杀虫治疗结束后颅内压仍高者须继续降颅内压治疗。并酌情应用肾上腺皮质激素。

## 十、预防

1. 大力开展卫生宣教工作,增强群众自我保护意识。

2 切忌生食或食入未做熟的螺肉。

3. 在流行区亦应避免生食或食入未熟的转续宿主(鱼、虾、蛙、蛇等)的肉;被螺及软体动物爬过的蔬菜,食前要充分洗净。

4. 从事螺肉加工的人员,更要避免污染。

5. 食品管理部门要加强对螺类食物的监测和管理。

6. 加强灭鼠工作。

（高志良　舒　欣）

## 第二十九节　棘颚口线虫病

棘颚口线虫病(gnathostomiasis)是我国较为少见的一种幼虫移行症,病原体为棘颚口线虫(Gnathostoma spinigerum)的第三期幼虫。临床上以移行性皮下肿块、血液嗜酸性粒细胞增多为特点。此外,棘颚口线虫的第三期幼虫还可侵犯深部组织和器官,如脑、肺、眼、肝、肾等,引起内脏棘颚口线虫病。

### 一、病原体

棘颚口线虫的成虫呈鲜红色,稍透亮,有光泽,雄虫长度为11~25mm,雌虫较长,为25~54mm,呈圆线状,头部呈半球形,表面有4~8圈小钩,颈部狭窄,体前半部和近尾端有许多小皮棘。成虫寄生在终宿主猫、狗的胃黏膜内,形成肿块,从粪便中排出虫卵。虫卵呈椭圆形,大小约为$40\mu m \times 70\mu m$,较小的一端有帽状透明塞。虫卵在水中孵出第一期幼虫,被第一中间宿主剑水蚤吞食后,经7~10天发育为第二期幼虫,当剑水蚤又被第二中间宿主鱼、蛙、蛇、龟、鳝、泥鳅等吞食后,经1个月左右即可发育为第三期幼虫。当转续宿主,如鸡、鸭、猪、虎、豹、狼等吞食受感染的第二中间宿主时,第三期幼虫可在其胃内脱囊,并穿过被感染动物的胃肠壁,移行至肝脏、肌肉和结缔组织内,但不能发育为成虫。若为适宜的终宿主,如猫、狗,则第三期幼虫可在其胃黏膜下形成肿块,并经6~8个月发育为成虫。雌、雄成虫交配产卵,虫卵从胃腔、肠腔向下移行,随粪便排出体外。从感染至虫卵在终宿主的粪便中出现,一

般需经8~12个月。人类常因进食生的或未煮熟的含有第三期幼虫的淡水鱼类而获得感染。然而,人类不是棘颚口线虫的适宜终宿主,故感染的棘颚口线虫只能停留于第三期幼虫阶段,在人体内游走不定。其寿命可达数年,长者可达10年以上。

在我国,除发现有棘颚口线虫外,还发现有刚棘颚口线虫(Gnathostoma hispidum)和杜氏颚口线虫(Gnathostoma doloresi)。它们亦可引起类似的蠕虫蚴病。

### 二、流行病学

1. 传染源　棘颚口线虫的第一中间宿主剑水蚤、第二中间宿主(淡水鱼类)、转续宿主(鸡、鸭、猪等)和终宿主(猫、狗)等都是本病的传染源。被棘颚口线虫蚴感染的人只能充当转续宿主,不会再感染他人,故人不是本病的传染源。

2. 传播途径　人因进食生的或未煮熟的含有棘颚口线虫第三期幼虫的淡水鱼、蛙、蛇、鸡等肉类而获得感染。

3. 人群易感性　人群对本病普遍易感。

4. 流行特征　本病主要流行于东南亚的地区和国家,如菲律宾、马来西亚、印度尼西亚、老挝、柬埔寨、越南、缅甸。在斯里兰卡、印度、日本和中国等也有流行。此外,南美洲的某些国家,如墨西哥、厄瓜多尔等亦有病例报道。有喜欢吃生的或未煮熟鱼、虾、肉类习惯地区的居民发病率较高。

### 三、发病机制和病理

棘颚口线虫的第三期幼虫在胃内经消化脱囊释出后,穿过胃壁,移行至肝脏与其他组织内。人类不是本虫的适宜终宿主,只能成为转续宿主,幼虫在人体内不能发育为成虫,只能在人体内长期移行而造成组织损害和病变。感染的幼虫多为1条,但亦有数条者。病理变化为寄生虫性肉芽肿,由嗜酸性粒细胞、成纤维细胞、组织细胞与巨噬细胞组成。幼虫在组织中移行时,除产生机械性损伤外,还能分泌、排泄一些对人体有毒性作用的物质,诱发机体产生中毒与变态反应,从而加重病理损害。

### 四、临床表现

患者于感染后24~48小时可出现低热、全身乏力、荨麻疹、恶心、呕吐、上腹部疼痛等症状。按棘颚口线虫蚴在人体内移行的部位差异可分为皮肤棘颚口线虫病和内脏棘颚口线虫病两种临床类型。

1. 皮肤棘颚口线虫病　大多在感染后 3~4 周幼虫在皮下组织中移行产生症状与体征。最常见的体征是局部皮肤出现移行性肿块，可呈间歇性出现。每次出现可持续 1~2 周。局部皮肤呈非凹陷性水肿，伴疼痛、瘙痒或红斑。移行的路径可有色素沉着。随着病程延长，发作次数可减少，症状亦减轻，发作时间缩短。本病有时表现为匐行疹、皮肤结节或脓肿。偶有幼虫可自行钻出皮肤。

2. 内脏棘颚口线虫病

（1）肝脏病变：幼虫移行至肝脏可引起右上腹隐痛或胀痛，肝大。常伴食欲减退、恶心、疲乏等症状。

（2）中枢神经系统病变：以神经根-脊髓炎、脑膜脑炎和蛛网膜下腔出血较为多见。若幼虫移行至脊髓腔，则可刺激神经根引起剧烈疼痛伴烧灼感。数天后出现肢体瘫痪或轻瘫。瘫痪以截瘫为主，伴尿潴留。若幼虫钻入头颅内，可引起脑膜、脑组织病变，出现剧烈头痛、喷射性呕吐、意识障碍、脑神经瘫痪或肢体瘫痪。幼虫钻入蛛网膜下腔易造成出血，患者表现为突然剧烈头痛、呕吐、脑膜刺激征、脑脊液呈血性而含有较多嗜酸性粒细胞。本病病变常较广州管圆线虫蚴病重，病死率亦较高，后遗症亦较常见。

（3）肺部病变：常于皮肤棘颚口线虫病持续数月或数年后发生，出现咳嗽、胸痛、气促与咯血，可致胸腔积液或积血。偶尔虫体可随痰被咳出。

（4）眼部病变：可引起外眼病变与眼内病变。前者表现为眼眶周围炎，出现眼痛、流泪、怕光、眼球周围红肿等。后者表现为虹膜炎、前房或玻璃体出血、视网膜脱离等。严重者可致失明。用眼裂隙灯检查可在结膜下、前房或玻璃体中发现棘颚口线虫蚴。

（5）胃肠病变：幼虫寄生于肠壁中，形成肠壁肿块，可致不完全性肠梗阻，出现腹痛、腹胀、腹泻、便血、呕吐等症状，偶可在腹部扪及包块。

（6）泌尿系统病变：较少见，幼虫偶可穿过膀胱组织，随尿液排出，此时可出现血尿、排尿异物感。

## 五、并发症

棘颚口线虫蚴穿破皮肤可继发细菌感染，进入中枢神经系统可致癫痫、肢体瘫痪和脑疝等，进入眼球可发生眼底出血、玻璃体混浊、视网膜脱离和失明等。

## 六、诊断

1. 流行病学资料　病前患者有进食生的或未煮熟的淡水鱼、龟、蛙、鸡等肉类史。

2. 临床表现　皮肤棘颚口线虫病患者出现游走性皮下肿块，可伴发热、荨麻疹、瘙痒等。内脏棘颚口线虫病患者则出现肺、眼、脑、肝等器官病变的相应临床症状与体征。患者可同时存在皮肤棘颚口线虫病与内脏棘颚口线虫病。

3. 实验室检查资料　外周血白细胞总数轻度增多，嗜酸性粒细胞比例常明显升高。皮下肿块组织活检病理检查为嗜酸性肉芽肿。若能发现棘颚口线虫蚴则可明确诊断。以棘颚口线虫第三期幼虫作为抗原，用 ELISA 等免疫学方法检测患者血清中特异性抗体有助于本病诊断。然而，免疫学研究已发现棘颚口线虫蚴与广州管圆线虫蚴有部分交叉免疫原性。

## 七、鉴别诊断

1. 广州管圆线虫蚴病　发病前有进食未煮熟的淡水螺史，较常引起中枢神经系统病变，常以持续性头痛、全身酸痛、食欲下降、恶心、呕吐、精神异常为主要临床表现，头痛剧烈而脑膜刺激征则常较轻。部分患者可出现发热、皮疹、局部皮肤痛觉过敏、胸痛，以及表情淡漠、肢体瘫痪、病理反射、视力减退、脑神经损害征，嗜睡与昏迷等脑膜脑炎表现。血清中抗广州管圆线虫蚴 IgG、IgM 抗体阳性。

2. 猪囊尾蚴病　发病前有进食生蔬菜史，较常引起中枢神经系统病变，常以持续头痛、癫痫、精神异常为主要临床表现。患者可同时出现多发性皮下结节。头颅影像学检查可见脑组织中有囊性占位性病变。皮下结节活检可发现猪囊尾蚴。血液白细胞增多，嗜酸性粒细胞比例升高。血清中抗猪囊尾蚴 IgG、IgM 抗体阳性。

3. 曼氏裂头蚴病　发病前患者有进食未煮熟的淡水虾、蟹、蛙、鱼肉史。较常出现发热、皮疹，多有皮下游走性肿块。皮下结节活检可发现曼氏裂头蚴，血液中白细胞增多，嗜酸性粒细胞比例升高。血清中抗曼氏裂头蚴 IgG、IgM 抗体阳性。

## 八、预后

本病预后一般良好，但脑棘颚口线虫病患者的预后较差，病死率可达 2.5%~7.7%，并可出现后遗症。

## 九、治疗

1. 支持及对症治疗　严重病例，如脑棘颚口线虫病患者，当发生颅内压升高时，应及时应用 20% 甘露醇注射液快速静脉滴注，必要时加用呋塞米、肾上腺皮质激素,以降低颅内压、防止脑疝的发生。

2. 病原治疗　用阿苯达唑治疗有良好效果。成人剂量为每次口服 400mg,每天 2 次,疗程 3 周。于疗程的第 2 周,棘颚口线虫蚴受药物刺激而兴奋、挣扎,有时可钻出皮肤,但亦有加重病情的可能性。一般治疗 1 个疗程即可治愈。个别病例可能需用 2 个疗程。治愈后血液嗜酸性粒细胞数逐渐恢复正常。

甲苯咪唑、乙胺嗪、左旋咪唑和噻苯唑对本病的疗效均较差。

眼棘颚口线虫病以手术摘除棘颚口线虫蚴治疗为主。药物治疗可加重病情,甚至可导致失明。然而。由于眼棘颚口线虫病患者的其他组织常同时存在棘颚口线虫蚴,因此于手术摘除眼内棘颚口线虫蚴后仍宜应用一个疗程药物治疗。

## 十、预防

1. 控制传染源　防止作为本病传染源的猫、狗粪便污染池塘。

2. 切断传播途径　主要是不吃生的或未煮熟的淡水鱼、蛙、蛇、鳝、龟、鸡和猪等肉类。

3. 保护易感者　暂无可供临床应用的疫苗。

(高志良　舒　欣)

## 第三十节　异尖线虫病

异尖线虫病(anisakiasis)是由异尖线虫科某些种的活的第三期幼虫感染寄生而引起的胃肠道疾病。可引起人的急腹症、过敏性症等,急性期临床表现有恶心、呕吐、剧烈腹痛等胃肠道症状,伴嗜酸性粒细胞增高;慢性期以胃或肠道嗜酸性肉芽肿为特征,可并发肠梗阻、肠穿孔和腹膜炎。异尖线虫病呈世界性分布,已成为重要的食源性人兽共患寄生虫病,患者主要因食入含活幼虫的海鱼而感染。本病多见于日本、欧美等国,国内尚未见有病例报道。

### 一、病原学

异尖线虫属蛔目,蛔亚目,异尖科。异尖亚科(Anisakinae)有 30 多虫种。能够对寄生宿主具有侵袭力并引起人感染的虫种主要有 4 个属:①异尖线虫属(Anisakis),包括简单异尖线虫(A. simplex)、典型异尖线虫(A. typica)、抹香鲸异尖线虫(A. pyseteris);②伪地新线虫属(Pseudoterranova),包括伪地新线虫(P. decipiens)、海豹线虫(P. Phocanema)、钻线虫

(P. Terranova);③对盲囊线虫属(Contraceacum);④宫脂线虫属(Hysterothylacium spp.),包括鲔蛔线虫(H. Thynnascaris)等。异尖线虫成虫形似蛔虫,雄虫长为 31~90mm,雌虫为 63~100mm。寄生于海洋哺乳类动物(海豚、鲸类)或鳍足类动物(海狮、海豹)消化道。异尖线虫幼虫虫体呈无色微透明,胃部呈白色,在水中蠕动如蚯蚓状;体长 12.5~30mm,虫体两端较细尤以头端为甚。头部为融合的唇块,唇瓣尚未分化,腹侧有一明显的钻齿,其腹侧稍后二亚腹唇之间为排泄管开口。表皮有 3 层,无翼,体壁肌层较厚,食管和肠管之间有一胃室。肠管由发达而厚的圆柱状上皮构成,细胞核规则而整齐地排列于基底部,内腔呈"Y"形。通常我们可以通过它们的唇、外侧索和尾部将各种进行区分。随宿主粪便排于海水中,虫卵大小 50.7μm×53μm,在 5~7℃的温度下受精卵细胞经发育后形成胚胎,成为自由生活的第一期幼虫,在 10℃左右温度适宜海水中,卵内幼虫脱壳发育为长约 230μm,在海水中能自由游动的第二期幼虫。当第二期幼虫被海水中甲壳类动物磷虾等第一中间宿主吞入后,在其体内发育为第三期非感染性幼虫,待第二中间宿主海鱼及乌贼鱼等软体动物食入带虫的第一中间宿主,这些非感染性幼虫即在宿主体腔脏器表面或鱼肉中转化为感染性幼虫(包囊),若被终末宿主海生哺乳动物吞食,幼虫钻入其胃黏膜内成群生长,发育为雌、雄成虫,交配产卵,完成其生活史。人不是异尖线虫的适宜宿主,第三期幼虫可寄生于人体消化道各部位,亦可引起内脏幼虫移行症,当鱼死亡后,幼虫移行至体壁肌肉内。但此幼虫在人体内不能发育为成虫,一般在 2~3 周内死亡。

异尖线虫幼虫抵抗力不强,在 3%~15% 盐水中可存活 96~233 小时;在体积分数 38% 白酒中存活 2.5~48 小时;体积分数 60% 白酒中存活 0.2~2.2 小时;在 15% 乙酸甘油酯中存活 17.6~75.3 小时;30% 乙酸甘油酯中存活 1~3 小时;大蒜原汁中存活 5.5~6 小时;酱油与辣椒汁中分别存活 29.8 小时和 154.6 小时。鲱鱼体内异尖线虫幼虫在 -18℃ 可存活 48 小时,-20℃ 可存活 2 小时,2℃ 存活 50 天。大型鱼类冰冻保存时,其深部肌肉内幼虫偶可存活。幼虫在 60℃ 即可死亡。

### 二、流行病学

异尖线虫病最早于 1960 年由荷兰的 van Thiel 报道,目前在全球五大洲均有病例报道,主要分布于

欧美、亚洲、拉丁美洲和北太平洋沿岸地区 27 个国家。荷兰、英国、法国、挪威、德国、美国、智利和日本等均有病例报道,其中日本病例最多,其次为韩国、荷兰、法国、德国;其他国家如美国、英国、挪威等均有报道;每年日本有 2 000 余例、欧洲有 500 余例、美国有 50 余例报道。但源于各方面的原因,实际病例数应大于统计数据。

我国已报道多种海鱼寄生异尖线虫,但尚未见人异尖线虫病例报道,可能与生吃海鱼少、诊断技术落后导致误诊漏诊有关。发病季节以 2 ~ 5 月为最多,6 ~ 8 月逐渐减少。男女比例约为 2:1。发病年龄为 18 ~ 77 岁,以 30 ~ 40 岁为主。

1. 传染源　主要是各种海鱼。目前,20 多个国家或地区已报道有上百种鱼寄生有异尖线虫,感染率较高的鱼类为鳕(88%)、鲱(88%)、岩鱼(86%),还有鲑鱼、鲭等。我国已报道多种海鱼寄生异尖线虫,我国东海、南海、黄海和渤海海域及辽宁、河北、山东、江苏、上海、浙江、福建、广东、广西和海南等 10 个省、自治区、直辖市均发现了异尖线虫的感染,239 个海鱼品种中发现有 194 个品种感染异尖线虫,感染率达 81.17%。

2. 传播途径　感染方式以吃生海鱼片为主,其次为新鲜腌、熏烤海鱼等。在日本吃鲭鱼为最多,在欧洲吃鲱鱼较多。

3. 人群易感性　人群普遍易感。

## 三、发病机制和病理

异尖线虫的致病作用和宿主对异尖线虫的免疫反应与异尖线虫的排泄物、分泌物有密切的关系。异尖线虫幼虫的这些分泌物在体外可以降解细胞外基质,说明异尖线虫可能通过这些分泌物破坏宿主组织。异尖线虫成虫对终末宿主产生很小的病变或甚至不产生病变。异尖线虫第三期幼虫经口侵入人体,幼虫依其较强钻刺力,钻入咽喉、胃或肠黏膜引起病变。初次感染症状轻微,反复感染后,使机体致敏,引起较重反应。异尖线虫幼虫虫体内含有嗜酸性趋化因子,在胃肠道黏膜摄取组织成分,引起机体产生嗜酸性细胞炎症,形成大量嗜酸性粒细胞浸润的蜂窝织炎和嗜酸性肉芽肿,以嗜酸性粒细胞浸润为特征。幼虫侵入黏膜下层造成黏膜水肿、出血,结缔组织增生、变厚,并伴淋巴管扩张和淋巴管炎。病变组织中常见幼虫。数日后虫体周围出现嗜酸性脓肿,然后虫体死亡、分解,逐渐形成嗜酸性肉芽肿,黏膜下有局限性肿块、出血、糜烂和溃疡,肠壁增厚至

正常的 2 ~ 3 倍,可引起肠梗阻、肠坏死。严重者甚至穿透肠壁,幼虫侵入腹腔后移行至肠系膜、肝、胰、腹壁、腹股沟及口腔黏膜。

病理组织学特征是以黏膜下层为中心,大量嗜酸性粒细胞浸润的蜂窝织炎和嗜酸性肉芽肿的形成。因虫体侵入该层大多呈卷曲状,在病理切片可见黏膜下层有虫体断面病灶中心、残留的虫体碎片或坏死组织以及由于制片原因仅剩虫体角皮或空隙。虫体周围有大量的嗜酸性粒细胞、浆细胞及巨噬细胞等浸润。按病理损害程度,有研究者(1966)将病理组织像分为 4 型:Ⅰ型,异物性蜂窝织炎型;Ⅱ型,脓肿型;Ⅲ型,脓肿肉芽肿型;Ⅳ型,肉芽肿型。从发病起,病复从 Ⅰ ~ Ⅳ型移行。Ⅰ型与Ⅱ型是渗出性炎症期,可见胃、肠壁高度水肿;Ⅲ型和Ⅳ型属于增生性炎症期,脓肿周围可见类上皮细胞等组成的肉芽肿。Oshina 还增加了异物应答型,这种型主要表现为中性粒细胞浸润并伴有少量的嗜酸性粒细胞和肥大细胞。可能是由荷兰学者提出的双重应激理论或日本学者提出的恶化理论所致。

## 四、临床表现

异尖线虫主要引起胃异尖线虫病和肠异尖线虫病,感染病例会根据不同的感染部位表现出不同的症状。症状轻重与感染虫数、寄生部位和持续时间有密切关系。异尖线虫幼虫可寄生于咽喉、胃和肠黏膜内。胃受累最为常见,约为肠道的 2 倍。日本报道胃异尖线虫病约为 97.3%。

潜伏期一般为 2 ~ 20 小时。日本报道从吃生鱼片至发病的最短为 30 分钟,最长为 168 小时。3 ~ 8 小时内发病者占 64%,12h 内发病者占 88%。肠异尖线虫病潜伏期较长,一般在吃鱼片后 1 ~ 5 天发病。临床症状与体征按幼虫侵入部位分为胃异尖线虫病、肠异尖线虫病、食管异尖线虫病及肠外异尖线虫病等。

1. 胃异尖线虫病　分急性型和慢性型,幼虫寄生于胃体部和胃角部占 85% 以上。急性胃部感染是由于再感染而引起的阿蒂斯反应(Arthus reaction)所致,主要表现为上腹部疼痛或绞痛、恶心和呕吐,通常在吃了受感染的生鱼后 4 ~ 6 小时后发生;慢性胃部感染病例是因初次感染的局限性变态反应所致,表现为顽固的上腹部疼痛、恶心和呕吐,偶有腹泻,可持续数周甚至两年。

2. 肠异尖线虫病　多见于 10 ~ 39 岁患者,男性多于女性,男女之比约 1.8:1,病变部位有十二指

肠、空肠、回肠、盲肠、阑尾和直肠等。常在吃生鱼片后 1~5 天内突然下腹部剧烈疼痛、恶心、呕吐、腹胀、低热,继而出现腹泻、柏油样黏液便,右下腹和脐周等处有压痛,压痛范围广但无肌紧张,与急性阑尾炎不同。有时可伴有荨麻疹或出现浅黄色腹水等。常因肠穿孔、肠坏死或腹膜炎而手术,在病变组织中发现本幼虫而确诊。

3. 食管异尖线虫病 异尖线虫幼虫还可以引起食管异尖线虫病,多在生食海鱼片后 1 天左右发病,异尖线虫幼虫直接钻入咽喉部黏膜内,引起喉咙发痒、恶心或咳嗽,剑突下疼痛、胸骨下刺痛、嗳气,幼虫可随痰液咳出、呕吐物呕出或用纤维内镜钳取出虫体后症状缓解。

4. 肠外异尖线虫病 本幼虫可穿透肠壁进入腹腔、肝、胰、大网膜、肠系膜、卵巢、腹壁皮下,腹股沟或口腔黏膜等部位,引起腹膜炎、嗜酸性肉芽肿和皮下包块等,常被误诊为恶性肿瘤,也称为异位性异尖线虫病。

## 五、实验室检查及辅助检查

1. 常规检查 胃异尖线虫病患者超过 50% 的病例外周血嗜酸性粒细胞在感染后 8~15 天明显增高,70% 胃液或大便隐血阳性。肠异尖线虫患者白细胞明显升高,但很少出现嗜酸性粒细胞增多。

2. 血清学检查 诊断异尖线虫病的血清学试验有皮内试验、间接血凝试验、荧光抗体试验及酶联免疫吸附试验等。血清学诊断一般用于慢性病例,很少用于急性病例。与其他寄生虫病一样,相近虫种间有交叉反应,特异性有待提高。

3. 影像诊断 胃 X 线钡餐检查可见胃角增宽、胃窦部僵直、狭窄或胃蠕动时有强直感;部分表现为充盈缺损。胃可见充盈缺损和粗大皱襞,部分患者胃水肿和黏膜皱襞肿大波及胃体部伴明显变形。X 线检查可见有虫体。胃镜检查除贲门部外均可见异尖线虫第三期幼虫虫体钻入,以胃角和胃体部为多,局部可见界限不清的轻微隆起,皱襞肿大;在虫体钻入处的胃黏膜有轻度渗血及糜烂。肠钡餐 X 线征为钡剂进行呈节状,患部呈锯齿状或短棒状阴影,患部上方的肠管扩张,其中滞留的钡剂可见颗粒状阴影。食管异尖线虫患者纤维内镜检查,可在食管下段发现虫体。

## 六、诊断

诊断胃异尖线虫病最有效的方法是应用纤维内镜,诊断肠异尖线虫病主要依靠临床症状和有无吃生鱼的习惯。

1. 流行病学史和临床表现 凡有生食流行区来源的海鱼后有腹痛、呕吐者和外周血嗜酸性粒细胞增高,胃液和大便隐血阳性者应疑及本病。

2. 胃镜检查 胃镜检查发现幼虫及病理检查找到虫体横切面可以确诊。

3. X 线钡餐检查 胃部 X 线检查示胃角增宽,呈反抛物线状;胃边缘僵直,双边化,胃壁不整齐,有充盈缺损等,胃皱襞肿大。肠道钡剂检查:钡剂进行呈节状,患部可见锯状或棍棒状阴影,其上方肠管扩张。

4. 免疫学检查 以异尖线幼虫纯化抗原作皮内试验呈阳性反应。患者血清特异性 IgE 升高。免疫印迹、乳胶凝集试验、间接荧光抗体试验等呈阳性反应均有一定参考价值。

5. 病理组织学检查 手术切除标本病理检查时在蜂窝织炎型、脓肿型、脓肿肉芽肿型和肉芽肿型的病变组织内能见虫体、虫体角皮或肌层的切面。

6. 分子生物学技术检查 近来研究根据简单异尖线虫、对盲囊线虫及宫脂线虫的核糖体 DNA 片段不同,建立基于 PCR 的限制性酶切片段长度多态性(PCR-RFLP)和单链构象多态性(SSCP)方法可用于诊断人和动物体内异尖线虫病。

## 七、鉴别诊断

本病应与消化道肿瘤、胃癌、胃息肉、十二指肠溃疡、胆石症、胆囊炎、急性阑尾炎、肠梗阻及急性胃肠炎等鉴别。

## 八、治疗

异尖线虫病目前尚无特效药物治疗,近来报道用阿苯达唑治疗本病有一定疗效,故治疗应根据其病情采取相应有效的方法,对于胃或食管异尖线虫病应立即做纤维内镜检查,发现虫体尽快取出虫体。对于肠异尖线虫,在依靠病史、X 线透视和免疫血清学等方法确诊后,也应尽快取出虫体。对于难以找到虫体或取虫困难时,可用阿苯达唑保守治疗并辅以抗感染、抗过敏药物。同时严密观察病情,一旦发现有肠穿孔、腹膜炎或肠梗阻等并发症,立即手术治疗。

## 九、预防

本病应以预防为主,预防异尖线虫病的最好办法是改变不良的饮食习惯,不生吃或半生吃海鱼和淡水鱼,采取消除幼虫感染力的方法去减少这种病的感染,鱼肉应煮熟透后才食用。各种海鱼需在－20℃冷冻24小时后才能上市。加强进口鱼类的卫生检验。

(李智伟)

# 第三十一节　钩　虫　病

钩虫病(ancylostomiasis)是钩虫(hookworm)寄生于人体小肠引起的寄生虫病,主要表现为贫血、胃肠功能紊乱、营养不良,严重者可致心功能不全及发育障碍。轻型可无症状,仅粪便中查见钩虫卵称为钩虫感染(ancylostomatic infection)。钩虫病呈全球性分布,以经济、卫生条件差的地区为明显。在发展中国家儿童感染者可伴随生长迟缓和缺铁性贫血。全世界钩虫感染者约10亿人,约占全球人口的1/5。钩虫病有明显症状者仅约1%。在我国约2亿人受钩虫感染,为四大寄生虫病之一。

## 一、病原学

钩虫是钩口科线虫的统称。寄生于人体的钩虫主要有两种,即十二指肠钩口线虫(Ancylostoma duodenale),简称十二指肠钩虫;美洲板口线虫(Necator americanus),简称美洲钩虫。常寄生于犬、猫等的锡

兰钩虫(A. ceylanicum)、犬钩虫(A. caninum)、马来亚钩虫(A. malayanum)偶也可在人肠发育为成虫,而巴西钩虫(A. braziliense)仅感染期幼虫能侵入人体引起皮肤匍行疹(creeping eruption),不发育为成虫。

### (一)形态结构

成虫为雌雄异体,长约1cm,大小因虫种而异。雌虫较粗大,雄虫较细小,尾部扩展成伞形,称交合伞。活时呈半透明米黄色或淡红色,死后呈灰白色或砖灰色。在钩虫体内有3种单细胞腺体:①头腺体1对,位于虫体的两侧,前端与头感器相连,开口于口囊两侧的头感器孔,后端可达虫体的中线前后;头腺主要分泌抗凝素及乙酰胆碱酯酶;抗凝素是一种耐热的非酶性多肽,有抗凝血酶原的作用,可阻止宿主肠壁伤口的血液凝固,利于钩虫吸血。②咽腺3个,位于咽管壁内,主要分泌乙酰胆碱酯酶、蛋白酶及胶原酶;乙酰胆碱酯酶可以破坏乙酰胆碱,影响神经介质的传递,降低感染者肠壁的蠕动,有利于虫体附着;经过细胞酶化学定量分析发现,十二指肠钩虫的乙酰胆碱酯酶含量较美洲钩虫为低。③排泄腺1对,为囊状,游离于原体腔的亚腹侧,长可达虫体后1/3处,腺体与排泄横管相连,主要分泌蛋白酶。

根据虫体外形、口囊特点、雄虫交合伞外形及其背辐肋分支、交合刺形状、雌虫尾刺的有无及阴门位置等,寄生于人体的两种钩虫成虫的鉴别要点见表29-31-1。

表 29-31-1　十二指肠钩虫与美洲钩虫成虫的鉴别

| 鉴别要点 | 十二指肠钩虫成虫 | 美洲钩虫成虫 |
|---|---|---|
| 大小:雌虫<br>　　　雄虫 | (10~13)mm×0.6mm<br>(8~11)mm×(0.4~0.5)mm | (9~11)mm×0.4mm<br>(7~9)mm×0.3mm |
| 体形 | 头端和虫体弯曲方向一致,全虫呈"C"形 | 头端和虫体弯曲方向相反,略呈"S"形 |
| 口囊 | 中等大,卵圆形,口囊宽度大于长度;口囊腹面前缘有大小相等的切齿(简称腹齿)2对 | 较小,口囊长度大于宽度;口囊无牙齿,有大而呈半圆形的切板1对 |
| 雌虫尾端 | 宽而圆,有微刺1条 | 尖细,无微刺 |
| 阴门位置 | 在虫体中点之后 | 在虫体中点之前 |
| 雌虫交合伞 | 宽而短,呈扇形,背辐肋远端分二支,每支又分三小支 | 长度大于宽度,呈圆形,背辐肋较小,由基部分二支,每支又分二小支 |
| 雄虫交合刺 | 末端分开 | 末端合并,呈倒钩状 |
| 每天产卵/个 | 100 000~300 000 | 6 000~10 000 |

钩虫卵为椭圆形,无色透明,大小为(56~76)μm×(36~40)μm。卵壳很薄。在新鲜粪便中虫卵常已发育至2~8个细胞,卵壳与细胞间存在明显的空隙。如患者便秘或粪便放置时间过长,卵内细胞可继续分裂为多细胞期。各种钩虫的虫卵大体相似,

不易鉴别。十二指肠钩虫与美洲钩虫的杆状蚴(rhabtidiform larva)形态相似,但两者的丝状蚴(filariform larva)有明显差别。还可利用PCR技术,扩增虫卵DNA,再以限制性内切酶进行限制性片段长度多态性测定,以鉴别两类钩虫。

## （二）生活史

十二指肠钩虫与美洲钩虫的生活史基本相同。钩虫生活史包括人体内和体外两个阶段，不需要中间宿主。成虫多寄生于人体的空肠上段，十二指肠与回肠上中部也可见到。虫卵随粪便排出体外后，在温暖（25~30℃）、潮湿（相对湿度为60%~80%）、荫蔽、含氧充足的疏松土壤中，卵内的细胞不断分裂，于24小时内可发育为幼虫并很快破卵而出形成杆状蚴，并以泥土中的细菌及有机物为食，在48小时内进行第一次蜕皮，发育为第二期杆状蚴。此后虫体继续增长，且可将摄取的食物贮存于细胞内，经5~6天后，虫体的口腔封闭，停止摄食，咽管变长，进行第二次蜕皮后发育为丝状蚴。如气温低于13℃，则虫卵不发育。丝状蚴是钩虫的感染期，体表有鞘，对外界抵抗力很强，可在土壤中生存4个月。绝大多数丝状蚴生存于1~2cm深的表层土壤内，常呈聚集性生活，在污染较重的土壤中，有时可检获数千条幼虫。丝状蚴还可借助于覆盖体表水膜的表面张力，沿植物茎或草枝向上爬行，可高达20cm左右。

丝状蚴具有明显的向温性，当接触人体皮肤或黏膜受到体温刺激后，虫体的活动力显著增强，可在5~10分钟（长者30~60分钟）内经毛囊、汗腺口或皮肤破损处侵入人体，经皮下移行进入淋巴管或微血管，随血流经右心至肺，穿出毛细血管进入肺泡，沿肺泡壁并借助于小支气管、支气管上皮细胞纤毛摆动向上移行至会厌部，随感染者吞咽动作，经食管、胃进入小肠。幼虫在小肠内迅速发育，在感染后第3~4天进行第3次蜕皮，形成口囊，吸附于肠壁，摄取营养。再经10天左右进行第4次蜕皮后，逐渐发育为成虫。雌虫经交配后产卵。自幼虫侵入皮肤，至发育成熟产卵的时间，可有很大差异，一般为35~50天，十二指肠钩虫偶可长达6~8个月。在人体内的钩虫成虫有70%~80%存活期为1年，十二指肠钩虫可存活5~7年；美洲钩虫可存活5~6年，偶有报道可存活15年。

## 二、流行病学

### （一）传染源

钩虫病患者及钩虫感染者为主要传染源，症状明显者粪便排虫卵数量多，传播意义更大。猪、犬、猴等动物也可成为传染源。动物钩虫难以在人体内发育成熟，故传播意义不大。

### （二）传播途径

以丝状蚴经皮肤侵入人体为主。有些地区美洲钩虫主要经皮肤感染，十二指肠钩虫常经口感染。钩虫丝状蚴最常见的入侵部位是手指间与脚趾间的皮肤。虫卵在水田中不易发育，施用未经消毒处理的新鲜人粪肥较多的旱地，如种植桑、白薯、玉米、甘蔗、烟草、麻、棉、茶、蔬菜与果树等的土壤，常成为感染的重要场所。矿区温度高、湿度大，如矿内随地大便，地面粪便污染，均可引起钩虫病流行。居家周围被钩蚴污染易造成儿童感染。偶可经胎盘或哺乳传给胎儿或新生儿。生食被污染的蔬菜可经口感染。

### （三）易感人群

人对钩虫普遍易感。从事与污染的土壤或农田接触的人员，均有可能感染钩虫。国内主要见于农民、矿工，青壮年较多，男性多于女性。不同人群感染高低，与接触丝状蚴污染土壤的机会及人群抵抗力有关。本病无终身免疫，可反复感染。

流行区人群感染率在10岁以前多不高，10~30岁人群随年龄增长感染率升高，且保持在相对稳定水平；此后，随年龄增长又有下降趋势。这提示人体感染钩虫后可以产生获得性免疫力，用血清学方法检测钩虫病患者体内 IgE、IgG 及 $\alpha_2$ 球蛋白水平较健康无感染者也明显增高。

### （四）流行特征

钩虫病流行极广，几乎遍及全球。在欧洲、美洲、非洲及亚洲均有流行，十二指肠钩虫病属于温带型，美洲钩虫属于亚热带及热带型。因地理位置关系，在流行区常以一种钩虫流行为主，也常有混合感染存在的现象。

中国处于温带与亚热带区域，除干旱或气候严寒地区，如青海、新疆、内蒙古、吉林及黑龙江诸省区尚未见报道外，其余各省区均有不同程度的钩虫病流行。长江及珠江流域，如江苏、浙江、四川、重庆、湖南、湖北、广东、广西等省市，一般年降雨量超过1 000mm，温度20~30℃，相对湿度大于70%，最宜钩虫发育，故流行较重。大部分地区为两种钩虫混合感染，华北及华东以十二指肠钩虫为主，华南与西南少数地区以美洲钩虫多见。四川、湖北及台湾曾报道锡兰钩虫人体感染。

钩虫病流行因素包括下列几方面：

1. **地区性** 干旱或气候严寒地区（13℃以下）均不适宜钩虫卵及钩蚴发育。如我国西北高原地区，气候干燥，温度低，且寒暑变化剧烈，少有本病流行。

2. **季节性** 各地钩虫感染与发病有明显季节性。一般北方感染季节较南方迟而短。四川每年以

5、6 月为流行高峰;山东以 7、8 月多见;浙江以 6~8 月感染最多;广东感染季节较早,持续时间较长,除冬季极冷时期外,全年几乎均可感染。最易感染的时间是施肥不久,雨后初晴的当天或第二天清晨,以及久晴初雨下地劳动等。

3. 与农作物的关系  钩虫传播与各种农作物耕作方法、施肥次数和种植季节有密切关系。据调查,旱地作物,如红薯、棉花、芋头、辣椒、烟草、麻等,多因施用人粪肥,且作物较低矮,泥土少见阳光,土壤较湿润,最适宜于钩虫卵和幼虫发育,种植人员易造成严重感染。其他,如茶场、果园、桑园以及咖啡种植区工作人员,感染率也较高。山区农村人群感染率最高,与赤足下地劳动有关。

### 三、发病机制与病理

十二指肠钩虫与美洲钩虫的致病作用相似。钩虫幼虫侵入皮肤,除主要依靠虫体活跃的穿透能力外,可能还与咽管腺分泌的胶原酶的活性有关。人体感染钩虫后是否出现临床症状,除与侵入皮肤的钩虫丝状蚴数量及成虫在小肠寄生的多少有关外,还与人体的健康状况、营养条件、免疫力密切相关;病变部位及病情程度也与钩虫种类有关,十二指钩虫幼虫引起皮肤损害和肺部病变较多,成虫吸血可因小肠黏膜慢性失血导致贫血,因此认为十二指肠钩虫较美洲钩虫对人体的危害更大。

#### (一) 皮肤损害

丝状蚴侵入皮肤后数分钟至 1 小时内,局部皮肤充血、水肿,中性粒细胞与嗜酸性粒细胞浸润,可出现红色小丘疹,1~2 天内变为水疱。感染后 24 小时内,大部分幼虫仍滞留在真皮与皮下组织,然后经淋巴管或微血管抵达肺部。

#### (二) 肺部病变

幼虫穿过肺微血管至肺泡时,可引起肺间质和肺泡点状出血与炎症。感染重者可导致支气管肺炎。幼虫沿支气管移行至咽喉部时,可引起支气管炎与喉炎。

#### (三) 小肠黏膜损伤

钩虫凭借口囊咬附于小肠黏膜绒毛,摄取血液、黏膜上皮与肠液为食。钩虫吸入的血液很快自虫体肛门排出。钩虫头腺分泌的抗凝素有抗凝血酶原作用,可以阻止肠壁伤口的血液凝固,即使钩虫移动位置,原有黏膜伤口仍持续渗血。渗血量与虫体吸血量相同或略多。钩虫每天可更换吸血位置 4~6 次,形成小肠黏膜散在点状或斑状出血。严重者黏膜下层可有大块瘀斑。

#### (四) 慢性贫血

慢性失血可导致钩虫病患者贫血。根据 $^{51}$Cr 标记红细胞测定人体失血量,发现美洲钩虫每条 0.01~0.09ml/d,平均 0.03ml/d,十二指肠钩虫每条 0.14~0.4ml/d,平均 0.15ml/d。钩虫也可引起血浆丢失,用 $^{131}$I 标记白蛋白测定白蛋白丢失量,结果为每 100 条钩虫 0.1g/d,相当于血浆 3ml。长期严重贫血与缺氧,可引起心肌脂肪变性、心脏扩大,甚至可并发心力衰竭。

#### (五) 其他

钩虫感染还可引起长骨的骨髓显著增生,脾脏髓质化生,肝脏脂肪变性,食管与胃黏膜萎缩等。

### 四、临床表现

#### (一) 钩蚴移行症

是钩虫丝状蚴在人体组织中移行所引起的幼虫移行症(larva migrans)的重要组成部分,包括皮肤幼虫移行症(cutaneous larva migrans,CLM)和内脏幼虫移行症(visceral larva migrans,VLM)。

1. 钩蚴皮炎  人体皮肤接触被污染的土壤后,钩蚴(以美洲钩虫为主)侵入皮肤处,可在 20~60 分钟内出现瘙痒、水肿、红斑,继而形成丘疹,俗称“粪毒”或“粪疙瘩”“肥水疙瘩”“肥水疮”。皮炎以足趾间、足底、手背及手指间最为常见。1~2 天后幼虫在皮肤生发层与真皮之间蜿蜒移行,皮损略高出皮肤表面,可转为水疱。一般于 1 周后自行消失。如搔破,易继发细菌感染,愈合延迟。

2. 钩蚴肺炎  钩蚴移行经过肺时,可导致肺部点状出血及炎症反应。一般在感染后 3~5 天内出现咳嗽、咳痰、痰中带血丝、发热或气喘等症状,血液嗜酸性粒细胞增多,吕佛勒综合征(Löffler syndrome)。重症患者可出现胸痛、剧烈干咳、哮喘样发作。胸部 X 线检查显示肺纹理增多或肺门阴影增多,偶可见肺部浸润病灶。感染症状轻重与肺钩蚴数量有关,一般持续数天至数十天后可自行消失。

3. 其他症状  钩虫蚴移行至肝脏、眼部等器官可导致局部炎症反应,产生相应的临床症状。

#### (二) 钩虫成虫所致表现

轻度感染可无症状。较重感染可有下列表现:

1. 消化系统症状  病初可食欲亢进,但乏力、易倦,故有“懒黄病”之称。肠壁受虫体损伤,形成慢性炎症,可有恶心、呕吐、腹痛、腹泻以及大便隐血阳性。偶见成虫寄生于结肠或直肠,以致大便带鲜血。

上腹部不适,按压或餐后减轻,常被误为消化性溃疡。食欲常有增加,部分患者有异嗜癖,喜吃生米、生豆、土块、瓦块、毛皮、木炭等。重度贫血患者,胃酸减少,消化不良,舌乳头多见萎缩。

2. 贫血及循环系统表现　因钩虫长期吸血及肠黏膜咬伤处不断渗血,造成慢性失血、营养不良和肠道功能失调等,以致形成不同程度的缺铁性小细胞性贫血,称为钩虫性贫血。血红蛋白大于90g/L者,仅见轻度苍白、乏力、易倦、汗少、毛发枯黄,劳动时易感心慌、气急、头晕、眼花等。血红蛋白在50~90g/L者,可有明显皮肤、黏膜、指甲苍白,颜面萎黄,下肢水肿,皮肤干燥无汗,行动时感心慌气急,脉快,心脏轻度扩大,有收缩期杂音。血红蛋白低于50g/L者,严重贫血,颜面水肿苍白,休息时也觉心慌气急,可伴心前区不适或疼痛,耳鸣、眼花、肢体水肿,心脏明显扩大,心率快,或收缩期及舒张期杂音,肺底啰音,肝大伴压痛。部分患者虽贫血严重,但因病程长,发展慢,机体代偿功能较好,故症状可不明显;一旦发生感染、妊娠、分娩,则症状极为显著。

3. 神经系统表现　轻度患者头昏、乏力、注意力分散等;中度以上者,有喜食生米、生蚕豆,甚至喜食泥土等"异嗜癖"表现,后期尚可出现神经兴奋或抑郁表现。

4. 其他　长期缺铁及营养不良,可引起指(趾)扁甲、脆裂、反甲、毛发干燥易断。儿童重症患者可影响生长发育,成年可致性功能低落,孕妇可致流产或死胎。

## 五、实验室检查

### (一) 血液检查

呈低血红蛋白小细胞性贫血,红细胞总数减少,红细胞形态、大小不一,着色变浅,中央无色透明区扩大;少数可查见异型红细胞及多染色性或含有嗜碱性点彩细胞。血红蛋白量及平均血红蛋白浓度均降低较早。白细胞总数及嗜酸性粒细胞在病初增加,后期因严重贫血均降低。血清铁浓度显著降低,常低于9μmol/L,血浆总铁结合力增高,红细胞内游离原卟啉增高等缺铁性贫血表现。

### (二) 骨髓检查

骨髓造血旺盛,红细胞系统发育阻滞于幼红细胞阶段,中幼红细胞增多。因贮存铁减少,骨髓游离含铁血黄素与铁幼粒细胞减少或消失,骨髓细胞外铁消失,铁粒幼红细胞的百分比大多很低,后期骨髓

内贮存铁可以耗尽。骨髓中还可见到嗜酸性粒细胞增多。

### (三) 粪便检查

粪便检出虫卵或钩蚴培养阳性,即为临床确诊提供直接证据。

1. 虫卵检查

(1) 直接涂片法:方法简便,可作为临床或流行区普查的常规。感染较轻者易漏检。薄涂片宜采用3片法(连续查片3张)或厚涂片,以减少漏诊。

(2) 饱和盐水浮聚法:适用于涂片检查阴性者,因钩虫卵较轻,比重(1.055~1.090)低于饱和盐水(比重1.20),取蚕豆大粪块入杯,加15%~25%饱和盐水少量,捣碎,搅匀,再加入饱和盐水至平杯口,在液面覆一载玻片,静置15分钟左右,垂直提起玻片,迅速翻转,加盖片镜检;此法简便,检出率远高于直接涂片法5~6倍。

(3) 虫卵计数法:以计数法测定每克粪便中的虫卵数,粗略推算患者体内寄生的成虫数量,适用于疗效考核及流行病学调查。常用以下方法:①饱和盐水浮聚计数法,采用洪氏过滤改良计数法及方口圆底盒浮聚法,对轻度感染者较准确;重度感染者,因虫卵过于密集,其计数不易准确。②钩蚴培养计数法,感染轻者可数清集于培养管底的全部幼虫(一般孵出率可达95.3%,故相当于虫卵数);重度感染可适当稀释后再计数,比司徒(Stoll)法稀释虫卵计数法更为准确,且可鉴别虫种。③定量板-甘油玻璃涂纸透明计数法,为近年国内学者在加藤厚涂片法的基础上改良设计的蠕虫卵定量计数方法,即改良加藤厚涂片发(Kato-Katz法)计数,其方法简便、稳定性较好。

钩虫感染度的划分:轻度感染为每克粪虫卵<2 000个;中度感染为2 000~11 000个;重度感染为>11 000个。

2. 钩蚴培养法　培养方法较多,临床常用者为清水瓦片法、滤纸试管培养法等。滤纸试管法是将定量的大便涂片在滤纸上,然后置于小试管内培养3~5天,对孵出的丝状蚴进行虫种的鉴别及计数。在操作中须注意最适宜培养温度为25~30℃,防止忽冷忽热;大便量为0.2~0.4g;培养法较涂片法阳性率高7倍以上。

3. 成虫检查　驱虫治疗后收集24~48小时内全部大便,用细萝筛滤水冲洗法或水沉淀法收集虫体。主要用于疗效考核与流行病学调查,并可鉴别钩虫的虫卵与虫体的雌雄。

4. 其他检查

（1）抗原皮内试验：以钩虫成虫或钩蚴制成抗原作皮内试验；在流行区阳性率可达90%，但对非钩虫病患者其假阳性率也较高。

（2）血清学检查：采用感染钩虫前后的人血清作间接免疫荧光试验及补体结合试验，阳性者有助于诊断。用成虫抗原检测钩虫感染者血清中相关抗体具有较高的敏感性。

（3）核酸检测：利用PCR技术检测钩虫、虫卵的基因，具有重要的意义。尤其是多重实时PCR（MRT-PCR）可发现直接法查钩虫阴性的特殊类型钩虫感染者，特异性和敏感性均较高。

（4）其他：血清免疫球蛋白及血清蛋白电泳，显示白蛋白降低，球蛋白增高；IgG、IgE明显增高。由于特异性低，其临床意义仍尚待观察。

## 六、诊断和鉴别诊断

### （一）诊断依据

1. 流行病学资料　在流行区，有赤手裸脚接触农田土壤及曾有典型钩虫皮疹史者，具有重要参考意义。

2. 临床特点　起病缓慢，乏力，好食易饥，劳动力减退；慢性贫血及贫血性心功能不全；儿童有异嗜症、营养不良及发育障碍等，强烈提示钩虫病的可能性。

3. 实验室检查　粪便检出钩虫卵或孵出钩蚴即可确诊。不同程度贫血（小红细胞低色素型），嗜酸性粒细胞增高，血浆白蛋白及血清铁含量在疾病后期显著降低。其他如皮内试验、免疫学方面检查等均有助于诊断，但无特异性。

### （二）鉴别诊断

钩虫病在流行区诊断常不难。在诊断时应注意与其他原因所致的皮炎、贫血、营养不良、胃或十二指肠溃疡病、肠结核、慢性肠炎及其他肠道寄生虫病等相鉴别。

## 七、治疗

### （一）驱虫治疗

非极度衰弱的患者均应尽早驱虫，两种钩虫对驱虫药物的敏感性有显著差异，常需多次治疗才能根治。治后1~2周大便检查如虫卵仍存在，则应再次治疗。

1. 甲苯咪唑（mebendazole）　为广谱驱虫剂，对钩虫疗效好。成人剂量为100~200mg，每天3次，共3~4天；100mg，每天1次，共30天。钩虫卵阴转率

可达100%。但一般十二指肠钩虫的虫卵阴转率平均为95%，美洲钩虫虫卵阴转率仅约80%。不良反应轻，极少数出现头昏、腹胀、恶心等，在短时间内可自行消失。孕妇与2岁以下儿童禁用，肝肾功能不全者慎用。

2. 阿苯达唑（albendazole）　为广谱驱虫药，对肠道线虫有选择性与不可逆的破坏作用。阿苯达唑可与虫体细胞内微管蛋白结合，阻止微管蛋白聚合与微管（microtubule）形成。微管是细胞内支架，被破坏后引起运输阻塞，高尔基器中分泌颗粒聚集，胞质溶化。虫体细胞因不能摄取葡萄糖，内源性糖原逐渐耗竭而死亡。驱虫效果缓慢，口服后线虫在治疗后第2~3天才排出。对钩虫作用特点：①两种钩虫的疗效均较好；②对体内移行期幼虫有一定杀灭作用；③在肠道内可抑制钩虫卵发育；④疗效显著优于相同剂量的甲苯咪唑。在以美洲钩虫感染为主的混合流行区，为首选药物。用法为成人剂量400mg，顿服，共2~3天，治愈率可达97%。不良反应有恶心、呕吐、头昏、失眠、口干、乏力等，多于服药后2~3天出现，其程度轻，无须处理。孕妇、哺乳期妇女禁用；有癫痫史者慎用。

3. 氟苯达唑（flubendazole）　成人剂量为200mg，半空腹顿服，连服2~3天。儿童按5mg/kg，顿服，连服2~3天。疗效与甲苯咪唑相似。不良反应轻，有头昏、头痛及不同程度的消化道症状。

4. 双萘羟酸噻嘧啶（pyrantel pamoate）　成人剂量为10mg/kg，睡前顿服，连服3天。对两种钩虫的有效率均可超过90%。部分患者服药后可出现不同程度消化道症状；少数可出现头痛、眩晕及嗜睡等。有冠心病、溃疡病、急性肝肾功能不全及活动性肺结核等患者慎用。

5. 奥苯达唑（oxibendazole）　为国内近年研制的广谱驱肠虫剂，对钩虫有明显的治疗作用，并且对十二指肠钩虫和美洲钩虫的疗效均较好，优于其他驱钩虫药物。成人剂量为10mg/kg，半空腹顿服，连服3天。虫卵阴转率可达56%~100%。不良反应发生率较低，且反应程度较轻，主要有乏力、头昏、嗜睡等，一般持续时间较短，无须处理可自行消失。根据临床应用观察，不影响肝、肾功能。

6. 伊维菌素（ivermectin）　是阿弗米丁链霉菌（*Streptomyces avermectinus*）产生的一种新型抗生素，属于大环内酯类结构。口服后容易吸收，血中半衰期为12小时，其代谢产物于2周内从粪便排出。伊维菌素可抑制钩虫神经肌肉信息传递，使虫体麻痹。

本品单剂 0.2mg/kg,可使钩虫阴转率达 90%左右。用法为每天 1 次,100μg/kg,连服 2 天。仅轻微消化道反应。

7. 联合疗法 目前驱治钩虫的药物种类较多,但尚缺乏单一的较理想药物。故可酌情考虑用两种药物联合治疗,以提高疗效。可用甲苯咪唑与左旋咪唑,或甲苯咪唑与双萘羟酸噻嘧啶联用,也可双萘羟酸噻嘧啶与左旋咪唑等联用。

**(二) 一般治疗**

1. 钩蚴性皮炎 钩蚴进入皮肤后 24 小时内大部分尚停留于局部,故用物理、化学等方法治疗钩蚴所致的皮炎,可有不同程度的效果。以下为常用的治疗方法。

(1) 局部涂擦法:可酌情选用 2%~4%碘酒,或 5%噻苯唑软膏,3%水杨酸乙醇,氧化锌软膏及左旋咪唑涂肤剂等,均有止痒、消肿及杀灭皮内钩蚴的作用。

(2) 皮肤透热法:对止痒、消炎效果较好。①热浸法:用 53℃热水间歇浸泡患处,即浸 2 秒、间歇 8 秒,持续 25 分钟;或持续浸泡 10~15 分钟(须不断加热水,保持热水原有温度)。②热敷法:用多层纱布或棉布或毛巾作布垫,浸于上述热水中,然后取出稍挤干紧贴在皮肤炎性部位。每 30 秒换一次,持续 10 分钟。③热熏法:用川艾卷或草纸卷点火,在患部熏烫 5 分钟(应防止局部皮肤烧伤)。

2. 铁剂疗法 常用硫酸亚铁,0.3~0.6g,每天 3 次;儿童可选用 10%枸橼酸铁铵,每天 0.5~2ml/kg,分 3 次饭后服。一般疗程为 3~8 周。可同时服维生素 C 100mg,每天 3 次,或 10%稀盐酸 0.5~2ml(加水至 10ml),每天 3 次,以利铁剂吸收。服铁剂时应禁饮茶,以防降低药效。对急性出血或口服不能耐受者,可静脉注射如卡古地铁溶液 5ml,每天 1 次,连用 7~10 天。

3. 其他 在驱虫与补足铁剂的同时用各种维生素、高蛋白类饮食。对贫血严重或临产孕妇,可在驱虫前输血,或边输血边驱虫。对巨细胞性贫血患者,可适当采用叶酸或维生素 B$_{12}$ 等。此外,对严重患者应积极防治各种并发症,如继发感染、心力衰竭等。

4. 异嗜症 2%硫酸锌溶液 10ml,每天 3 次,连服 3~4 天。

## 八、预防

### (一) 管理传染源

在钩虫病流行区,每年冬季进行普查普治,连续 3 年可使钩虫感染率降至 5%以下。在钩虫感染率高的地区开展集体驱虫治疗,如对中学生用阿苯达唑或复方甲苯咪唑每年驱虫,效果较好,有助于阻断钩虫病的传播。

### (二) 切断传播途径

加强粪便管理,禁止鲜粪施肥,实行粪便无害化处理极为重要。采用高温堆肥法或药物杀灭粪内的钩虫卵,是预防本病的关键。也可采用化肥或机械操作耕种。不吃不洁生蔬菜,可以防止钩蚴经口感染。

### (三) 保护易感人群

在易受感染环境中劳动时,避免赤手裸足操作;皮肤涂布防护药物也有一定效果。防护药物可酌情采用如下方法制备:白矾、1%碘酒、95%乙醇 100ml,浸泡 1~2 天,滤过,再加乙醇 100ml,松香 15g。近来应用如下配方的松香乙醇,认为防护效果较为可靠:95%乙醇 1 000ml,加松香 200g,另取碘化钾 20g,加蒸馏水 20ml 溶解,再加碘片 20g,溶解后加入上述松香乙醇摇匀即成。在拟暴露皮肤上涂布预防。

目前对预防钩虫的疫苗研究尚处于实验研究阶段,对钩虫分泌蛋白-1(ASP-1)初步研究显示,能刺激动物产生抗体依赖性免疫,提示可能为人体钩虫疫苗研究打下基础。

(唐 红)

# 第三十二节 蛔 虫 病

蛔虫病(ascariasis)是似蚓蛔线虫(*Ascaris lumbricoides*)寄生于人体小肠或其他器官所致的最常见寄生虫病。蛔虫病流行广泛,全世界感染者超过 10 亿人,其中儿童发病最多。临床表现依寄生或侵入部位、感染程度不同而异,仅限于肠道者称肠蛔虫病(intestinal ascariasis)。多数肠蛔虫病无症状,儿童患者可有不同程度消化不良,或呕吐、腹泻等消化功能紊乱症状,严重感染时可出现营养不良等。蛔虫进入胆管、胰腺、阑尾及肝脏等脏器,以及幼虫在人体内移行引起内脏幼虫移行症(visceral larva migrans,VLM),如移行至肺、眼、脑及脊髓等器官时,可导致相应的异位病变。严重时可引起胆管炎、胰腺炎、阑尾炎、肠梗阻、肠穿孔及腹膜炎等并发症的相应表现。未及时诊断与治疗者可危及生命。

## 一、病原学

1. 形态特征 蛔虫成虫为长圆柱形,似蚯蚓,活体为粉红色,死亡后为黄白色。雌雄异体,头尾两端较细,尾部呈钝圆锥形,两侧有明显的白色侧线。雄虫短而细,长 15~31cm,最宽处直径为 2~4mm,尾端向腹面卷曲;单管型生殖器官盘绕虫体后半部,射精管开口于泄殖腔;射精管后端部背面有交合刺囊,囊内有近等长的棒状交合刺一对;肛前乳突数目较多,排列成平行的 4 行,肛门后有 4 个双乳突和 6 个单乳突。雌虫粗而长,长 20~35cm(可长达 49cm),直径为 3~6mm,尾端平直;双管型生殖器官盘绕于虫体的后 2/3 部分;子宫粗管状,每个子宫可长 20cm,每组卵巢与输卵管共约长 125cm,阴门位于虫体的前 1/3 与中 1/3 交界处;体内子宫含虫卵可达 2 700 万个,每天产卵 13 万~36 万个。受精卵为椭圆形,(45~75) μm×(35~50) μm,卵壳透明而厚,卵壳表面有一层由子宫分泌的、凹凸不平的蛋白质膜,常常被胆汁染成棕黄色。卵壳分为三层,由内向外为:第一层为蛔甙层;第二层为厚而透明的壳质层;第三层为受精膜,极薄,厚约 0.5μm,其外与蛋白质膜相连。卵内有一个未分裂的卵细胞。受精卵排出率为 45%~60%,发育后成为感染期虫卵。未受精卵较狭长,少数外形不规整,直径 88~94μm,横径 39~44μm,蛋白质膜与卵壳均较薄,无蛔甙层。卵内充满大小不等的曲光颗粒,虫卵上的蛋白质膜也可脱落。未受精卵无发育能力,也无传染性。

虫卵壳的结构特性,使其对外界的抵抗力较强。卵壳的蛔甙层含 75% 的蛔甙、25% 的蛋白质。卵母细胞内含大量的蛔甙酯(ascaroside ester),其溶点为 40℃,在形成卵壳时蛔甙酯游离为蛔甙,溶点升至 70~80℃。这就是卵壳具有特殊抵抗力的物质基础,不仅能防止水溶性化合物渗入卵内,也能使卵内液体不外漏。虫卵在 5~10℃ 条件下可生存 2 年,在缺氧环境可存活 12 周,在 22℃ 干燥环境能耐受 2~3 周。在潮湿、疏松、砂质土壤中可生存 5~6 年。能耐受一般化学消毒剂,在 31℃ 环境下,磺胺(2%)、氨水等均不能影响虫卵发育。虫卵不能被酱油、醋及辣椒等调味品杀灭。虫卵对温度敏感,日光直射或温度超过 40℃ 均可被杀灭。

2. 生活史 蛔虫多寄生于人体空肠,回肠次之;寄生于十二指肠及胃者很少。寄生虫数少者几条,多者几十条,偶见患者超过 2 110 条。蛔虫无中间宿主,雌雄交配后,雌虫产受精卵(在人体肠内不能发育)随粪便排出体外,在温暖、潮湿、氧气充分的泥土中,约经 2 周发育为蚴虫,再经 1 周蚴虫第 1 次蜕皮后即为感染期虫卵。感染期虫卵(在外界不能孵化)被人吞食后,多数被胃酸杀灭,少数进入小肠。

进入小肠的感染期虫卵内的幼虫释放孵化液,内含脂酶、壳质酶和蛋白酶,消化卵壳后幼虫即破壳而出。孵出的幼虫侵入肠黏膜及黏膜下层,进入静脉经肝脏、下腔静脉至右心,或经肠系膜淋巴管、胸导管、锁骨下静脉达右心,再经肺动脉,穿过肺微血管进入肺泡,在此进行第 2 次及第 3 次蜕皮。幼虫沿支气管、气管至会厌部。幼虫被吞咽,经胃至小肠,在小肠内经第 4 次蜕皮后即发育为童虫,逐渐发育为成虫。自吞食感染期虫卵到成虫第 1 次产卵,完成生活史(图 29-32-1),约需 8 周。一般情况下,成虫在小肠内生存 1 年左右,长者可达 4 年以上。成虫排出体外后,生存时间很短。

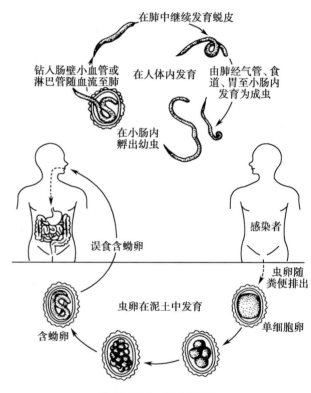

图 29-32-1 蛔虫生活史

蛔虫借助于其肠上皮细胞微绒毛吸收葡萄糖、氨基酸及脂肪酸等物质。成虫的能量来源主要以厌氧糖酵解方式获得,因成虫的丙酮酸激酶的活性低,故只能将糖分解至磷酸烯醇式丙酮酸,再经多种酶作用,最后生成苹果酸。在蛔虫线粒体内,部分苹果酸进行替代途径的还原反应,经延胡索酸还原为琥珀酸。蛔虫为适应低氧寄生环境,在上述反应过程中,多产生一个分子的 ATP,以增加能量供应。

## 二、流行病学

1. 传染源 患者及带虫者粪便含受精卵,是主要的传染源。每条雌虫日排卵数十万个。受精卵在外界适宜温度、湿度和有氧环境中发育。猪、犬、鸡、猫、鼠等动物,以及苍蝇等昆虫,可以携带虫卵或吞食后排出存活的虫卵,也可成为传染源。由于蛔虫卵产量大,加之对外界的抵抗力强,因此容易传播,流行面广泛。

2. 传播途径 主要是吞入感染期虫卵感染。在流行区人粪作肥料和随地大便,是蛔虫卵污染土壤与地面的主要方式。猪、苍蝇、蜚蠊等接触被人粪污染的地面也可传播蛔虫卵。农田劳动等接触污染的泥土,经手入口或食用带活虫卵的蔬菜(如生食拌鲜菜)、瓜果等可发生大批人群感染,也可随灰尘飞扬吸入咽部吞下而感染。小儿在地面爬滚玩耍,手指放入口内吸吮,极易感染。

3. 易感人群 人普遍易感,农村人群感染率高于城市。儿童高于成人,尤其以学龄前和学龄期儿童感染率为高,男女感染率相近。随年龄增长,多次感染后产生一定的免疫力,是成人感染率较低的重要原因。

4. 流行特征 呈世界性分布,全球约 1/4 人口感染蛔虫。主要流行于温带、亚热带、热带,经济欠发达、环境卫生和个人卫生差的地方尤为常见,尤其是发展中国家流行更为广泛。根据 WHO 专家委员会对蛔虫病流行区的分级,我国大部分农村属重度流行区(感染率超过 60%)和中度流行区(感染率 20%~60%),感染者约为 5.31 亿人。

(1)地区性:蛔虫病流行常农村高于城市,这与当地粪便污染面积及卫生水平等多种因素密切相关。有报道,贵州省惠水县、河北省隆化县及青海省民和回族土族自治县蛔虫阳性率分别为 83.2%、64.4% 及 70.5%。乡村中小学生感染率为 13.53%~41.36%,城市中小学生为 4.88%~18.73%。

(2)季节性:在温热带地区,冬季蛔虫卵停止发育,当春季气温回升至 13℃ 以上时,虫卵开始继续发育。多认为感染期虫卵的出现率以每年的 7~8 月为最高。调查发现,常为 4 月末或 5 月初开始感染蛔虫,持续到 10 月,以 6~8 月感染最多。

## 三、发病机制和病理

1. 幼虫的致病作用 蛔虫幼虫在体内移行至肠、肝、肺、微血管及淋巴组织等全身器官组织时均可引起机械性损伤,或因抗原抗体反应、代谢产物或幼虫死亡可导致炎症。幼虫大量移行于肺部,可损伤肺微血管导致出血、肺水肿,肺泡及细支气管周围嗜酸性粒细胞及中性粒细胞浸润。严重感染者肺部病变可融合成斑片状,支气管黏膜炎性分泌物增多。

也可以引起支气管痉挛,发生蛔虫性哮喘(ascaris asthma),支气管内可见幼虫。也有报道,蛔虫重症感染时,其幼虫也可侵入甲状腺、脾脏、大脑、肾脏等器官引起相应损害的表现。幼虫如通过胎盘,也可到胎儿体内寄生。

2. 成虫的致病作用 蛔虫成虫主要寄生于空肠与回肠上段。蛔虫产生的溶血素、过敏素、内分泌毒素、神经毒素等毒素,虫体机械性、化学性刺激、分泌消化物质的附着等,均可引起黏膜上皮细胞脱落或轻度炎症。临床可出现间歇性脐周疼痛、消化不良、呕吐、腹泻或便秘等胃肠功能紊乱表现。蛔虫以人体肠腔内半消化物为食物,也可分泌消化酶消化和溶解肠黏膜为食物。大量寄生蛔虫者可引起消化与吸收功能障碍,尤其可影响儿童对蛋白质、碳水化合物、脂肪及维生素等物质的吸收,继而出现营养不良,甚至发育障碍等。小肠内如有大量蛔虫,可相互缠结成团引起肠梗阻,出现腹痛、腹胀、停止排便等表现。梗阻部位以回肠末端或回盲部最常见。严重者可并发肠壁坏死、肠套叠、肠扭转、肠系膜梗死等。蛔虫钻孔常导致异位损害。成虫钻入胆总管时,常为前半部进入胆总管腔内,而后半部仍在十二指肠内。有胆管结石术并行括约肌切除后蛔虫钻入引起胆管蛔虫病的报道。侵入蛔虫一至数条不等,多者可达 10~100 条,以雌虫较多。如 Oddi 括约肌(胆胰壶腹括约肌)与胆总管痉挛可引起剧烈绞痛,成虫可进入肝内胆管,继发细菌感染可引起胆管炎或肝脓肿。死亡蛔虫的碎片可成为胆结石形成的核心,蛔虫钻入胰管可并发急性胰腺炎,甚至引起出血性坏死性胰腺炎;钻入阑尾可引起急性阑尾炎或阑尾穿孔;钻入咽喉或支气管,可引起梗阻与窒息。雌虫侵入肝脏、腹腔或肺部等处可排出虫卵。

3. 虫卵的致病作用 遗留在肝脏、胆管、胰腺及肠系膜等各种肠外脏器组织中的蛔虫卵可引起局部炎症,早期病变为嗜酸性脓肿(eosinophilic abscess),其后形成蛔虫卵性肉芽肿。

## 四、临床表现

1. 蛔幼性肺炎 少量蛔虫幼虫移行至肺部时,可无任何症状。如短期进食含大量感染期蛔虫卵的蔬菜或其他食品,经 7~10 天潜伏期后,可出现咳嗽、咳痰、咯血、发热、畏寒、乏力,伴胸闷、气促等类似急性上呼吸道感染症状。重症者可出现哮喘样发作,表现为胸疼、咽部异物感,吼喘、端坐呼吸,少数可出现痰中带血、鼻出血、声嘶、腹痛及腹泻等。体检可闻及双肺干啰音,偶有局部肺实变征。部分患者兼有胃肠道症状,肝脏可增大。胸部 X 线检查可见双肺门阴影加深及肺纹增多,常于 1~2 周内消失。痰可查见嗜酸性粒细胞和夏科-莱登结晶,偶可发现幼虫。血嗜酸性粒细胞可明显增高达 20%~30%。病程持续 7~10 天后,上述症状逐渐消失。急性蛔幼性肺炎、哮喘和嗜酸性粒细胞增多等,临床称为肺蛔虫症,即 Löeffler 综合征。

2. 肠蛔虫病 肠内蛔虫数量少者多无症状。肠内大量蛔虫者可出现不同程度的消化道症状,如多食或厌食、偏食,甚至异食癖等。儿童患者常有食欲减退与恶心;多有突发的脐周一过性隐痛或绞痛,不定时反复发作,不伴腹肌紧张与压痛。少数可出现类似消化性溃疡表现,驱虫治疗后症状即消失。婴幼儿患者多有消化不良。少数可因高热或其他原因而呕出蛔虫,或自肛门排出蛔虫。严重感染的患儿可出现发育迟钝、智力低下、皮肤瘙痒、磨牙或惊厥等表现。极个别患者可出现神经性呕吐,顽固性皮疹,视力障碍,听力减退,肌肉麻痹,皮肤血管神经性水肿及血小板减少性紫癜等。

胃及十二指肠蛔虫病可有反复发作的腹部饱胀、嗳气、上腹隐痛或剧痛,常有食欲减退、反酸、恶心,也可出现呕吐等。常有呕吐蛔虫史,偶可呕血及黑便。

肠蛔虫病的体征较少,腹痛时脐周可有较轻而不恒定的深压痛。腹壁脂肪较薄者可见肠蠕动波,深压可扪及条索样肠型。严重感染的患儿,体型瘦小,可见腹部膨隆。

3. 过敏反应 蛔虫的变应原被人体吸收后,可引起 IgE 介导的变态反应,使宿主皮肤、结膜、肠黏膜等出现过敏反应,表现为荨麻疹、皮肤瘙痒、血管神经性水肿、腹胀痛及结膜炎等。蛔虫感染是儿童对植物花粉等过敏而发生哮喘的诱因。

## 五、并发症

发热、辛辣饮食、麻醉或服用驱虫药不当等使寄生环境改变,蛔虫活动性增强,扭结成团可阻塞肠道,或钻入其他器官而引起多种并发症。

1. 胆道蛔虫病 蛔虫钻入胆道引起胆道蛔虫病(biliary ascariasis),是肠蛔虫病最常见的并发症,尤以青壮年为多见,女性多于男性。蛔虫所在部位以胆总管最常见,其次为左右肝管,位于胆囊内者最少。临床可分为:①胆绞痛型,最常见,由蛔虫钻入十二指肠壁上的壶腹孔导致胆胰壶腹括约肌与胆总管痉挛所致;②急性胆囊炎,蛔虫侵入胆囊后一般疼痛减轻,但也有胆囊蛔虫病患者腹痛明显的病例报道,可因继发细菌感染或因蛔虫进入胆囊导致胆囊管阻塞而引起胆囊炎;③急性胆管炎,蛔虫钻入胆管后腹痛不缓解,并出现寒战、高热,提示胆管继发感染而并发急性胆管炎;④急性胰腺炎,胆总管或胰管部分阻塞,胆汁反流,可激活胰酶而引起急性胰腺炎。

胆道蛔虫病的典型表现为:①急性发病,上腹阵发性剧烈疼痛,呈钻顶痛或绞痛,可放射至肩背部,疼痛可基本消失而出现明显缓解期;②常伴剧烈恶心、呕吐,多数可呕吐胆汁与蛔虫;③症状与体征不相符,即疼痛剧烈时腹部压痛可不明显,也无明显肌紧张;④少数患者疼痛不缓解,后期可继发化脓性感染;⑤黄疸少见,即使有黄疸也较轻。

2. 蛔虫性肠梗阻 肠道内大量蛔虫相互缠绕可引起蛔虫性肠梗阻(ascaris intestinal obstruction),有报道肠内蛔虫超过 10 条即可在小肠内缠结成团而导致机械性肠梗阻。多见于重度感染患者,60% 以上为 6~8 岁的学龄儿童,其中 2 岁以下者发病率最高。蛔虫性肠梗阻多为不完全性,梗阻部位多在回肠下段。典型表现为腹痛、呕吐、腹胀、停止排大便与排气、肠型、脱水、酸中毒以及电解质失衡等,与一般肠梗阻表现相似。约 30% 患者可扪及腹部包块,部分有腹肌紧张。发生绞窄性肠梗阻、继发肠穿孔及腹膜炎等可危及患者生命。

3. 蛔虫性阑尾炎 蛔虫钻入阑尾可致梗阻引起蛔虫性阑尾炎(ascaris appendicitis),其发生率仅次于胆道蛔虫病及蛔虫性肠梗阻,在小儿阑尾炎病因中占重要地位。虫体在梗阻的腔内钻动及其分泌的毒素对阑尾黏膜的刺激,使阑尾肌层与血管收缩,血液供应受阻,引起黏膜损伤,从而发生阑尾炎症。若阑尾腔梗阻进行性加重,腔内压力增大,可导致阑尾穿孔继发腹膜炎。本病并发阑尾穿孔发生率为 25%~65%。钻入阑尾的蛔虫常为 1~3 条,可多达 30 条。本病与一般阑尾炎表现相似,常于服驱虫药后 3~6 小时出现阵发性腹剧烈绞痛,冷汗、面色苍白、恶心、呕吐及腹胀等,可有局限性腹肌紧张。

4. 蛔虫性胰腺炎 蛔虫侵入胰管可导致胰管部分阻塞。因虫体机械性损伤,虫卵沉积与刺激,继发细菌感染,毒素及胆汁反流等可激活胰酶引起急性胰腺炎。有报道在患胆管炎时发生蛔虫性胰腺炎(ascaris pancreatitis)。本病与一般急性胰腺炎表现相似。常出现突发性上腹疼痛、恶心、呕吐;继之腹痛呈持续性,阵发性加剧,畏寒,发热;上腹压痛,腹肌张力高。血、尿淀粉酶活性增高。继发出血性坏死性胰腺炎时,出现高热、脉速、血压下降、腹胀及腹部移动性浊音等。如未及时诊断,积极抢救,常可危及患者生命。

5. 蛔虫性肝病 胆道蛔虫病可因蛔虫进入肝脏同时携带细菌继发感染,形成细菌性肝脓肿。脓肿以肝右叶最常见,左叶较少,可为单发或多发性,其大小不一。脓液中可找到蛔虫和虫卵;脓肿壁上可查虫卵和虫体所引起的异物反应。蛔虫性肝脓肿与一般肝脓肿表现相似。但合并症较多,临床经过极为严重。可引起肝功能损害,甚至出现急性肝衰竭。还可出现脓毒败血症、膈下脓肿等,病死率可达80%左右。

6. 蛔虫卵性肉芽肿 蛔虫卵性肉芽肿多位于腹腔脏器表面,表现为发热、腹部隐痛、腹部包块。临床较少见,因无特征性,故诊断较难。文献报道的病例均为手术活检确诊。本病容易误诊为肠系膜淋巴结炎、肠结核、结核性腹膜炎及腹腔肿瘤等。

7. 蛔虫性腹膜炎 蛔虫可经小肠或阑尾等腹腔脏器穿孔进入腹膜腔,因肠内容物流入腹腔引起化学性刺激和细菌感染,导致腹膜炎。肠蛔虫病所致外科合并症中腹膜炎占12.75%。其表现与其他原因所致的化脓性腹膜炎相似,主要为持续性剧烈腹痛、腹胀,发热,腹压痛与反跳痛,肝浊音界缩小或消失等。

8. 蛔虫性脑病 主要见于幼儿患者。蛔虫分泌的脂肪醛、抗凝素及溶血素等物质,吸收后作用于神经系统,引起的神经功能失调称为蛔虫中毒性脑病或蛔虫性脑病。出现头痛、兴奋性增高、精神不振、失眠,还可有智力发育障碍等。严重时可出现癫痫、脑膜刺激征、昏迷及瞳孔散大等。蛔虫若经血液循环进入脑组织可形成脑栓塞及脑局部病变,驱虫治疗后症状可迅速减轻。

9. 其他蛔虫性疾病 蛔虫钻入胸膜腔可引起渗出性胸膜炎,或继发性脓胸;钻入气管造成呼吸道阻塞而窒息;经耳咽管钻入中耳道;钻入小肠憩室引起憩室炎;经膀胱直肠瘘进入膀胱、输尿管,或经肾盂结肠瘘进入泌尿系统。偶可见蛔虫在上颌窦、眼、输卵管、睾丸鞘膜腔等处寄生。蛔虫还偶可进入血流引起转移性蛔虫病(图29-32-2),若经血流至右心达肺动脉,可形成血栓引起栓塞性肺动脉阻塞,这也是胆道蛔虫病及肝脏蛔虫病的罕见并发症,常经尸解方可确诊。

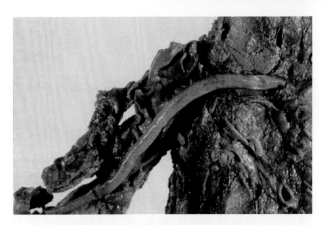

**图 29-32-2 肾静脉内的似蚓蛔线虫**
似蚓蛔线虫沿一刀伤从小肠逸出,定居到肾静脉内

## 六、实验室检查

1. 血常规检查 白细胞数多为正常。急性大量感染初期及幼虫移行期,白细胞和嗜酸性粒细胞增多,嗜酸性粒细胞可达40%~80%。异位蛔虫病并发细菌感染时,白细胞与中性粒细胞常明显增高。

2. 病原检查 大便直接涂片是目前诊断肠道蛔虫病的主要方法。三片法阳性率可达95%。直接涂片阴性者,采用沉淀集卵法或饱和盐水漂浮法或改良加藤厚涂片法(Kato-Katz法)可能提高虫卵检出率,但方法较为复杂。肺蛔虫病或蛔虫幼虫所致肺炎时,痰中可检出蛔虫幼虫。

3. 免疫学检查 成虫抗原皮内试验阳性率可达80%。其阳性可提示早期蛔虫感染或有雄虫寄生,有助于流行病学调查。

4. 超声检查 腹部B超检查胆道蛔虫病者,可显示蛔虫位于扩张的胆总管内,但阳性率并不高。有报道,超声检查发现小肠蛔虫性肠梗阻,肝脓肿患者合并游走性胆道蛔虫病。

5. 影像学检查 肠蛔虫病患者腹部X线检查可发现肠腔内有多个管状的填充缺损。胃蛔虫病患者X线钡餐检查,可见胃内有与蛔虫相似的可变性圆条状阴影;若多条蛔虫平行聚集,则阴影如"稻米状";虫体截面投影呈"豆粒状"或"串珠状"影像;挤压后如虫体舒展散开,则上述影像也随之变化。十二指肠蛔虫病患者,X线检查可见弧形、环形、"弹簧形"或"8"字形影像等。

6. 内镜检查 经内镜逆行胰胆管造影术(ERCP)可发现十二指肠及胆管内蛔虫,取出钻入壶腹孔的虫体可使胆绞痛迅速缓解,并可对胆管阻塞进行减压与引流。有报道囊状内镜(capsule endoscopy)检查发现小肠内蛔虫,提示该检查对小肠蛔虫病有诊断价值。

## 七、诊断和鉴别诊断

1. 临床诊断

（1）成虫寄生者，根据近期排虫或呕虫史即可诊断。

（2）儿童反复出现腹部或脐周一过性隐痛，或伴偏食、夜间磨牙、腹部膨隆等均可提示蛔虫感染。如有合并症，则应根据相应症状、体征和有关检查酌情判断；如出现胆绞痛、胆管炎、胰腺炎时应考虑肠蛔虫病并发症的可能性；腹痛、呕吐、腹胀、停止排大便与排气，扪及腹部条索状肿块时应注意蛔虫性肠梗阻的可能性。

（3）农村收获季节，集体人群突发性发热、咳嗽、哮喘而排除其他原因后，可结合病史、体征，考虑急性蛔虫蚴虫性肺炎的可能性。

（4）如肠内仅有雄虫寄生而粪中虫卵阴性时，可用驱虫药物行诊断性治疗。

2. 实验室依据　粪便涂片查虫卵是最简单、快速、可靠的肠蛔虫病确诊依据。胃肠吞钡检查可显示蛔虫形态与数量；腹部 X 线检查对蛔虫性肠梗阻或肠穿孔腹膜炎有重要诊断价值；超声检查胆管内蛔虫，或十二指肠引流液查见虫卵是胆道蛔虫病的直接证据。

3. 鉴别诊断　蛔虫病易与胃、十二指肠溃疡、慢性胃炎及肠系膜淋巴结炎等相混淆。若出现合并症时更易误诊。应结合患者年龄、病情变化全面分析，与相应疾病鉴别，以便及早诊治。

蛔虫幼虫引起的内脏幼虫移行症（VLM）的诊断较难。主要原因为蛔虫幼虫侵袭部位和病程变化较大，侵入体内的幼虫较难找到等。患者与狗、猫等动物接触史，或食物污染史等有助于诊断。间歇发热、肺部症状、肝脏增大及血嗜酸性粒细胞持续增高者，有幼虫移行症的可能性。皮内试验、补体结合试验、荧光抗体试验等血清学检查对诊断均有一定帮助，但应排除交叉反应所致的假阳性。若嗜酸性肉芽肿组织内查见蛔虫幼虫，可作为确诊依据。但虫种不易鉴别，猪蛔虫（Ascaris suum）幼虫、鞭虫、钩虫、血吸虫、丝虫，以及病毒、真菌等病原所致的嗜酸性细胞增多症，均应注意与本病鉴别。

## 八、预后

蛔虫病一般预后良好。有胆道蛔虫病等严重并发症可影响健康。并发幼儿蛔虫性肠梗阻、蛔虫性窒息等未能及时诊治者可危及生命。

## 九、治疗

1. 驱虫治疗　目前常选用下列驱虫药物治疗。

（1）阿苯达唑（albendazole）：是广谱、高效、低毒的苯咪唑类抗虫药物之一，是治疗蛔虫病首选药物。本品在体内迅速代谢成亚砜和砜，其作用机制主要是阻断虫体对葡萄糖的摄取，导致糖原耗竭与 ATP 生成减少，使虫体麻痹。阿苯达唑亚砜在血浆中浓度较高，可透入组织与体液，故其治疗效果好。对成虫、幼虫及虫卵均有杀灭作用，但驱蛔作用缓慢，常于用药后 2~4 天蛔虫才从粪便排出。治疗过程中可因蛔虫躁动并发胆道蛔虫病等。成人及 2 岁以上儿童剂量为 400mg（200mg/片），顿服，或一天内分 2 次服。可于驱虫后 10 天重复给药一次。本品不良反应发生率为 6%~10%，多于服药后 2~3 天出现头昏、失眠、恶心、呕吐、口干、食欲下降及乏力等，可于 48 小时内自行消失。有癫痫史者慎用，孕妇、哺乳期妇女及 2 岁以下幼儿禁用本品。

（2）甲苯咪唑（mebendazole）：又称甲苯达唑，为广谱驱虫剂，对蛔虫疗效较好。其作用机制与阿苯达唑相似。本品对成虫和虫卵均有治疗作用。在肠道中吸收甚少，故有利于驱肠道蛔虫。甲苯咪唑 200mg，顿服，虫卵阴转率 80%；或 100mg，每天 3 次，连服 3 天，虫卵阴转率达 95% 以上。不良反应很少，仅少数出现头昏及轻微胃肠道反应，可自行消失。孕妇禁用，2 岁以下幼儿不宜用。

（3）双萘羟酸噻嘧啶（pyrantel pamoate）：是噻嘧啶（pyrimidine）的衍生物，为广谱驱线虫药。口服后肠道内不吸收，大部分以原型从粪便排出。可抑制神经肌肉传导，引起虫体痉挛性收缩与麻痹，排出体外，驱虫作用快。用法为成人 500mg，儿童为 10mg/kg（基质），顿服，虫卵阴转率超过 90%。不良反应轻微，可有恶心、呕吐、腹泻、腹痛、头晕、失眠、皮疹等。肝功能不良者慎用，孕妇及 2 岁以下儿童不宜用。

（4）哌嗪（piperazine）：在虫体神经肌肉接头处发挥抗胆碱能作用，使肌肉麻痹，虫体随粪便排出。哌嗪毒性低、疗效好、安全范围大。成人剂量为 3g，1 次/d，连服 2~3 天；儿童为 40~75mg/kg，2 次/d，或 80~150mg/kg，空腹或晚顿服，连服 2 天。服药后排虫率超过 90%。严重感染者可连续用药 3~4 天，1 周后还可重复治疗。不良反应轻微，少数可出现头昏、头晕、恶心、呕吐或腹泻等，常短期内自行消失。过量服用后可有肌无力，或四肢肌肉强直、过敏性紫癞、血清病及神经精神症状等严重不良反应。肝、肾功能不全者不宜用本品。

（5）左旋咪唑（levamisole）：是一种烟酸型胆碱促进剂，可抑制蛔虫肌肉中琥珀脱氢酶的活性，导致肌肉能量产生减少，虫体麻痹、肌肉收缩，并可对虫体的微管结构有抑制作用，利于虫体排出体外。成人剂量为150～200mg，儿童2.5mg/kg，顿服。服本品后偶可出现中毒性脑病，故应慎用。近年已被阿苯达唑等苯咪唑类药物所取代。

（6）伊维霉素（ivermectin）：是阿弗米丁链霉菌产生的一种抗生素，属大环内酯结构，可抑制蛔虫神经肌肉信息传递，导致虫体麻痹而有驱虫作用。口服吸收好，半衰期为12小时，其代谢产物于2周内从粪便排出。用法为每天1次，100μg/kg，连服2～3天为一疗程，治愈率近100%。本品安全阈宽，但价格较贵。伊维菌素不能通过血脑屏障，故对人毒性极低，不良反应很少。

（7）复合制剂：有作者主张为增强疗效，以及互补药物的优缺点，可给予复合制剂治疗。如甲苯咪唑与左旋咪唑的复合制剂称为复方甲苯咪唑（速效肠虫净），每片含甲苯咪唑100mg、左旋咪唑25mg；成人2片，顿服，疗效比单用两者之一为好，不良反应也少。由阿苯达唑与噻嘧啶组成的复方阿苯达唑，不仅驱虫效果好，而且消除了蛔虫窜动的副作用。

近年来，用哌嗪或吡喹酮（praziquantel）等治疗蛔虫病疗效也较好，粪便检查虫卵阴转率超过80%，有报道达100%。苦楝根皮提取的川楝素和使君子仁也有较好的驱虫作用。

2. 并发症的处理

（1）胆道蛔虫病：以解痉、止痛，早期驱虫或纤维内镜取虫为主。解痉止痛用肌内注射阿托品1mg，或异丙嗪25～50mg；必要时肌内注射哌替啶50mg。服食醋100～200ml也可缓解疼痛。早期及时有效使用驱虫药物可防止复发，减少严重并发症。阿苯达唑加维拉帕米可取得迅速止痛与完全杀虫效果。内科治疗24小时无效或病情加重，或发生胆道蛔虫嵌顿者，应及时开腹手术或腹腔镜手术，或内镜乳头切开术（endoscopic papillotomy，ECP）取虫治疗。发热者可能继发细菌性感染，酌情加用抗菌药物。

（2）蛔虫性肠梗阻：禁食、胃肠减压、解痉止痛、静脉补液、纠正水、电解质与酸碱平衡失调。不全性肠梗阻者，腹痛缓解后服青油或花生油可松懈蛔虫团，然后再驱虫治疗。如内科治疗1～2天无好转，

或完全性肠梗阻者，及时外科手术治疗。

（3）其他：并发蛔虫性阑尾炎、肠穿孔、急性化脓性胆管炎、单发性肝脓肿、出血性坏死性胰腺炎者，均应尽早手术治疗。

3. 其他治疗 蛔虫幼虫移行症以对症治疗为主，可用氨茶碱，或缓释或控释型茶碱，必要时可用二氢丙茶碱静脉滴注等，以解除支气管痉挛；并可给予盐酸可待因等镇咳；也可应用赛庚啶、阿伐斯汀等抗过敏。重症哮喘或呼吸困难、发绀明显者，应予吸氧，并可用氢化可的松（100～200mg）或甲泼尼龙等，静脉滴注，疗程3～5天。合并细菌感染时给予抗菌药物治疗。乙胺嗪可使症状较快缓解或消失，用量为每天8～10mg/kg，分3次口服，疗程7～10天。可与抗组胺药物合用。

## 十、预防

1. 控制传染源 尽早发现、治疗肠蛔虫病患者，对易感者应定期普查。尤其是幼儿园、小学及农村居民等，抽样调查发现感染者超过半数时可进行普遍治疗。在感染高峰后2～3个月（如冬季或秋季），可以集体服驱虫药物，并能明显降低蛔虫的人群感染率。驱出的蛔虫和粪便应及时处理，避免其污染环境。

2. 注意个人卫生 在大力发展经济、提高群众文化水平的同时，加强卫生知识宣传，养成良好个人卫生习惯，使人群蛔虫感染率大为降低。切实做到饭前便后洗手，不饮生水，不食不清洁的瓜果，勤剪指甲，不随地大小便等。对餐馆及饮食店等，应定期进行卫生标准化检查，禁止生水制作饮料等。

3. 加强粪便管理 是防止粪便污染环境的重要措施。搞好环境卫生，对粪便进行无害化处理，不用生粪便施肥，如采用粪尿1:5混合后密封、沉淀发酵，夏季存放3～5天，冬季存放7～10天，可杀死虫卵。这些均有利于保护水源，改善用水安全。

（唐 红）

## 第三十三节 蛲 虫 病

蛲虫病（oxyuriasis，enterobiasis）是由蠕形住肠线虫（Enterobius vermicularis），即蛲虫（pinworm，seatworm），寄生于人体小肠下段、盲肠及结肠等处引起的寄生虫病。儿童发病率高于成人，尤其是集体生活的儿童蛲虫感染（pinworm infection）者较多。临床症状较少，多数患者仅有肛周和会阴部瘙痒，以及

轻微的消化道症状。病情虽不严重,但因影响睡眠,仍对健康不利。少数病例可出现蛲虫性阑尾炎、泌尿生殖系统等异位性并发症。

## 一、病原学

1. 形态特征　蠕形住肠线虫属于线虫纲(Nematoda)、蛲虫属(Enterobius),虫体为乳白色,体形细小如线头状,也称线头虫。虫体角皮具有横纹,头端角皮膨大,形成头翼。体两侧角皮突出如嵴,称为侧翼。口囊不明显,口孔周围有三片唇瓣。咽管末端膨大呈球形,称为咽管球。雄虫较雌虫略小,雄虫长2~5mm,宽0.1~0.2mm,尾端向腹面卷曲呈"6"字形,有尾翼和数对乳突,尾端有排泄腔和一交合刺;生殖系统为单管型。雌虫长8~13mm,宽0.3~0.5mm,虫体中部膨大,尾端直而细,略呈纺锤形,其尖细部分约为虫体长的1/3;双管形生殖系统,阴门位于虫体的前、中1/3交界处腹面正中线。虫卵大小为(50~60)μm×(20~30)μm(图29-33-1);卵壳无色透明,有两层壳质,蛋白质膜光滑;光镜下常见两侧不对称,一侧较平,另一侧稍凸;虫卵的立体结构呈近似椭圆的不等面三角体。

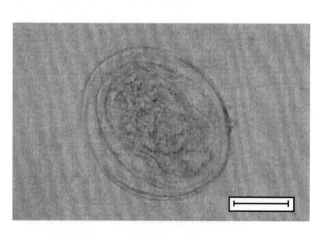

**图 29-33-1　一枚在粪便中的蠕形住肠线虫卵**
标尺=20μm

2. 生活史　人是蛲虫的唯一宿主。蛲虫生活史较简单,不需外界土壤阶段,可不离开人体而再次感染。蛲虫卵黏附于肛门附近,该处局部温度与湿度适宜,氧气充足,蛲虫卵于6小时即可发育成感染期虫卵。患者用手指搔抓肛门附近皮肤,虫卵污染手指而未洗干净即可使虫卵被吞入;虫卵在十二指肠内孵化,幼虫在小肠内经两次蜕皮,至结肠再蜕皮一次即发育为成虫。自吞入虫卵到发育为雌虫产卵需4~8周。如虫卵在肛周皮肤上孵化出幼虫,其后幼虫经肛门进入肠内并发育为成虫,则称为逆行感染(retrograde infection)。但蛲虫卵是否能在肛周孵化,尚未被证实。

约70%的成虫定居于结肠,20%定居于盲肠,5%位于回肠下段,阑尾(1%~2%)、胃(0.02%)、直肠、食管等处较少。虫体借助于头翼、唇瓣附着于肠黏膜,或在肠腔内游离。成虫以肠内容物、组织或血液为食物。雄虫于成熟交尾后即死亡。雌虫于夜间患者入睡后爬出肛门外,在肛周、会阴或女阴部皮肤皱褶内产卵。一般不在患者肠内产卵,也不在白天或晚上患者未入睡时逸出肠外产卵。产卵后多数雌虫死亡,少数可再回到肛门内,也可进入阴道或尿道等处。患者入睡1~3小时内蛲虫爬出数量最多,以后逐渐减少。成虫自然寿命较短,一般不超过8周。在干燥环境中,虫体多自行破裂死亡。

3. 理化性状　虫卵的抵抗力较强,可在外界环境生存20天;在20~30℃时能生存14天;在30℃时可生存7天。虫卵最适宜温度为34~36℃,相对湿度为90%~100%。虫卵能耐受2%苯酚、10%甲醛、1:1000氯化汞等化学制剂。对10%甲酚皂液较敏感,易被紫外线杀灭。

## 二、流行病学

1. 传染源　患者和带虫者是唯一传染源。文献报道,在黑猩猩肠内查见蛲虫,但无流行病学意义。

2. 传播途径

(1) 直接感染:最常见的是经口直接传播。蛲虫缺乏体外发育期,发育成感染性虫卵的时间短,均利于直接传播。患者可因手指搔抓局部而使手指污染。若用污染的手拿取食物或吮吸手指,即可吞入感染性虫卵。

(2) 间接感染:虫体自行破裂或被抓破而虫卵四溢,污染肛周及会阴部,也可进一步污染内裤、被褥,或家具、毛巾、玩具及门窗,经间接方式由消化道感染。这是集体广泛传播的主要原因。

(3) 呼吸道感染:虫卵可悬浮于空气尘埃中,经口鼻吸入而咽下引起感染。

(4) 逆行感染:即虫卵在肛门外皮肤自行孵化后,幼虫经肛门重新进入肠内发育为成虫导致感染。

此外,还可自体内重复感染(endogenic reinfection),即雌虫在患者肠内产卵,并在肠内自孵发育为成虫引起感染。

3. 易感人群　蛲虫多在室内传播,气候等外界环境对其影响不大。人群对蛲虫普遍易感。儿童感染率明显高于成人,主要与儿童卫生习惯较差、接触感染期虫卵的机会较多有关。男女感染率无明显差异。蛲虫感染后无明显免疫力,因此可反复多次患蛲虫病。蛲虫也可与类圆线虫,或与绦虫混合感染。

4. 流行情况  呈世界性分布,热带、温带、寒带均有蛲虫病流行。温带、寒带地区感染率高于热带地区,发展中国家的感染率高于经济发达国家,并仍有高流行区存在。卫生状况较差的地区、卫生习惯不良的人群感染率较高。中国蛲虫感染率较高,仅次于蛔虫。儿童感染率可达 40%~50%,农村和边远地区感染率甚至可达 80% 左右。5~14 岁年龄组感染率可高达 27%,全国 3.1 亿 14 岁以下儿童中蛲虫感染者约 8 000 万。幼儿园、小学等集体机构容易导致传播与流行,儿童的家庭成员受感染也较严重。随着农村、郊区幼儿园等集体场所的增加,蛲虫感染率有增高的趋势。

### 三、发病机制和病理

1. 发病机制  蛲虫的致病作用是多方面的,主要有机械或化学刺激、营养消耗及虫体迷路所致的并发症而出现相应的临床症状。

在宿主肠道内不同发育阶段的蛲虫,对肠壁神经末梢均有一定程度的机械与化学性刺激,并可反射性地引起神经和胃肠功能失调。成虫的头部钻入肠黏膜内吸取宿主的营养,也可吞食肠内容物与微量血液。如蛲虫数量多,则可影响儿童患者的营养吸收与身体发育。雌虫在肛门周围产卵刺激皮肤,引起蛲虫性皮炎(oxyurid dermatitis),表现为局部发痒、发炎或局部湿疹、出血和继发感染;长期刺激也可引起不同程度的神经功能失调。蛲虫钻入黏膜下层,导致肠黏膜的完整性被破坏,引起微小溃疡、小脓肿和出血等。成虫也可侵入阑尾引起急性或亚急性阑尾炎。偶尔雌虫逸出肛门外产卵,并可进入附近器官引起严重损害。可进入女性泌尿生殖系统;或经女性生殖系统进入盆腔或腹腔,并在局部产卵引起局部炎症和继发细菌性感染;后期可致肠黏膜嗜酸性粒细胞脓肿或肉芽肿;还可导致脏器损害、穿孔等。此外,有报道蛲虫引起的肺结节性阴影,推测可能是蛲虫经呼吸道移行至肺部所致。

2. 病理改变  蛲虫所致的病理改变主要为黏膜下淋巴组织增生、中性粒细胞浸润、结缔组织玻璃样变及脂肪性变等。还可有腹膜炎症、阑尾炎症、肠壁脓肿等病变。

### 四、临床表现

1. 肛周症状  无论小儿或成人患者,均有不同程度的肛门周围及会阴部发痒,夜间入睡后更明显,局部常有烧灼感及虫爬行感。小儿患者可因奇痒而抓破皮肤,引起局部炎症、湿疹或继发细菌感染,也可出现睡眠不安、夜惊或尿床。女童患者多有阴部发痒、红肿或分泌物增多等。

2. 消化道症状  多见于儿童,常可出现食欲减退、腹痛、恶心、呕吐及腹泻等胃肠道症状。成年患者症状多不明显。文献报道,可因结肠癌手术发现肠黏膜下有肉芽肿和蛲虫卵,而并无消化道症状。

3. 神经精神症状  儿童患者可有注意力不集中、失眠、精神不安,好咬指甲,害羞,自卑等。个别可出现惊厥或非癫痫性症状发作等。

4. 并发症  蛲虫异位寄生涉及多个内脏器官,可引起外阴部、阴道、宫颈、子宫及输卵管炎。也可引起泌尿系统炎症、腹膜炎及盆腔炎等。

(1)蛲虫性阑尾炎:成虫侵入阑尾腔可引起阑尾渗出性炎变,或因虫体带入细菌继发化脓性感染,表现为急性或亚急性阑尾炎。本病占急性阑尾炎的 6%~20%。有报道,1 159 例急性阑尾炎行阑尾切除术,发现 17 例(1.5%)由寄生虫感染所致,其中蛲虫异位寄生涉及多个内脏器官,可引起外阴部、阴道、宫颈、子宫及输卵管炎。青壮年发病最多,20 岁以下者约占 50%。阑尾腔内蛲虫数量多不超过 10 条,有报道多者达 185 条;虫体位于阑尾根部最多,中央次之,尖端最少。阑尾病变除渗出性炎性病变外,可有嗜酸性细胞脓肿或肉芽肿。本病临床表现与一般阑尾炎基本相似。不同之处在于本病起病较缓慢,腹痛部位不固定。临床诊断较为困难,常因阑尾切除查获蛲虫或虫卵而确诊。

(2)泌尿系统炎症:蛲虫侵入泌尿系统可导致尿道炎、膀胱炎、前列腺炎等。儿童患者常可引起遗尿症。女性患者可出现尿频、尿急、尿痛或烧灼感等症状。

(3)生殖系统与盆腔炎症:蛲虫所致的生殖系统和盆腔炎症见于女性患者,如阴道炎、阴唇炎、输卵管炎及输卵管脓肿等,进入盆腔后可引起盆腔炎或盆腔脓肿。临床表现与一般生殖系统附件炎或盆腔脓肿相似,可有白带增多、月经量过多、痛经、下腹疼痛或扪及包块等。宫颈分泌物、阴道分泌物、宫内膜刮出物或盆腔引流物涂片可查见虫卵。也有报道蛲虫卵存在于卵巢,而无卵巢炎症表现者。

(4)其他:蛲虫侵入腹腔、肝脏等部位可引起肉芽肿性病变。文献报道,蛲虫侵入肺部可引起哮喘,蛲虫偶尔也可侵入外耳、鼻腔和乳房等处,引起罕见的并发症。

## 五、实验室检查

1. 血常规检查　本病外周血白细胞、血红蛋白及血小板多无明显变化。

2. 粪便查虫卵　因雌虫一般不在肠内产卵,故粪便检查蛲虫卵的阳性率较低,直接涂片阳性率仅为1%~2%,浓缩镜检阳性率为5%。

3. 肛周检查成虫　因蛲虫有夜间爬出肛门外产卵的特性,故在儿童入睡后1~3小时内在较亮的灯光下仔细观察肛周皮肤皱襞、会阴或女阴等处,可发现白线头样成虫或幼虫。此法不仅准确率高,而且方便简单、易于普及。

4. 肛周检查虫卵　刮取、擦取或黏取肛周皱襞污物镜检,一次检出虫卵为50%左右,三次检出率达90%以上。肛周查虫卵有下列几种方法:

(1) 甘油棉拭涂片法:先将棉拭子置于消毒的生理盐水中备用。棉拭拧干后擦拭患者肛门周围,然后在滴50%甘油的载玻片上混匀并镜检。

(2) 沉淀法:准备方法同前。将擦拭过肛周的棉拭子插入盛有生理盐水的试管中,充分振荡使虫卵洗入生理盐水中,沉淀后取沉渣镜检。

(3) 棉拭漂浮法:准备方法同前。将擦拭过的棉拭子放入饱和生理盐水中,然后使虫卵漂浮再行镜检。

(4) 胶粘拭法:把涂胶液的玻璃纸剪成小纸条,然后黏附于洁净的载玻片上备用。撕下玻璃纸条,将有胶的一面粘于患者肛周,再将玻璃纸取下仍粘回原玻片进行检查。

## 六、诊断和鉴别诊断

1. 诊断依据

(1) 流行病学资料:高度重视幼儿园、托儿所及小学等集聚儿童蛲虫感染率较高的现状,尤其是5~14岁年龄组感染率最高。

(2) 临床特点:常感觉肛周或会阴部发痒的儿童,应首先考虑本病可能性。若患儿平时喜好咬指甲,夜间尿床,入睡后出现烦躁、夜惊等表现者,本病可能性更大。

(3) 实验室检查:对临床疑诊者采用肛周检虫法或肛周检卵法等,查见蛲虫或虫卵是确诊的依据。

2. 鉴别诊断　蛲虫引起会阴部皮肤瘙痒,与会阴真菌感染、过敏及湿疹所致症状相似;蛲虫性尿路炎与一般尿路感染表现相似,均应注意区别。结合年龄、发病特征和局部体征,临床诊断多无困难。肛周查见蛲虫或虫卵是鉴别诊断的直接证据。

## 七、治疗

无论有无临床症状,只要病原诊断明确均应抗虫治疗。对患者家庭成员及儿童集聚单位工作人员也应查治。针对蛲虫重复感染力强的特点,尤其要注意治疗与预防相结合的原则,以便根治。

1. 口服药物疗法

(1) 阿苯达唑:苯咪唑类抗虫药物阿苯达唑(albendazole)即丙硫咪唑,为广谱驱虫剂。可与虫体细胞内微管蛋白(具有种特异性)结合,阻止微管蛋白聚合与微管形成。微管是细胞内支架,被破坏后引起运输阻塞,高尔基器中分泌颗粒聚集,胞质溶化。虫体细胞因不能摄取葡萄糖,内源性糖原逐渐耗竭而死亡。阿苯达唑驱虫效果缓慢,口服后线虫在治疗后第2~3日才排出,使用剂量为400mg,顿服,或100mg,每日3次,疗程7日;儿童为100~200mg,顿服,有效率可达90%以上。因自身重复感染明显,故应于2~4周后重复治疗一次。不良反应率低,常见的是恶心、口干、头昏、乏力、食欲下降等。

(2) 甲苯咪唑:甲苯咪唑(mebendazole)即甲苯达唑,是治疗蛲虫的主要药物之一,无论是单纯感染还是混合感染均有效,治愈率达90%以上。剂量为400mg,顿服;或100mg,每日3次,疗程3日。儿童剂量为4~6mg/kg,顿服。3周后重复治疗一次,临床有效率超过95%。甲苯咪唑胃肠道吸收少,排泄快,因而不良反应少。可有轻度胃肠道刺激症状、头昏,可出现皮疹,偶有剥脱性皮炎、嗜酸性粒细胞增高及血清转氨酶活性升高。最好不用于2岁以下儿童、妊娠期妇女及肝病患者。

(3) 恩波吡维铵:恩波吡维铵(pyrvinium embonate)又称扑蛲灵,为一种氰铵染料,口服后胃肠道不吸收。可抑制蛲虫的需氧代谢并阻止其对葡萄糖的吸收。成人用量为5mg/kg,儿童最大剂量为150mg,睡前顿服。片剂不宜嚼碎。不良反应少而轻,可出现恶心、呕吐、腹泻及腹痛等,偶有感光过敏、肌肉痉挛。服后1~2日可将粪便染为红色,污染衣物,不必惊慌。2~3周后可重复治疗一次。治愈率可超过90%。

(4) 噻苯唑:噻苯唑(tiabendazole)为广谱驱虫药,剂量为25mg/kg,每日3次,疗程2日。一次剂量不超过1.5g,一日总量不超过3g。不良反应发生率达5%~30%,因而应严格控制剂量。肝、肾功能不全者慎用,孕妇及哺乳期妇女禁用。

（5）枸橼酸哌嗪:枸橼酸哌嗪（piperazine citrate）成人每日总量不超过2g,儿童剂量为50mg/kg,分2次服,或晚上顿服,连服7~10日。以后每周服2日,日剂量同前,共2~4周,有效率超过90%。不良反应轻微,少数出现头昏、头晕、恶心、呕吐或腹泻等,短期内可自行消失。肝、肾功能不全者不宜用。

（6）噻嘧啶:常用其双羟萘酸盐（pamoate）又称噻啶片。噻嘧啶（pyrantel）的枸橼酸盐又称为驱虫灵。此药为广谱驱虫药,可抑制虫体胆碱酯酶,导致肌肉强烈收缩而麻痹,随粪便排出。噻啶片用法为成人500mg,儿童按10mg/kg（基质）计算,顿服,有效率达90%以上,2周后可重复治疗一次。不良反应轻,主要有恶心、呕吐、腹泻、腹痛、头晕、轻微头痛、失眠、皮疹等。发热、心肾功能不全、严重溃疡病、肝功能不良者慎用,孕妇及2岁以下儿童不宜应用。

（7）伊维菌素:伊维菌素（ivermectin）属于大环内酯结构,可对细胞膜上离子通道的改变引起阴离子的汇集,导致细胞的超级化作用,抑制虫体神经肌肉信息传递,造成虫体麻痹而起驱虫作用。口服吸收好,半衰期为12小时,其代谢产物于2周内从粪便排出。用法为每日1次,100μg/kg,连服2日,治愈率90%以上。不良反应少。

2. 局部外用疗法　外用疗法有杀虫、阻止蛲虫产卵及止痒作用,与口服药物同时使用可增强疗效。其方法为大便后及晚睡前用肥皂和温水灌洗肛门,擦干后用药物涂抹于肛周及肛门内。常选用的药物有3%双羟萘酸噻嘧啶软膏,或2%~5%氯化氨基汞（白降汞）软膏、1%薄荷软膏、1%蛲虫油膏、10%鹤虱油膏、10%氯化锌油膏、10%硫软膏（硫黄软膏）等。疗程为10~30日,无不良反应。

3. 灌肠疗法　感染重者可采用灌肠疗法,以消灭成虫和虫卵。常用10%氯化钠溶液或1%~5%肥皂水、1%硼酸水、0.5%碳酸氢钠溶液,生百部30g制成煎剂或大蒜浸液等。以年龄不同取100~400ml灌肠,每日或间日晚1次,疗程7日。

## 八、预防

1. 开展卫生宣传　深入开展卫生宣传教育工作,养成良好卫生习惯,勤剪指甲,饭前、便后洗手等是预防的重要措施。为切断传播途径,防止反复感染,关键措施是杜绝小儿吸吮手指的不良习惯。感染者应勤换被褥,内衣、内裤、被单等应煮沸消毒等。患者家属应了解本病防治的基本知识。

2. 加强普查普治　对儿童机构的儿童和工作人员应进行定期普查。查出患者应及时治疗,并应于7~10日后重复治疗。感染程度重或发病多的幼儿园、小学等集体单位应进行普治,并应认真考核疗效,以有效控制传染源。

3. 搞好环境卫生　抓好保育机构、小学校等单位的环境卫生工作,是防止蛲虫病流行的重要措施。对洗脸盆、茶具、餐具等用开水冲洗,定期煮沸或药物消毒。室内游乐场所、学习室及寝室等处均应定时用紫外线消毒。厕所也应定期用药液喷洒,便盆等排便器具应定期煮沸消毒。

（唐 红）

## 第三十四节 鞭 虫 病

鞭虫病（trichuriasis）是由鞭虫寄生于人体引起的肠道寄生虫病。全球人群感染率高,我国普遍存在,尤以农村多见。5~15岁儿童为主,严重感染可影响儿童的生长与发育。成虫主要寄生在盲肠、结肠、直肠甚至回肠下段,轻、中度感染者可无症状;重度感染者有腹泻、里急后重、便血、直肠脱垂、贫血与营养不良。

### 一、病原学

鞭虫属线形动物门、线虫纲、鞭虫属。人是唯一的自然宿主。鞭虫虫体分前后两部分,呈鞭状。虫体前3/5细长,呈肉色,后端2/5较粗。雄虫长30~45mm,尾部向腹面环状卷曲成360°以上,生殖器官包括袋状的睾丸、输精管、射精管、泄殖腔与矛尖状的交合刺。射精管与直肠共同开口于泄殖腔。雌虫长35~50mm,尾端钝圆,有肛门开口,生殖器官有卵巢、输卵管、子宫与阴道,阴门开口在虫体粗大部前端腹面。

虫卵呈纺锤形,虫卵大小为（50~54）μm×（22~23）μm,两端有内层突出的黏液塞,不着色,称盖塞。卵壳较厚,由外向里依次为蛋白质膜、壳质层和脂层,蛋白质膜,呈棕色,卵壳随粪便排出,在温湿的土壤中经3~5周发育为感染期虫卵。在卵壳内含1条活动的未蜕皮第一期幼虫。人吞入感染性虫卵后,在小肠内经消化液作用孵出幼虫侵入小肠和结肠隐窝内发育,定植在盲肠和部分大肠上皮细胞内,约2个月后逐渐发育为成虫,成虫在体内寿命3~5年。它对干燥和热的抵抗力比蛔虫卵小;在硬土、灰尘、煤渣、垃圾中不发育为感染期;在太阳光、寒冷、腐殖质和化学药物的作用下不能存活,在干粪内仅活数日或数周。

## 二、流行病学

鞭虫病呈全球分布,感染人数达8亿以上,是继蛔虫、钩虫之后的第3位高发的寄生虫病。以热带和亚热带地区为主。美国南方人群感染率为20%~25%,巴西和墨西哥约为28%,印度、印尼、菲律宾为2%~70%。我国鞭虫病分布广,尤其农村较多。我国1988—1992年人体寄生虫分布调查结果显示,鞭虫感染率18.79%,海南最高(达66.7%)。患者是唯一传染源;主要经食入鞭虫卵污染的食物、蔬菜和水等经粪-口途径感染,通过虫卵污染的手而经口感染也是重要的传播途径,人与人不直接传染;人群普遍易感,初次感染可产生部分免疫力。

## 三、发病机制和病理

鞭虫病发病机制包括机械性与过敏性损伤机制,前者可能是人鞭虫致病的主要原因。成虫钻入盲肠和结肠上皮内发育,引起肠黏膜损伤,而虫体在肠黏膜内刺激黏膜神经丛则引起腹泻和痉挛。

在结肠渗出物中可见特征性的嗜酸性粒细胞和夏科-莱登结晶,显微镜下发现肠组织炎症反应轻微,但可见肠壁细胞破坏,肠绒毛因丝状纤维丧失而变短。隧道周围未见明显出血。隐窝之间可见浆细胞、淋巴细胞及嗜酸性粒细胞浸润,提示弥漫性结肠炎与鞭虫感染引起的变态反应有关。

对于轻度感染患者,鞭虫常寄生在盲肠和升结肠;重度感染时,寄生部位可延及横结肠、降结肠、直肠甚至回肠远端。成虫前部侵入上皮层内,后部游离在肠腔内,以肠黏膜组织及血液为食,加上分泌物的刺激,可引起肠壁组织的充血、水肿、糜烂等反应。结肠镜检可见鞭虫寄生于盲肠,头端埋于黏膜内,尾部呈短棉线样,局部黏膜有不同程度的充血、水肿、糜烂及浅表溃疡,血管增多,部分患者可见散在的出血点。重度感染时则有黏膜出血或溃疡。直肠受累则黏膜明显水肿和出血。镜下病理改变仅见于上皮层和固有层,隐窝和腺体增生,固有层单核细胞增多,嗜酸性粒细胞浸润。部分患者肠壁增厚,并可有肉芽肿形成。严重者可引起出血性肠炎、肠黏膜脱落。

## 四、临床表现

临床症状的轻重取决于感染度、感染期限、年龄与营养状况。轻、中度感染者和成年患者多无明显症状。实验室检查除粪便虫卵阳性外均无异常发现。儿童严重感染病例,每克粪便虫卵数>10 000,大量成虫寄生时,患者可有下腹阵发性疼痛和压痛、腹泻、腹胀、恶心、呕吐、便中带血或痢疾样便。长期慢性腹泻的儿童,常因营养吸收障碍出现营养不良、发育迟缓、杵状指、直肠脱垂、贫血。大量鞭虫在肠内缠结可引起肠梗阻。鞭虫感染可诱发和加重阑尾炎、阿米巴痢疾、细菌性痢疾或其他肠道致病菌感染等疾病。

临床分型:主要根据感染度分轻度(每克粪便虫卵数1 000以下)、中度(1 000~3 000)和重度(3 000以上)。其次根据粪便涂片按片虫数分轻度(每片10个虫卵以下)、重度(50个虫卵以上)、严重(多而无法计数)。因计数虫卵精确性差,已很少用。

## 五、诊断

确诊依据是粪检找到典型虫卵。直肠镜可见大量鞭虫。

轻、中度感染者粪便虫卵数较少,用离心后沉渣或饱和盐水漂浮法检查可提高检出率。重度感染者腹泻患者,粪便涂片检查常有大量虫卵。同时有大量夏科-莱登结晶,粪便中偶见成虫。重度感染者直肠镜或纤维结肠镜检查有肠黏膜水肿、充血及线形状出血点,偶可发现白色虫体;取分泌物镜检常见虫卵。

## 六、鉴别诊断

本病应与细菌性痢疾和阿米巴痢疾相鉴别。

## 七、治疗

对轻、中度感染者无须处理,重度感染者有营养不良、贫血、水肿、直肠脱出者应卧床休息,加强支持疗法,予高蛋白质易消化饮食,纠正贫血给予铁剂。合并阿米巴痢疾者给予甲硝唑抗阿米巴治疗。细菌性痢疾应用抗生素治疗。

1. 抗寄生虫药物治疗

(1)阿苯达唑:剂量400mg,连续2日顿服或分2次口服,儿童剂量减半。重度感染者延长疗程至5~7日。偶有头昏、恶心、腹痛或一过性转氨酶升高等轻微副作用,可自行缓解。虫卵阴转率43.2%~52.7%。

(2)甲苯咪唑:剂量200mg,每日3次口服,连服3日,儿童剂量减半。重度感染可延长至6日或重复 1 个疗程。可有轻微胃肠反应,2 岁以下儿童慎用,孕妇禁忌。治愈率为 60%~80%。

（3）奥克太尔:剂量 15mg/(kg·d),连续 2 日口服,治愈率为 57%。如剂量 10mg/(kg·d),连服 5 日,治愈率达 100%。副作用轻而短暂,可自行缓解。

（4）复方噻嘧啶片剂:每片含噻嘧啶和奥克太尔各 100mg,每日 2 次口服。治愈率 64.2%~92.2%。

（5）奥苯达唑:剂量 10mg/(kg·d),可采用 3 日疗法、2 日疗法或 1 次顿服。治疗后 4 周便虫卵阴转率分别为 70.4%、70.4% 与 53.3%。

（6）氟苯达唑:剂量 100mg,每日 2 次口服,连服 2 日,治愈率为 86%。

2. 纤维结肠镜治疗　感染严重药物治疗不能完全治愈者,可用内镜钳取肠内虫体进行治疗,即在直视下用活检钳将虫体从肠黏膜内夹住拉出。

## 八、预防

强调个人卫生,饭前便后洗手,不随地大便,粪便无害化处理。高发流行区可集体驱虫普治。

（李智伟）

## 第三十五节　旋 毛 虫 病

旋毛虫病(trichinelliasis,trichinosis)是由旋毛虫属(Trichinella spp.)内所有虫种感染人体所引起的一种严重的全球性人兽共患寄生虫病,其中旋毛形线虫分布广泛,是引起人体旋毛虫病的主要病原体,多数死亡病例也是由此种旋毛虫引起的。临床表现主要包括发热、肌肉剧烈疼痛、胃肠道症状、眼睑水肿、嗜酸性粒细胞明显增高等。幼虫侵入心、肺、脑时,可引起心肌炎、肺炎或脑炎等。主要因食生或未煮熟含有旋毛虫幼虫囊包的猪肉及肉制品所致。本病于 1828 年在伦敦首次发现人体病例。我国在 1881 年发现厦门猪旋毛虫感染,1964 年于西藏林芝地区发现首例人旋毛虫病患者。目前全球约有旋毛虫病感染者 1 100 万。近年来国外如德国、土耳其等局部发生流行,国内也有多省市发现本病,甚至有暴发流行的报道。

### 一、病原学

旋毛形线虫(简称旋毛虫)属线形动物门、线虫纲、旋毛虫属。目前,旋毛虫属已发现旋毛形线虫

(T. spiralis,T1)、乡土旋毛虫(T. nativa,T2)、布氏旋毛虫(T. britovi,T3)、伪旋毛虫(T. pseudopiralis,T4)、米氏旋毛虫(T. murrelli,T5)、纳氏旋毛虫(T. nelsoni,T7)、巴布亚旋毛虫(T. papuae,T10)及津巴布韦旋毛虫(T. zimbabwensis,T11)8 个已确定的虫种,以及 Trichinella T6、T8、T9 和 T12 等 4 个分类地位尚未确定的基因型。我国发现旋毛形线虫及乡土旋毛虫两个基因型。8 种旋毛虫形态相似,乳白色,表面光滑,成虫微小,头端较细,细线状,雌雄异体。雄虫大小(1.0~1.8)mm×0.05mm;雌虫为(2.5~3.5)mm×0.05mm,其体长为雄虫的 1 倍以上。成虫的消化道包括口、咽管、肠管和肛门。生殖器官均为单管型,雄虫有睾丸、输精管、贮精囊和射精管。射精管和直肠开口于泄殖腔。虫体末端有 2 片叶状交配附器,精子经 2 片叶状交配附器间排出,无交合刺。

雌虫的生殖器官有卵巢、输卵管、受精囊和子宫。子宫较卵巢为长,中段可见未分裂的卵细胞,后段和近阴道开口处充满发育成熟的幼虫。幼虫自阴门产出,阴门开口于虫体前端 1/5 处。

旋毛虫成虫和幼虫经扫描电镜观察,雌雄成虫体前部的顶端正中央有一裂缝状开口,从中心伸出一锥刺。口的周围有左右对称的宽膨隆部,呈翼状或蝶状,其上还有一椭圆形的突出部围绕口的周围。在翼状膨隆外围表皮上有 12~14 个对称排列的小凹陷,可能是头感器的孔。幼虫体前端不如成虫发达,仅自一裂缝状的口中伸出一锥刺。成虫和幼虫表皮光滑无微绒毛或微孔,有环状横皱纹与体轴呈直角。成虫表皮上有皮下腺细胞的开口即皮孔,体前 1/3 处开始呈单列,自 1/2 至体后 1/3 为双列。皮孔的上方覆盖特殊的帽状物,系由皮下腺分泌物形成。幼虫体表未见皮孔。生殖孔在幼虫期不明显,成虫期较发达。雌虫的生殖孔为阴门,多呈裂缝状,有时呈半圆形,雄虫外生殖器显示出一对交配附器,为木耳状的突出物,侧面呈 Y 形,其内有 2 对乳突或小结节,腹侧 1 对指状,背侧为圆锥铆钉状。雌虫和幼虫体末端有肛孔,雄虫无肛孔,泄殖腔开口起着肛孔的作用。幼虫大小约为 100μm×6μm。

旋毛虫的成虫寄生于宿主小肠,幼虫寄生于同一宿主骨骼肌内,形成具有感染性的幼虫囊包,但不能在同一宿主体内再从幼虫发育为成虫,中间必须更换宿主才能完成下一代生活史。人、猪、犬、猫、鼠、野猪、熊等哺乳动物和马等食草动物均可作为旋毛虫的宿主。寄生在猪肠内的旋毛虫雌虫产幼虫,经血液循环到骨骼肌形成包囊。人则因生吃含幼虫

包囊猪肉而感染。包囊进入新宿主后,经胃液消化,在十二指肠逸出幼虫,寄生于十二指肠、空肠和回肠,以肠黏膜为食饵,经5~6天,4次蜕皮后变为成虫。雌雄交配后雄虫死亡,自肠腔排出体外。雌虫则继续长大,并深入肠黏膜,开始产幼虫。雌虫的寿命可达1~2个月,每条雌虫可产幼虫1 500~2 000条。产在肠黏膜表面的少数幼虫从肠腔排出体外,在黏膜内的幼虫则绝大多数经淋巴管或小静脉经血液循环带到全身各组织器官及体腔,但只有到达骨骼肌者才能发育成包囊。幼虫在血液循环中的时间以感染后8~25天为最多,早的在感染后9天即可到达骨骼肌。由于雌虫不断排出幼虫,陆续进入骨骼肌的幼虫也可持续1~2个月之久。

幼虫到达骨骼肌后,穿破微血管,随着时间延长,继续增长至1mm大小,出现两性分化。因其代谢物的刺激,附近肌纤维逐渐将幼虫包围,约1个月内形成梭形的包囊,经7~8周成熟。包囊大小(0.25~0.5)mm×(0.21~0.42)mm,经半年后开始从两极钙化,包囊内幼虫随之死亡,有时可存活3~5年。成熟包囊再进入新宿主则重复其生活史。旋毛虫幼虫包囊在骨骼肌中抵抗力强,−12℃可存活57天,在腐肉中存活2~3个月。70℃时可杀死包囊幼虫,但深部肌肉中的幼虫仍可保持活力,故炒和蒸的时间不足,食后也可发病。

## 二、流行病学

旋毛虫病是一种人兽共患病,分布于世界各地,以欧美的发病率较高,温带地区也常见,偶有暴发流行。我国自1964年首次在西藏地区发现人体旋毛虫病以后,在云南、河南、湖北、西藏、辽宁、黑龙江、吉林、广东、广西、四川、山东、河北、天津、北京、宁夏、江苏、内蒙古等17个省(自治区、直辖市)均有病例发生和暴发流行。云南、四川、广西和西藏是我国旋毛虫病暴发次数最多的地区,发病人数占全国病例的85%以上,死亡病例全部集中在此;中原地区的湖北和河南旋毛虫病发病病例占全国病例的13%,猪旋毛虫感染率较高;辽宁、吉林、黑龙江及内蒙古旋毛虫病暴发次数较少,发病人数仅占全国病例的1%左右。1964—2011年人体旋毛虫病分布在国内15个省(自治区、直辖市)中的121个市县,各省区发病县在1至52个不等。共发病38 797人,死亡336人,病死率为0.87%。农村患病人数明显高于城市,患者年龄9个月至90岁,男性高于女性。

1. 传染源 猪为人体旋毛虫病的主要传染源,其他哺乳动物如猫、马、狗、鼠、野猪、熊、狐、狼、狮子、豹和海象等也可作为传染源。

2. 传播方式 主要与饮食习惯有关。人类感染多由于食生的或半生不熟的猪肉或其他野生动物肉及其制品而感染,有时引起暴发流行。人群发病以生食或半生食猪肉为主要因素,其次为野猪肉、熊肉、犬肉、羊肉、牛肉、鼠肉。而生食或半生食熊肉的病例仅在四川阿坝藏族羌族自治州发生。生食或半生食野猪肉的地区主要也发生在四川甘孜藏族自治州,其次为云南省勐腊县。如引起我国湖北某幼儿园51名儿童和6名教师集体发生旋毛虫病的原因是进食含旋毛虫的猪肉汆丸子汤;1993年法国538例患者暴发旋毛虫病的原因是食用加拿大进口的马肉;2004年土耳其474例患者暴发旋毛虫病是因食牛肉和猪肉混合肉丸引起的。

3. 易感人群 人群对旋毛虫普遍易感。以青壮年男性多见,感染后可获得一定程度的免疫力,但不足以消除感染。再次感染时则症状较轻。

## 三、发病机制和病理

旋毛虫的致病作用及病情轻重与感染数量、发育阶段、人体免疫反应状态有关。严重感染可危及生命。移行期幼虫侵入血流至内脏器官过程的机械及代谢产物刺激是引起病变的主要原因。

机体感染旋毛虫后,宿主产生抗体而发挥免疫保护作用,特异性抗体的水平与感染度呈正相关;旋毛虫感染免疫中,嗜酸性粒细胞、单核细胞和中性粒细胞作为免疫效应细胞在旋毛虫免疫机制中发挥作用。旋毛虫感染早期IL-3、IL-4等增多,提示还可能与细胞因子有关。

本病的发病与食生猪肉习惯有关,发病率的高低和发病的轻重与感染度有关,而与年龄、性别、职业和季节等无关。进食含活幼虫包囊数量超过每千克体重5个者,病情重可引起患者死亡。

病理变化随进入人体内幼虫数量、发育阶段和人体对旋毛虫的反应而异。曾经受过感染的患者反应较轻;如进入虫数多,在幼虫侵入处及寄生处的空肠黏膜有充血、水肿、出血与浅表溃疡,但病变常较轻,多仅出现胃肠道症状。当幼虫移行期,在幼虫移行经过处出现血管损伤产生急性炎症与间质水肿,如急性动脉内膜与外膜炎、全身性血管炎和水肿;重度感染者幼虫损伤肺毛细血管,引起肺部灶性或广泛性出血、肺水肿、支气管肺炎和血性胸腔积液。幼虫侵入中枢神经系统引起脑膜脑炎,皮质下可见肉芽肿性结节,出现非化脓性脑膜炎改变和颅内压增高,脑脊液中偶有幼虫。旋毛虫病心肌炎和心内膜炎为细胞浸润与灶性坏死,继以肌束纤维化,表现为充血、水肿,心肌灶性断裂和坏死,心包积液或有幼虫;心肌炎并发心力衰竭是本病死亡的主要原因;此外,还可出现淋巴细胞、嗜酸性粒细胞和中性粒细胞浸润,与幼虫穿过时所引起虫体毒性作用和变态反应有关。

当幼虫大量侵入骨骼肌纤维内,因虫体毒素和其代谢物以及肌纤维破坏所产生有毒物质对人体的影响,可出现中毒性心肌炎、肝细胞脂肪变性及肾细胞混浊肿胀。

感染2~3周后幼虫定居于骨骼肌引起旋毛虫病肌炎,以舌肌、咽肌、颈肌、胸大肌、腹肌、膈肌、肋间肌、肱二头肌与腓肠肌等多见,这些肌肉血流丰富,进入的幼虫较多,且肌糖原含量较低则有利于包囊形成。由于幼虫及其代谢产物的刺激,虫体周围肌肉病变依次为有间质性肌炎、肌纤维变性,肌横纹消失,嗜酸性颗粒和肌质溶解;幼虫死亡后引起肉芽肿反应。虫体逐渐蜷曲,最后形成包囊。包囊周围的肌细胞有炎症细胞浸润,进而肌纤维萎缩,炎症反应减轻。最后包囊钙化,幼虫死亡,留下若干异物反应。包囊呈长轴与肌纤维平行的梭形,一个包囊内一般只有一个幼虫。

除上述主要脏器和组织的病变外,视网膜、胰腺、肝脏、肾脏、胎盘、乳腺、胆囊、骨髓、淋巴结中偶可出现旋毛虫幼虫造成损害,出现相应症状。幼虫极少出现在心肌中。可能与心肌不适于幼虫生存或心肌肌膜较薄弱,未能将幼虫限制在肌纤维内有关;也可能因心肌不断收缩,使幼虫无法停留所致。

### 四、临床表现

潜伏期为2~45天,多为10~15天。症状轻重与感染虫量成正比。根据幼虫在体内的发育阶段、侵入部位和病变程度的不同,临床可分为小肠侵入期、幼虫移行期和包囊形成期。各期之间没有明显界限。症状轻重取决于幼虫侵入脏器与部位以及感染度。轻感染者可无症状或有轻微胃肠道症状和肌痛。重感染者临床表现复杂多样,甚至发病后3~7周内死亡。

1. 小肠侵入期 起病第1周,自感染开始至幼虫在小肠内发育为成虫。为成虫在小肠的阶段,多为肠炎症状,属早期。由于幼虫与成虫钻入肠黏膜,引起黏膜充血、水肿、出血和浅表溃疡,故早期出现胃肠道症状,约半数患者有恶心、呕吐、腹泻、水样便、腹痛、便秘、厌食等,约1周减退,但大多数仍感疲乏、畏寒及低热。本期症状轻而短暂。

2. 幼虫移行期 属急性期,于起病第2周起,幼虫移行过程引起的中毒炎症反应,以水肿、肌痛和发热为主要特征。畏寒、发热,呈弛张热或不规则热,体温达38~40℃,持续2~4周,重者可达6周。发热时多伴头痛、出汗、荨麻疹或猩红热样皮疹。80%的患者多有眼睑及颜面水肿,严重者下肢水肿。伴有结膜下或指甲下线状出血、急性动脉内膜炎、全身性血管炎。肌痛多由幼虫到达骨骼肌开始形成包囊所致。肌肉肿胀和硬结感,有明显触痛,以腓肠肌为最重,常为全身性,稍加触动即疼痛难忍,多为强迫屈曲状态,不敢活动,几乎呈瘫痪状态。重症者还可有咀嚼、吞咽和说话困难,声音嘶哑,呼吸和动眼时都感疼痛。水肿先见于眼睑、面部和颞部,重者可波及全身、四肢与躯干,甚至出现胸腔积液、腹水和心包积液。水肿常在病程1周左右出现,持续2~4周。眼部症状可有眼结膜和巩膜水肿、充血、出血,有视物模糊、复视甚至失明。呼吸道症状多见于发病后2周,有阵发性咳嗽,夜间较重,多为干咳或咳白色泡沫痰,偶带血丝。合并肺炎可有咳嗽、胸痛、肺底啰音、呼吸困难等;胸部X线检查显示肺实质浸润、肺门阴影增大和可变性肺实质浸润。严重病例出现心脏和神经系统症状,心律失常,心尖部有收缩期杂音,心包摩擦音或心包积液,心力衰竭,心源性哮喘及昏迷,抽搐等。可并发心肌炎、脑膜脑炎及支气管肺炎。心肌炎者常有心音弱、心动过速、舒张早期奔马律,血压降低或休克,心肺衰竭常为病死的重要原因。可因心力衰竭突然死亡。脑膜脑炎可有头痛、脑膜刺激征、谵妄甚至昏迷、抽搐、瘫痪等。肌痛可持续3~4周至2个月以上。约2/3病例有指(趾)甲下出血。个别病例有明显的淋巴结、涎腺肿痛,内脏或肢体可有血栓形成,有肺梗死、腹膜炎等并发症。少数病例有暂时性肝大。

3. 包囊形成期 即恢复期,病程1个月左右,随着肌肉中包囊形成,急性炎症消退,全身性症状如发热、水肿和肌痛逐渐减轻。患者显著消瘦、乏力,肌痛和硬结仍可持续数月。最终因包囊壁钙化及幼虫死亡而症状完全消失。严重病例呈恶病质状态,因虚脱、毒血症或心肌炎而死亡。少数患者仍可并发心力衰竭与神经系统后遗症。

## 五、实验室检查

1. 常规及生化检查　在疾病活动期有中等度贫血和白细胞增高，总数在（10~20）×10⁹/L。嗜酸性粒细胞显著增高，以发病 3~4 周幼虫移行期为最高，嗜酸性粒细胞占 20%~40% 或更高，持续至半年以上；重度感染、免疫功能低下或伴有细菌感染者可以不增高。血清肌酸激酶（CK）及醛缩酶活性均明显升高。IgE 显著升高。在病程 3~4 周时球蛋白增高而白蛋白降低，甚至比例倒置。尿常规检查可有红细胞、蛋白尿及颗粒或蜡样管型。

2. 病原学检查　病程 10 天后腓肠肌或三角肌等压片，镜下可见梭形包囊和活动幼虫。以 1% 胃蛋白酶和 1% 盐酸消化肌肉组织，离心后检查比压片法阳性率高。肌活检准确，但阳性率仅 50%，尤其病程早期及轻度感染者常为阴性。查见钙化的包囊或幼虫，提示陈旧性感染。

在患者进食的残余肉中检出包囊；或胃蛋白酶消化处理后离心，取沉渣以亚甲蓝染色镜检找到幼虫；或以残余肉喂食动物（大鼠），2~3 天后检查其肠内幼虫，如获旋毛虫幼虫即可确诊。

发病 10 天后，可取三角肌或腓肠肌作肌肉活检，阳性率较高。

在早期腹泻患者大便中；移行期患者血液、乳汁、心包液和脑脊液离心后标本中可查见幼虫。

3. 免疫学检查

包括皮内试验及血清学检查。

（1）皮内试验：在一侧前臂皮内注射 1:2 000~1:10 000 旋毛虫幼虫浸出液抗原 0.1ml 作皮试，而在另一侧前臂皮内注射 1‰硫柳汞 0.1ml 作对照。皮内注射后 15~20 分钟，皮试侧皮丘大于 1cm，红晕直径大于 2cm；对照侧为阴性反应时即判定皮试为阳性。此法有较高敏感性与特异性，简单快捷。

（2）血清学检查：特异性抗原检测用 ELISA 方法测旋毛虫病血清循环抗原，可作为早期诊断、有无活虫及疗效考核的指标。用玻片凝集法、乳胶凝集试验、补体结合试验、对流免疫电泳、间接免疫荧光抗体试验（CIFAT）和 EIASA 等方法检测患者血清的特异性抗体有助于诊断，以后两者的敏感性与特异性较好。病程早期 IgM 抗体阳性，如恢复期血清抗体较急性期增加 4 倍以上，更有诊断意义。后期或恢复 IgG 抗体阳性。IgG 抗体存在时间较长，不能区分现症患者和既往感染。

近年来研究发现，应用肌幼虫排泄-分泌（ES）抗原和合成的泰威糖（tyvelose，3,6-二脱氧甘露糖）抗原 ELISA 检测旋毛虫抗体 IgG，具有较高的特异性和敏感性，是初步诊断旋毛虫感染的首选血清学方法，EIASA 阳性者需经免疫印迹分析确认。旋毛虫病的确诊主要依靠肌肉活检发现旋毛虫幼虫。

## 六、诊断

1. 流行病学资料　在流行区内病前有进食生或半生猪肉或其他动物肉及其肉制品史，或有集体发病者，为本病诊断提供重要线索。

2. 临床表现　患者发热、眼睑或面部水肿、肌肉疼痛、皮疹、眼结膜下出血、指或趾甲下线形或新月形出血、腹痛、腹泻、乏力等，重症感染者可出现心肌炎、心包积液、脑炎及支气管肺炎等并发症，实验室检查提示血嗜酸性粒细胞显著增高者，应当高度怀疑有本病，应进一步作病原学检查。

3. 病原学检查　患者进食的剩余肉类中发现旋毛虫幼虫；肌肉活检找幼虫或作血清免疫学检查旋毛虫抗体，如有阳性发现可以确诊。

## 七、鉴别诊断

旋毛虫病应与急性华支睾吸虫病、急性并殖吸虫病、细菌性食物中毒、急性出血性坏死性肠炎、流行性感冒、急性肾小球肾炎、结节性多动脉炎、变应性血管炎、风湿热、斑疹伤寒、钩端螺旋体病、皮肌炎、嗜酸性粒细胞增多性肌病等多种疾病相鉴别。

## 八、预后

预后主要取决于感染程度与个体反应。轻中度感染者预后好，重感染者、老年人及有基础疾病者预后差，脑部病变者可恢复或留下半身不遂或癫痫等后遗症。死亡原因多为中毒性休克、心力衰竭、脑膜炎、肺炎、肺梗死等并发症。病死率 0~30%，一般为 5%~6%，随着阿苯达唑的临床应用，病死率明显下降。

## 九、治疗

1. 一般治疗　急性期应卧床休息，给予高蛋白质营养饮食，维持水、电解质平衡，必要时可给予解热、止痛药等对症治疗。如在疾病潜伏期可每天 1~2 次口服硫酸镁导泻，有助于成虫和幼虫从肠腔内排出，减少侵袭机会。

2. 病原治疗

（1）阿苯达唑：是本病治疗首选药物，对各期旋毛虫均有杀虫作用,不良作用轻。儿童剂量为每天 20mg/kg,分 2 次口服,成人 400~500mg,每天 3 次口服,疗程 5 天。用药 2 天后体温下降、4 天后体温恢复正常、水肿消失、肌痛减轻。不良反应少而轻,少数于服药后第 2~3 天因虫体死亡出现异蛋白反应,表现为体温升高(类赫氏反应)。在服药期间可有肌痛加剧、胃部不适或隐痛、头晕、皮肤瘙痒等轻微不良反应,不影响治疗。严重毒血症时可加用泼尼松 10mg,每天 3 次。

(2)甲苯咪唑:对肠内期和肠外期旋毛虫有效。儿童每天 22mg/kg,成人 600mg,每隔 6 小时 1 次,疗程 2 周。隔 2 个月重复 1 个疗程。个别可出现类赫氏反应。重症患者治疗开始时采用 200mg/d,分 3 次口服,以后 400~600mg/d,疗程 10 天。

(3)噻苯唑:为广谱抗蠕虫药物,对各期旋毛虫均有较好效果。剂量为每天 25~50mg/kg,分 3 次服,疗程 5~7 天,对早期病例效果较好,治疗感染后 4 天的重症患者(估计感染虫数 1 500~11 500 条),可减轻症状,推迟症状出现时间,但不能防止症状发生。副作用发生率高,现很少使用,多次给药后可出现头痛、眩晕、恶心、呕吐、皮疹等。

3. 对症处理 对重症患者,在抗旋毛虫药物治疗同时可应用肾上腺皮质激素,有抗炎、退热与抗过敏作用,减轻肌痛及缓解中毒症状的效果,并可防止类赫氏反应。可给予氢化可的松 100mg 静脉滴注或泼尼松 10mg,3 次/d 口服,连用 3~5 天。

## 十、预防

本病预防应采用综合预防措施,主要包括:①加强卫生宣传教育,不生食或食未煮熟的猪肉或其他动物肉类及其制品;②改善养猪方法,提倡生猪圈养,隔离治疗病猪,不用含有旋毛虫的动物碎肉和内脏喂猪,饲料应加热至 55℃ 以上,以防猪感染;③鼠类是本病的储存宿主,加强灭鼠,防止鼠污染猪圈;④加强猪肉卫生检疫,未准卫生检疫的猪肉不准上市,猪肉应无害化保存。

(李智伟)

## 第三十六节 铁线虫感染

铁线虫感染(gordiacea infection)是铁线虫偶然感染人体所致的一种较为罕见的寄生虫病,人体通过接触水中感染性幼虫引起消化道、尿路、眼、耳等感染。全球只有 14 个国家报道 50 多例,其中日本报道 6 例,我国报道 22 例。铁线虫主要寄生于螳螂、蝗虫等大型节肢生物,一般不对人造成威胁,但人若接触或喝下含有铁线虫幼虫的水,有一定感染概率,引起铁线虫病。

## 一、病原学

铁线虫(*Gordiacea*,gordian worm 或 *Gordiida*)又名发形虫(hair worms)、发形蛇(hairsnake)或马鬃虫(horse hair worms),为线形动物门(Nematomorpha)蠕虫的总称。与医学有关的虫种分属于铁线虫目(Gordioidea)、铁线虫科(Gordiidae)、铁线虫属(*Gordius*)和索虫科的 *Chordodes*、*Paragordius* 和 *Parachordodes* 属等 250~300 种。成虫细长,圆线形,似铁丝,长 10~100cm,宽 0.3~3mm,颜色变化很大,可呈黄、灰、棕褐或黑褐色。雌雄异体,雄虫比雌虫小。本虫在体外非常活跃,常自行打结。虫体前端钝圆,口位于头部顶端或前端腹面。雄虫尾部末端分两叶,雌虫尾部末端完整或分三叶。体壁较厚,最外层角质层粗糙,因种类不同表面可有花纹或小突起,其上有毛或孔。成虫在沼泽、池塘、溪流等水中营自生生活,幼虫寄生在昆虫体内,偶可通过腔道侵入人体。雌雄交配后,雄虫在交配后死亡,雌虫体内虫卵成熟后,一次可在水边产出 150 万~160 万虫卵,虫卵粘连呈绳索状,可长达 15~20cm,雌虫在产卵后死亡。虫卵在水中发育成熟的时间与水温有关,铁线虫虫卵在水温 13℃ 时约需 35 天发育成幼虫,10℃ 时则需 74 天。幼虫长约 0.25mm,无消化管,体中部横膈将虫体分为前后两部分。幼虫被螳螂、蝗虫等昆虫吞食后,营寄生生活继续发育,依靠身体表面吸取宿主体内的脂肪,逐渐长大,成熟后离开宿主到水中营自生生活,进行交配产卵。由于宿主的身体过小,常妨碍其生长。若孵出的幼虫 24 小时内未能进入昆虫体内,可在水中成囊,成囊幼虫在水中可存活 2 个月以上,在潮湿的土壤中能存活 1 个月。当囊被适宜的中间宿主蚱蜢、蟋蟀和甲虫等昆虫吞食后,囊壁溶解幼虫逸出,穿过昆虫肠壁到血腔内进行发育形成稚虫(感染性幼虫)。有时一些小昆虫被较大的节肢动物如龙虱、螳螂或蝗虫等食入,稚虫仍可在这些宿主体内继续发育。当宿主接触水或昆虫死亡后落入水中,成熟的稚虫自昆虫体内逸出进入水中营自生生活,虫体颜色逐渐加深,体壁逐渐变硬。因此,在铁线虫的生活史中,可能会有 1 或 2 个中间宿主。

虫体生活于沼泽、池塘、溪流,沟渠等水中,偶可感染人体。感染途径可能是因接触水或饮用生水时感染性幼虫（稚虫）进入人体。虫体侵入人体后可进一步发育至成虫，并可存活数年。

## 二、流行病学

铁线虫呈世界性分布，主要见于温带和热带地区，但在北极圈亦有发现。Ali-Khan（1977）统计发现于欧洲、南美洲、北美洲、非洲及亚洲，马来西亚、日本、英国、坦桑尼亚、斯里兰卡、印度和加拿大等地报道共 35 例，包括 20 个不同的虫种。我国已报道 22 例，其中山东 3 例、湖北 3 例、广东 1 例、陕西 1 例、河南 4 例、新疆 4 例、四川 2 例、云南 2 例、广西 1 例及福建 1 例。

确诊的 57 例患者中，大部分患者的虫体寄生于消化道，从粪便检出，亦有从呕吐物中检出者；其次寄生于尿路，从尿液中检获；寄生于眼眶或外耳道者较罕见。但世界各地因生产和生活接触湖沼、池塘、沟渠和小溪流水及岸边潮湿土壤的人群甚多，因此实际的病例数远较已报告的例数为多。

## 三、发病机制

铁线虫在人体内主要是其移行活动引起机械性刺激症状、耳道瘙痒、眼部红肿痛。生活于沼泽、池塘、溪流，沟渠等水中的虫体，偶可感染人体。感染途径可能是因接触水或饮用生水时感染性幼虫（稚虫）进入人体。铁线虫侵入尿路的途径可能是接近成熟期的稚虫或成虫当人在池塘等水体中游泳时自尿道逆行侵入而感染。

## 四、临床表现

1. 消化道铁线虫感染　寄生于消化道的患者一般无明显症状，偶有慢性消化不良及腹泻等症状。虫体随饮水或吞食含有稚虫的宿主如昆虫、鱼类、螺蛳等侵入消化道而感染人体。

2. 尿路铁线虫感染　尿路铁线虫感染，以女性为多，是报道较多的类型。均有下腹部疼痛、尿频、尿急、尿痛、血尿、放射性腰痛以及会阴和阴道炎等尿路刺激症状，上述症状可能是虫体在膀胱及尿道内移行的机械刺激所引起。虫体随尿排出后，症状随之消失。尿路铁线虫的侵入途径可能因人在池塘等水体中游泳时，接近成熟期的稚虫或成虫自尿道逆行侵入所致。

3. 其他部位感染　寄生于眼眶部及外耳道处极为罕见，Sayad 报道虫体寄生于眼眶下形成肿块并

引起红肿热痛，其侵入途径可能是稚虫经口侵入颊部移行至眶下；Faust 报道虫体寄生于外耳道处时因虫体移动可引起极度瘙痒。

## 五、并发症

尿路铁线虫感染患者偶可继发细菌感染，可出现尿频、尿急、尿潴留、脓尿、血尿等。

## 六、实验室检查和其他辅助检查

粪便检查可见虫体，尿常规检查多见少量蛋白及红、白细胞，但查不到虫卵。膀胱镜检可见膀胱三角区呈慢性炎症表现。

## 七、诊断和鉴别诊断

本病需检获虫体才能确诊。在患者粪便排虫以前，很难诊断本病。

临床应与蛲虫病和其他蠕虫病相鉴别，蛲虫病患者临床症状有夜间磨牙、肛门瘙痒、消化不良等；与其他蠕虫病鉴别时可根据铁线虫虫体细长、形似铁丝的病原形态学特点来鉴别。

## 八、治疗

感染后应口服驱虫药促其排出。虫体寄生于组织内时应进行手术将虫体取出。

## 九、预防

本病的预防，主要是不饮不洁之生水，避免生食可作为铁线虫中间宿主的昆虫和非适宜宿主的鱼类或螺蛳等。下水时应注意穿紧身泳衣、泳裤，避免该虫由尿道口侵入人体。感染后应口服驱虫药促其排出。

（李智伟）

## 第三十七节　幼虫移行症

幼虫移行症（larva migrans），也称为蠕虫蚴移行症，是指一些动物寄生蠕虫的幼虫在人体皮肤及各种器官中移行、寄生所引起的传染病。这些蠕虫蚴在人体内发育受阻，多不能发育为成虫，即使偶发育为成虫亦无繁殖能力。在其移行过程中，使被侵犯的组织产生特殊的局部病变，并有全身症状出现。根据病变部位不同，临床上可分为皮肤幼虫移行症（cutaneous larva migrans, CLM）、内脏幼虫移行症（visceral larva migrans, VLM），以及皮肤、内脏（混合

型)幼虫移行症。

## 一、皮肤幼虫移行症

皮肤幼虫移行症系由动物蠕虫侵入皮肤和移行时产生的皮肤损害。

### (一) 钩蚴皮炎(creeping eruption)

1. 病原　钩蚴皮炎,又称为匐行疹,以寄生于猪、狗、猫、牛、羊等动物钩虫的幼虫所引起,尤以猪、狗的巴西钩虫和犬钩虫的幼虫为主,前者尤为多见。狭头刺口钩虫(即欧洲犬钩虫)、棘颚口线虫(宿主为猪、猫)、羊仰口线虫、牛仰口线虫以及寄生于绵羊、山羊、牛、猪、浣熊等动物的类圆线虫的幼虫皆可在人体造成匐行疹,但均甚少见。在国内,羊钩虫的幼虫引起的匐行疹在四川农村曾发生流行。

2. 流行病学　巴西钩虫广泛分布在热带或亚热带地区,犬钩虫则多见于北半球。上述各种动物蠕虫分别寄生在猪、狗、猫、羊等动物小肠内。其虫卵随动物宿主粪便排出后,在具有适宜温度和湿度的土壤中发育成为感染性丝状蚴;当接触到人体时,即侵入皮肤产生匐行疹。

3. 发病机制和病理　人体皮肤与被动物粪便污染的土壤接触后,其中的感染性幼虫即从皮肤侵入,不能穿达生发层下,仅能在真皮和粒层间以每天数毫米至数厘米的速度移行,产生蜿蜒隧道;幼虫可分泌一种透明质酸,可溶解角蛋白、胶原和弹性蛋白,损伤皮肤穿透毛囊。患者皮肤外观呈红色硬斑,有时有水疱形成。组织学检查显示隧道周围有嗜酸性粒细胞浸润。

4. 临床表现　感染数小时内在感染性幼虫入侵部位出现红色丘疹,继以红肿和水疱等形成。2~3天内幼虫开始在皮内移行,形成匐行疹。匐行疹的皮疹特点为红色隧道状、蜿蜒状皮损,多发生于足部、手部、小腿下端、面部等处,数目多少不定,一般是一条,有时可多条,各种幼虫有特有的皮疹特点,可有红斑、丘疹、丘疱疹、结节等非特异皮损及继发疹,皮疹少者数天,长者可持续数月。幼虫在几天或几周内停止移行,幼虫停止移行时可在局部形成硬结,虫体多停留在损害的末端不远处,瘙痒可持续数月之久,以后皮肤干燥结痂。匐行疹患者约有1/3出现短暂性肺部浸润和嗜酸性粒细胞增多,在痰内偶见钩蚴。少数患者可出现失眠、体重减轻和精力不集中。

5. 诊断　根据接触史、匐行疹,月余后在粪便中查到虫卵即明确诊断。

6. 治疗

(1) 内服噻苯唑(tiabendazole):按25~30ml/kg计,早晚2次分服,连服2~3天。阿苯达唑100~200mg,口服,每天2次,连用3~4天,儿童酌减。

(2) 局部治疗:地塞米松乳剂薄膜封包,可减轻痛痒,使蚴虫停止移行。于皮疹表面可用液氮冷冻或用氯乙烷喷射能将幼虫很快杀死。

(3) 手术切除:皮疹面积不大,范围不广可手术切除。

(4) 阿是穴针刺治疗。

7. 预防　加强卫生宣传教育,避免接触被猫、犬排泄物污染的泥土,改善和注意个人卫生,勿吃不洁食品,在流行区工作要加强个人防护和饮食卫生,都可有效预防匐行疹。

### (二) 血吸虫尾蚴性皮炎(schistosome cercarial dermatitis)

血吸虫尾蚴性皮炎是指禽、畜类血吸虫的尾蚴侵入人体皮肤引起的一种变态反应性炎症。因常在水稻种植时发生,所以又称稻田皮炎。在许多国家,常因在淡水湖或半咸水海游泳后发生,故称游泳痒,日本人称湖岸病。在中国水稻种植区均见该病。

1. 病原　全世界动物血吸虫尾蚴能钻入人皮肤产生皮炎者达20种以上,我国尾蚴性皮炎的病原是毛毕属尾蚴和东毕属尾蚴,成虫均寄生于终宿主鸭、鹅、水牛及黄牛的门静脉和肠系膜静脉内,其毛蚴在椎实螺内发育为尾蚴逸入水中,待机入侵宿主。因人不是这些血吸虫的适宜寄主,尾蚴钻入皮肤后可于局部组织内被杀灭,即使进入血液流到肺部,也不能存活。尾蚴侵入后分泌的蛋白酶及尾蚴死亡后释出的蛋白质和多糖均具抗原性,可产生变态反应而引起皮炎。

2. 流行病学　畜禽血吸虫病在全国许多地区流行,动物感染率为60%~90%。人赤脚至水田工作时即被感染,发病率可达100%。青壮年发病率较高。

3. 临床表现　人接触疫水后0.5~1小时即出现斑点,以后成为丘疹,荨麻疹样,周围皮肤呈弥漫性红肿,奇痒,24~48小时后丘疹中央凸起、充血,或形成疱疹,破裂后有渗液流出,然后结痂。一般于3~7天自行消失。再次感染时皮炎重于首次感染,且出疹迅速、皮疹大,伴剧痒,消退亦缓慢。皮炎主要见于小腿、手及前臂。抓痒及破损者可继发细菌感染。

4. 诊断　根据发病季节、稻田疫水等接触史、典型皮肤损害,感染早期,在表皮和真皮之间发现血吸虫尾蚴可确诊。粪便涂片镜检,查出虫卵或孵出毛蚴也可确诊。

5. 治疗 局部治疗可外用炉甘石洗剂等止痒药物。皮肤红肿消退后可涂擦氢化可的松霜,继发细菌感染可局部或全身应用抗生素治疗。在北方尾蚴性皮炎由东毕吸虫引起,可对牛、羊等牲畜在入冬之前采用吡喹酮驱虫治疗。

6. 预防 其措施与日本血吸虫者相同。

**(三) 丝虫蚴移行症(silkworm larval migration)**

动物丝虫偶在人体造成感染者有犬恶丝虫、匐行恶丝虫以及其他尚未鉴定的动物丝虫。犬丝虫蚴侵入人体后一般多表现为皮下结节,也有极少数病例表现为移行性皮肤损害。结节活检常显示退化的幼年期丝虫,周围有嗜酸性粒细胞浸润和肉芽肿反应。犬丝虫蚴一般不能在人体内发育成熟,但也有个别皮下结节中的丝蚴发育为成虫,并产生微丝蚴。犬丝蚴移行至肺部,可引起肺局部毛细血管栓塞和肺梗死,易误诊为肺部肿瘤。

1. 治疗 病原治疗。

(1) 乙胺嗪(首选)200mg,3 次/d,口服,疗程7 天。

(2) 卡巴胂 0.25g,2 次/d,口服,疗程 10 天。必要时间隔 15~30 天重复 1 个疗程。

2. 预防 加强个人防护,其措施与丝虫病相同。

## 二、内脏幼虫移行症

**(一) 弓蛔虫病(toxocariasis)**

弓蛔虫病是国内外宠物犬、猫传播的人兽共患病中所致内脏幼虫移行症中最多见的疾病,人通过摄入土壤中或手和其他污染物上含有的感染性虫卵而致病,可致儿童眼内炎症甚至失明等严重疾病。

1. 病原 犬弓首蛔虫是本病最常见的病原体,其次为猫弓首蛔虫、狮弓首蛔虫。

2. 流行病学 幼犬或猫的蛔虫感染率较高,其虫卵随粪便排出体外后,卵中胚胎在适宜温度和湿度的土壤中进行发育,2~3 周即成感染期幼虫。当感染期幼虫卵被在地上爬行并有吮指、食土等习惯的婴幼儿吞食后,即造成感染。本病流行呈世界性,美国报道较多,我国也有个别病例报道。

3. 发病机制和病理 虫卵被人吞食后,幼虫在肠内逸出,穿透肠壁,进入血液循环达到全身,但一般不能回到肠道发育为成虫。幼虫在各个脏器组织中形成多发性嗜酸性肉芽肿或脓肿,病变多见于肝,

次为肺和脑,亦可累及心、肾、脾等,偶尔也可引起视网膜病变。

4. 临床表现 轻症患者可无任何症状,仅有中度嗜酸性粒细胞增多。典型重者可有发热、腹痛、恶心、呕吐、肌肉关节痛,以及儿童剧哭等行为异常;或浅表淋巴结轻度肿大、偶伴荨麻疹及皮肤结节,累及脑部可引起癫痫、脑膜炎,死亡率较高。非典型者有发热、多发性神经炎等症状。

5. 诊断 根据流行病学资料,大多数婴儿有食土癖,近 2 年内与宠物犬、猫密切接触史,或从事农业、园艺工作人员,持续较高的嗜酸性粒细胞增多,伴肝大、压痛和高丙球蛋白血症(IgG、IgM 和 IgE)时,即应考虑本病的可能。有肺部症状者可有 X 线检查变化,有神经系统症状者,脑脊液可发现嗜酸性粒细胞。皮内试验可用于流行病学检查,以含胚卵为抗原进行的酶联免疫吸附试验有助于诊断。肝脏活检也可明确诊断。

6. 治疗 可应用阿苯达唑,剂量为每次 10mg/kg,每天 2 次,10~14 天为一疗程。

7. 预防 注意儿童个人卫生,防止儿童游戏场所为犬、猫粪便所沾污,并定期为犬、猫驱虫。

**(二) 管圆线虫病**

该病包括由寄生于鼠肺动脉的广州管圆线虫幼虫侵入人体后所致的嗜酸性粒细胞性脑膜炎和由鼠类哥斯达黎加管圆线虫幼虫侵入人体后所致的嗜酸粒细胞性胃肠炎。

1. 嗜酸性粒细胞性脑膜炎

(1) 病原:广州管圆线虫寄生于太平洋、印度洋地区鼠类的肺动脉内,其中间宿主有明虾、蟹、螺、蟾蜍、蛙等。

(2) 流行病学:人通过生吃受染的虾、蟹、螺等,未洗净的污染菜蔬或饮用污染的水而感染。此种幼虫移行症主要见于我国(多见于台湾)、东南亚及太平洋岛屿。

(3) 发病机制和病理:由于幼虫在体内移行,主要达到脑部,因此病变发生在大脑和脑膜,同时还可累及小脑、脑干及脊髓等处。脑组织内呈现幼虫移行所致的机械性损伤及组织炎性反应。

(4) 临床表现:潜伏期为 3~36 天,临床表现为严重头痛、脑膜刺激征、视力减退甚至失明,发热不常见,个别患者有精神异常、严重者可瘫痪、嗜睡、昏迷甚至死亡。但是多数病例临床经过良好,可于短期内自行缓解痊愈,病死率很低。脑脊液细胞数常超过 $500 \times 10^6$/L,以嗜酸性粒细胞为主,蛋白质增

多,周围血中嗜酸性粒细胞达10%左右者占1/3,最高可达50%以上。

(5) 诊断:典型的临床症状、体征及脑脊液改变,结合流行病学资料是诊断的主要依据,脑脊液中幼虫检出率仅2.5%～10%,免疫诊断中酶联免疫吸附试验可协助诊断。

(6) 治疗:阿苯达唑治疗有良好疗效。剂量为每天20mg/kg,分2次口服,连服10天为一疗程。必要时可于2～4周后重复治疗。激素类和抗菌药物无肯定疗效。

(7) 预防:不吃生虾、蟹、螺等,生菜应洗净,注意饮水消毒。同时灭鼠也有积极的预防意义。

2. 嗜酸粒细胞性胃肠炎 系由寄生于鼠类的哥斯达黎加管圆线虫幼虫侵入人体后引起,流行于拉丁美洲,常误诊为阑尾炎,血中嗜酸性粒细胞达11%～80%。

**(三) 海异尖线虫病(anisakiasis marina)**

海异尖线虫病乃人进食感染海异尖线虫幼虫的海鱼后所造成的内脏幼虫移行症。幼虫钻入胃壁致胃异尖线虫病,分急、慢性型,急性型多在食生海鱼后12小时内发病,表现剧烈腹痛,再感染引起阿蒂斯反应(Arthus reaction)。慢性型以上腹部绞痛、间歇性加剧;幼虫钻入肠壁致肠异尖线虫病,食鱼后1～5天突然剧烈下腹部痛、恶心、呕吐、腹泻,多为一过性,很少产生肉芽肿病变;此外,致食管异尖线虫病;一旦幼虫穿过消化道管壁进入腹腔,到达肝、肠系膜、卵巢、肺、咽喉及口腔黏膜等处致异位异尖线虫病。

(1) 诊断:典型的临床症状、饮食生海鱼史,结合流行病学资料是主要的诊断依据,纤维内镜检出胃或食管幼虫可确诊。异位病变诊断困难,乳胶凝集试验、放射变应原吸附试验可协助诊断。

(2) 治疗:对于异位病变者,阿苯达唑500mg,3次/d,连服3天。必要时手术治疗。

(3) 预防:鱼肉应煮透后食用;规定有鱼类须经-20℃冷冻24小时后才进入市场。

## 三、皮肤、内脏(混合型)幼虫移行症

**(一) 孟氏裂头蚴病(Sparganosis mansoni)**

1. 病原 孟氏裂头蚴病是一种人兽共患寄生虫病,由孟氏裂头绦虫第二期幼虫——孟氏裂头蚴感染所致。

2. 流行病学 猫与狗为终宿主。中间宿主以蛙类为主,蛇类次之。此外,在猪肉中发现有裂头蚴

感染,也可能成为人体裂头蚴病的传染来源。本病见于东南亚各国。国内主要见于福建、广东、浙江等沿海各省。此外,吉林、贵州、四川、江西、河南、湖南等地也均有发现。

3. 传播途径

(1) 经皮肤黏膜感染:民间有用活蛙肉捣烂贴敷治疗疖痈的习俗,若蛙肉中染有裂头蚴,裂头蚴就会从贴敷处的皮肤、黏膜、伤口侵入人体,使裂头蚴乘机侵入。

(2) 经口感染:喝生水或游泳时误吞被感染的剑水蚤,生食含裂头蚴的蛙、蛇或猪肉。

4. 人群易感性 任何年龄、性别均可感染,但以青壮年较多,儿童有因患麻疹后"红眼"贴敷蛙肉感染者。男女比例约为2.5∶1。

5. 发病机制 裂头蚴引起的病变主要是嗜酸性肉芽肿,内有囊腔,除裂头蚴居其中之外,尚含豆渣样渗出物,为坏死组织、纤维蛋白与少量红细胞,并可见菱形的夏科-莱登(Charcot-Leyden)结晶。囊壁肉芽肿中有大量嗜酸性粒细胞浸润,间有上皮样细胞与多核巨细胞。最外层为纤维组织。

裂头蚴在人体保持其幼虫状态,并具有移行的特性,可侵犯腹腔内脏、肠系膜、肾周围组织等。也可向上穿过膈肌,侵入胸腔;或向下侵入阴囊;或穿过腹腔,侵入皮下组织形成皮下结节。

6. 临床表现

(1) 眼:临床症状为眼睑肿胀、结膜充血红肿、畏光、流泪、发痒。以单眼病变为多。如侵入眼球深部可引起眼球突出。侵入前房引起眼球内感染,产生前房积脓、虹膜粘连、继发性青光眼。虫体寄生部位有硬结形成,可位于上、下眼睑深部或结膜下,时而呈游走性。偶尔裂头蚴自病变部穿破爬出,局部炎症消退而自愈。

(2) 皮肤:侵入腹腔、胸腔的裂头蚴常穿破至皮下组织形成游走性皮下结节或肿块,以前腹壁为多见,亦可见于胸壁、乳腺、腹股沟、阴囊、阴茎包皮、口腔颌面和颊部等部位。局部皮肤颜色正常,可有虫爬感、不痛不痒或刺痒疼痛,皮下结节可为单个或多个,呈圆形、椭圆形或条索状,大小不等,质中,时而消失,时而再现或移动。

(3) 脑:主要表现为不规则热、头痛、头晕、呕吐、面部肌肉或四肢抽搐、发作性意识丧失等。

7. 诊断 有贴敷蛙肉史,不明原因慢性眼睑炎,伴眼睑结节或有皮下结节者应怀疑本病。结合临床症状、血清免疫学检查、头部CT检查,最后确诊

有赖于病理检查。本病较少见，易误诊、漏诊。眼裂头蚴病容易误诊为眼肿瘤或假性肿瘤，久治不愈。有皮下结节者需与肺吸虫病或囊尾蚴病相鉴别。

8. 治疗　用吡喹酮治疗有效，每次 20~25mg/kg，每天口服 3 次，连服 2~3 天。

9. 预防　预防应加强宣传教育，改变不良习惯，不用蛙肉、蛇肉、蛇皮贴敷皮肤、伤口，不生食或半生食蛙、蛇、禽、猪等动物的肉类，不生吞蛇胆，不饮用生水等是预防本病的有效措施。

### （二）棘颚口线虫病（gnathostomiasis）

棘颚口线虫病系由棘颚口线虫幼虫侵入人体所致的幼虫移行症。

棘颚口线虫成虫寄生于狗、猫以及虎等动物的胃壁中。虫卵随粪便排出体外，在水中孵出第一期幼虫，后者进入剑水蚤成为第二期幼虫。幼虫在蛙、蛇、淡水鱼、鸟禽等肌肉中形成第三期幼虫。猫、狗等吞食感染的鱼、泥鳅、蛙等后，第三期幼虫在其胃壁发育为成虫。

人通过进食未烧熟的鱼、蛙、蛇等而感染，动物宿主分布于东南亚和日本，人也有受感染者。

幼虫（第三期）侵入人体后不再发育，主要寄生于皮肤深层及肌肉内，临床上以移行性皮下肿块、血液嗜酸性粒细胞增多为特点。此外，棘颚口线虫的第三期幼虫还可侵犯深部组织和器官，如脑、肺、眼、肝、肾等，引起内脏棘颚口线虫蚴病。

流行区居民出现皮肤游走性硬结节即应考虑本病的可能。体表、眼、子宫颈、尿、痰及脑脊液中发现虫体可确诊，血清学诊断中酶联免疫吸附试验可协助诊断。

治疗上用阿苯达唑治疗有良好效果。成人剂量为 400mg/次，2 次/d，口服，疗程 3 周。于疗程的第 2 周，棘颚口线虫蚴受药物刺激而兴奋、挣扎，有时可钻出皮肤，但亦有加重病情的可能性。一般治疗 1 个疗程即可治愈。个别病例可能需用 2 个疗程。

### （三）斯氏狸殖吸虫病

斯氏狸殖吸虫病为由寄生狸、猫的斯氏狸殖吸虫（*Pagumogonimus skrjabini*）幼虫侵入人体所致的疾病，主要见于我国。临床表现与棘颚口线虫病相似，可引起游走性皮下肿块或结节，也可伴肝大、肺部 X 线检查改变或侵犯身体其他部位，全身症状有低热乏力、食欲下降，血常规检查嗜酸性粒细胞明显增加。因本病表现多样，临床上误诊率相当高，应特别注意与肺结核、肺炎、肝炎等鉴别。

本病皮下肿块可手术摘除。药物可服用吡喹酮，每次 20~25mg/kg，每天口服 3 次，连服 2~3 天，必要时可于 2~4 周后重复治疗。

（龚国忠）

## 第三十八节　舌形虫病

舌形虫病（*linguatulosis*，*pentastomiasis*，tongue worm disease）是由节肢动物门，蠕虫样的舌形虫（*Linguatula serrata*）所引起的一种人兽共患感染性疾病。舌形虫，又称五口虫（*Pentastomids*，五口虫纲，舌形虫属），是一类专性体寄生虫，成虫主要寄生在食肉类和爬行类动物如蛇、鳄鱼等的呼吸道，多数在肺内发育成熟。幼虫和若虫可见于多个目（纲）脊椎动物如某些啮齿类动物、哺乳动物，引起舌形虫病。人也可作为中间宿主被感染。人类舌形虫病可分成两型：①内脏舌形虫病或内脏幼虫移行症，主要是虫卵经口感染，幼虫入侵脏器，若虫形成并发育导致舌形虫性肉芽种病变和临床表现；②鼻咽舌形虫病，主要是锯齿舌形虫的若虫或成虫寄生在鼻咽部引起的临床症状。尽管舌形虫病是少见病，但因疫源地的存在与扩大，人们饮食习惯的求异求新，因此不可忽视。

### 一、病原学

目前报道的寄生于人体的舌形虫有 10 种：锯齿舌形虫、腕带蛇舌状虫、尖吻蝮蛇舌状虫、串珠蛇舌状虫、大蛇舌状虫、辛辛那提莱佩舌虫、蜥虎赖利舌虫、响尾蛇孔头舌虫、瑟皮舌虫未定种、台湾孔头舌状虫。其中，前两者的人体感染病例数占患者总数的 94.08%（429/456），后两者均为 0.22%。前五者的终宿主、中间宿主与分布详见表 29-38-1。在我国，舌形虫病的致病种以锯齿舌形虫、尖吻蝮蛇舌状虫、串珠蛇舌状虫和台湾孔头舌状虫为主。

#### （一）重要致病种的形态

1. 锯齿舌形虫　成虫舌形，前端略宽后端渐狭，呈半透明，白色或乳黄色。雌虫大小为（80~130）mm×10mm，前后端分别宽 10mm 和 2mm；雄虫为（18~20）mm×（3~4）mm，前后分别宽 4mm 和 0.7mm，虫体具有 90 个轮状腹环，体扁平，从中线可见橙红色的卵。头胸部具有口，口两侧有 2 对略前后排列的钩。若虫形状与成虫相似，体长 4~8mm，虫体具有平均 91（72~108）个腹环。

表 29-38-1 致病种舌形虫的宿主和地理分布概况

| 种名 | 终宿主 | 中间宿主 | 分布 |
|---|---|---|---|
| 锯齿舌形虫 (*Linguatula serrata*) | 犬科、鬣狗科 (Hyaenidae)、猫科、狼、狐等,主要是犬 | 犬、兔形目 (Lagomorpha)、偶蹄目 (Artiodactyla) 所有的种,啮齿类和人 | 全球性 |
| 腕带蛇舌状虫 (*Armilifer armillaus*) | 蚺(蟒),大蛇的蝰科 (Viperidae) 主要是咝蝰属 (Bitis) 小蛇的凹眼斑蛇和白环蛇发育,但不能达到性完全成熟 | 原猴属 (Prosimu)、豚尾叶猴属 (Simias)、贫齿目 (Edentata)、食虫目、啮齿目、灵猫科 (Wiveridae)、猫科、猪科、鼷 (Tragulidae)、长颈鹿科 (Girrafidae)、人等 80 多种 | 西非、中非、东非,阿拉伯半岛,安哥拉、埃及 |
| 尖吻蝮蛇舌状虫 (*A. agkistrodontis*) | 尖吻蝮 (*Deinagkistrodon acutus* Syn. *Agkistrodon acutus*)、短尾蝮 (*Agkistrodon bervicaudus*)、网斑蚺 (*Python reticulates*) | 人 | 中国台湾、浙江、福建,马来西亚 |
| 串珠蛇舌状虫 (*A. monliformis*) | 4 种蚺(蟒),非洲蚺 (*Python sebae, P. molurus, P. reticulates, P. spilotes, Tropidonotus picturatus*) | 鼷鹿、虎、豹、扁头猫、渔猫、爪哇獴、水獭、椰子猫、小灵猫、印度水獭、蜂猴、懒猴、猕猴、食蟹猴、熊狸、狼等很多种动物及人 | 马来西亚、菲律宾、印度尼西亚,曾在刚果出现过一次 |
| 大蛇舌状虫 (*A. grandis*) | 大蛇的蝰科,特别是咝蝰属,犀咝蝰,加蓬咝蝰,角蝰,非洲蚺 | 水鸡 (*Porphyrio madagascariensis*) 和人 | 非洲 |

2. 腕带蛇舌状虫 体呈圆柱形,死后白色。雌虫大小 (72~130) mm×(5~9) mm,雄虫为 (30~42) mm×(3~4) mm。头胸部腹面有口,口两侧具有近乎平行排列的钩 2 对。腹部的腹环数,雌虫 18~22 个,雄虫 14~19 个。腹部末端略呈圆锥形。若虫似成虫,雌若虫长 15~23mm,具有 18~22 个腹环,雄若虫长 13~20mm,具有 15~19 个腹环。

3. 尖吻蝮蛇舌状虫 成虫呈圆柱形,活时橙红色半透明,死后为白色。雌虫大小 (47~57) mm×(6~7.5) mm。头胸的腹面有椭圆形的口,口两侧有等大的钩 2 对。口前方有较大的乳突 1 对,头胸部两侧边缘有乳突 3 对。腹部有 7~8 个腹环。肛门位于腹部末端的亚末端,生殖孔位于肛门前方。雄虫大小 (6.5~35) mm×(3.4~5) mm,口和钩与雌虫相同。若虫(晚期)体形如成虫,死后呈乳白色,体长 13mm,头胸部宽 2mm,腹面有口和钩 2 对。腹部宽 2.4mm,具有 7 个腹环,其角较厚,腹环之间体壁薄而透明(图 29-38-1)。

4. 串珠蛇舌状虫 体呈圆柱形,亮柠檬色。雌虫大小 (70~130) mm×(4~7) mm,雄虫大小 (25~45) mm×(2.4~2.5) mm。头胸部及腹面有口,口两侧近乎平行排列的钩 2 对,腹部的环数,雄虫 25~31 个,雌虫 28~35 个。雌虫腹部末端有肛门,肛门前方为雌性生殖孔。雄性生殖孔在近头胸部处。两性腹部末端渐呈尖形。若虫未成熟虫体,长 24~50mm。

5. 大蛇舌状虫 体呈圆柱形,白色。雌虫大小 (58~82) mm×(4.5~8) mm,雄虫长为 18~20mm。腹部的环数,雌虫 25~27 个,雄虫 26~28 个。雌若虫大小 (9~15) mm×(1.5~3) mm,雄若虫 (8~14) mm×(1~3) mm。雌雄若虫各有腹环 25~28 个。

(二)分类

舌形虫曾在分类上属于节肢动物门舌形虫纲或舌形动物门。从分子生物学研究应当为节肢动物门的甲壳纲,分成 2 目,即头走舌虫目(下隶 2 科,3 属)和孔头舌虫目(下隶 6 科,17 属)。全球已知舌形虫约 118 种,种的鉴定一般根据形态学、基因和生化特点等进行区别。

(三)生活史

孔头舌虫目中了解最深入的,具有代表性的种是响尾蛇孔头舌虫。成虫以钩附着并寄生于其终宿主(主要是粪缓背响尾蛇)的肺和呼吸道。吸取上皮细胞、血液、淋巴液和黏液为生。在感染后 90 天,雌雄交配,雌虫全部受精,子宫内的受精卵发育成感染性卵(含感染性幼虫,原称初级幼虫),侵入蛇的呼吸道,随痰、唾液、鼻腔分泌物或粪便等排至外界。卵污染的水源、食物被脊椎动物中间宿主吞食后,经胃至十二指肠、小肠上段 1/3 处,感染性卵 30 分钟内在肠道孵出感染幼虫,穿越肠壁入体腔,在组织内四处游走,并侵入其内。第一次蜕皮,在组织内成囊,为第一期(龄)若虫(图 29-38-2)。成囊若虫以血、

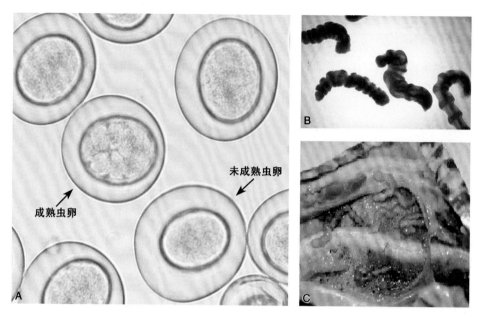

图 29-38-1　尖吻蝮蛇舌状虫
A. 虫卵；B. 幼虫；C. 成虫

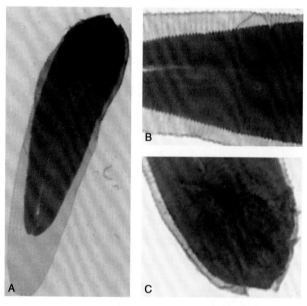

图 29-38-2　响尾蛇孔头舌虫第一期（龄）若虫
A. 若虫；B. 肠道；C. 口钩

淋巴和淋巴组织为生并发育蜕皮。若虫分为四期（若虫 I～Ⅵ），若虫Ⅵ出现在感染后 79 天。含感染性若虫（若虫Ⅵ）的组织或中间宿主被终宿主摄取后，在消化道激活脱囊，穿越肠壁及体腔，穿过胸膜直接进入呼吸道和肺。雌、雄若虫到达寄生部位后，发育并再行蜕 3～4 次皮形成成虫。雌虫性成熟后 230 天，开始产卵。产卵期在 6～10 年，可产卵 520～2 300 个/d，雌虫平均含卵 540 000 个，一代所需时间约 1 年。腕带蛇舌状虫的生活史可能与响尾蛇孔头舌虫相似，其终宿主为蟒和蝰蛇。

锯齿舌形虫生活史除表 29-38-1 所述终宿主外，人和食草类动物则是锯齿舌形虫的异常终宿主。若

虫可感染很多种食草的哺乳类，偶可感染人。幼虫在中间宿主的肝、肾、肠系膜淋巴结、支气管淋巴结等脏器成囊，脾、肺不常见。含感染性若虫的组织或中间宿主被终宿主摄入后，若虫在胃、肠脱囊，直接从胃肠道逆行至食管、喉入鼻咽（鼻窦、鼻甲骨接近上颌骨内面上方朝向额窦处），发育为成虫，此时在鼻分泌物中开始出现虫卵。每个虫至少含卵 $5\times10^5$ 个。产卵可延长到 21 个月，其产卵百万到数百万个，成虫至少存活 2 年。其他的舌状虫生活史细节不详，可能与响尾蛇孔头舌虫相似。

## 二、流行病学

舌形虫病是动物源性人兽共患病。舌形虫病在蛇鼠间、蛇猴（野生动物或家畜）间循环传播。锯齿舌形虫引起的舌形虫病，在犬鼠间（城市），犬、羊、牛间或狐、啮齿类或野兔间（农村）循环传播。人感染后可发病，但成为终止宿主，无流行病学意义。

### （一）传染源

自然界的舌形虫终宿主蛇、犬和狐等是人类舌形虫病的储存宿主，也是主要的传染源。

### （二）终宿主、中间宿主和分布

感染人体的舌形虫的终宿主、中间宿主和分布在表 29-38-1 已述。在宿主方面可能更广泛，有认为腕带蛇舌状虫在所有哺乳动物体内发育。在非洲和亚洲，蟒科和蝰科内所有蛇种均可为蛇舌状虫属成虫的宿主。有不少报道指出，为了观赏和食用，从原产地引进动物后舌形虫随之输入扩散，并可能在异国构成人兽共患性寄生虫病。

**（三）感染情况**

人类舌形虫病呈世界分布。蛇舌状病感染和发病以非洲为高。印度尼西亚、马来西亚和菲律宾也有报道。详见表29-38-1。我国锯齿舌形虫若虫感染病例，曾被错误鉴定为串珠蛇舌状虫。尖吻蝮蛇舌状虫引起的内脏幼虫移行症见于我国台北和杭州。此外，广东报道粪检舌形虫卵7例和鼻腔排出1例，未见形态描述，成虫成团与文献记载不符，属质疑病例。1989年报道的瑟皮舌虫未定种，1996年报道的尖吻蝮蛇舌状虫，以及2005年在我国台湾报道的孔头舌状虫均为致病新种。

**（四）传播途径**

内脏舌形虫病由舌形虫卵经口感染。感染方式包括3种。①食物传播：这与民间吃蛇肉，喝蛇血和蛇胆汁有关。人们因食（饮）生的或未煮熟的被舌形虫虫卵污染的蛇血、蛇胆、蛇肉、水、蔬菜和食物或含有感染性若虫的动物内脏而感染，酒店与民间常有喝蛇血和蛇胆汁，特别是尖吻蝮蛇（五步蛇）血和胆汁作为保健品。已有吃蛇血和胆汁致舌形虫病的报道。宰蛇放血时，感染性卵从呼吸道随血流入酒杯，已被卵污染的新鲜蛇血酒作饮料。②水源传播：含感染性卵的蛇鼻腔分泌物和蛇粪，污染水体、蔬菜和草丛等，后者被饮用或摄入。③直接接触传播：即与终宿主的密切接触而感染。

## 三、致病机制与病理学

人摄入虫卵后成为中间宿主，内脏舌形虫病本质是幼虫或脱囊若虫，在体内移行产生的内脏幼虫移行症。幼虫游走可致广泛的机械损伤，同时也可释放抗原引起变态反应。内脏舌形虫病的病理变化，可概括为从急性以嗜酸性粒细胞为主的炎症向以慢性肉芽肿为主的炎症演化，有时可见夏科-莱登结晶，最后形成纤维玻璃样化和纤维钙化的愈合过程。腕带舌形虫感染的实验动物，常见极好的耐受性，组织无嗜酸性反应。但在兔中，坏死的若虫可造成严重病变，包括肝硬化。有报道认为该舌形虫是非洲人肝硬化原因之一。当虫体蜕皮增大，会对重要的组织器官造成压迫、穿孔，此时机体常表现出明显的临床症状，如肺萎陷、肠梗阻、腹膜炎和青光眼等，发生重症感染时有生命危险，常因各种并发症（如败血症、肺炎、小肠结肠炎等）而死亡。

## 四、临床表现

根据舌形虫若虫的寄生部位不同所引起的临床表现不同可分为两型。

**（一）内脏舌形虫病**

以腕带蛇舌形虫感染为多，临床表现与幼虫游走、既往感染致敏、寄生部位和感染度有关。

1. 寄生部位　幼虫和若虫主要寄生在成囊的脏器，有人认为见于人体所有的器官。据统计，腕带蛇舌形虫寄生的脏器以肝脏最多，肠道次之。舌形虫感染可以是单脏器寄生，如寄生于肝或眼内，引起肝舌形虫病或眼舌形虫病等。多脏器寄生，如寄生于肝和肠，少见全身性蛇舌形虫病。

2. 症状　除因寄生部位不同外，尚有感染不同而症状不一。轻度感染，多无症状或有轻微症状。当大量虫体包括若虫的重度感染或一条若虫成囊于重要部位时，可引起严重的症状及严重的外科并发症。如发热数月、剧烈和持续腹泻、弥散或剧烈腹痛，恶心、呕吐、腹胀、便秘等，还可有腹水、阻塞性黄疸、气胸、心包炎、腹腔炎、前列腺炎、败血症等。当幼虫移行至非典型部位，如眼部时，应警惕。偶可见结肠梗阻和回肠穿孔。已有致死的报道。

**（二）鼻咽舌形虫病**

常见于锯齿舌形虫的感染，是由于摄入了含有包囊型若虫的中间宿主内脏而引起，在极少数患者体内可查到成虫（异常终宿主）。若虫或成虫以钩附着于鼻咽组织，虫体悬浮于鼻腔中，无全身症状。此病是一种急性非传染性鼻咽炎，症状出现于食入含有感染性若虫的牛羊内脏后，数分钟至8小时之间，开始是咽喉深处不适和痒感，然后蔓延至耳。症状表现在咽喉及上呼吸道，严重者口咽部、喉、咽鼓管、唇黏膜充血甚至呼吸、吞咽、发音困难。曾有因扁桃体肿大等引起窒息死亡。本病程较为短暂，若虫在1~2周内死亡，症状渐渐消失。本病并发症包括咽管脓肿及因面神经继发化脓性感染而致的面瘫。曾有1例成虫寄生者，7年中鼻常流血，经猛烈喷嚏后喷出1条成虫，血流停止。此外，曾有舌形虫病与癌症间可能有关的报道，如结肠癌、鼻腔纤维瘤、急性白血病和霍奇金淋巴瘤等，但均不能肯定。鼠舌形虫实验感染中未发生肿瘤。

## 五、诊断

对疑似患者应详细询问其进食习俗，有无饮蛇血（酒）、蛇接触史，有无食半生羊、牛等食草动物内脏史，以及患者是否喂养犬、羊史等流行病学史，若有可能也可进行临床流行病学调查，在排除其他疾病的基础上可作出临床诊断。血清免疫学检查研究处于萌芽状态,有良好的前景,X 线、CT 和超声等影像学检查也有助于诊断。但确诊以检测到舌形虫作为依据,可从外科手术、活检,甚至尸检中发现虫体,还应取虫鉴别。也可对患者的病理标本进行组织病理学诊断。此外,还可用粪便沉淀法(淘虫法)进行病原学检查,对于某些在人体消化道内自然排虫的舌形虫,如台湾孔头舌形虫,此法可行。

## 六、治疗

### (一)内脏舌形虫病

具有长期高热、腹痛、腹泻等急性感染症状的病例,经肠镜活检、切片诊断明确者,可试用吡喹酮治疗,0.5g,3 次/d,口服,共 3 天。也可服用治疗蠕虫幼虫移行症的药物噻苯唑,按体重给药,口服剂量100mg/kg,1 周后重复,自第一次给药后每周进行一次咽拭子检查。这些药物的疗效尚待证实。一些驱虫中草药可以缓解症状,提供辅助治疗手段。严重外科并发症者,可手术切除病灶,切记查找虫体和病理学检查。

### (二)眼舌形虫病

在眼前房常可见活动白色,被纤维鞘围住的半透明虫体,可作角膜切开术等手术治疗,取出虫体。

### (三)鼻咽舌形虫病

严重的喉头水肿时,需气管切开、插管等以免窒息。若虫排出后症状消退,一般 1~7 天。继发化脓性感染则可抗生素治疗或外科治疗,也可用迅速制动/杀死作用的驱虫药物,预后一般良好。若有变态反应者可迅速用抗过敏药物治疗。

## 七、预防

舌形虫病的控制和预防,有赖于有效的水和食物卫生,不吃生菜,不喝新鲜的蛇血和蛇胆(酒)和生水。不食生的或半生不熟的蛇肉和牛、羊、骆驼等的脏器。避免与终宿主蛇或犬的亲切接触。建立肉类加工厂,对牛羊舌形虫若虫的检查制度,销毁含虫内脏。加强卫生宣传教育,注意个人卫生。

(郑 敏)

## 参 考 文 献

[1] 黄旸木,曹俊. 中国在抗寄生虫病医疗产品研发中的贡献——2015 年诺贝尔生理学或医学奖的启示[J]. 中国血吸虫病防治杂志,2016,28(4):349-352.

[2] 雷世鑫,杨亮. 我国食源性寄生虫感染特点及防控探讨[J]. 中国农村卫生事业管理,2016,36(3):352-354.

[3] 王妹雅,尹强. 我国人体重要寄生虫病现状调查[J]. 中华临

床医疗,2013,27(48):143-145.

[4] 陈木新,陈家旭. 基因芯片技术在人体锥虫生物学特性研究方面的进展[J]. 中国寄生虫学与寄生虫病杂志,2016,34(4):377-381.

[5] 杨莹莹,杨俊齐. Treg 和 Th17 细胞在寄生虫感染和卫生假说中的免疫调节[J]. 中国血吸虫病防治杂志,2017,29(1):116-121.

[6] Inglis SD,Kristmundsson Á,Freeman MA,et al. Gray meat in the Atlantic sea scallop,Placopecten magellanicus,and the identification of a known pathogenic scallop apicomplexan[J]. J Invertebr Pathol,2016,141:66-75.

[7] Ezenwa VO,Archie EA,Craft ME,et al. Host behaviour-parasite feedback:an essential link between animal behaviour and disease ecology[J]. Proc Biol Sci,2016,283(1828):20153078.

[8] 杨绍基. 传染病学[M]. 北京:人民卫生出版社,2005.

[9] 李兰娟,任红. 传染病学[M]. 8 版. 北京:人民卫生出版社,2013.

[10] Min X,Feng M,Guan Y,et al. Evaluation of the C-terminal fragment of entamoeba histolytica Gal/GalNAc lectin intermediate subunit as a vaccine candidate against amebic liver abscess [J]. PLoS Negl Trop Dis,2016,10(1):e0004419.

[11] Chatterjee A,Bandini G,Motari E,et al. Ethanol and isopropanol in concentrations present in hand sanitizers sharply reduce excystation of giardia and entamoeba and eliminate oral infectivity of giardia cysts in gerbils [J]. Antimicrob Agents Chemother,2015,59(11):6749-6754.

[12] Guyon C,Greve E,Hag B,et al. Amebic liver abscess and late recurrence with no travel in an endemic area [J]. Med Sante Trop,2013,23(3):344-346.

[13] Marn H,Ignatius R,Tannich E,et al. Amoebic liver abscess with negative serologic markers for entamoeba histolytica:mind the gap [J]Infection,2012,40(1),87-91.

[14] 马亦林,李兰娟. 传染病学[M]. 5 版. 上海:上海科学技术出版社,2011.

[15] 蔡皓东. 福氏纳格里阿米巴与原发性阿米巴脑膜脑炎[J]. 中华实验和临床感染病杂志(电子版),2007,1(4):252-254.

[16] Cope JR,Ratard RC,Hill VR,et al. The first association of a primary amebic meningoencephalitis death with culturable naegleria fowleri in tap water from a US treated public drinking water system[J]. Clin Infect Dis,2015,60(8):e36-42.

[17] 张恩英,徐克继. 近 10 年我国棘阿米巴角膜炎的进展[J]. 热带医学杂志,2004,4(1):103-105.

[18] 宁燕,贾卉. 棘阿米巴角膜炎的研究进展[J]. 中国实用眼科杂志,2010(12):1293-1295.

[19] Jiang C,Sun X,Wang Z,et al. Acanthamoeba keratitis:

clinical characteristics and management[J]. Ocul Surf, 2015,13(2):164-168.

[20] 沈洁,姜庆五,李勤学,等.嗜肺军团菌感染多噬棘阿米巴及其增殖的实验观察[J].中华传染病杂志,2004,(6):4-6.

[21] Suh KN,Kozarsky P,Keystone JS. Cyclospora cayetanensis,Isospora belli,Sarcosytis Species,Balantidium coli,and Blastocystis hominis[M]// Mandell GL.,Bennett JE.,Dolin R. Mandell,Douglas,and Bennett's principles and practice of infectious diseases,7th ed:Churchill Livingstone Elsevier,2004:3561-3568.

[22] Schuster F L,Ramirez-Avila L. Current world status of Balantidium coli[J]. Clin Microbiol Rev,2008,21(4):626-638.

[23] 张美玲,程源.结肠小袋纤毛虫合并梨形鞭毛虫及真菌感染的诊疗体会[J].中华医院感染学杂志.,2011,21(24):5328.

[24] Cotton JA,Amat CB,Buret A. Disruptions of Host Immunity and Inflammation by Giardia Duodenalis:Potential Consequences for Co-Infections in the Gastro-Intestinal Tract[J]. Pathogens,2015,4(4):4764-4792.

[25] Kappagoda S,Singh U,Blackburn BG. Antiparasitic therapy[J]. Mayo Clin Proc,2011,86(6):561-583.

[26] Miyamoto Y,Eckmann L. Drug development against the major diarrhea-causing parasites of the small intestine,Cryptosporidium and Giardia[J]. Front Microbiol,2015,6:1208.

[27] McHardy IH,Wu M,Shimizu-Cohen R,et al. Detection of intestinal protozoa in the clinical laboratory[J]. J Clin Microbiol,2014,52(3):712-720.

[28] Lv S,Tian L G,Liu Q,et al. Water-related parasitic diseases in China[J]. Int J Environ Res Public Health,2013,10(5):1977-2016.

[29] Center For Disease Control And Prevention. Parasites - African Trypanosomiasis(also known as Sleeping Sickness)[EB/OL].(2020-09-29)[2021-09-10]. http://www.cdc.gov/parasites/sleepingsickness/.

[30] Center For Disease Control And Prevention. American Trypanosomiasis.[EB/OL].(2021-06-16)[2021-09-10]. http://www.cdc.gov/dpdx/trypanosomiasisAmerican.

[31] Center For Disease Control And Prevention. Parasites-American Trypanosomiasis(also known as Chagas Disease).[EB/OL].(2019-02-11)[2021-09-10]. http://www.cdc.gov/parasites/chagas/.

[32] Malvy D,Chappuis F. Sleeping sickness[J]. Clin Microbiol Infect,2011,17(7):986-995.

[33] Brun R,Blum J,Chappuis F,et al. Human african trypanosomiasis[J]. Lancet,2010,375(9709):148-159.

[34] Bern C. Antitrypanosomal therapy for chronic Chagas' disease[J]. N Engl J Med,2011,364(26):2527-2534.

[35] Hobbs MM,Seña AC. Modern diagnosis of Trichomonas vaginalis infection[J]. Sex Transm Infect,2013,89(6):434-438.

[36] Schwebke JR. Trichomonas vaginalis[J]// McBride WJH. Mandell,Douglas and Bennett's Principles and Practice of Infectious Diseases,7th ed. Mandell GL.,Bennett JE.,Dolin R. Churchill Livingstone Elsevier,2010:3535-3538.

[37] Hirt RP. Trichomonas vaginalis virulence factors:an integrative overview[J]. Sex Transm Infect,2013,89(6):439-443.

[38] Tolbert MK,Stauffer SH,Brand MD,et al. Cysteine protease activity of feline Tritrichomonas foetus promotes adhesion-dependent cytotoxicity to intestinal epithelial cells[J]. Infect Immun,2014,82(7):2851-2859.

[39] 高兴政.滴虫病[M].北京:北京科学技术出版社,2012.

[40] WHO,Guidelines for the treatment of malaria[R/OL]. 3rd ed. 2015. https://www.ncbi.nlm.nih.gov/books/NBK294440/.

[41] 邹春燕,黄亚铭.感染人类的第五种疟原虫—猴诺氏疟原虫[J].中国人兽共患病学报,2010,26(05):484-486.

[42] Mueller I,Zimmerman PA,Reeder JC. Plasmodium malariae and Plasmodium ovale-the'bashful'malaria parasites[J]. Trends Parasitol,2007,23(6):278-283.

[43] 周艳,张丽. Duffy 抗原趋化因子受体临床研究进展[J].临床输血与检验,2012,14(04):378-381.

[44] 付雍,丁艳,徐文岳.脑型疟发生机制研究进展[J].中国病原生物学杂志,2015,10(02):192-195.

[45] Ryan JR,Stoute JA,Amon J,et al. Evidence for transmission of Plasmodium vivax among a duffy antigen negative population in Western Kenya[J]. Am J Trop Med Hyg,2006,75(4):575-581.

[46] Cavasini CE,Mattos LC,Couto ÁADA,et al. Plasmodium vivax infection among Duffy antigen-negative individuals from the Brazilian Amazon region:an exception?[J]. Trans R Soc Trop Med,2007,101(10):1042-1044.

[47] Ménard D,Barnadas C,Bouchier C,et al. Plasmodium vivax clinical malaria is commonly observed in Duffy-negative Malagasy people[J]. Proc Natl Acad of Sci USA,2010,107(13):5967-5971.

[48] Culleton R,Ndounga M,Zeyrek FY,et al. Evidence for the transmission of Plasmodium vivax in the Republic of the Congo,West Central Africa[J]. J Infect Dis,2009,200(9):1465-1469.

[49] Hoffman SL,Piessens WF,Ratiwayanto S,et al. Reduction of suppressor T lymphocytes in the tropical splenomegaly syndrome[J]. N Engl J Med,1984,310(6):337-341.

［50］ Gilles HM，Hendrickse RG. Possible aetiological role of Plasmodium malariae in" nephrotic syndrome" in Nigerian children［J］. Lancet，1960：806-807.

［51］ Abdurrahman MB，Greenwood BM，Narayana P，et al. Immunological aspects of nephrotic syndrome in northern Nigeria［J］. Arch Dis Child，1981，56（3）：199-202.

［52］ Abdurrahman MB，Aikhionbare HA，Babaoye F A，et al. Clinicopathological features of childhood nephrotic syndrome in northern Nigeria［J］. Q J Med，1990，75（3）：563-576.

［53］ Vinetz JM，Li J，McCutchan TF，et al. Plasmodium malariae infection in an asymptomatic 74-year-old Greek woman with splenomegaly［J］. N Engl J Med，1998，338（6）：367-371.

［54］ Michaud E，Ninet J，Coppere B，et al. Nephrotic syndrome caused by Plasmodium malariae infection. A case with favourable outcome［J］. Presse Med，1992，21（29）：1386.

［55］ Anochie I，Eke F，Okpere A. Childhood nephrotic syndrome：change in pattern and response to steroids［J］. J Natl Med Assoc，2006，98（12）：1977-1981.

［56］ Ehrich JHH，Eke FU. Malaria-induced renal damage：facts and myths［J］. Pediatr Nephrol，2007，22（5）：626-637.

［57］ Neri S，Pulvirenti D，Patamia I，et al. Acute renal failure in Plasmodium malariae infection［J］. Neth J Med，2008，66（4）：166-168.

［58］ Vriend WH，Hoffman SL，Silaban T，et al. Splenectomy in Massive Tropical Splenomegaly：Two to Six-Year Follow-Up in 14 Patients［R］. Trop Geogr Med，1988，40（4）：298-303.

［59］ Moraes MF，Soares M，Arroz M J，et al. New concepts in hyperactive malarial splenomegaly［J］. Acta Med Port，2003，16（1）：41-46.

［60］ Mothe B，Lopez-Contreras J，Torres OH，et al. A case of hyper-reactive malarial splenomegaly. The role of rapid antigen-detecting and PCR-based tests［J］. Infection，2008，36（2）：167-169.

［61］ 周明行. 疟原虫感染［M］. 北京：科学出版社，2000：1425-1433.

［62］ Jones JL，Dubey JP. Foodborne toxoplasmosis［J］. Clin Infect Dis，2012，55（6）：845-851.

［63］ Sturge CR，Yarovinsky F. Complex immune cell interplay in the gamma interferon response during Toxoplasma gondii infection［J］. Infect Immun，2014，82（8）：3090-3097.

［64］ Torgerson PR，Mastroiacovo P. The global burden of congenital toxoplasmosis：a systematic review［J］. Bull World Health Organ，2013，91（7）：501-508.

［65］ Gangneux RF，Dardé ML. Epidemiology of and diagnostic strategies for toxoplasmosis［J］. Clin Microbiol Rev，2012，25（2）：264-296.

［66］ 吴观陵. 人体寄生虫学［M］. 4 版. 北京：人民卫生出版社，2013.

［67］ Fayer R，Esposito DH，Dubey JP. Human infections with Sarcocystis species［J］. Clin Microbiol Rev，2015，28（2）：295-311.

［68］ Tappe D，Slesak G，Pérez-Girón J V，et al. Human invasive muscular sarcocystosis induces Th2 cytokine polarization and biphasic cytokine changes，based on an investigation among travelers returning from Tioman Island，Malaysia［J］. Clin Vaccine Immunol，2015，22（6）：674-677.

［69］ McHardy IH，Wu M，Shimizu-Cohen R，et al. Detection of intestinal protozoa in the clinical laboratory［J］. J Clin Microbiol，2014，52（3）：712-720.

［70］ Ortega YR，Sanchez R. Update on Cyclospora cayetanensis，a food-borne and waterborne parasite［J］. Clin Microbiol Rev，2010，23（1）：218-234.

［71］ Kuleš J，de Torre-Minguela C，Rafaj R B，et al. Plasma biomarkers of SIRS and MODS associated with canine babesiosis［J］. Res Vet Sci，2016，105：222-228.

［72］ Kuleš J，Gotić J，Mrljak V，et al. Alteration of haemostatic parameters in uncomplicated canine babesiosis［J］. Comp Immunol Microbiol Infect Dis，2017，53：1-6.

［73］ Tiškina V，Jokelainen P. Vector-borne parasitic infections in dogs in the Baltic and Nordic countries：a questionnaire study to veterinarians on canine babesiosis and infections with Dirofilaria immitis and Dirofilaria repens［J］. Vet Parasitol，2017，244：7-11.

［74］ Zygner W，Gójska-Zygner O. Increased serum urea to creatinine ratio and its negative correlation with arterial pressure in canine babesiosis［J］. Acta Parasitol，2014，59（3）：548-551.

［75］ 钟惠澜. 中国黑热病研究工作概论［J］. 中华医学杂志，1954，6：413-438.

［76］ Von Stebut E. Leishmaniasis：Diagnosis and therapy［J］. Hautarzt，2017，68（7）：548-552.

［77］ Copeland NK，Aronson NE. Leishmaniasis：treatment updates and clinical practice guidelines review［J］. Curr Opin Infect Dis，2015，28（5）：426-437.

［78］ Subramanian A，Jhawar J，Sarkar RR. Dissecting Leishmania infantum energy metabolism-a systems perspective［J］. PloS one，2015，10（9）：e0137976.

［79］ Buitrago R，Cupolillo E，Bastrenta B，et al. PCR-RFLP of ribosomal internal transcribed spacers highlights inter and intra-species variation among Leishmania strains native to La Paz，Bolivia［J］. Infect Genet Evol，2011，11（3）：557-563.

［80］ Desjeux P. Prevention of Leishmania donovani infection［J］. BMJ，2010，341：c6751.

［81］ Blackwell JM，Fakiola M，Ibrahim ME，et al. Genetics and

visceral leishmaniasis:of mice and man[J]. Parasite Immunol,2009,31(5):254-266.

[82] Alvar J,Yactayo S,Bern C. Leishmaniasis and poverty[J]. Trends Parasitol,2006,22(12):552-557.

[83] Desjeux P. Leishmaniasis:current situation and new perspectives[J]. Comp Immunol Microbiol Infect Dis,2004, 27(5):305-318.

[84] Davidson RN. Leishmaniasis[J]. Medicine,2001,129(5): 38-41.

[85] Majill A J. Leishimaniasis[M]// Strickland G. T,Hunter's Tropical medicine and emerging infectious diseases. 8th ed. 2000:665-687.

[86] Herwaldt BL. Leishmanisis[J]. Lancet,1999,354:1191-1198.

[87] WHO. Control of the leishmaniases,Report of a WHO Expert Committee[M]. WHO:Geneva,1990:10-137.

[88] 陈灏珠,林果为,王吉耀. 实用内科学[M]. 14 版. 北京: 人民卫生出版社,2013.

[89] Mandall GL,Bennett JE,Dolin R. Mandell,Douglas,and Bennett's Principles and practice of infectious disease [M]. 7th ed. New York:Chruchill Livingstone Inc,2010.

[90] King CH. Toward the elimination of schistosomiasis[J]. N Engl J Med,2009,360(2):106-109.

[91] 中国疾控中心,洪涝灾害血吸虫病防控技术指南[EB/ OL]. (2016-08-03)[2021-09-10]. http://www. hbcdc. cn/index. php/index-view-aid-4728. html.

[92] 刘一新,仝德胜,华海涌. 17 例并殖吸虫病临床分析 [J]. 中国血吸虫病防治杂志,2016,28(02):217-219.

[93] 沈一平. 实用肺吸虫病学[M]. 北京:人民卫生出版社, 2008.

[94] Matsuoka R,Muneuchi J,Nagatomo Y,et al. Takotsubo cardiomyopathy associated with Paragonimiasis westermani [J]. Paediatr Int Child Health,2018,38(4):302-307.

[95] Gaire D,Sharma S,Poudel K,et al. Unresolving pneumonia with pleural effusion:pulmonary paragonimiasis[J]. JNMA J Nepal Med Assoc,2017,56(206):268-270.

[96] Attwood HD,Chou ST. The longevity of Clonorchis sinensis [J]. Pathology,1978,10(2):153-156.

[97] 屈振麒,曾明安,李娟佑,等. 四川省华支睾吸虫病流行 概况[J]. 实用寄生虫杂志,1997(01):4-7.

[98] 苏文荣,李世富,姚承忠,等. 华支睾吸虫病 2 255 例临 床分析[J]. 广东寄生虫学会年报,1993,14-15:272-273.

[99] 欧作炎. 广东省华支睾吸虫病概述[J]. 广东寄生虫学 会年报,1997(1):52-62.

[100] 朱师晦. 中华分之睾吸虫病[M]. 广州:广东科学技术 出版社,1986.

[101] 诸欣平,苏川. 人体寄生虫学[M]. 北京:人民卫生出 版社,2013:93-95.

[102] Sarma MS,Yachha SK,Srivastava A,et al. Endoscopic extraction of Fasciolopsis buski presenting as acute upper GI bleeding in a child[J]. Gastrointest Endosc,2015,82 (4):743.

[103] Sripa B,Kaewkes S,Intapan PM,et al. Food-borne trematodiases in Southeast Asia:epidemiology,pathology,clinical manifestation and control[J]. Adv Parasitol,2010, 72:305-350.

[104] Cao YH,Ma YM,Qiu F,et al. Rare cause of appendicitis: Mechanical obstruction due to Fasciolopsis buski infestation[J]. World J Gastroenterol,2015,21(10):3146-3149.

[105] Khurana S. Fasciolopsiasis:endemic focus of a neglected parasitic disease in Bihar[J]. Indian J Med Microbiol, 2016,34(2):247.

[106] Mas-Coma S,Bargues MD,Valero MA. Fascioliasis and other plant-borne trematode zoonoses[J]. Int J Parasitol, 2005,35(11-12):1255-1278.

[107] Mekky MA,Tolba M,Abdel-Malek MO,et al. Human fascioliasis:a re-emerging disease in Upper Egypt[J]. Am J Trop Med Hyg,2015,93(1):76-79.

[108] Sanabria R,Moreno L,Alvarez L,et al. Efficacy of oxyclozanide against adult Paramphistomum leydeni in naturally infected sheep[J]. Vet Parasitol,2014,206(3-4): 277-281.

[109] Chai JY,Kim JL,Seo M. Four human cases of Acanthotrema felis(Digenea:Heterophyidae)infection in Korea [J]. Korean J Parasitol,2014,52(3):291-294.

[110] El-Azazy O ME S,Abdou NEMI,Khalil A I,et al. Potential zoonotic trematodes recovered in stray cats from Kuwait municipality,Kuwait[J]. Korean J Parasitol,2015, 53(3):279-287.

[111] Ohtori M,Aoki M,Itagaki T. Distinct distribution of Dicrocoelium dendriticum and D. chinensis in Iwate Prefecture,Japan,and a new final host record for D. chinensis [J]. J Vet Med Sci,2014:1415-1417.

[112] Schwertz CI,Lucca NJ,da Silva AS,et al. Eurytrematosis: An emerging and neglected disease in South Brazil[J]. World J Exp Med,2015,5(3):160-163.

[113] 陈兴保,吴观陵,孙新,等. 现代寄生虫病学[M]. 北 京:人民军医出版社,2002.

[114] 许隆祺,陈颖丹,孙凤华,等. 全国人体重要寄生虫病 现状调查报告[J]. 中国寄生虫学与寄生虫病杂志, 2005,23(5):332-340.

[115] 刘新. 猪带绦虫成虫异位寄生 1 例[J]. 中国寄生虫学 与寄生虫病杂志,2013,31(4):20.

[116] 李彦,刘航,杨毅梅. 分子生物学技术在带绦虫鉴别中 的应用[J]. 中国寄生虫学与寄生虫病杂志,2011,29 (5):12.

[117] 中华人民共和国卫生部.带绦虫病的诊断[J].热带病与寄生虫学,2012,10(3):184-185.

[118] 龙昌平,肖宁,李调英,等.四川藏区联合用药治疗带绦虫感染的效果观察[J].中国病原生物学杂志,2014,9(11):1000-1003.

[119] 李启扬,尹健,尹勇.微小膜壳绦虫感染1例并文献复习[J].热带病与寄生虫学,2013,11(3):186.

[120] Li T,Chen X,Yanagida T,et al. Detection of human taeniases in Tibetan endemic areas,China[J]. Parasitology,2013,140(13):1602-1607.

[121] Ooi HK,Ho CM,Chung WC. Historical overview of Taenia asiatica in Taiwan[J]. Korean J Parasitol,2013,51(1):31-36.

[122] Devleesschauwer B,Allepuz A,Dermauw V,et al. Taenia solium in Europe:Still endemic? [J]. Acta Tropica,2017,165:96-99.

[123] 许隆祺,陈颖丹,孙凤华,等.全国人体重要寄生虫病现状调查报告[J].中国寄生虫学与寄生虫病杂志,2005,23(5):332-340.

[124] 李芹翠,黄明皓,段晓云,等.1 266例不同类型脑囊尾蚴病患者血清囊虫IgG抗体检测结果分析[J].热带病与寄生虫学,2014,12(2):73-75.

[125] 郑晓燕,谷俊朝.囊尾蚴病诊治研究进展[J].中国热带医学,2009,9(11):2188-2191.

[126] 吴伟,黄一心.脑囊尾蚴病的抗虫治疗[J].中国血吸虫病防治杂志,2010,22(3):294-297.

[127] Cantey PT,Coyle CM,Sorvillo FJ,et al. Neglected parasitic infections in the United States:cysticercosis[J]. Am J Trop Med Hyp,2014,90(5):805-809.

[128] Nash TE,Garcia HH. Diagnosis and treatment of neurocysticercosis[J]. Nature Rev Neurol,2011,7(10):584.

[129] Garcia HH,Gonzalez AE,Gilman RH. Cysticercosis of the Central Nervous System-How Should It Be Managed? [J]. Curr Opin Infect Dis,2011,24(5):423.

[130] Coral-Almeida M,Gabriël S,Abatih EN,et al. Taenia solium human cysticercosis:a systematic review of sero-epidemiological data from endemic zones around the world [J]. PLoS Negl Trop Dis,2015,9(7):e0003919.

[131] Yamasaki H. Current status and perspectives of cysticercosis and taeniasis in Japan[J]. Korean J Parasitol,2013,51(1):19.

[132] Hernández RDD,Durán BB,Lujambio PS. Magnetic resonance imaging in neurocysticercosis[J]. Topics Magnetic Resonance Imag,2014,23(3):191-198.

[133] Brutto OHD. Neurocysticercosis[J]. Neurohospital,2014,4(4):205-212.

[134] Wu W,Jia F,Wang W,et al. Antiparasitic treatment of cerebral cysticercosis:lessons and experiences from China [J]. Parasitol Res,2013,112(8):2879-2890.

[135] Garcia HH,Gonzales I,Lescano AG,et al. Efficacy of combined antiparasitic therapy with praziquantel and albendazole for neurocysticercosis:a double-blind,randomised controlled trial[J]. Lancet Infect Dis,2014,14(8):687-695.

[136] 孙艳红,杨亚明.包虫病的治疗研究进展[J].热带病与寄生虫学.2015,13(1):53-58.

[137] 中国医师协会外科医师分会包虫病外科专业委员会.肝两型包虫病诊断与治疗专家共识(2015版)[J].中华消化外科杂志,2015,14(4):253-264.

[138] 阿卜杜艾尼,啊卜力孜,温浩.难治性肝泡型包虫病的多学科个体化治疗[J].临床肝胆病杂志,2015,31(4):639-641.

[139] 中华人民共和国卫生部.包虫病诊断标准[J].热带病与寄生虫学,2018,16(1):56-61.

[140] Conraths FJ,Deplazes P. Echinococcus multilocularis:epidemiology,surveillance and state-of-the-art diagnostics from a veterinary public health perspective[J]. Vet Parasitol,2015,213(3-4):149-161.

[141] Feng X,Qi X,Yang L,et al. Human cystic and alveolar echinococcosis in the Tibet Autonomous Region(TAR),China[J]. J Helminthol,2015,89(6):671-679.

[142] Aydinli B,Ozturk G,Arslan S,et al. Liver transplantation for alveolar echinococcosis in an endemic region[J]. Liver Transpl,2015,21(8):1096-1102.

[143] Giri S,Parija SC. A review on diagnostic and preventive aspects of cystic echinococcosis and human cysticercosis [J]. Trop Parasitol,2012,2(2):99.

[144] WHO Informal Working Group. International classification of ultrasound images in cystic echinococcosis for application in clinical and field epidemiological settings[J]. Acta Trop,2003,85(2):253-261.

[145] Liu W,Delabrousse É,Blagosklonov O,et al. Innovation in hepatic alveolar echinococcosis imaging:best use of old tools,and necessary evaluation of new ones[J]. Parasite,2014,21.

[146] 谢慧群,龙勇,徐芸等.脑曼氏裂头蚴病患者42例的临床、影像与病理特点分析[J].中华神经科杂志,2015,48(2):108-113.

[147] 王小平,金中高,倪兆敏.脑裂头蚴病的临床和影像学诊断[J].中国人兽共患病学报,2010,26(1):94-95.

[148] 胡丹丹,崔晶,王莉,等.曼氏迭宫绦虫裂头蚴感染早期诊断抗原的研究[J].中国病原生物学杂志,2013,8(11):993-996.

[149] Liu LN,Zhang X,Jiang P,et al. Serodiagnosis of sparganosis by ELISA using recombinant cysteine protease of Spirometra erinaceieuropaei spargana[J]. Parasitol Res,2015,114(2):753-757.

[150] Presti AL,Aguirre DT,De Andrés P,et al. Cerebral spar-

ganosis：case report and review of the European cases［J］. Acta Neurochir，2015，157（8）：1339-1343.

［151］ Lu G，Shi D Z，Lu Y J，et al. Retrospective epidemiological analysis of sparganosis in mainland China from 1959 to 2012［J］. Epidemiol Infect，2014，142（12）：2654-2661.

［152］ Song T，Wang WS，Zhou BR，et al. CT and MR characteristics of cerebral sparganosis［J］. Am J Neuroradiol，2007，28（9）：1700-1705.

［153］ Hong D，Xie H，Zhu M，et al. Cerebral sparganosis in mainland Chinese patients［J］. J Clin Neurosci，2013，20（11）：1514-1519.

［154］ 吴中兴，郑葵阳. 实用寄生虫病学［M］. 南京：江苏科学技术出版社，2003.

［155］ 丁兆勋，张靖民. 感染人体的念珠状棘头虫及其形态描述［J］. 中国寄生虫学与寄生虫病杂志，1983，1（4）：45.

［156］ Sures B，Franken M，Taraschewski H. Element concentrations in the archiacanthocephalan Macracanthorhynchus hirudinaceus compared with those in the porcine definitive host from a slaughterhouse in La Paz，Bolivia［J］. Int J Parasitol，2000，30（10）：1071-1076.

［157］ Solaymani-Mohammadi S，Mobedi I，Rezaian M，et al. Helminth parasites of the wild boar，Sus scrofa，in Luristan province，western Iran and their public health significance［J］. J Helminthol，2003，77（3）：263.

［158］ Dalimi A，Sattari A，Motamedi GH. A study on intestinal helminthes of dogs，foxes and jackals in the western part of Iran［J］. Vet Parasitol，2006，142（1-2）：129-133.

［159］ Radomyos P，Chobchuanchom A，Tungtrongchitr A. Intestinal perforation due to Macracanthorhynchus hirudinaceus infection in Thailand［J］. Trop Med Parasitol，1989，40（4）：476-477.

［160］ Malik A，Singh V，Dahiya S K，et al. Coexistence of filariasis with carcinoma breast-An incidental cytological finding［J］. Med J Armed Forces India，2015，71（Suppl 1）：S76.

［161］ 王中全，崔晶. 恶丝虫病［J］. 国外医学：寄生虫病分册，2005，32（2）：53-60.

［162］ 斯崇文，贾辅忠，李家泰. 感染病学［M］，1版，人民卫生出版社.

［163］ 孙新，李朝品，张进顺. 实用医学寄生虫学［M］，1版，人民卫生出版社. 2005.

［164］ 邹洋. 麦地那龙线虫病［J］. 临床和实验医学杂志，2004，3（2）：110-113.

［165］ 郭家钢，徐小林，朱蓉. 被忽视的热带病全球防控策略及面临的挑战［J］. 中国血吸虫病防治杂志，2013，25（2）：121-124.

［166］ Centers for Disease Control and Prevention（CDC）. Progress toward global dracunculiasis eradication，June 2002［J］. MMWR Morb Mortal Wkly Rep，2002，51（36）：810-811.

［167］ Hopkins DR，Ruiz-Tiben E，Diallo N，et al. Dracunculiasis eradication：and now，Sudan［J］. Am J Trop Med Hyg，2002，67（4）：415-422.

［168］ 彭文伟. 现代感染性疾病与传染病学［M］，北京：科学出版社，2000，1638-1643.

［169］ Yung EE，Lee C MKL，Boys J，et al. Strongyloidiasis hyperinfection in a patient with a history of systemic lupus erythematosus［J］. Am J Trop Med Hyg，2014，91（4）：806-809.

［170］ Stone NRH，Martin T，Biswas J，et al. Bacteroides-associated pylephlebitis in a patient with strongyloidiasis［J］. Am J Trop Med Hyg，2015，92（2）：340-341.

［171］ Shimasaki T，Chung H，Shiiki S. Five cases of recurrent meningitis associated with chronic strongyloidiasis［J］. Am J Trop Med Hyg，2015，92（3）：601-604.

［172］ Rodriguez EA，Abraham T，Williams FK. Severe strongyloidiasis with negative serology after corticosteroid treatment［J］. Am J Case Rep，2015，16：95.

［173］ Malakoutian T，Mohammadi R，Asgari M，et al. Disseminated strongyloidiasis in a patient with membranoproliferative glomerulonephritis-case report［J］. Iranian J Parasitol，2015，10（1）：141.

［174］ Audebert F，Hoste H，Durette-Desset MC. Life cycle of Trichostrongylus retortaeformis in its natural host，the rabbit（Oryctolagus cuniculus）［J］. J Helminthol，2002，76（3）：189-192.

［175］ Grant KM. Targeting the cell cycle in the pursuit of novel chemotherapies against parasitic protozoa［J］. Curr Pharm Des，2008，14（9）：917-924.

［176］ 鄢璞，陈光华，张美德，等. 广州管圆线虫病一例尸检［J］. 中华病理学杂志，1997，26（2）：128.

［177］ Tung KC，Hsiao FC，Yang CH，et al. Surveillance of endoparasitic infections and the first report of Physaloptera sp. and Sarcocystis spp. in farm rodents and shrews in central Taiwan［J］. J Vet Med Sci，2009，71（1）：43-47.

［178］ 于恩庶，林继煌，陈观今. 中国人兽共患病学［M］. 2版. 福建：福建科学技术出版社，1996.

［179］ 常正山，蒋则孝，倪秀君，等. 在患者脑脊液中同时查见广州管圆线虫第V期幼虫与发育期雌性成虫［J］. 中国寄生虫学与寄生虫病杂志，1997，15（5）：285-287.

［180］ 陈韶红，常正山，邱持平. 六种动物寄生虫侵入人体造成误诊病例的剖析［J］. 中国兽医寄生虫病，2006，14（1）：13-16.

［181］ Ramire-Avila L，Slome S，Schuster FL，et al. Eosinophilic meningitis duo to angiostrongyllus and ganthostoma species［J］. Clin Infect Dis，2009，48（3）：322-327.

[182] Sawanyawisuth K, Chlebicki MP, Pratt E, et al. Sequential imaging studies of cerebral gnathostomiasis with subdural hemorrhage as its complication[J]. Trans R Soc Trop Med Hyp, 2009, 103(1):102-104.

[183] Bhatacharjee H, Das D, Medhi J. Intravitreal ganthostomiasis and review of literature[J]. Retina, 2007, 27(1):67-73.

[184] 李朝品, 崔玉宝, 杨庆贵, 等. 胃棘颚口线虫病一例[J]. 中华流行病学杂志, 2003, 24(12):1081-1081.

[185] Laummaunwai P, Sawanyawisuth K, Intapan PM, et al. Evaluation of human IgG class and subclass antibodies to a 24 kDa antigenic component of Gnathostoma spinigerum for the serodiagnosis of gnathostomiasis[J]. Parasitol Res, 2007, 101(3):703-708.

[186] 唐艺芝, 孙青松, 彭鹏, 等. 我国异尖线虫病研究进展[J]. 安徽农业科学, 2012, 40(24):12079-12081.

[187] 周洋, 陈家旭, 蔡玉春. 异尖线虫病诊断技术研究进展[J]. 中国人兽共患病学报, 2013, 29(5):494-498.

[188] 曹湛, 刘劲松, 何芳, 等. 异尖线虫病概述[J]. 热带医学杂志, 2004, 4(4):494-497.

[189] 姚永华. 异尖线虫病的诊断与防治[J]. 动物科学与动物医学, 2002, 19(7):41-42.

[190] Matsuura H, Moritou Y. Gastric anisakiasis[J]. QJM, 2017, 110(4):251.

[191] Shrestha S, Kisino A, Watanabe M, et al. Intestinal anisakiasis treated successfully with conservative therapy: importance of clinical diagnosis[J]. World J Gastroenterol, 2014, 20(2):598.

[192] Mattiucci S, Fazii P, De Rosa A, et al. Anisakiasis and gastroallergic reactions associated with Anisakis pegreffii infection, Italy[J]. Emerg Infect Dis, 2013, 19(3):496.

[193] Fernández Salazar LI, Guantes de Vigo B, Herreros Rodríguez J, et al. Another case of multiple gastric anisakiasis[J]. Rev Esp Enferm Dig, 2010, 102(1):60-61.

[194] Held MR, Bungiro RD, Harrison LM, et al. Dietary iron content mediates hookworm pathogenesis in vivo[J]. Infect Immun, 2006, 74(1):289-295.

[195] Thomas V, Jose T, Harish K, et al. Hookworm infestation of antrum of stomach[J]. Indian J Gastroenterol, 2006, 25(3):154.

[196] Verweij JJ, Brienen EAT, Ziem J, et al. Simultaneous detection and quantification of Ancylostoma duodenale, Necator americanus, and Oesophagostomum bifurcum in fecal samples using multiplex real-time PCR[J]. Am J Trop Med Hyg, 2007, 77(4):685-690.

[197] Yong TS, Lee JH, Sim S, et al. Differential diagnosis of Trichostrongylus and hookworm eggs via PCR using ITS-1 sequence[J]. Korean J Parasitol, 2007, 45(1):69.

[198] Wen LY, Yan XL, Sun FH, et al. A randomized, double-blind, multicenter clinical trial on the efficacy of ivermectin against intestinal nematode infections in China[J]. Acta Trop, 2008, 106(3):190-194.

[199] Kopp SR, Coleman GT, McCarthy JS, et al. Phenotypic characterization of two Ancylostoma caninum isolates with different susceptibilities to the anthelmintic pyrantel[J]. Antimicrob Agents Chemother, 2008, 52(11):3980-3986.

[200] Maheshwari B, Rao S, Khurana N. Small bowel histomorphology in surgical complications of ascariasis: a small series[J]. Trop Gastroenterol, 2013, 34(4):240-243.

[201] Thandassery RB, Jha AK, Goenka MK. Biliary ascariasis: an uncommon cause for recurrent biliary colic after biliary sphincterotomy and common bile duct stone removal[J]. Trop Doct, 2014, 44(2):108-109.

[202] Javid G, Zargar S, Shah A, et al. Etiology and outcome of acute pancreatitis in children in Kashmir(India). An endemic area of hepatobiliary ascariasis[J]. World J Surg, 2013, 37(5):1133-1140.

[203] Khanduri S, Parashari UC, Agrawal D, et al. Ascariasis of gallbladder: a rare case report and a review of the literature[J]. Trop Doct, 2014, 44(1):50-52.

[204] Phisalprapa P, Prachayakul V. Ascariasis as an unexpected cause of acute pancreatitis with cholangitis: a rare case report from urban area[J]. JOP, 2013, 14(1):88-91.

[205] Aydin R, Bekci T, Bilgici MC, et al. Sonographic diagnosis of ascariasis causing small bowel obstruction[J]. J Clin Ultrasound, 2014, 42(4):227-229.

[206] Nahar N, Khan N, Islam SM, et al. Wandering biliary ascariasis with hepatic abscess in a postmenopausal woman[J]. MMJ, 2014, 23(4):796-799.

[207] Mahomed N, Docrat Z, Mkhonza L, et al. Overlooking the abdominal X-ray-the peril of ascariasis[J]. S Afr J Surg, 2012, 50(1):22.

[208] Wang P, Li RZ, Huang ZY, et al. Report on 16 cases of small intestine ascariasis diagnosed by capsule endoscopy[J]. Zhongguo Ji Sheng Chong Xue Yu Ji Sheng Chong Bing Za Zhi, 2013, 31(3):242-243.

[209] Salim N, Schindler T, Abdul U, et al. Enterobiasis and strongyloidiasis and associated co-infections and morbidity markers in infants, preschool-and school-aged children from rural coastal Tanzania: a cross-sectional study[J]. BMC Infect Dis, 2014, 14(1):1-17.

[210] Calli G, Özbilgin M, Yapar N, et al. Acute appendicitis and coinfection with enterobiasis and taeniasis: a case report[J]. Türkiye Parazitol Derg, 2014, 38(1):58.

[211] Zhou CH, Zhu HH, Zang W, et al. Monitoring of Enterobius vermicularis infection among children from 2006 to 2010 and SWOT analysis[J]. Zhongguo Xue Xi Chong

Bing Fang Zhi Za Zhi,2014,26(4):370-5,386.

[212] Yabanoglu H,Aytac HO,Turk E,et al. Parasitic infections of the appendix as a cause of appendectomy in adult patients[J]. Turkiye Parazitol Derg,2014,38(1):12.

[213] Ngui R,Ravindran S,Ong DBL,et al. Enterobius vermicularis salpingitis seen in the setting of ectopic pregnancy in a Malaysian patient[J]. J Clin Microbiol,2014,52(9):3468-3470.

[214] Patel B,Sharma T,Bhatt GC,et al. Enterobius vermicularis:an unusual cause of recurrent urinary tract infestation in a 7-year-old girl:case report and review of the literature[J]. Trop Doct,2015,45(2):132-134.

[215] Choi SH,Lee C,Yang JI,et al. Identifying helminth infections via routine fecal parasitological examinations in Korea[J]. Am J Trop Med Hyg,2017,97(3):888-895.

[216] Speich B,Ali SM,Ame SM,et al. Efficacy and safety of albendazole plus ivermectin,albendazole plus mebendazole,albendazole plus oxantel pamoate,and mebendazole alone against Trichuris trichiura and concomitant soil-transmitted helminth infections:a four-arm,randomised controlled trial[J]. Lancet Infect Dis,2015,15(3):277-284.

[217] Chang CW,Chang WH,Shih SC,et al. Accidental diagnosis of Trichuris trichiura by colonoscopy[J]. Gastrointest Endosc,2008,68(1):154.

[218] Keiser J,Utzinger J. Efficacy of current drugs against soil-transmitted helminth infections:systematic review and meta-analysis[J]. JAMA,2008,299(16):1937-1948.

[219] Reddy M,Gill SS,Kalkar SR,et al. Oral drug therapy for multiple neglected tropical diseases:a systematic review[J]. JAMA,2007,298(16):1911-1924.

[220] 简莎娜,艾琳,陈韶红,等. 旋毛虫病免疫诊断抗原的研究进展[J]. 中国病原生物学杂志,2015,10(4):384-386.

[221] 欧阳兆克,郭传坤. 中国旋毛虫病流行病学和血清学研究概况[J]. 中国热带医学,2015,4.

[222] 王中全,崔晶. 旋毛虫病的诊断与治疗[J]. 中国寄生虫学与寄生虫病杂志,2008,26(1):53-57.

[223] 许景田,孙彤,葛丽敏,等. 辽宁省农村人体旋毛虫感染血清学调查[J]. 中国公共卫生,1992,6.

[224] Bai X,Hu X,Liu X,et al. Current research of trichinellosis in China[J]. Front Microbiol,2017,8:1472.

[225] Shimoni Z,Froom P. Uncertainties in diagnosis,treatment and prevention of trichinellosis[J]. Expert Rew Anti Infect Ther,2015,13(10):1279-1288.

[226] Gottstein B,Pozio E,Nöckler K. Epidemiology,diagnosis,treatment,and control of trichinellosis[J]. Clin Microbiol Rev,2009,22(1):127-145.

[227] Akkoc N,Kuruuzum Z,Akar S,et al. A large-scale outbreak of trichinellosis caused by Trichinella britovi in Turkey[J]. Zoonoses Public Health,2009,56(2):65-70.

[228] Mitreva M,Jasmer DP. Biology and genome of Trichinella spiralis[J]. Worm Book,2006,23:1-21.

[229] 杨艳,周潜涛,武卫华. 消化道铁线虫感染2例报告[J]. 热带医学杂志,2011,4:479.

[230] 杨增茹,包东武,梁晓燕. 泌尿系感染铁线虫一例报告[J]. 中国寄生虫学与寄生虫病杂志,2005,23(2):20.

[231] 崔巍,梁瑞文,高培福. 人体消化道感染铁线虫1例报告[J]. 中国寄生虫病防治杂志,1995,4:65.

[232] Hong EJ,Sim C,Chae JS,et al. A horsehair worm,Gordius sp. (Nematomorpha:Gordiida),passed in a canine feces[J]. Korean J Parasitol,2015,53(6):719.

[233] Yamada M,Tegoshi T,Abe N,et al. Two Human Cases Infected by the Horsehair Worm,Parachordodes sp. (Nematomorpha:Chordodidae),in Japan[J]. Korean J Parasitol,2012,50(3):263.

[234] Hanelt B,Thomas F,Schmidt-Rhaesa A. Biology of the phylum Nematomorpha[J]. Adv Parasitol,2005,59:243-305.

[235] 裘明华. 现代寄生虫病[M]. 北京:人民军医出版社,2002.

[236] Galecki R,Sokol R,Dudek A. Tongue worm(Pentastomida) infection in ball pythons(Python regius)-a case report[J]. Ann Parasitol,2016,62(4):363-365.

[237] 张玲玲,陈家旭. 人体舌形虫病的临床与诊断研究进展[J]. 中国血吸虫病防治杂志,2012,24(2):222-227.

[238] Magnino S,Colin P. Dei-Cas E,et al. Biological risks associated with consumption of reptile products[J]. Int J Food Microbiol,2009,134(3):163-175.

[239] Chen SH,Liu Q,Zhang YN,et al. Multi-host model-based identification of Armillifer agkistrodontis(Pentastomida),a new zoonotic parasite from China[J]. PLoS Negl Trop Dis,2010,4(4):e647.

[240] Galecki R,Sokol R,Dudek A. Tongue worm(Pentastomida) infection in ball pythons(Python regius)-a case report[J]. Ann Parasitol,2016,62(4):76.

[241] Kelehear C,Spratt DM,O'Meally D,et al. Pentastomids of wild snakes in the Australian tropics[J]. Int J Parasitol Parasites Wildl,2014,3(1):20-31.

[242] Costello MJ. Parasite rates of discovery,global species richness and host specificity[J]. Integr Comp Biol,2016,56(4):588-599.

[243] Centers for Disease Control and Prevention. Taeniasis[EB/OL]. (2017-12-18)[2020-08-25]. http://www.cdc.gov/dpdx/taeniasis/index.html.

[244] Centers for Disease Control and Prevention. Hymenolepias-

is［EB/OL］.（2017-12-13）［2020-08-25］. http：//www. cdc. gov/dpdx/hymenolepiasis/index. html.

［245］ Centers for Disease Control and Prevention. Hymenolepiasis［EB/OL］.（2017-12-13）［2020-08-25］. http：//www. cdc. gov/dpdx/hymenolepiasis/index. html.

［246］ Centers for Disease Control and Prevention. Cysticercosis［EB/OL］.（2019-07-12）［2020-08-25］. http：//www. cdc. gov/parasites/cysticercosis/biology. html.

［247］ Centers for Disease Control and Prevention. Echinococcosis

［EB/OL］.（2019-07-16）［2020-08-25］. http：//www. cdc. gov/parasites/echinococcosis/biology. html.

［248］ Centers for Disease Control and Prevention. Sparganosis［EB/OL］.（2017-12-30）［2020-08-25］. http：//www. cdc. gov/dpdx/sparganosis/index. html.

［249］ Centers for Disease Control and Prevention. Acanthocephaliasis［EB/OL］.（2019-04-11）［2020-08-25］. http：//www. cdc. gov/dpdx/acanthocephaliasis/index. html.

# 第三十章　医院感染

## 第一节　医疗机构中的感染预防及生物安全管理

医疗机构是指依法定程序设立的对疾病进行诊断、治疗等卫生机构的总称,主要包括各级各类医院、妇幼保健院、社区卫生服务中心、急救中心、临床检验中心、卫生院、疗养院等。医疗机构接触各类患者及其样本,因此加强感染预防和实验室生物安全(biosafety)管理,对于保障医护医技人员、服务人员和来访者健康安全,避免患者间交叉感染具有重要意义。

### 一、医疗机构中的感染预防

#### (一) 医疗机构中感染的危险因素

以下因素会导致医疗机构中感染的风险增加:

1. 就诊环境　由于历史原因,一些医疗机构空间狭小,布局设计不合理,空气流通欠佳,人员聚集,很容易造成呼吸道传播疾病的扩散。

2. 人员情况　医疗机构中人员密度大,患者聚集;人员性质复杂,有医护和医技人员,后勤人员、护工等服务人员,患者以及患者家属和探视者等来访人员等,可互相发生接触;人员流动性大。这些患者和来访者有可能是感染性疾病患者或特定病原携带者,存在输入病原或促进病原扩散的风险。

3. 医疗操作　临床诊疗工作种类多、任务重,有很多操作是侵入性的,操作过程中如皮肤受损,操作者有可能感染经血液或体液传播的疾病。与呼吸道感染患者近距离接触或进行气管插管等操作,接触者或操作者易受到患者呼吸道分泌物气溶胶或飞沫攻击而获得感染。

4. 临床实验室样本和实验室活动　临床样本种类和数量繁多,实验活动种类多。临床样本中可能含有感染性物质。

5. 医疗废弃物与消毒灭菌　临床诊疗和临床实验室会产生大量的医疗废物,有可能污染环境并侵害接触者。特别是用过的医疗器械上污染了患者的体液和血液等,可能含有感染性微生物,如消毒灭菌方法不恰当、不彻底,会造成严重后果。

#### (二) 医疗机构中感染预防的基本要求

针对医疗机构中感染的各种危险因素,应采取以下措施进行预防,保护医护人员、服务人员、来访人员以及环境,避免或减少患者的院内感染、医护人员和服务人员的职业性感染(暴露)以及来访人员的交叉感染。

1. 改善就医环境　如果条件允许,应根据实际情况对医院布局进行调整、改造或者扩建。新建医院在设计时,应考虑人员流动、功能分区和洁污分开,设计合理的人流物流路线。诊疗区、污物处理区、生活和休息区等区域相对独立,标识清晰,通风良好。由于呼吸道传染病患者通常首先到综合医院就诊,医院的急诊和发热门诊等设计应考虑相关风险。对于收治高致病性呼吸道传染病患者的机构,应配备负压病房,并注意避免共用仪器设备造成的交叉污染。做好清洁消毒工作。清洁消毒工作包括灰尘、污垢的擦拭清除和定期消毒,也包括消灭蚊、苍蝇、蟑螂、鼠类等。维护医疗环境的干净整洁是控制传染源的重要手段。

2. 加强人员管理　严格人员准入制度。只有获取执业资质、具备相应执业资格的工作人员,经所在医疗机构和科室负责人批准,经过资深工作人员带领熟悉工作环境和内容后,方能独立开展工作。应建立健全各项工作制度,定期培训,使医务和医技人员清楚理解各种制度的内容和要求,并在工作中严格遵守。还应该建立完善自查、巡查和定期检查制度,以及时纠正工作中的不足之处。针对各类人员,制定详细严格的管理制度、探视制度。特别针对患者和患者家属,要做好医学知识宣传,争取得到他们的理解,以减少交叉感染的发生。

3. 做好患者隔离(isolation) 针对疑似、临床诊断和确诊的患者,根据感染的病原微生物不同和危险程度不同,采取必要的隔离措施。例如对呼吸道传播疾病,医务人员需要根据患者病情和相关专业知识进行现场风险评估,采取适当的隔离措施;如果患者病情严重,判断为高风险传播,就要采取严格的隔离措施,可以给患者安排单人负压隔离病房。对消化道传播疾病(感染性腹泻、甲型肝炎、霍乱等),应对患者的排泄物、呕吐物进行消毒,同时告知患者注意个人卫生。针对病原微生物携带者或感染者,应向患者或者患者家属充分了解相关信息,医疗机构在进行侵入性诊断治疗之前,应该对患者预先进行各项常规检测,以便采取相应的防护措施。

4. 做好医务人员防护和健康监测 医务人员应当采取标准防护,并根据不同疾病的传播途径和风险评估适当配备额外防护,正确穿戴、脱摘防护装备,脱去手套和隔离衣后洗手。如对高致病性呼吸道传染病,应采取飞沫隔离、空气隔离和接触隔离措施。每次接触患者前后,及时正确进行手卫生。应注意监测体温和其他症状,做好健康监测。对血液传播疾病(如艾滋病、乙型肝炎、丙型肝炎等),进行损伤性操作时应谨慎操作,防止操作者发生意外受损。医务人员应根据需要和有关规定,做好免疫接种和暴露后预防。

5. 预防医源性污染 应尽量使用一次性医疗器械。此类器械应符合国家标准并在有效期内,不得重复使用。灭菌器具、物品应标识清楚,定位放置,分区使用。有创操作和进入人体组织、无菌器官的医疗器械、器具和物品必须灭菌,并且一用一灭菌。接触皮肤、黏膜的医疗器械、器具和物品必须消毒。

6. 加强临床实验室管理 应按照《病原微生物实验室生物安全管理条例》等法规以及相关国家和行业标准要求,配备实验室生物安全设施设备,建立实验室生物安全管理体系,加强人员培训和实验室活动日常管理,强化感染性材料管理。尽量使用带有生物安全装置的自动化设备,杜绝实验室事故发生。

7. 加强医疗废物管理 医疗废弃物的处理是医疗机构中感染预防的重点。各种废弃物的处理要依据《医疗卫生机构医疗废物管理办法》《医疗机构水污染物排放标准》等法律法规和标准的要求,制定废弃物处理规范,并严格执行,防止因医疗废物导致

传染病的传播和环境污染。医疗废弃物在转运集中处置过程中,应当放置于防渗漏、防锐器穿透的专用容器中,标识清楚,具有明显的警示标志。

8. 严格做好消毒灭菌 应使用适当的消毒灭菌方法处理医疗环境,防止环境中的病原微生物扩散,为工作人员和患者提供干净整洁的诊疗环境。医疗机构应制定本单位的消毒灭菌规范和标准化操作程序,坚决杜绝消毒灭菌不彻底不合格的情况。应根据微生物的种类、数量和污染后的危害程度、消毒物品的性质选择适当的消毒灭菌方法。在消毒灭菌前,应选用与随后使用的消毒剂相容的清洁剂进行预清洁,以防尘土、污物以及有机物等影响消毒灭菌的效果。医务人员应掌握常用消毒剂的使用浓度、配制方法、消毒对象、更换时间、影响因素等,保证消毒效果的可靠。高压蒸汽灭菌应常规进行化学监测,定期进行生物监测;紫外线消毒应进行灯管照射强度监测和生物监测。

## 二、实验室生物安全管理

医疗机构的检验科、输血科等各类临床实验室涉及感染性或具有潜在感染性样本的操作,给临床实验室的生物安全保障带来挑战,应切实加强其实验室生物安全管理。

### (一)实验室生物安全管理体系

1. 建立完善组织管理体系,落实管理责任 应按照《病原微生物实验室生物安全管理条例》等法规和标准[如国家标准《实验室生物安全通用要求》(GB 19489—2008)、《医学实验室安全要求》(GB 19781—2005)、行业标准《临床实验室生物安全指南》(WS/T 442—2014)等]有关要求,明确主管领导负责实验室生物安全管理工作,指定管理部门负责实验室生物安全的日常监管,明确单位主要领导、主管领导、管理部门和各实验室负责人的责任。建立实验室生物安全委员会或类似机构。实验室生物安全委员会应由相关领域的专家和富有实践经验的医务人员组成,可以不局限于本单位,应包括病原微生物学、传染病学相关学科专业人员以及具有实验室生物安全管理经验的专家,对本单位实验室生物安全管理提供咨询和技术支持。

2. 建立生物安全管理文件体系 依照国家法律法规和国家标准,结合本单位的实际情况,组织制定本单位的生物安全管理制度,主要包括实验室生物安全管理手册、程序文件、实验室生物安全手册、风险评估报告、标准操作程序、各种实验工作中需要

填写的记录和标识系统等体系文件。体系文件应当依照实际情况及时修订。

（1）生物安全管理手册：应明确本单位安全管理的方针和目标以及生物安全管理的组织结构，在风险评估基础上对工作范围、管理活动和技术活动制定明确的安全指标，明确各类人员岗位职责和安全要求。

（2）程序文件：规定将意图/指令转化为行动相关联的活动。应明确规定实施具体安全要求的责任部门、责任范围与权限、工作流程及责任人、任务安排及对操作人员能力的要求、与其他责任部门的关系、应使用的工作文件等。

（3）实验室生物安全手册：应包括各个工作区的安全要求、个体防护、紧急事件和事故的处理应急预案和程序、消防安全、电器安全、化学品安全和紧急撤离程序等。

（4）风险评估（risk assessment）报告：应由相关专业人员根据操作标本的种类、可能存在的风险因子及其处理措施进行评估，并且形成书面文件。

（5）标准操作程序（standard operation procedure，SOP）：为指导操作者完成具体任务的细节性技术文件，对实验室的每项具体任务都应有相应的SOP。SOP的编制应该由工作经验丰富的专业人员完成，并通过本单位生物安全委员会审核认可。何种实验活动存在何种风险，应该在哪种级别的实验室中进行，应该为工作人员提供什么个人防护装备，都应该在标准操作程序中有所体现。

（6）记录：通常采取标准的表格化形式对各项实际工作进行记载，记录应真实并可以提供足够的信息，保证可追溯性。

（7）标识系统：是用于标示危险区、警示、指示、证明等图文标识。标识应明确、醒目和易区分。可以清楚地指示办公区、实验区、生活区等，还应清楚地标示出危险所在。临床实验室入口处应有标识，明确生物防护级别、操作的感染性生物因子、实验室负责人联系方式。所有房间的出口和紧急撤离线路在无照明的情况下也必须能够清楚识别。所有标识应尽量使用国际通用符号。

3. 严格执行各项规章制度 为有效保障规章制度的落实，必须严格执行有效的监督检查机制和奖惩制度。监督检查机制包括自查、巡查和定期检查。对违反生物安全规章制度的个人和集体严肃处理，严重者还应依法追究其法律责任。每个实验室还应该指定一名安全员，赋予其监督所有实验活动

的职责和权力，及时纠正和制止不安全的行为和活动。

4. 加强实验室生物安全培训和演练 应定期组织生物安全培训。要针对不同专业和级别的工作人员进行有针对性的培训。固定工作人员和流动性较大的工作人员都要定期培训，强调实际工作中发生的各类问题，提高一线人员执行生物安全规范的能力和安全意识。除了统一的一般知识和技能培训，各实验室还应根据岗位情况进行特殊的训练。同时，还要定期组织开展各种演练，确保实验室工作人员能熟练掌握各项SOP以及应急预案。

**（二）实验室分级管理和准入制度**

各级实验室的设计建造和设施设备配备等要求详见国家有关标准要求，如《实验室生物安全通用要求》（GB 19489—2008）、《生物安全实验室建设技术规范》（GB 50346—2011）等。根据所操作的生物因子的危害程度和采取的防护措施，我国将生物安全实验室分为4级。BSL-1、BSL-2、BSL-3、BSL-4表示实验室具备相应的生物安全防护水平，1级最低，4级最高。其中BSL-3和BSL-4称为高级别生物安全实验室。必须按照国家规定，在符合规定级别的实验室从事病原微生物相关的实验活动，切实保障安全。

生物安全实验室必须有严格的准入制度。新入职工作人员必须认真学习生物安全体系文件，熟悉所要从事的工作，经过考核和批准之后方能开始工作。所有岗位工作人员必须经过针对性的生物安全培训，具有丰富的实验室操作经验，熟知所操作的病原微生物的危害和传播途径，熟悉各种管理制度，经过实验室主任授权之后方能进入更高级别实验室工作。在初期进入该级别生物安全实验室工作时，必须要有熟练的工作人员陪同指导。实验室工作人员只有在状态良好时才能从事危险度较高的病原微生物操作，避免因情绪、疲劳、疾病等原因造成生物安全事故。来访者必须经过实验室主任的授权方可进入实验室参观。

**（三）实验室安全保障的基本要求**

1. 风险评估 生物安全操作的要旨是风险评估，应根据风险评估结论配备相应级别的实验室、设施和个人防护装备，制定相应的SOP。目前，我国将病原微生物分为四类，第一类风险最高，第四类最低，第一、二类病原微生物为高致病性病原微生物。对于常见的病原微生物，国家卫生健康委员会（原卫生部）颁布了《人间传染的病原微生物名录》，作为

风险评估的参考和开展各类实验活动采取生物安全保障措施的依据。按照世界卫生组织要求,在风险不明的情况下,来自人体的样本都视同有潜在感染性,最低应在生物安全二级实验室中进行操作。

风险评估应由专业人员进行,应贯穿于实验室生物安全管理的全过程:始于实验室设计建造之前,实时评估于实验活动之中,定期阶段性再评估于使用之后。此外,开展新的实验室活动或欲改变经评估过的实验室活动(包括相关的设施、设备、人员、活动范围、管理等),应事先或重新进行风险评估。操作超常规量或从事特殊活动时,实验室应进行风险评估,以确定其生物安全防护要求,必要时应经过相关主管部门的批准。风险评估报告一般包括以下三方面内容。

(1)病原微生物相关背景信息

1)标本来源。来源不同,风险程度不同,来自重症监护患者的标本风险远大于来自健康体检的标本。

2)可能含有的病原微生物的种属型别、基因组及编码产物、形态特征、理化性质、培养特性等基本信息。

3)传染性、传播途径、易感性、潜伏期、剂量-效应(反应)关系、致病性(急性效应和远期效应)、变异性和预后。此部分内容是明确该病原微生物可能引起的疾病相关信息。

4)病原微生物在环境中的稳定性、各种科学实验研究数据。此部分内容可以为采取何种消毒灭菌方法提供依据。

5)流行病学资料、预防和治疗方案等,特别要明确治疗方案能否在当地获得。

6)本实验室或者相关实验室已发生过的事故分析。事故的发生都有原因,经验和教训的总结能够防范类似情况再次出现。

(2)拟从事的实验活动及其风险控制措施

1)病原微生物相关操作中的潜在风险及其控制措施。如对标本进行离心时可能存在的气溶胶如何防范;临床实验室中有众多的大型仪器设备,这些仪器设备在操作时可能有哪些风险;应细致分析实验操作全过程,梳理出主要的风险点,简要提出防范和控制措施。

2)人员相关的风险。对操作和管理人员逐个进行评估,包括健康状况和既往史、耐药情况、过敏史和疫苗接种情况,人员相应的资质和个人心理素质,所具备的微生物学专业知识、工作经验和工作能力,生物安全知识和培训情况,操作设施设备技能,突发应急事件处理能力,明确是否能胜任工作。

3)针对风险的个人防护方案。

4)消毒灭菌措施。

5)安保措施。实验室中经常使用化学品,部分对人体有毒有害;实验室中还保藏有相关实验获得的菌毒种,应建立严密的安保措施,防止被误用或者恶意使用。

6)预计有可能发生的意外事件和事故,制定应急预案。

(3)风险评估结论:在目前的实验室软硬件条件下,能否开展相应的实验活动?如果不能,应该继续完善解决哪些问题才具备相应工作条件。

2. 个体防护  根据所保护的部位,个人防护装备可分为如下几项:

(1)眼部防护装备:主要有各种护目镜,可以防止有毒有害化学物质和生物因子溅洒或者气溶胶侵害眼部黏膜。

(2)头面部及呼吸道防护装备:主要有各种口罩、面罩、面具、帽子等,种类众多,要根据需要选择合适类型的面部防护装备,如防喷溅时常选用面罩和面具,防气溶胶时常选用过滤型口罩。

(3)躯干部防护装备:主要有工作服、防护服、隔离衣、围裙等。

(4)手部防护装备:各种手套。操作酸碱溶液时使用耐酸碱手套。

(5)足部防护装备:主要有鞋套、靴套、雨靴等。

应根据风险评估的情况配备合适的个人防护装备。关于个人防护装备的穿戴要进行专门的培训。呼吸道防护装备应确保适合使用者的脸型,使用前应进行密合度测试。手套应考虑使用者是否有橡胶过敏等问题。

3. 临床样本的操作

(1)样本采集、接收和使用:装样本的容器最好使用螺旋口、可密封的坚固塑料容器,容器上应当正确地粘贴标签以便于识别,最好采用条形码等信息管理系统。如果实验室常规接收大量标本,应在专门的房间或空间内进行。标本在医疗机构内部的传递应当采用至少两层包装,将样本固定在架子上保持直立状态,置于坚固的、可耐高压灭菌或化学消毒的金属或塑料材质容器内,以避免发生泄漏或溅洒。样本接收应由受过严格培训的专人进行,制定处理泄漏或溢洒的SOP,根据风险评估或有关规定在可靠条件下打开或进行实验操作。冻存的样本应实行三层包装,在装样本的容器之外,其外应有两层容器。应注意储存高致病性病原微生物样本的冰箱应实行双人双锁管理。对样本的采集、接收、使用和处置等应有记录。

(2) 有关样本的操作规范:均应按照风险评估和有关规定,在符合要求的实验室和条件下,进行相关操作。

1) 接种微生物:应在安全柜中进行,并尽可能采用一次性塑料培养器材,如培养皿、培养瓶或培养板、接种环或牙签等。如拟重复使用,回收前须先进行去污染处理。在安全柜内接种时如需加热,最好使用封闭式微型电加热消毒接种环,尽量不用明火。

2) 对血液、体液和组织样本的操作:应注意避免发生溢洒和喷溅,并佩戴手套、口罩和护目镜(或佩戴头盔)以及防水的围裙。分离血浆或血清或对液体进行分装时,应用合适的吸管小心吸取,切勿直接倾倒。使用过的吸管应浸入合适的化学消毒液中,可靠消毒后再行处理。含有血凝块的容器应加盖后放入防渗漏的容器中,集中进行高压灭菌或进行焚烧处理。

3) 组织样本:推荐用福尔马林等对组织样本进行固定,对于明确有感染性的组织样本应尽量避免做冷冻切片。如必须进行,实验人员应佩戴头盔面罩进行妥善保护,并罩住切片机,操作完毕后对实验室进行可靠消毒。对于组织切片或涂片等,严禁用手抓取而应用镊子夹取,此类样本使用完毕应通过化学消毒或高压灭菌后方可丢弃。

4. 废弃物处置 实验室废弃物分为以下类别,按国家要求分别进行处置。

(1) 感染性废弃物:包括患者的血液、体液、分泌物、排泄物等样本,被患者的血液、分泌物和排泄物污染的物品(如纱布、敷料、引流棉条、使用后的一次性医疗卫生用品),含有病原微生物的培养基,感染了病原微生物的细胞,分离培养所得的菌毒种等病原微生物相关样本。

(2) 病理性废弃物:包括手术或者诊疗过程中切除的患者的组织、器官等。

(3) 损伤性废弃物和锐器:包括手术或者诊疗过程中使用的注射器、输液器、解剖刀、手术刀片等。

(4) 药物性废弃物:各种过期药品、血液制品等。

(5) 化学性废弃物:主要有医学影像室和临床实验室废弃的各种化学试剂。

废弃的麻醉、精神性、放射性、毒性等药品废弃物应依照有关法律法规执行,对其他不具有感染性

的药物性废弃物和化学性废弃物可交专门机构处置。应根据就近集中处置的原则,及时将医疗废物交由具备资质的医疗废物集中处置机构进行处置。所有医疗废物均应按照规定,分类使用专用的塑料袋、垃圾桶和容器盛装,并配有明显的警示标志以及中文说明和标签,标明废弃物的产生单位、时间和类别,并做好交接登记,确保可溯源。不具备集中处置医疗废物条件的基层医疗机构,应按卫生和环境保护行政主管部门的要求,遵照以下原则自行就地处置医疗废物:能够焚烧的及时进行焚烧处理,不能焚烧的消毒后集中填埋处理,对使用后的一次性医疗器具和锐器要进行消毒并作毁形处理。

(王健伟)

## 第二节　清洁、清洗、消毒与灭菌

医院是患者和各种病原微生物集中的场所,医务人员的手、医院环境、诊疗用品的使用都容易成为医院内疾病传播的媒介。各种侵入性操作的开展、外科手术破坏了机体保护屏障的完整性,患者年老体弱以及由于各种化学、免疫抑制剂的使用引起机体抵抗力下降,使很多条件致病菌成为医院感染的病原微生物。只有做好医院诊疗用品、医疗器械的清洗、消毒、灭菌工作,做好医院环境的清洁与消毒,切断病原微生物传播途径,才能更好地预防和控制医院感染的发生。

### 一、术语和概念

1. 清洁、清洗

(1) 清洁(cleaning):去除物体表面有机物、无机物和可见污染物的过程。物体表面可使用清洁布巾或消毒湿巾擦拭。不同清洁单元和物品更换布巾或湿巾。清洁工具分区域使用,统一清洗消毒干燥备用。

(2) 清洗(washing):去除诊疗器械、器具和物品上污物的全过程,包括冲洗、洗涤、漂洗和终末漂洗。适用于所有耐湿的诊疗器械、器具和物品。重复使用的诊疗器械、器具和物品统一由消毒供应中心回收分类、清洗、干燥和检查保养。

2. 消毒

(1) 消毒(disinfection):清除或杀灭传播媒介上病原微生物,使其达到无害化的处理。

消毒可采用物理或化学方法。消毒效果受物体

表面清洁程度、有机物黏附状况、病原微生物的种类及数量、环境的温湿度、pH 值以及消毒物品的结构、消毒药液浓度、作用时间等影响。

（2）低水平消毒（low level disinfection）：能杀灭细菌繁殖体（分枝杆菌除外）和亲脂病毒的化学消毒方法以及通风换气、冲洗等机械除菌法。如采用季铵盐类消毒剂、双胍类消毒剂等，在合适的浓度和有效的作用时间下进行消毒的方法。

（3）中水平消毒（middle level disinfection）：杀灭除细菌芽孢以外的各种病原微生物包括分枝杆菌。达到中水平消毒常用的方法包括采用碘类消毒剂、醇类和氯己定复方、醇类和季铵盐类化合物复方、酚类等消毒剂，在合适的浓度和有效的作用时间下进行消毒的方法。

（4）高水平消毒（high level disinfection）：杀灭一切细菌繁殖体包括分枝杆菌、病毒、真菌及其孢子和绝大多数细菌芽孢。达到高水平消毒常用的方法包括采用含氯制剂、二氧化氯、邻苯二甲醛、过氧乙酸、过氧化氢、臭氧、碘酊等以及能达到灭菌效果的化学消毒剂，在合适的浓度和有效的作用时间下进行消毒的方法。

3. 灭菌（sterilization）　杀灭或清除医疗器械、器具和物品上一切微生物（包括细菌芽孢）的处理。

4. 医疗用品的危险性分类　采用斯伯尔丁分类法（E. H. Spaulding classification）。1968 年 E. H. Spaulding 根据医疗器械污染后使用所致感染的危险性大小及在患者使用之间的消毒或灭菌要求，将医疗器械分为三类，即高度危险性物品、中度危险性物品和低度危险性物品。

（1）高度危险性物品（critical items）：进入人体无菌组织、器官、脉管系统，或有无菌体液从中流过的物品或接触破损皮肤、破损黏膜的物品，一旦被微生物污染，具有极高感染风险，如手术器械、穿刺针、输液器材、透析器、血液和血液制品、导尿管、膀胱镜、腹腔镜、脏器移植物等。

（2）中度危险性物品（semi-critical items）：与完整黏膜相接触，而不进入人体无菌组织、器官和血流，也不接触破损皮肤、破损黏膜的物品，如胃肠道内镜、气管镜、喉镜、肛表、口表、呼吸机管道、麻醉机管道、压舌板、肛门直肠压力测量导管等。

（3）低度危险性物品（non-critical items）：与完整皮肤接触而不与黏膜接触的器材。如听诊器、血压计等；病床围栏、床面以及床头柜、被褥；墙面、地面；痰盂（杯）和便器等。

## 二、选择消毒、灭菌方法的原则

1. 根据物品污染后导致感染的风险高低选择相应的消毒或灭菌方法

（1）高度危险性物品，必须选用灭菌方法。

（2）中度危险性物品：应采用达到中水平消毒以上效果的消毒方法。

（3）低度危险性物品：采用低水平消毒方法，或做清洁处理；遇病原微生物污染时，针对污染病原微生物种类选择有效的消毒方法。

2. 根据污染微生物的种类和数量选择消毒、灭菌方法和使用剂量

（1）对受到致病菌芽孢、真菌孢子、分枝杆菌和经血传播病原体（乙型肝炎病毒、丙型肝炎病毒、艾滋病病毒等）污染的物品，应采用高水平消毒或灭菌。

（2）对受到真菌、亲水病毒、螺旋体、支原体、衣原体等病原微生物污染的物品，应采用中水平以上的消毒方法。

（3）对受到一般细菌和亲脂病毒等污染的物品，应采用达到中水平或低水平的消毒方法。

（4）杀灭被有机物保护的微生物时，应加大消毒剂的使用剂量和/或延长消毒时间。

（5）微生物污染特别严重时，应加大消毒剂的使用剂量和/或延长消毒时间。

3. 根据消毒物品的性质选择消毒或灭菌方法

（1）耐热、耐湿的诊疗器械、器具和物品应首选压力蒸汽灭菌；耐热的油剂类和干粉类等应采用干热灭菌。

（2）不耐热、不耐湿的物品宜采用低温灭菌方法如环氧乙烷灭菌、过氧化氢低温等离子体灭菌等。

（3）物体表面消毒，宜考虑表面性质，光滑表面宜选择合适的消毒剂擦拭或紫外线消毒器近距离照射，多孔材料表面宜采用浸泡或喷雾消毒法。

4. 消毒的程序

（1）特殊污染，如被朊病毒、气性坏疽和突发不明原因传染病的病原体污染物品和环境，应立即报告医院感染管理科并与消毒供应中心联系，指导严格执行程序。

（2）重复使用的诊疗器械、器具和物品，使用后应先清洁，再消毒或灭菌。

（3）环境与物体表面，一般情况下先清洁，再消毒；

（4）当受到患者的血液、体液等污染时，先去除

污染物,再进行清洁与消毒。

### 三、清洗、消毒、灭菌处理的职业防护

1. 应根据不同的消毒与灭菌方法,采取适宜的职业防护措施。

2. 在污染诊疗器械、器具和物品的回收、清洗等过程中应预防职业暴露。

3. 处理锐利器械和用具,应采取有效防护措施,防止锐器伤的发生。

4. 不同消毒、灭菌方法的防护

(1) 热力消毒、灭菌:操作人员接触高温物品和设备时应使用防烫的棉手套、着长袖工装;排除压力蒸汽灭菌器蒸汽泄露故障时应进行防护,防止皮肤的灼伤。

(2) 紫外线消毒:避免对人体的直接照射,必要时戴防护镜和穿防护服进行保护。

(3) 气体化学消毒、灭菌:应预防有毒有害消毒气体对人体的危害,使用环境应通风良好。对环氧乙烷灭菌应严防发生燃烧和爆炸。环氧乙烷、甲醛气体灭菌和臭氧消毒的工作场所,应定期检测空气中的浓度,并达到国家规定的要求。

(4) 液体化学消毒、灭菌:应防止过敏及对皮肤、黏膜的损伤。

### 四、医院环境、物表的清洁消毒

1. 环境感染危险度分类　医院环境根据是否有患者的存在,以及是否存在潜在的被患者血液、体液、排泄物、分泌物等污染的机会,推荐采用低、中、高危险度分区。

(1) 低度感染危险区域:行政管理部门、图书馆、会议室、病案室等。

(2) 中度感染危险区域:普通住院病房、门诊部、功能检查室等。

(3) 高度感染危险区域:感染性疾病科、急诊、手术室、产房、新生儿病房、重症监护病房、移植病房、烧伤病房等。

2. 环境清洁卫生等级分类

(1) 清洁级

1) 管理要求:环境清洁卫生时,主要采用清水清洁为主,必要时可采用清洁剂辅助清洁;清洁卫生频度1~2次/d,必要时可以提高清洁频度。

2) 达标要求:区域内环境整洁卫生、无尘、无污垢、无碎屑、无异味等。

3) 适用范围:清洁级管理要求适用于低度感染危险区域。

(2) 卫生级

1) 管理要求:以清洁级的管理内容为基础,清洁频率为2次/d,或在全天诊疗活动结束后,在清洁的基础上实施低水平消毒。

2) 达标要求:区域内环境和物体表面的微生物载量控制在无害化水平之内。如若发生患者血液、体液、排泄物、分泌物等污染时应立即实施污点的清洁/消毒。

3) 适用范围:卫生级管理要求适用于中度感染危险区域以及高度感染危险区内的公共区域。

(3) 消毒级

1) 管理要求:以清洁级的管理为基础,每日清洁与消毒频次至少2次,高频接触表面或开展侵入性操作、吸痰等高度危险诊疗活动结束后,及时实施环境清洁与消毒。

2) 达标要求:区域内的环境和物体表面不得检出致病菌和耐药菌。一旦发生患者血液、体液、排泄物、分泌物等污染时,应立即实施污点清洁/消毒。

3) 适用范围:消毒级管理要求适用于高度、极度感染危险区域。

3. 环境清洁与消毒原则

(1) 环境清洁应采取湿式卫生方式,遵循先清洁,再消毒的原则;或采用消毒湿巾实现清洁—消毒"一步法"完成。

(2) 清洁病房或诊疗区域时,按由上而下、由洁到污顺序进行;多名患者居住的病房,遵循"清洁单元"的原则实施清洁卫生。

(3) 根据环境和物体表面的兼容性选择消毒剂的使用,应用浓度和作用时间严格遵守产品使用指南要求;消毒溶液的配制应实行现配现用原则。普通病房的地巾应一间一更换;严禁将使用后或污染的抹布、地巾等重复浸泡至清洁与消毒溶液中。

(4) 规范操作,杜绝清洁与消毒的盲区。

(5) 随时消毒。一旦发生患者血液、体液、排泄物、分泌物等污染时,应立即采取清洁/消毒措施;被大量(≥10ml)患者血液、体液污染时,应先采用可吸湿性材料清除污染物,再实施清洁和消毒措施。

(6) 对频繁接触、易污染的表面可采用清洁—消毒"一步法";对难清洁或不宜频繁擦拭的表面,采取屏障保护措施,推荐采用铝箔、塑料薄膜等覆盖物一用一换,或一用一清洁/消毒,使用后的废弃屏障物按医疗废物处置。

4. 清洁用品

（1）采用微细纤维材料的抹布和扁平型可脱卸式地巾；不使用传统固定式拖把。

（2）复用清洁用品（如抹布、地巾）采取机械清洗、热力消毒、机械干燥、装箱备用。

5. 终末清洁与消毒　应对清洁/消毒目标进行充分分解，如病床的终末清洁与消毒前，应先撤除所有的床上用品，对裸露的床架，由上而下进行彻底清洁与消毒；床头柜应先将抽屉逐个清空内部物品后，由里到外、由上而下进行清洁与消毒。

6. 感染暴发的强化清洁与消毒　严格遵守按疾病传播途径采取接触隔离、飞沫隔离和空气隔离等措施；做好随时清洁和消毒；清洁/消毒措施严格遵守"清洁单元"原则；清洁剂/消毒剂使用严禁"二次浸泡"。对感染朊毒体、气性坏疽、突发不明原因传染病病原体的患者，其周围环境的清洁/消毒措施参照《医疗机构消毒技术规范》（WS/T 367—2012）实施。

## 五、医疗废物管理

医疗废物，是指医疗卫生机构在医疗、预防、保健以及其他相关活动中产生的具有直接或者间接感染性、毒性以及其他危害性的废物。各医疗机构应加强医疗废物的安全管理，防止疾病传播，保护环境，保障人体健康。

各科室医疗废物产生地点所有工作人员应严格按《医疗废物分类目录》分类收集医疗废物。医疗废物放置在套有黄色垃圾袋的医疗废物桶中，严禁将医疗废物混入生活垃圾中。

1. 感染性废物

（1）携带病原微生物具有引发感染性疾病传播危险的医疗废物；被患者血液、体液、排泄物污染的物品如棉球、棉签、引流棉条、纱布及其他各种敷料、一次性使用卫生用品、一次性使用医疗用品及一次性医疗器械、废弃的被服；其他被患者血液、体液、排泄物污染的物品。

（2）传染病患者或者疑似传染病患者产生的生活垃圾。

（3）病原体的培养基、标本和菌种、毒种保存液等。

（4）各种废弃的医学标本如废弃的血液、血清等。

（5）使用后的一次性使用医疗用品及一次性医疗器械视为感染性废物。

2. 病理性废物

（1）诊疗过程中产生的人体废弃物和医学实验动物尸体等。

1）手术及其他诊疗过程中产生的废弃的人体组织、器官等。

2）医学实验动物的组织、尸体。

3）病理切片后废弃的人体组织、病理蜡块等。

（2）损伤性废物：能够刺伤或者割伤人体的废弃的医用锐器。

1）医用针头、缝合针。

2）各类医用锐器，包括解剖刀、手术刀、备皮刀、手术锯等。

3）载玻片、玻璃试管、玻璃安瓿等。

3. 药物性废物

（1）废弃的一般性药品，如抗生素、非处方类药品等。

（2）废弃的细胞毒性药物和遗传毒性药物，包括致癌性药物，如硫唑嘌呤、苯丁酸氮芥、萘氮芥、环孢素、环磷酰胺、苯丙氨酸氮芥、司莫司汀、三苯氧胺、硫替派；可疑致癌性药物，如顺铂、丝裂霉素、阿霉素、苯巴比妥等；免疫抑制剂等。

（3）废弃的疫苗、血液制品等。

4. 化学性废物

（1）医学影像室、实验室废弃的化学试剂。

（2）废弃的过氧乙酸、戊二醛等化学消毒剂。

（3）废弃的汞血压计、汞温度计。

5. 医疗废物管理要求　各医疗卫生机构和医疗废物集中处置单位，应当建立健全医疗废物管理责任制，其法定代表人为第一责任人，切实履行职责，防止因医疗废物导致传染病传播和环境污染事故。

制定医疗废物安全处置规章制度和发生意外事故的应急方案；设置监控部门专职人员，负责检查、督促、落实本单位医疗废物的管理工作。

对本单位从事医疗废物收集、运送、贮存、处置等工作的人员和管理人员，进行法律和专业技术、安全防护以及紧急处理等知识的培训。

采取有效职业卫生防护措施，为从事医疗废物收集、运送、贮存、处置等工作的人员和管理人员，配备必要防护用品，定期健康检查；必要时对有关人员进行免疫接种。

应当依照《中华人民共和国固体废物污染环境防治法》的规定，执行危险废物转移联单管理制度。对医疗废物进行登记，内容包括医疗废物的来源、种类、重量或者数量、交接时间、处置方法、最终去向以及经办人签名等项目。登记资料至少保存3年。

应当采取有效措施，防止医疗废物流失、泄漏、扩散。发生医疗废物流失、泄漏、扩散时，应当采取减少危害的紧急处理措施，对致病人员提供医疗救护和现场救援；同时向主管部门报告。

禁止任何单位和个人转让、买卖医疗废物。禁止在运送过程中丢弃医疗废物；禁止在非贮存地点倾倒、堆放医疗废物或者将医疗废物混入其他废物和生活垃圾。禁止通过铁路、航空运输邮寄医疗废物。禁止将医疗废物与旅客在同一运输工具上载运。禁止在饮用水源保护区的水体上运输医疗废物。

及时收集本单位产生的医疗废物，并按照类别分置于防渗漏、防锐器穿透的专用包装物或者密闭的容器内。医疗废物专用包装物、容器，应当有明显的警示标识和警示说明。

建立医疗废物的暂时贮存设施、设备，不得露天存放医疗废物；医疗废物暂时贮存的时间不得超过2天。

医疗废物的暂时贮存设施设备，应当远离医疗区、食品加工区和人员活动区以及生活垃圾存放场所，设置明显的警示标识和防渗漏、防鼠、防蚊蝇、防蟑螂、防盗以及预防儿童接触等安全措施。

医疗废物的暂时贮存设施设备应当定期消毒和清洁。

应使用防渗漏、防遗洒的专用运送工具，按本单位确定的内部医疗废物运送时间、路线，将医疗废物收集、运送至暂时贮存地点。运送工具使用后指定地点及时消毒和清洁。

应遵循就近集中处置原则，及时将医疗废物交由医疗废物集中处置单位处置。

医疗废物中病原体的培养基、标本和菌种、毒种保存液等高危险废物，在交医疗废物集中处置单位处置前应当就地消毒。

污水、传染病患者或者疑似传染病人员的排泄物，应当按照国家规定严格消毒，排入污水处理系统。

不具备集中处置条件的农村医疗卫生机构应当按照县级人民政府卫生行政主管部门、环境保护行政主管部门要求，自行就地处置其产生的医疗废物。自行处置医疗废物应当符合下列基本要求：使用后的一次性医疗器具和容易致人损伤的医疗废物，应当消毒并作毁形处理；能够焚烧的，应当及时焚烧；

不能焚烧的，消毒后集中填埋。

（汤灵玲　倪玲美）

## 第三节　经皮创伤性医疗操作导致的感染

与经皮创伤性医疗操作相关的常见医院感染主要包括导管相关血流感染和手术部位感染两大类。

### 一、导管相关血流感染

导管相关血流感染（catheter-associated bloodstream infection，CRBSI）是指带有血管内导管或者拔除血管内导管48小时内的患者出现菌血症或真菌血症，并伴有发热（>38℃）、寒战或低血压等感染表现，除血管导管外没有其他明确的感染源。实验室微生物学检查显示：外周静脉血培养细菌或真菌阳性；或者从导管段和外周血培养出相同种类、相同药敏结果的致病菌。

#### （一）病因学

CRBSI是最常见的医院相关性感染中的一种，可占医院相关感染的10%~20%。血管内植入导管是危重症患者治疗中不可或缺的治疗手段，因此CRBSI在重症监护病房（ICU）的患者中更为常见，往往对患者的整体预后有显著影响。导管感染的来源主要有以下几种：①置管部位皮肤定植的微生物侵入皮下，沿导管表面定植于导管尖端；②通过污染的手或设备直接导致导管或导管接口被污染；③其他部位感染经血流播散至导管并定植；④少数情况下由于输入的液体被污染导致CRBSI。

革兰氏阳性菌是主要的CRBSI致病菌，常见的有表皮葡萄球菌、凝固酶阴性葡萄球菌、金黄色葡萄球菌、肠球菌等。表皮葡萄球菌感染主要由于皮肤污染引起，耐甲氧西林金黄色葡萄球菌（MRSA）是重要的致病性耐药菌，近年来耐万古霉素肠球菌的感染发生率也有所增加。铜绿假单胞菌、嗜麦芽窄食单胞菌、鲍曼不动杆菌等引起的CRBSI也常有发生。随着广谱抗菌药物的广泛使用，真菌引发CRBSI的发生率也逐渐增高，尤其在长期使用质子泵抑制剂、免疫功能低下以及接受全肠外营养的患者中更为常见。白念珠菌是常见病原体，曲霉菌血流感染也时有发生。

#### （二）流行病学

CRBSI的风险因素较多，往往受多因素共同影响。主要的危险因素包括：①置管部位，中心静脉置管部位感染危险性由低到高依次为锁骨下静脉、颈内静脉、股静脉;②导管留置时间,置管时间越长,感染危险越大。导管插入术前的长期住院、插入位点出现大量微生物定植、导管转换器出现大量微生物定植、ICU患者护士比例少、全胃肠外营养者、输注血液制品(尤其儿童)以及导管护理不当(如操作过多)等也是CRBSI的危险因素。

ICU患者是CRBSI的高危人群。ICU患者往往因为治疗的需要,需要置入多种导管,而且导管置入时间也相对较长,部分特殊治疗如体外膜肺氧合(ECMO)置入的导管有更高的血流感染发生风险。此外,除ICU以外的住院和门诊患者中也常有CRBSI的发生,尤其以长期接受血液透析的患者、中性粒细胞减少症、早产儿(如孕妇年龄较小)、免疫缺陷患者等常见。

### (三)临床特征

患者均带有血管内导管或在发病48小时内带有血管内导管,除导管外没有明显的感染源。主要临床表现与败血症相同,表现为发热、畏寒、寒战,可伴有血压下降。发热以弛张热为主,可有高热或超高热,严重者可出现休克等脓毒血症表现。老年人或免疫功能低下者可不发热,仅表现为血压下降或休克,需引起重视。

### (四)实验室检查

1. 血常规检查　外周血白细胞升高,以中性粒细胞比例升高为主,严重感染者白细胞总数可不增高,但中性粒细胞比例增高。C反应蛋白和降钙素原水平明显增高。

2. 血培养　至少一次外周血培养阳性,疑似血流感染时应经导管和对侧静脉同时采血,行双管双套血培养,导管侧血培养阳性对CRBSI的诊断价值更大。

### (五)诊断

1. 临床诊断　根据临床表现并排除其他原因继发的血流感染。

2. 实验室诊断　符合CRBSI的临床表现,并至少具备以下一项:

(1)导管段细菌定量培养阳性(100CFU/导管段)或半定量阳性(大于15CFU/导管段),从导管和对侧静脉采血,培养出一种致病菌。

(2)同时进行的定量血培养中心静脉与外周血的细菌浓度比例≥3∶1。

(3)同时从导管和外周静脉取相同体积的血送血培养,中心静脉导管比外周血培养阳性报警时间

早2小时。

### (六)治疗

根据细菌培养结果和药敏选择抗菌药物或抗真菌药物。对于MRSA感染高发部门,可经验性使用万古霉素,如万古霉素对MRSA的最低抑菌浓度(MIC)值大于2mg/L,可选择达托霉素;避免应用利奈唑胺经验性治疗疑似或确诊CRBSI患者。

### (七)预防

需对实施导管置入以及维护的医务人员进行培训、指导和评估,确保只有经过培训和考核合格的人员才可进行导管的置入和护理。各医疗机构应根据实际情况,制定和执行集束化(bundle)的CRBSI感染防控措施。CRBSI的防控措施贯穿于置管前准备、置管过程以及置管后护理三大环节。

1. 置管前准备　选择恰当的导管和插管部位。外周静脉导管选择成人以上肢为宜,儿童根据情况可选上、下肢或头皮。预计静脉给药治疗大于6天者应使用中长周围静脉导管或经外周中心静脉导管。必须进行中心静脉置管时应尽可能避免选择股静脉,成人进行非隧道式中心静脉置管时应以锁骨下静脉为宜,血液透析或终末期肾病患者应避免选择锁骨下静脉部位。

2. 置管过程　皮肤消毒以含氯己定的皮肤消毒剂为宜,对氯己定过敏者可使用碘酊、聚维碘酮或70%乙醇,皮肤表面消毒剂干燥后方可插管;在中心静脉、经外周中心静脉置管或更换导丝时应做到最大无菌屏障,包括戴帽子、口罩、无菌手套、穿无菌手术衣,使用覆盖全身的无菌铺巾;推荐B超引导下进行中心静脉置管;如插管未能严格遵循无菌要求时,应尽快更换导管。

3. 置管后护理　每天评估置管的必要性,如有可能尽早拔除血管内导管;推荐使用透明敷料,避免不必要的更换敷料;如CRBSI感染率难以下降时,可推荐使用含消毒剂/抗菌药物的短期中心静脉导管和含氯己定的海绵敷料;确保患者每天皮肤清洁以减少CRBSI;避免常规使用抗菌药物预防导管内细菌定植或CRBSI;不通过常规更换中心静脉导管、血液透析导管以及经外周中心静脉置管以减少CRBSI,不因单纯发热而拔除中心静脉导管、经外周中心静脉置管,应根据临床评估更换导管的必要性;非隧道式导管置管时不常规使用导丝,怀疑CRBSI时勿使用导丝更换导管。

手卫生是防控CRBSI的重要手段,在触摸插管部位、插入或重置导管前、后,触碰和护理导管以及

更换敷料前、后,均应严格执行手卫生。

## 二、手术部位感染

外科手术切口的微生物污染达到一定程度时,即可发生手术部位感染(surgical site infection,SSI)。SSI 是指无植入物手术后 30 天内发生的浅表切口、深部切口和器官或腔隙感染,有植入物的手术术后 1 年内发生的上述感染也属于 SSI。在我国,SSI 占医院感染第三位,是外科患者最常见的感染之一。

### (一)病因学

手术类型是 SSI 的最重要影响因素。根据外科手术切口微生物污染的情况,可将手术切口分为四类。

1. 清洁切口(Ⅰ类切口) 手术部位无炎症、损伤,不涉及口咽、呼吸道、消化道及泌尿生殖道等人体与外界相通器官,经皮内镜的胃造瘘口术、腹腔镜胆囊切除术和内镜逆行胆胰管造影术等预防用药也纳入Ⅰ类切口手术管理。

2. 清洁-污染切口(Ⅱ类切口) 手术进入口咽、呼吸道、消化道及泌尿生殖道,但不伴有明显污染。

3. 污染切口(Ⅲ类切口) 包括进入急性炎症但未化脓区域的手术、开放性创伤手术以及术中有明显污染的手术。

4. 感染切口(Ⅳ类切口) 包括有失活组织的陈旧创伤手术和已有临床感染或脏器穿孔的手术。

引起 SSI 的病原体多为皮肤、黏膜或空腔脏器的内源性微生物,根据部位的不同常为金黄色葡萄球菌、铜绿假单胞菌、大肠埃希菌、粪肠球菌等。病原体的类型与手术部位相关,如切口靠近腹股沟或会阴,常见 SSI 病原体可为厌氧菌或革兰氏阴性杆菌;如手术切开消化器官,常见致病菌为革兰氏阴性菌(如大肠埃希菌)、革兰氏阳性菌(如肠球菌),厌氧菌(如脆弱拟杆菌)。少数 SSI 由外源性致病菌引起,可能的病原体来源于医务人员(如污染的手)、手术室环境(包括空气)、污染的手术器械等。

SSI 的发生风险与手术部位病原体数量、病原体的毒力以及患者的全身或局部防御功能有关。感染分为切口浅部组织感染、切口深部组织感染、器官/腔隙感染。

### (二)流行病学

SSI 主要通过接触传播发生,也可通过飞沫传播和空气传播实现。患者自身的内源性致病菌以及医务人员手部细菌往往通过接触传播污染手术野,污染的手术器械和植入物可将致病菌直接带入手术野。在人员、设备管理不善时,也有发生飞沫或空气传播的可能。手术部位感染的危险因素包括手术和患者两大方面。手术相关危险因素包括:术前住院时间、术前皮肤准备(包括备皮方式和时间、皮肤消毒)、手术室环境、手术器械和植入物、手术中的无菌操作、手术技术、手术持续时间、术中出血、预防性抗菌药物使用等。患者相关危险因素包括年龄(高龄或年龄太小)、营养状况、术前血糖水平、肥胖(体重超过 20% 理想体重)、营养不良、免疫功能低下等,全身使用激素以及存在远处感染或菌群定植病灶者 SSI 风险明显增加。

### (三)诊断

根据感染累及的解剖结构,SSI 主要分为切口浅部组织感染、切口深部组织感染和器官或腔隙感染。

1. 切口浅部组织感染 手术后 30 天以内发生的仅累及切口皮肤或者皮下组织的感染,并符合下列条件之一:切口浅部组织有化脓性液体;从切口浅部组织的液体或者组织中培养出病原体;具有感染的症状或者体征,包括局部发红、肿胀、发热、疼痛和触痛,外科医师开放的切口浅层组织。针眼处脓点(仅限于缝线通过处的轻微炎症和少许分泌物),外阴切开术、包皮环切术、肛门周围手术部位感染,感染的烧伤创面,以及溶痂的Ⅱ、Ⅲ度烧伤创面不属于浅部组织感染。

2. 切口深部组织感染 无植入物者手术后 30 天以内、有植入物者手术后 1 年以内发生的累及深部软组织(如筋膜和肌层)的感染,并符合下列条件之一:从切口深部引流或穿刺出脓液,但脓液不是来自器官/腔隙部分;切口深部组织自行裂开或者由外科医师开放的切口。同时,患者具有感染的症状或者体征,包括局部发热、肿胀及疼痛;经直接检查、再次手术探查、病理学或者影像学检查,发现切口深部组织脓肿或者其他感染证据。同时累及切口浅部组织和深部组织的感染归为切口深部组织感染;经切口引流所致器官/腔隙感染,无须再次手术归为深部组织感染。

3. 器官/腔隙感染 无植入物者手术后 30 天以内、有植入物者手术后 1 年以内发生的累及术中解剖部位(如器官或者腔隙)的感染,并符合下列条件之一:器官或者腔隙穿刺引流或穿刺出脓液;从器官或者腔隙的分泌物或组织中培养外科手术分离出致病菌;经直接检查、再次手术、病理学或者影像学检查,发现器官或腔隙脓肿或者其他器官或腔隙感染

## （四）预防

在术前、术中和术后针对感染的危险因素采取相应的措施，大部分的 SSI 是可预防的。各医疗机构应根据实际情况，制定和实施集束化的 SSI 防控措施。

1. 术前主要防控措施　尽量缩短患者术前住院时间，有效控制糖尿病患者的血糖水平，尽可能手术当日备皮，使用不损伤皮肤的方法进行备皮。术前皮肤清洁较为重要，可使用含氯己定沐浴液进行术前沐浴可用于手术部位感染高危患者的术前皮肤清洁准备。皮肤消毒前要彻底清除手术切口和周围皮肤的污染，皮肤消毒范围应当符合手术的要求，按国家规范合理使用预防性抗菌药物，避免明显皮肤感染或者患感冒、流感等呼吸道疾病，以及携带或感染多重耐药菌的医务人员在未治愈前参加手术，手术人员严格进行外科手消毒，关注患者术前身体状况，纠正水电解质失衡、贫血、低蛋白血症等。

2. 术中主要防控措施　保证手术室门关闭，最大限度减少人员数量和流动；确保手术器械、器具及物品的灭菌质量；术中医务人员严格遵循无菌技术原则和手卫生规范；手术时间超过 3 小时，或者手术时间长于所用抗菌药物半衰期的，或者失血量大于 1 500ml 的，手术中应当对患者追加合理剂量的抗菌药物；不断提高手术技术，尽量轻柔地接触组织，保持有效止血，减少组织损伤，彻底去除坏死组织，避免形成死腔；术中保持患者体温，防止低体温，冲洗时应当使用温度为 37℃ 的无菌生理盐水等液体；需切口引流者首选密闭负压引流，置管位置合适，尽量远离手术切口，确保引流充分。

3. 术后主要防控措施　接触患者手术部位或者更换手术切口敷料前后应当进行手卫生；更换敷料时严格遵守无菌技术操作原则及换药流程；术后保持引流通畅，根据病情尽早拔除引流管；定时观察患者手术部位切口情况，出现分泌物时应当进行正确的微生物培养，及时进行 SSI 的诊断、治疗和监测。

（汤灵玲　冯海婷）

## 第四节　医院获得性肺炎

医院获得性肺炎（hospital acquired pneumonia, HAP），亦称医院内肺炎（nosocomial pneumonia, NP），是指患者入院时不存在也不处于感染潜伏期，而于入院 48 小时后在院内（包括在医院内获得感染而于出院后 48 小时内发病的）发生的，由细菌、真菌、支原体、病毒或原虫等病原体引起的各种类型的肺实质炎症。

根据发生 HAP 的时间不同，分为早发 HAP 和晚发 HAP。早发 HAP 指住院 4 天内发生的肺炎，通常由敏感菌引起，预后好；晚发 HAP 是指住院 5 天或 5 天以后发生的肺炎，致病菌常为多重耐药菌（multiple resistant bacteria, MDR），病死率高。常见 HAP 有以下几种：

1. 呼吸机相关性肺炎（ventilator-associated pneumonia, VAP）　经气管插管或切开进行机械通气 48 小时后以及机械通气停止后 48 小时内发生的肺部感染；是常见且较特殊的 HAP，发病率及病死率较高。

2. 手术后肺炎（post operative pneumonia, POP）　POP 是医院获得性肺炎的重要组成部分，是外科手术后常见的并发症之一。POP 是指住院患者在手术 24 小时以后至术后 2 周内的细菌、真菌等病原体引起的各种类型的肺实质性炎症。术后先出现呼吸衰竭等并发症而予气管插管，然后才发生肺炎者，不属于 POP。

3. 医疗机构相关性肺炎（health care associated pneumonia, HCAP）　根据 2005 年美国胸科协会和美国感染病协会定义，主要指下列患者发生的肺部感染：感染前 90 天内因急性病住院治疗，且住院时间超过 2 天者；在护理院或长期护理机构中生活者；感染前 30 天内接受过静脉抗生素治疗、化疗或伤口护理者；到医院或透析门诊定期接受血液透析者。

## 一、诊断

HAP 临床诊断与 CAP 相同，但临床表现、实验室和影像学所见对 HAP 的诊断特异性甚低。美国胸科协会 2005 年将 HAP 临床诊断包括胸部 X 线检查提示新出现的或渐进性渗出灶，结合 3 项临床表现（体温>38℃，外周血白细胞增多或减少，脓性痰）中的 2 项，作为开始抗菌药物经验性治疗的指征。粒细胞缺乏、严重脱水患者并发 HAP 时 X 线检查可以阴性，伊氏肺孢子菌肺炎有 10%~20% 患者 X 线检查完全正常。临床诊断 2~3 天后需重新评估，决定抗菌药物的使用。

1. 诊断 HAP 应符合如下三项要求：

（1）至少行两次胸部 X 线检查（对无心、肺基础疾病，如呼吸窘迫综合征、支气管发育不良、肺水肿或慢性阻塞性肺疾病的患者，可行一次胸部 X 线检查),并至少符合以下一项:①新出现或原有肺部浸润阴影出现新的进展;②实变;③空洞形成。

(2) 至少符合以下一项:①发热(体温>38℃),且无其他明确原因;②外周血白细胞数>12×10⁹/L或<4×10⁹/L;③年龄≥70岁的老年人,没有其他明确病因而出现神志改变。

(3) 至少符合以下两项:①新出现的脓痰,或者痰的性状发生变化,或者呼吸道分泌物增多,或者需要吸痰次数增多;②新出现的咳嗽、呼吸困难或呼吸频率加快,或原有的咳嗽、呼吸困难或呼吸急促加重;③肺部啰音或支气管呼吸音;④气体交换情况恶化,氧需求量增加或需要机械通气支持。

注意:单次脓痰或痰性状改变是无意义的,24小时以上的重复出现的痰(脓或性状改变)更能提示感染的发生,痰的改变指的是颜色、黏稠度、气味和量。

2. VAP 的诊断 VAP 的诊断一直缺乏统一的标准。肺组织病理学有炎症反应和肺活组织培养微生物阳性是 VAP 诊断的"金标准",但在临床工作中很少进行此操作。《呼吸机相关性肺炎预防、诊断和治疗指南(2013)》参照国内外的诊断标准,并结合我国的临床实践,提出主要以临床诊断和微生物学诊断作为 VAP 的诊断标准。

## 二、流行病学

与社区获得性肺炎相比,HAP 和 VAP 由条件致病菌或多重耐药菌感染者较多,HAP 患病率为(5~15 例)/1 000 住院患者,接受气管插管和机械通气的患者肺炎患病率为非插管通气患者的 6~20 倍,HAP 病死率可达 30%~70%。

2003 年我国全国医院感染监控网开展的现患率调查结果显示:159 所医院共发生医院感染 4 518人,下呼吸道感染发生率(33%)为最高,上呼吸道感染发生率为 18%。2007 年我国的全国医院感染监控网医院共报告医院感染 15 173 例,16 895 例次,仍以下呼吸道感染发生率(35.86%)为最高,上呼吸道感染发生率为 21.76%。2008 年的调查报告显示下呼吸道感染占 44.5%,上呼吸道感染占 14.3%,呼吸道感染仍居首位。

VAP 发生率在不同研究中差异较大。2005—2007 年德国医院感染监测系统(KISS)对德国 471个 ICU 进行监测,VAP 发生率为 33.4%~64.9%,发病密度为(1.7~8.6 例)/1 000 机械通气日;2008 年Arabi 发表的综述提示发展中国家 VAP 的发病密度为(10.0~41.7 例)/1 000 机械通气日;2010 年美国国家卫生安全保健网(NHSN)监测结果显示美国各类医疗机构 ICU 的 VAP 发病密度为 0~6 例/1 000机械通气日。

## 三、病原体

感染可由细菌、真菌、支原体、病毒或原虫等引起,细菌是 HAP 最常见的病原体,约占 90%,HAP常为混合感染。病原体因罹患地点不同而存在差异,宿主因素、疾病的严重程度和地域因素对病原体的分布及抗菌药物的耐药率也有影响。

1. 致病微生物的来源 ①口咽部病原菌的定植和繁殖;②吸入被污染的气溶胶与直接接种,但这不是 HAP 感染的主要途径;③血源性感染播散和胃肠道细菌移位,但是在 HAP 发病中罕见。

2. 没有 MDR 危险因素、早发性(入院时间<5天)的 HAP、VAP 和 HCAP 的患者 常见病原体为肺炎链球菌、流感嗜血杆菌、甲氧西林敏感的金黄色葡萄球菌和对抗生素敏感的肠杆菌科细菌(如大肠埃希菌、肺炎克雷伯菌、变形杆菌、沙雷菌等)。

3. 迟发性(入院时间≥5 天)、有 MDR 危险因素的 HAP、VAP 和 HCAP 的患者 常见病原体为铜绿假单胞菌、产超广谱 β-内酰胺酶(ESBL)的肺炎克雷伯菌、不动杆菌属等细菌,或合并 MRSA 及嗜肺军团菌。

4. MDR 引起 HAP、HCAP 和 VCA 的危险因素 先前 90 天内接受过抗菌药物;住院时间≥5 天;当地社区或特殊医院病房中存在高频率抗生素耐药。

5. 不同病原体引发早发性 HAP 或迟发性 HAP的风险不同 病毒既可以引起早发性 HAP 又可引起晚发性 HAP,如 A 型和 B 型流感病毒和呼吸道合胞病毒,但是酵母、真菌、军团菌和伊氏肺孢子菌常引起迟发性肺炎。真菌感染多见于免疫功能受损和长期使用抗生素药物。

## 四、发病机制

HAP 的发病与多种因素有关。按感染来源可分为外源性感染和内源性感染。外源性感染以接触传播居多,包括医患间或患者间接触所致传播以及医疗器械等被污染、消毒灭菌不严格或共用器械所致间接接触传播。经此途径传播的病原体主要为铜绿假单胞菌、金黄色葡萄球菌和其他革兰氏阴性杆菌。经空气传播引起的下呼吸道感染较少,可见于结核分枝杆菌、曲霉菌和病毒感染。内源性感染分为原发性和继发性两类。原发性感染是存在于患者口咽部分泌物或气管插管等操作而误吸入下呼吸道，引起肺炎。常见的病原体为肺炎链球菌、金黄色葡萄球菌、流感嗜血杆菌和肠道革兰氏阴性杆菌。继发内源性感染是患者住院期间继发性定植于口咽部或胃肠道的细菌，快速过度生长，进而误吸下呼吸道所致。大多为革兰氏阴性杆菌，其最初来源系外源性交叉感染。

1. HAP 多与患者呼吸道和机体防御机制受损有关　机体上皮细胞间纤维连接蛋白与气道里的免疫球蛋白 IgA 本身是具有防止细胞黏附能力的，在疾病状态下，机体白细胞生成的蛋白酶破坏其生理功能，使上皮细胞的表面受体暴露，使细菌易于黏附。同时，患者肺泡中的上皮细胞及血管内皮细胞较易受到机械性损伤，引发患者的肺泡上皮、肺血管内皮等严重损伤。患者行气管插管治疗时，可直接损伤咽喉部，且跨越了咽喉部这一重要的免疫屏障。气管插管还可削弱气道纤毛清除系统和咳嗽机制，抑制吞咽活动，易使胃液反流。这些均为下呼吸道感染创造了条件。进入下呼吸病原菌的数量、毒力和繁殖速度同宿主免疫防御机制的相互作用是下呼吸感染发病的决定性环节。凡是削弱宿主免疫防御机制和促使细菌入侵和移位的因素均易导致下呼吸道感染的发生。这些危险因素主要包括年龄≥60岁、慢性肺部疾病、免疫功能障碍、神经肌肉疾病、长期住院或重症监护室、气管插管或再插管、使用制酸剂或 $H_2$ 受体拮抗剂、频繁更换呼吸机管路以及平卧体位等。

2. 上气道分泌物的误吸是 HAP 发病最常见的因素　不论气管插管与否，HAP 都可能因误吸引起。不插管的患者，吸入的主要是口咽部有致病性的混合菌。研究数据显示，约有 10% 的健康人口腔中有革兰氏阴性杆菌定居，而住院或应激状态可显著增加细菌的定居。30% ~ 40% 的普通患者入院后48 小时内即有细菌定居，危重患者可达 70% ~ 75%。气管插管机械通气患者，误吸的发生率明显增高。气管导管气囊上方常存留多量分泌物，随吞咽和呼吸动作气管管径发生变化，分泌物即可沿气囊壁流向下呼吸道，这一现象最常见于仰卧位时。有研究表明，患者口咽部位的细菌定植与疾病的病症程度、胃液反流情况、抗生素使用情况、基础疾病、手术情况等密切相关，患者的病症越严重，细菌定植的成功率越高。危重患者上气道黏膜上皮细胞表面碳水化合物成分的改变及纤维连接蛋白的丧失，使革兰氏

阴性杆菌易于黏附，如近期曾用过广谱抗生素，则更可促进这一过程。另外，革兰氏阴性杆菌产生的黏附素也有助于其自身的黏附。黏附是定植的第一步，病原菌一旦定植成功，发生口咽部的菌群误吸后，会影响机体的正常排菌机制，从而引发 HAP 的发生。研究表明，口腔定植菌是 VAP 的独立危险因素，在 VAP 发病机制中起关键作用。

3. HAP 病原菌的来源　有鼻旁窦、牙齿菌斑及食管胃内容物的微量误吸。VAP 患者往往需要留置胃管行肠内营养，留置胃管可减弱食管下端括约肌的功能，且使口咽部分泌物淤积，同时增加了胃、食管反流及误吸的机会。为预防应激性溃疡的发生，临床常使用制酸剂和 $H_2$ 受体阻滞剂，使患者胃酸的 pH 值明显升高。有观点认为，胃酸低或无胃酸时，胃可成为细菌库。胃液 pH>4 时，胃内革兰氏阴性杆菌增殖迅速，此时患者若取仰卧位，病原菌就易于进入呼吸道。

4. 医源性感染也是引起 HAP 的重要途径　按感染来源可分为外源性感染和内源性感染。外源性感染以接触传播居多，包括医患间和患者间接触所致以及医疗器械等被污染、消毒灭菌不严格或共同器械所致间接接触传播。污染的呼吸道器械及工作人员的手可导致病原菌的交叉定植和感染。特别是经污染的雾化器、湿化器及呼吸机管道吸入的气溶胶，细菌浓度高、雾粒小、数量多、易引发 HAP。因此，患者是最重要的感染源。机械通气时病原菌先在气管导管或套管内定植，形成生物膜，随正压通气进入肺部，引起 VAP。另外，患者气管插管后，声门和气管导管的气囊间会存有污染的滞留物，其内富含大量病原菌，由于分泌物会随着气囊壁的间隙而流向下呼吸道，使得球囊上方的滞留物有机会污染患者的下呼吸道。

5. 手术后肺炎的发病机制与一般 HAP 有所不同　术后患者呼吸道正常的吞噬功能及净化机制受损，且胸部及上腹部手术后，通气方式呈持续性低潮气量，缺乏自发性叹息样深吸气，使功能残气量明显降低，导致下肺微小肺不张或充气不全。这一特殊通气方式是由于手术刺激内脏器官，导致膈肌反射性抑制引起的。膈肌功能抑制使原有的腹式呼吸转为胸式呼吸，下肺动度减小，有效咳嗽排痰能力降低，易发生分泌物潴留。在此基础上感染可接踵而至。上腹带、腹胀气及仰卧位可进一步限制膈肌收缩，使潮气量持续降低。并且全身麻醉、气管插管等也有利于口咽部分泌物的误吸。

## 五、危险因素

1. **原发病、住院时间、年龄与下呼吸道感染** 由于原发病的影响,抵抗力低下或在治疗期间用了免疫抑制剂、糖皮质激素造成免疫功能受损,极易被细菌侵袭而发生感染。颅脑病变或损伤的患者,常处于昏迷状态,无咳嗽反射,排痰不畅,容易导致坠积性肺炎。重型颅脑损伤、脑出血等严重中枢神经系统损伤病史的患者,大部分曾给予大剂量的皮质激素,绝大多数患者接受气管插管麻醉,这些均被认为是下呼吸道感染的易感因素。若脑血管意外病变在脑干延髓,损伤舌咽、迷走神经出现右神经性延髓麻痹,患者吞咽、呛咳,食物易吸入气管引起吸入性肺炎。另外,由于慢性病患者住院时间长,尤其是老年人和婴幼儿、免疫功能低下患者,而病房内的空气致病菌液可以引起呼吸道感染。老年患者是医院感染的易感人群,这一方面与老年人各器官功能减退、免疫力降低有关;另一方面,老年人的多种基础疾病进一步降低了老年人的抵抗力;住院后各种侵入性操作的使用,增加了医院感染的机会;且随着年龄的增加,老年人肺泡弹性及支气管纤毛上皮运动减弱,对异物的黏附和清除功能降低,造成分泌物淤积,换气功能差,以及老年人呼吸道分泌性 IgA 下降,易发生呼吸道感染。

2. **呼吸道侵入操作与下呼吸道感染** VAP 的发生与气管插管、机械通气的时间成正比。有研究表明,呼吸机通气时间增加 1 日,发生肺炎的危险性增加 1%~3%。

3. **抗菌药物的不合理应用** 抗菌药物使用时间长或大量使用,频繁更换并使用多种抗菌药物后使耐药菌大量繁殖,外来菌也乘虚侵入,损坏机体的免疫功能,为病原菌入侵后继发感染创造有利条件,导致菌群失调。

4. **其他** 气管导管的气囊压较低、一些镇静肌松药的使用、脱机失败后再次气管插管、留置鼻胃管、支气管镜检查、长期全胃肠外营养、长期处于仰卧位等都是 VAP 发生的危险因素。

## 六、预防

1. **无创通气** 气管插管和机械通气使 HAP 发生风险增加 6~21 倍,任何时候均应尽量避免气管插管及机械通气。无创通气,不管是运用面罩或鼻罩,均能够降低分泌物的误吸,无创机械通气虽然可以缩短有创呼吸机的使用时间,减少 VAP 的发生,并降低院内死亡率,但并不能避免 HAP 的发生。

2. **每日评估** 对接受机械通气且每日接受镇静治疗的患者须执行"每日唤醒",即每日早上暂停镇静药,试行脱机和拔管。每日评估可明显缩短患者接收机械通气时间和 ICU 住院时间,并可降低 VAP 发病率,缩短住院时间,减少住院费用。降低 VAP 发生风险最简单的办法就是尽早拔管。循序渐进,逐步解除机械通气,正确把握拔管时机,对患者恢复自主呼吸、缩短住院时间和减少 VAP 发生均有积极作用。

3. **床头抬高** 机械通气患者的体位对误吸和 VAP 的发生产生影响。如果将床头抬高 30°~45°,可减少胃液反流、口咽部细菌定植和误吸的发生,降低 VAP 发生的危险。VAP 相关危险因素多变量分析提示持续半卧位与对照组持续保持平卧位相比较,发生 VAP 的风险可降低 67%,因此如果没有禁忌证,应持续保持半卧位,肠内营养患者尤应注意。肠内营养能减少中心静脉导管相关的并发症,预防小肠黏膜绒毛萎缩,减少细菌定植转移。

4. **口腔卫生** 口腔卫生可以保持口腔清洁,去除牙菌斑,减少、清除口咽部细菌,减少口咽部致病微生物的定植,并使口腔处于湿润状态,以保持口腔正常功能。通过有效的口腔护理,能够有效地减少病原菌在口咽部的定植,并能减少其向下移位,进而减少 VAP 的发生。常见的口腔卫生方法包括刷牙、擦拭、冲洗、喷雾、药物涂抹等,进行口腔卫生的溶液包括生理盐水、氯己定、碳酸氢钠、过氧化氢、呋喃西林、醋酸、硼酸、甲硝唑、柠檬和甘油棒等。推荐采用 0.12%~2% 氯己定溶液,每 4~6 小时 1 次。心外科 ICU 患者可使用 0.12% 氯己定,其他患者应使用 2% 氯己定。

## 七、一般预防控制措施

1. **手卫生** 所有医护人员接触患者前后都应进行手卫生,它是减少和防止交叉感染的最简便和有效措施之一。在接触患者呼吸设备和病房内物品,以及接触患者呼吸道分泌物后均应该进行手卫生。如果预期会接触患者呼吸道分泌物或者污染的物品,均应该戴手套,在戴手套前后均应进行适当的手卫生。

2. **员工培训** 对医务人员加强下呼吸道医院感染预防与控制知识的培训,使其掌握相关技术,增强医院感染控制意识。从事呼吸机诊疗的医生、护师及呼吸治疗师等人员应了解 VAP 流行病学和预防与控制计划、措施等内容,增强对 VAP 的防控意识,提高预防控制技能,认真执行 VAP 控制计划。

3. 减少设备污染　接触患者的诊疗用品一人一用一消毒。诊疗器械特别是呼吸治疗器械严格消毒、灭菌,切实执行无菌操作制度。湿化用水应使用无菌水,呼吸机管路上的集水瓶应处于管路最底位,并及时倾倒冷凝水,改变患者体位前应先清除呼吸机管路内的冷凝水,清除冷凝水的过程中应保持呼吸机管路密闭。呼吸机管路有明显污染或出现功能障碍时应及时更换,呼吸机管路应有消毒供应中心集中清洗、消毒供应。

4. 限制抑酸剂使用　胃酸的减少可以导致较多的胃部定植菌,从而增加 VAP 发生风险。应激性溃疡的预防,降低了胃酸水平。

5. 目标性监测　应加强 ICU 患者 VAP 的监测,了解发病趋势,明确危险因素,预防流行或暴发。医院感染的监测系统应及时准确地反映 VAP 发生率、病原微生物耐药状况和流行病学的基本资料,评价干预措施的有效性,从而降低 VAP 的发病率。

6. 隔离管理　对于已经存在 MDR 感染患者做好床边隔离,避免耐药菌的播散。免疫力低下,如需要接受免疫抑制治疗、粒细胞减少、糖尿病、严重营养不良等患者,应该重点隔离,避免交叉感染,有条件时入住层流病房。

## 八、治疗

使用抗菌药物总的原则是一旦考虑为 HAP 疑似病例,即应采集下呼吸道标本进行培养和显微镜检,然后根据患者是否存在 MDR 病原菌感染的危险因素和当地细菌耐药性监测资料,开始抗菌药物经验性治疗。开始抗菌药物经验性治疗第 2、3 日观察培养结果及患者治疗后的反应,根据疗效调整治疗方案。在 48~72 小时内病情有所改善的患者,如培养阳性应针对培养结果在可能的情况下改用窄谱抗菌药物,治疗 5~7 日后再次评价,如培养阴性可考虑停用抗菌药物;在 48~72 小时内病情无改善者如培养阳性应调整抗菌药物并积极寻找原因,如培养阴性应通过相关检查寻找原因。详细内容参见呼吸系统感染用药见第二十一章第五节。

（汤灵玲　倪作为）

## 第五节　医院获得性尿路感染

尿路感染(urinary tract infection,UTI)又称泌尿系统感染,是指病原菌在尿路中生长繁殖引起的尿路炎症反应。导尿是尿路感染的重要诱因之一,约占 80%;其次是尿路器械操作,大约占 20%;无尿道插管史而发生尿路感染的仅占 1.4%~2.9%。现代医院感染病例中尿路感染发病率仅次于呼吸道感染,在美国几乎所有的医院获得性尿路感染(hospita acquired urinary tract infection,HAUTI)均为导尿管相关尿路感染(catheter-associated urinary tract infection,CAUTI),约占医院感染的 40%。导尿管相关尿路感染是指患者留置导尿期间,或者拔除导尿管 48 小时内发生的泌尿系统感染,可显著增加住院患者的住院费用和住院时间,是继发性菌血症的主要原因。医院获得性尿路感染的病原菌与人体的正常菌群息息相关,会阴部皮肤细菌定植是重要危险因素之一。近年来,危重患者、癌症患者的生存时间延长,抗菌药物的广泛使用甚至滥用,使留置导尿引起的感染病原菌谱出现了新的变化,病原菌的耐药性不断增长,导尿系统经常定植有多重耐药菌,成为多重耐药菌的重要传染源,使临床治疗难度不断加大。

## 一、病原学

1. 医院获得性尿路感染病原菌特点　感染病原体可分为内源性和外源性。内源性感染病原体主要来自直肠和阴道定植菌,外源性感染病原体主要来源于污染的医务人员手和器械。尿路感染多由一种细菌感染所致,少见混合感染。医院内尿路感染最常见的病原体是细菌、真菌、病毒、立克次体、螺旋体等,在这些常见的病原菌中,革兰氏阴性杆菌是主要致病菌,以肠杆菌属(大肠埃希菌)和假单胞菌属为多见。革兰氏阳性球菌中以肠球菌(粪肠球菌、尿肠球菌)、葡萄球菌多见。近年来,真菌性尿路感染呈增多的态势,在美国白念珠菌已经成为 ICU 导管相关尿路感染的最主要病原体。纵观我国医院尿路感染病原菌发展,总的趋势是大肠埃希菌和变形杆菌增加不明显,而沙雷菌及铜绿假单胞菌呈上升。值得注意的是,近年来发现尿路感染的病原菌中,细菌 L 型变异现象增多,并且以革兰氏阳性球菌多见,达 70% 以上。根据各地区的流行特点不同,地区间的病原菌比例存在一定的差异性。

2. 常见病原菌　常见的病原菌包括大肠埃希菌、克雷伯菌、变形杆菌、肠球菌、铜绿假单胞菌、肠杆菌和白念珠菌。其中大部分为抗菌药物的耐药菌株,如多重耐药阴沟肠杆菌、变形杆菌、克雷伯菌、葡萄球菌等,还有部分病原菌为正常菌群。

3. **药敏情况** 随着抗菌药物的广泛使用,尿路感染的菌种及耐药性也在不断地发生变化。据相关文献报道的病原菌对常用抗菌药物的药敏情况来看,近十年耐药菌株的产生呈上升趋势,且国内较国外严重。国内多数文献报道革兰氏阴性杆菌对阿莫西林/克拉维酸、氨苄西林、哌拉西林等广谱青霉素类药物耐药程度高(>50%),对头孢唑林、头孢曲松、头孢噻吩等部分头孢菌素类抗生素的耐药率亦较高(>50%),但对头孢他啶、亚胺培南及含酶抑制剂抗菌药物(哌拉西林/他唑巴坦)均较敏感,而阿米卡星和呋喃妥因对大肠埃希菌等亦显示良好的抗菌活性;以肠球菌为主的革兰氏阳性球菌对多种抗菌药物存在特定耐药性,且不同肠球菌的耐药性不同,如粪肠球菌对四环素耐药率高,对青霉素敏感,而屎肠球菌对青霉素和四环素耐药率高。因此,临床医师应尽可能根据药敏试验结果综合病情选用敏感抗生素进行治疗,尽量减少耐药菌的产生。

## 二、发病机制

1. **正常防御机制** 正常情况下泌尿系统自身具有一系列防御机制。尿液对尿道和膀胱有保护作用:尿液偏酸性,不利于细菌生产,尿液中所含的氨、溶菌酶、尿素、有机酸和免疫球蛋白等抗菌活性物质对泌尿系统也有保护作用。膀胱黏膜局部和全身的抗菌感染机制也在发挥作用。即使有细菌进入尿道甚至膀胱,排尿液可以将99.9%细菌排出,并且尿液和多糖在泌尿系统黏膜形成一层膜,不利于细菌附着。所以说尿路在正常生理状态下应是无菌的。

2. **尿路操作与感染** 在临床上由于病情的需要,会进行导尿和尿路器械操作。导尿管是人体的异物,对尿道及膀胱黏膜有刺激作用,削弱了尿道和膀胱对细菌的防御作用。留置导尿后,管腔内和管壁与尿道的间隙成为细菌进入膀胱的通道,为细菌提供了侵入泌尿系统的途径,而且尿路的操作会破坏黏膜表面形成的生理保护膜,为细菌附着提供了位点,因而容易发生医源性尿路感染。尤其是长期留置导尿管,不仅为细菌入侵敞开门户,同时也影响了膀胱的排空能力,加之操作过程中的损伤,尿管对尿道壁的直接压迫,使得血液供应受阻,尿道周围排出不畅,尿道黏膜水肿,这些均有利于细菌的生长繁殖,形成细菌生长的生态系统。

有时细菌顺留置导尿管逆行向上抵达膀胱,而膀胱内又出现膀胱输尿管反流现象,那么细菌则沿着输尿管侵入肾盂,引起肾脏感染。临床上较为多见的是引起肾盂肾炎,其主要病变部位在肾髓质,此部位为高渗透压,细菌在高渗状态、抗体和抗菌药物共同作用下发生变异,形成细菌L型。细菌L型可在肾髓质高渗状态下长期生存,一旦环境有利,便可重新返回为普通型而致病。

## 三、危险因素

1. **基础疾病与尿路感染的关系** 基础疾病和机械性操作后引起的损伤是尿路感染的易感因素。当细菌致病力较强且存在易感因素时,机体和病原菌的正常平衡状态被破坏,易引起尿路感染。糖尿病为慢性消耗性疾病,因本身存在机体免疫功能减退,尿路感染极易发生。此外,先天性泌尿系统疾病、机体抵抗力低下(如慢性肝病、慢性肾病、恶性肿瘤、先天性免疫缺陷或者长期应用免疫抑制剂等)患者亦易引发尿路感染。

2. **性别、年龄与尿路感染的关系** 女性比男性的尿路感染发生率高,这可能由于女性尿道短,且与肛门的距离近,容易感染细菌,特别是肠道正常定植的大肠埃希菌。年龄越大尿路感染发生的比率越高,这与尿道黏膜防御机制的减弱有关。老年男性尿路感染发生率常因合并前列腺肥大等易感因素增加;老年女性则与卵巢功能减退、阴道乳杆菌属减少、雌激素水平降低等有关。

3. **留置导尿管及留置时间与尿路感染的关系** 留置导尿的时间越长,尿路感染的发生率越高,随着留置时间的延长,导尿管相关尿路感染的发生平均每天以3%～10%的速率增长,且容易导致持续性菌尿,并有发生严重肾盂肾炎和革兰氏阴性菌败血症的危险,从而增加患者痛苦,甚至导致病死率的增加(25%～60%)。所以在必须留置尿管时,应加强护理、严格无菌操作,在病情允许的情况下尽早拔管。留置尿管期间密切观察尿液的性状,一旦发现浑浊,要及时换管或拔管,并行尿液细菌学培养及药敏试验等。

## 四、临床表现

医院获得性尿路感染在临床上以轻症患者为主,大部分患者无明显临床症状,导尿管拔除后可自愈,只有少部分患者发生尿路感染后可持续合并前列腺炎、膀胱炎、肾盂肾炎等,极少数患者可并发菌血症,甚至败血症而死亡。本病临床上表现为三种形式。

1. 无症状性菌尿　通常是指患者主观上无尿路感染症状,但尿培养细菌数在 $10^5$ CFU/ml 以上,称为无症状性菌尿。在医院尿路感染的患者中,65%~75% 属无症状性菌尿。

2. 症状性菌尿　患者存在尿路感染的临床症状,大多数症状性菌尿患者表现为尿频,排尿次数明显增多,尿急和尿痛等膀胱、尿路刺激症状。一部分患者可出现排尿困难和终末血尿等。还有小部分患者除了局部排尿异常外,亦可表现为发热、全身乏力和腰痛。如感染累及上尿路,查体时可有肋脊角的压痛,膀胱感染耻骨上触痛。

3. 菌血症　尿路感染细菌入侵循环系统,便出现菌血症或败血症,出现全身感染症状。临床表现为寒战、高热、恶心、腹泻或虚脱。病情严重者可出现败血症,甚至中毒性休克。导尿管相关尿路感染发展为菌血症的比例虽然不高,但是由于医院中有尿路操作的患者多,因此医院血源性感染的原发灶有相当比例是尿路感染。医院尿路感染一旦并发菌血症,往往病情发展迅速,甚至危及生命。

## 五、诊断

1. 临床诊断　患者出现尿频、尿急、尿痛等尿路刺激症状,或有下腹触痛、肾区叩痛,伴或不伴发热,并具有下列情况之一:①尿检白细胞,男性 ≥5 个/高倍视野,女性 ≥10 个/高倍视野,插导尿管患者应结合尿培养;②临床已诊断为尿路感染,或抗菌药物治疗有效而认定的尿路感染。

2. 病原学诊断　临床诊断基础上,符合下述三条之一即可作出病原学诊断:①清洁中段尿或导尿留取尿液(非留置导尿)培养革兰氏阳性球菌菌数 ≥ $10^4$ CFU/ml、革兰氏阴性杆菌菌数 ≥ $10^5$ CFU/ml;②耻骨联合上膀胱穿刺留取尿液培养细菌菌数 ≥ $10^3$ CFU/ml;③新鲜尿液标本经离心,应用相差显微镜检查(×400),在 30 个视野中有半数视野见到细菌。

无症状性菌尿的诊断不需临床诊断基础,仅通过病原学证据即可诊断:患者虽然无症状,但在近期有尿路内镜检查或留置导尿史,尿液培养革兰氏阳性球菌浓度 ≥ $10^4$ CFU/ml 或革兰氏阴性杆菌浓度 ≥ $10^5$ CFU/ml,应视为尿路感染。

## 六、治疗

院内获得性尿路感染治疗的原则是:根据药敏用药,合理选用抗菌药物,疗程合理。首先,明确感染病原菌,根据细菌培养和药敏试验结果针对性用药。对于暂无培养结果者,可参照尿沉渣镜检革兰氏染色的推测结果,同时结合临床相关细菌耐药谱选择抗菌药物。其次,判断尿路感染是上或下尿路感染,注意两者在治疗上的区别。最后,抗菌药物的剂量和疗程要合理,尿路感染的治疗目的是要达到尿液中无菌,一般尿液中浓度要比血液浓度高数百倍才能达到治疗的目的。因此抗菌药物应用足够剂量至症状消失,尿细菌培养转阴后 2 周方可停药。

## 七、预防

1. 手卫生　国外曾报道 20%~30% 的医院感染是通过医务人员的手传播的。手卫生是最简单、最经济、最有效的预防医院感染的措施。医护人员手的带菌状况与医院感染有着密切关系,是病原体的直接传播媒介,所以在进行诊疗、护理活动前后均应严格清洗手部皮肤或手消毒。加强手卫生知识的培训,在换药车、治疗车、病室走廊等处配备速干手消毒剂方便取用,同时提高医护人员的手卫生依从性尤为重要。

2. 落实正确、规范的操作　无菌技术操作是医院感染预防的重要环节。在进行导尿术时,应严格遵守无菌技术操作规程,避免由不当操作引起的感染。

(1) 插管前:根据年龄、性别、尿道情况选择合适的导尿管口径、类型。成年男性宜选 16F,成年女性宜选 14F。

(2) 插管时:掌握男性和女性患者的会阴消毒方法与顺序,充分消毒尿道口,防止污染。男性:先洗净包皮及冠状沟,然后自尿道口、龟头向外旋转擦拭消毒。女性:先按照由上而下、由内向外的原则清洗外阴,然后清洗并消毒尿道口、前庭、两侧大小阴唇,最后会阴、肛门。正确铺无菌巾,避免污染尿道口,保持最大无菌屏障。掌握不同患者、不同情况下的插管技巧,插管动作要轻柔,避免尿道黏膜损伤。

(3) 插管后:①悬垂集尿袋,不应高于膀胱水平,保持密闭、通畅,并及时使用个人专用容器清空袋中尿液;②疑似导尿管阻塞应更换导尿管,不得冲洗;③导尿管不慎脱落或密闭性被破坏时,应更换导尿管;④保持尿道口清洁,日常清洗即可,大便失禁的患者清洁后应消毒。

3. 避免不必要的留置导尿管 长时间使用导尿管是导尿管相关尿路感染最重要的危险因素。留置导尿管引起菌尿的每天危险性为 3%～10%，30 天后为 100%。因此应严格掌握留置导尿管的适应证，避免不必要的留置导尿。留置导尿管不应作为尿失禁的常规处理措施，除非尿失禁的其他处理措施无效，而且患者要求留置导尿管。医务人员应每天评估患者留置导尿的必要性，评估患者有无感染征兆。

4. 保持导尿系统的密闭 使用预先连接的泌尿导尿系统（导尿管预先连接于封闭的尿袋）。尽量避免分离尿管与集尿袋的接口及频繁采取尿标本等操作。始终保持尿袋和连接管低于膀胱平面。放尿或更换尿袋时，应消毒接口处并严格执行无菌操作技术。避免每天更换集尿袋，以免破坏其密闭性，使细菌从导尿管的末端处侵入，增加感染机会。

5. 插管时运用润滑剂 使用含有 0.5% 有效碘的聚维酮碘擦拭或润滑尿道，可在尿道口形成具有一定浓度的碘环境，能有效降低尿道口的细菌数量，防止细菌通过尿道口经尿管腔外进入膀胱，引起尿路的逆行感染。

6. 保持会阴部皮肤的清洁、干燥 每天采取常规卫生措施清洁会阴及尿道口，避免常规使用抗菌药物或消毒剂进行膀胱冲洗或灌注，膀胱冲洗不当，细菌可随冲洗液进入膀胱，还可使膀胱黏膜受损而加重尿路感染。

7. 合理使用抗菌药物 抗菌药物的长时间应用或选用不合理可发生菌群失调或二重感染，容易出现尿路感染。

（汤灵玲 王 芳）

## 第六节 经医疗操作传播的肝炎

病毒性肝炎是由多种肝炎病毒引起的，在全世界范围内均有发生并且严重影响人类健康的，以肝脏损害为主的传染性疾病。目前公认有五种能引起急、慢性肝炎的病毒，分别为甲型、乙型、丙型、丁型和戊型肝炎病毒。其中乙型、丙型、丁型主要经血液、体液等胃肠外途径传播，而甲型、戊型主要经粪-口途径和水源性传播。在医院内经医疗操作传播的肝炎主要为乙型病毒性肝炎和丙型病毒性肝炎。

### 一、乙型病毒性肝炎

乙型病毒性肝炎（以下简称乙肝）是一种广为流传的常见传染病，全世界大约有 20 亿人曾受病毒感染，其中 3.5 亿人为慢性乙型肝炎病毒（HBV）携带者，约有 75% 的患者生活在亚洲。中国是乙肝高发国家，发病形势严峻，防治任务艰巨。

乙肝的流行病学详见第二十二章第三十二节。

预防乙肝在医院的传播，应根据传染病的流行环节，采取综合防控措施。具体如下：

1. 控制传染源 将急性传染期的乙肝患者收治在综合医院的感染性疾病科或传染病医院进行隔离治疗，住院期间患者限制活动区域，避免与其他患者直接接触。

慢性乙肝患者或病毒携带者，应定期到医院的肝炎门诊检查病毒复制指标，对病毒复制活跃的患者，应给予合理的抗病毒治疗。

对职工定期进行健康体检，限制 HBV 感染者从事食品制作、饮食服务和医院婴儿室的工作，防止感染向其他职工和患者传播。

2. 切断传播途径 加强患者输血前严格操作规程和查对制度，防止疾病经血途径的传播。对因急用而临时采集的血液进行 HBV 检测，对临床用血 HBV 检测结果进行核查；对未经 HBV 检测、核查或者 HBV 检测阳性的血液，不得采集或者使用。

对第一次透析的患者或者由其他医疗机构转入的患者应在治疗前进行 HBV 感染的相关检查，乙型肝炎表面抗原（HBsAg）阳性患者应进一步进行 HBV-DNA 及肝功能指标的监测。

加强器官移植的管理，防止 HBV 经器官移植的传播。采集或者使用人体组织、器官、细胞、骨髓等的，应当进行 HBV 检测；未经 HBV 检测或者 HBV 检测阳性的，不得采集或者使用。

被患者血液、体液污染的医疗器械和用品，必须严格进行消毒和灭菌，重复使用的医疗用品实行一人一用一消毒，防止患者间的交叉感染。

对 HBV 感染的孕妇，应采取主动或被动免疫措施，降低母婴的传播。

医务人员应根据医疗操作时的职业暴露风险，采取适宜的防护措施。

医务人员诊疗护理工作中，发生锐器伤后应立即用肥皂和水进行冲洗，可用消毒液进行消毒并包扎伤口。禁止挤压或吮吸伤口局部。发生黏膜暴露后应用清水反复冲洗被污染的口腔、鼻黏膜或污染的皮肤；用干净的清水、生理盐水或无菌液冲洗被污染的眼睛。发生职业暴露后，应对被暴露者的免疫状态和感染的风险进行评估，如果被刺伤者既往接种过疫苗,近1年内抗-HBs抗体>10mIU/ml时,不需做进一步处理。对于未接种过疫苗或抗-HBs抗体<10mIU/ml时,应预防性注射乙肝高效价免疫球蛋白和乙肝疫苗的全疗程。乙肝高效价免疫球蛋白应在暴露后尽早使用,最好在48小时内,最迟不超过1周。接种疫苗后,应在最后一剂疫苗接种1~2个月后进行病毒抗体追踪检测,以确定是否有了合适的血清学反应。

3. 保护易感人群 在医院门、急诊广泛宣传HBV的预防知识,增强大家对疾病的自我防护意识。

医疗机构按照国家卫生健康委员会规定,为医务人员免费接种乙肝疫苗,并提供工作中必要的防护用品。

## 二、丙型病毒性肝炎

丙型病毒性肝炎是主要的经血液传播疾病之一。

丙型病毒性肝炎的流行病学详见第二十二章第三十二节。

防控原则:控制传染源,急性期患者应及时入住传染病医院对其实施隔离治疗,慢性期患者应定期到医院感染性疾病科进行复诊,对病毒复制活跃者,应及时给予抗病毒治疗。

1. 切断传播途径 广泛进行宣传教育,丙型肝炎病毒(HCV)感染者或病毒携带者禁止献血。

规范各类操作规程,坚持各种医疗和注射实行一人一针一管,严格可重复使用医疗器械的消毒和灭菌,加强血制品管理,防止HCV经注射、手术、血液透析、输血和器官移植等导致的传播。

HCV感染的孕妇,在围生期应采取有效措施,降低母婴传播。

关注安全、合理用血。HCV在医疗机构中的传播主要为血源性传播,应保障血制品的安全。

医务人员职业暴露的预防:①在进行各项诊疗工作中,严格遵守标准预防的原则,采取适当的防护措施,防止职业暴露发生;②消除危害,减少不必要的锐器使用;③安全器具使用的推广,医务人员暴露后应急处理。

2. 保护易感人群 医务人员在为患者治疗过程中,应严格掌握输血适应证,避免经输血感染HCV的危险。

目前对HCV没有特异性免疫预防措施。

(汤灵玲 冯海婷)

输血是临床治疗的重要组成部分,是医治、抢救患者生命的一种不可替代的临床治疗手段,是提高血液的携氧能力、改善出凝血功能异常、保障生命安全的有力措施。由于经血液途径传播的病原体存在"窗口期"及已有检测方法存在漏检现象,因而输血必然存在传播一些相关感染病的风险。输血传播的感染病主要是指输入含有病原体(病毒、细菌、寄生虫等)的血液或血液制品而引起的疾病,常见的有获得性免疫缺陷综合征、乙型肝炎、丙型肝炎、梅毒、疟疾等。

## 一、常见的输血传播感染病

### (一)获得性免疫缺陷综合征

人类免疫缺陷病毒(HIV)通过输注血液或血液制品进入人体后感染,攻击CD4+T淋巴细胞,破坏机体免疫系统,然后使其瘫痪,从而导致严重的机会性感染和肿瘤的形成。获得性免疫缺陷综合征(AIDS)又称艾滋病,自1981年在美国首例报道以来,AIDS在全球迅速蔓延。在美国,输血后感染AIDS的危险接近1/66万~1/45万;全世界有5%~10%的HIV感染者是经输血传播的。由于HIV的变异极其迅速,难以生产特异性疫苗,至今尚无有效的治疗方法,加上目前的ELISA等检测方法很难对所有的HIV亚型抗体进行检测,因此,HIV成为影响安全输血的重要因素之一。

### (二)乙型肝炎

我国乙型肝炎病毒(HBV)感染率为60%~70%,乙型肝炎表面抗原(HBsAg)携带率约占总人口的7.18%,输血后感染HBV的受血者多以无症状隐性感染为主,少数可表现为急性肝炎、慢性肝炎或急性重型肝炎(又称暴发性肝炎)。HBsAg是体内存在HBV感染最重要的标志物,检测HBsAg是我国献血员筛查的常规项目之一,可以大大降低输血后乙型肝炎的发生率,但HBV感染的"窗口期"较长,平均潜伏期为120天。近年来随着检测技术的不断发展,HBsAg检测敏感性也在不断提高,但仍存在输血感染HBV的风险。受血者的免疫状态与感染率也存在相关性,免疫缺陷的老年患者、正在接受免疫抑制治疗者及化疗的癌症患者,即使血液中病毒含量极少且患者体内存在抗-HBs,仍然容易发生HBV

感染。

### （三）丙型肝炎

丙型肝炎病毒（HCV）主要经血液传播，在输血感染的病毒性肝炎中以丙型肝炎感染为主，约占输血引起的病毒性肝炎的90%。据世界卫生组织统计，全球HCV的感染率约为3%，估计约1.8亿人感染了HCV，每年新发丙型肝炎病例约3.5万例。输血后丙型肝炎的临床表现与乙型肝炎相似，但症状更轻，更易转为慢性，并发展成肝纤维化、肝硬化、终末期肝病和肝细胞癌。抗体阳性的血液具有传染性，因此，抗-HCV已作为我国献血员筛查的常规检测项目之一。对献血员进行抗-HCV筛查，可排除85%具有HCV传染性的献血员。由于抗-HCV出现较晚、检测试剂的局限性及少数感染者不产生抗-HCV等因素，仍然存在抗-HCV漏检的可能性。

### （四）梅毒

梅毒是由苍白密螺旋体（又称梅毒螺旋体，TP）引起的慢性传染病，梅毒病程较长，尤其是处于潜伏期的梅毒患者，体内虽感染有病原体但可以无临床表现，此类患者参加献血，为不合格血液，临床上需输血治疗的患者一旦输入了由梅毒患者提供的血液或血液制品，就有可能使受血者感染梅毒。TP在体外的生存能力低，4℃下可生存48~72小时，40℃失去传染性，100℃立即死亡。输注采集保存3天以上的血液，可以减少感染梅毒的机会。

### （五）疟疾

典型疟疾的发作表现为寒战、高热和出汗退热三个连续阶段，该病的病原体疟原虫是可经输血传播的寄生虫，血中带有红细胞内期疟原虫的献血者可通过供血传播疟疾。作为常规的检测手段，血涂片只有当疟原虫的浓度达到300~500个/μl时才能检出，而低至10个/μl的感染血液就可以传播疟疾，因此，需要结合分子生物学和免疫学的手段提高检测水平。输注红细胞是引起输血相关性疟疾的主要原因，疟原虫在保存的血液中14天就会失去传染性，因此，患者输注保存≥14天的血液一般不会患输血后疟疾。

### （六）人巨细胞病毒感染

人巨细胞病毒（HCMV）的感染率在我国人群中>90%，通常呈隐性感染，多数感染者无临床症状，发病较少。HCMV感染途径为输血、器官移植、性接触、哺乳和经胎盘传播，其中以输血途径传播最为常见，如果将带有HCMV的血液输注给孕妇、早产儿、造血干细胞移植者，肾、心、肺、肝等器官移植者，AIDS患者等免疫功能抑制或缺陷的受血者，可引起输血后HCMV感染，孕妇感染可致胎儿畸形、脑积水等先天缺陷，以及神经系统损害而致耳聋等后遗症，严重者甚至可危及生命。HCMV经输血感染主要与献血者的白细胞有关，因此对免疫力低下受血者应尽量输注辐照红细胞或去除白细胞的红细胞以减少HCMV感染。

### （七）成人T淋巴细胞白血病

成人T淋巴细胞白血病（ATL）是发生于成年人中的一种特殊类型的白血病，由人类嗜T淋巴细胞病毒Ⅰ型（HTLV-Ⅰ）引起，可通过输血传播，但到目前为止，尚未观察到经输血感染HTLV受血者患ATL的病例。HTLV传播率与血液贮存时间有关，其传播率估计为30%~60%。输注保存≥14天的血液可降低该病发病率。

### （八）细小病毒B19感染

细小病毒B19（HPV-B19）感染广泛存在，人群感染率达60%以上，但多为机体免疫反应的结果，而很少表现为慢性持续性感染。HPV-B19可经凝血因子传播，极少情况下经血细胞和血浆传播。该病毒可感染并裂解骨髓内的红系祖细胞，导致潜在慢性溶血性疾病患者突发严重的贫血。细胞免疫缺陷（如AIDS）患者感染该病毒后可表现为慢性的病毒血症，并可引起再生障碍性贫血等严重疾病。

### （九）新型克-雅病

新型克-雅病首先在英国发现，即人脑海绵体病。经疯牛病病牛组织污染的食物传播给人。已在患者或病牛的淋巴组织和血液中发现其病原体朊病毒（prion），是一类不含核酸而仅由蛋白质构成的可自我复制并具有感染性的因子，能引起哺乳动物和人的中枢神经系统退化性病变。现有研究表明将朊病毒阳性血注入健康动物体内可导致感染，且在患者的淋巴组织、血管内膜及某些血液成分中均可检出朊病毒。

### （十）弓形虫病

弓形虫病是人兽共患寄生虫病，由于其病原体的滋养体似弓形，故而得名。弓形虫一般通过皮肤黏膜和胃肠道使人感染，受血者输注含有弓形虫的血液可引起感染。多数感染者无症状，呈隐性感染状态，少数感染者有全身或局部临床表现，如发热、头痛、肌痛、淋巴结肿大等。

### （十一）输血传播的病毒

输血传播的病毒（TTV）由日本学者首先发现，经血液传播，对输血安全的影响尚不明确，有待将来对该病有了进一步认识后重新命名。

### （十二）其他输血传播疾病

目前，尚有其他一些可能通过输血传播的疾病和感染，如 EB 病毒感染、克氏锥虫病、西尼罗病毒病、登革病毒病、巴贝虫病、埃博拉病毒病、莱姆病等。此外，尚有许多微生物感染的疾病迄今没有被认识。因此，应高度重视输血可能传播疾病的危险性，采取有效对策积极预防和控制输血传播疾病的发生，以保护患者的健康。

## 二、预防输血传播感染

随着输血医学的不断发展，输血传播感染病的风险已愈来愈被大家所认识，因此针对输血传播传染病的隐患，需采取积极有效的预防控制措施。预防输血传播感染的关键在于：

1. 严格筛选献血者　必须大力推行无偿献血，严格按标准筛选献血员。

2. 对供血者血液进行检测　采用核酸检测对供血者的血液进行 HBV、HCV、HIV 病毒筛查，采用血清学检测对供血者的血液进行 TP 抗体检测，降低输血传播感染病的风险。

3. 加强对血液制品的病毒灭活　经过检测的血液仍存在因敏感性、"窗口期"等原因及用现今医学检测手段未能检出的病毒及病原体，因此，对含有血浆的血液成分进行全面的病毒灭活可提高血液制品的安全性。

4. 对受血者输血前进行检测　受血者输血前进行传染病相关指标检查，这样不仅可以发现潜在的传染源，也可以了解患者输血前感染情况。

5. 严格执行采血和血液制品制备的无菌技术操作规程　采血、血液成分制备和血浆蛋白分离过程复杂，发生细菌和病毒污染的机会很多，一定要严格按照操作技术规程进行操作，严格执行无菌操作技术。

6. 科学合理用血，大力提倡成分输血和自身输血　输血可能发生输血反应与输血传播感染病，因此在考虑输血时，应权衡利弊，严格掌握输血适应证，选择合适的血液成分，积极开展自体输血。

（郑树森　谢　珏）

## 第八节　医疗机构中的人类免疫缺陷病毒传播

医疗机构中人类免疫缺陷病毒（human immunodeficiency virus，HIV）的传播主要发生于医院工作人员，包括医生、护士、医技人员及工人。这些医务人员在从事艾滋病防治工作及有关工作中，意外地被 HIV 感染者或艾滋病患者的血液、体液污染了破损的皮肤或非胃肠道黏膜，或被含有 HIV 的血液、体液污染了的针头及其他锐器刺破皮肤，从而导致可能被 HIV 感染，也就是所谓的 HIV 职业暴露。这也是医疗机构内 HIV 传播的主要途径。

## 一、HIV 传播的主要途径

### （一）传染源

1. 直接传染源　主要包括 HIV 感染者或艾滋病患者的血液、含血体液、精液、阴道分泌物，被 HIV 的血液或体液污染的医疗器械或废弃物，以及 HIV 相关的实验室样本、器官、生物制品等。

2. 潜在传染源　由于艾滋病有很长的潜伏期，无法根据 HIV 感染者的外表来识别，但却具有传染性；处于急性感染期的患者，窗口期有 1~6 个月，在此期间 HIV 抗体无法检测出，但同样具有传染性。此外，由于艾滋病缺乏特异的临床表现，患者常到各科（内科、皮肤科、神经科、口腔科等）就医，就诊时不易及时作出正确诊断，因此，医务人员在临床工作中面临更多的潜在传染源。

### （二）高危人群

由于院内工作人员是与 HIV 感染患者接触最密切的群体，属于高危人群，其中艾滋病专科、外科、妇产科、口腔科的医生，护理 HIV 感染者和艾滋病患者的工作人员，实验室、血库、血液透析病室的工作人员和尸检人员，负责处理艾滋病病房医疗垃圾的工人，都属于医疗机构内 HIV 传播的高危人群。

### （三）HIV 职业暴露暴露源危险度分级

暴露源危险度分级详见图 30-8-1。

### （四）职业暴露的危险性

发生 HIV 职业暴露后，虽然存在一定的感染风险，但事实上感染概率非常低。职业传播的风险率仅为 0.09%~0.3%，中欧地区一项研究曾对 789

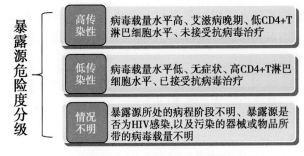

图 30-8-1　暴露源危险度分级

名发生职业暴露的医护人员进行跟踪,其中 60% 接受了抗病毒预防治疗,结果显示无一人发生 HIV 感染。

针对医疗机构内常见的职业暴露形式而言,风险评估如下:

1. 当完整的皮肤或黏膜暴露于 HIV 感染的血液后,HIV 的感染概率约为 1‰甚至更低。

2. 当刺伤的皮肤暴露于 HIV 感染的血液后,感染比例估计为 $1:400\sim1:300$。

3. 当发生深度损伤、感染者的血管接触器械或器械上可见血,感染概率增大。

4. 若 HIV 传染源患者 2 个月内因艾滋病死亡,接触者感染的概率增加。

5. 暴露后 HIV 感染的概率跟接触者的免疫功能有关。

6. 暴露后 HIV 感染的概率也跟接触的血量及传染源患者的病毒载量有关。

7. 如果暴露后的急救处理措施得当,感染概率明显降低。

发生针刺伤后 HIV 感染的概率还与针头特征、刺入深度、针头上有无可见血液及血量的多少有关。空心针较实心针感染的概率大,且刺伤深度、针头上的血量与感染的概率成正比。

### (五) 职业暴露的原因

随着艾滋病患者人数的增加,医疗机构内职业暴露的发生率上升。分析各个事件的原因,多数是因为医务人员自我保护意识欠缺,他们对于职业暴露的危险性认识不足,工作中防护措施有所疏忽,甚至抱着侥幸心理不注意必要的防护,有些医务工作者因怕麻烦而长期形成一些不规范的操作习惯,易发生职业暴露。另一方面,很多医务人员缺乏艾滋病相关的知识,缺少对艾滋病诊治的临床经验,这些都大大增加了 HIV 感染的危险性。

## 二、医疗机构中 HIV 传播的防护

### (一) 普遍性防护原则

世界卫生组织推荐的普遍性防护原则认为,在为患者提供医疗保健服务时,无论是患者还是医务人员的血液和体液,也不论他(她)是 HIV 抗体阴性还是阳性,都应当作为具有潜在传染性加以防护。普遍性防护原则包括安全处置锐利器具、严格消毒器具、认真洗手、使用防护设施避免直接接触体液及安全处置废弃物五项基本内容。因此医疗机构内的工作人员应以普遍性防护原则为前提,养成正确的操作习惯,最大限度地降低职业暴露的危险。

### (二) 防护措施

1. 制定必要的规章制度及安全操作指南　参考《中华人民共和国传染病防治法》《中华人民共和国传染病防治法实施办法》《全国艾滋病检测工作规范》《消毒技术规范》《医院感染管理规范(试行)》等法律法规,制定实验室、病房及其他医疗场所的规章制度和安全操作指南,并严格监督执行,同时定期或不定期检查相关制度的落实情况,及时发现问题并予以纠正。

2. 成立 HIV 相关的组织和管理部门　主要负责预防和处理 HIV 相关的职业暴露工作,具体内容如下:

(1) 定期评估医院环境及院内工作人员的个人防护安全。对于易发生职业暴露的部门,定期评估其设备的安全性能以及工作人员的操作是否安全。

(2) 定期进行 HIV 职业防护培训,除一些基本知识、职业暴露后的处理方法等培训外,针对不同人员培训侧重点也应不同,如针对护理人员着重加强日常侵入性治疗及护理操作(如注射、抽血等)的防护培训,针对实验室医技人员重点加强标本运送、处理相关的培训,针对工人重点加强正确处理医疗废弃物的培训。

(3) 定期针对高危人群定期进行 HIV 的抗体检测。

(4) 详细记录每一次职业暴露的情况,并定期进行跟踪随访。

(5) 对已发生职业暴露的院内工作人员提供 HIV 相关的咨询工作,包括 HIV 相关知识咨询及心理辅导。

(6) 制定完善的 HIV 职业暴露上报流程,建立

规范的报告系统(详见"HIV职业暴露后的处理")

处理暴露部位,如需服用阻断药,越早越好,紧急处理后当事人需按正规流程上报相关信息,知情者需对当事人信息严格保密,不得向其他人透露当事人情况。

### 三、HIV职业暴露后的处理

#### (一)处理原则

一旦发生职业暴露,应遵循及时处理、报告、保密、知情同意四项原则。及时处理是指尽可能快地

#### (二)处理流程

具体内容详见图30-8-2。

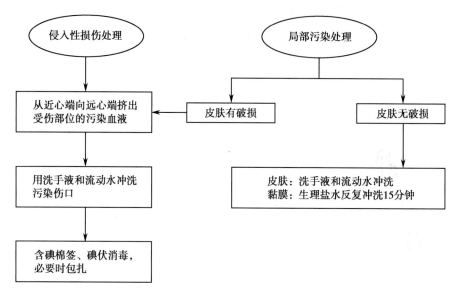

**图30-8-2　HIV职业暴露后紧急处理流程**

#### (三)局部处理

若皮肤黏膜表面接触血液或体液时,立即用肥皂液、流动清水或生理盐水冲洗伤口。

若血液或体液飞溅入眼睛等部位,立即用自来水或生理盐水长时间进行彻底冲洗。

若皮肤黏膜被刺伤、割伤或咬伤后出血,立即由近心端向远心端尽可能多地挤出血液,注意动作要轻柔,然后用肥皂液、大量流动清水或生理盐水彻底冲洗,之后再用0.5%聚维酮碘或75%乙醇消毒创面并行妥善包扎。

#### (四)预防用药

1. 用药前评估　以往HIV职业暴露是否需要预防用药是根据暴露源来评估的,最新的2014年WHO指南对此作了改进,指南推荐,发生职业暴露后需要对暴露源情况作合适的评估,除了评估暴露源自身的情况外,还需考虑事件发生地的HIV流行情况以及当地HIV传播的主要方式,如果处于HIV普遍流行的地区或HIV感染的高风险地区,推荐直接预防用药。

2. 推荐采取药物预防的情况　包括伤口接触各种含HIV的体液,包括血液、含血唾液、母乳、生殖器分泌物、脑脊液、羊水、腹水、关节腔积液、心包积

液及胸腔积液。黏膜接触如上述体液飞溅至眼睛、鼻子、口腔或性接触暴露,注射用药时发生暴露,也需要预防用药。

3. 不需要采取药物预防的情况　暴露人员HIV抗体阳性。暴露源个体HIV抗体阴性。接触一些无明显风险的体液如眼泪、不含血的唾液、尿液和汗液。指南建议,若不需预防用药,需告知暴露人员感染HIV的风险极小,不需检测HIV抗体,如果当事人了解情况后仍要求检测需尊重本人意愿。

4. 推荐用药种数　中国艾滋病诊疗指南(2018版)提出,对HIV职业暴露用药均推荐3联用药。

5. 成人或青少年推荐用药方案　首选TDF(替诺福韦)/FTC(恩曲他滨)+RAL(拉替拉韦)或DTG(多替拉韦)等INSTI;若INSTI无法获取,备选使用PI如LPV/r(洛匹那韦+利托那韦)和DRV/r(达芦那韦+利托那韦);对合并肾脏功能下降者,推荐使用AZT(齐多夫定)/3TC(拉米夫定)替代TDF/FTC。连续用药28天,无特殊情况禁忌中途停药。

6. 依从性支持　指南强烈建议加强暴露人员

的依从性教育,服药依从性的好坏将直接影响用药疗效。初始医生开具处方时应着重强调随访的重要性,并且在提供咨询时注意不需一次性给予所有信息,可以先提供重要相关信息,否则会影响暴露人员后期随访的依从性。

7. 药物副作用

(1) TDF(替诺福韦):主要副作用有肾功能不全,胃肠道反应如腹泻、恶心、呕吐、胃胀,头痛、衰弱,乳酸酸中毒合并肝脏脂肪变,最后一个副作用虽然很少发生,但有可能危及生命。

(2) AZT(齐多夫定):主要副作用有贫血、中性粒细胞减少等骨髓抑制,胃肠道反应,磷酸肌酸激酶和肝功能异常,乳酸酸中毒合并肝脏脂肪变。

(3) 3TC(拉米夫定):副作用较小,乳酸酸中毒合并脂肪变性在使用 NRTI 类药物时虽然很少发生,但有可能危及生命。

(4) FTC(恩曲他滨):可能引起头痛、失眠,腹泻、恶心、皮疹,皮肤褪色(非高加索患者手掌、足底出现色素沉着),中性粒细胞减少症,乳酸酸中毒,严重肝大合并肝脂肪变性。

(5) LPV/r(洛匹那韦+利托那韦):主要为胃肠不耐受、恶心、呕吐、腹泻,衰弱,高脂血症(尤其甘油三酯),血清转氨酶升高,脂肪异常分布,对血友病患者有可能增加出血频率。

(6) DRV(达芦那韦):可能的副作用有腹泻、恶心、呕吐、腹痛,头痛,皮疹,肝毒性或高血糖症。

(7) DTG(多替拉韦):可引起精神神经症状如头痛、失眠、抑郁等,胃肠道症状如恶心、呕吐、腹泻等,全身症状如疲乏、皮疹等,偶见的肝脏和肾脏损害。

(8) RAL(拉替拉韦):可引起恶心、头痛,腹泻、乏力,瘙痒,便秘或出汗。

8. 最佳时机 为了更好地消灭活 HIV 和降低体内病毒的复制,发生职业暴露后尽早(最好 2h 内)用药,最好在 24h 内,若超过 72h 不建议用药。

9. 用药疗效 暴露后使用预防药物能显著降低感染 HIV 的风险,由于仍然存在阻断失败的风险,因此在医院内工作应尽可能避免职业暴露的发生。

## 四、特殊人群用药

院内工作人员中有部分为孕妇或近期计划妊娠

的育龄妇女,推荐使用 2 个 NRTI+1 个 INSTI 的三联方案作为暴露后预防用药。

**(一)上报流程**

详见图 30-8-3。

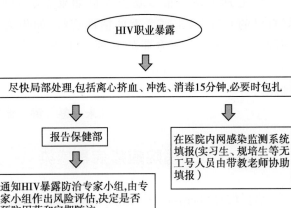

图 30-8-3 HIV 职业暴露上报流程

**(二)随访**

1. HIV 抗体检测 被暴露人员分别于暴露时、暴露后的 1 个月、2 个月、3 个月和 6 个月抽血检测 HIV 抗体。首次检测作为留底,排除自身 HIV 感染,之后的检测目的在于明确是否感染。3 个月时如检测结果为阴性,提示感染的可能性非常低,6 个月的检测若仍为阴性,则可排除 HIV 感染。一般情况下不推荐检测 HIV-RNA 及 HIV P24 抗原,如由于特殊原因产生抗体延迟或合并有 HCV 感染,可采用辅助检测并延长检测随访期。

2. 全身情况监测 对于未服药的人员应定期观察其身体状况,观察有无发生急性感染的征象,以便进一步估计感染的可能性。对于已用药患者应定期检测药物副作用,并观察患者对药物的耐受性,以便给予及时的处理。

3. 提供咨询 针对不同的个体需提供不同的咨询,也就是体现个体化,因为每个人所关心的侧重点都会有所不同。提供咨询的工作人员要注意自己的态度以及说话的方式,同时提供一个一对一的独立环境,如此可以放松暴露人员的心情。提供咨询的目的在于正确引导,减少暴露人员的紧张情绪。

4. 心理干预 很多暴露人员如果无法调整好自己的心态,易出现严重的精神症状,如焦虑、烦躁等,这时候需要专业的心理医生进行疏导,通过家人和朋友的陪伴,慢慢走出阴影,缓解心理压力。

（朱 彪 黄 莺）

## 第九节 医院疱疹病毒感染

疱疹病毒(herpes virus)是一群有包膜的 DNA 病毒,具有相似的生物学特征,归类于疱疹病毒科(Herpesviridae)。现已发现 100 多种疱疹病毒,分为 α、β、γ 三个亚科,可感染人和多种动物,与人感染相关的疱疹病毒称为人疱疹病毒(human herpes virus),目前有 8 种。α 疱疹病毒亚科有单纯疱疹病毒 Ⅰ 型和 Ⅱ 型、水痘带状疱疹病毒,均能感染上皮细胞,潜伏于神经细胞。β 疱疹病毒亚科有人巨细胞病毒、人疱疹病毒 6 型和 7 型,可感染或潜伏在多种组织中。γ 疱疹病毒亚科有 EB 病毒和人疱疹病毒 8 型,主要感染和潜伏在淋巴细胞。

疱疹病毒感染人体后能够引起蔓延性皮疹的病毒,病毒感染细胞后,可表现为溶细胞性感染,潜伏感染或细胞永生化(如 EB 病毒)。建立潜伏感染后可持续存在于宿主体内,在免疫力低下如器官移植、艾滋病、肿瘤、长期服用免疫抑制剂和糖皮质激素等时可激活;有些疱疹病毒可引起先天性感染,如巨细胞病毒和单纯疱疹病毒可通胎盘感染胎儿,导致先天畸形;而有些疱疹病毒感染与肿瘤相关,如 EB 病毒与鼻咽癌、卡波西肉瘤相关疱疹病毒(KSHV)与卡波西肉瘤等。大部分人在 50 岁之前会接触所有的人类疱疹病毒,感染大多是潜伏的,院内感染相对不常见的。疱疹病毒一般通过人与人直接接触传播,水痘带状疱疹病毒会发生近距离播散,空气途径扩散与直接接触一样有效,因此水痘带状疱疹病毒最可能发生院内感染。单纯疱疹病毒 Ⅰ 型和 Ⅱ 型感染由于皮疹的疱液中含有大量的病毒,病毒可以通过医护人员的手或患者的直接接触而引起院内感染。另外由于移植、化疗等可产生免疫抑制,许多患者对再激活的疱疹病毒敏感,这些感染大都由巨细胞病毒引起,属于潜伏性院内感染。

## 一、单纯疱疹病毒感染

单纯疱疹病毒(herpes simplex virus,HSV)在人群中分布广泛,感染率高。HSV 具有两种血清型,即 HSV-1 和 HSV-2,两种血清型的传播途径不同,HSV-1 主要通过密切接触感染,而 HSV-2 主要通过密切接触传播或新生儿经母体生殖道感染,从而所致疾病的临床表现不同。HSV 可致多种疾病,如龈口炎、角膜结膜炎、脑炎、生殖道感染和新生儿感染等。HSV 可在神经元细胞建立潜伏感染,所以复发常见。

### （一）流行病学

HSV 感染普遍,在美国,成人 HSV-1 血清型阳性率大约 60%,年龄大于 12 岁人群中 HSV-2 阳性率约 17%。HIV 感染人群中,大约 95% HSV 血清学阳性,其中 70% HSV-2 血清学阳性。大多数 HSV 感染的患者没有临床症状。然而,HSV 在黏膜表面反复激活频繁发生可以导致传播。无症状的 HSV 患者可能传播给敏感的患者,伴嘴唇损伤的 HSV-1 型感染者不会在呼吸道分泌物中传播病毒。大约在 2/3 的患者手部发现 HSV-1 型病毒,这种传播方式可以解释为在烧伤患者和免疫抑制患者中的暴发流行。疱疹性化脓性指端炎最常发生并容易和化脓性甲沟炎混淆,疱疹性化脓性指端炎可以感染有免疫力或无免疫力的人,此外,在医院还可能发生原发性口腔炎或食管炎,如口腔科和牙科医生不注意交叉防护,可以引起原发性疱疹性口腔炎或食管炎的暴发流行。HSV-2 型可能由产妇传染给新生儿,特别应该受到妇产科和新生儿科关注,产妇妊娠时有活动性原发疱疹,40%~60% 的经产道儿有明显 HSV-2 型感染。没有病毒感染的患者或医护人员都可能像免疫抑制患者一样突然发生 HSV-1 型的感染。

### （二）临床表现

初次感染虽多无临床症状,但常转变为潜伏感染。

1. 口咽部疱疹 口咽部疱疹是 HSV-1 感染最常见的临床表现。经典的临床表现包括病变部位感觉减退,随后经历丘疹、水疱、溃疡、结痂阶段。1 周左右病愈。口咽部疱疹在日光或生理性应急等情况下诱发。

2. 生殖器疱疹 生殖器疱疹多系 HSV-2 感染所致,多发生在成人。典型生殖器皮损为感染部位出现斑疹或丘疹,进而形成水疱、脓疹和溃疡,可伴有发热和淋巴结肿大等临床表现,病程约 3 周。生殖器疱疹易复发但症状较轻,甚至无临床表现。此类疾病可通过性接触传播。在免疫缺陷患者中,尤其是 CD4$^+$T 淋巴细胞小于 100 个/ul 的患者或耐阿昔洛韦 HSV 感染的患者可发生范围广、创面深、难以治愈的溃疡。

3. 其他部位感染　HSV 感染可致角膜炎、脑炎、肾炎、肝炎等疾病。播散性 HSV 感染即使在极度免疫功能低下患者中也很少见。HSV 感染所致的视网膜炎表现为急性视网膜坏死,很快导致失明。

### (三) 治疗

口咽部疱疹可以口服抗病毒药物,如泛昔洛韦、伐昔洛韦或者阿昔洛韦,疗程 5～10 天。严重的皮肤黏膜 HSV 损害最好一开始就予阿昔洛韦静脉用药,当皮损开始消退时可以开始转换为口服抗病毒治疗。生殖器疱疹口服抗病毒药,疗程为 10～14 天。

### (四) 预防

预防 HSV 感染的重点是保护 HSV 阴性者避免 HSV 感染。对于感染 HSV-1 型的医护人员首先要区分有无暴露的疱疹损伤,有暴露的损伤或活动性感染的医护人员不应在新生儿、烧伤、免疫缺陷病房工作,直到破损修复或结痂。有疱疹性化脓性指端炎的医护人员在破损修复或结痂前不能照顾患者。早期应用抗病毒药物可以缩短传染的时间。有活动性生殖器疱疹和非暴露的疱疹损伤的医护人员可以与患者接触,但在接触前后都要洗手。预防疱疹性化脓性指端炎的措施包括直接接触口咽分泌物时要戴手套,尤其在吸痰时,在整个步骤中都应常规戴手套。在护理怀疑嘴唇单纯疱疹的患者前应预见性地戴手套。尽管病毒可以在体外短暂存活,但在皮肤和塑料表面病毒衰减迅速。目前没有证据证明通过物体表面如塑料、衣物表面传播病毒的报道。对于已知、怀疑或有潜伏 HSV 感染的产妇都应推荐采取预防策略,包括对产妇和新生儿采取隔离,减少传播 HSV 的危险并对在病房的其他婴儿提供保护措施。已经证明临床怀疑原发性 HSV 感染的产妇在产后可能将病毒传播给婴儿,因此医护人员应采取标准预防程序,在接触潮湿或破损皮肤时应戴手套。由于新生儿感染的危险性高,在某些情况下(如羊膜未破时)可采取剖宫产,以减少新生儿与病损生殖器的接触。

## 二、水痘带状疱疹病毒感染

水痘(varicella,chickenpox)和带状疱疹(herpes zoster)是由同一种病毒即水痘-带状疱疹病毒(varicella-zoster,VZV)感染所引起的、临床表现不同的两种疾病。水痘为原发性感染,多见于儿童。带状疱疹是潜伏于感觉神经节的水痘-带状疱疹病毒再激活后发生的皮肤感染,多见于成人。

### (一) 流行病学

VZV 是最易引起院内传播的疱疹病毒,目前对水痘的院内感染发生过程了解得较清楚,它是引起免疫抑制患者死亡和疾病加重的原因之一。VZV 既可以通过感染破损处直接接触传播,也可由空气途径传播而感染。流行病学证据显示在患者出现皮疹前的 2 天,呼吸道分泌物内可以检出 VZV,因此不是特别复杂的 VZV 感染患者最好不要进入医院,因为他们对敏感的患者和医护人员有较大的威胁。除严重的水痘患者外,正在发展中的水痘,或住院期间暴露于水痘的患者可以考虑先出院。

### (二) 临床表现

水痘为原发性感染,多见于儿童,临床特征是同时出现的全身性丘疹、水疱和结痂。病后可获得持久免疫,二次感染发病者极少见。免疫功能低下者,院内感染 VZV,易出现播散性水痘,皮疹融合形成大疱。原发性水痘肺炎多见于免疫功能缺陷者。重者有咳嗽、咯血、胸痛、呼吸困难、发绀等。严重者可于 24～48 小时内死于急性呼吸衰竭。妊娠期院内感染水痘,可致胎儿畸形、早产或死胎。产前数天内院内感染水痘,可发生新生儿水痘,病情常较严重。在美国,大多数 HIV 阳性成年人的 VZV 血清型阳性,所以原发性水痘在这个人群中不常发生。

带状疱疹是潜伏于感觉神经节的 VZV 再激活后发生的皮肤感染,以身体一侧周围神经出现呈带状分布的、成簇出现的疱疹为特征,多见于成人。免疫功能低下时易发带状疱疹,多表现为重型。还可发生播散性带状疱疹,表现为除皮损外,伴有高热和毒血症,甚至发生带状疱疹肺炎和脑膜脑炎,病死率极高。有 20%～30% 的 HIV 感染患者会发生 1 或 2 次带状疱疹。1 年内再次发生带状疱疹的概率大约 10%。有 10%～15% 的 HIV 血清阳性患者会发生带状疱疹后遗神经痛。

大多数 CD4$^+$T 淋巴细胞小于 200 个/ul 的 HIV 阳性患者,会发生带状疱疹相关并发症,包括播散性水痘。急性视网膜坏死(acute retinal necrosis,ARN)和进展性外层视网膜坏死(progressive outer retinal necrosis,PORN)是由 VZV 引起的坏死性视网膜病突变类型。ARN 可发生于免疫功能低下和免疫功能缺陷的患者,PORN 常发生于 CD4 计数小于 100 个/μl 的 AIDS 患者。

### (三)治疗

患者应隔离至全部疱疹变成结痂为止。早期抗病毒已证明有一定疗效,首选伐昔洛韦 1g,口服,3 次/d 或者泛昔洛韦 500mg,口服,3 次/d,水痘疗程 5~7 天,带状疱疹疗程 7~10 天。病情严重或出现合并症时,首选阿昔洛韦 10~15mg/kg,静脉滴注 1 次/8h,疗程 7~10 天。

### (四)预防

随着新的水痘疫苗的应用,水痘的预防从对被暴露者的消极防御转为对有接触的患者和医生的积极预防。暴露于水痘的无免疫力的患者和水痘患者要单独隔离,同时要避免接触患者的呼吸道分泌物和疱疹液。出疹后疱液内水痘病毒的传染性将在 5 天后消失,患者应予隔离至全部疱疹结痂,其污染物、用具可用煮沸或日晒等方法进行消毒。由于水痘的高度传染性,如果病区内有一个水痘患者,同一病区内的医护人员和患者都应被认为暴露于病毒。

对免疫功能低下、正在使用免疫抑制剂治疗的患者或孕妇等,如有院内感染接触史,可肌内注射丙种球蛋白 0.4~0.6ml/kg,或肌内注射带状疱疹免疫球蛋白 0.1ml/kg,以减轻病情。

## 三、人巨细胞病毒感染

巨细胞病毒(cytomegalovirus,CMV)属于疱疹病毒科,人巨细胞病毒(human cytomegalovirus,HCMV)属 β 疱疹病毒亚科,在人群中感染广泛。能引起泌尿生殖系统,中枢神经系统,肝、肺、血液循环系统等全身各器官组织病变,并且与动脉粥样硬化、冠心病以及潜在的致癌性有一定的关联。目前疫苗没有上市。

### (一)流行病学

患者和不显性感染者可长期或间歇从唾液、泪液、宫颈分泌物、尿液、精液、粪便、血液或乳汁中排出此病毒,多数人在幼年或青年时期获得感染。健康人 HCMV 抗体阳性率为 80%~100%。由 CMV 引起的终末期疾病常发生于晚期免疫功能缺陷者,尤其是 $CD4^+T$ 淋巴细胞数小于 50 个/μl 的 HIV 感染患者,是一些从没接受过高效抗逆转录病毒治疗(ART)治疗或终止 ART 治疗的患者。病毒可通过输血、器官移植、体外循环和心脏手术等传播并发生感染。免疫功能正常的受血者接受污染血制品后有

95%的感染属于亚临床型;而在血液病患者、肿瘤患者、移植受者等免疫功能低下者中则可引起严重感染,甚至危及生命。抗体阳性者的组织器官移植给抗体阴性者可引起 80%受体原发性 CMV 感染。人是 HCMV 的唯一宿主。机体对 HCMV 的易感性取决于年龄、免疫功能、社会经济情况等因素。宫内未成熟胎儿最易感,可导致多种畸形,甚至死亡。当免疫功能低下时,潜伏的病毒会活化而发病。艾滋病患者的 HCMV 感染发病率高。

### (二)临床表现

临床表现因感染途径不同而异。先天性 CMV 感染者有 20%在出生时无任何症状,但也有出生后不久出现昏睡、呼吸困难和惊厥等,并于数天或数周内死亡。其他症状有意识运动障碍、智力迟钝、肝脾大、耳聋和中枢神经系统症状等。围生期感染的婴儿绝大多数没有症状,只有少数在出生后 3 个月发生间歇性发热、肺炎和单核细胞增多症。成人的巨细胞病毒单核细胞增多症比儿童多见,主要表现为发热和疲乏。在发热 1~2 周后,血液中淋巴细胞绝对值增多,且有异型性变化、脾大和淋巴结炎等。因输血所致的巨细胞病毒单核细胞增多症,多发生于输血后 3~4 周,症状与一般的巨细胞病毒单核细胞增多症相同,偶尔可发生间质性肺炎、肝炎、脑膜炎、心肌炎、溶血性贫血及血小板减少症等。肾移植患者在术后 2 个月内几乎都会发生 CMV 感染,50%~60%无症状,40%~50%的患者表现为自限性非特异性综合征。

CMV 感染可累及宿主机体各个器官和系统,若 CMV 损害主要集中于宿主的某一器官或系统,则可相应地称为巨细胞病毒性肝炎、巨细胞病毒性肺炎等,巨细胞病毒性食管炎发生率低,常表现为吞咽痛、恶心,有时可发生中上腹部、胸骨后吞咽痛。结肠炎和食管炎可引起发热。巨细胞病毒性结肠炎在 CMV 合并 HIV 感染的患者中发生率为 5%~10%。最常见的临床表现为体重下降、厌食、腹痛、腹泻、精神萎靡。腹部 CT 可表现为结肠增厚。出血和穿孔是致命的并发症。巨细胞病毒性视网膜炎是临床上最常见的 CMV 终末器官疾病。2/3 患者出现单侧病变,但大多数不接受治疗或免疫无法重建的患者在疾病阶段会出现双侧视网膜病变。发生单侧视网膜炎时患者 $CD4^+T$ 淋巴细胞计数一般小于 50 个/μl。外周视网膜炎多无症状或表现为飞蚊症、盲点、外周视力缺损。中枢视网膜损害常损害黄斑或视神经,从而能引起视力下降或中心视力缺失。巨细胞病毒性神

经系统疾病包括痴呆、脑血管性脑炎、多神经根神经病。痴呆患者常同时伴有昏睡、意识障碍和发热。免疫功能极度低下的患者,如艾滋病患者几乎都有巨细胞病毒感染,有广泛的内脏损害。

### (三) 治疗

更昔洛韦是目前 HCMV 治疗首选药物。对免疫抑制 HCMV 患者的治疗,有效率80%。剂量 5mg/kg,2 次/d,疗程 14~21 天,或更长。膦甲酸钠常用于不能耐受更昔洛韦或更昔洛韦治疗无效的患者。常用初始剂量 60mg/kg,每 8 小时一次,2~3 周后维持剂量 90~120mg/kg。

### (四) 预防

移植患者是重要的 CMV 感染人群,其主要原因是在移植过程中或相关免疫抑制治疗中内源性 CMV 感染被激活,所以也称为"内源性院内感染"。有一小部分患者从移植器官或其血液细胞中获得 CMV 感染,可以通过筛选献血员 CMV 抗体来减少这类危险。除常规预防措施外,洗手是最重要的预防内源性和获得性感染的方法,由于患者向医护人员传播的机会少,因此医护人员不需要常规检测 CMV 抗体。医护人员要正确认识这种疾病的传播方式,不鼓励妊娠的医护人员与怀疑或确定的 CMV 感染患者隔离。许多 HIV 感染患者也会分泌 CMV,妊娠的医护人员仍可以正常照顾这些患者。

## 四、EB 病毒感染

EB 病毒(Epstein-Barr virus,EBV)是 Epstein 和 Barr 于 1964 年首次成功地将非洲儿童伯基特(Burkitt)淋巴瘤细胞通过体外悬浮培养而建株的,并在建株细胞涂片中用电镜观察到疱疹病毒颗粒,认为该病毒是多种恶性肿瘤(如鼻咽癌)的病因之一,它主要感染人类口咽部的上皮细胞和 B 淋巴细胞。在中国南方鼻咽癌患病人群中大多都能检测到 EBV 基因组存在。本病分布广泛,多呈散发性,亦可引起流行。病毒携带者和患者是本病的传染源。经口密切接触为主要传播途径,飞沫传播虽有可能,但不重要。发病以 15~30 岁的年龄组为多,6 岁以下多呈不显性感染。全年均有发病,似以晚秋和初冬为多。一次得病后可获较持久的免疫力。

### (一) 流行病学

全世界各地均有发生,通常呈散发性,一年四季均可发生,以秋末和春初为主。人是 EBV 感染的宿主,病毒主要通过唾液传播。无症状感染多发生在幼儿,90%以上的 3~5 岁幼儿曾感染 EBV,95%以上的成人携带 EBV。

### (二) 临床表现

1. 传染性单核细胞增多症 主要由 EBV 原发感染所致的急性疾病。典型临床三联征为发热、咽峡炎和淋巴结肿大,可合并肝脾大,外周淋巴细胞及异性淋巴细胞增高。病程常呈自限性。少数可出现嗜血综合征等严重并发症。

2. 非洲伯基特淋巴瘤和 EBV 相关性淋巴瘤 伯基特淋巴瘤多见于 5~12 岁儿童。好发部位为颜面、腭部。

3. 鼻咽癌 我国南方及东南亚是鼻咽癌高发区,多发生于 40 岁以上中老年人。

### (三) 预防

可以从感染患者的鼻咽部分离大量的 EBV,但还没有院内患者之间传播的报道,目前认为 EBV 与移植后的感染综合征有关,由于还没有从呼吸道分离 EBV,因此除常规预防措施外没有其他的单独预防手段,95%的传染性单核细胞增多症患者均能恢复,EBV 可通过人与人的直接接触而传播,应用病毒特异性抗原作主动免疫,有可能预防伯基特淋巴瘤和鼻咽癌的发生,这一方法正处于探索阶段。

(朱 彪 孙 佳)

## 参 考 文 献

[1] 国家卫生和计划生育委员会办公厅.基层医疗机构医院感染管理基本要求[S].2013.

[2] 中华人民共和国国务院.病原微生物实验室生物安全管理条例[S].2004.

[3] World Health Organization. Laboratory biosafety manual[R]. Geneva:WHO,2004.

[4] 祁国明.病原微生物实验室生物安全[M].北京:人民卫生出版社,2005.

[5] 徐涛.实验室生物安全[M].北京:高等教育出版社,2010.

[6] 中华人民共和国国家质量监督检验检疫总局,中国国家标准化管理委员会.GB19489-2008 实验室生物安全通用要求[S].2008.

[7] 国家卫生和计划生育委员会.WS/T 442-2014 临床实验室生物安全指南[S].2014.

[8] 中华人民共和国国务院.医疗废物管理条例[S].2003.

[9] 中华人民共和国国务院.国务院令第 380 号医疗废物管理条例[S].2003.

[10] 全国人大常务委员会.《中华人民共和国传染病防治法》.2004.

[11] 全国人大常务委员会.《中华人民共和国固体废物污染

环境防治法》.2005.

［12］中国卫生部.导管相关血流感染预防与控制技术指南（试行）［S］.2010.

［13］中国卫生部.外科手术部位感染预防与控制技术指南（试行）［S］.2010.

［14］Anderson DJ,Podgorny K,Berríos-Torres SI,et al. Strategies to prevent surgical site infections in acute care hospitals:2014 update［J］. Infect Control Hosp Epidemiol,2014,35(6):605-627.

［15］王力红,朱士俊.医院感染学［M］.北京:人民卫生出版社,2014.

［16］曹彬,蔡柏蔷等.美国胸科协会（ATS）和美国感染病协会（IDSA）对医院内获得性肺炎诊治指南的修订［J］.中华内科杂志,2005,44(12):945-948.

［17］施毅.美国胸科学会医院获得性肺炎最新诊治指南给我们的启示［J］.中国呼吸与危重监护杂志,2005,4(4):248-249.

［18］胡必杰,刘荣辉,陈文森,等.医院感染预防与控制临床实践指引（2013）［M］.上海:上海科学技术出版社,2013:234-236.

［19］中华医学会重症医学分会.呼吸机相关性肺炎预防、诊断和治疗指南（2013）［J］.中华内科杂志,2013,52(6):524-543.

［20］黎毅敏.呼吸机相关性肺炎:从指南到实践［J］.中华医学杂志,2014(5):321-323.

［21］卫生部办公厅.导尿管相关尿路感染预防与控制技术指南（试行）［S］.2010.

［22］胡必杰,刘荣辉,陈文森,等.医院感染预防与控制临床实践指引［M］.上海:上海科学技术出版社,2013.

［23］Zash R,Makhema J,Shapiro RL. Neural-Tube Defects with Dolutegravir Treatment from the Time of Conception［J］. N Engl J Med,2018,379(10):979-981.

［24］李海峰,于力娜,贾辰,等.ICU导尿管相关尿路感染预防及影响因素分析［J］.中华医院感染学杂志,2017,27(13):2897-2911.

［25］梁英,王世博,林志谦,等.导尿管相关尿路感染处理和预防研究进展［J］.中国感染与化疗杂志,2017,17(3):341-344.

［26］王娜,贾俐萍,王莉,等.内科和外科患者医院获得性泌尿系感染的病原菌分布及菌株耐药性比较［J］.中华临床感染病杂志,2015,8(5):413-418.

［27］黄小丽,赵瑞珂,李艳萌,等.医院获得性尿路感染肠球菌耐药性与毒力基因型相关研究［J］.检验医学与临床,2015,12(21):3140-3143.

［28］王长娴,孔庆芳,陈建明,等.医院获得性尿路感染病原学及耐药性分析［J］.中华医院感染学杂志,2013,23(19):4820-4825.

［29］许婷,许勤.留置导尿患者尿路感染的危险因素及预防护理进展［J］.中华现代护理杂志,2012,18(1):108-110.

［30］中华医学会感染病学分会艾滋病丙型肝炎学组,中国疾病预防控制中心.中国艾滋病诊疗指南（2018年版）［J］.中华内科杂志,2018,57(12):867-883.

［31］Luzuriaga K. Infectious mononucleosis［J］. N Engl Med,2010,362(21):1993-2000.

［32］胡丽华.临床输血学检验［M］.北京:人民卫生出版社,2012.

［33］刘景汉.临床输血学［M］.北京:人民卫生出版社,2011.

［34］杜呈靖,刘采娇,吴博钧,等.医疗机构输血科管理规范与临床输血质量管理标准［M］.北京:人民出版社,2011,990.

［35］席惠君,叶萍.临床输血学［M］.上海:科学技术文献出版社,2006.

［36］Robertson P. Measurement of EBV-IgG and anti-VCA avidity aids the early and reliable diagnosis of primary EBV infection［J］. J Med Virol,2003,70(4):617-623.

［37］中华人民共和国卫生部.血站质量管理规范［S］,2006.

［38］Zou S,Stramer SL,Dodd RY. Donor testing and risk:current prevalence,incidence,and residual risk of transfusion-transmissible agents in US allogeneic donations［J］. Transfus Med Rev,2012,26(2):119-28.

［39］Li,C,Xiao X,Yin H,et al. Prevalence and prevalence trends of transfusion transmissible infections among blood donors at four Chinese regional blood centers between 2000 and 2010［J］. J Translat Med,2012,10:176.

［40］Seo DH,Whang DH,Song EY,et al. Occult hepatitis B virus infection and blood transfusion［J］. World J Hepatol,2015,7(3):600-606.

［41］Arnold DM,Neame PB,Meyer RM,et al. Autologous peripheral blood progenitor cells are a potential source of parvovirus B19 infection［J］. Transfusion,2005,45(3):394-398.

［42］Biggerstaff BJ,Petersen LR,Estimated risk of transmission of the West Nile virus through blood transfusion in the US,2002［J］. Transfusion,2003,3(8):1007-1017.

［43］Hladik W,Dollard SC,Mermin J,et al. Transmission of human herpesvirus 8 by blood transfusion［J］. N Engl J Med,2006,355(13):1331-1338.

［44］程峰.艾滋病职业暴露预防手册［M］.北京:人民卫生出版社,2003.

［45］Braczkowska B,Kowalska M,Beniowski M,et al. Occupational exposure to HIV in heslth care workers,Silesia voivodeship［J］. Med Pr,2010,61(3):315-322.

［46］Ford N,Mayer KH. World Health Organization Guidelines on Postexposure Prophylaxis for HIV:Recommendations for a Public Health Approach［J］. Clin Infect Dis,2015,60(3):161-164.

［47］Ford N，Venter F，Irvine C，et al. Starter packs versus full prescription of antiretroviral drugs for postexposure prophylaxis：a systematic review［J］. Clin Infect Dis，2015，60（3）：182-186.

［48］本书编写组. 国家免费艾滋病抗病毒药物治疗手册［M］. 3 版. 北京：人民卫生出版社，2012.

［49］刘晶星，李凡，徐志凯. 医学微生物学［M］. 8 版. 北京：人民卫生出版社，2013.

［50］Xu F，Sternberg MR，Kottiri BJ，et al. Trends in herpes simplex virus type 1 and type 2 seroprevalence in the United States［J］. JAMA，2006，296（8）：964-973.

［51］Corey L，Wald A，Celum CL，et al. The effects of herpes simplex virus-2 on HIV-1 acquisition and transmission：a review of two overlapping epidemics［J］. J Acquir Immune DeficSyndr，2004，35（5）：435-445.

［52］杨绍基，李兰娟，任红. 传染病学［M］. 8 版. 北京：人民卫生出版社，2013.

［53］Spector SA，McKinley GF，Lalezari JP，et al. Oral ganciclovir for the prevention of cytomegalovirus disease in persons with AIDS. Roche Cooperative Oral Ganciclovir Study Group［J］. N Engl J Med，1996，334（23）：1491-1497.

［54］Gebo KA，Kalyani R，Moore RD，Polydefkis MJ. The incidence of，risk factors for，and sequelae of herpes zoster among HIV patients in the highly active antiretroviral therapy era［J］. J Acquir Immune Defic Syndr，2005，40（2）：169-174.

［55］Vanhems P，Voisin L，Gayet-Ageron A，et al. The incidence of herpes zoster is less likely than other opportunistic infections to be reduced by highly active antiretroviral therapy［J］. J Acquir Immune Defic Syndr. 2005，38（1）：111-113.

［56］Gnann JW Jr，Crumpacker CS，Lalezari JP，et al. Sorivudine versus acyclovir for treatment of dermatomal herpes zoster in human immunodeficiency virus-infected patients：results from a randomized，controlled clinical trial. Collaborative Antiviral Study Group/AIDS Clinical Trials Group，Herpes Zoster Study Group［J］. Antimicrob Agents Chemother，1998，42（5）：1139-1145.

［57］Jabs DA，Van Natta ML，Kempen JH，et al. Characteristics of patients with cytomegalovirus retinitis in the era of highly active antiretroviral therapy［J］. Am J Ophthalmol，2002，133（1）：48-61.

［58］Dieterich DT，Rahmin M. Cytomegalovirus colitis in AIDS：presentation in 44 patients and a review of the literature［J］. J Acquir Immune DeficSyndr，1991，4 Suppl 1：S29-35.

［59］Wolf DG，Spector SA. Diagnosis of human cytomegalovirus central nervous system disease in AIDS patients by DNA amplification from cerebrospinal fluid［J］. J Infect Dis，1992，166（6）：1412-1415.

# 第三十一章　特殊宿主的感染

## 第一节　肿瘤患者感染性疾病的预防及经验性治疗

### 一、概述

肿瘤患者往往伴随免疫力的减弱和异常,这使其感染风险有不同程度的增加,从而导致感染性疾病的发病率和死亡率也随之升高。在某些特殊情况下,恶性肿瘤本身可以使患者发生严重感染及复发性感染。中性粒细胞减少被认为是接受化疗的肿瘤患者感染发生的主要危险因素。有效预测、预防和管理感染可以使肿瘤患者预后有所改善。例如,得益于抗生素治疗的进步,急性白血病患者或进行造血细胞移植(hematopoietic cell transplantation,HCT)的患者在中性粒细胞减少期间死于感染的情况已经越来越少见。

根据不同的恶性肿瘤类型、疾病状态、中性粒细胞减少的持续时间、使用的化疗药物种类和免疫抑制治疗的强度,可将肿瘤患者感染相关的风险类别分为低危、中危、高危三个等级。

接受标准化疗方案的实体瘤患者和预期中性粒细胞减少持续时间少于 7 天的患者被认为是低危患者,因此,这些患者不常规推荐抗生素预防。预期中性粒细胞减少持续时间为 7~10 天、淋巴瘤、多发性骨髓瘤、慢性淋巴细胞白血病、自体造血干细胞移植患者或接受嘌呤类似物(常用于血液恶性肿瘤如非霍奇金淋巴瘤或慢性淋巴细胞白血病)治疗的患者被认为是中危患者。对于中危患者,应考虑使用抗生素(如氟喹诺酮类药物)进行预防感染。预期中性粒细胞减少持续时间超过 10 天、进行强化诱导/巩固治疗的急性白血病、接受含阿仑单抗(alemtuzumab)方案治疗的患者和接受异基因造血干细胞移植并且移植后患移植物抗宿主病(graft-versus-host dis-ease,GVHD)患者被认为是高危患者。对于高危患者,抗生素预防感染需要更积极。

### 二、肿瘤患者感染性疾病的预防及经验性治疗

临床实践中,化疗所致中性粒细胞减少症的患者往往面临着严重细菌感染的风险。氟喹诺酮是化疗所致中性粒细胞减少的成人患者中最常用的预防性抗菌药物。在一项纳入 18 个临床试验的荟萃分析中,将氟喹诺酮类药物与安慰剂或磺胺甲噁唑-甲氧苄啶(SMZ-TMP,复方磺胺甲噁唑)进行比较,预防性使用氟喹诺酮类药物使得患者革兰氏阴性菌感染发生率下降了约 80%,但并未降低感染相关的死亡率。此外,预防性使用氟喹诺酮类药物对革兰氏阳性菌和真菌感染的发生率没有显著影响。从危险分级来看,在化疗引起中性粒细胞减少的中危和高危患者中预防性使用左氧氟沙星显著减少感染发生率,而在中性粒细胞减少的低危患者中,预防性使用抗生素的获益则不那么明显,但在降低发热患者比例和减少因发热而住院的时间方面具有一定作用。因此,对于中危或高危的患者,预期中性粒细胞减少持续时间大于 7 天的患者建议使用氟喹诺酮,如左氧氟沙星进行预防。对于不能耐受氟喹诺酮类的患者,可考虑使用复方磺胺甲噁唑或口服第三代头孢菌素进行预防。对于总体感染风险较低的患者,以及没有使用免疫抑制剂且预期中性粒细胞减少持续时间不超过 7 天的患者,不推荐使用抗生素预防。

在所有中性粒细胞减少症患者中,不应常规使用抗真菌药物。预防性抗真菌治疗的目的是预防高危患者,特别是异基因 HCT 产生 GVHD 或持续长时间中性粒细胞减少患者的感染。疾病本身或不同治疗方案决定了抗真菌药物的不同选择,包括两性霉素 B 和棘白霉素。在非移植性白血病和自体 HCT 患者的安慰剂对照试验中,预防性使用氟康唑已被

证明可以有效减少真菌定植、侵袭性感染和真菌感染相关的死亡率。正在接受诱导和巩固化疗并伴有中性粒细胞减少的急性髓细胞性白血病和骨髓增生异常综合征患者，推荐使用泊沙康唑进行预防性抗真菌治疗。对接受自体造血干细胞移植的黏膜炎患者，推荐使用氟康唑或米卡芬净进行预防性抗真菌治疗，直至中性粒细胞减少症缓解。对没有黏膜炎的自体 HCT 患者则不需要进行预防。

单纯疱疹病毒（herpes simplex virus，HSV）是发生中性粒细胞减少症和黏膜炎患者的重要病原体。HSV 感染主要是由潜伏病毒的再激活引起的。HSV 的再激活和感染发生在 60%~80% 的造血干细胞移植受体和接受诱导或再诱导治疗的 HSV 血清阳性急性白血病患者中。建议在接受诱导或巩固化疗的急性白血病 HSV 血清阳性患者和异基因或自体 HCT 受者的中性粒细胞减少期间，对 HSV 进行抗病毒预防。异基因 HCT 出现 GVHD 或在移植前有频繁 HSV 再激活的患者应考虑更长时间的预防。阿昔洛韦、泛昔洛韦、伐昔洛韦是预防性抗 HSV 治疗的初始用药。膦甲酸可用于耐阿昔洛韦的 HSV 感染患者。

巨细胞病毒（cytomegalovirus，CMV）感染最常发生在接受异基因 HCT 或接受阿仑单抗治疗的肿瘤患者中。因此建议在异基因 HCT 后进行常规 CMV 监测，并口服缬更昔洛韦（valganciclovir）或静脉使用更昔洛韦进行预防性抗 CMV 治疗。对更昔洛韦耐药或更昔洛韦不耐受的患者，可使用膦甲酸或西多福韦。应对移植后 1~6 个月的患者以及慢性 GVHD 需要免疫抑制治疗（immuno suppressive therapy，IST）患者进行 CMV 监测。更昔洛韦和缬更昔洛韦可引起骨髓抑制，可增加常见机会性感染的风险。膦甲酸可引起肾毒性和电解质异常，但一般可耐受。西多福韦可能与肾毒性相关。

乙型肝炎表面抗原（HBsAg）阳性和/或乙型肝炎核心抗体（HBcAb）阳性的恶性肿瘤患者进行细胞毒化疗时存在乙型肝炎病毒（hepatitis B virus，HBV）再次激活的风险。20%~50% 的 HBsAg 阳性患者和 3%~45% 的 HBcAb 阳性患者可发生 HBV 再激活。预防性使用拉米夫定抗病毒可有效控制 HBV 再激活，降低发生肝炎的风险，但其病毒学突破率较高，经 5 年治疗后有 80% 患者出现耐药。预防 HBV 的优选药物是恩替卡韦和替诺福韦。对于没有接受预防性治疗的非活动性 HBV 感染者，应考虑对病毒载量和转氨酶进行监测。对于无 HBV 感染的患者（即

HBsAg、HBsAb 和 HBcAb 阴性）应强烈建议接种乙肝疫苗。在肿瘤患者中治疗丙型肝炎病毒（hepatitis C virus，HCV）的证据有限，但通常不推荐同时给予抗 HCV 治疗和抗肿瘤治疗。美国感染病学会/美国肝病研究学会（IDSA/AASLD）指导意见认为，对于 HCV 的治疗应考虑在预期寿命大于 12 个月的慢性 HCV 患者中进行。

此外，建议肿瘤患者接种流感、肺炎球菌、脑膜炎球菌和人乳头状瘤病毒（HPV）疫苗。HCT 受体还应接种白喉/破伤风/百日咳（DaPT）、流感嗜血杆菌、甲型肝炎、乙型肝炎和脊髓灰质炎灭活疫苗。

## 三、肿瘤患者放化疗后中性粒细胞减少性发热的管理

在经历较强的放化疗方案治疗后，部分肿瘤患者会出现中性粒细胞减少性发热，如不及时发现并给予有效的干预措施，其感染相关死亡率甚高。目前，美国感染病学会（Infectious Diseases Society of America，IDSA）指南将发热定义为单次口腔温度超过 38.3℃，或超过 38.0℃持续 1 小时以上。中性粒细胞减少定义为：①外周血中性粒细胞绝对计数（ANC）$<0.5\times10^9$/L，或②ANC$<1.0\times10^9$/L，预计在接下来的 48 小时内$<0.5\times10^9$/L 或更少。

中性粒细胞减少性发热的初步评估应着重于确定感染的潜在位置和致病微生物，并评估患者发生感染相关并发症的风险。应当及时进行病史回顾和体格检查，获取相应的培养标本，并在出现中性粒细胞减少性发热后立即开始经验性抗生素治疗。应特别注意任何植入性装置部位感染可能。初步的实验室检查应包括完整的血常规和血生化检查以评估肝肾功能和电解质。所有出现呼吸系统症状的患者应进行胸部影像学检查。

中性粒细胞减少性发热患者管理的基础是经验性抗生素治疗。鉴于目前可用的诊断试验无法足够快速、敏感或特异性识别或排除其他非感染性因素引起的发热，所有中性粒细胞减少性发热患者应在第一时间使用广谱抗生素进行经验性治疗。在选择初始经验性抗生素治疗方案时应考虑以下几点：患者感染风险的评估；本地分离病原体的抗菌药物敏感性结果；耐药菌，包括产超广谱 β-内酰胺酶（ESBL）的革兰氏阴性杆菌、万古霉素耐药性肠球菌（VRE）以及耐甲氧西林金黄色葡萄球菌（MRSA）的感染；患者的临床不稳定状态（如低血压，脏器功能障碍）；药物过敏史；近期抗生素使用情况等。

对于部分低危的中性粒细胞减少性发热患者，一种方法是静脉使用亚胺培南/西司他丁、美罗培南、哌拉西林/他唑巴坦、头孢吡肟或头孢他啶单药抗生素治疗。另一种方法是口服抗生素联合治疗，推荐使用环丙沙星加阿莫西林/克拉维酸，在青霉素过敏的患者中可选用环丙沙星加克林霉素。莫西沙星亦作推荐，但应考虑氟喹诺酮类药物的副作用。

对于中危或高危中性粒细胞减少性发热患者，上述静脉抗生素单药治疗是首选的治疗方案。静脉抗生素联合治疗虽不作常规推荐，但在高风险或耐药的患者中可能会被考虑。对此类患者，也可以考虑使用氨基糖苷类联合抗假单胞菌抗生素。氨基糖苷类药物具有肾和耳毒性，需要仔细监测。不常规推荐使用万古霉素、利奈唑胺、达托霉素或奎奴普丁、达福普汀。对于假单胞菌感染高风险的患者，如既往有假单胞菌感染史、坏疽性深脓疱病等，应考虑使用抗假单胞菌抗生素进行初始联合治疗。

对于中性粒细胞减少性发热患者经验性使用万古霉素仍存在争议，因为万古霉素不受限制地使用有助于耐万古霉素的微生物，特别是肠球菌的传播，且欧洲肿瘤研究和治疗组织（EORTC）的一项大型、前瞻性随机试验未能证实成人经验性万古霉素治疗的临床优势。该研究表明，经验性万古霉素治疗可以减少中性粒细胞减少性发热患者的发热天数，但不能改善其生存。同时经验性万古霉素的治疗与肾毒性和肝毒性发生率增加有关。

在以下临床情况下应考虑万古霉素的使用：严重静脉导管相关感染；最终鉴定和药敏试验结果报告前，革兰氏阳性菌血液培养阳性者；青霉素或头孢菌素耐药性肺炎球菌或 MRSA 已知定植者；临床不稳定如低血压或休克患者，等待培养结果者；软组织感染，特别是在 MRSA 常见感染部位。在任何情况下开始经验性万古霉素治疗，都应在开始后 2~3 天内重新评估，如未鉴定出抗革兰氏阳性病原体（如 MRSA），则建议停用该药物。研究表明，肿瘤患者艰难梭菌定植率较高，对于复杂艰难梭菌感染的治疗，可以考虑口服万古霉素。

病原菌对万古霉素的敏感性降低引起了越来越多的关注。如果在病原菌最小抑菌浓度（MIC）试验中发现万古霉素敏感性降低，则应考虑其他针对革兰氏阳性菌感染的治疗方案。利奈唑胺、达托霉素和奎奴普丁/达福普汀对大多数革兰氏阳性病原菌有活性。革兰氏阳性病原菌对利奈唑胺的耐药性不常见，但是由于长期使用利奈唑胺存在骨髓毒性，因

此对骨髓抑制明显的患者应慎重使用该药物。达托霉素对大多数革兰氏阳性病原菌有效，但不应用于肺部感染，因为该药物会被肺表面活性物质灭活，该药常用于治疗由革兰氏阳性微生物的敏感菌株引起的复杂皮肤感染。奎奴普丁/达福普汀对金黄色葡萄球菌（包括 MRSA）和屎肠球菌（包括耐万古霉素菌株）有活性，但对粪肠球菌无活性，因其肌肉骨骼副反应较大，使用较为受限。

目前临床指南建议，使用利奈唑胺、达托霉素和奎奴普丁/达福普汀应限于由耐万古霉素病原菌引起的感染或患者存在万古霉素不适用的特定情况。出于对这些药物耐药性和毒性的顾虑，这些药物不能用于中性粒细胞减少性发热患者的常规经验性治疗。

脓毒症包括低血压，呼吸急促，新出现的或恶化的心动过速，精神状态改变，少尿和脏器功能障碍等。脓毒症的初始治疗应覆盖可能导致脓毒症的病原体，同时尽量减少治疗不足的可能性。与稳定的中性粒细胞减少性发热患者不同，在脓毒症患者中，如果初始治疗方案没有提供足够的覆盖率，那么几乎不可能根据培养结果修正抗生素治疗方案。初始经验性治疗方案包括广谱 β-内酰胺（例如亚胺培南/西司他丁，美罗培南，哌拉西林/他唑巴坦）加氨基糖苷和万古霉素。在未接受预防性抗真菌治疗的患者中，应强烈考虑联合氟康唑或棘白霉素。

对于脓毒性休克患者，则需要进行快速有效干预。患者可能需要液体复苏，氧气，血流动力学监测和血管活性药物。应激剂量的氢化可的松（50mg 静脉注射，每 6 小时一次，可联合氟氢可的松每日口服 50mg）可降低脓毒性休克患者的死亡率。对于需要血管活性药物支持的脓毒性休克患者，推荐使用应激剂量皮质类固醇激素。大剂量皮质类固醇激素在脓毒性休克或严重脓毒症的患者中没有显示任何益处，并可能增加二次感染的风险。

（郑树森　方维佳）

## 第二节　肝移植受体患者感染性疾病的危险因素及处理原则

移植术后感染是造成受体围术期死亡的重要原因，肝脏移植相较于其他实体器官移植更易发生术后感染，发生率高达 80%。而免疫抑制剂的使用及受体患者的免疫低下状态更可加重感染，并可能导致多重感染和特殊病原感染，导致难以明确病原而

无法有效使用抗感染药物。移植受体患者的术后感染应及早预防、及时治疗,处理原则应包括治疗病原感染、保护脏器功能、加强感染监测、避免机会性感染。

## 一、肝移植受体术后感染的危险因素

肝移植术后发生感染的因素主要有三个:手术相关因素、受体因素和供体因素。近期研究表明,供体和受体固有免疫系统的基因多态性也是一个重要因素。

### (一)手术相关因素

1. 缺血再灌注损伤 肝脏缺血再灌注损伤及术后肝脏的再生是肝脏外科手术中不可避免的病理生理过程。移植物缺血再灌注损伤越严重,肝功能恢复越差,发生术后感染的概率也越高。

2. 术中血液感染 手术过程中经过血液传播的细菌量与术后是否发生感染紧密相关,尤其移植后早期因肝功能较差,导致感染率上升。而大量输血是导致术后感染的重要危险因素。

3. 手术创伤 手术引起的肝动脉血栓或狭窄使得局部肝坏死,可引起肝脓肿和细菌性胆管炎。吻合性和非吻合性胆管狭窄也易引起胆管炎,胆肠吻合相对于胆管吻合更易发生局部感染。另外,留置导管、微创介入、腹膜透析和机械通气都增加细菌感染的概率,吻合口、腹部(感染性腹水、脓肿、胆管炎)、血液、尿路、呼吸道感染一般发生在术后1个月内,包括假膜性肠炎、疱疹、念珠菌病等。

4. 二次移植 研究表明二次移植较初次移植感染率高。手术时间过长或二次移植会使重度免疫抑制患者感染侵袭性念珠菌的风险增高。

5. 免疫排斥和免疫抑制 为降低免疫排斥而选择免疫抑制会增加感染的概率,但适当降低免疫抑制来控制感染,则要承担免疫排斥的风险。比如使用西罗莫司比钙调磷酸酶抑制剂(CNI)更能降低巨细胞病毒感染的风险,但过早使用会增加伤口裂开和血小板减少的风险。机会性感染、免疫过度抑制相关性感染常出现于术后,1~6个月,感染病原主要为曲霉菌、肺孢子菌、诺卡菌、结核分枝杆菌、弓形虫等。社区获得性感染(呼吸道和尿路感染)、胆道狭窄引起的细菌性胆管炎、复发性丙型肝炎以及由于供肝功能障碍和慢性免疫排斥引起的其他感染常发生在术后6个月以上。而免疫抑制维持治疗是导致延迟期社区活动性感染发生的独立危险因素。

### (二)受体因素

1. 基础情况 受体术前基础情况不佳,如终末期肝病模型(MELD)评分>30分、ICU超过48小时或营养不良、合并基础疾病、肝功能不全等,可导致患者对病原微生物的免疫抵抗能力下降,增加术后感染的风险。

2. 性别 性别也是一个重要因素,主要由于男女激素的不同以及固有免疫系统的差别。研究表明,男性受体接受男性供体移植发生术后细菌感染的概率超过其他组合。

3. 术前长期住院 术前住院超过1周、长期静脉置管、合并腹水被证明与术后发生感染呈正相关。

4. 术前免疫抑制 术前免疫抑制可加重术后感染率和死亡率,尤其是50岁以上以及免疫性肝病患者。

5. 术前感染 患者术前合并囊性纤维化和慢性支气管炎可加重术后呼吸道感染的风险,合并肥胖或糖尿病可增加术后伤口感染的可能。如果患者合并感染MRSA或ESBL(大肠埃希菌)亦或艰难梭菌,则应被隔离治疗,以保护病区内其他移植患者。

6. 乙型肝炎、丙型肝炎、人类免疫缺陷病毒感染 HBV携带者常会在术后再次发生感染,最终导致肝衰竭和死亡,而术前患者HBV DNA的载量决定了复发风险。临床资料显示,术前和术后抗病毒药物的使用可有效减少HBV复发。若供体的抗乙肝核心蛋白为阳性,且受体未注射过抗乙肝免疫球蛋白,则受体术后易发展为乙型肝炎。

在欧美国家,丙肝相关肝病是原位肝移植的主要适应证。若患者移植期间HCV RNA存在,则术后也依然存在,这类患者中约60%发生严重程度不一的慢性活动性丙型肝炎,随后逐渐进展为肝硬化。如若乙肝患者接受了丙肝患者的移植物,术后数周内可能会发生胆汁淤积和急性肝衰竭。尽管有不同的免疫抑制治疗,但是丙肝复发概率并没有明显区别。术前治愈丙肝是最理想的方式,但在临床实践中暂时难以实现。

在过去,HIV感染并不是原位肝移植术的适应证,如今随着高效抗逆转录病毒治疗方法(HAART)的应用,如患者CD4$^+$淋巴细胞计数正常,则感染HIV的晚期肝病患者可选择肝移植治疗。这类患者术后发生感染的概率较其他情况高,应该更加受到关注。

7. 巨细胞病毒感染 受体和供体免疫系统的抗病毒状态对于术后是否发生病毒感染有重要作用。如果供体的抗巨细胞病毒(CMV)IgG阳性,而受体的IgG阴性,则受体可能会发生CMV感染。

**（三）供体因素**

目前，由于移植物因素导致的感染发病率和受体死亡率约为1%。如果供体处于长期住院的状态，或伴有细菌感染，则受体术后发生感染的概率较高。同时，如果在供体身上有一些特殊感染，如登革热或戊型肝炎，也会增加受体术后的感染概率。供肝的质量，如是否有脂肪变性、肝功能是否正常，与术后感染性并发症的发生紧密相关。

**（四）固有免疫的基因多态性**

1. 凝集素活化途径　补体活化的凝集素途径是一种保守的防御微生物机制，且处于不断进化中。其中有三种蛋白发挥主要作用，分别是甘露糖凝集素（MBL）、纤维胶凝蛋白-2（FCN2）和MBL相关丝氨酸蛋白酶-2（MASP2）。这些蛋白由肝脏产生，在固有免疫系统中对抵御病原体发挥至关重要的作用。而基因多态性在凝集素活化途径中决定了其功能的表达。MBL和FCN2都可以激活MASP2，即使FCN2途径可以适当补偿MBL途径，但HIV感染和骨髓、胰腺或肾脏移植患者中，由于缺乏MBL仍会引起严重的术后感染。因此，如果将缺乏 *MBL* 基因的肝脏移植给 *MBL* 基因正常的受体，可迅速降低患者血液中MBL水平，增加术后细菌感染的风险。研究表明，供体 *MBL*、*FCN2*、*MASP2* 基因三者中发生突变越多，则受体发生细菌感染的概率越大。

2. Toll样受体　革兰氏阳性菌细胞壁上肽聚糖的受体主要是Toll样受体2（TLR2）。*TLR2* 基因突变可导致细胞内信号通路缺陷、细胞因子受损，引起免疫功能障碍。该基因突变可增加术后某些特定的细菌和病毒感染的风险，如CMV和HCV感染。*TLR3* 基因在防御病毒感染中也扮演着重要的角色，其基因多态性与感染的关系还有待探索。

## 二、肝移植受体术后感染的处理原则

肝移植术后70%是细菌感染，20%是病毒感染，8%为真菌感染。对于不同的感染应采取治疗病原感染、保护脏器功能、加强感染监测、避免机会性感染的原则。

**（一）细菌感染**

在肝移植术后急性期感染中，最常见的细菌感染约占70%。除了常见病原菌革兰氏阴性杆菌、革兰氏阳性球菌感染外，滥用抗生素和免疫抑制剂引起的多重耐药菌、艰难梭菌等的感染更应引起注意。必要时在使用特异抗生素的基础上减低免疫抑制剂的使用剂量，可降低术后细菌感染致死率。

结核分枝杆菌感染在亚洲地区的发生率高于其他地区，纯蛋白衍化物（PPD）皮肤试验可筛查是否合并结核分枝杆菌感染。感染急性期应选择联合用药方案，即异烟肼（INH）、利福平（RIF）、吡嗪酰胺（PZA）、乙胺丁醇（EMB）联用方案，同时根据结核分枝杆菌耐药试验和药物敏感性试验调整个体化用药方案，并加强肝功能监测与联合应用护肝治疗。应当注意的是，由于利福平的拮抗作用，若同时使用CNI类免疫抑制剂（环孢素和他克莫司），应增加剂量至2~5倍。

**（二）病毒感染**

1. 巨细胞病毒（CMV）　目前常规使用两种方案防治CMV感染的发生：①抗病毒药物预防，即对于有CMV感染风险的患者术后一律立即使用抗病毒药物治疗；②抢先治疗，即经CMV DNA PCR诊断为无症状CMV DNA复制后即开始抗病毒治疗，防止发生症状性感染。但早期的抗病毒药物预防只能延迟CMV感染的发生，且费用高昂，可能导致晚期耐药，或需要联合防治方案或者延长用药。CMV感染一经确诊，即推荐首选口服缬更昔洛韦，其次为静脉注射更昔洛韦、膦甲酸、西多福韦等抗病毒药物。

2. EB病毒（EBV）　EBV感染多表现为发热、萎靡，可合并多脏器功能不全及移植后淋巴细胞增多症（PTLD）。早期影像学检查可明确累及的器官。因EBV感染多由于CMV感染或免疫抑制引起，因此治疗原则首先需减少免疫抑制剂的使用。若2~4周内无临床改善，可使用抗CD20人源化嵌合单克隆抗体（利妥昔单抗）针对治疗。

3. 人类疱疹病毒HHV-6和HHV-8　HHV-6的感染可引起发热、皮疹等症状，并可导致全血细胞减低、间质性肺炎、肝炎等器官损害。其治疗方法同CMV，即静脉注射更昔洛韦、膦甲酸、西多福韦等抗病毒药物。

HHV-8又称卡波西肉瘤相关疱疹病毒，可引起卡波西肉瘤、卡斯尔曼（Castleman）病等，表现为紫色皮肤结节。减少免疫抑制剂使用可减少HHV-8感染的发生率。

4. 单纯疱疹病毒（HSV）和带状疱疹病毒（VZV）　围术期发生率很低，若怀疑VZV暴露的患者可使用抗病毒免疫球蛋白治疗。

5. 戊型肝炎病毒（HEV）　HEV感染可引起慢性肝炎及移植物损伤。经HEV RNA检测明确诊断后，可采用利巴韦林口服3个月治疗。

6. 乙型肝炎病毒（HBV）　对于乙肝肝硬化失

代偿患者,术前使用乙型肝炎免疫球蛋白(HBIG)或加用口服抗病毒药物拉米夫定可提高5年生存率至85%(而未治疗者仅为45%)。新型抗病毒药物恩替卡韦和替诺福韦等的应用更可减少耐药性的发生和减少HBIG的使用,同时可针对患者的个体特征(术前HBV DNA含量、表面抗原水平,抗病毒药物耐药性、是否合并HDV感染和HIV感染,患者的治疗依从性、是否合并肝癌,抗病毒药物效能及基因屏障等)制定个体化治疗方案。

对于越来越多的核心抗体阳性、表面抗原阴性的供体来源,预防性HBV治疗可大大减少受体感染的发生。预防治疗方案为术后常规使用HBIG和抗病毒药物。

7. 丙型肝炎病毒(HCV) HCV的感染发生率在我国呈逐渐上升趋势,传统的基于聚乙二醇(PEG)干扰素的二联疗法(聚乙二醇干扰素+利巴韦林),因其有效性低,耐受性不好,容易发生复发和贫血,在2011年以前仅能在不到一半的感染病患者中应用,而且对于HCV-1型感染几乎无效。随着2011年两种蛋白酶抑制剂类直接抗病毒药物[DAA,特拉匹韦(telaprevir)和波普瑞韦(boceprevir)]的批准使用,新型三联疗法(聚乙二醇干扰素+利巴韦林+DAA)已经成为新时代的标准治疗方案,且疗程更短(12周),其术前使用可降低慢性感染和HCV-1型的血清病毒载量并预防复发。新型DAA如NS5B聚合酶抑制剂类DAA(索非布韦 sofosbuvir)和NS5A抑制剂类DAA(达卡他韦 daclatasvir)的发展应用于联合干扰素和利巴韦林的三联疗法,无论在肝移植术前还是术后使用都表现出更优的HCV血清清除效果,并且副作用更低,目前已经成为丙型肝炎治疗的首选方案,治愈率可达95%以上。另外,无干扰素的基于新型DAA的治疗方案已经用于临床试验,其12周持续病毒学应答(SVR)率可达100%。对于HCV/HIV合并感染的患者,术前使用无干扰素的基于新型DAA的治疗方案(索非布韦+利巴韦林,或索非布韦+达卡他韦)能够明显降低术后乙型肝炎复发率。

**(三)真菌感染**

真菌感染多继发于免疫抑制状态或CMV感染,因此减少免疫抑制剂的使用和治疗CMV感染应作为首要治疗原则。

1. 念珠菌 念珠菌感染占围术期真菌感染的一半以上,可导致腹腔脓肿、腹膜炎、血行播散性败血症等。常规抗真菌治疗可明显减少念珠菌菌群定

植率、真菌感染发生率和病死率。抗真菌药物首选氟康唑,但可能导致念珠菌感染的种类转换。

2. 曲霉菌 曲霉菌感染为第二常见的真菌感染。传统的支气管镜检查和支气管肺泡灌洗术检测假阳性率高,但在高分辨率CT下可见肺部不透明结节伴周围变淡(光晕征),晚期可见肺实质结节征,弥漫性肺浸润,肺实变,磨玻璃影;半乳甘露聚糖抗原试验(GM试验)和β-D-葡聚糖试验(G试验)可提高曲霉菌的检出率,但对霉菌活性药物使用者的假阳性率高。

怀疑曲霉菌感染即可进行抗真菌治疗,无须等待培养结果。免疫水平下降的术后患者应加强对曲霉菌感染的有创诊断。抗真菌药物可选择三唑类药物(首选伏立康唑,其次为伊曲康唑和泊沙康唑),卡泊芬净,两性霉素B等。

3. 隐球菌 新型隐球菌可导致脑膜炎和肺炎,病死率达25%。影像学难以辨别肺部表现,支气管肺泡灌洗术检查阳性率极低,脑膜炎症状不明显,但可采用腰椎穿刺明确诊断。一经确诊,即可使用两性霉素B脂质体和5-氟胞嘧啶(FC)联合治疗2周作为诱导方案,随后8周使用氟康唑进行巩固治疗,并延长用药至6~12个月维持治疗。

4. 毛霉菌 发生率低,但容易发生血行播散。治疗方法包括手术清除坏死组织、联合两性霉素B或两性霉素B脂质体治疗,但经治疗后病死率仍高达49%~71%。

5. 卡氏肺孢子虫 卡氏肺孢子虫感染为机会性感染,多见于HIV患者和移植后免疫抑制患者,表现为发热、气短、干咳,胸部X线检查可见双侧肺间质浸润,支气管肺泡灌洗术检查可在严重感染时测出病原体。治疗方案选择复方磺胺甲噁唑。若出现药物不耐受或变态反应则可选择替代治疗方案,如雾化吸入羟乙磺酸喷他脒、甲氧苄啶-氨苯砜、阿托伐醌、克林霉素-伯氨喹等。

## 三、肝移植受体术后感染的预防措施

**(一)感染监测**

明确感染发生时间和手术的关系,系统性免疫抑制剂的使用方案及方案的改变,供体和受体的可能病原暴露史,病原携带史和接种史。术前严密筛查供受体现存感染情况,针对病毒性感染与特殊病原感染(如结核分枝杆菌、梅毒螺旋体等感染)进行血清学筛查。

**(二)减少感染危险因素**

术后连续监测导管和引流液,早期撤除镇静止

痛药和机械通气以预防呼吸机相关性肺炎;诱发性肺量测定法和定期翻身可减少肺不张、肺炎及吸入性肺炎的发生;术后预防性使用抗生素,避免引入感染源和减少免疫抑制剂使用能够减少院内感染和机会性感染的发生。

针对 CMV 感染高危受体(供体血清 CMV IgG 阳性,受体术前血清 CMV IgG 阴性),术后常规使用至少 3 个月的更昔洛韦或缬更昔洛韦,3 个月后当患者接受抗淋巴细胞治疗时开启新的预防 CMV 方案并在抗排斥治疗后再持续使用 3 个月。所有移植患者接受每日 1 次或隔日 2 次的复方磺胺甲噁唑治疗以预防卡氏肺孢子虫感染并持续 6~12 个月,对于不耐受患者可选择氨苯砜或吸入性戊烷咪。对于真菌病流行地区同时使用 6 个月的氟康唑进行抗真菌治疗。

**(三) 预防接种**

对于移植后患者建议每年进行流感疫苗接种,尤其是进行过脾脏切除的患者。

多种证据表明,移植前及早接种疫苗效果显著,且接种后移植物排斥的发生率很低。对于儿童肝移植患者,可选择灭活疫苗接种来对抗流感、甲型和乙型肝炎、百日咳、白喉、破伤风、脊髓灰质炎、流感嗜血杆菌感染、肺炎链球菌感染、脑膜炎奈瑟菌感染;选择减毒活疫苗预防水痘、麻疹、流行性腮腺炎、风疹。对于成人肝移植患者,可选择灭活疫苗预防流感、甲型和乙型肝炎、破伤风、脊髓灰质炎、肺炎链球菌感染、水痘等。以上疫苗也可在移植后接种,但乙肝疫苗除外,因其术后接种免疫原性较差,应选择常规防治方案。

**(四) 药物相互作用**

需要注意的是,预防用药应特别关注药物和免疫抑制剂的相互作用。CNI 类药物如环孢素和他克莫司及西罗莫司都是经肝脏或肠道内细胞色素 P450 3A4 代谢,可抑制细胞色素 P450 3A4 的药物如红霉素可减少免疫抑制剂的代谢从而增加血药浓度;三唑类抗真菌药物能抑制 p-糖蛋白,同样可增加免疫抑制剂血药浓度,抑制作用依次为伏立康唑>酮康唑>伊曲康唑>氟康唑;相反,环孢素和他克莫司血药浓度可因同服利福平、异烟肼和萘夫西林而降低。与咪唑硫嘌呤和吗替麦考酚酯可产生相互作用的药物亦需特别注意,因其在与复方磺胺甲噁唑、氨苯砜、其他磺胺类、戊烷咪、乙胺嘧啶、氯霉素、别嘌醇、环磷酰胺、更昔洛韦合用时可加重中性粒细胞减少症。

**(万　钧　刘　江　杨新祥**

**刘　慧　刘小兵)**

## 第三节　实体器官移植受者的感染性疾病

免疫抑制剂的出现使器官移植受者长期存活成为可能,然而,感染性疾病包括机会性感染对这些受者构成很大的生命威胁。器官移植医生了解如何最佳地预防、诊断并治疗移植术后的感染,可以明显改善受者的预后。实体器官移植受者的感染主要包括院内感染、社区获得性感染、供体器官来源的感染或血制品来源的感染,还有潜伏的病原体激活而导致的感染。常见的是病毒感染,其他还有细菌、真菌和寄生虫等感染。

### 一、病毒感染

**(一) 流行病学**

病毒感染是移植后常见的感染,其中包括肝炎病毒、疱疹病毒、呼吸道病毒以及其他病毒。病毒一方面可以通过直接作用引起机体临床症状,另一方面也可通过影响机体的免疫反应。特别是 CMV、HCV 和 EBV 等,能直接导致炎症发生,同时也能加重免疫抑制,从而增加机会性感染的风险。疱疹病毒等许多病毒在感染后呈潜伏状态,其预防需力求在免疫抑制和继发感染之间达到最佳平衡。

实体器官移植后常见人疱疹病毒感染。任意一种人疱疹病毒全身性感染都可能危及生命。如果移植受者接触供体源性病原体,并且在移植前未曾感染,那么其感染风险会显著增加。呼吸道病毒,如流感、呼吸道合胞体病毒(RSV)、腺病毒和副流感病毒等也均为导致移植受者发病的常见病毒,其可能表现为起病缓或急。肝移植后常见的肝炎病毒感染主要由乙型和丙型肝炎病毒导致,表现为潜在感染复发;此外,戊型肝炎病毒近年来也被发现可导致移植受者慢性肝炎。多数成人都曾有多瘤病毒隐性感染,在移植后免疫抑制情况下病毒易被激活,从而导致肾脏和脑疾病的发生。多种其他病毒也已被证明可导致移植受者发病,包括微小病毒 B19、悉尼罗病毒及淋巴细胞脉络丛脑膜炎病毒等。

**(二) 预防**

移植受者术后病毒感染的预防至关重要。主要预防方法包括使用抗病毒药物、合理调整免疫抑制剂、短期使用免疫球蛋白、定期监测、预防接种等。由于很多病毒感染严重程度与免疫抑制程度相关,因此谨慎减少免疫抑制剂的用量可减少病毒感染(尤其是潜伏病毒感染)的风险。常见的抗病毒药物包括阿昔洛韦类药物(包括泛昔洛韦和伐昔洛韦),主要用于预防 HSV 和水痘;更昔洛韦(缬更昔洛韦为口服前体药物)主要用于 CMV 预防,也可不同程度降低其他疱疹病毒感染。

### (三) 诊断

分子技术的应用明显改善了病毒的诊断。病毒培养的方法逐渐被速度更快、特异性更高的分子检测替代。过去诊断某些病毒感染,如微小病毒 B19,HHV-6/7 等十分困难,但如今分子诊断为我们提供了很好的方法。病毒扩增方法可在几小时内分析出复制活跃的病毒感染。在定量分析时代,可分析病毒载量随时间的变化,如连续检测分析 CMV、人多瘤病毒(BKV)或 EBV 病毒血症对治疗的反应。一些病毒(如 CMV、EBV 和肝炎病毒)移植前的血清状态(如抗体滴度)可辅助诊断和治疗;总体看,血清学检测对免疫抑制人群的作用偏弱,因此分子诊断的效用更大。对活检样本进行免疫组化检测可有效识别各种疱疹感染,包括 HSV、水痘、EBV、CMV、HHV-8 和包括 BK 病毒在内的其他病毒;通过活检病理才能确定 BK 病毒性肾病,而病毒血症并不能作出肾病诊断。

### (四) 治疗

病毒感染治疗需综合考虑:使用抗病毒药物,尽可能减少免疫抑制,使用人免疫球蛋白,有时可注射病毒特异性 T 细胞。常规抗病毒药物包括阿昔洛韦类(用于 HSV 和水痘感染)、更昔洛韦(用于 CMV 和其他感染)、膦甲酸钠(主要用于耐药性 CMV)、西多福韦(用于耐药性 CMV,BK 病毒等感染)和利巴韦林(用于 RSV 和其他少见感染)。有多种抗病毒药物均可用于乙肝治疗,而丙肝则具有抗 HCV 活性的直接抗病毒药,如索非布韦(SOV)、特拉匹韦(telaprevir)、西美普韦(SMV)等,有研究表明,SOV+SMV +利巴韦林的无 IFN 抗病毒治疗可使移植术后 HCV 复发的患者在治疗终止时、8 周、12 周 SVR 率均超过 91%。降低免疫抑制强度(即使仅短暂降低强度)或可实现病毒感染快速清除。虽然缺乏充分证据,但通过静脉注射免疫球蛋白给低免疫球蛋白血症受者或可帮助清除感染。已经证实过继性输注 CMV 或 EBV 特异性 T 细胞是一种有效的新方法,对造血干细胞移植受者尤其有效,在实体器官移植受者的应用也越来越多。

## 二、细菌感染

### (一) 流行病学

细菌感染在移植受者身上发生较为频繁。从常见的感染包括肺炎、尿路感染、菌血症,到罕见病原体引起的感染包括诺卡菌、李斯特菌等,范围很广。同时,移植受者频繁地到医院,使其增加了耐药病原体感染的风险,包括甲氧西林耐药和万古霉素中介的金黄色葡萄球菌(MRSA 和 VISA)、耐万古霉素肠球菌(VRE)、假单胞菌、嗜麦芽窄食单胞菌等。潜伏感染如结核分枝杆菌在肾衰竭和肝衰竭患者以及移植受者有很高的复发比例。

### (二) 预防

接种肺炎链球菌、破伤风梭菌、白喉棒状杆菌、百日咳杆菌和其他细菌性病原体疫苗,可以提供预防保护。移植受者反复发作尿路感染很常见,许多移植受者存在泌尿生殖系的解剖异常,导致感染更易复发。一些临床医生长期使用抗生素来预防感染复发,但效果有限,并且增加了艰难梭菌的感染率以及抗生素的耐药性。

### (三) 诊断

细菌感染的诊断在很大程度上仍依赖于细菌培养。为了使培养诊断率达到最优化,临床医生如果怀疑有非常见的病原体感染,如李斯特菌、分枝杆菌、诺卡菌等,应联系细菌室进行相应检测。扩大药敏试验的抗生素种类可能对后续治疗有帮助,特别是药物相互作用和副作用风险的增加,如白细胞减少症、肾毒性等。组织病理学检查,特别是对一些病原体的特殊染色,有时对诊断非常有帮助,例如分枝杆菌的抗酸染色。

### (四) 治疗

移植受者出现发热或发现病灶时,通常开始进行经验性抗菌治疗。经验性抗生素的选择应覆盖可能的耐药菌,有培养和药敏结果后再调整抗生素。移植患者抗生素使用的时间通常和非移植患者时间相同或略长。一些抗生素应尽量避免使用,如氨基糖苷类可增加肾毒性的风险;利福霉素类(利福平、利福布汀)与他克莫司、环孢素、西罗莫司等有严重的药物相互作用。

因细菌耐药性的增加,口服抗生素的敏感性下降,在移植患者中静脉给药治疗更常见。为了尽量保证感染的清除和防止复发,通过使用影像学手段或手术置管引流,保持感染灶充分引流,就可以缩短抗生素使用的时间。感染的预防及治疗措施包括清除感染病灶,如去除深静脉导管、导尿管、支架等,以及有效处理反复感染的病灶(如尿路感染)。

## 三、真菌感染

### (一) 流行病学

念珠菌感染相对其他真菌感染容易控制,但侵袭性曲霉病、接合菌病(根霉属、犁头霉属、根毛霉属、毛霉菌、小克银汉霉属等引起)死亡率非常高,也可以导致严重的并发症。真菌感染尤其是念珠菌感染,容易在移植后早期发生,但也可能发生在移植几年之后。隐球菌属是继念珠菌属、曲霉菌属之后,器官移植受者侵袭性真菌感染的第三个最常见原因。肺孢菌过去认为是原虫,称为卡氏肺孢子虫,目前根据种系发生学研究已确定为一种真菌,而引起移植受者肺孢菌肺炎的是耶氏肺孢菌。

**(二) 预防**

预防念珠菌和其他酵母菌感染需要合理使用抗真菌药以及免疫抑制剂。念珠菌感染常继发于广谱抗生素暴露、正常菌群减少以及肠道、泌尿系统、上呼吸道念珠菌定植的增加。导尿管的留置显著增加了尿道念珠菌定植和后续侵袭性感染发生的风险。真菌感染可能是由于动物暴露所引起。新型隐球菌主要存在于鸟粪和鸟粪污染的土壤中;鸽子是重要的传染源。移植受者可因吸入这些来源的真菌气溶胶而引起隐球菌感染,所以建议移植受者避免接触鸟类。霉菌在环境中普遍存在;孢子丝菌病是由于申克孢子丝菌所引起,与动物尤其是猫接触后感染有关。皮肤癣在普通和特殊动物中都很常见,可引起人类表皮性以及侵袭性疾病。预防霉菌感染需要多种防范措施结合,包括医院内空气过滤系统、现症感染或定植的识别,以及针对性的抗真菌预防性处理。移植肺的侵袭性霉菌感染常见于原发病为囊性纤维性变的患者;同样地,霉菌在其他移植受者的气道定植也可能会发展成全身感染;因此,移植或移植前的真菌培养可以帮助针对性治疗或减轻感染。

**(三) 诊断**

真菌诊断常采用相应的真菌染色和培养,以及血液、尿液和其他体液中真菌抗原的检测。与其他病原体相比,真菌更难在培养基中生长,也更难诊断。念珠菌通常会在常规培养基上生长,而有些则需要专门的真菌培养基才能促进生长。真菌抗原,包括 $1,3-\beta-D-$葡聚糖、半乳甘露聚糖和隐球菌荚膜抗原的检测,极大提高了真菌诊断能力。血清学检查和尿抗原检测有时可为临床提供帮助(如球孢子菌属)。支气管镜下支气管肺泡灌洗和支气管镜活检、X 线引导下经胸廓活检以及肺活检等,对明确肺部真菌感染诊断是有必要的。组织病理学尤其是对真菌的特殊染色可帮助诊断,如隐球菌黏蛋白胭脂红染色、耶氏肺孢菌的免疫组化检测等。

**(四) 治疗**

真菌感染治疗可能需要使用一种或多种抗真菌药物,甚至外科手术清除病灶(毛霉菌病、一些曲霉病)。念珠菌感染可用唑类药物(如氟康唑)或棘白霉素类药物(如米卡芬净、卡泊芬净、阿尼芬净)。根据病原菌,丝状霉菌感染使用两性霉素 B 制剂(脂质体剂型),或使用伏立康唑、泊沙康唑等唑类药物。棘白霉素有时用于补救措施,或者作为药物联用方案中组成部分。抗真菌药物的敏感性检测越来越多地用于指导治疗,以及药物治疗的监控。免疫抑制剂(特别是他克莫司、环孢素和西罗莫司)与唑类药物(特别是伏立康唑、泊沙康唑)之间有非常明显的相互作用,使用时必须注意减少免疫抑制剂的剂量并且及时监测免疫抑制剂浓度。大部分地方性真菌和隐球菌感染对于两性霉素制剂或氟康唑的治疗有应答。耶氏肺孢菌使用甲氧苄啶/磺胺甲噁唑、克林霉素、伯氨喹、阿托伐醌和其他一些药物来治疗,并且可使用较低剂量上述药物进行预防。

**四、寄生虫感染**

**(一) 流行病学**

寄生虫感染在器官移植术后较为少见,目前报道的感染移植受者的寄生虫类型包括刚地弓形虫、粪类圆形虫、克氏锥虫(引起南美洲锥虫病的病原体)、利什曼原虫以及肠道寄生虫(隐孢子虫、贾第鞭毛虫等)。器官移植相关寄生虫感染的高危因素包括:在寄生虫感染流行地区实施器官移植,选择的供体或者受者(处于潜伏期)来自流行地区以及"移植旅游"等。此外,环孢素代谢产物有一定的抗寄生虫作用。

**(二) 预防**

避免皮肤接触隐匿性病原体(类圆线虫),避免昆虫叮咬(如疟原虫、巴贝西虫病、美洲锥虫病和利什曼原虫),以及避免摄取污染的食物和水(尤其是肠道病原体和刚地弓形虫)都能有效地预防寄生虫感染。此外,高危的移植受者应在移植术前筛查潜伏感染。同样,来自流行地区(比如疟疾、巴贝西虫病、美洲锥虫病和利什曼原虫病)的移植供体也需筛查。预防药物包括甲氧苄啶/磺胺甲噁唑(预防刚地弓形虫病)、伊维菌素(治疗活跃期或潜伏期类圆线虫)等。器官移植相关寄生虫感染中较为常见的弓形虫病,在甲氧苄啶/磺胺甲噁唑预防后,已被有效控制。在疟原虫感染流行地区已推荐预防使用抗疟药物,包括所有旅行至该地区的移植受者。

**(三) 诊断**

实体器官移植术后寄生虫感染的诊断较为复杂。一般来说,根据不同的感染类型选择特定的检测手段:通过外周血涂片诊断如疟疾、巴贝西虫病、美洲锥虫病等;通过镜检粪便中的虫卵或寄生虫以快速诊断;也可利用特殊染色和镜检不同的样本组织(血、粪便、活检组织)、培养、血清学检测和组织病理学等手段诊断;分子学诊断也是非常有效的手段之一,比如疟疾、锥虫、弓形虫感染等。临床上常用的嗜酸性粒细胞在移植相关的寄生虫感染中诊断价值有限,因为免疫抑制剂的使用(尤其是激素)会引起假阴性结果。

#### (四)治疗

抗寄生虫药物和器官移植术后治疗的相关药物(特别是免疫抑制剂)常会发生相互作用,从而出现明显的副作用和毒性,在使用时需特别小心。免疫功能低下的宿主容易出现寄生虫感染再燃(例如巴贝西虫、刚地弓形虫,类圆线虫等),因而需要术后监测。鉴于那些耐受较好的抗寄生虫药物,临床医生希望可延长药物使用周期来治疗那些存在较高复燃风险的病原体感染,如巴贝西虫感染、圆线虫感染等。

(郑树森　蒋国平)

### 第四节　造血干细胞移植后感染性疾病

#### 一、造血干细胞移植患者易感原因与病原学特点

##### (一)异基因造血干细胞移植(allogeneic hematopoietic stem cell transplantation,Allo-HSCT)后的免疫功能特点

感染是造血干细胞移植(hematopoietic stem cell transplantation,HSCT)后发病率和死亡率最高的并发症之一。造血干细胞移植后感染高发因素主要包括:

1. 移植前因素　患者移植前病原体的定植状态或感染病史、供受者血清学状态。

2. 移植期间因素　预处理后粒细胞缺乏、黏膜屏障的损伤、供受体间人类白细胞抗原(human leukocyte antigen,HLA)不相合程度、移植物处理。

3. 移植后因素　移植后移植物抗宿主病(graft-versus-host disease,GVHD)、免疫抑制剂使用、新免疫系统重建滞后。

4. 应用中心静脉置管。

按照时间,通常将移植后感染分为三个阶段:

1. 移植早期植入前阶段(early pre-engraftment phase)　为干细胞输注后2~4周。此阶段主要危险因素是粒细胞缺乏和黏膜损伤。减低剂量预处理或清髓性预处理化疗所造成的粒细胞缺乏时间通常持续5~7天或15~30天。在此阶段的感染通常和化疗后所造成的粒细胞缺乏期感染相似。

2. 移植早期植入后阶段(early post-engraftment phase)　为干细胞输注后2~3月。此阶段细胞免疫和体液免疫功能缺陷,主要危险因素是导管相关感染和移植物抗宿主病(graft versus host disease,GVHD)诱发的感染。在严重肠道GVHD下,肠道细菌感染将会造成致命威胁,应用免疫抑制剂更容易造成相关感染。移植前巨细胞病毒血清学阳性和移植后GVHD更易造成致命的巨细胞病毒性肺炎和肠炎。

3. 移植晚期(the late phase)　为干细胞输注3个月后。移植晚期是细胞免疫和体液免疫重建的阶段,配型相合的同胞移植后免疫功能恢复到基本正常大约需要1年,配型不合或非血缘关系移植可能需要更长时间,而此阶段的感染也与细胞免疫和体液免疫重建相关。此阶段慢性移植物抗宿主病(chronic graft versus host disease,cGVHD)不仅延长了免疫重建的恢复,更因免疫抑制剂的使用增加了感染的风险。

##### (二)Allo-HSCT患者感染的病原学特点

1. 造血干细胞移植(hematopoietic stem cell transplantation,HSCT)后早期植入前阶段　粒细胞缺乏期间发热大部分为感染所致,细菌是此阶段最常见的病原体,革兰氏阴性菌为主要病原体,最多见的为大肠埃希菌、肺炎克雷伯菌和铜绿假单胞菌,感染"门户"通常为破损的胃肠道黏膜。中心静脉置管通常是革兰氏阳性菌感染的来源。菌血症、脓毒症是此阶段最常见的感染并发症。然而,只有30%~40%的粒细胞缺乏患者的发热能够找到微生物学证据。随着覆盖革兰氏阴性菌抗生素和肠道清洁剂的应用,革兰氏阳性菌有增多的趋势。近年来,多重耐药菌感染逐渐增多已成为趋势。

2. HSCT后早期植入后阶段　在本阶段中,真菌和病毒感染多见,腺病毒、BK病毒、人类疱疹病毒6型(human herpes virus 6)、呼吸道病毒;耶氏肺孢子菌、假丝酵母菌、曲霉菌是此阶段最常见的病原体。当GVHD发生时,胃肠道的黏膜屏障被破坏,导致革兰氏阴性菌感染。另外,发热的原因还可能是深部静脉置管导致的革兰氏阳性菌感染。

3. HSCT后晚期　随着细胞免疫和体液免疫功能的恢复,感染的机会将明显降低。但合并cGVHD的患者,由于其$CD4^+$细胞低、网状内皮细胞功能差、抗体水平低及长期使用抗GVHD药物,导致水痘带状疱疹病毒(varicella-herpes zoster virus,VZV)、EB病毒(Epstein-barr virus,EBv)和嗜麦芽窄食单胞菌更易出现。早期停止复方磺胺甲噁唑(trimethoprim/

sulfamethoxazole，TMP-SMX）的预防性使用，在此阶段易产生耶氏肺孢子菌感染。

## 二、造血干细胞移植后感染性疾病的临床表现、诊断与防治

### （一）细菌感染

细菌感染可发生在 HSCT 后任一时期，而在粒细胞缺乏期，细菌感染最多见，感染多较为凶险，发展快，病死率高。HSCT 后细菌感染主要有血行感染，肺炎和肠炎（包括艰难梭菌感染）。血行感染的病原体主要有凝固酶阴性的葡萄球菌、肠杆菌、肠球菌、铜绿假单胞菌、草绿色链球菌。引起移植后细菌性肺炎的病原体主要是革兰氏阴性菌，临床表现可以有感染的症状和体征，如咳嗽、脓痰、肺部湿性啰音等，也可以仅表现为发热。X 线胸部检查提示早期肺纹理增粗，后呈局灶性肺实变和肺结节影。常规进行血、痰、咽拭子培养，以明确感染及其病原菌。进一步可行肺部 CT 检查，甚至支气管镜等检查，对患者进行全面评估。此外，需与其他疾病或感染相鉴别，如肺出血、白血病肺部浸润、真菌感染、病毒感染等。

粒细胞缺乏期主要位于移植早期植入前阶段，因此在移植早期细菌的预防显得尤为重要。手卫生、口腔卫生、低细菌饮食、口服喹诺酮类抗生素预防、胃肠道清洁都是重要的预防措施。口服喹诺酮类抗生素可以有效减少粒细胞缺乏患者发热的发生率及患者死亡率，根据美国感染病学会指南，左氧氟沙星和环丙沙星能产生有效的预防作用。近年来，有报道指出，给予异基因造血干细胞患者预防性使用左氧氟沙星，由于药物对肠道微生物的影响，会增加急性肠道 GVHD 的风险，多重耐药的革兰氏阴性菌和耐万古霉素肠球菌（vancomycin-resistant Entero-coccus faecium，VRE）的出现日趋严重，因此，对当地细菌感染流行病学调查尤为重要，据此判断是否需要给予粒细胞缺乏患者预防性抗菌药物治疗，以及选择最合适的经验性抗菌药物。值得注意的是，根据我国 2020 年发布的《中国中性粒细胞缺乏伴发热患者抗菌药物临床应用指南》，反对给予多药耐药菌定植患者预防性应用抗菌药物。对于个体感染者而言，抗菌药物的升阶梯治疗和降阶梯治疗对于预防耐药菌的出现显得尤为重要。

此外，多重耐药菌的检测、耐药菌感染患者的隔离，以及医院抗生素的管理制度等对于减少耐药菌的出现和感染也有很大帮助。近年来，碳青霉烯类药物耐药肠杆菌科细菌（CRE）感染的发生率逐渐升高。在 HSCT 后发生肠杆菌科所致血流感染的患者中，欧洲 CRE 感染发生率为 8.4%~10.0%，我国为 6.2%~10.4%。Allo-HSCT（15.8%~23.7%）高于自体造血干细胞移植（auto-hematopoietic stem cell transplantation，auto-HSCT；4.8%~8.9%），替代供者移植高于同胞相合移植。在接受 HSCT 患者中，CRE 感染患者 3 个月的总体病死率为 58%，Allo-HSCT 明显高于 auto-HSCT。长期中性粒细胞缺乏（≥7d）既是血液肿瘤患者发生 CRE 感染的危险因素，也是 CRE 定植者发生血流感染的危险因素。我国 2020 年发布的《血液肿瘤患者碳青霉烯类耐药的肠杆菌科细菌（CRE）感染的诊治与防控中国专家共识》强推荐 CRE 的主动筛查，常规推荐环境中 CRE 筛查。在对 CRE 定植或感染者实施的感控措施中，强推荐手卫生、接触性预防和隔离、环境表面清洁。不推荐给予 CRE 定植患者预防用药。

对于发热和怀疑是感染的患者，应立即对血、尿、粪便和其他一切可能是感染来源的样本进行培养，完善抗原检测、聚合酶链式反应（PCR）、血气分析、生化、C 反应蛋白（C-reaction protein，CRP）和降钙素原（procalcitonin，PCT），对最可能暴露于感染的部位进行影像学检查，回顾既往病原体感染和治疗等对有效治疗均能提供帮助。需要注意的是，CRP 并不具有特异性，它在非粒细胞缺乏患者中感染 24 小时内上升能预测感染的严重性和脓毒血症，但在粒细胞缺乏患者中的价值有限，并且它并不能区分细菌和非细菌感染所致发热。PCT 在粒细胞缺乏发热患者中预测细菌感染具有更高的特异性，它对细菌感染的阴性排除价值更高。然而，PCT 在感染和发热 3 天后才开始上升，因此它不能早期检测和进行危险分层，它更不能在高危患者中提供停止抗生素使用的帮助作用。对于粒细胞缺乏患者出现发热，应尽快使用抗菌药物初始经验性治疗，而不必等待微生物学的结果，其原则是覆盖可迅速引起严重并发症或威胁生命的最常见和毒力最强的病原菌。综合评估患者（危险分层、感染部位、脏器功能、耐药危险因素）、细菌（当地及本单位、科室的流行病学情况和耐药监测数据）、抗菌药物（广谱、药物代谢/效应动力学、不良反应等）等多方面的因素，选择具有杀菌活性、抗假单胞菌活性和安全性良好的广谱抗菌药物，并需注意与治疗原发疾病的药物（化疗药物、免疫抑制剂等）之间是否存在毒副作用的叠加。对于缺乏明确的病原体感染的患者，标准疗法是首选单药广谱 β-内酰胺类抗生素，覆盖大部分革兰氏阴性和阳性菌。对于呈现出导管相关感染、蜂窝组织炎、肺炎、黏膜炎，或者存在 MRSA 定植可能性的，需要增加糖肽类抗生素如万古霉素。造血干细胞移植后艰难梭菌感染可以达到 15% 左右。对怀疑有支

原体、衣原体所致的肺炎者可选用大环内酯类抗生素。在治疗过程中,一旦获得病原学依据,则应及时调整选用针对性有效抗生素。移植后使用粒细胞集落刺激因子(granulocyte colony-stimulating factor,G-CSF)能够缩短1~4天植入后粒细胞缺乏时间并减少粒细胞缺乏延长所带来的并发症,然而G-CSF的使用并不影响住院的时间和粒细胞缺乏发热天数。

移植后晚期,主要因为cGVHD和抗GVHD治疗,以及功能性失脾和低免疫球蛋白血症,最常见的细菌是肺炎链球菌、流感嗜血杆菌、脑膜炎双球菌。停止免疫抑制剂使用后合适的疫苗接种和丙种球蛋白输注对于预防此阶段的感染有帮助。如果此阶段使用免疫抑制剂治疗GVHD,必要的时候预防性使用青霉素或大环内酯类抗生素可以降低感染的风险。分枝杆菌、诺卡菌和李斯特菌在此阶段虽罕见但需要引起重视。

**(二) 真菌感染**

近年来,造血干细胞移植后真菌感染有明显上升趋势,最常见的病原菌是念珠菌属和曲霉,占所有真菌感染的90%以上,其中曲霉是侵袭性真菌感染(invsive fungal infections,IFIs)最常见的病原菌。除了念珠菌属和曲霉外,近年来出现了许多其他机会性真菌感染,包括镰刀菌属、拟青霉菌属、接合菌属、塞多孢属、帚霉菌属、指状菌属、新生隐球菌、暗色真菌等,以及其他具有器官或组织特异性的真菌感染(如皮炎芽生菌、球孢子菌属、荚膜组织胞浆菌属),这些真菌对许多抗真菌药耐药。

据报道,Allo-HSCT后真菌的发病率为10%~25%,死亡率为70%~90%。来自巴西的一项多中心前瞻性研究指出移植后侵袭性真菌感染发生率9.2%。另一项来自意大利的多中心研究指出,Allo-HSCT后40天和100天侵袭性真菌病发生率为5.1%和6.7%,依次为侵袭性曲霉占81.1%,侵袭性念珠菌占11%,接合菌属和镰刀菌属排在其后。我国2020年修订的《血液病/恶性肿瘤患者侵袭性真菌感染的诊断标准与治疗原则(第六次修订版)》数据表明,在接受造血干细胞移植的患者中,确诊和临床诊断侵袭性真菌病(invasive fungal disease,IFD)的发生率为7.7%,拟诊IFD发生率为19.0%;Allo-HSCT和自体造血干细胞移植(auto-hematopoietic stem cell transplantation,auto-HSCT)1个月内IFD发生率相近,在移植6个月后,Allo-HSCT治疗者的确诊和临床诊断IFD的累积发生率显著高于auto-HSCT(9.2%比3.5%);Allo-HSCT中HLA全相合亲缘供体、HLA相合非血缘供体和亲缘半相合供体移植组的IFD累积发生率分别为4.3%、12.8%和

13.2%。HSCT后IFD病死率高达50%。HSCT后真菌感染具有较高的死亡率与下列因素有关:①确诊较困难,常规微生物培养耗时长,且敏感性及特异性均较差;②移植物植入前的中性粒细胞缺乏期及植入后免疫抑制剂的应用,使得机体炎症反应受限,真菌感染的症状及体征不典型;③早期治疗与预后密切相关,但由于上述两个原因,早期诊断困难;④目前批准临床应用的药物效果不理想,部分药物毒副作用大;⑤抗真菌治疗显效慢,耗时长,往往费用贵。

老年、化疗药物造成的黏膜损伤、胃肠道定植、粒细胞缺乏期延长、非亲缘或脐血来源干细胞、急慢性GVHD是造成侵袭性真菌病临床上最常见的危险因素。半相合移植体内或体外去除T细胞会增加真菌感染的风险,有报道指出输注更多的CD34细胞会减少去除T细胞带来的风险。将侵袭性真菌感染易感性进行危险分层,中性粒细胞缺乏期≤14天为标危组;粒细胞缺乏时间>14天,严重cGVHD,激素依赖或者激素抵抗的GVHD,3/4级GVHD患者为高危组。高危组比标危组患侵袭性真菌感染的风险高10%,所以应在高危组中预防性抗真菌感染。预防性抗真菌感染最原始的措施包括:在移植仓建立高效空气粒子过滤系统。预防性使用氟康唑能预防念珠菌感染;伏立康唑能减少侵袭性曲霉感染的发生率;泊沙康唑能提高总体生存率,尤其在cGVHD患者中优势更明显。对于预防性抗真菌感染的时间,至少需要运用到移植后75天或者更长至180天。如果合并GVHD,预防性抗真菌药物至少应用16周或者应用至泼尼松维持量每天少于10mg。口服泊沙康唑有更广谱的抗真菌效果,和较低的侵袭性真菌感染发生率,但在肠道排异患者中因为吸收差导致其生物学效应受到限制。伏立康唑是高危真菌感染患者中举足轻重的药物,许多研究证实了它预防真菌感染的有效性,然而它的肝毒性可能会影响它的使用。泊沙康唑和伏立康唑的药物局限性在于药物之间的相互作用,吸收可变性,以及长期使用的毒性。两性霉素脂质体B具有同泊沙康唑类似的预防性抗真菌效果,然而其严重的毒性限制了它的使用。有研究指出低剂量的两性霉素B脂质体(7.5mg/kg)既能够减少毒副作用又能起到预防真菌感染的作用。临床适当减停免疫抑制剂,G-CSF应用和/或中性粒细胞输注有助于辅助IFD治疗。在使用伏立康唑、泊沙康唑过程中进行治疗性药物浓度监测(TDM)有助于减少抗真菌预防或治疗的失败率。

侵袭性真菌感染诊断依据:造血干细胞移植后侵袭性真菌感染诊断参照中国侵袭性真菌感染工作组2020年修订的《血液病/恶性肿瘤患者侵袭性真

菌感染的诊断标准与治疗原则(第六次修订版)》的标准包括宿主因素、临床标准和微生物学标准。诊断分 4 个级别:确诊、临床诊断、拟诊及未确定。①确诊:分为深部组织真菌感染(需要无菌操作下深部相关组织学证据)和真菌血症(血培养中找到并符合临床症状和体征)。②临床诊断:至少符合 1 项宿主因素,1 项临床标准及 1 项微生物学标准。③拟诊:至少符合 1 项宿主因素,1 项临床标准而缺乏微生物学标准。④未确定:具有至少 1 项宿主因素,临床证据及确诊和微生物结果不符合确诊、临床诊断及拟诊 IFD 标准。临床诊断侵袭性真菌病诊断标准详见表 31-4-1、表 31-4-2。

表 31-4-1  确诊侵袭性真菌病诊断标准

| 标本 | 霉菌 | 酵母菌 |
| --- | --- | --- |
| 无菌部位标本镜检[a] | 针吸标本或活检标本、组织病理学、细胞病理学或直接镜检显示真菌菌丝或黑色酵母菌,伴随组织损害证据 | 正常无菌部位针吸标本或活检标本,组织病例、细胞病理或直接镜检显示酵母细胞(如隐球菌见荚膜芽生酵母;念珠菌见假菌丝或真菌菌丝) |
| 培养 | | |
| 　无菌标本 | 从临床及影像学显示的病灶部位(正常无菌部位),通过无菌操作取得标本培养出霉菌或黑色酵母样菌(不包括支气管肺泡灌洗液、头颅窦腔、尿液) | 无菌标本(包含 24h 内的引流液)培养出酵母菌,并与临床及影像学符合 |
| 　血液 | 血培养(曲霉菌除外) | 酵母菌或酵母样菌 |
| 　血清学(脑脊液) | 不适用 | 隐球菌抗原阳性 |

[a] 对于确诊患者的无菌组织,采用聚合酶链反应检测其真菌核酸帮助进一步确定病原

表 31-4-2  临床诊断侵袭性真菌病诊断标准

| 因素 | 具体标准 |
| --- | --- |
| 宿主因素 | 1. 近期发生中性粒细胞缺乏(中性粒细胞计数<500 个/μL)并持续 10d 以上; |
| | 2. 接受异基因造血干细胞移植; |
| | 3. 在既往 60d 内应用糖皮质激素超过 3 周(0.3mg·kg$^{-1}$·d$^{-1}$ 以上,变应性支气管肺曲霉菌病除外); |
| | 4. 90d 内应用过 T 细胞免疫抑制剂(如环孢素 A、肿瘤坏死因子、某些单抗如 alemtuzumab)或核苷类似物; |
| | 5. 使用 B 细胞免疫抑制剂(如 BTK 抑制剂); |
| | 6. 侵袭性真菌感染病史; |
| | 7. 患者同时患有艾滋病或遗传性免疫缺陷(如慢性肉芽肿或联合免疫缺陷病)。 |
| 临床标准 | |
| 　下呼吸道真菌 | CT 检查至少存在以下四项之一:致密、边界清楚的病变(伴或不伴晕征),空气新月征,空洞,楔形/节段性或大叶性病灶;其他丝状真菌还包括反晕征。 |
| 　气管支气管炎 | 支气管镜镜检发现以下表现:气管支气管溃疡、结节、伪膜、斑块或结痂。 |
| 　鼻窦感染 | 至少符合以下一项:局部出现急性疼痛(包括放射至眼部的疼痛);鼻部溃疡伴黑痂;从鼻窦侵蚀骨质,包括扩散至颅内。 |
| 　中枢神经系统 | 至少符合以下一项:影像检查提示局灶性病变;MRI/CT 检查提示脑膜硬化。 |
| 　播散性念珠菌病 | 此前 2 周内出现念珠菌血症,并伴有以下至少 1 项:肝/脾牛眼征;眼科检查提示进展性视网膜渗出。 |
| 微生物学标准 | |
| 　直接检查 | 细胞学、直接镜检或培养 |
| | 1. 在痰、支气管肺泡灌洗液、支气管刷取物、窦吸取物中发现至少以下一项提示霉菌感染:发现真菌成分显示为霉菌、培养提示霉菌; |
| | 2. 痰或支气管肺泡灌洗液经培养新型隐球菌阳性或经直接镜检/细胞学检查发现隐球菌。 |
| 　间接检查 | 检测抗原或细胞壁成分 |
| 　　曲霉菌 | 血浆、血清、支气管肺泡灌洗液或脑脊液检测半乳甘露聚糖试验(GM 试验)抗原阳性 |
| 　　侵袭性真菌病(隐球菌病、接合菌病除外) | 血清(1,3)-β-D-葡聚糖试验(G 试验)检测阳性 |
| 　　隐球菌 | 隐球菌荚膜多糖抗原阳性 |

然而,微生物学检查和组织病理学检查因为其往往需要花费很长时间和有创操作而限制了它的作用。半乳甘露聚糖抗原(GM 试验)和 1,3-β-D 葡聚糖检测(G 试验)被推荐为用于 IFD 早期诊断的重要筛选指标。GM 试验为常规 IFD 尤其是侵袭性曲霉菌病筛选试验,适用于具有 IFD 高危因素的成人或儿童患者。对接受广谱抗真菌药物预防治疗患者,推荐更具有临床指导意义的肺泡灌洗液(bronchoal-veolar lavage fluid,BALF)GM 试验。GM 试验可采用血清、BALF、脑脊液标本,但由于其诊断效能与基础人群、是否接受预防、诊断试剂等因素相关,建议各中心制定相应诊断界值。GM 试验在粒细胞缺乏患者中需要 1 周重复两次以排除假阴性。血清 G 试验也推荐为 IFD 的筛选试验,但不具有侵袭性曲霉菌病特异性。GM/G 试验对 IFD 阴性预测价值更高,因此 GM/G 试验结果阳性时诊断 IFD 需联合临床、影像学或其他微生物学指标。GM 试验和 G 试验易受食物和肠内营养、β 内酰胺类抗生素、葡萄糖酸钠、血制品、其他真菌感染、多发性骨髓瘤等的影响出现假阳性。应用 PCR 检测真菌核酸可以帮助在确诊患者的无菌组织中进一步确定病原,仅推荐作为辅助 IFD 诊断的微生物学证据。二代测序技术(next-generation sequencing,NGS)对于明确诊断具有困难的疑难病例,有助于排除 IFD 诊断。

曲霉是在异基因移植患者中导致严重真菌感染最常见的病原体,它可以累及每一个器官,最常见的感染部位依次是肺、鼻旁窦、中枢神经系统、皮肤、软组织、眼睛和心脏。HSCT 患者存在侵袭性曲霉菌感染的两个高发期:早期(移植后前 100 天)和晚期(移植后 180 天及更晚)。最常见的曲霉依次是烟曲霉、黄曲霉、黑曲霉和土曲霉。一项随机试验比较了伏立康唑和两性霉素 B 脂质体在侵袭性曲霉感染治疗中的作用,伏立康唑组取得了更高的生存率和更低的副作用。一项旨在探究两性霉素脂质体 B 最佳剂量的研究指出,在 3mg/kg 每天的剂量下,其 12 周的生存率可达到 82%。另一项研究在异基因移植后侵袭性真菌感染患者中使用卡泊芬净作为初始治疗,其在 12 周后达到 50% 的生存率,并且没有因为毒副作用和因药物毒性而停药。

耶氏肺孢子菌是 100 年以前发现的微生物,基于其 RNA 序列的分析,将其归类为真菌。它在普遍存在于环境中,并且可以由环境到人和人到人传播。移植后需要常规应用 TMP-SMX 来预防耶氏肺孢子菌感染。如果没有 TMP-SMX 预防性使用,耶氏肺孢子菌肺炎感染的中位时间是移植后 9 周,并且可以导致 76% 的死亡率。感染耶氏肺孢子菌的危险因素是免疫抑制治疗、cGVHD、原发病复发和低 CD34 细胞数量。通过肺组织标本染色、支气管肺泡灌洗液或痰液中发现肺孢子菌包囊、滋养体或囊内小体即可确诊耶氏肺孢子菌肺炎。一项回顾性研究出,因为现有的早期 TMP-SMX 预防性使用,所有的耶氏肺孢子菌感染均出现在移植 6 月后,因此,预防性TMP-SMX 使用至少 1 年或者直至停用免疫抑制剂或者原发病复发。许多中心给予患者使用 1 天 1 片或 2 片(1 片剂量是 TMP 80mg+SMX 400mg),1 周2~7 天的疗法,均起到了有效作用。

如果在抗真菌治疗 7 天以后,临床症状、影像学、微生物学出现进展,则需要考虑真菌药物抵抗,此时需要抗真菌药物联用使用。一项回顾性研究指出,在单用抗真菌药物出现抵抗以后,联用卡泊芬净和泊沙康唑,77% 的患者得到缓解。另一项研究指出,在一线单用两性霉素脂质体 B 或三唑类抗真菌药出现耐药后,加用卡泊芬净二联疗法可以使得45% 的患者缓解。目前在侵袭性真菌感染患者抗真菌治疗的持续时间并没有达成共识,由于抗真菌治疗的疗效通常在 12 周内出现,因此,抗真菌治疗应至少 6~12 周或者至免疫恢复或者临床或影像学好转。目前并没有针对毛霉菌药物治疗的前瞻随机研究,如果早期怀疑毛霉菌感染,及时运用两性霉素脂质体 B 可以取得很好的效果。获得毛霉菌良好的治疗效果,取决于早期诊断、对感染组织的外科清创、控制潜在的感染危险因素等。镰刀菌属感染是另外一种严重的真菌感染,在两性霉素脂质体 B 和最新的三唑类抗真菌药的使用下,仍有高达 40%~50%的死亡率。总的说来,在经验性抗细菌治疗 5~7 天后无效,需要经验性应用两性霉素脂质体 B 或卡泊芬净抗真菌治疗,美国感染病学会指南推荐在使用抗菌药物 4 天仍持续发热没有缓解的高危患者中启动经验性抗真菌治疗。在脓毒症合并侵袭性念珠菌感染患者中推荐使用两性霉素脂质体 B 或伏立康唑,在单药治疗无效时可以联用抗真菌药物治疗。如果真菌耐药与治疗失败相关,则实验室应及时完成真菌的药敏试验。

**(三)病毒感染**

HSCT 后细胞免疫和体液免疫功能低下,导致患者易于发生病毒感染,常见的为单纯疱疹感染、带状疱疹感染、巨细胞病毒感染(cytomegalovirus,CMV)和 EB病毒感染,其中 CMV 感染发生率较高而引起广泛重视。

全世界 40%~80% 的成年人在童年感染过 CMV,在 CMV 初始感染后(IgG 阳性)便潜伏在人体白细胞中。在免疫抑制的情况下(如 Allo-HSCT),CMV 便被激活。HSCT 后 60%~70% 的 CMV 血清学阳性患者会发生 CMV 再激活,并且是在没有预防或抢先治疗的情况下,其中 20%~30% 将发展为终末期器官疾病。活动性 CMV 感染分为 CMV 血症或 CMV 病。CMV 病累及范围广泛,可表现为视网膜炎、脑炎、肠炎、肝炎、肺炎等。CMV 感染在不同的移植中发生率不同,在配型不合移植和脐带血移植中,CMV 感染发生率高达 50%~70%,在 GVHD 患者中发生率也高,其中 CMV 所致的间质性肺炎(CMV interstitial pneumonia,CMV-IP)是造成造血干细胞移植后死亡的主要原因之一。

2021 年美国移植和细胞治疗协会(ASTCT)在线发布的《造血干细胞移植后巨细胞病毒感染及疾病的预防》指南指出,CMV 血清学阳性受者、急性移植物抗宿主病、使用强的松 ≥1mg·kg⁻¹·d⁻¹(或同等剂量激素治疗)、去 T 细胞移植(包括阿伦单抗或 ATG)、单倍体移植、脐带血移植、HLA 不匹配或无关供者、淋巴细胞减少、高龄、Pt-Cy 是 allo-HSCT 后 CMV 感染和 CMV 疾病的危险因素。在移植早期植入后阶段,CMV 的预防显得尤为重要,成功的经验性预防 CMV 感染需要贯穿移植后早期到晚期阶段。在移植前每一位患者均需检测血清 CMV-IgG 以判断其移植后 CMV 感染的风险。如果受者 CMV-IgG 血清阴性,应选择 CMV 阴性供者或者去除移植物中的白细胞以减少 CMV 感染的风险。对于 CMV-IgG 血清阳性的患者,推荐接受一级预防治疗,从干细胞输注后到移植后 100d,预防性应用更昔洛韦减少 CMV 感染的风险。膦甲酸钠、缬阿昔洛韦也可以有效阻止 CMV 感染。对所有 CMV 供者+/受者-的移植患者进行 CMV 监测和抢先治疗,发现此类患者存在通过输入供者干细胞而感染 CMV 的风险。在预防性用药期间需要监测 CMV 病毒负荷,如果 CMV 病毒负荷突然增加,需要经验性使用更昔洛韦或膦甲酸钠。2021 年 ASTCT 的指南推荐使用定量 PCR 监测活动性 CMV 感染,CMV-DNA 监测一般从移植时或移植后第 2 周开始,持续到移植后 100 天,在 CMV IgG 受体阳性患者和非亲缘、单倍体移植或合并 GVHD 患者中监测时间需要延长至移植后 180 天。通常检测到 CMV DNA 连续两次 >300copy/ml 后需要启动经验性抗病毒治疗。更昔洛韦和膦甲酸钠是一线疗法,更昔洛韦有骨髓抑制的作用会导致

粒细胞缺乏和血小板减少,而膦甲酸钠会造成严重的肾毒性。缬更昔洛韦具有更高的安全性和有效性。缬更昔洛韦在没有肠道排异的情况下是更昔洛韦或膦甲酸钠治疗后的二线疗法,而西多福韦由于其严重的肾毒性通常属于三线疗法。晚期 CMV 感染通常出现于移植后 100 天;超 100 天 CMV 预防危险因素包括:淋巴细胞减少(<100 个淋巴细胞/mm³)、第 100 天前的 CMV 感染、GVHD 需要大剂量强的松(≥0.5mg·kg⁻¹·d⁻¹)或同等剂量激素治疗、缺乏 CMV 特异性 T 细胞免疫。GVHD 和 T 细胞去除是晚期 CMV 感染的危险因素。CD4⁺ 细胞低于 50cells/mcL,淋巴细胞数量低于 100cells/mcL 并伴有 GVHD 预示存在严重 CMV 感染风险。CMV 肺炎多发生于移植后 100 天内,中位时间为 50~60 天,发生率为 10%~15%,多表现为间质性肺炎。临床表现为发热,干咳,逐步发展为胸闷、憋气、呼吸急促,进而出现进行性呼吸困难、发绀,肺部听诊一般无干、湿性啰音或偶可闻及少许干啰音。低氧血症是其主要的特征性改变,血气分析提示血氧分压和血氧饱和度减低,低氧血症往往早于胸部 X 线检查的异常。肺功能呈限制性通气功能障碍或弥散功能低下。胸片常显示肺间质性改变,表现为肺纹理增粗、弥漫性浸润。支气管肺泡灌洗或肺活检提示肺间质水肿伴不同程度的纤维化,以淋巴细胞为主的炎性细胞浸润,肺泡内有纤维蛋白渗出,可见 CMV 包涵体。对间质性肺炎患者可加用大剂量糖皮质激素以减少渗出、加用免疫球蛋白,改善通气功能,必要时可以人工辅助通气。

腺病毒、流感病毒、呼吸道合胞病毒感染在移植后所有阶段均能出现。普通疱疹病毒 1 和 2(herpes simplex virus,HSV-1、HSV-2)感染常见于移植后早期植入前阶段。人类疱疹病毒 6 感染(human herpes virus-6,HHV-6)常见于移植后早期植入后阶段,EB 病毒和水痘带状疱疹病毒(VZV)感染常见于移植后晚期阶段。由 HSV 感染所致的严重致命的黏膜损伤疾病是 Allo-HSCT 后常见的并发症,预防性使用标准低剂量阿昔洛韦能有效减少感染率。

移植后 HHV-6 感染通常是致命和凶险的,HHV-6 感染通常晚于 CMV 感染,HHV-6 可以导致植入延长或者植入失败,常常伴发 HHV-6 相关脑炎及 GVHD,目前一线疗法是更昔洛韦和膦甲酸钠治疗,但疗效差。现有的研究证实,脐血移植大大增加移植后 HHV-6 感染的风险。

VZV 感染是移植后晚期并发症,主要是因为病

毒的再激活,主要危险因素包括:免疫抑制剂的使用,cGVHD,原发病是白血病或其他淋巴增殖疾病,老年,供受体之间 HLA 不相合,清髓性预处理和 CD34 分选移植。可以表现为皮肤感染、脑炎、肺炎或肝炎,标准疗法通常需要阿昔洛韦 10~12mg/kg(500mg/m²)、1 次/8h,阿昔洛韦治疗效果不佳可以选用膦甲酸钠 60mg/kg、1 次/12h 治疗。最近的一项荟萃分析回顾了 3 420 例 HSCT 后患者,在药物预防组和非预防组,VZV 感染的发生率分别为 7.8% 和 25.6%,而长时程(超过 1 年)的药物预防能有效降低 HSCT 后 VZV 感染的发生率。2016 年美国立综合癌症网络(National Comprehensive Cancer Network,NCCN)指南建议,抗病毒药物预防造血干细胞移植后 VZV 感染需要延长至自体干细胞至移植后 6~12 月,异基因干细胞移植至超过移植后 12 月。

造血干细胞移植后 EBV 感染通常是由于内在激活或者移植物感染造成的,而其中最具有代表性的是移植后淋巴组织增生性疾病(post-transplantation lymphoproliferative disease,PTLD)。初始 EB 病毒感染、脾切除术后、EB 病毒血清学阳性供者至血清学阴性受者、非亲缘或者 HLA 不相合移植、T 细胞去除和抗胸腺细胞球蛋白(antihuman thymocyte globulin,ATG)的使用是移植后 PTLD 的危险因素。总体的 Allo-HSCT 后 EBV-PTLD 发生率在 3.25% 左右,因移植类型的不同而不同。EBV-PTLD 的中位发生时间在移植后 2~4 个月。在高危患者中需要每周监测 EB 病毒 DNA,至少监测至移植后 4 个月,当 EBV-DNA 突然扩增时需要快速启动治疗。目前的研究表明,高危患者出现 EBV-DNA>1 000copies/ml(血浆)或>5 000copies/ml(全血)时,应用预防性利妥昔单抗策略是安全可行的。发热和淋巴结肿大是 EBV-PTLD 最常见的症状,EBV-PTLD 需要通过组织活检病理学检查,或者 EBV 病毒血症结合 PET/CT 影像做诊断。目前并不推荐抗病毒治疗,首选快速减停免疫抑制剂;抗 CD20 单克隆抗体:利妥昔单抗(每周 375mg/m²)或者供者来源的 EB 病毒特异性 T 淋巴细胞输注是近年来新出现的治疗方法。此外,供者淋巴细胞输注或者直接启动化疗也是可选择的方法。未来对于 EBV-PTLD 的预防和治疗将集中在细胞治疗和新的单克隆抗体以及新的抗 EBV 药物上。新型抗病毒药物 Brincidofovir 已经在体外呈现出较好的抗 EBV 作用,未来还需要研究预防性使用该药物减少 EBV 的扩增和发生 EBV-PTLD 的有效性。

出血性膀胱炎通常出现在 HSCT 后 2 周,BKV 感染以及其他多瘤病毒、腺病毒、CMV 感染通常参与其发生发展的过程,在非亲缘 HSCT、老年、GVHD、持续性血小板减少、脐血移植、单倍体移植患者中更易发生出血性膀胱炎。出血性膀胱炎的初始治疗通常是对症支持治疗,包括水化、碱化尿液、膀胱冲洗、血小板输注等。西多福韦、环丙沙星、利巴韦林能有效对抗 BKV 并由此产生的出血性膀胱炎。来氟米特是具有抗病毒作用的免疫抑制药物,在治疗 BKV 相关出血性膀胱炎也许会达到安全和有效的作用。

### (四)结核感染

目前对于造血干细胞移植后结核感染的报道和研究相对较少。不同地区移植后结核的发生率从 0.14% 到 16% 不等。激素的使用和 GVHD 是移植后结核菌感染的危险因素,绝大部分的结核感染出现于移植后晚期,肺是最容易受到感染的器官。移植后结核感染的药物治疗需要通过当地结核菌的流行病学数据选择药物,它同世界卫生组织的"早期、联合、全程、足量"原则一样,需要长疗程联用四联抗结核药物。需要注意的是,由于移植后患者细胞免疫受损,抗结核疗程要比普通患者更长。此外,抗结核药物会影响环孢素等抗排异药物的血药浓度。然而,目前国际上对于 HSCT 患者采用何种方法进行结核菌感染的监测、是否需要对潜在结核感染患者或者结核流行地区患者进行初始预防性抗结核治疗仍没有达成共识。

## 三、异基因单倍体 HSCT 后感染特点

近年来单倍体移植数量逐渐增多,在恶性血液病患者找不到 HLA 全相合供者的情况下,单倍体移植几乎让每一位患者都能找到供者。有研究指出,HLA 不相合的位点越多,发生感染等概率越大。有荟萃分析指出单倍体移植相比于亲缘、非亲缘、脐血全相合移植,其细菌、真菌、病毒感染的发生率均增加。粒细胞缺乏、细胞免疫恢复的延长、GVHD 及免疫抑制剂的应用,均是单倍体移植后感染的高危因素。如果患者接受 T 细胞去除(T cell depleted,TCD)的高强度预处理,其移植后免疫重建将会延长,并且更易于机会感染。近年来出现的 T 细胞保留(T cell replete,TCR)单倍体移植,通过移植后环磷酰胺的应用预防 GVHD,其移植后病毒和真菌感染的发生率明显减少。单倍体 HSCT 后根据患者个体情况选择预防性及经验性抗感染药物显得尤为重要。通过成功植入获得免疫重建和减少 GVHD 是单倍体移植后保护机体免疫减少感染风险的重要策略。

## 四、HSCT 后患者感染的诊治进展与思考

HSCT 后感染是移植最常见的并发症,也是移植治疗相关死亡的主要原因之一。尽管近年来预防措施的加强、诊断技术的不断创新、新的有效抗生素应用等措施,在一定程度上使得感染发生率及严重感染的死亡率有所下降;但新的移植技术的开展,如单倍体及无关供者 HSCT 等,以及高强度免疫抑制剂的应用,增加了移植患者的易感性;同时,广谱抗生素的应用导致了新的耐药菌的出现及流行病学的改变,给临床移植患者感染的预防和治疗提出了新的挑战。移植后 EBV-PTLD、CMV 及 HHV-6 感染等病毒感染病死率高、缺乏有效的治疗药物是移植后病毒感染棘手的问题。移植后患者的免疫状态,如 T 细胞亚群、NK 细胞功能与感染的关系、病原体的快速识别、病原特异性 T 细胞过继性免疫治疗、新型单克隆抗体制备、新型抗感染药物的研发等都是目前研究的方向;而对于抗感染的防治策略,手卫生、预防感染措施、隔离感染患者、病原体流行病学调查、抗生素的升阶梯和降阶梯治疗、患者个体化治疗等被提到了新的高度,新型抗感染药物的应用尚需要大量的临床试验进行验证。

(郑树森 罗 依)

## 第五节 脊髓损伤患者的感染性疾病

随着社会经济的发展,脊髓损伤(spinal cord injury)的发生率呈现逐年增加的趋势。脊髓损伤多继发于脊柱损伤,是脊柱损伤最为严重的并发症,往往导致损伤节段以下肢体严重功能障碍,也即截瘫(paraplegia)或不完全瘫痪。由于脊髓损伤的不可逆性,脊髓损伤患者通常终身残疾,在给患者造成严重身体和心理伤害的同时,也给家庭和社会带来沉重的经济负担。比如在美国,每位脊髓损伤患者每年的康复治疗费用在数十万到数百万美元之间。脊髓损伤的预防、治疗和康复是现代医学所面临的一个挑战性课题。

在美国约有 25 万脊髓损伤截瘫患者,并且每年新增 1 000~1 200 例。根据上海市 1991 年统计的数据,脊髓损伤的发生率约为 34.3/100 万人;北京市 2002 年脊髓损伤的发病率为 60/100 万人。脊柱脊髓损伤的原因有交通事故、高处坠落伤和运动损伤

等。我国目前与劳动相关的脊柱脊髓损伤比例相对高,如矿山事故、重物砸伤、建筑工地的高处坠落损伤。近年来由于家庭轿车的普及,交通事故引起的脊柱脊髓损伤所占的比例逐年升高。北京市 2002 年的调查研究显示,脊柱脊髓损伤患者男女比例约为 3:1,青壮年为脊髓损伤的高发年龄阶段,其中 30~49 岁者占 60.3%。

脊髓损伤后全身多器官系统都发生改变,加上患者可能需要长期卧床、消化功能减退和营养障碍等,可出现一系列并发症,包括肺部感染、尿路感染、肾脏衰竭、败血症以及压疮等。其他的一些并发症包括水电解质紊乱、高热、自主神经反射异常、痉挛、深静脉血栓形成等。这些并发症影响康复治疗的效果和进程,严重影响患者的生活质量,甚至威胁生命。脊髓损伤通常不直接影响生命,但是其并发症是导致患者死亡的主要原因,尤其是肺部和泌尿系的感染。脊髓损伤的患者有其特殊性,比如肢体功能障碍需长期卧床,长期营养不良免疫力低下、呼吸肌无力肺活量降低、泌尿系统平滑肌功能紊乱尿潴留等因素,导致感染不易治愈,也容易反复多次发作。感染的发生,与患者肢体功能障碍密切相关,脊髓损伤后如何积极功能锻炼以最大程度恢复肢体残留功能,预防感染并发症,则是脊髓损伤康复治疗中的重要内容和中心环节。正确认识脊髓损伤后的感染并发症,对脊髓损伤患者的康复和治疗有着重要的意义。

本节重点讨论脊髓损伤患者最常见的肺部感染和尿路感染。

## 一、肺部感染

脊髓损伤后肺部并发症发生率可高达 67%,包括肺栓塞、支气管痉挛和通气障碍、肺不张和肺部感染等。肺部感染是脊髓损伤患者最常见的并发症,肺部感染和呼吸衰竭是脊髓损伤患者死亡的主要原因之一。肺部感染的发生与脊髓损伤的节段有关,损伤节段越高,对呼吸系统及其功能的影响越大。因此,颈髓损伤患者更易发生肺部感染。

脊髓损伤导致呼吸功能障碍和肺部感染的病理机制比较复杂。颈 3 以上的完全性脊髓损伤可累及次级呼吸中枢,呼吸肌通常完全麻痹,自主呼吸丧失。这类患者如果不及时气管切开采用呼吸机辅助通气,常导致呼吸衰竭而死亡;颈 3~5 脊髓损伤可导致主要的呼吸肌膈肌瘫痪。在平卧位时,膈肌无力,腹部内脏上移,进一步限制了胸腔的容量并限制膈肌活动,严重影响呼吸功能;颈 5 以下的脊髓损

伤,肋间肌和腹肌受累,呼气和吸气功能减弱,机体维持足够肺活量和呼吸频率能力不足,导致通气不足,咳嗽无力,排痰能力下降。此外,胸髓损伤通常因强大的暴力引起,常合并血气胸、肺挫裂伤等损伤,这些都是引起肺部感染及肺不张的重要因素。然而,低位脊髓损伤的患者也容易并发肺部并发症。

神经源性肺水肿可能是导致脊髓损伤患者肺部并发症发生率很高的另一重要原因。神经源性肺水肿的具体发病机制未明。有学者认为与血管活性物质释放和严重的一过性失交感神经支配有关,可引起肺部静脉收缩、毛细血管静态压增高、肺泡壁损伤以及毛细血管通透性增加,最终液体渗入肺泡引起肺水肿。神经源性肺水肿的特征包括肺部血管堵塞、渗出富含蛋白的水肿液体、肺泡内血肿形成等。神经源性肺水肿可引起氧渗透障碍,导致严重的低氧血症,并且极易招致肺部感染并引起急性呼吸窘迫综合征(ARDS)。

如果脊髓损伤患者平稳度过急性期,应当积极预防呼吸系统并发症的发生,尤其是颈髓损伤的患者。定时翻身拍背,在保持脊柱稳定的前提下进行体位引流;可定期应用雾化吸入,并应用稀释痰液药物;呼吸功能训练,鼓励深呼吸及咳嗽、咳痰等。积极而规范的家庭护理,是预防脊髓损伤患者肺部感染的重要环节。

如出现肺部感染,患者可表现为发热、呼吸困难、气急和喘息、高热寒战、咳嗽、痰量增多、咳出或吸出浓痰,肺部呼吸音增粗,可及啰音,患者出现低氧血症,白细胞可急剧升高。肺部 X 线或 CT 检查可出现典型的肺部感染征象。

确诊肺部感染的病例,应早期积极治疗。目前对脊髓损伤并发肺部感染主要是支持治疗,如呼吸支持、改善通气、强化护理和抗炎治疗等。早期吸氧;如果低氧血症明显,或者严重呼吸功能障碍,则尽早送入重症监护病房。对伴通气障碍者要及时气管切开;已经发生或即将发生呼吸衰竭者应使用机械通气;对肺不张患者可应用纤维支气管镜灌洗;早期取痰标本进行细菌培养和药敏试验,指导后期抗感染治疗;可应定期作气道内分泌物培养,最好作支气管肺灌洗液培养,以防止污染;先根据经验应用敏感抗生素,后期根据培养结果调整药物;积极吸痰,各类药物稀释痰液治疗;定期改变体位,翻身拍背,鼓励患者咳嗽排出痰液。

经治疗,多数患者的肺部感染能得以控制。但气管插管和需要机械通气的患者预后相对较差。

## 二、尿路感染

几乎所有的脊髓损伤患者都合并膀胱排空障碍,由此引发的排尿障碍和尿路感染成为患者生活中的主要问题。尿路感染是脊髓损伤患者中最为常见的感染。长期尿潴留、反复膀胱感染与尿失禁,均可引起肾积水及肾功能损害,泌尿系统并发症因此是脊髓损伤患者晚期死亡的主要原因。

在脊髓损伤早期,由于尿道括约肌紧张,患者通常出现尿潴留,应采用留置导尿。保留 1 周以后,应逐步改为间歇导尿,如无菌性导尿和清洁导尿。在患者平稳度过损伤急性期之后,膀胱排空障碍成为严重影响患者生活质量的主要问题。

## 三、神经源性膀胱

膀胱是储存尿液的器官,壁内有逼尿肌,收缩时可使膀胱内压升高,压迫尿液由尿道排出;在膀胱与尿道交界处有较厚的环形肌,即尿道内括约肌,收缩时能关闭尿道内口,防止尿液自膀胱漏出。下尿路的神经支配比较复杂,由交感神经、副交感神经和躯体神经共同支配,其中枢位于大脑与骶髓。膀胱的排尿功能,需要逼尿肌与尿道括约肌的密切协调。正常情况下,膀胱的排空由大脑发出信号,经脊髓发送到膀胱,逼尿肌收缩,括约肌松弛,尿液排出。脊髓损伤后,排尿功能失去大脑控制,排尿功能紊乱或丧失,可表现为尿潴留和尿失禁。膀胱排空障碍指膀胱的充盈和排空功能异常。排空障碍可引起上尿路(肾脏和输尿管)和下尿路(膀胱和尿道)并发症。神经源性膀胱即指由于中枢神经系统的病变引起膀胱功能障碍。在脊髓损伤患者,排尿反射通路被中断,膀胱内逼尿肌和括约肌失去自主控制,引起膀胱排空障碍,是典型的神经源性膀胱。根据功能障碍的特点,脊髓损伤后的膀胱可分为痉挛性膀胱和弛缓性膀胱两种。

### (一)痉挛性膀胱(spastic bladder)

胸 12 以上的脊髓损伤未累及骶髓者,可引起痉挛性膀胱。当膀胱充盈,尿意信号通过神经传导进入骶髓,可以刺激支配膀胱逼尿肌的神经,引起逼尿肌收缩,同时括约肌松弛。这便是排尿反射。这是自主无意识的反射,患者并不能控制膀胱的排空。由于脊髓损伤,逼尿肌和括约肌可出现协同紊乱,逼尿肌收缩,但括约肌并未松弛,膀胱内压力升高,尿液倒流入输尿管,可以引起肾盂积水。由于脊髓损伤,信号无法传递到大脑,患者无膀胱充盈感。

## （二）弛缓性膀胱（flaccid bladder）

当脊髓损伤在圆锥、马尾及以下水平时出现弛缓性膀胱，排尿反射消失。膀胱充盈的信息无法传递到脊髓，导致膀胱过度充盈，在极端例子下可出现膀胱破裂。如果弛缓性膀胱未按时排尿排空而持续充盈，尿液可倒流进入输尿管和肾脏，引起严重的肾功能障碍。

## 四、脊髓损伤患者膀胱家庭管理

由于脊髓损伤患者膀胱逼尿肌和尿道外括约肌功能障碍引起严重尿潴留或尿失禁，由此长期留置导尿可引起尿路感染。因此，预防尿潴留和尿路感染、重建脊髓损伤后患者的膀胱功能，对减少肾衰竭、提高截瘫患者的生活质量、降低死亡率具有非常重要的意义。

对脊髓损伤患者膀胱进行规范性管理是非常必要的，宜选择一种合适的方法定期排空膀胱。膀胱管理的目的是：①保护上尿路的功能；②减少下尿路并发症，如膀胱内高压、膀胱过度充盈和尿路感染等；③与患者的生活习性保持一致。具体的管理措施应该考虑患者神经源性膀胱的类型、脊髓损伤平面、患者性别、肢体功能障碍情况及患者喜好。具体的膀胱管理措施有间歇性和持续性导尿方法。

### （一）间歇性导尿（intermittent catheterization）

指用定期、规律地导尿，通常每4~6小时一次，保持膀胱内尿液在500ml以下。间歇性导尿是符合生理性间歇性排尿的模式，可以显著降低肾盂积水和尿路感染等并发症。因为没有长期留置导尿管，尿路感染的并发症相对较少。但其缺点是需要专门有人帮助患者导尿。如果患者手部功能良好，可培训患者自己进行导尿。

### （二）持续性导尿（continuous catheterization）

有些脊髓损伤的患者需要持续性导尿，后者有尿道留置导尿和膀胱造瘘两种形式。尿道留置导尿是最常用的方法，它的优点是方便简洁，但是可能增加尿路感染和尿路结石等并发症，长期使用可能诱发膀胱癌和尿道腐蚀等并发症。耻骨上膀胱造瘘留置导尿相对更卫生，尤其对肠道有问题的患者更是如此。缺点是可能会出现尿道漏尿，尿路结石、尿路感染等并发症，与尿道留置导尿相当。

应当进行正确的膀胱管理，在脊髓损伤后期尽早停止留置导尿，实施间歇导尿；仍然留置导尿者，应当每天膀胱冲洗、定期更换导尿。可使用巴氯芬治疗脊髓损伤后的痉挛性膀胱，采用膀胱腹直肌间置术及膀胱刺激器等措施，可比较有效地改善膀胱的排尿功能。

## 五、尿路感染

由于脊髓损伤后尿动力学改变、尿潴留和长期留置导尿等因素，脊髓损伤患者尿路中细菌滞留非常普遍，这意味着尿路感染的风险极高。约80%脊髓损伤患者的尿液培养可发现细菌，但这并不是很严重的问题，也并不意味着尿路感染，更不需抗生素治疗。多项研究显示，针对无症状的尿液培养阳性进行抗生素治疗并无好处。一旦发生感染，患者可表现出发热、白细胞增加、脓尿等一系列感染征象。

根据1992年美国脊髓损伤患者尿路感染预防和治疗协会的建议，诊断脊髓损伤患者合并尿路感染必须具备以下三点：①实质性的尿菌症；②尿液内白细胞增高；③尿路感染的症状和体征。后者包括肾区和膀胱区域的疼痛或不适（有时患者截瘫并没有感觉）；尿液浑浊，深色或恶臭；出现尿失禁或者导尿管周边渗漏；萎靡不振或昏睡；痉挛抽筋次数增加；食欲减退；自主神经反射异常；发热（定义为较患者原基础体温高1.3℃或2.4°F）。

## 六、尿路感染的诊断和处理

尽管给予周到细致的预防措施，脊髓损伤患者仍会时常合并尿路感染。当出现尿路感染的症状时，首先做尿常规检查和尿培养加药敏试验，以证实感染来自泌尿系统。最好先更换导尿管，再取尿样送检，以增加尿培养阳性率。长期滞留在体内的导尿管周围通常有细菌聚集，并形成一层生物膜，正是这些细菌，可以上移至膀胱引发感染。因此，更换导尿管对治疗尿路感染非常重要，可以避免导尿管上细菌引发的二次感染。

在长期留置导尿的患者中，培养出两种或以上的细菌很多见，可能是污染引起。一开始可经验性使用广谱抗生素，如复方磺胺甲噁唑，甲氧苄啶或环丙沙星等。细菌培养结果出来后根据药敏结果调整药物，抗生素的使用可持续10~14天。

更换导尿管，留置导尿，将膀胱排空并进行膀胱冲洗，每天1~2次。坐起或者站立排尿有助于将膀胱排空，是控制感染的主要措施。

感染控制后，改为间歇导尿，进行排尿训练，如果残余尿量减少到50~100ml以下，则可去除导尿。

## 七、尿路感染的预防

脊髓损伤患者尿路感染的预防具有一定挑战性。规范采用各预防措施，一大部分尿路感染是可以及时预防的,关键在于预防细菌进入泌尿系统。具体措施包括:①注意手部卫生,这是脊髓损伤尿路感染最重要的预防措施。家庭护理人员或护工应该进行培训,安插或更换导尿管之前和之后都必须以抗生素肥皂清洗手部。②合适清洗各类泌尿系护理辅助器械,如尿袋、尿套、引流袋等。③引流袋应经常排空,预防尿液反流;引流袋应保持在膀胱水平以下,但不应该触及地板,警惕引流袋管子打结、扭曲,以免引流尿液受阻引起反流。④尽量选择最小号的导尿管,减少对膀胱和尿道的刺激。常规导尿管内 10ml 球囊对膀胱内壁的刺激较大,建议使用 5ml 的球囊。⑤合适固定导尿管,避免牵拉引起膀胱和尿道的损伤。⑥每天保持导管清洁,包括会阴部和外生殖器清洗,导管外端清洗。如果出现尿液导管周围渗漏,应及时清理皮肤、衣物和床单。⑦定期更换导尿管。更换的时间有争议,有学者认为应每周更换,有人建议每月更换一次,也有学者建议每 6 周更换一次导尿管。但是如果导尿管出现堵塞、周边出现尿渗漏,患者导尿管周边出现霉菌等情况,应该及时更换。⑧每天摄入足量的水,这对长期留置导尿的患者非常重要。若无禁忌,每天可饮水 2～3L,大量饮水不但可以将尿路内细菌冲洗出去,也有利于预防尿路结石。

有时用药物预防尿路感染。乌洛托品制品(六亚甲基四胺)是尿路感染常用的预防用药。在尿液中 pH 常低于 5.5,乌洛托品可释放甲醛,后者有杀菌作用。有时也加用酸化尿液制剂。因为乌洛托品本身不是抗生素,所以不存在耐药性问题。近年来对乌洛托品预防尿路感染中的作用有争议。

(郑树森 王 跃)

## 第六节 老年人感染性疾病

目前人类疾病谱已从感染性疾病为主转向慢性非传染性疾病,但感染性疾病仍是危害人类的主要疾病之一,从 2003 年的 SARS 到 2009 年的甲型 H1N1 流感、2012 年的 H7N9 禽流感及近期的新型冠状病毒感染,感染性疾病时刻威胁着我们;而随着人口老龄化的进展,曾有人估计从 1998 年到 2025 年的 27 年时间,年龄超过 65 岁的老年人人数将有 2 倍以上的增长,到 2050 年,世界上 20% 的人口将跨入老年人的行列,而老年人生理功能的退化、免疫功能低下、营养不良、各种慢性疾病的存在以及各种侵入性操作耐受性差等诸多因素,使得老年人成为感

染性疾病的高危人群。此外,经济情况、肥胖、吸烟也是老年人感染的危险因素。

老年人感染性疾病的发病率较年轻人高,例如,肺结核、肺炎、菌血症/败血症及胆囊炎的发病率分别是年轻人的 10、3、3 及 2～8 倍。另外,与中青年人比较,老年人感染性疾病的临床表现不典型、并发症多、处理难度大、病死率高。

### 一、临床表现

老年人最常见的感染部位为呼吸道、尿路、皮肤软组织,但需要注意脑膜炎、结核、败血症和带状疱疹等能引起严重并发症的感染性疾病。老年人感染的病原体多种多样,有细菌、病毒、支原体、立克次体、衣原体、真菌、螺旋体及寄生虫等,其中细菌感染最常见,发病率和感染的细菌谱主要依赖于感染部位及患者住在医院、疗养院或家里相关。由于机体反应差,老年人感染后的临床表现多不典型,局部定位症状不明显,而多以全身非特异性表现为主,与年轻人有很大差别,如易跌倒、生活突然不能自理、乏力、厌食、体重减轻、大小便失禁、呼吸急促、心率加快、谵妄、低血压或低体温等。一些在年轻人中较常见的感染表现在老年人中却较少见,例如发热这种典型的感染后表现,在 20%～30% 的重症感染老年患者中表现不明显,即使患者体温有所升高,也不会超过 38.3℃,这可能与老年人基础代谢率低导致基础体温低,下丘脑体温调节中枢功能退化相关。老年感染患者病情变化快,易致感染性休克和引起多器官功能衰竭。另外,老年感染性疾病起病隐匿,治疗后因机体代谢、再生修复能力低下而恢复缓慢,所以病初易延误诊断,而治疗后疾病恢复较慢。

#### (一)呼吸道感染

1. 肺炎 肺炎包括社区获得性肺炎和医院获得性肺炎,是老年人最常见的感染性疾病,欧洲及北美国家成人社区获得性肺炎的发病率为(5～11)/(1 000 人·年),并且随着年龄的增加逐渐上升。年龄是肺炎的一个危险因素,另外,心力衰竭、肝脏疾病及潜在的肺部疾病也是肺炎的危险因素。老年社区获得性肺炎主要致病菌为肺炎链球菌、流感嗜血杆菌、金黄色葡萄球菌、卡他莫拉菌。革兰氏阴性杆菌在老年社区获得性肺炎中较少见,发病率与中青年患者相似。但身体虚弱或合并慢性疾病的老年患者需警惕革兰氏阴性杆菌的感染,尤其是没有经过正规治疗的患者。对于长期居住于疗养院和医院的老年患者,革兰氏阴性杆菌感染引起的肺炎较常见,

主要为大肠埃希菌、肺炎克雷伯菌、铜绿假单胞菌、鲍曼不动杆菌、嗜麦芽窄食单胞菌,革兰氏阳性菌主要为金黄色葡萄球菌、肺炎链球菌、肠球菌。在非典型病原体中,衣原体肺炎在老年患者中最常见,其次为支原体肺炎、军团菌肺炎,而立克次体感染引起的肺炎较少见。另外,有研究认为军团菌肺炎好发于长期使用激素的免疫抑制患者。部分患者如酗酒、意识障碍可因误吸致厌氧菌感染。老年人由于生理功能退化,对低氧或高碳酸血症耐受性增高,肺炎的临床表现不典型,仅部分患者会表现为咳嗽、咳痰症状。通常以纳差、恶心呕吐、腹泻等消化道症状或心动过速、谵妄、烦躁、昏睡等全身症状为主要表现,另外,老年呼吸道感染患者常合并其他基础疾病,掩盖了肺部感染的临床表现,因此早期误诊率高。老年患者肺部感染易导致呼吸衰竭、水电解质紊乱、心力衰竭、急性肾衰竭、感染性休克甚至多器官功能衰竭,偶见胸腔积液、气胸、心包炎,死亡率高。肺部听诊可闻及干、湿啰音,呼吸次数及心率增加,部分患者可出现发绀、鼻翼扇动。多数患者有明显的脱水表现,合并休克者血压下降。老年肺炎患者胸部 X 线检查大多表现为新的或进展性的片状阴影及加重的肺纹理增粗紊乱,这与年轻人的胸部 X 线检查表现不同。病原学诊断一般采用痰培养、痰涂片、血培养等查找病原体,必要时可用防污染毛刷或经支气管肺泡灌洗留取病原学标本。

2. 流感　流感是一种急性呼吸道感染性疾病,具有发生快、传播迅速等特点,死亡风险随年龄增长呈上升趋势,据估算,全球每年约有 50 万人死于流感。人类甲型流感病毒最易发生变异及暴发流行。流感的潜伏期一般为 1~7 天,多为 2~4 天,大多数患者可在 1 周内恢复,老年人因机体各项身体功能下降,病程可以持续数周,重症流感肺炎在老年人较为多见,尤其是免疫功能低下、伴有慢性心肺疾病的患者,病死率较高。患者常以发热、咳嗽、咳痰、寒战、全身乏力、肌肉酸痛、头痛、咽喉痛起病,重症患者可出现呼吸困难,部分患者可伴有全身症状,如失眠、烦躁不安、行为异常、头晕头痛,以及恶心、呕吐、腹痛、腹泻等消化道症状。老年患者咳嗽咳痰、咽痛、乏力等表现多见,而消化道症状较少见。查体可见咽部充血、发绀,听诊闻及肺部啰音。C 反应蛋白增高、胸部 X 线检查发现肺炎要高于中青年患者。

### (二) 尿路感染

老年人菌尿症常见,女性多于男性,尿路感染的原因主要包括导致尿路梗阻和尿流不畅的泌尿系原

发病、合并其他相关基础疾病以及泌尿系各种侵入性操作等。据统计,需长期护理的老年患者中,7%~10%需留置导尿管,尿路感染是长期照护机构最常见的感染。非老年人的尿路感染多见于年轻女性,而致病菌多为大肠埃希菌、腐生葡萄球菌。老年人社区获得性尿路感染的病原菌以大肠埃希菌多见,其他革兰氏阴性杆菌如肺炎杆菌、变形杆菌、克雷伯菌也较常见,偶可见铜绿假单胞菌和革兰氏阳性菌肠球菌、金黄色葡萄球菌感染,而腐生葡萄球菌却极少见。院内感染的发生主要与侵袭性操作、留置导尿管相关。院内导尿管内定植的细菌是变化不定的,以革兰氏阴性杆菌为主,往往比社区老年人常见感染菌更加耐药,无症状者不应盲目使用抗生素,有症状尿路感染者在抗感染治疗前应先予以更换导尿管或拔除导尿管。老年尿路感染分为无症状菌尿和症状性感染。临床表现常不典型,可表现为发热、头痛、腰痛、血尿、水肿、胃肠道反应或尿失禁、精神状态改变、活动减少、步态不稳等,而尿频、尿急、尿痛等尿路刺激症状者仅占 20%~30%。部分患者则是在发生感染性休克或肾功能不全时才被确诊。老年人尿路感染容易并发菌血症、败血症和感染性休克。尿路感染的诊断有赖于尿培养菌阳性,辅以尿常规等检查。

### (三) 皮肤软组织感染

老年人因营养不良、脱水、活动减少及罹患全身疾病等原因易患压疮,导致皮肤软组织感染,由于伤口易被大便、小便污染,因此常为混合感染,病原菌常见于葡萄球菌、肠球菌、奇异变形杆菌、大肠埃希菌、铜绿假单胞菌等,亦可见于消化链球菌、脆弱拟杆菌和梭菌等厌氧菌。老年人的皮肤真菌如手足癣常较顽固,合并甲癣的比例明显高于年轻人,易经久不愈,继发湿疹样改变;带状疱疹是老年人常见的病毒性皮肤病,多发生在全身免疫状态下降时。

### (四) 结核病

研究认为老年人肺结核以内源性感染为主,由于免疫功能低下、营养不良、合并糖尿病等基础疾病或使用糖皮质激素等原因,促使内源性结核感染复发。在发达国家中,老年人结核病在结核患者中所占比例最高。老年结核患者临床表现常不典型,结核中毒症状较年轻人少见,20%~40%患者无明显自觉症状。发热是活动性肺结核的早期症状,在老年患者可能不出现;当出现乏力、食欲减退、盗汗、消瘦、心悸等全身非特异性表现时又常被忽视,有咳嗽、咳痰时可能误以为慢性支气管炎等慢性疾病,因此常被误诊。老年肺结核患者易发生咯血、气胸、呼

吸衰竭、心力衰竭甚至多器官功能衰竭，因此对老年患者疑有结核病时应尽可能行结核纯化蛋白衍生物（PPD）试验、胸部 CT 检查，必要时可行结核感染 T 细胞检测（TSPOT），咳痰患者可行痰培养、痰涂片抗酸染色等检查。

### （五）感染性腹泻

感染性腹泻可由细菌、病毒、原虫等多种病原体引起。老年人由于胃酸缺乏、胃肠蠕动减弱、患有其他胃肠疾病及频繁应用抗生素，使得细菌感染的危险性增加。非伤寒沙门菌是引起老年人胃肠炎最常见的病原体之一，常表现为恶心、呕吐、腹部痉挛和腹泻；接受广谱抗菌药物后可引起艰难梭菌肠炎，在疗养院、专业护理机构和医院内的老年人中较常见；老年患者是志贺菌感染的危险人群，常表现为发热、下腹部痉挛、腹泻和里急后重；大肠埃希菌感染引起的腹泻病初可表现为水样泻，几小时或几天内引起血样便，半数人可有恶心、呕吐。诸如病毒感染引起的腹泻在疗养院多见，常在冬季流行，常表现为非血性腹泻，呕吐相对少见，容易引起脱水导致水、电解质平衡紊乱，或继发肺部感染；肠出血大肠埃希菌可引起腹泻暴发流行，隐孢子虫亦可引起老年人腹泻，白念珠菌为肠道正常菌群，因此大便中分离出该菌需结合临床表现及真菌涂片结果综合分析。

### （六）脑膜炎

老年人引起脑膜炎的病原菌与中青年患者不同，病毒性的少见，最常见的病原菌为肺炎球菌，其次为结核分枝杆菌、李斯特菌、革兰氏阴性杆菌，脑膜炎奈瑟杆菌及流感嗜血杆菌少见。肺炎链球菌脑膜炎多与肺炎、糖尿病、肝肾衰竭有关。李斯特菌感染通常为散发感染，多见于细胞免疫功能低下或酗酒的患者；革兰氏阴性菌感染多见于创伤后直接感染或神经外科手术感染所致，也可由于局部感染，如尿路感染经血行播散所致。老年人脑膜炎最常见的临床表现为发热和精神错乱，老年患者脑膜刺激征可不明显，脑脊液改变与年轻人相同。并发症包括神经系统病变、尿路感染、肺炎，此外由于菌血症，可迅速导致休克和昏迷。诊断有赖于脑脊液及病原学检查。

### （七）血流感染

血流感染包括菌血症和败血症。老年人血流感染可来源于呼吸道、胆道、泌尿系、皮肤软组织等病灶，病原菌因侵入病灶不同而异。来源于呼吸道的病原菌常为肺炎链球菌、流感嗜血杆菌、B 群溶血性链球菌或肠道革兰氏阴性杆菌；来源于胆道的常为肠道革兰氏阴性杆菌和厌氧菌；源于尿路感染者常

为肠道革兰氏阴性杆菌和肠球菌；源于皮肤者常为葡萄球菌。一些少见的条件致病菌或真菌，亦可引起老年人败血症。老年人血流感染临床表现常不典型，部分患者无发热、中性粒细胞增多等感染表现，虚弱和神志改变可为其主要表现，休克等并发症更易发生。一旦怀疑有血流感染，应立即予抗生素治疗，抗生素选用原则与年轻人相似。

### （八）感染性心内膜炎

感染性心内膜炎的发病率随年龄增长呈增长趋势，这与目前年轻人的风湿性心脏病发病率降低、风湿性及先天性心脏病患者生存时间延长、退行性心脏瓣膜病患者增多、人工瓣膜的应用及外科植入物有关。病原菌以革兰氏阳性菌链球菌为主，依次为牛链球菌、酿脓链球菌等；由于耐药性的增加，目前肠球菌、葡萄球菌呈增多趋势。应用人工瓣膜者，常见病原菌为葡萄球菌或肠球菌；牛链球菌通常源于结肠，多与结肠肿瘤相关，肠球菌多源于尿路感染。老年人感染性心内膜炎临床表现常为非特异性，可表现为虚弱、不适、疲乏、体重减轻、意识改变等。脾大为老年患者的常见体征，周围血管征较年轻人少见，出现动脉栓塞、心力衰竭等并发症多于年轻患者，病死率较高。本病诊断的关键为血培养发现病原体、心脏超声检查发现赘生物。

## 二、治疗

### （一）一般治疗

注意休息，可选择高热量、高维生素、易消化饮食，必要时可予以白蛋白补充营养，补充血容量，及时纠正水电解质紊乱；高热者可给予物理降温或解热镇痛药，有呼吸困难及缺氧症状者可给予氧疗。

### （二）抗感染治疗

老年人的感染一旦确诊，即应使用抗菌药物，应尽力寻找感染源，选用适当的培养方法分离致病菌并进行药敏试验；如病原菌不明，应立即开始经验性治疗。抗菌药的选择除考虑致病菌、感染部位外，还需考虑老年患者药物起效较慢，药物副作用较大。要注意患者的肝、肾功能，如青霉素类、头孢菌素类、喹诺酮类、大环内酯类、四环素类药物部分或全部经由肝脏代谢，需监测患者肝功能；氨基糖苷类、四环素类、磺胺类、两性霉素 B 均有不同程度的肾毒性，需监测肾功能。实行药物剂量个体化。

**1. 肺炎治疗** 老年人肺部感染死亡率较高，需早期使用合适、强效的药物治疗。根据病原菌及药敏选择抗菌药最合理，但在未明确病原菌前的经验

性治疗亦非常重要。社区获得性肺炎多用青霉素、大环内酯类、头孢菌素类药物，如青霉素 G 240 万~480 万 U/d，分 3 次或 4 次肌内注射或静脉滴注，重症及并发脑膜炎者，可将青霉素剂量加至 1 000 万~3 000 万 U/d，分 4 次静脉滴注；因目前病原菌对青霉素耐药率增高，因此可选用氟喹诺酮类、头孢噻肟、头孢曲松或加了酶抑制剂的 β-内酰胺类药物；对支原体、衣原体等非典型病原体感染，首选大环内酯类药物；若有基础疾病，应选用强效、广谱抗生素，如第三代头孢菌素、碳青霉烯类等；医院获得性肺炎以革兰氏阴性菌为主，可选用半合成青霉素类、第三或四代头孢菌素、加酶抑制剂的复合制剂、喹诺酮类、碳青霉烯类、氨基糖苷类；对多重耐药菌感染，可选用替考拉宁、万古霉素或利奈唑胺。病毒感染者可用利巴韦林、阿昔洛韦、更昔洛韦等抗病毒药物；真菌感染者可用氟康唑、伊曲康唑、伏立康唑等抗真菌药。

2. 流感的治疗　患者应用抗病毒药物应在发病 48 小时内使用。神经氨酸酶抑制剂能有效抑制流感病毒复制，是目前治疗流感最好的药物。奥司他韦 75mg，2 次/d，连服 5 天，肾功能不全者根据肾功能调整剂量；扎那米韦（吸入喷雾剂）10mg，2 次/d，疗程 5 天。不推荐原有哮喘或其他慢性呼吸系统疾病患者使用吸入性扎那米韦。$M_2$ 离子通道阻滞剂金刚烷胺、金刚乙胺，对目前流行的流感病毒株耐药，不建议使用。

3. 尿路感染的治疗　无症状性菌尿原则上不需抗菌药物治疗，留置导尿管者则应尽可能拔除，多数抗菌药物在尿液中的浓度较高，治疗尿路感染效果较好。老年患者抗菌药治疗与年轻人相同，环丙沙星、左氧氟沙星、莫西沙星等喹诺酮类药物及头孢类药物对治疗尿路感染效果较好，但目前耐药率有所增加，可考虑选用三、四代头孢类药物，必要时可联合用药，疗程较年轻患者长。热退后可根据体外药敏结果改为口服抗菌药物。还可服用碳酸氢钠碱化尿液。

4. 皮肤软组织感染的治疗　压疮继发感染者常需全身用抗生素，局部护理更为重要，应予按时变换体位，坚持每 2~3 小时变换一次，对不允许过多翻身的患者，可予以特殊床垫或器具，如棉垫、气垫床、水床、气圈等，保持局部皮肤干燥、清洁。

5. 结核病的治疗　老年患者由于药物不良反应发生率高，结核病治疗变得困难，因此结核患者病死率高。PPD 试验近期转阳者，应予异烟肼预防，确诊为结核病者应正规抗结核治疗。但老年人由于脏器代偿功能逐渐减退，合并症多，抗结核治疗效果不

及年轻人。常用抗结核药物每天剂量为：异烟肼 300mg 顿服，结核性脑膜炎和血行播散性肺结核患者的用药剂量可加大，10~20mg/kg；利福平 8~10mg/kg，体重在 50kg 及以下者剂量 450mg，50kg 以上者为 600mg 顿服；吡嗪酰胺 1.5g/d；乙胺丁醇 0.75~1.0g/d；链霉素 0.75g/d；治疗方案一般跟年轻人一样，具体需根据每个患者的情况选择最合适的药物和剂量。

6. 感染性腹泻的治疗　老年人感染性腹泻多有自限性，以纠正脱水和对症支持治疗为主，一般不用抗生素；当疑有沙门菌感染引起老年人急性胃肠炎时，宜选用喹诺酮类药物，抗生素治疗可缩短志贺菌感染的病程，并降低发生水电解质紊乱的风险。抗生素治疗同样适用于空肠弯曲菌、副溶血弧菌、侵袭性大肠埃希菌及耶尔森菌等感染。

7. 脑膜炎的治疗　老年脑膜炎患者抗生素的选用需覆盖肺炎链球菌、李斯特菌、革兰氏阴性杆菌，一般选用青霉素 G 或氨苄西林联合三代头孢菌素，待病原菌明确后根据药敏试验调整使用。

8. 感染性心内膜炎的治疗　原则为早期、足量、静脉用药为主；病原微生物不明时，急性起病者宜选用对金黄色葡萄球菌、链球菌和革兰氏阴性杆菌均有效的广谱抗生素，亚急性起病者选用对大多数链球菌有效的抗生素；已分离出病原菌时应根据药敏试验选择用药。经验性治疗自体瓣膜心内膜炎时，对急性者常采用萘夫西林 2g，每 4 小时一次静脉滴注，加氨苄西林 2g，每 4 小时一次静脉滴注或加阿米卡星 0.4~0.6g/d；亚急性者的用药方案以青霉素为主，青霉素 320 万~400 万 U，每 4~6 小时一次，或加用阿米卡星，剂量同上；对不能耐受 β-内酰胺酶者，可选万古霉素，每天 30mg/kg，分 2 次静脉滴注，联合环丙沙星每天 800mg，分 2 次静脉滴注；疗程均为 4~6 周。有高危及中危心脏疾病的老年患者，在进行外科或口腔科手术时应预防性应用抗生素。

血流感染已经在其他章节详述，此处不再赘述。

## 三、预防

老年人平常应注意个人卫生，适度的营养、运动及休息，定期健康检查等。对长期卧床的老年患者，平时应多饮水，加强床上锻炼，增强全身抵抗力，防治压疮、积极治疗糖尿病、前列腺增生等疾病，注意会阴护理，避免交叉感染。另外对于大于 50 岁的中老年人，建议每年秋冬季节注射流感疫苗；年龄大于 65 岁的老年人，建议注射肺炎球菌疫苗，只需注射一次

即可,若在 65 岁之前曾接受过肺炎球菌疫苗,且伴有慢性肾功能衰竭、功能或器质性无脾及免疫功能受损者,则应在注射满 5 年后再次接种;破伤风白喉疫苗应每 10 年接种一次。对于有流感病毒家庭暴露的老年人,可预防性使用奥司他韦或扎那米韦。

(朱 彪 陈荷玲)

## 第七节 无脾患者的感染性疾病

### 一、脾切除术后凶险性感染

自开展脾脏外科以来,医学界初期普遍认为脾脏没什么重要的生理功能,脾外伤、脾功能亢进、血液病巨脾时均可切除。20 世纪经过对脾脏功能不间断地研究,目前人们认识到脾脏是一个多功能器官特别在抗感染的免疫功能方面具有重要作用。早在 1929 年,O'Donnell 就在《英国医学杂志》中报道了脾脏切除术后患儿发生"暴发性脓毒症"的报道。但在当时并未引起医学界足够的重视。1952 年,King 和 Schumacker 报道了 5 例因先天性溶血行脾切除术后 5 例患儿发生严重感染的病例,人们才逐渐认识和了解脾切除术后凶险性感染(over-whelming post-splenectomy infection,OPSI)这一综合征。

脾脏是人体最大的免疫器官,含有多种免疫活性细胞和免疫因子。巨噬细胞($M\phi$)是脾脏内主要的吞噬细胞和功能细胞。它既是主要的非特异性免疫细胞,可主动吞噬、杀伤和消化病原微生物等抗原性物质,又是特异性免疫的辅佐细胞,具有免疫调控作用,通过提呈抗原给免疫活性细胞,启动免疫应答;亦可通过分泌活性因子如白细胞介素(ILs)、干扰素(IFN)、肿瘤坏死因子(TNF)等激活免疫细胞,增强免疫效应。另外存在于脾脏中的树突状细胞(DC)、自然杀伤(NK)细胞和淋巴因子激活的杀伤细胞(LAK)具有比巨噬细胞更强的抗原提呈能力,参与细胞免疫和体液免疫。B 淋巴细胞约占脾内淋巴细胞总数的 55%,在肿瘤抗原刺激下转化为浆细胞,继而分泌特异性抗肿瘤的免疫球蛋白 IgG,且浆细胞具有抗原提呈能力。脾脏切除后,机体免疫球蛋白含量异常且血清 IgM 水平明显下降,从而影响肿瘤的发生、发展。脾脏拥有全身 25% 的循环 T 淋巴细胞,直接参与细胞免疫,并对外周血中 T 细胞亚群的分布有重要调节作用。脾脏内具有特异性免疫因子即促吞噬肽(tuftsin),它能促进中性粒细胞的吞噬作用,增加单核细胞的吞噬作用。而脾脏切除引

起其相应免疫功能的缺失及紊乱正是 OPSI 发生的机制所在。

#### (一)临床表现

OPSI 是极其凶险的全身性感染,在全脾切除后数日至终身均可发病,多数在术后 2~3 年发生。Davidson 等报道 OSPI 每年发生率为 0.23%~0.42%,终身有危险者 5%,死亡率 38%~69%。OPSI 的发生还与脾切除的原因有关。脾外伤切除者 OPSI 的发病率最低,血液病次之,肝硬化、门脉高压患者发病率最高。肝硬化患者及血液病脾切除患者 OPSI 发病率高,主要是因为其在脾切除以前就已出现免疫功能低下,产生针对自身血细胞的抗原、抗体增高,血细胞破坏增加;肝硬化患者还伴有肝损害、低蛋白血症,CD4/CD8 比例失调,部分血液病患者在脾切除前曾有长期皮质激素使用的病史,这些都对免疫功能造成损害和抑制。儿童时进行脾切除,对机体免疫功能的损害更大,这与幼龄患者脾切除后机体的肺泡巨噬细胞功能受损,从而影响肺炎球菌的杀灭有关。

OPSI 主要致病菌是肺炎球菌,其他还有流感嗜血杆菌、脑膜炎双球菌及大肠埃希菌等。OPSI 临床特点是发病隐匿,病初可能有轻度流感样症状,继而骤然寒战、高热,随即出现头痛、恶心、呕吐、上腹部弥漫性疼痛、腹泻、全身乏力等,病情发展快,迅速发生昏迷,伴有明显酸中毒、休克、凝血功能障碍、皮肤出现弥漫性小瘀斑,可在几小时内死亡,尸检可见双侧肾上腺出血。为了更加准确地统计 OPSI 的发生及加强全脾切除患者术后相关随访及避免漏诊及误诊,夏穗生教授提出了 OSPI 的诊断标准:①有全脾切除史;②突发全身性感染的典型症状;③皮肤出血斑点、弥散性血管内凝血(DIC);④细菌血培养或涂片阳性;⑤无特定的局限性外科感染灶;⑥双肾上腺出血、内脏出血。符合前 5 条,临床即可确诊 OPSI。但其中个别标准还需进一步商榷。

#### (二)治疗

预防 OPSI 发生的根本方法是避免行一切不必要的全脾切除术。对于全脾切除患者,应该给予接种肺炎球菌疫苗,肺炎球菌疫苗在选择性脾切除前 2 周接种或尽可能在手术康复后接种,疫苗接种期为 5 年,但其疗效有待观察证实。对于 2 岁以下儿童,应先给予多糖疫苗抗体保护,2 周岁后再给予疫苗注射。目前,也有专家对无脾人尤其是儿童推荐给予抗生素预防,一般是在脾切除后 18 个月或 2 年内口服青霉素 V(苯甲氧青霉素)或阿莫西林等。甚至有学者建

议脾切除儿童术后长期口服抗生素预防 OPSI。

一旦确诊 OPSI,抗生素的使用可采取经验用药加细菌培养药敏试验结合的办法,使用针对性强的抗肺炎链球菌感染药物,肌内注射或静脉滴注苯唑西林;对于已接受抗生素预防或对青霉素过敏、病原体耐药的患者应给予头孢曲松或头孢他啶治疗。

## 二、无脾综合征

除了因手术切除脾脏以外,还有一类以先天性脾脏发育不全为特征的罕见疾病,即无脾综合征(Ivemark 综合征)。1958 年 Polhemus 等将无脾综合征归纳为以下几点:①先天性脾脏发育不全或缺如;②伴有心血管严重畸形;③胸腹腔脏器结构和位置异常;④伴双侧肺多叶畸形与发育不全;⑤可以有多个系统及器官多发性畸形。本病预后不良,多数在新生儿期、幼儿期因反复感染、多系统栓塞致心肺衰竭或在室间隔缺损、主动脉骑跨等病理基础上促使肺动脉高压,导致急性心力衰竭而猝死。无脾综合征的确切病因尚未完全明确,该疾病目前缺乏有效治疗手段,若孕期检查一旦发现异常应及时终止妊娠。

(郑树森　柯庆宏)

## 第八节　静脉药瘾者的感染性疾病

静脉药瘾(intravenous drug user, IVDU)主要指静脉注射毒品成瘾人员。由于静脉药瘾者吸毒时常共用注射器,并且为了尽量减少注射器中的毒品残留,获得较多的药物,他们喜欢在注射毒品的过程中反复回抽血液到注射器,使血液在注射器内残留,共用注射器在静脉药瘾者中相当常见,因此,静脉药瘾者的感染病以血液传播的疾病如病毒性肝炎、艾滋病、梅毒等为主。研究表明,在我国静脉药瘾者中,艾滋病及丙型病毒性肝炎合并感染率高达 69% ~ 93.6%。同时,长期静脉吸毒,毒品可以损伤机体功能,造成营养不良、脏器损害、免疫功能低下,一旦注射器消毒措施不严格,极容易出现细菌感染,以革兰氏阳性菌为主,其中主要是金黄色葡萄球菌。患者因长期共用不洁注射器,机体免疫功能差,部分患者不配合治疗,治疗效果较差,感染严重者可出现败血症、感染性心内膜炎、感染性休克,危及生命。

### 一、临床表现

#### (一)艾滋病

与正常人群感染艾滋病发病表现相似,早期可出现全身无力、流感样症状、食欲减退、体重下降、淋巴结肿大,随病情进展疾病晚期出现各种机会性感染,如咳嗽、腹泻、口腔黏膜炎症及并发淋巴瘤等各类恶性肿瘤。

#### (二)病毒性肝炎

静脉药瘾者感染的肝炎以血液传播性肝炎为主,如乙型病毒性肝炎(HBV),丙型病毒性肝炎(HCV),早期出现食欲减退、恶心呕吐、上腹部不适、黄疸,随病情进展疾病晚期出现肝硬化、腹膜炎、肝癌等。

#### (三)梅毒

与正常人群感染梅毒发病相似,一般静脉药瘾者通过不洁注射器传播的为获得性显性梅毒。根据发病过程可分为一、二、三期梅毒。一期梅毒以生殖器周围硬下疳为临床特征;二期梅毒开始出现全身表现,如皮肤梅毒疹、关节疼痛、口腔黏膜炎、脱发及浅表淋巴结肿大;进展至三期梅毒可出现近端关节结节、梅毒性心脏病、梅毒性脑膜炎等。

#### (四)细菌感染

静脉药瘾者常因免疫功能低下、使用未经严格消毒的注射器等原因导致继发性细菌感染,以金黄色葡萄球菌为主。体表可出现局部皮肤化脓性感染,进入血液后出现金黄色葡萄球菌败血症,迁延性损害是其特点,常见多发性肺部浸润,其中并发心内膜炎者可高达 8%,表现为咳嗽、胸闷、胸痛、发热等症状,有右心衰竭症状的患者可出现肝大、双下肢水肿等。

### 二、实验室检查

#### (一)血常规检查

HBV、HCV、TP 等感染患者血常规检查可无明显变化,HIV 感染患者血常规检查提示淋巴细胞减少,特别是 $CD4^+T$ 淋巴细胞;而细菌感染表现为白细胞升高,以中性粒细胞升高为主,C 反应蛋白升高,部分重症患者白细胞可不升高。

#### (二)血生化检查

HIV、TP、细菌等感染血生化可无明显变化,HBV、HCV 感染常引起肝功能异常,主要是丙氨酸氨基转移酶(ALT)、天冬氨酸氨基转移酶(AST)异常。

#### (三)病原学检查

各类血液传播病毒感染可以通过外周血抗原抗体检查,包括 HIV 抗体的筛查和确诊检测,HCV 的抗体检测,HBV 表面抗原检测,TP 检测可以通过快速血浆反应素环状卡片试验(RPR)、梅毒螺旋体血凝试验(TPHA)。细菌感染可通过体表脓肿穿刺、血培养明确致病菌。

#### (四)影像学检查

静脉药瘾者的各种感染病常有典型影像学改

变,如病毒性肝炎引起肝大、肝硬化、腹膜炎以及金黄色葡萄球菌感染引起的心内膜炎通过 B 超检查可以有相应影像学改变。

### 三、诊断

静脉药瘾者感染病的诊断主要结合患者的个人吸毒史、共用注射器人群的疾病史、临床表现、病原学检查,诊断一般不难。

### 四、治疗

静脉药瘾者因长期吸毒,常伴随营养不良和免疫功能低下,因此,对于他们感染病的治疗包括感染疾病对症治疗及戒毒康复治疗。

#### (一)鼓励戒除吸毒

采用美沙酮替代治疗等方式戒除毒瘾。

#### (二)基础治疗

对于营养不良患者加强营养支持治疗,如输注氨基酸、脂肪乳补液支持治疗。

#### (三)感染病治疗

1. HIV 感染　患者进行高效抗逆转录病毒治疗(HAART),目前治疗药物包括核苷类逆转录酶抑制剂(NRTI)、非核苷类逆转录酶抑制剂(NNRTI)、蛋白酶抑制剂(PI),推荐方案为:2NRTI+1NNRTI 或者 2NRTI+1PI。

2. HBV 感染　通过 α 干扰素或者核苷类似物抗病毒治疗。如果患者合并 HBV/HIV 感染,对于尚未进行 HAART 患者,应当选用无抗 HIV 活性药物抗 HBV 治疗;对于需要同时抗 HBV 和 HIV 治疗的患者,应选用对这两种病毒均有效的药物。

3. HCV 感染　通过 PEG 干扰素联合利巴韦林联合抗病毒治疗。由于静脉药瘾者同时合并 HCV/HIV 感染的概率相当高,而 HIV 感染会加速丙肝进程,同时,HAART 治疗后肝毒性的概率提高。对于 HCV/HIV 联合感染者,根据国家免费艾滋病抗病毒治疗手册治疗推荐方案为:

(1) HIV 感染者无论合并急性或慢性 HCV 感染,均要进行抗 HCV 治疗。

(2) 根据患者的 CD4$^+$T 淋巴细胞水平决定先治疗 HCV 还是先治疗 HIV。①CD4$^+$T 淋巴细胞>350 个/$\mu$l 可先抗 HCV 治疗,治疗过程中如 CD4$^+$T 淋巴细胞<200 个/$\mu$l 时启动抗 HIV 治疗;②CD4$^+$T 淋巴细胞<200 个/$\mu$l 时推荐先抗 HIV 治疗,待 CD4$^+$T 淋巴细胞上升至>200 个/$\mu$l 并稳定 3 个月以上再考虑抗 HCV 治疗;③CD4$^+$T 淋巴细胞为(200~350 个)/$\mu$l 时,如肝功能异常或转氨酶升高(>2ULN)的

患者应在抗 HIV 治疗前应先抗 HCV 治疗,以降低免疫重建后肝脏疾病恶化的危险。

(3) 大部分抗 HCV 治疗方案及疗程和普通 HCV 感染相同。

4. 梅毒感染　静脉药瘾者的梅毒感染与一般患者的梅毒治疗方案一致。①早期梅毒:青霉素 80 万 U/d,肌内注射,连续 10~15 天;对青霉素过敏者给予口服四环素 500mg,4 次/d,连续 15 天(肝肾功能不良者慎用)或口服红霉素 500mg,4 次/d,连续 15 天。②晚期梅毒:青霉素 80 万 U/d,肌内注射,连续 20 天;对青霉素过敏者给予口服四环素 500mg,4 次/d,连续 30 天(肝功能不良者慎用)或口服红霉素 500mg,4 次/d,连续 30 天。

5. 金黄色葡萄球菌感染　通过培养确认病原菌,根据药敏结果选用青霉素、耐酶青霉素、头孢菌素、万古霉素等药物治疗;对脓肿要对脓液进行充分引流,出现感染性心内膜炎时根据手术指征行手术治疗。

### 五、预防

对于静脉药瘾者感染病的治疗,首先需要切断传播途径,即不洁注射器。因此,针对静脉药瘾者感染病的防治,其有效措施包含:

1. 各类传染病的宣传教育　告诉药瘾者各类感染病的发病方式、传播途径,并告知如何预防感染,如果他们已经感染,告知该怎么避免传染给他人。

2. 针具交换　国内外研究表明,针具交换能明显减少吸毒人群中的艾滋病病毒感染。这就需要对他们进行行为干预,让静脉注射毒品者拿使用过的注射器来换取新的或者消毒完成的注射器,在回收注射器的同时可以教授他们疾病知识及正确的清洁消毒注射器方法。

3. 美沙酮替代戒毒治疗　通过该项治疗,可以减轻海洛因依赖,从而杜绝静脉注射。实践证明,美沙酮替代治疗能够有效控制 HIV 经注射毒品传播流行,优于针具交换。

4. 心理关怀　静脉药瘾者是特殊人群,在社会上比较容易受歧视,对他们要增加心理人文关怀,同时尽可能解决他们的实际生活困难,鼓励他们戒除毒瘾。

(朱　彪　王炬峰)

### 第九节　手术部位的感染及预防性抗生素应用

外科手术必然会带来手术部位皮肤和组织的损伤,当手术切口的微生物污染达到一定程度时,会发

生手术部位感染(surgical site infection,SSI)。SSI 是患者外科术后最常见的医院内感染,是外科手术的重要并发症。在我国,SSI 约占全部医院感染的15%,占外科患者医院感染的35%~40%。在美国,每年有 16 万~30 万例 SSI 发生,是目前最常见且花费最大的医疗相关感染。合并 SSI 的手术患者比未合并 SSI 的手术患者的死亡风险高出 2~11 倍。合并 SSI 的手术患者中,77%的患者直接死于 SSI。手术部位的感染包括切口感染和手术涉及的器官或腔隙的感染,其危险因素包括患者方面和手术方面。患者方面的主要因素是年龄、营养状况、免疫功能、健康状况等。手术方面的主要因素是术前住院时间、备皮方式及时间、手术部位皮肤消毒、手术室环境、手术器械的灭菌、手术过程的无菌操作、手术技术、手术持续的时间、预防性抗菌药物使用情况等。据估计,遵循循证指南操作,高达60%的 SSI 可以被预防。

## 一、手术部位感染的定义及诊断标准

SSI 是指围术期(个别情况在围术期以后)发生在切口或手术深部器官或腔隙的感染(如切口感染、脑脓肿、腹膜炎)。SSI 的概念比创口感染要宽,因为它包含了手术曾经涉及的器官和腔隙的感染;又比"手术后感染"的概念要窄而且具体,因为它不包括那些与手术没有直接关系的感染,如肺炎、尿路感染等。

SSI 分类如下:①切口浅部组织感染(仅包括皮肤或皮下组织的切口);②切口深部组织感染(包括深筋膜和/或肌层),又分为主要的深部切口感染和次要的深部切口感染,前者是指患者术中有一个或多个主要切口且这些切口均发生感染;后者是指患者术中有一个以上的次要切口且切口均发生感染;③器官/腔隙感染(包括任何经由手术打开或者处理过的身体结构,除外皮肤、筋膜和肌层)(图 31-9-1)。

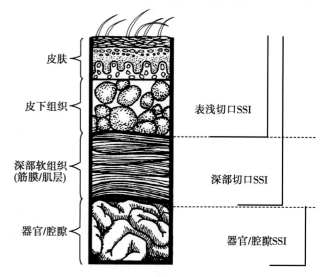

图 31-9-1 不同的切口类别和感染类型

表 31-9-1 列出了手术部位感染的诊断标准[参考《外科手术部位感染预防和控制技术指南(试行)》的修订意见]。

表 31-9-1 手术部位感染的诊断标准

**(一)切口浅部组织感染**

手术后 30 天以内发生的仅累及切口皮肤或者皮下组织的感染,并符合下列条件之一:

1. 切口浅部组织有化脓性液体。
2. 从切口浅部组织的液体或者组织中培养出病原体。
3. 具有感染的症状或者体征,包括局部发红、肿胀、发热、疼痛和触痛,有外科医师开放的切口浅层组织。

下列情形不属于切口浅部组织感染:

1. 针眼处脓点(仅限于缝线通过处的轻微炎症和少许分泌物)。
2. 外阴切开术或包皮环切术部位或肛门周围手术部位感染。
3. 感染的烧伤创面及溶痂的Ⅱ、Ⅲ度烧伤创面。

**(二)切口深部组织感染**

无植入物者手术后 30 天以内、有植入物者手术后 1 年以内发生的累及深部软组织(如筋膜和肌层)的感染,并符合下列条件之一:

1. 从切口深部引流或穿刺出脓液,但脓液不是来自器官/腔隙部分。
2. 切口深部组织自行裂开或者有外科医师开放的切口。同时,患者具有感染的症状或者体征,包括局部发热、肿胀及疼痛。
3. 经直接检查、再次手术探查、病理学或者影像学检查,发现切口深部组织脓肿或者其他感染证据。
4. 同时累及切口浅部组织和深部组织的感染归为切口深部组织感染;经切口引流所致器官/腔隙感染,无须再次手术归为深部组织感染。

**(三)器官/腔隙感染**

无植入物者手术后 30 天以内、有植入物者手术后 1 年以内发生的累及术中解剖部位(如器官或者腔隙)的感染,并符合下列条件之一:

1. 器官或者腔隙穿刺引流或穿刺出脓液。
2. 从器官或者腔隙的分泌物或组织中培养分离出致病菌。
3. 经直接检查、再次手术、病理学或者影像学检查,发现器官或腔隙脓肿,或者其他器官或腔隙感染的证据。

## 二、手术切口的分类

SSI 的发生与在手术过程中手术野所受污染的程度有关。为了更好地评估手术切口的污染情况，目前普遍将切口分为四类（表 31-9-2）。按此方法分类，不同切口的感染率有显著不同。据 Cruse 统计，清洁切口感染发生率为 1%，清洁-污染切口为 7%，污染切口为 20%，污秽-感染切口为 40%。因此，切口分类是决定是否需进行抗生素预防的重要依据。

表 31-9-2　手术切口分类

| 切口分类 | 定义 |
| --- | --- |
| Ⅰ类切口（清洁切口） | 手术不涉及炎症区，不涉及呼吸道、消化道、泌尿生殖道等人体与外界相通的器官 |
| Ⅱ类切口（清洁-污染切口） | 上、下呼吸道，上、下消化道，泌尿生殖道手术，或经以上器官的手术，如经口咽部手术、胆道手术、子宫全切除术、经直肠前列腺手术，以及开放性骨折或创伤手术等 |
| Ⅲ类切口（污染切口） | 造成手术部位严重污染的手术，包括：手术涉及急性炎症但未化脓区域；胃肠道内容物有明显溢出污染；新鲜开放性创伤但未经及时扩创；无菌技术有明显缺陷如开胸、心脏按压者 |
| Ⅳ类切口（感染切口） | 有失活组织的陈旧创伤手术；已有临床感染或脏器穿孔的手术 |

目前我国在病案首页中将手术切口分为Ⅰ、Ⅱ、Ⅲ类，其Ⅰ类与本指导原则中Ⅰ类同，Ⅱ类相当于本指导原则中Ⅱ、Ⅲ类，Ⅲ类相当于本指导原则中Ⅳ类

## 三、手术部位感染的细菌学

最常见病原菌是葡萄球菌（金黄色葡萄球菌和凝固酶阴性葡萄球菌）和肠道杆菌科细菌（大肠埃希菌属、肠杆菌、克雷伯菌属等）。其次，在发达国家，肠球菌占据了第 3 位，在国内则肠球菌相对少见，铜绿假单胞菌相对多见。

SSI 的病原菌可以是内源性或外源性的，大多数是内源性的，即来自患者本身的皮肤、黏膜及空腔脏器内的细菌。皮肤携带的致病菌多数是革兰氏阳性球菌，但在会阴及腹股沟区，皮肤常被粪便污染而带有革兰氏阴性杆菌及厌氧菌。手术切开胃肠道时，典型的 SSI 致病菌是革兰氏阴性肠道杆菌、革兰氏阳性球菌（如肠球菌），在结直肠还有厌氧菌（主要是脆弱拟杆菌）。表 31-9-3 显示不同类型手术时最有可能引起 SSI 的病原菌，可据此推荐预防用抗菌药物。

表 31-9-3　抗菌药物在围术期预防应用的品种选择[a,b]

| 手术名称 | 切口类别 | 可能的污染菌 | 抗菌药物选择 |
| --- | --- | --- | --- |
| 脑外科手术（清洁，无植入物） | Ⅰ | 金黄色葡萄球菌，凝固酶阴性葡萄球菌 | 第一、二代头孢菌素[c]；耐甲氧西林金黄色葡萄球菌（MRSA）感染高发医疗机构的高危患者可用（去甲）万古霉素 |
| 脑外科手术（经鼻窦、鼻腔、口咽部手术） | Ⅱ | 金黄色葡萄球菌，链球菌属，口咽部厌氧菌（如消化链球菌） | 第一、二代头孢菌素[c]±[e]甲硝唑，或克林霉素+庆大霉素 |
| 脑脊液分流术 | Ⅰ | 金黄色葡萄球菌，凝固酶阴性葡萄球菌 | 第一、二代头孢菌素[c]，MRSA 感染高发医疗机构的高危患者可用（去甲）万古霉素 |
| 脊髓手术 | Ⅰ | 金黄色葡萄球菌，凝固酶阴性葡萄球菌 | 第一、二代头孢菌素[c] |
| 眼科手术（如白内障、青光眼或角膜移植、泪囊手术、眼穿通伤） | Ⅰ、Ⅱ | 金黄色葡萄球菌，凝固酶阴性葡萄球菌 | 局部应用妥布霉素或左氧氟沙星等 |
| 头颈部手术（恶性肿瘤，不经口咽部黏膜） | Ⅰ | 金黄色葡萄球菌，凝固酶阴性葡萄球菌 | 第一、二代头孢菌素[c] |
| 头颈部手术（经口咽部黏膜） | Ⅱ | 金黄色葡萄球菌，链球菌属，口咽部厌氧菌（如消化链球菌） | 第一、二代头孢菌素[c]±[e]甲硝唑，或克林霉素+庆大霉素 |
| 颌面外科（下颌骨折切开复位或内固定，面部整形术有移植物手术，正颌手术） | Ⅰ | 金黄色葡萄球菌，凝固酶阴性葡萄球菌 | 第一、二代头孢菌素[c] |
| 耳鼻喉科（复杂性鼻中隔鼻成形术，包括移植） | Ⅱ | 金黄色葡萄球菌，凝固酶阴性葡萄球菌 | 第一、二代头孢菌素[c] |
| 乳腺手术（乳腺癌、乳房成形术，有植入物如乳房重建术） | Ⅰ | 金黄色葡萄球菌，凝固酶阴性葡萄球菌，链球菌属 | 第一、二代头孢菌素[c] |

续表

| 手术名称 | 切口类别 | 可能的污染菌 | 抗菌药物选择 |
|---|---|---|---|
| 胸外科手术(食管、肺) | Ⅱ | 金黄色葡萄球菌,凝固酶阴性葡萄球菌,肺炎链球菌,革兰氏阴性杆菌 | 第一、二代头孢菌素[c] |
| 心血管手术(腹主动脉重建、下肢手术切口涉及腹股沟、任何血管手术植入人工假体或异物、心脏手术、安装永久性心脏起搏器) | Ⅰ | 金黄色葡萄球菌,凝固酶阴性葡萄球菌 | 第一、二代头孢菌素[c],MRSA 高发医疗机构的高危患者可用(去甲)万古霉素 |
| 肝、胆系统及胰腺手术 | Ⅱ、Ⅲ | 革兰氏阴性杆菌,厌氧菌(如脆弱拟杆菌) | 第一、二代头孢菌素或头孢曲松[c]±[e]甲硝唑,或头霉素类 |
| 胃、十二指肠、小肠手术 | Ⅱ、Ⅲ | 革兰氏阴性杆菌,链球菌属,口咽部厌氧菌(如消化链球菌) | 第一、二代头孢菌素[c],或头霉素类 |
| 结肠、直肠、阑尾手术 | Ⅱ、Ⅲ | 革兰氏阴性杆菌,厌氧菌(如脆弱拟杆菌) | 第一、二代头孢菌素[c]±[e]甲硝唑,或头霉素类,或头孢曲松±[e]甲硝唑 |
| 经直肠前列腺活检 | Ⅱ | 革兰氏阴性杆菌 | 氟喹诺酮类[d] |
| 泌尿外科手术:进入尿路或经阴道的手术(经尿道膀胱肿瘤或前列腺切除术、异体植入及取出,切开造口、支架的植入及取出)及经皮肾镜手术 | Ⅱ | 革兰氏阴性杆菌 | 第一、二代头孢菌素[c],或氟喹诺酮类[d] |
| 泌尿外科手术:涉及肠道的手术 | Ⅱ | 革兰氏阴性杆菌,厌氧菌 | 第一、二代头孢菌素[c],或氨基糖苷类+甲硝唑 |
| 有假体植入的泌尿系统手术 | Ⅱ | 葡萄球菌属,革兰氏阴性杆菌 | 第一、二代头孢菌素[c]+氨基糖苷类,或万古霉素 |
| 经阴道或经腹腔子宫切除术 | Ⅱ | 革兰氏阴性杆菌,肠球菌属,B 群链球菌,厌氧菌 | 第一、二代头孢菌素(经阴道加用甲硝唑)[c],或头霉素类 |
| 腹腔镜子宫肌瘤剔除术(使用举宫器) | Ⅱ | 革兰氏阴性杆菌,肠球菌属,B 群链球菌,厌氧菌 | 第一、二代头孢菌素[c]±[e]甲硝唑,或头霉素类 |
| 羊膜早破或剖宫产术 | Ⅱ | 革兰氏阴性杆菌,肠球菌属,B 群链球菌,厌氧菌 | 第一、二代头孢菌素[c]±[e]甲硝唑 |
| 人工流产-刮宫术引产术 | Ⅱ | 革兰氏阴性杆菌,肠球菌属,链球菌,厌氧菌(如脆弱拟杆菌) | 第一、二代头孢菌素[c]±[e]甲硝唑,或多西环素 |
| 会阴撕裂修补术 | Ⅱ、Ⅲ | 革兰氏阴性杆菌,肠球菌属,链球菌属,厌氧菌(如脆弱拟杆菌) | 第一、二代头孢菌素[c]±[e]甲硝唑 |
| 皮瓣转移术(游离或带蒂)或植皮术 | Ⅱ | 金黄色葡萄球菌,凝固酶阴性葡萄球菌,链球菌属,革兰氏阴性菌 | 第一、二代头孢菌素[c] |
| 关节置换成形术、截骨、骨内固定术、腔隙植骨术、脊柱术(应用或不用植入物、内固定物) | Ⅰ | 金黄色葡萄球菌,凝固酶阴性葡萄球菌,链球菌属 | 第一、二代头孢菌素[c],MRSA 感染高发医疗机构的高危患者可用(去甲)万古霉素 |
| 外固定架植入术 | Ⅱ | 金黄色葡萄球菌,凝固酶阴性葡萄球菌,链球菌属 | 第一、二代头孢菌素[c] |
| 截肢术 | Ⅰ、Ⅱ | 金黄色葡萄球菌,凝固酶阴性葡萄球菌,链球菌属,革兰氏阴性菌,厌氧菌 | 第一、二代头孢菌素[c]±[e]甲硝唑 |
| 开放骨折内固定术 | Ⅱ | 金黄色葡萄球菌,凝固酶阴性葡萄球菌,链球菌属,革兰氏阴性菌,厌氧菌 | 第一、二代头孢菌素[c]±[e]甲硝唑 |

[a] 所有清洁手术通常不需要预防用药,仅在有前述特定指征时使用;[b] 胃十二指肠手术、肝胆系统手术、结肠和直肠手术、阑尾手术、Ⅱ 或 Ⅲ 类切口的妇产科手术,如果患者对 β-内酰胺类抗菌药物过敏,可用克林霉素+氨基糖苷类,或氨基糖苷类+甲硝唑;[c] 有循证医学证据的第一代头孢菌素主要为头孢唑林,第二代头孢菌素主要为头孢呋辛;[d] 我国大肠埃希菌对氟喹诺酮类耐药率高,预防应用需严加限制;[e] 表中"±"是指两种及两种以上药物可联合应用,或可不联合应用

## 四、手术部位感染的抗菌药物预防性应用

SSI 的抗菌药物预防性应用,应根据手术切口类别、手术创伤程度、可能的污染细菌种类、手术持续时间、感染发生机会和后果严重程度、抗菌药物预防效果的循证医学证据、对细菌耐药性的影响和经济学评估等因素,综合考虑决定是否预防用抗菌药物。但抗菌药物的预防性应用并不能代替严格的消毒、灭菌技术和精细的无菌操作,也不能代替术中保温和血糖控制等其他预防措施。

**(一) 预防性应用抗菌药物的适应证**

抗菌药物对 SSI 的预防作用无可置疑,但并非所有手术都需要。切口分类是决定是否需进行抗生素预防的重要依据。

1. 清洁切口(Ⅰ类切口) 手术脏器为人体无菌部位,局部无炎症、无损伤,也不涉及呼吸道、消化道、泌尿生殖道等人体与外界相通的器官。手术部位无污染,通常不需预防用抗菌药物。但在下列情况时可考虑预防用药:①手术范围大、手术时间长、污染机会增加;②手术涉及重要脏器,一旦发生感染将造成严重后果者,如头颅手术、心脏手术等;③异物植入手术,如人工心瓣膜植入、永久性心脏起搏器放置、人工关节置换等;④有感染高危因素,如高龄、糖尿病、免疫功能低下(尤其是接受器官移植者)、营养不良等患者。

2. 清洁-污染切口(Ⅱ类切口) 手术部位存在大量人体寄殖菌群,手术时可能污染手术部位引致感染,故此类手术通常需预防用抗菌药物。

3. 污染切口(Ⅲ类切口) 已造成手术部位严重污染的手术。此类手术需预防用抗菌药物。

4. 感染切口(Ⅳ类切口) 在手术前即已开始治疗性应用抗菌药物,术中、术后继续,此不属预防应用范畴。

**(二) 预防性应用抗菌药物的品种选择**

1. 根据手术切口类别、可能的污染菌种类(表31-9-3)及其对抗菌药物敏感性、药物能否在手术部位达到有效浓度等综合考虑。

2. 选用对可能的污染菌针对性强、有充分的预防有效的循证医学证据、安全、使用方便及价格适当的品种。

3. 应尽量选择单一抗菌药物预防用药,避免不必要的联合使用。预防用药应针对手术路径中可能存在的污染菌。如心血管、头颈、胸腹壁、四肢软组织手术和骨科手术等经皮肤的手术,通常选择针对金黄色葡萄球菌的抗菌药物。结肠、直肠和盆腔手术,应选用针对肠道革兰氏阴性菌和脆弱拟杆菌等厌氧菌的抗菌药物。

4. 头孢菌素过敏者,针对革兰氏阳性菌可用万古霉素、去甲万古霉素、克林霉素;针对革兰氏阴性杆菌可用氨曲南、磷霉素或氨基糖苷类。

5. 对某些手术部位感染会引起严重后果者,如心脏人工瓣膜置换术、人工关节置换术等,若术前发现有 MRSA 定植的可能或者该机构 MRSA 发生率高,可选用万古霉素、去甲万古霉素预防感染,但应严格控制用药持续时间。

6. 不应随意选用广谱抗菌药物作为围术期预防用药。鉴于国内大肠埃希菌对氟喹诺酮类药物耐药率高,应严格控制氟喹诺酮类药物作为外科围术期预防用药。

7. 常见围术期预防用抗菌药物的品种选择,见表31-9-3抗菌药物在围术期预防应用的品种选择。

**(三) 预防性应用菌药物的给药方案**

1. 给药方法 给药途径大部分为静脉输注,仅有少数为口服给药。静脉输注应在皮肤、黏膜切开前 0.5～1 小时内或麻醉开始时给药,在输注完毕后开始手术,保证手术部位暴露时局部组织中抗菌药物已达到足以杀灭手术过程中沾染细菌的药物浓度。万古霉素或氟喹诺酮类等由于需输注较长时间,应在手术前 1～2 小时开始给药。

2. 预防用药维持时间 抗菌药物的有效覆盖时间应包括整个手术过程。手术时间较短(<2 小时)的清洁手术术前给药一次即可。如手术时间超过 3 小时或超过所用药物半衰期的 2 倍,或成人出血量超过 1 500ml,术中应追加一次。清洁手术的预防用药时间不超过 24 小时,心脏手术可视情况延长至 48 小时。清洁-污染手术和污染手术的预防用药时间亦不超过 24 小时,污染手术必要时延长至 48 小时。过度延长用药时间并不能进一步提高预防效果,且预防用药时间超过 48 小时,耐药菌感染机会增加。

(郑树森　吴　健)

## 第十节　旅行者的保护

随着全球经济的发展和人们生活水平的提高,旅行已成为一种重要的生活方式,人们通过旅行可以完成异地探亲、工作、学习、定居及旅游的目的。

旅行容易受经济、政治、自然和社会因素的影响,保证旅行者的健康安全是需要首要考虑的因素,旅行过程中,旅行者会面临感染疾病等各种风险。《国际卫生条例》自1969年生效并实施,在全球范围内有效控制了霍乱、鼠疫和黄热病等传染病流行。如今,经济全球化使农业和食品加工业一体化和国际贸易一体化进程不断加快,旅行行为与旅行环境有直接的关系。现代化交通工具加速了人员流通,为旅行者和旅行目的地的人们带来疾病威胁和新的卫生问题,环境污染和生态的破坏,古老传染病在某些地区死灰复燃,如结核病、疟疾、性传播疾病等,一些新发传染病屡屡出现,埃博拉病毒病、中东呼吸综合征、H5N1禽流感等,都会对旅行健康构成极大的威胁。

## 一、旅行相关危险因素

旅行者必须掌握旅行相关知识,了解旅行过程中可能面临的危险因素,积极采取保护性措施,避免危害旅行者事件发生,保证健康。国际旅行相关危险因素包括旅行目的地状况、旅行过程、旅行目的、旅行食物、旅行住宿及旅行者个人的行为和活动等。旅行者面临着与健康相关的复杂危险因素,旅行是各种因素相互交织的一个综合体系,环境因素、社会因素、行为因素、健康因素等都与旅行者的安全密切相关。

1. 环境因素 旅行途中,旅行者通常会经历一个突然和激烈的环境变化过程,与旅行者健康有关。

(1) 海拔高度:气压随着海拔高度而变化,高海拔地方旅行,由于气压低,氧气稀薄,会造成缺氧,出现高原反应。

(2) 温度和湿度:人暴露在高温、高湿环境,会引起水分和电解质大量丢失。

(3) 紫外线:强紫外线能引起皮肤烧伤和眼部疾病。

(4) 自然灾害:发生往往不可预测,具有突发和无法抗拒的特点,如台风、地震、风暴、雨雪、滑坡等,虽然发生的概率较低,但对于旅行者却是致命的安全威胁,应时刻关注各种预报预警信息,尽量规避前往有可能发生自然灾害的地区旅行。

2. 社会因素 旅游相关的社会因素则更为复杂,与一个国家或地区的政治经济体系密切相关,如各种原因导致的社会动荡、难民问题、非法移民问题及社会治安秩序问题等,暴力事件是一个非常显著的危险因素,往往会造成旅行者人身伤害及财产损失。

3. 行为因素 主要指旅行者旅行计划、目的地选择及旅行中安排的活动等可能带来的损害。如交通事故造成伤害,旅行者在境外公路驾驶机动车,由于不熟悉路线或不了解交通规则而造成交通事故。高空旅行项目则存在高空坠落风险,水上娱乐性活动,如潜水、游泳等,都可能会造成溺水等意外事件发生。在旅行者死亡事件中,意外事故死亡人数超过50%。

4. 健康因素 与旅行者健康和疾病有关的因素包括细菌、病毒、寄生虫感染等生物性因素,也与物理性和化学性因素相关,如高温、高热、低温、潮湿、有毒气体、化学污染等。传染病和感染性疾病是旅行者面临的主要健康威胁,旅行者患病,不仅会严重影响个人健康,导致整个旅行计划取消,还会增加感染性疾病传播风险,危害大众健康。本章节的内容主要阐述旅行者健康相关的感染性疾病威胁及预防措施和建议,以保护旅行者健康。

## 二、旅行健康危险因素及传播模式

据世界旅游组织统计,每年全球跨境旅游的人次数以10亿计。经济全球化促进人才交流全球化,人们通过前往不同的国家和地区,满足对学习、工作的需求。在全球化极大推动国际交通、人员交流和商品交流的同时,也为传染病的传播提供了更快捷、更方便的机会和条件,如某国食品公司的食品被细菌污染,几天后可能会出现在另一国家人们的餐桌上,"食品无国界"有可能伴随着"传染病无国界"。

人类活动范围扩大,对生态的影响明显,各种媒介生物种类构成和生活习性等也会随之发生改变。新发、突发和不明原因传染病的出现对传统公共卫生是一个严重的挑战。如埃博拉病毒病疫情、中东呼吸综合征冠状病毒(MERS-CoV)疫情、H7N9禽流感等新发传染病,前往传染病流行地区的旅行者不仅会成为潜在的受害者,也可能成为传播者,导致疾病在全球范围内的传播。

世界卫生组织(WHO)关于国际间旅行和健康立场文件指出,旅行相关的危险性因素包括:旅行目的地状况、旅行目的、旅行路线、旅行食物、旅行居住条件、卫生和环境卫生条件、旅行活动安排、旅行目的地医疗基础设施、自然环境等因素等,这些均可成为威胁旅行健康的因素。另外,旅行者个体的健康状况和接种相关疫苗也与旅行健康有关。因此,为保护旅行者健康安全,避免感染性疾病的危害,需了解旅行过程中有关感染性疾病的种类及传播模式，针对性采取预防保护措施。按照旅行者对健康危险因素暴露方式和旅行者的行为方式，以下简述常见的感染性疾病传播感染方式。

1. 食源性疾病　享受美食是旅行过程的重要内容，但旅行者不能忽视对食源性疾病的威胁。食源性疾病是指通过进食行为而导致的疾病。

食源性疾病包括食物中毒、肠道传染病、人兽共患传染病、寄生虫病以及化学性有毒有害物质所引起的疾病。在发展中国家或不发达国家，食源性疾病均具有较高的疾病负担。旅行者食源性疾病主要分为食源性感染和食源性中毒，包括细菌性感染、病毒性感染、寄生虫感染、食源性化学中毒、食源性真菌毒素中毒、动物毒素中毒和植物性毒素中毒等。

2. 水源性疾病　水源性疾病是指由于饮用水而引起的传染病、地方病和中毒性疾病。饮用水常见的污染物分为生物性、物理性和化学性三类。其中，生物性的水源性疾病包括细菌性疾病（如霍乱、痢疾、伤寒等）、病毒性疾病（诺如病毒、甲肝等）及寄生虫疾病（如蛔虫、血吸虫等）。

3. 人兽共患病　人兽共患病是指由共同病原体引起、在动物与人类之间自然传播并在流行病学上有关联的疾病，病原包括细菌、病毒和寄生虫等。如细菌性的炭疽和鼠疫；病毒性的如埃博拉病毒病、禽流感、汉坦病毒感染和狂犬病等。寄生虫性的毛虫病病和蓝氏贾第鞭毛虫病。

人兽共患病的病原体存在于自然界大量动物宿主中，难以彻底控制和消灭。人兽共患病的流行有特定的地域性特征，旅行者前往特定的人兽共患流行地区，增大了与野生或畜养动物接触而导致感染的概率。

4. 媒介传播疾病　医学媒介生物包括蚊类、蝇类、蚤类、蜱类、螨类和蟑螂类等，它们在传染病传播过程中发挥着重要作用，媒介传播的疾病如黄热病、疟疾和登革热等都是通过蚊子的叮咬感染人，莱姆病和兔热病等通过蜱进行传播和感染。许多人兽共患病也须借助媒介生物进行感染和传播，如鼠疫杆菌是通过蚤类叮咬传播感染人。

人类活动范围逐渐扩大，对原始地区开发、探险和考察等行为，会导致媒介生物生活习性发生变化，便利的国际交通、人口增加和城市化的影响等因素增加了人们接触病原媒介生物的机会。对旅行者来说，在野外被媒介生物叮咬后患病的风险也增加了。

5. 性传播疾病　性传播疾病是指通过性行为或疑似性行为传播的疾病，如艾滋病、梅毒、淋病等都是常见疾病等。旅行者可能会面临着诱惑威胁，这可能会增加性传播疾病的感染风险。旅行中的住宿条件，如不洁的厕所洁具和床单等，也会成为潜在传播媒介。

6. 血源性疾病　血源性疾病是指通过血液传播的疾病，包括临床输血、共用注射器、医疗过程中的体液污染（如被使用过的针头刺破皮肤）等，如艾滋病、乙肝和丙肝。旅行者感染血源性疾病多伴有共用注射器吸毒行为。

7. 空气传播疾病　经空气传播的疾病主要为呼吸道疾病，人群聚集、居住条件拥挤和通风不畅等条件是危险因素，如流感、流行性脑脊髓膜炎、肺炎球菌病、支原体病等都是病原体通过人与人的呼吸道气溶胶和密切接触传播。

8. 土壤传播疾病　农场土壤被人或动物粪便污染后或被死亡牲畜尸体污染后，含有大量致病微生物，可进一步污染水体。旅行者赤脚涉水或接触污染土壤，会直接造成感染，如炭疽病、钩端螺旋体病等。

## 三、旅行前的准备

为保证旅行安全愉快，旅行者要充分做好旅行前准备。建议国际旅行者旅行前要进行健康体检，了解自己身体健康状况是否适合国际旅行，前往国际旅行卫生保健中心等专业机构接受专业旅行健康安全风险评估服务。要了解旅行目的地的人文地理、生活方式、卫生状况、生活环境、社会治安、传染病流行等情况，掌握旅行中的卫生保健知识和预防疾病措施，配备必要的药品和防护用品，实施必要的预防接种和购买相应的保险。

1. 旅行健康安全风险评估　旅行医学是集预防、医疗、心理、气象、地理、人文、运动、信息、保健、咨询服务、风险分析为一体的综合性、多门类学科。旅行健康安全风险评估是旅行医学的主要内容，主要内容包括旅行地的传染病流行种类、流行强度、地区分布、季节分布、人群分布等特征，结合社会因素、自然因素等信息，评估旅行者将面临的各种传染病、媒介生物昆虫以及各种危险因素风险，为旅行者提供传染病预防控制措施。根据旅行者健康体检状况，进行健康评估、风险分析和旅行中健康预测。旅行健康安全风险评估健康状况不适合旅行的旅行者，应延缓或取消旅行。

旅行者感染传染病无固定模式可循，旅游地不同或同一旅游地季节不同,其传染病和感染性疾病的流行情况也会有差异,不同旅游地预示着不同的危险因素。旅行者去非洲旅行,通常面临疾病是疟疾,如旱季赴非洲脑膜炎地带国家旅行,不能忽视流行性脑脊髓膜炎疾病威胁,如雨季赴非洲旅行,则流行性脑脊髓膜炎疾病危险性会降低。旅行者赴南亚国家旅行,要重视间日疟原虫感染和腹泻疾病。旅行者赴肯尼亚旅行,在首都内罗毕面临的疟疾的危害要远强于在肯尼亚海岸的旅行。旅行者赴热带地区旅行常见的威胁为登革热,赴拉丁美洲则会面临皮肤利氏曼原虫病威胁。发展中的国家和地区旅行者中的旅游性腹泻发生率会更高一些。旅行者结束国际旅行返回后,要进行全面医学观察,发现异常及时报告和就医。

因此,旅行者应了解和掌握即将旅行前往目的地的流行病、传染病和医疗卫生机构情况,可通过WHO及其他卫生专业机构网址查询相关知识。建议旅行者提前4周进行全面体检,准备精确旅行计划,如目的地是在城市还是在乡村、是否与当地居民密切接触和是否有独特暴露史等。旅行者应掌握自己的疫苗免疫接种史、既往病史以及目前用药情况等,简要写出有关旅行方面的注意事项。可进行相关疫苗接种和准备充分的预防用药物(如抗疟药)。

旅行者需准备基本医药用品,包括体温计、绷带、纱布、阿司匹林、制酸剂、抗眩晕药(如苯海拉明)及口服轻泻药等。除非是去缺医少药或交通不方便的地区旅游,一般不需自备广谱抗生素(如氟喹诺酮类药物、磺胺类药物等)。由于同一种药品在不同国家、地区的生产商、药名、剂量可能存在差异,慢性病患者外出旅游时应带足旅行期间所需的药品,如洋地黄类制剂、胰岛素等。

2. 预防接种  疫苗接种是预防传染病最有效、最经济和最简单的手段。常规疫苗接种可有效保护个体,或减轻疾病感染后损害,通过大规模疫苗接种,可在人群中建立群体性免疫屏障,阻断传染病在人群中传播。建议和推荐旅行接种相应疫苗,可以有效预防患病和降低疾病损害。

然而,也有数据显示,在旅行死亡者中,疫苗可预防疾病死亡的比例大概为5%,而交通事故等死亡比例高达50%。因此,旅行者进行全面疫苗免疫接种是最有效、最经济的公共卫生措施的说法仍存在不同观点,但是,从保护旅行者个体角度,针对现实感染风险,旅行者适时接种疫苗,可以有效避免或降

低旅行者感染传染病风险,从而切断传染病传播途径,预防传染病流行,亦体现了公共卫生的意义。旅行者也应该知道,无论接种任何一种疫苗都不可能完全保证被接种者不感染疾病,但是一旦感染也能减低感染带来的临床损害。

根据世界卫生组织《国际卫生条例》和我国《国境卫生检疫法》规定,要求接种的疫苗目前只有黄热病疫苗一种。前往或途经黄热病流行区的旅行者,须出示黄热病疫苗预防接种记录的《国际预防接种证书》。如果未接种黄热病疫苗,则要隔离留观6天,否则不准入境。现在出境检验检疫中,除了黄热病疫苗外,旅行者可自愿接种其他疫苗,如脑膜炎球菌疫苗、霍乱疫苗等。

## 四、旅行中的防护

在不熟悉的旅行地,旅行者常会遇到各种意外,暴露于多种病原体的危险中。一旦感染疾病也不要惊慌,旅行者死亡的主要原因是意外伤害(如交通事故或溺水死亡)或者心血管疾病突发,感染性疾病死亡比率极低。旅行相关疾病通常可以采取接种疫苗、服用药物等措施预防。

1. 食源性和水源性疾病  国际旅行期间应注意食品卫生和个人卫生,提高自我防范意识,防止食源性、水源性疾病和食物中毒的发生,尤其是前往发展中和不发达国家旅行,食源性和水源性疾病的威胁是旅行者首先要面对的问题。在某些国家和地区,个人卫生设施不完善、缺乏清洁饮用水、不具备适合的食物冷藏条件等,都是食源性疾病易发生的因素。目前,根据食物供给的卫生条件和目的地基础卫生设施状况,可将旅行目的地食源性疾病分为高、中、低三个危险等级。高度危险目的地包括南亚及东南亚国家地区,中东地区,非洲、中美洲和南美洲。中度危险目的地包括东欧、南非和加勒比地区。美国、加拿大、新西兰、日本,以及北欧、西欧等发达国家的食源性疾病发生风险较低。食源性疾病较高的危险因素包括:不当条件存放的食品、未经清洁水清洗的水果和蔬菜及制备的沙拉和浆果、未经高温消毒的奶制品和未烹饪的肉类、海产品等。面包、瓶装水和碳酸饮料等风险较低。

在旅行过程中,不食用未经消毒洗净的瓜果蔬菜,不使用未经煮熟或腐烂变质食品,减少在卫生条件较差的大排档就餐,应尽量避免食用自助加工的食品、果汁、街边摊贩售卖的食品。旅行者应把握预防食源性疾病感染的几个原则,对于食物和水,应煮

沸、烹饪、削皮。只饮用处理过并煮沸的水或灌装、瓶装碳酸饮料,食用加热过的新烹制食物,水果要削皮后食用。

2. 旅行者腹泻 腹泻是最常见的旅行者疾病。自发达国家到发展中国家的旅行者在最初 2 周的发病率为 20%~50%。旅行者腹泻是指旅行者旅行期间或旅行结束返回后 7~10 日内发生的腹泻,表现为 24 小时内出现 3 次不成形大便且有至少 1 种肠道疾病伴随症状,如发热、恶心、呕吐、腹痛、里急后重或血便等。旅行者腹泻多为良性自限性(3~4日)疾病,8%~15% 的患者病程持续超过 1 周,仅 2% 的患者病程持续超过 1 个月,20% 的患者必须卧床休息 1~2 日。儿童、老年人、孕妇和有基础病的旅行者,腹泻病程长,危险性大。

(1) 病原学:多种病原体(病毒、细菌及寄生虫等)均可引起旅行者腹泻。不同季节、不同地区,旅行者腹泻的病原组成不同。80%~85% 由细菌引起,最常见的细菌为肠产毒性大肠埃希菌(ETEC),此外,肠聚集性大肠埃希菌(EAEC)、志贺菌、空肠弯曲菌、沙门菌、产气单胞菌也是常见致病菌。病毒如肠道病毒、轮状病毒、诺如病毒等也可致旅行者腹泻。寄生虫如溶组织阿米巴、蓝氏贾第鞭毛虫和孢子虫、圆孢子虫及微孢子虫等也可致旅行者腹泻。当腹泻持续超过 10 日时,应当考虑蓝氏贾第鞭毛虫和隐孢子虫、环孢子虫、小孢子虫感染。后三种寄生虫尤其多见于 HIV 阳性者。蓝氏贾第鞭毛虫和隐孢子虫是俄罗斯圣彼得堡旅行者腹泻的常见病原体。有近 20% 的患者在一次病程中可检出两种以上的肠道致病菌。

(2) 流行病学:不洁食物、饮料、水源是旅行者腹泻最常见的传染源。粪-口途径是最常见的传播途径。十多岁的儿童和年轻人的发病率高,与进食量大和喜欢冒险的生活方式有关。大多数发展中国家因水净化和个人卫生水平较低,旅行者腹泻的发生率高。旅游的目的地不同,发生旅行者腹泻的危险性也不同。拉丁美洲、非洲和中东是旅行者腹泻的高危地区;南欧和加勒比海地区为中危地区;加拿大、美国、北欧、澳大利亚和新西兰为低危地区。自低危地区到高危地区旅游,发生旅行者腹泻的危险性约为 40%;自低危地区到中危地区,发生旅行者腹泻的危险约为 10%。

(3) 诊断:除有腹泻的临床表现外,流行病学资料是诊断旅行者腹泻的重要依据。旅行者的行程表和饮食、其他旅行者的发病情况也是协助诊断的重

要依据。

(4) 防护:因为旅行者腹泻的发生与不洁饮食有关,故旅行时选择危险性小的食物和饮料,如食用熟食前应加热到 60℃ 以上、尽量吃自己洗净的水果和蔬菜等。避免进食室温保存的熟食和未削皮的水果、当地产的奶制品、冷饮和直接饮用自来水等。

给予旅行者预防性治疗可使腹泻的危险性从 40% 下降到 4%。旅游时间超过 3 周的长期旅行者不宜给予药物预防。不主张给健康人常规使用预防性药物。对于有基础疾病(如慢性胃肠炎、免疫功能障碍、血液系统疾病、内分泌紊乱等)、有严重旅行者腹泻病史者、非常重要的短期旅行者(如政治家、商人)等,应当给予药物预防旅行者腹泻。

预防性治疗应在到达目的地后开始,持续到返回后 2 日。预防旅行者腹泻的理想药物应当是安全(可自己服用、副作用少)、方便(最好是每日 1 次)、无药物的相互作用、无耐药问题。在过去的 10 年中,氟喹诺酮类药物(诺氟沙星、环丙沙星、氧氟沙星、左氧氟沙星、氟罗沙星)因广谱、安全、有效(保护率超过 90%)、方便而广泛使用,但耐药菌株已有增多趋势。

3. 媒介传播疾病 媒介传播的疾病所占比例大概超过全球所有感染性疾病的 17%,每年可导致 100 万死亡病例。蚊子、苍蝇、跳蚤、臭虫以及淡水蜗牛等都可以将疾病传给人。黄热病、疟疾、登革热、基孔肯亚出血热、乙型脑炎和西尼罗病毒等都可以通过蚊子叮咬感染人。蜱可以传播莱姆病、兔热病、落基山斑点热和其他立克次体病、埃里克体病以及新发现的腹地病毒等。苍蝇可以传播利什曼病、盘尾丝虫病(河盲症)、非洲的锥虫病(非洲嗜睡症)。锥蝽被认为是传播锥虫病的媒介(美洲锥虫病)。跳蚤被认为是传播鼠疫的媒介、淡水蜗牛可以传播血吸虫病。

尽管可以通过疫苗接种预防一些媒介传播疾病,如黄热病、乙型脑炎等。许多疾病还不能通过疫苗预防。旅行者应避免前往和长期驻留媒介传播疾病的高危地区,应合理使用杀虫剂、驱散剂等药物。尽量避免涉水,防止水生病原体感染。在南美洲,不要睡在砖土小屋和植物编织的建筑中,以免遭受锥蝽叮咬而感染锥虫病。旅游者应着长袖衬衣、长裤、带帽子,避免昆虫叮咬。可以在衣物上喷洒一些杀虫剂或驱散剂,如驱蚊胺、驱蚊剂、柠檬桉或驱蚊酯,以减少昆虫叮咬。应尽量在有空调设施的房间休息,避免户外和过多夜间活动。在疟疾高危地区,如

果没有空调设施,旅行者应该应适时使用杀虫剂处理过。

(1)疟疾:疟疾是旅行者发热疾病中最常见和最严重的疾病,主要通过被感染的雌性按蚊叮咬而传播,其他的传播途径包括输血、器官移植、共用针头和母婴垂直传播等。

疟疾感染病例分布全球多个国家,主要集中于撒哈拉以南的非洲、中美洲、南美洲、加勒比地区、亚洲、东欧和南太平洋地区,中南美地区和东南亚地区感染率较低。2010 年,全球仍有 2.16 亿疟疾感染者,导致 65.5 万病例死亡,2012 年,全球估计有62.7 万人死于疟疾。81%的病例和91%的死亡病例发生在非洲。美国每年有 1 500~2 000 例疟疾病例,1957—2011 年,有 63 起疟疾暴发,都是由在国外感染的国际旅游者引起的。

世界范围内最常见的是恶性疟和间日疟。无免疫力旅行者中因疟疾而死亡的病例几乎都是由恶性疟原虫感染所致。

儿童对疟疾没有免疫力,容易感染严重的疟疾,包括脑型疟,全球 5 岁以下儿童中,86%的死亡病例是脑型疟。非洲的冈比亚按蚊是疟疾主要传播媒介,临床医生在接诊发热和表现出流感样疾病患者时,若患者近期到过热带地区尤其是疟疾流行地区或接受过输血,应考虑到疟疾感染的可能性。目前,全球范围内很多国家和地区都出现了抗疟疾药物的疟原虫。

WHO 旅行指南建议父母不要带婴幼儿或儿童前往有恶性疟疾危险的地区旅行。预防性药物治疗对于预防疟疾非常重要,需了解疟疾疾病"ABCD"原则:A——Awareness of risk(了解危险),B——Bite prevention from nocturnal Anopheles spp. Mosquitoes(避免夜间按蚊叮咬),C——Chemoprophylaxis(化学药物预防),D——Prompt diagnosis of infection(提高感染的诊断能力)。

前往疟疾流行区旅行,应进行疟疾感染风险评估,并使用特殊的个人预防措施,如穿戴防护服、喷洒驱虫剂、使用杀虫剂处理过的蚊帐以及携带抗疟疾药物等。服用预防性药物要依赖于疟原虫流行的种类及其抗药性,不同国家、地区疟疾的流行情况不同,预防用药也不同。氯喹一直是治疗首选药物,但目前出现了耐药疟原虫。

避免叮咬是旅行者预防感染疟疾的主要措施之一,蚊虫活动高峰期间(黄昏到黎明)使用驱蚊剂,使用蚊帐或采取杀虫措施。按蚊主要在夜间和黄昏叮咬人。因此,旅行者应合理安排活动时间,为减少身体暴露,应尽量穿长衣长裤,使用纱窗、蚊帐,使用驱蚊剂和灭蚊剂。尽管采用了各种防护措施,在流行区暴露后仍可发病,最早发病者可在暴露后 8~9 日后发病,最迟发病者可在返回后数月甚至数年发病。故一旦旅行者突然出现发热等疟疾表现,应当迅速就医。

(2)登革热:登革热是由登革热病毒经蚊子传播引起的急性虫媒传染病,主要媒介为埃及伊蚊和白纹伊蚊。登革热病毒是一种单链 RNA 病毒,登革热患者和隐性感染者为主要传染源,另外,蝙蝠、猴、鸟类和狗等也可能是登革热病毒的自然宿主。登革热病毒感染人体可产生一系列临床症状,包括以发热为主的登革热和以出血休克为主的登革出血热,严重者可威胁生命。

登革热被世界卫生组织(WHO)宣布为由蚊媒传播速度最快的病毒。在过去的半个世纪中,登革热的发生率增加了 30 倍,主要是因为城市化进程和出行、旅游方式的改变所致。登革热好发于发展中国家,尤其是加勒比沿岸、东南亚、中南美洲国家和地区。近年来,我国南方省份也发生过登革热流行。由于登革热病毒减毒活疫苗正在研制中,治疗上也无特效的药物。因此,旅行者如果前往有登革热流行的地区,应做好预防措施,灭蚊、防蚊是防止登革热流行的唯一有效手段,旅行者应做好避免蚊虫叮咬的措施,合理安排活动的时间,穿着长衣裤,避免暴露,食用纱窗、蚊帐等防蚊设施,食用驱蚊剂和灭蚊剂等。

(3)埃博拉病毒病:是严重的、致命的人类疾病,病死率高达 90%,是世界上最凶猛的疾病之一。其传播感染途径是直接接触受感染的动物或人的血液、体液和组织。疫情期间,与患者或死者有密切接触的卫生工作者、家人及其他人均面临较高的感染风险。病毒潜伏期为 2~21 日。患者一旦开始显现症状,就具有极强的传染性,在潜伏期内不具传染性。

对于旅行者,应尽量取消前往埃博拉流行地区的行程,如果必须前往,应切实做好预防措施,尽量避免人群拥挤的大型聚会、宴请或埃博拉死亡病例的告别仪式,尽量避免接触埃博拉病毒感染者及其体液或分泌物,流动水清洗双手,必要时戴防护手套。

(4)中东呼吸综合征(MERS):是由新型冠状病毒 MERS-CoV(冠状病毒亚科)导致的一种病毒性

呼吸系统疾病。人际间发生传播的主要途径是通过呼吸道分泌物和近距离接触传播。骆驼可能是感染人类的传染源。

至今，发生过人类 MERS 感染散发或聚集病例的国家包括约旦、科威特、阿曼、卡塔尔、沙特阿拉伯、阿拉伯联合酋长国、黎巴嫩、伊朗和也门；2012年以来从疫区回国发生感染的病例主要出现在欧洲国家如英国、西班牙、法国、德国、意大利和荷兰，非洲国家如突尼斯、埃及和阿尔及利亚，亚洲国家如马来西亚、菲律宾，北美国家如美国。因此，该病诊治过程中至关重要的一点是，临床医生问诊时必须获得全面、详细的患者既往旅游史。

目前，尚没有疫苗或特效药治疗该病毒感染，现在治疗的关键在于针对患者临床状态，进行对症治疗以及维持重要器官的功能（如心肺支持）。预防措施包括勤洗手（每次 ≥20 秒），不用未洗过的手接触面部，当咳嗽、打喷嚏时注意用纸巾掩住口、鼻，避免密切接触，不与病患共用食宿用具，且经常清洗、消毒接触物品表面。

（5）基孔肯亚病毒（CHIKV）感染：CHIKV 通过雌性埃及伊蚊或白纹伊蚊叮咬在人际间传播。发生过疫情的地区分布在非洲、亚洲、欧洲、印度洋地区、太平洋地区、加勒比海和美洲地区。

患者主要症状/体征是发热和关节痛，还可表现有头痛、肌肉痛和皮疹。患者多数症状/体征可快速得到缓解，但关节疼痛可能会持续数月。患者出现严重并发症的情况罕见。病情危重高危人群主要为围生期感染新生儿、老年人（≥65 岁）和患有合并症的患者（如糖尿病、心脏疾病）。有些 CHIKV 患者临床特征与登革热患者表现类似，在登革热流行地区容易造成误诊。而对症支持治疗对这两种疾病都有效。目前尚无疫苗或特效药来治疗 CHIKV 感染，预防是最好的对策。支持性护理措施包括充足的休息、补充足够的水分和服用解热镇痛药。

预防和控制感染的关键点在于，消除或减少蚊虫滋生的人工水容器和自然栖息地；避免伊蚊叮咬，如穿着氯菊酯处理的服装，尽量减少皮肤暴露面，使用含 N,N-二乙基间甲苯甲酰胺（DEET）、埃卡瑞丁、对薄荷基-3,8-二醇（PMD）或丁基乙酰氨基丙酸乙酯（IR3535）的驱虫剂，使用门、窗、蚊帐等屏护措施。

（6）禽流感：是由高致病性甲型 H5N1 禽流感病毒引起的一种疾病。虽然甲型禽流感病毒通常并不感染人类，但是现在有极少数感染人类的病例报道，感染者多为直接或密切接触感染家禽或生食，吃未烹饪熟的感染禽肉、蛋或血制品。

H5N1 高致病性禽流感病毒感染病例，主要分布在亚洲、非洲、太平洋地区、欧洲和近东部地区的 15 个国家。2014 年 1 月 8 日，美洲（加拿大）报道发现首例人感染高致病性 H5N1 禽流感病毒病例。

预防禽流感的最佳措施就是避免暴露于感染源。当前往疫情流行地区时，为减少禽流感暴露风险和降低患其他禽类感染疾病风险，要注意避免接触活禽交易市场，接触活禽作业时要穿戴好防护隔离装备和特殊呼吸面罩，并且避免食用未烹调熟的肉类食品。

4. 性传播疾病　在旅行过程中，旅行者应洁身自好，避免不洁的性行为，应采取适当的保护性措施，如使用避孕套。东南亚地区是性病、艾滋病的高发地区，旅行者要严格约束自己，避免与 HIV 感染者或 HIV 感染情况不明的人进行性接触，包括与静脉吸毒者、多个性伴侣的人发生性行为。

5. 疫苗可预防疾病　旅行者应根据所去国家的检疫要求和目的地的传染病情况，提前进行疫苗的预防接种。黄热病疫苗为强制接种疫苗，其他疫苗包括百白破联合疫苗、麻腮风联合疫苗、b 型流感嗜血杆菌（Hib）疫苗、脊髓灰质炎 IPV 或 OPV 疫苗、乙肝疫苗等。以下就目前疫苗可预防疾病的流行态势及疫苗接种选择建议进行阐述。

（1）黄热病：黄热病的病原体是黄热病病毒，通过伊蚊或趋血蚊传播，引起急性出血性疾病，病死率高。全球每年估计有 20 万例黄热病病例发生，3 万例病例死亡。黄热病主要流行于非洲、南美和巴拿马地区，当前的流行区域有逐渐扩大趋势。

黄热病的潜伏期为 3~6 天，最长可达 13 天。感染后大部分患者为轻型或亚临床感染者，5%~15% 患者病情严重终致死亡。黄热病根据病情轻重，可分为极轻型、轻型、重型和恶性型。极轻型和轻型仅靠临床难以作出诊断，因其发热、头痛、肌痛仅持续 1~2 天自愈，难以与流感、登革热等相鉴别。这两型病例数多，容易被忽略，该类病例是流行病学上的重要传染源。

黄热病尚无特效治疗方法。预防的关键是防蚊、灭蚊及疫苗接种。前往黄热病流行疫区时要注意预防措施，包括使用隔离帐篷、使用驱蚊剂、穿戴隔离服完全遮盖全身皮肤等。防蚊灭蚊是防止本病的重要措施，应以消灭伊蚊滋生地为重点。

国际上将黄热病定为检疫传染病，对症支持治疗措施包括防止脱水、预防呼吸衰竭和发热，发生细菌感染时可使用抗生素。我国要求入境者出具免疫接种的国际证明。在黄热病疫区居住或去疫区旅行的人员，都必须进行黄热病疫苗的预防接种，根据世界卫生组织的规定，黄热病疫苗预防接种的免疫期自接种后第 10 天起 10 年内有效。目前有减毒活疫苗预防黄热病，前往疫区前需要提前 10~14 天接种疫苗方可起效。

（2）霍乱：霍乱是一种古老且流行广泛的烈性传染病，在我国属于甲类报告传染病。霍乱是主要由 O1 群和 O139 血清群霍乱弧菌感染引起的肠道烈性传染病。霍乱弧菌可通过释放毒素引起肠道细胞分泌增加，导致严重腹泻和脱水。人们通过粪-口途径意外摄入经感染者粪便、呕吐物污染的食物或水源而发生传染，特别是在匮乏清洁水源、战乱、饥荒和拥挤的地区可迅速传播蔓延。

与感染者日常接触不是患病的危险因素。霍乱常见于发展中国家，尤其沿海地区常有霍乱流行，如非洲、亚洲、南美洲和中美洲地区。为了尽量减少疫情流行地区霍乱的进一步传播，早期发现患者、保持良好的卫生习惯并建立清洁的饮食卫生体系是必不可少的。

现有的霍乱疫苗为灭活菌苗，对霍乱的预防有效率仅为 50% 左右，并不建议多数旅行者强迫接种霍乱疫苗。旅行者更应注意饮食卫生和饮水卫生。

（3）伤寒热：伤寒沙门菌是引起伤寒热的病原菌，通过不洁的食物或污染的水源经粪-口途径感染，在发展中国家流行。南亚（印度）是高危地区。每年全球有 2 200 万伤寒病例，导致 20 万病例死亡。儿童占到 38%~42% 的比例，因此建议去伤寒热高危地区旅游的儿童应接种疫苗。有两种肌内注射的伤寒疫苗，即伤寒 Vi 荚膜多糖疫苗（ViCPS）和口服活疫苗，后者含减毒后的伤寒沙门菌（Ty21a）。任何一种疫苗都不是 100% 有效，因此更应关注水和食物的安全。甲型副伤寒也可导致同样的症状，但是尚无疫苗可用。

（4）脊髓灰质炎：脊髓灰质炎（又称小儿麻痹症）是由脊髓灰质炎病毒 1 型、2 型、3 型（小核糖核酸病毒科，肠道病毒属）感染导致的。脊髓灰质炎病毒与其他肠道病毒具有大多数相似的特征。如主要通过粪-口途径或口-口途径传播。

自 20 世纪 80 年代末期开展全球免疫接种运动以来，如今该病仅出现在非洲和亚洲少数几个国家中。截至 2012 年 3 月，只有阿富汗、尼日利亚和巴基斯坦三个国家存在脊髓灰质炎野毒株感染病例。

发达国家疫情仍时有发生，患者通常为未接种疫苗者及有过流行地区接触史的旅游者。

大多数人在儿童期间已经接种了三价口服疫苗，因此，旅行前仅需加强 1 次即可。脊髓灰质炎主要感染不足 5 岁的幼儿，多数成年人由于儿童期接种疫苗而获得免疫力。此外，部分特殊人群也需考虑接种疫苗，包括即将前往疾病流行地区或高危地区旅行的人，实验室工作可能接触到脊髓灰质炎病毒的人，以及可能暴露于或密切接触感染者的临床医生。

（5）麻疹：麻疹是麻疹病毒感染引起的具有高度传染性的疾病，人类是麻疹病毒的唯一天然宿主。病毒通过感染者鼻子或口咽部飞沫进行传播。麻疹在世界范围许多地区流行，包括欧洲、亚洲、太平洋和非洲地区。儿童免疫接种不全，与感染者发生接触从而患病。麻疹疫苗为活病毒疫苗，孕妇和免疫缺陷者禁用。

麻疹属于一种烈性传染病，如旅行时间超过 6 个月，建议旅行者接种麻疹疫苗。6~11 月龄的儿童应接种 1 剂次的 MMR（麻疹、腮腺炎和风疹的联合疫苗），在 12~15 月龄需加强接种 2 剂次。暴露后预防措施包括病毒暴露后 72 小时内接种疫苗，或暴露后数天内给予血清免疫球蛋白治疗。这些措施能有助于降低麻疹发病风险或缓解发病症状/体征。如，美国于 2000 年消灭麻疹感染，然而在 2014 年出现麻疹感染复燃、病例数达到高峰，多数患者是未接种免疫的旅游者从流行地区感染后回国发病。

（6）肾综合征出血热：又称为流行性出血热，是危害人类健康的重要传染病，由流行性出血热病毒（汉坦病毒）引起，以野鼠和家鼠等小型啮齿动物为宿主和传染源的自然疫源性疾病。鼠类的分泌物及排泄物污染尘埃后形成气溶胶，被易感者吸入而感染，食用被带病毒鼠类的排泄物污染的食物也可以感染，接触带病毒的鼠类排泄物和分泌物可经破损的皮肤黏膜感染，如被鼠类咬伤。主要临床表现为发热、出血、休克及急性肾衰竭，病死率高达 20%~90%。

肾综合征出血热广泛在世界各地流行，主要流行于俄罗斯（远东地区）、中国、日本、朝鲜半岛地区，北欧和非洲也有流行，美洲很少。我国多数省、自治区、直辖市均有病例报道，主要分布在东北、华东、西南地区，而且新疫区不断增加。

旅行者预防汉坦病毒感染的关键是避免与鼠类等动物接触，避免被鼠类咬伤，同时避免接触含有病毒的鼠类尿液、粪便、唾液,避免食用疑似被带毒鼠类分泌物和排泄物污染的食物和水。目前,我国研制的沙鼠肾细胞疫苗(Ⅰ型汉坦病毒)和地鼠肾细胞疫苗(Ⅱ型汉坦病毒)均为灭活疫苗。

(7) 流行性乙型脑炎:流行性乙型脑炎简称为乙脑,乙型脑炎是黄热病病毒属的乙型脑炎病毒引起的感染性疾病,为最常见的疫苗可预防疾病之一。乙脑主要在东南亚等亚洲地区流行,蚊虫是乙脑病毒的传播媒介,主要为三带喙库蚊。病毒可在猪-蚊-猪之间循环,猪被认为是乙脑病毒的主要宿主。

乙脑感染后的主要症状为高热、头痛、呕吐、昏睡、痉挛、脑水肿、呼吸衰竭、循环衰竭。病死率较高。在我国多数省、自治区、直辖市都有发病病例报道。病死率为 25%,50% 留有严重的神经后遗症。目前尚无特异性治疗手段。疾病的传播通常发生在农村、农业地区,在稻谷收割季节和洪水季节多发。

2013 年,我国自主知识产权的乙型脑炎减毒活疫苗获得 WHO 的疫苗预认证,进入联合国采购机构的药品采购清单。去乙脑流行疫区的旅行者,如果超过 30 日,建议应在旅行开始 2 周前完成乙脑疫苗接种。

(8) 流行性脑脊髓膜炎:流行性脑脊髓膜炎简称流脑,是由脑膜炎双球菌引起的以脑膜炎和菌血症为主要临床表现的呼吸道传染病。脑膜炎双球菌分为 12 个血清群,其中 A、B、C、W、Y 和 X 群是引起流脑病例和流脑流行的最主要的血清群,流脑的病死率高达 10%,以小年龄未接种疫苗的人群为主,近年来青少年和成人病例增加。

全球流脑流行具有地域性的差异性,不同国家和地区流行不同的血清群。A 群流脑曾引起两次全球性大流行,目前主要在中国、印度、俄罗斯及非洲地区流行,非洲撒哈拉沙漠地区为流脑的高发区域,称为"脑膜炎带"。B 群流脑主要在北美、欧洲、大洋洲流行,Y 群主要在北美地区。2000 年,数百万穆斯林前往沙特阿拉伯的麦加朝觐,导致 W 群流脑的暴发和全球的流行。

疫苗接种是预防流脑最有效的手段。目前常规接种的脑膜炎球菌疫苗包括两类,一类是多糖疫苗,一类是多糖蛋白结合疫苗,根据不同地区流行的血清群的不同,不同国家研发的脑膜炎球菌疫苗涵盖A 群、AC 群、ACYW 群、ACW 群等多种配方组合。

脑膜炎球菌 A 群和 AC 群疫苗在我国属于常规免疫规划免费接种疫苗。对于旅行者来说,如果前往非洲地区脑膜炎带国家旅行,建议接种 ACYW 四价脑膜炎球菌疫苗。麦加朝圣的人群中 W 群流脑暴发,目前沙特阿拉伯国家规定,进入麦加朝圣的人群需要提供 3 年内接种 ACYW 四价流脑疫苗的证明。不同国家和地区的脑膜炎球菌疫苗的免疫程序和策略不尽相同,应遵循疫苗说明书进行接种。如果旅行者接触流脑患者,可采用预防性服用抗生素的预防措施,利福平是 WHO 推荐的预防性药物,也可以选择头孢类药物。我国历史上一直将磺胺类药物作为流脑治疗和预防的首选药物,但脑膜炎奈瑟菌对磺胺类药物已普遍耐药,已不作推荐。

(9) 甲型病毒性肝炎:也称作甲肝,是由甲型肝炎病毒(HAV)引起的一种肠道传染病。甲肝在非洲、中南美洲、南欧、东欧、中东和亚洲都有流行,据WHO 估计,每年有 140 万甲肝感染病例。病毒主要通过粪-口途径引起人类感染,但大多数人感染后表现为隐性感染,仅少数表现为急性甲型肝炎。病后一般可完全恢复,不转为慢性肝炎,亦无慢性携带者。甲型肝炎病毒的传播方式主要是通过被污染的水和食物经消化道传播,传染源多为患者,无症状的感染者可以携带甲肝病毒达数月,成为一个重要的传染源。

对甲型肝炎的预防应注意饮水卫生、食品卫生和环境卫生。不饮生水,消灭蚊蝇,妥善保管食物,不食生蔬菜和贝类食品。甲肝通过感染的食物和水传播。未经甲肝疫苗免疫的 12 个月以上的儿童如果去甲肝流行高危地区旅行,需提前 2 周接种至少 1剂次的甲肝疫苗。

注射甲肝疫苗是预防甲肝的最有效的办法,2008 年,甲肝疫苗列入我国扩大免疫规划,部分省市已经提供免费甲肝疫苗接种。国产甲型肝炎减毒活疫苗只需接种一次,接种甲肝疫苗后 8 周左右便可产生很高的抗体,免疫力一般可持续 5~10 年。5~10 年后补种一针,可以保持对甲肝病毒的免疫能力,获得长期的持续保护。

(10) 戊型病毒性肝炎:也称作戊肝,是由戊型肝炎病毒(HEV)引起的病毒性肝炎,戊肝在全世界范围内均有发病,暴发或流行主要集中在热带、亚热带的发展中国家,尤其是卫生条件较差的地区。在美国等发达国家较为少见,但是在孟加拉国、印度、巴基斯坦、墨西哥、中国,以及非洲等地比较流行,病例多集中于外来流动人口,包括旅行者。估计世界范围内每年有 1 400 万例临床戊肝患者,每年死亡人数达到 30 万,并造成 5 200 例胎儿死亡,东南亚区域成员国,估计每年的临床戊肝患者有 650 万人,其中死亡 16 万人,死胎 2 700 例。

HEV 通过粪-口途径传播,消化道传播是戊型肝炎最常见的传播途径,包括因粪便污染生活用水而造成的水源传播,由感染 HEV 的动物内脏或肉制品、粪便或水源污染的食物以及刀具和案板等厨具生熟不分导致的食源传播,被感染的家养或野生动物可直接传播,许多患者是由于接触或食用了猪肝、猪大肠等动物内脏所致。

人体对 HEV 普遍易感,各年龄段人群均可感染发病,戊肝的潜伏期较长,旅行者感染后 40 天左右会发病,戊肝临床表现和甲肝类似,主要以乏力、厌油、恶心、食欲减退,并伴有肝区疼痛,皮肤、小便发黄等临床表现为主,但症状比甲肝重。对戊肝的预防与甲肝相同,主要采取以切断传播途径为主,注意饮水卫生、食品卫生和环境卫生,避免接触被粪便污染的水源和食物,旅行中妥善保管食物,避免被污染。提倡喝开水,不喝生水,加工猪肉、海产品时要做到生熟分开。注射戊肝疫苗是预防戊肝的有效方式。

(11)白喉:白喉是由白喉棒状杆菌引起的急性传染性疾病。主要侵犯咽喉等处的黏膜,可导致呼吸道阻塞,窒息死亡。传播途径是人与人的机体接触,在过于拥挤地方和社会经济条件较差的环境中更加有利于白喉的传播。我国白喉、百日咳、破伤风三联疫苗(DTP)具有较高的接种覆盖率,近年来无白喉病例的报道,但某些国家和地区仍是白喉流行地区,如印度、印度尼西亚、巴基斯坦、苏丹、伊朗、尼泊尔等。

白喉杆菌是只寄生于人的细菌,只侵袭人类,患者和带菌者是唯一的传染源。疾病传播方式包括:①呼吸道飞沫传播,亦可通过物品、玩具间接传播;②食物传播,白喉杆菌在食品尤其是在牛奶中既可生存,还可繁殖,咽部又是吞入食物必经之处;③皮肤黏膜传播,可通过接触侵入破损皮肤及黏膜而感染。

前往有白喉流行的国家旅行,未完成白喉疫苗全程免疫接种的旅行者有感染白喉的危险,建议所有旅行者应按时接种白喉疫苗,一般是以三联疫苗 DTP 的形式接种的。在完成最初 DTP 3 针接种程序后,6 岁以前还可以接种白喉破伤风疫苗(DT),每 10 年都应加强接种。

(12)结核病:是由结核分枝杆菌感染引发的一种全球性人类疾病。全球每年约有 900 万新发病例和 150 万人死于结核。2012 年新发感染病例人数最多的地区分布在亚洲(占全球新发病例 60%),同年撒哈拉以南非洲成为平均人口新发感染比例负担最重的地区(平均>255 例/10 万人)。该病主要通过患者病情活跃期咳嗽、打喷嚏、说话或唱歌时的空气飞沫进行传播。

活动性结核常见的症状/体征为咳嗽、痰中带血、胸痛、乏力、消瘦、低热/寒战、盗汗。感染潜伏期无症状也不具有感染性;活动性病变往往会进展数年时间,当感染者免疫系统功能下降时疾病发作。

旅行者应避免密切接触或长期暴露于拥挤的已知患病人群和密闭的环境中,结核病疫苗接种预防成人患病方面的效力有很大差异。

(13)狂犬病:狂犬病是一种致死性的病毒性脑炎,通过患狂犬病的动物唾液经咬伤的伤口传播,全球都有狂犬病流行。90%以上经狗传播外,蝙蝠、狐狸、熊以及其他的野生动物都可以传播病毒。狂犬病对于小孩具有极大的威胁,可能是儿童出于好奇心强以及容易吸引动物的原因。因此,在野外应尽量避免接触流浪的动物、野生动物和蝙蝠,如果无医疗条件应接种狂犬病疫苗。

6. 特殊人群的预防接种

(1)孕妇:应避免使用卡介苗、伤寒口服减毒活菌苗、麻疹-腮腺炎-风疹疫苗。不应使用水痘活疫苗或甲型肝炎活疫苗。对大多数疫苗,包括黄热病活疫苗、脊髓灰质炎疫苗,在确有暴露史而且使用益处大于副作用时,仍可在孕期使用。孕期可以使用免疫球蛋白、类毒素疫苗和灭活疫苗及死疫苗。

(2)HIV 感染者:免疫接种可短暂加重 HIV 感染的病情,但随着积极有效的抗 HIV 治疗,这种情况会逐渐消退。免疫功能受损的 HIV 感染者,接受预防接种后的免疫反应能力随 HIV 感染的进展而降低。免疫功能严重障碍、CD4$^+$T 淋巴细胞绝对计数小于 200 个/μl 的旅行者,应避免使用麻疹疫苗、卡介苗、黄热病疫苗、脊髓灰质炎疫苗、伤寒口服减毒活菌苗和麻疹-腮腺炎-风疹疫苗。

## 五、旅行返回后的医学观察

旅行者结束返回后,应进行体检,包括血、尿、粪便常规,肝功能和胸部 X 线检查。粪便常规检查可以排除肠道寄生虫感染。旅行者返回后最常发生发热症状,可能是疟疾、登革热、旅行者腹泻、肝炎、阿米巴肝脓肿、立克次体病、钩端螺旋体病及性传播疾病等。旅行者嗜酸性粒细胞增多的常见寄生虫病为蛔虫病、丝虫病、钩虫病及肝吸虫病等。旅行者返回后一旦有不适就医时,医生一定要重视旅行史,许多严重的疾病都有一个潜伏期,医生应了解旅行者的旅行计划和旅行史,指示病例对于疾病的流行诊断和治疗会提供有利的信息。旅行者也是许多重要病原的携带者和传染源。必要时可采取患者隔离措施。

## 六、小结

保护旅行者的前提是充分认识和积极评估旅行中可能存在的健康危险因素,了解不同旅行目的地、不同传染病的流行特征和预防措施。旅行的前提是保障人身安全,应避免由于自然及社会因素所造成的意外伤害发生。应培养良好的个人习惯和行为习惯,注意个人卫生,勤洗手,不食用未煮熟的食物,不饮用不清洁的水,做好防蚊虫叮咬防护,不过于密切接触动物,避免不洁性行为,避免与生人亲密接近。根据旅行目的地疾病流行状况,适时接种疫苗,为易感者提供有效保护。另外,如果旅行过程中以及返程后出现不适症状,应及时就医并采取相应的医学隔离措施,避免传染病进一步扩散传播。

(徐建国　邵祝军)

## 参 考 文 献

[1] Freifeld AG, Bow EJ, Sepkowitz KA, et al. Clinical practice guideline for the use of antimicrobial agents in neutropenic patients with cancer:2010 update by the infectious diseases society of America[J]. Clin Infect Dis,2011,52(4):e56-e93.

[2] Bucaneve G, Micozzi A, Menichetti F, et al. Levofloxacin to prevent bacterial infection in patients with cancer and neutropenia[J]. N Engl J Med,2005,353(10):977-987.

[3] Beyar-Katz O, Dickstein Y, Borok S, et al. Empirical antibiotics targeting gram-positive bacteria for the treatment of febrile neutropenic patients with cancer[J]. Cochrane Database Syst Rev,2017,6(6):CD003914.

[4] Cullen M, Steven N, Billingham L, et al. Antibacterial prophylaxis after chemotherapy for solid tumors and lymphomas[J]. N Engl J Med,2005,353(10):988-998.

[5] Liang R. How I treat and monitor viral hepatitis B infection in patients receiving intensive immunosuppressive therapies or undergoing hematopoietic stem cell transplantation[J]. Blood,2009,113(14):3147-3153.

[6] Rotstein C, Bow EJ, Laverdiere M, et al. Randomized placebo-controlled trial of fluconazole prophylaxis for neutropeniccancer patients:benefit based on purpose and intensity of cytotoxictherapy. The Canadian Fluconazole Prophylaxis Study Group[J]. ClinInfectDis,1999,28(2):331-340.

[7] Bouteloup M, Perinel S, Bourmaud A, et al. Outcomes in adult critically ill cancer patients with and without neutropenia:a systematic review and meta-analysis of the Groupe de RechercheenenReanimation Respiratoire du patient d'Onco-Hematologie (GRRR-OH)[J]. Oncotarget,2017,8(1):1860-1870.

[8] Bow EJ, Rotstein C, Noskin GA, et al. A randomized, open-label,multicenter comparative study of the efficacy and safety of piperacillintazobactamand cefepime for the empirical treatment of febrileneutropenic episodes in patients with hematologic malignancies[J]. Clin Infect Dis 2006,43(4):447-459.

[9] Cordonnier C, Herbrecht R, Pico JL, et al. Cefepime/amikacinversus ceftazidime/amikacin as empirical therapy for febrile episodes inneutropenic patients:a comparative study. The French Cefepime Study Group[J]. Clin Infect Dis,1997,24(1):41-51.

[10] Rybak MJ, Abate BJ, Kang SL, et al. Prospective evaluation of theeffect of an aminoglycoside dosing regimen on rates of observednephrotoxicity and ototoxicity[J]. Antimicrob Agents Chemother,1999,43(7):1549-1555.

[11] Gustinetti G, Mikulska M. Bloodstream infections in neutropenic cancer patients:A practical update[J]. Virulence,2016,7(3):280-297.

[12] Lin MY, Hayden MK. Methicillin-resistant Staphylococcus aureusand vancomycin-resistant enterococcus:recognition and prevention inintensive care units[J]. Crit Care Med,2010,38(8 Suppl):S335-344.

[13] Fang WJ, Jing DZ, Luo Y, et al. Clostridium difficile carriage in hospitalized cancer patients:a prospective investigation in eastern China[J]. BMC Infect Dis,2014,14:523.

[14] Horita N, Shibata Y, Watanabe H, et al. Comparison of antipseudomonal beta-lactams for febrile neutropenia empiric therapy:systematic review and network meta-analysis[J]. Clin Microbiol Infect,2017,23(10):723-729.

[15] Martin JH, Norris R, Barras M, et al. Therapeutic monitoring of vancomycin in adult patients:a consensus review of the American Society of Health-System Pharmacists, the Infectious Diseases Society of America, and the Society Of Infectious Diseases Pharmacists[J]. Clin Biochem Rev,2010,31(1):21-24.

[16] A Vera, F Contreras, F Guevara. Incidence and risk factors for infections after liver transplant:single-center experience at the University Hospital Fundacion Santa Fe de Bogota,Colombia[J]. Transpl Infect Dis,2011,13(6):608-615.

[17] Bart van Hoek, Bert-Jan de Rooij, Hein W. Verspaget. Risk factors for infection after liver transplantation[J]. Best Pract Res Clin Gastroenterol,2012,26(1):61-72.

［18］ Bruminhent J,Razonable RR. Management of cytomegalovirus infection and disease in liver transplant recipients［J］. World J Hepatol,2014,6(6):370-383.

［19］ Jiménez-Pérez M,González-Grande R,Mostazo Torres J,et al. Management of hepatitis B virus infection after liver transplantation［J］. World J Gastroenterol,2015,21(42):12083-12090.

［20］ Cholongitas E,Papatheodoridis GV. Review of the pharmacological management of hepatitis B viral infection before and after liver transplantation［J］. World J Gastroenterol,2013,19(48):9189-9197.

［21］ Miro JM,Stock P,Teicher E,et al. Outcome and management of HCV/HIV coinfection pre-and post-liver transplantation. A 2015 update［J］. J Hepatol,2015,62(3):701-711.

［22］ Fagiuoli S,Ravasio R,Lucà MG,et al. Management of hepatitis C infection before and after liver transplantation［J］. World J Gastroenterol,2015,21(15):4447-4456.

［23］ Fagiuoli S,Colli A,BrunoR,et al. Management of infections pre-and post-liver transplantation:Report of an AISF consensus conference［J］. J Hepatol,2014,60(5):1075-1089.

［24］ PedersenM,Seetharam A. Infections after orthotopic liver transplantation［J］. J Clin Exp Hepatol,2014,4(4):347-360.

［25］ Kamar N,Garrouste C,Haagsma EB,et al. Factors associated with chronic hepatitis in patients with hepatitis E virus infection who have received solid organ transplants［J］. Gastroenterology,2011,140(5):1481-1489.

［26］ Pungpapong S,Aqel B,Lelse M,et al. Multicenter experience using simeprevir and sofosbuvir with or without ribavirin to treat hepatitis C genotype 1 after liver transplant［J］. Hepatology,2015,61(6):1880-1886.

［27］ Florescu DF. Solid organ transplantation:hypogammaglobulinaemia and infectious complications after solid organ transplantation［J］. Clin Exp Immunol,2014,178 Suppl 1:54-56.

［28］ Henao-Martínez AF,Beckham JD. Cryptococcosis in solid organ transplant recipients［J］. CurrOpin Infect Dis,2015,28(4):300-307.

［29］ Florescu DF,Sandkovsky U. Cryptosporidium infection in solid organ transplantation［J］. World J Transplant,2016,6(3):460-471.

［30］ 胥少汀. 实用骨科学［M］. 4 版. 北京:人民军医出版社,2012.

［31］ 陈仲强. 脊柱外科学［M］. 北京:人民卫生出版社,2013.

［32］ Yong T,Lili Y,Wen Y,et al. Pulmonary edema and hemorrhage,possible causes of pulmonary infection and respiratory failure in the early stage of lower spinal cord injury［J］. Med Hypotheses,2012,79(3):299-301.

［33］ Ronco E,Denys P,Bernède-Bauduin C,et al. Diagnostic criteria of urinary tract infection in male patients with spinal cord injury［J］. Neurorehabil Neural Repair,2011,25(4):351-358.

［34］ Eves FJ,Rivera N. Prevention of urinary tract infections in persons with spinal cord injury in home health care［J］. Home Healthc Nurse,2010,28(4):230-241.

［35］ Wall BM,Mangold T,Huch KM,et al. Bacteremia in the chronic spinal cord injury population:risk factors for mortality［J］. J Spinal Cord Med,2003,26(3):248-253.

［36］ Smith E. The prevention and management of urinary tract infections among people with spinal cord injuries. National Institute on Disability and Rehabilitation Research Consensus Statement［J］. J Am Paraplegia Soc,1992,15(3):194-204.

［37］ 陆惠华. 实用老年医学［M］. 上海:上海科学技术出版社,2006.

［38］ 陈灏珠,钟南山,陆再英. 内科学［M］. 8 版. 北京:人民卫生出版社,2013.

［39］ 刘新民. 中华医学百科大辞海内科学(第三卷)［M］. 上海:军事医学科学出版社,2008.

［40］ Thomas T,Yoshikawa. Epidemiology of Aging and Infectious Diseases［J］. Infect Dis,2009:3-9.

［41］ High KP. Infection in an ageing world［J］. Lancet Infect Dis,2002,2(11):655.

［42］ Stupka JE,Mortensen EM,Anzueto A,et al. Community-acquired pneumonia in elderly patients［J］. Aging Health,2009,5(6):763-774.

［43］ Sharifi-Mood B,Metanat M. Spectrum of clinical infectious diseases in hospitalized elderly patients in the southeast of Iran［J］. Turk J Med Sci,2007,37(4):213-217

［44］ Akgün KM,Crothers K,Pisani M. Epidemiology and Management of Common Pulmonary Diseases in older Persons［J］. J GerontolA Biol Sci Med Sci,2012,67(3):276-291.

［45］ Gunderman RB,Brown BP. Pandemic influenza［J］. Radiology,2007,243(3):629-632

［46］ 韩郸,郑松柏. 老年人感染研究进展［J］. 中华老年病研究电子杂志,2014,1(01):39-42.

［47］ 程君,马雪娇,周翔天,等. 老年肺部感染病原菌及耐药性分析［J］. 中华传染病杂志,2014,32(07):425-428.

［48］ 李燕明,居阳,佟训靓,等. 老年重症甲型 H1N1 流感的临床特征分析［J］. 国际呼吸杂志,2015,35(12):899-903.

［49］ 田德英,桂清荣,张振纲,等. 老年感染患者病原菌分布及其耐药性监测［J］. 中华医院感染学杂志,2006,16(8):938-940.

［50］杨长春,韩盈,白晶,等.老年患者感染特点及抗菌药物的合理应用[J].中华医院感染学杂志,2010,20(14):2125-2126.

［51］王平静,阳江权,崔荣恩.老年泌尿系感染患者的临床治疗分析[J].临床合理用药,2014,7(3):88-89.

［52］马学东,魏新萍,卢洪洲,等.老年人感染性腹泻病因的研究进展[J].吉林医学 2013,34(16):3215-3217.

［53］Davies JM,Lewis MP,Wimperis J,et al. Review of guidelines for the prevention and treatment of infection in patients with an absent or dysfunctional spleen:prepared on behalf of the British Committee for Standards in Haematology by a working party of the Haemato-Oncology task force [J].Br J Haematol,2011,155(3):308-317.

［54］瞿全,江涛,姜洪池,等.论 OSPI 在脾外科中的重要性[J].中华肝胆外科杂志,2005,11(6):363-365.

［55］夏穗生.脾功能研究与脾外科的进展[J].普外临床,1989,4(5):265-271.

［56］夏穗生.脾脏外科进展.第八届全国脾功能与脾脏外科学术研讨会论文汇编[G],西安.2006.

［57］Davidson RN,Wall RA. Prevention and management of infections in patients without spleen[J].Clin Micorbiol Infect,2001,7(12):657-660.

［58］Phoon CK,Neill CA. Asplenia syndrome risk factors for early unfavorable outcome[J].Am J Cardiol,1994,73(16):1235-1237.

［59］Cesko I,Hajdu J,Toth T,et al. Ivemark syndrome with asplenia in siblings[J].J Pediatr,1997,130(5):822-824.

［60］Zhou YH,Liu FL,YAO ZH,et al. Comparison of HIV-,HBV-,HCV-and co-infection prevalence between Chinese and Burmese intravenous drug users of the China-Myanmar border region[J].PLoS One,2011,6(1):e16349

［61］Chen X,He JM,Ding LS,et al. Prevalence of hepatitis B virus and hepatitis C virus in patients with human immunodeficiency virus infection in Central China[J].Arch Virol,2013,158(9):1889-1894

［62］陈灏珠.实用内科学,第 13 版[M].北京:人民卫生出版社,2009.

［63］本书编写组.国家免费艾滋病抗病毒药物治疗手册[M].3 版.北京:人民卫生出版社,2012.

［64］席晶晶.云南省社区美沙酮维持治疗与针具交换工作机制的比较研究[D].北京:中国疾病控制中心,2010.

［65］Anderson DJ,Podgorny K,Berríos-Torres SI,et al. Strategies to prevent surgical site infections in acute care hospitals:2014 update[J].Infect Control Hosp Epidemiol,2014,35(6):605-627.

［66］Mehta JA,Sable SA,Nagral S. Updated recommendations for control of surgical site infections[J].Ann Surg,2015,261(3):e65.

［67］卫生部办公厅.外科手术部位感染预防与控制技术指南(试行)[S/OL].2010. http://www. moh. gov. cn/mohyzs/s3594/201012/50039. shtml.

［68］围手术期预防应用抗菌药物指南[J].中华外科杂志,2006,44(23):1594-1596.

［69］国家卫生计生委办公厅等.抗菌药物临床应用指导原则(2015 年版)[S].2015.

［70］World Health Organization. International health regulations [S].Geneva:WHO,2005.

［71］World Health Organization. Guide on safe food for travellers[R].Geneva:WHO,2010.

［72］World Health Organization. 全球疫苗和免疫现状第三版 [R].Geneva:WHO,2009.

［73］World Health Organization. 黄热病疫苗 WHO 立场文件. http://www. who. int/immunization/pp_yellow_fever_zh. pdf? ua = 1.

［74］田玲玲,殷竹君.旅行者腹泻[J].旅行医学科学,2011,17(02):56-62.

［75］王燕红,郑爱华,刘起勇,等.虫媒疾病传播媒介的研究进展[J].应用昆虫学报,2017,54(03):364-371.

［76］World Health Organization. 世界卫生组织针对旅行者提供的有关预防疟疾的建议[R].Geneva:WHO,2015.

［77］World Health Organization. World Malaria Report[R].Geneva:WHO,2014.

［78］Fung J,Wong T,Chok K,et al. Long-term outcomes of entecavir monotherapy for chronic hepatitis B after liver transplantation:Results up to 8years[J].Hepatology,2017,66(4):1036-1044.

［79］World Health Organization. Ebola and Marburg virus disease epidemics:preparedness,alert,control,and evaluation [R].Geneva:WHO,2014.

［80］World Health Organization. 世界卫生组织人感染甲型 H5N1 禽流感病毒-最新简报[R].Geneva:WHO,2014.

［81］Harris JB,LaRocque RC,Qadri F,et al. Cholera[J].Lancet,2012,379:2466-2476.

［82］Stephens DS,Greenwood B,Brandtzaeg P. Epidemic meningitis,meningococcaemia,and Neisseria meningitidis[J].Lancet,2007,369:2196-210.

［83］Shi F,Zhang A,Zhu B,et al. Prevalence of factor H Binding Protein sub-variants among Neisseria meningitidis in China[J].Vaccine,2017,35:2343-2350.

［84］Adler NR,Mahony A,Friedman ND. Diphtheria:forgotten,but not gone[J].InternMedJ,2013,43(2):206-210.

［85］龚震宇,龚训良.2016 年全球人类狂犬病最新概况[J].疾病监测,2017,32(06):531-532.

［86］Vera A,Contreras F,Guevara F. Incidence and risk factors for infections after liver transplant:single-center experience at the University Hospital Fundacion Santa Fe de Bogota,Colombia[J].Transpl Infect Dis,2011,13(6):608-615.

［87］van Hoek B,de Rooij BJ,Verspaget HW. Risk factors for

infection after liver transplantation [J]. Best Pract Res Clin Gastroenterol,2012,26(1):61-72.

[88] Bruminhent J,Razonable RR. Management of cytomegalovirus infection and disease in liver transplant recipients [J]. World J Hepatol,2014,6(6):370-383.

[89] Fagiuoli S,Colli A,Bruno R,et al. Management of infections pre-and post-liver transplantation:report of an AISF consensus conference [J]. J Hepatol,2014,60(5):1075-1089.

[90] Pedersen M,Seetharam A. Infections after orthotopic liver transplantation [J]. J Clin Exp Hepatol,2014,4(4):347-360.

[91] Hernandez Mdel P,Martin P,Simkins J. Infectious Complications After Liver Transplantation [J]. Gastroenterol Hepatol(NY),2015,11(11):741-753.

[92] Jimenez-Perez M,Gonzalez-Grande R,Mostazo Torres J,et al. Management of hepatitis B virus infection after liver transplantation[J]. World J Gastroenterol,2015,21(42):12083-12090.

[93] Miro JM,Stock P,Teicher E,et al. Outcome and management of HCV/HIV coinfection pre-and post-liver transplantation. A 2015 update[J]. J Hepatol,2015,62(3):701-711.

[94] Styczynski J,van der Velden W,Fox CP,et,al. Management of Epstein-Barr Virus infections and post-transplant lymphoproliferative disorders in patients after allogeneic hematopoietic stem cell transplantation:Sixth European Conference on Infections in Leukemia(ECIL-6)guidelines [J]. Haematologica,2016,101(7):803-811.

[95] Atilla E,Atilla PA,Bozdag SC,et al. A review of infectious complications after haploidentical hematopoietic stem cell transplantations[J]. Infection,2017,45(4):403-411.

[96] Sahin U,Toprak SK,Atilla PA,et al. An overview of infectious complications after allogeneic hematopoietic stem cell transplantation[J]. J Infect Chemother,2016(22):505-514.

[97] Seo HM,Kim YS,Bang CH,et al. Antiviral prophylaxis for preventing herpes zoster in hematopoietic stem cell transplant recipients:A systematic review and meta-analysis [J]. Antiviral Research,2017,140:106-115.

[98] Balletto E,Mikulska M. Bacterial Infections in Hematopoietic Stem Cell Transplant Recipients[J]. Mediterr J Hematol Infect Dis,2015,7(1):e2015045.

[99] Ali S Omrani,Reem S Almaghrabi. Complications of hematopoietic stem transplantation:Fungal infections [J]. Hematol Oncol Stem Cell Ther,2017,10(4):239-244.

[100] Locatelli F,Bertaina A,Bertaina V,et al. Cytomegalovirus in hematopoietic stem cell transplant recipients-management ofinfection[J]. Expert Rev Hematol,2016,9(11):1093-1105.

[101] Ramos JF,Batista MV,Costa SF,et al. Tuberculosis in Hematopoietic Stem Cell Transplant Recipients[J]. Mediterr J Hematol Infect Dis,2013,5(1):e2013061.

[102] 中国侵袭性真菌感染工作组. 血液病/恶性肿瘤患者侵袭性真菌感染的诊断标准与治疗原则(第五次修订版)[J]. 中华内科杂志,2017,56(6):453-459.

# 附录 1　传染病的潜伏期、隔离期、观察期

内容详见附表 1-0-1。

附表 1-0-1　传染病的潜伏期、隔离期、观察期

| 疾病名称 | 潜伏期 | | 隔离期 | 接触者观察及处理 |
|---|---|---|---|---|
| | 常见 | 最短至最长 | | |
| 病毒性肝炎<br>甲型 | 30d 左右 | 5~45d | 自发病之日起 3 周 | 密切接触者检疫 45d,每周检查丙氨酸氨基转移酶(ALT)一次,以便早期发现,观察期间可用丙种球蛋白注射,接触后 1 周内应用有效 |
| 乙型 | 60~90d | 30~180d | 急性期最好隔离至乙型肝炎表面抗炎(HBsAg)阴转。恢复期不阴转者按 HBsAg 携带者处理。有乙型肝炎病毒(HBV)复制标志的患者,应调离接触食品、自来水或幼托工作,不能献血 | 急性肝炎密切接触者应医学观察 45d 并进行乙肝疫苗注射,幼托机构发现患者后的观察期间,不办理入托、转托手续。疑诊肝炎的幼托和饮食行业人员,应暂停原工作 |
| 丙型 | 40d 左右 | 15~180d | 急性隔离至病情稳定。饮食行业与幼托人员病愈后需丙型肝炎病毒(HCV)RNA 阴转方能恢复工作 | 同乙型肝炎 |
| 丁型 | 重叠感染<br>混合感染 | 3~4 周<br>6~12 周 | 同乙型肝炎 | 同乙型肝炎 |
| 戊型 | 40d 左右 | 10~75d | 自发病之日起 3 周 | 密切接触者应医学观察 60d,丙种球蛋白注射无预防效果 |
| 脊髓灰质炎 | 5~14d | 3~35d | 自发病之日起隔离 40d,第 1 周为呼吸道及消化道隔离,第 2 周以后为消化道隔离 | 密切接触者医学观察 20d,观察期可用活疫苗进行快速免疫 |
| 霍乱 | 1~3d | 数小时至 6d | 腹泻停止后 2d,隔日送大便培养 1 次,连续 3 次阴性即可解除隔离 | 密切接触者或疑似患者应医学观察 5d,并连续送粪便培养 3 次,若阴性可解除隔离观察 |
| 细菌性痢疾 | 1~3d | 数小时至 7d | 急性期症状消失,粪检阴性后,连续 2 次粪培养阴性可解除隔离 | 医学观察 7d,饮食行业人员观察期间应送粪便培养 1 次。阴性者解除观察 |
| 耶尔森菌肠炎 | 4~10d | | 症状消失后解除隔离 | 不检疫 |
| 伤寒<br>副伤寒甲、乙<br>副伤寒丙 | 8~14d<br>6~10d<br>1~3d | 3~60d<br>2~15d<br>2~15d | 临床症状消失后 5d 起间歇送粪养,2 次阴性解除隔离。无培养条件时体温正常 15d 解除隔离 | 密切接触者医学观察,伤寒 23d,副伤寒 15d。饮食行业人员观察期应送粪便培养 1 次,阴性方能工作 |
| 沙门菌食物中毒 | 2~24h | 数小时至 3d | 症状消失后连续 3 次粪检未找到滋养体或包囊,可解除隔离 | 接触者不隔离,但从事饮食工作者发现本病时,其他人员应作粪检,发现溶组织阿米巴滋养体或包囊者应调离饮食工作 |

| 疾病名称 | 潜伏期 | | 隔离期 | 接触者观察及处理 |
| --- | --- | --- | --- | --- |
| | 常见 | 最短至最长 | | |
| 阿米巴痢疾 | 7~14d | 4d 至 1 年 | 症状消失后连续 3 次粪检未找到滋养体或包囊,可解除隔离 | 接触者不隔离,但从事饮食工作者发现本病时,其他人员应作粪检,发现溶组织阿米巴滋养体或包囊者应调离饮食工作 |
| 流行性感冒 | 1~3d | 数小时至 4d | 热退后 2d 解除隔离 | 大流行时集体单位应进行检疫,出现发热等症状时应早期隔离 |
| 麻疹 | 8~12d | 6~18d | 隔离期自发病之日起至退疹时或出疹后 5d | 密切接触者而未进行疫苗接种的儿童医学观察 21d,并应用丙种球蛋白。曾接受被动免疫者医学观察 28d |
| 风疹 | 18d | 14~21d | 出疹后 5d 解除隔离 | 不检疫 |
| 水痘 | 14~16d | 10~24d | 隔离至水痘疱疹完全结痂为止,但不得少于发病后 14d | 医学观察 3 周,免疫力低者可应用丙种球蛋白 |
| 猩红热 | 2~5d | 1~12d | 发病后 6d | 接触儿童作咽拭培养,可疑者隔离治疗 |
| 流行性腮腺炎 | 14~21d | 8~30d | 隔离至腮腺肿大完全消退,约 3 周 | 成人一般不检疫,但幼儿园、托儿所及部队密切接触者应医学观察 3 周 |
| 流行性脑脊髓膜炎 | 2~3d | 1~10d | 症状消失后 3d,但不少于发病后 1 周 | 医学观察 7d,密切接触的儿童可服磺胺或利福平预防 |
| 白喉 | 2~4d | 1~7d | 隔离至症状消失后 2 次鼻咽分泌物培养阴性 | 医学观察 7d |
| 百日咳 | 7~10d | 2~20d | 痉咳发生后 30d 或发病后 40d 解除隔离 | 医学观察 21d,观察期间幼儿可用红霉素等预防 |
| 严重急性呼吸综合征(SARS) | 4~7d | 2~21d | 隔离期 3~4 周(待定) | 接触者隔离 3 周,流行期来自疫区人员医学观察 2 周 |
| 禽流感 | 1~4d | 数小时至 7d,最长 21d | 症状消失后 7d,儿童从发病日起 21d | 3 周 |
| 甲型 H1N1 流感 | 1~3d | 数小时至 7d | 症状消失后次日起连续 2 次咽拭子甲型 H1N1 流感病毒核酸检测阴性 | 医学观察 7d |
| H5N1 禽流感 | 2~8d | 数小时至 17d | 症状消失后,待患者 H5N1 禽流感病毒核酸检测连续 2 次阴性后,可解除隔离 | 医学观察 17d |
| 禽流感 H7N9 | 3~4d | 3~14d | 待人感染 H7N9 禽流感病毒核酸检测连续 2 次阴性后,可转出隔离病房进一步治疗 | 密切接触者经过 2 周医学观察,均无异常情况可达到解除医学观察的标准 |
| 流行性乙型脑炎 | 10~14d | 4~21d | 隔离至体温正常 | 接触者不检疫 |
| 流行性出血热 | 7~14d | 4~46d | 隔离期 10d | 不检疫 |
| 登革热 | 5~8d | 3~19d | 隔离至起病后 7d | 不检疫 |
| 钩端螺旋体 | 10d 左右 | 2~28d | 隔离至治愈 | 密切接触者不检疫,但有疫水接触者医学观察 2 周,观察期间可注射青霉素作预防性治疗 |

续表

| 疾病名称 | 潜伏期 | | 隔离期 | 接触者观察及处理 |
| --- | --- | --- | --- | --- |
| | 常见 | 最短至最长 | | |
| 艾滋病 | 15~60d | 9d 至 10 年以上 | HIV 感染者及患者均应隔离至病毒或 P24 核心蛋白从血液中消失。不能献血 | 密切接触者或性伴侣应医学观察 2 年 |
| 狂犬病 | 4~8 周 | 5d 至 10 年以上 | 病程中隔离治疗 | 被狂犬或狼咬伤者应进行医学观察,观察期间应注射免疫血清及狂犬病疫苗 |
| 布鲁氏菌病 | 2 周 | 7d 至 1 年以上 | 急性期临床症状消失后解除隔离 | 不检疫 |
| 鼠疫<br>　腺鼠疫<br>　肺鼠疫 | <br>2~4d<br>1~3d | <br>1~8d<br>数小时至 3d | 腺鼠疫隔离至淋巴结肿大完全消退。肺鼠疫在临床症状消失后,痰连续培养 6 次阴性,方能解除隔离 | 密切接触者医学观察 9d |
| 炭疽 | 1~5d | 12h 至 12d | 皮肤炭疽隔离至创口痊愈,痂皮脱落。其他类型患者症状消失后分泌物或排泄物连续培养 2 次阴性方能解除隔离 | 密切接触者医学观察 8d |
| 流行性斑疹伤寒 | 10~12d | 5~23d | 彻底灭虱后隔离至体温正常后 12d | 密切接触者灭虱后医学观察 15d |
| 地方性斑疹伤寒 | 1~2 周 | 4~18d | 隔离至症状消失 | 不检疫,进入疫区被蜱叮咬者可口服多西环素预防 |
| 淋病 | 2~10d | 1~14d | 患病期间性接触隔离 | 对性伴侣进行检查,阳性者进行治疗 |
| 梅毒 | 2~4 周 | 10~90d | 不隔离 | 性伴侣定期检查观察 |
| 急性出血结膜炎 | 2~3d | 14h 至 6d | 隔离至症状消失 | 不检疫 |
| 破伤风 | 7~14d | 2d 至数月 | 不隔离 | 不检疫 |
| 疟疾<br>　间日疟<br>　三日疟<br>　恶性疟<br>　卵形疟 | <br>13~15d<br>21~30d<br>7~12d<br>13~15d | <br>2d 至 1 年<br>14~45d<br>14~45d<br>7~15d | 病愈后原虫检查阴性解除隔离 | 不检疫 |
| 黑热病 | 3~5 个月 | 10d 至 9 年 | 隔离至症状消失,原虫检查阴性 | 不检疫 |
| 中东呼吸综合征 | 5~12d | 7~14d | 隔离至症状消失 | 密切接触者隔离观察 4d |
| 埃博拉病毒病 | 2~9d | 2~21d | 隔离至症状消失 | 密切接触者隔离观察 21d |
| 基孔肯亚出血热 | 4~8d | 2~12d | 隔离至症状消失 | 不检疫 |
| 手足口病 | 3~5d | 2~10d | 不隔离。 | 不检疫 |
| 变种克-雅病<br>（V-CJD） | 10~30 年 | | 隔离,现死亡率达 100%,平均存活时间为 6 个月,销毁患者使用过的生活用品和医疗用品 | 不检疫 |
| 黄热病 | 3~6d | 3~13d | 隔离至症状消失 | 密切接触者医学观察 13d |

空白项表示数据缺如,多因疾病较罕见,诊断困难,缺乏相关临床数据

（李兰娟　陈　平）

## 一、预防接种相关概念

预防接种又称人工免疫,泛指用人工制备的疫苗类制剂(抗原)或免疫球蛋白(或血清)类制剂(抗体),通过适宜的途径接种到机体,使个体和群体产生对某种疾病(包括感染病)的特异性免疫力,以提高个体和群体免疫水平,预防疾病的发生与流行。就广义而言,预防接种包括了所有疫苗在人群中的使用,如国家免疫规划、成人免疫、高危人群接种、群体性接种、应急接种,以及免疫球蛋白(或血清)类制品的治疗、预防和体内用诊断用品的使用等。

预防接种的目的是通过疫苗和被动免疫制剂的使用,使人体产生特异性免疫力,提高人群免疫水平,对感染病的控制和消灭起着关键性作用,是目前最经济、最有效的预防措施。

预防接种就是使用疫苗(抗原)和抗体的过程。我国 2005 年 6 月 1 日起施行由国务院颁发的《疫苗流通和预防接种管理条例》定义疫苗为:为了预防、控制传染病的发生、流行,用于人体预防接种的疫苗类预防性生物制品。

## 二、预防接种与传染病

感染性疾病是一大类常见病和多发病,严重危害着人类的健康。在感染性疾病中,传染病又属于发病率和死亡率较高的疾病,如鼠疫、霍乱、天花等。近年来,一些新发突发传染病,如严重急性呼吸综合征(SARS)、人禽流感病毒感染、手足口病、甲型 H1N1 流感、中东呼吸综合征(MERS)等传染性疾病不断出现,严重威胁人民群众的健康和生命。预防接种是预防传染病的重要措施之一,某些传染病被控制和发病率下降,如天花被消灭,在很大程度上与免疫接种的推广有密切的关系。针对新发突发传染病,我国的医护人员和科研人员在疫苗和抗体的研制工作方面作出了不懈努力并取得了很大的成绩,

对疾病的控制起到了举足轻重的作用。

## 三、预防接种的分类

预防接种包括人工主动免疫、人工被动免疫和被动主动免疫三种。

人工主动免疫是指根据病原生物及其毒素可激发特异性免疫的原理,用病原生物或其毒素制成生物制品,给人接种,使人体主动地产生免疫力。预防接种后,人体免疫力可以在 1~4 周内出现,一般可持续数月至数年,免疫次数 1~3 次,主要用于预防。人工主动免疫制剂主要有下列几种:①减毒活疫苗,是指由免疫原性强而毒力弱的活菌株经人工培养而成的制品(如卡介苗),以及由减毒的活病毒或立克次体制成的疫苗(如结核、鼠疫、脊髓灰质炎、麻疹活疫苗等)。减毒活疫苗的优点是能在机体内繁殖,长时间刺激机体产生抗体,接种量小,接种次数少。但由于不加防腐剂,当被污染时杂菌易生长。一般必须冷冻保存。②灭活疫苗,将免疫原性强的细菌或病毒等灭活后制成,如百日咳菌苗等。优点是不需减毒,生产过程较简单,含防腐剂,不易有杂菌生长,易于保存;缺点是免疫效果差,接种量大。亦有将菌体成分提出而制成的多糖体菌苗,如流行性脑脊髓膜炎球菌多糖体菌苗。其免疫效果较一般菌苗为好,不良反应较少。③类毒素,是指将细菌毒素以甲醛去毒,成为无毒而仍保留免疫原性的制剂,如白喉类毒素、破伤风类毒素等。在类毒素中加入磷酸铝等吸附剂制成精制类毒素。此种类毒素注入人体后,吸收慢,刺激人体产生抗毒素时间长,可减少注射次数和剂量,免疫效果好。④合成肽疫苗,又称抗原肽疫苗,是根据有效免疫原的氨基酸序列设计和合成的免疫原性多肽,以期用具有免疫原性最小的肽来激发有效的特异性免疫应答,合成肽分子较小,一般用脂质体将其运送到抗原呈递细胞。⑤结合疫苗,是将细菌荚膜多糖的水解物化学连接到某一载

体上,使其成为 T 细胞依赖性抗原,载体蛋白有破伤风、白喉类毒素等,又称为多糖-蛋白质偶联疫苗。⑥核酸疫苗,是近年发展起来的一种新型疫苗,利用基因工程技术研制,它的发展被称为"第三次疫苗革命"。核酸疫苗包括 DNA 疫苗和 RNA 疫苗,目前研究最多的是 DNA 疫苗,所以一般泛指的核酸疫苗是 DNA 疫苗。核酸疫苗能引起长期有效的免疫反应,同时由于其制作简单、经济安全、易于贮存运输等优点已日益引起广泛重视。各种疫苗接种方法见附表2-0-1。

附表 2-0-1 各型疫苗接种方法

| 品名 | 性质 | 保存和效期 | 接种对象 | 剂量和方法 | 免疫期与复种 |
|---|---|---|---|---|---|
| 乙型肝炎疫苗 | 自/抗原 | 2~8℃,暗处,严防冻结,有效期 2 年 | 新生儿、婴幼儿、15 岁以下未免疫人群和高危人群 | 乙型肝炎疫苗全程需接种 3 针,按照 0、1、6 个月程序。新生儿接种乙型肝炎疫苗要求在出生后 24h 内接种,越早越好。接种部位新生儿为臀前部外侧肌肉内,儿童和成人为上臂三角肌中部肌内注射。<br>(1) 对 HBsAg 阳性母亲的新生儿:应在出生后 24h 内尽早(最好在出生后 12h 内)注射乙型肝炎免疫球蛋白(HBIG),剂量应≥100IU,同时在不同部位接种 10μg 重组酵母或 20μg 中国仓鼠卵母细胞(CHO)乙型肝炎疫苗,在 1 个月和 6 个月时分别接种第 2 和第 3 针乙型肝炎疫苗;也可在出生后 12h 内先注射 1 针 HBIG,1 个月后再注射第 2 针 HBIG,并同时在不同部位接种一针 10μg 重组酵母或 20μg CHO 乙型肝炎疫苗,间隔 1 和 6 个月分别接种第 2 和第 3 针乙型肝炎疫苗。<br>(2) 对 HBsAg 阴性母亲的新生儿可用 5μg 或 10μg 酵母或 10μg CHO 乙型肝炎疫苗免疫。<br>(3) 对新生儿时期未接种乙型肝炎疫苗的儿童应进行补种,剂量为 5μg 或 10μg 重组酵母或 10μg CHO 乙型肝炎疫苗。<br>(4) 对成人建议接种 20μg 酵母或 20μg CHO 乙型肝炎疫苗。<br>(5) 对免疫功能低下或无应答者,应增加疫苗的接种剂量(如 60μg)和针次 | 对 3 针免疫程序无应答者可再接种 3 针,并于第 2 次接种 3 针乙型肝炎疫苗后 1~2 个月检测血清中抗 HBs,如仍无应答可接种一针 60μg 重组酵母乙型肝炎疫苗。<br>接种乙型肝炎疫苗后有抗体应答者的保护效果一般至少可持续 12 年;对高危人群可进行抗 HBs 监测,如抗 HBs<10mIU/ml,可给予加强免疫 |
| 甲型肝炎减毒活疫苗 | 活/自/病毒 | 2~8℃,暗处保存,有效期 3 个月;-20℃以下有效期 1 年 | 1 岁以上儿童及成人 | 三角肌皮下注射 1.0ml | 免疫期 4 年以上 |
| 脊髓灰质炎糖丸疫苗 | 活/自/病毒 | 30~32℃保存 2d,20~22℃保存 12d,2~10℃保存 5 个月,-20℃有效期 2 年 | 2 月龄婴儿至 4 岁儿童 | 出生后冬、春季服三价混合疫苗(白色糖丸)。每隔 1 个月服 1 剂,共 3 剂。每年服 1 个全程,连续 2 年,7 岁时再服全程 | 免疫期 3~5 年,4 岁时加强 1 次 |
| 麻疹疫苗 | 活/自/病毒 | 2~10℃暗处保存,液体疫苗有效期 2 个月,冻干疫菌效期 1 年,开封后应在 1h 内用完 | 8 个月以上的易感儿童 | 三角肌皮下注射 0.2ml | 免疫期 4~6 年以上,7 岁时复种 1 次 |

续表

| 品名 | 性质 | 保存和效期 | 接种对象 | 剂量和方法 | 免疫期与复种 |
|---|---|---|---|---|---|
| 麻疹、腮腺炎、风疹减毒疫苗 | 活/自/病毒 | 2~8℃避光保存 | 8月龄以上的易感儿童 | 三角肌皮下注射0.5ml | 免疫期11年,11~12岁时复种1次 |
| 流行性乙型脑炎疫苗 | 死/自/病毒 | 2~10℃暗处保存,冻干疫苗有效期1年,液体疫苗3个月 | 6个月至10岁儿童 | 初种全程皮下注射2次,每次0.25ml,相隔7~10d,6~12月龄每次0.25ml,1~6岁每次0.5ml,7~15岁每次1ml | 免疫期1年,以后每年加强注射1次,剂量同左 |
| 甲型流感疫苗 | 活/自/病毒 | 2~10℃暗处保存,液体疫苗有效期6个月,冻干疫苗有效期1年 | 健康成年人 | 1ml疫苗加4ml生理盐水,混匀后喷入鼻内,每鼻孔约0.25ml,稀释后1h内用完 | 免疫期6~10个月 |
| 人用狂犬病疫苗(地鼠肾组织培养疫苗) | 死/自/病毒 | 2~10℃暗处保存,液体疫苗有效期6个月,冻干疫苗1年 | 被狂犬或可疑动物咬伤、抓伤;被患者唾液污染伤口者 | 接触后预防:先处理伤口,继之第0、3、7、14及30天各肌内注射2ml,2~5岁1ml,2岁以下0.5ml,伤重者注射疫苗前先注射抗狂犬病血清 | 免疫期3个月;全程免疫后3~6个月再被咬伤,需加强注射2针,间隔1周;6个月以后再被咬伤,全程注射 |
| 森林脑炎疫苗 | 死/自/病毒 | 2~10℃暗处保存,有效期8个月,25℃以下1个月 | 流行地区居民及进入该区的非流行区者 | 皮下注射2次,相隔7~10d,2~6岁每次0.5ml,7~9岁每次1ml,10~15岁每次1.5ml,16岁以上2ml | 免疫期1年,每年加强注射1次,剂量同初种 |
| 黄热病冻干疫苗 | 活/自/病毒 | -20℃有效期1.5年,2~20℃有效期6个月 | 出国到黄热流行地区的人员或从事黄热病研究者 | 以无菌生理盐水5ml溶解后,皮下注射每次0.5ml,1h内用完 | 免疫期10年 |
| 腮腺炎疫苗 | 活/自/病毒 | 2~8℃或0℃以下保存,有效期1.5年 | 8月龄以上易感者 | 三角肌皮下注射0.5ml | 免疫期10年 |
| 流行性斑疹伤寒疫苗 | 死/自/立克次体 | 2~10℃暗处保存,有效期1年,不得冻结 | 流行地区人群 | 皮下注射3次,相隔5~10d,1~6岁分别注射0.3~0.4ml、0.6~0.8ml、0.6~0.8ml,15岁以上0.5、1.0、1.0ml,15岁以下0.3~0.4、0.6~0.8、0.6~0.8ml | 免疫期1年,每年加强注射1次,剂量同第3针 |
| 钩端螺旋体 | 死/自/螺旋体 | 2~10℃有效期1.5年 | 流行地区7岁以上的人群,以及进入该地区的人员 | 皮下注射2次,相隔7~10d,剂量1.0、2.0ml;7~13岁用量减半 | 接种后1个月产生免疫力,维持期1年 |
| 卡介苗 | 活/自/细菌 | 2~10℃,液体菌苗有效期6周,冻干菌苗有效期1年 | 新生儿及试验阴性的儿童 | 于出生后24~48h皮内注射0.1ml | 免疫期5~10年 |
| 伤寒、副伤寒甲、乙三联菌苗 | 死/自/细菌 | 2~10℃暗处保存,有效期1年 | 重点为军队、水陆口岸及沿线人员、环卫及饮食行业人员 | 皮下注射3次,相隔7~10d,1~6岁0.2、0.3、0.3ml;7~14岁0.3、0.5、0.5ml;15岁以上0.5、1.0、1.0ml | 免疫期1年,每年加强注射1次,剂量同第3针 |

续表

| 品名 | 性质 | 保存和效期 | 接种对象 | 剂量和方法 | 免疫期与复种 |
|---|---|---|---|---|---|
| 霍乱、伤寒、副伤寒甲、乙四联菌苗 | 死/自/细菌 | 同上 | 同上 | 同上 | 同上 |
| 霍乱菌苗 | 死/自/细菌 | 2~10℃暗处保存,有效期1年 | 重点为水陆、口岸、环境卫生饮食服务行业及医务人员 | 皮下注射2次,相隔7~10d,6岁以下0.2、0.4ml;7~14岁0.3、0.6ml;15岁以上0.5、1.0ml。应在流行前4周完成 | 免疫期3~6个月,每年加强注射1次,剂量同第2针 |
| 布鲁氏菌苗 | 活/自/细菌 | 2~10℃暗处保存,有效期1年 | 疫区牧民,屠宰、皮毛加工人员、兽医、防疫及实验室人员 | 皮上划痕法:每人0.05ml,儿童划1个"#"字。成人划2个"#"字,长1~1.5cm,相距2~3cm。划破表皮即可,严禁注射 | 免疫期1年,每年复种 |
| 鼠疫菌苗 | 活/自/细菌 | 2~10℃暗处保存,有效期1年 | 用于本病流行地区人群,非流行区人员接种10d才可进入疫区 | 皮上划痕法:每人0.05ml,2~6岁划1个"#"字。7~12岁划2个"#"字,14岁以上划3个长"#"字,长1~1.5cm,相距2~3cm | 免疫期1年,每年复种 |
| 炭疽菌苗 | 活/自/细菌 | 2~10℃暗处保存,有效期1年,25℃以下有效期1年 | 流行区人群、牧民、屠宰、皮毛、制革人员及兽医 | 皮上划痕法:滴2滴菌苗于上臂外侧,相距3~4cm,每滴作"#"字划痕长1~1.5cm,严禁注射 | 免疫期1年,每年复种 |
| 冻干A群流脑多糖菌苗 | 死/自/细菌 | 2~10℃暗处保存,有效期1年 | 15岁以下儿童及少年,流行区成人 | 三角肌皮下注射1次,25~50μg | 免疫期0.5~1年 |
| 百、白、破混合制剂(百日咳菌苗及白喉、破伤风类毒素) | 死/自/细菌和毒素 | 2~10℃保存,有效期1.5年 | 3月龄至7岁 | 全程免疫,第1年间隔4~8周肌内注射2次,第2年1次。剂量均为0.5ml | 7岁时用白破或百白二联制剂加强免疫,全程免疫后不再用百白破混合制剂 |
| 吸附精制白喉类毒素 | 自/毒素 | 25℃以下暗处保存,不可冻结,有效期3年 | 6个月至12岁儿童 | 皮下注射2次,每次0.5ml,相隔4~8周 | 免疫期3~5年,第2年加强注射1次0.5ml,以后每3~5年注射1次0.5ml |
| 吸附精制破伤风类毒素 | 自/类毒素 | 25℃以下暗处,不可冻结,有效期3年 | 发生创伤机会较多的人群 | 全程免疫:第1年相距4~8周肌内注射2次,第二年1次,剂量均为0.5ml | 免疫期5~10年,每10年注射1次0.5ml |
| 精制白喉抗毒素 | 被/抗毒素 | 2~10℃保存,液状品保存2年,冻干品3~5年 | 白喉患者,未预防接种的密切接触者 | 治疗:根据病情,肌内或静脉注射3万~10万U<br>预防:接触者皮下或肌内注射1 000~2 000U | 免疫期3周 |
| Q热疫苗 | 死/自/立克次体 | 2~10℃暗处保存 | 畜牧、屠宰、制革、肉乳加工及有关实验室医务人员 | 皮下注射3次,每次间隔7d,剂量分别为0.25、0.5、1.0ml | |
| 精制破伤风抗毒素 | 被/抗毒素 | 2~10℃保存,液状品有效期3~4年,冻干品5年 | 破伤风患者及创伤后有发生本病可能者 | 治疗:肌内或静脉注射5万~20万U,儿童与成人量同,新生儿24h内用半量<br>预防:皮下或肌内注射1 500~3 000U,伤势严重者加倍 | 免疫期3周 |
| 多价精制气性坏疽抗毒素 | 被/抗毒素 | 同上 | 受伤后有发生本病可能者及气性坏疽患者 | 治疗:首次静脉注射3万~5万U,可同时适量注射于伤口周围组织<br>预防:皮下或肌内注射1万U | 免疫期3周 |

续表

| 品名 | 性质 | 保存和效期 | 接种对象 | 剂量和方法 | 免疫期与复种 |
|---|---|---|---|---|---|
| 精制肉毒抗毒素 | 被/抗生素 | 同上 | 肉毒中毒患者及可疑中毒者 | 治疗:首次静脉注射1万~2万U以后视情况而定<br>预防:皮下或肌内注射1 000~2 000U | 免疫期3周 |
| 精制抗狂犬病血清 | 被/免疫血清 | 同上 | 被可疑动物严重咬伤者 | 成人0.5~1.5ml/kg,总量1/2伤口周围注射,1/2肌内注射,咬伤当天或3d内与狂犬病疫苗合用;儿童量为1.5ml/kg | 免疫期3周 |
| 乙型肝炎免疫球蛋白(HBIG) | 被/免疫球蛋白 | 2~10℃保存,有效期2年 | HBsAg(尤其HBeAg)阳性母亲的新生儿及意外受HBsAg阳性血清污染者 | 新生儿:出生后24小时内肌内注射≥100U;3个月及6个月时各注射1次,或与乙肝疫苗合用如前述;意外污染者肌内注射200~400U | 免疫期2个月 |
| 人丙种球蛋白 | 被/球蛋白 | 2~10℃保存,有效期2年 | 丙种球蛋白缺乏症,甲型肝炎或麻疹密切接触者 | 治疗:每次肌内注射0.15ml/kg<br>预防甲肝:儿童每次肌内注射0.05~0.1ml/kg(成人每次3ml)<br>预防麻疹:肌内注射0.05~1.5ml/kg(儿童最多6ml) | 免疫期3周 |

活:活疫(菌)苗;死:死疫(菌)苗;自:自动免疫;被:被动免疫

人工被动免疫是用特异抗体的免疫血清给人注射,以提高人体免疫力。注入人体后免疫立即出现,但持续时间仅2~3周,免疫次数多为1次,主要用于治疗某些外毒素引起的疾病,或与某些传染病患者接触后的应急措施。人工被动免疫制剂主要有下列几种:①免疫血清,用毒素免疫动物后取得含有特异性抗体血清称抗毒素。主要用于治疗,有时也可作预防用。②免疫球蛋白,由人血液或胎盘提取的丙种球蛋白制成。可作为麻疹、甲型肝炎等特殊需要的预防接种用。但不能预防所有感染病,更不能作为万能治疗制剂滥用。

被动主动免疫是有疫情时用于保护婴幼儿及体弱接触者的一种免疫方法,兼有被动及主动免疫的长处,使机体迅速获得自身特异性抗体,产生持久的免疫力,但只能用于少数感染病。如可在肌内注射白喉抗毒素的同时接种精制吸附白喉类毒素。

## 四、预防接种的组织形式

疫苗接种是通过一定的组织形式来完成的,根据组织形式不同,预防接种可以分为常规接种、群体性预防接种和应急接种。①常规接种:是指接种单位按照国家免疫规划、传染病流行规律和当地预防接种工作计划,为预防与控制疫苗针对传染病,按照国家免疫规划或《中华人民共和国药典》(2010年版,三部)(以下简称《药典》)规定的各种疫苗免疫程序、疫苗使用说明书,定期为适龄人群提供的预防接种服务。常规免疫可以分为基础免疫(或初种)和

加强免疫(或复种)。如青少年的麻疹疫苗接种。②群体性预防接种:是指在一定时间和范围内,对某种或者某些传染病的易感人群,有组织地集中实施接种疫苗的活动。群体性接种包括强化免疫、突击接种和特殊人员接种。③应急接种:是指在传染病开始流行或有流行趋势时,为控制疫情蔓延,对易感人群开展的预防接种活动。

## 五、预防接种异常反应监测与处理

一般反应:在接种疫苗后,由于疫苗本身所固有的生物学特性引起,不会造成机体损伤,只对机体造成一过性的生理反应称为一般反应。一般反应属正常反应,其按发生部位可分为全身性反应和局部性反应。接种局部反应可有炎症反应,有时附近淋巴结肿痛,一般在接种后24小时内出现;全身反应有体温升高、头昏、恶心、呕吐、腹泻,一般持续1~2日。一般反应不需处理,适当休息即刻。

异常反应:在同时接种某种疫苗的人群中,异常反应只是在个别受种者中发生,其程度比较严重,必须得到及时诊治,可能造成组织器官损害、功能障碍、残疾甚至死亡等。目前常见的异常反应主要有以下几种:①局部化脓,主要分为细菌性化脓感染与无菌性脓肿,前者在疫苗分装时导致病菌污染,或因注射器、接种局部消毒不严所致。后者多因接种含有吸附剂疫苗,或注射部位选择不正确,注射过浅,剂量过大等。处理方法:早期均可用热敷,每日3~5次,每次20分钟。化脓性脓肿可用抗生素治疗。无

菌性脓肿切忌切开排脓,可用注射器抽脓。②晕厥,是接种者由于精神过度紧张和恐惧心理而造成暂时性脑贫血,引起短时间失去知觉和行动能力的现象。在空腹、过度疲劳、接种场所空气污浊等情况下易发生,多数在接种时或接种后数分钟发生,轻者有心慌、恶心、手足发冷、发麻等,经短时间即可恢复正常。严重者面色苍白、恶心、呕吐、心跳缓慢、脉搏无力、血压下降伴失去知觉,数十秒至数分钟清醒。处理方法:患者平卧、头部放低,注意保暖,口服糖水,亦可按压人中等穴位。如仍未见好转者应送医院抢救治疗。③过敏性休克,在接种时或接种后数秒钟至数分钟内发生,也有少数延至30分钟或1~2小时发生。突然感到全身发痒、胸闷、气急、烦躁、面色苍白、出冷汗、四肢发凉、血压下降、心率减慢、脉细或无。如不及时抢救,死亡常发生于抗原进入机体后15~20分钟。死亡原因多为窒息和末梢循环衰竭。处理方法:让患者平卧、头部放低,注意保暖,立即肌内注射1:1 000肾上腺素0.5~1.0ml,同时肌内注射苯海拉明25~50mg。呼吸衰竭者可肌内注射尼可刹米250mg,并吸入氧气。④过敏性皮疹,各种疫苗接种后均可使一些过敏体质的人发生。常在接种后数小时或数日发生,多少不一,大小不等,色淡或深红,周围呈苍白色。处理方法:给抗过敏药物,如苯海拉明,每次25~50mg,每日2~3次。⑤急性精神反应,为精神或心理因素所致,较少见,最常见表现为急性休克性反应和癔病性发作,这类患者最大特点是临床表现与主观症状和客观体征不符,而且意识不丧失。各种症状常在患者注意力转移或进入睡眠后明显减轻,预后一般良好。处理方法:患者一般不需特殊治疗,大多数用针灸、暗示疗法即可恢复,严重者可给些镇静剂。⑥其他的一些异常反应还包括急性弛缓性麻痹、臂丛神经炎、淋巴结炎、脑膜炎及骨髓炎等。

预防接种事故:由于生物制品质量不合格或在接种实施过程中消毒及无菌操作不严密引起,实质上应不属于预防接种反应范围。预防接种所引起的异常反应或接种事故,必须由鉴定委员会确认,任何医疗单位或个人均不得出具相关的诊断证明。

接种的禁忌证:发热,特别是高热的患者;各种感染病患者及恢复期患者;各种器质性疾病患者,包括循环、消化、泌尿系统疾病等;有过敏史者;孕妇及哺乳期妇女;年老及过度体弱者等都不予接种。

## 六、预防接种的影响因素

预防接种的效果还受到许多因素的影响和制约:①要有优质高效的疫苗,这是预防接种工作的基本条件和物质基础。②科学正确地使用疫苗,要做到这一点需要掌握传染病流行规律及进行疫情和免疫监测,把握疫苗正确使用的时机、对象和地域范围;熟悉疫苗的性能和储存条件及使用方法,使疫苗成功地接种到人体,保持人群的高接种率和高免疫成功率。③严格的科学规划,精心实施,科学管理,确保预防接种工作高效、有序、安全地运作。随着疫苗学的发展,如核酸免疫、基因治疗、疫苗治疗、转基因植物食品疫苗等的应用研究已经开始,预防接种将增加新的含义和新的内容。

另外,现有疫苗的预防效果也有明显的局限性:①每种疫苗的接种只能预防相对应的疾病;②谁接种谁受益,只有疫苗的实际接种率≥85%时,才会形成明显的免疫屏障作用;③因个体差异等多种原因,疫苗使用过程中会有免疫无效或低应答情况发生;④会发生接种反应;⑤免疫保护随着接受时间的延长有明显的消长性。

(李兰娟 夏 琦)

## 参 考 文 献

[1] 马亦林,李兰娟.传染病学[M].5版.上海:上海科学技术出版社,2011.

[2] 夏宪照,罗会明.实用预防接种手册[M].2版.北京:人民卫生出版社,2010.

[3] 王宇明.感染病学[M].2版.北京:人民卫生出版社,2010.

# 附录 3　常见传染病的消毒方法

传染病消毒是利用物理、化学、生物的方法杀灭或清除停留在不同传播媒介物上的病原体,借以控制传染源、切断传播途径,阻止和控制传染病的传播和流行。

## 一、传染病消毒的目的

传染病消毒的目的主要是杀灭或清除不同传播媒介上的病原体,通过切断传播途径,阻止和控制传染病的传播和流行,以保护易感人群包括医务人员免受其感染。同时,也可以预防医院内感染的发生。

需要注意的是仅靠消毒措施还不足以达到以上目的,同时进行必要的隔离措施和工作中的无菌操作,才能达到控制传染病的发生和流行。

消毒在传染病防治工作中的作用是切断传播途径。不同的传播途径引起的传染病,消毒的效果亦不相同。①胃肠道传染病,病原体随排泄物或呕吐物排出体外,污染范围较为局限,如能及时针对受粪-口传播途径污染的水源、食物、餐具等进行消毒,切断传播途径,预防其传播的效果较好;②呼吸道传染病,病原体随呼吸、咳嗽、喷嚏而排出体外,再通过飞沫和尘埃而播散,受污染范围不确切,进行消毒较为困难,须同时采取空间隔离,才能中断其传染;③接触性传染病,主要通过日常生活接触传播,如急性细菌性结膜炎、沙眼、梅毒、淋病、单纯疱疹、念珠菌病等,需进行污染物的消毒和防止与传染源的接触相结合;④经皮肤、黏膜传播的传染病,如狂犬病、钩端螺旋体病、日本血吸虫病、破伤风、钩虫病等,除了注意环境消毒、伤口处理外,还应做好畜病防治;⑤医学昆虫的传染病防治除使用常规的杀虫法外,还应该加强社区卫生宣传,改造社区环境,消灭或减少医学昆虫的滋生地等综合治理措施。

## 二、消毒常用防护用品

口罩、工作衣、隔离衣、工作帽、鞋套、高筒雨鞋、一次性手套、橡胶手套、防护眼镜。

## 三、传染病消毒的种类

传染病的消毒分疫源地消毒和预防性消毒。

### (一) 疫源地消毒

疫源地消毒是指对有传染源或曾经存在传染源的地区进行消毒,杀灭或清除具有传染性的病原体,以免病原体外传。

1. 随时消毒　指针对传染源的排泄物、分泌物及其污染的物品随时进行消毒。

2. 终末消毒　是指传染源出院、转院或死亡后,对其原居留地进行的最后一次彻底消毒。消毒的范围包含了患者所处的环境、所接触的物品和排泄物、患者治愈后出院前的一次自身消毒或对患者死后的尸体消毒处理。

疫源地消毒的一般原则:甲类传染病(鼠疫、霍乱)和乙类传染病中的肺炭疽及艾滋病在接到疫情报告后,城市要求在 6 小时、农村要求在 12 小时内进行消毒,其他传染病可在 24～48 小时内落实消毒措施。消毒范围的确定以传染源排出病原体,可能造成污染的范围为依据。对疑似传染病疫源地,按疑似该传染病消毒。对不明传染病疫源地,应根据流行病学特征确定消毒范围和消毒对象,采取严格的消毒措施进行消毒。消毒措施持续时间应以传染病流行和病原体检测的结果为依据。消毒方法的选择要根据病原体的抵抗力、存在状态和受污染程度,并要考虑被消毒物品对消毒因子的耐受能力和使用价值。

### (二) 预防性消毒

预防性消毒是指在没有发现传染源情况下,对可能被病原体污染的物品、场所和人体采取消毒措施。如对公共场所、运输工具、饮水及餐具等进行消毒,饭前便后洗手均属于预防性消毒,以预防传染病的发生。

## 四、传染病选择消毒方法的影响因素

为使消毒工作顺利进行,并取得较好的消毒效果,以最经济、最简便可行、最短期限内彻底消灭病原体,选择适当的方法,一般需要考虑以下几个方面内容。

### (一)病原体的种类

不同传染病病原体各有其特点,对不同消毒方法的耐受性也不同。如细菌芽孢对各种消毒措施的耐受力最强,必须使用杀菌作用强的灭菌剂、热力或辐射处理,才能够取得较好效果。因此一般将细菌芽孢作为最难消毒的代表。结核分枝杆菌对热力消毒敏感,而对一般消毒剂的耐受力却比其他细菌为强。肠道病毒对过氧乙酸的耐受力与细菌繁殖体相近,但季铵盐类对之无效。肉毒杆菌素易为碱破坏,但对酸耐受力强。真菌孢子对紫外线抵抗力很强,但较易被电离辐射所杀灭。至于其他细菌繁殖体和病毒、支原体、衣原体、螺旋体、立克次体对一般消毒处理耐受力均差,使用常见消毒方法一般均能取得较好效果。

常见需要消毒的传染病有:呼吸道传染病,如白喉、新型冠状病毒肺炎、SARS、流行性腮腺炎、猩红热、流脑、百日咳、肺结核等;肠道传染病,如病毒性肝炎、霍乱、伤寒、副伤寒、脊髓灰质炎、细菌性痢疾等;动物源性传染病,如鼠疫、炭疽、流行性出血热、狂犬病、布鲁氏菌病等;虫媒传染病,如回归热、流行性乙型脑炎、斑疹伤寒等。

### (二)消毒对象的性质

消毒除了要最有效地杀灭病原体外,还要尽可能保护被消毒对象、消毒环境不受到损害或破坏。同样的消毒方法对不同性质物品的效果也往往不同。对于食品及餐具不可用有毒性或有恶臭的消毒液进行消毒。针对粪便和痰液消毒不宜用凝固蛋白质药物处理,因蛋白质凝固对病原体可起保护作用,高压蒸汽杀菌不宜用于人造纤维制品、毛皮和塑料。对较光滑的油漆墙面,喷洒药液不易停留,应以冲洗、擦拭为宜。对较粗糙的墙面,则可用喷洒药液进行消毒。环氧乙烷熏蒸,对易于吸收药物的布、纸张效果较好,而对金属表面,则须延长时间。

### (三)消毒场所的特点

消毒应考虑地域、场所条件不同,而采取不同的消毒措施。人口稠密地区不可用刺激性强的气体消毒。在室内消毒时,密闭性好且暂时无人居住的房屋可采用熏蒸消毒法;密闭性差而周围有人的房屋,应擦拭或喷洒消毒液;通风良好的房屋,可用通风换气法消毒;通风换气不良的房屋,污染空气长期贮留处应当用药物熏蒸和喷洒。接近火源的场所则不宜使用环氧乙烷等易燃物消毒。

### (四)卫生防疫工作要求

不同的条件下传染病传播的机会不同,在防疫工作中的要求也不同。传染病流行时,重疫区应集中应用效果好的药物与器械。流行较轻的疫区可采用简易消毒方法。传染病医院或病房,因患者集中,污染严重,消毒量大,故采用固定设备和高效措施。家庭消毒则可采用简易措施。饮水应在净化基础上煮沸,生活用水净化后加氯消毒即可。对呼吸道传染病,强调空间隔离,通风和合理戴口罩。对胃肠道病应强调用具消毒,粪便、呕吐物消毒和接触后洗手。不同疾病的消毒,应注意区别对待。

在进行消毒工作时还须注意影响消毒的其他因素,如消毒剂的剂量、浓度和种类等,消毒物品受污染程度,消毒的温度、湿度及酸碱度,相关的化学拮抗物,消毒剂的穿透力及表面张力等。

## 五、具体消毒方法的应用

常见的传染病消毒方法有物理消毒法、化学消毒法及生物消毒法。生物消毒法即利用生物技术将微生物杀灭或清除的方法。因生物消毒法利用生物因子去除病原体,作用缓慢,而且灭菌往往不彻底,一般不用于传染疫源地消毒,故主要应用物理及化学消毒法。

### (一)物理消毒法

物理消毒法因其经济、使用简便,在医疗工作中广泛使用。主要包括高温、机械、光、电、紫外线、电离辐射和超声波消毒等。

1. **机械消毒** 能部分或全部消除但不能杀灭病原体,如通风、过滤和刷洗等。利用通风过滤装置可使手术室、实验室及隔离室的空气,保持无菌状态;使用多层口罩可防止病原体自呼吸道排出或侵入;应用医用肥皂刷洗,按照六步洗手法可消除手上绝大部分甚至全部细菌。

2. **热力消毒** 包括火烧、煮沸、高热蒸汽、流动蒸汽、干热灭菌等。能使病原体蛋白凝固变性,失去正常代谢功能。

(1)火烧:凡经济价值小的污染物、金属器械和尸体等均可用此法。简便经济、效果稳定。

(2)煮沸:耐煮物品及一般金属器械均用本法,100℃ 1~2分钟即完成消毒,但芽孢则须较长时间。

炭疽杆菌芽孢须煮沸30分钟,破伤风芽孢须煮沸3小时,肉毒杆菌芽孢须煮沸6小时。金属器械消毒,加1%~2%碳酸钠或0.5%软肥皂等碱性剂,可溶解脂肪,增强杀菌力。棉织物加1%肥皂水15L/kg,有消毒去污之功效。物品煮沸消毒时,不可超过容积3/4,应浸于水面下。注意留空隙,以利对流。

(3) 流动蒸汽消毒:相对湿度80%~100%,温度近100℃,利用水蒸气在物体表面凝聚,放出热能,杀灭病原体。并当蒸汽凝聚收缩产生负压时,促进外层热蒸气进入补充,穿至物品深处,聚集热量,促进消毒。

(4) 高压蒸汽灭菌:通常压力为98.066kPa,温度121~126℃,15~20分钟即能彻底杀灭细菌芽孢,适用于耐热、耐潮物品。

(5) 干热灭菌:干热空气传导差,热容量小,穿透力弱,物体受热较慢。需160~170℃,1~2小时才能灭菌。适用于不能带水分的玻璃容器、金属器械等。

3. 辐射消毒 分非电离辐射与电离辐射两种。非电离辐射包含紫外线、红外线和微波,电离辐射如丙种射线的高能电子束(阴极射线)。红外线和微波主要依靠产热杀菌。电离辐射设备昂贵,对物品及人体有一定伤害,故使用较少。目前应用最广的为紫外线。其杀菌原理是紫外线照射病原体后易被蛋白吸收,使DNA的同一条螺旋体上相邻的碱基形成胸腺嘧啶二聚体,从而干扰DNA的复制,导致细菌等病原体死亡或变异。以波长处于240~280nm区段的紫外线杀菌能力较强,而最强的波长为250~265nm,常以253.7nm作为紫外线杀菌的波长。对紫外线耐受力以真菌孢子最强,细菌芽孢次之,细菌繁殖体最弱,仅少数例外。紫外线穿透能力差,300nm以下者不能透过2mm厚的普通玻璃。空气中尘埃及相对湿度可降低其杀菌效果。对水的穿透力随深度和浊度而降低。因成本较低、使用方便,且对药品无损伤,故广泛应用于空气及一般物品的表面消毒。照射人体时会发生皮肤红斑、紫外线眼炎和臭氧中毒等,故使用时人应避开或用相应的保护措施。

日光暴晒亦依靠其中的紫外线,对物品表面的病原体有一定的消毒作用,但由于大气层中的散射和吸收使用,仅39%可达地面,故仅适用于耐力低的微生物,且须较长时间暴晒。

(二) 化学消毒法

根据对病原体蛋白质作用,分为以下几类:

1. 凝固蛋白消毒剂 包括酚类、酸类和醇类。

(1) 酚类:主要有煤酚皂、六氯酚和石炭酸等。具有特殊气味,杀菌力有限。可使纺织品变色,橡胶类物品变脆,对皮肤有一定的刺激,故除煤酚皂外,其他酚类消毒剂的应用较少。

1) 煤酚皂(lysol):以47.5%甲酚和钾皂配成。红褐色,易溶于水,有去污作用,杀菌力较石炭酚强2~5倍。常用为2%~5%水溶液,可用于喷洒、擦拭、浸泡容器及洗手等。对细菌繁殖型10~15分钟可杀灭,对芽孢效果较差。

2) 六氯酚(hexochlorophane):为双酚化合物,微溶于水,易溶于醇、酯、醚,加碱或肥皂可促进溶解,毒性和刺激性较少,但杀菌力较强。主要用于皮肤消毒。以2.5%~3%六氯酚肥皂洗手可减少皮肤细菌80%~90%,但有报道其可产生神经损害,故不宜长期使用。

3) 石炭酸(carbolic acid):无色结晶,有特殊臭味,受潮呈粉红色,但消毒力不减。为细胞原浆毒,对细菌繁殖型1:80~1:10溶液,20℃ 30分钟可杀死,但不能杀灭芽孢和抵抗力强的病毒。加肥皂可皂化脂肪,溶解蛋白质,促进其渗透,加强消毒效应,但毒性较大,对皮肤有刺激性,具有恶臭,不能用于皮肤消毒。

(2) 酸类:对细菌繁殖体及芽孢均有杀灭作用。但易损伤物品,故一般不用于居室消毒。5%盐酸可消毒洗涤食具、水果,加15%食盐于2.5%溶液可消毒皮毛及皮革,10L/kg加热30℃浸泡40小时。乳酸常用于空气消毒,100m³空间用10g乳酸熏蒸30分钟,即可杀死葡萄球菌及流感病毒。

(3) 醇类:乙醇(酒精)75%浓度可迅速杀灭细菌繁殖型,对一般病毒作用较慢,对肝炎病毒作用不肯定,对真菌孢子有一定杀灭作用,对芽孢无作用。用于皮肤消毒和体温计浸泡消毒。因不能杀灭芽孢,故不能用于手术器械浸泡消毒。异丙醇(isopropylalcohol)对细菌杀灭能力大于乙醇,经肺吸收可导致麻醉,但对皮肤无损害,可代替乙醇应用。

2. 溶解蛋白消毒剂 主要为碱性药物,常用有氢氧化钠、石灰等。

(1) 氯氧化钠:白色结晶,易溶于水,杀菌力强,2%~4%溶液能杀灭病毒及细菌繁殖型,10%溶液能杀灭结核分枝杆菌,30%溶液能于10分钟杀灭芽孢。因腐蚀性强,故极少使用,仅用于消灭炭疽菌芽孢。

（2）石灰：遇水可产生高温并溶解蛋白质，杀灭病原体。常用10%～20%石灰乳消毒排泄物，用量须2倍于排泄物，搅拌后作用4～5小时。20%石灰乳用于消毒炭疽菌污染场所，每4～6小时喷洒一次，连续2～3次。刷墙2次可杀灭结核分枝杆菌。因性质不稳定，故应用时应新鲜配制。

3. 氧化蛋白类消毒剂　包括含氯消毒剂和过氧化物类消毒剂。因消毒力强，故目前在医疗防疫工作中应用最广。

（1）漂白粉：应用最广。主要成分为次氯酸钙[$Ca(OCl)_2$]，含有效氯25%～30%，性质不稳定，可为光、热、潮湿及$CO_2$所分解。故应密闭保存于阴暗干燥处，时间不超过1年。有效成分次氯酸可渗入细胞内，氧化细胞酶的硫氢基团，破坏细胞代谢。酸性环境中杀菌力强而迅速，高浓度能杀死芽孢，粉剂中用于粪、痰、脓液等的消毒。每升加干粉200g，搅拌均匀，放置1～2小时，尿每升加干粉5g，放置10分钟即可。10%～20%乳剂除消毒排泄物和分泌物外，还可用以喷洒厕所、污染的车辆等。如存放日久，应测实际有效氯含量，校正配制用量。漂白粉精的粉剂和片剂含有效氯可达60%～70%，使用时可按比例减量。

（2）氯胺-T（chloramine T）：为有机氯消毒剂，含有效氯24%～26%，性质较稳定，密闭保持1年，仅丧失有效氯0.1%。微溶于水（12%），刺激性和腐蚀性较小，作用较次氯酸缓慢。0.2%氯胺-T 1小时可杀灭细菌繁殖型，5%氯胺-T 2小时可杀灭结核分枝杆菌，杀灭芽孢需10小时以上。各种铵盐可促进其杀菌作用。1%～2.5%氯胺-T溶液对肝炎病毒亦有作用。活性液体须用前1～2小时配制，时间过久，杀菌作用降低。

（3）二氯异氰尿酸钠（sodium dichloroisocynurate）：为应用较广的有机氯消毒剂，含氯60%～64.5%。具有高效、广谱、稳定、溶解度高、毒性低等优点。水溶液可用于喷洒、浸泡、擦抹，亦可用干粉直接消毒污染物，处理粪便等排泄物，用法同漂白粉。直接喷洒地面，剂量为10～20g/m²。与多聚甲醛干粉混合点燃，气体可用熏蒸消毒，可与92号混凝剂（羟基氯化铝为基础加铁粉、硫酸、双氧水等合成）以1:4混合成为"遇水清"，作饮水消毒用。并可与磺酸钠配制成各种消毒洗涤液，如二氯异氰尿酸钠-磺酸钠混合液等。对肝炎病毒有杀灭作用。此外有氯化磷酸三钠、氯溴二氰尿酸等效用相同。

（4）过氧乙酸（peracetic acid）：亦名过氧醋酸，为无色透明液体，易挥发有刺激性酸味，是一种高效速效消毒剂，易溶于水和乙醇等有机溶剂，具有漂白和腐蚀作用，性质不稳定，遇热、有机物、重金属离子、强大碱等易分解。0.01%～0.5%过氧乙酸0.5～10分钟可杀灭细菌繁殖体，1%过氧乙酸5分钟可杀灭芽孢，常用浓度为0.5%～2%，可通过浸泡、喷洒、擦抹等方法进行消毒，在密闭条件下进行气雾（5%浓度，2.5ml/m²）和熏蒸（0.75～1.0g/m³）消毒。

（5）过氧化氯：3%～6%溶液10分钟可以消毒。10%～25%过氧化氯60分钟可以灭菌，用于不耐热的塑料制品、餐具、服装等消毒。10%过氧化氯气溶胶喷雾消毒室内污染表面；180～200ml/m³，30分钟能杀灭细菌繁殖体；400ml/m³，60分钟可杀灭芽孢。

4. 阳离子表面活性剂（cationic surfactants）　主要有季铵盐类，高浓度凝固蛋白，低浓度抑制细菌代谢。有杀菌浓度，毒性和刺激性小，无漂白及腐蚀作用，具有无臭、稳定、水溶性好等优点。但杀菌力不强，尤其对芽孢效果不佳，受有机物影响较大，配伍禁忌较多，为其缺点。国内生产有苯扎溴铵（新洁尔灭），消毒宁（杜灭芬）和消毒净，以消毒宁杀菌力较强，常用浓度0.5‰～1.0‰，可用于皮肤，金属器械，餐具等消毒。不宜作排泄物及分泌物消毒用。

5. 烷基化消毒剂

（1）甲醛溶液：34%～40%甲醛溶液即福尔马林，有较强大杀菌作用。1%～3%溶液可杀死细菌繁殖型，5%溶液90分钟或杀死芽孢，室内熏蒸消毒一般用20ml/m³加等量水，持续10小时，消除芽孢污染，则需80ml/m³ 24小时，适用于皮毛、人造纤维、丝织品等不耐热物品。因其穿透力差，刺激性大，故消毒物品应摊开，房屋须密闭。

（2）戊二醛（glutaraldehyde）：作用似甲醛。在酸性溶液中较稳定，但杀菌效果差，在碱性液中能保持2周，但可提高杀菌效果，故通常2%戊二醛内加0.3%碳酸氢钠，校正pH值的混合物（杀菌效果增强），可保持稳定性18个月。无腐蚀性，有广谱、速效、高热、低毒等优点，可广泛用于杀细菌，以及芽孢和病毒消毒。不宜用作皮肤、黏膜消毒。

（3）环氧乙烷（epoxyethane）：低温时为无色液体，沸点10.8℃，故常温下为气体灭菌剂。其作用为通过烷基化，破坏微生物的蛋白代谢。一般应用是在15℃时0.4～0.7kg/m²，持续12～48小时。温度升高10℃，杀菌力可增强1倍以上，相对湿度30%灭菌效果最佳。具有活性高、穿透力强、不损伤物品、不留残毒等优点,可用于纸张、书籍、布、皮毛、塑料、人造纤维、金属品消毒。因穿透力强,故需在密闭容器中进行消毒。须避开明火以防爆。消毒后通风防止吸入。

6. 其他

(1)碘:通过卤化作用,干扰蛋白质代谢。作用迅速而持久,无毒性,受有机物影响小。常有碘酒、碘伏(碘与表面活性剂为不定型结合物)。常用于皮肤黏膜消毒,医疗器械应急处理。

(2)氯己定(hibitane):为双胍类化合物。对细菌有较强的消毒作用。可用于手、皮肤、医疗器械、衣物等消毒,常用浓度为 0.2‰~1‰。

## 六、消毒效果检查

目前检测仍多采用条件致病菌为间接指标。呼吸道传染病以溶血性链球菌为指标;肠道传染病以大肠埃希菌为指标;肝炎病毒以表面抗原、DNA 聚合酶及电镜观察,甲肝病毒分离等为指标。如消毒前后均未检出大肠埃希菌或溶血性链球菌,则可以消毒后自然菌总数率低的百分率评价,消毒后自然菌总数下降80%以上为效果良好,降低 70% 为较好,减少 60% 以上为一般,减少 60% 以下为不合格。具体检查方法:

1. 物品表面检查 在消毒物品相邻部位划出 2 个 $10cm^2$ 范围,消毒前后分别以无菌棉签采样,接种后培养 24~48 小时观察结果。

2. 排泄物检查 消毒前后各取 0.2ml 排泄物的稀释液接种肉汤管,37℃培养 24 小时后再取样转种相应的培养基,24~48 小时后观察结果。

3. 空气消毒效果检查 一般用自然沉降法。消毒前后在消毒的空间不同平面和位置。放置 4~5 个平面,暴露 5~30 分钟后盖好,培育 24~48 小时观察结果。

## 七、终末消毒程序

在出发去疫情点前,应检查所需消毒用具、消毒剂和防护用品,做好准备工作。

消毒人员到达疫情点,首先查对门牌号和患者姓名,并向有关人员说明来意,做好防疫知识宣传,禁止无关人员进入消毒区域内。

对脱掉的外衣应放在自带的布袋中(不要放在污染或可能受到污染的地方)。准备的物品包括工作衣、隔离服、胶鞋(或鞋套)、口罩、帽子、防护眼镜、一次性乳胶手套等。

仔细了解患者患病前和患病期间居住的房间、活动场所,用过的物品、家具,吐泻物、污染物倾倒或存放地点,以及污水排放处等,据此确定消毒范围和消毒对象。根据消毒对象及其污染情况,选择适宜的消毒方法。

进入疫情点时,应先用喷雾消毒的方法在地面消毒出一条 1.5m 左右宽的通道,供消毒前的采样和其他处理用。

消毒前应关闭门窗,将未被污染的贵重衣物、饮食类物品、名贵字画及陈列物品收藏好。

对室内空气和物体表面进行消毒。

室内消毒后,若可能存在污染,对厕所、垃圾、下水道口、自来水龙头、缸水和井水等进行消毒。

疫点消毒工作完毕,对消毒人员穿着的工作服、胶靴等进行喷洒消毒后脱下。将衣物污染面向内卷在一起,放在布袋中带回消毒。所用消毒工具表面用消毒剂进行擦洗消毒。

填写疫点终末消毒工作记录。

离开患者前,嘱患者在达到消毒作用时间后开窗通风,擦拭打扫。

## 八、消毒人员应遵守的注意事项

出发去疫情点前,要检查应携带的消毒工具是否齐全无故障,消毒剂是否足够。

应主动取得患者合作和相关人员的配合。应尽量采用物理法消毒。在用化学法消毒时应尽量选择对相应致病微生物杀灭作用良好,对人、畜安全,对物品损害轻微,对环境影响小的消毒剂。

工作人员在工作中要注意个人防护,严格遵守操作规程和消毒制度,以防受到感染。

消毒过程中,不得随便走出消毒区域,禁止无关人员进入消毒区内。

消毒应有条不紊,突出重点。凡应消毒的物品,不得遗漏。严格区分已消毒和未消毒的物品,勿使已消毒的物品被再次污染。

携回的污染衣物应立即分类作最终消毒。

清点所消耗的药品器材,加以整修、补充。

填好的消毒记录应及时上报。

### 九、各种污染物对象的常用消毒方法

(一)地面、墙壁、门窗

用 0.2%~0.5% 过氧乙酸溶液或 500~1 000mg/L 二溴海因溶液或 1 000~2 000mg/L 有效氯含氯消毒

剂溶液喷雾。泥土墙吸液量为150~300ml/m²,水泥墙、木板墙、石灰墙为100ml/m²。对上述各种墙壁的喷洒消毒剂溶液不宜超过其吸液量。地面消毒先由外向内喷雾一次,喷药量为200~300ml/m²,待室内消毒完毕后,再由内向外重复喷雾一次。以上消毒处理,作用时间应不少于60分钟。

### (二) 空气

房屋经密闭后,每立方米用15%过氧乙酸溶液7ml(1g/m³),放置瓷或玻璃器皿中加热蒸发,熏蒸2小时,即可开门窗通风。或以2%过氧乙酸溶液(8ml/m³)气溶胶喷雾消毒,作用30~60分钟。

### (三) 衣服、被褥

耐热、耐湿的纺织品可煮沸消毒30分钟,或用流通蒸汽消毒30分钟,或用250~500mg/L有效氯的含氯消毒剂浸泡30分钟;不耐热的毛衣、毛毯、被褥、化纤尼龙制品等,可采取过氧乙酸熏蒸消毒。熏蒸消毒时,将欲消毒衣物悬挂室内(勿堆集一处),密闭门窗,糊好缝隙,每立方米用15%过氧乙酸7ml(1g/m³),放置瓷或玻璃容器中,加热熏蒸1~2小时。或将被消毒物品置环氧乙烷消毒柜中,在温度为54℃,相对湿度为80%条件下,用环氧乙烷气体(800mg/L)消毒4~6小时;或用高压蒸汽灭菌进行消毒。

### (四) 患者排泄物和呕吐物

稀薄的排泄物或呕吐物,每1 000ml可加漂白粉50g或20 000mg/L有效氯含氯消毒剂溶液2 000ml,搅匀放置2小时。无粪的尿液每1 000ml加入干漂白粉5g或次氯酸钙1.5g或10 000mg/L有效氯含氯消毒剂溶液100ml,混匀放置2小时。成形粪便不能用干漂白粉消毒,可用20%漂白粉乳剂(含有效氯5%),或50 000mg/L有效氯含氯消毒剂溶液2份加于1份粪便中,混匀后,作用2小时。

### (五) 餐(饮)具

首选煮沸消毒15~30分钟,或流通蒸汽消毒30分钟。也可用0.5%过氧乙酸溶液或250~500mg/L二溴海因溶液或250~500mg/L有效氯含氯消毒剂溶液浸泡30分钟后,再用清水洗净。

### (六) 食物

瓜果、蔬菜类可用0.2%~0.5%过氧乙酸溶液浸泡10分钟,或用12mg/L臭氧水冲洗60~90分钟。患者的剩余饭菜不可再食用,煮沸30分钟,或用20%漂白粉乳剂、50 000mg/L有效氯含氯消毒剂溶液浸泡消毒2小时后处理。也可焚烧处理。

### (七) 盛排泄物或呕吐物的容器

可用2%漂白粉澄清液(含有效氯5 000mg/L)

或5 000mg/L有效氯含氯消毒剂溶液或0.5%过氧乙酸溶液浸泡30分钟,浸泡时,消毒液要漫过容器。

### (八) 家用物品、家具

可用0.2%~0.5%过氧乙酸溶液或1 000~2 000mg/L有效氯含氯消毒剂进行浸泡、喷洒或擦洗消毒。

### (九) 手与皮肤

用0.5%碘伏溶液(含有效碘5 000mg/L)或0.5%氯己定醇溶液涂擦,作用1~3分钟。也可用75%乙醇或0.1%苯扎溴铵溶液浸泡1~3分钟。必要时,用0.2%过氧乙酸溶液浸泡,或用0.2%过氧乙酸棉球、纱布块擦拭。

### (十) 患者尸体

对患者的尸体用0.5%过氧乙酸溶液浸湿的布单严密包裹后尽快火化。

### (十一) 运输工具

车、船内外表面和空间,可用0.5%过氧乙酸溶液或10 000mg/L有效氯含氯消毒剂溶液喷洒至表面湿润,作用60分钟。密封空间,可用过氧乙酸溶液熏蒸消毒。对细菌繁殖体的污染,每立方米用15%过氧乙酸7ml(1g/m³),对密闭空间还可用2%过氧乙酸进行气溶胶喷雾,用量为8ml/m³,作用60分钟。

### (十二) 垃圾

可燃物质尽量焚烧,也可喷洒10 000mg/L有效氯含氯消毒剂溶液,作用60分钟以上。消毒后深埋。

(李兰娟　喻成波)

## 参 考 文 献

[1] Kapdan A,Kustarci A,Tunc T,et al. Which is the most effective disinfection method in primary root canals:Conventional or newly developed ones? [J]. Niger J Clin Pract,2015,18(4):538-543.

[2] Odagiri K,Sawada T,Hori N,et al. Evaluation of denture base resin after disinfection method using reactive oxygen species(ROS)[J]. Dent Mater J,2012,31(3):443-448.

[3] Schwindling FS,Rammelsberg P,Stober T. Effect of chemical disinfection on the surface roughness of hard denture base materials:A systematic literature review[J]. Int J Prosthodont,2014,27(3):215-225.

[4] Irie T,Miura N,Sato I,et al. The occurrence of injury and black denaturalization of the lips,tongue,and pharynx because of phtharal use for disinfection of transesophageal echocardiographic equipment and establishment of a safe disinfection method[J]. J Cardiothorac Vasc Anesth,2012,26

（2）：e18-e19.

［5］ Bloc S, Mercadal L, Garnier T, et al. Evaluation of a new disinfection method for ultrasound probes used for regional anesthesia：ultraviolet C light［J］. J Ultrasound Med, 2011, 30（6）：785-788.

［6］ Penno K, Jandarov RA, Sopirala MM. Effect of automated ultraviolet C-emitting device on decontamination of hospital rooms with and without real-time observation of terminal room disinfection［J］. Am J Infect Control, 2017, 45（11）：1208-1213.

［7］ Byrns G, Barham B, Yang L, et al. The uses and limitations of a hand-held germicidal ultraviolet wand for surface disinfection［J］. Occup Environ Hyg, 2017, 14（10）：749-757.

［8］ Ray AJ, Deshpande A, Fertelli D, et al. A multicenter randomized trial to determine the effect of an environmental disinfection intervention on the incidence of healthcare-associated clostridium difficile infection［J］. Infect Control Hosp Epidemiol, 2017, 38（7）：777-783.

［9］ Ofori I, Maddila S, Lin J, et al. Chlorine dioxide oxidation of Escherichia coli in water -A study of the disinfection kinetics and mechanism［J］. J Environ Sci Health A Tox Hazard Subst Environ Eng, 2017, 52（7）：598-606.

［10］ Hornig KJ, Burgess BA, Saklou NT, et al. Evaluation of the efficacy of disinfectant footmats for the reduction of bacterial contamination on footwear in a large animal veterinary hospital［J］. J Vet Intern Med, 2016, 30（6）：1882-1886.

［11］ Deshpande A, Donskey CJ. Practical approaches for assessment of daily and post-discharge room disinfection in healthcare facilities［J］. Curr Infect Dis Rep, 2017, 19（9）：32.

［12］ Boyce JM. Modern technologies for improving cleaning and disinfection of environmental surfaces in hospitals［J］. Antimicrob Resist Infect Control, 2016, 5：10.

［13］ Weber DJ, Rutala WA. Self-disinfecting surfaces：review of current methodologies and future prospects［J］. Am J Infect Control, 2013, 41（5 Suppl）：S31-S35.

［14］ Rutala WA, Weber DJ. Disinfectants used for environmental disinfection and new room decontamination technology［J］. Am J Infect Control, 2013, 41（5 Suppl）：S36-S41.

［15］ 马亦林, 李兰娟, 高志良. 传染病学［M］. 5 版. 上海：上海科学技术出版社, 2011.

［16］ 钱万红, 王忠灿, 吴光华. 消毒杀虫灭鼠技术［M］. 北京：人民卫生出版社, 2008：233-682.

［17］ Ortner B, Huang CW, Schmid D, et al. Epidemiology of enterovirus types causing neurological disease in Austria 1999-2007：detection of clusters of echovirus 30 and enterovirus 71 and analysis of prevalent genotypes［J］. J Med Virol, 2009, 81（2）：317-324.

# 附录4　常用的杀虫和灭鼠方法

病媒是指能够在人和人之间或者从动物到人传播传染病的生物体。据 2014 年世界卫生组织（WHO）的统计，病媒传播的疾病占全部传染病的 17% 以上，每年导致 100 多万人死亡。疟疾每年在全世界导致 60 多万人死亡，其中大部分为 5 岁以下儿童。全世界 100 多个国家的 25 亿多人面临感染登革热的风险。在我国，法定传染病中三分之一以上都与病媒生物有关。从源头控制，杀灭病媒可以有效预防疾病传播以及发生。而不断进步的生物学理论和科技手段，为杀灭病媒、预防疾病、扑灭疫情提供了有利条件。本节列举常用的杀虫、灭鼠方法。

## 一、杀虫方法

许多病媒是吸血的节肢动物，在被感染的动物身上吸食血液的同时将病原体吸入，然后在吸食其他动物血液的过程中将病原体注入新宿主体内。杀虫是对传播疾病或者危害人类健康的节肢动物即病媒进行有效防治的总称。蚊子是最常见的病媒。其他病媒还包括蜱、蝇、沙蝇、跳蚤等。控制病媒是预防虫媒传染病的主要手段。

早在 1 000 多年前，就有燃烧艾蒿的方法来驱赶蚊虫的记载，而杀虫剂工业化生产起源于 20 世纪 50 年代。1945 年以前，杀虫剂主要是一些无机化合物，1945 年以后有机合成杀虫剂开启了新的杀虫时代，第一个有机氯杀虫剂双对氯苯基三氯乙烷（di-chlorodiphenyltrichloroethane，DDT）的发明曾经对疟疾、黑热病的控制起到了重要的作用。但是长期单一地使用化学杀虫剂面临着杀虫剂抗药性、化学物残留污染、生态链破坏等一系列问题，所以我国目前采用综合性策略对病媒昆虫进行预防控制，主要的杀虫防治方法有以下几种：①化学防治，使用天然或合成的化合物为主要防治方法，有化学杀虫剂、植物杀虫剂、驱虫剂等。②生物防治，通过利用某些生物或其代谢物来防治某些病媒。主要有捕食性生物和

生物杀虫剂。③遗传防治，通过改变昆虫的遗传物质，以降低其繁殖势能或生存竞争力，从而达到控制或消灭一个种群的目的。

### （一）化学杀虫剂

化学杀虫剂是一类对昆虫具有毒杀作用的天然或人工合成的有毒化合物，其作用于昆虫的方式主要有胃毒、触杀、熏杀和内吸等方法。随着有机杀虫剂的出现，无机杀虫剂因为对人畜毒性大、使用不安全、环境污染等缺点，大部分已经被淘汰。我国使用的有机杀虫剂种类主要有有机氯类、有机磷类、氨基甲酸酯类、拟除虫菊酯类杀虫剂，昆虫生长调节剂及增效剂等。目前使用最广泛的是有机磷类、拟除虫菊酯类、氨基甲酸酯类，含氮杂环类杀虫剂成为目前研究开发的新热点，其中以烟碱类杀虫剂最为突出。

1. 有机氯类杀虫剂　DDT 是世界上第一个人工合成的有机杀虫剂，在抗疟灭蚊中起到积极作用，但长期使用易产生抗药性，在自然界不易分解，导致残留，人畜内蓄积，慢性中毒等问题，已被全面禁止使用。2006 年 WHO 再次解禁，仅允许其在疟疾高发地区，用于室内喷洒和处理蚊帐。其他种类如丙体六氯环己烷、三氯杀虫酯，前者杀虫力强，杀虫谱广，对成虫幼虫有效，后者高效低毒易生物降解，可作为家庭用杀虫剂。目前，大部分有机氯类杀虫剂已经在我国停用。

2. 有机磷类杀虫剂　这类杀虫剂为胆碱酯酶抑制剂，一般在温度较高时，杀虫效力高，同时对环境污染小，无蓄积作用，抗性发展缓慢。敌敌畏［O,O-二甲基-O-（2,2-二氯乙烯基）磷酸酯］在该类杀虫剂中相对来说毒性中等，但杀虫效力高，用于灭蚊、苍蝇、蟑螂、臭虫、虱等。敌敌畏钙和二溴磷通过分解为敌敌畏发挥杀虫作用，但毒性大为降低。另外如马拉硫磷、倍硫磷、辛硫磷、双硫磷、皮蝇磷、甲基嘧啶磷等，杀虫谱广，能杀灭蚊、蝇、臭虫、虱、蚤等昆虫，同时对人体或温血动物的毒性低，相对安

全。其中双硫磷是灭蚊幼的首选药物;氯吡硫磷对人的毒性属中等,但其灭蚊幼的效果与双硫磷相当。

3. 拟除虫菊酯类杀虫剂 拟除虫菊酯类杀虫剂是模拟除虫菊花中提取出来的天然除虫菊的结构而合成的一类仿生杀虫剂,具有触杀、胃毒作用,无内吸性。1972 年,第 1 个对光稳定的拟除虫菊酯类杀虫剂氯菊酯上市,之后飞速发展,全球共开发了近 80 个拟除虫菊酯类杀虫剂品种。其优点是高效、广谱、低毒、低残留,但易产生抗药性,且抗药程度高。早期合成的拟除虫菊酯类杀虫剂因容易遇光分解失效,仅用于室内杀虫,而后开发出来新的品种改进了其光稳定性,扩展至户外虫害的防治。常用品种中胺菊酯使用量最大,其次是氯氰菊酯、氰菊酯和溴氰菊酯。如除虫菊素、烯丙菊酯、富右旋反式稀丙菊酯、甲醚菊酯、右旋炔丙菊酯、氯烯炔菊酯等主要用于制备蚊香;苄呋菊酯、胺菊酯、炔呋菊酯、炔戊菊酯、右旋苯醚菊酯、右旋苯氰菊酯、氯菊酯、氯氰菊酯、醚菊酯等,可制成乳剂、粉剂、气雾剂、熏烟剂等多种剂型,用于蚊、蝇、蟑螂、虱等害虫防治;氯硅菊酯是一种含硅的新型有机杀虫剂,活性高、化学性质稳定,并对白蚁有良好的驱避作用。

4. 氨基甲酸酯类杀虫剂 与有机磷类杀虫剂相似,也是胆碱酯酶抑制剂。氨基甲酸酯类杀虫剂通过化合物分子整体与胆碱酯酶结合,抑制胆碱酯酶活性,阻断神经传导,但因为前者是通过代谢产物与胆碱酯酶结合起到杀虫作用,所以从毒性角度看,氨基甲酸酯类杀虫剂较为安全。对人畜低毒的品种有西维因[O-(1-萘基)-N-甲基氨基甲酸酯]、混灭威(3,5-二甲苯基甲氨基甲酸酯和 3,4-二甲苯基甲氨基甲酸酯的混合物)、速灭威(间-甲苯基-N-甲基-氨基甲酸酯)、双乙威(3,5-二乙基苯-N-甲基氨基甲酸酯)、混杀威(2,3,5-三甲苯基甲基氨基甲酸酯)等,其中西维因是最早合成的氨基甲酸酯杀虫剂,对蚊、蝇击倒快,人体内无蓄积现象。残杀威(O-2-异丙氧苯基-N-甲基氨基甲酸酯)、仲丁威(2-仲丁基苯基-N-甲基氨基甲酸酯)的用量较大,但对人畜有中等毒性,其中因仲丁威分解产物的毒性问题,我国已经停止作为家用卫生杀虫剂使用。在欧盟,该类杀虫剂几乎所有主要产品的重新登记都被拒绝。

5. 新烟碱类杀虫剂 新烟碱类杀虫剂主要作用于昆虫突触后膜上的烟碱乙酰胆碱受体,1991 年研发了第 1 个新烟碱类杀虫剂吡虫啉[1-(6-氯-3-吡啶基甲基)-4,5-二氢-N-硝基亚咪唑烷-2-基胺],之后研发了啶虫脒{(E)-N-[(6-氯-3-吡啶基)甲基]-

N-氰基-N-甲基乙酰胺}为代表的含氯代吡啶结构的第一代新烟碱类杀虫剂,以噻虫嗪[3-(2-氯-5-噻唑基甲基)-5-甲基-N-硝基-4H-1,3,5-四氢噁二嗪-4-亚胺]为代表的含氯代噻唑基的第二代杀虫剂以及呋虫胺[1-甲基-2-硝基-3-(四氢-3-呋喃甲基)胍]为代表的含四氢呋喃基的第三代杀虫剂。但该类杀虫剂对蜜蜂和水生生物有不良影响,2013 年来噻虫嗪、噻虫胺和吡虫啉等在欧盟使用受到限制。荷兰、澳大利亚已禁用。

6. 其他 昆虫生长调节剂在使用时不直接杀死昆虫,而是在昆虫个体发育时期阻碍或干扰其正常发育,使昆虫个体生活能力降低、死亡,进而使种群灭绝。这类杀虫剂主要包括几丁质合成抑制剂、保幼激素类似物和蜕皮激素类似物等三大类。在几丁质合成抑制剂中,有苯甲酰脲类杀虫剂、噻二嗪类的噻嗪酮、三嗪(嘧啶)胺类的灭蝇胺等;在保幼激素类似物中,有吡丙醚[4-苯氧苯基(RS)-2-(2-吡啶基氧)丙基醚]、苯氧威[2-(4-苯氧基苯氧基)乙基氨基甲酸乙酯]等;蜕皮激素类似物主要为酰肼类,如甲氧虫酰肼[N-叔丁基-N'-(3-甲氧基-2-甲基苯甲酰基)-3,5-二甲基苯甲酰肼]、虫酰肼[N-叔丁基-N-(4-乙基苯甲酰基)-3,5-二甲基苯甲酰肼]等。

昆虫行为调节剂,包括引诱剂和驱避剂。昆虫引诱剂是一类对特定昆虫有行为引诱作用的活性物质,通过散发出的气味信息吸引昆虫聚集,将其集中杀灭。昆虫驱避剂是由植物产生或人工合成的具有驱避昆虫作用的活性化学物质,主要依靠挥发出的气味驱避昆虫。我国在卫生用农药领域登记的主要有引诱剂诱虫烯,驱避剂羟哌酯、避蚊胺(N,N-二乙基间甲苯甲酰胺)和驱蚊酯[3-(N-正丁基-N-乙酰基)-氨基丙酸乙酯]。

杀虫剂的增效剂是通过添加在某一杀虫剂中,提高其杀虫效力的化学物,其本身对昆虫没有或者很少有杀虫性能。作用机制主要是抑制昆虫体内多功能氧化酶和酯酶的代谢能力,降低昆虫对杀虫剂的代谢和降解,从而延长药物作用时间,增加昆虫死亡率。目前主要用于增加拟除虫菊酯的活性效能,研发的种类有胡椒基类化合物、八氯二丙醚、有机磷类化合物和氨基甲酸酯类等,其中胡椒基类增效剂是联合国粮农组织唯一认可的无毒高效的农药增效剂。鉴于八氯二丙醚已经证实的遗传毒性、免疫毒性,农业农村部于 2006 年起停止受理和批准含有八氯二丙醚的农药产品登记。

**(二)植物杀虫剂**

植物杀虫剂指有杀虫作用的植物以及制剂。其优点是来源丰富,天然环保、对植物无害、不易产生耐药性,但因为易受外界环境影响,活性成分易分解,发挥药效慢。杀虫植物品种有除虫菊、印楝、苦参、鱼藤、烟草、柠檬、番茄枝、蓖麻、百部、龙葵等。主要分布在柏科、木兰科、樟科、芸香科、伞形花科、唇形花科、姜科、菊科、桃金娘科、龙脑科和禾本科等科的植物中。其杀虫活性成分,多源于植物中的次级代谢产物,主要包括生物碱类、萜烯类、黄酮类、木脂素类、羟酸酯类等。其杀虫性能需要通过直接接触虫体来发挥,包括拒食、趋避、抑制生长发育、胃毒、熏蒸等方式,常用剂型包括浸剂、煎剂、油剂、粉剂等。

### (三) 生物杀虫剂

化学合成杀虫剂随着使用时间的延长,或多或少产生环境污染,并不可避免产生抗药性。因此,利用自然天敌和有益生物,对有害昆虫进行防治,不仅可以达到生态平衡,同时减少环境污染的担忧。生物杀虫包括捕食性生物和生物杀虫剂。捕食性生物包括食蚊鱼类和其他节肢动物,如水蚤、捕食性蚊虫等。我国的经验是在稻田中放养食蚊幼的鱼类,不仅使稻谷增产,还对降低蚊幼的密度,预防疟疾起到重要作用。生物杀虫剂主要是指具有杀虫活性的微生物及其代谢产物,包括细菌杀虫剂、真菌杀虫剂、病毒杀虫剂等。苏云金芽孢杆菌(Bt,以色列亚种)和球形芽孢杆菌(Bs)是目前国内外应用最广的灭蚊病原微生物,此类杀虫剂的作用机制是蚊蝇幼虫将此类杀虫剂吞食后,释放出毒素破坏胃壁,进入中肠使上皮细胞片层脱落导致幼虫死亡。前者对伊蚊效果佳,后者对库蚊药效好。对非靶生物和人畜无毒性,自然界中易降解且不污染环境。

## 二、灭鼠方法

鼠类是啮齿类动物,是哺乳动物中数量最多的类群,其适应性强、繁殖力旺盛,几乎在世界各地均有分布。鼠类能携带 200 余种病原体,其中能使人致病的有 57 种,包括 14 种细菌病、31 种病毒病、5种立克次体病、7 种寄生虫病。灭鼠需要通过环境治理为基础,化学防治为主要手段,辅以器械灭鼠、生物灭鼠等进行预防控制。

常用的灭鼠方法有器械灭鼠法、药物灭鼠法、生物灭鼠法和植物灭鼠法。

### (一) 器械灭鼠法

常用捕鼠器,如鼠夹、鼠笼、电子捕鼠器、粘鼠板等。鼠夹应用最多、最广,有木板夹、铁板夹、弓形夹、铁丝夹等。鼠笼用于捕捉活鼠,连续捕鼠。电子

捕鼠器利用小股高压脉冲电泳将鼠击昏,同时转换声光讯号进行提醒,一般鼠在击昏 10 分钟后才能再次活动,所以需要尽快处理昏迷中的老鼠。人们利用粘鼠胶在常温下呈黏稠的树脂状液体的特点,制作粘鼠板将鼠类粘住。该方法使用方便,人畜安全,应用日渐广泛。

### (二) 药物灭鼠法

包括灭鼠剂、熏蒸剂以及化学绝育剂。

1. 灭鼠剂　一般分为急性和慢性两种。一般认为,在发生严重疫情需要紧急灭鼠时使用急性灭鼠剂,平时提倡使用慢性灭鼠剂。

急性灭鼠剂又称为速效灭鼠剂,包括磷化锌、毒鼠磷[O,O-双(对氧苯基)-N-1-亚氨基乙基硫代磷酰胺]、氟乙酸钠、毒鼠强(四亚甲基二砜四胺)等。其中氟乙酰胺、氟乙酸钠、甘氟、毒鼠强、氯硅宁因为其毒性大不安全,国家已明令禁止使用。磷化锌是我国使用最广的一种灭鼠剂,鼠类进食后与胃酸作用后产生磷化氢,作用于神经系统,从而破坏代谢。该药首次使用效果好,连续使用鼠有明显拒食。鼠尸体内有残留代谢物可导致二次中毒,故使用时注意安全。毒鼠磷主要抑制胆碱酯酶活力,对鼠毒力强,鼠无明显拒食性,灭效好。虽然较少发生二次中毒,但因对人畜毒力强,可经皮肤吸收,需小心使用。

慢性灭鼠剂又称为缓效灭鼠剂,这类药物通过破坏凝血功能和损害毛细血管管壁,增加其渗透性,使鼠死于出血,故又称为抗凝血剂,维生素 K 是有效解毒剂。灭鼠剂包括有敌鼠钠盐(2-二苯基乙酰基-1,3-茚满二酮钠盐)、氯鼠酮{2-[2-(4-氯苯基)-2-苯基乙酰基]茚满-1,3-二酮}、杀鼠灵[3-(1-丙酮基苄基)-4-羟基香豆素]、杀鼠迷[4-羟基-3-(1,2,3,4-四氢-1-萘基)香豆素]、溴敌隆{3-[3-(4-溴联苯基)-3-羟基-1-苯基丙基]-4-羟基香豆素}、溴鼠灵{3-[3-(4'-溴联苯-4-基)-1,2,3,4-四氢-1-萘基]-4-羟基香豆素}、氟鼠酮{3-[3-(4'-三氟甲基苄基氧代苯-4-基)-1,2,3,4-四氢-1-萘基]-4-羟基香豆素}等。敌鼠钠盐、氯鼠酮属于茚满二酮类的抗凝血灭鼠剂,杀鼠灵、杀鼠迷属于香豆素类的抗凝血灭鼠剂,均为第一代抗凝血灭鼠剂,据报道部分地区鼠已有产生抗药性。溴敌隆、溴鼠灵、氟鼠酮为第二代香豆素类抗凝血灭鼠剂,急性毒力增加,属极毒杀鼠剂。

目前我国登记、世界卫生组织推荐的主流灭鼠剂仅有 6 种,均为抗凝血灭鼠剂。胆钙化醇灭鼠剂(维生素 $D_3$)是 2012 年获得登记的一种新型灭鼠剂,其安全性好,可以防止对抗凝血鼠剂产生抗药

性。其作用机制是促使肠道钙磷吸收增加,钙从骨释放,加上肾对钙磷重吸收增加,导致鼠的血钙过量而死。

2. 熏蒸灭鼠　利用有毒气体使鼠吸入致死的灭鼠方法称为熏蒸灭鼠。毒气产生方式可有:固体药物吸收空气中的水蒸气而释放有毒气体,如氰化钙;低沸点的有毒液体挥发,如溴甲烷;喷射压缩气体,如氰化氢;制备烟炮。上述气体产生对人体影响大,需要做好防护,小心使用。

3. 化学绝育剂　化学绝育剂通过降低鼠的出生率来实现增加种群的死亡率的目标。具体是借助某种技术和方法使雄性或者雌性绝育,或者阻碍胚胎着床发育,甚至使幼体阻断生长发育,以降低鼠类的生育率,种群趋于消灭或长期处于低水平,以控制种群数量和密度。我国市场上登记的鼠不育剂有α-氯代醇、莜树醇和雷公藤多苷。

### (三) 生物灭鼠法

使用的所有灭鼠药物对人畜有着不同的损害,规避伤害,最好的办法是利用自然界生物链的规则,减少化学合成物对人体、环境、生态的破坏。鼠的自然天敌有包括猫、蛇、鼬、鹰等在内的动物,它们捕食鼠类,可使鼠的密度下降。但因为天敌本身数量远少于鼠类,不能在短期内快速灭鼠,只能作为辅助手段。另一类方法是利用对人畜无害而对鼠有致病力的病原微生物或体内寄生虫,使鼠患病死亡。但因为对致病微生物的了解不够透彻,鼠有免疫力产生,对人类的影响不确切等因素,尚未推广使用。

### (四) 植物灭鼠剂

化学药物灭鼠剂同样面临环境污染、二次中毒等安全问题,所以提取植物或植物代谢产物作为生物源灭鼠是今后的发展方向。目前用于灭鼠剂研究的有毒植物有苦参、瑞香狼毒、皂荚、蓖麻、接骨木、乌头、曼陀罗等。植物性灭鼠剂对环境无污染,研发新型的植物性毒杀剂、植物性驱避剂以及植物性不育剂将成为今后灭鼠研究的发展方向。

(李兰娟　陈佳佳)

# 附录5 中华人民共和国传染病防治法

(1989 年 2 月 21 日第七届全国人民代表大会常务委员会第六次会议通过 2004 年 8 月 28 日第十届全国人民代表大会常务委员会第十一次会议第一次修订 2004 年 8 月 28 日中华人民共和国主席令第 17 号公布 根据 2013 年 6 月 29 日第十二届全国人民代表大会常务委员会第 3 次会议通过 2013 年 6 月 29 日中华人民共和国主席令第 5 号公布 自公布之日起施行的《全国人民代表大会常务委员会关于修改〈中华人民共和国文物保护法〉等十二部法律的决定》第二次修正)

## 目录

### 第一章 总则

第一条 为了预防、控制和消除传染病的发生与流行,保障人体健康和公共卫生,制定本法。

第二条 国家对传染病防治实行预防为主的方针,防治结合、分类管理、依靠科学、依靠群众。

第三条 本法规定的传染病分为甲类、乙类和丙类。

甲类传染病是指:鼠疫、霍乱。

乙类传染病是指:传染性非典型肺炎、艾滋病、病毒性肝炎、脊髓灰质炎、人感染高致病性禽流感、麻疹、流行性出血热、狂犬病、流行性乙型脑炎、登革热、炭疽、细菌性和阿米巴性痢疾、肺结核、伤寒和副伤寒、流行性脑脊髓膜炎、百日咳、白喉、新生儿破伤风、猩红热、布鲁氏菌病、淋病、梅毒、钩端螺旋体病、血吸虫病、疟疾。

丙类传染病是指:流行性感冒、流行性腮腺炎、风疹、急性出血性结膜炎、麻风病、流行性和地方性斑疹伤寒、黑热病、包虫病、丝虫病,除霍乱、细菌性和阿米巴性痢疾、伤寒和副伤寒以外的感染性腹泻病。

国务院卫生行政部门根据传染病暴发、流行情况和危害程度,可以决定增加、减少或者调整乙类、丙类传染病病种并予以公布。

第四条 对乙类传染病中传染性非典型肺炎、炭疽中的肺炭疽和人感染高致病性禽流感,采取本法所称甲类传染病的预防、控制措施。其他乙类传染病和突发原因不明的传染病需要采取本法所称甲类传染病的预防、控制措施的,由国务院卫生行政部门及时报经国务院批准后予以公布、实施。

需要解除依照前款规定采取的甲类传染病预防、控制措施的,由国务院卫生行政部门报经国务院批准后予以公布。

省、自治区、直辖市人民政府对本行政区域内常见、多发的其他地方性传染病,可以根据情况决定按照乙类或者丙类传染病管理并予以公布,报国务院卫生行政部门备案。

第五条 各级人民政府领导传染病防治工作。

县级以上人民政府制定传染病防治规划并组织实施,建立健全传染病防治的疾病预防控制、医疗救治和监督管理体系。

第六条 国务院卫生行政部门主管全国传染病防治及其监督管理工作。县级以上地方人民政府卫生行政部门负责本行政区域内的传染病防治及其监督管理工作。

县级以上人民政府其他部门在各自的职责范围内负责传染病防治工作。

军队的传染病防治工作,依照本法和国家有关规定办理,由中国人民解放军卫生主管部门实施监督管理。

第七条 各级疾病预防控制机构承担传染病监测、预测、流行病学调查、疫情报告以及其他预防、控制工作。

医疗机构承担与医疗救治有关的传染病防治工作和责任区域内的传染病预防工作。城市社区和农村基层医疗机构在疾病预防控制机构的指导下,承担城市社区、农村基层相应的传染病防治工作。

第八条 国家发展现代医学和中医药等传统医学,支持和鼓励开展传染病防治的科学研究,提高传染病防治的科学技术水平。

国家支持和鼓励开展传染病防治的国际合作。

第九条 国家支持和鼓励单位和个人参与传染病防治工作。各级人民政府应当完善有关制度,方便单位和个人参与防治传染病的宣传教育、疫情报告、志愿服务和捐赠活动。

居民委员会、村民委员会应当组织居民、村民参与社区、农村的传染病预防与控制活动。

第十条 国家开展预防传染病的健康教育。新闻媒体应当无偿开展传染病防治和公共卫生教育的公益宣传。

各级各类学校应当对学生进行健康知识和传染病预防知识的教育。

医学院校应当加强预防医学教育和科学研究,对在校学生以及其他与传染病防治相关人员进行预防医学教育和培训,为传染病防治工作提供技术支持。

疾病预防控制机构、医疗机构应当定期对其工作人员进行传染病防治知识、技能的培训。

第十一条 对在传染病防治工作中做出显著成绩和贡献的单位和个人,给予表彰和奖励。

对因参与传染病防治工作致病、致残、死亡的人员,按照有关规定给予补助、抚恤。

第十二条 在中华人民共和国领域内的一切单位和个人,必须接受疾病预防控制机构、医疗机构有关传染病的调查、检验、采集样本、隔离治疗等预防、控制措施,如实提供有关情况。疾病预防控制机构、医疗机构不得泄露涉及个人隐私的有关信息、资料。

卫生行政部门以及其他有关部门、疾病预防控制机构和医疗机构因违法实施行政管理或者预防、控制措施,侵犯单位和个人合法权益的,有关单位和个人可以依法申请行政复议或者提起诉讼。

**第二章 传染病预防**

第十三条 各级人民政府组织开展群众性卫生活动,进行预防传染病的健康教育,倡导文明健康的生活方式,提高公众对传染病的防治意识和应对能力,加强环境卫生建设,消除鼠害和蚊、蝇等病媒生物的危害。

各级人民政府农业、水利、林业行政部门按照职责分工负责指导和组织消除农田、湖区、河流、牧场、林区的鼠害与血吸虫危害,以及其他传播传染病的动物和病媒生物的危害。

铁路、交通、民用航空行政部门负责组织消除交通工具以及相关场所的鼠害和蚊、蝇等病媒生物的危害。

第十四条 地方各级人民政府应当有计划地建设和改造公共卫生设施,改善饮用水卫生条件,对污水、污物、粪便进行无害化处置。

第十五条 国家实行有计划的预防接种制度。国务院卫生行政部门和省、自治区、直辖市人民政府卫生行政部门,根据传染病预防、控制的需要,制定传染病预防接种规划并组织实施。用于预防接种的疫苗必须符合国家质量标准。

国家对儿童实行预防接种证制度。国家免疫规划项目的预防接种实行免费。医疗机构、疾病预防控制机构与儿童的监护人应当相互配合,保证儿童及时接受预防接种。具体办法由国务院制定。

第十六条 国家和社会应当关心、帮助传染病病人、病原携带者和疑似传染病病人,使其得到及时救治。任何单位和个人不得歧视传染病病人、病原携带者和疑似传染病病人。

传染病病人、病原携带者和疑似传染病病人,在治愈前或者在排除传染病嫌疑前,不得从事法律、行政法规和国务院卫生行政部门规定禁止从事的易使该传染病扩散的工作。

第十七条 国家建立传染病监测制度。

国务院卫生行政部门制定国家传染病监测规划和方案。省、自治区、直辖市人民政府卫生行政部门根据国家传染病监测规划和方案,制定本行政区域的传染病监测计划和工作方案。

各级疾病预防控制机构对传染病的发生、流行以及影响其发生、流行的因素,进行监测;对国外发生、国内尚未发生的传染病或者国内新发生的传染病,进行监测。

第十八条 各级疾病预防控制机构在传染病预防控制中履行下列职责:

（一）实施传染病预防控制规划、计划和方案；

（二）收集、分析和报告传染病监测信息，预测传染病的发生、流行趋势；

（三）开展对传染病疫情和突发公共卫生事件的流行病学调查、现场处理及其效果评价；

（四）开展传染病实验室检测、诊断、病原学鉴定；

（五）实施免疫规划，负责预防性生物制品的使用管理；

（六）开展健康教育、咨询，普及传染病防治知识；

（七）指导、培训下级疾病预防控制机构及其工作人员开展传染病监测工作；

（八）开展传染病防治应用性研究和卫生评价，提供技术咨询。

国家、省级疾病预防控制机构负责对传染病发生、流行以及分布进行监测，对重大传染病流行趋势进行预测，提出预防控制对策，参与并指导对暴发的疫情进行调查处理，开展传染病病原学鉴定，建立检测质量控制体系，开展应用性研究和卫生评价。

设区的市和县级疾病预防控制机构负责传染病预防控制规划、方案的落实，组织实施免疫、消毒、控制病媒生物的危害，普及传染病防治知识，负责本地区疫情和突发公共卫生事件监测、报告，开展流行病学调查和常见病原微生物检测。

第十九条 国家建立传染病预警制度。

国务院卫生行政部门和省、自治区、直辖市人民政府根据传染病发生、流行趋势的预测，及时发出传染病预警，根据情况予以公布。

第二十条 县级以上地方人民政府应当制定传染病预防、控制预案，报上一级人民政府备案。

传染病预防、控制预案应当包括以下主要内容：

（一）传染病预防控制指挥部的组成和相关部门的职责；

（二）传染病的监测、信息收集、分析、报告、通报制度；

（三）疾病预防控制机构、医疗机构在发生传染病疫情时的任务与职责；

（四）传染病暴发、流行情况的分级以及相应的应急工作方案；

（五）传染病预防、疫点疫区现场控制，应急设施、设备、救治药品和医疗器械以及其他物资和技术的储备与调用。

地方人民政府和疾病预防控制机构接到国务院卫生行政部门或者省、自治区、直辖市人民政府发出的传染病预警后，应当按照传染病预防、控制预案，采取相应的预防、控制措施。

第二十一条 医疗机构必须严格执行国务院卫生行政部门规定的管理制度、操作规范，防止传染病的医源性感染和医院感染。

医疗机构应当确定专门的部门或者人员，承担传染病疫情报告、本单位的传染病预防、控制以及责任区域内的传染病预防工作；承担医疗活动中与医院感染有关的危险因素监测、安全防护、消毒、隔离和医疗废物处置工作。

疾病预防控制机构应当指定专门人员负责对医疗机构内传染病预防工作进行指导、考核，开展流行病学调查。

第二十二条 疾病预防控制机构、医疗机构的实验室和从事病原微生物实验的单位，应当符合国家规定的条件和技术标准，建立严格的监督管理制度，对传染病病原体样本按照规定的措施实行严格监督管理，严防传染病病原体的实验室感染和病原微生物的扩散。

第二十三条 采供血机构、生物制品生产单位必须严格执行国家有关规定，保证血液、血液制品的质量。禁止非法采集血液或者组织他人出卖血液。

疾病预防控制机构、医疗机构使用血液和血液制品，必须遵守国家有关规定，防止因输入血液、使用血液制品引起经血液传播疾病的发生。

第二十四条 各级人民政府应当加强艾滋病的防治工作，采取预防、控制措施，防止艾滋病的传播。具体办法由国务院制定。

第二十五条 县级以上人民政府农业、林业行政部门以及其他有关部门，依据各自的职责负责与人畜共患传染病有关的动物传染病的防治管理工作。

与人畜共患传染病有关的野生动物、家畜家禽，经检疫合格后，方可出售、运输。

第二十六条 国家建立传染病菌种、毒种库。

对传染病菌种、毒种和传染病检测样本的采集、保藏、携带、运输和使用实行分类管理，建立健全严格的管理制度。

对可能导致甲类传染病传播的以及国务院卫生行政部门规定的菌种、毒种和传染病检测样本，确需采集、保藏、携带、运输和使用的，须经省级以上人民政府卫生行政部门批准。具体办法由国务院制定。

第二十七条 对被传染病病原体污染的污水、

污物、场所和物品,有关单位和个人必须在疾病预防控制机构的指导下或者按照其提出的卫生要求,进行严格消毒处理;拒绝消毒处理的,由当地卫生行政部门或者疾病预防控制机构进行强制消毒处理。

第二十八条 在国家确认的自然疫源地计划兴建水利、交通、旅游、能源等大型建设项目的,应当事先由省级以上疾病预防控制机构对施工环境进行卫生调查。建设单位应当根据疾病预防控制机构的意见,采取必要的传染病预防、控制措施。施工期间,建设单位应当设专人负责工地上的卫生防疫工作。工程竣工后,疾病预防控制机构应当对可能发生的传染病进行监测。

第二十九条 用于传染病防治的消毒产品、饮用水供水单位供应的饮用水和涉及饮用水卫生安全的产品,应当符合国家卫生标准和卫生规范。

饮用水供水单位从事生产或者供应活动,应当依法取得卫生许可证。

生产用于传染病防治的消毒产品的单位和生产用于传染病防治的消毒产品,应当经省级以上人民政府卫生行政部门审批。具体办法由国务院制定。

**第三章 疫情报告、通报和公布**

第三十条 疾病预防控制机构、医疗机构和采供血机构及其执行职务的人员发现本法规定的传染病疫情或者发现其他传染病暴发、流行以及突发原因不明的传染病时,应当遵循疫情报告属地管理原则,按照国务院规定的或者国务院卫生行政部门规定的内容、程序、方式和时限报告。

军队医疗机构向社会公众提供医疗服务,发现前款规定的传染病疫情时,应当按照国务院卫生行政部门的规定报告。

第三十一条 任何单位和个人发现传染病病人或者疑似传染病病人时,应当及时向附近的疾病预防控制机构或者医疗机构报告。

第三十二条 港口、机场、铁路疾病预防控制机构以及国境卫生检疫机关发现甲类传染病病人、病原携带者、疑似传染病病人时,应当按照国家有关规定立即向国境口岸所在地的疾病预防控制机构或者所在地县级以上地方人民政府卫生行政部门报告并互相通报。

第三十三条 疾病预防控制机构应当主动收集、分析、调查、核实传染病疫情信息。接到甲类、乙类传染病疫情报告或者发现传染病暴发、流行时,应当立即报告当地卫生行政部门,由当地卫生行政部门立即报告当地人民政府,同时报告上级卫生行政部门和国务院卫生行政部门。

疾病预防控制机构应当设立或者指定专门的部门、人员负责传染病疫情信息管理工作,及时对疫情报告进行核实、分析。

第三十四条 县级以上地方人民政府卫生行政部门应当及时向本行政区域内的疾病预防控制机构和医疗机构通报传染病疫情以及监测、预警的相关信息。接到通报的疾病预防控制机构和医疗机构应当及时告知本单位的有关人员。

第三十五条 国务院卫生行政部门应当及时向国务院其他有关部门和各省、自治区、直辖市人民政府卫生行政部门通报全国传染病疫情以及监测、预警的相关信息。

毗邻的以及相关的地方人民政府卫生行政部门,应当及时互相通报本行政区域的传染病疫情以及监测、预警的相关信息。

县级以上人民政府有关部门发现传染病疫情时,应当及时向同级人民政府卫生行政部门通报。

中国人民解放军卫生主管部门发现传染病疫情时,应当向国务院卫生行政部门通报。

第三十六条 动物防疫机构和疾病预防控制机构,应当及时互相通报动物间和人间发生的人畜共患传染病疫情以及相关信息。

第三十七条 依照本法的规定负有传染病疫情报告职责的人民政府有关部门、疾病预防控制机构、医疗机构、采供血机构及其工作人员,不得隐瞒、谎报、缓报传染病疫情。

第三十八条 国家建立传染病疫情信息公布制度。

国务院卫生行政部门定期公布全国传染病疫情信息。省、自治区、直辖市人民政府卫生行政部门定期公布本行政区域的传染病疫情信息。

传染病暴发、流行时,国务院卫生行政部门负责向社会公布传染病疫情信息,并可以授权省、自治区、直辖市人民政府卫生行政部门向社会公布本行政区域的传染病疫情信息。

公布传染病疫情信息应当及时、准确。

**第四章 疫情控制**

第三十九条 医疗机构发现甲类传染病时,应当及时采取下列措施:

(一)对病人、病原携带者,予以隔离治疗,隔离期限根据医学检查结果确定;

(二)对疑似病人,确诊前在指定场所单独隔离治疗;

（三）对医疗机构内的病人、病原携带者、疑似病人的密切接触者，在指定场所进行医学观察和采取其他必要的预防措施。

拒绝隔离治疗或者隔离期未满擅自脱离隔离治疗的，可以由公安机关协助医疗机构采取强制隔离治疗措施。

医疗机构发现乙类或者丙类传染病病人，应当根据病情采取必要的治疗和控制传播措施。

医疗机构对本单位内被传染病病原体污染的场所、物品以及医疗废物，必须依照法律、法规的规定实施消毒和无害化处置。

第四十条　疾病预防控制机构发现传染病疫情或者接到传染病疫情报告时，应当及时采取下列措施：

（一）对传染病疫情进行流行病学调查，根据调查情况提出划定疫点、疫区的建议，对被污染的场所进行卫生处理，对密切接触者，在指定场所进行医学观察和采取其他必要的预防措施，并向卫生行政部门提出疫情控制方案；

（二）传染病暴发、流行时，对疫点、疫区进行卫生处理，向卫生行政部门提出疫情控制方案，并按照卫生行政部门的要求采取措施；

（三）指导下级疾病预防控制机构实施传染病预防、控制措施，组织、指导有关单位对传染病疫情的处理。

第四十一条　对已经发生甲类传染病病例的场所或者该场所内的特定区域的人员，所在地的县级以上地方人民政府可以实施隔离措施，并同时向上一级人民政府报告；接到报告的上级人民政府应当即时作出是否批准的决定。上级人民政府作出不予批准决定的，实施隔离措施的人民政府应当立即解除隔离措施。

在隔离期间，实施隔离措施的人民政府应当对被隔离人员提供生活保障；被隔离人员有工作单位的，所在单位不得停止支付其隔离期间的工作报酬。

隔离措施的解除，由原决定机关决定并宣布。

第四十二条　传染病暴发、流行时，县级以上地方人民政府应当立即组织力量，按照预防、控制预案进行防治，切断传染病的传播途径，必要时，报经上一级人民政府决定，可以采取下列紧急措施并予以公告：

（一）限制或者停止集市、影剧院演出或者其他人群聚集的活动；

（二）停工、停业、停课；

（三）封闭或者封存被传染病病原体污染的公共饮用水源、食品以及相关物品；

（四）控制或者扑杀染疫野生动物、家畜家禽；

（五）封闭可能造成传染病扩散的场所。

上级人民政府接到下级人民政府关于采取前款所列紧急措施的报告时，应当即时作出决定。

紧急措施的解除，由原决定机关决定并宣布。

第四十三条　甲类、乙类传染病暴发、流行时，县级以上地方人民政府报经上一级人民政府决定，可以宣布本行政区域部分或者全部为疫区；国务院可以决定并宣布跨省、自治区、直辖市的疫区。县级以上地方人民政府可以在疫区内采取本法第四十二条规定的紧急措施，并可以对出入疫区的人员、物资和交通工具实施卫生检疫。

省、自治区、直辖市人民政府可以决定对本行政区域内的甲类传染病疫区实施封锁；但是，封锁大、中城市的疫区或者封锁跨省、自治区、直辖市的疫区，以及封锁疫区导致中断干线交通或者封锁国境的，由国务院决定。

疫区封锁的解除，由原决定机关决定并宣布。

第四十四条　发生甲类传染病时，为了防止该传染病通过交通工具及其乘运的人员、物资传播，可以实施交通卫生检疫。具体办法由国务院制定。

第四十五条　传染病暴发、流行时，根据传染病疫情控制的需要，国务院有权在全国范围或者跨省、自治区、直辖市范围内，县级以上地方人民政府有权在本行政区域内紧急调集人员或者调用储备物资，临时征用房屋、交通工具以及相关设施、设备。

紧急调集人员的，应当按照规定给予合理报酬。临时征用房屋、交通工具以及相关设施、设备的，应当依法给予补偿；能返还的，应当及时返还。

第四十六条　患甲类传染病、炭疽死亡的，应当将尸体立即进行卫生处理，就近火化。患其他传染病死亡的，必要时，应当将尸体进行卫生处理后火化或者按照规定深埋。

为了查找传染病病因，医疗机构在必要时可以按照国务院卫生行政部门的规定，对传染病病人尸体或者疑似传染病病人尸体进行解剖查验，并应当告知死者家属。

第四十七条　疫区中被传染病病原体污染或者可能被传染病病原体污染的物品，经消毒可以使用的，应当在当地疾病预防控制机构的指导下，进行消毒处理后，方可使用、出售和运输。

第四十八条　发生传染病疫情时，疾病预防控制机构和省级以上人民政府卫生行政部门指派的其他与传染病有关的专业技术机构,可以进入传染病疫点、疫区进行调查、采集样本、技术分析和检验。

第四十九条　传染病暴发、流行时,药品和医疗器械生产、供应单位应当及时生产、供应防治传染病的药品和医疗器械。铁路、交通、民用航空经营单位必须优先运送处理传染病疫情的人员以及防治传染病的药品和医疗器械。县级以上人民政府有关部门应当做好组织协调工作。

### 第五章　医疗救治

第五十条　县级以上人民政府应当加强和完善传染病医疗救治服务网络的建设,指定具备传染病救治条件和能力的医疗机构承担传染病救治任务,或者根据传染病救治需要设置传染病医院。

第五十一条　医疗机构的基本标准、建筑设计和服务流程,应当符合预防传染病医院感染的要求。

医疗机构应当按照规定对使用的医疗器械进行消毒;对按照规定一次使用的医疗器具,应当在使用后予以销毁。

医疗机构应当按照国务院卫生行政部门规定的传染病诊断标准和治疗要求,采取相应措施,提高传染病医疗救治能力。

第五十二条　医疗机构应当对传染病病人或者疑似传染病病人提供医疗救护、现场救援和接诊治疗,书写病历记录以及其他有关资料,并妥善保管。

医疗机构应当实行传染病预检、分诊制度;对传染病病人、疑似传染病病人,应当引导至相对隔离的分诊点进行初诊。医疗机构不具备相应救治能力的,应当将患者及其病历记录复印件一并转至具备相应救治能力的医疗机构。具体办法由国务院卫生行政部门规定。

### 第六章　监督管理

第五十三条　县级以上人民政府卫生行政部门对传染病防治工作履行下列监督检查职责:

(一) 对下级人民政府卫生行政部门履行本法规定的传染病防治职责进行监督检查;

(二) 对疾病预防控制机构、医疗机构的传染病防治工作进行监督检查;

(三) 对采供血机构的采供血活动进行监督检查;

(四) 对用于传染病防治的消毒产品及其生产单位进行监督检查,并对饮用水供水单位从事生产或者供应活动以及涉及饮用水卫生安全的产品进行监督检查;

(五) 对传染病菌种、毒种和传染病检测样本的采集、保藏、携带、运输、使用进行监督检查;

(六) 对公共场所和有关单位的卫生条件和传染病预防、控制措施进行监督检查。

省级以上人民政府卫生行政部门负责组织对传染病防治重大事项的处理。

第五十四条　县级以上人民政府卫生行政部门在履行监督检查职责时,有权进入被检查单位和传染病疫情发生现场调查取证,查阅或者复制有关的资料和采集样本。被检查单位应当予以配合,不得拒绝、阻挠。

第五十五条　县级以上地方人民政府卫生行政部门在履行监督检查职责时,发现被传染病病原体污染的公共饮用水源、食品以及相关物品,如不及时采取控制措施可能导致传染病传播、流行的,可以采取封闭公共饮用水源、封存食品以及相关物品或者暂停销售的临时控制措施,并予以检验或者进行消毒。经检验,属于被污染的食品,应当予以销毁;对未被污染的食品或者经消毒后可以使用的物品,应当解除控制措施。

第五十六条　卫生行政部门工作人员依法执行职务时,应当不少于两人,并出示执法证件,填写卫生执法文书。

卫生执法文书经核对无误后,应当由卫生执法人员和当事人签名。当事人拒绝签名的,卫生执法人员应当注明情况。

第五十七条　卫生行政部门应当依法建立健全内部监督制度,对其工作人员依据法定职权和程序履行职责的情况进行监督。

上级卫生行政部门发现下级卫生行政部门不及时处理职责范围内的事项或者不履行职责的,应当责令纠正或者直接予以处理。

第五十八条　卫生行政部门及其工作人员履行职责,应当自觉接受社会和公民的监督。单位和个人有权向上级人民政府及其卫生行政部门举报违反本法的行为。接到举报的有关人民政府或者其卫生行政部门,应当及时调查处理。

### 第七章　保障措施

第五十九条　国家将传染病防治工作纳入国民经济和社会发展计划,县级以上地方人民政府将传染病防治工作纳入本行政区域的国民经济和社会发展计划。

第六十条　县级以上地方人民政府按照本级政府职责负责本行政区域内传染病预防、控制、监督工作的日常经费。

国务院卫生行政部门会同国务院有关部门,根据传染病流行趋势,确定全国传染病预防、控制、救治、监测、预测、预警、监督检查等项目。中央财政对困难地区实施重大传染病防治项目给予补助。

省、自治区、直辖市人民政府根据本行政区域内传染病流行趋势,在国务院卫生行政部门确定的项目范围内,确定传染病预防、控制、监督等项目,并保障项目的实施经费。

第六十一条　国家加强基层传染病防治体系建设,扶持贫困地区和少数民族地区的传染病防治工作。

地方各级人民政府应当保障城市社区、农村基层传染病预防工作的经费。

第六十二条　国家对患有特定传染病的困难人群实行医疗救助,减免医疗费用。具体办法由国务院卫生行政部门会同国务院财政部门等部门制定。

第六十三条　县级以上人民政府负责储备防治传染病的药品、医疗器械和其他物资,以备调用。

第六十四条　对从事传染病预防、医疗、科研、教学、现场处理疫情的人员,以及在生产、工作中接触传染病病原体的其他人员,有关单位应当按照国家规定,采取有效的卫生防护措施和医疗保健措施,并给予适当的津贴。

## 第八章　法律责任

第六十五条　地方各级人民政府未依照本法的规定履行报告职责,或者隐瞒、谎报、缓报传染病疫情,或者在传染病暴发、流行时,未及时组织救治、采取控制措施的,由上级人民政府责令改正,通报批评;造成传染病传播、流行或者其他严重后果的,对负有责任的主管人员,依法给予行政处分;构成犯罪的,依法追究刑事责任。

第六十六条　县级以上人民政府卫生行政部门违反本法规定,有下列情形之一的,由本级人民政府、上级人民政府卫生行政部门责令改正,通报批评;造成传染病传播、流行或者其他严重后果的,对负有责任的主管人员和其他直接责任人员,依法给予行政处分;构成犯罪的,依法追究刑事责任:

(一) 未依法履行传染病疫情通报、报告或者公布职责,或者隐瞒、谎报、缓报传染病疫情的;

(二) 发生或者可能发生传染病传播时未及时采取预防、控制措施的;

(三) 未依法履行监督检查职责,或者发现违法行为不及时查处的;

(四) 未及时调查、处理单位和个人对下级卫生行政部门不履行传染病防治职责的举报的;

(五) 违反本法的其他失职、渎职行为。

第六十七条　县级以上人民政府有关部门未依照本法的规定履行传染病防治和保障职责的,由本级人民政府或者上级人民政府有关部门责令改正,通报批评;造成传染病传播、流行或者其他严重后果的,对负有责任的主管人员和其他直接责任人员,依法给予行政处分;构成犯罪的,依法追究刑事责任。

第六十八条　疾病预防控制机构违反本法规定,有下列情形之一的,由县级以上人民政府卫生行政部门责令限期改正,通报批评,给予警告;对负有责任的主管人员和其他直接责任人员,依法给予降级、撤职、开除的处分,并可以依法吊销有关责任人员的执业证书;构成犯罪的,依法追究刑事责任:

(一) 未依法履行传染病监测职责的;

(二) 未依法履行传染病疫情报告、通报职责,或者隐瞒、谎报、缓报传染病疫情的;

(三) 未主动收集传染病疫情信息,或者对传染病疫情信息和疫情报告未及时进行分析、调查、核实的;

(四) 发现传染病疫情时,未依据职责及时采取本法规定的措施的;

(五) 故意泄露传染病病人、病原携带者、疑似传染病病人、密切接触者涉及个人隐私的有关信息、资料的。

第六十九条　医疗机构违反本法规定,有下列情形之一的,由县级以上人民政府卫生行政部门责令改正,通报批评,给予警告;造成传染病传播、流行或者其他严重后果的,对负有责任的主管人员和其他直接责任人员,依法给予降级、撤职、开除的处分,并可以依法吊销有关责任人员的执业证书;构成犯罪的,依法追究刑事责任:

(一) 未按照规定承担本单位的传染病预防、控制工作、医院感染控制任务和责任区域内的传染病预防工作的;

(二) 未按照规定报告传染病疫情,或者隐瞒、谎报、缓报传染病疫情的;

(三) 发现传染病疫情时,未按照规定对传染病病人、疑似传染病病人提供医疗救护、现场救援、接诊、转诊的,或者拒绝接受转诊的;

(四) 未按照规定对本单位内被传染病病原体污染的场所、物品以及医疗废物实施消毒或者无害化处置的;

（五）未按照规定对医疗器械进行消毒，或者对按照规定一次使用的医疗器具未予销毁，再次使用的；

（六）在医疗救治过程中未按照规定保管医学记录资料的；

（七）故意泄露传染病病人、病原携带者、疑似传染病病人、密切接触者涉及个人隐私的有关信息、资料的。

第七十条　采供血机构未按照规定报告传染病疫情，或者隐瞒、谎报、缓报传染病疫情，或者未执行国家有关规定，导致因输入血液引起经血液传播疾病发生的，由县级以上人民政府卫生行政部门责令改正，通报批评，给予警告；造成传染病传播、流行或者其他严重后果的，对负有责任的主管人员和其他直接责任人员，依法给予降级、撤职、开除的处分，并可以依法吊销采供血机构的执业许可证；构成犯罪的，依法追究刑事责任。

非法采集血液或者组织他人出卖血液的，由县级以上人民政府卫生行政部门予以取缔，没收违法所得，可以并处十万元以下的罚款；构成犯罪的，依法追究刑事责任。

第七十一条　国境卫生检疫机关、动物防疫机构未依法履行传染病疫情通报职责的，由有关部门在各自职责范围内责令改正，通报批评；造成传染病传播、流行或者其他严重后果的，对负有责任的主管人员和其他直接责任人员，依法给予降级、撤职、开除的处分；构成犯罪的，依法追究刑事责任。

第七十二条　铁路、交通、民用航空经营单位未依照本法的规定优先运送处理传染病疫情的人员以及防治传染病的药品和医疗器械的，由有关部门责令限期改正，给予警告；造成严重后果的，对负有责任的主管人员和其他直接责任人员，依法给予降级、撤职、开除的处分。

第七十三条　违反本法规定，有下列情形之一，导致或者可能导致传染病传播、流行的，由县级以上人民政府卫生行政部门责令限期改正，没收违法所得，可以并处五万元以下的罚款；已取得许可证的，原发证部门可以依法暂扣或者吊销许可证；构成犯罪的，依法追究刑事责任：

（一）饮用水供水单位供应的饮用水不符合国家卫生标准和卫生规范的；

（二）涉及饮用水卫生安全的产品不符合国家卫生标准和卫生规范的；

（三）用于传染病防治的消毒产品不符合国家卫生标准和卫生规范的；

（四）出售、运输疫区中被传染病病原体污染或者可能被传染病病原体污染的物品，未进行消毒处理的；

（五）生物制品生产单位生产的血液制品不符合国家质量标准的。

第七十四条　违反本法规定，有下列情形之一的，由县级以上地方人民政府卫生行政部门责令改正，通报批评，给予警告，已取得许可证的，可以依法暂扣或者吊销许可证；造成传染病传播、流行以及其他严重后果的，对负有责任的主管人员和其他直接责任人员，依法给予降级、撤职、开除的处分，并可以依法吊销有关责任人员的执业证书；构成犯罪的，依法追究刑事责任：

（一）疾病预防控制机构、医疗机构和从事病原微生物实验的单位，不符合国家规定的条件和技术标准，对传染病病原体样本未按照规定进行严格管理，造成实验室感染和病原微生物扩散的；

（二）违反国家有关规定，采集、保藏、携带、运输和使用传染病菌种、毒种和传染病检测样本的；

（三）疾病预防控制机构、医疗机构未执行国家有关规定，导致因输入血液、使用血液制品引起经血液传播疾病发生的。

第七十五条　未经检疫出售、运输与人畜共患传染病有关的野生动物、家畜家禽的，由县级以上地方人民政府畜牧兽医行政部门责令停止违法行为，并依法给予行政处罚。

第七十六条　在国家确认的自然疫源地兴建水利、交通、旅游、能源等大型建设项目，未经卫生调查进行施工的，或者未按照疾病预防控制机构的意见采取必要的传染病预防、控制措施的，由县级以上人民政府卫生行政部门责令限期改正，给予警告，处五千元以上三万元以下的罚款；逾期不改正的，处三万元以上十万元以下的罚款，并可以提请有关人民政府依据职责权限，责令停建、关闭。

第七十七条　单位和个人违反本法规定，导致传染病传播、流行，给他人人身、财产造成损害的，应当依法承担民事责任。

**第九章　附则**

第七十八条　本法中下列用语的含义：

（一）传染病病人、疑似传染病病人：指根据国务院卫生行政部门发布的《中华人民共和国传染病防治法规定管理的传染病诊断标准》，符合传染病病人和疑似传染病病人诊断标准的人。

（二）病原携带者：指感染病原体无临床症状但能排出病原体的人。

（三）流行病学调查：指对人群中疾病或者健康状况的分布及其决定因素进行调查研究，提出疾病预防控制措施及保健对策。

（四）疫点：指病原体从传染源向周围播散的范围较小或者单个疫源地。

（五）疫区：指传染病在人群中暴发、流行，其病原体向周围播散时所能波及的地区。

（六）人畜共患传染病：指人与脊椎动物共同罹患的传染病，如鼠疫、狂犬病、血吸虫病等。

（七）自然疫源地：指某些可引起人类传染病的病原体在自然界的野生动物中长期存在和循环的地区。

（八）病媒生物：指能够将病原体从人或者其他动物传播给人的生物，如蚊、蝇、蚤类等。

（九）医源性感染：指在医学服务中，因病原体传播引起的感染。

（十）医院感染：指住院病人在医院内获得的感染，包括在住院期间发生的感染和在医院内获得出院后发生的感染，但不包括入院前已开始或者入院时已处于潜伏期的感染。医院工作人员在医院内获得的感染也属医院感染。

（十一）实验室感染：指从事实验室工作时，因接触病原体所致的感染。

（十二）菌种、毒种：指可能引起本法规定的传染病发生的细菌菌种、病毒毒种。

（十三）消毒：指用化学、物理、生物的方法杀灭或者消除环境中的病原微生物。

（十四）疾病预防控制机构：指从事疾病预防控制活动的疾病预防控制中心以及与上述机构业务活动相同的单位。

（十五）医疗机构：指按照《医疗机构管理条例》取得医疗机构执业许可证，从事疾病诊断、治疗活动的机构。

第七十九条　传染病防治中有关食品、药品、血液、水、医疗废物和病原微生物的管理以及动物防疫和国境卫生检疫，本法未规定的，分别适用其他有关法律、行政法规的规定。

第八十条　本法自2004年12月1日起施行。

# 中英文名词对照索引

# 本书致谢

集全体编委的心血和智慧,该书系统总结了既往人类与感染病斗争中智慧的结晶,集中体现了近些年国内外在感染病防治领域的实践经验和创新成果。特别感谢在国家科研基金支持下所取得的各项创新成果的纳入。比如,以下国家重大课题的创新成果都是该书的重要组成部分:

**国家自然科学基金重大项目(1项)**

肠道微生态影响"肠肝对话"的机制研究(项目编号:81790631;负责人:李兰娟)

**国家重点研发计划项目(7项)**

重要病原细菌致病因子的系统发现(项目编号:2021YFC2300300;负责人:肖永红)

感染相关细胞因子风暴综合征发生机制及诊治体系研究(项目编号:2021YFC2301800;负责人:徐凯进)

人工肝救治重型新冠肺炎患者的研究(项目编号:2020YFC0844300;负责人:李兰娟)

常见疾病诊疗新技术及新策略研究(项目编号:2019YFC0840600;负责人:杜维波)

人体增龄过程中微生态影响机体健康的机制及对策研究(项目编号:2018YFC2000501;负责人:吴仲文)

重要疫源微生物组学研究(项目编号:2017YFC1200200;负责人:肖永红)

针对不同抗抑郁药物的精准医疗靶点的发现及作用机制研究(项目编号:2016YFC0906300;负责人:李明定)

**国家重点基础研究发展计划(973计划)(2项)**

肠道细菌微生态与感染及代谢的研究(项目编号:2013CB531400;负责人:项春生)

肠道微生态与感染的基础研究(项目编号:2007CB513000;负责人:项春生)

**国家高技术研究发展计划(863计划)(3项)**

干细胞和生物人工肝治疗终末期肝病的转化研究(项目编号:2013AA020102;负责人:盛吉芳)

数字化医疗医院示范(项目编号:2012AA02A611;负责人:裘云庆)

肝病发生发展与肝癌转移复发的蛋白质分子标志物的临床应用研究(项目编号:2012AA020204;负责人:徐骁)

**国家科技支撑计划(1项)**

国家数字卫生关键技术和区域示范应用研究(项目编号:2008BAH27B07;负责人:李兰娟)

**卫生行业科研专项项目(1项)**

多重耐药菌医院感染防控研究及应用(项目编号:201002021;负责人:肖永红)

**国家传染病科技重大专项课题(23项)**

重症乙肝精准诊疗的新技术和新方案研究(项目编号:2018ZX10302206;负责人:郑敏)

示范区"重大传染病规模化现场流行病学调查和干预"质量控制研究(项目编号:2018ZX10715014;负责人:任菁菁)

间充质干细胞及外泌体治疗器官纤维化的机制研究及新药开发(项目编号:2018ZX09201002;负责人:项春生)

免疫调节/抗病毒联合治疗新方案提高慢性乙型肝炎临床治愈率及其对远期转归影响的研究(项目编号:2017ZX10202202;负责人:杨益大)

突发急性重症呼吸道传染病救治新技术和新方法研究(项目编号:2017ZX10104401;负责人:汤灵玲)

浙江省防治艾滋病、病毒性肝炎和结核病等重大传染病规模化现场流行病学和干预研究(项目编号:2017ZX10105001;负责人:徐凯进)

乙肝相关肝癌肝移植临床诊疗新体系研究及应用推广(项目编号:2017ZX100203205;负责人:徐骁)

浙江及周边省传染病病原谱流行规律研究(项目编号:2017ZX10103008;负责人:陈晓)

重型乙型肝炎(肝衰竭)诊治新技术新设备新方案研究及应用(项目编号:2017ZX10203201;负责人:黄建荣)

示范区"重大传染病规模化现场流行病学调查和干预"质量控制研究(项目编号:2014ZX10004008;负责人:任菁菁)

浙江省防治艾滋病、病毒性肝炎和结核病等重大传染病规模化现场流行病学和干预研究(项目编号:2013ZX10004904;负责人:阮冰)

提高HBeAg阳性慢性乙型肝炎患者HBsAg阴转率新方案和新方法的研究(项目编号:2013ZX10002001;负责人:杨益大)

肝癌抗复发转移治疗临床新体系的研究与应用(项目编号:2012ZX10002017;负责人:郑树森)

病毒性肝炎转归预警预测的研究(项目编号:2012ZX10002007;负责人:陈智)

重型乙型肝炎(肝衰竭)临床治疗新方案的研究(项目编号:2012ZX10002004;负责人:黄建荣)

浙江及周边省传染病病原谱流行规律研究(项目编号:2012ZX10004021;负责人:陈瑜)

浙江省防治艾滋病、病毒性肝炎和结核病等重大传染病规模化现场流行病学和干预研究(项目编号:2011ZX10004901;负责人:阮冰)

抗感染创新药物临床评价研究技术平台建设(项目编号:2011ZX09302003-03;负责人:裘云庆)

浙江省防治艾滋病、病毒性肝炎和结核病等重大传染病规模化现场流行病学和干预研究(项目编号:2009ZX10004901;负责人:阮冰)

浙江及周边省传染病病原谱流行规律研究(项目编号:2009ZX10004210;负责人:陈瑜)

肝癌抗复发转移治疗临床新体系的研究与应用(项目编号:2008ZX10002026;负责人:郑树森)

影响乙型病毒性肝炎重症化转归的机制研究(项目编号:2008ZX10002007;负责人:陈智)

重型乙型病毒性肝炎临床治疗的新方案、新方法研究(项目编号:2008ZX10002005;负责人:黄建荣)